慢性肾脏病

Chronic Renal Disease

主　编　Paul L. Kimmel
Mark E. Rosenberg

主　译　庄守纲

副主译　余学清　郝传明

人民卫生出版社

图书在版编目（CIP）数据

慢性肾脏病/（英）保罗·L. 基梅尔（Paul L. Kimmel）主编；庄守纲主译. —北京：人民卫生出版社，2018

ISBN 978-7-117-27659-7

Ⅰ. ①慢…　Ⅱ. ①保…②庄…　Ⅲ. ①慢性病-肾疾病-诊疗　Ⅳ. ①R692

中国版本图书馆 CIP 数据核字（2018）第 257520 号

图字号：01-2016-2223

慢性肾脏病

主　　译：庄守纲
出版发行：人民卫生出版社（中继线 010-59780011）
地　　址：北京市朝阳区潘家园南里 19 号
邮　　编：100021
E - mail：pmph @ pmph.com
购书热线：010-59787592　010-59787584　010-65264830
印　　刷：北京盛通印刷股份有限公司
经　　销：新华书店
开　　本：889×1194　1/16　**印张**：52
字　　数：1684 千字
版　　次：2018 年 12 月第 1 版　2018 年 12 月第 1 版第 1 次印刷
标准书号：ISBN 978-7-117-27659-7
定　　价：398.00 元

慢性肾脏病

Chronic Renal Disease

主　编　Paul L. Kimmel
Mark E. Rosenberg

主　译　庄守纲

副主译　余学清　郝传明

评委会（以姓氏笔画为序）

丁　峰　上海交通大学医学院附属第九人民医院肾内科
丁小强　复旦大学附属中山医院肾内科
丁国华　武汉大学人民医院肾内科
马希权　同济大学附属东方医院心理科
王伟铭　上海交通大学医学院附属瑞金医院肾内科
付　平　四川大学华西医院肾内科
庄守纲　同济大学附属东方医院肾内科
刘　娜　同济大学附属东方医院肾内科
刘友华　美国匹茨堡大学医学院病理系
刘必成　东南大学附属中大医院肾内科
刘俊彦　同济大学附属第十人民医院肾内科
阮雄中　重庆医科大学脂质研究中心
孙世仁　空军军医大学西京医院肾内科
孙启全　中山大学附属第三医院肾移植科
阳　晓　中山大学附属第一医院肾内科
李　冰　哈尔滨医科大学附属第二医院肾内科
杨宝学　北京大学基础医学院药理学系
杨琼琼　中山大学附属第一医院肾内科
邱安东　同济大学生命科学院
余学清　中山大学附属第一医院肾内科
汪年松　上海交通大学医学院附属第六人民医院肾内科
张　春　华中科技大学同济医学院附属协和医院肾内科
张爱华　南京医科大学附属儿童医院肾内科
陆利民　复旦大学基础医学院病理生理学系
陈　靖　复旦大学附属华山医院肾内科
陈　薇　中山大学附属第一医院肾内科
郁胜强　海军军医大学长征医院肾内科
易　凡　山东大学基础医学院药理学系
郑　丰　大连医科大学附属第二医院肾内科
赵景宏　陆军军医大学新桥医院肾内科
郝传明　复旦大学附属华山医院肾内科
胡　昭　山东大学附属齐鲁医院肾内科
钱　琪　美国梅奥医学中心肾脏病与高血压科
倪兆慧　上海交通大学医学院附属仁济医院肾内科
徐　钢　华中科技大学同济医学院附属同济医院肾内科
徐　岩　青岛大学附属医院肾内科
郭建侃　美国耶鲁大学医学院肾内科
梁秀彬　南京医科大学基础医学院病理生理学系
鲁　华　美国哈佛大学附属麻省总院肾内科
蓝辉耀　香港中文大学李嘉诚健康科学研究所内科及药物治疗学系
戴春笋　南京医科大学附属第二医院肾内科

人民卫生出版社

ELSEVIER
Elsevier(Singapore) Pte Ltd.
3 Killiney Road
#08-01 Winsland House I
Singapore 239519
Tel:(65) 6349-0200
Fax:(65) 6733-1817

Chronic Renal Disease
Paul L. Kimmel and Mark E. Rosenberg

ISBN-13:978-0-12-411602-3

This translation of Chronic Renal Disease by Paul L. Kimmel and Mark E. Rosenberg was undertaken by People's Medical Publishing House and is published by arrangement with Elsevier (Singapore) Pte Ltd.
Chronic Renal Disease by Paul L. Kimmel and Mark E. Rosenberg 由人民卫生出版社进行翻译,并根据人民卫生出版社与爱思唯尔(新加坡)私人有限公司的协议约定出版。

《慢性肾脏病》(庄守纲 主译)
ISBN: 978-7-117-27659-7

编者名单

Farsad Afshinnia MD, MS Division of Nephrology, Department of Internal Medicine, University of Michigan, Ann Arbor, MI, USA

Anupam Agarwal MD Division of Nephrology, The University of Alabama at Birmingham, Birmingham, Alabama, USA

Gerald B. Appel MD Division of Nephrology, Columbia University Medical Center, New York, USA

Susan P. Bagby MD Division of Nephrology & Hypertension, Department of Medicine, Moore Institute for Nutrition and Wellness, Oregon Health & Science University, Portland, Oregon, USA

James L. Bailey MD Renal Division, Emory University, Atlanta, Georgia, USA

George L. Bakris MD ASH Comprehensive Hypertension Center, Department of Medicine, The University of Chicago, Chicago, IL, USA

Brendan J. Barrett MB, FRCPC Division of Nephrology, Memorial University Medical School, St. John's, Canada

Carolyn A. Bauer MD Division of Nephrology, Montefiore Medical Center, Albert Einstein College of Medicine, Bronx, NY, USA

Tomas Berl MD Division of Renal Diseases and Hypertension, Department of Medicine, University of Colorado, Aurora, CO, USA

Jeffrey S. Berns MD Perelman School of Medicine at the University of Pennsylvania, Hospital of the University of Pennsylvania, Philadelphia, PA, USA

Andrew Bomback MD, MPH Columbia University Medical Center, New York, NY, USA

Anirban Bose MD Division of Nephrology, Department of Medicine, University of Rochester School of Medicine and Dentistry, Rochester, NY, USA

Frank C. Brosius 3rd MD Division of Nephrology, Departments of Internal Medicine and Molecular and Integrative Physiology, University of Michigan, Ann Arbor, MI, USA

Lee K. Brown MD Division of Pulmonary, Critical Care and Sleep Medicine, Department of Internal Medicine, School of Medicine, University of New Mexico, Albuquerque, NM, USA

David A. Bushinsky MD Division of Nephrology, Department of Medicine, University of Rochester School of Medicine and Dentistry, Rochester, NY, USA

Laurence W. Busse MD Section of Critical Care Medicine, Department of Medicine, Inova Fairfax Medical Center, Falls Church, VA, USA

Ruth C. Campbell MD Medical University of South Carolina, Department of Medicine/Division of Nephrology, Charleston, SC, USA

Helen Cathro MPH, MB, ChB Department of Pathology, University of Virginia Medical Center, Charlottesville, VA, USA

Lakhmir S. Chawla MD Department of Anesthesiology and Critical Care Medicine, Department of Medicine, Division of Renal Disease and Hypertension, George Washington University Medical Center, Washington, DC, USA

Sheldon Chen MD Feinberg School of Medicine, Northwestern University, Chicago, Illinois, USA

Glenn M. Chertow MD, MPH Stanford University School of Medicine, Division of Nephrology, Stanford, CA, USA

Emily Chew MD National Eye Institute/National Institutes of Health, Division of Epidemiology and Clinical Applications, Maryland, USA

Michel Chonchol MD Division of Renal Diseases and Hypertension, University of Colorado Denver Anschutz Medical Campus, Aurora, CO, USA

David M. Clive MD University of Massachusetts Medical School, Department of Medicine, Division of Renal Medicine, Worcester, MA, USA

Debbie L. Cohen MD Renal, Hypertension and Electrolyte Division, University of Pennsylvania, Philadelphia, Pennsylvania, USA

Lewis M. Cohen MD Tufts University School of Medicine, Baystate Renal Palliative Care Initiative, Baystate Medical Center, Springfield, MA, USA

Scott D. Cohen MD, MPH Division of Renal Diseases and Hypertension, Department of Medicine, George Washington University, Washington, DC, USA

Ashte' K. Collins MD Division of Renal Diseases and Hypertension, Department of Medicine, George Washington University Medical Center, Washington, DC, USA

Sara Combs MD Division of Renal Diseases and Hypertension, Department of Medicine, University of Colorado, Aurora, CO, USA

Ricardo Correa-Rotter MD Department of Nephrology and Mineral Metabolism, National Medical Science and Nutrition Institute Salvador Zubirán, Mexico City, Mexico

Daniel Cukor PhD Department of Psychiatry and Behavioral Science, SUNY Downstate Medical Center, Brooklyn, NY, USA

Monica Dalal MD National Eye Institute/National Institutes of Health, Division of Epidemiology and Clinical Applications, Maryland, USA

Tavis Dancik MD Department of Medicine, Division of Nephrology, University of California, San Francisco, CA, USA

Andrew Davenport MA, MD, FRCP UCL Centre for Nephrology, Royal Free Hospital, University College London Medical School, London, UK

Sara Davison MD Department of Medicine and Dentistry, University of Alberta, Edmonton, Canada

Dick de Zeeuw MD, PhD Department of Clinical Pharmacology, University of Groningen, University Medical Center Groningen, Groningen, The Netherlands

Pierre Delanaye MD, PhD Department of Nephrology-Dialysis-Transplantation, University of Liège, Liège, Belgium

Sushma M. Dharia MD Department of Internal Medicine, School of Medicine, University of New Mexico, Albuquerque, New Mexico, USA

Mirela A. Dobre MD, MPH Case Western Reserve University School of Medicine, University Hospital Case Medical Center, Cleveland, Ohio, USA

Paul Drawz MD Division of Renal Diseases and Hypertension, University of Minnesota Medical School, Minneapolis, MN, USA

Albert W. Dreisbach MD Division of Nephrology, University of Mississippi Medical Center, Jackson, MS, USA

Michael Emmett MD Baylor University Medical Center, Dallas, Texas, USA

John H. Fanton MD Tufts University School of Medicine, Child Behavioral Health, Springfield, MA, USA

Arnold J. Felsenfeld MD Departments of Medicine, VA Greater Los Angeles Healthcare System, Los Angeles, CA, USA, David Geffen School of Medicine at UCLA, Los Angeles, CA, USA

Hilda Fernandez MD, MSCE Renal, Electrolyte and Hypertension Division, Department of Medicine, University of Pennsylvania School of Medicine, Penn Presbyterian Medical Center, Philadelphia, PA, USA

Michael F. Flessner MD, PhD National Institute of Diabetes, Digestive and Kidney Disease, National Institutes of Health, Bethesda, MD, USA

Barry I. Freedman MD Department of Internal Medicine – Section on Nephrology, Center for Genomics and Personalized Medicine Research, Wake Forest School of Medicine, Winston-Salem, North Carolina, USA

Yvette Fruchter MA Ferkauf Graduate School of Psychology, Yeshiva University, New York, NY, USA

Susan L. Furth MD, PhD The Children's Hospital of Philadelphia, Philadelphia, PA, USA

Guillermo García-García MD Division of Nephrology, Hospital Civil de Guadalajara, University of Guadalajara Health Science Center, Guadalajara, Jalisco, Mexico

Michael J. Germain MD Tufts University School of Medicine, Child Behavioral Health, Springfield, MA, USA

Gregory G. Germino MD Johns Hopkins University School of Medicine, National Institutes of Health, Bethesda, MD, USA

Michael S. Goligorsky MD, PhD Departments of Medicine, Pharmacology and Physiology, Renal Research Institute, New York Medical College, Valhalla, New York, USA

Arthur Greenberg MD Division of Nephrology, Department of Medicine, Duke University Medical Center, Durham, NC, USA

Lisa M. Guay-Woodford MD Center for Translational Science, Children's National Health System, Washington DC, USA

Katrina Hawkins MD Department of Anesthesia and Critical Care Medicine, Department of Medicine, Division of Renal Disease and Hypertension, George Washington University Medical Center, Washington DC, USA

Charles A. Herzog MD, FACC, FAHA Division of Cardiology, Department of Medicine, Hennepin County Medical Center, University of Minnesota, Minneapolis, MN, USA

Jean L. Holley MD University of Illinois, College of Medicine at Urbana-Champaign, Urbana, IL, USA

Thomas H. Hostetter MD Case Western Reserve University School of Medicine, University Hospital Case Medical Center, Cleveland, Ohio, USA; Department of Medicine, Case Western Reserve University, Cleveland, OH, USA

Andrew A. House MD, MSc, FRCPC Western University Division of Nephrology, London Health Sciences Centre, University Hospital, London, Ontario, Canada

Keith A. Hruska MD Division of Pediatric Nephrology, Department of Pediatrics, Washington University, St. Louis, MO, USA

Yonghong Huan MD Renal, Hypertension and Electrolyte Division, University of Pennsylvania, Philadelphia, Pennsylvania, USA

Hassan N. Ibrahim MD, MS Division of Renal Diseases and Hypertension, Department of Medicine, University of Minnesota Medical School, Minneapolis, MN, USA

Nashat Imran MD University Physician Group, Detroit, MI, USA

Jonathan Chávez Iñiguez MD Division of Nephrology, Hospital Civil de Guadalajara, University of Guadalajara Health Science Center, Guadalajara, Jalisco, Mexico

Robert T. Isom MD Stanford University School of Medicine, Division of Nephrology, Stanford, CA, USA

Kristen L. Jablonski PhD Division of Renal Diseases and Hypertension, University of Colorado Denver Anschutz Medical Campus, Aurora, CO, USA

Kenar D. Jhaveri MD Division of Kidney Diseases and Hypertension, North Shore University Hospital and Long Island Jewish Medical Center, Hofstra North Shore-LIJ School of Medicine, Great Neck, New York, USA

Kirsten Johansen MD Department of Medicine, Division of Nephrology, University of California, San Francisco, CA, USA

Richard J. Johnson MD Division of Renal Diseases and Hypertension, University of Colorado Anschutz Medical Campus, Aurora, CO, USA

Milind Y. Junghare MD Division of Renal Diseases and Hypertension, Department of Medicine, University of Minnesota Medical School, Minneapolis, MN, USA

Duk-Hee Kang MD Division of Nephrology, Department of Internal Medicine, Ewha Women's University School of Medicine, Seoul, Korea

Feras F. Karadsheh MD Division of Nephrology, Department of Medicine, University of Maryland School of Medicine, Baltimore, MD, USA

Jameela Kari MD Department of Pediatrics, King Abdulaziz University Hospital, Jeddah, Kingdom of Saudi Arabia

Bertram L. Kasiske MD Department of Medicine, Division of Nephrology, Hennepin County Medical Center, Minneapolis, MN, USA

Charbel C. Khoury MD University of Pittsburgh Medical Center, Pittsburgh, Pennsylvania, USA

Paul L. Kimmel MD Division of Renal Diseases and Hypertension, Department of Medicine, George Washington University Medical Center, Washington, DC, USA

Jeffrey B. Kopp MD Kidney Disease Section, National Institute of Diabetes, Digestive, and Kidney Diseases, National Institutes of Health, Bethesda, MD, USA

Andrew Kummer MD Division of Renal Diseases and Hypertension, University of Minnesota, MN, USA

Hiddo J. Lambers Heerspink PhD Department of Clinical Pharmacology, University of Groningen, University Medical Centre Groningen, The Netherlands

Lilach O. Lerman MD, PhD Division of Nephrology and Hypertension, Mayo Clinic, College of Medicine, Rochester, MN, USA

Adeera Levin BSc, MD, FRCPC University of British Columbia, Vancouver, British Columbia, Canada

Barton S. Levine MD Departments of Medicine, VA Greater Los Angeles Healthcare System, Los Angeles, CA, USA, David Geffen School of Medicine at UCLA, Los Angeles, CA, USA

Susie Q. Lew MD Division of Renal Diseases and Hypertension, Department of Medicine, George Washington University Medical Center, Washington, DC, USA

Sreedhar Mandayam MD Nephrology Division, Baylor College of Medicine, Houston, TX, USA

Tej K. Mattoo MD, DCH, FRCP Children's Hospital of Michigan, Wayne State University School of Medicine, Detroit, MI, USA

Sharon E. Maynard MD University of South Florida Morsani College of Medicine, Lehigh Valley Health Network, Allentown, PA, USA

Timothy W. Meyer MD Stanford University School of Medicine, Veterans Affairs Health Care System, Palo Alto, California, USA

William E. Mitch MD Nephrology Division, Baylor College of Medicine, Houston, TX, USA

Alvin H. Moss MD Center for Health Ethics and Law, Robert C. Byrd Health Sciences Center, West Virginia University, Morgantown, WV, USA

Marva Moxey-Mims MD National Institute of Diabetes and Digestive and Kidney Diseases, National Institutes of Health, Bethesda, MD, USA

Paul Muntner PhD University of Alabama at Birmingham, Birmingham, AL, USA

Anne M. Murray MD, MS Division of Geriatrics, Department of Medicine, Hennepin County Medical Center, Minneapolis, MN, USA

Karl A. Nath MD Mayo Clinic, Rochester, Minnesota, USA

Joel Neugarten MD Albert Einstein College of Medicine, Renal Division, Montefiore Medical Center, Bronx, New York, USA

Gloria No MD Department of Medicine, Division of Nephrology, University of California, San Francisco, CA, USA

Madeleine V. Pahl MD, FACP, FASN Division of Nephrology and Hypertension, University of California Irvine, Orange, CA, USA

Mark S. Paller MD, MS University of Minnesota Medical School, Minneapolis, MN, USA

Biff F. Palmer MD Department of Internal Medicine, University of Texas Southwestern Medical Center, Dallas, Texas, USA

Patrick S. Parfrey MD, FRCPC Division of Nephrology, Memorial University Medical School, St. John's, Canada

Samir S. Patel MD Division of Renal Diseases and Hypertension, George Washington University Medical Center, Washington DC, USA

Roberto Pecoits-Filho MD, PhD, FACP, FASN Department of Internal Medicine, Pontificia Universidade Catolica do Parana, Curitiba, Brazil

Steven J. Peitzman MD Drexel University College of Medicine, Philadelphia, Pennsylvania, USA

Aldo J. Peixoto MD Section of Nephrology, Yale University School of Medicine and VA Connecticut Healthcare System, West Haven, CT, USA

Phuong-Chi T. Pham MD Department of Medicine, Nephrology and Hypertension Division, David Geffen School of Medicine at UCLA, UCLA-Olive View Medical Center, Sylmar, CA, USA

Phuong-Thu T. Pham MD Department of Medicine, Nephrology Division, David Geffen School of Medicine at UCLA, Kidney Transplant Program, Los Angeles, CA, USA

Ton J. Rabelink MD, PhD Department of Nephrology, Leiden University Medical Center, Leiden, The Netherlands

Jai Radhakrishnan MD, MS Columbia University College of Physicians and Surgeons, New York, NY, USA

Anas Raed Renal Division, Brigham and Women's Hospital, Harvard Medical School, Boston, MA, USA

Dominic S. Raj MD, DM, FASN Division of Renal Diseases and Hypertension, Department of Medicine, George Washington University Medical Center, Washington, DC, USA

Juan Carlos Ramirez-Sandoval MD, MSc Department of Nephrology and Mineral Metabolism, National Medical Science and Nutrition Institute Salvador Zubirán, Mexico City, Mexico

Jane F. Reckelhoff PhD Women's Health Research Center, University of Mississippi Medical Center, Jackson, Mississippi, USA

Claudio Ronco MD Department of Nephrology Dialysis and Transplantation, International Renal Research Institute, San Bortolo Hospital, Vicenza, Italy

Mark E. Rosenberg MD Division of Renal Diseases and Hypertension, University of Minnesota Medical School, Minneapolis, MN, USA

Mitchell H. Rosner MD, FACP Division of Nephrology, University of Virginia, Charlottesville, VA, USA

Brad Rovin MD Ohio State University Wexner Medical Center, Columbus, OH, USA

Prabir Roy-Chaudhury MD Division of Nephrology, University of Cincinnati and Cincinnati VA Medical Center, Cincinnati, OH, USA

Rebecca Ruebner MD, MSCE The Children's Hospital of Philadelphia, Philadelphia, PA, USA

Andrew D. Rule MD Division of Nephrology and Hypertension and Division of Epidemiology, Mayo Clinic, Rochester, MN, USA

Jeff M. Sands MD Renal Division, Emory University, Atlanta, Georgia, USA

Steven J. Scheinman MD The Commonwealth Medical College, Office of the President, Scranton, Pennsylvania, USA

Lynn E. Schlanger MD Renal Division, Emory University, Atlanta, Georgia, USA

Michael E. Seifert MD Division of Pediatric Nephrology, Southern Illinois University, Springfield, IL, USA

Stephen Seliger MD, MS Department of Medicine, Division of Nephrology, University of Maryland School of Medicine, Baltimore, MD, USA

Ajay K. Singh MBBS, FRCP, MBA Renal Division, Brigham and Women's Hospital and Harvard Medical School, Boston, MA, USA

John C. Stendahl MD, PhD Department of Medicine, Hennepin County Medical Center, Minneapolis, MN, USA

Kameswaran Surendran PhD Department of Pediatrics, Sanford School of Medicine, University of South Dakota, Sioux Falls, DK, USA

Stephen C. Textor MD Division of Nephrology and Hypertension, Mayo Clinic, College of Medicine, Rochester, MN, USA

Ravi I. Thadhani MD, MPH Harvard Medical School, Massachusetts General Hospital, Boston, MA, USA

Raymond R. Townsend MD Renal, Hypertension and Electrolyte Division, University of Pennsylvania, Philadelphia, Pennsylvania, USA

Mark L. Unruh MD, MS Department of Internal Medicine, School of Medicine, University of New Mexico, Albuquerque, New Mexico, USA

Joseph A. Vassalotti MD Division of Nephrology, Department of Medicine, Icahn School of Medicine at Mount Sinai, and National Kidney Foundation, Inc., New York, NY, USA

Nosratola D. Vaziri MD Division of Nephrology and Hypertension, University of California Irvine, Orange, CA, USA

Manuel T. Velasquez MD Division of Renal Diseases and Hypertension, Department of Medicine, George Washington University Medical Center, Washington, DC, USA

Nisha Ver Halen PhD Department of Psychiatry and Behavioral Science, SUNY Downstate Medical Center, Brooklyn, NY, USA

Connie J. Wang MD Department of Medicine, Division of Nephrology, Hennepin County Medical Center, Minneapolis, MN, USA

Christoph Wanner MD Renal Division, University Hospital Würzburg, Würzburg, Germany

Marc Weber MD Division of Renal Diseases and Hypertension, University of Minnesota, MN, USA

Matthew R. Weir MD Division of Nephrology, Department of Medicine, University of Maryland School of Medicine, Baltimore, MD, USA

Maria R. Wing PhD Division of Renal Diseases and Hypertension, Department of Medicine, George Washington University Medical Center, Washington, DC, USA

Michelle P. Winn MD Department of Internal Medicine – Division of Nephrology, Center for Human Genetics, Duke University Medical Center, Center for Human Genetics, Durham, North Carolina, USA

David C. Wymer MD, FACR, FACNM University of Florida, Malcom Randall VAMC, Gainesville, FL, USA

Jerry Yee MD Henry Ford Hospital, Division of Nephrology and Hypertension, Detroit, MI, USA

Fuad N. Ziyadeh MD Faculty of Medicine, American University of Beirut, Beirut, Lebanon

译　者　序

慢性肾脏病是由各种原因导致的慢性肾脏疾病。在全球范围内，慢性肾脏病的患病率占正常人群的11%～13%，在我国为10.8%。慢性肾脏病进展导致的终末期肾脏病是危害人类健康并耗费大量卫生资源的重大慢性病。是当前的“全球公共健康问题”，被列入我国今后十年“国家医学发展战略”中优先研究的重大疾病。在过去数十年间，各国的肾脏病学者及研究人员均致力于探索慢性肾脏病的发病机制，寻找有效的延缓或阻断慢性肾脏病进展的措施，但迄今为止，仍无有效可行的方法。如何遏制慢性肾脏病进展仍为世界性难题，因此，迫切需要一本反映当前本领域进展的全方位的参考书。

由美国乔治华盛顿大学医学院肾内科前主任PAUL L. KIMMEL教授和明尼苏达大学肾内科和高血压科前主任Mark E. Rosenberg教授共同主编的《慢性肾脏病》一书，从各方面介绍了慢性肾脏病生物学基础，临床病理生理及治疗，以及当前慢性肾脏病研究的最新进展，是一本集慢性肾脏病基础与临床知识为一体的大型学术和实用性专著。既可供研究人员参考，也可供临床医师学习和使用。另外，也可作为讲课资料来源和教学工具书。此书出版后，荣获2015年英国医学会医学图书奖，并受到全球肾脏病学界的广泛欢迎与好评。鉴于目前我国尚缺乏同类型专著，因此，我们组织了国内外肾脏病领域的专家将此书翻译成中文。期待此书的翻译和出版有力推动中国慢性肾脏病的防治与研究工作。

为使本书早日与读者见面，参与本书翻译的专家和学者不辞辛苦，勤奋工作，保证了各章节的翻译在短时间内完成。在此，我非常感谢所有参译者所作出的努力和付出。由于本书章节内容较多，各位专家翻译风格各异，难免在选词用词上有所不同。尽管主译最后作了统一调整，但可能仍有疏漏或不妥之处，希望广大读者批评指正。

庄守纲

2018年于上海

著 者 前 言

谨以此书献给我的老师们,他们向我展示了生理学、病理生理学和治疗之美,以及我们自己作为老师兼医生与患者以及他们家庭之间的相互联系。最伟大的老师孵育批判性思维,并启发我探询并尝试回答许多肾脏病有关的问题。每个人都有与众不同的个性。我们这门学科中的多重观点让我印象深刻并感到十分有趣。无数同事与我一起工作,帮助我以不同的视角审视新的发现,并增加我理解研究数据的策略。另外,我必须承认我的父母和姐姐在此过程中的重要性。他们若能看到此书出版必定欣喜若狂。

各章节的作者也是各领域的公认的专家。他们用简洁的图文完美地诠释了所承担章节的内容并答复了编辑提出的各种各样的难题。作者与编辑之间的互动富有学术性,且行之有效。我对他们心存感激。与共同主编 Rosenberg 教授一起工作是一件乐事。他的深思熟虑、镇静理智和幽默风趣与我互补。感谢 Elsevier 出版公司的指导和坚持。他们都理解并即刻共享同一个目标,那就是出版一本科学性强、写作良好、实用和精美的书籍。我希望我们已经达成这些目标。

最后,也是最重要的,此书献给我们所有的学生,他们除了跟随我们学习之外,也不断教导和挑战我们。我希望他们会发现此书对思考肾脏和肾脏病以及患者的治疗有所帮助。我也深切感谢我妻子的聪明睿智和对我的体贴关怀。尽管没有她,此书也可以成书,但是没有她,写作的过程不会让人如此享受。

Paul L. Kimmel

此书献给许多不断鞭策我的学生、住院医师、专科医师;指引我学习和生活的导师以及我医治的那些患者,他们教我坚韧不拔,勇于面对慢性疾病。更重要的是将此书献给我的妻子 Monica,孩子 Joel、Madeline 和 Jack,感谢他们永远爱我,并支持、激励和指导我如何获得快乐。

Mark E. Rosenberg

缩　写　词

ACEI Angiotensin-converting enzyme inhibitor	血管紧张素转换酶抑制剂
ADPKD Autosomal dominant polycystic kidney disease	常染色体显性多囊肾
AIDS Acquired immunodeficiency syndrome	获得性免疫缺陷综合征
AKI Acute kidney injury	急性肾损伤
ARB Angiotensin receptor blocker	血管紧张素受体拮抗剂
CCB Calcium channel blocker	钙离子通道阻滞剂
CHF Congestive heart failure	充血性心力衰竭
CKD Chronic kidney disease	慢性肾脏病
CPAP Continuous positive airway pressure	持续正压通气
CRS Cardiorenal syndrome	心肾综合征
Cr Cl Creatinine clearance	肌酐清除率
CRP C-reactive protein	C-反应蛋白
CT Computed tomography	X 线计算机断层成像
CVD Cardiovascular disease	心血管疾病
DM Diabetes mellitus	糖尿病
DN Diabetic nephropathy	心血管疾病肾病
DR Diabetic retinopathy	糖尿病视网膜病
EPO Erythropoietin	促红细胞生成素
ESA Erythropoiesis stimulating agent	红细胞生成刺激剂
ESRD End-stage renal disease	终末期肾脏病
FDA Food and Drug Administration	美国食品药品监督管理局
GFR Glomerular filtration rate	肾小球滤过率
eGFR Estimated glomerular filtration rate	估计肾小球滤过率
mGFR Measured glomerular filtration rate	实测肾小球滤过率
HBV Hepatitis B virus	乙型肝炎病毒
HCV Hepatitis C virus	丙型肝炎病毒
HD Hemodialysis	血液透析
HIV Human immunodeficiency virus	人类免疫缺乏病毒
HIVAN Human immunodeficiency virus-associated	HIV 相关性肾病
nephropathy	高血压
HTN Hypertension	白细胞介素
IL Interleukin	狼疮肾炎
LN Lupus nephritis	膜性肾小球肾炎
MN Membranous nephropathy	微小病变
MCD Minimal change disease	意义不明单株 γ 球蛋白症
MRI Magnetic resonance imaging	磁共振成像
NIH National Institutes of Health	美国国立卫生研究院
NIDDK National Institute of Diabetes, Digestive and Kidney Diseases	美国国立糖尿病消化与肾病研究所

NSAID	Non-steroidal anti-inflammatory drug	非甾体类抗炎药
OSA	Obstructive sleep apnea	睡眠窒息症
PD	Peritoneal dialysis	腹膜透析
RAAS	Renin-angiotensin-aldosterone system	肾素-血管紧张素-醛固酮系
RVD	Renal vascular disease	肾血管疾病
RCT	Randomized controlled trials	随机对照试验
RRT	Renal replacement therapy	肾脏替代治疗
RT	Renal transplantation	肾移植
SCD	Sickle cell disease	镰刀型红细胞疾病
SCN	Sickle cell nephropathy	镰状细胞肾病
SLE	Systemic lupus erythematosis	系统性红斑狼疮
S[Alb]	Serum albumin concentration	血清白蛋白浓度
S[Ca]	Serum calcium concentration	血清钙浓度
S[Cr]	Serum creatinine concentration	血清肌酐浓度
S[K]	Serum potassium concentration	血清钾浓度
S[Mg]	Serum magnesium concentration	血清镁浓度
S[P]	Serum phosphate concentration	血清磷浓度
S[UA]	Serum uric acid concentration	血清尿酸浓度
S[X]	Serum X concentration	血清 X 浓度
T1DM	Diabetes mellitus, type 1	1 型糖尿病
T2DM	Diabetes mellitus, type 2	2 型糖尿病
TGF	Transforming growth factor	转化生长因子
TNF	Tumor necrosis factor	肿瘤坏死因子
UNA	Urinary nitrogen appearance	尿素氮出现量
UAlbV	Urinary albumin excretion	尿白蛋白排泄
UACR	Urinary albumin creatinine ratio	尿白蛋白肌酐比值
UProV	Urinary protein excretion	尿蛋白排泄
USRDS	United States Renal Data System	美国肾脏数据系统
VEGF	Vascular endothelial growth factor	血管内皮生长因子
25 OH D_3	25 hydroxy vitamin D	25 羟维生素 D_3

目　录

第一篇
引　言

第二篇
分类和测定

第三篇
流行病学

第四篇
病理生理学

第五篇
慢性肾脏病并发症

第六篇
慢性肾脏病水电解质紊乱

第七篇
慢性肾脏病与系统性疾病:临床注意事项

第八篇

治疗注意事项

第九篇

特殊问题

第一篇

引　　言

第1章

1

引言：

慢性肾脏病

Paul L. Kimmel[a] and Mark E. Rosenberg[b]

[a]Division of Renal Diseases and Hypertension, Department of Medicine, George Washington University Medical Center, Washington, DC, USA,

[b]Division of Renal Diseases and Hypertension, University of Minnesota Medical School, Minneapolis, MN, USA

在筹划本书的讨论中，让我们吃惊的是，没有一个主要的教科书把慢性肾脏病(chronic kidney diseases, CKD)这一相对较新的领域作为一个连贯的整体来考虑。必须承认的是，CKD的进展已经通过将这个学科的千变万化的方方面面分类系统化，以及设定了促使临床流行病学及临床研究可能以指数式向前发展的界限，从而改换了肾脏病学的临床和科研格局。CKD的分类也引起了急性肾脏病命名法的革新，而其实用性已经得到了证实。此外，这一方法促进了对急性肾损伤与CKD互相关联症状的关注。然而，CKD分类法不应忽视大约一个世纪以来塑造了我们这一领域的丰富的临床观察和病原学分析。本书广泛地并且深度地涵盖了CKD的历史、病理生理、实用诊断方法、患者护理及治疗问题。本教科书专注于CKD，包括终末期肾脏病的初始阶段。然而，本教材涉及的患者人群囊括了绝大多数CKD患者。

我们特别邀请了不同科学分支及临床相应领域的著名专家编写此书。生物学基础知识显然是病理生理学方法及临床治疗的基石。过去的十年中，我们对肾脏病的遗传学上的了解已经取得了长足的进步。值得赞赏的是，在部分人群中，作为一种常见疾病的CKD的一个重要发病原因至少与一个关键的基因有关，类似于符合孟德尔遗传规律的疾病。这一发现使得我们重新评估CKD的筛查和治疗方法，并且可能在CKD临床领域引起患者关怀的革新并带来个体化医疗。我们知道，由于遗传因素与包括贫穷在内的环境因素的复杂的交互作应，CKD作为一类疾病，在全球范围内呈现多样性。我们在对儿童CKD的不同疾病范畴和自然病史的了解上取得了很大的进步，部分得益于十多年前建立起来的设计完善的观察研究。一些常见并发症，例如糖尿病和高血压的作用已经被研究，但是此人群中营养及其改善与CKD的关系，还有待进一步的探索。在过去的20年中，炎症在CKD中的作用已被进一步证实，但尚未将这些知识用于有效的治疗之中。针对由于肾小球滤过率降低和尿毒症导致的其他系统的并发症的治疗正处于参差不齐的不同的发展阶段。并且，在这些领域的某些局部范围和特定的患者亚群的临床实证还远远不够坚实。尽管已鉴定出了多个最终会引起肾脏疾病的，并且有多种治疗手段和科学蕴涵的数个通路，但令我们懊丧地发现更多的治疗并不一定是更好的治疗。我们必须开发和测试新的治疗和干预方法来预防并延缓CKD的发病和恶化。当时机来临，我们必须帮助患者做好终末期肾病治疗的准备。CKD相关的临床试验和基础科学的进步将会帮助我们实现改善CKD患者的生存时间和生活质量的目标。

我们希望这本书将成为所有想要了解或加深对CKD的任何一个方面或全面知识的人士的参考书目。本书有介绍特定患者情况和综合征的特定章节。每个章节都围绕我们接诊过的某个特定患者的经验，你可能已经见过，或将在你的职业生涯中遇到。仅凭研读目录，一些章节可能貌似重复，但其实它们是通过不同的专业知识从完全不同的角度处理问题。有关 CKD 的问题必然是相互交叉并重叠的。我们不希望作者们被章节的题目人为地限制。希望每个章节都是综合的，并能独立成为参考。多亏各位作者辛勤付出得以完成此书，我们诚挚感谢他们的杰出工作。没有他们，本书只是纸张和字节而已。

我们为本书设置了很高的要求。我们希望此书以患者为中心来处理常见的临床问题，但同时内容简练、涵盖广泛、科学，并能够作为治疗的有用的参考书。我们相信作者们已经达成了这一目标。

本教材被特意命名为 *Chronic Renal Disease* 从而强调它属于科学著作。"kidney"是我们所钟爱的这一器官的中世纪英语说法。"renal"和"nephrology"（分别源自法语和希腊语）是专业人士使用的科学术语。如同在我们的青年时期接受医学教育的时候，对"hypertension"与"high blood pressure"作出比较。但是我们积累医学专长的过程中，必须学习术语。如同"hypertension"与"high blood pressure"表示同一个意思，"kidney"和"renal"的意思也是相同，但又具有不同的重要内涵。我们的前辈们（如 Bright、Addis、Peters、Richards 和 Smith）所建造的知识大厦有许多空间（上面提到的人的全名为 Richard Bright、Thomas Addis、John P. Peters、Alfred Newton Richards、Homer W. Smith，均为肾脏病学的奠基人，译者注）。为了符合慢性肾脏病的科学视角，本书的所有章节均基于基础和临床的科学原理，所以每个章节所包含的单个专题的临床特征和治疗可以被认为是以前知识的符合逻辑的发展。有争议性的问题得以被强调，并被明确、直接和清晰地处理。当文献或我们的治疗知识有断层或缺失的时候（确有此事），我们都毫不含糊地承认。此书适合临床医生和科学家阅读，但不一定适用于普通公众。

我们希望本书能够服务于对慢性肾脏病感兴趣的不同群体，从医学生到住院医生、内科医生、儿科医生、肾内科专科进修生，以及肾内科的教授（包括科研人员及执业医生）。

（郭建侃 译，庄守纲 校）

第二篇

分类和测定

第2章

2

从布赖特病到慢性肾脏病

Steven J. Peitzman
Drexel University College of Medicine, Philadelphia, Pennsylvania, USA

布赖特病

1840年，理查德·布赖特（1789—1858），蛋白尿肾病领域的权威，无意中命名了这个疾病，并描述了所谓的慢性肾病病例[1]。这个患者推测可能来自于布赖特的私人诊所，"约25岁的男性，外貌苍白无力，并有明显的天花瘢痕"，"在1835年3月上旬他来找我就诊，当时他全身水肿并有蛋白尿"。他的疾病起源于一次腹泻，当他恢复后，这个年轻人又在小镇上呆了1个月，但是"他的腿部开始肿胀，大腿和下腹部出现水肿"。布赖特发现他的尿液极易凝固并且搅动后易起泡沫。当这个患者的尿量开始显著增加时，"我建议他严格地控制乳制品，并穿上法兰绒这种贴身的保暖衣物"。因为腹部保护着皮肤和肾脏，我们需要采用简单的饮食和类似小苏打这种温和的药物来维持其低敏感性。

起初这个患者的尿液凝固性有所下降并短暂的恢复，但在4月，他出现了咳嗽症状，皮肤也逐渐变得干燥。布赖特对症使用了吐根作为催汗剂和除痰剂。到了6月，患者渐渐恢复，水肿症状基本消退，尽管尿液中依旧有很多泡沫。紧接着患者的左侧胫骨出现大范围的骨膜疼痛，患者害怕这可能是性病的症状，尤其是梅毒。布赖特为此开出了一个复方制剂给他。在7月9日时患者病情再一次明显好转，又做起了自己装订商的工作。布赖特要求他坚持之前的预防措施（推荐的饮食计划和保暖的衣物），避免情绪激动和长时间的阳光暴露。

在1836年2月，布赖特无意中碰见了这个患者，发现他依旧在工作且没有不适主诉，但这个装订商也承认有时会出现轻微的头痛。事实上，患者自己（靠双手工作的手工艺者）也时不时地检查自己的踝关节，并发现有时候手指压迫会出现凹痕。他晚上很早入睡但依旧焦躁不安，且无法避免起夜小解。虽然他的尿量在正常范围内，但温度和硝酸指标却提示尿液依旧处于高凝状态。因此布赖特认为疾病依旧存在，只是患者感觉良好。重要的是，在布赖特看来患者的皮肤在"无规律地出汗"，且已经持续一段时间，而这也让他忽略了其他可能性。此外这个年轻人开始停止规律服药，并认为自己能胜任现在的工作，而不是承认疾病的存在。但是如果他感到稍许皮肤不适，或是察觉到任何他所顾虑的问题出现的暗示，他都会想起之前布赖特所叮嘱他的"他认为……最有效"，因此他总是非常小心的用贴身的法兰绒衣物来保护身体。

接着在1839年的10月，消失了近4年的（我们所谓的失访）这位绅士再次拜访了布赖特，他说三四个月前他还一直保持健康，且尿量正常，但不久之后，就出现了起夜次数增多，并有头痛、呕心呕吐等症状。几天后布赖特检测了他的尿液，发现尿液在加热后出现轻微的凝固，并对硝酸异常敏感。患者目前晚上大量排尿，白天却很少，并且踝关节出现轻微的肿胀。布赖特这样评论道"很难讲药物控制以及饮食、衣物方面的预防措施可以在多大程度上减轻他的疾病"。甚至在布赖特的描述中（患者自认为粉末对他有效）暗示连开方者自己都怀疑粉末是否真的有这样的功效。至此布赖特总结了这位患者的故事，其中一点便是，多种因素都表明他代表了一种慢性的并且缓慢进展的蛋白尿肾病。当然，在理查德·布赖特的装订商身上也展现了神秘的药方和另类的治疗理念，以及包括皮肤、腹部、肾脏在内的相互关联的新颖的病理生理学概念，其中一方出现混乱被认为可以对其他一方造成伤害和功能紊乱。旧的观念有时会通过某些出人意料的方式被重新提及并且会伴随一些改进，就像我写的这一章节里许多关于医学文献的文章会涉及器官间的“对话”。我们将会在稍后的这个章节中看到肾脏领域有许多已经淘汰的理念再次被提出的现象。

从21世纪的观点来看，上述患者患得是慢性肾脏病(CKD)，并很有可能是肾病综合征。在布赖特的时代，绝大多数内科医生都将水肿、蛋白尿及其他一系列症状组成的疾病称为布赖特病，这可能是第一个在英文中广泛使用的以医生名字命名的疾病，并一直沿用到20世纪40年代。理查德·布赖特(图2.1)在伦敦盖伊医院工作时正值临床与病理学相互关联的时代，那时认为水肿或全身性水肿患者的尿液在加热条件下会凝固(蛋白尿)，并且这部分患者在接受尸检后，被发现肾脏发生了多种病变中的一种，尤其是“颗粒样变性”。

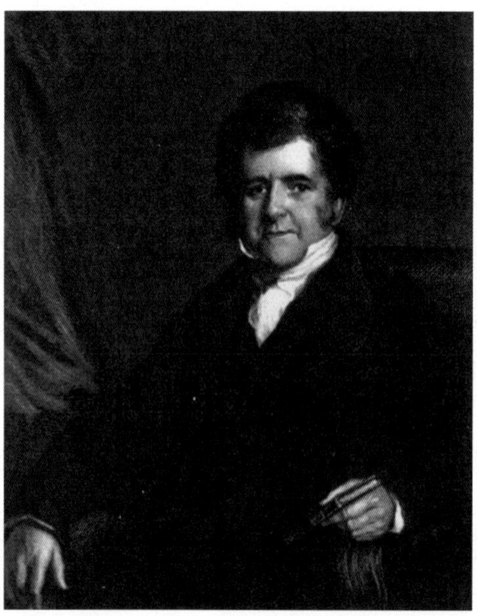

图2.1 在19世纪20年代末，Richard Bright(1789—1858)在伦敦盖伊医院做内科医生时曾报道水肿联合蛋白尿能预测患者存在肾脏疾病，这在后来患者的尸检中得到证实。此后，Bright诊断并治疗了一些慢性肾脏病患者。(Courtesy of the National Library of Medicine.)

1827年，布赖特在自己的权威著作《以症状和病理解剖学来评估疾病的病例报道》[2]一文的第一卷中报道了蛋白尿肾病。这一著作还包含了精美的彩色图解，这可以说是当时肾脏学、病理学以及医学出版界内一个里程碑性的事件。理查德·布赖特和布赖特病代表了对慢性肾脏病一个新的认识。不久后他那些关于水肿、蛋白尿、一系列相关症状以及肾脏病理结构上的基本发现得到了同行的认可，包括英国的Robert Christison(1797—1882)和法国的Pierre Rayer(1793—1867)。事实上布赖特也逐渐发现了尿毒症相关的症状，包括脸色苍白、疲惫、洪脉、呕吐、痉挛、心包炎和心肌肥厚。

由于病例报道着重于发现住院患者临床症状与尸检结果相关性，因此这类肾脏疾病病例病程都比较短，而且患者的结局最后都是死亡。布赖特病长期以来代表的是肾脏病变发展的这一过程。有可能由于该病早期就把临床和解剖联系起来，使得它在人群中有一个被认为是接近死亡的不祥名声，即被诊断这个疾病就会毁灭所有的生存希望[3](对于患者来说，对CKD的印象比布赖特病更为模糊，至少没那么令人害怕)。然而布赖特开始注意到更多潜伏的或慢性的症状，就如当初在那个水肿的装订商身上发现的一样。在1840年发表的一篇文章中，布赖特在经手了更多的肾脏病例后提出了这样一个忠告：“无论使用什么药品来对抗慢性的或持久的疾病，杰出的实践和坚持不懈的精神都是不可缺的。”[4]这也是布赖特病这个诊断在很长一段时间内依旧流行通用，且被19世纪多位肾脏病专家认可的原因。1870年英国医生Lionel S. Beale在他的一部著名的《肾脏病》专著中向他的读者说道“一位饱受无法治愈的肾脏病折磨的患者，在有效的治疗措施下可多活20~25年。”[5]

我的目的不是去详细阐述科学成就，而是针对性的调查一些主题。但是，几乎不可避免提到这些科学成就，这些故事似乎串联起来一直延续到现在。这种故事风格不符合现代史学家的口味，他们称之为现代主义(即用当前的态度和经验解释过去发生的事件，译者注)。不过，可以记住的是，诸如此类的简短说明，能够让人们回想起那些理念仍存于世的研究者。因为这些简短说明忽略了无数的错误、幻想以及种种失败的假说。

为了方便，我有时会使用“肾脏病学”和“肾脏病学专家”这些过时的术语，因为之前这些术语就已经是广为人知。

病 理 学

1761年，意大利医生Giovanni Battista Morgagni(1682—1771)发表了他一生中最重要的著作*De Sedibus et causis morborum per anatomen indagatis libri quinque*《从解剖学对疾病进行追本溯源》。到18世纪末及19世纪初，特别是在法国大革命后的巴黎及其他欧洲城市，医生们非常热衷于将临床和病理紧密联系在一起来研究疾病。目的在于将从临床患者中的发现与尸体解剖中的局部病变相联系。病理解剖学的分类可以替代单纯基于患者症状而分的病情学。

Richard Bright 是这一运动中的主要人物，他在一系列复杂症状中加入了早期的实验室表述，蛋白尿。1827 年，他的首部著作《医学案例报告》出版，在 24 个案例的基础上，指出三种异常的肾脏结构伴随蛋白尿性水肿而发生。第一种结构异常是一种黄色软化斑。第二种结构异常是"整个皮质区变成为颗粒状结构…"。第三种结构异常是"肾脏外表触感非常粗糙呈颗粒状，并且看上去有不超过大头针头大小的突出部分，并且在器官的每个部分还有挛缩"[6]。这三种异常结构描述对 20 世纪初的肾脏病学家并没有太大意义，因为他们很少能看到或接触到患病肾脏的新鲜病理标本。Bright 认为这三种肾脏病理改变或许仅仅是某一过程的 3 个阶段，尽管他更倾向于把它们分为 3 个类型。因此自从这种异常结构被首次报道以来，布赖特病就不被认为是一种独立的疾病，即使是 Bright 本人也这样认为。

尽管不是所有外科医生和病理学家包括 Bright 本人都同意布赖特病是炎症性的疾病，"肾炎"这一术语 1840 年开始使用于病理分类中，而疾病的大致分类仍保留了布赖特病。替代的和与之竞争的分类方式很复杂，这里只做最宽泛的探讨[6,7-11]。显微镜代替了大体观察和接触肾脏表面。伟大的病理学家和理论家 Rudoph Virchow(1821—1902)在 1858 年提出了"实质性肾炎"、"间质性肾炎"和"淀粉样变性"。英国人 George Johnson 在 1873 年提出了急性肾炎分类和三种慢性肾炎病变——红色颗粒状肾、大白肾和淀粉样肾[8]。William Osler(1849—1919)在其广受欢迎的论文《医学原理和实践》中支持"急性布赖特病""慢性实质性肾炎""慢性间质性肾炎"分类。淀粉样变性归于自己的病理类别[9]。到 20 世纪，Franz Volhard(1872—1950)和 Theodor Fahr(1877—1945)在 1914 年发表了一篇具有影响力的专题著作 *Die Brightsche Nierenkrankheit*[10] 提供了全新的但仍为三位一体的分类：退行性疾病-肾病，炎症性疾病-肾炎，动脉硬化性疾病-肾硬化。

斯坦福大学的 Thomas Addis 在 20 世纪 20 年代提出了对这一最新框架的修改意见，认同出血性布赖特病，退行性布赖特病和动脉硬化布赖特病[11]。动脉硬化类别在 20 世纪初期出现具有一定的意义，也许是现代慢性病变的早期反映。现在，我们用到的术语有肾小球疾病，小管间质疾病，或血管疾病，但较多的时间，可用肾脏穿刺病理切片探索一个特定的病因诊断。"慢性"这个词更多用于表述肾脏病患有很长时间，体现病理表现，而不是一个临床病程。现在，对慢性肾脏病的诊断强调统一的临床特征，而不关心基础结构。因此，CKD 并不是一个病理学概念。

生　理　学

在 19 世纪 30 年代和 40 年代，Richard Bright 和盖斯医院的同事们以及医学院的学生们组建了一个团队来研究"白蛋白性肾脏病"。1842 年间有两个病房用来供他们研究，这两个病房由一个会议室和一个"完全符合要求的"小型实验室连接。这种安排在某种程度上是代谢病房的前身，很可能是西方医学上的第一家。Richard Bright 的几个熟悉化学的同事可以粗略计算出存在肾脏病患者血液里的尿素[12,13]。这个时期的医生已经知道肾脏是排泄器官，是身体的"滤过器"或者说是"大型净化器"，并且知晓机体一个非常重要的废弃物就是尿素，是肌肉和其他"蛋白质"食物的含氮代谢产物。但肾脏是如何排泄废物、发挥作用，这一点在当时并不清楚。Richard Bright 和他的同事收集了盖斯医院的两个病房的患者的资料，年轻的 William Bowman(1816—1892)发表了他的论文"肾脏马尔毕基小体的结构和作用"[14]，在论文中他从肾单位的结构推断出肾小球生成滤出液(他当时并没有用这个词)，然后经过肾小管修饰。在之后 80 年中，关于肾脏产生尿液的主要方式是通过滤过-重吸收还是主要由肾脏分泌一直争论不休。

在 19 世纪末期，医学的重心从法国和英格兰的死亡之屋转向了德国的实验室，Claude Bernard(1813—1878)和 Virchow 在实验室中例证了实验方法。早在 1870 年，德国几个具有生理学丰富知识的医生，尤其是著名的 Ottomar Rosenbach 医生(1851—1907)，明显厌倦了半个世纪的病理学分类，开始了一项名为"功能诊断"的项目。他们追求两个目标：其一是探索一个生病的器官能或不能做什么，从而代替基于结构的静态分类，这个方法对于临床更加有帮助。第二个目标的相关概念就是为了把疾病认定在器官组织改变发展之前的早期功能时期。尤其是 Rsenbach 认为"在慢性疾病中的首要目标是在非常早期发现它，比如在当功能失调时发现"[15]。21 世纪的医生可能发现这个想法很新奇甚至神秘，一些器官的功能改变早于可识别的器官结构改变，尤其是如果我们把结构缩小在分子水平。但这种观念持续了整个 19 世纪。Richard

Bright 认为肾脏病的确是一种器官功能紊乱可能有时发生在结构改变之前数周或数月”[16]。

创造了功能诊断的医师-研究者们用了“工作”这个语言。一个德国作家在 1903 年写到“一个人想要了解器官如何工作，主要是要去了解这项工作对于身体是否足够充分”[17,18]，一个美国医师在 1907 年的肾脏病指南中写道：“肾炎在临床上就是一个超越了肾脏效能极限的问题”[19]。这种语言和表述方法反映了 19 世纪末 20 世纪初欧洲和北美的文化环境。工业化从未如此扩大与传播，并且机器（特别是蒸汽机）统治了那个时代。果不其然，身体就像机器一样的旧想法有了新的解释：一个人应该分析器官的生理装备就像应该测量机器的最大工作输出量一样。“效能”应用于发动机和所有别的方面，变成了进步时代的惯用语，至少在美国是这样。

Rosenbach 和其他功能诊断领域的德国工作者依赖于“功能不足”这个概念和短语，尽管它含有不同意义。这个方法要求挑战一个器官为了测量它的“储备”-某种试验餐对于胃，一段剧烈的运动对于心肌产生的压力，尿素负荷对于评价肾排泄功能。“相对的功能不足”是指一个器官不能完全调动它的储备（或“代偿”）来应对挑战，然而“绝对的”或“完全的不足”表明了在基准状态的功能不足的发现，例如肾脏因素导致的尿素氮潴留[20]。到了 1934 年，著名的英国肾脏病权威 Robert Platt（1900—1978）使用了“肾功能不全”和“肾衰竭”来描述功能损伤的两个阶段[21]。最终，“慢性肾衰竭”（CRF）逐渐从某种程度上代表了任何不可逆性的血肌酐升高（或肾小球滤过率降低），即使患者肾功能只是轻微偏离正常指标，感觉自己很正常，并没有觉得自身肾脏已经衰竭。CRF 的概念一直持续到 2000 年，才被肾脏科医生彻底推翻、摈弃。一些肾脏学家到那时才意识到这个最近被蔑视的术语要追溯到 100 年前的一个运动，即所谓的功能诊断。

在功能诊断的时代，依赖于肌酐测定、甚至是肾小球滤过率的确定都还是未来的事情。肾脏被当作是一个负责排泄的暗箱。欧洲的工作者把肾脏的“工作”看作是集中排泄溶质。匈牙利医生 Sandor（Alexander）von Koranyi（1866—1944）引入了冰点降低测定法（通过冰点测定来计算渗透度），并且认为肾脏如果没有足够浓缩就会“低尿动力”。其他人用明确负荷下肾脏排泄尿素、盐或水来评估肾功能。一些研究者设计了染色的标记物，它们的排泄率或许可以帮助肾脏病的功能诊断。当中最成功的是 Leonard Rowntree（1883—1959）和 John T. Geraghty（1876—1924）的酚红排泌实验，或简写为“PSP 实验”，第一次被描述是在 1912 年并且一度被常规使用。染色剂被注射后在定时收集的尿液中会出现。延迟排泄预示着肾功能不全。PSP 试验因简单易行，一直被使用到 20 世纪 50 年代，后来又被用于其他领域[22]。

20 世纪前十年，肾功能用以上描述的方式通过测量尿液来完成检测。毕竟尿液是肾脏产生的并且一般情况下通常有足够量来使用。在患者少量血液样本中测量尿素或其他溶质的方法在 1910 年还不存在。事实上，将血液从静脉抽到注射器中在那时基本不会发生。这种情况在后来二十几年随着斯堪的纳维亚人 Ivar Bang（1869—1918）和瑞典籍美国人 Otto Folin（1867—1934）发明了可用于小样本的比色技术和美国化学家 Donald D. Van Slyke（1883—1971）发明了气体定量测定就很快被改变了。这些巧妙设计的检测系统能够快速检测尿素、尿酸、肌酐和酸碱平衡指标，推动了肾脏病学的早期发展。

一旦尿素能够在尿液和血液中被稳定测量，早期研究肾功能不全的学生，例如法国人 Leon Ambard（1876—1962）和苏格兰裔美国人 Thomas Addis（1881—1949）了解到无论是简单测量血液里残存的尿素、尿液中浓缩的尿素甚至是一天的总尿素排泄似乎都不能可靠地与其他预示肾排泄功能和实质损失的指标相联系。然后他们尽力来建立某种能够预示真正肾功能与血液尿素浓度相关的尿素排泄量的表达。经过多次实验，Ambard 在 1910—1912 年提出了一个关于血液尿素浓度（B）和尿液（U）和尿流率或单位时间尿量（V）的关系：

$$\text{Ambard 分数} = B^2/(UV\sqrt{V})$$

斯坦福大学的 Thomas Addis（1881—1949），是在临床和实验室研究肾脏病最深入的研究者之一。他在 1910 年也给自己定下了同样的任务-找到一个尿素排泄的表达公式可以回答“在存活的人体内如何测量肾脏损伤程度?”[23,24]。经过深入细致的研究，Addis 和他的同事展示了在高尿素流量的情况下，尿素排泄率和血尿素浓度的比值（根据 Addis 在他 1928 年 Harvey 讲座里称为 D/B，但更合适的是 UV/B）和肾单位功能有关。Rockfeller 医学研究机构和其附属医院的 Donald D. Van Slyke 和同事最终得出了基本等同于 Addis 提出的比值。按照推测，“清除率”这个术语就在 1926 年出现了，当时 Van Slyke 在一辆去 Baltimore 讲座的火车上，他想到了“清除率的定义”：一小时尿液中的尿素含量与 100ml 血液中的尿素比值实际上等于肾脏每单位时间内血液清除尿素的量[25]。

1920 年国际上涌现出众多的肾脏生理和疾病的新发现和新想法。1921 年费城的 A. Newton Richards 和同事们成功地对蛙的肾小球穿刺并且获得了有力的证据，支持尿液形成的滤过-重吸收（Ludwig-Cushny）模型[26]。1926 年丹麦生理学家 Poul Brandt Rehberg（1895—1985）发表了他的研究结果，指出肌酐可作为肾小球滤过的合适标记物，建议人类正常血肌酐值为 100 ~ 200ml/min[27]。Thomas Addis 1940 年在他的研究中首次使用肌酐清除率，并且提出了基于[SCr]的一种简单方法，作为在临床工作中的肾功能指标[28]。或许没有很多医生采用 Addis 喜爱的依赖于苦味酸和裸眼下颜色匹配的方法，但是从 1950 年肌酐（或者说肌酐清除率）开始在肾脏医学中代替尿素。从那时开始，回归方程式代替了尿素检测。慢性肾脏病被定义为持续的血清肌酐浓度升高（图 2.2）。

因想要揭示慢性肾脏病引起的体内稳态失衡，引发了比“功能诊断”更复杂的分析。Robert Platt 和其他人意识到这个问题，并且为揭示慢性肾脏病中肾功能的代偿改变开始了一系列探索工作。他的解释为肾功能的这种代偿性适应使得血钾、血钠和血磷酸盐都保持正常并且使这些物质的日排出与摄入相匹配，直致疾病的进展期。为了满足这些代偿机制，引入了现在众所周知的球管平衡的概念——面对减少的 GFR，肾小管代偿性的去重吸收更少的钠和磷酸盐并且排泄更多钾。Platt 在 1952 年给伦敦皇家学院医生的讲座中描述了这个概念的本质[29]。在他的讲座初始，即明确陈述“慢性肾衰”的“共有结构基础”是“功能肾单位数量的减少”，预示着一个主要的并且持久的理论。很多 Platt 引用的作者是美国人。二战后的年代见证了医学研究中心转向了美国，这主要由于美国国立卫生研究院和基金会良好资助，以及德国战后破坏。

1960 年 Neal Bricker 发布了他的“完整肾单位假说”的理论，更超前的概念是在慢性肾脏病中部分肾单位消失（组织学上的证据），剩下完整的肾单位依旧正常工作，或者说是适应。Bricker 在文章中重新使用了“慢性布赖特病”这个术语因为它趋向于把病因不同、发病机制不同、病理特点也有很大差异的一系列疾病分成一组。一个单一的词语预示着这些疾病的共有因素超越了它们的不同[30]。”宣称 Bricker 的“慢性布赖特病”就是我们所说的“CKD”并没有错。他补充道“病理过程越是进展，越是更少有证据表示不同特征[30]。”这个综述引用了从 20 世纪 60 年代 Platt、Merrill 和其他实验员，以及他在圣路易斯的华盛顿大学自己的实验室研究工作。

1972 年 Bricker 提出了“平衡假说”，这个假说是基于磷酸盐处理和甲状旁腺在“慢性进展肾脏病”或

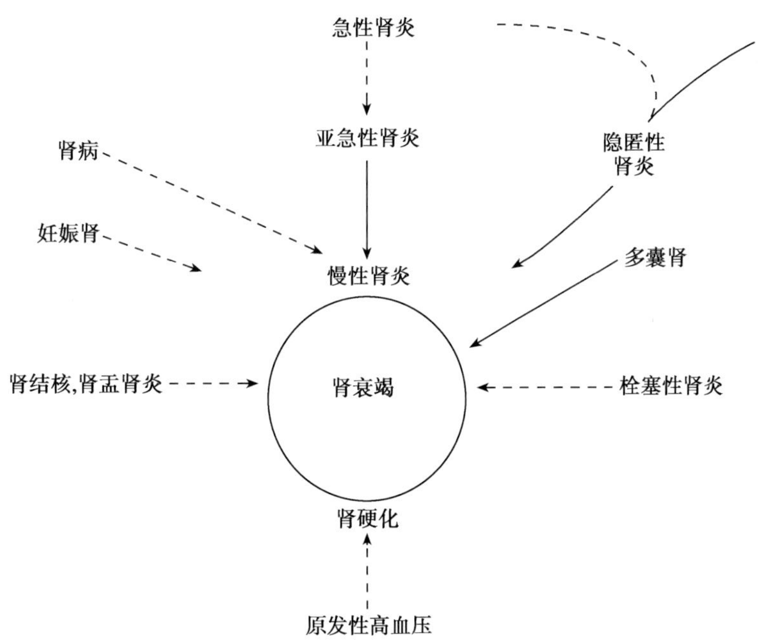

图 2.2　Robert Platt（1900—1978）是 20 世纪英国肾脏界的权威。这是他提出的慢性肾脏病病因学的概念。Platt 率先提出了应用“肾功能不全”和“肾衰竭”的术语。Platt 也是第一个定义肾小管适应肾单位丢失的学者。来自 *Nephritis and Allied Diseases; Their Pathogeny and Treatment*（1934），diagram from p. 37. *By permission of Oxford University Press.*

者说“尿毒症期”[30]（布莱特病过去被认为在这一组）的作用。主要的观点当然在于肾单位丢失的代偿方式：甲状旁腺素水平升高使得磷酸盐的重吸收减少，或许在此情况下是以骨病发生为代价。此后的数十年见证了各种适应性改变直到其抑制的分子水平，包括通道、信号分子、生长因子和所有基因。但不论原因为何，一系列适应性生理改变过程作为慢性肾衰的特点基本概念，在20世纪70年代早期就被很好地建立起来了。

肾小管功能发生改变，使得残存的完整肾单位可以代偿性的适应大范围的肾功能缺失。就这一点而言，在正常生理研究中，在20世纪60至70年代大多数的肾脏病学家都注意到了肾小管。如果不在肾小管上使用微穿刺法研究转运，研究就不会有进展。肾小管被认为是肾单位的一部分。Carl Ludwig、Arthur Cushny 和 A. N. Richards 提出了“肾小球是被动过滤器”这一理论。但在1982年，哈佛大学肾脏学家 Barry Brenner 和波士顿医院的 Peter Bent Brigham 及其团队发表了一篇综述，总结了他们在大鼠肾小球进行微穿刺研究的发现[32]。提出在慢性肾脏病中“剩余”肾小球通过超滤来维持 GFR，但这会加重肾脏损伤、丢失更多肾单位。这个假说的隐含意义持续影响当代 CKD 治疗30多年。

病因

即使慢性肾脏病的病因对病理生理学改变影响甚微，但病因学却是与之密切相关的。正确诊断对于一些肾脏病早期阶段的治疗至关重要——尽管狼疮性肾炎与成人多囊肾疾病都属于慢性肾脏病，但是二者的治疗方法却显著不同。了解肾脏病的病因可以帮助预防疾病——避免糖尿病将意味着减少肾脏损伤。最终，医生和患者都想知道“为什么会出现这种现象?”

一直以来，都有人提出疑问：霍乱的病因到底是霍乱弧菌还是糟糕的水供应，以及类似的问题。病因的意义一直都是模棱两可的，并且随着危险因素、遗传倾向，甚至可能因为概率事件或贝叶斯猜想变得更加模糊。但是在较早（或是较简单）的时代，1917年的肾脏病手册包括了“慢性肾炎”的病因（见表2.1，但不是所有的）[i,33,34]。

读者倾向于对这些病因的认识从熟悉、稀奇到陌生。显然，在医学理论与实践上关于病因概念的理解随着时间的推移而不断提高。病因必然是变化不定的。造影剂肾病不可能在造影剂发明前发生。但医学以外的一些因素同样可以确定致病病因或者至少是对病因的看法。Richard Bright 通过这种方式发现了颗粒肾的病因：“无节制的（酗酒）生活，或一些类似这样的原因，易使肾脏发生损伤。在这种状态下，患者已经暴露在一个温度变化的环境中。处于激惹状态的肾脏立即与皮肤产生共鸣，直到诱导器官出现病理反应[35]。”Bright 表示过度的酒精摄入会引起肾脏损伤，同时皮肤又持续暴露在寒冷中，特别是在寒冷又潮湿的环境中。这样的寒冷可抑制排汗，内科医师早期认为这是健康的基本保证。但这种抑制通过“共鸣”，在另一个器官，例如肾脏，会产生炎症反应、导致阻塞及干扰作用等。Bright 时代的医院主要照顾一些穷人或是低薪族——这样 Bright 和他的学生更容易获得具有酗酒史或是从杜松子酒屋到回家路上的寒冷和潮湿环境暴露史的患者，或是户外工作的患者。Arthur M. Fishberg（1898—1992）在他1930年出版的《高血压和肾炎》一书中仍旧认为寒冷是肾脏病的病因，甚至实验发现皮肤受冷的确会引起肾脏血管的收缩。但是不久之后这种声称的联系从书中消失，尽管它在大众心目中仍持续存在[36]。

表2.1 从布赖特病到慢性肾脏病(CKD)

反复发作急性肾炎
过量食用肉类和罐头类食物
胃肠道消化不良
酗酒，尤其是啤酒
长期的高血压
妊娠
肾功能丢失
梅毒
痛风
动脉硬化
慢性铅中毒
长期服用汞剂及某些药物
反复暴露于寒冷环境中

选自 *causes of "chronic nephritis" from a representative manual of kidney disease from 1917, Oliver T. Osborne's Disturbances of the Kidney (Chicago: American Medical Association, 1917), p. 114.*

费城内科医生兼作家 James Tyson（图2.3）在1881年提出“习惯性暴露在寒冷中”不仅是慢性肾脏病的病因，同时也是猩红热的病因。在19世纪初明确认为水肿和布赖特病可引起这种疾病。当然，这是链球菌感染后肾小球肾炎[37]。在19世纪90年代，这一病因依赖成熟的微生物学理论（疾病在微生物方面的认识）被写进教科书，超越了 Louis Pasteur（1822—

1895）和 Robert Koch（1843—1910）的研究。Tyson 还列举了当代的报道，表明疟疾可能会导致肾脏病，也列出了痛风和铅的肾毒性。

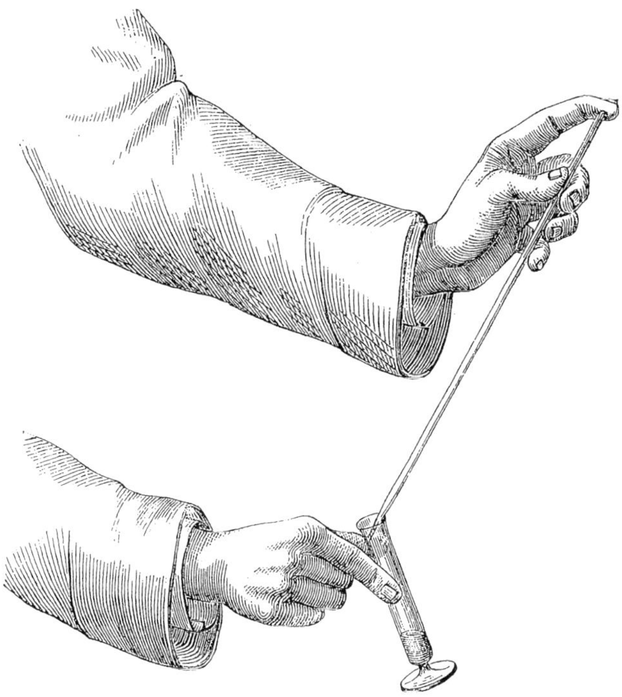

用硝酸检测蛋白

图 2.3　James Tyson（1841—1919），费城宾夕法尼亚大学医学院教授，其论著《布赖特病和糖尿病》于 1881 年出版，1904 年再版。第 1 版的木雕演示了如何利用酸沉淀测定尿蛋白。Tyson 还发表了尿液分析的广泛使用手册、被膜剥脱术治疗布赖特病的宣传手册和一篇关于《心血管-肾脏病》的文章

在 19 世纪末 20 世纪初，提出了新的可能引起慢性肾脏病的病因，到 1900 年，慢性肾脏病是美国第六大死因[38]。William Osler 于 1892 年在《医学原则和实践》指出，"来自工作的紧张、担心及压力，长期经受折磨，过度饮食，以及缺乏适当的锻炼"是慢性布赖特病在美国男性中流行的一个因素[39]。在之后的版本（1909）里他将这些中年人称为"艰苦生活的受害者。" Seelye W. Little（1867—1937），纽约罗切斯特的一名内科医师，在他 1907 年关于肾炎的书中通过以下方法区分病患："健康气色好的人很少有腹部肥胖，他们适度饮酒，肝功能正常，而那些吸烟的人会在他们的中年或之后患某种肾脏病。""大多数慢性布赖特病的病因，一般且最常被提到的是简单的文明生活方式，特别是饮食和饮水。"[40]在 18 世纪初，Richard Bright 将肾性水肿与下层阶级工作的男女联系在了一起，英国慈善机构的患者大多都有饮酒史，他们的日常工作环境寒冷潮湿。到了 19 世纪 90 年代的镀金时代，慢性肾脏病已经成为富裕的银行家和实业家的常见疾病，成为资本主义圈子的灾难。与许多疾病一样，肾脏病或者至少其概念的出现是与社会和经济状况密不可分的。

在 20 世纪末和 21 世纪初，糖尿病肾病的概念及糖尿病、肥胖症的"流行"，逐渐在发展中国家蔓延。1936 年，Paul Kimmelstiel 和 Clifford Wilson 在从病理学，而不是从临床的角度，描述了 8 个 2 型糖尿病患者的结节性肾小球硬化症[41]。但即使在 20 世纪 60 年代末期和 20 世纪 70 年代，教科书也很少关注糖尿病肾病描述——页数少于由 Maurice Strauss 和 Louis G. Welt 编辑的出版于 1963 年的《低钾性肾病》，此书是第一批由众多作者共同编辑的肾脏学专著之一，出版于 1963 年[42]。甚至在 1972 年由 Douglas Black 编辑的在英国最受欢迎的《肾脏病》一书的第 3 版，也只有几个段落提及糖尿病肾病[43]。随着维持性透析临床实用性的提高，至少在美国，20 世纪 70 年代到 20 世纪 80 年代，明确糖尿病是导致肾衰竭的常见基础疾病，特别是非洲籍裔且合并高血压的患者。2 型糖尿病伴发糖尿病肾病的似乎十分多见。同样，从 1980 年开始，关于糖尿病肾病的文章数量大幅度上升，从 1979 年的 137 篇增加到了 2000 年的 722 篇。

之所以非洲裔的人群肾脏病高发，是因为在他们载脂蛋白 L1（APOL1）基因发生突变，APOL1 会大幅提高非糖尿病肾病发生的危险性，特别是局灶节段性肾小球硬化症[44]。HIV 肾病是一个基因易损性与社会环境相互作用，且需要微生物共同作用的例子。在非洲的大部分地区，贫困和战争妨碍了公共卫生工作的开展，在一定程度上可预防的寄生虫疾病，如疟疾和血吸虫病，是导致大部分肾脏病的原因。

一般而言，慢性肾脏病的病因，随着社会和环境条件的改变而变化，旧的微生物虽然减少，新型微生物却又出现，当然还有医学思想和确定"证据"方法的不断改进。

治疗与进展

从定义上来说，慢性疾病是不能被完全治愈的。因此，治疗慢性肾脏病的目的是减轻症状，避免肾脏进一步损伤。Richard Bright 发现皮肤暴露在严寒中会刺激肾脏出现蛋白尿，在 19 世纪 30 年代推行御寒衣物和步行。在此后的八十年左右时间里，几乎每一位写到关于布赖特病的医生都会这么做。

"从衣物这个主题上来说"，Bright 在 1836 年写

到，“我已经说过，这一切都是有必要的：一直穿法兰绒，应习惯适应各种御寒预防措施或检查出汗情况”[45]，Lionel Beale 在 1870 年的文章中坚持道：“雪兰羊毛的服装和袜子等”，甚至指定商店以全年获得供应[46]。1881 年 James Tyson 要求“羊毛服装紧贴皮肤”[47]。Oliver Osborne 于 1917 年在他的小册子上极力主张“寒冷的季节里应该穿着温暖的衣物”[48]。即使认识到“非常不幸的是疾病最容易发生于那些最不能缺席工作岗位的人”，Bright 于 1836 年的文章里建议删除“一些南部的住所……一个更健康的西印度群岛，类似圣文森医院，可能会更好”[49]。Bright 承认，即使如此，他还没有遇到任何患者可以做到完全采纳这个建议。像 50 年前的 Bright 一样，Tyson 建议“住在一个温暖和煦的地带”[47]。这似乎是一个最受欢迎的措辞，大概就像一个作者忠实地阅读（并且效仿）他的前辈。Osler 在他 1990 年在南加州出版的一篇关于布莱特疾病的书中，有一节提到他也喜欢“温暖和煦气候”[50]。Elwyn 于 1926 年提到了“温暖、干燥、和煦的气候”，虽然只用了最少的证据[51]。长久以来慢性病患者都被建议搬至一个更健康的地方，尤其是肺结核患者，但患有肾脏病的旅行者发现属于他们的“和煦的地带”仍然是未知的。对于这个问题，一般医生如何遵循专家所提意见，或是患者对医嘱的履行程度如何历史学家知之甚少。

毫无疑问，坚持饮食计划——从希波克拉底时代就被当成是治疗方法里最重要的组成部分，证明是最困难的治疗方法。几乎所有作者，及许多其他重视肾脏病的人都提到了这一点，建议限制肉类摄入。概括地说，肾脏的主要功能是排泄含氮废物，因此让受损的器官休息是明智的。19 世纪及 20 世纪初，许多肾脏病患者忍受了一段时间的牛奶养生。法国生理学家 Fernand Widal（1862—1919）弄清楚了钠与水肿的关系后，便告知水肿的患者要限制盐和水的摄入量。

在 20 世纪的前几十年，饮食指导成为医院工作的一部分——20 世纪 30 年代的医院饮食手册可以为各种各样的疾病和饮食需求列出 50 种不同饮食。在这种情况下，斯坦福大学的 Thomas Addis 比其他医师更关注肾脏病患者试验性低蛋白饮食（更多描述见图 2.4）。但是，有一个例子，他和他的实验室小组（他称之为合作伙伴）发现在大鼠残余肾模型试验中，高蛋白饮食会导致大鼠过度肥胖，对此，他解释为肾脏过度工作的反应。Addis 开始相信依靠渗透梯度排泄尿酸是肾脏工作的重要组成部分，超负荷工作最终会摧毁剩余的功能肾单位。Addis 规定蛋白质的摄入量，精确到克，并且和他的妻子，一位营养师，做了所有可以做到的以确保患者的依从性。那些成功做到的人里有一位叫 Linus Pauling 的患者，在他患上肾病综合征之后，成为了 Addis 的患者和朋友。Pauling 非常能干的妻子，Ava Helen，学习定量营养学，并认为准备膳食是她的责任。Pauling 肾功能完全恢复，是归功于他十四年的严格限制蛋白摄入，还是自发缓解尚不清楚[1]。

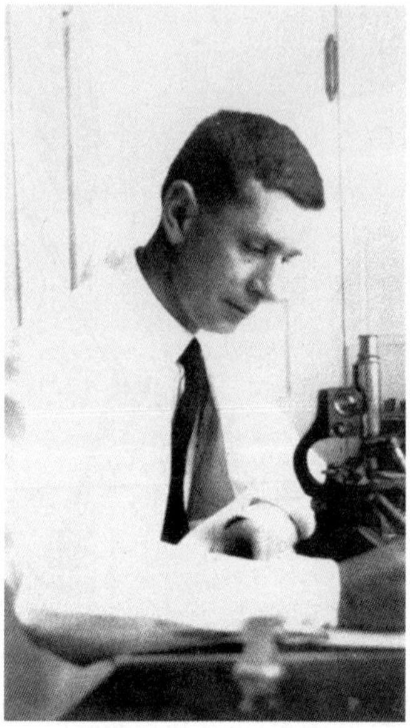

图 2.4 Thomas Addis（1881—1949）于 1920—1940 年就读于斯坦福大学医学院。在临床及实验室从事慢性肾脏病的研究。他是第一个认识到不论什么病因均可导致慢性肾脏病的进展的学者，相信残余的肾单位肯定会因为承担排泄尿素的“工作”而受到损伤，因此他设计并规定了低蛋白饮食。经 the Stanford Medical History Center 同意

虽然低蛋白饮食减缓慢性肾脏病的进展理念在 Addis1949 年去世后不再受到关注，但这不是被任何临床试验所诋毁（当时不存在临床试验），而是由各种偶然因素所致[52,53]。随着 20 世纪 50 年代，青霉素和其他“奇迹”药物，重症监护室和其他新形式的医疗技术的问世——饮食疗法显得陈旧而无趣。Thomas · Addis 在一本名为《肾小球肾炎》[24]的（但在某些方面令人欣慰）专著中，发表了他的研究发现及观点，每次新的和相关的内容都会在这个期刊上刊登。Addis 在斯坦福大学医学院相对独立的地方工作（之后工作于旧金山），更喜欢他稳定可靠的合作小组，包括实验室协作者和志愿者，还有他的华裔实验室助手。他没有再新收学生。具有讽刺意味的是，因为一张肾脏学的图片而产生了与 Thomas Addis（当时 Addis 是一名大四的学生）一起工作感兴趣的人是 Belding Scribner，他的

成就是开创了长期透析技术。随着维持性透析的推广传播，从业者的兴趣集中点和成就感都来源于对尿毒症的患者治疗，而不是延迟肾衰的发生。与此同时，由于有来自美国国立卫生研究院的资金资助，让美国学术界的肾脏病专家更加偏好于研究探讨肾脏生理学。

Barry Brenner 的实验工作表明残余肾单位发生超滤过为慢性肾脏病患者进行饮食干预提供了支持。假设这些高滤过引起肾单位的进一步丢失，Brenner（引用了 Thomas·Addis）和他的同事们就将已被证实的有关哺乳动物的肾小球滤过率的知识，在一定程度上与蛋白质的摄入联系在了一起。Brenner 的团队于1982 年在具有高影响和广泛阅读量的《新英格兰医学杂志》上发表了他们的研究成果，其他研究人员也提出了相关的发现[32]。因此，低蛋白饮食又被重新提起，但其在减缓慢性肾脏病进展上的有效性尚未完全确认。最大的肾脏病膳食改良试验（MDRD），自 1994 年初发表后，所产生的模棱两可的结果多年来一直被争论不休[54]。20 世纪 90 年代，血管紧张素转换酶抑制剂的应用激发了一个新的模式，随着这些抑制剂对患者有利的临床试验发表，RAAS 抑制剂对减缓肾脏病进展获益的观点就更容易被接受。一直以来，高滤过是蛋白尿的罪魁祸首，同时研究也表明了蛋白质通过肾小球基底膜本身也会诱发肾脏进一步的损伤。低蛋白饮食并不会让疾病完全消失，但至少是减轻尿毒症患者症状的一种方法。

“进展”的概念值得进一步讨论。医生们又回归到 Richard Bright 的理解阶段，认为肾脏病的患者仍旧可以自主地生活几年甚至几十年，虽然最终会发展成为尿毒症（不是在 Bright 时代的用语）。这有时被称为“隐性”知识：认为对于给出的每一个都没有明确的想法。当然这也有很多例外，例如 Thomas Addis。这在 20 世纪 70 年代末和 20 世纪 80 年代发生了改变，“进展”成为了可以讨论、研究、写作、索引、施导的具体化的事情。Brenner 于 1982 年发表的论文，全称为“膳食蛋白质摄入量和肾脏病的进展性质”，无疑发挥了作用。1976 年，William Mitch 和他的同事们发表的数据，支持了 1/S［Cr］的图形，S［Cr］的倒数（实际上肾小球滤过率［GFR］的代替），在慢性肾脏病患者的数据中呈线性下降[55]。虽然他们的结果受到了质疑，S［Cr］的倒数的图形未能获得长久的使用，但是“进展”以斜率的形式获得了令人信服的科学图像。在期刊上搜索带有“进展”关键词的慢性肾脏病相关文章，从 1976 年的 1 篇，到 1983 年的 15 篇，再到 1988 年的 30 篇甚至更多。1986 年 William Mitch 编辑出版了一本书名为《肾脏病的进展》[56]。延缓肾脏病进展不仅成为了富有研究成果的主题，还是肾脏病门诊治疗的主要目标。到 20 世纪 80 年代中期，许多肾科医生对无休止的伴同患者到透析中治疗深感沮丧，并对终末期是可以被延缓甚至避免的理念持积极态度。

医学上只知道到过去 50 年左右，减缓进展的治疗在实践中是有效的。那些吃很多处方药物的人感觉也很好。当然，治疗高血压本身通常就是慢性肾脏病治疗的一个组成部分。其他药物如磷结合剂、维生素 D 类似物和碳酸氢钠，多年来都是用于纠正实验室异常值和避免并发症，并保护肾小球滤过率（GFR）。

医生需要设法减轻肾脏病患者的水肿，无论其来自于肾病综合征或肾小球滤过率（GFR）的最终下降。传统西医的中流砥柱，泻药和催吐药，可能对这个需要起作用，因为他们可以促进身体内的水盐排泄。同样作用的药物还有发汗剂。使用的一些植物制剂或汞盐，如非常受欢迎的氯化亚汞，可能促尿食盐排泄。在 19 世纪，一些从业者使用一种称为热空气浴的发明，是一个简单的装置，可以使热空气流动在水肿患者皮肤上方。在 20 世纪 20 年代，有效的含汞利尿剂（主要是 mercurhydrin）随着 1919 年 Alfred Vogl（1895—1973）的一个偶然发现开始投入使用，主要用于治疗心力衰竭，他当时是在德国的一名医学生。他发现注射一种抗梅毒药奴乏索罗，一种汞剂，可以利尿。在 1958 年从磺酰胺碳酸酐酶抑制剂研究工作中，提取第一支可靠的口服利尿剂，氢氯噻嗪，之后 1959 年是双氢克尿噻。但面对严重的 GFR 下降及肾脏对钠的强吸收，它们作用都是微弱的。第一支袢利尿剂，呋塞米，在 1964 年上市后，迅速赢得市场。水肿的治疗从此发生了里程碑式的改变。

CKD

尽管一定的干预措施似乎可以延缓肾衰的发生，但 21 世纪的肾病学家仍经常在急诊遇见一就诊就需要透析的终末期肾脏病患者。一些患者从来不知道自己有肾脏病。更广泛的知晓度和早期检测似乎势在必行。但是，关注肾脏病的专家们意识到他们首先要解决“标签”这个问题—即在所有器官中，缺少对肾脏的认知和关注。人们关注他们的心脏，关注他们的结肠，却不关注他们的肾脏。美国肾脏病学会主席在 2002 年会议中说道：

“首先，我们必须要更好地宣传肾脏病。那些关注中风、心血管疾病和癌症的人们在传递信息给潜在人群和医师培养方面所完成的工作远远比我们要更加有效”[57]。

一些人认为提高对肾脏病关注的障碍之一是错误的用词,特别是“慢性肾脏病”。想必很少人知道“Renal”的意思(这是我自己的猜想),“衰竭”似乎对美国肾脏病学会的领导来说是个没有吸引力的术语。美国人不喜欢“失败”。在2002年,由美国国家肾脏病基金会发起的检查及治疗肾脏病的重要的新指南的“执行概要”开始部分,被称为“K/DOQI”或肾脏病预后质量指南,读者可以看到这样的解释:

为什么叫做“kidney”?“kidney”一词源于中世纪英语,它可以立即被患者、其家属、监护人、卫生保健专业人员和以英语为母语的公众所理解。另一方面,“renal”和“nephrology”来自拉丁语和希腊语,通常需要分别地说明和解释。这些指南的工作组和NKF致力于语言的传递,使其被广泛地理解[58]。

因此国际专家主张用“chronic kidney disease”(简称为“CKD”)来替代“chronic renal failure”作为长期存在的标签和肾脏滤过能力的逐渐消失,以及对根本原因的忽视。为了引进更多的命名法和有助于诊疗指南的发展与应用,CKD依据血肌酐GFR被分为5期。分期已长期被应用于癌症和心脏疾病。语言的简化和分期方案继2002年的出版物和报告后迅速获得批准。“CKD”迅速的无处不在的出现于美国肾脏病学家的口中,尤其是在他们的同事,只有粗心的老前辈偶尔会提到“慢性肾衰竭”。了解新系统的优点和语言,我(一个老前辈)仍然惊讶于新命名和框架的应用是如此之快。可能等级制度和权威在现代医学和科学的实行中发挥的作用比我们认为的还要大。

肌酐的水平曾经认为没有任何意义,现在用做慢性肾脏病的早期标志物。据推断,在美国有八百万或者更多的人患有“疾病”,此最近还被视为相对少见。在2004年美国肾脏协会委员会颁布了“慢性肾脏病倡议”,在某种程度上用于进一步检测基于血肌酐符合早期阶段的人群(尿蛋白会在以后的修正阶段扮演更加重要的角色)[59]。最终这个概念会在国际上传播,包括2007年“世界肾脏日”的起源[60,61]。尽管新框架被普遍接受,但在美国、英国、澳大利亚—或者因为它—争议和异议已出现并持续存在。当我写此章节这个部分时,一篇分析文章出现在*British Medical Journal*(《英国医学杂志》),一个“过度用药”系列文章中,质疑了诊断如此多人有肾脏病的正确性[62]。基于肾脏学及其组织与制药工业之间的普遍的联系,作者暗指存在偏见的可能性。那些参加CKD倡议计划研讨会的人,包括:来自私人诊所和医学院校的肾脏学家和护士,患者和(除此之外)来自美国国家卫生研究院的代表们,大型的健康维护组织,医疗保险,透析行业,国家实验室公司,基金会,卫生政治研究所,以及资助会议的四家制药公司。

我要重新引入“布赖特病”这个术语是有目的的。早前我提出布赖特病和CKD的类推。前面提及或参考的两个名字,是对肾脏病的概括,通常是指产生尿蛋白和排泄功能的丧失,但是没有提示任何病因或非常具体的病理改变。但是这二者是不同的。布赖特病存在于自然界:患有该病的人会出现水肿,后期会出现恶心呕吐反应。颗粒肾的样本可以被识别、展示和说明。Bright时代的很多医生是有经验的生物学家,他们收集标本并对其进行分类。Richard Bright对岩石尤为熟悉。就像他的父亲一样,他很热爱地理。18世纪和19世纪地图册上的鸟类、植物和矿物质可能是病理学彩图的模型,如医疗事件的报道。另一方面,CKD是医学和肾脏学的社会建构,它不是一种天生的疾病,而是由委员会设计的一个概念。作为一个名字,它的目的不是让患者知道“我的痛苦是什么”,而是为了以科学的官方的方式进行分类,为了医生能更好地提供诊疗方法。然而有效的可能是CKD的概念和“倡议”,血液检测中的一个无害的化学成分突然影响数百万计的人患病是令人惊讶的,这在医学史上从未有过。

这并不是说CKD不被证实是有价值的疾病。显然,这里我的意图是半幽默半挑衅的。当然,很多慢性肾脏病已经被命名。正如作者希望的,本章为后续的描述、分析和建议提供了基础。

(刘娜 译,庄守纲 校)

参考文献

1. Bright R. Cases and observations illustrative of renal disease accompanied with the secretion of albuminous urine. Memoir the second. *Guys Hosp Rep* 1840;**5**:101–61. pp. 110–3.
2. Bright R. *Reports of medical cases selected with a view of illustrating the symptoms and cure of disease by a reference to morbid anatomy*, 2 vols. London: Longman, Rees, Orme, Brown & Green; 1827–31.
3. Peitzman SJ. *Dropsy, dialysis, transplant: a short history of failing kidneys*. Baltimore: Johns Hopkins University Press; 2007. pp. 35–6.
4. Bright R. Cases and observations illustrative of renal disease accompanied with the secretion of albuminous urine. Memoir the second. *Guys Hosp Rep* 1840;**5**:101–61. p. 161.
5. Beale LS. *Kidney diseases, urinary deposits, and calculous disorders: their nature and treatment*, 3rd ed. Philadelphia: Lindsay & Blakiston; 1870. p. 84.
6. Bright R. *Reports of medical cases selected with a view of illustrating the symptoms and cure of disease by a reference to morbid anatomy*, 2 vols.

London: Longman, Rees, Orme, Brown & Green; 1827–31. pp. 67–9.
7. Tyson J. *A treatise on Bright's disease and diabetes*. Philadelphia: Lindsay & Blakiston; 1881. pp. 79–84.
8. Johnson G. *Lectures on Bright's disease*. London: Smith Elder; 1873.
9. Osler W. *The principles and practice of medicine*, 7th ed. New York: D. Appleton; 1909. pp. 686–703.
10. Volhard F, Fahr T. *Die Brightsche Nierenkrankheit*. Berlin: Springer; 1914.
11. Addis T. A clinical classification of Bright's diseases. *J Am Med Assoc* 1925;**85**:163–7.
12. Peitzman SJ. Bright's disease and Bright's generation: toward exact medicine at Guy's Hospital. *Bull Hist Med* 1981;**55**:307–21. p. 318.
13. Coley Noel G. Medical chemists and the origins of clinical chemistry in Britain (circa 1750–1850). *Clin Chem* 2004;**50**:961–72.
14. Bowman W. On the structure and use of the Malpighian bodies of the kidney. *Philos Trans* 1842;**132**:57–80.
15. Faber K. *Nosography in modern internal medicine*. New York: Hoeber; 1923. p. 123.
16. Bright R. Cases and observations illustrative of renal disease accompanied with the secretion of albuminous urine. Memoir the second. *Guys Hosp Rep* 1840;**5**:101–61. p. 102.
17. Caspar, L. *Functional Diagnosis of Kidney Disease, with Especial Reference to Renal Surgery*, tr. Robert C. Bryan and Henry L. Sanford. Philadelphia: Blakiston, 1903.
18. Christian HA, Janeway TC, Leonard G. Rowntree, On the Study of Renal Function. *Trans Congr Am Phys Surg* 1913;**9**:1–53.
19. Little SW. *Nephritis: a manual of the disease commonly called nephritis or Bright's disease and of allied disorders of the kidneys*. New York: Grafton Press; 1907. p. xi.
20. Elwyn H. *Nephritis*. New York: Macmillan; 1926. pp. 27–33.
21. Platt R. *Nephritis and allied diseases*. London: Oxford University Press; 1934. p. 33.
22. Rowntree L, Geraghty JT. The phenolsulphonphthalain test in relation to renal function in health and disease. *Arch Intern Med* 1912;**9**:284–338.
23. Addis T. The renal lesion in Bright's disease. *Harvey Lect* 1927–28;**23**:222–50. p. 229.
24. Addis T. *Glomerular nephritis: diagnosis and treatment*. New York: MacMillan; 1948.
25. Bradley SE. Clearance concept in renal physiology. In: Gottschalk CW, Berliner RW, Giebisch GH, editors. *Renal physiology: people and ideas*. Bethesda, MD: American Physiological Society; 1987. pp. 63–100.
26. Peitzman SJ. Micropuncture and the mechanistic kidney. *Bull Hist Med* 1991;**65**:366–75.
27. Thurau K, Davis JM, Häberle DA. Renal blood flow and dynamics of glomerular filtration: evolution of a concept from Carl Ludwig to the present day. In: Gottschalk CW, Berliner RW, Giebisch GH, editors. *Renal physiology: people and ideas*. Bethesda, MD: American Physiological Society; 1987. pp. 31–62.
28. Addis T, Barrett E, Menzies JT. A clinical method for the approximate determination of serum creatinine concentration. *J Clin Invest* 1947;**26**:879–82.
29. Platt R. Structural and functional adaptation in renal failure. *Br Med J* 1952;**1**:1313–7.
30. Bricker NS, Morrin PAF, Kime Jr. SW. The pathologic physiology of chronic Bright's disease: an exposition of the 'Intact nephron hypothesis'. *Am J Med* 1960;**28**:77–97.
31. Bricker NS. On the pathogenesis of the uremic state: an exposition of the trade-off hypothesis. *N Engl J Med* 1972;**286**:1093–9.
32. Brenner BM, Meyer T, Hotstetter T. Dietary protein intake and the progressive nature of kidney disease: the role of hemodynamically mediated glomerular injury in the pathogenesis of progressive glomerular sclerosis in aging, renal ablation, and intrinsic renal disease. *N Engl J Med* 1982;**307**:652–9.
33. Osborne OT. *Disturbances of the kidney*. Chicago: American Medical Association; 1917. p. 114.
34. Moss SW. Floating kidneys: a century of nephroptosis and nephropexy. *J Urol* 1997;**158**:699–702.
35. Bright R. On the functions of the abdomen, and some of the diagnostic marks of its disease (Gulstonian Lectures, 1833. Lecture II). *London Med Gaz* 1833;**12**:378–84. pp. 380–1.
36. Fishberg AM. *Hypertension and nephritis*. Philadelphia: Lea & Febiger; 1930. pp. 309–10.
37. Tyson J. *A treatise on Bright's disease and diabetes*. Philadelphia: Lindsay & Blakiston; 1881. pp. 124–5, 165–6.
38. Grove RD, Hetzle AM. *Vital statistics rates in the United States, 1940–1960*. Washington, DC: U.S. Department of Health, Education and Welfare; 1968. PHS publication no. 1677, pp. 79, 82.
39. Osler W. *The principles and practice of medicine*. New York: D. Appleton; 1892. p. 750.
40. Little SW. *Nephritis: a manual of the disease commonly called nephritis or Bright's disease and of allied disorders of the kidneys*. New York: Grafton Press; 1907. p. 11.
41. Kimmelstiel P, Williams C. Intercapillary lesions of the glomeruli of the kidney. *Am J Pathol* 1936;**12**:83–96.
42. Strauss MB, Welt LG, editors. *Diseases of the kidney*. Boston: Little, Brown and Company; 1963.
43. Black D, editor. *Renal disease* 3rd ed. Oxford: Blackwell; 1972.
44. Freedman BI, Kopp JB, Langfeld CD, Genovese G, Friedman DJ, Nelson GW, et al. The APOL1 gene and nondiabetic nephropathy in African Americans. *J Am Soc Nephropathy* 2010;**21**:1422–6.
45. Bright R. Cases and observations illustrative of renal disease accompanied with the secretion of albuminous urine. Memoir the second. *Guys Hosp Rep* 1840;**5**:378–9.
46. Beale LS. *Kidney diseases, urinary deposits, and calculous disorders: their nature and treatment*, 3rd ed. Philadelphia: Lindsay & Blakiston; 1870. pp. 84–5.
47. Tyson J. *A treatise on Bright's disease and diabetes*. Philadelphia: Lindsay & Blakiston; 1881. p. 185.
48. Osborne OT. *Disturbances of the kidney*. Chicago: American Medical Association; 1917. p. 148.
49. Bright R. Cases and observations illustrative of renal disease accompanied with the secretion of albuminous urine. Memoir the second. *Guys Hosp Rep* 1840;**5**:372–3.
50. Osler W. *The principles and practice of medicine*, 7th ed. New York: D. Appleton; 1909. pp. 700–1.
51. Elwyn H. *Nephritis*. New York: Macmillan; 1926. p. 163.
52. Wasserstein A. Changing patterns of medical practice: Protein restriction for chronic renal failure. *Annals of Internal Medicine* 1993;**119**:79–85.
53. Peitzman SJ. Thomas Addis (1881–1949): Mixing patients, rats and politics. *Kidney International* 1990;**37**:833–840.
54. Klahr S, Levey A, Beck G, Caggiula A, Hunsicker L, Kusek J. The effects of dietary protein restriction and blood-pressure control on the progression of chronic renal disease. *N Engl J Med* 1994;**330**:877–84.
55. Mitch WE, Walser M, Buffington GA, Lemann J. A simple method for estimating progression of chronic renal failure. *Lancet* 1976;**2**:1326–8.
56. Mitch W, editor. *The progressive nature of renal disease*. New York: Churchill Livingstone; 1986.
57. Blantz R. Reflections on the past, transitions to the future: the American Society of Nephrology. *J Am Soc Nephrol* 2003;**14**: 1695–703.
58. National Kidney Foundation K/DOQI Clinical Practice Guidelines for Chronic Kidney Disease. *Am J Kidney Dis* 2002;**39**:S1–S266.
59. Parker III TF, Blantz R, Hostetter T, Himmelfarb J, Kliger A, Lazarus M, et al. The chronic kidney disease initiative. *J Am Soc Nephrol* 2004;**15**:708–16.
60. Couser W. ISN and the 'New nephrology'. *Nat Clin Pract Nephrol* 2006;**2**:541.
61. Collins A, Couser WG, Dirks JH, Kopple JD, Reiser T, Riella MC, et al. World kidney day: an idea whose time has come. *Kidney International* 2006;**69**:781–2.
62. Moynihan R, Glassock R, Dous J. Chronic kidney disease controversy: how expanding definitions are unnecessarily labeling many people as diseased. *BMJ* 2013;**347**:f 4298.

第3章

3

慢性肾脏病的历史变迁:从慢性肾功能不全及慢性肾衰竭到慢性肾脏病

Joseph A. Vassalotti

Division of Nephrology, Department of Medicine, Icahn School of Medicine at Mount Sinai, and National Kidney Foundation, Inc., New York, NY, USA

简　介

应用透析治疗 ESRD,最终使得人们关注 CKD 这个更加广泛和普遍的问题。在第二次世界大战后,荷兰坎朋的 Willem Kolff 成功应用透析延长了急性肾脏病(AKI)患者的生存时间后,透析治疗开始在其他发达国家被使用[1]。在美国,Shana Alexander 于 1962 年出版的《生活》杂志中发表了一篇批判性文章,名为《定夺生死》,在其中描述了一个成员不多的委员会能决定稀缺的血透治疗机器分配,创造了生存的奇迹,也同时面临道德压力[2,3],西雅图的"生死委员会"拒绝为儿童及年龄超过 45 岁的患者提供血液透析治疗[2]。该委员会由 7 人组成,由他们去选择谁可以接受血液透析治疗是冷酷专横的。到 20 世纪 60 年代中期,在美国上万名患者中,仅有 800 名患者可以进行持续性的血液透析治疗[1]。这促使美国政府成立了一个组织,负责肾衰竭治疗政策咨询[3],由著名肾脏病学家 Carl Gottschalk 担任主席。这个负责慢性肾脏病的组织在其 1967 年发布的报告中,首次开创性地使用了 CKD 这个术语[4]。"防病胜于治病。然而遗憾的是,关于病因仍知之甚少,因此探索病因仍值得深入研究"[4]。同时 Gottschalk 在这份报告中还建议开展"一个全国性的治疗项目旨在向所有具有治疗指征的美国患者提供慢性透析和(或)肾移植治疗[4]"。

20 世纪 70 年代,对于那些由 CKD 发展为肾脏衰竭的患者来说,透析和肾移植逐渐成为拯救生命的治疗方法[3]。在此后的三十多年,肾脏病问题与 ESRD 同等看待。因此,尽管 ESRD 患者在人群中的比例小于 0.1%,但是 ESRD 患者的并发症、费用、获取透析治疗资源的差异等内容主导了研究议题和国家卫生机构。20 世纪 80 年代开始了全国性的透析登记,透析登记的管理数据证明在 ESRD 患者肾功能持续急剧恶化前,开始肾脏替代治疗(RRT)。这个在新千年伊始到来的新观点,促进了对 CKD 的定义、分类和评估[5-7]。

表 3.1　在 1998—1999 年美国肾脏病学会摘要中描述 GFR 下降情况的表述

1. 慢性肾衰竭
2. 慢性肾功能不全
3. 轻度肾功能不全
4. 中度慢性肾功能不全
5. 中或重度肾功能不全
6. 严重肾功能不全
7. 肾功能障碍
8. 严重肾功能障碍
9. 肾功能下降
10. 终末期肾脏病前期
11. 清除率下降的(透析前)患者
12. 尿毒症前期
13. 肾衰竭
14. 肾脏病
15. 肾功能不全
16. 透析前期
17. 血肌酐轻度升高
18. 未透析的慢性肾衰竭
19. 终末慢性肾衰竭前期
20. 终末期肾脏病慢性肾衰竭前期
21. 轻度肾衰竭
22. 慢性肾脏疾病
23. 依赖透析的慢性肾衰竭

授权使用[5]

如果临床医生对于 CKD 的术语、定义及分类都无法达成共识，那么就很难促使患者重视 CKD。CKD 出现过各种各样的术语，Hsu 和 Chertow 就列举了在 1998—1999 年之间美国肾脏病学会摘要中出现的 23 种关于 CKD 的描述（表 3.1）[8]。有趣的是，之前 Gottschalk 颇具影响力的卫生施政报告被肾脏病学家们忽视了，因为这 23 种表述中并没有使用 CKD 这个术语。不仅仅是术语没有统一，这 23 种命名方式还与不同肾脏疾病的定义相关[8]。

CKD 的定义及分期

2002 年，Andrew Levey 和 Josef Coresh 共同领衔的 KDOQI 工作组发表了第一个 CKD 定义的指南，CKD 定义是基于出现肾脏损伤的表现（蛋白尿、肾活检异常或者是影像学异常）或者是 GFR 小于 60ml/(min · 1.73m^2) 超过 3 个月，而不考虑肾脏病的病因[5]。这个临床实践指南（CPG）同时提出了根据血肌酐及估算的 GFR（eGFR）计算的肾功能高低对 CKD 进行严重程度分期。KDOQI 指南将 CKD 共分为 5 期。CKD1 期及 2 期表示病情隐匿需要存在肾脏损伤的证据（蛋白尿、肾活检或者影像学有异常）。当 eGFR 小于 60ml/(min · 1.73m^2) 的时候出现明显症状，被分为 CKD3 期[eGFR 30～59ml/(min · 1.73m^2)]，CKD4 期[eGFR 29～15ml/(min · 1.73m^2)]和 CKD5 期[eGFR <15ml/(min · 1.73m^2)]。CKD 分期的概念模型图见图 3.1.[9]。模型图中并没有标注 CKD 的 5 个分期。CKD1 期及 CKD2 期常划分在一起，由图中"肾脏损伤"的椭圆形表示，以白蛋白尿为标记。CKD3 期及 CKD4 期则是"GFR 下降"这个椭圆形，eGFR 小于 60ml/(min · 1.73m^2) 则是它的标志。KDOQI 指南提出了一个 CKD 的统一定义，代替了之前的一些不成熟的、模糊的或者描述性的术语，是肾脏病学的一个重要进步。CKD 术语的统一和分期的标准化为研究肾脏病以及比较全世界不同地区的结果提供了新的工具[5,7]。

将 CKD 定义为肾损伤大于等于 3 个月，指南为定义另外一种肾脏疾病奠定了基础，这就是持续小于 3 个月的潜在可逆性的急性肾损伤（AKI），KDOQI 目前也发布了以 AKI 为主的指南[10]。熟悉 AKI 对于治疗 CKD 非常重要，因为 CKD 患者是发生 AKI 的高危人群。发生 AKI 的 CKD 人群预后较差，死亡率及患病率增高，而且残余肾功能进一步受损，加速进展至 ESRD[10-12]。

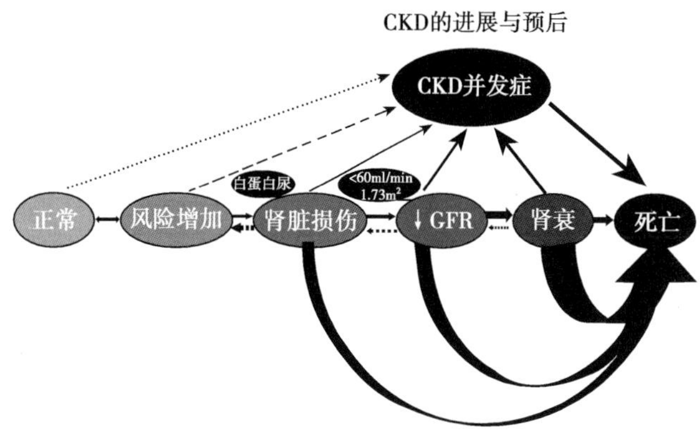

图 3.1　CKD 疾病进程、并发症及结局的概念模式图。椭圆形表示 CKD 的进展阶段及并发症。最开始的两个椭圆形表示 CKD 的前期，代表发生 CKD 风险增加的人群。接下来的两个椭圆形代表 CKD 定义及分期中非常重要的两个标志：白蛋白尿及肾小球率过滤小于 60ml/(min · 1.73m^2)。椭圆形的颜色逐渐加深代表疾病分期的进展及恶化。最上面的椭圆代表 CKD 的并发症（贫血、矿物质及骨代谢异常、高血压、甲状旁腺亢进症）。下方的箭头表示 CKD 对合并症（主要是 CVD）的预后产生的风险倍增效应。连接椭圆之间的箭头逐渐增粗，表示当 CKD 分期不断进展时，其发生合并症的危险及 CKD 的风险倍增效应逐渐增加。椭圆形之间的虚线表示经过治疗，或者是原发病的自然病程变化，CKD 可以从一个阶段逆转到之前的一个阶段。授权改编使用[9]

基于目前可获得的证据，KDOQI 指南指出，随着 eGFR 的下降，CKD 患者系统性并发症的发生（CVD、高血压、矿物质及骨代谢异常和贫血）、患病率和死亡率都出现了增加。指南还指出 CKD 患者死于 CVD 的风险高于其进展至肾衰竭和 ESRD。指南公布之后的十余年间，流行病学数据已经证实并更为深入地提供了更加有说服力的证据，表明 CKD 是一类常见的、易漏诊的、可以治疗的疾病，同时也是世界范围内的重大公共卫生问题。CKD 其实比在此指南公布之前认为的还要更为常见。CKD 的患病率在一般人群中估计已超过 10%，且在高危人群（糖尿病、高血压、肥胖、老年人群）、特定的种族和少数民族（西班牙裔美国人、非裔美国人、亚洲-太平洋岛民，美洲印第安人）和有特殊的遗传倾向的人群中患病率会更高[13]。重要的是，目前有可靠的证据表明 CKD 的存在和严重性会对其他流行性慢性疾病的临床预后产生不良影响，尤其是 CVD、糖尿病、高血压和肥胖[14]。这些常见的慢性疾病与 CKD 之间的相互作用可以认为是一种重叠或叠加现象，CKD 的存在会导致其他常见慢性疾病患病率和死亡率的风险倍增，其不利影响的大小和 CKD 的严重程度有关。因此，在其他慢性疾病的患者中检测 CKD 很重要，而且评估 CKD 的严重性和进展程度也很重要。这样做有利于评估 CKD 对潜在合并疾病临床结局的影响[13,14]。

对 CKD 的认知情况

指南是提高对 CKD 知晓率的第一步。患者和公众在一定程度上是通过一个疾病的治疗方法去定义这个疾病。在 2002 年以前,大多数非专业人士会认为透析就几乎涵盖了肾脏疾病,这种观点甚至可能直到今天仍部分存在[15]。对于 CKD 的认知目前仍然不够全面。CKD 是一个统一简单的名称,同时涵盖了肾功能和肾脏损伤这两个要素,这个命名经受住了时间的考验。工作组也认识到提高公众对 CKD 认知程度的重要性,因此选择了"kidney"这个能让患者快速理解的中世纪英语起源的单词,而没有选择其他诸如"renal"和"nephrology"之类的术语[5]。

CKD 的定义和分期的局限性

由于标准不一,2002 年 KDOQI 指南提出了 CKD 的定义和分期,这种开创性概念转变,在肾脏病学的发展史上具有里程碑的意义,但是也有其局限性。尽管研究者们为提出分期的证据基础做了很多努力,我们仍要注意到因当时可获得的信息较少,这种分期必然会存在其局限性。指南将 CKD 这个原来只是肾脏病专科医生关心的问题转变成了所有临床医生、公共卫生学专家和临床研究者们都需要重视的问题。指南扩展了肾脏病的含义,这对于肾脏病学来说曾经有点不适应,从某种程度上说至今还有点不适应,因为肾脏病学曾经是一个治疗晚期肾脏病和专注于 RRT 的临床专科。因此,对 CKD 的定义和分期的批判大多是来自于肾脏病学家。他们有着很多担忧,其中就包括了 CKD 的过度诊断问题,表现为 CKD 的患病率高到让人难以置信;还有就是计算 eGFR 和尿液检查的方法不准确,另外 CKD 的定义和分期并没有考虑病因;而且把年龄增长造成的肾功能的正常丢失诊断为疾病[16,17]。也正是这些争议给研究者们提供了开展新研究的动力,以积累新的信息不断改进指南。

在随后的几年中,学者们致力于研究 CKD 根本定义的方法学问题,并在一定程度上得到了解决。在世界范围内,血肌酐的检测使用同位素稀释质谱参考测量法实现了标准化,改良了计算 eGFR 的公式,并且临床实验室在检验报告单中加入了 eGFR 的结果。2009 年由 CKD 流行病学合作研究组(CKD-EPI)基于血肌酐建立的新的肾小球滤过率评估方程在预测 CKD 的患病率和死亡率及预后方面被认为更加可信[18,19]。最近,除了血肌酐水平之外,血浆胱抑素 C 水平也整合到公式中用于估算 GFR 水平。关于如何标准化监测及报告尿白蛋白也在研究中,等待进一步的改进。

关于 CKD 的过度诊断仍然存在争议,尤其是在老年人之中。一项有趣的研究指出,患者寿命的缩短与 CKD 假阳性诊断有关,这项研究在以下六个条件的转换中运用了蒙特卡洛的微观模拟分析:正常人、假阳性的 CKD、真阳性或已确定的 CKD、未确定的 CKD、慢性肾衰竭和死亡[20]。这项研究使用的是 2002 年的 CKD 分期方法,eGFR 的计算使用的是 MDRD 公式。作者评估单独报告血肌酐数值和同时给出 eGFR 结果的成本-效益依赖于模型的准确性。对于已经检查到的以及假阳性的 CKD 患者,都进行肾脏病门诊咨询是不现实的。虽然如此,对于那些因诊断为 CKD 的患者可能产生的负面影响仍需要进一步的观察去证实[19]。

除了 CKD 的流行病学和临床预后的数据,已经有新的证据表明,蛋白尿的增加和 eGFR 的下降,作为两个 CKD 严重程度的重要特征,两者关联密切,具有一致性[21,22]。因此,KDIGO 在 2012 年发布了关于 CKD 分期的新的指南,纳入了白蛋白尿这个影响疾病严重程度的因素[23]。新的指南继续使用了之前对 CKD 的定义:肾脏结构或功能异常,持续时间大于 3 个月,且这种结构或功能的异常对健康产生影响,且重新定义了 CKD 分期依据、病因、eGFR 和蛋白尿的分期系统(CGA)。CKD 分期的依据是 eGFR 和白蛋白尿的水平(CGA 分期系统中的 GA),它们对预后的影响[23]见图 3.2。病因(C)的分析是依据患者有无系统性疾病和肾脏病变的部位(肾小球、肾小管、血管、囊肿性,遗传性)。把白蛋白尿纳入 CKD 分期的同时,对 CKD 患者的评估也要包括尿检异常,这些异常特别是血尿,可能与蛋白尿同等重要,影响 CKD 的结局[24]。

CKD 概念模型强调了把病因(CGA 中的 C)纳入 CKD 分期的重要性(见图 3.1)[9]。图中的虚线箭头表明 CKD 每个阶段均具有潜在可逆性。病情改善可能是不同病因的肾脏疾病的自然病程的一部分,也可能是早期诊断和正确治疗的结果。因此,那些有严重高血压和充血性心力衰竭,表现为 CKD 和需要透析治疗的 AKI 患者,在控制血压,心功能得到改善后可以退出透析治疗,CKD 的分期可以恢复到 G3b 或 G4 期。同样,由于治疗监测不当或者合并了其他合并症尤其是糖尿病和高血压的所有 CKD 患者,在调整治疗或者合并症得到改善后,CKD 分期也可以得到部分逆转。

KDIGO 2012：依据GFR和白蛋白尿水平评估CKD预后				白蛋白尿水平分期(描述和参考区间)		
				A1	A2	A3
				正常到轻度升高	中度升高	重度升高
				<30mg/g <3mg/mmol	30~299mg/g 3~29mg/mmol	≥300mg/g ≥30mg/mmol
GFR分期 [ml/(min·1.73m²)] (描述和参考区间)	G1	GFR正常或升高	≥90			
	G2	GFR轻度降低	60~89			
	G3a	GFR轻到中度降低	45~59			
	G3b	GFR中到重度降低	30~44			
	G4	GFR重度降低	15~29			
	G5	肾衰竭	<15			

图 3.2　根据 GFR 和白蛋白尿评估 CKD 的分期和预后。绿色=低风险。如果没有其他影像学或者肾活检的证据证明有肾脏疾病,则这部分人群没有慢性肾脏病。黄色=轻度增加的风险。橘色=高风险。红色=极高风险。经许可转载 23

另外,在原发性肾小球疾病的患者中通过正确的治疗(例如使用激素、免疫抑制剂)和使用 RAAS 抑制剂减少了大量蛋白尿后也可以改善患者肾功能,进而使 CKD 逆转至较早的分期。最后,在肾功能进行性丢失的 CKD 患者中,监测和避免并发症的发生显得尤为重要。2012 年 CKD CPG 再次强调了对于这些并发症早期发现、干预和治疗的重要性。2012 年 CKD CPG 延续了指南的最初精髓,让肾脏保健从只有肾脏病专科医生参与扩展到需要初级保健医生共同关注。而临床医生关注的首要问题是哪些人需要进行 CKD 的检测和筛查。

普通人群 CKD 筛查

根据美国预防服务特遣部队(USPSTF)和美国内科医师协会的指南,目前并没有足够的证据支持对普通人群进行 CKD 筛查[25,26]。一个关于 CKD 筛查的基本成本效益研究中使用决策树模型来评估蛋白尿 1+作为普通人群使用 ACEIs 或 ARBs 治疗的适应证[27]。各期 CKD 的患病率来源于第三次国家健康和营养调查(NHANES),依据是否患有糖尿病、高血压和蛋白尿,评估各期患者进展为 ESRD 或死亡的风险。筛查的风险和成本包括额外的检测(如超声或肾活检),咨询医师,干预治疗(ACEIs、ARBs 或肾活检)的不良反应。基于目前已发表的结果,各种原因导致死亡和 ESRD 的概率保守估计分别降低了 23% 和 30%。这个被广泛引用的美国研究表明,进行蛋白尿的群体筛查是不合算的,平均每年(QALY)需要花费 282 818 美元,即花费 616 美元的成本能使每人增加 0.0022 年的寿命[27]。最近,疾病预防控制中心(CDC)以这项研究的一些假设为基础,建立了一种相似但更复杂的模型,加入心血管疾病的患病率(心绞痛、心肌梗死和脑卒中),并使用更敏感的 ACR≥30mg/g 作为 ACEI 或 ARB 治疗的适应证[28]。CDC 的研究也证实了对普通人群进行 CKD 筛查是不符合成本效益的。

针对性筛查

所有 CKD 指南都推荐对 CKD 进行针对性筛查而不是普查。在最初的 2002 版 KDOQI 指南提到了关于 CKD 的临床和社会人口学易感和促发因素(表 3.2)[5]。2012 版 KDIGO 对 CKD 的筛查建议进行了更新,建议对高危人群包括患有糖尿病、高血压、心血管疾病、结构性肾脏病、潜在肾脏损害的多系统疾病如系统性红斑狼疮、有肾衰竭家族史、遗传性肾脏疾病、老年人、那些接受潜在的肾毒性药物或那些偶然发现有血尿或蛋白尿的人群进行定期检测[23]。糖尿病、高血压、高龄、CVD、CKD 家族史和某些特定的种族和民族是最常见的危险因素。在世界某些地区,环境暴露与使用肾毒性的药物或其他毒物也是危险因素。草本植物的接触或使用中草药而导致的马兜铃酸肾病是亚洲和巴尔干半岛地区 CKD 的常见地域性病因[29]。目前的主要假说认为,职业热暴露、水和液体丢失联合肾毒素暴露是引起中美洲肾病的原因[30]。

表 3.2 慢性肾脏病易感性和引发慢性肾脏病的潜在危险因素

临床因素	社会人口学因素
糖尿病	老龄
高血压	美国少数族裔(非裔美国人,西班牙裔,亚洲或太平洋岛民和印第安人)
心血管疾病	暴露于某些化学和环境条件
肥胖	低收入/教育
自身免疫性疾病	
系统性感染	
尿路感染	
泌尿系结石	
下尿路梗阻	
肿瘤	
慢性肾脏病家族史	
急性肾损伤史	
肾体积和肾单位减少	
某些药物暴露史	
低出生体重	

授权使用[5]

针对性筛查:糖尿病、高血压和老龄人群

1999—2004 年 NHANES 对超过 15 000 人进行了 CKD 风险评估,通过使用加权 Logistic 回归和分支图表法评估年龄在 60 岁以下的患者 eGFR<60ml/(min · 1.73m^2)和 ACR>30mg/g 的人群分布情况[31]。这一研究显示,那些年龄超过 60 岁的人群 CKD 的患病率是 39%,与此相比,20~59 岁人群为 9.3%,说明了在老年人群中进行筛查的重要性。在 20~59 岁人群中,糖尿病患者比非糖尿患者群的 CKD 患病率更高,分别为 33.8% 和 8.2%。在决策树中使用高血压检测 CKD 在更年轻人群中的患病率,发现同时患有高血压和糖尿病的患者 CKD 的患病率高于无高血压的糖尿病患者,分别为 43% 和 25.5%,而非糖尿患者群中,高血压患者和非高血压患者 CKD 患病率分别为 15.2% 和 6.8%。CDC 的成本效益分析也支持对糖尿病和高血压患者进行筛查[28]。因此建议针对糖尿病、高血压和那些年龄大于等于 60 岁的人群进行筛查。

1995—1997 年的一项横断面调查对超过 65 000 名挪威人进行了危险因素和 eGFR 评估,但未评估 ACR,其中 3069(4.7%)人 eGFR<60ml/(min · 1.73m^2),即需要对 20.6 人(95% 的置信区间(CI)20.0~21.2)进行筛查以确定一个病例[32]。而针对糖尿病、高血压、年龄大于 55 岁者只需要筛查的普通人群的 37.1% 即可检测出 93.2%(95% CI 92.4%~94.0%)的 CKD 3~5 期的患者,即只要筛查 8.7 人(95% CI 8.5~9)便可发现一个病例[32]。挪威研究结论与 NHANES 的分析相当一致。

针对性筛查:CVD

CKD 与 CVD 具有相互影响,因此美国心脏协会联合全国肾脏基金会推荐对所有 CVD 患者进行 CKD 筛查[33]。然而,在 NHANES 研究中,与糖尿病、高血压和老龄相比,再纳入 CVD 作为危险因素并未对 CKD 的筛查有更大帮助[31]。在挪威的横断面研究中发现,除了糖尿病和高血压,将筛查范围扩大至 CVD 患者可使 CKD 的诊断率从 44.2% 增加至 57.5%,而换成年龄超过 55 岁者,CKD 的检出率从 44.2% 提高到 93.2%[32]。因此,在 1999—2004 年 NHANES 人群中,非糖尿病和高血压的年轻人群中自我报告的 CVD 患病率非常低,仅为 1.9%,因此 CVD 还不能成为一个主要的危险因素[31]。综合考虑,这些研究表明如果针对排名前三的危险因素(糖尿病、高血压、年龄)进行 CKD 筛查已经被推广了的话,再对无上述三种风险因素的 CVD 患者进行筛查并不能显著提高人群中肾脏疾病的检出率。

针对性筛查:CKD 家族史

在 NHANES 研究中尚未收集 CKD 家族史的数据,大多数流行病学数据来源于接受血液透析治疗的 CKD 患者,这使得评估 CKD 家族史作为风险因素的重要性变得很困难。美国一些地区对 ESRD 患者的研究证实即使排除孟德尔遗传因素,ESRD 家族史也是 CKD 的一个重要危险因素[34,35]。美国地区 ESRD 数据显示血透中心有 22.8%(5901/25883)的患者存在 ESRD 家族史[35]。女性患者会在较早年龄进入 ESRD,而白色人种则相反。这一地区另一个研究显示在血透中心接受透析治疗的非裔美国人存在 ESRD 家族史的可能性是其他种族人群的 6 倍,但是非裔美国人意

识到家族史对于 CKD 风险重要性的比例却更低(37% vs 50%)[36]。尽管 CKD 家族史在选择人群进行 CKD 筛查中很重要,但其被 CKD 筛查的主要目标人群广泛接受仍需进一步研究。

针对性研究:少数民族

非裔美国人、西班牙裔、亚裔太平洋岛民、印第安人 ESRD 的发病率高于白种人,但这些种族之间的 CKD 发病率是存在差异的。尽管导致这些差异的原因很复杂,但在这些民族中 2 型糖尿病和高血压的高患病率是重要因素。基因也可能是促成因素,特别是非裔美国人,他们 APOL-1 基因变异或基因-环境相互作用对 CKD 的易感性发挥重要作用,更进一步的研究可能有助于更清晰地认识这个特点[37]。因此,针对糖尿病和高血压患者进行 CKD 筛查将有望从根本上改变在上述易感人群中观察到的 ESRD 发病率更大的差异。

初级保健中 CKD 的界定

医务工作人员在很多 CKD 的关键领域还未达成共识,包括对 CKD 的定义[尤其对 eGFR 为 45 ~ 60ml/(min · 1.73m^2)且无蛋白尿或为 G3A,A1 分期的老年人][16,17]、对 1 ~ 3 期 CKD 患者初级保健的要点、肾脏病专科咨询的适应证[38]及初级保健医生和之后接诊的专科医生其各自的角色和职责范围。由于 CKD 的治疗尚缺乏共识,临床中相较于其他肾脏慢性疾病,如糖尿病、血脂异常,CKD 的检测和治疗缺乏临床一致性。首先,诊断 CKD 与将患者推荐给肾病专科医生之间的区别未被阐明。其次,在初级保健中,大多数患者需要在没有肾脏专科咨询的情况下进行管理。最后,明确检测和管理 CKD 在初级保健中的重要性的一种方法是把重点放在控制血压和保证患者安全上。

CKD 患者血压控制

KDOQI US 对 KDIGO 指南中 CKD 的血压的专门评论中推荐,对 CKD 患者实施个体化目标,根据是否有糖尿病及蛋白尿水平(表 3.3),将目标值定为 130/80 或者 140/90mmHg。CKD 的诊断会影响抗高血压药物的选择和使用顺序。大量文献使用 ACEIs 或 ARBs 控制 CKD 血压(BP),尤其是在伴有蛋白尿的患者中。当患者进展至肾功能损伤时,经常需要 3 种或更多药物来达到血压目标值。总的来说,在文献中对达到血压目标值的关注较少,而血压达标可能比单纯选择药物种类更为重要具有争议。1999—2004 年全国健康和营养调查(National Health and Nutrition Examination Surveys,NHANES)的数据表明,成人 CKD 患者较无 CKD 患者对治疗和控制血压的意识更低[40]。依据保守的循证指南,将血压控制在 140/90mmHg 以下,可能是减缓 CKD 进展和减少心血管事件及心血管死亡的独立的最重要干预措施。

表 3.3　CKD 血压管理 KDIGO 推荐总结

目标人群	目标血压值	证据等级	注释
非糖尿病 CKD 患者伴有正常至轻度蛋白尿	≤140/90mmHg	1B	基于证据≤140/90mmHg
非糖尿病 CKD 患者伴有中度至重度蛋白尿	≤130/80mmHg	2D 中度 2C 重度	选择<140/90mmHg 目标值是合理的,尤其是伴有中度蛋白尿者
糖尿病 CKD 患者伴有正常至轻度蛋白尿	≤140/90mmHg	1B	基于证据≤140/90mmHg
糖尿病 CKD 患者伴有中度至重度蛋白尿	≤130/80mmHg	2D	选择<140/90mmHg 目标值是合理的
肾移植受体	≤130/80mmHg	2D	选择<140/90mmHg 目标值是合理的
儿童 CKD	≤同年龄、性别、身高儿童的第 90 百分位数 伴蛋白尿时≤同年龄、性别、身高儿童的第 50 百分位数	2D	无证据支持或推荐
老年 CKD	个体化	暂无依据	选择较高的目标值是合理的,尤其是年龄>80 岁者

授权使用[39]

注释:对于每一条推荐,推荐强度用 1 级、2 级或未分级来表示,支持证据的质量用 A、B、C 或 D 来表示。1 级表示"我们推荐"。2 级表示"我们建议"。支持证据级别为 A(高)、B(中)、C(低)和 D(极低)

CKD 患者的安全

影响 CKD 患者安全的危险因素包括药物处方错误、造影剂暴露、电解质异常、CVD 检测和管理的不充分及有效循环血容量管理的失误[41-43]。这些危险因素经常导致患者住院和发生 AKI。多种导致 AKI 的危险因素是可以预防的(图 3.3)[41]。例如,在高危患者中,静脉给予等渗性氯化钠或碳酸氢钠治疗能降低造影剂所致 AKI 的发病风险[10]。由于很多药物通过肾脏清除,根据 eGFR 水平调整药物剂量是最可行的保证患者安全性的措施之一。需要引起警惕的药物包括降压药、镇痛剂(NSAIDs 和阿片类药物)、抗生素、降糖药、调脂药物(他汀类和贝特类)、化疗药(顺铂、美法仑和甲氨蝶呤)、抗凝剂(低分子量肝素、口服抗血小板药、口服Ⅹa 因子抑制剂和华法林)和其他药物[23]。接受住院治疗的 CKD 患者时常出现血管损伤,从而限制了之后的血液透析治疗,应避免这一情况的发生[44]。对于存在合并症、年老体弱的 CKD 患者,首要考虑的因素就是安全性,患者个人可能会选择保守性治疗。

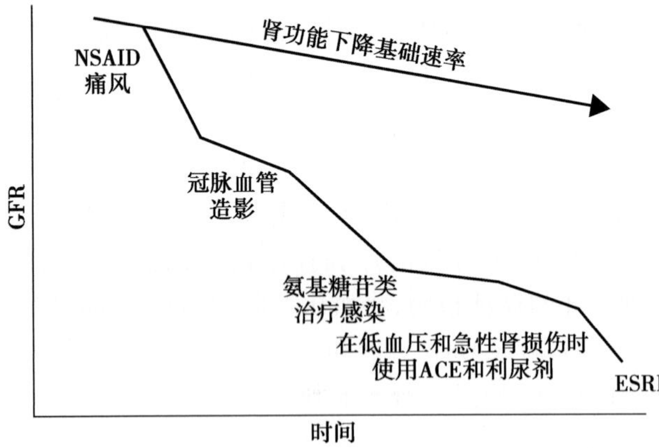

图 3.3 理论上的一个 CKD 患者,出现可能预防且与患者安全性相关的严重事件。这些事件导致肾功能加速减退。缩略词:ACE,血管紧张素转化酶抑制剂;ESRD,终末期肾脏病;GFR,肾小球滤过率;NSAID,非甾体类抗炎药。授权使用[41]

临床研究

评估 CKD 指南对临床研究的影响是难以量化的,但是下面有些潜在的例子[45]。图 3.4 展示了 2001—2011 年关于 CKD 的 PubMed 引文数目,这是显示其影响力的标志之一[7]。已取得的令人印象深刻的进展可能是肾脏病学最大的临床研究合作,即由 Josef Coresh 领导的 CKD 预后协会(CKD Prognosis Consortium)[21,22,45]。国际诊断编码编入了 CKD 分期的定义和分类(585. X),《国际疾病分类》(第 9 版,临床修订本)(ICD-9-CM)[46],展现出临床研究的新机遇。健康服务研究可以评估报告 eGFR 和检测 CKD 对 CKD 管理和预后的影响。

报告估算的 GFR

在世界范围内实行报告估算的 GFR,是每一次血肌酐检测后立即开始关于肾功能的一次临床教育,在一些情况下还包括了 CKD 指南的内容。但是,目前还处于评估 CKD CPG 的影响的早期阶段。临床决策支持需要未来建立 CPGs 的证据和电子健康档案管理的患者健康之间的互通桥梁[47]。

Kagoma 和同事们[48]评估了第一个 CKD 指南其中一个关键推荐的实施:在常规临床实践中通过 eGFR 来评估肾功能、留取 24 小时尿肌酐清除来验证[5]。在加拿大的安大略省,从 1999 年至 2009 年在超过 800 万成年患者中每个月收集 24 小时尿被用来调查两

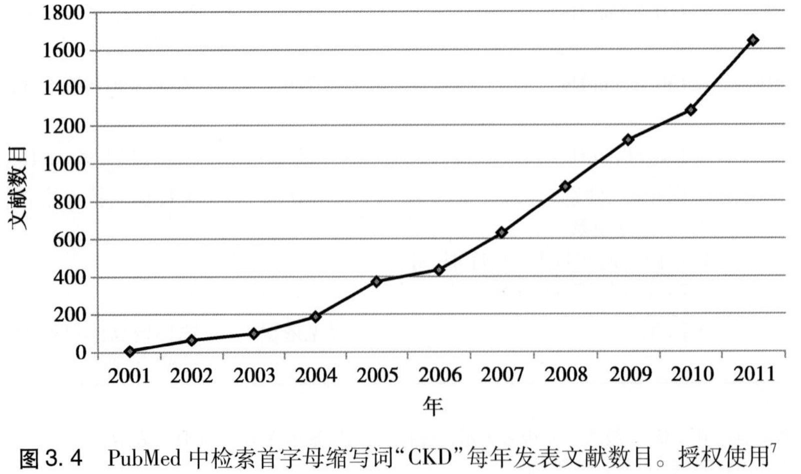

图 3.4 PubMed 中检索首字母缩写词“CKD”每年发表文献数目。授权使用[7]

个主要干预的影响:2002 年 2 月发表的 CPG 和 2006 年 1 月所有门诊患者在实验室检查中报告 eGFR。基于既往文献,作者假定以每个事件发生后 3 个月的间隔时间来评估其变化[49-50]。每个 eGFR 值是基于肾脏病饮食改良(Modification of Diet in Renal Disease,MDRD)研究公式计算,同时提供与 CKD 的肾功能水平一致的五种提示之一。例如,在 30ml/(min · 1.73m²)和 60ml/(min · 1.73m²)之间的结果会提示:"如果结果复查得到证实且持续 3 个月或更长时间,则与中度慢性肾脏病一致。"[48]这种形式的临床决策支持有助于将每个实验室结果直接合并入临床工作流程进行解释。加拿大人口最密集省份的结果表明 KDOQI CKD 指南发表后没有出现明显的改变,但是在 eGFR 报告出现后,24 小时尿液采集减少了 23.5%,每 10 万人口从 44.6 降至 34.1,在校正了性别和年龄后仍有意义($P<0.0001$)。明显的获益是方便了患者和临床实践采用 eGFR 而非肌酐清除率的肾功能评估准确性提高。按每个 24 小时尿液检测费用为 10.35 美元计算,每个月在实验室检查费用方面减少了 5651 美元,这样估算的成本收益较小,值得注意的是我们无法区分是 eGFR 报告的影响还是这种提示方法的作用。

CKD 检测

医疗卫生服务研究的重要问题是基层医疗中检测 CKD 是否会影响其预后,而不是评估筛查带来的风险和获益。由于阻止人们进行筛查既不可行也不符合道德规范,因此绝对不会出现 CKD 筛查的随机对照试验。初步的区域数据显示:相比于未诊断 CKD 的患者来说,由基层医师发现实验室依据而诊断为 CKD 的患者更加能够得到循证治疗(避免不安全用药,必要时使用 ACEIs 或 ARBs,并适时转诊至肾内科)。由美国退伍军人医疗中心的 Wyatt 等人对门诊患者进行的研究显示:在报告出来之前和之后利用管理数据收集诊断代码虽然对 CKD 检测产生的差异小,但是有统计学意义(14.6% 至 21.5%)。尽管已检测到的和未检测的 CKD 患者目标血压的达标率无差异(32.9% 至 34.4%),但是采用合理的 CKD 诊断标准与尿蛋白检测(39.8% 至 54.2%)以及使用 ACEIs 或 ARBs 存在明显的相关性。

药物的使用与患者安全

四项研究中有三项显示出在使用 ACEIs 或 ARBs 之后 eGFR 的升高虽然不多但是有统计学差异。另外的一项阴性结果的研究,作者推测可能是患者在基线时用这些药物的比例高造成两组之间没有差异。系统性的回顾显示:使用临床决策支持的方法,在使用药物时考虑患者的肾功能水平,总体来说具有潜力和希望的,局限性则是各研究的设计存在异质性。一个来自英国的研究显示,报告 eGFR 之后 NSAID 处方减少了 4000 多个(校正优势比为 0.78)。此外,之后的随访数据显示了 eGFR<60ml/(min · 1.73m²)的这 1511 例患者在停止使用 NSAIDs 之后肾功能有了明显改善。

肾脏专科会诊

在美国,延迟转诊到肾脏病学专科的现象仍然非常普遍,在 2011 年,42.1% 的新发透析病例在开始进行透析之前并未接受肾内科治疗。尽管有综合性的 CPG 建议(表 3.4),在缺乏共识的情况下,eGFR 的报告对肾脏科会诊产生的效果仍可能还没有达到最佳。最近一份伴或不伴实施临床决策支持的 eGFR 报告所产生的作用的系统性综述显示,16 项研究中的 13 个研究显示肾脏科会诊整体增加,从 13% 至 270%。大多数研究还显示出患者的分布状况发生了变化,正如 eGFR 公式中变量的偏倚所预期的那样,包含了更多的老人和女人。已发表的数据发现,存在 CKD1 期和 2 期会诊减少,而 CKD3 期至 5 期会诊病例增加的趋势。预先设定的合理的肾脏科会诊指征存在差异使得相关的研究具有异质性。一项研究将患者在会诊的一年之内因肾脏保健诊疗而出院定义为不恰当使用资源。两项研究评估了会诊时机对报告之后 ESRD 发生的变化,但是该评估因采用了不同的早晚会诊的定义而变得复杂。

表 3.4　CKD 患者在以下情况下建议转诊至肾脏病专科治疗(KDIGO 指南声明 5.1.1)

AKI 或是 GRF 突然持续下降
GFR<30ml/(min · 1.73m²)
持续的白蛋白尿(ACR>300mg/g)
快速进展,定义为每年 eGFR 持续下降大于 5ml/(min · 1.73m²)(进展性 CKD 的其他定义见指南声明 2.1.3)
尿红细胞管型,红细胞>20 每高倍镜视野
CKD 和出现需要 4 种或以上的降压药的难治性高血压
持续的血钾异常
复发或多发性肾结石
遗传性肾脏病

授权使用[23]

这些初步研究都趋向于认为指南出版后进行eGFR报告和CKD检测所带来的总体影响是获益的。有关eGFR报告和CKD诊断对患者和公众对CKD的认识以及它的风险因素和结果的影响尚且需要更多的数据来进行解读。评估报告eGFR所产生的影响对于决定GFR的评估方法是必要的，例如CKD-EPI肌酐公式、CKD-EPI胱抑素C公式以及CKD-EPI肌酐+胱抑素C公式。在进一步研究时考虑患者安全非常重要，但是也需要将对度量标准的定义更加精确化。eGFR报告对开始进行透析的时间选择会产生什么样的影响呢？如果观察时间足够，累积达到了足够的硬终点：心血管事件、ESRD发生和死亡，eGFR报告还会产生影响吗？未来对eGFR报告的研究应进一步探讨依据肾功能水平给出临床决策支持所产生的影响。

结　　语

2002版CKD指南把肾脏病的范围从肾脏专科关注的终末期肾病扩大到基层医生对肾脏疾病的早期检测和管理。第一个CKD的临床实践指南促进了临床研究并且改变了公共卫生的议题。2012版CKD评估和管理指南延续了2002年的定义同时进一步细化了分期。初步数据显示临床医生报告eGFR和检测CKD是有好处的。未来的研究需要验证指南的细化对患者预后的重要性。

致谢

在章节撰写中，Garabed Eknoyan慷慨地对本文的内容、历史背景提供了建议，并对本文进行了审阅和颇具见地的评论。

（余学清 译，杨琼琼 校）

参考文献

1. Kolff WJ. Lasker Clinical Medical Research Award. The artificial kidney and its effect on the development of other artificial organs. *Nat Med* 2002;**8**(10):1063–5.
2. Alexander S. They decide who lives who dies: medical miracle puts moral burden on small committee. *Life* 1962;**53**:102–25.
3. Blagg CR. The early history of dialysis for chronic renal failure in the United States: a view from Seattle. *Am J Kidney Dis* 2007;**49**(3):482–96.
4. Committee on Chronic Kidney Disease *Report of the committee on chronic kidney disease*. Washington: U.S.: Bureau of the Budget; 1967.
5. National Kidney Foundation KDOQI clinical practice guidelines for chronic kidney disease: evaluation, classification, and stratification. *Am J Kidney Dis* 2002;**39**(Suppl 1):S1–S266.
6. Peitzman S. *Dropsy, dialysis, transplant: a short history of failing kidneys*. Baltimore, MD: Johns Hopkins University Press; 2007.
7. Eknoyan G. A decade after the KDOQI CKD guidelines: A historical perspective. *Am J Kidney Dis* 2012;**60**(5):686–8.
8. Hsu CY, Chertow GM. Chronic renal confusion: insufficiency, failure, dysfunction, or disease. *Am J Kidney Dis* 2000;**36**(2):415–8.
9. Eknoyan G. Chronic kidney disease definition and classification: the quest for refinements. *Kidney Int* 2007;**72**(10):1183–5.
10. Palevsky PM, Liu KD, Brophy PD, Chawla LS, Parikh CR, Thakar CV, et al. KDOQI US commentary on the 2012 KDIGO clinical practice guideline for acute kidney injury. *Am J Kidney Dis* 2012;**61**(5):649–72.
11. Chawla LS, Amdur RL, Amodeo S, Kimmel PL, Palant CE. The severity of acute kidney injury predicts progression to chronic kidney disease. *Kidney Int* 2011;**79**(12):1361–9.
12. Cerdá J, Lameire N, Eggers P, Pannu N, Uchino S, Wang H, et al. Epidemiology of acute kidney injury. *Clin J Am Soc Nephrol* 2008;**3**(3):881–6.
13. Couser WG, Remuzzi G, Mundi S, Tonelli M. The contribution of chronic kidney disease to the global burden of noncommunicable diseases. *Kidney Int* 2011;**80**(12):1258–70.
14. Fried LF, Katz R, Sarnak MJ, Schlipak MG, Chaves PHM, Jenny NS, et al. Kidney function as a predictor of noncardiovascular mortality. *J Am Soc Nephrol* 2005;**16**(12):3728–35.
15. Tuot DS, Plantinga LC, Hsu C, Jordan R, Burrows NR, Hedgeman E, for the Centers for Disease Control Chronic Kidney Disease Surveillance Team. Chronic kidney disease awareness among individuals with clinical markers of kidney dysfunction. *Clin J Am Soc Nephrol* 2011;**6**(8):1838–44.
16. Bauer C, Melamed ML, Hostetter TH. Staging of chronic kidney disease: time for a course correction. *J Am Soc Nephrol* 2008;**19**(5):844–6.
17. Glassock RJ, Winearls C. An epidemic of chronic kidney disease: fact or fiction? *Nephrol Dial Transplant* 2008;**23**(4):1117–21.
18. Levey AS, Stevens LA, Schmid CH, Chen J, Horio M, Imai E, for the CKD-EPI (Chronic Kidney Disease Epidemiology Collaboration). A new equation to estimate glomerular filtration rate. *Ann Intern Med* 2009;**150**(9):604–12.
19. Matsushita K, Mahmood BK, Woodward M, Emberson JR, Jafar TH, Jee SH, et al. Comparison of risk prediction using CKD-EPI equation and the MDRD study equation for estimated glomerular filtration rate. *JAMA* 2012;**307**(18):1941–51.
20. den Hartog JR, Reese PP, Cizman B, Feldman HI. The costs and benefits of automatic estimated glomerular filtration rate reporting. *Clin J Am Soc Nephrol* 2009;**4**(2):419–27.
21. Van der Velde M, Matsushita K, Coresh J, Astor BC, Woodward M, Levey A, et al. Lower estimated glomerular filtration rate and higher albuminuria are associated with all-cause mortality. A collaborative meta-analysis of high risk population cohorts. *Kidney Int* 2011;**79**(12):1341–52.
22. Levey AS, de Jong PE, Coresh J, El Nahas M, Astor BC, Gansevort RT, et al. The definition, classification, and prognosis of chronic kidney disease: a KDIGO controversies conference report. *Kidney Int* 2011;**80**(9):17–28.
23. KDIGO2012. KDIGO clinical practice guideline for the evaluation and management of chronic kidney disease. *Kidney Int* 2013;Suppls 3:1–150.
24. Moreno JA, Martin-Cleary C, Gutierrez E, Rubio-Navarro A, Ortiz A, Praga M, et al. Haematuria: the forgotten CKD factor. *Nephrol Dial Transplant* 2012;**27**(1):28–3485.
25. Moyer VA. US Preventive Services Task Force. Screening for Chronic Kidney Disease: US Preventive Services Task Force recommendation statement. *Ann Int Med* 2012;**157**(8):567–70.
26. Qaseem A, Hopkins RH, Sweet DE, Starkey M, Shekelle P. Screening, monitoring, and treatment of stage 1 to 3 chronic kidney disease: a clinical practice guideline from the Clinical Guidelines Committee of the American College of Physicians. *Ann Intern Med* 2013;**159**(12):835–47.
27. Boulware LE, Jaar BG, Tarver-Carr ME, Brancati FL, Powe NR. Screening for proteinuria in U.S. adults – a cost effective analysis. *JAMA* 2003;**290**(23):3101–14.

28. Hoerger TJ, Wittenborn JS, Segel JE, Burrows NR, Imai K, Eggars P, et al. Centers for Disease Control and Prevention CKD Initiative. A health policy model of CKD: 2. the cost-effectiveness of microalbuminuria screening. *Am J Kidney Dis* 2010;**55**(3):463–73.
29. Gökmen MR, Cosyns JP, Arlt VM, Stiborova M, Phillips DH, Schmeiser HH, et al. The epidemiology, diagnosis, and management of aristolochic acid nephropathy: a narrative review. *Ann Intern Med* 2013;**158**(6):469–77.
30. Wesseling C, Crowe J, Hogstedt C, Jakobsson K, Lucas R, Wegman DH. Resolving the enigma of the mesoamerican nephropathy: a research workshop summary. *Am J Kidney Dis.* 2014;**63**(3):396–404.
31. Collins AJ, Vassalotti JA, Wang C, Li S, Gilbertson DT, Liu J. Who should be targeted for CKD screening? Impact of diabetes, hypertension, and cardiovascular disease. *Am J Kidney Dis* 2009;**53**(S3):S71–S85.
32. Hallan SI, Dahl K, Oien CM, Grootendorst DC, Aasberg A, Homen J, et al. Screen strategies for chronic kidney disease in the general population: follow-up of cross sectional health survey. *BMJ* 2006;**333**(7577):1047–51.
33. Brosius FC 3rd, Hostetter TH, Kelepouris E, Mitsnefes MM, Moe SM, Moore MA, et al. Detection of chronic kidney disease in patients with or at increased risk of cardiovascular disease: a science advisory from the American Heart Association Kidney and Cardiovascular Disease Council; the Councils on High Blood Pressure Research, Cardiovascular Disease in the Young, and Epidemiology and Prevention; and the Quality of Care and Outcomes Research Interdisciplinary Working Group: developed in collaboration with the National Kidney Foundation. *Circulation* 2006;**114**:1083–7.
34. Lei HH, Perneger TV, Klag MJ, Whenton PK, Coresh J. Familial aggregation of renal disease in a population-based case-control study. *J Am Soc Nephrol* 1998;**9**(7):1270–6.
35. Freedman BI, Volkova NV, Satko SG, Krisher J, Jurkovitz C, Soucie JM, et al. Population-based screening for family history of end-stage renal disease among incident dialysis patients. *Am J Nephrol* 2005;**25**(6):529–35.
36. Jurkovitz C, Hylton TN, McClellan WM. Prevalence of family history of kidney disease and perception of risk for kidney disease: a population-based study. *Am J Kidney Dis* 2005;**46**(1):11–17.
37. Parsa A, Kao WHL, Xie D, Astor BC, Li M, Hsu CY, et al. APOL1 risk variants, race, and progression of chronic kidney disease. *N Engl J Med* 2013;**369**(23):2183–96.
38. De Coster C, McLaughlin K, Noseworthy TW. Criteria for referring patients with renal disease for nephrology consultation: a review of the literature. *J Nephrol* 2010;**23**(4):399–407.
39. Taler SJ, Agarwal R, Bakris GL, Flynn JT, Nilsson PM, Rahman M, et al. KDOQI US Commentary on the 2012 KDIGO Clinical Practice Guideline for Management of Blood Pressure in CKD. *Am J Kidney Dis* 2013;**62**(2):201213.
40. Snyder JJ, Collins AJ. KDOQI hypertension, dyslipidemia, and diabetes care guidelines and current care patterns in the United States CKD population: National Health and Nutrition Examination Survey 1999-2004. *Am J Nephrol* 2009;**30**(1):44–54.
41. Fink JC, Brown J, Hsu VD, Seliger SL, Walker L, Zhan M. CKD as an underrecognized threat to patient safety. *Am J Kidney Dis* 2009;**53**(4):681–8.
42. Hug BL, Witkowski DJ, Sox CM, Keohane CA, Seger DL, Yoon C, et al. Occurrence of adverse, often preventable, events in community hospitals involving nephrotoxic drugs or those excreted by the kidney. *Kidney Int* 2009;**76**(11):1192–8.
43. Chapin E, Zhan M, Hsu VD, Seliger SL, Walker LD, Fink JC. Adverse safety events in chronic kidney disease: the frequency of "multiple hits". *Clin J Am Soc Nephrol* 2010;**5**(1):95–101.
44. Vassalotti JA, Jennings WC, Beathard GA, Neumann M, Caponi S, Fox CH, et al. Fistula First breakthrough initiative: targeting catheter last in fistula First. *Semin Dial* 2012;**25**(3):303–10.
45. Coresh J. A decade after the KDOQI CKD guidelines: impact on research. *Am J Kidney Dis* 2012;**60**(5):701–4.
46. The National Center for Health Statistics, Centers for Disease Control and Prevention. International Classification of Diseases, Ninth Revision, Clinical Modification (ICD-9-CM). <http://www.cdc.gov/nchs/icd/icd9cm.htm>.
47. Vassalotti JA. The cycle of development, publication, and implementation of clinical practice guidelines for CKD. *Kidney Int* 2012;**81**(12):1159–61.
48. Kagoma YK, Garg AX, Li L, Jain AK. Reporting of the estimated glomerular filtration rate decreased creatinine clearance testing. *Kidney Int* 2012;**81**(12):1245–7.
49. Jain AK, McLeod I, Huo C, Cuerden MS, Akbari A, Tonelli M, et al. When laboratories report estimated glomerular filtration rates in addition to serum creatinines, nephrology consults increase. *Kidney Int* 2009;**76**(3):318–23.
50. Hemmelgarn BR, Zhang J, Manns BJ, James MT, Quinn RR, Ravani P, et al. Nephrology visits and health care resource use before and after reporting estimated glomerular filtration rate. *JAMA* 2010;**303**(12):1151–8.
51. Allen AS, Forman JP, Orav EJ, Bates DW, Denker BM, Sequist TD. Primary care management of chronic kidney disease. *J Gen Intern Med* 2011;**26**(4):386–92.
52. Wyatt C, Konduri V, Eng J, Rohatgi R. Reporting of estimated GFR in the primary care clinic. *Am J Kidney Dis* 2007;**49**(5):634–41.
53. Kagoma YK, Weir MA, Iansavichus AV, Hemmelgarn BR, Akbari A, Patel UD, et al. Impact of estimated GFR reporting on patients, clinicians, and health-care systems: a systematic review. *Am J Kidney Dis* 2011;**57**(4):592–601.
54. Tawadrous D, Shariff SZ, Haynes RB, Iansavichus AV, Jain AK, Garg AX. Use of clinical decision support systems for kidney-related drug prescribing. *Am J Kidney Dis* 2011;**58**(6):903–14.
55. Wei L, MacDonald TM, Jennings C, Sheng X, Flynn RW, Murphy MJ. Estimated GFR reporting is associated with decreased non-steroidal anti-inflammatory drug prescribing and increased renal function. *Kidney Int* 2013;**84**(1):174–8.
56. US Renal Data System, USRDS 2013 Annual Data Report: Atlas of Chronic Kidney Disease and End-Stage Renal Disease in the United States, National Institutes of Health, National Institute of Diabetes and Digestive and Kidney Diseases, Bethesda, MD, 2012.
57. Stevens LA, Levey AS. Impact of reporting estimated glomerular filtration rate: it's not just about us. *Kidney Int* 2009;**76**(3):245.

第4章

4

肾功能的评估

Pierre Delanaye[a] and Andrew D. Rule[b]

[a]Department of Nephrology-Dialysis-Transplantation, University of Liège, Liège, Belgium,

[b]Division of Nephrology and Hypertension and Division of Epidemiology, Mayo Clinic, Rochester, MN, USA

什么是肾功能?

肾脏是维持机体内环境稳态的重要器官,主要具有两个功能:排除体内代谢废物;调节水-钠平衡。此外,肾脏还具有内分泌功能,可以促进红细胞生成,维持钙磷平衡。肾小管可以重吸收营养物质和蛋白质,分泌代谢废物,防止过饱和尿液形成结晶或结石。如上所述,肾脏具有多种生理功能。然而,"肾功能"通常指的是GFR(肾小球滤过率),因为GFR是评估肾脏功能最确切的指标。CKD(慢性肾脏病)的定义和分期主要依据GFR。

什么是肾小球滤过率

为了更好地理解GFR的概念,首先介绍一下肾脏清除率的概念[1,2]。肾脏清除率是指肾脏在单位时间内将血浆中某物质完全清除的血浆毫升数。清除率为流量,以ml/min表示。具有以下特点的溶质可以作为测定GFR的理想标志物:主要存在于血浆中(不与蛋白结合),为惰性分子,可以自由通过肾小球滤过屏障,既不被肾小管分泌,也不被其重吸收,只通过肾小球滤过而排出体外[2]。

CKD被定义为GFR<60ml/(min·1.73m²)(表4.1),而GFR的正常范围为≥90ml/(min·1.73m²),60ml/(min·1.73m²)≤GFR<89ml/(min·1.73m²)为轻度降低,但尚未达到CKD诊断标准[3]。GFR的下降与CKD的代谢并发症有关(其中一些并发症反映了肾脏的其他功能)[4]。GFR的下降也是心血管疾病发病率和死亡率的一个危险因素[5,6]。临床实践指南用GFR(与蛋白尿一起)对CKD进行定义和分期。

表4.1 KDIGO指南[3]中CKD的GFR分期及标准

名称	GFR分期	GFR [ml/(min·1.73m²)]
正常或高	G1	90
轻度下降	G2	60~89
轻度到中度下降	G3a	45~59
中度到重度下降	G3b	30~44
重度下降	G4	15~29
肾衰竭	G5	<15

CKD,慢性肾脏病;GFR,肾小球滤过率

在没有肾损伤依据的情况下,GFR分期中的G1期和G2期均不符合CKD诊断标准

青壮年的正常GFR水平已被充分研究。Homer. W. Smith[7]研究发现,男性和女性GFR的平均值分别为127ml/(min·1.73m²)和118ml/(min·1.73m²)。Laurence G. Wesson[8]报道的男性和女性的正常值分别为130ml/(min·1.73m²)和120ml/(min·1.73m²)。近期研究报道的青壮年GFR稍低一些,在100~110ml/(min·1.73m²)左右[9-11]。Smith和Wesson观察到GFR在性别间有显著差异[7,8]。然而近期研究发现,GFR在性别间的差异非常小,或并无差异[9-11]。GFR的正常值在健康的白种人和黑种人间并无差异[10]。

GFR的生理变异性

与其他生理指标一样,GFR的改变需要区分是正常生理变异还是病理疾病状态[12]。GFR的生理变异包

括由基因和环境因素引起的“个体间”和“自体内”变异，也包括化验误差引起的变异。一些作者指出，蛋白质和钠盐摄入量的改变，可以引起 GFR 高达 10ml/min 的变异[13,14]。锻炼对 GFR 的影响也十分明显[14,15]。还有人研究了健康人 GFR 在一日间的变异情况。Sirota 发现夜间的 GFR 低于日间的[16]。Koopman 也发现了 GFR 的夜间变异性[17]。GFR 每日的差异，既可能是生理变异性，也可能是化验误差，健康人每日的变异度在 4% ~ 10%，CKD 患者的在 5% ~ 15%，这以 GFR 的检测方法而异[18-20]。

年龄相关的 GFR 下降

GFR 随年龄的增长会出现生理性下降[7-11,21]。Davies 和 Shock 证明，在 20 ~ 29 岁时 GFR 平均为 123ml/(min · 1.73m²)，之后随着年龄的增长 GFR 持续下降，至 80 ~ 89 岁时 GFR 平均为 65ml/(min · 1.73m²)，GFR 大概每十年下降 10ml/min[21]。还有一些研究认为[9,22,23]，随着年龄的增长 GFR 每十年下降 6 ~ 12ml/(min · 1.73m²)。但并不清楚 GFR 是以恒速还是加速的方式随年龄下降。一些研究认为，成年人的 GFR 是以恒速随年龄下降[9,11,24]。还有一些研究认为 GFR 的下降是从中年期（大概 40 ~ 59 岁）开始[7-9,21,23]或加速[9,10]。这些结果的差异可能是在健康人群的选择上存在偏倚，尤其是老年组人群的选择很难排除一些潜在的伴随疾病。值得一提的是，这些研究均是横断面研究，并没有纵向研究来随访正常人的 GFR。一项用尿肌酐清除率评估肾功能的纵向研究发现，随着年龄的增长，尿肌酐清除率以每十年 7.5ml/min 的速度下降。但这个趋势有很大变异性，实际上有 1/3 人群的肌酐清除率是升高的。且这项研究并不能除外尿肌酐清除率的测量误差或引起肾脏高灌注的疾病状态（如糖尿病早期和肥胖）引起的肌酐清除率增加[25]。

正常 GFR 的参考范围是依据潜在肾移植供者的肾功能定义的，虽然这其中包括了很少一部分年龄超过 70 岁的人群。对于 60 岁的人群，男性与女性参考值的低值（5% 可信区间）分别为 64ml/(min · 1.73m²) 和 60ml/(min · 1.73m²)[10]。用肌酐水平评估健康人群 GFR 实际上是低估了这部分人群的 GFR 水平，且 50 岁以上的女性和 55 岁以上的男性的 GFR 5% 可信区间低值是低于 60ml/(min · 1.73m²)[10,26,27]（图 4.1）。对于 GFR 随年龄降低比较合理的预期是 70 岁以上的健康老年人的 5% 可信区间低值远低于 60ml/(min · 1.73m²)。实际上，一项专门针对 70 岁

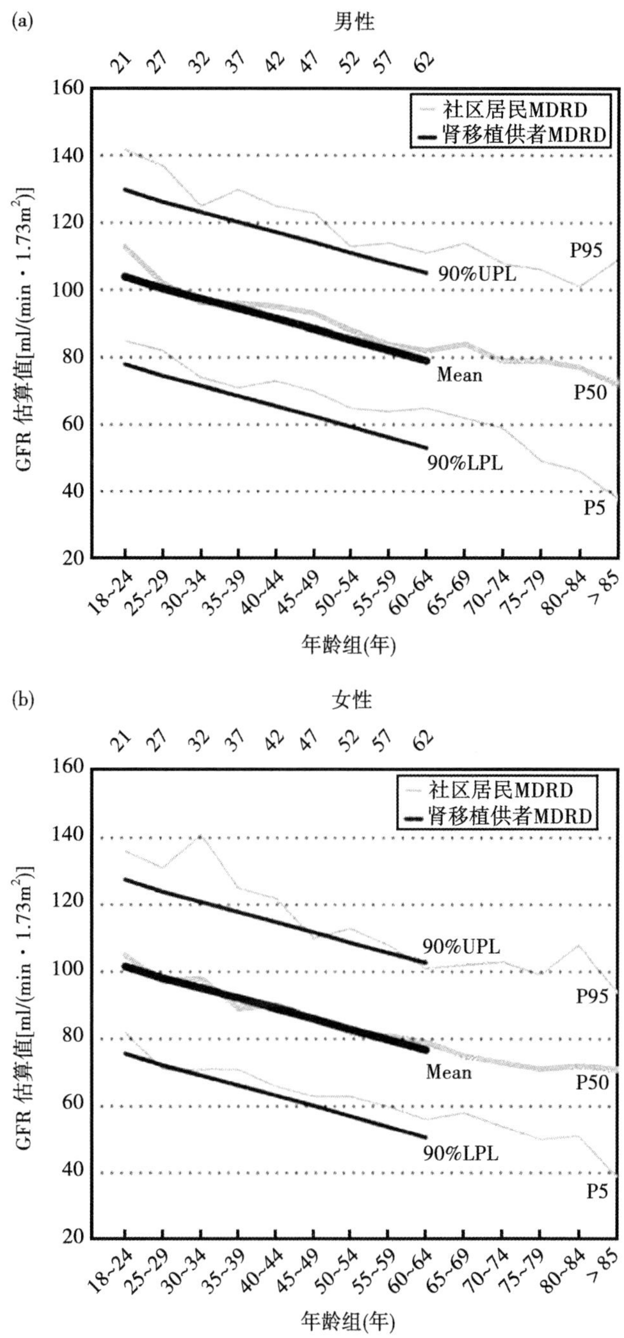

图 4.1　比较两组不同人群 GFR 的估计值。不同年龄组的活体肾移植供者用 MDRD 公式估算的 eGFR 的平均值，5% 和 95% 可信区间（MDRD 估计值-黑线）[10]和社区居民用 MDRD 公式估算的 eGFR（奈梅亨 MDRD-灰线）[26]。(a) 男性，(b) 女性。图片的使用得到了 *Nature* 出版社的允许

以上相对健康的人群的研究发现[9,28]，在 90 岁的时候，GFR 的平均测量值是 60ml/(min · 1.73m²)。一项以人群为基础的研究发现[29]，48% 的 70 岁以上人群的 GFR 测量值<60ml/(min · 1.73m²)。

GFR 随年龄下降的原因并不完全清楚。对活体肾移植供者行肾活检，可以看到年龄相关的肾组织硬

化。然而年龄相关的 GFR 下降与肾活检中是否存在肾组织硬化并无关联[22](图 4.2)。GFR 随年龄的下降并不能用肾小球大小、密度的改变和肾小球硬化来清楚的解释[27]。目前尚不清楚非肾因素,如老年人代谢废物产生更少,对 GFR 的生理需要减少,是否可以一定程度上解释 GFR 随年龄降低。

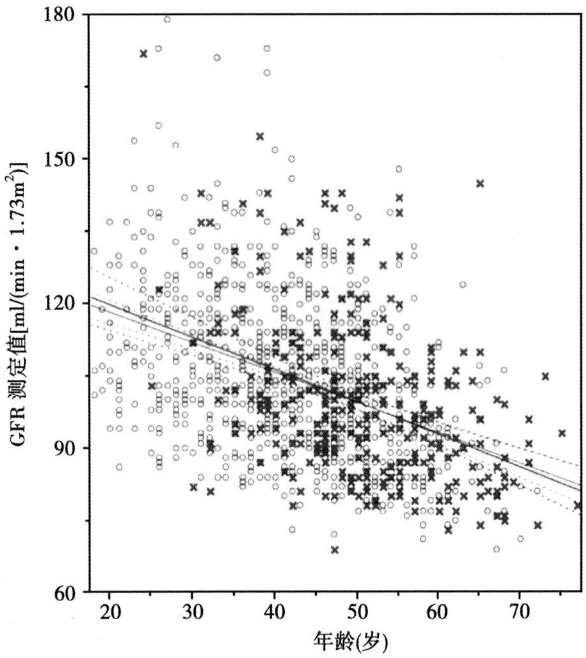

图 4.2 在伴有(红色十字)或不伴有(蓝色圆圈)肾组织硬化的人群中,GFR 与年龄的关系。两组人群的 GFR 与年龄的关系是相似的[22]。虚线表示的是 95% 可信区间。GFR,肾小球滤过率

直接测量 GFR

外源性滤过标志物

内源性标志物具有生物活性,在不同的生理和病理状态下会造成结果的变异。因此,需利用外源性标志物来测量 GFR。菊粉是公认的测量 GFR 的理想标志物。菊粉是一种分子量 5200Da 的果糖聚合物,作为能量来源存在于菊苣和韭菜等一些植物中[2]。菊粉具有无毒性,可自由通过肾小球滤过膜,不与蛋白结合的特性[2,30]。在鱼和狗的模型中应用肾小管分泌抑制剂证实菊粉具有不被肾小管重吸收和分泌的特性[30,31],这种特性在大鼠模型中应用肾小管微穿刺法得到了进一步证实[32]。在人类,静脉注射的菊粉可全部经尿液排出,仅胆汁中会出现微量的菊粉[33]。经上述研究验证,菊粉是测量 GFR 的理想指标。然而,菊粉的应用也存在一定问题,一方面菊粉价格昂贵,另一方面化验难以标准化[34]。常通过与菊粉清除率比较来验证其他外源性标志物的可靠性。

^{51}Cr-EDTA(四乙酸二氨基乙烯)是可以替代菊粉的一种外源性标志物,可以准确测量 GFR[35,36]。通过检测^{51}Cr-EDTA 的半衰期来测量 GFR,因此需注射剂量更少,放射剂量也更低。^{99}Tc-DTPA(二亚乙基三胺五醋酸)也是一种外源性同位素标志物,但因其半衰期更短,因此不如^{51}Cr-EDTA 实用[37]。^{99}Tc-DTPA 的优势在于它的清除可以与肾图结合,反映出两个肾脏功能的差别。然而,^{99}Tc-DTPA 的生物安全性尚待验证,且因其与血浆蛋白结合,所以在测量 GFR 的应用中并非首选[38]。还可以用伽马刀通过体外计数的方式估算 GFR("Gates"法),但这种方法并不够准确,只是测量 GFR 的一个参考方法[39]。碘肽酸盐是一种来源于三碘苯甲酸的碘化对比剂。碘肽酸盐可以通过同位素法或其他无辐射的方法测量。部分研究发现,碘肽酸盐可由肾小管分泌或经肾外途径被清除[13,40-43]。碘肽酸盐是一个非常重要的标志物,因为很多最常用的依肌酐估算 GFR 的公式是以碘肽酸盐的清除推导出的。碘海醇是另一种碘化对比剂,用它来测量 GFR 并不需要同位素标志物所需的核医学设施。碘海醇的测量误差很低[44]。一些研究证实,与菊粉比较,碘海醇的测量效率是可以接受的[45,46]。大部分研究证明,碘海醇的血浆清除率与其他外源性标志物一样可以反映 GFR 水平[47,48]。

尿液清除率和血浆清除率

有两种计算清除率的方法可以评估 GFR。尿清除率的计算需要同时留取尿液和血液标本。血浆清除率的计算只需要血液标本。理想情况下,这两种方法的标志物应以恒定的速度输入体内,直到血浆浓度达到稳定水平。因菊粉的分子量和黏度较大,只能用持续给药方式来测量 GFR。因为这种方法耗时长,花费高,在临床测量中并不实用。对于尿液清除率的检测,有的中心是用一次性皮下注射标志物的方法,有的中心是用持续静脉滴注的方法,但并不持续到其在血浆内达到稳定水平。之后通过如下公式计算清除率:U×V/P(其中 U 是标志物在尿中的水平,V 是尿流率,P 是标志物在血浆中的水平)[2]。

尿液收集的误差,尤其是膀胱不完全排空,限制了尿液清除率的应用,也是其变异性(不精确)的原因。多次收集尿液得到的尿液清除率的平均值可以降低化验误差。可以通过膀胱导管进行超声扫描来

协助评估膀胱排空情况[49]。

血浆清除率的优势在于不需要收集尿液标本，但对标志物的要求也更高，要求不能存在肾外清除。与尿液清除率一样，持续输入标志物的方式太耗时而不具有实用性，因此以单次静脉注射法替代。以单次静脉给药后，标志物血浆浓度的下降分两个阶段：快速下降阶段，标志物在此阶段快速分布于细胞外间隙；之后是缓慢下降阶段，此阶段是标志物经肾脏滤过排出体外的过程（图 4.3）[35]。标志物的血浆清除率即注射剂量与曲线下面积（AUC）的比值，其中 AUC 相当于标志物的清除速率。血浆清除率在水肿或腹水等细胞外液容量增加的患者是不准确的[35,51]。此外，样本采集的时间和数量也严重影响血浆清除率的准确性。一些研究证明，最后一次采集样本的时间应在给药 4 小时后。对于重症 CKD 患者，最后一次采集样本的时间与给药时间间隔越长，血浆清除率就越准确[35,52,53]。缺乏血浆样本采集的数量和时间的标准，是血浆清除率应用受限的重要原因。一些研究同时比较了血浆和尿液清除率[51-53]。血浆清除率普遍高于尿液清除率，因为所有标志物都会有少量经肾外清除。

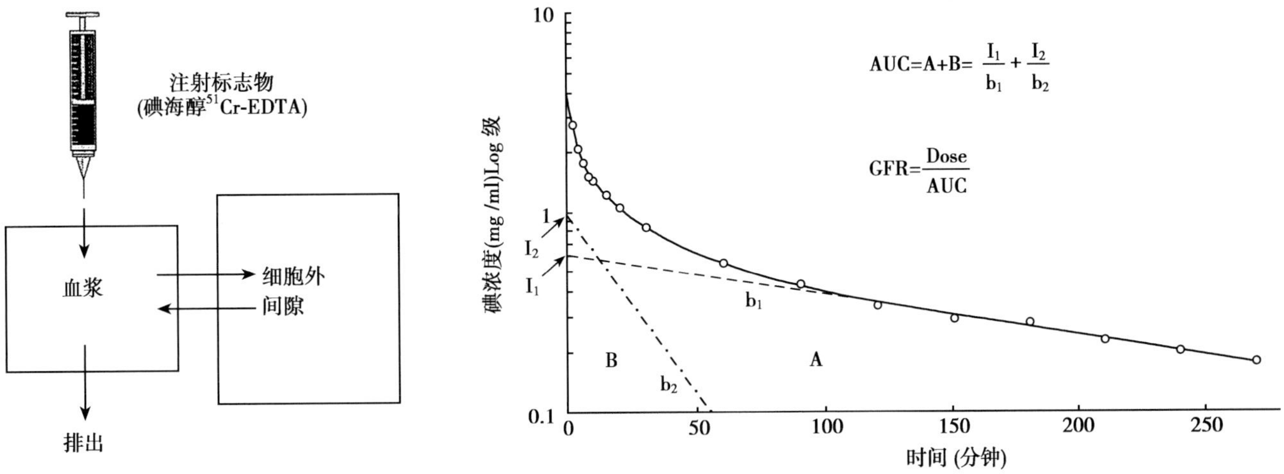

图 4.3 碘海醇血浆清除率的双室动力学模型[50]。碘海醇的血浆浓度随时间（t）的变化曲线是检测了丸注法给药后 2 分钟至 270 分钟期间 16 次血浆浓度得到的。双室动力学模型从数学角度解释就是两个指数函数的总和。两个室的清除率常数分别为 b1 和 b2，相应的纵坐标截距分别为 I_1 和 I_2（mgI/ml）。标志物的血浆浓度 $=I_1e^{-b1t}+I_2e^{-b2t}$。AUC：曲线下面积。GFR=肾小球滤过率。图片的使用得到了 Springer 的允许

实测 GFR 的临床应用

指南中指出实测 GFR 主要用于对 CKD 患者依血肌酐估算 GFR 不准确的情况[3]。用临床终点事件比较实测 GFR 与估算 GFR 差异的研究非常少，且主要针对 CKD 人群。在 CKD 人群中，实测 GFR 并没有比估算 GFR 更有效地预测代谢并发症[4,54]。以下两种情况下是用标志物测量 GFR 的指征。一种情况是需要非常准确的 GFR 测量值，如评估潜在活体肾移植供者或拟服用治疗窗很窄的经肾脏代谢的药物[55]，另一种是当 eGFR 很可能不准确的情况下。

内源性滤过标志物

血清肌酐

近一个世纪以来，血清肌酐（S[Cr]）被广泛用作 GFR 的内源性标志物[30]。S[Cr]的检验主要是采用 Jaffe 反应法或酶法，但这两种方法都会受到一些干扰。酶法通常较 Jaffe 反应法更可靠一些[56,57]。为了使 S[Cr]值标准化，检验结果最好用同位素稀释质谱法（IDMS）再验证一下[58]。IDMS 的可追踪性可以限制 Jaffe 反应法或酶法间及不同实验室间的检验偏倚，但酶法在大多数情况下仍是首选[56,59]。

不能用 S[Cr]替代 GFR 主要是因为肾小管可以分泌肌酐[60,61]及 S[Cr]依赖于肌肉的含量[60,62,63]。肌酐是肌酸的终末代谢产物，作为能量来源储存于肌肉组织。在 GFR 水平非常低的情况下肌酐还可以一定程度上通过肾外途径排泄[64]。在食用煮熟的动物蛋白后 S[Cr]也可以升高[65,66]。与所有内源性标志物一样，S[Cr]与 GFR 呈负相关（图 4.4）[66,67]。S[Cr]每增加一倍，GFR 下降约 50%。在 S[Cr]升高数值相同的情况下，GFR 水平越低，其下降得越少。将这一结论应用于临床，也就是，GFR 的改变越小，说明患者的 GFR 已

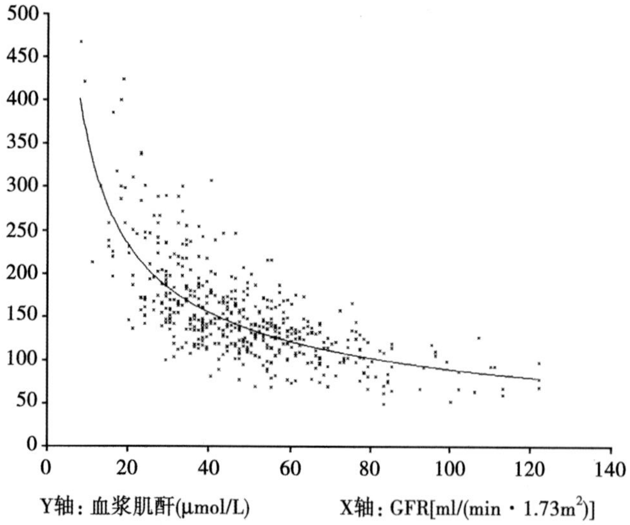

图4.4 GFR与血浆肌酐浓度的关系。Figure reproduced courtesy of Christophe Mariat, Saint Etienne, France.

降至较低水平。

尿液肌酐清除率

尿液肌酐清除率，是一种相对简单的评估GFR的方法，通过收集24小时尿液，根据标准的清除公式U×V/P计算得出。因为肾小管可以分泌肌酐，所以尿液肌酐清除率常高估了GFR，尤其是对GFR水平较低的人群。不同患者肾小管对肌酐的分泌情况有很大的差异，且无法直接检测[60,61]。西咪替丁可以阻断肾小管分泌肌酐，增加尿肌酐清除率的准确性[61,68]。尿肌酐清除率在应用上的最大问题在于个体内肌酐排泄的变异性较大和患者不能准确收集尿液[60,63,69,70]。

胱抑素C

胱抑素C(CysC)是由有核细胞的管家基因编码的[72]一种半胱氨酸蛋白酶抑制剂[71]。CysC可以由肾小球自由滤过随后被近端小管重吸收并分解[73]。与S[Cr]相比，CysC的优势在于与肌肉含量无关[74-76]。GFR以外影响循环CysC水平的因素包括甲状腺功能异常[77]、肥胖[78]、炎症反应[74]、吸烟[79]、HIV感染患者的病毒负荷量[80]和大剂量类固醇治疗[81]。可以选用颗粒增强透射免疫比浊法或颗粒增强散射免疫比浊法来检测CysC，但显然需要对检测结果进行标准化[82,83]。已经发现CysC的检测结果会随着时间发生漂移[83,84]。用已经证实的标准物质对CysC的检测结果进行标准化，将增加CysC在临床上的应用[85]。

其他标志物

血尿素氮(BUN)是第一个被广泛用于评估肾功能的内源性标志物。BUN的浓度和产生受蛋白代谢的影响，且这种标志物可经肾小管分泌和重吸收。BUN与S[Cr]的比值过高可以提示上消化道出血和肾前状态(如低血容量或心力衰竭)，也可见于接受糖皮质激素治疗或高蛋白饮食。

β_2-微球蛋白(B2M)是一种中分子量蛋白，可以作为内源性标志物。这种蛋白不与其他蛋白结合并可自由通过肾小球滤过膜。与CysC一样，B2M可以被肾小管全部重吸收和代谢。B2M不仅受肾功能的影响，还受机体炎症状态的影响。在淋巴增生性障碍，肿瘤和感染等情况下，B2M的浓度可不依赖于GFR而升高[86,87]。

β追踪蛋白(β trace protein, BTP)是一种属于脂质运载蛋白超家族成员的内源性标志物。BTP最初是在人类脑脊液中发现[88]，其血浆浓度在CKD患者中会升高[89]。目前尚缺乏有关BTP代谢的数据。与B2M一样，与S[Cr]和CysC相比，BTP作为内源性标志物的研究较少。与S[Cr]相比，BTP有可能更好地反映CKD和肾移植患者的肾功能[90]。作为一个风险预测因子[92,93]，BTP是否是一个比S[Cr]更好的评价肾功能的诊断标志物尚有待进一步研究。关于BTP的合成和代谢以及GFR以外的影响其血浆浓度的因素也有待进一步研究。

GFR的估算值

GFR估算值的概念

GFR估算值是利用内源性标志物，并通过一些比较容易获得的数据(主要包括年龄，性别，种族和体重)来替代GFR以外的对标志物的影响因素，进而利用统计学模型(公式)计算得出。估算GFR的最佳公式一直是肾脏学界广泛争论的话题。目前主要有3条标准用于评判和确定是否为估算GFR的“最佳”公式：①估算GFR的准确性；②可以很好的判断临床预后；③与CKD的危险因素和预后的关联性和实测GFR相一致。依这些标准评判一个公式是否为“最佳”公式，得出的结论往往并不一致[94]。问题主要在于有些标志物，如CysC和BTP在预测临床预后方面比GFR更准确[93]。

还有一些细节问题会影响不同公式估算的GFR

的准确性。GFR 估算公式是针对特定人群的。根据 CKD 人群的指标构建的公式会低估潜在肾移植供者的 GFR，相反根据潜在肾移植供者的指标构建的公式会高估 CKD 人群的 GFR[67,95,96]（图 4.5）。依公式算得的 GFR 可以以 ml/min 或 ml/(min · 1.73m²) 为单位。前者主要用于调整药物剂量，后者主要用于 CKD 分期。目前常用的公式是依据标准化的 S[Cr]（改良肾脏病患者饮食[MDRD]公式和慢性肾脏病流行病学[CKD-EPI]公式）或以不依据标准化的 S[Cr]（Cockcroft-Gault 公式）的方式推导出来的（图 4.6）。GFR 的测量方案各有不同，包括外源性标志物的选择等。GFR 外源性标志物的选择会影响所有 GFR 估算公式的准确性。

在临床实践中使用的特定公式

大部分临床指南推荐使用 MDRD 公式[97]和以 S[Cr]为基础的 CKD-EPI 公式来计算成人 GFR[3]。两个公式均是依据碘肽酸盐清除率推导出来的，且使用了相同的变量（S[Cr]、年龄、性别、黑种人和非黑种人）。除了在 S[Cr]水平较低的患者，两个公式算得的 GFR 结果相似。在血肌酐较低的人群，以 S[Cr]为基础的 CKD-EPI 公式算得的 GFR 常高于 MDRD 公式的，因为 CKD-EPI 公式的推导采用了 1/3 低风险患者（如肾脏供者）和 2/3CKD 患者的数据，而 MDRD 研究公式的推导全部采用了 CKD 患者的数据[98,99]。CKD-EPI 公式将年龄模拟为线性函数，而 MDRD 公式是将年龄模拟为对数函数，这造成 CKD-EPI 公式算出的老年人的 GFR 相比较低。

Cockcroft-Gault 公式可以用来计算尿肌酐清除率，这个公式的推导采用了白种人数据资料，且仅包括 4% 的女性。公式中的性别矫正因子只是理论上的，并非源自回归分析。此外，这个公式相对于 MDRD 公式是不准确的，因为它包含了一个重量变量[100]。然而，Cockcroft-Gault 公式计算出的肌酐清除率单位是 ml/min，这在应用中与其他公式不同[101]。与 ml/(min · 1.73m²) 相比，算出的以 ml/min 为单位的 GFR 很难避免一些如身高、体重这样反映个体特点的变量。

Cockcroft-Gault 公式的应用价值主要在于大部分经肾脏排泄药物的剂量调整建议都是依据 Cockcroft-Gault 公式算出的肌酐清除率给出的[102,103]。

我们还有一种以 CysC 为基础的 CKD-EPI 公式（仅 CysC 或 CysC 联合 S[Cr]）[104]。以 CysC 为基础的公式与以肌酐为基础的公式所算得的 GFR 结果相似，而以 S[Cr]联合 CysC 为基础的公式所算得的 GFR 较单独使用任何一种标志物的公式算得的 GFR 都更准

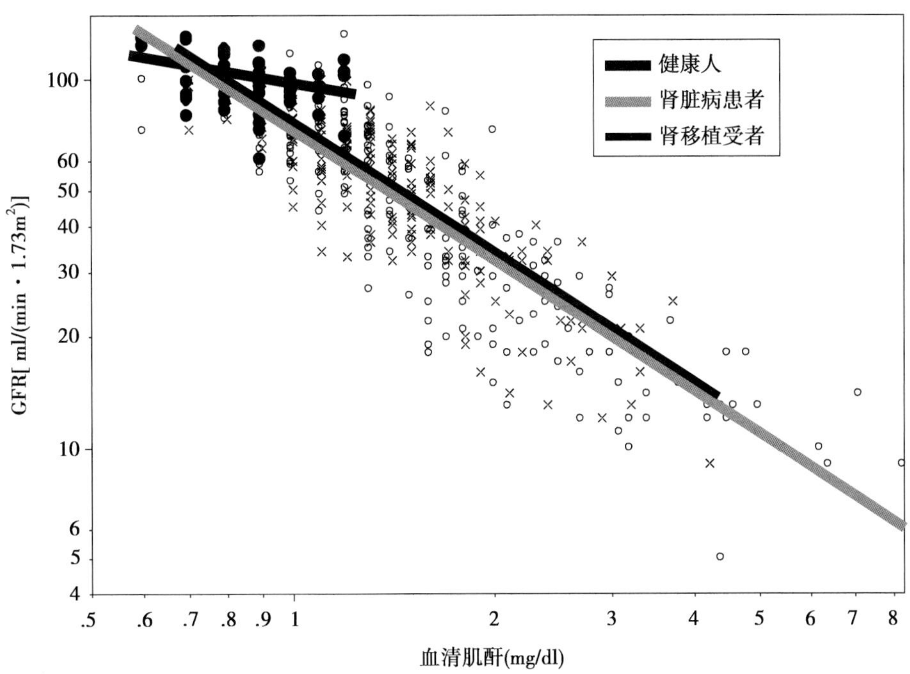

图 4.5 在健康人、肾脏病患者和肾移植受者人群中血清肌酐浓度与 GFR（用碘肽酸盐测得）的关系[49]。闭合的圆圈代表健康人群（n=50）。开放的圆圈代表肾脏病患者（n=204）。十字代表接受实体肾移植的患者（n=206）。图中给出了三组人群（肾脏病患者，肾移植受者和健康人）的回归曲线（类似于 GFR 计算公式）。Figure permission obtained from the Nature Publishing Group.

4 个变化的MDRD研究公式[ml/(min·1.73m²)]

$$GFR[ml/(min \cdot 1.73m^2)]=175\times 血浆肌酐^{-1.154}\times 年龄^{-0.203}\times 0.742(女性)\times 1.21(美国黑人)$$

CKD-EPI 研究公式[ml/(min·1.73m²)]

美国黑人女性

血清肌酐≤0.7mg/dl

$$GFR[ml/(min \cdot 1.73m^2)]=166\times (SCr/0.7)^{-0.329}\times 0.993^{年龄}$$

血清肌酐>0.7mg/dl

$$GFR[ml/(min \cdot 1.73m^2)]=166\times (SCr/0.7)^{-1.209}\times 0.993^{年龄}$$

美国黑人男性

血清肌酐≤0.9mg/dl

$$GFR[ml/(min \cdot 1.73m^2)]=163\times (SCr/0.9)^{-0.411}\times 0.993^{年龄}$$

血清肌酐>0.9mg/dl

$$GFR[ml/(min \cdot 1.73m^2)]=163\times (SCr/0.9)^{-1.209}\times 0.993^{年龄}$$

白人女性

血清肌酐≤0.7mg/dl

$$GFR[ml/(min \cdot 1.73m^2)]=144\times (SCr/0.7)^{-0.329}\times 0.993^{年龄}$$

血清肌酐>0.7mg/dl

$$GFR[ml/(min \cdot 1.73m^2)]=144\times (SCr/0.7)^{-1.209}\times 0.993^{年龄}$$

白人男性

血清肌酐≤0.9mg/dl

$$GFR[ml/(min \cdot 1.73m^2)]=141\times (SCr/0.9)^{-0.411}\times 0.993^{年龄}$$

血清肌酐>0.9mg/dl

$$GFR[ml/(min \cdot 1.73m^2)]=141\times (SCr/0.9)^{-1.209}\times 0.993^{年龄}$$

Cockcroft-Gault公式

$$血清肌酐(ml/min)=\frac{(140-年龄)\times 体重}{(72\times SCr)}\times 0.85(女性)$$

Bis公式

$$GFR[ml/(min \cdot 1.73m^2)]=3736\times 肌酐^{-0.87}\times 年龄^{-0.95}\times 0.82(女性)$$

SCr：血浆肌酐(mg/dl)
MDRD：改良肾脏病患者饮食
CKD-EPI：慢性肾脏病流行病学
BIS：Berlin Initiative Study

图 4.6　用以肌酐为基础的公式计算 GFR

确。有趣的是，在预测心血管疾病发病率和死亡率方面，CysC 要优于 S[Cr][92,105,106]。但这可能是 GFR 以外的因素影响了 CysC，如炎症反应和动脉粥样硬化，因此 CysC 或以 CysC 为基础的公式评估 GFR 并无优势[107,108]。相反，在与 CKD 的危险因素和预后的关联性方面，以 S[Cr]为基础的公式通常较以 CysC 为基础的公式偏倚更小[93,109,110]。有研究提出以 BTP 为基础的公式[111,112]。然而推导出这些公式的数据样本量太少，还需要进一步的证实。

所有以成人肌酐水平推导出的公式均不适用于儿童和青少年[113]。儿童 S[Cr]随年龄增长而增加这一点并不难理解，因为肌肉含量会增加，同时 GFR 也会随年龄增长而升高，因为肾脏体积在增大。因为内源性标志物浓度在儿童体内较低，所以难以判定其可靠性和将其标准化[114,115]。Schwartz 公式(依据 S[Cr]和身高)仍是评估儿童 GFR 最常用的公式，尤其是 2009 年版本。公式的推导采用了一种标准化的(酶化 IDMS 可追踪的)检验方法，其结果通过与以碘海醇清除率测得的 GFR 比较得到了验证[116]。有建议使用以 CysC 为基础的或以 CysC 联合 S[Cr]为基础的公式评估儿童 GFR，但仍需对它们的适用范围进行界定[117]。

种族差异

平均肌肉含量和肾小管对肌酐的分泌量因种族或民族不同而存在差异[118]。这一点在评估美国白人和非裔美国人的肾功能时得到了充分阐释[60,79]。MDRD 公式中最先加入了种族协同系数，以排除种族偏倚[98]。但问题是这个种族协同系数可能会影响对低风险人群 GFR 评估的准确性[119,120]。虽然非裔美国人发展至 ESRD 的风险更高，但用种族协同系数估算 GFR，非裔美国人的 CKD 患病率较白种人更低。非裔美国人的种族协同系数对于非洲、欧洲、加勒比海或澳大利亚等其他黑人人群可能并不准确[120-122]。

亚洲人群在应用 MDRD 公式或 CKD-EPI 公式计算 GFR 时有很多推荐的种族协同系数，但这些系数的得出缺乏白种人群作为参照，且所用的研究方法也各不相同。很显然，目前亚洲人群在使用以上公式计算 GFR 时无需种族协同系数。[123-125]

老年人群

老年人群在 GFR 的研究中是非常重要的组成部分。事实上，年龄是 CKD 最强的预测因子[22]。CKD-EPI 公式的推导中囊括了少部分年龄超过 70 岁的患者。CKD-EPI 公式和 MDRD 公式并不是计算老年人群 GFR 的最佳选择。CKD-EPI 公式和 MDRD 公式均会高估年龄超过 70 岁人群的 GFR，包括 70 岁以上的 CKD 患者和普通人群[29,95](图 4.7)。年龄相关的肌肉含量减少可以解释这一结果。肌肉含量会影响 S[Cr]与 GFR 间的关系，而以上两种公式均未对肌肉含量的变化进行充分校正。基于老年人群样本和普通人群样本，Berlin Initiative 研究(BIS)推导出两个公式，一个是基于 S[Cr]，另一个是基于 S[Cr]和 CysC。BIS 公式较 CKD-EPI 公式更为准确[29]。一项来自其他机构的验证研究证实，以 S[Cr]为基础的 BIS 公式可以更

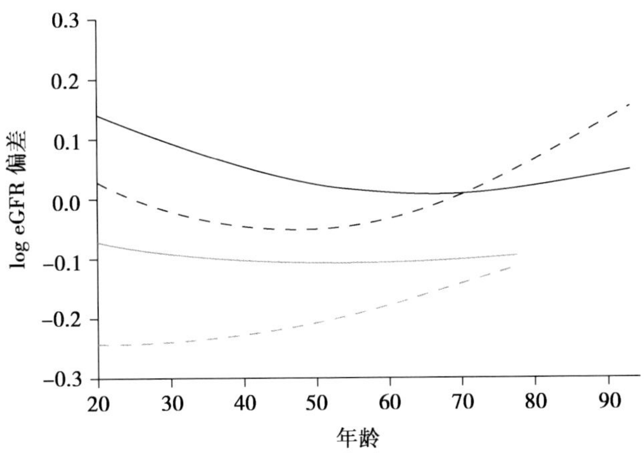

图 4.7　由年龄(年)和人群(健康相对于 CKD)所致估算和实测肾小球滤过率之间的偏差。图示为从 loge GFR-log mGFR 计算的平均偏差。实线代表以肌酐为基础的 CKD-EPI 公式,点线代表 MDRD 公式。黑线代表 CKD 和移植受体(n=4558),浅灰线代表潜在肾源供者和肾切除后肾供者(n=680)。CKD-EPI 公式在青壮年 CKD 患者,倾向于过高估计 GFR,而 MDRD 公式在老年患者倾向于过高估计 GFR,尽管两者在老年患者都可高估 GFR。Reproduced with permission from the American Society of Nephrology.[95]

准确地评估老年 CKD 患者的 GFR[126]。

GFR 估计值的局限性

MDRD 公式和 CKD-EPI 公式的推导全部或大部分采用的是 CKD 患者的数据[98,99,104]。CKD 患者的肌肉含量较正常人低,所以用上述两种公式计算会低估了低风险人群的 GFR,如肾移植供者赠与前和赠与后的 GFR[95]。住院患者可能会发生肌肉萎缩,在用公式计算 GFR 时要考虑到这一点[127,128]。其他在以 S[Cr]为基础的公式中没有校正的影响血浆肌酐浓度的情况包括:肥胖[129],食欲缺乏[130],肝硬化[131],HIV 感染[132],危重症[127]和高滤过状态[133]。对所有内源性标志物而言,GFR 公式的计算结果在机体处于稳定状态的情况下较 AKI 情况下更准确。GFR 估算值并不总能正确地反映出 GFR 的实际变化情况[133-136]。因此,在特定情况下需通过直接测量 GFR 的方法来判断肾功能情况。

结　论

病理性肾功能减退被定义为 CKD,GFR 是评估肾功能的主要指标。用非特异性生物标志物估算 GFR 有其固有的局限性。因此有必要了解在什么情况下必须采用实测 GFR 评估肾功能,需要开发一种经济有效且在床旁即可操作的测量 GFR 的方法[137]。过于依赖实测 GFR 或估算 GFR 来评估肾功能本身就存在问题。其他反映肾功能情况的临床特点在判定 CKD 时也不可忽视,如白蛋白尿。正常情况下,肾小球滤过屏障可以阻断白蛋白滤过且肾小管可重吸收尿液中白蛋白。期待未来新的且更实用的检验方法可以从多方面反映肾功能情况,更有效地判定 CKD,并反映出 CKD 的特点。

(曹映雪　译,郝传明　校)

参考文献

1. Möller E, McIntosh JF, Van Slycke DD. Studies of urea excretion. II. Relationship between urine volume and the rate of urea excretion by normal adults. *J Clin Invest* 1929;**6**(3):427–65.
2. Smith HW. *The kidney: Structure and function in health and disease.* New York: Oxford University Press Inc; 1951.
3. KDIGO 2012 Clinical Practice Guideline for the Evaluation and Management of Chronic Kidney Disease. *Kidney Int Suppl* 2013;**3**(1):1–150.
4. Moranne O, Froissart M, Rossert J, Gauci C, Boffa JJ, Haymann JP, et al. Timing of onset of CKD-related metabolic complications. *J Am Soc Nephrol* 2009;**20**(1):164–71.
5. Go AS, Chertow GM, Fan D, McCulloch CE, Hsu CY. Chronic kidney disease and the risks of death, cardiovascular events, and hospitalization. *N Engl J Med* 2004;**351**(13):1296–305.
6. Matsushita K, van der Velde M, Astor BC, Woodward M, Levey AS, de Jong PE, et al. Association of estimated glomerular filtration rate and albuminuria with all-cause and cardiovascular mortality in general population cohorts: a collaborative meta-analysis. *Lancet* 2010;**375**(9731):2073–81.
7. Smith HW. Comparative physiology of the kidney. In: Smith HW, editor. *The kidney: stucture and function in health and disease.* New York: Oxford University Press; 1951. p. 520–74.
8. Wesson LG. Renal hemodynamics in physiologic states. In: Wesson LG, editor. *Physiology of the human kidney.* New York: Grune & Stratton; 1969. p. 96–108.
9. Delanaye P, Schaeffner E, Ebert N, Cavalier E, Mariat C, Krzesinski JM, et al. Normal reference values for glomerular filtration rate: what do we really know? *Nephrol Dial Transplant* 2012;**27**(7):2664–72.
10. Poggio ED, Rule AD, Tanchanco R, Arrigain S, Butler RS, Srinivas T, et al. Demographic and clinical characteristics associated with glomerular filtration rates in living kidney donors. *Kidney Int* 2009;**75**(10):1079–87.
11. Rule AD, Gussak HM, Pond GR, Bergstralh EJ, Stegall MD, Cosio FG, et al. Measured and estimated GFR in healthy potential kidney donors. *Am J Kidney Dis* 2004;**43**(1):112–9.
12. Ricos C, Cava F, Garcia-Lario JV, Hernandez A, Iglesias N, Jimenez CV, et al. The reference change value: a proposal to interpret laboratory reports in serial testing based on biological variation. *Scand J Clin Lab Invest* 2004;**64**(3):175–84.
13. Visser FW, Muntinga JH, Dierckx RA, Navis G. Feasibility and impact of the measurement of extracellular fluid volume simultaneous with GFR by 125I-iothalamate. *Clin J Am Soc Nephrol* 2008;**3**(5):1308–15.
14. Wilkinson J, Fleming JS, Waller DG. Effect of food and activity on the reproducibility of isotopic GFR estimation. *Nucl Med Commun* 1990;**11**(10):697–700.
15. Merrill AJ, Cargill WH. The effect of exercise on the renal plasma flow and filtration rate of normal and cardiac subjects. *J Clin Invest* 1948;**27**(2):272–7.
16. Sirota JH, Baldwin DS, Villareal H. Diurnal variations of renal

function in man. *J Clin Invest* 1950;**29**(2):187–92.
17. Koopman MG, Koomen GC, Krediet RT, de Moor EA, Hoek FJ, Arisz L. Circadian rhythm of glomerular filtration rate in normal individuals. *Clin Sci (Lond)* 1989;**77**(1):105–11.
18. Brochner-Mortensen J, Rodbro P. Selection of routine method for determination of glomerular filtration rate in adult patients. *Scand J Clin Lab Invest* 1976;**36**(1):35–43.
19. Delanaye P, Cavalier E, Froissart M, Krzesinski JM. Reproducibility of GFR measured by chromium-51-EDTA and iohexol. *Nephrol Dial Transplant* 2008;**23**(12):4077–8.
20. Gaspari F, Perico N, Matalone M, Signorini O, Azzollini N, Mister M, et al. Precision of plasma clearance of iohexol for estimation of GFR in patients with renal disease. *J Am Soc Nephrol* 1998;**9**(2):310–3.
21. Davies DF, Shock NW. Age changes in glomerular filtration rate, effective renal plasma flow, and tubular excretory capacity in adult males. *J Clin Invest* 1950;**29**(5):496–507.
22. Rule AD, Amer H, Cornell LD, Taler SJ, Cosio FG, Kremers WK, et al. The association between age and nephrosclerosis on renal biopsy among healthy adults. *Ann Intern Med* 2010; **152**(9):561–7.
23. Back SE, Ljungberg B, Nilsson-Ehle I, Borga O, Nilsson-Ehle P. Age dependence of renal function: clearance of iohexol and p-amino hippurate in healthy males. *Scand J Clin Lab Invest* 1989;**49**(7):641–6.
24. Slack TK, Wilson DM. Normal renal function: CIN and CPAH in healthy donors before and after nephrectomy. *Mayo Clin Proc* 1976;**51**(5):296–300.
25. Lindeman RD, Tobin J, Shock NW. Longitudinal studies on the rate of decline in renal function with age. *J Am Geriatr Soc* 1985;**33**(4):278–85.
26. Wetzels JF, Kiemeney LA, Swinkels DW, Willems HL, den HM. Age- and gender-specific reference values of estimated GFR in Caucasians: the Nijmegen Biomedical Study. *Kidney Int* 2007;**72**(5):632–7.
27. Glassock RJ, Rule AD. The implications of anatomical and functional changes of the aging kidney: with an emphasis on the glomeruli. *Kidney Int* 2012;**82**(3):270–7.
28. Fehrman-Ekholm I, Skeppholm L. Renal function in the elderly (>70 years old) measured by means of iohexol clearance, serum creatinine, serum urea and estimated clearance. *Scand J Urol Nephrol* 2004;**38**(1):73–7.
29. Schaeffner ES, Ebert N, Delanaye P, Frei U, Gaedeke J, Jakob O, et al. Two novel equations to estimate kidney function in persons aged 70 years or older. *Ann Intern Med* 2012;**157**(7):471–81.
30. Shannon JA. The renal excretion of creatinine in man. *J Clin Invest* 1935;**14**(4):403–10.
31. Richards AN, Westfall BB, Bott PA. Renal excretion of inulin, creatinine, and xylose in normal dogs. *Proc Soc Exp Biol Med* 1934;**32**:73.
32. Gutman Y, Gottschalk C, Lassiter WE. Micropuncture study of inulin absorption in the rat kidney. *Science* 1965;**147**:753–4.
33. Schanker LS, Hogben CA. Biliary excretion of inulin, sucrose, and mannitol: analysis of bile formation. *Am J Physiol* 1961; **200**:1087–90.
34. Delanaye P, Thibaudin L, Souvignet M, Maillard N, Alamartine E, Rozet E, et al. Comparison of acid and enzymatic methods for inulin dosage: analytical performances and impact on glomerular filtration rate evaluation. *Clin Chim Acta* 2012;**413**(5-6):556–60.
35. Brochner-Mortensen J. A simple method for the determination of glomerular filtration rate. *Scand J Clin Lab Invest* 1972; **30**(3):271–4.
36. Medeiros FS, Sapienza MT, Prado ES, Agena F, Shimizu MH, Lemos FB, et al. Validation of plasma clearance of 51Cr-EDTA in adult renal transplant recipients: comparison with inulin renal clearance. *Transpl Int* 2009;**22**(3):323–31.
37. Owen JE, Walker RG, Willems D, Guignard PA, d'Apice AJ. Cadmium telluride detectors in the external measurement of glomerular filtration rate using 99mTc-DTPA (Sn): comparison with 51Cr-EDTA and 99mTc-DTPA (Sn) plasma sample methods. *Clin Nephrol* 1982;**18**(4):200–3.
38. Jeghers O, Piepsz A, Ham HR. What does protein binding of radiopharmaceuticals mean exactly? *Eur J Nucl Med* 1990;**17**(3-4):101–2.
39. Xie P, Huang JM, Liu XM, Wu WJ, Pan LP, Lin HY. (99m) Tc-DTPA renal dynamic imaging method may be unsuitable to be used as the reference method in investigating the validity of CDK-EPI equation for determining glomerular filtration rate. *PLoS One* 2013;**8**(5):e62328.
40. Back SE, Krutzen E, Nilsson-Ehle P. Contrast media as markers for glomerular filtration: a pharmacokinetic comparison of four agents. *Scand J Clin Lab Invest* 1988;**48**(3):247–53.
41. Botev R, Mallie JP, Wetzels JF, Couchoud C, Schuck O. The clinician and estimation of glomerular filtration rate by creatinine-based formulas: current limitations and quo vadis. *Clin J Am Soc Nephrol* 2011;**6**(4):937–50.
42. Perrone RD, Steinman TI, Beck GJ, Skibinski CI, Royal HD, Lawlor M, et al. Utility of radioisotopic filtration markers in chronic renal insufficiency: simultaneous comparison of 125I-iothalamate, 169Yb-DTPA, 99mTc-DTPA, and inulin. The Modification of Diet in Renal Disease Study. *Am J Kidney Dis* 1990;**16**(3):224–35.
43. Ott NT. A simple technique for estimating glomerular filtration rate with subcutaneous injection of (125I)lothalamate. *Mayo Clin Proc* 1975;**50**(11):664–8.
44. Cavalier E, Rozet E, Dubois N, Charlier C, Hubert P, Chapelle JP, et al. Performance of iohexol determination in serum and urine by HPLC: validation, risk and uncertainty assessment. *Clin Chim Acta* 2008;**396**(1-2):80–5.
45. Gaspari F, Perico N, Ruggenenti P, Mosconi L, Amuchastegui CS, Guerini E, et al. Plasma clearance of nonradioactive iohexol as a measure of glomerular filtration rate. *J Am Soc Nephrol* 1995;**6**(2):257–63.
46. Sterner G, Frennby B, Mansson S, Nyman U, van Westen D, Almen T. Determining "true" glomerular filtration rate in healthy adults using infusion of inulin and comparing it with values obtained using other clearance techniques or prediction equations. *Scand J Urol Nephrol* 2008;**42**(3):278–85.
47. Brandstrom E, Grzegorczyk A, Jacobsson L, Friberg P, Lindahl A, Aurell M GFR. Measurement with iohexol and 51Cr-EDTA. A comparison of the two favoured GFR markers in Europe. *Nephrol Dial Transplant* 1998;**13**(5):1176–82.
48. Pucci L, Bandinelli S, Penno G, Nannipieri M, Rizzo L, Navalesi R. Iohexol plasma clearance in determining glomerular filtration rate in diabetic patients. *Ren Fail* 1998;**20**(2):277–84.
49. Rule AD, Bergstralh EJ, Slezak JM, Bergert J, Larson TS. Glomerular filtration rate estimated by cystatin C among different clinical presentations. *Kidney Int* 2006;**69**(2):399–405.
50. Frennby B, Sterner G. Contrast media as markers of GFR. *Eur Radiol* 2002;**12**(2):475–84.
51. Skluzacek PA, Szewc RG, Nolan III CR, Riley DJ, Lee S, Pergola PE. Prediction of GFR in liver transplant candidates. *Am J Kidney Dis* 2003;**42**(6):1169–76.
52. Agarwal R, Bills JE, Yigazu PM, Abraham T, Gizaw AB, Light RP, et al. Assessment of iothalamate plasma clearance: duration of study affects quality of GFR. *Clin J Am Soc Nephrol* 2009; **4**(1):77–85.
53. Stolz A, Hoizey G, Toupance O, Lavaud S, Vitry F, Chanard J, et al. Evaluation of sample bias for measuring plasma iohexol clearance in kidney transplantation. *Transplantation* 2010;**89**(4):440–5.
54. Hsu CY, Propert K, Xie D, Hamm L, He J, Miller E, et al. Measured GFR does not outperform estimated GFR in predicting CKD-related complications. *J Am Soc Nephrol* 2011; **22**(10):1931–7.
55. Barri YM, Parker III T, Daoud Y, Glassock RJ. Definition of chronic kidney disease after uninephrectomy in living donors: what are the implications? *Transplantation* 2010;**90**(5):575–80.
56. Cobbaert CM, Baadenhuijsen H, Weykamp CW. Prime time for enzymatic creatinine methods in pediatrics. *Clin Chem* 2009; **55**(3):549–58.
57. Myers GL, Miller WG, Coresh J, Fleming J, Greenberg N, Greene

T, et al. Recommendations for improving serum creatinine measurement: a report from the laboratory working group of the national kidney disease education program. *Clin Chem* 2006;**52**(1):5–18.
58. Pieroni L, Delanaye P, Boutten A, Bargnoux AS, Rozet E, Delatour V, et al. A multicentric evaluation of IDMS-traceable creatinine enzymatic assays. *Clin Chim Acta* 2011; **412**(23-24):2070–5.
59. Boutten A, Bargnoux AS, Carlier MC, Delanaye P, Rozet E, Delatour V, et al. Enzymatic but not compensated Jaffe methods reach the desirable specifications of NKDEP at normal levels of creatinine. Results of the French multicentric evaluation. *Clin Chim Acta* 2013;**419**:132–5.
60. Perrone RD, Madias NE, Levey AS. Serum creatinine as an index of renal function: new insights into old concepts. *Clin Chem* 1992;**38**(10):1933–53.
61. Shemesh O, Golbetz H, Kriss JP, Myers BD. Limitations of creatinine as a filtration marker in glomerulopathic patients. *Kidney Int* 1985;**28**(5):830–8.
62. Heymsfield SB, Arteaga C, McManus C, Smith J, Moffitt S. Measurement of muscle mass in humans: validity of the 24-hour urinary creatinine method. *Am J Clin Nutr* 1983;**37**(3):478–94.
63. Rule AD, Bailey KR, Schwartz GL, Khosla S, Lieske JC, Melton III LJ. For estimating creatinine clearance measuring muscle mass gives better results than those based on demographics. *Kidney Int* 2009;**75**(10):1071–8.
64. Mitch WE, Walser M. A proposed mechanism for reduced creatinine excretion in severe chronic renal failure. *Nephron* 1978;**21**(5):248–54.
65. Mayersohn M, Conrad KA, Achari R. The influence of a cooked meat meal on creatinine plasma concentration and creatinine clearance. *Br J Clin Pharmacol* 1983;**15**(2):227–30.
66. Preiss DJ, Godber IM, Lamb EJ, Dalton RN, Gunn IR. The influence of a cooked-meat meal on estimated glomerular filtration rate. *Ann Clin Biochem* 2007;**44**(Pt 1):35–42.
67. Delanaye P, Cohen EP. Formula-based estimates of the GFR: equations variable and uncertain. *Nephron Clin Pract* 2008; **110**(1):c48–c53.
68. van Acker BA, Koomen GC, Koopman MG, de Waart DR, Arisz L. Creatinine clearance during cimetidine administration for measurement of glomerular filtration rate. *Lancet* 1992; **340**(8831):1326–9.
69. Morgan DB, Dillon S, Payne RB. The assessment of glomerular function: creatinine clearance or plasma creatinine? *Postgrad Med J* 1978;**54**(631):302–10.
70. Toto RD, Kirk KA, Coresh J, Jones C, Appel L, Wright J, et al. Evaluation of serum creatinine for estimating glomerular filtration rate in African Americans with hypertensive nephrosclerosis: results from the African-American Study of Kidney Disease and Hypertension (AASK) Pilot Study. *J Am Soc Nephrol* 1997;**8**(2):279–87.
71. Abrahamson M. Human cysteine proteinase inhibitors. Isolation, physiological importance, inhibitory mechanism, gene structure and relation to hereditary cerebral hemorrhage. *Scand J Clin Lab Invest Suppl* 1988;**191**:21–31.
72. Abrahamson M, Olafsson I, Palsdottir A, Ulvsback M, Lundwall A, Jensson O, et al. Structure and expression of the human cystatin C gene. *Biochem J* 1990;**268**(2):287–94.
73. Tenstad O, Roald AB, Grubb A, Aukland K. Renal handling of radiolabelled human cystatin C in the rat. *Scand J Clin Lab Invest* 1996;**56**(5):409–14.
74. Stevens LA, Schmid CH, Greene T, Li L, Beck GJ, Joffe MM, et al. Factors other than glomerular filtration rate affect serum cystatin C levels. *Kidney Int* 2009;**75**(6):652–60.
75. Macdonald J, Marcora S, Jibani M, Roberts G, Kumwenda M, Glover R, et al. GFR estimation using cystatin C is not independent of body composition. *Am J Kidney Dis* 2006;**48**(5):712–9.
76. Vinge E, Lindergard B, Nilsson-Ehle P, Grubb A. Relationships among serum cystatin C, serum creatinine, lean tissue mass and glomerular filtration rate in healthy adults. *Scand J Clin Lab Invest* 1999;**59**(8):587–92.
77. Fricker M, Wiesli P, Brandle M, Schwegler B, Schmid C. Impact of thyroid dysfunction on serum cystatin C. *Kidney Int* 2003;**63**(5):1944–7.
78. Naour N, Fellahi S, Renucci JF, Poitou C, Rouault C, Basdevant A, et al. Potential contribution of adipose tissue to elevated serum cystatin C in human obesity. *Obesity (Silver Spring)* 2009; **17**(12):2121–6.
79. Knight EL, Verhave JC, Spiegelman D, Hillege HL, de Zeeuw D, Curhan GC, et al. Factors influencing serum cystatin C levels other than renal function and the impact on renal function measurement. *Kidney Int* 2004;**65**(4):1416–21.
80. Gagneux-Brunon A, Mariat C, Delanaye P. Cystatin C in HIV-infected patients: promising but not yet ready for prime time. *Nephrol Dial Transplant* 2012;**27**(4):1305–13.
81. Risch L, Huber AR. Glucocorticoids and increased serum cystatin C concentrations. *Clin Chim Acta* 2002;**320**(1–2):133–4.
82. Delanaye P, Pieroni L, Abshoff C, Lutteri L, Chapelle JP, Krzesinski JM, et al. Analytical study of three cystatin C assays and their impact on cystatin C-based GFR-prediction equations. *Clin Chim Acta* 2008;**398**(1–2):118–24.
83. Voskoboev NV, Larson TS, Rule AD, Lieske JC. Importance of cystatin C assay standardization. *Clin Chem* 2011;**57**(8):1209–11.
84. Larsson A, Hansson LO, Flodin M, Katz R, Shlipak MG. Calibration of the Siemens cystatin C immunoassay has changed over time. *Clin Chem* 2011;**57**(5):777–8.
85. Grubb A, Blirup-Jensen S, Lindstrom V, Schmidt C, Althaus H, Zegers I. First certified reference material for cystatin C in human serum ERM-DA471/IFCC. *Clin Chem Lab Med* 2010;**48**(11):1619–21.
86. Miyata T, Jadoul M, Kurokawa K, Van Ypersele de SC. Beta-2 microglobulin in renal disease. *J Am Soc Nephrol* 1998; **9**(9):1723–35.
87. Shea PH, Maher JF, Horak E. Prediction of glomerular filtration rate by serum creatinine and beta 2-microglobulin. *Nephron* 1981;**29**(1–2):30–5.
88. Clausen J. Proteins in normal cerebrospinal fluid not found in serum. *Proc Soc Exp Biol Med* 1961;**109**:91–5.
89. Hoffmann A, Nimtz M, Conradt HS. Molecular characterization of beta-trace protein in human serum and urine: a potential diagnostic marker for renal diseases. *Glycobiology* 1997; **7**(4):499–506.
90. Priem F, Althaus H, Birnbaum M, Sinha P, Conradt HS, Jung K. Beta-trace protein in serum: a new marker of glomerular filtration rate in the creatinine-blind range. *Clinical Chemistry* 1999;**45**(4):567–8.
91. Poge U, Gerhardt TM, Stoffel-Wagner B, Palmedo H, Klehr HU, Sauerbruch T, et al. beta-Trace protein is an alternative marker for glomerular filtration rate in renal transplantation patients. [see comment]. *Clin Chem* 2005;**51**(8):1531–3.
92. Foster MC, Inker LA, Levey AS, Selvin E, Eckfeldt J, Juraschek SP, et al. Novel filtration markers as predictors of all-cause and cardiovascular mortality in US adults. *Am J Kidney Dis* 2013:18.
93. Bhavsar NA, Appel LJ, Kusek JW, Contreras G, Bakris G, Coresh J, et al. Comparison of measured GFR, serum creatinine, cystatin C, and beta-trace protein to predict ESRD in African Americans with hypertensive CKD. *Am J Kidney Dis* 2011;**58**(6):886–93.
94. Rule AD, Glassock RJ. GFR estimating equations: getting closer to the truth? *Clin J Am Soc Nephrol* 2013;**8**(8):1414–29.
95. Murata K, Baumann NA, Saenger AK, Larson TS, Rule AD, Lieske JC. Relative performance of the MDRD and CKD-EPI equations for estimating glomerular filtration rate among patients with varied clinical presentations. *Clin J Am Soc Nephrol* 2011;**6**(8):1963–72.
96. Rule AD, Larson TS, Bergstralh EJ, Slezak JM, Jacobsen SJ, Cosio FG. Using serum creatinine to estimate glomerular filtration rate: accuracy in good health and in chronic kidney disease. *Ann Intern Med* 2004;**141**(12):929–37.
97. K/DOQI clinical practice guidelines for chronic kidney disease: evaluation, classification, and stratification. *Am J Kidney Dis*

2002;39(2 Suppl 1):S1–266.

98. Levey AS, Bosch JP, Lewis JB, Greene T, Rogers N, Roth D. A more accurate method to estimate glomerular filtration rate from serum creatinine: a new prediction equation. Modification of Diet in Renal Disease Study Group. *Ann Intern Med* 1999;**130**(6):461–70.
99. Levey AS, Stevens LA, Schmid CH, Zhang YL, Castro III AF, Feldman HI, et al. A new equation to estimate glomerular filtration rate. *Ann Intern Med* 2009;**150**(9):604–12.
100. Cockcroft DW, Gault MH. Prediction of creatinine clearance from serum creatinine. *Nephron* 1976;**16**(1):31–41.
101. Froissart M, Rossert J, Jacquot C, Paillard M, Houillier P. Predictive performance of the modification of diet in renal disease and Cockcroft-Gault equations for estimating renal function. *J Am Soc Nephrol* 2005;**16**(3):763–73.
102. Park EJ, Wu K, Mi Z, Dong T, Lawrence JP, Ko CW, et al. A systematic comparison of Cockcroft-Gault and modification of diet in renal disease equations for classification of kidney dysfunction and dosage adjustment. *Ann Pharmacother* 2012;**46**(9):1174–87.
103. Nyman HA, Dowling TC, Hudson JQ, Peter WL, Joy MS, Nolin TD. Comparative evaluation of the Cockcroft-Gault Equation and the Modification of Diet in Renal Disease (MDRD) study equation for drug dosing: an opinion of the Nephrology Practice and Research Network of the American College of Clinical Pharmacy. *Pharmacotherapy* 2011;**31**(11):1130–44.
104. Inker LA, Schmid CH, Tighiouart H, Eckfeldt JH, Feldman HI, Greene T, et al. Estimating glomerular filtration rate from serum creatinine and cystatin C. *N Engl J Med* 2012;**367**(1):20–9.
105. Shlipak MG, Sarnak MJ, Katz R, Fried LF, Seliger SL, Newman AB, et al. Cystatin C and the risk of death and cardiovascular events among elderly persons. *N Engl J Med* 2005;**352**(20):2049–60.
106. Peralta CA, Shlipak MG, Judd S, Cushman M, McClellan W, Zakai NA, et al. Detection of chronic kidney disease with creatinine, cystatin C, and urine albumin-to-creatinine ratio and association with progression to end-stage renal disease and mortality. *JAMA* 2011;**305**(15):1545–52.
107. Lafarge JC, Naour N, Clement K, Guerre-Millo M. Cathepsins and cystatin C in atherosclerosis and obesity. *Biochimie* 2010;**92**(11):1580–6.
108. Staun-Ram E, Miller A. Cathepsins (S and B) and their inhibitor cystatin C in immune cells: modulation by interferon-beta and role played in cell migration. *J Neuroimmunol* 2011;**232**(1-2):200–6.
109. Rule AD, Bailey KR, Lieske JC, Peyser PA, Turner ST. Estimating the glomerular filtration rate from serum creatinine is better than from cystatin C for evaluating risk factors associated with chronic kidney disease. *Kidney Int* 2013;**83**(6):1169–76.
110. Mathisen UD, Melsom T, Ingebretsen OC, Jenssen T, Njolstad I, Solbu MD, et al. Estimated GFR associates with cardiovascular risk factors independently of measured GFR. *J Am Soc Nephrol* 2011;**22**(5):927–37.
111. Poge U, Gerhardt T, Stoffel-Wagner B, Palmedo H, Klehr HU, Sauerbruch T, et al. Beta-trace protein-based equations for calculation of GFR in renal transplant recipients. *Am J Transplant* 2008;**8**(3):608–15.
112. White CA, Akbari A, Doucette S, Fergusson D, Hussain N, Dinh L, et al. A novel equation to estimate glomerular filtration rate using beta-trace protein. *Clin Chem* 2007;**53**(11):1965–8.
113. Selistre L, De Souza V, Cochat P, Antonello IC, Hadj-Aissa A, Ranchin B, et al. GFR estimation in adolescents and young adults. *J Am Soc Nephrol* 2012;**23**(6):989–96.
114. Delanaye P, Ebert N. Assessment of kidney function: Estimating GFR in children. *Nat Rev Nephrol* 2012;**8**(9):503–4.
115. Delanghe JR. How to estimate GFR in children. *Nephrol Dial Transplant* 2009;**24**(3):714–6.
116. Schwartz GJ, Munoz A, Schneider MF, Mak RH, Kaskel F, Warady BA, et al. New equations to estimate GFR in children with CKD. *J Am Soc Nephrol* 2009;**20**(3):629–37.
117. Schwartz GJ, Schneider MF, Maier PS, Moxey-Mims M, Dharnidharka VR, Warady BA, et al. Improved equations estimating GFR in children with chronic kidney disease using an immunonephelometric determination of cystatin C. *Kidney Int* 2012;**82**(4):445–53.
118. Coresh J, Toto RD, Kirk KA, Whelton PK, Massry S, Jones C, et al. Creatinine clearance as a measure of GFR in screenees for the African-American Study of Kidney Disease and Hypertension pilot study. *Am J Kidney Dis* 1998;**32**(1):32–42.
119. Peralta CA, Lin F, Shlipak MG, Siscovick D, Lewis C, Jacobs Jr. DR, et al. Race differences in prevalence of chronic kidney disease among young adults using creatinine-based glomerular filtration rate-estimating equations. *Nephrol Dial Transplant* 2010;**25**(12):3934–9.
120. Delanaye P, Mariat C, Maillard N, Krzesinski JM, Cavalier E. Are the creatinine-based equations accurate to estimate glomerular filtration rate in African American populations? *Clin J Am Soc Nephrol* 2011;**6**(4):906–12.
121. van Deventer HE, Paiker JE, Katz IJ, George JA. A comparison of cystatin C- and creatinine-based prediction equations for the estimation of glomerular filtration rate in black South Africans. *Nephrol Dial Transplant* 2011;**26**(5):1553–8.
122. Maple-Brown LJ, Hughes JT, Lawton PD, Jones GR, Ellis AG, Drabsch K, et al. Accurate assessment of kidney function in indigenous Australians: the estimated GFR study. *Am J Kidney Dis* 2012;**60**(4):680–2.
123. Delanaye P, Cavalier E, Mariat C, Krzesinski JM, Rule AD. Estimating glomerular filtration rate in Asian subjects: where do we stand? *Kidney Int* 2011;**80**(5):439–40.
124. Stevens LA, Claybon MA, Schmid CH, Chen J, Horio M, Imai E, et al. Evaluation of the Chronic Kidney Disease Epidemiology Collaboration equation for estimating the glomerular filtration rate in multiple ethnicities. *Kidney Int* 2011;**79**(5):555–62.
125. Teo BW, Xu H, Wang D, Li J, Sinha AK, Shuter B, et al. GFR estimating equations in a multiethnic Asian population. *Am J Kidney Dis* 2011;**58**(1):56–63.
126. Koppe L, Klich A, Dubourg L, Ecochard R, Hadj-Aissa A. Compared performance of creatinine-based equation in the elderly. *J Nephrol* 2013;**26**(4):716–23.
127. Poggio ED, Nef PC, Wang X, Greene T, Van Lente F, Dennis VW, et al. Performance of the Cockcroft-Gault and modification of diet in renal disease equations in estimating GFR in ill hospitalized patients. *Am J Kidney Dis* 2005;**46**(2):242–52.
128. Segarra A, de la Torre J, Ramos N, Quiroz A, Garjau M, Torres I, et al. Assessing glomerular filtration rate in hospitalized patients: a comparison between CKD-EPI and four cystatin C-based equations. *Clin J Am Soc Nephrol* 2011;**6**(10):2411–20.
129. Verhave JC, Fesler P, Ribstein J, du CG, Mimran A. Estimation of renal function in subjects with normal serum creatinine levels: influence of age and body mass index. *Am J Kidney Dis* 2005;**46**(2):233–41.
130. Delanaye P, Cavalier E, Radermecker RP, Paquot N, Depas G, Chapelle JP, et al. Cystatin C or Creatinine for Detection of Stage 3 Chronic Kidney Disease in Anorexia Nervosa. *Nephron Clin Pract* 2008;**110**(3):c158–63.
131. Xirouchakis E, Marelli L, Cholongitas E, Manousou P, Calvaruso V, Pleguezuelo M, et al. Comparison of cystatin C and creatinine-based glomerular filtration rate formulas with 51Cr-EDTA clearance in patients with cirrhosis. *Clin J Am Soc Nephrol* 2011;**6**(1):84–92.
132. Gagneux-Brunon A, Delanaye P, Maillard N, Fresard A, Basset T, Alamartine E, et al. Performance of creatinine and cystatin C-based glomerular filtration rate estimating equations in a European HIV-positive cohort. *AIDS* 2013;**27**(10):1573–81.
133. Gaspari F, Ruggenenti P, Porrini E, Motterlini N, Cannata A, Carrara F, et al. The GFR and GFR decline cannot be accurately estimated in type 2 diabetics. *Kidney Int* 2013;**84**(1):164–73.
134. Gera M, Slezak JM, Rule AD, Larson TS, Stegall MD, Cosio FG. Assessment of changes in kidney allograft function using creatinine-based estimates of glomerular filtration rate. *Am J Transplant* 2007;**7**(4):880–7.
135. Rule AD, Torres VE, Chapman AB, Grantham JJ, Guay-Woodford

LM, Bae KT, et al. Comparison of methods for determining renal function decline in early autosomal dominant polycystic kidney disease: the consortium of radiologic imaging studies of polycystic kidney disease cohort. *J Am Soc Nephrol* 2006;**17**(3):854–62.

136. Xie D, Joffe MM, Brunelli SM, Beck G, Chertow GM, Fink JC, et al. A comparison of change in measured and estimated glomerular filtration rate in patients with nondiabetic kidney disease. *Clin J Am Soc Nephrol* 2008;**3**(5):1332–8.

137. Delanaye P, Mariat C. The applicability of eGFR equations to different populations. *Nat Rev Nephrol* 2013;**9**(9):513–22.

第5章

5

慢性肾脏病各期的临床评估和处理

Ashte' K. Collins[a], Mark E. Rosenberg[b] and Paul L. Kimmel[a]

[a]Division of Renal Diseases and Hypertension, Department of Medicine, George Washington University Medical Center, Washington, DC, USA,

[b]Division of Renal Diseases and Hypertension, University of Minnesota Medical School, Minneapolis, MN, USA

简　介

正常的肾脏是机体动态平衡的前位哨。它们维持着机体"内环境"的稳定。正常肾脏功能包括平衡大量物质饮食摄入后的排泄，控制内源性和外源性的水、钠、钾、镁及微量元素的分布。正常肾脏维持酸碱平衡，参与糖代谢及外源性物质的代谢，包括合法和非合法的药物，以及有毒物质。此外，肾脏在骨矿物质正常代谢中起着重要的作用，部分通过调节钙、磷和镁的平衡，及生成和参与矿物质代谢相关的激素，细胞因子，及生长因子。肾脏调节容量状态，并参与正常血压的维持，部分通过生成和参与血管活性激素效应，以及水钠排泄的调节。

在过去的一个世纪，临床医师和肾脏生理学家一直在努力寻找一个有利于临床的整体的肾功能评估方法。自从 Homer Smith 首次提出 GFR 概念才达成了肾功能评估的临床共识。GFR 水平的急性和慢性变化，依赖于它们时间上和程度上的不同，常常预示着肾脏完成多种工作有关的特征性损害[1]。许多系统性疾病涉及肾脏，导致其功能变化，甚至可能导致严重后果。当 GFR 开始下降，使肾脏多种正常生理功能受损，有时候影响远端器官的功能或调节表面上看来不相干的程序。GFR 显著下降患者的护理，除了包括初级保健医师，还应包括特定领域专业医师的健康护理。

CKD 进展的特征常常是不可逆转的，从无症状，临床不显著或"开始"生化异常，到尿毒症，晚期出现神经系统紊乱，钾、钙、磷以及酸碱平衡失调，以及血压和血浆容量调节失控，这些最后甚至可能危及生命。尽管大部分 CKD 患者不会经历 GFR 的进行性下降，或 GFR 下降相对缓慢，CKD 进展的步伐常常受以下因素影响：血压平稳控制，饮食干预，RAAS 抑制剂应用，以及 AKI 可逆性因素的鉴别和治疗。在最近的几年里，慢性、进展性肾脏疾病常分为以下四期：肾储备功能丧失，肾功能不全，慢性肾衰竭，终末期肾病[2]。这种分类方法近来已被 CKD 分期所取代，该分期作为公共卫生上的一个模式转变，为初级医疗服务人员，肾脏专科医师及其他专科医师作出临床诊断提供便利。尽管如此，对于患者和医生或是其他医护人员，每一时期的 CKD 都会有不同的特征和临床问题，这些不同点是可以从患者的基础疾病史中预测到的。

CKD 概论

改善全球肾脏病预后组织(KDIGO)临床实践指南中，将 CKD 定义为"肾脏结构或功能异常>3 个月，对健康有影响"[3]。和其他慢性疾病一样，CKD 的并发症源于肾脏正常功能的紊乱，这些并发症包括其他器官系统的多种临床表现，如内分泌、心血管、神经、胃肠道、肌肉骨骼和血液系统疾病。肾脏生理和生化的异常是贯穿肾脏病始终，呈进行性发展且不可逆转的，深入了解这一异常是正确治疗 CKD 的前提。早先通过连续的肾功能异常，粗略估计患者肾脏病进展的方法，在 2012 年 KDIGO 指南中被更加严格地划分(图 5.1)。

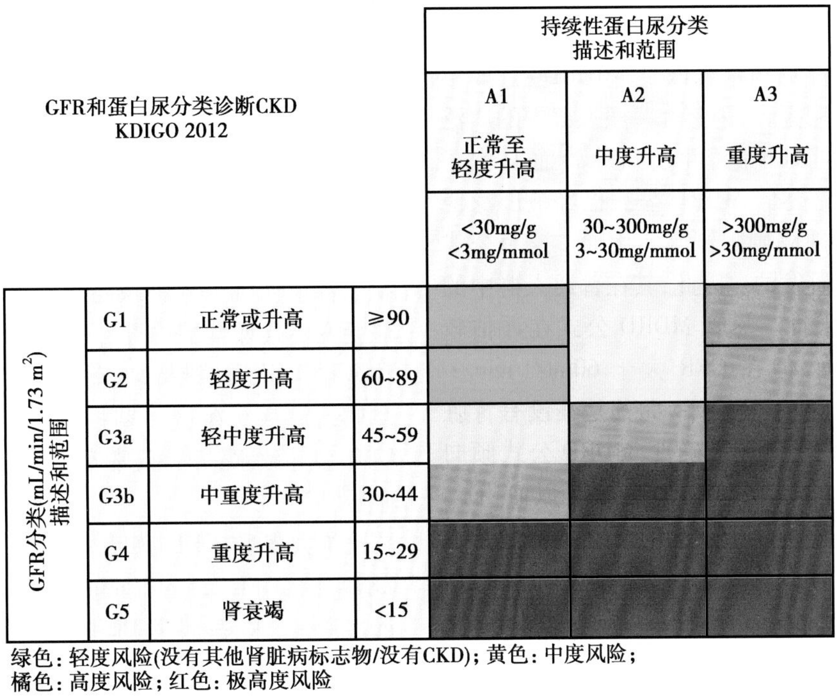

GFR和蛋白尿分类诊断CKD
KDIGO 2012
持续性蛋白尿分类
描述和范围
A1
正常至
轻度升高
<30mg/g
<3mg/mmol
A2
中度升高
30~300mg/g
3~30mg/mmol
A3
重度升高
>300mg/g
>30mg/mmol
GFR分类(mL/min/1.73 m2)
描述和范围
G1 正常或升高 ≥90
G2 轻度升高 60~89
G3a 轻中度升高 45~59
G3b 中重度升高 30~44
G4 重度升高 15~29
G5 肾衰竭 <15
绿色：轻度风险(没有其他肾脏病标志物/没有CKD)；黄色：中度风险；
橘色：高度风险；红色：极高度风险

图 5.1　通过 GFR 和蛋白尿分类诊断 CKD 分期。*From Reference 3 with permission from National Kidney Foundation, Inc.*

这个更新的分类系统完成了某些目标，特别是关于某些肾脏异常与 CKD 预后之间的关系。首先，新的分类系统扩展了 GFR 不同分层的不良预后的实际风险。这种分类方法为初级保健医生提供指导，确认高风险患者进行肾脏病专家转诊的时机和需要。其次，最新的分类方法不仅依据 GFR 将 CKD 严重性进行分层，并且将 CKD3 期又细分为两个亚组，3a[GFR45～59ml/(min·1.73m^2)]和 3b[GFR 30～44ml/(min·1.73m^2)]。这种再分类可以帮助医师确认哪些患者更有可能患有继发性甲状旁腺功能亢进及贫血这类 CKD3b 期的常见疾病。此外，新的分类方法指出不是所有的 CKD 都是相同的。相较于之前宽泛的分类方法，大部分患者属于 CKD 早期阶段，而 CKD 晚期患者的人数也更少。事实上，在美国 CKD3 期患者是增长最快的人群，强调了 CKD3 期准确分类的重要性。第三，这一体系在描述 CKD 预后时，不仅考虑到 GFR 的分类，也将蛋白尿纳入其中（见图 5.1）。在过去几年中，蛋白尿作为公认的 CVD，CKD 进展，AKI 及其死亡率的独立危险因素，在之前的 KDIGO 或是美国肾脏病与透析患者生存质量指导指南（KDOQI）的分类中并未提及。分期中将尿蛋白排泄量作为一个指标包含在内，承认了尿蛋白排泄量可以作为 CVD 及 CKD 进展的危险因素，并且对 CKD 预后做出了更加全面的预测。第四，新的分期方法要求列出 CKD 的病因，强调了系统性疾病及特定解剖学异常的存在[3]。

GFR 评估

由于 GFR 分类在新的 CKD 分期系统中变得越来越复杂，所以需要准确的估计 GFR 的方法。既往肌酐清除率作为 GFR 主要临床检测方法，是检测肾功能不全的首选指标。肌酐是估计 GFR 的一个实用选择，因为作为肌肉代谢的正常产物，每天生成的肌酐量相对恒定，可自由通过肾小球滤过进入血浆，很少有肌酐会在肾小管运输中被分泌或重吸收。由于日常生成的绝大多数肌酐每天都是经尿液排泄，血中[Cr]浓度会随着 GFR 的降低而升高。其他变量保持不变时，GFR 每降低 50%，血[Cr]浓度相应增长 1 倍。假如肌酐是这样一个理想指标，那么估计 GFR 应该会更加简便，但遗憾的是血[Cr]不是一个完美的滤过指标。肌酐经肾脏分泌及过滤，其生成速率取决于患者的饮食和肌肉。随着年龄增长或肌肉萎缩，肌酐大量生成，且经尿排泄量降低，后者常见于晚期肾脏病或是全身性疾病。将血[Cr]浓度作为 CKD 的评估指标所造成的最严重错误就是过分高估了低体重或肌肉量人群的肾脏功能，特别是老年妇女。甲氧苄啶和西咪替丁阻碍肌酐在肾小管的分泌，降低肌酐清除率，升高血

[Cr]而不影响 GFR[4,5]。

某些 GFR 的估算方程已经被开发出来,通过血[Cr]来估计 GRF。肾脏病饮食改良(MDRD)公式早在21世纪初开始使用至今,因其在一般人群中的广泛适用性,适用于不同的年龄、性别和种族而取代了 Cockcroft-Gault 公式。尽管 MDRD 公式已经被广泛使用,但其存在的某些缺陷则限制其实用性。这个公式是专门为 CKD 患者研发的。因此,其在普通人群中的使用存在固有的局限性。尽管 MDRD 公式在评估较低 GFR 时相对准确,但在 GFR 大于 60ml/(min · 1.73m^2)时它则会低估 GFR 水平,尤其是在没有肾脏病的人群中。由于缺乏上述准确性,MDRD 公式倾向于过度诊断 CKD3 期。鉴于 MDRD 公式是以血[Cr]为基础的,在年龄和体重处于极端的患者以及营养不良患者同样缺乏准确性[6]。

慢性肾脏病流行病学合作研究方程(CKD-EPI)发表于 2009 年[7]。目前已经出现了该方程的几个替代方程,使用血[Cr]或血清胱抑素 C 浓度两者之一或是两者同时应用。类似 MDRD 公式,CKD-EPI 公式也考虑到年龄、性别和种族,但是以血[Cys]为基础的方程具有不受肌肉质量影响的优点,而基于血[Cr]的 MDRD 和 CKD-EPI 方程则不具备这一优点。胱抑素 C 因具有几个特性而成为 GFR 的一个标志物。[Cys]由所有的有核细胞生成,可自由通过肾小球滤过,并由肾小管重吸收。糖尿病、肥胖和炎症都与血清胱抑素 C 水平升高有关。CKD-EPI 与 MDRD 公式相比,当 GFR 大于 60ml/(min · 1.73m^2)时,CKD-EPI 公式比 MDRD 更为准确,而且 CKD-EPI 公式不像 MDRD 公式,将患者错误归类为 CKD3 期的可能性更小。当血[Cr]与血[Cys]联合使用时,CKD-EPI 方程变得更为准确,特别是在肌酐清除率大于 45ml/(min · 1.73m^2),肌肉含量低,极端年龄的患者中[7-10]。

准确估计 GFR 对于识别处于 CKD 进展和并发症的高危患者来说很重要,特别是大多数 CKD 患者是没有症状的。因此,尽管美国医师学院和美国预防服务工作组不建议进行 CKD 筛查[13-15],某些组织仍提出需要在高危人群中进行 CKD 筛查,如糖尿病和高血压患者[11,12]。虽然没有随机对照试验表明 CKD 筛查的好处,但是 CKD 的缓慢发展性质表明筛查试验将花费数年时间,大部分参与者将从中获益。此外,在病程早期出现的生化、内分泌和血液学的异常强调了筛选及鉴定和治疗这些早期并发症的必要性。在 CKD 病程早期(1 期和 2 期),升高的血[Cr]和血尿素氮以及蛋白尿,都可以通过检测发现。在 CKD3 期(GFR 30 ~ 59ml/(min · 1.73m^2)),由于甲状旁腺激素(PTH)和血压的升高,1,25 二羟维生素 D(骨化三醇)的缺乏往往变得明显。促红细胞生成素缺乏往往发生在 CKD 3b 期,表现为正常红细胞性贫血[1,3,4,16]。

在 CKD4 期[GFR 15 ~ 29ml/(min · 1.73m^2)],这些异常会变得更加显著,而且心血管事件、住院和死亡的发生风险会明显增加。由于含氮废物的潴留、继发于肾小管质子分泌缺陷以及营养不良,CKD4 期往往会发生代谢性酸中毒[3,16,17]。由于 GFR、肾小管反应和激素作用无法维持动态平衡,患者常患有高磷血症及低钙血症。在这一期控制血压会具有挑战性,低 GFR 会导致水钠潴留,常常需要强效袢利尿剂来控制血压[16,18]。

绝大多数 CKD 患者并不表现为尿毒症,进入 CKD5 期[GFR<15ml/(min · 1.73m^2)],代谢产物、尿毒症毒素、水、酸性物质和电解质开始在体内滞留。在此期,尿毒症的发病是各不相同的,甚至在肾功能的最低水平,不同患者的症状表现不同。尿毒症患者出现多器官功能障碍,表现为恶心、呕吐、体重减轻、皮肤瘙痒症,与浆膜炎相同的主诉,如胸痛、全身乏力、睡眠障碍、精神疲乏以及注意力无法集中。在体格检查方面,典型的神经系统症状包括震颤、阵挛和认知障碍。出现容量超负荷或心包疾病的症状。在进入晚期 CKD 之前,钾代谢常常是充分代偿的[19,20]。尿毒症及难治的水电解质酸碱平衡紊乱的治疗通常需要实施肾脏替代治疗(RRT)或是使用透析治疗中的某一种透析方式,或是进行肾脏移植治疗(表 5.1)。

表 5.1 开始 ESRD 治疗指征

尿毒症症状
高钾血症内科治疗效果不佳
代谢性酸中毒内科治疗效果不佳
充血性心力衰竭
不可控制高血压
心包炎
神经病变
脑病
尿毒症凝血功能障碍

Modified and used with permission of the editor and publisher, Primer on Kidney Diseases, 5th Edition. 2009. San Diego, Academic Press.

诊断依据

鉴别 CKD 的病因已被列入最新的 KDIGO 指南[3]。由于异常的基因位点往往影响预后及治疗,因此鉴别是否存在糖尿病、高血压、自身免疫疾病、人类免疫缺陷病毒感染，以及是否存在肾小球、肾小管间质、血管、囊性或先天性异常对于确定CKD的病因十分重要。出现肾病综合征(尿蛋白排泄大于3g/24h)意味着存在炎性或非炎性肾小球疾病，并可能导致下列疾病如糖尿病(美国ESRD最常见的病因)和较不常见的系统性红斑狼疮、异常蛋白血症、病毒感染，或罕见的恶性肿瘤或药物诱导的疾病。有些肾病综合征患者患有原发性肾脏疾病，如膜性肾病、局限性节段性肾小球硬化和微小病变[21]。

畸形红细胞或红细胞管型、高血压、水肿、非肾综性蛋白尿及GFR降低都表明存在炎症性肾小球肾炎，如IgA肾病、狼疮肾炎、冷球蛋白血症、纤维性肾小球肾炎或免疫性肾小球肾炎。另外，尿蛋白排泄率小于3g/24h的CKD患者通常患有高血压性肾硬化(美国ESRD的第二大常见病因)、肾血管疾病、慢性间质性肾炎或止痛剂肾病变[3]。大部分患者需行经皮肾穿刺活检以明确诊断。

肾脏超声检查是诊断CKD的重要手段，它可以快速检测到肾皮质回声增加，这往往意味着存在间质纤维化。超声检查是无创且相对廉价的，并且可以检测自身原有肾脏及移植肾脏的大小、有无肾积水、囊肿、包块、结石和血管异常[22,23]。

CKD治疗

虽然预防CKD是主要目标，但很难实现，肾科医师更注重那些已患有CKD的患者。CKD处理分为两种：防治CKD进展和治疗CKD并发症(表5.2和表5.3)。

表5.2　CKD并发症

水电解质酸碱平衡紊乱
容量超负荷
血容量不足
低钠血症
高钠血症
高钾血症
低钾血症
低钙血症
高磷血症
高镁血症
代谢性酸中毒
代谢性碱中毒

Modified and used with permission of the editor and publisher, Primer on Kidney Diseases, 5th Edition. 2009. San Diego, Academic Press.

表5.3　肾功能不全的器官系统功能和代谢紊乱

高血压
肾性骨营养不良
肾性贫血
脂代谢紊乱
尿毒症性凝血功能障碍
尿毒症性心包炎
胃肠道功能紊乱
尿毒症性神经病变和脑病
尿毒症性睡眠障碍
性功能障碍
心理障碍
免疫系统紊乱
皮肤病学并发症

Modified and used with permission of the editor and publisher, Primer on Kidney Diseases, 5th Edition. 2009. San Diego, Academic Press.

减缓CKD进展的第一个指导原则如拉丁短语"*primum non nocere*"，即"首先，不造成伤害"。首要的是避免使用加重肾脏功能损伤的治疗、药物和方法。CKD患者，尤其是先前存在CKD是AKI的主要危险因素时，应避免使用氨基糖苷类抗生素、非甾体消炎药及其他肾毒性药物。此外，放射性碘治疗也可引起肾功能急剧恶化，有时需要暂时或永久的透析治疗。当上述措施不可避免时，可通过早期识别肾损伤、应用等渗盐水或是碳酸氢钠溶液扩容水化，或应用低渗对比剂及使用N-乙酰半胱氨酸，尽可能减少预期肾损伤，尽管这些仍存在争议性[24,25]。

减缓CKD进展的第二个重要原则是及时识别和治疗AKI的可逆病因。AKI是一个公认的CKD进展的危险因素，有8～9倍的风险发展成为CKD[26]。AKI肾损伤的程度可以被用来预测患者是否发展成为CKD的可能性[3,26,27]。

某些其他因素可能会反过来加重CKD患者的肾功能损害(表5.4)。CKD患者血容量不足时更容易发生AKI，由于其调节血容量不足所导致的肾血流量改变能力下降。CKD患者的肾小管对容量压力的反应具有GFR-依赖性，其应对浓缩和稀释功能、钠离子处理能力比正常人范围更窄[28,29]。在应激或疾病情况下，尿浓缩功能下降可能会导致过多的液体丢失。充血性心脏病和肾脏疾病患者由于心功能的恶化可导致肾血流量降低。在心输出量下降时，局部肾动脉前列素产生在维持GFR起了重要作用，这与NSAID类药物的作用相反。改善心脏血流动力学的治疗方法可反过来改善肾功能。在肾病综合征和肝硬化患者中的肾功能也依赖于肾前列腺素的生成，从而改善这些患者的容量状态以维持肾脏血流动力学[3,21]。

表5.4 加重肾功能损害的因素

血容量不足
感染
静脉应用放射性造影剂
肾毒性药物和毒物
非甾体类消炎药
顽固性高血压
低血压
ACEIs 和 ARBs 类药物
肾血管疾病
尿路梗阻

Modified and used with permission from K/DOQI Clinical Practice Guidelines for Chronic Kidney Disease: Evaluation, Classification, and Stratification. Am J Kidney Dis. 2002 Feb; 39(2 Suppl 1): S1-266.

尿路梗阻(UTO)是引起 GFR 下降的另一个重要原因。在 CKD 患者中单侧或双侧 UTO,由于剧烈的血管收缩,常常导致肾功能的急剧恶化,从而导致 GFR 下降[30]。病史中的一些发现往往会提示 UTO 的存在(比如有前列腺疾病史或是排尿困难,或是某些妇科恶性肿瘤的症状),或者是体格检查(如辨别耻骨弓上的团块或浊音区)。UTO 在超声或计算机断层扫描(CT)检查中往往表现为肾积水,但肾脏淋巴瘤或腹膜后纤维化导致的梗阻可能与肾积水无关[22,23]。

肾动脉疾病可以加速 CKD 的进展。以下情况患者需考虑这一诊断:动脉粥样硬化性血管疾病、突发恶性高血压(特别是在这之前血压控制良好)、使用 RAAS 抑制剂治疗后肾功能突然降低、肾脏大小发生非对称性改变和(或)左心室功能正常的急性肺水肿。CT 及磁共振成像有助于明确肾血管疾病。他汀类药物治疗、RASS 阻断、抗血小板聚集治疗及肾动脉支架置入是肾动脉疾病的基本治疗方法[31,32]。值得注意的是,对于有肾血管疾病、难治性高收缩期高血压或 CKD 的患者来说,放置肾动脉支架与内科治疗相结合,同单独的内科治疗相比,对心血管及肾脏终点上没有益处[33]。这一发现与其他研究一样,都未能发现肾动脉支架对于肾功能的益处[34,35]。

具体的治疗建议

药物剂量的调整

CKD 的治疗需要了解 CKD 患者的发病原因、疾病严重程度、合并症、CKD 并发症及 CVD 危险因素管理之间复杂的相互作用[36]。每一个问题的及时识别和管理有助于制定 CKD 管理的个性化临床治疗方案(表5.5)。由于受损的肾脏功能可改变许多药物的药代动力学,临床治疗方案需要包括调整药物剂量。许多 CKD 患者需要减少某些药物剂量或是延长给药间期。需要监测治疗药物浓度以评估药效和药物毒性。在 CKD 患者中,某些药物生物利用度增加及代谢减弱与死亡率上升有关,有些药物在禁用于进展期 CKD 患者[37]。

表5.5 慢性肾脏病分期:临床治疗方案

分期	描述	GFR [ml/(min·1.73m^2)]	作用*
1	肾脏损伤,GFR 正常或轻度升高	≥90	诊断和治疗,治疗合并症,减缓进展,减少心血管风险
2	肾脏损伤,GFR 轻度下降	60~89	评估进展
3	GFR 中度下降	30~59	评估和治疗并发症
4	GFR 重度下降	15~29	准备肾脏替代治疗
5	肾衰竭	<15(或透析)	肾脏替代治疗(尿毒症期)

Reprinted from K/DOQI Clinical Practice Guidelines for Chronic Kidney Disease: Evaluation, Classification, and Stratification. Am J Kidney Dis. 2002 Feb; 39(2 Suppl 1): S1-266. Chronic kidney disease is defined as either kidney damage or GFR<60mL/min/1.73m^2 for ≥3months. Kidney damage is defined as pathologic abnormalities or markers of damage, including abnormalities in blood or urine tests or imaging studies. Abbreviations: CVD: cardiovascular disease.

** Includes action from preceding stages.*

高血压的管理

不管 CKD 的病因如何,严格控制血压一直被认为可以延缓 CKD 进展[36]。高血压未得到控制的 CKD 患者(收缩压高于 150mmHg)患 ESRD 的几率是那些收缩压低于 130mmHg 患者的 10 倍[38]。降低的肾血流量与血管收缩、肾细胞缺血或高血压剪切力有关,并且激素、生长因子、细胞因子的活化也可能是导致肾脏病或肾脏纤维化的重要介质[39]。国际联合委员会(JNC)

关于成人高血压病治疗指南的既往报道指出，CKD 患者的目标血压要低于 130/80mmHg[40]。然而，这一建议基于一个很小的证据，这一证据主要由不确定的实验结果组成[41]。

最近的证据提供了一个更加具体的框架，临床医生可以依据这个框架治疗 CKD 患者的高血压。非洲裔美国人肾脏病和高血压的 RCT 研究（AASK）显示，在患者尿蛋白处于高水平的情况下（尿蛋白肌酐比值 >0.22），控制血压低于 130/80mmHg 可以降低 CKD 进展的风险[42,43]。但是，在 MDRD，AASK 和 REIN-2 试验中，将所有参与研究患者不同水平的蛋白尿进行综合分析，发现血压控制在 130/80mmHg 以下与控制在 140/90mmHg 以下相比并不能进一步减缓 CKD 进展[41]。依据这些实验数据，2013 年发布的 JNC8 指南中推荐 CKD 患者控制血压低于 140/90mmHg[44]。值得注意的是，将蛋白尿患者血压控制在 130/80mmHg 以下的益处，是通过一个亚组事后分析得出的[44]。这些有关高血压治疗的建议与 KDIGO（改善全球肾脏病预后组织）高血压工作小组所推荐的相一致[45]。

CKD 患者降压治疗的方案应包括 ACEI 或 ARB 类药物，除非有特殊应用禁忌证。这些药物已在大量研究中被证实可以延缓肾脏病的进展、减少尿蛋白排泄，现已被推荐使用于所有 CKD 患者，不论种族及糖尿病状况[44-48]。ACEI 和 ARB 类药物抗蛋白尿与其对系统血压的影响是相互独立的[42,43,46-48]。

据推测，在 CKD 患者，特别是蛋白尿 CKD 患者中联合使用 ACEI 和 ARB 类药物，可增加肾脏保护作用并减少心血管事件的发生。大部分对双重疗法的热衷源于 COOPERATE 研究，这项研究后来被取消了[49]。正在进行的替米沙坦单独和与雷米普利联合使用实验（ONTARGET），伴有靶器官损害的动脉粥样硬化或糖尿病患者，随机接受 ACEI 类药物雷米普利，ARB 类药物替米沙坦，或是两者联合使用[50]。两者联合使用会导致肾透析结局发生率增高，血［Cr］和死亡率增长一倍。

在另一项研究中，在伴有 CKD 或 CVD 的 2 型糖尿病患者中，将肾素直接抑制剂阿利吉仑与 ACEI 或 ARB 联合使用时，与使用单独疗法的患者相比，心血管或是肾脏功能并没有改善[51]。在联合治疗组高血压和高钾血症的发病率会更高。Fried 和他的同事们通过研究退伍军人中糖尿病肾病患者来评估 ACEI/ARB 的联合使用效果，却发现相比于单独使用氯沙坦，联合疗法对于心血管及肾脏来说并无益处[52]。然而，联合治疗组患高血压和 AKI 的风险增加，进一步说明 ACEI/ARB 联合疗法不应该推荐给 CKD 患者[44,52]。

对于 CKD 患者来说，利尿剂是可以有效地降低血压，特别是对于那些存在容量超负荷的患者。一般情况下，它们仍被推荐为一线降压药物，但是它们在 CKD4 期的功效是有限的。证据显示其在 CKD 晚期仍具有功效，在 CKD4 期噻嗪类利尿剂可导致负钠平衡和体重减轻。然而，由于袢利尿剂在大部分 CKD 患者中可产生剂量依赖性的利尿，因此在 CKD 晚期，袢利尿剂仍是推荐治疗药物[18,53,54]。

钙通道阻滞剂（CCBs）通常用于治疗高血压，它们减少蛋白尿的效用是目前研究的热点。特别是肾脏病患者使用非二氢吡啶钙通道阻滞剂，如硫氮酮，可以降低尿蛋白排泄率。另一方面，只有有限证据建议二氢吡啶类 CCBs 在 CKD 患者中作为一线药物或是单独用药[44]。在 ACCOMPLISH 实验中，将 CCB（氨氯地平）与 ACEI（贝那普利）联合使用与贝那普利与氢氯噻嗪联合使用相比较，由于与 ACEI/氢氯噻嗪组相比，ACEI/CCB 组明显有益于心血管，该实验被提前终止[56]。此外，在肾预后随访研究中，贝那普利/氢氯噻嗪组的患者 CKD 进展更快，且 ESRD 的发生率更高[57]。

心血管疾病

CKD 与 CVD 具有独立相关性，且增加心血管疾病的死亡率。CKD4 期患者发生冠心病的几率是那些保留肾功能患者的四倍[58,59]。在这个以人口为基础的研究中，CKD1 期和 2 期患者发生心血管疾病的风险大于 CKD3 期患者，可能与蛋白尿有关。一系列的证据表明蛋白尿可增加 CVD 风险，因此蛋白尿也被列入新的 KDIGO 指南中[60-63]。此外，CKD 患者蛋白尿改善也与 CVD 风险下降有关[64]。CKD 患者往往具有许多传统的 CVD 危险因素，同时他们也有一些非传统的危险因素，如炎症、贫血、氧化应激、内皮功能障碍、交感神经兴奋性增高、不正常的钙磷代谢和同型半胱氨酸血症，所有这些都有可能增加患 CVD 的风险[59,65]。优化容量状态、控制血压及针对 CVD 非传统危险因素进行治疗，可能会降低 CKD 患者 CVD 风险。

他汀类药物已被广泛用于降低 CKD 患者 CVD 的风险。在两个荟萃分析中，他汀类药物可以降低所有病因及心血管疾病的死亡率、CKD 非透析患者心血管事件的发生率，但是在透析患者中这个益处并不明显[66-69]。在 SHARP 试验中，6274 例非透析患者随机给予辛伐他汀+依折麦布与安慰剂。在平均随访 4.9 年后发现动脉粥样硬化事件明显减少，尽管对于 CKD 进展没有影响[70]。基于这项研究，建议 CKD 患者使用他汀类药物治疗及降低 LDL 以减少心血管疾病的风险。

其他治疗

饮食蛋白限制在 CKD 应用已久，且被推荐用于延缓 CKD 进展，但是此依据仍存在争议[31]。已经有一些系统性综述及荟萃分析评估饮食蛋白限制的作用，通过一些早期临床实验显示可延缓 CKD 进展[71,72]。然而，这些结果与 MDRD 研究发现相反。早在 20 多年前的 MDRD 研究显示，CKD 中期（eGFR 25 ~ 55ml/(min·1.73m^2)）患者相较于正常的低蛋白饮食[1.3 ~ 0.58g/(kg·d)]及晚期 CKD[eGFR13 ~ 24ml/(min·1.73m^2)]患者更低的低蛋白饮食[0.58 ~ 0.28g/(kg·d)]，这两组在延缓 CKD 进展上都没有益处[73]。此外，这项研究的长期随访研究发现，在随访期间极低蛋白质饮食的患者有两倍的死亡率，这可能与患者一旦进入 ESRD 阶段即发生营养不良有关。低蛋白饮食的 CKD 患者须严格监控营养摄入量[74]。高蛋白饮食，每天超过 1.3g/kg，可能会增加 CKD 患者心血管事件的发生率，因此应当避免高蛋白饮食[75]。

最近的研究探讨了尿酸水平升高与肾脏和心血管事件的关系。有人认为高尿酸血症是 CVD 的独立危险因素，这种关联在晚期 CKD 患者中更加密切[76-78]。然而，根据最近的研究显示，当用别嘌呤醇治疗高尿酸血症时，对于左室射血分数和内皮功能只有微小的改善，没有足够的证据来支持或驳倒使用降低尿酸的药物治疗高尿酸血症 CKD 患者[3,76-79]。

代谢性酸中毒是 CKD 患者的一个重要并发症及治疗指征。代谢性酸中毒是由于低 GFR 引起肾脏氨生成受损和肾脏氢离子排泄减少，随着 CKD 进展导致代谢产物堆积而产生[80,81]。代谢性酸中毒可以导致心肌功能抑制、心律失常、胰岛素抵抗、过度换气、肌无力、炎症和骨骼疾病。前瞻性研究显示口服碱治疗代谢性酸中毒可延缓 CKD 进展[82,83]。KDIGO 推荐 CKD 患者在血清碳酸盐浓度<22mmol/L 时，应用碳酸氢盐治疗代谢性酸中毒[3]。

CKD 患者维生素 D 代谢受损，主要是由于在肾脏中 25-羟基维生素 D_3 转化为 1,25-二羟基维生素 D_3 的转化率降低[84,85]。补充维生素 D 可以抑制蛋白尿[86]。De Zeeuw 研究组在 VITAL 研究中发现，在 CKD 合并有 2 型糖尿病的患者中，与安慰剂相比，大剂量补充帕立骨化醇与患者蛋白尿明显降低有关，但是没有显著延缓 CKD 进展[87]。随着越来越多的信息都在关注成纤维细胞生长因子-23（FGF-23）和血磷水平，以及它们与 CKD 进展和死亡率之间的相互关系，给保留残存肾功能的病患补充维生素 D 的作用变得更加清楚[88]。

随着 CKD 的进展，磷代谢紊乱更加显著，甚至在血磷酸盐水平开始升高之前[89]。尽管在 CKD3a 期或 3a 期以后会出现明显高磷血症，早在 CKD2 期由于肾小管磷酸盐重吸收下降，导致甲状旁腺激素水平及 FGF-23 升高[89-91]。这些代谢并发症，尤其是高磷血症，已在多个研究中被证明是 CKD 发展为 ESRD 的独立危险因素[94,95]。限制磷酸盐使其维持在正常范围内已被推荐了好几年，最近被 KDIGO 提及[3,96,97]。降低血磷水平包括 PTH 水平、钙磷乘积和 FGF-23 水平等替代生化结果的益处支持磷酸盐结合剂应广泛用于 CKD 患者[98-100]。磷酸盐结合剂广泛应用于 CKD3 期至 5 期患者，是依据替代生化结果（如 PTH 水平、钙磷乘积和 FGF-23 水平）的控制可改善高风险人群的不良后果。遗憾的是，当将心血管事件和死亡率考虑在内，目前缺乏足够证据支持 CKD 患者应用含钙或不含钙的磷结合剂，尽管降低血磷是控制继发性甲状旁腺功能亢进症的第一步也是重要的一步[100-103]。

贫血是 CKD 的常见并发症，在 GFR 为 44ml/(min·1.73m^2)情况下具有 90% 的敏感度[91]。晚期 CKD 贫血的患病率增加，与住院、死亡率和 CKD 进展具有独立相关性[104-107]。基于这些结果，最新的 KDIGO 指南建议随着 CKD 严重程度增加检测血红蛋白浓度频率也应相应增加。此外，CKD 患者缺铁性贫血，在使用促红细胞生成素（ESA）之前应补充铁剂[108]。既往研究推测，ESA 应用既可以纠正贫血，还可以延缓 CKD 进展。然而，TREAT 试验显示，在随机接受达衣泊汀或安慰剂，以达到目标血红蛋白浓度 13g/dl 的患者中，CKD 进展并无不同[109]。CREATE 和 CHOIR 试验表明，使用 ESAs 治疗贫血，使血红蛋白浓度高于 13 ~ 13.5g/dl 与那些更低血红蛋白浓度的相比，CKD 的进展速度更快[110,111]。基于这些试验结果，KDIGO 指南建议血红蛋白高于 11.5g/dl 的 CKD 患者不应用 ESAs 治疗[108]。

CKD 护理

CKD 患者的医疗护理方式也影响着他们的最终健康转归。比如说，多学科的 CKD 方案（CKD 诊所）包括患者对 CKD 指南依从性更佳、透析起始更多应用内瘘、更多起始通过门诊透析（与起始紧急住院患者相比）。同时，一旦患者需要透析，早期转诊至肾脏病专科可以更好帮助患者改善预后。当 eGFR 小于

$30ml/(min \cdot 1.73m^2)$，同时尿微量白蛋白肌酐比值大于300mg/g时，KDIGO组织建议转诊至肾脏病专科，在某些特定情况下可以在更早进行转诊。早期转诊有很多有利影响，包括降低死亡率、减少住院天数并提高瘘管和移植的应用，而避免应用导管进行透析。

结 语

对CKD进行定义与分期有助于采用系统化方法对CKD治疗进行管理。不同时期CKD面对患者和提供者不同的问题及临床问题，常常可从每个CKD阶段的自然病程中进行预测。恰当的CKD治疗需要理解生理及生化的异常，这些异常贯穿肾脏病始终，通常是不断进展且不可逆的。CKD的分类与分期在过去的十年中对临床护理有很大的影响。不同时期CKD主要生化异常是可以预测的。CKD分期治疗可避免进一步的肾脏损伤、调节和监测药物、延缓CKD进展且治疗不同时期出现的并发症。

延缓CKD进展的治疗包括控制血压低于140/90mmHg，首选ACEI和ARB类药物，但两者不能联合使用，这是控制CKD患者高血压的基石。由于严重的心血管并发症几乎是普遍存在的，因此减少心血管的危险因素，是CKD患者的治疗中的一个重要组成部分。指南适用于指导治疗贫血和高磷血症。其他的疗法在CKD中同样重要，但是缺乏改善CKD患者预后的推荐治疗。迫切需要设计良好的随机对照试验来解决这些CKD患者的问题，指导如何治疗CKD并发症。目前CKD患者的护理必须个体化，RCTs在这类人群已取得成功。

（汤锦花 译，庄守纲 校）

参考文献

1. Levin A, Bakris GL, Molitch M, Smulders M, Tian J, Williams LA, et al. Prevalence of abnormal serum vitamin D, PTH, calcium, and phosphorus in patients with chronic kidney disease: results of the study to evaluate early kidney disease. *Kidney Int* 2007;**1**(1):31–8.
2. Masterson TM, Kimmel PL. Management of chronic renal failure. *Medicine (Oxon)* 1999;**27**(6):33–7.
3. Kidney Disease Improving Global Outcomes (KDIGO) CKD Work Group. KDIGO 2012 clinical practice guideline for the evaluation and management of chronic kidney disease. *Kidney Int Suppl* 2013;**3**:1–150.
4. Coresh J, Selvin E, Stevens LA, Manzi J, Kusek JW, Eggers P, et al. Prevalence of chronic kidney disease in the United States. *JAMA* 2007;**298**(17):2038–47.
5. Coresh J, Toto RD, Kirk KA, Whelton PK, Massry S, Jones C, et al. Creatinine clearance as a measure of GFR in screens for the African-American study of kidney disease and hypertension pilot study. *Am J Kidney Dis* 1998;**32**(1):32–42.
6. Levey AS, Coresh J, Greene T, Marsh J, Stevens LA, Kusek JW, et al. Expressing the Modification of Diet in Renal Disease Study equation for estimating glomerular filtration rate with standardized serum creatinine values. *Clin Chem* 2007;**53**(4):766–72.
7. Matsushita K, Mahmoodi BK, Woodward M, Emberson JR, Jafar TH, Jee SH, et al. Chronic Kidney Disease Prognosis Consortium: Comparison of risk prediction using the CKD-EPI equation and the MDRD study equation for estimated glomerular filtration rate. *JAMA* 2012;**307**(18):1941–51.
8. Earley A, Miskulin D, Lamb EJ, Levey AS, Uhlig K. Estimating equations for glomerular filtration rate in the era of creatinine standardization: a systematic review. *Ann Intern Med* 2012;**156**(11):785–95.
9. Stevens LA, Schmid CH, Greene T, Li L, Beck GJ, Joffe MM, et al. Factors other than glomerular filtration rate affect serum cystatin C levels. *Kidney Int* 2009;**75**(6):652–60.
10. Inker LA, Schmid CH, Tighiouart H, Eckfeldt JH, Feldman HI, Greene T, et al. CKD-EPI Investigators: Estimating glomerular filtration rate from serum creatinine and cystatin C. *N Engl J Med* 2012;**367**(1):20–9.
11. de Boer IH, Olan GA, Patel UD, American Society of Nephrology Chronic Kidney Disease Advisory Group. Screening for chronic kidney disease. *Ann Intern Med* 2013;**158**(5 Pt 1):362–3.
12. KDOQI. KDOQI clinical practice guidelines and clinical practice recommendations for diabetes and chronic kidney disease. *Am J Kidney Dis* 2007;**49**(2 Suppl 2):S12–154.
13. Qaseem A, Hopkins RH, Sweet DE, Starkey M, Shekelle P. Screening, monitoring, and treatment of stage 1 to 3 chronic kidney disease: a clinical practice guideline from the Clinical Guidelines Committee of the American College of Physicians. *Ann Intern Med* 2013;**159**(12):835–47.
14. Moyer VA. U.S. preventive services task force. Screening for chronic kidney disease: U.S. preventive services task force recommendation statement. *Ann Intern Med* 2012;**157**(8):567–70.
15. Fink HA, Ishani A, Taylor BC, Greer NL, MacDonald R, Rossini D, et al. Screening for, monitoring, and treatment of chronic kidney disease stages 1 to 3: a systematic review for the U.S. preventive services task force and for an American College of Physicians Clinical Practice Guideline. *Ann Intern Med* 2012;**156**(8):570–81.
16. Drawz PE, Babineau DC, Rahman M. Metabolic complications in elderly adults with chronic kidney disease. *J Am Geriatr Soc* 2012;**60**(2):310–5.
17. United States Renal Data System. *USRDS annual data report: atlas of chronic kidney disease and end-stage renal disease in the United States*. Bethesda, MD, National Institutes of Health, National Institute of Diabetes and Digestive and Kidney Diseases. 2013.
18. Agarwal R, Sinha AD. Thiazide diuretics in advanced chronic kidney disease. *J Am Soc Hypertens* 2012;**6**(5):299–308.
19. Einhorn LM, Zhan M, Hsu VD, Walker LD, Moen MF, Seliger SL, et al. The frequency of hyperkalemia and its significance in chronic kidney disease. *Arch Intern Med* 2009;**169**(12):1156–62.
20. Weinberg JM, Appel LJ, Bakris G, Gassman JJ, Greene T, Kendrick CA. Risk of hyperkalemia in nondiabetic patients with chronic kidney disease receiving antihypertensive therapy. *Arch Intern Med* 2009;**169**(17):1587–94.
21. Orth SR, Ritz E. The nephrotic syndrome. *N Engl J Med* 1998;**338**(17):1202–11.
22. Gosmanova EO, Wu S, O'Neill WC. Application of ultrasound in nephrology practice. *Adv Chronic Kidney Dis* 2009;**16**(5):396–404.
23. Khati NJ, Hill MC, Kimmel PL. The role of ultrasound in renal insufficiency: the essentials. *Ultrasound Q* 2005;**21**(4):227–44.
24. Barrett BJ, Parfrey PS. Clinical practice. Preventing nephropathy induced by contrast medium. *N Engl J Med* 2006;**354**(4):379–86.
25. Weisbord SD, Gallagher M, Kaufman J, Cass A, Parikh CR, Chertow GM, et al. Prevention of contrast-induced AKI: a review of published trials and the design of the prevention of serious adverse events following angiography (PRESERVE) trial. *Clin J Am Soc Nephrol* 2013;**8**(9):1618–31.
26. Coca SG, Singanamala S, Parikh CR. Chronic kidney disease after acute kidney injury: a systematic review and meta-analysis. *Kidney Int* 2012;**81**(5):442–8.
27. Chawla LS, Amdur RL, Amodeo S, Kimmel PL, Palant CE. The severity of acute kidney injury predicts progression to chronic

kidney disease. *Kidney Int* 2011;**79**(12):1361–9.
28. Esposito C, Dal Canton A. Functional changes in the aging kidney. *J Nephrol* 2010;**23**(Suppl. 15):S41–5.
29. Gottschalk CW. Function of the chronically diseased kidney. The adaptive nephron. *Circ Res* 1971;**5**(Suppl. 2):1–13.
30. Klahr S, et al. Effects of obstruction on renal functions. *Pediatr Nephrol* 1988;**2**(1):34–42.
31. Conlon PJ, O'Riordan E, Kalra PA. New insights into the epidemiologic and clinical manifestations of atherosclerotic renovascular disease. *Am J Kidney Dis* 2000;**35**(4):573–87.
32. Textor SC, Misra S, Oderich GS. Percutaneous revascularization for ischemic nephropathy: the past, present, and future. *Kidney Int* 2013;**83**(1):28–40.
33. Cooper CJ, Murphy TP, Cutlip DE, Jamerson K, Henrich W, Reid DM, et al. CORAL Investigators. Stenting and medical therapy for atherosclerotic renal-artery stenosis. *N Engl J Med* 2014;**370**(1):13–22.
34. ASTRAL Investigators Wheatley K, Ives N, Gray R, Kalra PA, Moss JG, et al. Revascularization versus medical therapy for renal-artery stenosis. *N Engl J Med* 2009;**361**(20):1953–62.
35. Bax L, Woittiez AJ, Kouwenberg HJ, Mali WP, Buskens E, Beek FJ, et al. Stent placement in patients with atherosclerotic renal artery stenosis and impaired renal function: a randomized trial. *Ann Intern Med* 2009;**150**(12):840–8, W150–1.
36. Eknoyan G, Levin NW. K/DOQI clinical practice guidelines for chronic kidney disease: evaluation, classification, and stratification. *Am J Kidney Dis* 2002;**39**(2 Suppl 1):S1–266.
37. Breton G, Froissart M, Janus N, Launay-Vacher V, Berr C, Tzourio C, et al. Inappropriate drug use and mortality in community dwelling elderly with impaired kidney function—the Three-City population-based study. *Nephrol Dial Transplant* 2011;**26**(9):2852–9.
38. Agarwal R. Blood pressure components and the risk for end-stage renal disease and death in chronic kidney disease. *Clin J Am Soc Nephrol* 2009;**4**(4):830–7.
39. Grabias BM, Konstantopoulos K. The Physical Basis of Renal Fibrosis: Effects of Altered Hydrodynamic Forces on Kidney Homeostasis. *Am J Physiol Renal Physiol* 2014;**306**(5):F473–85.
40. Chobanian AV, et al. The Seventh Report of the Joint National Committee on Prevention, Detection, Evaluation, and Treatment of High Blood Pressure: the JNC 7 report. *JAMA* 2003;**289**(19):2560.
41. Upadhyay A, et al. Systematic review: Blood pressure target in chronic kidney disease and proteinuria as an effect modifier. *Ann Intern Med* 2011;**154**(8):541–8.
42. Wright Jr JT, Bakris G, Greene T, African American Study of Kidney Disease and Hypertension Study Group. Effect of blood pressure lowering and antihypertensive drug class on progression of hypertensive kidney disease: results from the AASK trial. *JAMA* 2002;**288**(19):2421–31.
43. Appel LJ, et al. Intensive blood-pressure control in hypertensive chronic kidney disease. *N Engl J Med* 2010;**363**(10):918–29.
44. James PA, Oparil S, Carter BL, Cushman WC, Dennison-Himmelfarb C, Handler J, et al. Evidence-Based Guideline for the Management of High Blood Pressure in Adults: Report From the Panel Members Appointed to the Eighth Joint National Committee (JNC 8). *JAMA* 2014;**311**(5):507–20.
45. Kidney Disease: Improving Global Outcomes (KDIGO) Blood Pressure Work Group. KDIGO clinical practice guideline for the management of blood pressure in chronic kidney disease. *Kidney Int (Suppl)* 2012;**2**:337–414.
46. Lewis EJ, Hunsicker LG, Bain RP, Rohde RD, The Collaborative Study Group. The effect of angiotensin-converting-enzyme inhibition on diabetic nephropathy. *N Engl J Med* 1993;**329**(20):1456–62.
47. Lewis EJ, Hunsicker LG, Clarke WR, Berl T, Pohl MA, Lewis JB. Renoprotective effect of the angiotensin-receptor antagonist irbesartan in patients with nephropathy due to type 2 diabetes. *N Engl J Med* 2001;**345**(12):851–60.
48. Brenner BM, Cooper ME, de Zeeuw D, RENAAL Study Investigators. Effects of losartan on renal and cardiovascular outcomes in patients with type 2 diabetes and nephropathy. *N Engl J Med* 2001;**345**(12):861–9.
49. Retraction. Combination treatment of angiotensin-II receptor blocker and angiotensin-converting-enzyme inhibitor in non-diabetic renal disease (COOPERATE): a randomised controlled trial. *Lancet* 2009. 374(9697): 1226.
50. Mann JF, Schmieder RE, McQueen M, Dyal L, Schumacher H, Pogue J, et al. Renal outcomes with telmisartan, ramipril, or both, in people at high vascular risk (the ONTARGET study): a multicentre, randomised, double-blind, controlled trial. *Lancet* 2008;**372**(9638):547–53.
51. Parving HH, Brenner BM, McMurray JJ, de Zeeuw D, Haffner SM, Solomon SD. Cardiorenal end points in a trial of aliskiren for type 2 diabetes. *N Engl J Med* 2012;**367**(23):2204–13.
52. Fried LF, Emanuele N, Zhang JH, Brophy M, Conner TA, Duckworth W. Combined angiotensin inhibition for the treatment of diabetic nephropathy. *N Engl J Med* 2013;**369**(20):1892–903.
53. ALLHAT Officers and Coordinators for the ALLHAT Collaborative Research Group. The antihypertensive and lipid-lowering treatment to prevent heart attack trial: major outcomes in high-risk hypertensive patients randomized to angiotensin-converting enzyme inhibitor or calcium channel blocker vs diuretic. *JAMA* 2002;**288**(23):2981–97.
54. Rahman M, Ford CE, Cutler JA, Davis BR, Piller LB, Whelton PK, et al. Long-term renal and cardiovascular outcomes in Antihypertensive and Lipid-Lowering Treatment to Prevent Heart Attack Trial (ALLHAT) participants by baseline estimated GFR. *Clin J Am Soc Nephrol* 2012;**7**(6):989–1002.
55. Smith AC, Toto R, Bakris GL. Differential effects of calcium channel blockers on size selectivity of proteinuria in diabetic glomerulopathy. *Kidney Int* 1998;**54**(3):889–96.
56. Bakris GL, Sarafidis PA, Weir MR, Dahlof B, Pitt B, Jamerson K, et al. Renal outcomes with different fixed-dose combination therapies in patients with hypertension at high risk for cardiovascular events (ACCOMPLISH): a prespecified secondary analysis of a randomized controlled trial. *Lancet* 2010;**375**(9721):1173–81.
57. Weir MR, Bakris GL, Weber MA, Dahlof B, Devereux RB, Kjeldsen SE, et al. Renal outcomes in hypertensive black patients at high cardiovascular risk. *Kidney Int* 2012;**81**(6):568–76.
58. Di Angelantonio E, Chowdhury R, Sarwar N, Aspelund T, Danesh J, Gudnason V. Chronic kidney disease and risk of major cardiovascular disease and non-vascular mortality: prospective population based cohort study. *BMJ* 2010;**341**:c4986.
59. Dikow R, Zeier M, Ritz E. Pathophysiology of cardiovascular disease and renal failure. *Cardiol Clin* 2005;**23**(3):311–7.
60. Fox CS, Matsushita K, Woodward M, Bilo HJ, Chalmers J, Heerspink HJ, et al. Chronic kidney disease prognosis consortium. associations of kidney disease measures with mortality and end-stage renal disease in individuals with and without diabetes: a meta-analysis. *Lancet* 2012;**380**(9854):1662–73.
61. Bello AK, Hemmelgarn B, Lloyd A, James MT, Manns BJ, Klarenbach S, et al. Alberta Kidney Disease Network: associations among estimated glomerular filtration rate, proteinuria, and adverse cardiovascular outcomes. *Clin J Am Soc Nephrol* 2011;**6**(6):1418–26.
62. Clase CM, Gao P, Tobe SW, McQueen MJ, Grosshennig A, Teo KK, et al. ONTARGET (ONgoing Telmisartan Alone and in combination with Ramipril Global Endpoint Trial) and TRANSCEND (Telmisartan Randomized Assessment Study in Angiotensin-Converting-Enzyme-Inhibitor Intolerant Subjects with Cardiovascular Disease): Estimated glomerular filtration rate and albuminuria as predictors of outcomes in patients with high cardiovascular risk: a cohort study. *Ann Intern Med* 2011;**154**(1):310–8.
63. Waheed S, Matsushita K, Sang Y, Hoogeveen R, Ballantyne C, Coresh J, et al. Combined association of albuminuria and cystatin C-based estimated GFR with mortality, coronary heart disease, and heart failure outcomes: the Atherosclerosis Risk in Communities (ARIC) Study. *Am J Kidney Dis* 2012;**60**(2):207–16.
64. Schmieder RE, Mann JF, Schumacher H, Gao P, Mancia G, Weber MA, et al. ONTARGET Investigators: Changes in albuminuria predict mortality and morbidity in patients with vascular disease. *J Am Soc Nephrol* 2011;**22**(7):1353–64.
65. Sarnak MJ, Levey AS, Schoowerth AC, Coresh J, Culleton B,

Hamm LL, et al. Kidney disease as a risk factor for development of cardiovascular disease: a statement from the American Heart Association Councils on Kidney in Cardiovascular Disease, High Blood Pressure Research, Clinical Cardiology, and Epidemiology and Prevention. *Circulation* 2003;**108**(17):2154–69.

66. Palmer SC, Craig JC, Navaneethan SD, Tonelli M, Pellegrini F, Strippoli GF. Benefits and harms of statin therapy for persons with chronic kidney disease: a systematic review and meta-analysis. *Ann Intern Med* 2012;**157**(4):263–75.
67. Upadhyay A, Earley A, Lamont JL, Haynes S, Wanner C, Balk EM. Lipid-lowering therapy in persons with chronic kidney disease: a systematic review and meta-analysis. *Ann Intern Med* 2012;**157**(4):251–62.
68. Wanner C, Krane V, März W, Olschewski M, Mann JF, Ruf G, et al. German Diabetes and Dialysis Study Investigators. Atorvastatin in patients with type 2 diabetes mellitus undergoing hemodialysis. *N Engl J Med* 2005;**353**(3):238–48.
69. Fellström BC, Jardine AG, Schmieder RE, Holdaas H, Bannister K, Beutler J. Rosuvastatin and cardiovascular events in patients undergoing hemodialysis. *N Engl J Med* 2009;**360**(14):1395–407.
70. Baigent C, Landray MJ, Reith C, Emberson J, Wheeler DC, Tomson C. The effects of lowering LDL cholesterol with simvastatin plus ezetimibe in patients with chronic kidney disease (Study of Heart and Renal Protection): a randomised placebo-controlled trial. *Lancet* 2011;**377**(9784):2181–92.
71. Kasiske BL, Lakatua JD, Ma JZ, Louis TA. A meta-analysis of the effects of dietary protein restriction on the rate of decline in renal function. *Am J Kidney Dis* 1998;**31**(6):954–61.
72. Robertson L, Waugh N, Robertson A. Protein restriction for diabetic renal disease. *Cochrane Database Syst Rev* 2009:CD002181.
73. Klahr S, Levey AS, Beck GJ, Caggiula AW, Hunsicker L, Kusek JW, et al. The effects of dietary protein restriction and blood pressure control on the progression of chronic renal disease. Modification of Diet in Renal Disease Study Group. *N Engl J Med* 1994;**330**(13):877–84.
74. Menon V, Kopple JD, Wang X, Beck GJ, Collins AJ, Kusek JW, et al. Effect of a very low-protein diet on outcomes: long-term follow-up of the Modification of Diet in Renal Disease (MDRD) Study. *Am J Kidney Dis* 2009;**53**(2):208–17.
75. Halbesma N, Bakker SJL, Jansen DF, Stolk RP, De Zeeuw D, De Jong PE, et al. High protein intake associates with cardiovascular events but not with loss of renal function. *J Am Soc Nephrol* 2009;**20**(8):1797–804.
76. Neri L, Rocca Rey LA, Lentine KL, Hinyard LJ, Pinsky B, Xiao H, et al. Joint association of hyperuricemia and reduced GFR on cardiovascular morbidity: a historical cohort study based on laboratory and claims data from a national insurance provider. *Am J Kidney Dis* 2011;**58**(3):398–408.
77. Liu WC, Hung CC, Chen SC, Yeh SM, Lin MY, Chiu YW, et al. Association of hyperuricemia with renal outcomes, cardiovascular disease, and mortality. *Clin J Am Soc Nephrol* 2012;**7**(4):541–8.
78. Kanbay M, Huddam B, Azak A, Solak Y, Kadioglu GK, Kirbas I, et al. A randomized study of allopurinol on endothelial function and estimated glomerular filtration rate in asymptomatic hyperuricemic subjects with normal renal function.*Clin J Am Soc Nephrol* 2011;**6**(8):1887–94.
79. Kao MP, Ang DS, Gandy SJ, Nadir MA, Houston JG, Lang CC, et al. Allopurinol benefits left ventricular mass and endothelial dysfunction in chronic kidney disease. *J Am Soc Nephrol* 2011;**22**(7):1382–9.
80. MacClean AJ, Hayslett JP. Adaptive change in ammonia excretion in renal insufficiency. *Kidney Int* 1980;**17**(5):595–606.
81. Kovesdy CP, Anderson JE, Kalantar-Zadeh K. Association of serum bicarbonate levels with mortality in patients with non-dialysis-dependent CKD. *Nephrol Dial Transplant* 2009;**24**(4):1232–7.
82. de Brito-Ashurst I, Varagunam M, Raftery MJ, Yaqoob MM. Bicarbonate supplementation slows progression of CKD and improves nutritional status. *J Am Soc Nephrol* 2009;**20**(9):2075–84.
83. Phisitkul S, Khanna A, Simoni J, Broglio K, Sheather S, Rajab MH, et al. Amelioration of metabolic acidosis in patients with low GFR reduced kidney endothelin production and kidney injury, and better preserved GFR. *Kidney Int* 2010;**77**(7):617–23.
84. Andress DL. Vitamin D in chronic kidney disease: a systemic role for selective vitamin D receptor activation. *Kidney Int* 2006;**69**(1):33–43.
85. Sterling KA, Eftekhari P, Girndt M, Kimmel PL, Raj DS. The immunoregulatory function of vitamin D: implications in chronic kidney disease. *Nat Rev Nephrol* 2012;**8**(7):403–12.
86. Agarwal R, Acharya M, Tian J, Hippensteel RL, Melnick JZ, Qiu P, et al. Antiproteinuric effect of oral paricalcitol in chronic kidney disease. *Kidney Int* 2005;**68**(6):2823–8.
87. de Zeeuw D, Agarwal R, Amdahl M, Audhya P, Coyne D, Garimella T, et al. Selective vitamin D receptor activation with paricalcitol for reduction of albuminuria in patients with type 2 diabetes (VITAL study): a randomised controlled trial. *Lancet* 2010;**376**(9752):1543–51.
88. Isakova T, Xie H, Yang W, Xie D, Anderson AH, Scialla J, et al. Chronic Renal Insufficiency Cohort (CRIC) Study Group: Fibroblast growth factor 23 and risks of mortality and end-stage renal disease in patients with chronic kidney disease. *JAMA* 2011;**305**(23):2432–9.
89. Block GA, Ix JH, Ketteler M, Martin KJ, Thadhani RI, Tonelli M, et al. Phosphate homeostasis in CKD: report of a scientific symposium sponsored by the National Kidney Foundation. *Am J Kidney Dis* 2013;**62**(3):457–73.
90. Inker LA, Coresh J, Levey AS, Tonelli M, Muntner P. Estimated GFR, albuminuria, and complications of chronic kidney disease. *J Am Soc Nephrol* 2011;**22**(12):2322–31.
91. Moranne O, Froissart M, Rossert J, Gauci C, Boffa JJ, Haymann JP. Timing of onset of CKD-related metabolic complications. *J Am Soc Nephrol* 2009;**20**(1):164–71.
92. Block GA, Hulbert-Shearon TE, Levin NW, Port FK. Association of serum phosphorus and calcium x phosphate product with mortality risk in chronic hemodialysis patients: a national study. *Am J Kidney Dis* 1998;**31**(4):607–17.
93. Block GA, Klassen PS, Lazarus JM, Ofsthun N, Lowrie EG, Chertow GM. Mineral metabolism, mortality, and morbidity in maintenance hemodialysis. *J Am Soc Nephrol* 2004;**15**(8):2208–18.
94. Zoccali C, Ruggenenti P, Perna A, Leonardis D, Tripepi R, Tripepi G. Phosphate may promote CKD progression and attenuate renoprotective effect of ACE inhibition. *J Am Soc Nephrol* 2011;**22**(10):1923–30.
95. Adeney KL, Siscovick DS, Ix JH, Seliger SL, Shlipak MG, Jenny NS, et al. Association of serum phosphate with vascular and valvular calcification in moderate CKD. *J Am Soc Nephrol* 2009;**20**(2):381–7.
96. Martin KJ, González EA. Prevention and control of phosphate retention/hyperphosphatemia in CKD-MBD: what is normal, when to start, and how to treat? *Clin J Am Soc Nephrol* 2011;**6**(2):440–6.
97. Lynch KE, Lynch R, Curhan GC, Brunelli SM. Prescribed dietary phosphate restriction and survival among hemodialysis patients. *Clin J Am Soc Nephrol* 2011;**6**(3):620–9.
98. Isakova T, Gutiérrez OM, Smith K, Epstein M, Keating LK, Jüppner H, et al. Pilot study of dietary phosphorus restriction and phosphorus binders to target fibroblast growth factor 23 in patients with chronic kidney disease. *Nephrol Dial Transplant* 2011;**26**(2):584–91.
99. Navaneethan SD, Palmer SC, Craig JC, Elder GJ, Strippoli GF. Benefits and harms of phosphate binders in CKD: a systematic review of randomized controlled trials. *Am J Kidney Dis* 2009;**54**(4):619–37.
100. Navaneethan SD, Palmer SC, Vecchio M, Craig JC, Elder GJ, Strippoli GF. Phosphate binders for preventing and treating bone disease in chronic kidney disease patients. *Cochrane Database Syst Rev* 2011;**16**(2):CD006023.
101. Jamal SA, Fitchett D, Lok CE, Mendelssohn DC, Tsuyuki RT. The effects of calcium-based versus non-calcium-based phosphate binders on mortality among patients with chronic kidney disease: a meta-analysis. *Nephrol Dial Transplant* 2009;**24**(10):3168–674.
102. Block GA, Wheeler DC, Persky MS, Kestenbaum B, Ketteler M, Spiegel DM, et al. Effects of phosphate binders in moderate CKD. *J Am Soc Nephrol* 2012;**23**(8):1407–15.
103. Kidney Disease: Improving Global Outcomes (KDIGO) CKD-

MBD Work Group. KDIGO clinical practice guideline for the diagnosis, evaluation, prevention, and treatment of Chronic Kidney Disease-Mineral and Bone Disorder (CKD-MBD). *Kidney Int Suppl* 2009;**113**:S1–130.

104. Hsu CY, McCulloch CE, Curhan GC. Epidemiology of anemia associated with chronic renal insufficiency among adults in the United States: results from the third National Health and Nutrition Examination Survey. *J Am Soc Nephrol* 2002;**13**(2):504–10.
105. Astor BC, Muntner P, Levin A, Eustace JA, Coresh J. Association of kidney function with anemia: the third National Health and Nutrition Examination Survey. (1988-1994). *Arch Intern Med* 2002;**162**(12):1401–8.
106. Newsome BB, Onufrak SJ, Warnock DG, McClellan WM. Exploration of anaemia as a progression factor in African Americans with cardiovascular disease. *Nephrol Dial Transplant* 2009;**24**(11):3404–11.
107. Voormolen N, Grootendorst DC, Urlings TA, Boeschoten EW, Sijpkens YW, Huisman RM, et al. Prevalence of anemia and its impact on mortality and hospitalization rate in predialysis patients. *Nephron Clin Pract* 2010;**115**(2):c133–41.
108. Kidney Disease: Improving Global Outcomes (KDIGO) Anemia Work Group. KDIGO clinical practice guideline for anemia in chronic kidney disease. *Kidney Inter Suppl* 2012;**2**:279–335.
109. Pfeffer MA, Burdmann EA, Chen CY, Cooper ME, de Zeeuw D, Eckardt KU. A trial of darbepoetin alfa in type 2 diabetes and chronic kidney disease. *N Engl J Med* 2009;**361**(21):2019–32.
110. Drüeke TB, Locatelli F, Clyne N, Eckardt KU, Macdougall IC, Tsakiris D, et al. CREATE Investigators. Normalization of hemoglobin level in patients with chronic kidney disease and anemia. *N Engl J Med* 2006;**355**(20):2071–84.
111. Inrig JK, Barnhart HX, Reddan D, Patel UD, Sapp S, Califf RM, et al. Effect of hemoglobin target on progression of kidney disease: a secondary analysis of the CHOIR (Correction of Hemoglobin and Outcomes in Renal Insufficiency) trial. *Am J Kidney Dis* 2012;**60**(3):390–401.
112. Turner JM, Bauer C, Abramowitz MK, Melamed ML, Hostetter TH. Treatment of chronic kidney disease. *Kidney Int* 2012;**81**(4):351–62.

第三篇

流 行 病 学

第6章

6

慢性肾脏病的流行病学

Paul Muntner[a] and Adeera Levin[b]

[a]University of Alabama at Birmingham, Birmingham, AL, USA,

[b]University of British Columbia, Vancouver, British Columbia, Canada

简　　介

本章旨在用现有最佳的数据和文献对 CKD 现状进行描述。我们会从 CKD 流行病学历史的背景回顾着手展开，首先是 CKD 2002 年的定义，其后收集到的数据，以及 2012 年对定义和分期的修订。大部分 CKD 流行病学的预测都是基于这些定义。本章着重描述了 CKD 与各种不良事件紧密联系，描绘出问题的现状。与此同时，预测不同国家 CKD 疾病负担，预测不同环境下个体患 CKD 的风险，以及汇总不同来源的数据以证实 CKD 对全球健康的影响，以上方面仍存在局限性。

背　　景

2002 年，美国肾脏病基金会-肾脏病预后质量倡议（National Kidney Foundation Kidney Disease Outcomes Quality Initiative，NKF-KDOQI）发布了关于 CKD 定义、分期、评估的指南。这一指南对于 CKD 的概念和管理有着深远影响。它引发了讨论，孕育了大量的研究和争论，对公共政策和实验室工作及政策都产生了重大的影响。重要的是，CKD 可以容易地用实验室结果进行确认，这一概念获得了大量来自不同人群的数据。该数据一直强调尿白蛋白/肌酐比高于 30mg/g 和(或)肾小球滤过率低于 60ml/(min·1.73m^2)人群发生不良事件及预后不良的风险，其与基础病因或肾功能下降的持续时间无关。这种相关性在不同临床情况、不同地区保持一致，不仅帮助我们提高了对 CKD 流行病学的理解，而且催生了大量试图明确 CKD 真实疾病负担的研究。更重要的是，CKD 与不良事件这种紧密的关联将 CKD 提升为全球性的公共卫生事件。

在世界各国，研究人员和临床工作者们一直致力于解决有关 CKD 定义、诊断、分期及管理的问题，同时也对早期 CKD 患者更好的护理作出贡献。基于自 2002 年以来收集到的大量数据，全球各国的学者都希望增进对肾脏病的理解，并改善肾病患者预后。因此 KDIGO 组织对之前的 NKF-KDOQI 指南进行修订和更新[2]。这十年间采用相同的定义、标准化的检验和不断发展的计算公式所完成的研究、系统评价，促使肾脏病学领域对 CKD 这个公共卫生问题地理解迈向更高的高度。2012 年发布的 CKD 评估及管理临床实践指南重申并强调了 CKD 定义的其他方面，以提高对疾病的认知和识别。

CKD 的定义

与 2002 年 NKF-KDOQI 指南对 CKD 的最初定义一致，2012 年更新的 KDIGO 指南将 CKD 定义为存在至少 3 个月的肾脏结构或功能的异常。两个版本的指南均将 GFR<60ml/(min·1.73m^2)和尿白蛋白肌酐比（Albumin：creatinine ratio，ACR）≥30mg/g（≥3mg/mmol）作为 CKD 的标准。这些临界值是基于一些探讨预后的大样本研究。成年人的正常 ACR 值约为 10mg/g(1mg/mmol)，ACR 达 30mg/g(3mg/mmol)超过正常值 3 倍，与 CKD 并发症发生风险上升相关。CKD 预后联盟进行的一项荟萃分析显示在普通人群和 CVD 高风险人群中，ACR≥30mg/g(≥3mg/mmol)

或尿蛋白1+与全因死亡率和心血管死亡率风险上升、AKI和CKD的进展、肾衰竭的发生相关[3-5]。

KDIGO指南的CKD分期强调了描述CKD三个维度的重要性：病因（cause，C），肾小球滤过率（GFR category，G），以及尿白蛋白的类型（albumin-uria category，A）。通过根据GFR水平（表6.1）和尿白蛋白水平（表6.2）对CKD分期，这种涵盖了病因与严重程度的分期方法可以与发生不良事件的风险（包括死亡率和肾脏结局）关联起来。将病因纳入CKD的定义对于预测疾病结局，选择针对病因的治疗方案，特别是需要转诊给肾脏科医生的病例至关重要。

表6.1 2012KDIGO指南GFR分期

GFR分期	GFR [ml/(min·1.73m^2)]	描述
G1	≥90	正常或升高
G2	60~89	轻度下降*
G3a	45~59	轻到中度下降
G3b	30~44	中到重度下降
G4	15~29	重度下降
G5	<15	肾衰竭

CKD，chronic kidney disease，慢性肾脏病；GFR，glomerular filtration rate，肾小球滤过率

* 相对于青年人水平。当缺乏肾脏损伤的证据时，G1期和G2期均不满足CKD诊断标准

表6.2 ACR分期

ACR分期	AER	等效ACR		描述
	(mg/d)	(mg/mmol)	(mg/g)	
A1	<30	<3	<30	正常到轻度上升
A2	30~300	3~30	30~300	中度上升*
A3	>300	>30	>300	重度上升**

缩写：AER，albumin excretion rate白蛋白排泄率；ACR，albumin-to-creatinine ratio白蛋白肌酐比。

* 相对于青年人水平

** 包括肾病综合征（通常白蛋白排泄>2200mg/d[ACR>2220mg/g；>220mg/mmol]）

2012年KDIGO指南的GFR分期与之前的5期保持一致，但其中G3期进一步分为G3a[45~59ml/(min·1.73m^2)]和G3b[30~44ml/(min·1.73m^2)]两期。这一改变是基于有数据描述到各期有不同的结局和不良事件风险（图6.1）。

按尿蛋白分期对于评估风险而言相对较"宽"，因为不同分期的风险之间有显著差异。在KDIGO指南中，尿蛋白被分为3期，作为简单地进行初步评估和预后的指标。此外，在一些特定的情况如肾脏病专科或临床研究中，额外划分出更高的、体现肾脏病改变的区间（ACR>2200mg/g或>220mg/mmol）或许更为恰当，这在最初的分期中是没有体现出来的。需要注意的是，由于专家共识认为需要一个更加明确和量化的说法，"微量蛋白尿"的说法并没有出现在指南中。

评估GFR和尿白蛋白排泄

理解如何评估GFR和尿白蛋白排泄（uACR）对解读文献非常必要。更重要的是，可靠的计算公式和标准化的测量对于评估这两个指标也非常必要。推荐使用那些已在大样本人群验证过的公式（如评估成人eGFR的CKD-EPI公式）。系统综述表明，CKD-EPI公式比MDRD公式偏倚更低，尤其是当GFR≥60ml/(min·1.73m^2)时，CKD-EPI公式有更优的精度和准确性。大部分来自北美、欧洲以及澳洲的研究显示CKD-EPI公式比MDRD公式更准确，特别是在GFR较高的时候，促进了GFR区间内的量化的报告结果。当CKD-EPI公式为应用于其他的种族或族裔的人群而进行了调整，以及当一些已验证的适用于特定国家或地区的公式需要进一步调整时，这些调整过的公式必须提供得到验证的评估后方可使用[1,7-9]。大部分eGFR公式是由肌酐计算而来的。然而，有越来越多的人们支持在特定情况下用胱抑素C作为计算eGFR的指标。虽然检测胱抑素C的标准化流程仍处于发展阶段，有证据支持在没有蛋白尿或其他肾损伤标志物的人群中，特别是那些eGFR在45~59ml/(min·1.73m^2)(G3a)的人群中使用基于胱抑素C的eGFR值[7,10,11]。这一人群占全美人口的3.6%，在根据eGFR和尿ACR估算出来的美国CKD患病人数中占41%。鉴于对上述人群而言CKD的诊断对其生活存在潜在的影响，如果有一个能明确诊断的标志物，将会有非常重要的潜在用途。此外，尽管GFR估算公式为许多人群提供了反映肾功能的有力参考，但在特定患者（如高龄患者、HIV携带者）中，这些公式还有待验证。

全因死亡率

	ACR <10	ACR 10~29	ACR 30~299	ACR ≥300
eGFR>105	1.1	1.5	2.2	5.0
eGFR90~105	Ref	1.4	1.5	3.1
eGFR75~90	1.0	1.3	1.7	2.3
eGFR60~75	1.0	1.4	1.8	2.7
eGFR45~60	1.3	1.7	2.2	3.6
eGFR30~45	1.9	2.3	3.3	4.9
eGFR15~30	5.3	3.6	4.7	6.6

心血管事件死亡率

	ACR <10	ACR 10~29	ACR 30~299	ACR ≥300
eGFR>105	0.9	1.3	2.3	2.1
eGFR90~105	Ref	1.5	1.7	3.7
eGFR75~90	1.0	1.3	1.6	3.7
eGFR60~75	1.1	1.4	2.0	4.1
eGFR45~60	1.5	2.2	2.8	4.3
eGFR30~45	2.2	2.7	3.4	5.2
eGFR15~30	14	7.9	4.8	8.1

终末期肾病

	ACR <10	ACR 10~29	ACR 30~299	ACR ≥300
eGFR>105	Ref	Ref	7.8	18
eGFR90~105	Ref	Ref	11	20
eGFR75~90	Ref	Ref	3.8	48
eGFR60~75	Ref	Ref	7.4	67
eGFR45~60	5.2	22	40	147
eGFR30~45	56	74	294	763
eGFR15~30	433	1044	1056	2286

急性肾损伤

	ACR <10	ACR 10~29	ACR 30~299	ACR ≥300
eGFR>105	Ref	Ref	2.7	8.4
eGFR90~105	Ref	Ref	2.4	5.8
eGFR75~90	Ref	Ref	2.5	4.1
eGFR60~75	Ref	Ref	3.3	6.4
eGFR45~60	2.2	4.9	6.4	5.9
eGFR30~45	7.3	10	12	20
eGFR15~30	17	17	21	29

图 6.1　GFR 分期和 ACR 分期的 CKD 结局。引自：*Lancet* 2010 12;375:2073-81. *Kidney Int* 2011 79:1331-40,79:1341-1352 & 80:93-104.

在评估尿蛋白方面，我们推荐测量尿白蛋白，也就是 uACR。通过与尿肌酐关联到一起评估，uACR 正不断进行标准化。在大部分 CKD 患者的尿液漏出蛋白中，白蛋白非常重要。对于检测低浓度但临床意义重大的尿白蛋白而言，uACR 有较高的敏感性和准确度。当 uACR 检测因为价格昂贵而不便使用时，其他测量尿蛋白水平的方法可以采用，包括 24 小时尿蛋白定量或尿蛋白定性（试纸法）。

CKD 的患病率

在引入 CKD 分期和 GFR 估算公式之前，关于未透析肾脏病患病率的数据非常有限。过去人们通过血清肌酐（S[Cr]）上升水平对 CKD 进行定义和评估。举个例子，从 1988 年到 1994 年的第三次美国健康和营养调查（Third National Health and Nutrition Examination Survey，NHANES Ⅲ）数据来看，Jones 团队通过上升的 S[Cr] 水平（男性 S[Cr] ≥1.6mg/dl，女性 S[Cr] ≥1.4mg/dl）估算美国成人中肾脏疾病患病率。此研究认为 3.3% 的男性和 2.7% 的女性有 S[Cr] 水平上升的现象[12]。然而，仅 S[Cr] 单独一项指标并不能很好地反映肾功能下降，也容易受到年龄、性别、种族因素对肌酐产生和代谢的影响[13]。

从 2002 年（即首次发布 CKD 定义的指南）以来，已有研究评估了全球不同地区 CKD 的患病率。有两组研究人员对全球不同地区已发表的 CKD 数据进行了综述[14,15]。因为用来估算 CKD 患病率的研究在纳入标准、eGFR 计算方法和尿白蛋白发生率的方面有所不同，所以需要谨慎解读计算出的 CKD 患病率。然而，这些研究均表明 CKD 有较高的患病率。2013 年发表在柳叶刀的综述通过来自 18 个国家的数据估算了 CKD 的患病率[15]。在这些研究中，eGFR 小于 60ml/(min · 1.73m^2) 的发病率，无论是采用的 MDRD 或 CKD-EPI 公式，往往超过 10%。此外，蛋白尿的发病率通常超过 5%。

在美国，成年人的患病率得到肾脏病医生、初级保健医生和政策制定者的共同关注。该数据来自一项全国性的调查，该调查通过含权重的多阶段复杂抽样设计筛选出可以具有全国代表性的受访者，以做出可以反映全美真实情况的估算。S[Cr] 值采用了可追溯的样品进行误差校正，也评估了尿蛋白的稳定性。每一个实验设计的细节对 CKD 患病率的准确估算都非常重要。该研究纳入了美国健康和营养调查1999—2006年阶段(US National Health and Nutrition Examination Survey, NHANES 1999—2006)数据中18 026例年龄大于20岁的成人[16]。持续蛋白尿的定义是基于一项较早之前对美国成年人研究的数据,该研究显示,在单次随访发现尿ACR为30~300mg/g的患者中,只有75%的患者在平均17天后的复查中尿ACR水平≥30mg/g[17]。总体来说,据估算,美国成年人6.7%有轻度及以上的GFR值下降[低于60ml/(min·1.73m^2)],6.7%有中到重度持续蛋白尿(白蛋白肌酐比≥30mg/g)[16]。对于eGFR下降的美国成年人而言,大部分是处于轻度到中度的下降,只有0.5%出现重度eGFR下降或肾衰竭(图6.2)。约80%表现持续蛋白尿的美国成年人出现S[Cr]水平中度上升。此外,对于那些有eGFR下降的人群而言,只有28%的人群同时表现出持续蛋白尿。

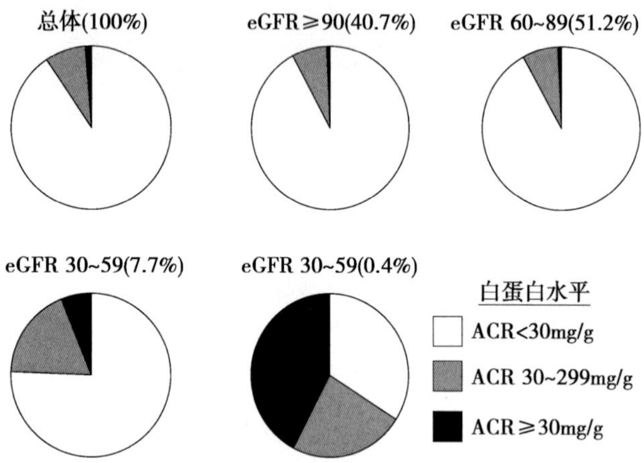

图6.2 NHANES 1999—2004研究美国成人各期eGFR和蛋白尿的患病率。eGFR-估算肾小球滤过率;ACR-白蛋白/肌酐比。来源:Coresh,JAMA 2007

CKD与预后

CKD最初是按照eGFR水平进行分期的,这种分期基于对NHANES Ⅲ数据和加拿大数据的联合分析,后者包含了肾脏疾病相关异常发生率的调查结果,其中包括CKD的病因及并发症如贫血、高血压、钙磷代谢紊乱、日常活动和生活质量改变[1]。自这些指南发布以来,许多研究都发现了CKD与很多不良事件相关。虽然ESRD是CKD患者预后中最被广泛认知的一种,但CKD与许多其他后果的风险增加相关。一项由CKD预后联盟进行的荟萃分析显示在普通人群和CVD高风险人群中,eGFR低于60ml/(min·1.73m^2)及蛋白尿与全因死亡率、心血管事件死亡率、ESRD、AKI及CKD进展相关(图6.3)[3-5,18]。其他研究发现CKD与许多其他事件风险上升相关,包括如中风、心衰、外周动脉疾病、房颤、感染相关的住院及死亡、癌症、虚弱、机体功能减退[19-23]。

CKD与全因死亡率

在不同的年龄、种族及性别组内,ESRD患者的死亡率均比普通人群高出10~20倍[24,25]。在一项90年代进行的高血压检测随访临床试验显示基线S[Cr]上升与死亡率的增加相关[26]。第二次美国健康和营养调查(NHANES Ⅱ)死亡率随访研究是最早评估eGFR和死亡率相关性的研究之一[27]。该项研究纳入了一个能代表全美成年人的大样本(n=6354,均有eGFR数据,n=8786有尿蛋白数据)随访了16年。与eGFR≥90ml/(min·1.73m^2)的人群相比,eGFR低于70ml/(min·1.73m^2)的人群有更高的多变量校正的全因死亡率风险比(HR 1.51;95% CI 1.19~1.91)。

在糖尿病患者和临床试验参与者的随访中,尿蛋白的排泄与死亡率均相关。举例来说,在NHANES Ⅱ死亡率随访研究中,与尿蛋白水平低于30mg/dl的亚组相比,尿蛋白在30~299mg/dl和≥300mg/dl亚组的多变量校正的全因死亡率风险比分别为1.64(95% CI:1.23~2.18)和2.00(95% CI:1.13~3.55)。这一发现在很多研究均得到验证。最近CKD-PC调查了1 200 000成年人,结果显示与eGFR为95ml/(min·1.73m^2)相较,eGFR为60、30和15ml/(min·1.73m^2)的亚组的校正的全因死亡率风险比分别为1.18(95% CI:1.05~1.32),1.57(95% CI:1.39~1.78)和3.14(95% CI:2.39~4.13)[5]。CKD-PC还报道了与ACR为5mg/g相比较,ACR水平分别为10mg/g、30mg/g和300mg/g时的校正全因死亡率风险比分别为1.20(95% CI:1.15~1.26),1.63(95% CI:1.50~1.77)和2.22(95% CI:1.97~2.51)。

CKD与CVD

在不同人群进行的许多研究都报道eGFR降低和蛋白尿与CVD风险升高相关。在一项里程碑式的研究中,Go及其团队对北加州Kaiser Permanente医疗系统的患者的数据进行分析,结果显示与eGFR≥60ml/(min·1.73m^2)相较,eGFR分别为45~59、30~44、15~29和<15ml/(min·1.73m^2)的亚组发生CVD的

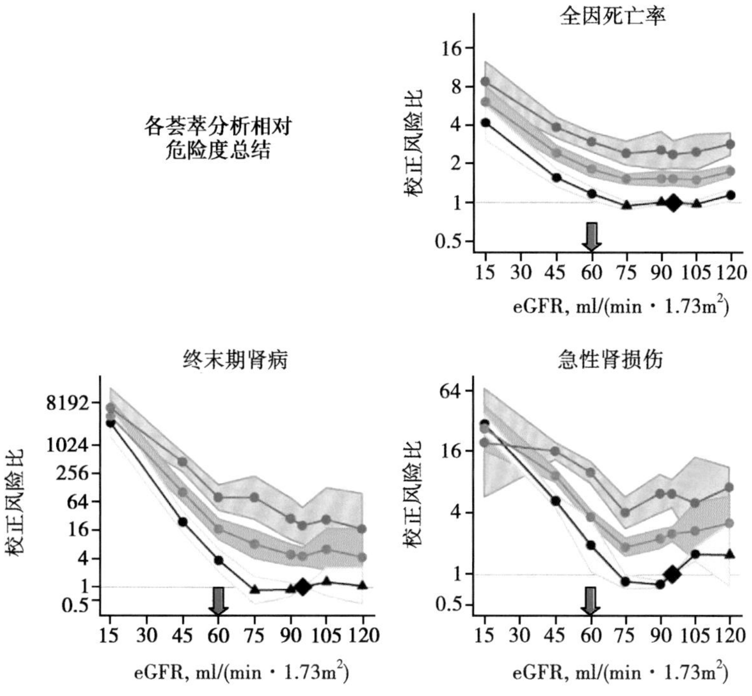

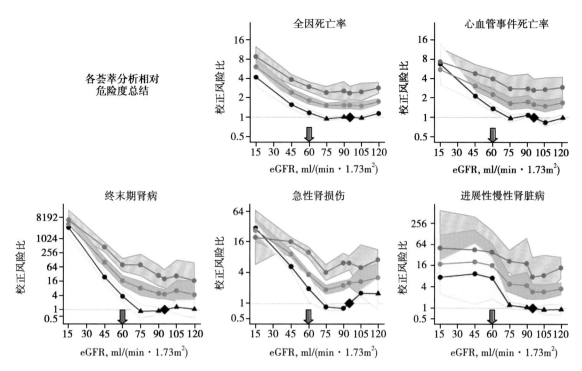

图 6.3 CKD-PC(Chronic Kidney Disease Prognosis Consortium)队列中白蛋白肌酐比各结局的校正风险比。三条线分别代表了尿 ACR 水平<30、30～299 和≥300mg/g(即对应的<3、3～29 和≥30mg/mmol)或试纸法测得结果为阴性,1+和≥2+。所有结果均对变量进行校正,以 eGFR 等于 95ml/(min · 1.73m²)及 ACR<30mg/g(<3mg/mmol)或定性法测得阴性为参考值。图中的每一个点代表该 meta 分析所得总体 RR 值。实心圆代表与参考值相比有统计学差异($P<0.05$);三角形代表无统计学差异。红色箭头表明 eGFR=60ml/(min · 1.73m²),即现有 CKD 定义中 eGFR 的值。ACR,白蛋白肌酐比;CKD,慢性肾脏病;eGFR,估算肾小球滤过率;HR,风险比;OR,比值比;RR,相对危险度。*Reprinted with permission from Macmillan Publishers Ltd:Kidney International. Levey AS, de Jong PE, Coresh J, et al. The definition, classification, and prognosis of chronic kidney disease: a KDIGO controversies conference report.*

风险比为 1.4(95% CI:1.4～1.5)、2.0(95% CI:1.9～2.1)、2.8(95% CI:2.6～2.9)和 3.4(95% CI:3.1～3.8)[28]。最近,CKD-PC 组织对 1400000 人口进行了调查并报道 CVD 风险上升与 eGFR 下降和蛋白尿增加独立相关[5]。此外,CKD 人群患 CHD 的风险与其他"CHD 风险当量"包括糖尿病具有可比性[29]。例如,在无既往心梗的 130 万人群中,糖尿病患者发生急性心梗的发病率是 5.4(95% CI:5.2～5.7),CKD 患者这一数据为 6.9(95% CI:6.6～7.2)[29]。在中风的地理和种族差异(Reasons for Geographic and Racial Differences in Stroke, REGARDS)研究的 3938 例有 CHD 既往史的调查对象中,CKD 患者较糖尿病、代谢综合征患者及吸烟人群冠心病的复发率显著上升[30]。在异乡中位随访时间为 4.1 年的研究中,没有合并糖尿病、代谢综合征且非吸烟者的 CKD 人群中 CKD 的复发率为 35.0(25.4～44.6)/(10 000 人 · 年),而其对照组为患有糖尿病、代谢综合征或当前吸烟者的非 CKD 人群,CHD 复发率为 18.9(15.5～22.3)/(10 000 人 · 年)。这些数据引起了学界对将 CKD 纳入 CHD 风险因素的呼吁,同时也呼吁批准积极使用他汀及降血压药物[1,31]。但是,以上方法能改善疾病结局的证据仍然有限。

CKD 的全球负担

疾病全球负担的定义

疾病全球负担(The Global Burden of Disease, GBD)是由世界银行和 WHO 组织(World Health Organization)于 1992 年联合提出的。该研究旨在达到三个初级目标:①为国际卫生政策的讨论提供非致死性健康结局的信息;②对重大疾病进行客观公正的流行病学评估;③对疾病负担量化以便进行成本效益分析[32]。WHO 最初于 1990 年发布基于伤残调整生命年(disability-adjusted life years, DALY)的 GBD 报告,DALY 是疾病死亡损失的健康生命年和疾病伤残损失的健康生命年相结合的指标,是生命数量和生活质量以时间为单位的综合性指标[33]。自 1990 年的首次报告以来，陆续出现了GBD研究的几次高潮。2012年12月发布的GBD 2010是包含了多领域专家们合作成果的结晶[34]。与既往的GBD研究相比较，GBD2010涉及的领域扩展至大约21个领域，包括281种疾病和损伤及67种危险因素[35]。

既往数据一致认为较低的SES与较差的CKD结局相关。导致这一现象的原因是多方面的，包括早期识别和预防的途径减少，不良生活方式的发生率较高（肥胖、吸烟、酗酒、营养不良），教育程度较低和无法负担医疗费用[36-39]。

CKD对GBD的影响

在1990年发布的全球死亡原因排行表中，CKD位列第27位。到2010年，CKD的这项排名上升到第18位，这也从侧面反映了CKD年死亡率从1990年的每十万8.0上升到2010年的每十万15.7[40]。在过去的20年间，CKD全球死亡人数的增幅仅次于HIV/AIDS。此外，CKD相关的全球死亡负担的实际情况可能比GBD报告稍严重。一项美国和澳大利亚联合进行的研究发现，在糖尿病并发CKD的死亡报告中，许多死因都没有提到CKD[41]。该研究预计糖尿病相关肾脏疾病的死亡率可能高达报告值的9倍。同样令人担忧的还有CKD的DALYs值从1990年的第39位上升至2010年的第29位。CKD的DALYs总体增幅排名第五位（52%），仅次于HIV与AIDS（354%），糖尿病（69%），骨关节炎（64%），以及药物使用障碍（53%）。在全球部分地区（高收入亚太地区、高收入北美地区、拉丁美洲中部、东南亚以及大洋洲），CKD均位于DALYs病因前二十[35]。

CKD与人口亚组

和大多数慢性疾病一样，CKD在人群中的分布也是不均匀的。在过去十年间，陆续有报道称不同人口学因素的人群中CKD患病率有显著差异。CKD患病率和预后会因人口学因素改变而不同。CKD的主要危险因素包括糖尿病、高血压以及肥胖。

年龄

老年人群中CKD发病率较高是毋庸置疑的。在NHANES 1999—2004报告中，在年龄20～39岁、40～59岁、60～69岁以及大于70岁的亚组中eGFR下降[低于60ml/(min·1.73m²)]的发生率分别是0.2%、2.1%、10.8%和37.8%[16]。来自加拿大的两项研究及来自芬兰的一项研究均显示，在65岁及以上的人群中eGFR低于60ml/(min·1.73m²)的发生率增加35%[42-44]。以上研究还指出在80岁及以上的人群中，eGFR低于60ml/(min·1.73m²)的发生率超过50%。

eGFR下降对于老年人群的临床价值仍存在争议。虽然与ESRD发生不一定相关，但确定的是eGFR低于60ml/(min·1.73m²)与CVD、AKI、住院率及死亡率风险上升相关。在老年人群中，持续的低eGFR水平，尤其是伴随着蛋白尿的出现，往往预示着预后不佳。

蛋白尿的发生率随着年龄的增加而上升。Islam团队曾报道在美国成年人的3个年龄亚组中（20～49、50～69及≥70岁），蛋白尿（白蛋白肌酐比>30mg/g）的发生率分别为5.8%、11.4%和22.7%[45]。在REGARDS研究中，Muntner团队报道≥80岁的受试者中蛋白尿的发生率为33.6%[46]。自2002年KDIGO指南发布以来，关于老年人群中GFR下降或者ACR上升到底代表疾病状态还是一种“正常的衰老”一直存有广泛争议[47,48]。大量已发表的证据显示在老年人群，包括那些大于80岁的人群中，eGFR下降与CKD并发症、CVD和CKD疾病进展的高发生率相关[46,49,50]。通过对美国NHANES数据的再次分析，Bowling团队发现eGFR下降与贫血、酸中毒、高磷血症、继发性甲旁亢和高血压的多变量患病率上升密切相关[51]。对一般人群和CKD-PC进行的研究中高危队列进行荟萃分析，发现在大于65岁的人群中，eGFR低于60ml/(min·1.73m²)与全因死亡率和心血管事件死亡率上升相关[52]。最后，保持功能状态对于独立生活十分重要，对老年人群而言也是非常重要的疾病结局[53,54]。老年人群CKD的发生与其生理功能的下降、行动力的下降、认知功能障碍和面对生活事件时自身抵御能力下降相关[55-57]。总之，在临床实践中这些数据的指导意义尚不明确，但需要提醒所有临床工作者对老年人群的高风险引起重视。

性别

最近CKD-PC发布了eGFR下降和蛋白尿上升的患病率和预后与性别差异的关系[58]。该数据纳入了来自38个队列超过2百万参与者。在该人群中，男女的平均eGFR无明显差异[男性88ml/(min·1.73m²)，女性86ml/(min·1.73m²)]。此外，女性蛋白尿的发生率为5%，男性为6%。在该项汇总分析中，eGFR下降和蛋白尿的发生与男性及女性的全因死亡率、心血管事件死亡率、ESRD 发生的风险上升均相关。但是，女性的全因死亡率风险比（eGFR HR：1.32，95% CI：1.08～1.61；Albuminuria HR：1.69，95% CI 1.54～1.84）大于男性（eGFR HR：1.22，95% CI：1.00～1.48；Albuminuria HR：1.43，95% CI：1.31～1.57）。以上数据提示 CKD 在男性和女性中的发生率相同，且都与副作用的发生相关。至于造成不同性别间风险比差异的原因暂不清楚，这也是未来进一步研究的方向。

种族

不同种族间 ESRD 的发生率有显著差异[25]。在美国，这种差异具体表现为美国黑人 ESRD 发生率高于美国白人。在全球范围内，这种差异着重于研究亚洲人、白种人、黑种人之间的区别。

美国 CKD 人群中的种族差异

尽管美国 ESRD 在黑人的发生率高出白人 4 倍，报道显示相比非西班牙裔黑人（11.7%）和西班牙裔（8.0%），CKD 在非西班牙裔白人中的患病率更高（13.8%），其中 CKD 定义为 eGFR 小于 60ml/（min·1.73m²）或白蛋白肌酐比≥30mg/g[16]。相反的是，蛋白尿在非西班牙裔黑人的患病率显著高于非西班牙裔白人和西班牙裔[59-61]。此外，在 CARDIA（Coronary Artery Risk Development in Young Adults）研究长达 20 多年的随访结果中观察到，eGFR 下降在青年黑人中的发生率比白人高 2.51 倍（95% CI：1.25～5.05）[62]。重要的是，通过分析来自一项全国性的美国成人的数据库，McClellan 发现黑人中更高的蛋白尿患病率可以解释该人群更高的 ESRD 发生率[63]。具体来说，在对年龄、性别、腰围进行校正后，黑人比白人发生 ESRD 的风险比是 4.01（95% CI：2.78～5.89），进一步对蛋白尿进行校正后该数据为 1.81（95% CI：1.21～2.72）。这些数据提示黑人中超过半数的 ESRD 升高风险可能与他们较高的蛋白尿患病率相关。

新研究强调了遗传学在预测黑人疾病风险的重要性。研究发现 APOL-1 和 MYH-9 位点可以预测黑人的肾脏预后，这一研究为肾脏疾病表现的遗传学指引方向[64-66]。尽管如此，在该人群中，蛋白尿仍然是预测不良预后的简易方法。

CKD 的全球性种族差异

在最近的综述中，Jha 团队发现已有报道的 ESRD 发生率在不同国家有显著差异，台湾报道为每百万人口 400 例，而在包括俄罗斯和中国的许多其他国家该数值每百万人口不到 50 例[15]。而之前曾有预测接受 ESRD 治疗的患者中，超过 90% 的患者居住在有大量老年人口及就医资源的富裕国家[67]。这一矛盾有可能是因为透析资源的充分性而不是由于 CKD 患病率的差异。目前，发展中国家对未进入透析阶段的 CKD 人群仍然是低估的，但似乎长期保持在 8%～13% 的水平。通过对来自超过 10 个国家机遇 25 个人群的队列数据进行分析，CKD-PC 认为蛋白尿和 eGFR 下降的患病率与种族族裔相关，CKD 预后（包括全因死亡率、心血管疾病死亡率、ESRD）与人种相关。该研究显示，eGFR 下降在白人（16%）中的患病率比黑人（9%）和亚裔（5%）高。但是，蛋白尿的患病率在黑人（17%）中却是最高的，其次是白人（10%）和亚裔（3%）。在各种族组别中，eGFR 下降和蛋白尿的出现都与死亡率（全因死亡率、心血管疾病死亡率）和 ESRD 风险上升相关。该研究由于纳入了所选国家中非高加索人种队列而存在局限性。

CKD 的主要危险因素

要想把握 CKD 疾病全局，必须先明确其危险因素。许多已知的 ESRD 危险因素也被证实与早期 CKD 进展风险上升相关。这些危险因素还与 CKD 患者上升的不良事件风险相关。

高血压

2000 年时曾有组织预计全球成年人中有 26% 患有高血压[68]。这一数字折合接近 10 亿人口。随着人口增长和人类寿命的延长，预计 2025 年患有高血压的人群会增至超过 15 亿。高血压既是 CKD 的病因，也是 CKD 的结局。在 Framingham 心脏研究中，新发 CKD 中高血压的比值比为 1.57（95% CI：1.17～2.12）[69]。在开始透析的患者中，高血压患病率的上升和肾功能恶化是非常常见的。重要的是，在 CKD 患者中，高血压的控制具有很大的挑战性。在以人口为基础的 REGARDS 研究中，28% 的 CKD 参与者患有“难治性高血压”，这一数据在总体人群中为 13%[70]。随着 eGFR 的下降和蛋白尿的上升，难治性高血压的患病率会上升，例如在 eGFR 低于 45ml/（min·1.73m²）且 ACR≥300mg/g 的受试者中，难治性高血压的患病率为 56%。在 CKD 人群中，高血压特别是较高水平的收缩压与更快地进展至 ESRD、冠心病的发生率和全因死亡率相关[71,72]。尽管目前对于大部分 CKD 患者而言，一个理想的目标血压暂不清楚，但正在进行的收缩压干预试验（Systolic Blood Pressure Intervention Trial，SPRINT）在患有和无CKD的人群中，检测控制收缩压在120mmHg以内比控制在140mmHg以内带来的益处[73]。

糖尿病

全球糖尿病的患病率正在逐年升高。根据国际糖尿病联合会数据公布，2011年全球有3亿6千6百万人患有糖尿病。预计到2030年，这一数字会上升至5亿5千2百万[74]。空腹血糖受损的患病率更高（全球超过10亿人群）且与CKD的发生和进展相关[75]。糖尿病与CKD发生率风险上升3倍相关。约有25%的CKD患者有糖尿病，在一些国家中超过50%的ESRD患者有糖尿病[25,45]。与高血压类似，糖尿病也是CHD、ESRD以及CKD人群全因死亡率的主要危险因素[76]。

肥胖

肥胖的全球流行已得到公认，目前全球肥胖人群超过5亿，预计到2030年这一数字可能超过10亿[77]。肥胖与CKD风险上升直接相关。在Framingham心脏研究中，新发CKD中BMI每升高4.2kg/m^{2}的比值比是1.23（95% CI：1.08～1.41）[69]。肥胖相关的CKD数量可能更加可观。该研究对糖尿病和收缩压这两个CKD危险因素进行了校正，因为这两个因素可能会影响肥胖与CKD发病率之间的关系。中后期CKD中肥胖很常见，肥胖可降低透析患者死亡率，但在早期CKD患者中肥胖与疾病结局的关系仍不清楚[78,79]。当使用BMI进行评价时，肥胖并不总是与CKD患者的心血管疾病和全因死亡率相关[80,81]。但是，随着更能描述腹型肥胖的腰围增加，CKD患者全因死亡率风险上升[81]。此外，肥胖人群常常同时患有高血压、糖尿病或者血脂异常，而这每一项都是CKD患者不良结局的重要危险因素。因此，主动减肥可能对于预防CKD是有益的，同时对于超重合并未进入透析的CKD患者也值得考虑[82]。

代谢综合征

代谢综合征（metabolic syndrome，MetS）这一概念最早由Reaven于1988年提出[83]。2009年发布了对MetS的“统一”定义[84]。该定义包括了5个部分：腰围增加（不同人群标准不同，例：美国男性>102cm，女性>88cm），血压≥130/85mmHg或使用抗高血压药物，空腹血糖≥100mg/dl或使用降糖药物，高密度脂蛋白<50mg/dl（男性<40mg/dl），血清甘油三酯≥150mg/dL或使用降脂药物。在一项美国成人的横断面研究中，MetS组人群发生eGFR低于60ml/（min·1.73m^2）和蛋白尿≥30mg/g的概率分别是未患有MetS的对照组的5.34倍（95% CI：3.53～8.06）和2.91倍（95% CI：2.09～4.05）[85]。通过对涉及MetS和CKD相关性的前瞻性研究进行统计分析，Thomas团队发现有10项前瞻性队列研究报道了MetS患者发生eGFR低于60ml/（min·1.73m^2）的发病率相关风险评估[86]。通过对以上研究进行分析发现，MetS与eGFR<60ml/（min·1.73m^2）发病率上升相关（比值比=1.55；95% CI：1.34～1.80）。当将eGFR<60ml/（min·1.73m^2）的风险与MetS定义里的5个部分分别比较时，均显示出正相关的趋势。只有4例研究报道了MetS和蛋白尿的关系。由于各研究结果定义存在异质性，没有将对MetS和蛋白尿的关系进一步分析，但是上诉研究均认为MetS和蛋白尿相关。

局限性和声明

要想正确解读CKD的患病率和相关结局，就需要理解用以产生这些评估结果的研究存在的局限性。本章节展示的所有数据几乎都来自包含上千名受试者的大型研究。虽然大样本量提供稳定的数据，但通常也存在一定局限性。

在CKD大型流行病学研究中存在的主要挑战是对CKD持续时间的评估。当对成千上万的研究对象进行观察时，很难做到随访以确认蛋白尿的持续存在。因此，由于众所周知的回归均值现象，许多研究中CKD真实的患病率可能低于报道值。但是，由于没有确认CKD存在时长而导致的错误分期可能会对CKD结局的相关性带来偏倚，CKD及不良结局之间的关联可能比文献报告的更强。此外，来自低收入和中等收入地区的数据非常有限。为了更好地理解CKD的全球负担，我们还需要更多以上区域关于CKD患病率的研究。对于新的研究而言，要想产生出有意义的结果，受试者的纳入及数据采集（包括GFR和蛋白尿的评估）的标准化非常重要。

结　论

流行病学数据提示CKD患病率，无论是定义为

eGFR 下降还是蛋白尿的出现，在全球许多地区都是很高的。此外，CKD 主要危险因素的患病率，包括高血压、糖尿病以及肥胖，也居高不下且随着人口老化、传染病死亡率下降、久坐生活方式的增多和西化饮食增多而逐渐上升。在过去 10 年间，人们认识到 CKD 是 CVD、全因死亡率和 ESRD 的主要危险因素。对于出现 eGFR 下降或蛋白尿上升的人群而言，发生这些不良结局的风险非常高，而对于同时出现 eGFR 下降和蛋白尿上升的人群这一风险到达最高。此外，各种研究开始发现，相比那些已知会导致 CVD“高风险”的疾病如糖尿病，CKD 人群发生 CVD 的风险更高。愈来愈多的数据显示 AKI 的可能预示着 CKD 及其他不良结局的发生，这些数据支持将对肾脏疾病的理解上升到疾病负担这一层面的重要性。在过去 20 年间，CKD 对死亡率和致残率带来的负担上升幅度几乎大于所有其他疾病。尽管未来充满挑战，我们仍需大量公共卫生资源以降低 CKD 及其不良预后带来的疾病负担。

（冯宇颖 译，付平 校）

参考文献

1. National Kidney Foundation. K/DOQI clinical practice guidelines for chronic kidney disease: evaluation, classification, and stratification. *Am J Kidney Dis* 2002;**39**(2 Suppl 1):S1–266.
2. Kidney Disease Improving Global Outcomes (KDIGO) CKD Work Group. 2012 Clinical practice guideline for the evaluation and management of chronic kidney disease. *Kidney Int* 2013;**2013**(3):1–150.
3. Astor BC, Matsushita K, Gansevoort RT, Vandervelde M, Woodward M, Levey AS, et al. Lower estimated glomerular filtration rate and higher albuminuria are associated with mortality and end-stage renal disease. A collaborative meta-analysis of kidney disease population cohorts. *Kidney Int* 2011;**79**(12):1331–40.
4. Gansevoort RT, Matsushita K, Vandervelde M, Astor BC, Woodward M, Levey AS, et al. Lower estimated GFR and higher albuminuria are associated with adverse kidney outcomes in both general and high-risk populations. A collaborative meta-analysis of general and high-risk population cohorts. *Kidney Int* 2011;**80**(1):93–104.
5. Matsushita K, Vandervelde M, Astor BC, Woodward M, Levey AS, de Jong PE, et al. Association of estimated glomerular filtration rate and albuminuria with all-cause and cardiovascular mortality in general population cohorts: a collaborative meta-analysis. *Lancet* 2010;**375**(9731):2073–81.
6. Matsushita K, Mahmoodi BK, Woodward M, Emberson JR, Jafar TH, Jee SH, et al. Comparison of risk prediction using the CKD-EPI equation and the MDRD study equation for estimated glomerular filtration rate. *JAMA* 2012;**307**(18):1941–51.
7. Earley A, Miskulin D, Lamb EJ, Levey AS, Uhlig K. Estimating equations for glomerular filtration rate in the era of creatinine standardization: a systematic review. *Ann Intern Med* 2012;**156**(11):785–95.
8. Levey AS, Eckardt KU, Tsukamoto Y, Levin A, Coresh J, Rossert J, et al. Definition and classification of chronic kidney disease: a position statement from Kidney Disease: Improving Global Outcomes (KDIGO). *Kidney Int* 2005;**67**(6):2089–100.
9. Levey AS, de Jong PE, Coresh J, Nahas ME, Astor BC, Matsushita K, et al. The definition, classification and prognosis of chronic kidney disease: a KDIGO controversies conference report. *Kidney Int* 2011;**80**(1):17–28.
10. Peralta CA, Shlipak MG, Judd S, Cushman M, McClellan W, Zakai NA, et al. Detection of chronic kidney disease with creatinine, cystatin C, and urine albumin-to-creatinine ratio and association with progression to end-stage renal disease and mortality. *JAMA* 2011;**305**(15):1545–52.
11. Shlipak MG, Matsushita K, Arnlov J, Inker LA, Katz R, Polkinghorne KR, et al. Cystatin C versus creatinine in determining risk based on kidney function. *N Engl J Med* 2013;**369**(10):932–43.
12. Jones CA, McQuillan GM, Kusek JW, Eberhardt MS, Herman WH, Coresh J, et al. Serum creatinine levels in the US population: third national health and nutrition examination survey. *Am J Kidney Dis* 1998;**32**(6):992–9.
13. Stevens LA, Coresh J, Greene T, Levey AS. Assessing kidney function–measured and estimated glomerular filtration rate. *N Engl J Med* 2006;**354**(23):2473–83.
14. Zhang QL, Rothenbacher D. Prevalence of chronic kidney disease in population-based studies: systematic review. *BMC Public Health* 2008;**8**:117.
15. Jha V, Garcia-Garcia G, Iseki K, Li Z, Naicker S, Plattner B, et al. Chronic kidney disease: global dimension and perspectives. *Lancet* 2013;**382**(9888):260–72.
16. Coresh J, Selvin E, Stevens LA, Manzi J, Kusek JW, Eggers P, et al. Prevalence of chronic kidney disease in the United States. *JAMA* 2007;**298**(17):2038–47.
17. Coresh J, Astor BC, McQuillan G, Kusek J, Greene T, Van Lente F, et al. Calibration and random variation of the serum creatinine assay as critical elements of using equations to estimate glomerular filtration rate. *Am J Kidney Dis* 2002;**39**(5):920–9.
18. Vandervelde M, Matsushita K, Coresh J, Astor BC, Woodward M, Levey A, et al. Lower estimated glomerular filtration rate and higher albuminuria are associated with all-cause and cardiovascular mortality. A collaborative meta-analysis of high-risk population cohorts. *Kidney Int* 2011:1341–52.
19. Wang HE, Gamboa C, Warnock DG, Muntner P. Chronic kidney disease and risk of death from infection. *Am J Nephrol* 2011;**34**(4):330–6.
20. James MT, Quan H, Tonelli M, Manns BJ, Faris P, Laupland KB, et al. CKD and risk of hospitalization and death with pneumonia. *Am J Kidney Dis* 2009;**54**(1):24–32.
21. Fried LF, Shlipak MG, Crump C, Bleyer AJ, Gottdiener JS, Kronmal RA, et al. Renal insufficiency as a predictor of cardiovascular outcomes and mortality in elderly individuals. *J Am Coll Cardiol* 2003;**41**(8):1364–72.
22. Baber U, Howard VJ, Halperin JL, Soliman EZ, Zhang X, McClellan W, et al. Association of chronic kidney disease with atrial fibrillation among adults in the United States: REasons for Geographic and Racial Differences in Stroke (REGARDS) Study. *Circ Arrhythm Electrophysiol* 2011;**4**(1):26–32.
23. Wattanakit K, Folsom AR, Selvin E, Coresh J, Hirsch AT, Weatherley BD. Kidney function and risk of peripheral arterial disease: results from the Atherosclerosis Risk in Communities (ARIC) study. *J Am Soc Nephrol* 2007;**18**(2):629–36.
24. Culleton BF, Larson MG, Wilson PW, Evans JC, Parfrey PS, Levy D. Cardiovascular disease and mortality in a community-based cohort with mild renal insufficiency. *Kidney Int* 1999;**56**(6):2214–9.
25. USRDS 2009. Annual data report: atlas of end-stage renal disease in the United States. Bethesda, MD: 2010.
26. Shulman N, Ford C, Hall D, Blaufox M, Simon D, Langford H, et al. Prognostic value of serum creatinine and effect of treatment of hypertension on renal function: results from the Hypertension Detection and Follow-up Program. *Hypertension* 1989;**13**(Suppl. I):I-80–93.
27. Muntner P, He J, Hamm L, Loria C, Whelton PK. Renal insufficiency and subsequent death resulting from cardiovascular disease in the United States. *J Am Soc Nephrol* 2002;**13**(3):745–53.
28. Go AS, Chertow GM, Fan D, McCulloch CE, Hsu CY. Chronic

kidney disease and the risks of death, cardiovascular events, and hospitalization. *N Engl J Med* 2004;**351**(13):1296–305.

29. Tonelli M, Muntner P, Lloyd A, Manns BJ, Klarenbach S, Pannu N, et al. Risk of coronary events in people with chronic kidney disease compared with those with diabetes: a population-level cohort study. *Lancet* 2012;**380**(9844):807–14.
30. Baber U, Gutierrez O, Levitan EB, Warnock DG, Farkouh ME, Tonelli M, et al. Risk for recurrent coronary heart disease and all-cause mortality among individuals with chronic kidney disease compared with diabetes mellitus, metabolic syndrome and cigarette smokers. *Am Heart J* 2013:5.
31. Sarnak MJ, Levey AS, Schoolwerth AC, Coresh J, Culleton B, Hamm LL, et al. Kidney disease as a risk factor for development of cardiovascular disease: a statement from the American Heart Association Councils on Kidney in Cardiovascular Disease, High Blood Pressure Research, Clinical Cardiology, and Epidemiology and Prevention. *Hypertension* 2003;**42**(5):1050–65.
32. Murray CJ, Lopez AD. Mortality by cause for eight regions of the world: global burden of disease study. *Lancet* 1997;**349**(9061):1269–76.
33. Vos T, Flaxman AD, Naghavi M, Lozano R, Michaud C, Ezzati M, et al. Years lived with disability (YLDs) for 1160 sequelae of 289 diseases and injuries 1990-2010: a systematic analysis for the global burden of disease study 2010. *Lancet* 2012;**380**(9859):2163–96.
34. Murray CJ, Ezzati M, Flaxman AD, Lim S, Lozano R, Michaud C, et al. GBD 2010: a multi-investigator collaboration for global comparative descriptive epidemiology. *Lancet* 2012;**380**(9859):2055–8.
35. Lim SS, Vos T, Flaxman AD, Danaei G, Shibuya K, Adair-Rohani H, et al. A comparative risk assessment of burden of disease and injury attributable to 67 risk factors and risk factor clusters in 21 regions, 1990-2010: a systematic analysis for the Global Burden of Disease Study 2010. *Lancet* 2012;**380**(9859):2224–60.
36. Crews DC, Charles RF, Evans MK, Zonderman AB, Powe NR. Poverty, race, and CKD in a racially and socioeconomically diverse urban population. *Am J Kidney Dis* 2010;**55**(6):992–1000.
37. Al-Qaoud TM, Nitsch D, Wells J, Witte DR, Brunner EJ. Socioeconomic status and reduced kidney function in the White hall II Study: role of obesity and metabolic syndrome. *Am J Kidney Dis* 2011;**58**(3):389–97.
38. Hossain MP, Palmer D, Goyder E, El Nahas AM. Association of deprivation with worse outcomes in chronic kidney disease: findings from a hospital-based cohort in the United Kingdom. *Nephron Clin Pract* 2012;**120**(2):c59–70.
39. Hidalgo G, Ng DK, Moxey-Mims M, Minnick ML, Blydt-Hansen T, Warady BA, et al. Association of income level with kidney disease severity and progression among children and adolescents with CKD: A report from the Chronic Kidney Disease in Children (CKiD) Study. *Am J Kidney Dis* 2013;**62**(6):1087–94.
40. Lozano R, Naghavi M, Foreman K, Lim S, Shibuya K, Aboyans V, et al. Global and regional mortality from 235 causes of death for 20 age groups in 1990 and 2010: a systematic analysis for the global burden of disease study 2010. *Lancet* 2012;**380**(9859):2095–128.
41. Rao C, Adair T, Bain C, Doi SA. Mortality from diabetic renal disease: a hidden epidemic. *Eur J Public Health* 2012;**22**(2):280–4.
42. Hemmelgarn BR, Zhang J, Manns BJ, Tonelli M, Larsen E, Ghali WA, et al. Progression of kidney dysfunction in the community-dwelling elderly. *Kidney Int* 2006;**69**(12):2155–61.
43. Garg AX, Papaioannou A, Ferko N, Campbell G, Clarke JA, Ray JG. Estimating the prevalence of renal insufficiency in seniors requiring long-term care. *Kidney Int* 2004;**65**(2):649–53.
44. Wasen E, Isoaho R, Mattila K, Vahlberg T, Kivela SL, Irjala K. Estimation of glomerular filtration rate in the elderly: a comparison of creatinine-based formulae with serum cystatin C. *J Intern Med* 2004;**256**(1):70–8.
45. Islam TM, Fox CS, Mann D, Muntner P. Age-related associations of hypertension and diabetes mellitus with chronic kidney disease. *BMC Nephrol* 2009;**10**:17.
46. Muntner P, Bowling CB, Gao L, Rizk D, Judd S, Tanner RM, et al. Age-specific association of reduced estimated glomerular filtration rate and albuminuria with all-cause mortality. *Clin J Am Soc Nephrol* 2011;**6**(9):2200–7.
47. Glassock RJ, Winearls C. CKD–fiction not fact. *Nephrol Dial Transplant* 2008;**23**(8):2695–6.
48. Glassock RJ, Winearls C. Diagnosing chronic kidney disease. *Curr Opin Nephrol Hypertens* 2010;**19**(2):123–8.
49. O'Hare AM, Hailpern SM, Pavkov ME, Rios-Burrows N, Gupta I, Maynard C, et al. Prognostic implications of the urinary albumin to creatinine ratio in veterans of different ages with diabetes. *Arch Intern Med* 2010;**170**(11):930–6.
50. Hemmelgarn BR, James MT, Manns BJ, O'Hare AM, Muntner P, Ravani P, et al. Rates of treated and untreated kidney failure in older vs younger adults. *JAMA* 2012;**307**(23):2507–15.
51. Bowling CB, Inker LA, Gutierrez OM, Allman RM, Warnock DG, McClellan W, et al. Age-specific associations of reduced estimated glomerular filtration rate with concurrent chronic kidney disease complications. *Clin J Am Soc Nephrol* 2011;**6**(12):2822–8.
52. Hallan SI, Matsushita K, Sang Y, Mahmoodi BK, Black C, Ishani A, et al. Age and association of kidney measures with mortality and end-stage renal disease. *JAMA* 2012;**308**(22):2349–60.
53. Tinetti ME, McAvay G, Chang SS, Ning Y, Newman AB, Fitzpatrick A, et al. Effect of chronic disease-related symptoms and impairments on universal health outcomes in older adults. *J Am Geriatr Soc* 2011;**59**(9):1618–27.
54. Fried TR, McGraw S, Agostini JV, Tinetti ME. Views of older persons with multiple morbidities on competing outcomes and clinical decision-making. *J Am Geriatr Soc* 2008;**56**(10):1839–44.
55. Wilhelm-Leen ER, Hall YN, Tamura M, Chertow GM. Frailty and chronic kidney disease: the third national health and nutrition evaluation survey. *Am J Med* 2009;**122**(7):664–671. e2.
56. Shlipak MG, Stehman-Breen C, Fried LF, Song X, Siscovick D, Fried LP, et al. The presence of frailty in elderly persons with chronic renal insufficiency. *Am J Kidney Dis* 2004;**43**(5):861–7.
57. Bowling CB, Sawyer P, Campbell RC, Ahmed A, Allman RM. Impact of chronic kidney disease on activities of daily living in community-dwelling older adults. *J Gerontol A Biol Sci Med Sci* 2011;**66**(6):689–94.
58. Nitsch D, Grams M, Sang Y, Black C, Cirillo M, Djurdjev O, et al. Associations of estimated glomerular filtration rate and albuminuria with mortality and renal failure by sex: a meta-analysis. *BMJ* 2013;**346**:f324.
59. Hanevold CD, Pollock JS, Harshfield GA. Racial differences in microalbumin excretion in healthy adolescents. *Hypertension* 2008;**51**(2):334–8.
60. Jolly SE, Burrows NR, Chen SC, Li S, Jurkovitz CT, Narva AS, et al. Racial and ethnic differences in albuminuria in individuals with estimated GFR greater than 60mL/min/1.73m(2): results from the Kidney Early Evaluation Program (KEEP). *Am J Kidney Dis* 2010;**55**(3 Suppl 2):S15–22.
61. Jiang X, Srinivasan SR, Radhakrishnamurthy B, Dalferes Jr. ER, Bao W, Berenson GS. Microalbuminuria in young adults related to blood pressure in a biracial (black-white) population. The Bogalusa Heart Study. *Am J Hypertens* 1994;**7**(9 Pt 1):794–800.
62. Muntner P, Newsome B, Kramer H, Peralta CA, Kim Y, Jacobs Jr. DR, et al. Racial differences in the incidence of chronic kidney disease. *Clin J Am Soc Nephrol* 2012;**7**(1):101–7.
63. McClellan WM, Warnock DG, Judd S, Muntner P, Kewalramani R, Cushman M, et al. Albuminuria and racial disparities in the risk for ESRD. *J Am Soc Nephrol* 2011;**22**(9):1721–8.
64. Kao WH, Klag MJ, Meoni LA, Reich D, Berthier-Schaad Y, Li M, et al. MYH9 is associated with nondiabetic end-stage renal disease in African Americans. *Nat Genet* 2008;**40**(10):1185–92.
65. Fine DM, Wasser WG, Estrella MM, Atta MG, Kuperman M, Shemer R, et al. APOL1 risk variants predict histopathology and progression to ESRD in HIV-related kidney disease. *J Am Soc Nephrol* 2012;**23**(2):343–50.
66. O'Seaghdha CM, Parekh RS, Hwang SJ, Li M, Kottgen A, Coresh J, et al. The MYH9/APOL1 region and chronic kidney disease in European-Americans. *Hum Mol Genet* 2011;**20**(12):2450–6.
67. De Vecchi AF, Dratwa M, Wiedemann ME. Healthcare systems

and end-stage renal disease (ESRD) therapies–an international review: costs and reimbursement/funding of ESRD therapies. *Nephrol Dial Transplant* 1999;**14**(Suppl 6):31–41.
68. Kearney PM, Whelton M, Reynolds K, Muntner P, Whelton PK, He J. Global burden of hypertension: analysis of worldwide data. *Lancet* 2005;**365**(9455):217–23.
69. Fox CS, Larson MG, Leip EP, Culleton B, Wilson PW, Levy D. Predictors of new-onset kidney disease in a community-based population. *JAMA* 2004;**291**(7):844–50.
70. Tanner RM, Calhoun DA, Bell EK, Bowling CB, Gutierrez OM, Irvin MR, et al. Prevalence of apparent treatment-resistant hypertension among individuals with CKD. *Clin J Am Soc Nephrol* 2013;**8**(9):1583–90.
71. Bell E, Gao L, Judd S, Glasser S, McClellan M, Gutierrez O, et al. Comparison of different blood pressure indices for end-stage renal disease risk in adults with chronic kidney disease. *Am J Hypertens* 2012;**25**(7):789–96.
72. Muntner P, He J, Astor BC, Folsom AR, Coresh J. Traditional and nontraditional risk factors predict coronary heart disease in chronic kidney disease: results from the atherosclerosis risk in communities study. *J Am Soc Nephrol* 2005;**16**(2):529–38.
73. Systolic Blood Pressure Intervention Trial. <http://clinicaltrials.gov/ct2/show/NCT01206062>. 2013.
74. Whiting DR, Guariguata L, Weil C, Shaw J. IDF Diabetes Atlas: global estimates of the prevalence of diabetes for 2011 and 2030. *Diabetes Res Clin Pract* 2011;**94**(3):311–21.
75. Fox CS, Larson MG, Leip EP, Meigs JB, Wilson PW, Levy D. Glycemic status and development of kidney disease: the Framingham Heart Study. *Diabetes Care* 2005;**28**(10):2436–40.
76. Brancati FL, Whelton PK, Randall B, Neaton J, Stamler J, Klag MJ. Risk of end-stage renal disease in diabetes mellitus: a prospective cohort study of men screened for MRFIT. *JAMA* 1997;**278**(23):2069–74.
77. Kelly T, Yang W, Chen CS, Reynolds K, He J. Global burden of obesity in 2005 and projections to 2030. *Int J Obes (Lond)* 2008;**32**(9):1431–7.
78. Kalantar-Zadeh K, Abbott KC, Salahudeen AK, Kilpatrick RD, Horwich TB. Survival advantages of obesity in dialysis patients. *Am J Clin Nutr* 2005;**81**(3):543–54.
79. Johansen KL, Young B, Kaysen GA, Chertow GM. Association of body size with outcomes among patients beginning dialysis. *Am J Clin Nutr* 2004;**80**(2):324–32.
80. Madero M, Sarnak MJ, Wang X, Sceppa CC, Greene T, Beck GJ, et al. Body mass index and mortality in CKD. *Am J Kidney Dis* 2007;**50**(3):404–11.
81. Kramer H, Shoham D, McClure LA, Durazo-Arvizu R, Howard G, Judd S, et al. Association of waist circumference and body mass index with all-cause mortality in CKD: The REGARDS (Reasons for Geographic and Racial Differences in Stroke) Study. *Am J Kidney Dis* 2011;**58**(2):177–85.
82. Eknoyan G. Obesity and chronic kidney disease. *Nefrologia* 2011;**31**(4):397–403.
83. Reaven GM. Role of insulin resistance in human disease. *Diabetes* 1988;**37**:1595–607.
84. Alberti KG, Eckel RH, Grundy SM, Zimmet PZ, Cleeman JI, Donato KA, et al. Harmonizing the metabolic syndrome: a joint interim statement of the International Diabetes Federation Task Force on Epidemiology and Prevention; National Heart, Lung, and Blood Institute; American Heart Association; World Heart Federation; International Atherosclerosis Society; and International Association for the Study of Obesity. *Circulation* 2009;**120**(16):1640–5.
85. Chen J, Muntner P, Hamm LL, Jones DW, Batuman V, Fonseca V, et al. The metabolic syndrome and chronic kidney disease in U.S. adults. *Ann Intern Med* 2004;**140**(3):167–74.
86. Thomas G, Sehgal AR, Kashyap SR, Srinivas TR, Kirwan JP, Navaneethan SD. Metabolic syndrome and kidney disease: a systematic review and meta-analysis. *Clin J Am Soc Nephrol* 2011;**6**(10):2364–73.

第7章

7

慢性肾脏病的性别问题

Joel Neugarten[a] and Jane F. Reckelhoff[b]

[a] Albert Einstein College of Medicine, Renal Division, Montefiore Medical Center, Bronx, New York, USA,

[b] Women's Health Research Center, University of Mississippi Medical Center, Jackson, Mississippi, USA

简　介

医学上将"雄雌"定义为生物由染色体和性激素水平所决定的特征[1]。"性别"的概念则更加复杂,是个体对其属于"雄性"或"雌性"的自我判断,以及社会对此的反应。在针对人类的研究中,我们使用"性别"这一概念;对于动物研究,我们则仅仅区分"雄雌"。从20世纪90年代中期开始,一系列研究发现慢性肾脏病(chronic kidney disease,CKD)的患病率和进展存在性别差异,并由此衍生出大量针对此差异机制的研究。

非糖尿病相关 CKD 和性别

在大多数动物实验中,雄性动物肾脏病进展较快[2]。人为干预性激素水平也能获得类似结果,提示雌激素能延缓肾脏疾病的进展,而雄激素则促进疾病进展[2]。既往动物实验发现,雄性动物更容易出现肾脏病进展是由于激素本身的差异性,而非雄雌动物间不同的生理构造。

与动物实验不同,人类肾脏病进展和性别的关系存在较大争议。目前尚无有关比较两性之间肾脏功能下降速度的设计规范的前瞻性研究。我们在一项荟萃分析中纳入了68个研究共11345例个体,在常染色体显性多囊肾、IgA肾病、膜性肾病以及不明原因的CKD患者中,男性的疾病进展比女性更快[3]。在纳入了840例患者的Modification of Diet in Renal Disease研究中,约40%的患者是女性,研究按照膳食蛋白和血压进行分组,结果发现55岁以下女性的GFR恶化速度较男性更缓慢,但该差异在校正了血压、尿蛋白排泄率、HDL水平后无统计学意义[5]。

类似的是,Cattran及其同事曾报道在膜性肾病和局灶性节段性肾小球硬化中,女性肾功能恶化速度慢于男性,即使经过血压和蛋白尿校正后,女性的该优势仍然存在。另一方面,该研究未能发现在IgA肾病进展中的性别差异[6]。

The Ramapril Efficacy in Nephopathy研究是一项多中心、随机、双盲、安慰剂对照实验,旨在观察雷米普利对非糖尿病蛋白尿的治疗效果。研究发现,安慰剂组女性GFR下降较快,而雷米普利治疗组女性疾病进展则较慢,且蛋白尿减少幅度更大[7]。ACEI治疗对于所有基因型的女性有肾脏保护作用,且与ACE基因多态性无关,ACEI但仅对于DD基因型的男性具有肾脏保护作用。作者认为,男性慢性蛋白尿患者由于对ACEI治疗反应较差,肾功能恶化的风险也较高。

与此类似,众多研究都发现男性CKD患者疾病进展快于女性[2]。此外,包括几个大规模筛查在内的群体观察性研究发现男性性别是肾功能预后不佳的危险因素[8-13],这与动物实验结果相一致。

形成对比的是,一些其他研究发现不同性别慢性肾脏病进展速度无差异,或女性进展更快。Jafar及同事完成了一项纳入11篇随机研究的患者水平的meta分析,以评估ACEI对非糖尿病肾脏疾病的作用[14]。经过校正收缩压和尿蛋白排泄率以后,女性肾脏预后较男性更差。但是,大部分该研究中的女性都处于绝经后期,这可能是该荟萃分析与我们之前荟萃分析结果不一致的原因。

Nitsch及同事对46个总体样本、高心血管风险、

CKD 队列进行了 meta 分析[15]。作者发现低 eGFR、白蛋白尿和全因死亡率、心血管死亡率相关；无论 eGFR 和白蛋白肌酐比（ACR）水平如何，男性的全因死亡率、心血管死亡率总是高于女性。但是，在总体样本和高心血管风险队列中，女性危险相关曲线的斜率大。在所有三个队列中，更低的 eGFR 和更高的 ACR 与发展为终末期肾病（ESRD）的风险相关，但此风险在男性和女性中并不一致。小于 50 岁的亚组和大于 65 岁的亚组结果类似。该研究认为性别对 CKD 的进展无影响，尽管该研究样本量巨大、方法学可靠，但这个结论由于竞争死亡率的存在仍有一定局限性。男性无论 eGFR、ACR 水平如何，因非肾病而死亡的风险总是高于女性，且随着 eGDR 的下降和 ACR 的升高，死亡的风险和出现 ESRD 的风险也随之升高。因此，性别的差异不成比例地影响了最可能进展至 ESRD 男性的数量，最终降低了进入 ESRD 的男性数量。上述因素影响了仅以 ESRD 为终点事件的研究结论的可靠性。

和 Nitsch 的荟萃分析不同，美国 ESRD 登记数据库给出了男性性别会加速肾脏疾病进展的结论。尽管女性 3～5 期 CKD 患病率等于甚至高于男性，男性 ESRD 的风险仍高于女性。National Health and Nutrition Examination Survey 调查数据显示，女性群体中 eGFR 小于 $60ml/(min \cdot 1.723m^2)$ 的比例为 7.7%，而男性群体为 5.6%；女性群体中 ACR 大于 30mg/g 的比例为 10.2%，而男性群体为 8.6%[16]。欧洲、中国和澳大利亚均有类似报道[17,18]。不同的是，2010 年经年龄、种族校正的美国每百万人 ESRD 发病率，男性较女性高 60%[16]。英国肾病登记系统和欧洲透析和肾移植登记系统报道的数据显示男性 ESRD 发病率亦较女性高 60%[19,20]，而日本也有类似报道[21]。尽管男性在进入肾替代治疗（RRT）时 eGFR 值稍低，但这并不能很好解释上述研究发现的性别间发病差异[16,22]。USRDS、UK、ERA-EDTA 数据库最近资料显示，在老年群体中，上述性别差异更加明显[16,19,20]。如果雌激素是 ESRD 的保护性因素，在绝经后女性群体中应该表现出上述差异的逆转。因此，在老年群体中 ESRD 发病率的性别差异仍需进一步阐释。

针对 RAAS 系统的肾脏血流动力学研究提示男性可能需要更高的 ARB 剂量，仅凭血压并不能很好反映 RAAS 真正的阻断水平[23]。此外，在白种人群，女性服用 ACEI 类药物在延缓 CKD 进展、减少蛋白尿等方面反应优于男性[7]。不同性别 ACEI/ARB 治疗的反应差异性是否导致男性的高 ESRD 发病率目前尚不清楚。

男性经过年龄和种族校正后的 ESRD 患病率仍高于女性[16]。在普通人群中，女性存活率较高；但在 ESRD 群体中，这种优势不复存在[16]。对于大多数原发性、免疫介导的肾小球疾病，男性患病率高于女性[2]。在特发性膜性肾病、IgA 肾病、儿童微小病变肾病中，男性/女性之比约为（2～3）/1^2。由于大部分雄性动物表现出更低的免疫反应性，且睾酮具有免疫抑制作用，上述性别差异的原因仍不清楚[24]。

糖尿病相关 CKD 和性别

糖尿病相关 ESRD 是 ESRD 总体发病率和患病率的重要来源。性别因素人类对 1 型糖尿病肾病的影响尚不清楚。尽管有所争议，目前主流观点认为患 1 型糖尿病肾病的男性预后较女性差。大量横断面和纵向研究均发现，和女性 1 型糖尿病肾病患者相比，男性患者伴有白蛋白尿的患病率高、进展至微量白蛋白尿和大量白蛋白尿的风险大[25,26]。一项德国纳入 27 805 例 1 型糖尿病患者的大型研究发现男性性别是出现微量白蛋白尿的危险因素[27]。而很多其他研究则未能发现 1 型糖尿病进展至白蛋白尿的性别差异。为分析上述相互矛盾的报道，我们必须对一些大型的纵向研究进行判读[28-30]。芬兰糖尿病肾病研究的作者发现在 10 岁以前诊断为 1 型糖尿病的患者的累积 ESRD 发病率无性别差异[28]，而诊断于 10 岁以后者，男性的该累积发病率 2 倍于女性。在进展为 ESRD 方面，仅仅在糖尿病病程超过 40 年的患者中具有性别差异。其他来自瑞典和美国的研究也证实，对发病年龄进行分层以及长期的随访有助于发现 1 型糖尿病患者肾脏病进展的性别差异[29,30]。

观察 1 型糖尿病肾病肾功能下降速度的性别差异的研究同样存在争议[2,25,26,31-33]。一项针对 59 名血压正常、合并白蛋白尿的 1 型糖尿病肾病患者的回顾性研究发现男性患者进展迅速[31]。在一项纳入 199 例合并蛋白尿的 1 型糖尿病肾病患者的前瞻性观察性研究中，男性 GFR 下降速度显著快于女性，但在校正了其他影响肾病进展的因素后，该差异无统计学意义[32]。形成对比的是，the Collaborative Captopril Study 小组进行的一项前瞻性、双盲、随机、安慰剂对照研究发现，性别因素对 1 型糖尿病肾病进展无影响[33]。

在 2 型糖尿病肾病进展的相别差异方面，现有资料有限且存在争议[25,26]。在针对 2 型糖尿病的氯沙坦研究中（n = 1513），男性性别仅在单因素分析中具有肾脏保护作用[34]。该研究纳入的大部分女性均已绝经,基线水平女性患者的尿蛋白更多、GFR 更低。The Collaborative Study 研究小组开展了一项针对 1715 例 2 型糖尿病患者的多中心、随机、双盲、安慰剂对照研究,观察厄贝沙坦对肾病进展的影响[35]。研究者发现女性患者白蛋白尿进展更快,且女性厄贝沙坦的治疗效果较差。此研究的女性患者同样多已处于绝经期。

与上述研究不同,ESRD 数据库提示男性糖尿病肾病患者疾病进展更迅速。经过年龄和性别校正后,2010 年美国男性糖尿病患者每百万人 ESRD 发病率较女性患者高 24%[36]。未经校正的 UK 数据库提示糖尿病相关 ESRD 的男性发病率比女性高 80%[19]。德国也有类似报道[37]。这种性别差异在美国绝经后年龄组的白种人和黑种人群体中都存在[19,36,37]。21 世纪初期,绝经前女性出现糖尿病相关 ESRD 的概率低于同年龄组的男性;但在绝经后,这种性别差异不复存在[36,38]。这种流行病学变化出现在 ACEI 普及后,但是否是有 RAAS 阻断治疗所引起尚有待进一步证实。ESRD 登记数据库通常不会区分 1 型糖尿病和 2 型糖尿病所导致的 ESRD。

有大量的证据显示糖尿病患者体内性激素的分泌和代谢出现紊乱[39]。然而,这种紊乱的生理本质却存在不同观点。还有研究认为紊乱的性激素会影响糖尿病肾病的发生和发展[39]。在一项芬兰的研究中,Maric 观察了 1 型糖尿病肾病和性激素的关系。无并发症的 1 型糖尿病和低血清睾酮水平相关,即使纠正了多项代谢指标后,该相关性仍然存在。尽管 Cox 回归分析认为性激素水平和微量白蛋白尿的进展无关,较低的基线睾酮水平却能够预测从微量白蛋白尿向大量白蛋白尿的进展。更高的睾酮水平和更高的雌激素水平都是从大量白蛋白尿进展至 ESRD 的独立危险因素。

造成肾脏疾病进展性别差异的因素

针对造成肾脏疾病性别差异原因,学界提出了大量假说,包括血压、肾脏结构、饮食、系统及肾血流动力学、脂代谢的性别差异,以及性激素直接促进系膜细胞增生、基质累积、细胞因子/血管活性物质/生长因子的分泌释放等(表 7.1)。

性激素对细胞生物学的直接影响

细胞增生和系膜基质累积

雌激素可以通过受体介导机制抑制有血清刺激引起的系膜细胞增生[2,40]。肾小球细胞外基质的累积反映出基质分泌和基质降解的平衡,此二者均受到性激素的调控。转化生长因子-beta(TGF-beta)在刺激系膜基质分泌、促进肾脏病进展中扮演了核心作用。尽管文献报道不尽一致,女性血液循环中的 TGF-beta 水平似乎较男性更低[41]。大量动物实验表明,注射雌激素能下调肾小球及肾脏组织中 TGF-beta 的表达,而注射睾酮则上调其表达。雌二醇也能降低 db/db 糖尿病大鼠离体培养的足细胞中 TGF-beta mRNA 表达[42]。然而,雌激素或睾酮均不能影响普通雄性大鼠离体培养的系膜细胞中 TGF-beta 的表达,睾酮也不能改变雌性雌激素受体敲除大鼠离体培养的足细胞中 TGF-beta 的表达[2,43]。雌激素对 TGF-beta 的影响可能多系间接作用。雌激素能抑制 TGF-beta 的 2 种诱导物(血管紧张素Ⅱ和内皮素-1)的分泌和(或)外周活性,而睾酮则上调之[2]。

表 7.1 造成肾脏疾病进展性别差异的因素

高血压
肾小球大小和数量
肾小球血流动力学
细胞因子/激素
一氧化氮
血管紧张素Ⅱ
内皮素
TGF-beta
金属蛋白酶 2/9
ROS
性激素直接作用
细胞增生
基质分泌
凋亡
饮食因素
脂类
环境因素

TGF-beta 的作用部分依赖于由 Smad 蛋白和 Sp1 蛋白协同产生的转录效应[44]。我们既往发现蛋白酶 CK2(一种普遍存在的参与信号转导转录调控的丝氨酸/苏氨酸蛋白激酶)通过增加游离 Sp1 数量、激活Ⅳ型胶原启动子,从而介导 TGF-beta 激活的Ⅳ型胶原基因的转录[44]。雌二醇通过抑制 TGF-beta 诱导的 CK2 激活,从而逆转 TGF-beta 激活的Ⅳ型胶原转录[44](图 7.1)。我们还发现 TGF-beta 通过上调 CK2 活性、促使 p53 磷酸化、启动凋亡级联效应,以诱导系膜细胞凋亡[45]。我们再次证实雌激素能通过抑制 TGF-beta 介导的 CK2 激活,以逆转上述过程。

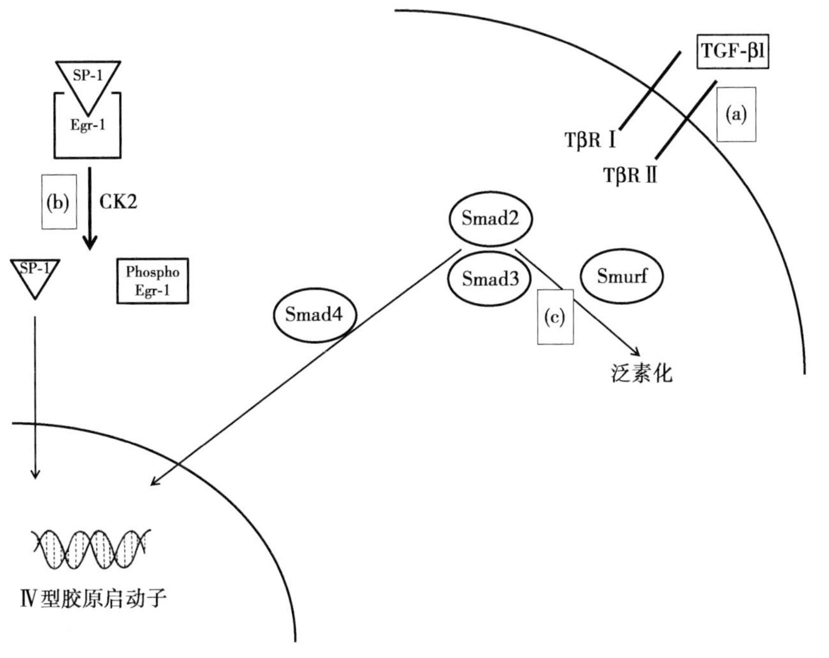

图 7.1　雌二醇和 TGF-beta 的相互作用。(a)雌二醇下调 T βR Ⅰ 和 T βR Ⅱ；(b)雌二醇逆转 TGF-beta 诱导的 CK2 酶活性增加，继而抑制与Ⅳ型胶原启动子结合的游离 Sp1 表达；(c)ER-alpha 促进 Smad2/Smad3 与 Smurf 复合物的形成，导致泛素化增强。TβR，TGF-beta 受体；Smurf，Smad 泛素调控因子；CK2，蛋白激酶 CK2；Sp1，特异性蛋白 1

在暴露于雌激素的人类胚肾细胞中，雌激素受体 a、Smad2/Smad3、Smad 特异性调节因子(Smurf)组成复合物。该复合物增强了 Smad 蛋白的泛素化和降解[46]。上述交互作用能够抑制 TGF-beta 信号级联，也解释了雌激素降低糖尿病大鼠肾脏组织中总 Smad2/3 以及磷酸化 Smad2/3 表达的现象[47]。此外，雌二醇逆转了糖尿病动物Ⅰ型和Ⅱ型 TGF-beta 受体上调的趋势[47](图 7.1)。

我们以及其他研究者都发现雌二醇能通过一种丝裂原激活的蛋白激酶/AP-1 介导机制抑制系膜细胞Ⅰ型胶原基因转录和蛋白分泌，还能通过一种丝裂原激活的蛋白激酶/AP-2 介导机制刺激系膜细胞的金属蛋白酶 2 活化，并刺激金属蛋白酶 9 活化[48,49](图 7.2)。这些效应改变了基质代谢的平衡，避免了基质的累积和肾小球硬化。

Alb/TGF-beta 小鼠过表达 TGF-beta，出现蛋白尿和进行性的肾损伤。我们发现雌二醇通过抑制 CK2 活化逆转 TGF-beta 产生的损伤效应、改善该动物模型的肾脏损伤。

一氧化氮

大量动物研究显示一氧化氮(NO)能促进肾脏损伤的发生和发展[40,51,52]。在体外培养的肾小球和血管内皮细胞中，生理剂量的雌激素通过雌激素受体 a 造成 NO 的迅速释放[40,52]。内皮一氧化氮合成酶(eNOS)基因启动子包含一个雌激素反应组分，能介导雌激素诱导的 eNOS mRNA 和蛋白上调[40,52]。上述反应的结果是雌性大鼠表达更高的肾脏 eNOS 水平，卵巢切除则能逆转该现象[51]。尽管慢性 NO 抑制能诱导两种性别大鼠收缩性高血压，仅雄性大鼠产生蛋白尿，且可被睾丸切除所逆转[53]。老龄雄性大鼠表现出超过雌性老龄大鼠的肾脏 NOS 蛋白减少和酶活性降低，这可能是老年男性高龄相关肾损害更加严重的原因[54]。

活性氧族

活性氧族(ROS)生成增加被认为是促进动物模型肾脏损伤的因素。雌激素可阻断肾损伤导致的尼克酰胺腺嘌呤二核苷酸磷酸氧化酶活性上调，继而抑制肾脏产生的最主要 ROS-超氧化物负离子的合成。不同的是，睾酮直接或间接地增加氧化应激。睾酮抑制抗氧化酶活性，增加肾损伤时 ROS 的产生[55]。在一些高血压的动物模型中，雌激素和睾酮对肾损伤的保护或促进作用取决于性激素对 ROS 生成的调节能力[55]。

细胞凋亡

睾酮通过非 TGF-beta 信号依赖的雄激素受体依

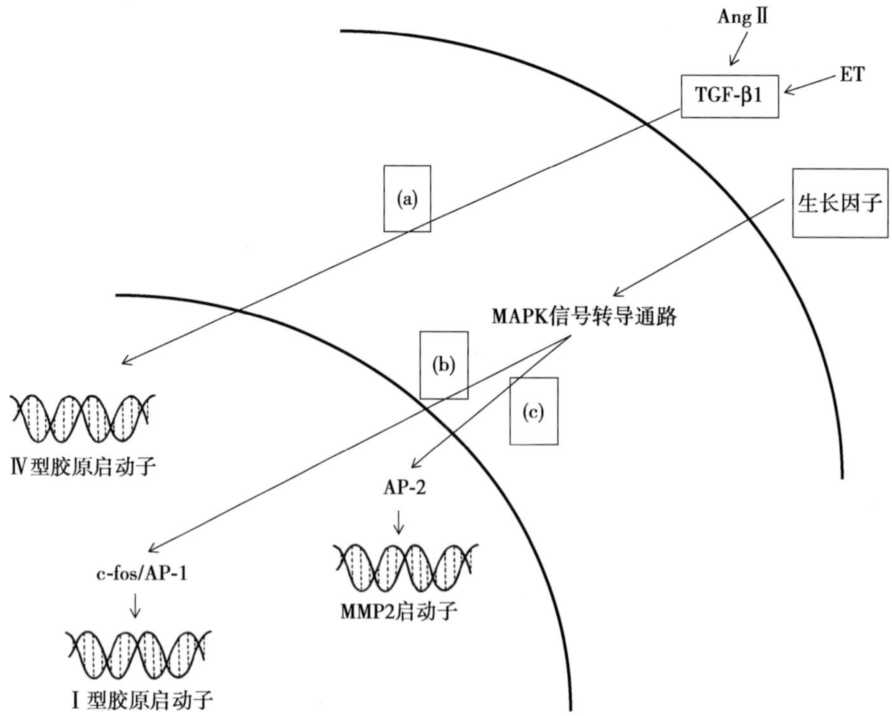

图 7.2 雌二醇改变系膜基质分泌和降解平衡。(a)雌二醇通过干扰 TGF-beta 对Ⅳ型胶原启动子,从而抑制 ET-1 和其他原因导致的Ⅳ型胶原分泌;(b)雌二醇通过刺激 MAPK 信号转导通路上调 c-fos/AP-1 活性,从而抑制系膜细胞 1 型胶原分泌;(c)雌二醇通过刺激 MAPK 信号转导通路、上调 AP-2 活性以增加 MMP-2 分泌,从而促进系膜基质的降解。Ang Ⅱ,血管紧张素Ⅱ;ET,内皮素;TGF,转化生长因子;MMP,基质金属蛋白酶;AP,激活蛋白;MAPK,丝裂原激活的蛋白激酶

赖机制,诱导体内和体外足细胞凋亡[43]。睾酮还通过刺激 Fas/Fas 配体和凋亡级联信号上调相关的 c-Jun 氨基末端激酶信号转导通路,最终促进人类近端肾小管上皮细胞的凋亡[56,57]。另一方面,体外试验中雌激素能对睾酮、TGF-beta、肿瘤坏死因子 alpha(TNF-alpha)、氨基核苷嘌呤霉素诱导的足细胞凋亡起到保护作用[43,58]。此外,我们还发现雌激素能通过抑制 CK2 的活化和 p53 磷酸化,继而拮抗 TGF-beta 引起的系膜细胞凋亡[45]。

肾脏结构和肾血流动力学

男性的肾脏通常大于女性。研究发现男性肾小球数量较女性多 10% ~15%[59]。但是,我们进一步分析发现体表面积,而非性别,才是决定肾重量、肾小球尺寸、肾小球总数量的因素[60]。由于男性的体格通常大于女性,上述指标也倾向于较女性更大。

Munger 和 Baylis 指出由于雌性大鼠肾血管阻力较高,在出现肾损伤时肾小球毛细血管的压力升高幅度较小,从而起到保护肾小球的作用。接受单侧肾切除和高蛋白饮食的雌性大鼠具有更低的肾小球毛细血管压力,因此较雄性大鼠的尿蛋白排泄率更低[2]。在校正体表面积后,男性和女性的 GFR 值类似[2]。此外,睾酮和雌激素并不能直接影响人类的 GFR 或肾脏血流[2]。尽管如此,肾小球血流动力学对血管活性物质的反应具有性别差异。男性在输注血管紧张素Ⅱ时通过增加滤过分数来保持 GFR 的稳定,提示肾小球毛细血管压力增高[62]。相反,女性此时滤过分数并不增加,GFR 出现下降,提示肾小球毛细血管压力不增加。因此,罹患 CKD 的男性更容易出现高滤过。这种性别差异导致肾小球血流动力学应激下降,可能是女性肾脏病进展较慢的原因。

在血压正常、无蛋白尿的 1 型糖尿病青少年中,研究者发现肾脏对夹持正常血糖和夹持高血糖的血流动力学反应呈现性别差异[63]。夹持正常血糖时,男性表现出更高的有效肾血浆流量(ERPF)和更低的肾血管阻力。夹持高血糖时,男性没有表现出任何肾血流动力变化,而女性 ERPF 下降、肾血管阻力和滤过分数升高,提示肾小球毛细血管压力上升。有学者认为这种肾脏微血管对高血糖反应的性别差异或许能够解释为什么女性性别对于 1 型糖尿病肾病保护作用不尽一致。

无并发症的 1 型糖尿病女性对环氧化酶 2(COX-

2)的肾脏反应更加明显,表现为ERPF下降、滤过率上升,提示肾脏血流对扩血管前列环素较大的依赖性[64]。抑制COX-2也能消除对血管紧张素Ⅱ反应的性别差异,提示前列环素可能在对抗血管紧张素Ⅱ的效应方面,在女性糖尿病患者中起到较男性更加明显的扩血管作用。相对于雌性大鼠,雄性大鼠的局部肾血流自动调节更高效、毛细血管血流量更低[2,40]。由于环氧化酶抑制剂能消除上述性别差异,所以前列环素可能介导了上述效应[2,40]。

高血压

早在19世纪中叶,Richard Bright发现患有肾病的个体通常也患有高血压,高血压和肾功能不全的关系已经受到人们的注意[65]。高血压和肾脏病形成了互为因果的恶性循环。大量研究发现使用药物降低血压能够延缓肾病的进展,更佐证了肾病和高血压之间的相互联系[66]。引起高血压的原因多种多样,而高血压引起肾损害的机制也不一而足。性激素介导的高血压并肾损害的性别差异的机制目前也远未明确[67,68]。

肾脏的血液-钠利尿效应决定了钠的"正常"排除有赖于较高的血压灌注。GFR下降会引起钠的重吸收和高血压[69,70]。我们尚不知道雌激素是否直接减轻钠的重吸收。但是,在雄性大鼠的研究中,雄激素会作用于雄激素受体直接增加近端肾小管钠重吸收。由于阻断血管紧张素Ⅰ受体能拮抗上述反应,因此该效应系有RAAS系统所介导,而雄激素应具有升高血压的作用。

在高血压动物模型中,如自发性高血压大鼠(SHR),雄激素促进高血压和肾损害。去势治疗能将高血压改善到雌性动物的水平[72]。由于卵巢切除不会升高血压,故而在此模型中雌激素不具有高血压保护作用。衰老时,雄激素也能刺激Dahl盐敏感大鼠血液升高。睾丸切除能减轻高血压,但卵巢切除则会促进血压升高[72,73]。

高血压的一个可能机制是由于ROS的增加。抗氧化物能降低雄性SHR的血压,但对于雌性SHR无效果[74]。促氧化物,如吗多明,能提高雄性SHR的血压,但对雌性SHR无效果[74]。雌二醇增加内皮NO,吗多明引起的NO减少被认为参与了ROS介导血压升高。有研究者给予雌性大鼠L-NAME以通过阻断NO分泌而提高血压,并给予吗多明以进一步提升血压,但研究观察到血压无变化[74]。因此ROS不参与雌性SHR血压的调控,而参与雄性SHR的血压调控。

但是,氧化应激对人类血压的作用并不明确。尚无临床研究证实单用抗氧化剂能降低血压。然而,抗氧化剂降低血压有赖于完整的NO系统[75]。大多数高血压患者内皮功能紊乱,因此NO生成不足,影响了抗氧化剂的降血压作用。此外,目前没有研究对不同性别中抗氧化剂的降压效应进行对比。如同动物研究一致,男性高血压患者将能够从抗氧化治疗中获益,而女性患者则不能。今后需要更多研究来阐释长期应用抗氧化剂是否在降低血压方面存在性别差异。

血管紧张素Ⅱ高血压也与性别有关。缓慢给予大鼠血管紧张素Ⅱ的同时给予ACEI以抑制内源性血管紧张素Ⅱ的产生,雌性大鼠血压升高的幅度高于雄性[76]。高盐分饮食对雌性大鼠血压无影响,但会造成雄性大鼠的盐摄入依赖性高血压。在没有接受ACEI干预的大鼠中,雄性大鼠血压较雌性大鼠高。形成对比的是,无论是否给予ACEI干预,雄性小鼠在血管紧张素Ⅱ刺激下血压升高的幅度大于雌性小鼠[77,78]。雌激素会刺激肝脏血管紧张素酶原的分泌,但下调ACE和AT1受体的表达[80,81]。雌激素还会上调血管紧张素酶2以产生扩血管效应。

在男性和女性中,衰老都会引起血压升高[83,84]。绝经后妇女高血压的患病率高于男性[83,85-88]。在美国,超过75%的大于60岁女性患有高血压[89,90]。夜间非勺形血压在男性和女性中都会与靶器官损害相关(包括肾损伤)[91-95]。但是,有研究显示非勺形血压对女性靶器官的损害较男性更为严重[91,95]。绝经后妇女较绝经前妇女更容易出现夜间非勺形血压[91]。

衰老引起的高血压的机制在不同性别也有差异。比如,对于雄性SHR,白蛋白尿和肾小球硬化开始出现于16月龄[96]。相反,雌性SHR虽然和同年龄组的雄性SHR血压类似甚至更高,但仅有轻微的蛋白尿和组织学变化[97]。由于AT1受体阻断能使老龄雄性和幼年雌性的血压恢复正常,因此对于老龄雄性SHR,高血压的发生主要和RAAS相关[98,99]。在老年女性中,尽管RAAS、ETA受体、20-HETE阻断和肾交感神经射频消融均能改善高血压,但却无法使血压恢复正常。氯沙坦、AT1受体拮抗剂、ETA受体阻断剂以及20-HETE分泌抑制剂均可使血压恢复至正常范围,但平均动脉压仍保持在100mmHg以上[100]。上述数据表明需要更多研究来阐明绝经后妇女高血压产生的机制,以避免其罹患老龄相关的肾脏疾病。尽管女性更频繁的就诊,但老龄女性血压的控制情况不如老龄男性[101]。给予动物的观察研究提示老龄个体血压控制的性别差异可能是由于诱发机制的不同。这样的研究也表明,在女性生命的不同阶段,也许需要不同种类的药物来控制高血压。

治疗启示

各类回顾性、横断面、前瞻性研究观察了激素替代治疗或避孕药物对糖尿病和非糖尿病妇女蛋白尿和肾功能的影响[25,102,103]。这些研究的结果各不相同、相互矛盾，不能够为雌激素剂量、给药方式以及用药载体的差异所作出解释。

Jackson 和同事指出雌二醇对肾脏细胞的保护作用可能是由非雌激素相关的代谢物所介导，如 catecholestradiols[104]。在各种体外肾病模型中，这些药物通过非雌激素受体相关途径抑制系膜细胞增殖和胶原分泌、改善氧化应激、减缓肾病进展。至于这些药物是否能在不影响生殖系统的前提下对于人类肾脏疾病产生类似的保护作用尚有待观察。选择性雌激素受体调节剂（SERMs）是一种模拟雌激素对骨骼、血管组织保护作用，但不产生生殖系统影响的化合物。SERMs 能够替代雌激素对系膜细胞生理的作用，在多种实验肾脏病模型中起到肾保护作用[40,105]。

The Raloxifene in Diabetic Nephropathy 研究是一项针对绝经后 2 型糖尿病肾病妇女的双盲、安慰剂对照实验。研究将患者随机分为 Raloxifene 组和对照组治疗 6 个月，结果发现 Raloxifene 组患者尿蛋白排泄率降低，而对照组无明显变化[106]。我们最近进行的一项多中心随机双盲安慰剂对照研究的后效分析发现，在为期 3 年的随访中，Raloxifene 组女性年均血清肌酐的上升速度和 GFR 下降速度均较缓慢[107]。

结论和展望

在肾脏疾病的实验模型中，雄性动物明显表现出预后不良。但是在人类中，更多的混杂因素使性别和肾病进展的差异更加复杂。目前没有高等级别的临床研究来阐明两性之间肾功能下降的速度差异。将性别因素纳入影响肾功能变化因素的研究大多样本量较少、随访时间较短。尽管没有取得完全共识，现有证据倾向于雄性性别和非糖尿病肾病加速进展存在相关性。对于糖尿病肾病患者，也有类似的性别差异，但证据偏弱。研究结果的差异也反映出研究人群、激素水平、人口学特征、治疗方式、脂质谱、血压控制水平和方法学（尤其是终点指标）的不同。基于糖尿病肾病的研究还会涉及糖尿病病程以及严重程度的差异。

不同年龄和性别 GFR 和 ACR 正常范围切点的不确定性也会影响到结果的解读，尤其是对于观察 CKD 发病率和患病率的横断面研究。由于男性肌肉质量和肌酐排泄量通常大于女性，有学者建议对于 ACR 正常值上限使用性别区分的切点（男性 17mg/g，女性 25mg/g）[108]。类似地，一些研究者发现对于不同性别和不同年龄的患者不应该使用同一个 GFR 范围，这样可能会导致女性，尤其是老龄女性 CKD 的过度诊断[109,110]。现有资料不足以解释上述矛盾，但会对理解 CKD 和性别的关系提供极大帮助。

据我们所知，目前没有任何正在进行的观察激素替代治疗、雌激素选择性受体调节剂、雌二醇代谢物对人类 CKD 病程影响的研究[111]。我们推测可能是 Women's Health Initiative 研究中激素治疗升高乳腺癌和心血管疾病风险的结论打击了研究者对于激素治疗的积极性。在开展 CKD 的雌激素治疗前，我们需要先增进对雌激素化合物同肿瘤以及心血管疾病关系的了解。

致谢

作者希望对 Sharon R. Silbiger 医学博士（1960—2012）对本文的贡献表示感谢。本文受到美国心脏协会、国立卫生研究院、国立心肺血液研究所 RO1 HL 66072，RO1 HL69194，PO1 HL51971（JFR）的资助。

（赵宇亮 译，付平 校）

参考文献

1. Wizemann TM, Pardue ML, Committee on Understanding the Biology of Sex and Gender Differences Board on Health Sciences Policy Institute of Medicine. *Exploring the biological contributions to human health: Does sex matter?* National Academies Press; USA, 2001. pp. 1–288.
2. Silbiger S, Neugarten J. The impact of gender on the progression of chronic renal disease. *Am J Kidney Dis* 1995;**25**:515–33.
3. Neugarten J, Acharya A, Silbiger SR. Effect of gender on the progression of nondiabetic renal disease: a meta-analysis. *J Am Soc Neprhol* 2000;**11**:319–29.
4. Neugarten J, Silbiger SR. Effect of sex hormones on mesangial cells. *Am J Kidney Dis* 1995;**26**:147–51.
5. Coggins CH, Lewis JB, Caggiula AW, Castaldo LS, Klahr S, Wang SR. Differences between women and men with chronic renal disease. *Nephrol Dial Transplant* 1998;**13**:1430–7.
6. Cattran DC, Reich HN, Beanlands HJ, Miller JA, Scholey JW, Troyanov S. For the Genes, Gender and Glomerulonephritis Group. The impact of sex in primary glomerulonephritis. *Nephrol Dial Transplant* 2008;**23**:2247–53.
7. Ruggenenti P, Perna A, Zoccalli C, Gherardi G, Benini R, Testa A, Remuzzi G. For the "Gruppo Italiano di Studi Epidemologici in Nefrologia" (GISEN). Chronic proteinuric nephropathies. II. Outcomes and response to treatment in a prospective cohort of 352 patients: Differences between men and women in relation to the ACE gene polymorphism. *J Am Soc Nephrol* 2000;**11**:88–96.

8. Evans M, Fryzek JP, Elinder CG, Cohen SS, McLaughlin JK, Nyren O, Fored CM. The natural history of chronic renal failure: results from an unselected population-based inception cohort in Sweden. *Am J Kidney Dis* 2005;**46**:863–70.
9. Eriksen BO, Ingebretsen OC. The progression of chronic kidney disease: a 10 year population-based study of the effects of gender and age. *Kidney Int* 2006;**69**:375–82.
10. Hallan SI, Ritz E, Lyndersen S, Romundstad S, Kvenild K, Orth SR. Combining GFR and albuminuria to classify CKD improves prediction of ESRD. *J Am Soc Nephrol* 2009;**20**:1069–77.
11. Iseki K, Iseki C, Ikemiya Y, Fukiyama K. Risk of developing end-stage renal disease in a cohort of mass screening. *Kidney Int* 1996;**49**:800–5.
12. Haroun MK, Jarr BG, Hoffman SC, Comstock GW, Klag MJ, Coresh J. Risk factors for chronic kidney disease: A prospective study of 23,534 men and women in Washington County, Maryland. *J Am Soc Nephrol* 2003;**14**:2934–41.
13. Babayev R, Whaley-Connell A, Kshirsagar A, Klemmer P, Navaneethan S, Chen SC, et al. KEEP Investigators. Association of race and body mass index with ESRD and mortality in CKD stages 3-4: Results from the Kidney Early Evaluation Program (KEEP). *Am J Kidney Dis* 2013;**61**:404–12.
14. Jafar TH, Schmid CH, Stark PC, Toto R, Remuzzi G, Ruggenenti P, et al. For the ACE Inhibition in Progressive Renal Disease (AIPRD) Study group. The rate of progression of renal disease may not be slower in women compared with men: a patient-level meta-analysis. *Nephrol Dial Transplant* 2003;**18**:2047–53.
15. Nitsch D, Grams M, Sang Y, Black C, Cirillo M, Djurdjev O, et al. For the Chronic Kidney Disease Prognosis Consortium. Associations of estimated glomerular filtration rate and albuminuria with mortality and renal failure by sex: a meta-analysis. *BMJ* 2013;**346**:f324.
16. U.S. Renal Data System, USRDS 2012 Annual Data Report: Atlas of Chronic Kidney Disease and End Stage Renal Disease in the United States, National Institutes of Health, National Institute of Diabetes and Digestive and Kidney Diseases, Bethesda, MD, 2012.
17. Xu R, Zhang LX, Zhang PH, Wang F, Zuo L, Wang HY. Gender differences in age-related decline in glomerular filtration rates in healthy people and chronic kidney disease patients. *BMC Nephrol* 2001;**11**:20.
18. Chadban SJ, Briganti EM, Kerr PG, Dunstan DW, Welborn TA, Zimmet PZ, et al. Prevalence of kidney damage in Australian adults: The AusDiab kidney study. *J Am Soc Nephrol* 2003;**14**:S131–8.
19. Gilg J, Castledine C, Fogarty D. UK Renal Registry 14th annual report: Chapter 1 UK RRT incidence in 2010: National and centre-specific analyses. *Nephrol Clin Pract* 2012;**120**(suppl 1):c1–c27.
20. ERA-EDA Registry Annual Report, 2010; www.espn-reg.org
21. Iseki K, Nakai S, Shinzato T, Nagura Y, Akiba T. For The Patient Registration Committee of the Japanese Society for Dialysis Therapy. *Ther Apher Dial* 2005;**9**:407–11.
22. Stel VS, Tomson C, Ansell D, Casino FG, Collart F, Finne P, et al. Level of renal function in patients starting dialysis: an ERA-EDTA Registry study. *Nephrol Dial Transplant* 2010;**25**:3315–25.
23. Miller JA, Cherney DZ, Duncan JA, Lai V, Burns KD, Kennedy CRJ, et al. Gender differences in the renal response to renin-angiotensin system blockade. *J Am Soc Nephrol* 2006;**17**:254–2560.
24. Klein SL. Immune cells have sex and so should journal articles. *Endocrinology* 2012;**153**:2544–50.
25. Maric C, Sullivan S. Estrogens and the diabetic kidney. *Gender Med* 2008;**5**(Suppl. A):S103–13.
26. Seliger SL, Davis C, Stehman-Breen C. Gender and the progression of renal disease. *Curr Opin Nephrol Hypertens* 2001;**10**:219–25.
27. Raile K, Galler A, Hofer S, Herbst A, Dunstheimer D, Busch P, et al. Diabetic nephropathy in 27,805 children, adolescents, and adults with type 1 diabetes. Effect of diabetes duration, A1C, hypertension, dyslipidemia, diabetes onset, and sex. *Diabetes Care* 2007;**30**:2523–8.
28. Harjutsalo V, Maric C, Forsblom C, Thorn L, Waden J, Groop PH, On behalf of the FinnDiane Study Group. Sex related differences in the long-term risk of microvascular complications by age at onset of type 1 diabetes. *Diabetologia* 2011;**54**:1992–9.
29. Orchard TJ, Dorman JS, Maser RE, Becker DJ, Drash AL, Ellis D, et al. Prevalence of complications in IDDM by sex and duration. Pittsburgh Epidemiology of Diabetes Complications Study II. *Diabetes* 1990;**39**:1116–24.
30. Mollsten A, Svesson M, Waernbaum I, Berhan Y, Schon S, Nystrom L, Swedish Childhood Diabetes Study Group Diabetes Incidence Study in Sweden Swedish Renal Registry. Cumulative risk, age of onset, and sex-specific differences for developing end stage renal disease in young patients with type 1 diabetes: a nationwide population-based cohort study. *Diabetes* 2010;**59**:1803–8.
31. Jacobsen P, Rossing K, Tarnow K, Rossing P, Mallet C, Poirier O, et al. Progression of diabetic nephropathy in normotensive type 1 diabetic patients. *Kidney Int Suppl* 1999;**71**:S101–5.
32. Hovind P, Tarnow L, Oestergaard PB, Parving HH. Elevated vascular endothelial growth factor in type 1 diabetic patients with diabetic nephropathy. *Kidney Int Suppl* 2000;**75**:S56–61.
33. Breyer JA, Bain RP, Evans JK, Nahman Jr NS, Lewis EJ, Cooper M, et al. Predictors of the progression of renal insufficiency in patients with insulin-dependent diabetes and overt diabetic nephropathy. *Kidney Int* 1996;**50**:1651–8.
34. Keane WF, Brenner BM, de Zeeuw D, Grunfeld JP, McGill J, Mitch WE, et al. For the RENAAL Study investigators. The risk of developing end-stage renal disease in patients with type 2 diabetes and nephropathy: The RENAAL Study. *Kidney Int* 2003;**63**:1499–507.
35. Lewis EJ, Hunsicker LG, Clarke WR, Berl T, Pohl MA, Lewis JB, For the Collaborative Study Group Renoprotective effect of the angiotensin-receptor antagonist Irbesartan in patients with nephropathy due to type 2 diabetes. *N Engl J Med* 2001;**345**:851–60.
36. www.cdc.gov/diabetes/statitics/esrd
37. Icks A, Haastert B, Genz J, Giani G, Hoffmann F, Trapp R, et al. Incidence of renal replacement therapy (RRT) in the diabetic compared with the non-diabetic population in a German region, 2002-2008. *Nephrol Dial Transplant* 2011;**26**:264–9.
38. Jones CA, Krolewski AS, Rogus J, Zue JL, Collins A, Warram JH. Epidemic of end-stage renal disease in people with diabetes in the United States population: Do we know the cause? *Kidney Int* 2005;**67**:1684–91.
39. Maric C, Forsblom C, Thorn L, Waden J, Groop P-H, On behalf of FinnDiane Study Group. Association between testosterone, estradiol and sex hormone binding globulin levels in men with type 1 diabetes with nephropathy. *Steroids* 2010;**75**:772–8.
40. Neugarten J, Silbiger SR, Golestaneh L. Gender and kidney disease. In: Brenner BM, editor. *Brenner and Rector's The Kidney* 9th ed. Amsterdam, Netherlands: Elsevier; 2008. p. 674–80.
41. Lin Y, Nakachi K, Ito Y, Kikuchi S, Tamakoshi A, Yagyu K, For the JACC Study Group. Variations in serum transforming growth factor-beta1 levels with gender, age, and lifestyle factors of healthy Japanese adults. *Dis Markers* 2009;**27**:23–8.
42. Catanuto P, Doublier S, Lupia E, Fornoni A, Berho M, Karl M, et al. 17 beta-estradiol and tamoxifen upregulate estrogen receptor beta expression and control podocyte signaling pathways in a model of type 2 diabetes. *Kidney Int* 2009;**75**:1194–201.
43. Doublier S, Lupia E, Catanuto P, Periera-Simon S, Xia X, Korach K, et al. Testosterone and 17 beta-estradiol have opposite effects on podocyte apoptosis that precedes glomerulosclerosis in female estrogen receptor knockout mice. *Kidney Int* 2011;**79**:404–13.
44. Zdunek M, Silbiger S, Lei J, Neugarten J. Protein kinase CK2 mediates TGF-β1-stimulated type IV collagen gene transcription and its reversal by estradiol. *Kidney Int* 2001;**60**:2097–108.
45. Negulescu O, Bognar I, Lei J, Devarajan P, Silbiger S, Neugarten J. Estradiol reverses TGF-β1-induced mesangial cell apoptosis by a casein kinase 2-dependent mechanism. *Kidney Int* 2002;**62**:1989–98.
46. Ito I, Hanyu A, Wayama M, Goto N, Komatsu Y, Kawasaki S, et al. Estrogen inhibits transforming growth factor beta signaling by promoting Smad 2/3 degradation. *J Biol Chem* 2010;**285**:14747–55.
47. Dixon A, Maric C. 17 beta-estradiol attenuates diabetic kidney

disease by regulating extracellular matrix and transforming growth factor-beta protein expression and signaling. *Am J Physiol Renal Physiol* 2007;**293**:F1678–90.
48. Neugarten J, Medve I, Lei J, Silbiger SR. Estradiol suppresses mesangial cell type I collagen synthesis via activation of the MAP kinase cascade. *Am J Physiol Renal Physiol* 1999;**277**:F875–81.
49. Guccione M, Silbiger S, Lei J, Neugarten J. Estradiol upregulates mesangial cell MMP-2 activity via the transcription factor AP-2. *Am J Physiol Renal Physiol* 2002;**282**:F164–9.
50. Blush J, Lei J, Ju W, Silbiger S, Pullman J, Neugarten J. Estradiol reverses renal injury in Alb/TGF-β1 transgenic mice. *Kidney Int* 2004;**66**:2148–54.
51. Neugarten J, Ding Q, Friedman A, Friedman A, Lei J, Silbiger S. Sex hormone and renal nitric oxide synthases. *J Am Soc Nephrol* 1997;**8**:1240–6.
52. Dubey RK, Jackson EK. Estrogen-induced cardiorenal protection: potential cellular, biochemical, and molecular mechanisms. *Am J Physiol Renal Physiol* 2001;**280**:F365–88.
53. Verhagen AMG, Attia DMA, Koomans HA, Joles JA. Male gender increases sensitivity to proteinuria induced by mild NOS inhibition in rats: role of sex hormones. *Am J Physiol Renal Physiol* 2000;**279**:F664–70.
54. Erdely A, Greenfeld Z, Wagner L, Baylis C. Sexual dimorphism in the aging kidney: Effects on injury and nitric oxide system. *Kidney Int* 2003;**63**:1021–6.
55. Neugarten J. Estrogen and oxidative stress. *Gend Med* 2007;**4**: 31–2.
56. Verzola D, Gandolfo MT, Salvatore F, Villaggio B, Gianiotio F, Traverso P, et al. Testosterone promotes apoptotic damage in human renal tubular cells. *Kidney Int* 2005;**65**:1252–61.
57. Verzola D, Villagio B, Procopio V, Gandolfo MT, Gianiorio F, Fama A, et al. Androgen-mediated apoptosis of kidney tubule cells: Role of c-Jun amino terminal kinase. *Biochem Biophy Res Commun* 2009;**387**:531–6.
58. Kummer S, Jeruschke S, Wegerich LV, Peters A, Lehmann P, Seibt A, Mueller F, et al. Estrogen receptor alpha expression in podocytes mediates protection against apoptosis in-vitro and in-vivo. *PLoS One* 2011;**6**:e27457.
59. Nyengaard JR, Bendtsen TF. Glomerular number and size in relationto age, kidney weight, and body surface in normal man. *Anat Rec* 1992;**232**:194–201.
60. Neugarten J, Kasiske B, Silbiger SR, Nyengaard JR. Effects of sex on renal structure. *Nephron* 2001;**90**:139–44.
61. Munger K, Baylis C. Sex differences in renal hemodynamics in rats. *Am J Physiol Renal Physiol* 1988;**254**:F223–31.
62. Miller JA, Abacta LA, Cattran DC. Impact of gender on renal response to angiotensin II. *Kidney Int* 1999;**55**:278–85.
63. Cherney DZI, Sochett EB, Miller JA. Gender differences in renal response to hyperglycemia and angiotensin-converting enzyme inhibition in diabetes. *Kidney Int* 2005;**68**:1722–8.
64. Cherney DZI, Scholey JW, Nasrallah R, Dekker MG, Slorach C, Bradley TJ, et al. Renal hemodynamic effect of cyclooxygenase 2 inhibition in young men and women with uncomplicated type 1 diabetes mellitus. *Am J Physiol Renal Physiol* 2008;**294**:F1336–41.
65. Bright R. Tabular view of the morbid appearance in 100 cases connected with albuminous urine, with observations. *Guy's Hospital Rep* 1846;**1**:380–400.
66. Sandberg K. Mechanisms underlying sex differences in progressive renal disease. *Gender Med* 2008;**5**:10–23.
67. Liu PY, Death AK, Handelsman DJ. Androgens and cardiovascular disease. *Endocr Rev* 2003;**24**:313–40.
68. Tamler R. Diabetes, obesity and erectile dysfunction. *Gender Med* 2009;**6**:4–16.
69. Hall JE, Guyton AC, Brands MJ. Control of sodium excretion and arterial pressure by intrarenal mechanisms and the renin-angiotensin system. In: Laragh JH, Brenner BM, editors. *Hypertension, pathophysiology, diagnosis, and management* 2nd ed. New York: Raven Press; 1995. p. 1452–75.
70. Hall JE, Guyton AC, Brands MW. Pressure-volume regulation in hypertension. *Kidney Int Suppl* 1996;**55**:S35–41.
71. Kienitz T, Quickler M. Testosterone and blood pressure regulation. *Kidney Blood Press Res* 2008;**31**:71–9.
72. Reckelhoff JF, Zhang H, Granger JP. Testosterone exacerbates hypertension and reduces pressure-natriuresis in male SHR. *Hypertension* 1998;**31**:435–9.
73. Reckelhoff JF, Zhang H, Srivastava K. Gender differences in development of hypertension in spontaneously hypertensive rats: role of the renin-angiotensin system. *Hypertension* 2000;**35**:480–3.
74. Sartori-Valinotti JC, Iliescu R, Fortepiani LA, Yanes LL, Reckelhoff JF. Sex differences in oxidative stress and the impact on blood pressure control and cardiovascular disease. *Clin Exp Pharmacol Physiol* 2007;**34**:938–45.
75. Yanes L, Romero D, Iliescu R, Cucchiarelli VE, Fortepiani LA, Santacruz F, et al. Systemic arterial pressure response to two weeks of Tempol therapy in SHR: involvement of NO, the RAS, and oxidative stress. *Am J Physiol Regul Integr Comp Physiol* 2005;**288**:R903–8.
76. Sartori-Valinotti JC, Iliescu R, Yanes LL, Dorsett-Martin W, Reckelhoff JF. Sex differences in the pressor response to angiotensin II when the endogenous renin-angiotensin system is blocked. *Hypertension* 2008;**51**:1170–6.
77. Xue B, Pamidimukkala J, Hay M. Sex differences in the development of angiotensin II-induced hypertension in conscious mice. *Am J Physiol Heart Circ Physiol* 2005;**288**:H2177–84.
78. Venegas-Pont M, Sartori-Valinotti JC, Glover PH, Reckelhoff JF, Ryan MJ. Sexual dimorphism in the blood pressure response to angiotensin II in mice after angiotensin-converting enzyme blockade. *Am J Hypertens* 2010;**23**:92–6.
79. Chen Y-F, Naftilan AJ, Oparil S. Androgen-dependent angiotensinogen and renin messenger RNA expression in hypertensive rats. *Hypertension* 1992;**19**:456–63.
80. Ellison KE, Ingelfinger JR, Pivor M, Dzau VJ. Androgen regulation of rat renal angiotensinogen messenger RNA expression. *J Clin Invest* 1989;**83**:1941–3.
81. Ji H, Menini S, Zheng W, Pesce C, Wu X, Sandberg K. Role of angiotensin-converting enzyme 2 and angiotensin(1-7) in 17beta-oestradiol regulation of renal pathology in renal wrap hypertension in rats. *Exp Physiol* 2008;**93**:648–57.
82. Nickenig G, Baumer AT, Grohe C, Kahlert S, Strehlow K, Rosenkranz S, et al. Estrogen modulates AT1 receptor gene expression in vitro and in vivo. *Circulation* 1998;**97**:2197–201.
83. Ezzati M, Lopez AD, Rodgers A, Vander Hoorn S, Murray CJ, Comparative Risk Assessment Collaborating Group. Selected major risk factors and global and regional burden of disease. *Lancet* 2002;**360**:1347–60.
84. Mosca L, Banka CL, Benjamin EJ, Berr K, Bushnell C, Ganiats T, et al. 2007 Update: American Heart Association Evidence-Based Guidelines for Cardiovascular Disease Prevention in Women. *Circulation* 2007;**115**:1481–501.
85. Ong KL, Tso AWK, Lam KS, Cheung BM. Gender differences in BP control and cardiovascular risk factors in Americans with diagnosed hypertension. *Hypertension* 2008;**51**:1142–8.
86. Ong KL, Cheung BM, Man YB, Lau CP, Lam KS. Prevalence, awareness, treatment and control of hypertension among United States adults 1999-2004. *Hypertension* 2007;**49**:69–75.
87. Chobanian AV, Bakris GL, Black HR, Cushman WC, Green LA, Izzo Jr JL, National Heart, Lung, and Blood Institute Joint National Committee on Prevention, Detection, Evaluation, and Treatment of High Blood Pressure National High Blood Pressure Education Program Coordinating Committee. The Seventh Report of the Joint National Committee on Prevention, Detection, Evaluation, and Treatment of High Blood Pressure: the JNC 7 Report. *JAMA* 2003;**289**:2560–72.
88. Kim JK, Alley D, Seeman T, Karlamangla A, Crimmins E. Recent changes in cardiovascular risk factors among women and men. *J Women's Health (Larchmont)* 2006;**15**:734–46.
89. Routledge FS, McFetridge-Durdle JA, Dean CR. Stress, menopausal status and nocturnal BP dipping patterns among hypertensive women. *Can J Cardiol* 2009;**25**:e157–63.
90. Burt VL, Whelton P, Roccella EJ, Brown C, Cutler JA, Higgins M, et al. Prevalence of hypertension in the US adult population. Results from the third National Health and Nutrition Examination Survey, 1988-1991. *Hypertension* 1995;**25**:305.

91. Poirier P, Giles TD, Bray GA, Hong Y, Stern JS, Pi-Sunyer FX, American Heart Association Obesity Committee of the Council on Nutrition, Physical Activity, and Metabolism Obesity and cardiovascular disease: pathophysiology, evaluation, and effect of weight loss. *Circulation* 2006;**113**:898–918.
92. Kannel WB, Brand N, Skinner Jr JJ, Dawber TR, McNamara PM. The relation of adiposity to blood pressure and development of hypertension: the Framingham Study. *Ann Intern Med* 1967;**67**:48–59.
93. Garrison RJ, Kannel WB, Stokes III J, Castelli WP. Incidence and precursors of hypertension in young adults; the Framingham Offspring Study. *Prev Med* 1987;**16**:235–51.
94. Dyer AR, Elliott P. The INTERSALT study: relations of body mass index to blood pressure. INTERSALT Cooperative Research Group. *J Hum Hypertens* 1989;**3**:299–308.
95. Forman JP, Stampfer MJ, Curhan GC. Diet and lifestyle risk factors associated with incident hypertension in women. *JAMA* 2009;**302**:401–11.
96. Reckelhoff JF, Granger JP. Role of androgens in mediating hypertension and renal injury. *Clin Exp Phys Pharm* 1999;**26**:127–31.
97. Fortepiani LA, Zhang H, Racusen L, Roberts II LJ, Reckelhoff JF. Characterization of a model of postmenopausal hypertension. *Hypertension* 2003;**41**:460–3.
98. Yanes LL, Romero D, Iles JW, Iliescu R, Gomez-Sanchez C, Reckelhoff JF. Sexual dimorphism in the renin angiotensin system in aging spontaneously hypertensive rats. *Am J Physiol Regul Integr Comp Physiol* 2006;**291**:R383–90.
99. Yanes LL, Romero D, Cucchiarelli VE, Fortepiani LA, Gomez-Sanchez CE, Santacruz F, et al. Role of endothelin in a model of postmenopausal hypertension. *Am J Physiol Regul Integr Comp Physiol* 2005;**288**:R229–33.
100. Lima R, Yanes LL, Davis DD, Reckelhoff JF. Roles played by 20-HETE, angiotensin II and endothelin in mediating hypertension in spontaneously hypertensive rats. *Am J Physiol Regu Integr Comp Physiol* 2013;**304**:R248–51.
101. Reckelhoff JF, Wofford M. Hypertension in women. In: Goldman MB, Troisi R, Rexrode KM, editors. *Women and health* 2nd ed. New York, NY: Elsevier; 2012. pp. 1–11.
102. Manning PJ, Sutherland WHF, Allum AR, de Jong SA, Jones SD. HRT does not improve urinary albumin excretion in postmenopausal diabetic women. *Diab Res Clin Pract* 2003;**60**:33–9.
103. Szekacs B, Vajo Z, Varbiro S, Kakucs R, Vaslaki L, Acs N, et al. Postmenopausal hormone replacement improves proteinuria and impaired creatinine clearance in type 2 diabetes mellitus and hypertension. *Br J Ob Gynaecol* 2000;**107**:1017–21.
104. Tofovic SP, Dubey R, Salah EM, Jackson EK. 2-Hydroxyestradiol attenuates renal disease in chronic puromycin aminonucleoside nephropathy. *J Am Soc Nephrol* 2002;**12**:2737–47.
105. Neugarten J, Acharya A, Lei J, Silbiger S. Selective estrogen receptor modulators suppress mesangial cell collagen synthesis. *Am J Physiol Renal Physiol* 2000;**279**:F309–18.
106. Hadjadj S, Gourdy P, Zaoui P, Guerci B, Roudaut N, Gautier JF, et al. For the RADIAN Study Group. Effect of raloxifene-a selective oestrogen receptor modulator-on kidney function in post-menopausal women with type 2 diabetes: Results from a randomized, placebo controlled pilot trial. *Diabet Med* 2007;**24**:906–10.
107. Melamed ML, Blackwell T, Neugarten J, Arnsten JH, Ensrud KE, Ishani A, et al. Raloxifene, a selective estrogen receptor modulator, is renoprotective: a post-hoc analysis. *Kidney Int* 2011;**79**:241–9.
108. Dyer AR, Greenland P, Elliott P, Daviglus ML, Claeys G, Kesteloot H, et al. Evaluation of measures of urinary albumin excretion in epidemiologic studies. *Am J Epidemiol* 2004;**160**:1122–31.
109. Glassock RJ, Winearls C. An epidemic of chronic kidney disease: fact or fiction? *Nephrol Dial Transplant* 2008;**23**:1117–21.
110. Kallner A, Ayling PA, Khatami Z. Does eGFR improve the diagnostic capability of s-creatinine concentration results? A restrospective population based study. *Int J Med Sci* 2008;**5**:9–17.
111. Clinical Trials website. www.clinicaltrials.gov.

第四篇

病理生理学

第8章

8

尿毒症

Mirela A. Dobre[a], Timothy W. Meyer[b] and Thomas H. Hostetter[a]
[a]Case Western Reserve University School of Medicine, University Hospital Case Medical Center, Cleveland, Ohio, USA,
[b]Stanford University School of Medicine, Veterans Affairs Health Care System, Palo Alto, California, USA

简介

尿毒症是肾衰竭引起的综合征,常指慢性肾脏病进展至终末阶段,当前被称作终末期肾病(end-stage renal disease, ESRD)。尿毒症时可出现电解质和酸碱平衡紊乱,通过治疗可使患者的无机溶质和电解质维持在正常范围,并可防止高钾血症和酸中毒等致死性并发症发生。而非电解质紊乱引起的尿毒症症状较多,如疲劳、食欲下降等(具体见表8.1)。通过透析等治疗,部分尿毒症症状可完全缓解,部分症状仅能部分缓解。

表8.1 尿毒症症状和体征

全身	胃肠道	神经	血液和免疫	心血管
疲劳*	食欲下降*	认知功能减退	贫血*	高血压*
低温	恶心*	心理疲劳	血小板功能障碍	左室肥厚
胰岛素抵抗	呕吐*	周围神经病变*	抗体反应受损	血管病变加重
炎症		味觉嗅觉减退		心包炎**
		不宁腿		
		瘙痒症		
		昏迷**		
		癫痫**		

*通过现有ESRD的治疗可改善或缓解
**通过现有ESRD的治疗可大部分治愈

目前对于ESRD一些并发症如肾性贫血、高血压等的病理生理机制尚未完全明了。比如,虽然促红细胞生成素治疗肾性贫血很成功,但尿毒症患者红细胞寿命缩短的原因仍未完全明确、且不能通过透析纠正;此外,通过促红细胞生成素治疗使血红蛋白处于正常水平而引起不良反应的原因也不明确。此外,通过超滤清除过多的细胞外液通常可使高血压得到控制,但众多ESRD患者在努力控制容量的情况下仍然存在高血压。

因此,即使尿毒症患者细胞外容量和无机离子浓度稳定于正常水平,且外源性补足由肾脏合成障碍的物质如促红细胞生成素、活性维生素D等,尿毒症仍定义为肾衰竭持续存在的一组疾病。

尿毒症的症状和体征

尿毒症时患者许多基础代谢紊乱并不十分显著,但合并存在未治疗的糖尿病和甲状腺功能亢进等并发症不少见。尿毒症并发症的发生通常不是由某一个主要物质的失调引起,而现有尿毒症的治疗除肾移植外,均不能使患者恢复到像甲状腺功能减退或糖尿病患者使用甲状腺素或胰岛素替代后的各项功能接近正常水平。

出现尿毒症症状时，肾功能水平常常较低，但GFR下降与尿毒症症状的出现无明确截点。通常情况下，肾脏的一些功能如氨的合成、促红素和1,25-羟维生素D的合成、尿浓缩以及肾小管分泌功能等的减退与GFR下降平行。需注意的是，尿毒症时单用GFR来评价肾功能水平可引起误差，如有些有毒溶质的清除是通过肾小管分泌实施，而不是肾小球滤过。

尿毒症的临床和生化特征虽然已较明确，但临床上一些尿毒症的症状体征可能很难与透析或合并疾病的相关并发症区别。比如，常见于糖尿病和高血压患者的心血管病变会因慢性肾脏病而加重[1]，但这些患者发生心肌梗死、卒中和周围血管病变常不认为是由尿毒症引起。相应地，糖尿病引起的周围神经病变和胃肠道病变也难与尿毒症的神经病变以及尿毒症引起的厌食、恶心、呕吐区分。

健康和生理功能

根据表8.1列举的症状和体征不难看出，慢性肾脏病患者健康相关的生活质量（health-related quality of life，HRQoL）显著降低，而对慢性肾脏病患者进行健康相关的生活质量以及其他问卷调查的研究中也显示得分较低[2]。因此需要关注慢性肾脏病患者的健康和生理功能。目前，关于慢性肾脏病患者生活质量在疾病进展到哪一阶段开始下降的研究较少。KDOQI指南中提到当GFR小于60ml/min时，慢性肾脏病患者的幸福感明显下降[3]。MDRD（modification of diet in renal disease）研究主要是调查分析GFR在25～55ml/(min·1.73m^2)的患者，结果表明疲劳和耐力的下降与GFR水平相关[4]。另有应用Medical outcomes study short form-36量表进行的研究显示，GFR低于50ml/(min·1.73m^2)、尚未开始透析或移植的患者较普通人群的得分显著降低，平均低8～10等级[5]。有意思的是，该研究未发现HRQoL评分与检测的GFR存在相关性，但却发现血红蛋白与HRQoL相关[5]。临床上尿毒症患者生活质量下降的原因很难区分是由治疗引起或是尿毒症本身引起。透析无疑加重了患者的负担。但有趣的是，针对透析患者和未透析的慢性肾脏病患者生活质量的比较目前并未得出孰好孰坏的结论[5-8]。此外，研究也提示被忽视的治疗相关特征，如服药过多可能也会引起患者生活质量的下降[9]。终末期肾病患者较健康人更易出现抑郁症状。但临床很难区分抑郁是由尿毒症毒素引起还是与合并症相关，抑或是知晓疾病本身生存期有限而导致。当然研究提示，接受肾移植的患者通常生活质量可得到显著改善[2]。

透析患者的身体功能常低于健康正常人，透析患者的活动能力仅是健康者的50%左右（40%～80%）[10]。贫血纠正虽然可改善患者身体功能，但难以使患者恢复正常的活动耐量[10,11]。疲劳可引起较多并发症[12]，如肌肉能量衰竭和神经衰弱，但疲劳是否可影响尿毒症的发生发展以及是否会影响糖尿病等合并症的进展目前尚不明确。此外，即使活动耐力好的患者开始透析治疗后，其体力也会出现下降。如有研究提示，营养状况好、无重大合并症的中年透析患者可出现平衡能力、步速和感知功能等活动能力下降[13]。

神经功能

尿毒症患者可出现记忆、计划障碍和注意力不集中、对外界过度敏感等神经功能减退病变的现象[14,15]。而随着肾功能的恶化，患者甚至可出现昏迷或精神障碍，且这种病变可通过透析缓解。长期维持性透析患者还可出现认知功能障碍[16]。尿毒症患者出现的这些神经功能障碍是尿毒症本身引起，还是透析治疗引起目前很难明确。血透过程和（或）透析相关的一些因素（如透析低血压）可诱导患者认知功能的发生。研究表明，慢性肾脏病患者在GFR小于60ml/(min·1.73m^2)时即可出现认知功能障碍，且随着GFR的下降而加重[18-20]。尿毒症的其他症状体征或尿毒症其他并发症包括脑血管疾病是否可以引起患者认知功能障碍，目前尚未明确。但有研究提示，慢性肾脏病患者认知功能障碍与临床已知的血管病变无关[16,21,22]。研究发现肾移植可改善尿毒症患者的认知功能，提示终末期肾病患者尿毒症毒素蓄积是导致认知功能障碍的重要原因[23]。

睡眠障碍是一种中枢神经系统功能病变[24,25]。睡眠障碍在终末期脏病患者中十分常见，与患者的生活质量和抑郁状态有关[26]。终末期肾病患者的睡眠是片段式的，短暂的觉醒和窒息发作通常与反复的腿部运动异常相关。当觉醒时，患者可能会觉得需要不停运动腿部，即出现不宁腿综合征[27]。

尿毒症患者存在感觉运动神经病变[14]，通常这种病变处于亚临床状态[15,28,29]，是由轴突损伤导致[29]。但是在慢性肾脏病早期，周围神经功能损伤常难以明确。终末期肾病患者也可发生自主神经病变，但相关研究较周围神经病变少。当前，终末期肾病患者发生神经病变的原因尚未明确，甲状旁腺激素、蓄积的尿毒症毒素、血钾异常可能与周围神经病变发生有关[15,28]。

食欲、味觉和嗅觉

食欲减退在尿毒症患者常见,常被认为是导致慢性肾脏病患者营养不良的原因。引起食欲减退的原因较多,酸中毒和炎症细胞因子包括肿瘤坏死因子(tumor necrosis factor,TNF)、白介素等被明确认为是诱因[30]。近来,学者更加关注的是胃肠道产生的小分子蛋白的集聚、脂肪组织以及大脑对饮食的调控[31,32]。终末期肾病患者的瘦素水平显著升高,而瘦素是由脂肪组织合成的一种厌食物质。由胃肠道合成的胃促生长素 ghrelin 在尿毒症患者升高,但研究表明给终末期肾病患者外源性摄入 ghrelin 会促进进食增加,提示尿毒症可引起 ghrelin 抵抗[33]。针对慢性肾脏病大鼠的研究提示,尿毒症毒素可作用于大脑,使食欲降低,进而导致体质下降[32,34]。尿毒症引起厌食症的特点是蛋白质摄入量不成比例下降,其机制目前尚未明确[35,36]。与食欲减退一样,终末期肾病患者还存在味觉和嗅觉减退,其发生原因与尿毒症毒素有关,肾脏移植可逆转嗅觉迟钝[35]。研究表明随着肌酐清除率下降,患者嗅觉阈值也不断下降。但也有研究发现,即使已开始透析,尿毒症患者的嗅觉功能仍处于正常,除非存在营养不良[35,37]。研究表明透析患者味觉灵敏度低于肾功能不全非透析患者[38]。

细胞功能

Na-K-ATP 酶功能异常是尿毒症患者最常见的细胞功能异常。早在 1964 年即报道了尿毒症患者红细胞 Na-K-ATP 酶活性下降[39]。之后的研究提示在其他细胞中也存在类似的改变,并发现 Na-K-ATP 酶活性异常是由尿毒症血清中的某些物质引起[40]。这类物质是何种化合物,学者作了种种推测,其中关注较多的是洋地黄类物质。近来研究发现,终末期肾病患者中一些洋地黄类结构的物质如海蟾蜍毒素和远华蟾蜍精显著升高,如在透析患者血浆中其浓度较正常对照组高 4~5 倍[41]。

尿毒症患者血液中 Na-K-ATP 酶的抑制物,包括洋地黄类物质,通常是指内源性的代谢产物。海蟾蜍毒素和远华蟾蜍精虽然不能由植物合成,但可存在于许多动物体内。肾衰竭患者体内海蟾蜍毒素和远华蟾蜍精浓度升高可能反映了肾脏清除能力的受损,而不是内源性合成增加。当前内源性洋地黄类物质在哺乳动物中的合成途径尚不明确[42]。应用肾大部分切除大鼠模型的研究提示,海蟾蜍毒素在血浆和尿液中浓度均增加[43],与对照组相比,实验组大鼠海蟾蜍毒素尿液排泄率和血浆水平都成倍增高,提示合成增多是其血浆水平升高的主要原因,而肾功能下降对此影响较小。

当前,难以把洋地黄样物质作为尿毒症毒素,原因是一些典型的洋地黄毒性症状,如房室结传导阻滞、心室期外收缩和视觉干扰等即使在未经治疗的尿毒症患者也并不突出。其他的洋地黄中毒症状,如厌食,在尿毒症十分常见。但是动物实验提示,给大鼠输注内源性的海蟾蜍毒素可诱导心肌纤维化发生[44]。针对肾衰竭时细胞 Na-K-ATP 酶活性受到抑制的研究多数是基于细胞水平,采用肾衰竭患者或动物的血清进行预处理,仅少数是采用肾衰竭动物模型进行研究[43]。临床上还没有对不同肾功能水平患者的细胞 Na-K-ATP 酶活性受抑制程度的研究。有研究检测了终末期肾病患者肌肉膜电位情况,结果发现电生理异常可通过透析改善,且仅在 GFR 低于 10ml/(min · 1.73m^2)才能被检测到。通常肌肉膜电位异常与 Na-K-ATP 酶活性抑制是同步的,提示细胞 Na-K-ATP 酶活性受抑制可能是肾衰竭发展到严重阶段的表现。

尿毒症的病因和目前终末期肾病的治疗方法

Thomas Depner 定义了接受充分透析治疗仍存在的症状和体征,即本来会因尿毒症死亡却因接受透析治疗而存活的患者承受了之前不存在的致命疾病,被称为"残余综合征"[46]。该综合征的发生原因可能有多种,其中透析对某些有机溶质的清除能力较差可能是原因之一。

透析并不能完全重塑正常的肾功能,也不能恢复肾脏的内分泌功能。常规的血液透析治疗旨在通过每周三次的治疗,清除体内总尿素量的 2/3,但尿素本身的毒性较小[47]。常规血透也可清除其他一些和尿素分子量大小相似、易通过毛细血管和细胞膜、不与蛋白结合的有毒溶质。对于分子量大、蛋白结合或封存在组织间隙(细胞)内的溶质(即隔离溶质)清除有限。因此,常规血透对于尿毒症毒素的清除能力因其不同的化学特性而差异较大。欧洲尿毒症毒素(EUtox)工作组 10 余年前即提出了蓄积并存在于尿毒症患者血液中的 90 余种化合物[48]。而随着检测分析方法的改进,越来越多的尿毒症毒素被发现。这些尿毒症毒素的发现极大促进了残余综合征防治,新型尿毒症毒素的发现仍然是艰巨的[49]。

透析较难清除的溶质

大分子溶质

早期的透析膜是用来清除分子量与尿素(分子量60kD)相似的溶质,对于分子量大于1000kD的溶质清除很少[50]。“高通量”膜可清除较大分子量的物质,如β_2微球蛋白(分子量12 000kD),其与继发性淀粉样变有关。然而,这些分子量大的尿毒症毒素即使采用高通量透析器,其清除总量仍较低。如通常肾脏对β_2微球蛋白的清除相当于GFR 100ml/min左右,而高通量透析器对β_2微球蛋白的清除仅只有35ml/min左右;一周时间内,正常肾脏可清除1000L,而高通量透析仅能清除20L。因此,即使应用高通量膜,透析患者的血β_2微球蛋白水平仍比正常人高出20倍[51,52]。相比较,透析时典型的尿素时间平均清除水平是正常人的三倍,而一次常规的透析治疗可清除三分之一正常肾脏每周对于尿素的清除量(图8.1)。

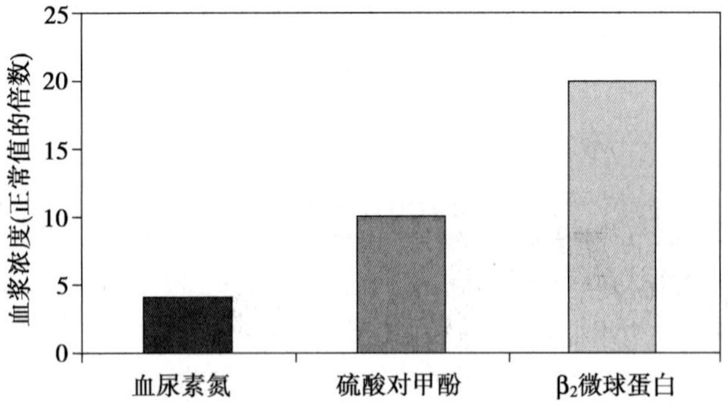

图8.1 每周三次常规透析患者时间平均血浆溶质水平。尽管用高通量透析器,分子量比尿素大的尿毒症毒素仍较难被清除。如果比较游离而不是总血浆溶质水平,硫酸对甲酚水平升高的幅度更大

除β_2微球蛋白外,其他大分子的尿毒症毒素还有补体因子D、各种糖基化终末产品和甲状旁腺激素片段等[48]。进一步增加对流清除,尤其是通过血液透析滤过可增加大分子溶质的清除[53-55]。但研究发现,这种改进技术并未能降低心血管事件或死亡风险,且患者循环β_2微球蛋白水平也未降低。虽然血液透析滤过治疗患者血液β_2微球蛋白水平较低,但仍超过正常的10倍[53]。因此,通过高通透膜和新的透析方法来增加大分子溶质的清除难以达到正常肾脏水平。

与蛋白结合的溶质

血液透析时,蛋白结合的尿毒症毒素清除率较低,因其只有未结合的部分才能通过弥散清除[56-59]。对正常肾脏而言,蛋白结合溶质是通过肾小管分泌的主动转运清除,这一过程可高效地将溶质的游离部分通过小管细胞转运入管腔,转运效率高,大部分结合的毒素在单次转运中即被清除。然而,透析并不能复制肾小管的分泌过程,这些蛋白结合溶质每周的透析清除率小于正常肾脏清除的1/10。因此维持性血液透析患者体内蛋白结合毒素的水平常常较正常血清浓度高10倍以上[59]。如果比较游离的溶质浓度而不是总溶质浓度,其血浆浓度会更高。硫酸吲哚酚和硫酸对甲酚是当前研究最多的蛋白结合毒素,无论是在临床还是在实验研究中,都发现这两种毒素具有毒性作用[60-66]。腹膜透析对于蛋白结合溶质的时间平均清除率较血液透析更低,但腹膜透析患者血浆中硫酸吲哚酚和硫酸对甲酚浓度并未高于血液透析患者,原因尚不明确。但有研究提示腹透患者残肾功能丧失速度较慢,可能是原因之一[57,58]。

被隔离的溶质

第三类难以通过常规透析清除的有毒溶质存在于机体的隔室中,因此透析时,其浓度下降速度与血浆浓度的下降不一致。透析会迅速降低这些溶质的血浆浓度,但如果这些溶质不能迅速从细胞内液中转移出来,那么透析仅能清除该溶质机体总体中很有限的一部分。最常见的例子是血磷,但一些有机溶质也属于这类,如胍乙酸、胍和甲基胍[67]。与蛋白结合溶质相似,隔离溶质的清除与尿素不同,需要更改透析处方。

尿素具有选择性膜转运体,有助于其弥散进出红细胞[68]。因此,只要透析液流速和透析膜面积足够,当血液流经透析器,在血浆和红细胞内的尿素都会被清除,故血透时红细胞比容的改变对尿素的清除影响不大[69]。红细胞上没有肌酐进出细胞的转运体,其透析清除率低于血浆流量,因此透析时其清除率较尿素低,并受红细胞比容的影响。

甲胺和甲基胍等分子在红细胞内的浓度高于血浆。甲胺和甲基胍在其他细胞室内隔离,故它们比体液的分布体积更大[70,71]。因此,透析对于这些物质的清除比例较尿素低,且透析后血浓度更易反弹。

其他经肾脏高清除的溶质

透析对于尿素及类似的溶质清除率最高,其他溶质的清除率较低。而在肾功能正常情况下不是这样。

肾功能正常时，尿素的清除率只有肌酐清除率的一半。其他内源性化合物的清除速率，如马尿酸盐是肾小球滤过率的2倍以上或是尿素清除率的5倍。当然，高清除率是由于肾小管的主动分泌，而透析清除率主要取决于弥散。由于正常肾脏的相对清除率较高，维持性透析患者马尿酸盐水平要比正常人群高出20～40倍[72]。虽然马尿酸盐似乎毒性并不强，但其他未发现的、肾功能正常时能被大量清除的化合物可能存在毒性，且可能大量存在于透析患者体内。1939年早期的肾脏生理学家和首任美国国立研究院主任James Shannon曾问是否损害肾脏分泌功能促发慢性肾脏病症状。此后，他写道"对这一问题的回答需等待进一步鉴定出尿液中未知的成分"[73]。经对正常人尿中化合物研究，已鉴定出1000多种与蛋白结合并分泌到尿液中的溶质。虽然其大多数化学特性尚不清楚，但已明确的一组溶质其游离成分清除率极高，甚至超过肾血流量。在血透患者13种这样的溶质当中有11种超过正常人的20倍[74]。

残留溶质的来源

慢性肾脏病患者最常蓄积的尿毒症毒素是尿素和肌酐。尿素和肌酐是由蛋白质代谢和非酶类肌酸降解而来。小分子蛋白如β_2微球蛋白和补体因子D等升高则主要是由于肾脏清除受损。但是慢性肾脏病患者体内许多残留溶质的来源仍未明确。

尿毒症所引起的毒素合成增加被认为是某些溶质在慢性肾脏病患者血浆升高的重要因素。进展性慢性肾脏病患者的尿琥珀酸胍合成增加[75]，但该物质生成增加的机制目前还未明确，有人提出这是由尿素、蛋白质摄入减少和同型半胱氨酸共同作用的结果[76]。

肠道菌群是尿毒症患者体内蓄积的许多小分子溶质的重要来源。早在70年前，透析治疗的先驱之一Willem Kolff教授就提出了这一观点[77]。在一项比较常规血透患者和一组结肠切除术后血透患者的研究中，发现了许多残留溶质的差异。结肠完整的终末期肾病患者有30多种物质都高于结肠切除或者结肠完整的正常人群[78]。且大多数物质的色谱特征没有在当前的质谱库中注明。肠道菌群的代谢很明显可促进尿毒症的发生。已有证据表明，一些肠道菌群的代谢产物会对健康造成危害。如尿毒症患者体内积聚的氧化三甲胺与肾功能正常患者的心血管事件相关，提示尿毒症患者血管病变的进展可能部分是由于这些溶质引起[79,80]。

透析清除有益的维生素和矿物质

透析会清除一些重要的维生素、矿物质和微量元素。水溶性维生素如维生素C能通过透析膜滤过清除，每次血液透析治疗可清除80～280mg维生素C，如果血透患者摄入不足则需要额外补充[81]。维生素C缺乏会因终末期肾病患者饮食限制而加重，终末期肾病患者的饮食需要限制富含钾的食物，而这些食物提供了饮食中大部分的维生素C。叶酸也是一种水溶性维生素，通过高效血液透析可完全清除，因此透后也需适当补充[82]。除此之外，常规血透也可清除锌等矿物质，因此血透患者也需额外补充锌。透析还会引起氨基酸缺乏，导致血透患者营养不良[83]。与一些未知的有毒物质积聚在透析患者体内一样，也有一些未知的有益物质被血液透析不适宜地清除。

尿毒症治疗的前景

对尿毒症化学特性的进一步剖析需要结合现代化学技术。也需要一些新的研究方法来明确哪些溶质是有毒的、通过什么途径产生毒性作用的。从研究的终点事件来看，我们也需要比死亡率或心血管事件更好的终点事件，在表8.1中列举的不少症状都可以作为参考。某些溶质已证实会引起明确的不良终点事件，如硫酸吲哚酚、硫酸对甲酚和非对称二甲基精氨酸等[64-66,84,85]。针对在体动物的一些特定溶质的研究不多，但和离体毒性测试的研究方法相同[63,86]。选择合适的终点事件后，终末期肾病患者某一溶质的选择性下降将成为决定性的毒理研究试验。相对简单的调整透析技术已显示可以加强如蛋白结合毒素等的清除，但研究尚未证实可改善患者的临床终点事件[87]。最后，明确已知毒素的来源可能可以通过改变饮食、使用吸附剂或改变肠道菌群来减少毒素的生成。加强透析对于毒素的清除可能不是唯一使透析患者改善预后的方法。

结　　论

在过去的四十余年中，血透技术被广泛使用并改进。当对于尿毒症化学病因的研究落后于该领域的其他研究，如更精确的超滤、骨矿物质替代治疗和贫血纠正等。

在过去的几十年中，一些溶质被认为是潜在的毒素而引起了大家的重视，但相关研究进展缓慢。其原因包括尿毒症状态时的化学病因的复杂以及标准透析人群的临床表现多样性。而提高化学分析技术和应用临床可量化的终点事件的前景值得进一步研究。仅用单一的溶质或一类溶质来全面解释残余综合征似乎是不可能的。毫无疑问,慢性血透治疗时,除残留溶质外的其他因素(如容量清除因素)也会引起某些并发症的发生。

然而,大部分慢性症状的有效疗法需要针对多种机制。对于糖尿病的治疗不仅要包括血糖控制,也应对血压和血脂进行治疗。了解残余综合征的复杂性较困难,但也并不是不可解决。通过增加透析频率,以清除尿素来解决残余综合征可能会获益。然而,这些尝试对于一些重要溶质的清除影响不大,但会显著增加患者和医护人员的负担。

(余金波 译,邹建洲 丁小强 校)

参考文献

1. Vanholder R, Massy Z, Argiles A, Spasovski G, Verbeke F, Lameire N. Chronic kidney disease as cause of cardiovascular morbidity and mortality. *Nephrol Dial Transplant* 2005;**20**(6):1048–56.
2. Kimmel PL, Patel SS. Quality of life in patients with chronic kidney disease: focus on end-stage renal disease treated with hemodialysis. *Semin Nephrol* 2006;**26**(1):68–79.
3. National Kidney Foundation. K/DOQI clinical practice guidelines for chronic kidney disease: evaluation, classification, and stratification. *Am J Kidney Dis* 2002;**39**(2 Suppl. 1):S1–266.
4. Rocco MV, Gassman JJ, Wang SR, Kaplan RM. Cross-sectional study of quality of life and symptoms in chronic renal disease patients: the Modification of Diet in Renal Disease Study. *Am J Kidney Dis* 1997;**29**(6):888–96.
5. Perlman RL, Finkelstein FO, Liu L, Roys E, Kiser M, Eisele G, et al. Quality of life in chronic kidney disease (CKD): a cross-sectional analysis in the Renal Research Institute-CKD study. *Am J Kidney Dis* 2005;**45**(4):658–66.
6. Walters BA, Hays RD, Spritzer KL, Fridman M, Carter WB. Health-related quality of life, depressive symptoms, anemia, and malnutrition at hemodialysis initiation. *Am J Kidney Dis* 2002;**40**(6):1185–94.
7. Wu AW, Fink NE, Marsh-Manzi JV, Meyer KB, Finkelstein FO, Chapman MM, et al. Changes in quality of life during hemodialysis and peritoneal dialysis treatment: generic and disease specific measures. *J Am Soc Nephrol* 2004;**15**(3):743–53.
8. Abdel-Kader K, Unruh ML, Weisbord SD. Symptom burden, depression, and quality of life in chronic and end-stage kidney disease. *Clin J Am Soc Nephrol* 2009;**4**(6):1057–64.
9. Chiu YW, Teitelbaum I, Misra M, de Leon EM, Adzize T, Mehrotra R. Pill burden, adherence, hyperphosphatemia, and quality of life in maintenance dialysis patients. *Clin J Am Soc Nephrol* 2009;**4**(6):1089–96.
10. Johansen KL. Physical functioning and exercise capacity in patients on dialysis. *Adv Ren Replace Ther* 1999;**6**(2):141–8.
11. Painter P. Physical functioning in end-stage renal disease patients: update 2005. *Hemodial Int* 2005;**9**(3):218–35.
12. Johansen KL, Doyle J, Sakkas GK, Kent-Braun JA. Neural and metabolic mechanisms of excessive muscle fatigue in maintenance hemodialysis patients. *Am J Physiol Regul Integr Comp Physiol* 2005;**289**(3):R805–13.
13. Blake C, O'Meara YM. Subjective and objective physical limitations in high-functioning renal dialysis patients. *Nephrol Dial Transplant* 2004;**19**(12):3124–9.
14. Schreiner G, Maher J. Biochemistry of uremia. In: *Uremia*. Springfield: Charles Thomas; 1960. p. 55–85.
15. Brouns R, De Deyn PP. Neurological complications in renal failure: a review. *Clin Neurol Neurosurg* 2004;**107**(1):1–16.
16. Madero M, Gul A, Sarnak MJ. Cognitive function in chronic kidney disease. *Semin Dial* 2008;**21**(1):29–37.
17. Murray AM, Pederson SL, Tupper DE, Hochhalter AK, Miller WA, Li Q, et al. Acute variation in cognitive function in hemodialysis patients: a cohort study with repeated measures. *Am J Kidney Dis* 2007;**50**(2):270–8.
18. Kurella M, Chertow GM, Fried LF, Cummings SR, Harris T, Simonsick E, et al. Chronic kidney disease and cognitive impairment in the elderly: the Health, Aging, and Body Composition study. *J Am Soc Nephrol* 2005;**16**(7):2127–33.
19. Kurella M, Yaffe K, Shlipak MG, Wenger NK, Chertow GM. Chronic kidney disease and cognitive impairment in menopausal women. *Am J Kidney Dis* 2005;**45**(1):66–76.
20. Hailpern SM, Melamed ML, Cohen HW, Hostetter TH. Moderate chronic kidney disease and cognitive function in adults 20 to 59 years of age: Third National Health and Nutrition Examination Survey (NHANES III). *J Am Soc Nephrol* 2007;**18**(7):2205–13.
21. Seliger SL, Longstreth Jr. WT, Katz R, Manolio T, Fried LF, Shlipak M, et al. Cystatin C and subclinical brain infarction. *J Am Soc Nephrol* 2005;**16**(12):3721–7.
22. Kim CD, Lee HJ, Kim DJ, Kim BS, Shin SK, Do JY, et al. High prevalence of leukoaraiosis in cerebral magnetic resonance images of patients on peritoneal dialysis. *Am J Kidney Dis* 2007;**50**(1):98–107.
23. Griva K, Thompson D, Jayasena D, Davenport A, Harrison M, Newman SP. Cognitive functioning pre- to post-kidney transplantation–a prospective study. *Nephrol Dial Transplant* 2006;**21**(11):3275–82.
24. Hanly PJ, Pierratos A. Improvement of sleep apnea in patients with chronic renal failure who undergo nocturnal hemodialysis. *N Engl J Med* 2001;**344**(2):102–7.
25. Perl J, Unruh ML, Chan CT. Sleep disorders in end-stage renal disease: "Markers of inadequate dialysis"? *Kidney Int* 2006;**70**(10):1687–93.
26. Shayamsunder AK, Patel SS, Jain V, Peterson RA, Kimmel PL. Sleepiness, sleeplessness, and pain in end-stage renal disease: distressing symptoms for patients. *Semin Dial* 2005;**18**(2):109–18.
27. Mucsi I, Molnar MZ, Ambrus C, Szeifert L, Kovacs AZ, Zoller R, et al. Restless legs syndrome, insomnia and quality of life in patients on maintenance dialysis. *Nephrol Dial Transplant* 2005;**20**(3):571–7.
28. Krishnan AV, Phoon RK, Pussell BA, Charlesworth JA, Bostock H, Kiernan MC. Altered motor nerve excitability in end-stage kidney disease. *Brain* 2005;**128**(Pt 9):2164–74.
29. Krishnan AV, Kiernan MC. Uremic neuropathy: clinical features and new pathophysiological insights. *Muscle Nerve* 2007;**35**(3):273–90.
30. Bergstrom J. Regulation of appetite in chronic renal failure. *Miner Electrolyte Metab* 1999;**25**(4-6):291–7.
31. Mitch WE. Cachexia in chronic kidney disease: a link to defective central nervous system control of appetite. *J Clin Invest* 2005;**115**(6):1476–8.
32. Cheung W, Yu PX, Little BM, Cone RD, Marks DL, Mak RH. Role of leptin and melanocortin signaling in uremia-associated cachexia. *J Clin Invest* 2005;**115**(6):1659–65.
33. Wynne K, Giannitsopoulou K, Small CJ, Patterson M, Frost G, Ghatei MA, et al. Subcutaneous ghrelin enhances acute food intake in malnourished patients who receive maintenance peritoneal dialysis: a randomized, placebo-controlled trial. *J Am Soc Nephrol* 2005;**16**(7):2111–8.
34. Cheung WW, Kuo HJ, Markison S, Chen C, Foster AC, Marks DL, et al. Peripheral administration of the melanocortin-4 receptor antagonist NBI-12i ameliorates uremia-associated cachexia in mice. *J Am Soc Nephrol* 2007;**18**(9):2517–24.
35. Griep MI, Van der Niepen P, Sennesael JJ, Mets TF, Massart DL, Verbeelen DL. Odour perception in chronic renal disease. *Nephrol Dial Transplant* 1997;**12**(10):2093–8.
36. Middleton RA, Allman-Farinelli MA. Taste sensitivity is altered in patients with chronic renal failure receiving continuous ambu-

latory peritoneal dialysis. *J Nutr* 1999;**129**(1):122–5.
37. Raff AC, Lieu S, Melamed ML, Quan Z, Ponda M, Meyer TW, et al. Relationship of impaired olfactory function in ESRD to malnutrition and retained uremic molecules. *Am J Kidney Dis* 2008;**52**(1):102–10.
38. Fernstrom A, Hylander B, Rossner S. Taste acuity in patients with chronic renal failure. *Clin Nephrol* 1996;**45**(3):169–74.
39. Welt LG, Sachs JR, McManus TJ. An ion transport defect in erythrocytes from uremic patients. *Trans Assoc Am Physicians* 1964;**77**:169–81.
40. Kaji D, Thomas K. Na+-K+ pump in chronic renal failure. *Am J Physiol* 1987;**252**(5 Pt 2):F785–93.
41. Komiyama Y, Dong XH, Nishimura N, Masaki H, Yoshika M, Masuda M, et al. A novel endogenous digitalis, telocinobufagin, exhibits elevated plasma levels in patients with terminal renal failure. *Clin Biochem* 2005;**38**(1):36–45.
42. Bagrov AY, Shapiro JI, Fedorova OV. Endogenous cardiotonic steroids: physiology, pharmacology, and novel therapeutic targets. *Pharmacol Rev* 2009;**61**(1):9–38.
43. Kennedy DJ, Vetteth S, Periyasamy SM, Kanj M, Fedorova L, Khouri S, et al. Central role for the cardiotonic steroid marinobufagenin in the pathogenesis of experimental uremic cardiomyopathy. *Hypertension* 2006;**47**(3):488–95.
44. Elkareh J, Kennedy DJ, Yashaswi B, Vetteth S, Shidyak A, Kim EG, et al. Marinobufagenin stimulates fibroblast collagen production and causes fibrosis in experimental uremic cardiomyopathy. *Hypertension* 2007;**49**(1):215–24.
45. Cotton JR, Woodard T, Carter NW, Knochel JP. Resting skeletal muscle membrane potential as an index of uremic toxicity. A proposed new method to assess adequacy of hemodialysis. *J Clin Invest* 1979;**63**(3):501–6.
46. Depner TA. Uremic toxicity: urea and beyond. *Semin Dial* 2001;**14**(4):246–51.
47. Johnson WJ, Hagge WW, Wagoner RD, Dinapoli RP, Rosevear JW. Effects of urea loading in patients with far-advanced renal failure. *Mayo Clin Proc* 1972;**47**(1):21–9.
48. Vanholder R, De Smet R, Glorieux G, Argiles A, Baurmeister U Brunet P, et al. Review on uremic toxins: classification, concentration, and interindividual variability. *Kidney Int* 2003;**63**(5):1934–43.
49. Rhee EP, Souza A, Farrell L, Pollak MR, Lewis GD, Steele DJ, et al. Metabolite profiling identifies markers of uremia. *J Am Soc Nephrol* 2010;**21**(6):1041–51.
50. Meyer TW, Sirich TL, Hostetter TH. Dialysis cannot be dosed. *Semin Dial* 2011;**24**(5):471–9.
51. Cheung AK, Rocco MV, Yan G, Leypoldt JK, Levin NW, Greene T, et al. Serum beta-2 microglobulin levels predict mortality in dialysis patients: results of the HEMO study. *J Am Soc Nephrol* 2006;**17**(2):546–55.
52. Ward RA, Greene T, Hartmann B, Samtleben W. Resistance to intercompartmental mass transfer limits beta2-microglobulin removal by post-dilution hemodiafiltration. *Kidney Int* 2006;**69**(8):1431–7.
53. Grooteman MP, van den Dorpel MA, Bots ML, Penne EL, van der Weerd NC, Mazairac AH, et al. Effect of online hemodiafiltration on all-cause mortality and cardiovascular outcomes. *J Am Soc Nephrol* 2012;**23**(6):1087–96.
54. Ok E, Asci G, Toz H, Ok ES, Kircelli F, Yilmaz M, et al. Mortality and cardiovascular events in online haemodiafiltration (OL-HDF) compared with high-flux dialysis: results from the Turkish OL-HDF Study. *Nephrol Dial Transplant* 2013;**28**(1):192–202.
55. Maduell F, Moreso F, Pons M, Ramos R, Mora-Macia J, Carreras J, et al. High-efficiency postdilution online hemodiafiltration reduces all-cause mortality in hemodialysis patients. *J Am Soc Nephrol* 2013;**24**(3):487–97.
56. Vanholder R, Schepers E, Pletinck A, Neirynck N, Glorieux G. An update on protein-bound uremic retention solutes. *J Ren Nutr* 2012;**22**(1):90–4.
57. Bammens B, Evenepoel P, Verbeke K, Vanrenterghem Y. Removal of middle molecules and protein-bound solutes by peritoneal dialysis and relation with uremic symptoms. *Kidney Int* 2003;**64**(6):2238–43.
58. Pham NM, Recht NS, Hostetter TH, Meyer TW. Removal of the protein-bound solutes indican and p-cresol sulfate by peritoneal dialysis. *Clin J Am Soc Nephrol* 2008;**3**(1):85–90.
59. Martinez AW, Recht NS, Hostetter TH, Meyer TW. Removal of P-cresol sulfate by hemodialysis. *J Am Soc Nephrol* 2005;**16**(11):3430–6.
60. Niwa T. Indoxyl sulfate is a nephro-vascular toxin. *J Ren Nutr* 2010;**20**(5 Suppl.):S2–S6.
61. Vanholder R, De Smet R, Lameire N. Protein-bound uremic solutes: the forgotten toxins. *Kidney Int Suppl* 2001;**78**:S266–70.
62. Yu M, Kim YJ, Kang DH. Indoxyl sulfate-induced endothelial dysfunction in patients with chronic kidney disease via an induction of oxidative stress. *Clin J Am Soc Nephrol* 2011;**6**(1):30–9.
63. Adijiang A, Goto S, Uramoto S, Nishijima F, Niwa T. Indoxyl sulphate promotes aortic calcification with expression of osteoblast-specific proteins in hypertensive rats. *Nephrol Dial Transplant* 2008;**23**(6):1892–901.
64. Jourde-Chiche N, Dou L, Cerini C, Dignat-George F, Brunet P. Vascular incompetence in dialysis patients – protein-bound uremic toxins and endothelial dysfunction. *Semin Dial* 2011;**24**(3):327–37.
65. Meijers BK, Bammens B, De Moor B, Verbeke K, Vanrenterghem Y, Evenepoel P. Free p-cresol is associated with cardiovascular disease in hemodialysis patients. *Kidney Int* 2008;**73**(10):1174–80.
66. Melamed ML, Plantinga L, Shafi T, Parekh R, Meyer TW, Hostetter TH, et al. Retained organic solutes, patient characteristics and all-cause and cardiovascular mortality in hemodialysis: results from the retained organic solutes and clinical outcomes (ROSCO) investigators. *BMC Nephrol* 2013;**14**(1):134.
67. Eloot S, Torremans A, De Smet R, Marescau B, De Wachter D, De Deyn PP, et al. Kinetic behavior of urea is different from that of other water-soluble compounds: the case of the guanidino compounds. *Kidney Int* 2005;**67**(4):1566–75.
68. Cheung AK, Alford MF, Wilson MM, Leypoldt JK, Henderson LW. Urea movement across erythrocyte membrane during artificial kidney treatment. *Kidney Int* 1983;**23**(6):866–9.
69. Lim VS, Flanigan MJ, Fangman J. Effect of hematocrit on solute removal during high efficiency hemodialysis. *Kidney Int* 1990;**37**(6):1557–62.
70. Ponda MP, Quan Z, Melamed ML, Raff A, Meyer TW, Hostetter TH. Methylamine clearance by haemodialysis is low. *Nephrol Dial Transplant* 2010;**25**(5):1608–13.
71. Eloot S, Torremans A, De Smet R, Marescau B, De Deyn PP, Verdonck P, et al. Complex compartmental behavior of small water-soluble uremic retention solutes: evaluation by direct measurements in plasma and erythrocytes. *Am J Kidney Dis* 2007;**50**(2):279–88.
72. Marquez IO, Tambra S, Luo FY, Li Y, Plummer NS, Hostetter TH, et al. Contribution of residual function to removal of protein-bound solutes in hemodialysis. *Clin J Am Soc Nephrol* 2011;**6**(2):290–6.
73. Shannon JA. Renal tubular excretion. *Phys Rev* 1939;**19**:63–93.
74. Sirich TL, Aronov PA, Plummer NS, Hostetter TH, Meyer TW. Numerous protein-bound solutes are cleared by the kidney with high efficiency. *Kidney Int* 2013;**84**(3):585–90.
75. Kopple JD, Gordon SI, Wang M, Swendseid ME. Factors affecting serum and urinary guanidinosuccinic acid levels in normal and uremic subjects. *J Lab Clin Med* 1977;**90**(2):303–11.
76. Cohen BD. Methyl group deficiency and guanidino production in uremia. *Mol Cell Biochem* 2003;**244**(1–2):31–6.
77. Meyer TW, Hostetter TH. Uremic solutes from colon microbes. *Kidney Int* 2012;**81**(10):949–54.
78. Aronov PA, Luo FJ, Plummer NS, Quan Z, Holmes S, Hostetter TH, et al. Colonic contribution to uremic solutes. *J Am Soc Nephrol* 2011;**22**(9):1769–76.
79. Tang WH, Wang Z, Levison BS, Koeth RA, Britt EB, Fu X, et al. Intestinal microbial metabolism of phosphatidylcholine and cardiovascular risk. *N Engl J Med* 2013;**368**(17):1575–84.
80. Bain MA, Faull R, Fornasini G, Milne RW, Evans AM. Accumulation of trimethylamine and trimethylamine-N-oxide in end-stage renal disease patients undergoing haemodialysis. *Nephrol Dial Transplant* 2006;**21**(5):1300–4.

81. Sullivan JF, Eisenstein AB. Ascorbic acid depletion in patients undergoing chronic hemodialysis. *Am J Clin Nutr* 1970; **23**(10):1339–46.
82. Leblanc M, Pichette V, Geadah D, Ouimet D. Folic acid and pyridoxal-5′-phosphate losses during high-efficiency hemodialysis in patients without hydrosoluble vitamin supplementation. *J Ren Nutr* 2000;**10**(4):196–201.
83. Ikizler TA, Flakoll PJ, Parker RA, Hakim RM. Amino acid and albumin losses during hemodialysis. *Kidney Int* 1994;**46**(3):830–7.
84. Barreto FC, Barreto DV, Liabeuf S, Meert N, Glorieux G, Temmar M, et al. Serum indoxyl sulfate is associated with vascular disease and mortality in chronic kidney disease patients. *Clin J Am Soc Nephrol* 2009;**4**(10):1551–8.
85. Meinitzer A, Kielstein JT, Pilz S, Drechsler C, Ritz E, Boehm BO, et al. Symmetrical and asymmetrical dimethylarginine as predictors for mortality in patients referred for coronary angiography: the Ludwigshafen Risk and Cardiovascular Health study. *Clin Chem* 2011;**57**(1):112–21.
86. Berman N, Lectura M, Thurman JM, Reinecke J, Raff AC, Melamed ML, et al. A zebrafish model for uremic toxicity: role of the complement pathway. *Blood Purif* 2013;**35**(4):265–9.
87. Sirich TL, Luo FJ, Plummer NS, Hostetter TH, Meyer TW. Selectively increasing the clearance of protein-bound uremic solutes. *Nephrol Dial Transplant* 2012;**27**(4):1574–9.

第9章

9

蛋白尿的病理生理学

Ton J. Rabelink[a], Hiddo J. Lambers Heerspink[b] and Dick de Zeeuw[b]

[a]Department of Nephrology, Leiden University Medical Center, Leiden, The Netherlands,

[b]Department of Clinical Pharmacology, University of Croningen, University Medical Centre, Groningen, Groningen, The Netherlands

简 介

在过去几年里,对蛋白尿的认知有了快速的更新换代。不久之前,蛋白尿被认为是肾脏疾病的映像,而现在它被理解为肾脏疾病的致病原因,甚至是治疗的靶点。这个思维定式的改变也是众多生理学家、病理学家和肾脏病学家辩论的议题。

肾小球是一个针对蛋白质的分子量进行选择性通透的过滤装置。正因为大分子量的蛋白质不能通过肾小球,肾小管内的液体只含有小分子量的蛋白质(小于60kD),例如维生素D结合蛋白(DBP)、自由视黄醇结合蛋白(RBP)[1]。血浆中浓度最高的蛋白——白蛋白只有非常微量的过滤(1~50μg/ml)。另外,白蛋白可以被肾(近曲)小管上皮细胞重吸收。所以,正常成年人尿中总蛋白的分泌量应该少于150mg/d[2]。反复出现的尿总蛋白增加应该被进一步评估。尿蛋白的增加可以由于外周血中多种蛋白浓度的升高造成。例如,肾小管蛋白尿主要由小分子量的蛋白(<25kD)组成。此种蛋白尿往往是短肽过量产生,从而滤过之后导致肾小管损伤的系统性疾病的表现(例如β2-微球蛋白,免疫球蛋白轻链,白蛋白降解之后产生的多肽)。除此之外,由于小管及间充质的疾病或者遗传突变造成对肾小管重吸收的干扰,免疫球蛋白的过量产生(例如骨髓瘤),均可以增加尿中小分子蛋白的分泌[3,4]。本章主要考虑尿中蛋白以白蛋白为主的蛋白尿。尿中白蛋白小于30mg/d是正常的,30~300mg/d属于微量蛋白尿,300mg/d以上属于大量蛋白尿[5]。

白蛋白尿的检测用收集的尿样完成。经典的,并且迄今为止首选的方案还是收集24小时尿。然而,为了操作方便,早晨的第一次排空的小便往往用于检测。总体而言,这个尿样与24小时尿的结果正相关。但是,为了避免24小时尿样和清晨第一次小便取样的尿浓度的差异,一般建议使用白蛋白浓度与尿肌酐的浓度的比值。目前,白蛋白浓度都是用大型的实验室设备检测的,将来患者可以使用床边诊断的技术,像检测血糖或者血压那样自己检测白蛋白。

传统上,对白蛋白尿的病理生理学的理解聚焦于肾小球基底膜(GBM)和足细胞的超微结构的改变。但是,最近肾小球内皮细胞也被认为是构成肾小球对白蛋白超滤屏障的一部分。这也解释了为什么心血管疾病往往伴发白蛋白尿。内皮细胞功能异常,从而白蛋白通过损伤的肾小球内皮细胞渗漏也会导致肾脏疾病。例如,与渗漏的白蛋白的接触会造成肾小管上皮细胞的继发损伤。因此,白蛋白尿不仅仅是肾脏疾病的标志,也是应该被降低的治疗靶标(白蛋白的渗漏越少,对患者的肾脏的冲击越小)。甚至可以考虑专门靶向“修复”内皮细胞来降低白蛋白尿。最后,如果我们认可尿中白蛋白是内皮细胞渗漏造成的,白蛋白也非常可能通过内皮细胞的血管壁渗入其他组织。此类渗漏也会造成相应组织的损伤。尤其是普遍性的血管白蛋白渗漏可能造成其他器官的慢性炎症和组织功能的丧失。这个概念可以解释白蛋白尿、肾脏疾病和心血管系统疾病的紧密联系。实际上,无论是否患有糖尿病,微量白蛋白尿的出现均可预测并发肾脏及心血管系统疾病的可能[6,7]。普遍性的血管异常也解释了为什么阻止肾脏疾病进一步恶化的治疗方案也同样对保护心血管疾病有效[8]。

白蛋白尿的发病机制

人类每天大约有180升肾小球超滤液被送进肾脏的近曲小管。肾单位可以终生承受如此工作负荷，也揭示了过滤膜的抗过失能力。

肾小球的超滤装置由三层结构组成：肾小球内皮细胞，肾小球基底膜(GBM)，以及足细胞。每一层在超滤中担负独特而互相依存的过滤作用。另外，系膜细胞也参与维护超滤装置的结构完整性并调节通透性。肾小球过滤屏障的每一个组成部分影响其他组成部分的功能，而整个过滤装置作为一个整合在一起的系统完成功能，所以在理解白蛋白尿的发病机制时，既要把过滤屏障的每一个元件单独审视又要整体来对待。

Farquhar等[9,10]在20世纪60年代，通过电子显微镜发现，只有0.06%的血浆白蛋白被结构完整的肾小球滤过，这提示肾小球可以在保证水通透性的同时，使大分子留在血液循环系统。尽管白蛋白在肾小管的重吸收可以决定白蛋白尿是否最终形成，肾小球超滤屏障的功能紊乱在蛋白尿形成的过程之中起关键作用。

内皮细胞

肾小球内皮细胞是肾小球过滤屏障接触血液的第一步。肾小球内皮细胞高度微窗化，其小孔的直径大约在60～80μm[11]。此类微窗并不具有隔膜结构，所以是真正的小孔[12]。尽管微窗极大地协助大体积的液体通过超滤装置，这也暗示像白蛋白这样的大分子将通过这一层，正如一些活体内显微成像研究所提示的那样[13]。然而，早在1976年，Ryan与Karnovsky已经展示，血浆白蛋白在正常生理条件下，不能通过肾小球内皮细胞之后的超滤层[14]。在体内，肾小球内皮细胞表面带有一层含有多糖的蛋白质，多糖-蛋白质复合物(glycocalyx)。这个被称为内皮细胞表面层(ESL)的涂层主动结合血浆中包括生长因子在内的蛋白质。ESL的主要组分和生物学活性因器官而异。ESL的主要组分是蛋白质核心，主要是带有大分子量的heparan sulfate(硫酸乙酰肝素，约60%)，或chondroitin sulfate(硫酸软骨素，约15%)侧链的巢蛋白(图9.1)[15]。

乙酰肝素是一种所谓的糖胺聚糖(GAG)，或者黏多糖，由D-氨基葡萄糖(或者L-艾杜糖氨酸)和N-乙酰-D-氨基葡萄糖双糖单元有规律的重复组成。由于这种多糖带有大量硫酸基，所以它的净电荷为负。血

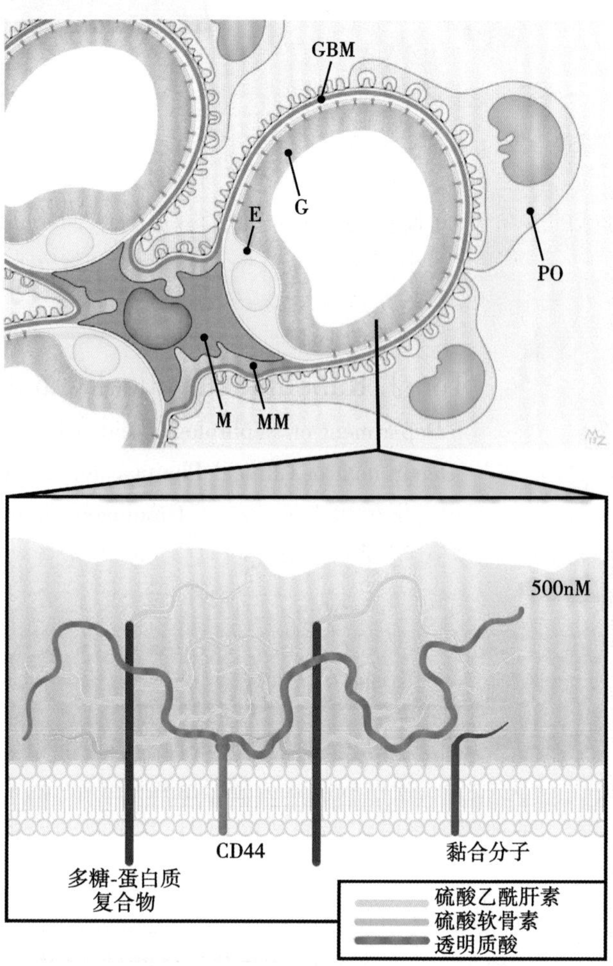

图9.1 上图为肾小球横切面的示意图。E，肾小球内皮细胞；G，多糖-蛋白质复合物；PO，足细胞；M，系膜细胞；MM，细密细胞胞外基质，下面插图为含有长侧链的硫酸乙酰肝素(图中蓝色)的糖蛋白(多配体聚糖)构成内皮细胞表面层。多糖-蛋白质复合物的一个重要组分是通过CD44锚定到细胞膜的透明质酸(橘黄色)。图中，黏合分子ICAM被画成内皮细胞表面层的透视图的远景

浆蛋白，例如白蛋白、酸性糖蛋白，生长因子等与带有负电荷的糖蛋白和糖胺聚糖结合[16]。在多糖-蛋白质复合物(glycocalyx)中不含有硫酸基的GAG主要是像筛网一样嵌合到多糖-蛋白质复合物中，通过CD44锚链到细胞膜，从而为ESL提供结构整合的透明质酸。ESL管理着循环中的血液与血管壁的多种互动，例如通过激活抗血栓素Ⅲ防止凝血，通过控制白细胞粘和分子与淋巴细胞的相互作用调节后者迁徙进入血管壁，以及通过与VEGF、FGF等结合调节血管重塑[15]。

携带负电荷的硫酸乙酰肝素与筛网状，电荷较少的透明质酸一起，被认为承担着对白蛋白通过肾小球过滤器的微窗层时，进行电荷选择性通透[17]。由于内皮细胞表面局部剪切力的增加，提高了黏稠度，这些屏障的特性从而进一步加强。非肾微循环系统的斯塔林

过滤平衡理论就是建立在白蛋白不能通过ESL,并且由此形成的渗透压梯度之上的[18]。急性大剂量注射降解ESL组分的酶导致白蛋白通透性增加,进一步支持这个理论,并且将这个概念外推至肾脏[19,20]。

慢性注射一定剂量的透明质酸酶,在不破坏其他细胞的多糖表面,而主要降解内皮细胞微窗的透明质酸时,几乎所有肾小球中均可观测到白蛋白通过内皮细胞层,而这一现象在对照动物中未见[21]。

总而言之,这些数据提示肾小球内皮细胞表面的多糖-蛋白质复合物/ESL担负着几乎完美的对白蛋白的初始过滤屏障。通过双光子显微镜进行的活体内成像技术测算的肾小球过滤筛选系数暗示肾小球内皮细胞对白蛋白的过滤屏障可能不存在,最近出现了针对这种电荷选择性屏障是否真实存在的辩论。然而,这种新方法测算的肾小球过滤筛选系数受探头敏感度以及荧光探针的内在特性所影响。并且,遗传背景、年龄、营养状态等可能影响筛选系数(例如,Fawn Hooded雄性老年大鼠有自发蛋白尿)。当把上述因素全部考虑进去之后,活体内成像技术测定的肾小球对白蛋白的过滤筛选系数其实非常低[22]。

肾小球内皮细胞表面的多糖-蛋白质复合物是抵抗白蛋白过滤的第一道屏障。多种条件与内皮细胞表面的多糖-蛋白质复合物被修饰或者缺失相关。内皮细胞最早之一的变化是细胞因子活化或者代谢因素造成的多糖-蛋白质复合物的组分改变。内皮细胞在炎症状态下显著改变其多糖-蛋白质复合物的特性。这表现为在其表面添加硫酸乙酰肝素,引起硫酸乙酰肝素的组成发生改变,从而吸引炎症细胞前来[23]。随着炎症的持续,乙酰肝素酶被诱导在肾小球内表达,这可能部分降解内皮细胞的多糖-蛋白质复合物,从而成为调控和定位白细胞聚集的又一个机制[24]。既然肾小球炎症与内皮细胞的多糖-蛋白质复合物的规模缩小相关,这也不奇怪肾小球肾炎常常伴随肾小球白蛋白通透性升高和白蛋白尿。

内皮细胞的功能与其多糖-蛋白质复合物的特性的直接关系也可能部分地解释心血管疾病的风险与白蛋白尿的关系。正常情况下,一氧化氮信号传递占主导地位的时候,内皮细胞处于静默状态。高葡萄糖和高脂刺激下,内皮细胞启动氧化还原信号传递,诱导乙酰肝素酶的表达,与之关联的多糖-蛋白质复合物的改变随之发生[25]。此种改变可能导致血管壁损伤的发生。内皮细胞的多糖-蛋白质复合物的改变协助脂蛋白转运和白细胞进入血管壁,以及白蛋白尿的形成[26]。这个病理生理机制在糖尿病中得到最好的诠释。例如,与正常大鼠相比,糖尿病肥胖Zucker大鼠的内皮细胞多糖-蛋白质复合物厚度显著降低,伴随氧化还原应激诱发的乙酰肝素酶表达升高,而白蛋白尿的形成与这种超微结构的改变相伴随[27]。用链脲酶素(STZ)诱导的乙酰肝素酶基因敲除的小鼠1型糖尿病模型并没有肾脏损伤和蛋白尿[24]。乙酰肝素酶的功能又进一步被它的特异性抑制剂SST001所验证,糖尿病小鼠SST001给药组的蛋白尿低于空白对照组。最后,1型糖尿病患者呈现系统性的多糖-蛋白质复合物体积降低,与微量白蛋白尿的出现相关[28]。

系膜细胞

系膜细胞组成肾小球中心的具有收缩性的茎。在内皮细胞管腔一侧,系膜细胞像典型的周细胞那样,与内皮细胞直接相接,中间没有基底膜。实际上,系膜细胞被认为是特殊的周细胞,对稳定肾小球内皮细胞的功能至关重要。系膜细胞在内皮细胞周边释放包括VEGF和血管生成素在内的生长因子和细胞因子,与内皮细胞通过间隙连接进行联系[29]。与此同时,系膜细胞的功能和生存也依赖肾小球内皮细胞的信号(尤须指出的是,PDGF-B)[30]。系膜细胞的收缩特性使之参与调控肾小球内毛细血管血流和超滤屏障的表面积,从而成为调节单个肾小球滤过率的因素之一[31]。

系膜细胞功能的重要性也通过毒素或者抗体损伤模型得以验证。系膜裂解无一例外地导致内皮细胞损伤和蛋白尿[32]。然而,系膜细胞功能的微小变化也可以影响肾小球超滤屏障并造成蛋白尿。例如,*db/db*供体骨髓移植到血糖正常的B6受体小鼠之后,分化自供体*db/db*骨髓的受体小鼠肾小球系膜细胞与其白蛋白尿和重度肾小球损伤相关[33]。原发性内皮细胞损伤的情况下,内皮细胞下空间变宽及蛋白沉积出现于系膜细胞裂解之前(图9.2)。内皮细胞反复损伤时,这个病理变化的进程甚至造成系膜细胞的薄膜性小结。这些现象通常出现于主要影响内皮细胞的病变,例如糖尿病(Kimmelstiel Wilson病变),血栓性微血管病。一旦此类损伤出现,正常的内皮细胞屏障功能出现不可逆的障碍,然后白蛋白漏出肾小球基底膜。

肾小球基底膜(GBM)

GBM是不定型的,300~500μm的细胞外结构,曾经被认为是肾小球针对大分子的大小及电荷进行选择性过滤的主要滤器。正常的GBM由层粘连蛋白521

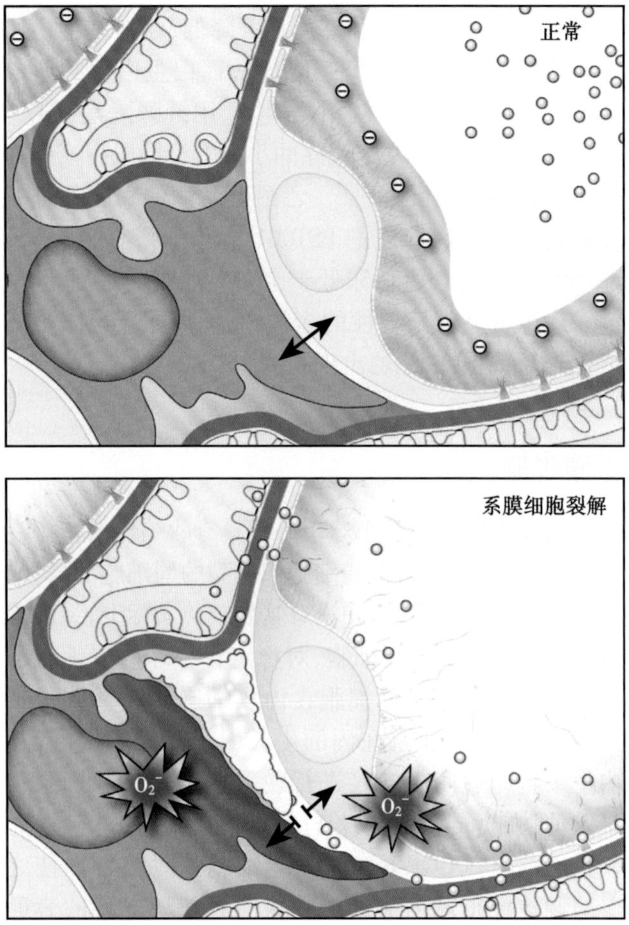

图 9.2　糖尿病和高血压的内皮细胞如何导致系膜细胞损伤的假说机制。上图为正常状态下，内皮细胞和系膜细胞紧密接触。系膜细胞起到了内皮细胞的周细胞的功能。内皮细胞活化之后，这种信号传递被打乱，然后内皮细胞下可能出现蛋白沉积。这会导致系膜细胞溶解和损伤小节的形成

(α5β2γ1)，Ⅳ型胶原蛋白 α3α4α5，巢蛋白，硫酸基肝素糖蛋白(HSPG，以凝集素为主)。足细胞被认为是 GBM 中层粘连蛋白 β2 及Ⅳ型胶原蛋白 α3α4α5 的主要来源[34,35]。

Ⅳ型胶原蛋白高度交联化，是 GBM 中主要的结构蛋白，其他 GBM 组分依附于它。Ⅳ型胶原蛋白有六种不同同等型，$\alpha_1 \sim \alpha_6$。每一种同等型与另外两种组成三聚体来形成胶原蛋白网络。在肾单元发育早期，Ⅳ型胶原蛋白 $\alpha_1 \sim \alpha_2$ 在面对升高的机械张力时，对于维护肾小球基底膜的完整性及其功能非常重要[36]。Ⅳ型胶原蛋白 α3、α4、α5 对于长期维持肾小球的结构和功能非常重要(发育成熟的肾小球 GBM 中的Ⅳ型胶原蛋白是 α3、α4、α5，译者注)[37]。Alport 综合征是Ⅳ型胶原蛋白 α3、α4、α5 其中之一突变所致，患者的 GBM 变得对蛋白裂解更易感，并且可能终将恶化[38]。这些恶化导致血尿，并终将导致白蛋白尿和进展性肾病。

层粘连蛋白是胞外基质糖蛋白的一类，可以自主组装成网络状，或者与其他糖蛋白或整合素受体互动。层粘连蛋白对 GBM 的结构和细胞-胞外基质的互动至关重要。成熟 GBM 的主要层粘连蛋白[39]，即层粘连蛋白 521，对肾小球超滤非常重要。例如，层粘连蛋白 α5 或者 β2 在足细胞中特异性的基因敲除均导致蛋白尿[40,41]。并且，层粘连蛋白 β2 突变导致的 Pierson 综合征患者也有蛋白尿[34,42]。层粘连蛋白 β2 基因敲除小鼠的蛋白尿症状可以被足细胞特异性的过表达层粘连蛋白 β2 的类似物 β1 所抵消[43]，这也揭示了足细胞与基底膜的内在关系。有趣的是，一个星期大的层粘连蛋白 β2 基因敲除新生小鼠的肾小球超微结构显示足细胞足突及其膜片均为正常。这也提示 GBM 对肾小球超滤器过滤血浆蛋白具有独立的不可替代的功能[41]。

巢蛋白家族有两个成员：巢蛋白 1，巢蛋白 2。两者均为所有基底膜的主要组分。巢蛋白可以结合Ⅳ型胶原蛋白和层粘连蛋白，并被认为可以与它们形成三级复合物结构[44,45]。然而小鼠的研究表明，损失一个巢蛋白基因并不会造成蛋白尿和基底膜损伤[46,47]。

在超微结构水平上，肾小球基底膜分为三层：内透明板，致密板，以及最外层的外透明板。内、外透明板都因为富含硫酸基团的糖胺聚糖，尤其是硫酸乙酰肝素而带有大量负电荷。多糖黏附于一个核心蛋白，在肾小球基底膜中主要是凝集素。很长时间以来，携带负电荷的肾小球基底膜的硫酸乙酰肝素被认为是肾小球超滤屏障对电荷选择性通透不可或缺的。用细菌中降解糖胺聚糖的酶灌注，从而去除肾小球基底膜的糖胺聚糖，造成白蛋白通过肾小球[48]，而在大鼠中给予糖胺聚糖抗体也造成白蛋白尿[49]。最后，在包括糖尿病肾病、系统性红斑狼疮、膜性肾病等肾小球肾病中，基底膜的硫酸乙酰肝素的表达均有下降[50,51]。但是，使用携带负电荷和中性的聚蔗糖灌注分离的肾小球基底膜(实为分离的肾小球细胞裂解之后留下的骨架，译者注)时，并没有发现电荷屏障的存在[52]。尽管硫酸乙酰肝素缺失绝大多数负电荷，足细胞中的核心蛋白凝集素基因敲除小鼠没有蛋白尿，并且肾小球的超微结构也正常[53]。肾小球中缺乏其他几种组合的糖胺聚糖，例如基底膜聚糖和胶原蛋白ⅩⅧ，或者凝集素与基底膜聚糖并没有出现肾小球异常或蛋白尿[54,55]。Smithies 认为，肾小球基底膜应该被看作是一种胶状物，所以白蛋白通过基底膜的转运主要通过扩散实现[56]。

肾小球基底膜是肾小球超滤屏障的决定性的组分，因为它为肾小球内皮细胞和足细胞提供着帮助其完成其生理功能的支架。肾小球基底膜结构的严重异

常造成白蛋白渗漏的增强。在正常条件下，肾小球基底膜可能允许白蛋白扩散转运，但是它似乎不是主要的电荷屏障[57]。所以，肾小球基底膜应该被看作是肾小球过滤屏障基本的并且结构完整性所必需的组分。

足细胞

足细胞是覆盖肾小球毛细血管外表面的一种专门的上皮细胞。足细胞胞体上有无数的叫做足突的初级、二级、三级突出。相邻的足突由具有机械感受器并且主要功能是形成过滤的最后一道屏障的膜片相连（图 9.3）。1998 年，Kestilä 等人[58]从出生时即表现为无选择性的高蛋白尿，没有肾小球膜片的先天性芬兰型肾病综合征的患者中发现了他们携带的罕见的常染色体突变的 NPHS1 基因。这个致病基因编码一个新的、在肾小球中只在足细胞中表达的蛋白，nephrin。在小鼠中用基因敲除的方法去掉这个基因导致蛋白尿，肾小球膜片缺失，以及新生期死亡[59]，这很好地再现了先天性芬兰型肾病综合征的患者的症状。以这些实验结果为起点，肾小球膜片细胞膜上的一系列对于维护肾小球正常过滤至关重要的蛋白被随后发现，包括 nephrin，Neph1，podocin，TRPC6，以及 FAT1 等[60-62]。肾小球膜片的分子结构被认为是阻止大分子过滤的真正屏障。通过电子断层成像术观察到贯穿过滤器的分子链交互形成拉链状结构，从而构成小于白蛋白大小的孔径[63]。

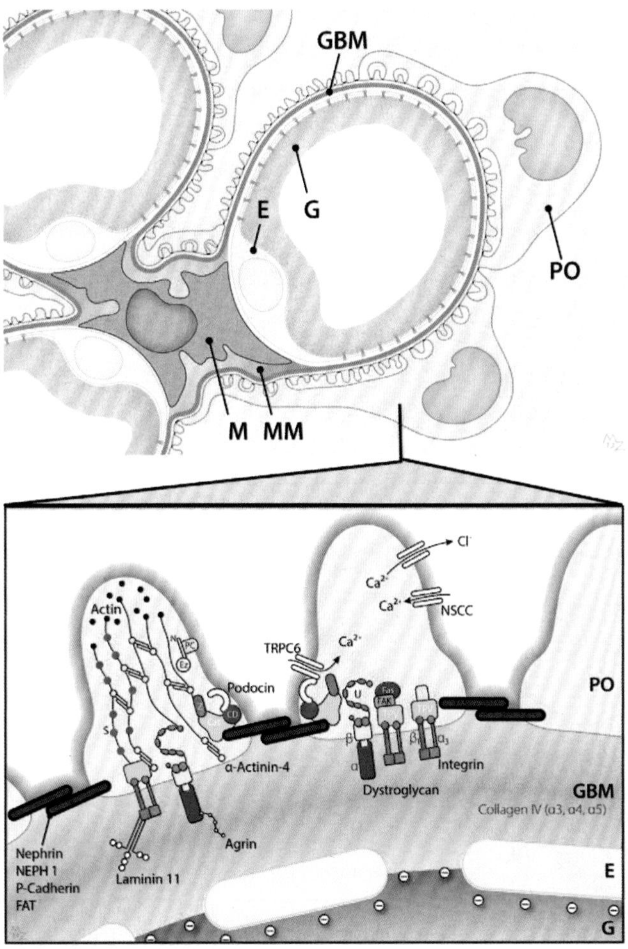

图 9.3　上图为肾小球的概观示意图。插图是描述足细胞功能调控及其膜片维护的原理图。突变或者缺失能造成蛋白尿的分子在图中标注（详见正文）。E，肾小球内皮细胞；G，内皮细胞多糖-蛋白质复合物；PO，足细胞；M，系膜细胞；MM，系膜细胞胞外基质；Trpc6，瞬时受体电位 C6；NSCC，非选择性正电荷离子通道

肾小球膜片通过一些接头蛋白，例如 CD2AP，非催化区的 NCK 等与足细胞紧密相连[64,65]。这也强调了足细胞的另外一个功能，把具有扩展趋势的毛细血管透壁压力梯度拮抗掉。从这个角度上看，肾小球膜片是控制与周边足细胞互动的机械感受器。这些接头蛋白的突变会导致白蛋白尿，也提示肾小球膜片的完整性取决于它和细胞骨架机构的关联。

足细胞通过黏附蛋白复合物，例如肌营养不良蛋白聚糖，整合素 α3β1 等黏附于肾小球基底膜上。正如在足突消失中观察到的那样，足细胞的移动也需要打破足细胞-肾小球基底膜之间的黏附。在足细胞中，整合素无一例外地位于细胞的基底部。整合素与足细胞的肌动蛋白骨架相连。正如整合素 α3 基因敲除小鼠患有先天性肾病综合征所提示的那样，这个由外向内的信号对足细胞的功能及其存活都很重要[66]。这些实验也展示了肾小球基底膜是足细胞实现功能的重要支架。

足细胞至少有两种机制参与蛋白尿的发病及强度的调控。Haraldsson 和 Deen[67]指出，一个多层被动过滤屏障的最具选择性的过滤层不应该是最后一层（也就是说，肾小球膜片），因为白蛋白在肾小球膜片前面几层的聚集将造成堵塞。正如我们前面所争辩的，肾小球内皮细胞表现为肾小球的首要过滤屏障。内皮细胞活化之后，白蛋白从 GBM 漏出，然后足细胞被暴露于白蛋白之下。有趣的是，足细胞装备有 megalin-cubulin 系统（两者均为非特异性蛋白受体，在近曲小管负责蛋白重吸收。尽管也有文献报道 megalin 表达于人的足细胞，但是其功能未知。译者注）[68]，以及晚期糖基化产物清道夫受体[69]。这说明，足细胞可能会内吞白蛋白。在糖尿病时，足细胞也会接触化学修饰过的糖基化的白蛋白。阻断通过清道夫受体的蛋白吸收减低足细胞的损伤。实验数据也表明，内吞的白蛋白造成足细胞间充质样转化，表现为肾小球膜片相关的蛋白表达下降，而 desmin 被诱导在足细胞中表达[21,70]。从这个角度来看，足细胞结构的改变可以被看作是对损伤的反应（图 9.4）。

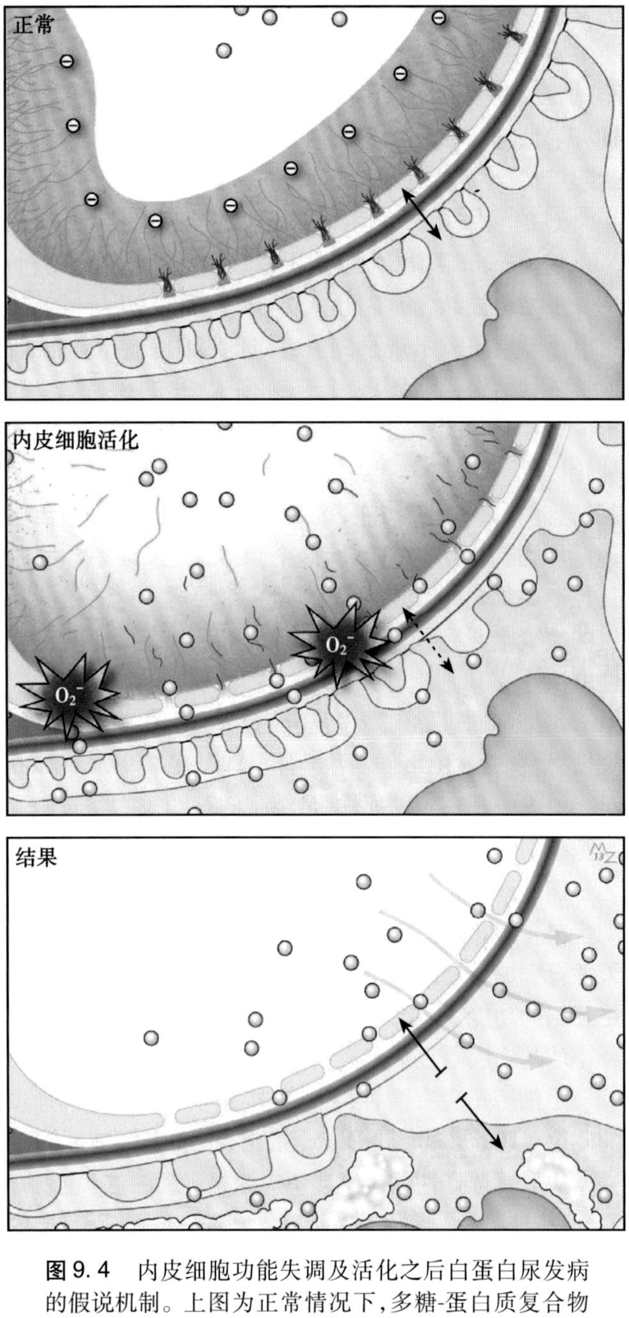

图 9.4 内皮细胞功能失调及活化之后白蛋白尿发病的假说机制。上图为正常情况下，多糖-蛋白质复合物带有负电荷；中图为内皮细胞活化之后，对氧化还原应急敏感的信号通路导致多糖-蛋白质复合物的剥离，白蛋白穿过内皮细胞。足细胞随后暴露于修饰过的白蛋白，正常的足细胞-内皮细胞信号传递被扰乱。下图展示足细胞吸收白蛋白，细胞骨架转化变形会导致足细胞足突消失和足细胞脱落

第二，小鼠中的研究也清楚地表明正常的足细胞功能是保持肾小球超滤屏障完整性所必需的。足细胞特异性的敲除维持其正常表型的基因导致肾小球失去内皮细胞表型以及蛋白尿。足细胞对 VEGF-VEGF 受体的组分的旁分泌调节也证明了这一点。这些基因敲除不仅造成足细胞足突消失，并且导致内皮细胞微窗的消失[71,72]。在临床上，这也被子痫，一种严重的妊娠期间的蛋白尿肾病所证实。子痫的发病机制是胎盘释放的可溶性 VEGF 受体，即 sFlit-1 中和了母体肾小球足细胞分泌的 VEGF，造成蛋白尿，严重的内皮细胞伤害和高血压[18]。所以，无论是遗传性的或者免疫性的原发性足细胞损伤（表 9.1）都无一例外地严重损害肾小球滤器的完整性并造成大量白蛋白尿（图 9.5）。

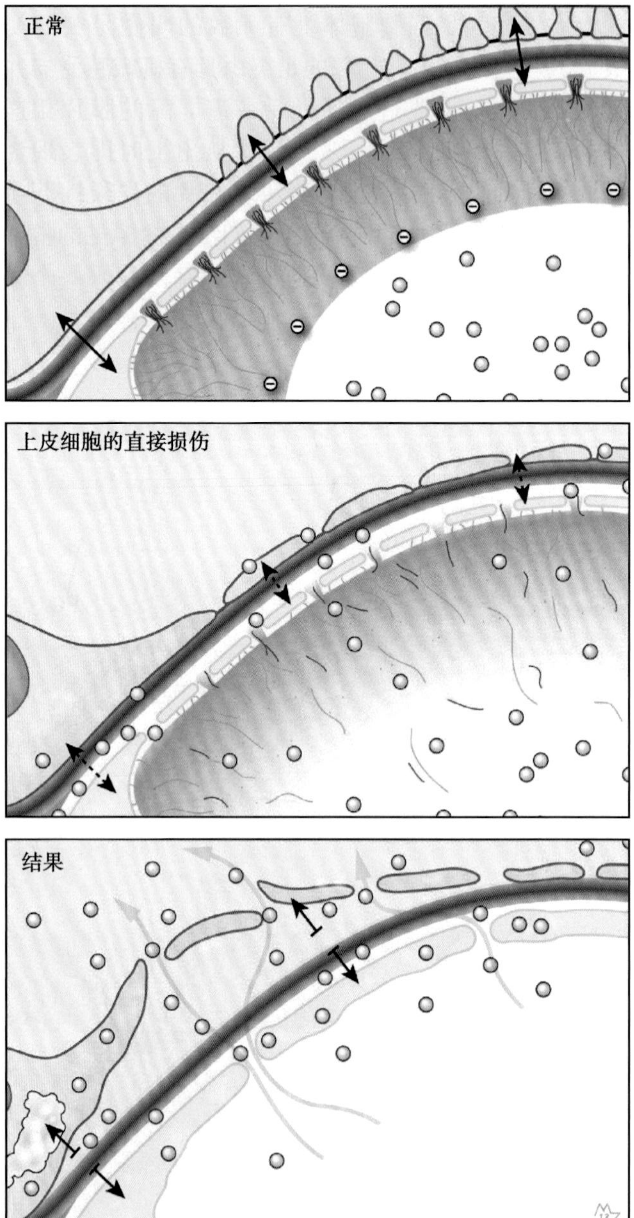

图 9.5 原发性内皮细胞的损伤导致蛋白尿的假说示意图。维系足细胞功能必须的基因的遗传突变或者直接由抗体介导的足细胞损伤可导致足细胞足突消失以及足细胞-内皮细胞之间信号传递的失常。然后，内皮细胞丢失其高度特异化的微窗表型及其上表层的多糖-蛋白质复合物。这将造成白蛋白穿过内皮细胞和膜片的损伤。综上结果导致肾小球完整性的损失（下图）

表 9.1　导致蛋白尿的基因突变

基因/蛋白	物种	疾病/表型
足细胞		
NPHS1/Nephrin	人类/小鼠	足突消失/蛋白尿
NPHS2/Podocin	人类	足突消失/蛋白尿
PLC-epsilon 1	人类/斑马鱼	DMS
NCK	小鼠	足突发育缺陷
Fyn	小鼠	足突轻微改变
Fyn/Yes combined	小鼠	足突消失/蛋白尿
Kirrel/Neph1	小鼠	足突消失/蛋白尿
TRPC6	人类	FSGS
Combined CD2AP/Fyn	小鼠	FSGS
ACTN4/Alpha-Actinin 4	人类/小鼠	FSGS
Notch1 转基因	小鼠	FSGS
NFAT 转基因	小鼠	FSGS
uPAR	小鼠	NA
Focal adhesion kinase(FAK)	小鼠	NA
CDQ2/Coenzyme Q10	人类	FSGS
HGF/c-Met	小鼠	正常
aPKC Lambda/Iota	小鼠	FSGS/足突消失/蛋白尿
PDSS2/Prenly diphosphate synthase subunit 2	人类/小鼠	足突消失/蛋白尿
Synatopodin	小鼠	正常
Cfl1/Cofilin 1	小鼠/斑马鱼	足突消失/蛋白尿
Sidekick 转基因	小鼠	FSGS
INF2	人类	FSGS
ATG5	小鼠	肾小球硬化/蛋白尿
PI3KcII	小鼠	DMS/足突消失/蛋白尿
EP4 受体转基因	小鼠	蛋白尿
AT1 转基因	小鼠	足突消失
Beta Catenin	小鼠	NA
Podocalyxin 转基因	小鼠	足突消失
FAT1	小鼠	足突消失/蛋白尿
GLEPP1	小鼠	足突变宽/无蛋白尿
VEGF 转基因	小鼠	塌陷型肾小球肾病
VEGF 杂合子	小鼠	内皮细胞溶解/蛋白尿
肾小球基底膜		
Lamb2/Laminin β2	人类/小鼠	DMS/FSGS(Pierson 综合征)
Beta 1 integrin	小鼠	蛋白尿
Integrin Alpha 3	小鼠	GBM 失调/足突生成障碍/蛋白尿
Integrin linked kinase	小鼠	GBM 改变/FSGS
肾小管		
Cubilin	小鼠	正常/微量蛋白尿
Megalin	小鼠	LMW 蛋白尿
转录因子		
WT1	人类	Denys Drash 及 Frasier 综合征
FTIP	小鼠	蛋白尿
LMX1B/LIM 同源盒转录因子	人类	指甲膝盖骨综合征
SMARCAL1	人类	FSGS/类固醇抵抗型肾病综合征

缩写:DMS,弥散型系膜硬化;FP,足突;FSGS:局灶节段性肾小球硬化;GBM,肾小球基底膜;LMW,小分子量;NA,没有。*Adapted from Reference*[62]

足细胞损伤和慢性肾病的进展之间有清晰的关系。足细胞仅仅通过足突黏附于GBM之上,这使得足突在超滤过程中的剪切力的影响下,容易从GBM脱离。足细胞是终端分化的细胞,没有增生能力。最近发现的足细胞沿着GBM移动从而覆盖已经丢失的足细胞曾经覆盖的区域来保护超滤屏障的完整性也与之相关[73]。足细胞的这种移动必然以足突消失为前提。这个发现也说明足突消失导致蛋白尿。足突消失与肾小球膜片功能损失有关,但是为什么足突融合成覆盖GBM的连续的细胞质会导致肾小球通透性增加还不清楚。有假说认为足细胞的移动以及足突的回缩实际上有助于限制有些区域足细胞脱落造成的蛋白尿[74]。足细胞脱落是肾小球疾病中的一个普遍现象[75,76]。绝大多数的实验模型中脱落的足细胞是足突消失的活细胞,这暗示它们在修复反应中脱离GBM而脱落。一旦GBM变成裸露的,肾小球过滤屏障就遭受严重破坏。肾小球腔壁细胞会贴上这些裸露区域,然后肾小球的结构就消失了[77](原文太简略,没有讲清楚病理过程,建议进一步参考德国肾脏病理学家Wilhelm Kriz的综述,译者注)。

总而言之,足细胞损伤的严重程度及其后果代表不可逆的,最终决定肾小球结构消失及慢性肾病的通路。肾小球的严重损伤的意义也通过转基因大鼠足细胞中特异表达白喉毒素受体的实验得以验证[78]。在这些转基因大鼠中给予白喉毒素可以选择性地损伤足细胞。初始剂量和给予白喉毒素的次数决定了起始损伤强度,也决定肾小球能否修复或者进行性肾硬化。

肾小管的白蛋白转运

因为正常的尿液几乎没有白蛋白,无论进入近曲小管的白蛋白到底有多少,在生理情况下,通过超滤屏障的白蛋白得以重吸收。

白蛋白的重吸收通过受体介导的内吞在近曲小管完成。两个受体,megalin和cubilin被证实参与白蛋白的重吸收。Cubilin,也被称为内在因子钴胺素受体,是一种大约分子量为460kD的膜蛋白。Megalin与cubilin以高亲和性结合,并协助cubilin-配体复合物进入细胞内[1,79-81]。Cubilin的正常功能也取决与之共定位、协助其转运至顶面细胞膜的跨膜蛋白amnionless(AMN)[82]。Megalin是一个属于低密度脂蛋白受体家族的,大约600kD的大分子量跨膜蛋白。megalin结合并且介导大量种类各异的蛋白内吞,例如血浆蛋白,多肽,酶,维生素结合蛋白,激素,激素结合蛋白,以及药物和毒素。有些配体与cubilin的相同,其他的则是要么对megalin,要么对cubilin特异的[83]。

白蛋白与megalin[84]和cubilin[85]均结合。肾小管白蛋白重吸收在条件性cubilin或megalin基因敲除,或者双基因敲除的小鼠中[81,86],在AMN突变造成的cubilin功能失调的狗,以及携带cubilin的编码基因CUBN突变的患者中都显著下降[87]。然而,尽管这造成尿中白蛋白的量,与正常值30mg/d相比,增加了六倍。与肾病综合征的患者的白蛋白尿相比,这个尿白蛋白的总分泌量还是非常低的(在微量白蛋白尿范围)[81]。

正常情况下,小管内的白蛋白浓度低于回收体系的处理上限。这也意味着即使有少量的白蛋白通过肾小球,也只会有非常少量的白蛋白会被分泌到尿中。这通过使用实验手段破坏肾小球内皮细胞的多糖-蛋白质复合物,从而白蛋白通过内皮细胞和GBM过滤层得以验证[21]。短期内,大多数白蛋白被上皮细胞重吸收,没有白蛋白尿的形成。有趣的是,这只是针对白蛋白的处理,因为其他大分子,例如注射的大剂量葡萄聚糖能穿过肾小球过滤屏障,出现在尿中[21]。这也揭示肾脏处理白蛋白的方式是非常独特的(葡萄聚糖是大分子量的聚糖,并不是蛋白质,肾小管能否重吸收它,除了分子量或许相似,与白蛋白的重吸收没有任何其他可比性。译者注)。

最后,当考虑白蛋白尿净值的时候,单个肾小球滤过率也必须要考虑进去。单个肾小球滤过率是决定近曲小管中大分子,例如白蛋白浓度的首要因素。然而,多种生理及病理条件下当单个肾小球滤过率显著低于正常时,小管内白蛋白浓度依然可以升高到超过小管重吸收的上限的程度。这种白蛋白尿是可逆的,并不意味着GBM或者近曲小管的异常[56]。

肾小管对白蛋白之外蛋白的处理

小管内吞体系不仅局限于白蛋白重吸收,也参与低分子量的蛋白回收。多种肾脏的综合征没有肾小球的病变,主要表现为肾小管对低分子量蛋白的重吸收的下降。这些综合征包括Imerslund-Grasbeck综合征(IGS),Dent's综合征,Lowe综合征,Donnai-Barrow综合征(DB/FOAR),以及胱氨酸病。在IGS和DB/FOAR综合征中,蛋白尿是由cubilin-AMN和megalin受体复合物的突变造成的。胱氨酸病和Dent's综合征分别由溶酶体中胱氨酸转运蛋白(cystinosin)的缺陷和内质网的氯/质子泵(CLC-5)的异常造成。Lowe综合征由影响溶酶体的酶的OCRL1的突变造成[88]。

白蛋白尿的肾脏后果

足细胞会对其白蛋白负荷变现为对损伤的反应，尤其是在代谢类疾病的情况下，例如糖尿病时，白蛋白是糖基化的[89]。足细胞内吞白蛋白，随后正如损失 synaptopodin 和 nephrin 所反映的那样，损失细胞骨架的结构，并且显现为细胞移动表型。最近的研究已经把足细胞的这种表型改变与肾小球硬化联系起来[73]。

最近，针对肾小管重吸收白蛋白及其随后的溶酶体降解是否造成所谓的蛋白质过载有广泛的辩论[90,91]。体外实验的研究显示，白蛋白过载通过激活 ERK、NFκB、PKC[92-97] 而释放 MCP1、RANTES 等炎症因子[93,98,99]，血管因子（活化氧，内皮素）[100-102]，以及硬化物质（TGFβ，胶原蛋白）[103-106]造成近曲小管和远曲小管的细胞毒性。另外，白蛋白过载也可能造成细胞凋亡和肾单元功能下降。[107-108]除了白蛋白之外，结合与白蛋白的物质，例如自由脂肪酸，其他蛋白，甚至糖基化的白蛋白也是促炎症、纤维化的刺激从而造成白蛋白尿引起的肾脏损伤加剧[109]。在体内，肾小管内过量白蛋白重吸收也造成广泛的影响肾脏间充质，成纤维细胞及周边血管的细胞毒害，这被认为会导致小管间充质功能失调，纤维化，循环系统体积扩增及高血压等引起肾存活下降的病理改变[110-112]。

这些发现被 Theilig 及同事利用条件性基因敲除 megalin 小鼠的研究所挑战。他们发现 megalin 的基因敲除在所用的小鼠模型中呈现马赛克化（嵌合体），因而实验者得以在同一个肾脏观测有无 megalin 对小管重吸收白蛋白的影响[113]。诱导肾小球损伤之后，能够重吸收白蛋白的小管上调促炎症因子及 TGFβ。然而，小管间充质的继发损伤完全取决于肾小球损伤的程度，而不是肾小管活化。

挑战白蛋白和肾小管上皮之间致病关系的观点在临床上的数据支持来自微小病变肾病患者。该种疾病的患者虽然经历长时间白蛋白尿但是没有肾小管间充质炎症或者 GFR 下降的征兆。如果考虑进去基础疾病的影响，这些不同研究之间的结果并不互相矛盾。如果白蛋白尿发生于肾脏炎症疾病的基础之上，上皮细胞对白蛋白重吸收的反应应该异于没有肾脏炎症的肾脏疾病（没有足够证据，译者注）。另外，白蛋白的毒性及其结合其他可能引起炎症的清道夫受体（例如 RAGE）的能力可能取决于它的糖基化及其与细胞因子和脂类的结合。

结　语

白蛋白尿的发生可能是一个初始为内皮细胞屏障功能丧失起关键作用的多步骤进程。内皮细胞的活化及随后的多糖-蛋白质复合物的脱落引起白蛋白可以穿透到足细胞下空间。足细胞就可以通过清道夫受体吸收白蛋白，从而出现细胞骨架重构，及损伤。代偿性的肾小管重吸收及其伴随的炎症反应可能导致白蛋白尿相关的间充质结构的伤害。这些变化叠加起来导致肾脏功能的进行性丧失。

尽管科学研究倾向于使用简化的策略，亟需指出的是，肾小球过滤屏障的每一个组分的功能都依赖于其他组分。肾小球内皮细胞需要一个指导性的支架（足细胞参与维护的 GBM），以及血管周边细胞（例如系膜细胞、足细胞）的信号传递来维持其专业的、独特的表型。与此同时，正如糖尿病内皮细胞一氧化氮系统功能不全昭示的那样，没有功能正常的内皮细胞，足细胞也无法存活。

总而言之，导致白蛋白尿发生的一系列肾脏病理事件无一例外地指向肾脏超微结构的严重改变。所以，白蛋白尿必须得到诊断评估来确诊及治疗其基础疾病。并且，有鉴于某些疾病中肾上皮细胞对肾小球白蛋白通透性的反应，白蛋白尿也可能作为治疗靶标。

（郭建侃 译，庄守纲 校）

参考文献

1. Christensen EI, Verroust PJ, Nielsen R. Receptor-mediated endocytosis in renal proximal tubule. *Pflugers Arch* 2009;**458**:1039–48.
2. Maack T, Park CH, Camargo MJF. In: Seldon DW, Giebisch G, editors. *Renal filtration, transport and metabolism of proteins in the kidney*. New York: Raven Press; 1992. p. 3005–38.
3. Amer H, Lieske JC, Rule AD, Kremers WK, Larson TS, Franco Palacios CR, et al. Urine high and low molecular weight proteins one-year post-kidney transplant: relationship to histology and graft survival. *Am J Transplant* 2013;**13**:676–84.
4. Sanders PW. Light chain-mediated tubulopathies. *Contrib Nephrol* 2011;**169**:262–9.
5. K/DOQI. Clinical practice guidelines for chronic kidney disease: evaluation, classification, and stratification. *Am J Kidney Dis* 2002;**39**:S1–266.
6. Matsushita K, van der Velde M, Astor BC, Woodward M, Levey AS, de Jong PE, et al. Association of estimated glomerular filtration rate and albuminuria with all-cause and cardiovascular mortality in general population cohorts: a collaborative meta-analysis. *Lancet* 2010;**375**:2073–81.
7. Ruggenenti P, Porrini E, Motterlini N, Perna A, Ilieva AP, Iliev IP, et al. Measurable urinary albumin predicts cardiovascular risk among normoalbuminuric patients with type 2 diabetes. *J Am Soc Nephrol* 2012;**23**:1717–24.
8. Ibsen H, Olsen MH, Wachtell K, Borch-Johnsen K, Lindholm LH, Mogensen CE, et al. Reduction in albuminuria translates to reduction in cardiovascular events in hypertensive patients: losartan intervention for endpoint reduction in hypertension

study. *Hypertension* 2005;**45**:198–202.
9. Farquhar MG, Palade GE. Glomerular permeability. II. Ferritin transfer across the glomerular capillary wall in nephrotic rats. *J Exp Med* 1961;**114**:699–716.
10. Farquhar MG, Wissig SL, Palade GE. Glomerular permeability. I. Ferritin transfer across the normal glomerular capillary wall. *J Exp Med* 1961;**113**:47–66.
11. Deen WM, Lazzara MJ, Myers BD. Structural determinants of glomerular permeability. *Am J Physiol Renal Physiol* 2001;**281**:F579–96.
12. Lea PJ, Silverman M, Hegele R, Hollenberg MJ. Tridimensional ultrastructure of glomerular capillary endothelium revealed by high-resolution scanning electron microscopy. *Microvasc Res* 1989;**38**:296–308.
13. Comper WD, Russo LM. The glomerular filter: an imperfect barrier is required for perfect renal function. *Curr Opin Nephrol Hypertens* 2009;**18**:336–42.
14. Ryan GB, Karnovsky MJ. Distribution of endogenous albumin in the rat glomerulus: role of hemodynamic factors in glomerular barrier function. *Kidney Int* 1976;**9**:36–45.
15. Weinbaum S, Tarbell JM, Damiano ER. The structure and function of the endothelial glycocalyx layer. *Annu Rev Biomed Eng* 2007;**9**:121–67.
16. Friden V, Oveland E, Tenstad O, Ebefors K, Nyström J, Nilsson UA, et al. The glomerular endothelial cell coat is essential for glomerular filtration. *Kidney Int* 2011;**79**:1322–30.
17. Henry CB, Duling BR. Permeation of the luminal capillary glycocalyx is determined by hyaluronan. *Am J Physiol* 1999;**277**:H508–14.
18. Levick JR, Michel CC. Microvascular fluid exchange and the revised Starling principle. *Cardiovasc Res* 2010;**87**:198–210.
19. Jeansson M, Haraldsson B. Glomerular size and charge selectivity in the mouse after exposure to glucosaminoglycan-degrading enzymes. *J Am Soc Nephrol* 2003;**14**:1756–65.
20. Jeansson M, Haraldsson B. Morphological and functional evidence for an important role of the endothelial cell glycocalyx in the glomerular barrier. *Am J Physiol Renal Physiol* 2006;**290**:F111–6.
21. Dane MJ, van den Berg BM, Avramut MC, Faas FG, van der Vlag J, Rops AL, et al. Glomerular endothelial surface layer acts as a barrier against albumin filtration. *Am J Pathol* 2013;**182**:1532–40.
22. Sandoval RM, Wagner MC, Patel M, Campos-Bilderback SB, Rhodes GJ, Wang E, et al. Multiple factors influence glomerular albumin permeability in rats. *J Am Soc Nephrol* 2012;**23**:447–57.
23. Wang L, Fuster M, Sriramarao P, Esko JD. Endothelial heparan sulfate deficiency impairs L-selectin- and chemokine-mediated neutrophil trafficking during inflammatory responses. *Nat Immunol* 2005;**6**:902–10.
24. Gil N, Goldberg R, Neuman T, Garsen M, Zcharia E, Rubinstein AM, et al. Heparanase is essential for the development of diabetic nephropathy in mice. *Diabetes* 2012;**61**:208–16.
25. Rabelink TJ, de Boer HC, van Zonneveld AJ. Endothelial activation and circulating markers of endothelial activation in kidney disease. *Nat Rev Nephrol* 2010;**6**:404–14.
26. van den Berg BM, Spaan JA, Vink H. Impaired glycocalyx barrier properties contribute to enhanced intimal low-density lipoprotein accumulation at the carotid artery bifurcation in mice. *Pflugers Arch* 2009;**457**:1199–206.
27. Kuwabara A, Satoh M, Tomita N, Sasaki T, Kashihara N. Deterioration of glomerular endothelial surface layer induced by oxidative stress is implicated in altered permeability of macromolecules in Zucker fatty rats. *Diabetologia* 2010;**53**:2056–65.
28. Nieuwdorp M, Mooij HL, Kroon J, Atasever B, Spaan JA, Ince C, et al. Endothelial glycocalyx damage coincides with microalbuminuria in type 1 diabetes. *Diabetes* 2006;**55**:1127–32.
29. Schlondorff D, Banas B. The mesangial cell revisited: no cell is an island. *J Am Soc Nephrol* 2009;**20**:1179–87.
30. Levéen P, Pekny M, Gebre-Medhin S, Swolin B, Larsson E, Betsholtz C. Mice deficient for PDGF B show renal, cardiovascular, and hematological abnormalities. *Genes Dev* 1994;**8**:1875–87.
31. Stockand JD, Sansom SC. Glomerular mesangial cells: electrophysiology and regulation of contraction. *Physiol Rev* 1998;**78**:723–44.
32. Morita T, Yamamoto T, Churg J. Mesangiolysis: an update. *Am J Kidney Dis* 1998;**31**:559–73.
33. Zheng F, Cornacchia F, Schulman I, Banerjee A, Cheng QL, Potier M, et al. Development of albuminuria and glomerular lesions in normoglycemic B6 recipients of db/db mice bone marrow: the role of mesangial cell progenitors. *Diabetes* 2004;**53**:2420–7.
34. Miner JH, Go G, Cunningham J, Patton BL, Jarad G. Transgenic isolation of skeletal muscle and kidney defects in laminin beta2 mutant mice: implications for Pierson syndrome. *Development* 2006;**133**:967–75.
35. Abrahamson DR, Hudson BG, Stroganova L, Borza DB, St John PL. Cellular origins of type IV collagen networks in developing glomeruli. *J Am Soc Nephrol* 2009;**20**:1471–9.
36. Pöschl E, Schlötzer-Schrehardt U, Brachvogel B, Saito K, Ninomiya Y, Mayer U. Collagen IV is essential for basement membrane stability but dispensable for initiation of its assembly during early development. *Development* 2004;**131**:1619–28.
37. Harvey SJ, Zheng K, Sado Y, Naito I, Ninomiya Y, Jacobs RM, et al. Role of distinct type IV collagen networks in glomerular development and function. *Kidney Int* 1998;**54**:1857–66.
38. Hudson BG. The molecular basis of Goodpasture and Alport syndromes: beacons for the discovery of the collagen IV family. *J Am Soc Nephrol* 2004;**15**:2514–27.
39. Miner JH. Renal basement membrane components. *Kidney Int* 1999;**56**:2016–24.
40. Goldberg S, Adair-Kirk TL, Senior RM, Miner JH. Maintenance of glomerular filtration barrier integrity requires laminin alpha5. *J Am Soc Nephrol* 2010;**21**:579–86.
41. Jarad G, Cunningham J, Shaw AS, Miner JH. Proteinuria precedes podocyte abnormalities in Lamb2−/− mice, implicating the glomerular basement membrane as an albumin barrier. *J Clin Invest* 2006;**116**:2272–9.
42. Zenker M, Aigner T, Wendler O, Tralau T, Müntefering H, Fenski R, et al. Human laminin beta2 deficiency causes congenital nephrosis with mesangial sclerosis and distinct eye abnormalities. *Hum Mol Genet* 2004;**13**:2625–32.
43. Suh JH, Jarad G, VanDeVoorde RG, Miner JH. Forced expression of laminin beta1 in podocytes prevents nephrotic syndrome in mice lacking laminin beta2, a model for Pierson syndrome. *Proc Natl Acad Sci USA* 2011;**108**:15348–53.
44. Fox JW, Mayer U, Nischt R, Aumailley M, Reinhardt D, Wiedemann H, et al. Recombinant nidogen consists of three globular domains and mediates binding of laminin to collagen type IV. *EMBO J* 1991;**10**:3137–46.
45. Miosge N, Sasaki T, Timpl R. Evidence of nidogen-2 compensation for nidogen-1 deficiency in transgenic mice. *Matrix Biol* 2002;**21**:611–21.
46. Murshed M, Smyth N, Miosge N, Karolat J, Krieg T, Paulsson M, et al. The absence of nidogen 1 does not affect murine basement membrane formation. *Mol Cell Biol* 2000;**20**:7007–12.
47. Schymeinsky J, Nedbal S, Miosge N, Pöschl E, Rao C, Beier DR, et al. Gene structure and functional analysis of the mouse nidogen-2 gene: nidogen-2 is not essential for basement membrane formation in mice. *Mol Cell Biol* 2002;**22**:6820–30.
48. Kanwar YS, Linker A, Farquhar MG. Increased permeability of the glomerular basement membrane to ferritin after removal of glycosaminoglycans (heparan sulfate) by enzyme digestion. *J Cell Biol* 1980;**86**:688–93.
49. van den Born J, van den Heuvel LP, Bakker MA, Veerkamp JH, Assmann KJ, Berden JH. A monoclonal antibody against GBM heparan sulfate induces an acute selective proteinuria in rats. *Kidney Int* 1992;**41**:115–23.
50. Shimomura H, Spiro RG. Studies on macromolecular components of human glomerular basement membrane and alterations in diabetes. Decreased levels of heparan sulfate proteoglycan and laminin. *Diabetes* 1987;**36**:374–81.
51. van den Born J, van den Heuvel LP, Bakker MA, Veerkamp JH, Assmann KJ, Weening JJ. Distribution of GBM heparan sulfate proteoglycan core protein and side chains in human glomerular

diseases. *Kidney Int* 1993;**43**:454–63.
52. Bolton GR, Deen WM, Daniels BS. Assessment of the charge selectivity of glomerular basement membrane using Ficoll sulfate. *Am J Physiol* 1998;**274**:F889–96.
53. Harvey SJ, Jarad G, Cunningham J, Rops AL, van der Vlag J, Berden JH, et al. Disruption of glomerular basement membrane charge through podocyte-specific mutation of agrin does not alter glomerular permselectivity. *Am J Pathol* 2007;**171**:139–52.
54. Goldberg S, Harvey SJ, Cunningham J, Tryggvason K, Miner JH. Glomerular filtration is normal in the absence of both agrin and perlecan-heparan sulfate from the glomerular basement membrane. *Nephrol Dial Transplant* 2009;**24**:2044–51.
55. Rossi M, Morita H, Sormunen R, Airenne S, Kreivi M, Wang L, et al. Heparan sulfate chains of perlecan are indispensable in the lens capsule but not in the kidney. *EMBO J* 2003;**22**: 236–45.
56. Smithies O. Why the kidney glomerulus does not clog: a gel permeation/diffusion hypothesis of renal function. *Proc Natl Acad Sci USA* 2003;**100**:4108–13.
57. Daniels BS, Hauser EB, Deen WM, Hostetter TH. Glomerular basement membrane: in vitro studies of water and protein permeability. *Am J Physiol* 1992;**262**:F919–26.
58. Kestilä M, Lenkkeri U, Männikkö M, Lamerdin J, McCready P, Putaala H, et al. Positionally cloned gene for a novel glomerular protein–nephrin–is mutated in congenital nephrotic syndrome. *Mol Cell* 1998;**1**:575–82.
59. Putaala H, Soininen R, Kilpelainen P, Wartiovaara J, Tryggvason K. The murine nephrin gene is specifically expressed in kidney, brain and pancreas: inactivation of the gene leads to massive proteinuria and neonatal death. *Hum Mol Genet* 2001;**10**:1–8.
60. Tryggvason K, Pettersson E. Causes and consequences of proteinuria: the kidney filtration barrier and progressive renal failure. *J Intern Med* 2003;**254**:216–24.
61. Patrakka J, Tryggvason K. Molecular make-up of the glomerular filtration barrier. *Biochem Biophys Res Commun* 2010;**396**:164–9.
62. Garg P, Rabelink T. Glomerular proteinuria: a complex interplay between unique players. *Adv Chronic Kidney Dis* 2011;**18**:233–42.
63. Wartiovaara J, Ofverstedt LG, Khoshnoodi J, Zhang J, Mäkelä E, Sandin S, et al. Nephrin strands contribute to a porous slit diaphragm scaffold as revealed by electron tomography. *J Clin Invest* 2004;**114**:1475–83.
64. Yuan H, Takeuchi E, Salant DJ. Podocyte slit-diaphragm protein nephrin is linked to the actin cytoskeleton. *Am J Physiol Renal Physiol* 2002;**282**:F585–91.
65. Jones N, Blasutig IM, Eremina V, Ruston JM, Bladt F, Li H, et al. Nck adaptor proteins link nephrin to the actin cytoskeleton of kidney podocytes. *Nature* 2006;**440**:818–23.
66. Kang YS, Li Y, Dai C, Kiss LP, Wu C, Liu Y. Inhibition of integrin-linked kinase blocks podocyte epithelial-mesenchymal transition and ameliorates proteinuria. *Kidney Int* 2010;**78**:363–73.
67. Haraldsson B, Nystrom J, Deen WM. Properties of the glomerular barrier and mechanisms of proteinuria. *Physiol Rev* 2008;**88**:451–87.
68. Prabakaran T, Christensen EI, Nielsen R, Verroust PJ. Cubilin is expressed in rat and human glomerular podocytes. *Nephrol Dial Transplant* 2012;**27**:3156–9.
69. Guo J, Ananthakrishnan R, Qu W, Lu Y, Reiniger N, Zeng S, et al. RAGE mediates podocyte injury in adriamycin-induced glomerulosclerosis. *J Am Soc Nephrol* 2008;**19**:961–72.
70. Morigi M, Buelli S, Angioletti S, Zanchi C, Longaretti L, Zoja C, et al. In response to protein load podocytes reorganize cytoskeleton and modulate endothelin-1 gene: implication for permselective dysfunction of chronic nephropathies. *Am J Pathol* 2005;**166**:1309–20.
71. Eremina V, Sood M, Haigh J, Nagy A, Lajoie G, Ferrara N, et al. Glomerular-specific alterations of VEGF-A expression lead to distinct congenital and acquired renal diseases. *J Clin Invest* 2003;**111**:707–16.
72. Jin J, Sison K, Li C, Tian R, Wnuk M, Sung HK, et al. Soluble FLT1 binds lipid microdomains in podocytes to control cell morphology and glomerular barrier function. *Cell* 2012;**151**: 384–99.
73. Peti-Peterdi J, Sipos A. A high-powered view of the filtration barrier. *J Am Soc Nephrol* 2010;**21**:1835–41.
74. Kriz W, Shirato I, Nagata M, LeHir M, Lemley KV. The podocyte's response to stress: the enigma of foot process effacement. *Am J Physiol Renal Physiol* 2013;**304**:F333–47.
75. Weil EJ, Lemley KV, Yee B, Lovato T, Richardson M, Myers BD, et al. Podocyte detachment in type 2 diabetic nephropathy. *Am J Nephrol* 2011;**33**(Suppl. 1):21–4.
76. Yu D, Petermann A, Kunter U, Rong S, Shankland SJ, Floege J. Urinary podocyte loss is a more specific marker of ongoing glomerular damage than proteinuria. *J Am Soc Nephrol* 2005;**16**:1733–41.
77. Smeets B, Uhlig S, Fuss A, Mooren F, Wetzels JF, Floege J, et al. Tracing the origin of glomerular extracapillary lesions from parietal epithelial cells. *J Am Soc Nephrol* 2009;**20**:2604–15.
78. Wharram BL, Goyal M, Wiggins JE, Sanden SK, Hussain S, Filipiak WE, et al. Podocyte depletion causes glomerulosclerosis: diphtheria toxin-induced podocyte depletion in rats expressing human diphtheria toxin receptor transgene. *J Am Soc Nephrol* 2005;**16**:2941–52.
79. Moestrup SK, Kozyraki R, Kristiansen M, Kaysen JH, Rasmussen HH, Brault D, et al. The intrinsic factor-vitamin B12 receptor and target of teratogenic antibodies is a megalin-binding peripheral membrane protein with homology to developmental proteins. *J Biol Chem* 1998;**273**:5235–42.
80. Seetharam B, Christensen EI, Moestrup SK, Hammond TG, Verroust PJ. Identification of rat yolk sac target protein of teratogenic antibodies, gp280, as intrinsic factor-cobalamin receptor. *J Clin Invest* 1997;**99**:2317–22.
81. Amsellem S, Gburek J, Hamard G, Nielsen R, Willnow TE, Devuyst O. Cubilin is essential for albumin reabsorption in the renal proximal tubule. *J Am Soc Nephrol* 2010;**21**:1859–67.
82. Fyfe JC, Madsen M, Højrup P, Christensen EI, Tanner SM, de la Chapelle A, et al. The functional cobalamin (vitamin B12)-intrinsic factor receptor is a novel complex of cubilin and amnionless. *Blood* 2004;**103**:1573–9.
83. Christensen EI, Birn H, Storm T, Weyer K, Nielsen R. Endocytic receptors in the renal proximal tubule. *Physiology (Bethesda)* 2012;**27**:223–36.
84. Birn H, Fyfe JC, Jacobsen C, Mounier F, Verroust PJ, Orskov H, et al. Cubilin is an albumin binding protein important for renal tubular albumin reabsorption. *J Clin Invest* 2000;**105**:1353–61.
85. Cui S, Verroust PJ, Moestrup SK, Christensen EI. Megalin/gp330 mediates uptake of albumin in renal proximal tubule. *Am J Physiol* 1996;**271**:F900–7.
86. Weyer K, Storm T, Shan J, Vainio S, Kozyraki R, Verroust PJ, et al. Mouse model of proximal tubule endocytic dysfunction. *Nephrol Dial Transplant* 2011;**26**:3446–51.
87. Storm T, Emma F, Verroust PJ, Hertz JM, Nielsen R, Christensen EI. A patient with cubilin deficiency. *N Engl J Med* 2011;**364**:89–91.
88. Nielsen R, Christensen EI. Proteinuria and events beyond the slit. *Pediatr Nephrol* 2010;**25**:813–22.
89. Doublier S, Salvidio G, Lupia E, Ruotsalainen V, Verzola D, Deferrari G, et al. Nephrin expression is reduced in human diabetic nephropathy: evidence for a distinct role for glycated albumin and angiotensin II. *Diabetes* 2003;**52**:1023–30.
90. Birn H, Christensen EI. Renal albumin absorption in physiology and pathology. *Kidney Int* 2006;**69**:440–9.
91. Gekle M. Renal tubule albumin transport. *Annu Rev Physiol* 2005;**67**:573–94.
92. Reich H, Tritchler D, Herzenberg AM, Kassiri Z, Zhou X, Gao W, et al. Albumin activates ERK via EGF receptor in human renal epithelial cells. *J Am Soc Nephrol* 2005;**16**:1266–78.
93. Wang Y, Rangan GK, Tay YC, Wang Y, Harris DC. Induction of monocyte chemoattractant protein-1 by albumin is mediated by nuclear factor kappaB in proximal tubule cells. *J Am Soc Nephrol*

1999;**10**:1204–13.

94. Lee EM, Pollock CA, Drumm K, Barden JA, Poronnik P. Effects of pathophysiological concentrations of albumin on NHE3 activity and cell proliferation in primary cultures of human proximal tubule cells. *Am J Physiol Renal Physiol* 2003;**285**:F748–57.
95. Drumm K, Bauer B, Freudinger R, Gekle M. Albumin induces NF-kappaB expression in human proximal tubule-derived cells (IHKE-1). *Cell Physiol Biochem* 2002;**12**:187–96.
96. Dixon R, Brunskill NJ. Activation of mitogenic pathways by albumin in kidney proximal tubule epithelial cells: implications for the pathophysiology of proteinuric states. *J Am Soc Nephrol* 1999;**10**:1487–97.
97. Morigi M, Macconi D, Zoja C, Donadelli R, Buelli S, Zanchi C, et al. Protein overload-induced NF-kappaB activation in proximal tubular cells requires H(2)O(2) through a PKC-dependent pathway. *J Am Soc Nephrol* 2002;**13**:1179–89.
98. Wang Y, Chen J, Chen L, Tay YC, Rangan GK, Harris DC. Induction of monocyte chemoattractant protein-1 in proximal tubule cells by urinary protein. *J Am Soc Nephrol* 1997;**8**:1537–45.
99. Zoja C, Donadelli R, Colleoni S, Figliuzzi M, Bonazzola S, Morigi M, et al. Protein overload stimulates RANTES production by proximal tubular cells depending on NF-kappa B activation. *Kidney Int* 1998;**53**:1608–15.
100. Whaley-Connell AT, Morris EM, Rehmer N, Yaghoubian JC, Wei Y, Hayden MR, et al. Albumin activation of NAD(P)H oxidase activity is mediated via Rac1 in proximal tubule cells. *Am J Nephrol* 2007;**27**:15–23.
101. Zoja C, Morigi M, Figliuzzi M, Bruzzi I, Oldroyd S, Benigni A, et al. Proximal tubular cell synthesis and secretion of endothelin-1 on challenge with albumin and other proteins. *Am J Kidney Dis* 1995;**26**:934–41.
102. Vlachojannis JG, Tsakas S, Petropoulou C, Goumenos DS, Alexandri S. Endothelin-1 in the kidney and urine of patients with glomerular disease and proteinuria. *Clin Nephrol* 2002;**58**:337–43.
103. Wohlfarth V, Drumm K, Mildenberger S, Freudinger R, Gekle M. Protein uptake disturbs collagen homeostasis in proximal tubule-derived cells. *Kidney Int Suppl* 2003:S103–9.
104. Stephan JP, Mao W, Filvaroff E, Cai L, Rabkin R, Pan G. Albumin stimulates the accumulation of extracellular matrix in renal tubular epithelial cells. *Am J Nephrol* 2004;**24**:14–19.
105. Goumenos DS, Tsakas S, El Nahas AM, Alexandri S, Oldroyd S, Kalliakmani P, et al. Transforming growth factor-beta (1) in the kidney and urine of patients with glomerular disease and proteinuria. *Nephrol Dial Transplant* 2002;**17**:2145–52.
106. Diwakar R, Pearson AL, Colville-Nash P, Brunskill NJ, Dockrell ME. The role played by endocytosis in albumin-induced secretion of TGF-beta1 by proximal tubular epithelial cells. *Am J Physiol Renal Physiol* 2007;**292**:F1464–70.
107. Koral K, Erkan E. PKB/Akt partners with Dab2 in albumin endocytosis. *Am J Physiol Renal Physiol* 2012;**302**:F1013–24.
108. Tejera N, Gómez-Garre D, Lázaro A, Gallego-Delgado J, Alonso C, Blanco J, et al. Persistent proteinuria up-regulates angiotensin II type 2 receptor and induces apoptosis in proximal tubular cells. *Am J Pathol* 2004;**164**:1817–26.
109. Pollock CA, Poronnik P. Albumin transport and processing by the proximal tubule: physiology and pathophysiology. *Curr Opin Nephrol Hypertens* 2007;**16**:359–64.
110. Chen L, Wang Y, Tay YC, Harris DC. Proteinuria and tubulointerstitial injury. *Kidney Int Suppl* 1997;**61**:S60–2.
111. Johnson DW, Saunders HJ, Baxter RC, Field MJ, Pollock CA. Paracrine stimulation of human renal fibroblasts by proximal tubule cells. *Kidney Int* 1998;**54**:747–57.
112. Burton C, Harris KP. The role of proteinuria in the progression of chronic renal failure. *Am J Kidney Dis* 1996;**27**:765–75.
113. Theilig F, Kriz W, Jerichow T, Schrade P, Hähnel B, Willnow T, et al. Abrogation of protein uptake through megalin-deficient proximal tubules does not safeguard against tubulointerstitial injury. *J Am Soc Nephrol* 2007;**18**:1824–34.
114. Yuen DA, Stead BE, Zhang Y, White KE, Kabir MG, Thai K, et al. eNOS deficiency predisposes podocytes to injury in diabetes. *J Am Soc Nephrol* 2012;**23**:1810–23.

第10章

10

慢性肾脏病中的蛋白质代谢

Maria R. Wing, Dominic S. Raj and Manuel T. Velasquez
Division of Renal Diseases and Hypertension, Department of Medicine,
George Washington University Medical Center, Washington, DC, USA

概　　述

在ESRD患者中,蛋白能量消耗是代谢适应不良的一种状态。国际肾脏营养以及代谢专家建议用"蛋白能量消耗"定义慢性肾脏病和终末期肾病的蛋白丢失和能量储备丢失[1]。蛋白能量消耗应该区别于营养失调。后者是由于营养的摄入不足引起的代谢应答,而蛋白能量消耗或者说它的极端形式恶病质是一种和炎症状态下相似的紊乱的功能状态,并且抵抗营养的摄入[1,2]。蛋白能量消耗发生率在透析患者中大约为20%~70%。其患病率主要受透析的类型、人种以及评估的营养状态的方法影响[3]。随着肾小球滤过率降低,患者蛋白能量消耗的患病率和炎症标记物随之增加。国际健康和营养调查组织的研究结果证实肾脏功能和蛋白能量消耗有相互关系[4]。肌肉组织消耗也可能与肾脏疾病相关。蛋白能量消耗深深地影响着人民的生活质量,并且和机体脆弱性的增加以及心理作用息息相关。[5]蛋白能量消耗由多种因素引起(见图10.1和表10.1)。

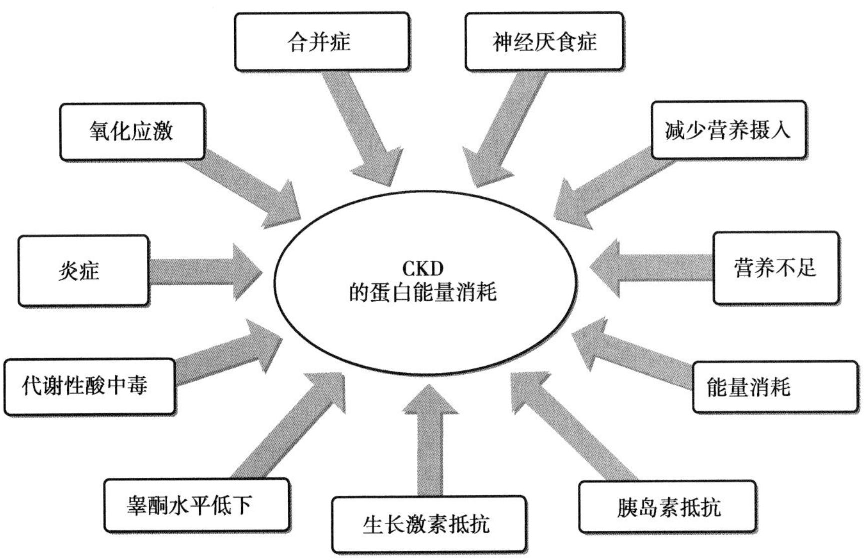

图10.1　CKD蛋白能量消耗的病理生理

表 10.1 CKD 蛋白能量消耗的病因

引起蛋白能量消耗	引起蛋白能量消耗的原因	来源	参考文献
神经厌食症	CKD 患者的炎症因子水平增高,口味改变,食欲传感因子失调以及血浆中去酰基胃饥饿素的升高	人	Mak et al. 2012[6], Bonanni et al. 2011[7], Kalantar-Zadeh et al. 2004[8]
营养摄入的降低	腹腔注射尿毒症的等离子体超滤液,尿离子片段大小或中等分子大小(300~2000 Dalton)的离子降低碳水化合物的摄取	大鼠	Anderstam et al. 1996,[9] Mamoun et al. 1999[10]
	肾小球滤过率的降低与自发性能量以及蛋白摄入降低相关。最低水平的肾小球滤过率的个体食物的消耗最少	人	Duenhas et al. 2003[11]
营养不足	ESRD 患者胃动力减弱,胃肌电活性紊乱,和胃排空延迟	人	Hirako et al. 2005[12]
	ESRD 患者胃肠激素(包括多肽 YY 和胆囊收缩素)紊乱	人	Mak et al. 2007,[13] Pappas et al. 1985,[14] Aguilera et al. 2003[15]
能量消耗	CKD 患者由于肾脏功能丢失,静止能量消耗降低,葡萄糖氧化能力减弱以及骨骼肌能量利用紊乱	人	Cuppari 2010[16]
	ESRD 患者静止能量消耗增加	人	Neyra et al. 2003,[17] Wang et al. 2004[18]
	尿毒症小鼠静止能量消耗和解耦联蛋白(1 和 3)水平增加	小鼠	Cheung et al. 2007[19]
胰岛素抵抗	大鼠实验表明 IRS/PI3K/AKT 通路中 AKT 的磷酸化降低。这导致了 E-3 泛素化酶 atrogin-1 和 MuRF-1 激活及肌肉降解激活	大鼠	Bailey et al. 2006[20]
	糖尿病 ESRD 患者和正常个体相比肌肉消耗增加	人	Pupim et al. 2005[21]
	小鼠由于糖皮质激素和胰岛素以及胰岛素生长因子的增加导致炎症因子的水平增加	小鼠	Hu 2009[22]
生长激素抵抗	CKD 患者的生长激素水平不完全相同。JAK/STAT 通路的失活导致胰岛素生长因子表达降低。在 ESRD 患者中炎症拮抗剂正面调节生长激素从而影响蛋白代谢	人	Rabkin et al. 2005,[23] Garibotto et al. 2008[24]
低水平睾酮	低水平睾酮或者 CKD 的三期到五期患者死亡率增加两倍。在二到四期的 CKD 患者睾酮水平是肌力和去脂体重的一个独立预测因素,主要由于肌生成抑制蛋白和改变胰岛素生长因子信号来引起	人	Cigarran et al. 2012,[25] Haring et al. 2011[26]
代谢性酸中毒	肾衰竭以及代谢性酸中毒的大鼠肌肉蛋白通过泛素蛋白酶容易降解	大鼠	May et al. 1987[27]
	代谢性酸中毒导致血浆中必需氨基酸水平降低。代谢性酸中毒激活 ATP 依赖的泛素化和蛋白酶体激活	人	Carrero et al. 2013,[28] Mitch 1998[29]
炎症	在慢性肾功能不全患者调查发现炎症与肾小球滤过率和半胱氨酸蛋白酶抑制物 C 相关	人	Gupta 等 2012[30]
	在 ESRD 患者,IL-6 表达升高导致肌肌肉蛋白分解代谢加重以及氨基酸的释放增加,进一步造成急性期蛋白合成增加。终末期肾病患者炎症也诱导蛋白分解相关基因的表达	人	Raj et al. 2008,[31] Raj et al. 2003[32]
	NFκβ 通路的激活降低蛋白合成,抑制单核细胞分化,降低肌分化因子表达	人	Mak et al. 2012,6 Guttridge 2000[33]

续表

引起蛋白能量消耗	引起蛋白能量消耗的原因	来源	参考文献
肌肉生理失调	CKD 患者或大鼠增加肌生成抑制蛋白、叉头转录因子、atrogin-1、MuRF-1，泛素，和 26SW 蛋白酶亚基的表达并且降低胰岛素生长因子的表达	人和大鼠	Sun et al. 2006,[34] Verzolaetal. 2011,[35] Xu et al. 2012[36]
	ESRD 患者增加 14KD 肌动蛋白片段水平，是肌肉降解的特征	人	Rajan and Mitch 2008[37]
氧化应激	氧化应激通过 NFκβ 通路增加炎症反应。蛋白结构的变化可以抵抗泛素化和降解，而这些都会造成活性氧的增加	人	Bonanni et al. 2011,[7] Grune et al. 2003,[38] Dounousi et al. 2006[39]
并发症	糖尿病 ESRD 患者肌肉代谢率增加并且由于炎症因子的增加从而导致的动脉粥样硬化发生增加。糖尿病 ESRD 患者 C 反应蛋白增加以及慢性心衰的发生都和导致蛋白能量消耗相关的信号通路有关	人	Pupim et al. 2005,[21] Stenvinkel 1999,[40] Panichi et al. 2002[41]

IRS/PI3K/Akt，胰岛素受体信号/磷脂酰肌醇 3 激酶/AKt；MuRF，肌肉环图-1；JAK/STAT，JAK 家族酪氨酸激酶/信号传感器和催化剂；FOXO，叉头转录因子家族；NFκβ，核因子 κβ

蛋白能量消耗的病理生理

厌食症和营养不良

营养摄入不足是发生和发展成为蛋白能量消耗的一个组成部分。ESRD 患者蛋白能量消耗的病理生理包括许多因素的参与，例如神经厌食症，尿毒症中的溶质或者毒性物质，炎症因子的增加，口味的改变，以及破坏食欲的分子像胃饥饿素和瘦素[6,7]。大多数的蛋白能量消耗的研究集中在透析患者，这些人中 30% ~ 40% 的人都有厌食的表现，死亡率增加，生活质量低下，以及促炎因子水平处在较高的水平[8]。在 CKD 的发展过程中尿毒素物质的增加与恶心、呕吐以及厌食密切相关[7]。

CKD 的营养不足可能是由于厌食导致了营养吸收不良，以及胃蠕动的改变抑制了营养摄取。血液透析患者的营养问题于 1960 年首先报道[42]。给大鼠腹腔注射尿毒素等离子的渗透液造成尿毒素影响营养的吸收以及抑制碳水化合物的摄取[9,10]。在慢性肾脏病患者中，肾小球滤过率的降低与自发性蛋白和能量摄取减少有关[11]。肾功能低下的个体（肾小球滤过率小于 19.9ml/(min · 1.73m^2)）消耗食物能力小，并且身体指数，肱三头肌皮肤褶厚度和上臂肌围也是最低的。CKD 的儿童生长发育不良，即使肾小球滤过率的水平达到 70ml/(min · 1.73m^2)，仍然与尿毒素发生有相关性[43]。如果儿童的营养摄入不足推荐摄入水平的 80%，那么他们的生长率就会降低[44]。另外，研究显示 CKD 患者的胃蠕动受到不同程度的损伤。

Hirako 等人认为 CKD 患者比透析患者先表现出胃蠕动减弱，机电活性减弱以及延迟胃排空[12]。包括抑郁、社会经济地位以及意识状态的改变等其他因素也可以影响 CKD 患者的营养摄入。

能量平衡

营养物质的摄入不足以及能量的消耗造成的能量平衡的破坏也会造成蛋白能量消耗。CKD 患病个体通过改变静止能量消耗，物理活动，以及机体体温调节改变了机体能量消耗。与预期相反，经过体重矫正后，接受透析治疗的 ESRD 患者都有一个正常的静止能量消耗[45]。CKD 患者和正常肾功能个体相比静止能量消耗较低。[46]肾脏功能低下导致的肾脏能量消耗减少、葡萄糖氧化减少以及骨骼肌能量利用失调可以解释在 CKD 中静止能量消耗减少[16]。CKD 像糖尿病、甲亢以及炎症都会增加静息能量消耗[16,47]。在一项非透析的 CKD 人群中的研究表明静息能量消耗的增加和炎症是密切相关的[47]。在 ESRD 患者中并不是所有的能量平衡研究结果都是一致的。Neyra 等研究表明 ESRD 患者的静息能量消耗增加[17]。透析也影响能量平衡。高静息能量，持续性腹膜透析患者，心血管死亡率增加[18]。非折叠蛋白在增加静息能量消耗过程中起到重要作用，这些蛋白活性的增加伴随着能量消耗增加。在人和大鼠，非折叠蛋白 1 和 3 通过产热的形式来释放能量。Cheung 等[19]阐明尿毒症的小鼠和正常小鼠相比在棕色脂肪中非折叠蛋白 1(UCP-1) 的 mRNA 和蛋白以及非折叠蛋白 3(UCP-3) 的蛋白水平增加，伴随着静息能量消耗增加10%。

激素失调

激素的种类包括胃饥饿素、瘦素、多肽YY和缩胆囊素能调节食欲、营养摄入、营养状况以及能量的消耗,这些和CKD患者的蛋白能量消耗息息相关。神经肽如瘦素和胃饥饿素的主要功能是通过激素产生的饱或饿的状态来保持能量代谢[49]。瘦素是脂肪细胞分泌的调节食欲以及增加能量消耗的激素。CKD患者的循环系统中瘦素的水平增加可能是因为肾脏缺少降解该激素成分。ESRD患者高瘦素血症也可能是由于患者的内脏脂肪细胞暴露在血浆中,增加了该激素的释放[50]。下丘脑弓状核瘦素同时产生两种影响:饱感和能量消耗。瘦素激活黑皮素受体4从而增加能量消耗和抑制食物摄入。同时瘦素抑制神经肽(NPY)/斑狛相关缩氨酸(AgRP)神经元的活性,从而阻止AgRP的分泌,而AgRP是黑皮素受体4(MC4-R))的天然拮抗剂,可以阻止刺激食物摄入和降低体重[51]。Castaneda-Sceppa等表明在三期和四期CKD患者中瘦素水平的增高和肌肉含量降低有着密切的关系[52]。然而,在人的研究中缺少进一步的证据来证明瘦素的增加和肌肉消耗有着直接的关系。在透析患者中高瘦素血症和食欲低下没有直接关系[53]。

Mak等证明在大鼠用基因或者药物干预来抑制瘦素的活性,可以通过降低能量消耗和增加肌肉和脂肪含量来改善蛋白能量消耗[19,54]。在CKD小鼠中给予斑狛相关缩氨酸(AgRP)处理后可以使炎症因子标记物白介素6和肿瘤坏死因子α正常,并且肌生成抑制蛋白和胰岛素生长因子等肌肉转化分子的含量趋向正常化。Cheung等报道尿毒症的小鼠腹腔给予NBI-12i,增加食物摄入,增加体重,出现较低的基础代谢率,以及增加肌肉和脂肪的含量[19]。给C26腺癌小鼠模型口服黑皮素受体4拮抗药BL-6020/979,减可以减少恶病质综合征的发生以及增加能量摄入,并且在正常小鼠可以降低能量消耗[55]。目前需要进一步的研究证实黑皮素受体4拮抗剂在临床上是否可以作为一种有效和安全的治疗蛋白能量消耗药物。

胃饥饿素是由胃释放的一种和蛋白能量消耗相关的肽激素,作用主要通过刺激到下丘脑引起食欲,以及胃蠕动影响进食。在透析患者中的胃饥饿素研究却产生了不同的结果。在一个终末期肾病儿童患者研究报告指出,在肾脏功能衰竭给予腹膜透析的儿童,保守治疗的儿童,以及拥有相似体重指数肾功能正常的儿童中,血浆中胃饥饿素水平与没有显著差别[56]。然而Pérez-Fontán等研究表明在血液透析和腹膜透析患者血浆中胃饥饿素水平高于正常人[57]。另一研究也表明血液透析患者和正常患者的血浆胃饥饿素水平类似,但是腹膜透析患者的胃饥饿素水平偏低[58]。

胃饥饿素种类不同可能是导致以上分析结果不同的一个因素。胃饥饿素主要有两种,但是作用完全相反。酰化胃饥饿素刺激食物摄入而去酰化胃饥饿素促进负能量平衡。CKD患者血浆中去酰化胃饥饿素水平增高,并且伴随着肾脏功能低下[59]。Muscaritoli等也研究表明去酰化胃饥饿素在血液透析患者中的水平较高,表明去酰化胃饥饿素可能是神经性厌食症的发病源[60]。

多肽YY是一种小肠释放的抑制胃蠕动和食欲的激素。给予多肽YY3-36可以降低每日的食物摄入[14]。和正常肾功能患者相比,ESRD患者的多肽YY以及其他胃激素都是失调的,激素水平升高,表明在CKD患者中这些激素可能和胃功能失调以及并发症相关[61]。在这些人群中是否这些肠道激素可以作为治疗靶点需要进一步的研究来证实。

缩胆囊素从小肠外周以及中心受体释放出来后可以抑制能量摄入并且使人有饱腹感以及延迟胃排空[13]。缩胆囊素和瘦素对于开始吃饭后,抑制食物的摄入有协同的作用。ESRD患者的和正常人相比血浆中的缩胆囊素水平升高[15]。外周应用缩胆囊素可以减少短期的食物摄入[62]。然而缩胆囊素并没有降低体重或者影响日常的卡路里摄入,可能是因为通过增加食物的摄取频率弥补这一后果。在CKD或者ESRD患者中抑制缩胆囊素的活性或许可以成为治疗降低食物的摄入、厌食症、恶心或者呕吐等疾病的有效手段[13]。

胰岛素抵抗

胰岛素抵抗通过影响肌肉的再生和降解来造成蛋白能量消耗。在CKD患者中至少两种通路可以造成肌肉的胰岛素抵抗从而异常调节蛋白降解:代谢性酸中毒和糖皮质激素增多[63]。炎症因子通过增加糖皮质激素水平和促进肌肉组织胰岛素和胰岛素生长因子抵抗从而对造成机体胰岛素抵抗。[22]胰岛素抵抗在蛋白能量消耗的作用可以通过糖尿病ESRD患者和非糖尿病患者对比来证明。例如糖尿病ESRD患者的肌肉萎缩比非糖尿病患者更加严重[21]。

胰岛素和胰岛素生长因子通过特殊通路来保护肌肉降解。胰岛素受体信号/磷脂酰肌醇3激酶通路调节胰岛素的代谢活性,并且在肌肉维护过程中起到重要作用[63]。叉头转录因子家族的成员是胰岛素抵抗下游的重要调节因子。叉头转录因子激活肌肉E3泛素化结合酶以及肌肉环指酶两种蛋白水解关键酶[64]。IRS/PI3K/AKt 通路通过胰岛素磷酸化 AKt，抑制叉头转录因子并且防止 atrogin-1 和 MuRF1 的激活。CKD 的大鼠 AKt 的磷酸化降低，说明 IRS/PI3K/AKt 信号通路的抑制是肌肉降解的重要因素[20]。代谢性酸中毒通过诱导泛素化信号通路同样可以引起胰岛素抵抗[37]。用碳酸氢盐处理慢性肾病大鼠可以逆转蛋白水解并且恢复 IRS/PI3K 信号通路活性。最近在 CKD 的小鼠中发现，信号调节蛋白 α 糖蛋白被人们认为是导致蛋白能量消耗的一个因子[65]。过表达信号调节蛋白 α 导致胰岛素抵抗并且肌肉降解增加[65]。并且干扰信号调节蛋白 α 可以造成胰岛素受体和 IRS 磷酸化激活磷酸化 AKt，阻止蛋白降解[65]。

糖皮质激素和胰岛素在肌肉退化降解过程中有着相反的作用。糖皮质激素可以阻止 PI3K 与胰岛素受体结合或者结合特异性的 PI3K 亚基（例如 p85）或者改变亚基的结构从而阻止其活性[22]。无论哪一种可能，最终的结果都是通过叉头转录因子激活 atrogin-1 和 MuRF1。循环中的糖皮质激素水平增加也刺激糖皮质激素受体从而导致与 PI3K 的结合以及抑制 AKt 的磷酸化[22]。糖皮质激素通过 MEK/ERK 通路激活泛素化，导致 atrogin-1 和 MuRF1 的表达增加，从而增加肌肉降解[63]。

低水平的维生素 D 和胰岛素抵抗也有着一定的关系。国际健康和营养测试调查（NHANES Ⅲ）显示最低水平的肾小球滤过率[15～29ml/(min・1.73m²)]的患者 25 羟基维生素 D 的水平也是最低的；而肾小球滤过率在 30～59ml/(min・1.73m²)的 CKD 患者的维生素 D 水平和正常肾功能个体维生素 D 水平无明显差别[66]。通过胰岛钳夹实验证明维生素 D 的水平和胰岛素抵抗成负相关。1,25 二羟基维生素 D3 在胰岛的功能主要通过诱导胰岛素从胰岛细胞释放出来[67]。对于 1,25 二羟基维生素 D3 偏低的动物模型或者 ESRD 患者，通过注射维生素 D3 来增加维生素 D 水平，可以改善胰岛素抵抗，并诱导胰岛素分泌[68,69]。

生长激素抵抗

生长激素抵抗在 CKD 患者中是一个主要的问题，是导致儿童生长停滞以及成人蛋白能量消耗的重要因素。生长激素从脑垂体释放受多种因素调控，包括胃饥饿素、多肽 YY 以及瘦素[23]。对于 CKD 患者生长激素抵抗的研究结果并不一致，有些研究报道生长激素在这些患者中有可能降低，正常甚至升高。在一些青春期前期或者青春期后期，生长激素都会呈现一个低水平或者正常水平的脉冲式分泌，然而患有 ESRD 的青春期儿童以及成人的生长激素分泌增加[70]。生长激素在 CKD 患者水平升高主要是因为肾脏代谢清除生长激素的效率低下。Haffner 等研究表明，和正常健康人相比 CKD 或者 ESRD 患者的生长激素清除率降低 50%，并且生长激素的肾脏清除率和肾小球滤过率成线性关系[71]。

生长激素在蛋白能量消耗过程中发挥的作用主要归因于 GH 及 IGF-1 信号通路的缺陷[23]。通过记录尿毒症大鼠肝脏生长激素受体（GHR）mRNA 水平及蛋白水平，结果提示尿毒症大鼠生长激素受体（GHR）水平明显降低[72,73]。然而，也有其他动物研究结果显示尿毒症及正常对照组大鼠生长激素受体（GHR）水平并无明显差异[74,75]。在人体中，目前用生长激素结合蛋白（GHBP）的检测代替生长激素受体（GHR）的检测，该蛋白为 GHR 受体收到酶切之后释放到血循环中的蛋白。大多数研究结果显示 CKD 患者血循环中 GHBP 的水平降低[23]。然而，Powell 的研究团队的数据表明 CKD 儿童给予生长激素之后 3 个月及 12 个月后，GHBP 的水平与正常儿童类似[76]。Rabkin 等学者也认为 GHBP 可能不能准确反映 GHR 的水平。在成人 ESRD 患者体内 GHBP 水平较低，然而来自外周血单核细胞的 GHR 水平却是正常的[77]。究竟不同组织中 GHR 水平多少是正常？以及 GHR 水平是否影响生长激素抵抗？还需进一步研究。蛋白能量消耗中的肌肉降解可能是通过 JAK2 信号通路及 STAT 信号通路，导致的 IGF-1 表达抑制的结果[23]。Garibotto 等学者证实对生长激素反应，随着年龄及炎症程度的增加而降低，并且炎症可以直接拮抗 ESRD 患者肌肉组织中生长激素对钾离子及蛋白脂代谢的正面效应[24]。

睾酮

睾酮是维持肌肉功能的重要的激素。睾酮可增加肌肉组织中氨基酸再利用的效率，保持氮含量以促进肌肉生长，导致成肌细胞分化，并且促进部分肌肉蛋白合成[78]。睾酮水平随年龄的增加而降低，在高血压、糖尿病、CKD 及 ESRD 患者体内会进一步降低[79]。另外，CKD 男性内生睾酮的水平与肌肉强度及去脂体重相关[25]。在接收透析治疗的男性中，低水平的睾酮与一般死亡率及心血管疾病相关的死亡率相关[80]。Haring 等学者的研究表明总睾酮水平在第十百分位以下以及有肾功能损害[肾小球滤过率<60ml/(min・1.73m²)]的男性死亡率较总睾酮水平及肾功能损害在第十百分位以上的男性高 2 倍以上[26]。CKD 的女性及男性患者

睾酮水平均较低[28,78]。一项对2期到4期CKD患者的研究,通过测定握力及去脂体重证实内生睾酮是一个独立的预测肌肉强度的因素[25]。分布于三分之一以下的CKD的男性去脂体重及握力(31.9±10.1kg)明显低于分布于三分之一以上的男性(38.3±8.8kg)[25]。低水平的睾酮影响蛋白能量消耗的原因可能包括肌生成抑制蛋白表达增加及IGF-1通路的改变。另外,人体及大鼠的研究结果表明男性对炎症诱导的厌食较女性更加敏感,食欲的下降和性别有关[28,63]。

代谢性酸中毒

代谢性酸中毒在CKD的蛋白能量消耗过程中发挥重要的作用。代谢性酸中毒可以通过许多机制加重肌肉损耗。在经典的实验研究中,May等学者证实肾衰竭及代谢性酸中毒的大鼠较早便出现肌肉蛋白退化[27]。这种蛋白退化即使在轻微酸中毒时就会出现(碳酸氢盐20mmol/L)[29,81],这个过程由ATP依赖的信号通路及蛋白小体泛素化介导[82,83]。代谢性酸中毒亦可导致肌肉组织中关键支链氨基酸水平的降低,进而导致肌肉退化[28]。在对代谢性酸中毒的患者研究发现异常的肌肉信号通路、炎症及IGF-1信号通路的失调亦可导致肌肉退化[84]。代谢性酸中毒同样可导致胰岛素抵抗[85]。Bailey等学者的研究表明CKD患者酸中毒可通过IRS/PI3K/Akt信号通路加速蛋白质水解[20]。纠正大鼠代谢性酸中毒可通过增加IRS相关的PI3K活性降低肌肉分解,表明胰岛素和IGF-1通路在控制肌肉蛋白代谢过程中发挥着重要的作用[20]。

炎症

已有很多证据表明炎症参与CKD中蛋白能量消耗的发病机制。CKD导致一种炎症状态,而这种炎症状态与发病率及死亡率密切相关[86,87]。Gupta等学者通过对慢性肾功能不全患者队列研究证实炎症的标志物与肾小球滤过率及血清胱抑素C水平密切相关[30]。CKD患者体内细胞因子水平的增加可能与肾脏产生增加或清除降低有关。CKD患者的炎症亦有可能由容量过度负荷[88]、慢性亚临床感染[89]、肠道菌群失调导致的内毒素产生[90],氧化应激[91]及营养不良导致。

炎症因子参与影响蛋白质能量损耗的通路,并且导致厌食及增加能量消耗。促炎因子表达的增加可导致生长激素、胰岛素及IGF-1抵抗(图10.2)。在动物实验中,输注IL-6、IL-1β、TNF-α以及IFN-γ导致肌肉分解,而抑制这些因子的作用则可减轻肌肉降解[92]。

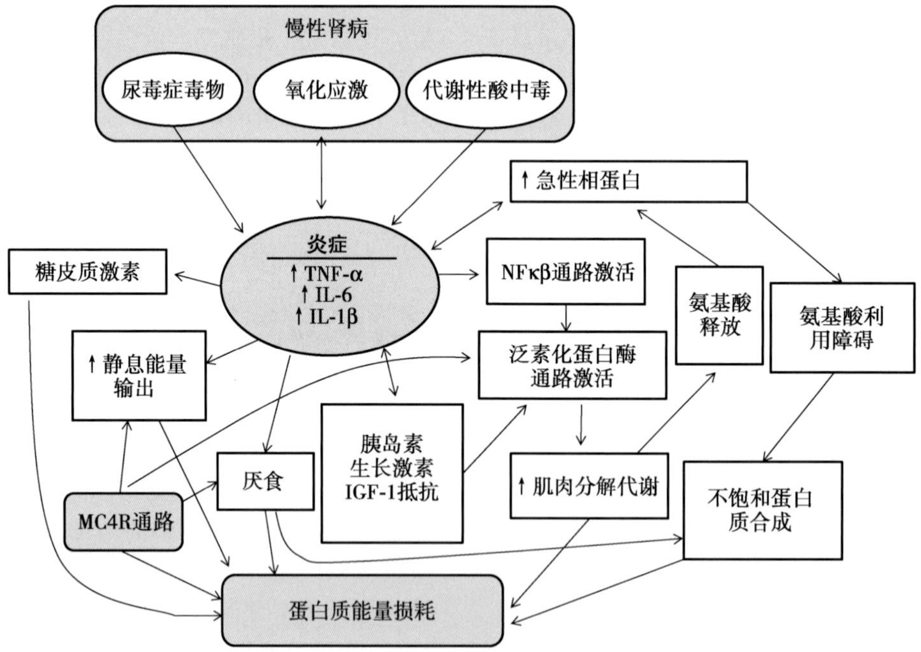

图10.2 CKD导致蛋白能量消耗的各种病因的相互关系。CKD中存在尿毒症毒物、氧化应激及代谢性酸中毒,导致促炎因子(TNF-α,IL-6,IL-1β)水平增高。炎症导致糖皮质激素产生增多,增加静息能量输出、厌食、胰岛素抵抗、生长激素抵抗、IGF-1抵抗,并激活NFκβ信号通路。泛素化蛋白酶通路可以被NFκβ通路、MC4-R通路、胰岛素及IGF-1抵抗激活,导致肌肉分解代谢增加。随后,肌肉分解代谢促进氨基酸释放,导致急性相蛋白释放,后者影响氨基酸利用,导致蛋白质合成不足及蛋白能量消耗。另外,MC4-R信号通路增加ESRD患者静息能量输出并导致厌食,共同促进蛋白能量消耗

当 IL-6 从肌肉分泌出后，其可以作为一种激素影响肝脏及脂肪组织。Raj 等学者研究发现 ESRD 患者骨骼肌肉中 IL-6 的表达增加，导致肌肉分解代谢加强，游离氨基酸释放增加，进而导致一个急性相蛋白质合成增加（图 10.2）[31]。IL-6 的表达亦可导致参与蛋白质降解过程的基因的表达[32]。目前已证实亚临床内毒素血症为 CKD 炎症的重要介质。溶解状态的 CD14 是内毒素发挥作用的重要受体，其已被证实与 ESRD 患者蛋白能量消耗有关，在此过程中 CD14 通过刺激炎症因子发挥重要作用[93]。

大多数导致蛋白能量消耗的炎症因子可通过 NFκβ 信号通路引起肌肉分解代谢，后者控制下游参与炎症反应的靶点的表达。TNF-α 的上调导致 NFκβ 信号通路的激活，进而导致单核细胞分化抑制以及蛋白质合成的降低[6]。NFκβ 信号通路可引起 MyoD 表达的减弱，防止肌肉修复及分化[33]。炎症亦可导致糖皮质激素产生增加，后者可促进肌肉分解代谢[22]。Caspase 3 的激活及泛素化蛋白酶体通路激活是炎症导致肌肉损耗的关键机制。

肌肉生物学功能障碍

在蛋白能量消耗中肌肉分解代谢的发生是由于参与维持肌肉重量分子的平衡被打破，尤其是肌生成抑制蛋白及 IGF-1[34]。这些分子在肌肉组织中发挥拮抗作用。肌生成抑制蛋白的表达增加肌肉的降解，而 IGF-1 则刺激肌肉蛋白的合成[94]。未接受透析治疗的 CKD5 期患者肌肉组织中肌生成抑制蛋白 mRNA 水平、IL-6 及凋亡水平明显增高，并伴有 IGF-1 水平的降低[35]。Cheung 等学者发现 CKD 小鼠 MC4-R 的 AgRP 拮抗治疗可逆转异常的肌生成抑制蛋白及 IGF-1 基因表达[19,54]。

蛋白能量消耗中肌肉蛋白动力学的改变至少是肌肉分解代谢增加及肌生成抑制的部分原因[95]。泛素化蛋白酶体系统是导致肌肉降解的主要信号通路，这条通路受到 FOXO 转录因子表达的调控。与 CKD 对照小鼠相比，特异性敲除肌肉组织 FOXO1 可组织肌肉质量的减少[36]。另外，用 microRNA-486 抑制 FOXO1 亦可抑制去脂体重的降低[36]。CKD 动物模型及伴有肌肉降解的 ESRD 患者的泛素化水平、26SW 蛋白酶体亚基、atrogin-1 及 MuRF-1 水平明显增高[37,96]。另外，caspase 3 降解肌动球蛋白并产生一个分子量为 14kD 的肌动蛋白片段，后者可作为测定肌肉降解的特征性分子[37]。ESRD 患者体内 14kD 肌动蛋白片段的水平及肌肉组织凋亡的速率明显增高。Workeneh 及 Mitch 的研究结果表明 14kD 肌动蛋白片段的量与蛋白降解的速率密切相关[97]。

星状细胞的功能失调亦参与 CKD 患者的肌肉降解。星状细胞位于肌纤维基底膜下，参与肌肉质量的修复及维持[97]。星状细胞在损伤之后被诱导，其一旦激活，便通过增殖及分化来修复肌肉。在 CKD 患者中，降低肌肉肌纤维的体积及通过阻止星状细胞或干细胞与肌纤维结合抑制肌肉再生可导致肌肉降解[28]。CKD 患者 IGF-1 信号通路的失调可阻止星状细胞修复肌肉[27]。

氧化应激

氧化应激可诱导 NFκβ 信号通路，增加炎症水平[7]。反之，慢性炎症可导致氧化应激。氧化应激及炎症均可激活导致肌肉蛋白降解及蛋白能量消耗的信号通路激活。氧化应激可修饰蛋白质，使其对泛素化产生抵抗[98]。另外，重度氧化的蛋白质通过共价结合，形成大分子，蛋白降解下降，导致细胞中蛋白的集聚[38]。一项对 1 ~4 期慢性肾病患者的研究表明氧化应激与肾功能的损害程度呈正相关，而与肾小球滤过率呈明显负相关[39]。对透析患者的研究表明肌肉组织中总的丙二醛及羰基蛋白分泌可作为活性氧自由基 ROS 产生增加的标志[99]。

并发症

CKD 与许多并发症有关，例如糖尿病、炎症、慢性心衰、高血压、感染以及有可能导致蛋白能量消耗的心理变化。糖尿病可通过胰岛素抵抗影响肌肉降解。糖尿病的 ESRD 患者的肌肉分解代谢速度确实比非糖尿病患者高，表明糖尿病可加重蛋白能量消耗及蛋白质降解的速度[21]。心血管疾病是 CKD 的一个常见并发症，伴随血管的病变，改变增加心脑血管梗死的风险。另外，伴随有促炎因子增加的营养失调或蛋白能量消耗，与动脉粥样硬化心血管疾病发生密切相关[40]。心血管疾病中最广泛使用的生物学指标为 C 反应蛋白（CRP），它是一个有效的心血管疾病危险因子。Panichi 等学者证明 CRP 及 IL-6 水平的增加伴随有肾小球滤过率的下降[41]。另外，慢性心衰与心输出量、糖皮质激素分泌、增加的血管紧张素 2、交感神经活性及参与蛋白能量消耗的信号通路有关[28]。最后，炎症以及促炎因子通过对神经递质及神经激素的作用，从而影响抑郁症的发生[100]。这些心理改变可导致食欲低下、疲劳及体力活动减少，进而导致蛋白能量消耗。

CKD 患者蛋白能量消耗的诊断

国际肾脏营养及代谢协会制定的蛋白能量消耗诊断指南为 CKD 中蛋白能量消耗建立了标准命名及定义[101]。诊断 CKD 患者蛋白能量消耗主要由以下四条标准：①生物化学指标的改变；②体重减少，总体脂降低以及低体重；③肌肉重量减少；④低蛋白或低能量摄入（图 10.3）。四条标准中具备三条，并且每项至少检测一次，即可诊断 CKD 患者患有蛋白能量消耗，这些标准应当每个 2～4 周重复观察 3 次。

国际肾脏营养及代谢协会推荐至少一个诊断标准包括一个生化指标，例如白蛋白。白蛋白及前白蛋白水平是判断 CKD 及透析患者预后的有效指标[87,102]，但其有效性会受到炎症的干扰。另外，低白蛋白血症亦可反映营养不良或者炎症。然而，Kaysen 等学者认为通过控制炎症之后，低蛋白血症并不能作为判断 ESRD 患者死亡率的指标[103]。蛋白能量消耗的生化指标包括白蛋白低于 3.8g/dl。前白蛋白低于正常，或者甲状腺素运载蛋白低于正常亦可作为诊断透析患者的诊断方法，但以上指标在 2～5 期 CKD 患者的正常范围不尽相同。血清胆固醇水平低于 100mg/dl 亦可作为蛋白能量消耗的一个生化指标。

体重减少亦用于诊断蛋白能量消耗，体重指数为最广泛的方法。虽然 BMI 受到体脂及水和状态的巨大影响，BMI 水平低于 23kg/m^2 依然提示 CKD 及 ESRD 患者蛋白能量消耗[101]。这个临界值对亚洲人群可能并不适用，在亚洲低 BMI 水平并不能表明患有 CKD[104]。短期无意识的体重减少亦可用于诊断蛋白能量消耗，并且不依赖于 BMI，这个包括三个月以上体重减少超过 5%，或半年减少超过 10%。最后，脂肪重量减少超过体重的 10% 提示体内可能存在能量消耗。透析患者体脂重量减少与死亡率的增加密切相关[105]。

肌肉重量减少是 ESRD 患者蛋白能量消耗最一致的诊断标准[106]。虽然蛋白能量消耗中脂肪及肌肉储备同时减少，去脂体重的减少被认为更有意义，这点已在透析患者的研究中得到证实，透析患者中 BMI 高的个体的保护优势与去脂体重而不是脂肪重量密切相关[107]。然而，Kalantar-Zadeh 等学者证实脂肪重量与接受透析治疗患者的一个独立的生存优势密切相关[108]。研究人员用许多不同的方法来估算去脂体重，包括 X 线吸收测量法（DEXA）、近红外反射（NIR）以及生物电阻抗（BIA）[95,109]。然而，目前并没有可复制的临床方法可以准确地反映肌肉减少或蛋白质分解代谢[110]。与脂肪重量类似，三个月以上肌肉重量减少超过 5%，或半年减少超过 10% 即提示蛋白能量消耗。精确的上臂肌肉周长的测量亦可用于诊断。肌酐测量也是可以测量肌肉重量的间接方法，但结果会受到肉的摄入量及肌肉重量的影响[101]。肌酐测量是肌酐降解之后产生的总肌酐，可以通过 CKD 患者 24 小时尿量进行测定。肌酐测量小于 1g/kg 理想体重即可诊断蛋白能量消耗[111]。

低蛋白及低能量摄取也是关键的蛋白能量消耗速率的组成因素，尤其是膳食蛋白摄入量（DPI）及膳食能量摄入量（DEI）。随访或记录可以测量膳食能量摄取。膳食蛋白摄量可用与蛋白水平相当的总氮水平来标化。可以通过尿动力学来估计蛋白质的降解与摄取。2～5 期 CKD 患者 DPI 水平小于 0.6kcal/(kg·d)，以及 DEI 水平低于 25kcal/(kg·d)，并且维持两个月以上即可诊

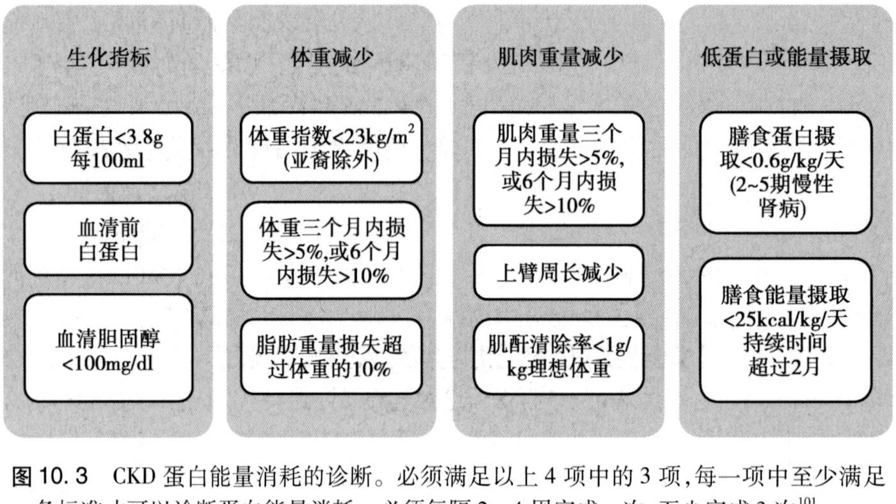

图 10.3　CKD 蛋白能量消耗的诊断。必须满足以上 4 项中的 3 项，每一项中至少满足一条标准才可以诊断蛋白能量消耗。必须每隔 2～4 周完成一次，至少完成 3 次[101]

断蛋白能量消耗。CKD 患者 DEI 的推荐标准为 30 ~ 35kcal/(kg・d),以维持机体蛋白储存[112,113]。

国际肾脏营养及代谢协会亦提出许多其他检测人体营养组分构成的方法、实验室指标、营养评分系统及食物摄入及输出量等重要指标,但不是蛋白能量消耗的诊断指标。可以检测机体脂肪及肌肉重量的方法包括 CT 或 MRI、能量射束方法(DEXA,NIR,BIA)、空气中或水下体重、肌肉测量(肌纤维体积,各种肌纤维所占比例,肌肉碱性溶解蛋白以及肌动蛋白 14kD 片段)、全身氮含量及钾离子量[101]。肌动蛋白 14kD 片段是反映肌肉降解的重要指标,其在机体分解代谢状态下明显增高[110]。ESRD 患者体内动蛋白 14kD 片段在 HD 治疗之前就已有升高,透析结束之后增高程度更加明显[114]。实验室一些检测方法亦可作为蛋白能量消耗的检测指标,包括尿量、甘油三酯及 IGF-1。转铁蛋白以及营养评分系统,例如主观综合营养评价调查问卷可以用于估算营养摄入量。这些检测指标能否用于诊断 CKD 患者的蛋白能量消耗,将来还需要进一步研究证实。

CKD 患者蛋白能量消耗的治疗

对蛋白能量消耗的治疗是源于导致营养不良及肌肉分解代谢病因的早期认识。患者一定符合确诊标准,便应当针对疾病的病因及病理生理进行治疗。及时的治疗可能预防肌肉降解及机体功能的进一步恶化。治疗措施主要包括改变饮食、添加营养成分,有氧运动及抗阻训练,对代谢性酸中毒、胰岛素及生长激素抵抗的药物治疗,以及口服合成类固醇(表 10.2)。对 CKD 患者蛋白能量消耗的治疗是一个寻找精确平衡的过程,包括改变生活方式,合理的使用能够保持肌肉质量及预防进一步蛋白能量消耗的正确药物剂量[127]。针对蛋白能量消耗的特殊原因,从实验中找到安全有效的药物是蛋白能量消耗防治的目标。

表 10.2　CKD 蛋白质能量损耗的治疗方式

病因	治疗方式	优点	人群	参考文献
营养不良	低蛋白饮食及营养补充	肾补钠(低蛋白/高能量)补充可减缓慢性肾病进展及改善营养指数	CKD 患者	Montes-Delgado 等,1998[116]
	酮体类似物补充	保持肾功能及血清白蛋白和总蛋白水平	CKD 患者	Prakash 等,2004[117],Kalanter-Zadeh,2011[118]
生长激素抵抗	重组人生长激素	加快生长速度并且赶超至正常水平(1.6±1.2SD 低于正常)	儿童 CKD 患者	Fine 等,1994[119],Haffner 等,2000[120]
	人 GHRH 激动剂(AKL-0707)	增加脂肪重量降低血清尿素水平	CKD 患者	Niemczyk 等,2010[121]
低睾酮	长效多乐宝灵注射	增加去脂体重百分比	CKD 患者	Eiam-Ong 等,2007[122]
代谢性酸中毒	口服碳酸氢盐	增加去脂体重,改善膳食蛋白摄入,延缓慢性肾病进展为 ESRD	CKD 患者	de Brito-Ashurst 等,2009[123]
肌肉功能障碍	抗阻训练	增加肌肉重量及线粒体 DNA 复制数,增加肌肉力量及蛋白利用率,降低炎症	CKD 患者	Balakrishnan 等,2010[124],Castaneda 等,2004[125]
炎症	己酮可可碱输注	降低全身蛋白分解代谢	CKD 患者	Biolo 等,2002,[126]

CKD,慢性肾脏病;GHRH,生长激素释放激素

胃饥饿素

胃饥饿素为食欲的感应器,其可能为伴有蛋白能量消耗或恶病质的厌食症患者的一个潜在的治疗靶点。在 51 位 CKD 患者及 15 位 HD 患者中,des-acyl 胃饥饿素的水平随着肾小球滤过率的下降而升高[128]。在短期的对厌食症 ESRD 患者的临床研究中证实皮下注射胃饥饿素增强了患者的食欲及能量摄取并不会导致副作用[129,130]。虽然胃饥饿素具有短期疗效,但其是否具有长期疗效还不得而知,因为食欲控制中枢可能会耐受[95]。胃饥饿素用于治疗 CKD 患者蛋白能量消耗还需要更多的研究。

胰岛素抵抗及敏感性

在 ESRD 患者中肌肉中的胰岛素抵抗可导致蛋白能量消耗[131]。胰岛素增敏剂例如罗格列酮可以改善患者的预后及肌肉的降解。罗格列酮是一种

PPAR-γ 激动剂，其可以抑制胰岛素抵抗的 db/db 小鼠肌肉降解[132]。另外，用罗格列酮处理小鼠降低泛素化蛋白酶体蛋白水解通路蛋白的表达，包括 atrogin-1 及 MuRF1。用噻唑烷二酮治疗可以提高糖尿病 HD 患者白蛋白的水平，患者一年死亡率较对照组患者低 47%[133]。这些治疗效果证实增加胰岛素敏感性可以通过抑制泛素化蛋白酶体蛋白水解通路及降低死亡率降低肌肉分解。这些治疗措施对于慢性肾病患者是否安全及有效还需要进一步研究。

睾酮

睾酮是维持骨骼肌肉重量的一个重要的代谢激素。男性 ESRD 患者睾酮的水平较低，此与炎症及死亡率有关[134]。Johansen 等学者开展了两项临床试验以研究雄性激素治疗对透析患者机体组成及肌肉功能的作用。癸酸诺龙是一种雄性激素，相比安慰剂组，虽然患者行走、爬楼梯及在跑步机上运动的时间缩短，给予癸酸诺龙处理可以明显增加患者的去脂体重[135]。另外一个临床研究探索抗阻练习结合癸酸诺龙处理，用 DEXA 观察去脂体重（LBM）及 MRI 观察股四头肌肌肉横截面积。用 2×2 析因设计对 68 个透析患者进行分组，其中 17 名患者接受癸酸诺龙注射（女性：100mg；男性：200mg），16 名患者接受安慰剂注射，19 名患者参加下肢抗阻训练（踝部负重），16 名患者接受癸酸诺龙注射及下肢抗阻训练，总共时间为 12 周[136]。研究结果发现癸酸诺龙注射组 LBM 的水平显著增高（3.1±2.2kg；$P<0.0001$），但抗阻训练组却没有增高。同时接受癸酸诺龙注射及下肢抗阻训练组患者的 LBM 较单独癸酸诺龙注射组并没有额外增加。然而，抗阻训练组患者的股四头肌肌肉横截面积明显增高。这些结果表明雄激素治疗法与去脂体重密切相关，并且有可能成为预防 ESRD 及蛋白能量消耗患者肌肉分解的一个有效治疗手段。

另外一个 CKD 患者的初步临床证据表明睾酮治疗可以改善 LBM。随机选取 16 名患者接受癸酸诺龙肌肉注射治疗，剂量为 100mg，另外随机选取 16 名患者给予常规护理，作为对照组，持续时间为 3 个月[122]。癸酸诺龙组患者去脂体重的比例较对照组明显增高（4.2%±1.5%，CI=2～8；$P<0.05$）。对于 CKD 患者的研究还需要继续深入，并且必须将雄激素的副作用考虑在内。

重组人生长激素

重组人生长激素可刺激营养失调患者的合成作用，并且可作为儿童蛋白能量消耗患者及成人 HD 及 PD 患者的一个有效治疗手段[137]。儿童实验已得到一定的结果，一个随机双盲安慰剂对照实验结果表明重组人生长激素可以明显提高 CKD 儿童患者的生长速度[119]。第一年中，给予重组人生长激素治疗的 CKD 儿童患者平均生长 10.7±3.1cm，安慰剂组为 6.5±2.6cm。第一年中，给予重组人生长激素治疗的 CKD 儿童患者平均生长 7.8±2.1cm，安慰剂组为 5.5±1.9cm。这些结果为将重组人生长激素作为 CKD 儿童患者生长障碍的治疗方式提供了证据[138,139]。接受重组人生长激素治疗的 CKD 儿童患者追赶正常儿童的生长的速度较对照组快。重组人生长激素治疗的儿童 CKD 患者长至成人后，只比正常标准低 1.6±1.2SD，较基线水平标准化高度高出 1.4SD（$P<0.001$）[120]。未给予重组人生长激素治疗的儿童 CKD 患者长至成人后，比正常标准低 2.1±1.2SD，较基线水平标准化高度低 0.6SD[120]。

生长激素在 ESRD 患者中的作用亦有相关研究[137]。一项 139 名 HD 患者的随机对照研究结果表明重组人生长激素治疗可导致 HD 患者去脂体重增加 2.5kg，而安慰剂组患者去脂体重反而会减少 0.4kg（$P<0.001$）[140]。一项随机双盲的 OPPORTUNITY™ 试验试图研究重组人生长激素治疗对 2500 名 HD 成人患者死亡率、发病率、机体蛋白重量标志物、炎症及运动能力的作用[137]。然而，由于纳入人数较少，这项研究未能完成，已有的结果并不能准确得出重组人生长激素治疗可以改善 HD 患者的临床预后及死亡率的结论。

目前对于成人 CKD 患者使用重组人生长激素的支持不足。Niemczyk 等学者完成了一项随机安慰剂临床试验，该试验主要研究人类生长激素释放激素的激动剂 AKL-0707 在 28 名 4～5 期 CKD 患者中的作用。[121]研究发现用 AKL-0707 治疗 28 天后可增加患者去脂体重（用 DEXA 检测），并且降低血清尿素水平。生长激素在慢性肾病患者的治疗效果究竟如何还需要长期的研究。

运动及阻力训练

有关运动是否能够改善与蛋白能量消耗有关的 CKD 患者的预后的研究较少。一项研究纳入 40 名处于 4～5 期的 CKD 患者，他们在 6 个月内坚持行走锻炼，结果表明 1 个月之内即出现短期机体构成的改善。脂肪重量下降 0.71±0.62kg（$P=0.001$），去脂体重增加 0.56±0.98kg（$P=0.060$）[141]。然而，6 个月之后人体测量的结果并无改善。这项研究有许多不足之处，例如纳入的患者数量较少及并不是随机分配患者进行步行锻炼，而是通过人为干预分配。

阻力训练对于CKD患者是一个有效的治疗方式，可以改善肌肉的维护及修复。一项针对3~4期CKD的随机对照临床试验表明12周高强度的阻力训练与线粒体DNA拷贝数增高有关，后者与Ⅰ型及Ⅱ型肌纤维横断面积的改变有关，Ⅰ型及Ⅱ型肌纤维横断面积均可表明肌肉重量的增加[124]。参加阻力训练的患者肌肉强度亦会增加，表现为蛋白质利用率改善及肌肉肥大。然而，以上指标并不能直接反应肌肉强度，阻力训练是否会改善CKD患者的肌肉强度还需要进一步的研究。Castaneda等学者主持的一项研究探索阻力训练在进食低蛋白饮食[大约0.6g/(kg·d)]的CKD患者中的作用，结果发现进行阻力训练的患者炎症因子IL-6及CRP的水平均较低，而Ⅰ型及Ⅱ型肌纤维横断面积及肌肉强度却有所增加[125]。至于运动量的大小及哪种运动对CKD患者具有肌肉保护及预防蛋白能量消耗作用，运动是否可以改善这类患者的预后，还需进一步研究。

炎症

炎症可以通过包括生长激素、胰岛素、IGF-1抵抗及激活参与蛋白质分解代谢的基因等机制导致蛋白能量消耗发生。靶向性的治疗炎症可以减轻或减慢肌肉损耗。己酮可可碱是一个黄嘌呤来源的磷酸二酯酶抑制剂，可以抑制TNF基因的表达及降低血循环中TNF-α和TNF-α受体的水平。Biolo等学者的研究表明己酮可可碱可以通过抑制TNF-α系统降低慢性肾病患者全身蛋白质分解代谢水平[平均肾小球滤过率17ml/(min·1.73m²)][126]。己酮可可碱及其他抗炎治疗方法是否可以改善慢性肾病患者蛋白能量消耗还需要进一步的研究证实。

代谢性酸中毒

实验及临床证据均表明CKD患者代谢性酸中毒的纠正有助于改善蛋白能量消耗[83]。已有许多研究对透析患者给予碳酸氢盐补充可以促进去脂体重的增加[142,143]，虽然有些研究没有得出类似的结果[144-146]。早期研究表明在慢性肾病患者透析开始之前给予碳酸氢盐治疗与蛋白质降解减少、氨基酸氧化减少及血清尿素水平降低有密切关系[147,148]。一项短期研究选取20例逐渐增加口服碳酸氢盐的剂量[0.3、0.6，及1.0mEq/(kg·d)]的慢性肾病患者[肾小球滤过率15~45ml/(min·1.73m²)]，通过坐站测试及握力实验测量其对机体功能状态的影响[84]。研究者发现患者通过6周训练之后，十次重复坐站测试的时间从23.8±1.4秒缩短至22.2±1.6秒($P=0.002$)。然而，训练之后握力却没有明显改善，训练前及训练后分别为29.5±9.6kg及28.4±9.4kg。

目前只有一项长期临床实验研究口服碳酸氢盐对CKD患者肌酐清除率的下降、ESRD进展、DPI、白蛋白及上臂周径的影响。一项研究将134例CKD及低碳酸血症(16~20mmol/L)的患者随机分为口服碳酸氢盐治疗组及安慰剂标准护理组。研究者发现口服碳酸氢盐组患者肌酐清除率相比对照组仅有轻度下降[1.88ml/(min·1.73m²)]，对照组下降较多[5.93ml/(min·1.73m²)，$P<0.0001$]。碳酸氢盐组只有四例患者进展为ESRD(6.5%)，而对照组则有22例患者(33%，$P<0.001$)。碳酸氢盐治疗可阻止CKD的进展，该组只有九例患者病情进展较快，而对照组则有45%的患者病情进展较快($P<0.0001$)。另外，与对照组患者相比，碳酸氢盐治疗组患者DPI指标改善，去脂体重增加。另有两项研究，碳酸氢盐纠正慢性肾功能不全患者代谢性酸中毒(n=600;36个月)及SoBic-Study(n=200;2年)正在探索碳酸氢盐对3~4期CKD患者疗效的影响。这些研究将有助于阐明碳酸氢盐是否推荐用于治疗CKD患者的蛋白能量消耗。

饮食及营养补充

健康及充足的营养摄入对于蛋白能量消耗患者维持肌肉质量至关重要。目前已经有许多研究评估了营养补充对于接受HD及PD治疗的患者的作用[118,151-157]。其中许多研究[152-155](但不是所有研究[151,156,157])通过测定白蛋白水平证实营养状态明显改善[118]。例如，目前已证实胃肠外营养(intradialytic parenteral nutrition，IDPN)可以非常有效的促进营养不良的慢性HD患者蛋白质合成及降低该类患者肌肉蛋白的降解。然而，经口服补充营养的患者在透析治疗之后具有持续合成的优势，而胃肠外营养的患者就没有此优势[158]。另外，Cano等学者证明与口服补充营养相比，胃肠外营养并没有改善营养不良HD患者两年死亡率[159]。总体来说营养补充可以提高前白蛋白水平。营养补充可以明显提高前白蛋白水平在3个月后升高大于3mg/dl的营养不良HD患者的生存率[159]。

对于口服营养补充的研究为得出阳性结果的原因最有可能为患者在此过程中不耐受或没有坚持，这种情况在50%的研究中均有出现。许多患者有过恶心及其他副作用[118,151,156]。然而,在一些虚弱的严重肾病患者中,不耐受就表现得更为突出,可以解释有些研究出现阴性结果。一些研究发现营养补充对于严重的CKD患者效果并不明显。Teixido-Planas等学者发现经口服补充蛋白能量的兼容患者的去脂体重($P<0.002$)、体重($P<0.03$)、肱三头肌皮褶厚度($P<0.01$)及上臂周长($P<0.025$)均明显增加[157],而不兼容的患者这些指标却没有明显改善。Heaf等学者发现不兼容患者经过10周蛋白质补充之后,白蛋白水平并没有改善,反而降低了26±108μmol/L[151]。另外,兼容患者也没有明显改善,白蛋白水平也降低了16±24μmol/L[151]。总之,当兼容患者满足DPI及DEI水平时,大多数研究证实营养学的指标有所改善,但还需要深入的研究以确定治疗建议。

有学者研究在CKD发展为ESRD之前给予饮食及营养支持的效果。Suplena是一种低蛋白及高能量的物质,Montes-Delgado等学者比较使用Suplena及低蛋白饮食[0.6g/(kg·d)]对CKD患者的疗效[116]。观察6个月之后,Suplena组患者肾功能(肌酐清除率)较低蛋白饮食组患者仅有轻度下降,具有较好的营养参数,更加遵守低蛋白饮食及治疗。然而,这项研究也有一些局限性,例如只纳入了33名患者及治疗时间只有6个月。另外,营养的改变也有可能改变肌酐的代谢,这也引发了可否将肌酐清除率作为CKD患者营养实验的最终的检测的思考。

低蛋白饮食本身对CKD患者代谢方面有益并且可以延缓疾病的发展[160]。然而,肾脏病饮食修正研究(MDRD)结果表明低蛋白饮食与正常蛋白饮食[1.3g/(kg·d)]相比并不能改善CKD患者的生存率[161]。长期的低蛋白饮食能否降低患者的死亡率、提高生活质量及其他重要的营养结果还需要进一步的研究。

重要氨基酸的酮体类似物是其他类型的补充,可以对CKD患者提供营养帮助。Mitch等学者首次发现低蛋白饮食及酮体类似物可以减缓CKD的进展[162]。用KAs治疗20个月后,17名患者中有10名患者肌酐水平的上升程度低于预期。这项研究并不是一个随机对照实验而是使用了历时对照,因此具有一定的局限性。有研究观察KAs以及低蛋白饮食的联合应用是否可以减缓CKD患者的疾病进展及保持患者的营养状态[117]。KA及低蛋白饮食联合治疗9个月的患者可以保持白蛋白及总蛋白水平,通过测定肾小球滤过率证实肾功能亦可以维持。这组患者实验开始前平均肾小球滤过率为28.1±8.8ml/(min·1.73m²),实验结束之后为27.6±10.1ml/(min·1.73m²)($P=0.72$)。安慰剂组患者实验开始前平均肾小球滤过率为28.6±17.6ml/(min·1.73m²),实验结束之后为22.5±15.9ml/(min·1.73m²)($P=0.015$)。其他有研究表明KA支持对CKD患者无明显益处。肾脏病饮食修正研究的结果表明减缓CKD进展的是低蛋白饮食[0.5~1g/(kg·d)]而不是KAs[163]。确定KA支持作为一个对CKD患者有效的治疗方法之前还需要其他研究及随机对照试验证实[118,164]。

指南及标准

一些前瞻性研究、实验研究及临床研究已经对CKD患者的蛋白能量消耗的潜在治疗方法进行了探索(表10.2)。总体来看,对CKD尚未发展为ESRD的患者的研究依然较少,还需要更多对这类人群的研究。这部分重点讨论CKD患者的治疗建议及标准(图10.4)。

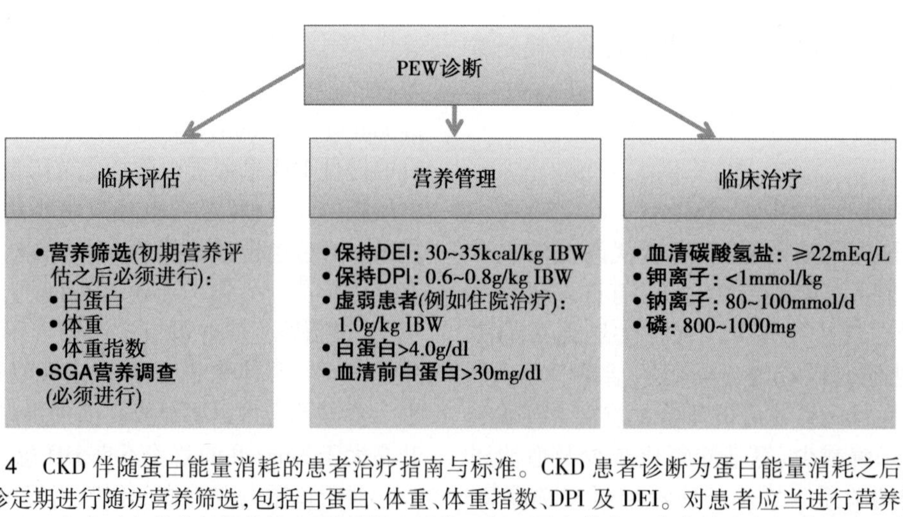

图10.4 CKD伴随蛋白能量消耗的患者治疗指南与标准。CKD患者诊断为蛋白能量消耗之后,应当在门诊定期进行随访营养筛选,包括白蛋白、体重、体重指数、DPI及DEI。对患者应当进行营养调查,例如SGA。应当对患者进行营养管理,计算摄入量从而保证蛋白储存。临床治疗包括维持重要离子的电解质水平及碳酸氢盐水平,从而保证肌肉质量[165]

目前已证实营养支持对 HD 及 PD 患者有一定的益处[118]。关于营养支持对早期慢性肾病患者的疗效研究较少,因此。营养支持对早期 CKD 患者的疗效尚不确定。通过测定肌酐清除率发现 Suplena 与低蛋白饮食联合治疗对患者肾功能具有保护作用[116]。营养支持可以用于治疗 CKD 患者蛋白能量消耗之前还需要更多的研究支持,尤其是应观察营养支持是否可以长期保持肌肉的储存并确定是哪种成分降低了并发症发生率及死亡率。

我们推荐请一位肾脏营养学家对蛋白能量消耗患者进行营养状态评估。蛋白能量消耗患者应当在门诊诊所进行营养筛检,指标包括白蛋白、体重以及体重指数[165]。应根据患者临床状态的变化进行膳食建议随访。ISRMN 建议矿物质摄入量如下:当钾离子水平增高,钾离子摄入量应少于 1mmol/kg,钠离子 80 ~ 100mmol/d,如果磷水平增高,磷摄入量应在 800 ~ 1000mg(图 10.4)[165]。

尿毒症患者可以很好地适应低蛋白饮食及保持能量储存[112]。KDOQI 推荐标准指出 0.6 ~ 0.8g/kg IBW 的 DPI 和 30 ~ 35kcal/(kg IBW · d)的能量摄入可以保护慢性肾病患者的蛋白储存并且降低有毒含氮代谢物的产生[112,113,166]。然而,在分解代谢的状态下例如代谢性酸中毒及炎症状态下,经口服补充营养则不能维持蛋白质储存[112]。因此,对于处于分解状态下的患者,KDOQI 建议将 DPI 增加至 0.75g/kg IBW。这个水平的 DPI 是有益的并可以增加营养的摄入,但是亦有可能加重 CKD 的进展[112]。伴有疾病或住院治疗的患者可以将 DPI 增加至 1.0g/(kg IBW · d)[165]。虽然这些推荐标准仅是现存的,但文献的结果还是表明营养支持及低蛋白饮食对 CKD 患者有益处及预防此类患者蛋白能量消耗的发生。还需要进一步研究证实哪种饮食标准对于保护肾功能是最好的,以及这些饮食对于延缓蛋白能量消耗及其并发症的发生是否有效。

目前认为用血清碳酸氢治疗可以有效减缓 ESRD 的进展、降低 CKD 进展的速度以及改善去脂体重,但以上结果只在一项临床研究中得到证实[123]。然而,另外两个大型长期临床实验研究了碳酸氢盐对 CKD 患者的效果,指出碳酸氢盐补充是治疗蛋白能量消耗的一个潜在的有效的治疗措施[149,150]。目前,KDOQI 指南推荐在 CKD 患者体内血清碳酸氢盐水平应维持在 22mEq/L 以上。目前的研究结果表明碳酸氢盐补充是一个改善血清碳酸氢盐水平的安全有效的方法[81],但是还需要更多的实验深入研究。这些结果将会帮助我们阐明碳酸氢盐是否会改善人体测量方法及预防或减缓 CKD 患者的蛋白能量消耗。

在胃饥饿素、睾酮及重组人生长激素用于治疗 CKD 患者蛋白能量消耗之前还需要更多的研究,尤其是长期随机对照临床实验。胃饥饿素已在 ESRD 患者中进行小的短期研究,结果显示胃饥饿素与食欲及能量摄入增加有关[129,130]。然而,胃饥饿素摄入是否可以改善 CKD 患者蛋白能量消耗尚未有研究报道。重组人生长激素可以改善 ESRD 患者的去脂体重[140],而使用 GHRH AKL-0707 的激动剂可以改善慢性肾病患者的脂肪重量[121]。初期的结果表明睾酮摄入可以改善 ESRD 患者[135,136]及慢性肾病患者[122]的去脂体重。然而,去脂体重的增加必须与睾酮的副作用相互平衡,例如睾酮的药物毒性及导致肝损伤及前列腺癌的可能[134]。

其他信号通路,例如神经内分泌信号通路亦被认为是治疗蛋白能量消耗的靶点。初期的动物实验结果表明通过药物或基因方法阻断瘦素的活性可以增加肌肉及脂肪重量,抑制炎症并增加能量摄取[19,54,55]。虽然这种治疗方式应用于临床还需要一定的时间,但是代表了未来治疗 CKD 患者潜在的新的领域。

结　语

蛋白能量消耗是 CKD 患者的一个普遍存在的问题,若没有得到及时的诊断和治疗,将会增加患者的并发症发生率及死亡率,降低生活水平。蛋白能量消耗发生的原因有很多,主要包括厌食、能量输出增加、营养消化及吸收欠佳及肌肉蛋白分解代谢增加。另外,理解导致肌肉分解代谢增加的因素及介质对治疗 CKD 患者蛋白能量消耗非常重要,这些因素及介质主要包括胰岛素抵抗、炎症、氧化应激、激素紊乱及代谢性酸中毒。可以预防和逆转蛋白能量消耗的非药物及药物均推荐用于靶向性的干预 CKD 患者蛋白能量消耗的病因。改善营养的方法包括膳食结构改变及营养补充。其他研究提出了用人生长激素、合成代谢类固醇以及胰岛素增敏剂等药物治疗激素缺乏及胰岛素抵抗的临床益处。用碳酸氢盐及 RRT 的方法纠正代谢性酸中毒及降低相关炎症亦是治疗 CKD 患者蛋白能量消耗的潜在治疗方法。其他通过刺激食欲预防或降低蛋白质分解代谢的潜在治疗方法有黑皮质受体 4 激动剂及胃饥饿素,但它们治疗 CKD 患者的安全性及有效性还需要进一步研究证实。其他方法例如抗阻训练、抗氧化药物、抗炎或抗细胞因子药物等可以直接或间接靶向抑制蛋白能量消耗的氧化应激及炎症反应,这些方法亦被考虑用于治疗慢性肾病,但治疗效果尚不明确。

那些关注尚未发展为ESRD的CKD患者的研究，对于阐明这个人群蛋白能量消耗潜在的机制及发现新的可预防和逆转肌肉分解代谢的治疗靶点及方法有非常重要的意义。

（何堃 译，阮雄中 校）

参考文献

1. Loprinzi CL, Schaid DJ, Dose AM, Burnham NL, Jensen MD. Body-composition changes in patients who gain weight while receiving megestrol acetate. *J Clin Oncol* 1993;**11**(1):152–4.
2. Streat SJ, Beddoe AH, Hill GL. Aggressive nutritional support does not prevent protein loss despite fat gain in septic intensive care patients. *J Trauma* 1987;**27**:262–6.
3. Kalantar-Zadeh K, Ikizler TA, Block G, Avram MM, Kopple JD. Malnutrition-inflammation complex syndrome in dialysis patients: causes and consequences. *Am J Kidney Dis* 2003; **42**(5):864–81.
4. Garg AX, Blake PG, Clark WF, Clase CM, Haynes RB, Moist LM. Association between renal insufficiency and malnutrition in older adults: results from the NHANES III. *Kidney Int* 2001; **60**(5):1867–74.
5. Cohen SD, Kimmel PL. Nutritional status, psychological issues and survival in hemodialysis patients. *Contrib Nephrol* 2007;**155**:1–17.
6. Mak RH, Cheung WW, Zhan JY, Shen Q, Foster BJ. Cachexia and protein-energy wasting in children with chronic kidney disease. *Pediatr Nephrol* 2012;**27**(2):173–81.
7. Bonanni A, Mannucci I, Verzola D, Sofia A, Saffioti S, Gianetta E, et al. Protein-energy wasting and mortality in chronic kidney disease. *Int J Environ Res Public Health* 2011;**8**(5):1631–54.
8. Kalantar-Zadeh K, Block G, McAllister CJ, Humphreys MH, Kopple JD. Appetite and inflammation, nutrition, anemia, and clinical outcome in hemodialysis patients. *Am J Clin Nutr* 2004;**80**(2):299–307.
9. Anderstam B, Mamoun AH, Sodersten P, Bergstrom J. Middle-sized molecule fractions isolated from uremic ultrafiltrate and normal urine inhibit ingestive behavior in the rat. *J Am Soc Nephrol* 1996;**7**(11):2453–60.
10. Mamoun AH, Sodersten P, Anderstam B, Bergstrom J. Evidence of splanchnic-brain signaling in inhibition of ingestive behavior by middle molecules. *J Am Soc Nephrol* 1999;**10**(2):309–14.
11. Duenhas MR, Draibe SA, Avesani CM, Sesso R, Cuppari L. Influence of renal function on spontaneous dietary intake and on nutritional status of chronic renal insufficiency patients. *Eur J Clin Nutr* 2003;**57**(11):1473–8.
12. Hirako M, Kamiya T, Misu N, Kobayashi Y, Adachi H, Shikano M, et al. Impaired gastric motility and its relationship to gastrointestinal symptoms in patients with chronic renal failure. *J Gastroenterol* 2005;**40**(12):1116–22.
13. Mak RH, Cheung W. Adipokines and gut hormones in end-stage renal disease. *Perit Dial Int* 2007;**27**(Suppl 2):S298–302.
14. Pappas TN, Debas HT, Goto Y, Taylor IL. Peptide YY inhibits meal-stimulated pancreatic and gastric secretion. *Am J Physiol* 1985;**248**(1 Pt 1):G118–23.
15. Aguilera A, Bajo MA, Espinoza M, Olveira A, Paiva AM, Codoceo R, et al. Gastrointestinal and pancreatic function in peritoneal dialysis patients: their relationship with malnutrition and peritoneal membrane abnormalities. *Am J Kidney Dis* 2003;**42**(4):787–96.
16. Cuppari L, Ikizler TA. Energy balance in advanced chronic kidney disease and end-stage renal disease. *Semin Dial* 2010; **23**(4):373–7.
17. Neyra R, Chen KY, Sun M, Shyr Y, Hakim RM, Ikizler TA. Increased resting energy expenditure in patients with end-stage renal disease. *JPEN J Parenter Enteral Nutr* 2003;**27**(1):36–42.
18. Wang AY, Sea MM, Tang N, Sanderson JE, Lui SF, Li PK, et al. Resting energy expenditure and subsequent mortality risk in peritoneal dialysis patients. *J Am Soc Nephrol* 2004; **15**(12):3134–43.
19. Cheung WW, Kuo HJ, Markison S, Chen C, Foster AC, Marks DL, et al. Peripheral administration of the melanocortin-4 receptor antagonist NBI-12i ameliorates uremia-associated cachexia in mice. *J Am Soc Nephrol* 2007;**18**(9):2517–24.
20. Bailey JL, Zheng B, Hu Z, Price SR, Mitch WE. Chronic kidney disease causes defects in signaling through the insulin receptor substrate/phosphatidylinositol 3-kinase/Akt pathway: implications for muscle atrophy. *J Am Soc Nephrol* 2006;**17**(5):1388–94.
21. Pupim LB, Flakoll PJ, Majchrzak KM, Aftab Guy DL, Stenvinkel P, Ikizler TA. Increased muscle protein breakdown in chronic hemodialysis patients with type 2 diabetes mellitus. *Kidney Int* 2005;**68**(4):1857–65.
22. Hu Z, Wang H, Lee IH, Du J, Mitch WE. Endogenous glucocorticoids and impaired insulin signaling are both required to stimulate muscle wasting under pathophysiological conditions in mice. *J Clin Invest* 2009;**119**(10):3059–69.
23. Rabkin R, Sun DF, Chen Y, Tan J, Schaefer F. Growth hormone resistance in uremia, a role for impaired JAK/STAT signaling. *Pediatr Nephrol* 2005;**20**(3):313–8.
24. Garibotto G, Russo R, Sofia A, Ferone D, Fiorini F, Cappelli V, et al. Effects of uremia and inflammation on growth hormone resistance in patients with chronic kidney diseases. *Kidney Int* 2008;**74**(7):937–45.
25. Cigarran S, Pousa M, Castro MJ, Gonzalez B, Martinez A, Barril G, et al. Endogenous testosterone, muscle strength, and fat-free mass in men with chronic kidney disease. *J Ren Nutr* 2013;**23**(5):e89–e95.
26. Haring R, Nauck M, Volzke H, Endlich K, Lendeckel U, Friedrich N, et al. Low serum testosterone is associated with increased mortality in men with stage 3 or greater nephropathy. *Am J Nephrol* 2011;**33**(3):209–17.
27. May RC, Kelly RA, Mitch WE. Mechanisms for defects in muscle protein metabolism in rats with chronic uremia. Influence of metabolic acidosis. *J Clin Invest* 1987;**79**(4):1099–103.
28. Carrero JJ, Stenvinkel P, Cuppari L, Ikizler TA, Kalantar-Zadeh K, Kaysen G, et al. Etiology of the protein-energy wasting syndrome in chronic kidney disease: a consensus statement from the International Society of Renal Nutrition and Metabolism (ISRNM). *J Ren Nutr* 2013;**23**(2):77–90.
29. Mitch WE, Robert H. Herman Memorial Award in Clinical Nutrition Lecture, 1997. Mechanisms causing loss of lean body mass in kidney disease. *Am J Clin Nutr* 1998;**67**(3):359–66.
30. Gupta J, Mitra N, Kanetsky PA, Devaney J, Wing MR, Reilly M, et al. Association between albuminuria, kidney function, and inflammatory biomarker profile in CKD in CRIC. *Clin J Am Soc Nephrol* 2012;**7**(12):1938–46.
31. Raj DS, Moseley P, Dominic EA, Onime A, Tzamaloukas AH, Boyd A, et al. Interleukin-6 modulates hepatic and muscle protein synthesis during hemodialysis. *Kidney Int* 2008;**73**(9):1054–61.
32. Raj DS, Shah H, Shah VO, Ferrando A, Bankhurst A, Wolfe R, et al. Markers of inflammation, proteolysis, and apoptosis in ESRD. *Am J Kidney Dis* 2003;**42**(6):1212–20.
33. Guttridge DC, Mayo MW, Madrid LV, Wang CY, Baldwin Jr. AS. NF-kappaB-induced loss of MyoD messenger RNA: possible role in muscle decay and cachexia. *Science* 2000;**289**(5488):2363–6.
34. Sun DF, Chen Y, Rabkin R. Work-induced changes in skeletal muscle IGF-1 and myostatin gene expression in uremia. *Kidney Int* 2006;**70**(3):453–9.
35. Verzola D, Procopio V, Sofia A, Villaggio B, Tarroni A, Bonanni A, et al. Apoptosis and myostatin mRNA are upregulated in the skeletal muscle of patients with chronic kidney disease. *Kidney Int* 2011;**79**(7):773–82.
36. Xu J, Li R, Workeneh B, Dong Y, Wang X, Hu Z. Transcription

factor FoxO1, the dominant mediator of muscle wasting in chronic kidney disease, is inhibited by microRNA-486. *Kidney Int* 2012;**82**(4):401–11.
37. Rajan VR, Mitch WE. Muscle wasting in chronic kidney disease: the role of the ubiquitin proteasome system and its clinical impact. *Pediatr Nephrol* 2008;**23**(4):527–35.
38. Grune T, Merker K, Sandig G, Davies KJ. Selective degradation of oxidatively modified protein substrates by the proteasome. *Biochem Biophys Res Commun* 2003;**305**(3):709–18.
39. Dounousi E, Papavasiliou E, Makedou A, Ioannou K, Katopodis KP, Tselepis A, et al. Oxidative stress is progressively enhanced with advancing stages of CKD. *Am J Kidney Dis* 2006;**48**(5):752–60.
40. Stenvinkel P, Heimburger O, Paultre F, Diczfalusy U, Wang T, Berglund L, et al. Strong association between malnutrition, inflammation, and atherosclerosis in chronic renal failure. *Kidney Int* 1999;**55**(5):1899–911.
41. Panichi V, Migliori M, De PS, Taccola D, Bianchi AM, Giovannini L, et al. C-reactive protein and interleukin-6 levels are related to renal function in predialytic chronic renal failure. *Nephron* 2002;**91**(4):594–600.
42. Scribner BH, Buri R, Caner JE, Hegstrom R, Burnell JM. The treatment of chronic uremia by means of intermittent hemodialysis: a preliminary report. 1960. *J Am Soc Nephrol* 1998;**9**(4):719–26.
43. Abitbol CL, Zilleruelo G, Montane B, Strauss J. Growth of uremic infants on forced feeding regimens. *Pediatr Nephrol* 1993;**7**(2):173–7.
44. Betts PR, Magrath G. Growth pattern and dietary intake of children with chronic renal insufficiency. *Br Med J* 1974;**2**(5912):189–93.
45. Kamimura MA, Draibe SA, Avesani CM, Canziani ME, Colugnati FA, Cuppari L. Resting energy expenditure and its determinants in hemodialysis patients. *Eur J Clin Nutr* 2007;**61**(3):362–7.
46. Avesani CM, Draibe SA, Kamimura MA, Dalboni MA, Colugnati FA, Cuppari L. Decreased resting energy expenditure in non-dialysed chronic kidney disease patients. *Nephrol Dial Transplant* 2004;**19**(12):3091–7.
47. Utaka S, Avesani CM, Draibe SA, Kamimura MA, Andreoni S, Cuppari L. Inflammation is associated with increased energy expenditure in patients with chronic kidney disease. *Am J Clin Nutr* 2005;**82**(4):801–5.
48. Nasrallah MP, Ziyadeh FN. Overview of the physiology and pathophysiology of leptin with special emphasis on its role in the kidney. *Semin Nephrol* 2013;**33**(1):54–65.
49. Daschner M, Tonshoff B, Blum WF, Englaro P, Wingen AM, Schaefer F, et al. Inappropriate elevation of serum leptin levels in children with chronic renal failure. European Study Group for Nutritional Treatment of Chronic Renal Failure in Childhood. *J Am Soc Nephrol* 1998;**9**(6):1074–9.
50. Aminzadeh MA, Pahl MV, Barton CH, Doctor NS, Vaziri ND. Human uraemic plasma stimulates release of leptin and uptake of tumour necrosis factor-alpha in visceral adipocytes. *Nephrol Dial Transplant* 2009;**24**(12):3626–31.
51. Pinto S, Roseberry AG, Liu H, Diano S, Shanabrough M, Cai X, et al. Rapid rewiring of arcuate nucleus feeding circuits by leptin. *Science* 2004;**304**(5667):110–5.
52. Castaneda-Sceppa C, Sarnak MJ, Wang X, Greene T, Madero M, Kusek JW, et al. Role of adipose tissue in determining muscle mass in patients with chronic kidney disease. *J Ren Nutr* 2007;**17**(5):314–22.
53. Rodriguez-Carmona A, Perez FM, Cordido F, Garcia FT, Garcia-Buela J. Hyperleptinemia is not correlated with markers of protein malnutrition in chronic renal failure. a cross-sectional study in predialysis, peritoneal dialysis and hemodialysis patients. *Nephron* 2000;**86**(3):274–80.
54. Cheung W, Yu PX, Little BM, Cone RD, Marks DL, Mak RH. Role of leptin and melanocortin signaling in uremia-associated cachexia. *J Clin Invest* 2005;**115**(6):1659–65.
55. Dallmann R, Weyermann P, Anklin C, Boroff M, Bray-French K, Cardel B, et al. The orally active melanocortin-4 receptor antagonist BL-6020/979: a promising candidate for the treatment of cancer cachexia. *J Cachexia Sarcopenia Muscle* 2011;**2**(3):163–74.
56. Szczepanska M, Szprynger K, Mazur B, Zwolinska D, Kilis-Pstrusinska K, Makulska I. Plasma ghrelin levels in children with chronic renal failure on peritoneal dialysis. *Perit Dial Int* 2007;**27**(1):61–6.
57. Perez-Fontan M, Cordido F, Rodriguez-Carmona A, Peteiro J, Garcia-Naveiro R, Garcia-Buela J. Plasma ghrelin levels in patients undergoing haemodialysis and peritoneal dialysis. *Nephrol Dial Transplant* 2004;**19**(8):2095–100.
58. Iglesias P, Diez JJ, Fernandez-Reyes MJ, Codoceo R, Alvarez-Fidalgo P, Bajo MA, et al. Serum ghrelin concentrations in patients with chronic renal failure undergoing dialysis. *Clin Endocrinol (Oxf)* 2006;**64**(1):68–73.
59. Yoshimoto A, Mori K, Sugawara A, Mukoyama M, Yahata K, Suganami T, et al. Plasma ghrelin and desacyl ghrelin concentrations in renal failure. *J Am Soc Nephrol* 2002;**13**(11):2748–52.
60. Muscaritoli M, Molfino A, Chiappini MG, Laviano A, Ammann T, Spinsanti P, et al. Anorexia in hemodialysis patients: the possible role of des-acyl ghrelin. *Am J Nephrol* 2007;**27**(4):360–5.
61. Hegbrant J, Thysell H, Ekman R. Plasma levels of vasoactive regulatory peptides in patients receiving regular hemodialysis treatment. *Scand J Urol Nephrol* 1992;**26**(2):169–76.
62. Greenough A, Cole G, Lewis J, Lockton A, Blundell J. Untangling the effects of hunger, anxiety, and nausea on energy intake during intravenous cholecystokinin octapeptide (CCK-8) infusion. *Physiol Behav* 1998;**65**(2):303–10.
63. Price SR, Gooch JL, Donaldson SK, Roberts-Wilson TK. Muscle atrophy in chronic kidney disease results from abnormalities in insulin signaling. *J Ren Nutr* 2010;**20**(5 Suppl):S24–8.
64. Stitt TN, Drujan D, Clarke BA, Panaro F, Timofeyva Y, Kline WO, et al. The IGF-1/PI3K/Akt pathway prevents expression of muscle atrophy-induced ubiquitin ligases by inhibiting FOXO transcription factors. *Mol Cell* 2004;**14**(3):395–403.
65. Thomas SS, Dong Y, Zhang L, Mitch WE. Signal regulatory protein-alpha interacts with the insulin receptor contributing to muscle wasting in chronic kidney disease. *Kidney Int* 2013;**84**(2):308–16.
66. Chonchol M, Scragg R. 25-Hydroxyvitamin D, insulin resistance, and kidney function in the Third National Health and Nutrition Examination Survey. *Kidney Int* 2007;**71**(2):134–9.
67. Norman AW, Frankel JB, Heldt AM, Grodsky GM. Vitamin D deficiency inhibits pancreatic secretion of insulin. *Science* 1980;**209**(4458):823–5.
68. Mak RH. 1,25-Dihydroxyvitamin D3 corrects insulin and lipid abnormalities in uremia. *Kidney Int* 1998;**53**(5):1353–7.
69. Cade C, Norman AW. Vitamin D3 improves impaired glucose tolerance and insulin secretion in the vitamin D-deficient rat in vivo. *Endocrinology* 1986;**119**(1):84–90.
70. Feneberg R, Schaefer F, Veldhuis JD. Neuroendocrine adaptations in renal disease. *Pediatr Nephrol* 2003;**18**(6):492–7.
71. Haffner D, Schaefer F, Girard J, Ritz E, Mehls O. Metabolic clearance of recombinant human growth hormone in health and chronic renal failure. *J Clin Invest* 1994;**93**(3):1163–71.
72. Tonshoff B, Eden S, Weiser E, Carlsson B, Robinson IC, Blum WF, et al. Reduced hepatic growth hormone (GH) receptor gene expression and increased plasma GH binding protein in experimental uremia. *Kidney Int* 1994;**45**(4):1085–92.
73. Edmondson SR, Baker NL, Oh J, Kovacs G, Werther GA, Mehls O. Growth hormone receptor abundance in tibial growth plates of uremic rats: GH/IGF-I treatment. *Kidney Int* 2000;**58**(1):62–70.
74. Sun DF, Zheng Z, Tummala P, Oh J, Schaefer F, Rabkin R. Chronic uremia attenuates growth hormone-induced signal transduction in skeletal muscle. *J Am Soc Nephrol* 2004;**15**(10):2630–6.
75. Schaefer F, Chen Y, Tsao T, Nouri P, Rabkin R. Impaired JAK-STAT signal transduction contributes to growth hormone resistance in chronic uremia. *J Clin Invest* 2001;**108**(3):467–75.
76. Powell DR, Liu F, Baker BK, Hintz RL, Lee PD, Durham SK, et al. Modulation of growth factors by growth hormone in children with chronic renal failure. The Southwest Pediatric Nephrology Study Group. *Kidney Int* 1997;**51**(6):1970–9.

77. Greenstein J, Guest S, Tan JC, Tummala P, Busque S, Rabkin R. Circulating growth hormone binding protein levels and mononuclear cell growth hormone receptor expression in uremia. *J Ren Nutr* 2006;**16**(2):141–9.
78. Herbst KL, Bhasin S. Testosterone action on skeletal muscle. *Curr Opin Clin Nutr Metab Care* 2004;**7**(3):271–7.
79. Reckelhoff JF, Yanes LL, Iliescu R, Fortepiani LA, Granger JP. Testosterone supplementation in aging men and women: possible impact on cardiovascular-renal disease. *Am J Physiol Renal Physiol* 2005;**289**(5):F941–8.
80. Carrero JJ, Qureshi AR, Parini P, Arver S, Lindholm B, Barany P, et al. Low serum testosterone increases mortality risk among male dialysis patients. *J Am Soc Nephrol* 2009;**20**(3):613–20.
81. Mitch WE, Price SR. Mechanisms activating proteolysis to cause muscle atrophy in catabolic conditions. *J Ren Nutr* 2003;**13**(2):149–52.
82. Chiu YW, Kopple JD, Mehrotra R. Correction of metabolic acidosis to ameliorate wasting in chronic kidney disease: goals and strategies. *Semin Nephrol* 2009;**29**(1):67–74.
83. Mitch WE, Medina R, Grieber S, May RC, England BK, Price SR, et al. Metabolic acidosis stimulates muscle protein degradation by activating the adenosine triphosphate-dependent pathway involving ubiquitin and proteasomes. *J Clin Invest* 1994;**93**(5):2127–33.
84. Abramowitz MK, Melamed ML, Bauer C, Raff AC, Hostetter TH. Effects of oral sodium bicarbonate in patients with CKD. *Clin J Am Soc Nephrol* 2013;**8**(5):714–20.
85. Mak RH. Insulin and its role in chronic kidney disease. *Pediatr Nephrol* 2008;**23**(3):355–62.
86. Barreto DV, Barreto FC, Liabeuf S, Temmar M, Lemke HD, Tribouilloy C, et al. Plasma interleukin-6 is independently associated with mortality in both hemodialysis and pre-dialysis patients with chronic kidney disease. *Kidney Int* 2010;**77**(6):550–6.
87. Menon V, Greene T, Wang X, Pereira AA, Marcovina SM, Beck GJ, et al. C-reactive protein and albumin as predictors of all-cause and cardiovascular mortality in chronic kidney disease. *Kidney Int* 2005;**68**(2):766–72.
88. Goncalves S, Pecoits-Filho R, Perreto S, Barberato SH, Stinghen AE, Lima EG, et al. Associations between renal function, volume status and endotoxaemia in chronic kidney disease patients. *Nephrol Dial Transplant* 2006;**21**(10):2788–94.
89. Ioannidou E, Swede H, Dongari-Bagtzoglou A. Periodontitis predicts elevated C-reactive protein levels in chronic kidney disease. *J Dent Res* 2011;**90**(12):1411–5.
90. Anders HJ, Andersen K, Stecher B. The intestinal microbiota, a leaky gut, and abnormal immunity in kidney disease. *Kidney Int* 2013;**83**(6):1010–6.
91. Ramos LF, Shintani A, Ikizler TA, Himmelfarb J. Oxidative stress and inflammation are associated with adiposity in moderate to severe CKD. *J Am Soc Nephrol* 2008;**19**(3):593–9.
92. Cheung WW, Paik KH, Mak RH. Inflammation and cachexia in chronic kidney disease. *Pediatr Nephrol* 2010;**25**(4):711–24.
93. Raj DS, Carrero JJ, Shah VO, Qureshi AR, Barany P, Heimburger O, et al. Soluble CD14 levels, interleukin 6, and mortality among prevalent hemodialysis patients. *Am J Kidney Dis* 2009;**54**(6):1072–80.
94. Heszele MF, Price SR. Insulin-like growth factor I: the yin and yang of muscle atrophy. *Endocrinology* 2004;**145**(11):4803–5.
95. Mak RH, Ikizler AT, Kovesdy CP, Raj DS, Stenvinkel P, Kalantar-Zadeh K. Wasting in chronic kidney disease. *J Cachexia Sarcopenia Muscle* 2011;**2**(1):9–25.
96. Pickering WP, Price SR, Bircher G, Marinovic AC, Mitch WE, Walls J. Nutrition in CAPD: serum bicarbonate and the ubiquitin-proteasome system in muscle. *Kidney Int* 2002;**61**(4):1286–92.
97. Workeneh BT, Mitch WE. Review of muscle wasting associated with chronic kidney disease. *Am J Clin Nutr* 2010;**91**(4):1128S–11 32SS.
98. Grune T, Reinheckel T, Davies KJ. Degradation of oxidized proteins in mammalian cells. *FASEB J* 1997;**11**(7):526–34.
99. Raj DS, Dominic EA, Pai A, Osman F, Morgan M, Pickett G, et al. Skeletal muscle, cytokines, and oxidative stress in end-stage renal disease. *Kidney Int* 2005;**68**(5):2338–44.
100. Cukor D, Cohen SD, Peterson RA, Kimmel PL. Psychosocial aspects of chronic disease: ESRD as a paradigmatic illness. *J Am Soc Nephrol* 2007;**18**(12):3042–55.
101. Fouque D, Kalantar-Zadeh K, Kopple J, Cano N, Chauveau P, Cuppari L, et al. A proposed nomenclature and diagnostic criteria for protein-energy wasting in acute and chronic kidney disease. *Kidney Int* 2008;**73**(4):391–8.
102. Kalantar-Zadeh K, Kilpatrick RD, Kuwae N, McAllister CJ, Alcorn Jr. H, Kopple JD, et al. Revisiting mortality predictability of serum albumin in the dialysis population: time dependency, longitudinal changes and population-attributable fraction. *Nephrol Dial Transplant* 2005;**20**(9):1880–8.
103. Kaysen GA. Malnutrition and the acute-phase reaction in dialysis patients – how to measure and how to distinguish. *Nephrol Dial Transplant* 2000;**15**(10):1521–4.
104. Stevens J, Nowicki EM. Body mass index and mortality in Asian populations: implications for obesity cut-points. *Nutr Rev* 2003;**61**(3):104–7.
105. Kakiya R, Shoji T, Tsujimoto Y, Tatsumi N, Hatsuda S, Shinohara K, et al. Body fat mass and lean mass as predictors of survival in hemodialysis patients. *Kidney Int* 2006;**70**(3):549–56.
106. Axelsson J, Qureshi AR, Divino-Filho JC, Barany P, Heimburger O, Lindholm B, et al. Are insulin-like growth factor and its binding proteins 1 and 3 clinically useful as markers of malnutrition, sarcopenia and inflammation in end-stage renal disease? *Eur J Clin Nutr* 2006;**60**(6):718–26.
107. Beddhu S, Pappas LM, Ramkumar N, Samore M. Effects of body size and body composition on survival in hemodialysis patients. *J Am Soc Nephrol* 2003;**14**(9):2366–72.
108. Kalantar-Zadeh K, Kuwae N, Wu DY, Shantouf RS, Fouque D, Anker SD, et al. Associations of body fat and its changes over time with quality of life and prospective mortality in hemodialysis patients. *Am J Clin Nutr* 2006;**83**(2):202–10.
109. Chertow GM, Lowrie EG, Wilmore DW, Gonzalez J, Lew NL, Ling J, et al. Nutritional assessment with bioelectrical impedance analysis in maintenance hemodialysis patients. *J Am Soc Nephrol* 1995;**6**(1):75–81.
110. Workeneh BT, Rondon-Berrios H, Zhang L, Hu Z, Ayehu G, Ferrando A, et al. Development of a diagnostic method for detecting increased muscle protein degradation in patients with catabolic conditions. *J Am Soc Nephrol* 2006;**17**(11):3233–9.
111. Ikizler TA. A patient with CKD and poor nutritional status. *Clin J Am Soc Nephrol* 2013;**8**(12):2174–82.
112. Kopple JD. National kidney foundation K/DOQI clinical practice guidelines for nutrition in chronic renal failure. *Am J Kidney Dis* 2001;**37**(1 Suppl 2):S66–70.
113. Cano NJ, Aparicio M, Brunori G, Carrero JJ, Cianciaruso B, Fiaccadori E, et al. ESPEN Guidelines on Parenteral Nutrition: adult renal failure. *Clin Nutr* 2009;**28**(4):401–14.
114. Boivin MA, Battah SI, Dominic EA, Kalantar-Zadeh K, Ferrando A, Tzamaloukas AH, et al. Activation of caspase-3 in the skeletal muscle during haemodialysis. *Eur J Clin Invest* 2010;**40**(10):903–10.
115. Steiber AL, Kalantar-Zadeh K, Secker D, McCarthy M, Sehgal A, McCann L. Subjective global assessment in chronic kidney disease: a review. *J Ren Nutr* 2004;**14**(4):191–200.
116. Montes-Delgado R, Guerrero Riscos MA, Garcia-Luna PP, Martin HC, Pereira Cunill JL, Garrido VM, et al. [Treatment with low-protein diet and caloric supplements in patients with chronic kidney failure in predialysis. Comparative study]. *Rev Clin Esp* 1998;**198**(9):580–6.
117. Prakash S, Pande DP, Sharma S, Sharma D, Bal CS, Kulkarni H. Randomized, double-blind, placebo-controlled trial to evaluate efficacy of ketodiet in predialytic chronic renal failure. *J Ren Nutr* 2004;**14**(2):89–96.
118. Kalantar-Zadeh K, Cano NJ, Budde K, Chazot C, Kovesdy CP, Mak RH, et al. Diets and enteral supplements for improving outcomes in chronic kidney disease. *Nat Rev Nephrol* 2011;**7**(7):369–84.

119. Fine RN, Kohaut EC, Brown D, Perlman AJ. Growth after recombinant human growth hormone treatment in children with chronic renal failure: report of a multicenter randomized double-blind placebo-controlled study. Genentech Cooperative Study Group. *J Pediatr* 1994;**124**(3):374–82.
120. Haffner D, Schaefer F, Nissel R, Wuhl E, Tonshoff B, Mehls O. Effect of growth hormone treatment on the adult height of children with chronic renal failure. German Study Group for Growth Hormone Treatment in Chronic Renal Failure. *N Engl J Med* 2000;**343**(13):923–30.
121. Niemczyk S, Sikorska H, Wiecek A, Zukowska-Szczechowska E, Zalecka K, Gorczynska J, et al. A super-agonist of growth hormone-releasing hormone causes rapid improvement of nutritional status in patients with chronic kidney disease. *Kidney Int* 2010;**77**(5):450–8.
122. Eiam-Ong S, Buranaosot S, Eiam-Ong S, Wathanavaha A, Pansin P. Nutritional effect of nandrolone decanoate in predialysis patients with chronic kidney disease. *J Ren Nutr* 2007;**17**(3):173–8.
123. de Brito-Ashurst I, Varagunam M, Raftery MJ, Yaqoob MM. Bicarbonate supplementation slows progression of CKD and improves nutritional status. *J Am Soc Nephrol* 2009;**20**(9):2075–84.
124. Balakrishnan VS, Rao M, Menon V, Gordon PL, Pilichowska M, Castaneda F, et al. Resistance training increases muscle mitochondrial biogenesis in patients with chronic kidney disease. *Clin J Am Soc Nephrol* 2010;**5**(6):996–1002.
125. Castaneda C, Gordon PL, Parker RC, Uhlin KL, Roubenoff R, Levey AS. Resistance training to reduce the malnutrition-inflammation complex syndrome of chronic kidney disease. *Am J Kidney Dis* 2004;**43**(4):607–16.
126. Biolo G, Ciocchi B, Bosutti A, Situlin R, Toigo G, Guarnieri G. Pentoxifylline acutely reduces protein catabolism in chronically uremic patients. *Am J Kidney Dis* 2002;**40**(6):1162–72.
127. Wing MR, Raj DS. A balancing act: protein-energy wasting in chronic kidney disease. *Am J Physiol Renal Physiol* 2012;**303**(12):F1608–9.
128. Gupta RK, Kuppusamy T, Patrie JT, Gaylinn B, Liu J, Thorner MO, et al. Association of plasma des-acyl ghrelin levels with CKD. *Clin J Am Soc Nephrol* 2013;**8**(7):1098–105.
129. Ashby DR, Ford HE, Wynne KJ, Wren AM, Murphy KG, Busbridge M, et al. Sustained appetite improvement in malnourished dialysis patients by daily ghrelin treatment. *Kidney Int* 2009;**76**(2):199–206.
130. Wynne K, Giannitsopoulou K, Small CJ, Patterson M, Frost G, Ghatei MA, et al. Subcutaneous ghrelin enhances acute food intake in malnourished patients who receive maintenance peritoneal dialysis: a randomized, placebo-controlled trial. *J Am Soc Nephrol* 2005;**16**(7):2111–8.
131. Siew ED, Ikizler TA. Insulin resistance and protein energy metabolism in patients with advanced chronic kidney disease. *Semin Dial* 2010;**23**(4):378–82.
132. Wang X, Hu Z, Hu J, Du J, Mitch WE. Insulin resistance accelerates muscle protein degradation: Activation of the ubiquitin-proteasome pathway by defects in muscle cell signaling. *Endocrinology* 2006;**147**(9):4160–8.
133. Brunelli SM, Thadhani R, Ikizler TA, Feldman HI. Thiazolidinedione use is associated with better survival in hemodialysis patients with non-insulin dependent diabetes. *Kidney Int* 2009;**75**(9):961–8.
134. Carrero JJ, Qureshi AR, Nakashima A, Arver S, Parini P, Lindholm B, et al. Prevalence and clinical implications of testosterone deficiency in men with end-stage renal disease. *Nephrol Dial Transplant* 2011;**26**(1):184–90.
135. Johansen KL, Mulligan K, Schambelan M. Anabolic effects of nandrolone decanoate in patients receiving dialysis: a randomized controlled trial. *JAMA* 1999;**281**(14):1275–81.
136. Johansen KL, Painter PL, Sakkas GK, Gordon P, Doyle J, Shubert T. Effects of resistance exercise training and nandrolone decanoate on body composition and muscle function among patients who receive hemodialysis: A randomized, controlled trial. *J Am Soc Nephrol* 2006;**17**(8):2307–14.
137. Kopple JD, Cheung AK, Christiansen JS, Djurhuus CB, El NM, Feldt-Rasmussen B, et al. OPPORTUNITY: a randomized clinical trial of growth hormone on outcome in hemodialysis patients. *Clin J Am Soc Nephrol* 2008;**3**(6):1741–51.
138. Hardin DS. Treatment of short stature and growth hormone deficiency in children with somatotropin (rDNA origin). *Biologics* 2008;**2**(4):655–61.
139. Mehls O, Schaefer F. Missed OPPORTUNITY: growth hormone therapy in adults with CKD. *Nephrol Dial Transplant* 2011;**26**(12):3835–7.
140. Feldt-Rasmussen B, Lange M, Sulowicz W, Gafter U, Lai KN, Wiedemann J, et al. Growth hormone treatment during hemodialysis in a randomized trial improves nutrition, quality of life, and cardiovascular risk. *J Am Soc Nephrol* 2007;**18**(7):2161–71.
141. Kosmadakis GC, John SG, Clapp EL, Viana JL, Smith AC, Bishop NC, et al. Benefits of regular walking exercise in advanced pre-dialysis chronic kidney disease. *Nephrol Dial Transplant* 2012;**27**(3):997–1004.
142. Szeto CC, Wong TY, Chow KM, Leung CB, Li PK. Oral sodium bicarbonate for the treatment of metabolic acidosis in peritoneal dialysis patients: a randomized placebo-control trial. *J Am Soc Nephrol* 2003;**14**(8):2119–26.
143. Stein A, Moorhouse J, Iles-Smith H, Baker F, Johnstone J, James G, et al. Role of an improvement in acid–base status and nutrition in CAPD patients. *Kidney Int* 1997;**52**(4):1089–95.
144. Bossola M, Giungi S, Tazza L, Luciani G. Long-term oral sodium bicarbonate supplementation does not improve serum albumin levels in hemodialysis patients. *Nephron Clin Pract* 2007;**106**(1):c51–6.
145. Brady JP, Hasbargen JA. Correction of metabolic acidosis and its effect on albumin in chronic hemodialysis patients. *Am J Kidney Dis* 1998;**31**(1):35–40.
146. Williams AJ, Dittmer ID, McArley A, Clarke J. High bicarbonate dialysate in haemodialysis patients: effects on acidosis and nutritional status. *Nephrol Dial Transplant* 1997;**12**(12):2633–7.
147. Papadoyannakis NJ, Stefanidis CJ, McGeown M. The effect of the correction of metabolic acidosis on nitrogen and potassium balance of patients with chronic renal failure. *Am J Clin Nutr* 1984;**40**(3):623–7.
148. Reaich D, Channon SM, Scrimgeour CM, Daley SE, Wilkinson R, Goodship TH. Correction of acidosis in humans with CRF decreases protein degradation and amino acid oxidation. *Am J Physiol* 1993;**265**(2 Pt 1):E230–5.
149. Di IB, Aucella F, Conte G, Cupisti A, Santoro D. A prospective, multicenter, randomized, controlled study: the correction of metabolic acidosis with use of bicarbonate in Chronic Renal Insufficiency (UBI) Study. *J Nephrol* 2012;**25**(3):437–40.
150. Gaggl M, Cejka D, Plischke M, Heinze G, Fraunschiel M, 0Schmidt A, et al. Effect of oral sodium bicarbonate supplementation on progression of chronic kidney disease in patients with chronic metabolic acidosis: study protocol for a randomized controlled trial (SoBic-Study). *Trials* 2013;**14**(1):196.
151. Heaf JG, Honore K, Valeur D, Randlov A. The effect of oral protein supplements on the nutritional status of malnourished CAPD patients. *Perit Dial Int* 1999;**19**(1):78–81.
152. Moretti HD, Johnson AM, Keeling-Hathaway TJ. Effects of protein supplementation in chronic hemodialysis and peritoneal dialysis patients. *J Ren Nutr* 2009;**19**(4):298–303.
153. Laorpatanaskul S, Pochanugool C, Sitprija V. The use of oral essential amino acids in hemodialysis patients. *J Med Assoc Thai* 1991;**74**(2):66–70.
154. Gonzalez-Espinoza L, Gutierrez-Chavez J, del Campo FM, Martinez-Ramirez HR, Cortes-Sanabria L, Rojas-Campos E, et al. Randomized, open label, controlled clinical trial of oral administration of an egg albumin-based protein supplement to patients on continuous ambulatory peritoneal dialysis. *Perit Dial Int* 2005;**25**(2):173–80.
155. Pupim LB, Flakoll PJ, Brouillette JR, Levenhagen DK, Hakim RM, Ikizler TA. Intradialytic parenteral nutrition improves protein and energy homeostasis in chronic hemodialysis patients. *J Clin Invest* 2002;**110**(4):483–92.

156. Eustace JA, Coresh J, Kutchey C, Te PL, Gimenez LF, Scheel PJ, et al. Randomized double-blind trial of oral essential amino acids for dialysis-associated hypoalbuminemia. *Kidney Int* 2000;**57**(6):2527–38.
157. Teixido-Planas J, Ortiz A, Coronel F, Montenegro J, Lopez-Menchero R, Ortiz R, et al. Oral protein-energy supplements in peritoneal dialysis: a multicenter study. *Perit Dial Int* 2005;**25**(2):163–72.
158. Pupim LB, Majchrzak KM, Flakoll PJ, Ikizler TA. Intradialytic oral nutrition improves protein homeostasis in chronic hemodialysis patients with deranged nutritional status. *J Am Soc Nephrol* 2006;**17**(11):3149–57.
159. Cano NJ, Fouque D, Roth H, Aparicio M, Azar R, Canaud B, et al. Intradialytic parenteral nutrition does not improve survival in malnourished hemodialysis patients: a 2-year multicenter, prospective, randomized study. *J Am Soc Nephrol* 2007;**18**(9):2583–91.
160. Kasiske BL, Lakatua JD, Ma JZ, Louis TA. A meta-analysis of the effects of dietary protein restriction on the rate of decline in renal function. *Am J Kidney Dis* 1998;**31**(6):954–61.
161. Levey AS, Greene T, Sarnak MJ, Wang X, Beck GJ, Kusek JW, et al. Effect of dietary protein restriction on the progression of kidney disease: long-term follow-up of the Modification of Diet in Renal Disease (MDRD) Study. *Am J Kidney Dis* 2006;**48**(6):879–88.
162. Mitch WE, Walser M, Steinman TI, Hill S, Zeger S, Tungsanga K. The effect of a keto acid-amino acid supplement to a restricted diet on the progression of chronic renal failure. *N Engl J Med* 1984;**311**(10):623–9.
163. Levey AS, Adler S, Caggiula AW, England BK, Greene T, Hunsicker LG, et al. Effects of dietary protein restriction on the progression of advanced renal disease in the modification of diet in renal disease study. *Am J Kidney Dis* 1996;**27**(5):652–63.
164. Aparicio M, Bellizzi V, Chauveau P, Cupisti A, Ecder T, Fouque D, et al. Protein-restricted diets plus keto/amino acids – a valid therapeutic approach for chronic kidney disease patients. *J Ren Nutr* 2012;**22**(2 Suppl):S1–21.
165. Ikizler TA, Cano NJ, Franch H, Fouque D, Himmelfarb J, Kalantar-Zadeh K, et al. Prevention and treatment of protein energy wasting in chronic kidney disease patients: a consensus statement by the International Society of Renal Nutrition and Metabolism. *Kidney Int* 2013;**84**(6):1096–107.
166. Kopple JD, Monteon FJ, Shaib JK. Effect of energy intake on nitrogen metabolism in nondialyzed patients with chronic renal failure. *Kidney Int* 1986;**29**(3):734–42.

第 11 章

11

老年与肾脏:临床与病理生理问题

Lynn E. Schlanger, James L. Bailey and Jeff M. Sands

Renal Division, Emory University, Atlanta, Georgia, USA

简　介

19 世纪末,人的平均寿命为 50 岁左右,很少有人活到 70 岁。随着医学技术的进步,美国平均寿命提高到男性 75.6 岁、女性 80.8 岁[1]。与此同时,美国的老年人(年龄在 65 ~ 80 岁之间)和高龄人(年龄大于 80 岁)的数量由 19 世纪末的 310 万增长到现在的 3560 万,这个数字有望在 2030 年翻倍[2]。

随着老年人数量的增加,老年 CKD 患者的数量也相应增多[3-5]。National Health and Examination Nutrition Survey(NHANES)的调查显示,CKD 的发病率由 1998 年的 10.3%增加到了 2004 年的 13.1%[5]。CKD 3 ~ 5 期的患者中超过 48%是 70 岁以上的老年人[5],这归因于糖尿病、肥胖和高血压这类与年龄相关的疾病[5],同时,随着年龄的增长,适应能力减退、细胞凋亡增多和基因表达变化均可导致纤维化和炎症反应[6-10]。

人在 30 ~ 40 岁时肾脏便开始发生结构的变化,与之对应的形态学变化包括肾小球硬化、肾小管间质纤维化、血管透明变性和动脉内膜纤维化的加重[9,11,12]。随着人类和受试动物的年龄增加,GFR、肾血浆流量(RPF)和肾小管功能下降,而肾血管阻力增加[12-15]。这些变化在 Baltimore Longitudinal Study of Aging 中得到证实,该研究在 23 年的时间里观察了 22 ~ 97 岁的中青年到老年的男性志愿者[14,15],每个志愿者提供至少 5 份连续的 24 小时尿液,用于测定肌酐清除率。40 岁之后,那些没有基础疾病的志愿者肌酐清除率以每年 0.75ml/min 的速度下降[14]。相比于 40 ~ 49.9 岁人群每年 0.35ml/min 的下降速度,70 ~ 79.9 岁人群的肌酐清除率下降更为显著,为每年 1.49±0.29ml/min,且肌酐清除率的降低与平均动脉压大于 107mmHg 并不相关[14]。然而这并不是一个普遍的现象。1/3 的志愿者并没有表现出随着年龄增加的肾功能减退,而有很少一部分人甚至表现为有统计学意义的肾功能增强[15]。

在没有基础疾病时,年龄相关的肾脏病变与其轻度的功能减退有关。老年人和高龄人正常的肾功能应该是怎样的? 年龄相关的 GFR 下降、RPF 减少和小管功能减退通常不会导致预后不良,除非肾脏遭受了外源的或内源的因素影响。随着年龄增加,肾脏应激能力下降,这可以导致老年人由 AKI 发展为 CKD 的发病率增加[16,17]、老年捐献肾的存活率下降[10]、电解质紊乱增加[18]及发生 CVD 的风险增加[19,20]。通过了解老年肾脏的细胞学和分子学的变化,可以对肾脏病的预防及治疗有所帮助,从而降低 CKD 的发病率和死亡率。

病理生理

结构和形态学变化

由于动脉病变和肾小叶萎缩,老年人的肾脏外形为颗粒状和有凹痕的。虽然肾脏的重量由出生时的 50g 增加到 30 ~ 40 岁时的大于 400g,但到 90 岁之后通常又降至小于 300g[9,21]。Gourtsoyiannis 等[22]研究了 360 名年龄从 20 ~ 80 岁的受试者的肾实质容量,这些人均没有基础肾脏疾病或者计算机断层扫描未见影像学异常,从 30 ~ 40 岁开始,肾实质容量每 10 年下降 10%,在 60 ~ 70 岁时下降最快,且这种变化与性别无关[22]。

通过对人尸检肾、健康移植肾和切除肾的研究,得出了被称为“年龄相关肾病”的结构和形态学改变[11,23,24]。在大鼠中也进行了同样的研究，但种族和性别不同，表现也不同[6,12,25-30]。有些种族可发展为蛋白尿的程度，而另一些仅仅有轻微的病变，因此，从动物实验中得出结论和比较结果需谨慎。

形态学改变主要包括：肾皮质中硬化肾小球的系膜增生（近髓肾小球并没有相同的病变），细胞增殖导致的肾小球管腔闭塞，毛细血管丛塌陷，足细胞肥大和分离，肾小球基底膜增厚和肾小球囊局部增厚，肾小球囊内肾小球粘连，小管间质纤维化，以及肾小管萎缩（图 11.1 和表 11.1）[9,11,12,23,26-29]。虽然这些改变在 20 世纪中叶就被提出，但直到 1975 年，衰老导致的肾小球硬化数量才被确立。1975 年，Kaplan 及同事测定了 122 例死亡患者尸检肾的肾小球硬化率，这些患者的年龄从 1 岁到 89 岁且均没有基础肾脏疾病。他们发现年龄小于 40 岁者的肾小球硬化率不到 10%，而年龄大于 40 岁者则远远超过 10%[23]。

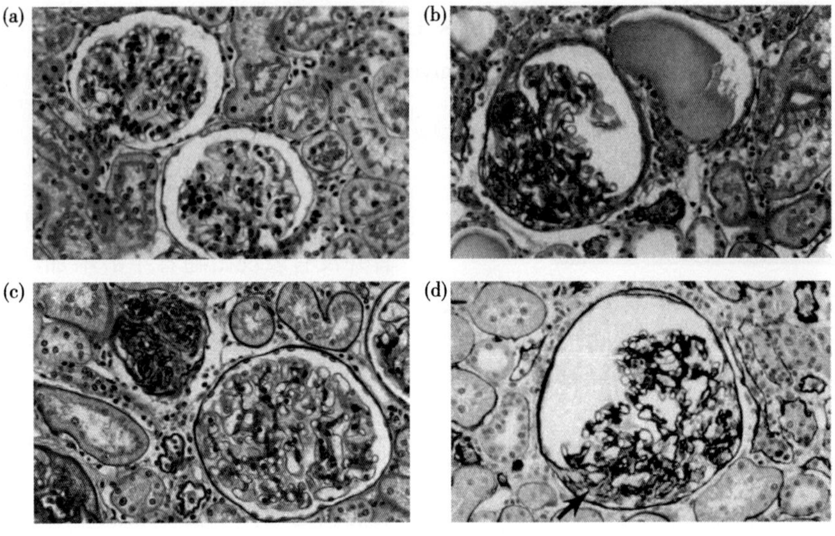

图 11.1　衰老相关的肾小球改变。(a)为显微镜下 PAS 染色年轻大鼠的正常肾小球结构。相比之下，24 月龄的大鼠表现为不同程度的肾小球硬化。(b)为节段硬化的肾小球。(c)为全球硬化的肾小球。(d)偶有肾小球表现为粘连形成。（银染色，箭头部分）放大 400 倍。*Reproduced with permission from reference*[27]

表 11.1　老年肾脏的形态学变化

肾小球全球硬化	间质纤维化
肾小球皱缩	炎症细胞浸润
球囊粘连	血管动脉透明样变性
基底膜增生	动脉内膜纤维化
肾间质小管萎缩	无肾小球的入球-出球动脉
管周毛细血管减少	

与其他肾脏疾病的表现相同，衰老也可导致肾间质病变，从而影响预后和进展。肾小管间质病变表现为肾小管萎缩，肾小管内管型形成，肾小管扩张，基底膜的增厚和分层，以及纤维化导致小管之间间隙增宽（表 11.1）[9,27,28]。Thomas 等[27]使用免疫组化的方法分别观察了 3 个月龄和 24 个月龄的 SD 大鼠的肾小管间质改变。24 个月龄大鼠肾间质纤维化和肾小管损伤加重，这与局部肾小管细胞增殖、凋亡、成纤维细胞激活和巨噬细胞、淋巴细胞浸润有关。这些病变分别对应增殖细胞核抗原（PCNA）、末端脱氧核糖核酸酶转移酶介导的 dUTP 切口末端标记（TUNEL）、平滑肌肌动蛋白 α 和 1ED-1/OX-1 免疫染色[27]。间质病变还表现为Ⅳ型胶原蛋白增多，内皮 NO 合成酶（eNOS）的作用减弱和内皮细胞（RECA-1）数量的减少[27]，使皮质管周毛细血管萎缩、减少。Satoh 及同事[30]在 24 个月龄大鼠体内也观察到肾皮质缺氧区域的血管减少，表现为血管内皮生长因子（VEGF）表达减少和 RECA-1 抗体减少，同时还有线粒体功能紊乱，这表明肾组织对 O_2 敏感性降低可引起血管生成异常。

生成和降解失衡导致细胞外基质增生。Abrass 及同事[29]在研究老年大鼠的细胞外基质的增生程度和组成成分的变化时，发现间质纤维化是最早期的病变之一。细胞外基质组成成分的改变包括纤连蛋白（FN）和血小板反应蛋白（TSP）大量沉积，且在临近萎缩肾小管的区域有Ⅲ型胶原蛋白和 ED-A-FN 的沉积，而没有发现Ⅳ型胶原蛋白的沉积[29]。另外一些研究发现，Ⅳ型胶原蛋白在纤维化部位的沉积在糖尿病肾病中更典型。还有一些研究发现，肾小球基底膜和球囊的增厚与层粘连蛋白（LM）同种型的沉积有关，并非与Ⅳ型胶原蛋白和 FN 有关。在动物实验中，肾小球基底膜和球囊病变部位都表现为 mRNA 的表达增加和转化生长因子(TGF)β 蛋白的增多,这表明基因表达上调是导致炎症反应和纤维化的原因之一[6,7,30]。

随着衰老,肾血管发生动脉硬化。Takazakura 等[31]从 63 例尸检肾中发现,随着年龄从 9 个月增加到 92 岁,皮质和髓质肾单位的病变均加重。皮质肾单位随着衰老可见不同程度的退化,最终发生肾单位萎缩。近髓肾单位入球和出球小动脉的连续性仍可由退化的肾小球维持,这种被称为“连续型”的病变可导致髓质血液的分流[31]。在更小的肾动脉中,尤其是直径小于 100mm 的血管,可见弹力膜增生、中膜细胞肥大,内膜增生和透明样变性[32]。在人类研究中发现,与透明样变导致入球小动脉硬化相比,弓形动脉和小叶间动脉的内膜纤维发育不良则与肾小球硬化的关系更加密切[33,34]。

临床表现和功能变化

肾功能随着衰老而下降,表现为 GFR 下降和 RPF 减少,血钠水平变化使肾血管对血管扩张剂的敏感性降低,血浆肾素和醛固酮水平降低,泌酸和钾的能力下降,浓缩和稀释尿液的功能减退(表 11.2)[18,35-39]。

表 11.2　老年肾脏的功能变化

40 岁后 RPF 每年下降 10%
40 岁后 GFR 下降
RVR 升高
稀释功能减退
浓缩功能减退
对盐缺乏或增多的反应减慢
泌钾和泌酸的能力下降
正常的肾储备功能

Davies 等[35]观察了 72 例年龄 24 ~ 89 岁且没有心脏和肾脏疾病的男性,发现随着年龄增加 GFR 下降,有效的肾血浆流量(eRBF)减少。20 ~ 90 岁,菊粉清除率下降了 46% [从 122.6ml/(min · 1.73m^2)降至 65.3ml/(min · 1.73m^2)],eRBF 下降了 53% [从 613ml/(min · 1.73m^2)降至 289ml/(min · 1.73m^2)],以及肾小管的分泌功能下降了 43.5%,而滤过分数显著升高[35]。

Hoang 及同事[13]在 152 例年龄从 18 到 88 岁的健康肾移植捐献者中也观察到,GFR 和 RPF 随着年龄增加而降低,年龄与 GFR、RPF 呈负相关,GFR 下降了 22% [由 104±15ml/(min · 1.73m^2)降至 81±17ml/(min · 1.73m^2)],RPF 下降了 28% [由 413ml/(min · 1.73m^2)降至 576±127ml/(min · 1.73m^2)],而滤过分数不变[13]。通过形态测定分析方法评估了其中 33 例双肾和单个肾单位的肾小球渗透性和滤过面积,使用数学模型测定肾小球滤过系数(K_f)。双肾的 K_f 从 53% 降至 21% ($P<0.005$),肾小球渗透性下降了 14% ($p=0.03$),而单个肾单位的 K_f 下降了 30% ($p=0.09$)。Hoang 及同事[13]从上述结果中总结出,使 K_f 降低这一结构变化导致 GFR 随着年龄而下降的原因之一是有功能的肾小球数量的减少[13]。

最近,一项 10 年的横断面研究观察了 1203 例健康肾捐献者肾硬化率与 GFR 的关系[11]。“肾硬化症”是指显微镜下每高倍视野有超过 2 个硬化的肾小球。该研究发现,18 ~ 29 岁时肾硬化率少于 5%,而 70 ~ 77 岁时高达 73%。然而,肾硬化的程度与年龄相关的 GFR 下降程度并不相符,这表明存在其他的发病机制导致肾功能减退,而非仅仅肾小球的硬化[11]。

Fuiano 等[38]将健康肾捐献者分为年轻组和年老组,每组均予输注氨基酸合剂和肾脏剂量的多巴胺来测定最大的肾储备功能。在给予氨基酸后,年轻组和年老组的 GFR 和 RPF 均升高,但年轻组升高更明显,为年轻组 GFR 升高 43%、年老组 20% ($P<0.05$),年轻组 RPF 升高 43%、年老组 25% ($P<0.005$)[38],年老组在用药前后肾血管阻力(RVR)均较高,且对氨基酸和多巴胺的反应均较迟钝[38]。

RPF 减少和 RVR 增加可能与肾血管结构和功能的改变有关。在动物和人体试验中,均可见到对血管扩张剂[如 NO、内皮源性超极化因子(EDHF)、前列腺素]的反应减弱,而对血管紧张素的反应增强[39-42]。Hollenberg 及同事[40]用肾动脉脉搏图评估了 207 例 17 ~ 76 岁受试者的肾血流灌注和血管反应性,同位素氙清除法用于测定每单位组织的血流量。结果发现,血流量减少早于肾体积减小,这表明肾灌注减少继发于从 40 岁开始的肾血流减少。在亚组中,还测定了肾血管对血管扩张剂乙酰胆碱和血管收缩剂血管紧张素Ⅱ的反应[40]。年老者乙酰胆碱扩张肾血管的作用减弱,而不同年龄者对血管紧张素Ⅱ的反应相同。但是在动物试验中,随着年龄增加血管紧张素Ⅱ增多,缩血管作用增强[40]。

NO 是一种肾血管扩张剂,也是系膜增生和基质增多的抑制剂[12,42]。NO 由 L-精氨酸在 NO 合成酶(NOS)的作用下生成,NOS 可被一种选择性 NOS 抑制剂非对称性二甲基精氨酸(AMDA)竞争性抑制[12,42]。Kielstein 等[41]分别测定了年轻人、健康无高血压的老年人和老年轻度高血压患者的 NO 效应和 ADMA 血浆浓度。与年轻人相比,老年人的 GFR 和 RPF 均降低,而 RVR 和 ADMA 血浆浓度均显著提高。回归分析表明只有 ADMA 浓度是 RVR 升高($r^2=0.67$)和 RPF($r^2=0.80$)降低的独立的决定因素[41]。

动物实验显示,随着年龄增加雄性大鼠 NO 生成减少,但人体试验并没有得出相同的结果[12,42]。老年 SD 雄性大鼠肾皮质上皮和神经元 NOS 均减少,NOS 的减少与雄性大鼠肾小球硬化水平相关,而雌性大鼠并没有这种表现[42]。对血管扩张剂的反应减退使老年人适应败血症、血容量不足或者某些药物导致的低血压的能力下降,因此老年人容易发生 AKI,且发生 AKI 后预后不佳。虽然老年人可能在急性损伤后恢复肾功能,但随着时间延长肾功能通常进行性恶化,导致 ESRD 的发病率和死亡率均增高[16]。一项关于住院 AKI 患者发生 ESRD 风险的队列研究显示,排除了年龄、性别、种族、糖尿病和高血压的影响,同时患有 AKI 和 CKD 者发生 ESRD 的比例为 41.2%,单纯患 AKI 者为 25.2%,单纯患 CKD 者为 8.4%[16]。而两年内进展至 ESRD 的比例单纯 AKI 者为 7.0%,同时患 AKI 和 CKD 者为 14.3%,单纯 CKD 者为 2.5%,而既没有 AKI 又没有 CKD 者仅为 0.5%[16]。

动物和人类均表现为随着年龄增加,浓缩和稀释尿液的能力下降[36],这很大程度上是因为老年人低血钠和高血钠的发生率增加[43]。低钠血症大多为医源性的,通常与一些老年人常用的处方药有关,如噻嗪类利尿剂、5 羟色胺抑制剂和抗癫痫药物[37,44,45]。另一个常见原因是抗利尿激素分泌失调综合征(SIADH)[44]。低血钠导致的住院患者死亡率达到 47%,且与近期和远期死亡率均相关[46]。轻度的低钠血症也可使骨折风险增加[44]、反应速度减慢、步态不稳[47]以及近期和远期死亡率增加[46]。

高钠血症常见于体弱患者,特别是不能自行饮水者[48]。在医院就诊的患者中,老年患者比年轻患者血钠偏高[48]。血钠升高的水平与死亡率增高并不相关,但住院期间再次发生的高钠血症与死亡率增加有关。高达 48.7% 的死亡率还与基础疾病的进展有关[48]。

为什么老年人容易出现血钠失衡?随着年龄增加,渴觉的敏感性下降,水和钠的摄入减少,同时稀释和浓缩尿液的能力下降,全身体液量减少[49,50]。老年人分泌的抗利尿激素并未减少[49],当发生脱水时抗利尿激素的释放增加,甚至可能超过年轻人[49],但老年人尿液浓缩功能仍达不到年轻人的水平,这表明肾脏可能参与了老年人低钠血症和高钠血症的形成。

肾髓质的逆流系统主要参与尿液的稀释和浓缩,它的作用依赖于一些特殊的转运体和通道[36]。在大鼠实验中发现,随着年龄增加这些转运体和通道的数量减少。与 3 月龄大鼠相比,老年雌性大鼠内髓水通道蛋白(AQP)2 和 AQP3 的数量分别减少了 80% 和 50%,而外髓 AQP2 的数量仅轻度减少,AQP1 和 4 的数量均没有变化[51]。正常情况下,老年雌性大鼠内髓集合管 AQP2 滤泡和滤泡顶点磷酸化 AQP2 的数量均减少[52]。缺水情况下,大鼠内髓顶端膜部位的 AQP2 和磷酸化 AQP2 数量增多[52],以提高尿液渗透性和血管紧张素浓度,使尿量减少,但尿液浓缩的程度仍然达不到年轻成年大鼠的水平[52]。

内髓尿素转运体(UT)也在尿液浓缩过程中发挥重要作用[36,53]。老年大鼠内髓顶部的 UT-A1、UT-A3 和 UT-B1 均减少[36,53],其他参与稀释和浓缩作用的协同转运体和通道数量也减少,包括钠钾氯协同转运体(NKCC2)、上皮钠通道(ENaC)β 和 γ 亚组、钠氯协同转运体(NCC)和钠氢交换体(NHE)[36,54]。这些转运体减少的原因尚不明确,可能继发于衰老时加重的氧化应激状态。这种说法在一项研究乙酰半胱氨酸、活性氧自由基(ROS)清除剂和血管舒张剂对大鼠的影响的研究中得以证实[55],与对照组相比,实验大鼠的 AQP2、UT-A1、NKCC2 和 Klotho 蛋白数量均增加,而 p53 和炎症细胞减少[55]。

老年时泌钾能力下降,特别是在应用了影响排钾的药物时表现更加明显[56]。动物和人体试验均表明,血浆和尿液中肾素和醛固酮的浓度均降低,这可能是排钾减少的原因[57,58]。同时,随着年龄增加,还有泌酸减少、保钠或排钠功能的下降[18]。

发病机制

Wiggins 及同事[59]进行了一项严谨的研究,他们评估了 2 个月龄到 24 个月龄的大鼠在自由进食和限制热量饮食(CR)两种情况下肾小球基因表达的线性变化。应用基因技术,他们在衰老的肾小球中发现了一种与动脉硬化、促炎症和促纤维化相关的基因表达方式。核因子-κB(NF-κB)被进一步确定为这些基因表达共同的转录因子,这表明器官的病变与衰老有共同的发病机制[59]。

导致年龄相关表型改变的细胞和分子学机制正被人们所认识。细胞衰老、氧化应激和线粒体功能紊乱均与衰老时的细胞和分子变化有关(图 11.2)。细胞衰老的特征是 G1 阶段的细胞周期停滞,可以是因为被称为"复制性衰老"的重要端粒的缺失,也可以是因为应激相关的异常信号诱导衰老(STASIS)[60,61]。Hayl-ick 在体外实验中观察到了复制性衰老,他发现,复制

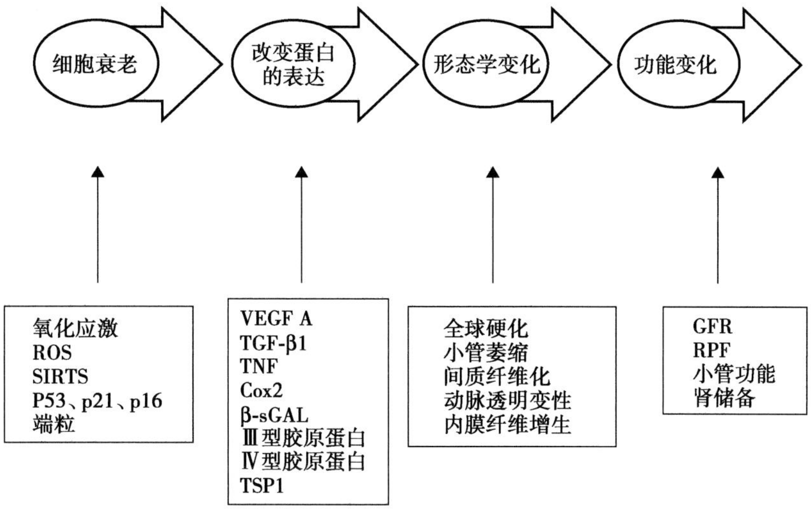

图 11.2　细胞衰老始于因端粒缺失和应激增加导致的细胞周期停滞。细胞分裂减少和蛋白表达的变化使适应能力下降,从而使纤维化/萎缩加重、血管再生减少、细胞外基质增生,最终导致肾功能减退

终止发生在一定数量的细胞分裂之后[8]。在每一次细胞分裂过程中,都有一段 TTAGGG 端粒 DNA 序列的缺失。TTAGGG 是位于双链 DNA 末端的帽子结构核蛋白,起到保护 DNA 以免发生染色体融合的作用[8,61]。当端粒延长到一定长度,细胞周期停滞,通过 p53/p21$^{WAF1/CIP1}$途径的细胞分裂终止,从而发生细胞凋亡。同时还有衰老相关的 β 半乳糖苷酶(SA β-gal)和脂褐质颗粒等凋亡因子增多[8,60]。虽然鼠类有使端粒修复和延长的端粒酶,但 Melk 等仍在大鼠体内观察到细胞周期停滞[61]。此外,当应激引起 P16^{INK4a}增多时也可发生复制性衰老和细胞周期停滞[62]。P16^{INK4a}是周期素依赖性蛋白激酶(CDK)4 和 CDK6 的抑制剂,可通过 p53/p21$^{WAF1/CIP1}$途径使成视网膜细胞瘤蛋白去磷酸化[8,60]。老年人肾皮质和髓质中均可见 P16^{INK4a},且在发生炎症、纤维化和细胞凋亡的区域也可见到[62],这些部位的细胞代谢旺盛,促炎症和促纤维化细胞因子增多,如肿瘤坏死因子(TNF)-α 和血管细胞黏附分子(VCAM)-1[6,59,60]。

线粒体在衰老中起到了重要作用[60,63]。线粒体(mt)DNA 在衰老过程中变化较大,且与 ROS 的增加有一定关系,ROS 增加导致氧化还原的失衡,以及衰老时常见的氧化应激反应和损伤增多[64-66]。蛋白氧化和脂质过氧化导致细胞和蛋白质损伤,这在细胞凋亡时最显著,也导致自噬和复制的减少[65,67]。

Sirt1 和 Klotho 是公认的抗衰老因子[68]。去乙酰化酶属于 Sir2(沉默信息调节因子 2)蛋白家族[68,69],哺乳动物的去乙酰化酶已被人们所认识,它们属于第Ⅲ类组蛋白去乙酰化酶。在 7 个去乙酰化酶中,Sirt1 因为其在限制能量摄入情况下延长寿命的作用而被广泛研究[69]。Sirt1 是一种 NAD^+依赖性去乙酰化蛋白酶,通过 NAD^+起到细胞内能量感应器的作用,可减少细胞内低氧诱导的纤维化、炎症反应和细胞凋亡[68],使一些细胞核内的转录因子和蛋白去乙酰化[70,71]。可能由于氧化应激加重,Sirt1 随着年龄增加数量减少[70]。人们已经认识到,Sirt1 通过去乙酰化发挥作用,包括作用于转录因子过氧化物酶体激活物受体 γ(PPARγ)[64],抑制 NF-κB 的激活,使 p53 去乙酰化抑制细胞凋亡[70],通过叉头蛋白盒转录因子 3(Foxo3)提高自噬作用[68,70],以及使 Smad7 去乙酰化抑制 TGF-β 相关的细胞凋亡[71]。

Klotho 基因是一种抗衰老基因。Klotho 缺乏的大鼠表现为人类常见的不成熟的衰老表型,其特征表现为骨质疏松、动脉硬化、皮肤萎缩、肺气肿和寿命缩短[72]。Klotho 调节钙磷代谢,在矿物质和骨代谢疾病的发展中起重要作用,能开放一种主要表达于远曲小管、甲状旁腺和脉络丛的跨膜蛋白信号通道[73]。CKD 患者肾脏 KlothomRNA 和 Klotho 蛋白均减少[74]。当跨膜蛋白与一种 FGF23 特异的协同受体结合时,磷的重吸收和维生素 D_3 的生成被抑制[73]。除膜结合 Klotho 蛋白外,还有游离的 Klotho 蛋白。游离 Klotho 蛋白从细胞外膜中被释放入血液和尿液,随着年龄增加数量减少[73,74]。游离 Klotho 蛋白能影响包括 ROMK-1、瞬时电位受体(TRPV)5 和 6、钙离子通道和 NaPi-2a 转运体在内的局部受体[75,76]。在 Klotho 基因突变或缺乏的大鼠中,给予腹膜内灌注游离 Klotho 蛋白的大鼠衰老相关的表型得以改善，与安慰剂组大鼠相比，TGF-β 和 $P21^{cipl}$ 表达下调使肾纤维化减轻，肾脏和动脉钙化也减轻[77]。

诊 断

对于 GFR 大于 60ml/(min・1.73m²) 的老年人，没有临床实验室检查可用于诊断老年肾脏的变化。老年人和高龄人正常的 GFR 水平尚有争议。那些仅有 eGFR 略低于 60ml/(min・1.73m²) 而没有蛋白尿、尿沉渣检查阳性或影像学异常等其他支持 CKD 的临床证据者，应该被认为是年龄增加导致的肾功能减退还是 CKD？这个问题的答案将影响相关的人群、医疗费用的支出以及对患者的治疗。

随着年龄增加肌肉体积缩小，故血肌酐水平不能很好地反映肾功能的变化[78,79]。另一方面，半胱氨酸蛋白酶抑制剂胱抑素 C，能不受肌肉体积和尿液分泌的影响，是一种更可信的反映肾功能变化的标志物[78]。Fliser 及同事[79]分别测定了 16 位血压正常的健康年轻成年人、22 位血压正常的健康老年人和 19 位有高血压的老年人的菊粉清除率，以比较胱抑素 C 和血肌酐这两种 GFR 标志物的优劣。他们发现，在老年人中，胱抑素 C 较血肌酐能更好地反映 GFR 下降的水平[79]。然而，胱抑素 C 并不是完全可靠的。因此，1999 年形成的 MDRD 公式取代了 Cockcroft-Gault 公式，被用于临床评估 GFR。后来 MDRD 公式被重新修改以纠正其在 GFR 大于 60ml/(min・1.73m²) 人群中的偏差，提高了准确性和精确性。由于许多通过血肌酐计算 GFR 的公式是在年轻人而非老年人中实验得出的，通过血肌酐计算的 GFR 低于大多数人群实际测定的 GFR(mGFR)，而高于 GFR 大于 60ml/(min・1.73m²) 老年人的 mGFR[80]。这可能导致老年人 eGFR 降至 CKD2 期[GFR 60～89ml/(min・1.73m²)]水平时仍被认为是肾功能正常的。

CKD-EPI 参考了更多不同类型的患者，是较之前的公式更少偏差、更准确的新计算公式[80]，然而其实验对象并不包括大量的老年人。通过横断面研究，Inker 及同事[81]将 CKD-EPI 公式分为单纯基于胱抑素 C 的算法和同时基于血肌酐-胱抑素 C(cr-cyst) 的算法，并把两者进行了比较，总共 5352 名受试者中，老年人的数量在两组中的比例分别为 13% 和 21%，研究显示，cr-cyst 公式的准确性和精确性更高，使用该公式 16.9% 的受试者被重新分到 CKD 更高水平组[81]。

在一项对 394 名年龄大于 74 岁的欧洲血统者的前瞻性队列研究中，通过与 mGFR 相比较，来证实 $CKD\text{-}EPI_{cr}$、$MDRD_{cr}$、$CKD\text{-}EPI_{cyst}$ 和 $CKD\text{-}EPI_{cr\text{-}cyst}$ 这 4 种公式的优劣[82]。当 GFR 小于 60ml/(min・1.73m²) 时，通过 $MDRD_{cr}$、$CKD\text{-}EPI_{cr}$ 和 $CKD\text{-}EPI_{cr}$ 得出的 GFR 均大于 mGFR，而 $CKD\text{-}EPI_{cyst}$ 得出的 GFR 则小于 mGFR。当 GFR 大于 60ml/(min・1.73m²) 时，全部 4 种公式得出的 GFR 均大于 mGFR，但三种 CKD-EPI 公式更准确[82]。虽然使用碘肽酸盐来测定 GFR 是最理想的方法，但临床上不可行，因此 eGFR 计算公式是必需的。结果表明，不管在老年人还是年轻人中，基于肌酐和胱抑素 C 两者计算出的 GFR 是令人满意的，应用基于血肌酐水平的计算公式得出的 eGFR 大于实际 GFR，会低估老年 CKD 患者的实际数量。

蛋白尿是反映肾脏疾病和内皮功能紊乱的临床指标。在鼠类，衰老特异性的肾功能减退和组织学改变使尿蛋白增多。但在健康的老年人中，并没有出现相同的表现[83]。一项针对西班牙裔人群的研究，通过评估随着年龄增长蛋白尿的发生率，发现老年人蛋白尿的发生率远远高于年轻人，为 10.9% 比 3.4%（$P<0.001$），且蛋白尿通常与高血压、糖尿病肾病有关[83]。NHANES 评估了共 22 244 名年龄大于 6 岁的美国人微量蛋白尿的发生率，发现 40 岁后微量蛋白尿的发生率增高，患有糖尿病、高血压者及女性的发病率显著升高，而没有基础疾病、年龄大于 60 岁者的微量蛋白尿发生率分别为男性 4.9%、女性 5.4%[84]。

治 疗

了解了肾脏衰老的过程，可以发现预防或阻止 CKD 进展的方法。限制能量摄入(CR)被认为是唯一能对抗衰老的干预措施[67]。CR 可以使一些动物寿命延长，减轻氧化应激，改善代谢指标，以及改善衰老表型[6,59,60,85-89]。但是两项包括猕猴的灵长类动物纵向研究得出了不同的结论[85,86]，Wisconsin National Primate Research Center(WNPRC) 研究发现 CR 有利于延长寿命[86]，而 National Institute of Aging(NIA) 研究发现 CR 并不能使寿命延长[85]。NIA 发现 CR 虽不能延长寿命，但能改善年龄相关的健康问题，如糖调节功能改善、氧化应激减轻和恶性肿瘤的患病率降低[85]。WNPRC 发现 CR 可延长寿命，CR 组与对照组的死亡率分别为 13%、37%[86]，寿命的缩短与高胰岛素血症有关[86]。

在一项针对习惯久坐体重超标但健康的个体的随机对照研究中，Heilbrom 及同事[87]随机给予受试者 4 种不同的饮食方案，并测定与寿命、代谢能力和氧化应激相关的生化指标，这 4 种饮食方案分别为维持体重饮食、25% CR 饮食、12.5% CR 饮食加 12.5% 运动能量消耗，以及严格的 CR 饮食。经过短短的 6 个月时间，CR 者表现为身体能量消耗、胰岛素水平、中心体温的显著降低，以及 DNA 损伤的减少[87]。在限制能量摄入饮食时去乙酰化酶发挥了减轻氧化应激、提高自噬和减少细胞凋亡的作用[64,72,75]。白藜芦醇为一种去乙酰化酶激动剂（STAC），Wood 及同事发现[88]，当给予多细胞动物白藜芦醇时寿命延长，这与单纯限制饮食时表现相同。而给予 Sir-2.1（哺乳动脉去乙酰化酶无效变异体）后，增加 STAC 对寿命没有影响[88]。

除了延长寿命，大量动物试验表明 CR 能减少氧化应激和细胞凋亡，同时提高自噬作用和细胞存活率[67,89-91]。与随意喂食的大鼠相比，长期 CR 的成年大鼠表现为随着组织学和功能的改善，线粒体 DNA 的氧化损伤减轻，近曲小管（PCT）的自噬作用增强[67]。CR 使 Sirt1/Foxo3/Bnip 和 p27Kip1 通路的表达增强，也能引起低氧诱发的自噬作用、细胞周期停滞和细胞凋亡减少[67]。短期 CR 同样能改善氧化应激。Jung 及同事[89]给予年龄从 6 个月到 24 个月的雄性大鼠 10 天 CR 饮食后，发现氧化应激和促炎性的转录因子 NF-κB 被抑制，衰老相关的促炎性的酶和黏附分子减少［如可诱导的 NOS、环氧化酶（COX）-2、VCAM-1 和细胞内黏附分子（ICAM）-1］[89]。

然而，老年人很难维持 CR，且这种饮食方式存在营养不良的风险。另一种方案是给予抗衰老药物，这可能会被认为是可笑的。但一些用于治疗老年人糖尿病、高血压和动脉硬化的处方药已宣称具有抗衰老作用，包括 N-乙酰半胱氨酸[55,63]、二甲双胍[91]、噻唑烷二酮[92]、白藜芦醇[88]、他汀类[93]和 ARB 类药物[25]，仍需要进一步的研究来证明这些药物能否在抗衰老、改善肾功能和预后等方面发挥积极的作用。

总　结

随着时间迁移衰老的肾脏发生了结构和功能的变化，表现为 GFR、RPF 和小管功能的下降，组织学特异性的肾小球硬化、小管间质纤维化和萎缩。在环境、遗传因素和性别的影响下，形成一种促纤维化、促炎性和促进细胞凋亡的状态，这种变化可使老年人容易发生 AKI 和 CKD，同种异体移植失败，也与老年人的高死亡率有关。使用药物和转录因子抑制剂、限制能量摄入，改变细胞学和分子学机制，可能改善或延缓病变的发展，从而预防 CKD 进展。作为肾脏病医生，应该充分认识到老年肾脏的变化，老年人 GFR 计算方法的不足，以及常用处方药如 NSAIDS、利尿剂和 RAAS 阻滞剂对肾脏的影响。

（张敏琪、程丽静 译，郑丰 校）

参考文献

1. USA Census. 65+ in United States: 2005. <http://www.census.gov/prod/2006pubs/p1-6.pdf>.
2. Centers for Disease Control and Prevention. Public Health and Aging: Trends in aging – United States and worldwide. *MMWR Morb Mortal Weekly Rep* 2003;**52**:101–6.
3. Hallan SI, Coresh J, Astor BC, Asberg A, Powe NR, Romundstad S, et al. International comparison of the relationship of chronic kidney disease prevalence and ESRD risk. *J Am Soc Nephrol* 2006;**17**(8):2275–84.
4. US Renal Data System: USRDS 2006 Annual Data Report. The National Institutes of Health, National Institute of Diabetes and Digestive and Kidney Diseases Bethesda, MD 2006; 2I: 1-422.
5. Coresh J, Selvin E, Stevens LA, Manzi J, Kusek JW, Eggers P, et al. Prevalence of chronic kidney disease in the United States. *JAMA* 2007;**298**(17):2038–47.
6. Lim JH, Kim EN, Kim MY, Chung S, Shin SJ, Kim HW, et al. Age-associated molecular changes in the kidney in aged mice. *Oxid Med Cell Longev* 2012:1–9.
7. Sataranatarajan K, Feliers D, Mariappan MM, Lee HJ, Lee MJ, Day RT, et al. Molecular events in matrix protein metabolism in aging kidney. *Aging Cell* 2012;**11**(6):1065–73.
8. Yang H, Fogo AB. Cell senescence in the aging kidney. *J Am Soc Nephrol* 2010;**21**(9):1436–9.
9. Zhou XJ, Rakheja D, Yu X, Saxena R, Vaziri ND, Silva GF. The aging kidney. *Kidney Int* 2008;**74**(6):710–20.
10. Joosten SA, van Ham V, Nolan CE, Borrias MC, Jardine AG, Shiels PG, et al. Telomere shortening and cellular senescence in model of chronic renal allograft rejection. *Am J Pathol* 2003;**162**(4):1305–12.
11. Rule AD, Amer H, Cornell LD, Taler SJ, Cosio FG, Kremers WK, et al. The association between age and nephrosclerosis on renal biopsy among healthy adults. *Ann Intern Med.* 2010;**152**(9):561–7.
12. Baylis C. Change in renal hemodynamics and structure in the aging kidney; sexual dimorphism and the nitric oxide system. *Exper Gerontol* 2005;**40**(4):271–8.
13. Hoang K, Tan JC, Derby G, Blouch KL, Masek M, Ma I, et al. Determinants of glomerular hyperfiltration in aging humans. *Kidney Int* 2003;**64**(4):1417–24.
14. Lindeman RD, Tobin JD, Shock NW. Association between blood pressure and the rate of decline in the renal function with age. *Kidney Int* 1984;**26**(6):861–8.
15. Lindeman RD, Tobin J, Shock NW. Longitudinal studies on the rate of decline in renal function with age. *J Am Geriatr Soc* 1985;**33**(4):278–85.
16. Ishani A, Xue JL, Himmelfarb J, Eggers PW, Kimmel PL, Molitoris BA, et al. Acute kidney injury increases risk of ESRD among elderly. *J Am Soc Nephrol* 2009;**20**(1):223–8.
17. Abeulo JG. Normotensive ischemic acute kidney failure. *New Engl J Med* 2007;**357**(8):797–805.
18. Luckey AE, Parsa CJ. Fluid and electrolytes in the aged. *Arch Surg* 2003;**138**(10):1055–60.
19. Fried LF, Shlipak MG, Crump C, Bleyer AJ, Gottdiener JS, Kronmal RA, et al. Renal insufficiency as a predictor of cardiovascular outcomes and mortality in elderly individuals. *J Am Coll Cardiol* 2003;**41**(3):1364–72.
20. O'Hare AM, Bertenthal D, Covinsky KE, Landefeld CS, Sen S, Mehta K, et al. Mortality risk stratification in chronic kidney disease: one size for all ages? *J Am Soc Nephrol* 2006;**17**(3):846–53.
21. Luyckx VA, Brenner BM. The clinical importance of nephron mass. *J Am Soc. Nephrol.* 2010;**21**(6):898–910.

22. Gourtsoyiannis N, Prassopoulos P, Cavouras D, Pantelidis N. The thickness of the renal parenchyma decreases with age: a CT study of 360 patients. *Am J Roentgenol* 1990;**155**(3):541–4.
23. Kaplan C, Pasternack B, Shah H, Gallo G. Age-related incidence of sclerotic glomeruli in human kidneys. *Am J Pathol* 1975;**80**(2):227–34.
24. Hoy WE, Douglas-Denton RN, Hughson MD, Cass A, Johnson K, Betram JF. A stereological study of the glomerular number and volume: preliminary findings in a multiracial study of kidneys at autopsy. *Kidney Int Suppl* 2003;**63**:S31–7.
25. Ma L-J, Nakamura S, Whitsitt JS, Marcantoni C, Davidson JM, Fogo AB. Regression of sclerosis and angiotensin inhibition-induced in PA1-1. *Kidney Int* 2000;**58**(6):2425–36.
26. Ortman J, Amann K, Brandes RP, Kretzler M, Münter K, Parekh N, et al. Role of podocytes for reversal of glomerulosclerosis and proteinuria in the aging kidney after endothelin inhibitors. *Hypertens* 2004;**44**:974–81.
27. Thomas SE, Anderson S, Gordon KL, Oyama TT, Shankland SJ, Johnson RJ. Tubulointerstitial disease in aging: evidence for underlying pericapillary damage, a potential role for renal ischemia. *J Am Soc Nephrol* 1998;**9**(2):231–42.
28. Maric C, Sandberg K, Hinojosa-Laborde C. Glomerulosclerosis and tubulointerstitial fibrosis are attenuated with 17beta-estradiol in the aging Dahl salt sensitive rat. *J Am Soc Nephrol* 2004;**15**(6):1546–56.
29. Abrass CK, Adcox MJ, Rauji GJ. Aging-associated changes in renal extracellular matrix. *Am J Path* 1995;**146**(3):742–52.
30. Satoh M, Fujimoto S, Horike H, Ozeki M, Nagasu H, Tomita N, et al. Mitochondrial damage-induced impairment of angiogenesis in the aging rat kidney. *Lab Invest* 2011;**91**(4):190–202.
31. Takazakura E, Sawabu N, Handa A, Takada A, Shinoda A, Takeuchi J. Intrarenal vascular changes with age and disease. *Kidney Int* 1972;**2**(4):224–30.
32. Darmady EM, Offer J, Woodhouse MA. The parameters of the ageing kidney. *J Pathol* 1973;**109**:195–207.
33. Tracey RE. Age trends of renal arteriolar hyalinization explored with the aid of sections. *Nephron Clin Pract* 2007;**105**(4):c171–7.
34. Tracey RE, Ishii T. What is nephrosclerosis? A lesson from the USA, Japan and Mexico. *Nephrol Dial Transpl* 2000;**15**(19): 1357–66.
35. Davies DF, Shock NW. Age changes in glomerular filtration rate, effective renal plasma flow, and tubular excretory capacity in adult males. *J Clin Invest* 1950;**29**(5):496–507.
36. Sands J. Urine concentrating and diluting ability in aging. *J Gerontology* 2012;**67**(12):1352–7.
37. Liamis G, Rodenburg EM, Hofman A, Zietse R, Stricker BH, Hoorn EJ. Electrolyte disorders in community subjects: prevalence and risk factors. *Am J Med* 2013;**126**(3):256–63.
38. Fuiano G, Sund S, Mazza G, Rosa M, Caglioti A, Gallo G, et al. Renal hemodynamic response to maximal vasodilating stimulus in healthy older subjects. *Kidney Int* 2001;**59**(3):1052–8.
39. Long DA, Mu W, Price KL, Johnson RJ. Blood vessels and the aging kidney. *Nephron Exp Nephrol* 2005;**101**(3):e95–9.
40. Hollenberg NK, Adams DF, Solomon HJ, Rashid A, Abrams HL, Merrill JP. Senescence in the renal vasculature in normal man. *Cir Research* 1974;**34**:309–16.
41. Kielstein JT, Bode-Böger SM, Frölich JS, Ritz E, Haller H, Fliser D. Asymmetric dimethyl, blood pressure, and renal perfusion in the elderly subjects. *Circulation* 2003;**107**(14):1891–985.
42. Erdely A, Greenfeld Z, Wagner L, Baylis C. Sexual dimorphism in the aging kidney: Effects on injury and nitric oxide system. *Kidney Int* 2003;**63**(3):1021–6.
43. Hawkins RC. Age and gender as risk factors for hyponatremia and hypernatremia. *Clin Chim Acta* 2003;**337**(1-2):169–72.
44. Gankam KF, Andres C, Sattar L, Melot C, Decaux G. Mild hyponatremia and risk of fracture in the ambulatory elderly. *QJM* 2008;**101**(7):535–88.
45. Chow KM, Szeto CC, Wong TY, Leung CB, Li PK. Risk factors for thiazide-induced hyponatremia. *QJM* 2003;**96**(12):911–7.
46. Waikar SS, Mount DB, Curhan GC. Mortality after hospitalization with mild, moderate, and severe hyponatremia. *Am J Med* 2009;**122**(9):857–65.
47. Renneboog B, Musch W, Vandemergel X, Manto MU, Decaux G. Mild chronic hyponatremia is associated with falls, unsteadiness, and attention deficits. *Am J Med* 2006;**119**(1):71.e1–8.
48. Borro SL, Beredo R, Kleinfeld M. Hypernatremia in the aging: causes, manifestations, and outcome. *J Natl Asso* 1995;**87**(3):220–4.
49. Davies I, O'Neill PA, McLean KA, Catania J, Bennett D. Age-associated alterations in thirst and arginine vasopressin in response to water or sodium load. *Age Aging* 1995;**24**(2):151–9.
50. Crowe MJ, Forsling ML, Rolls BJ, Phillips PA, Ledingham JG, Smith RF, et al. Altered water excretion in healthy elderly men. *Age Aging* 1987;**16**:285–93.
51. Preisser L, Teillet L, Aliotti S, Gobin R, Berthonaud V, Chevalier J, et al. Downregulation of aquaporins-2 and -3 in aging kidney is independent of V(2) vasopressin receptor. *Am J Physiol Renal Physiol* 2000;**279**(1):F144–52.
52. Combet S, Gouraud S, Gobin R, Berthonaud V, Geelen G, Corman B, et al. Aquaporin-2 downregulation in kidney medulla of aging rats is posttranscriptional and is abolished by water deprivation. *Am J Physiol Renal Physiol* 2008;**294**(6):F1408–14.
53. Trinh-Trang-Tan MM, Geelen G, Teillet L, Corman B. Urea transporter expression in aging kidney and brain during dehydration. *Am J Physiol Regul Integr Comp Physiol* 2003;**285**(6):R1355–65.
54. Tian Y, Riazi S, Khan O, Klein JD, Sugimura Y, Verbalis JG, et al. Renal ENaC subunit, Na–K–2Cl and Na–Cl cotransporter abundances in aged, water-restricted F344 × Brown Norway rats. *Kidney Int* 2006;**69**(2):304–12.
55. Shimizu MHS, Volpini RA, de Bragança AC, Campos R, Canale D, Sanches TR, et al. N-acteylcysteine attenuates renal alteration induced by senescence in rat. *Exp Gerontol* 2013;**48**(2):29–303.
56. Musso CG, Rd Miguel, Algranati L, Farias Edos R. Renal potassium excretion: comparison between chronic renal disease patients and old people. *Int Urol Nephrol* 2005;**37**(1):17–170.
57. Ferder LF, Inserra F, Basso N. Effects of renin-angiotensin system blockade in the aging kidney. *Exp Gerontol* 2003;**38**(3):237–44.
58. Corman B, Barrault MB, Klingler C, Houot AM, Michel JB, Della Bruna R, et al. Renin gene expression in aging kidney: Effect of sodium restriction. *Mech Ageing Dev* 1995;**84**(1):1–13.
59. Wiggins JE, Patel SR, Shedden KA, Goyal M, Wharram BL, Martini S, et al. NFkappaB promotes inflammation, coagulation, and fibrosis in the aging kidney. *J Am Soc Nephrol* 2010; **21**(4):587–97.
60. Schmitt R, Melk A. New insight of molecular mechanisms on renal aging. *Am J Transplant* 2012;**12**(11):2892–900.
61. Melk A, Kittikowit W, Sandhu I, Halloran KM, Grimm P, Schmidt BM, et al. Cell senescence in rat kidney in vivo increases with growth and despite lack of telomere shortening. *Kidney Int* 2003;**63**(6):2134–43.
62. Melk A, Schmidt BM, Takeuchi O, Sawitzki B, Rayner DC, Halloran PF. Expression of pk16INK4a and other cell cycle regulator and senescence associated genes in aging human kidney. *Kidney Int* 2004;**6**(2):510–20.
63. Shimizu H, Bolati D, Adijiang A, Muteliefu G, Enomoto A, Nishijima F, et al. NF-KB plays a role in indoxyl sulfate-induced cellular senescence, fibrotic gene expression, and inhibition of proliferation of proximal tubular cells. *Am J Physiol Cell Physiol* 2011;**301**:C1201–12.
64. Lim HA, Lee EK. PPARγ activation by baicalin suppresses NF-kB-mediated inflammation in aged rat kidney. *Biogerontology* 2012;**13**(2):133–45.
65. Qiao X, Chen X, Wu D, Ding R, Wang J, Hong Q, et al. Mitochondrial pathway is responsible for aging-related increase tubular cell apoptosis in renal ischemia/reperfusion injury. *J Gerontol Biol Sci Med Sci* 2005;**60A**(7):830–9.
66. Zou Z, Lei H, Wang X, Wang Y, Sonntag W, Sun Z. Aging-related kidney damage is associated with a decrease in klotho expression and increased superoxide production. *Age* 2011;**33**(3):26–274.
67. Kume S, Uzu T, Horiike K, Chin-Kanasaki M, Isshiki K, Araki S, et al. Calorie restriction enhances cell adaptation to hypoxia through Sirt1-dependent mitochondrial autophagy in mouse aged kidney. *J Clin Invest* 2010;**120**(4):1042–55.

68. Katida M, Kume S, Takeda-Watanabe A, Kanasaki K, Koya D. Sirtuins and renal diseases: relationship with aging and diabetic nephropathy. *Clin Sci* 2013;**124**(3):153–64.
69. Hoa C-H, Hasse VH. Sirtuins and their relevance to the kidney. *J Am Soc Nephrol* 2010;**21**(10):1620–7.
70. Kume S, Haneda M, Kanasaki K, Sugimoto T, Araki S, Isono M, et al. Silent information regulator 2(SIRT1) attenuated oxidative stress induced mesangial cell apoptosis. *Free Radic Biol Med* 2006;**40**(12):2175–82.
71. Kume S, Haneda M, Kanasaki K, Sugimoto T, Araki S, Isshiki K, et al. SIRT 1 inhibits transforming growth factor β-induced apoptosis in glomerular mesangial cells via Smad7 deacetylation. *J Biol Chem* 2007;**282**(1):151–8.
72. Kuro-o M, Matsumura Y, Aizawa H, Kawaguchi H, Suga T, Utsugi T, et al. Mutation of the mouse klotho gene leads to a syndrome resembling ageing. *Nature* 1997;**390**(6):45–51.
73. John GB, Cheng C-Y, Kuoro-o M. Role of Klotho in aging, phosphate metabolism and CKD. *Am J Kidney Dis* 2011;**58**(1):127–34.
74. Koh N, Fujimori T, Nishiguchi S, Tamori A, Shiomi S, Nakatani T, et al. Severely reduced production of klotho in human chronic renal failure kidney. *Biochem Biophys Res Comm* 2001;**280**(4):1015–20.
75. Lu P, Bboros S, Chang Q, Bindels RJ, Hoenderop JC. The β-glucuronidase klotho exclusively activates the epithelial Ca^{2+} channels TRPV5 and TRPV6. *Nephrol Dial Transplant* 2008;**23**(11):3397–402.
76. Hu MC, Shi M, Zhang J, Pastor J, Nakatani T, Lanske B, et al. Klotho: a novel phosphaturic substance acting as an autocrine enzyme in renal proximal tubules. *FASEB J* 2010;**24**(9):3438–50.
77. Chen T-H, Kuro-O M, Chen CH, Sue YM, Chen YC, Wu HH, et al. The secreted Klotho protein restores phosphate and suppresses accelerated aging in Klotho mutant mice. *Eur J Pharmcol* 2013;**698**(1–2):67–73.
78. Filler G, Bökenkamp A, Hofmann W, Le-Bricon T, Martínez-Bŕu C, Grubb A. Cystatin C as a marker of GFR-history, indications, and future research. *Clin Biochem* 2005;**38**(1):1–8.
79. Fliser D, Ritz E. Serum cystatin C concentration as a marker of renal dysfunction in the elderly. *Am J Kidney Dis* 2001;**37**(1):79–83.
80. Levey AS, Stevens LA, Schmid CH, Zhang YL, Castro 3rd AF, Feldman HI, et al. A new equation to estimate glomerular filtration rate. *Ann Intern Med* 2009;**150**(9):604–12.
81. Inker LA, Schmid CH, Tighiouart H, Eckfeldt JH, Feldman HI, Greene T, et al. Estimating glomerular filtration rate from serum creatinine and cystatin C. *New Engl J Med* 2012;**367**(1):20–9.
82. Kildbride HS, Stevens PE, Eaglestone G, Knight S, Carter JL, Delaney MP, et al. Accuracy of the MDRD (Modification of Diet in Renal Disease) study and CKD-EPI (CKD Epidemiology Collaboration) equations for estimation of GFR in elderly. *Am J Kidney Dis* 2012;**61**(1):57–66.
83. Robles NR, Felix FJ, Fernandez-Berges D, Perez-Castán J, Zaro MJ, Lozano L, et al. Prevalence of abnormal urinary albumin excretion in elderly people: a Spanish survey. *Int Urol Nephrol* 2013;**45**(2):553–60.
84. Jones CA, Francis ME, Eberhardt MS, Chavers B, Coresh J, Engelgau M, et al. Microalbuminuria in US population: Third National Health and Nutritional Examination Survey. *Am J Kidney Dis* 2002;**39**(3):445–59.
85. Mattison JA, Roth GS, Beasley TM, Tilmont EM, Handy AM, Herbert RL, et al. Impact of caloric restriction on health and survival in rhesus monkeys from the NIA study. *Nature* 2012;**489**(7145):316–21.
86. Bodkin NL, Alexanfer TM, Ortmeyer HK, Johnson E, Hansen BS. Mortality and morbidity in laboratory-maintained rhesus monkeys and effect of long term dietary restriction. *J Gerontol Biol Sci Med Sci* 2003;**58**(3):B212–9.
87. Heilbrom LK, de Jonge L, Frisard MI. Effect of 6 month calorie restriction of biomarkers of longevity, metabolic adaptation, and oxidative stress in overweight individuals. *JAMA* 2006;**295**(13):1539–48.
88. Wood JC, Rogina B, Lavu S, Howitz K, Helfand SL, Tatar M, et al. Sirtuin activators mimic caloric restriction delay aging in metazoans. *Nature* 2004;**430**:686–9.
89. Jung KJ, Lee EK, Kim JY, Zou Y, Sung B, Heo HS, et al. Effect of short term calorie restriction on pro-inflammatory NF-kB and AP-1 aged kidney. *Inflamm Res* 2009;**58**(3):143–8.
90. Son TG, Zou Y, Yu BP, Lee J, Chung HY. Aging effect on myeloperoxidase in rat kidney and its modulation by caloric reduction. *Free Radic Res* 2005;**39**(3):283–9.
91. Smith DL, Elam Jr CF, Mattison JA, Lane MA, Roth GS, Ingram DK, et al. Metformin supplementation and life span in Fischer 344 rats. *J Gerontol* 2010;**65A**(5):468–74.
92. Sung B, Park S, Yu BP, Chung HY. Amelioration of age-related inflammation and oxidative stress by PPARγ activator: suppression of NF-κB by 2,4-thiazolidinedione. *J Gerontol* 2006;**41**(6):590–9.
93. Boccardia V, Barbieri M, Rizzo MR, Marfella R, Esposito A, Marano L, et al. A new pleiotropic effect of statins in elderly: modulation of telomerase. *FASEB J* 2013;**27**(6):1–7.

第12章

12

慢性肾脏病进展的病理生理学:源于器官与细胞层面的解析

Anupam Agarwal[a] and Karl A. Nath[b]

[a]Division of Nephrology, The University of Alabama at Birmingham, Birmingham, Alabama, USA, [b]Mayo Clinic, Rochester, Minnesota, USA

简　介

伴随着肾小球滤过率(glomerular filtration rate, GFR)逐步稳定下降,慢性肾脏病(chronic kidney disease, CKD)进展具有显著的组织病理学改变。这些结构的改变通常累及肾脏所有部位。肾小球的改变表现为毛细血管外粘连形成、硬化以及毛细血管袢闭塞;肾小管逐渐萎缩;肾间质由于单核细胞浸润和细胞外基质过度沉积而引起异常扩张,并最终导致整个肾脏血管硬化和毛细血管稀疏和丧失。在病变的肾脏中,肾单位的受损实际上是不均匀且不同步的。分布散在的肾小管萎缩、肾小球硬化和肾间质扩张与残存肾单位的功能亢进同时并存。CKD 中肾功能进行性下降是一个由于损伤和肾单位数目减少所导致的肾功能丧失的累积过程。虽然残存肾单位可以通过部分代偿来减缓肾功能下降,但这些代偿作用往往杯水车薪、远远不足。

目前人们普遍认为,在 CKD 进展的过程中,单独发生于肾脏任何一个固有部位的病变,如肾小球、肾小管、肾间质抑或肾血管,均可影响或直接导致其他各部位的进一步损伤。正是这些肾脏各部位细胞之间的相互作用以及相应的病理生理学改变促进了 CKD 的发生和进展[1-5]。

在本章节中,我们将系统阐述在 CKD 发生过程中肾脏各固有细胞的病理生理学改变以及它们之间的相互影响,并介绍一些与 CKD 进展相关的调节因子和抑制因子。

肾脏各部位的病理生理学改变

肾小球病变

肾小球毛细血管外病变

肾小球疾病主要包括毛细血管内病变、毛细血管外病变,或者两者兼而有之。一般认为,仅局限于毛细血管内的病变对于 CKD 的进展不是至关重要的[2]。但是,毛细血管外部位的病变,特别是足细胞损伤,将会导致进行性的肾小球硬化、肾小管间质炎症浸润、纤维化和肾小管萎缩[2,6-8]。毛细血管外病变可能是原发病变,也可能继发于毛细血管内损伤[9]。

健康状态下,足细胞,尤其是其足突部位决定着肾小球的滤过选择性。当足细胞受损后,足突结构遭到破坏,使其与肾小球基底膜(glomerular basement membrane, GBM)黏附受损,从而导致肾小球性蛋白尿的产生和相应的肾小管蛋白重吸收负荷的增加[2,6-8]。受损的足细胞也表现出向鲍曼囊(Bowman's capsule)伸展等多种细胞超微结构层面的改变。向壁层上皮细胞扩展的足细胞进而形成细胞桥梁结构样改变,直接导致细胞外基质的异常沉积和鲍曼囊粘连。同时,肾小球发生硬化[2,6,8]。裸露的基底膜与鲍曼氏囊之间也可发生一定程度的粘连。这种病理性粘连可损伤壁层上皮细胞和它们与基底膜之间的完整性,导致肾小球滤过液异常地进入肾间质,从而诱发肾间质炎症反应以及邻近免疫细胞和成纤维细胞的聚集。同时,肾小球滤过液也可能进入壁层上皮细胞基底膜内和肾小球与肾小管连接间隙处，继而聚集在近端小管上皮细胞和肾小管基底膜之间的区域。这些聚集的组织液迫使肾小管进一步扩张，转运活力增强，最终导致肾小管的萎缩。

足细胞损伤往往导致壁层上皮细胞的增殖[2,10]。增殖的壁层上皮细胞可通过细胞桥梁或者粘连部位，迁移至裸露的基底膜上。同时，增殖的壁层上皮细胞也可以向鲍曼氏囊外迁移至肾小球-肾小管的连接间隙，导致球-管间间隙变窄，阻碍肾小球滤过液正常进入肾小管。最终，增殖移行的壁层上皮细胞加重肾小球和肾小管的进一步分离，导致无管的肾小球和无球的肾小管等结构性改变。

足细胞病理生理学改变和慢性肾脏病

肾小球相关 CKD 的主要发病机制总会涉及足细胞的病理生理学改变。其主要过程包括以下几个方面[2,6-8,10-13]。第一，足细胞是终末分化的细胞，它不具备再生的功能。但是，去分化的足细胞可以发生增殖和迁移，具有促炎症和促纤维化的表型，并且可促进细胞间桥梁样结构和粘连的形成。关于足细胞疾病的发病机制，新近研究提出了一个全新的概念：有丝分裂崩溃（mitotic catastrophe）。这一观点认为，受损的足细胞可触发 DNA 合成，但最终不能完成有丝分裂过程。足细胞表现为不稳定的有丝分裂阻滞，最终导致细胞凋亡或者从基底膜上脱落。第二，足细胞初始丢失的严重程度决定着肾小球硬化和 CKD 进展的风险及预后。这不仅反映在疾病早期毛细血管外损伤与足细胞丢失的关系，同时，也提示在疾病后期阶段已损伤的足细胞对之前完好的足细胞的影响[17,18]。实际上，这是一个足细胞自我持续损伤的恶性循环。第三，足细胞的损伤和丢失可导致血浆蛋白异常通过滤过屏障。同时，足细胞对这些血浆蛋白的胞吞作用，本身亦可导致足细胞进一步损伤，从而形成了另一种自我持续损伤的模式[19]。第四，足细胞易直接受到 CKD 发病过程中产生的各种病理因素的损伤，例如，肾素-血管紧张素-醛固酮系统（renin-Angiotensin-Aldosterone System，RAAS）、Toll 样受体-4（toll like receptor-4，TLR-4）所依赖的细胞因子、单核细胞趋化蛋白 1（monocyte chemoattractantprotein-1，MCP-1）、转化生长因子 β1（transforming growth factor-β1，TGF-β1）、内皮素 1（endothelin-1，ET-1）等。由这些细胞因子或其他配体激活的细胞内信号系统亦可被活化从而损伤足细胞，其中包括 Wnt、Notch、ERKs、Smads 和 NK-κB 等信号系统[20-23]。第五，作为血管内皮细胞生长因子（vascular endothelial growth factor，VEGF）的主要来源，足细胞分泌产生的 VEGF 具有保持内皮细胞完整性的作用。足细胞的损伤和丢失可导致 VEGF 对内皮细胞营养能力的下降，从而损害内皮细胞和肾小球毛细血管袢的完整性。

残存肾单位中的肾小球不良反应

与足细胞损伤机制类似的是，残存肾单位中的肾小球不良反应亦包括对原先完好的肾单位进一步损害，从而形成一个自我持续损伤的恶性循环[3,4,24,25]。在肾脏受到损伤或肾切除的情况下，残存肾单位的功能进一步亢进，肾小球和肾小管代偿性肥大[24,25]。残存肾单位的肾小球滤过率增加，这是因为肾小球跨毛细血管液压梯度的增加，继而改变毛细血管袢的血流动力学[24-26]。足细胞能够感知并且对这些机械张力变化做出反应。但是如果这一反应过度或是不足，则可导致足细胞损伤[6,26]。另外，由于残存肾单位中肾小球体积增大，相应的导致足细胞肥大，这种病理性的肥大实际上导致其不能完全覆盖肾小球基底膜。暴露基底膜区域则容易受到侵害并发生粘连。同时，残存肾单位中血流动力学和结构上的改变亦可导致足细胞损伤，并可招募毛细血管外致病因素，从而加速 CKD 的发生发展。

肾小管的病理生理学改变

肾小管对重吸收蛋白的运载

从鲍曼氏囊滤出进入肾小管的白蛋白及其他小分子蛋白最终大多被位于近端小管上皮细胞顶膜区的胞吞蛋白 Megalin 和 Cubulin 所摄取。生理条件下，由肾小球滤出的少量血浆蛋白可被这些胞吞受体重新摄取，并经由内吞体-溶酶体系统降解。而在具有大量蛋白尿的病理状况下，这样的胞吞-降解机制则促使近端肾小管增加其对滤出蛋白的运载、重吸收和降解能力。而过载的蛋白可分解产生大量的趋化因子、促炎症和促纤维化的细胞因子、其他炎症介质和细胞毒物质，包括白介素-6（Intelukin-6，IL-6）、白介素-8（Intelukin-8，IL-8）、MCP-1，ET-1、RANTES、TGF-β1 以及补体 C3 等，进而导致炎症浸润、肾小管细胞凋亡和肾小管萎缩[3,4,27,28]。直接诱发这些促炎症反应的机制主要包括相应的信号通路（如 PKC、ERK 和 JAK/STAT）、氧化应激和转录因子 NF-κB 的激活。

许多基础和临床研究结果表明，作为 NF-κB 依赖的趋化因子，MCP-1 可激活单核细胞和 T 淋巴细胞。首先，体外应用白蛋白刺激肾小管上皮细胞或者在啮齿类动物体内注射白蛋白可显著诱导 MCP-1 表达上调[28]。其次，在 CKD 患者中，上调表达的 MCP-1 主要分布于肾小管，并且它与肾间质白细胞浸润程度密切相关。同时，CKD 患者尿液中分泌排泄的 MCP-1 水平与肾间质白细胞浸润程度和肾功能损伤程度具有一定的相关性[29-31]。最后，在啮齿类动物蛋白尿和肾纤维化模型中，阻断 MCP-1 受体表达可减少肾间质白细胞浸润和肾小管间质纤维化[32-34]。

相关研究亦证实，在肾小球损伤的情况下，肾小管对尿蛋白运载能力的改变是加重 CKD 进展的一个重要因素。这些研究是通过减少肾小管上皮细胞顶膜区的胞吞受体 Megalin 的表达来进行的[35,36]。然而，在应用 Megalin 基因缺失小鼠制作的肾小球疾病模型中，其肾小管损害的程度在两个研究报道中并不完全一致[35-37]。这些结果的差异可能是因为实验的持续时间长短不一，Megalin 敲除的有效性和程度以及其他非 Megalin 依赖途径可能参与蛋白摄取有一定的关系。

肾小管损伤是慢性肾脏病发生发展的基础

在众多的肾小球病变中，急性肾小管损伤实际上是一个非常主要的、不可忽略的病变特征。当前，急性肾损伤（acute kidney injury，AKI）被认为是影响 CKD 患者疾病进展的重要危险因素。当肾脏经受反复的急性损伤时，其反应可能分为三个时相过程，依次包括对急性肾损伤的感知和应激、对损伤的抵抗以及慢性炎症与 CKD 的发生[38]。最近已有研究报道了毒物对肾脏近端小管的长期损害作用[39]。研究发现，在低剂量、短期应用毒物刺激时，急性肾损伤的发生仅局限于 S1 和 S2 段，同时合并局部的炎症反应。这些炎症反应在病理因素撤除后可以得到完全缓解，肾小管完整性亦可得到恢复。但是，当这种损害间断持续数周，肾小管间质纤维化并伴随着肾小球硬化先后发生[39]。这些结果说明由于同一部位受到病理因素的反复刺激，可导致局部的近端肾小管损伤修复失败，最终亦可通过细胞间相互作用影响到肾小球，导致肾小球受损[39,40]。关于肾小管上皮细胞损伤所导致的 CKD 的病理改变包括以下过程：招募吸引、活化促炎白细胞；分泌细胞因子如 TGF-β1 等导致细胞周期停滞和促纤维化反应；周细胞从管周毛细血管网移出，相应的毛细血管丧失，继而导致肾间质纤维化。

残存肾单位中的肾小管不良反应

病变肾脏中或肾组织切除后残存肾单位可表现出肾小球体积增大和高滤过，肾小管肥大、增生以及功能亢进等病理学改变。肾小管的这些病理变化与 CKD 发生发展紧密相关[3,24,41,42]。在残存肾单位中，基于球-管平衡机制，单个肾单位 GFR 的增加会导致肾小管对钠的重吸收增加。肾脏对钠的重吸收是肾耗氧量的主要决定因素。在大部肾切除动物模型中耗氧量/肾单位比值以及在 CKD 患者中耗氧量/GFR 比值均显著增加[43,44]。然而，与正常完整的肾脏相比，残肾中由于钠运输增加，耗氧量亦相对升高，这是由于残存肾单位功能亢进和肥大所必然导致的代谢消耗的增加[43]。在 CKD 中，这种代谢状态的改变至少会以两种方式影响 CKD 进展。第一，残存肾单位耗氧量的增加可能会引起氧化应激并导致相应的损伤[43]。第二，残存肾单位耗氧量增加可导致皮质区缺氧，这是一个公认的导致 CKD 发生发展的经典途径[45-47]。此外，在这些途径中可能还存在正反馈环路：耗氧量增加导致的皮质区缺氧本身就可以促进线粒体过氧化物的产生，而氧化应激过程亦可导致线粒体耗氧量进一步增加[46]。

在残存肾单位中另一个代谢适应性改变是肾脏产氨能力的增强，以此来维持 CKD 过程的酸排泄[48]。氨产物的增加可导致皮质氨分压增加，同时激活补体旁路途径[48]。补充碳酸氢盐可减少肾脏产氨和肾小管间质损伤，减少活性氧产物和 ET-1 的产生[49,50]。大量的临床研究表明，补碱对于延缓 CKD 进展至关重要[50]。

血尿引起的肾小管损伤

大多数肾小球疾病通常均伴有血尿。临床证据表明，血尿是影响 CKD 进展的危险因素[51]。尿液中的红细胞可被肾小管上皮细胞所吞噬[52]，但如前所述[3]，这种吞噬和破坏本身可导致肾小管受损，这主要是因为红细胞破碎后可导致细胞内血红蛋白增加。血红素可促氧化、促炎、促纤维化，能够诱导诸如依赖 NF-κB 途径的 MCP-1 增加[53,54]。血红素还可抑制细胞增殖、诱导细胞凋亡[55]。所以，血尿可通过血红素依赖途径加速 CKD 进展。

肾间质的病理生理学改变

肾间质炎症

肾间质炎症细胞浸润和纤维化程度是预测肾功能

下降及 CKD 进展的重要的组织病理学指标[1]。肾间质炎症主要包括T淋巴细胞和单核细胞的浸润,这些细胞受到由损伤的肾小管和肾小球所产生的趋化因子招募,进而活化并产生大量的炎症细胞因子和其他调节介质[4,5,56]。肾间质浸润的炎症细胞可聚集在受损伤的肾小球周围,从而影响肾小球的滤过功能,这些浸润的肾间质炎症细胞还可导致肾小球毛细血管外病变,从而共同加速 CKD 的进展。肾间质炎症细胞浸润及其伴随的纤维化,特别是在近端肾小管 S1 段和肾小球连接的部分,其可阻碍肾小管开放,从而直接隔离肾小管与肾小球之间的有机联系。

此外,树突状细胞(dendritic cell,DC)也逐渐被认识到具有促进肾间质炎症细胞浸润和加速 CKD 进展的作用[57]。树突状细胞可通过递呈来源于受损肾小球的抗原来激活 T 淋巴细胞[58,59]。同时,树突状细胞也可以能够处理滤过的蛋白所产生的抗原从而诱导 T 淋巴细胞的活化[60]。但是,正如调节性 T 细胞和 M2 型巨噬细胞一样,也有一些树突状细胞的亚型可抑制炎症反应。

如果肾间质炎症一直没有能够得到有效控制,细胞外基质(Extracellular matrix,ECM)的合成和沉积将不断增加,最终则不可避免的导致肾间质纤维化。产生和合成细胞外基质的最主要的细胞类型为成纤维细胞,特别是活化的成纤维细胞(肌成纤维细胞)。

肾间质纤维化

肾间质的肌成纤维细胞可大量的合成Ⅰ型胶原、Ⅲ型胶原以及其他的细胞外基质蛋白,表达 α-平滑肌肌动蛋白(α-smooth muscle actin,α-SMA)[4,5,56,61,62]。在 CKD 中,α-SMA 的表达量可作为反映肾纤维化和肾功能下降的重要指标[61]。但是目前,关于肌成纤维细胞究竟是来源于上皮细胞-间充质细胞转分化(epithelial-mesenchymal transition,EMT)、周细胞(毛细血管周围成纤维细胞)还是纤维细胞(骨髓来源的循环中的成纤维细胞)仍然存在着很大的分歧[4,5,56,61-65]。EMT 的过程和作用尚存争议,而周细胞的参与程度不断被报道,纤维细胞的作用目前仍不明确。

EMT 是指上皮细胞向间充质细胞的转分化过程,它是存在于生物体正常发育和癌变过程中的一种重要的生物学现象[5,6,62,65]。CKD 中,EMT 反映了具有极性的肾小管上皮细胞向非极性的间充质细胞的转变过程,理论上其最终可转化成为肌成纤维细胞。EMT 过程不仅是细胞间的转分化过程,在组织病理学上,其还需要上皮细胞迁移并穿越肾小管基底膜到达肾间质部位。体外实验的证据已强有力的证实了 EMT 的存在。通过模拟病变肾脏的体内环境,在富含 TGF-β1 的培养基中,肾小管上皮细胞可显著转化为具备间充质细胞的表型,发生 EMT。体外培养的上皮细胞其特有的标记如 E-钙粘蛋白逐渐丢失;但同时却具有间充质细胞的特征,如 FSP-1 和 α-SMA 的表达显著上调[5,56,62,65]。但是一些新的研究认为,EMT 并不是导致肾间质纤维化的主要机制,其证据大致可总结为以下三点[65]:第一,尽管有研究通过细胞追踪的方法证实了在体内存在 EMT,但越来越多的更严格的研究均不能证实肾间质肌成纤维细胞来源于 EMT;第二,鲜有证据可证实肾小管上皮细胞经历 EMT 继而产生Ⅰ型胶原[65];第三,至今仍没有令人信服的体内组织病理学的证据可证实体内上皮细胞向肌成纤维细胞的转变,或者上皮细胞穿越肾小管基底膜向肾间质迁移的过程[65]。因此,现有的观点认为,尽管通过模拟各种肾脏病变时的体内环境,体外实验明确证实 EMT 的存在,但是至于 EMT 是否也存在于病变的肾组织内,并且作为肾间质肌成纤维细胞的重要来源仍需进一步的实验证实。

相比较而言,周细胞目前逐渐被认为可能是 CKD 中肌成纤维细胞的前体[63-65]。在生理状态下,周细胞嵌入在管周毛细血管、毛细血管前小动脉和毛细血管后微静脉的基底膜上。周细胞可通过细胞质与管周及其邻近的毛细血管内皮细胞发生接触,从而可以协助维持毛细血管结构和功能的完整性[63,64]。最近,基于 CKD 模型中细胞命运和示踪图谱的研究发现,周细胞在疾病早期即开始从管周毛细血管基底膜向肾间质迁移,并且转化为肌成纤维细胞。此外,丢失的毛细血管周围的周细胞可影响毛细血管及内皮细胞的完整性和活力,从而导致内皮细胞丢失、毛细血管网稀疏甚至完全丧失。这些病变机制可进一步加重肾皮质缺血缺氧及肾小管萎缩[63,64]。

CKD 中,周细胞受损、异位等细胞学改变所涉及的分子机制多包括调节内皮细胞和周细胞的相关信号通路[66]。内皮细胞表达 VEGF 受体并产生血小板来源的生长因子(Platelet derived growth factor,PDGF),相反的是,周细胞可表达 PDGF 受体而产生 VEGF。在 CKD 模型中,无论是阻断内皮细胞 VEGF 受体还是周细胞 PDGF 受体均可影响前述的病理生理学过程。因此,这些过程反映了在受损肾脏中内皮细胞与周细胞之间的过渡异常的相互作用,并且它们依赖于 PDGF 和 VEGF 受体相关的信号通路的活化。

肌成纤维细胞所产生的Ⅰ型胶原、Ⅲ型胶原、纤连蛋白和其他一些重要的细胞外基质成分可受到诸如TGF-β1、PDGF、结缔组织生长因子(connective tissue growth factor,CTGF)、成纤维细胞生长因子(fibroblast growth factor,FGF)以及血管紧张素Ⅱ的转录调控[5,56,61]。这些促纤维化因子可激活细胞内信号通路,并可通过整合素和其他跨膜蛋白与细胞外基质蛋白发生关联[5]。

毛细血管稀疏

管周毛细血管的不稳定或丧失多因周细胞脱落,这些变化会导致肾小管缺血和肾皮质区缺氧。进展的肾间质纤维化亦促使残余毛细血管与肾小管间不断分离而导致肾皮质区缺氧的进一步加重[63,64,66]。皮质区缺氧可表现多种多样的促炎症和促纤维化的作用[45-47]。缺氧亦可促进树突状细胞分化,进而刺激T淋巴细胞发生增殖[67],其与缺氧诱导因子-1α、TGF-β1以及其他纤维化依赖的信号通路密切相关[5,45,46,56]。毛细血管稀疏也可严重的损伤肾小球,因为管周毛细血管网数目减少可导致肾小球后阻力增加,最终使得肾小球静水压升高并造成肾小球血流动力学改变[1]。

表12.1系统总结了进展性CKD中针对肾脏各固有部位及其间相互作用的主要研究进展。

表 12.1 肾脏各固有部位病理生理学改变导致的 CKD 进展

病理学改变	作用方式
肾小球病理学改变	足细胞损伤与丢失,粘连形成
	增殖的壁层上皮细胞围绕肾小球发生移行,最终破坏肾小球与肾小管之间的连接间隙,导致管样肾小球和球样肾小管的形成
	肾小球滤过液异常滤入肾间质,诱发间质炎症
	肾小球滤过液异常滤入球周,促使肾小管上皮细胞和基底膜分离,导致肾小管萎缩
	肾小管对异常滤过蛋白的运载
	呈递来自损伤肾小球的抗原至肾小管间质
	受到炎症损伤的肾小球将含有细胞因子的滤液渗透到肾小管间质
	细胞因子自炎性肾小球漏入肾小管间质
	肾小球血流动力学的改变可导致残存肾单位损伤
肾小管病理学改变	肾小管运载和代谢异常滤过的蛋白质导致肾间质炎症和纤维化
	肾小管损伤导致肾间质的炎症和纤维化
	血尿引起肾小管损伤
	残存肾单位中肾小管代谢状态发生适应性改变
肾间质病理学改变	T淋巴细胞-单核细胞/巨噬细胞-树突状细胞的相互作用和细胞增殖
	肾小球周围的肾间质炎细胞聚集并与毛细血管外肾小球发生协同作用
	肾小球-肾小管连接处的间质炎细胞聚集可损坏球管连接处结构并形成异常球样肾小管
	从管周毛细血管招募主要的肌成纤维细胞前体:周细胞
	间质肌成纤维细胞的增殖和合成活性增加
	上皮细胞-间充质细胞转分化
	招募循环中骨髓来源的纤维细胞
	细胞外基质产物合成和沉积增加,导致纤维化
肾血管病理学改变	毛细血管周围的周细胞丢失引起肾间质血管的不稳定,甚至丧失
	肾间质毛细血管网稀疏
	肾小管缺血和肾皮质区缺氧导致肾小管萎缩
	肾皮质区缺氧刺激加重肾间质炎症和纤维化
	管周毛细血管的丢失增加肾小球后血管压力,肾小球静水压升高,易受到血流动力学变化的影响

慢性肾脏病中特定的调节介质和抑制因子

转化生长因子β

转化生长因子β(TGF-β)对启动和调节组织损伤修复起着核心作用。无论是何种病因,TGF-β的过度异常表达均与CKD的进展直接相关[68]。TGF-β属于包括抑制素/激活素家族、骨成形蛋白家族以及TGF-β家族在内的大家族蛋白成员[69]。TGF-β信号通过与其Ⅱ型受体即丝氨酸/苏氨酸激酶受体结合,继而诱导其Ⅰ型受体的活化。而细胞内信号则由Smad蛋白所介导[70]。受体活化型 Smad 蛋白(Smad1、2、3、5、8)通过与受体相互作用被磷酸化[70,71]。这使得该类型 Smad 蛋白可以与共同通路型 Smad 蛋白(Smad4)形成低聚复合物,随后转移入核并启动靶基因转录[70,71]。另一类的 Smad 蛋白可称为抑制型蛋白,包括 Smad6 和 Smad7,其主要作用是抑制受体活化型 Smad 蛋白的活性[70,71]。此外,TGF-β 也参与了通过非 Smad 依赖途径的靶基因的激活,如促有丝分裂原活化蛋白激酶,Rho 家族蛋白和 3-磷酸肌醇激酶等途径。

TGF-β 家族主要有 5 个成员。其中,对在哺乳动物中表达的 TGF-β 家族成员 TGF-β1、TGF-β2 和 TGF-β3 研究较为广泛[73]。TGF-β 和骨形成蛋白-7(bone morphogenetic protein 7,BMP-7)在信号通路组成上基本相似,都通过 Smad 蛋白来实现。但是在功能上相互间却通过完全相反的调节机制来保持生物学平衡。在 CKD 中,TGF-β 的激活主要通过 Smad 2/3 途径;而相反的是,BMP-7 的活性在肾脏损伤后却通过 Smad 1/5/8 途径而下调。上调表达的 TGF-β 可以阻断 BMP-7 表达,而增加的 BMP-7 又可以反过来抑制 TGF-β 信号的激活。在肾脏中,BMP-7 表达于多种类型的细胞中,并且能够促进肾脏损伤的修复。最近的研究表明,口服 BMP-7 激动剂(THE-123)可显著减轻包括糖尿病肾病在内的 CKD 动物模型的肾纤维化程度[74]。

TGF-β1 与许多肾脏疾病发病机制密切相关,如 IgA 肾病、环孢素肾病、局灶性节段性肾小球硬化、新月体肾炎、狼疮性肾炎、糖尿病肾病、梗阻性肾病、轻链沉积性肾病和移植肾慢性排斥性肾病等[68,75-77]。无论是动物模型还是人类疾病,在病理进程中,TGF-β1 均参与了肾纤维化的发生发展。它不仅可诱导细胞凋亡、促进细胞外基质沉积,而且可以减少蛋白酶合成、增加蛋白酶抑制剂表达水平,如基质金属蛋白酶抑制剂和整合素蛋白[78,79]。过表达 TGF-β1 的小鼠可表现出肾病综合征样改变、进行性肾小球硬化直至尿毒症产生,并且在 15 周龄死亡[80]。TGF-β1 表达上调亦与肾小管上皮细胞凋亡相关,并被认为是 CKD 中导致肾小管萎缩的主要机制之一[81]。TGF-β 也参与了由于足细胞凋亡和脱落,以及它们所导致的蛋白尿产生的病理过程[82]。同样,TGF-β 诱导内皮细胞凋亡的相关机制可以解释管周毛细血管丢失以及与之相关的间质纤维化和肾小管萎缩[83]。此外,TGF-β 也可以调节 CKD 中与肾纤维化进展相关的微小 RNA 的表达。

在糖尿病中,晚期糖基化终末产物可诱导近端肾小管上皮细胞 TGF-β 的表达增加,导致肾小管间质纤维化[84]。高糖刺激也可诱导上调肾脏固有细胞或浸润细胞中 TGF-β 的表达[85,86]。在糖尿病动物模型或者糖尿病患者病变的肾脏中,TGF-β 的表达水平均明显升高[87,88]。在肾小球原位过表达 TGF-β 则可导致蛋白尿产生、肾小球硬化和肾纤维化[89]。而应用抗 TGF-β 抗体可减轻小鼠早期糖尿病肾病症状及相关表现[90]。值得提出的是,即使在健康人群一过性高血糖的状态下,在其尿液中也可检测到上调表达的 TGF-β,同时还伴随氧化应激的发生,如 F2-异前列腺素表达增加等。

在 CKD 中,虽然 TGF-β 主要起着重要的促纤维化作用,但同样具有稳定和减缓组织损伤等相对“好”的一面。其正面机制可能是通过诱导细胞保护蛋白如血红素氧化酶的表达从而抵消其加速组织损伤的不良作用。但是,在 CKD 以及肾纤维化过程中,TGF-β 的核心作用仍然是促纤维化,这个观点已经被广泛认可并接受。因此,干预调节 TGF-β/Smad 信号通路是完全可行的抗纤维化的治疗策略。在一项正在进行的临床研究中,应用 TGF-β 单克隆抗体来治疗类固醇激素抵抗的局灶性节段性肾小球硬化患者,目前该试验已进入二期临床阶段(Clinicaltrials. gov 临床实验序号:NCT01665391)[96]。

肾素-血管紧张素-醛固酮系统

RAAS 是一个受精准调控的激素系统,其在血压调控、心肾功能调节,特别是在保持水电解质平衡方面具有非常重要的作用[97]。当动脉血压下降、循环血量减少以及肾灌注减低时,肾单位中的肾小球旁器将分泌肾素经肾静脉进入全身循环。肾素可催化肝脏分泌进入血浆中的血管紧张素原转化为血管紧张素Ⅰ,后者在肺组织产生的血管紧张素转化酶的作用下可转变为血管紧张素Ⅱ。血管紧张素Ⅱ则通过其 1 型和 2 型两个 G 蛋白偶联受体作用于靶器官。血管紧张素Ⅱ其他两个受体亚型分别为 3 型和 4 型受体。1 型受体在肾脏、心脏、血管、肾上腺皮质、肺以及脑组织表达丰度较高,其介导着血管紧张素Ⅱ的血管收缩作用。同时,1 型受体也可以调节醛固酮释放和血管平滑肌细胞的增殖。2 型受体则参与细胞凋亡、细胞外基质产生和细胞分化等生物学过程。

活化的 RAAS 对 CKD 进展影响的机制主要包括其对系统及局部血流动力学的影响,以及重要的、非血流动力学依赖的生物学效应诸如促进氧化应激、炎症和纤维化等[97]。这些作用机制都是通过肾内血管网直接或间接的介导,特别是在出球、入球小动脉和球内毛细血管网、系膜细胞、足细胞以及肾小管间质部位[98]。RAAS 对血流动力学影响的机制已经被熟知并得到广泛的研究,它所介导的促氧化应激、促炎和促纤维化的作用与 CKD 的进展也密切相关[99]。血管紧张素Ⅱ可通过激活血管平滑肌细胞内的烟酰胺腺嘌呤二核苷酸(NADH)和烟酰胺腺嘌呤二核苷酸磷酸(NADPH)氧化酶系统来促进超氧化物的产生。血管紧张素Ⅱ可活化促炎转录因子 NF-κB,也可调控其他大量的细胞因子、生长因子、趋化因子和黏附分子的表达。血管紧张素Ⅱ可与生长因子(如 TGF-β 和 CTGF 等)和细胞外基质蛋白(如胶原、纤维连接蛋白等)相互作用而促进肾纤维化进展。血管紧张素Ⅱ还可通过一氧化氮通路或激活氧合酶系统来共同调节肾脏血流动力学状况。此外,血管紧张素Ⅱ还可以调节肾上腺醛固酮的释放。

动物实验的结果表明,醛固酮在 CKD 进展中同样具有重要的作用[100]。醛固酮可经由基因组和非基因组通路,通过盐皮质激素受体来实现其调控作用,尽管其他醛固酮受体如 GPR30 已经被识别确定。醛固酮除了调节肾脏水电解质平衡外,还可以通过诱导氧化应激、炎症和纤维化直接作用于血管、肾脏和其他器官,从而导致 CKD 进展加速。

氧化应激

氧化应激是指促氧化产物生成过度和抗氧化剂不足之间的不平衡所导致的组织损伤。氧化产物主要来源于通过膜结合烟酰胺腺嘌呤二核苷酸磷酸氧化酶以及线粒体电子传递链所导致的氧分子的单价还原,从而导致超氧化物阴离子的释放,继而快速地被超氧化物歧化酶转化为过氧化氢,后者则被谷胱甘肽过氧化物酶和过氧化氢酶所分解。过氧化物可以与一氧化氮相互作用生成过亚硝酸盐。过氧化氢可以通过芬顿(Fenton)反应产生羟基,而过氧化物酶可以催化过氧化氢与氯离子形成次氯酸。在正常情况下,肾脏可代谢生成过氧化氢,并由耗氧量相对较高的钠离子转运所驱动。实际上,无论是肾脏固有细胞、浸润细胞还是肾内血管网都可以合成、产生氧化产物。由于红细胞含有高水平的谷胱甘肽和抗氧化酶,CKD 所表现出来的贫血症状实际上也与氧化应激状态有一定的关系。

目前,检测氧化应激水平主要包括对脂类、蛋白质、脱氧核糖核酸或碳水化合物的修饰物的测定,并用它代表氧化应激的印迹。但是,由于高反应性分子的特性是半衰期非常短,通常需要在数秒钟内测定,因此直接测量氧化产物具有一定挑战性。在 CKD 中,显著增加的常用标记物包括硫代巴比妥酸反应物质、丙二醛、氧化脂质、F2-异前列腺素、蛋白质羰基化合物、硝基酪氨酸、非对称二甲基精氨酸、核酸和 8-羟基-2-脱氧鸟苷。另一方面,CKD 中一些抗氧化机制则遭到削弱。例如,一些抗氧化酶的表达水平显著降低,如超氧化物歧化酶、谷胱甘肽过氧化物酶、过氧化氢酶等。抗氧化剂维生素 E 和 C 以及金属结合蛋白如转铁蛋白和硒蛋白在 CKD 模型中亦显著下调。

氧化应激在 CKD 的发生发展过程中具有非常重要的作用。这一结论主要依据在于:第一,无论是动物模型还是人类原发性或继发性肾小球疾病,氧化产物的生成显著增加;第二,在动物模型中,抗氧化剂治疗策略明显有效;第三,氧化产物可以促使正常肾脏产生类似于 CKD 样的病理改变[101]。一些病理因素通过产生氧化产物或者被不同氧化产物激活,从而促进 CKD 进展,这些包括蛋白尿中的白蛋白、血管紧张素Ⅱ、氧化脂质、尿酸、一氧化氮、生长因子、剪切应力及醛固酮等。在病变的肾脏中,由于肾小球的选择通透性缺失,导致大量蛋白质异常滤入肾小管。在肾小管,肾小球滤过液中的白蛋白等可被包括 Megalin 和 Cubilin 等在内的胞吞蛋白所吞噬,激活相关的细胞内信号通路,调控转录因子 NF-κB,从而导致其靶基因 MCP-1、ET-1、细胞因子和趋化因子在近端肾小管表达,并向基底膜外侧表面释放,继而作用于肾间质内的细胞成分。同时,这些被胞吞的蛋白质还可以激活补体、诱导细胞凋亡。上述这些病理生理学改变是由于活性氧生成增加所致,它们既可被氧化产物所激活,亦可为抗氧化剂所阻断。

蛋白尿性肾脏疾病往往与脂质代谢异常相关。在这类肾脏疾病中,肾小管细胞暴露于包括脂蛋白在内的一系列大分子蛋白质中。滤过的脂蛋白可在肾小球微循环中被金属离子如转铁蛋白释放的铁离子或者红细胞来源的血红素诱导,被氧化修饰。或者,在重吸收后肾小管上皮细胞中被氧化。类似于脂质在动脉粥样硬化中的所起到病理作用,修饰的脂蛋白亦可以通过增加活性氧、激活 NF-κB 和促炎基因表达、加速细胞外基质合成与沉积、诱导肾小管细胞凋亡以及促进血管损伤来进一步损伤肾小管间质。

由于氧化产物具有多样性的细胞学作用和功能,打破促氧化和抗氧化之间的平衡可诱导氧化应激,实际上这也为制定防治 CKD 的有效策略和手段提供了新的靶点[101]。虽然动物实验相关结果是比较理想的,但临床研究到目前为止还不能证实抗氧化剂的有效性。最近的一项关于一种抗氧化和抗炎新药由于严重的心血管方面的副作用,3 期临床试验被提前终止[102]。该新药是对氧化还原敏感的转录因子的活化剂,能激活核因子相关因子-2(NF-E2 related factor-2,Nrf-2)。在早期的 2 期临床试验阶段,研究结果显示该药物可以显著延缓糖尿病肾病的进展[103]。由于抗氧化剂往往也具有促氧化的特性，靶向针对有氧化产物累积的特定部位的抗氧化治疗也许可能会更加行之有效。

内皮素

ET是一种很强的具有血管收缩功能的多肽类家族。它包括ET-1、ET-2和ET-3三个亚型。作为最主要的亚型，ET-1多表达于内皮细胞。在肾组织中，其主要表达于肾小球（内皮细胞、足细胞和系膜细胞）、肾小管上皮细胞、集合管、固有的和浸润的肾间质细胞[104]。ET-1的最初产物是前内皮素原，由212个氨基酸组成，经内肽裂解酶及羧肽酶的作用剪切形成含38个氨基酸的前内皮素，也称为大内皮素。大内皮素再通过内皮素转换酶作用，形成含21个氨基酸的成熟的ET-1。CKD发病过程中的一些病理因素，如血管紧张素Ⅱ、血管加压素、活性氧、生长因子和酸中毒等均可刺激生成ET-1；而一氧化氮、前列环素和钠尿肽等则可抑制ET-1的表达。在机制上，ET-1主要通过两个细胞膜上的受体，即内皮素受体A（ET_A）和内皮素受体B（ET_B）来发挥其生物学效应。大量表达于血管平滑肌细胞ET_A的激活可导致血管收缩，而主要表达于血管内皮细胞的ET_B的激活，则可通过一氧化氮和前列环素途径介导血管扩张。除了内皮细胞，ET_B还大量表达于肾脏集合管系统。

ET不仅在维持正常生理功能起着重要作用，而且它也是肾脏和其他器官相关疾病的主要致病因素[105]。在肾组织中，ET-1可调节肾血流量、肾小球滤过率、尿钠排泄、体液和酸碱平衡[106]。在病理生理状态下，ET-1可导致血压升高、内皮功能障碍、血管张力增加和动脉硬化，它还可以通过影响肾小球血流动力学而导致蛋白尿的产生。ET-1是单核细胞的趋化因子，它也能与肾间质成纤维细胞结合，促使其增殖和细胞外基质生成，从而进一步加重肾小管间质炎症浸润和肾纤维化。除外具有强大的血管收缩功能外，ET-1还具有独立于对血压影响之外的生物学作用[104]。过表达ET-1可导致小鼠产生显著的肾脏、心脏和肺的炎症浸润和器官纤维化[107]。而在没有高血压的情况下，局限于内皮细胞过表达ET-1则可引起明显的血管炎症反应[108]。正是认识到ET-1在CKD进展中具有重要作用，相关的临床试验已开始着手研究ET-1拮抗剂对于改善糖尿病和非糖尿病患者血压、蛋白尿、炎症浸润和纤维化的作用或疗效[104]。

微小 RNA

微小RNA（MicroRNA，miRNA）是一类由内源基因编码的长度约为22个核苷酸的非编码单链RNA分子，它们在动、植物中参与转录后基因表达调控。它们可以结合到目的基因3'端的非编码区，从而抑制翻译或者诱导大量靶基因mRNA的降解。miRNA可调节大量的细胞和分子生物学过程。过度异常表达的miRNA与CKD的发生发展，尤其是肾纤维化的病理生理过程紧密有关[109]。原始的miRNA通过核内Drosha酶和双链核苷酸结合蛋白DGCR8加工形成miRNA的前体。具有发夹结构的约70个碱基大小的单链RNA前体经过Dicer酶加工后形成成熟的单链miRNA。包含靶基因互补序列的miRNA被编码到RNA诱导的沉默复合物，后者包含Argonaute蛋白、Dicer酶以及转录激活的RNA结合蛋白等。这一复合物中的miRNA可结合到靶基因的3'端非编码区[110]。除了可抑制转录后调控起始和延长的过程，miRNA还能够结合到靶基因启动子区域从而抑制基因表达。

在肾脏中表达的一些miRNA，在疾病状况下其水平可增可减[109,111]。例如，在肾脏中高度表达的miRNA-192，在糖尿病肾病动物模型病变的肾小球中的表达仍持续增加。高糖和TGF-β能够促进miRNA-200和miRNA-192在系膜细胞的表达，并可同时上调细胞外基质相关基因的表达，如胶原等。而在肿瘤细胞系中，TGF-β可导致miRNA-200和miRNA-192表达显著下调，这说明由miRNA所介导的表达调控作用是由特定的细胞类型所决定的。此外，在糖尿病肾病小鼠模型中，miRNA-377也被证实具有促进疾病进展的作用。它可下调p21活化激酶和锰超氧化物歧化酶的表达，并上调纤维连接蛋白的表达水平。在肾脏炎症和纤维化相关的动物模型中，miRNA-21是最早被识别的、显著上调的微小RNA。阻断miRNA-21的表达或者敲除miRNA-21基因可减轻肾纤维化[112,113]。miRNA-21所介导的这些病理生物学作用主要是通过下调TGF-β表达、抑制细胞外基质合成和沉积、减轻炎症、改善和调节上皮细胞代谢尤其是过氧化物酶增殖物激活受体α介导的脂质代谢信号通路等途径来实现的。研究还表明，足细胞特异性敲除Dicer酶可导致显著的小鼠表型改变，包括蛋白尿产生、足突融合、肾小球基底膜异常和肾脏疾病的快速进展，这些结果均证明miRNA在肾小球病变中具有重要的作用[114,115]。

目前，靶向拮抗miRNA已经成为CKD临床前模型的一个潜在的治疗策略。但是，值得注意的是，单个miRNA可以同时调节多个不同的基因而多个miRNA亦可同时调控某个相同的基因。基因-miRNA间相互作用的特异性对其功能的影响是需要谨慎考虑的问题。当前，在miRNA家族中仍存在很多尚未认识清楚的问题。

因此,在着手制定特异性的靶向治疗策略前,充分理解 miRNA-miRNA 间的相互作用是非常必要的[110]。

Wnt 信号通路

Wnt 信号是一个进化上高度保守的、复杂的、调节细胞-细胞间相互作用的信号通路。它能调控包括细胞命运决定、形态发生、细胞增殖、极化和迁移等在内的多种细胞生物学行为[116]。Wnt 一词是由 Int(Integration 1 基因)和 Wg(Wingless 基因)组合而成,它代表着 Wingless 相关的整合位点。Wnt 信号通路有三种:经典 Wnt 通路(canonical Wnt/β-catenin pathway)、非经典 Wnt/平面细胞极化通路(noncanonical Wnt/planar cell polarity pathway,PCP)和非经典 Wnt/钙离子通路(noncanonical Wnt/calcium pathway)。经典的 Wnt/β-连环蛋白信号通路可以导致细胞质 β-连环蛋白在细胞浆中的积累,最终发生核移位并激活转录因子(T 淋巴细胞因子和淋巴细胞增强因子)以及下游靶基因的表达。Wnt 靶基因主要包括一些与细胞外基质和纤维化相关的蛋白如纤溶酶原激活物抑制剂-1,纤连蛋白,成纤维细胞特异性蛋白-1,基质金属蛋白酶-7 等。非经典的细胞极性通路可影响细胞骨架功能、决定细胞的形态;非经典的 Wnt/钙通路可调节细胞内钙水平的变化。同时,Wnt 信号通路也可与其他信号途径发生相互作用,例如糖原合成激酶 3 信号通路等。

Wnt 信号通路在肾脏发育中的重要作用已得到广泛研究和认识。晚近的大量研究表明,在肾脏疾病如糖尿病肾病、移植肾慢性排斥性肾病和多囊肾,特别是有关肾纤维化的发生发展过程中,Wnt 信号通路的异常活化对疾病的进展具有非常重要的作用[116]。与从健康人群所分离得到的单核细胞相比,从 4 期和 5 期的 CKD 患者血液中分离的单核细胞具有很高的经典 Wnt 信号通路[117]。此外,研究还表明,抗衰老蛋白 Klotho 也是一种内源性 Wnt/β-连环蛋白信号通路的天然拮抗剂[118]。Klotho 能阻断 Wnt 促发的 β-连环蛋白的活化、核移位以及下游靶基因表达[118]。值得期待的是,Wnt 通路调节剂口服剂型的开发将为进一步研究肾纤维化过程中 Wnt 信号通路的作用提供更强大的工具。

血红素氧化酶

血红素氧化酶(heme oxygenases,HO)在血红素降解为等摩尔的铁、一氧化碳及胆绿素的限速步骤中可起到催化剂作用[119-121]。胆绿素随后通过胆绿素还原酶转化成胆红素,而铁离子则被铁蛋白所摄取。HO 有两个亚型,即 HO-1 和 HO-2[119-121]。HO-1 受血红素产物以及多种非血红素的刺激因子所诱导,其中部分刺激因子实际上是 CKD 进展过程中的致病因素,包括血管紧张素Ⅱ、缺氧以及生长因子诸如 PDGF、TGF-β1 及其他生长因子[119-121]。相比较而言,HO-2 则为一种机体组成酶,可对细胞功能起着生理性的调节作用。HO-1 介导的细胞保护作用则与血红素中促氧化分子的降解和诸如胆绿素/胆红素及一氧化氮等有益产物的生成有关。胆红素通过清除过氧自由基和抑制脂质过氧化作用来发挥其抗氧化作用[122]。铁蛋白作为细胞内的铁储存单位,与 HO-1 被共同诱导活化,导致血红素降解释放的铁离子以游离铁形式存在[123]。一氧化碳则可通过环磷酸鸟苷和钾离子通道发挥其舒张血管的作用[124],同时它还具有抑制细胞凋亡和免疫调节的功能[125]。此外,过表达 HO-1 所发挥的保护作用也可归因于细胞周期调节蛋白 p21 的表达上调[126]。

在不同病理条件下,组织器官中 HO-1 及其产物特别是一氧化碳所具备抗纤维化的特性已被广泛研究。Fujita 等研究证实,在应用 HO-1 基因敲除小鼠制作的严重缺血肺损伤模型中,吸入的一氧化碳可通过抑制关键促纤维化因子纤溶酶激活物抑制剂-1 而增加小鼠的生存率[127]。在大鼠缺氧模型中,应用化学方法抑制 HO-1 可降低一氧化碳水平,从而导致Ⅰ型、Ⅲ型胶原和 TGF-β 的表达上调[128]。此外,外源性一氧化碳还可抑制人成纤维细胞的增殖[129]。

大量的体外和体内研究均证实了 HO-1 在损伤和疾病模型中的保护作用[119-121]。将 HO-1 基因敲除小鼠反复暴露于血红素蛋白就会导致严重的间质细胞炎症浸润,同时伴随显著的 MCP-1 表达上调和 NF-κB 的激活[54]。除了可防止急性细胞毒性的作用外,HO-1 还能减轻肾脏和非肾组织的炎症反应[130]。HO-1 基因敲除小鼠(20～24 周龄以上)可表现出以慢性肾脏及肝脏炎症、组织铁沉积、贫血、脾肿大和组织损伤易感性增强为特征的表型改变,这些改变显示 HO-1 的生物学意义[131]。更重要的是,这些体外实验和动物模型的研究结果与人类的病例报告是基本一致的。两名 HO-1 缺乏患者的临床表现与 HO-1 基因敲除小鼠的表型改变有一定的相似性,包括广泛的动脉粥样硬化、肾小管扩张、萎缩、炎性细胞浸润以及间质纤维化等明显的肾小管间质损伤[132,133]。由于人类 HO-1 基因启动子的高度多态性并且包含一个(GT)重复区域,因此,HO-1 表达水平在不同的人群中往往存在一定的差异。有证据表明,伴有较低的(GT)n 重复区域的患者 HO-1 表达水平往往相对较高。在临床上,该类患者对肾移植后存活[134]、血管狭窄[135]、动静脉瘘使用寿命[136]、多囊肾[137]和 IgA 肾病等疾病治疗的预后相对更好。目前一些临床试验开始着手研究 HO-1 相关产物在临床治疗中的有益作用,包括一氧化碳在肾移植中的作用(Clinicaltrials. gov 临床实验序号,NCT00531856)和胆红素在内毒素血症中的作用(Clinicaltrials. gov 临床实验序号,NCT00916448)。

酸-碱状态

酸碱失衡,特别是代谢性酸中毒,是终末期肾脏病常见的并发症。这也说明肾脏在维护正常酸碱内环境稳态方面具有重要的作用。肾脏酸负荷主要来源于饮食。代谢性酸中毒与慢性肾病的进展密切相关,同时它也可以导致终末肾脏病患者的肌肉流失[138]。酸中毒引起的慢性肾脏病进展机制已经在动物模型中得到证实[48]。肾实质的减少使残存肾单位的产氨增加,氨与补体 C3 反应,通过补体旁路途径,可加重局部肾小管的中毒反应和炎症浸润,形成补体介导的组织损伤[48]。在肾大部切除模型中,这些病理学改变可通过补充碳酸氢钠得到缓解甚至逆转。此外,酸负荷还可增加血管紧张素Ⅱ、醛固酮及 ET-1 的表达,从而促进氢离子排泄,这也是影响 CKD 进展和肾纤维化的主要病理机制之一[139]。

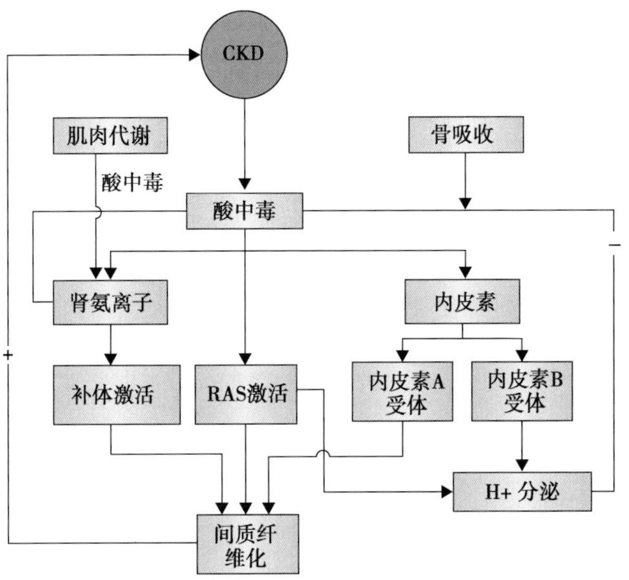

图 12.1 代谢性酸中毒在慢性肾脏病进展中的致病机制。在 CKD 中,为了保持水电解质平衡,肾单位产氨增加,激活了补体旁路途径,促进了炎症介质的合成。另一个肾毒性物质 ET-1 则可引起血管收缩、炎症、纤维化以及肾脏代谢性酸中毒,这也与血管紧张素Ⅱ和自由基反应有关。由于酸性物质滞留以及 GFR 下降导致 ET-1 合成增加,继而引起血清醛固酮浓度的增加。酸中毒进一步的后果还包括肌肉和骨骼代谢紊乱,导致肾性骨营养不良

同时,代谢性酸中毒还可通过激活泛素-蛋白酶体途径来抑制白蛋白产生,促进骨骼肌分解代谢。慢性代谢性酸中毒还会影响破骨细胞的骨吸收而增加尿钙排泄,导致骨骼和肌肉流失及儿童生长发育迟缓。另外,代谢性酸中毒还可引起生长激素和甲状腺激素分泌异常、胰岛素敏感性异常和 β_2-微球蛋白沉积异常。代谢性酸中毒在 CKD 进展中具体的病理机制如图 12.1 所示。一项单中心的随机临床试验表明,外源性补充碳酸氢盐可减缓 CKD 患者的病情进展[140]。当然,仍需要进一步的多中心临床研究为碱性药物在 CKD 中的合理运用提供明确的依据。

结 语

当前的观点认为,CKD 的进展主要涉及两大方面。其一,与来源于肾脏特定部位的细胞招募和相互作用等细胞学行为相关;其二,与导致这些细胞学行为且涉及细胞损伤的生物化学通路相关。实际上,在病变的肾脏中,许多这些细胞学行为及其病理生理学改变其所涉及的功能学改变都已远远超过了这些细胞在肾脏固有部位初始状态下自身所拥有的能力,这也为解释 CKD 状态下功能性肾单位的不断丧失和疾病的进展奠定了理论基础。例如,始于毛细血管外肾小球部位的细胞学行为改变可引起肾小管和肾间质病变,从而驱动周细胞招募、增殖和肾间质纤维化,而后者最终亦可反馈性的加重肾小球细胞病理学行为改变。同理,这种损伤扩散的能力对于 CKD 中生物化学通路的激活而言亦有异曲同工之妙:血管紧张素Ⅱ可诱导 TGF-β1 表达上调,继而导致细胞外基质的过度合成和沉积;同时血管紧张素Ⅱ也可诱发氧化应激,而氧化应激本身也能活化邻近细胞使得 TGF-β1 表达上调,从而进一步放大了纤维化效应。可以说,这种对肾脏各固有部位间病变缺乏有效牵制以及生化途径损伤的多样性不仅解释了 CKD 的发病机制,而且对进一步设计干预和治疗 CKD 的策略也提供了更具临床价值的可能性。换而言之,对于延缓和防治 CKD 的进展而言,目前最好的方法可能就是应用联合的、多靶点的治疗方法来阻断这些细胞病理学改变和生物化学通路活化相关的进程。

致谢

作者感谢 NIH 基金 R01 DK059600、P30 DK079337、

R01 DK070124 和 R37 DK047060 的资助。

（田媛、周栋 译，刘友华 校）

参考文献

1. Bohle A, von Gise H, Mackensen-Haen S, Stark-Jakob B. The obliteration of the postglomerular capillaries and its influence upon the function of both glomeruli and tubuli. Functional interpretation of morphologic findings. *Klin Wochenschr* 1981;**59**(18):1043–51.
2. Kriz W, LeHir M. Pathways to nephron loss starting from glomerular diseases – insights from animal models. *Kidney Int* 2005;**67**(2):404–19.
3. Nath KA. Tubulointerstitial changes as a major determinant in the progression of renal damage. *Am J Kidney Dis* 1992;**20**(1):1–17.
4. Harris RC, Neilson EG. Toward a unified theory of renal progression. *Annu Rev Med* 2006;**57**:365–80.
5. Liu Y. Cellular and molecular mechanisms of renal fibrosis. *Nat Rev Nephrol* 2011;**7**(12):684–96.
6. Kriz W, Shirato I, Nagata M, LeHir M, Lemley KV. The podocyte's response to stress: the enigma of foot process effacement. *Am J Physiol Renal Physiol* 2013;**304**(4):F333–47.
7. Reiser J, Sever S. Podocyte biology and pathogenesis of kidney disease. *Annu Rev Med* 2013;**64**:357–66.
8. Theilig F. Spread of glomerular to tubulointerstitial disease with a focus on proteinuria. *Ann Anat* 2010;**192**(3):125–32.
9. Schlondorff D, Banas B. The mesangial cell revisited: no cell is an island. *J Am Soc Nephrol* 2009;**20**(6):1179–87.
10. Smeets B, Moeller MJ. Parietal epithelial cells and podocytes in glomerular diseases. *Semin Nephrol* 2012;**32**(4):357–67.
11. D'Agati VD. Pathobiology of focal segmental glomerulosclerosis: new developments. *Curr Opin Nephrol Hypertens* 2012;**21**(3):243–50.
12. Jefferson JA, Alpers CE, Shankland SJ. Podocyte biology for the bedside. *Am J Kidney Dis* 2011;**58**(5):835–45.
13. Lasagni L, Lazzeri E, Shankland SJ, Anders HJ, Romagnani P. Podocyte mitosis – a catastrophe. *Curr Mol Med* 2013;**13**(1):13–23.
14. Asano T, Niimura F, Pastan I, Fogo AB, Ichikawa I, Matsusaka T. Permanent genetic tagging of podocytes: fate of injured podocytes in a mouse model of glomerular sclerosis. *J Am Soc Nephrol* 2005;**16**(8):2257–62.
15. Matsusaka T, Xin J, Niwa S, Kobayashi K, Akatsuka A, Hashizume H, et al. Genetic engineering of glomerular sclerosis in the mouse via control of onset and severity of podocyte-specific injury. *J Am Soc Nephrol* 2005;**16**(4):1013–23.
16. Wharram B, Goyal M, Wiggins J, Silja K, Sanden S, Sabiha H, et al. Podocyte depletion causes glomerulosclerosis: diphtheria toxin-induced podocyte depletion in rats expressing human diphtheria toxin receptor transgene. *J Am Soc Nephrol* 2005;**16**(10):2941–52.
17. Matsusaka T, Sandgren E, Shintani A, Kon V, Pastan I, Fogo A, et al. Podocyte injury damages other podocytes. *J Am Soc Nephrol* 2011;**22**(7):1275–85.
18. Sato Y, Wharram B, Lee S, Wickman L, Goyal M, Venkatareddy M, et al. Urine podocyte mRNAs mark progression of renal disease. *J Am Soc Nephrol* 2009;**20**(5):1041–52.
19. Okamura K, Dummer P, Kopp J, Qiu L, Levi M, Faubel S, et al. Endocytosis of albumin by podocytes elicits an inflammatory response and induces apoptotic cell death. *PLoS One* 2013;**8**(1):e54817.
20. Fligny C, Barton M, Tharaux PL. Endothelin and podocyte injury in chronic kidney disease. *Contrib Nephrol* 2011;**172**:120–38.
21. Herman-Edelstein M, Weinstein T, Gafter U. TGFbeta1-dependent podocyte dysfunction. *Curr Opin Nephrol Hypertens* 2013;**22**(1):93–9.
22. Kato H, Susztak K. Repair problems in podocytes: Wnt, Notch, and glomerulosclerosis. *Semin Nephrol* 2012;**32**(4):350–6.
23. Wennmann DO, Hsu HH, Pavenstadt H. The renin-angiotensin-aldosterone system in podocytes. *Semin Nephrol* 2012;**32**(4):377–84.
24. Hostetter TH. Hyperfiltration and glomerulosclerosis. *Semin Nephrol* 2003;**23**(2):194–9.
25. Hostetter TH, Olson JL, Rennke HG, Venkatachalam MA, Brenner BM. Hyperfiltration in remnant nephrons: a potentially adverse response to renal ablation. *Am J Physiol* 1981;**241**(1):F85–93.
26. Endlich N, Endlich K. The challenge and response of podocytes to glomerular hypertension. *Semin Nephrol* 2012;**32**(4):327–41.
27. Morigi M, Macconi D, Zoja C, Donadelli R, Buelli S, Zanchi C, et al. Protein overload-induced NF-kappaB activation in proximal tubular cells requires $H_{(2)}O_{(2)}$ through a PKC-dependent pathway. *J Am Soc Nephrol* 2002;**13**(5):1179–89.
28. Zoja C, Benigni A, Remuzzi G. Cellular responses to protein overload: key event in renal disease progression. *Curr Opin Nephrol Hypertens* 2004;**13**(1):31–7.
29. Eardley K, Zehnder D, Quinkler M, Lepenies J, Bates RL, Savage C, et al. The relationship between albuminuria, MCP-1/CCL2, and interstitial macrophages in chronic kidney disease. *Kidney Int* 2006;**69**(7):1189–97.
30. Grandaliano G, Gesualdo L, Ranieri E, Monno R, Montinaro V, Marra F, et al. Monocyte chemotactic peptide-1 expression in acute and chronic human nephritides: a pathogenetic role in interstitial monocytes recruitment. *J Am Soc Nephrol* 1996;**7**(6):906–13.
31. Prodjosudjadi W, Gerritsma JS, van Es LA, Daha MR, Bruijn JA. Monocyte chemoattractant protein-1 in normal and diseased human kidneys: an immunohistochemical analysis. *Clin Nephrol* 1995;**44**(3):148–55.
32. Kitagawa K, Wada T, Furuichi K, Hashimoto H, Ishiwata Y, Asano M, et al. Blockade of CCR2 ameliorates progressive fibrosis in kidney. *Am J Pathol* 2004;**165**(1):237–46.
33. Shimizu H, Maruyama S, Yuzawa Y, Kato T, Miki Y, Suzuki S, et al. Anti-monocyte chemoattractant protein-1 gene therapy attenuates renal injury induced by protein-overload proteinuria. *J Am Soc Nephrol* 2003;**14**(6):1496–505.
34. Wada T, Furuichi K, Sakai N, Iwata Y, Kitagawa K, Ishida Y, et al. Gene therapy via blockade of monocyte chemoattractant protein-1 for renal fibrosis. *J Am Soc Nephrol* 2004;**15**(4):940–8.
35. Motoyoshi Y, Matsusaka T, Saito A, Pastan I, Willnow TE, Mizutani S, et al. Megalin contributes to the early injury of proximal tubule cells during nonselective proteinuria. *Kidney Int* 2008;**74**(10):1262–9.
36. Theilig F, Kriz W, Jerichow T, Schrade P, Hähnel B, Willnow T, et al. Abrogation of protein uptake through megalin-deficient proximal tubules does not safeguard against tubulointerstitial injury. *J Am Soc Nephrol* 2007;**18**(6):1824–34.
37. Christensen EI, Verroust PJ. Interstitial fibrosis: tubular hypothesis versus glomerular hypothesis. *Kidney Int* 2008;**74**(10):1233–6.
38. Nath KA, Croatt AJ, Haggard JJ, Grande JP. Renal response to repetitive exposure to heme proteins: chronic injury induced by an acute insult. *Kidney Int* 2000;**57**(6):2423–33.
39. Grgic I, Campanholle G, Bijol V, Wang C, Sabbisetti VS, Ichimura T, et al. Targeted proximal tubule injury triggers interstitial fibrosis and glomerulosclerosis. *Kidney Int* 2012;**82**(2):172–83.
40. Lee PT, Chou KJ, Fang HC. Are tubular cells not only victims but also perpetrators in renal fibrosis? *Kidney Int* 2012;**82**(2):128–30.
41. Schnaper HW. Remnant nephron physiology and the progression of chronic kidney disease. *Pediatr Nephrol* 2014;**29**(2):193–202.
42. Schrier RW, Shapiro JI, Chan L, Harris DC. Increased nephron oxygen consumption: potential role in progression of chronic renal disease. *Am J Kidney Dis* 1994;**23**(2):176–82.
43. Nath KA, Croatt AJ, Hostetter TH. Oxygen consumption and oxidant stress in surviving nephrons. *Am J Physiol* 1990;**258**(5 Pt 2):F1354–62.
44. Kurnik BR, Weisberg LS, Kurnik PB. Renal and systemic oxygen consumption in patients with normal and abnormal renal function. *J Am Soc Nephrol* 1992;**2**(11):1617–26.
45. Mimura I, Nangaku M. The suffocating kidney: tubulointerstitial hypoxia in end-stage renal disease. *Nat Rev Nephrol* 2010;**6**(11):667–78.
46. Palm F, Nordquist L. Renal tubulointerstitial hypoxia: cause and consequence of kidney dysfunction. *Clin Exp Pharmacol Physiol* 2011;**38**(7):474–80.
47. Fine LG, Orphanides C, Norman JT. Progressive renal disease: the chronic hypoxia hypothesis. *Kidney Int Suppl* 1998;**65**:S74–8.

48. Nath KA, Hostetter MK, Hostetter TH. Pathophysiology of chronic tubulo-interstitial disease in rats. Interactions of dietary acid load, ammonia, and complement component C3. *J Clin Invest* 1985;**76**(2):667–75.
49. Souma T, Abe M, Moriguchi T, Takai J, Yanagisawa-Miyazawa N, Shibata E, et al. Luminal alkalinization attenuates proteinuria-induced oxidative damage in proximal tubular cells. *J Am Soc Nephrol* 2011;**22**(4):635–48.
50. Goraya N, Wesson DE. Does correction of metabolic acidosis slow chronic kidney disease progression? *Curr Opin Nephrol Hypertens* 2013;**22**(2):193–7.
51. Yamagata K, Ishida K, Sairenchi T, Takahashi H, Ohba S, Shiigai T, et al. Risk factors for chronic kidney disease in a community-based population: a 10-year follow-up study. *Kidney Int* 2007;**71**(2):159–66.
52. Hill PA, Davies DJ, Kincaid-Smith P, Ryan GB. Ultrastructural changes in renal tubules associated with glomerular bleeding. *Kidney Int* 1989;**36**(6):992–7.
53. Kanakiriya SK, Croatt AJ, Haggard JJ, Ingelfinger JR, Tang SS, Alam J, et al. Heme: a novel inducer of MCP-1 through HO-dependent and HO-independent mechanisms. *Am J Physiol Renal Physiol* 2003;**284**(3):F546–54.
54. Nath KA, Vercellotti GM, Grande JP, Miyoshi H, Paya CV, Manivel JC, et al. Heme protein-induced chronic renal inflammation: suppressive effect of induced heme oxygenase-1. *Kidney Int* 2001;**59**(1):106–17.
55. Gonzalez-Michaca L, Farrugia G, Croatt AJ, Alam J, Nath KA. Heme: a determinant of life and death in renal tubular epithelial cells. *Am J Physiol Renal Physiol* 2004;**286**(2):F370–7.
56. Zeisberg M, Neilson EG. Mechanisms of tubulointerstitial fibrosis. *J Am Soc Nephrol* 2010;**21**(11):1819–34.
57. Teteris SA, Engel DR, Kurts C. Homeostatic and pathogenic role of renal dendritic cells. *Kidney Int* 2011;**80**(2):139–45.
58. Heymann F, Meyer-Schwesinger C, Hamilton-Williams EE, Hammerich L, Panzer U, Kaden S, et al. Kidney dendritic cell activation is required for progression of renal disease in a mouse model of glomerular injury. *J Clin Invest* 2009;**119**(5):1286–97.
59. Hochheiser K, Engel DR, Hammerich L, Heymann F, Knolle PA, Panzer U, et al. Kidney dendritic cells become pathogenic during crescentic glomerulonephritis with proteinuria. *J Am Soc Nephrol* 2011;**22**(2):306–16.
60. Macconi D, Chiabrando C, Schiarea S, Aiello S, Cassis L, Gagliardini E, et al. Proteasomal processing of albumin by renal dendritic cells generates antigenic peptides. *J Am Soc Nephrol* 2009;**20**(1):123–30.
61. Hewitson TD. Renal tubulointerstitial fibrosis: common but never simple. *Am J Physiol Renal Physiol* 2009;**296**(6):F1239–44.
62. Kaissling B, Lehir M, Kriz W. Renal epithelial injury and fibrosis. *Biochim Biophys Acta* 2013;**1832**(7):931–9.
63. Rojas A, Chang FC, Lin SL, Duffield JS. The role played by perivascular cells in kidney interstitial injury. *Clin Nephrol* 2012;**77**(5):400–8.
64. Schrimpf C, Duffield JS. Mechanisms of fibrosis: the role of the pericyte. *Curr Opin Nephrol Hypertens* 2011;**20**(3):297–305.
65. Kriz W, Kaissling B, Le Hir M. Epithelial-mesenchymal transition (EMT) in kidney fibrosis: fact or fantasy? *J Clin Invest* 2011;**121**(2):468–74.
66. Lin SL, Chang FC, Schrimpf C, Chen YT, Wu CF, Wu VC, et al. Targeting endothelium-pericyte cross talk by inhibiting VEGF receptor signaling attenuates kidney microvascular rarefaction and fibrosis. *Am J Pathol* 2011;**178**(2):911–23.
67. Rama I, Bruene B, Torras J, Koehl R, Cruzado JM, Bestard O, et al. Hypoxia stimulus: An adaptive immune response during dendritic cell maturation. *Kidney Int* 2008;**73**(7):816–25.
68. Bottinger EP. TGF-beta in renal injury and disease. *Semin Nephrol* 2007;**27**(3):309–20.
69. Cheng J, Grande JP. Transforming growth factor-beta signal transduction and progressive renal disease. *Exp Biol Med (Maywood)* 2002;**227**(11):943–56.
70. Moustakas A, Heldin CH. The regulation of TGFbeta signal transduction. *Development* 2009;**136**(22):3699–714.
71. Wrighton KH, Lin X, Feng XH. Phospho-control of TGF-beta superfamily signaling. *Cell Res* 2009;**19**(1):8–20.
72. Derynck R, Zhang YE. Smad-dependent and Smad-independent pathways in TGF-beta family signalling. *Nature* 2003;**425**(6958):577–84.
73. Pelton RW, Saxena B, Jones M, Moses HL, Gold LI. Immunohistochemical localization of TGF beta 1, TGF beta 2, and TGF beta 3 in the mouse embryo: expression patterns suggest multiple roles during embryonic development. *J Cell Biol* 1991;**115**(4):1091–105.
74. Sugimoto H, LeBleu VS, Bosukonda D, Keck P, Taduri G, Bechtel W, et al. Activin-like kinase 3 is important for kidney regeneration and reversal of fibrosis. *Nat Med* 2012;**18**(3):396–404.
75. Yamamoto T, Noble NA, Cohen AH, Nast CC, Hishida A, Gold LI, et al. Expression of transforming growth factor-beta isoforms in human glomerular diseases. *Kidney Int* 1996;**49**(2):461–9.
76. Liu Y. Renal fibrosis: new insights into the pathogenesis and therapeutics. *Kidney Int* 2006;**69**(2):213–7.
77. Gagliardini E, Benigni A. Therapeutic potential of TGF-beta inhibition in chronic renal failure. *Expert Opin Biol Ther* 2007;**7**(3):293–304.
78. Hocevar BA, Howe PH. Analysis of TGF-beta-mediated synthesis of extracellular matrix components. *Methods Mol Biol* 2000;**142**:55–65.
79. Yuan W, Varga J. Transforming growth factor-beta repression of matrix metalloproteinase-1 in dermal fibroblasts involves Smad3. *J Biol Chem* 2001;**276**(42):38502–10.
80. Kopp JB, Factor VM, Mozes M, Nagy P, Sanderson N, Böttinger EP, et al. Transgenic mice with increased plasma levels of TGF-beta 1 develop progressive renal disease. *Lab Invest* 1996;**74**(6):991–1003.
81. Gobe GC, Axelsen RA. Genesis of renal tubular atrophy in experimental hydronephrosis in the rat. Role of apoptosis. *Lab Invest* 1987;**56**(3):273–81.
82. Bitzer M, Roberts IS, Kopp JB, ten Dijke P, Mundel P, et al. Apoptosis in podocytes induced by TGF-beta and Smad7. *J Clin Invest* 2001;**108**(6):807–16.
83. Choi ME, Ballermann BJ. Inhibition of capillary morphogenesis and associated apoptosis by dominant negative mutant transforming growth factor-beta receptors. *J Biol Chem* 1995;**270**(36):21144–50.
84. Yamagishi S, Inagaki Y, Okamoto T, Amano S, Koga K, Takeuchi M. Advanced glycation end products inhibit de novo protein synthesis and induce TGF-beta overexpression in proximal tubular cells. *Kidney Int* 2003;**63**(2):464–73.
85. Rocco MV, Chen Y, Goldfarb S, Ziyadeh FN. Elevated glucose stimulates TGF-beta gene expression and bioactivity in proximal tubule. *Kidney Int* 1992;**41**(1):107–14.
86. Ziyadeh FN, Sharma K, Ericksen M, Wolf G. Stimulation of collagen gene expression and protein synthesis in murine mesangial cells by high glucose is mediated by autocrine activation of transforming growth factor-beta. *J Clin Invest* 1994;**93**(2):536–42.
87. Sharma K, Ziyadeh FN, Alzahabi B, McGowan TA, Kapoor S, Kurnik BR, et al. Increased renal production of transforming growth factor-beta1 in patients with type II diabetes. *Diabetes* 1997;**46**(5):854–9.
88. Nakamura T, Fukui M, Ebihara I, Osada S, Nagaoka I, Tomino Y, et al. mRNA expression of growth factors in glomeruli from diabetic rats. *Diabetes* 1993;**42**(3):450–6.
89. Isaka Y, Fujiwara Y, Ueda N, Kaneda Y, Kamada T, Imai E. Glomerulosclerosis induced by in vivo transfection of transforming growth factor-beta or platelet-derived growth factor gene into the rat kidney. *J Clin Invest* 1993;**92**(6):2597–601.
90. Sharma K, Jin Y, Guo J, Ziyadeh FN. Neutralization of TGF-beta by anti-TGF-beta antibody attenuates kidney hypertrophy and the enhanced extracellular matrix gene expression in STZ-induced diabetic mice. *Diabetes* 1996;**45**(4):522–30.
91. McGowan TA, Dunn SR, Falkner B, Sharma K. Stimulation of

urinary TGF-beta and isoprostanes in response to hyperglycemia in humans. *Clin J Am Soc Nephrol* 2006;**1**(2):263–8.
92. Hill-Kapturczak N, Chang SH, Agarwal A. Heme oxygenase and the kidney. *DNA Cell Biol* 2002;**21**(4):307–21.
93. Hill-Kapturczak N, Truong L, Thamilselvan V, Visner GA, Nick HS, Agarwal A. Smad7-dependent regulation of heme oxygenase-1 by transforming growth factor-beta in human renal epithelial cells. *J Biol Chem* 2000;**275**(52):40904–9.
94. Kutty RK, Nagineni CN, Kutty G, Hooks JJ, Chader GJ, Wiggert B. Increased expression of heme oxygenase-1 in human retinal pigment epithelial cells by transforming growth factor-beta. *J Cell Physiol* 1994;**159**(2):371–8.
95. Hill-Kapturczak N, Jarmi T, Agarwal A. Growth factors and heme oxygenase-1: perspectives in physiology and pathophysiology. *Antioxid Redox Signal* 2007;**9**(12):2197–207.
96. Trachtman H, Fervenza FC, Gipson DS, Heering P, Jayne DR, Peters H, et al. A phase 1, single-dose study of fresolimumab, an anti-TGF-beta antibody, in treatment-resistant primary focal segmental glomerulosclerosis. *Kidney Int* 2011;**79**:1236–43.
97. Siragy HM, Carey RM. Role of the intrarenal renin-angiotensin-aldosterone system in chronic kidney disease. *Am J Nephrol* 2010;**31**(6):541–50.
98. Viazzi F, Leoncini G, Pontremoli R. Antihypertensive treatment and renal protection: the role of drugs inhibiting the renin-angiotensin-aldosterone system. *High Blood Pressure Cardiovasc Prev: Official J Ital Soc Hypertens* 2013;**20**(4):273–82.
99. Ruggenenti P, Cravedi P, Remuzzi G. Mechanisms and treatment of CKD. *J Am Soc Nephrol* 2012;**23**(12):1917–28.
100. Guichard JL, Clark III D, Calhoun DA, Ahmed MI. Aldosterone receptor antagonists: current perspectives and therapies. *Vasc Health Risk Manag* 2013;**9**:321–31.
101. Haugen E, Nath KA. The involvement of oxidative stress in the progression of renal injury. *Blood Purification* 1999;**17**(2-3):58–65.
102. de Zeeuw D, Akizawa T, Audhya P, Bakris GL, Chin M, Christ-Schmidt H, et al. Bardoxolone methyl in type 2 diabetes and stage 4 chronic kidney disease. *N Engl J Med* 2013;**369**(26):2492–503.
103. Pergola PE, Raskin P, Toto RD, Meyer CJ, Huff JW, Grossman EB, et al. Bardoxolone methyl and kidney function in CKD with type 2 diabetes. *N Engl J Med* 2011;**365**(4):327–36.
104. Dhaun N, Webb DJ, Kluth DC. Endothelin-1 and the kidney – beyond BP. *Br J Pharmacol* 2012;**167**(4):720–31.
105. Gagliardini E, Buelli S, Benigni A. Endothelin in chronic proteinuric kidney disease. *Contrib Nephrol* 2011;**172**:171–84.
106. Kohan DE, Inscho EW, Wesson D, Pollock DM. Physiology of endothelin and the kidney. *Compr Physiol* 2011;**1**(2):883–919.
107. Hocher B, Thöne-Reineke C, Rohmeiss P, Schmager F, Slowinski T, Burst V, et al. Endothelin-1 transgenic mice develop glomerulosclerosis, interstitial fibrosis, and renal cysts but not hypertension. *J Clin Invest* 1997;**99**(6):1380–9.
108. Amiri F, Paradis P, Reudelhuber TL, Schiffrin EL. Vascular inflammation in absence of blood pressure elevation in transgenic murine model overexpressing endothelin-1 in endothelial cells. *J Hypertens* 2008;**26**(6):1102–9.
109. Kato M, Arce L, Natarajan R. MicroRNAs and their role in progressive kidney diseases. *Clin J Am Soc Nephrol* 2009;**4**(7):1255–66.
110. von Brandenstein M, Richter C, Fries JW. MicroRNAs: Small but amazing, and their association with endothelin. *Life Sci* 2012;**91**(13-14):475–89.
111. Lorenzen JM, Haller H, Thum T. MicroRNAs as mediators and therapeutic targets in chronic kidney disease. *Nat Rev Nephrol* 2011;**7**(5):286–94.
112. Chau BN, Xin C, Hartner J, Ren S, Castano AP, Linn G, et al. MicroRNA-21 promotes fibrosis of the kidney by silencing metabolic pathways. *Sci Transl Med* 2012;**4**(121) 121ra18.
113. Zarjou A, Yang S, Abraham E, Agarwal A, Liu G. Identification of a microRNA signature in renal fibrosis: role of miR-21. *Am J Physiol Renal Physiol* 2011;**301**(4):F793–801.
114. Harvey SJ, Jarad G, Cunningham J, Goldberg S, Schermer B, Harfe BD, et al. Podocyte-specific deletion of dicer alters cytoskeletal dynamics and causes glomerular disease. *J Am Soc Nephrol* 2008;**19**(11):2150–8.
115. Shi S, Yu L, Chiu C, Sun Y, Chen J, Khitrov G, et al. Podocyte-selective deletion of dicer induces proteinuria and glomerulosclerosis. *J Am Soc Nephrol* 2008;**19**(11):2159–69.
116. Kawakami T, Ren S, Duffield JS. Wnt signalling in kidney diseases: dual roles in renal injury and repair. *J Pathol* 2013;**229**(2):221–31.
117. Al-Chaqmaqchi HA, Moshfegh A, Dadfar E, Paulsson J, Hassan M, Jacobson SH, et al. Activation of Wnt/beta-catenin pathway in monocytes derived from chronic kidney disease patients. *PloS One* 2013;**8**(7):e68937.
118. Zhou L, Li Y, Zhou D, Tan RJ, Liu Y. Loss of Klotho contributes to kidney injury by derepression of Wnt/beta-catenin signaling. *J Am Soc Nephrol* 2013;**24**(5):771–85.
119. Tracz MJ, Alam J, Nath KA. Physiology and pathophysiology of heme: implications for kidney disease. *J Am Soc Nephrol* 2007;**18**(2):414–20.
120. Agarwal A, Nick HS. Renal response to tissue injury: lessons from heme oxygenase-1 gene ablation and expression. *J Am Soc Nephrol* 2000;**11**(5):965–73.
121. Jarmi T, Agarwal A. Heme oxygenase and renal disease. *Curr Hypertens Rep* 2009;**11**(1):56–62.
122. Stocker R, Yamamoto Y, McDonagh AF, Glazer AN, Ames BN. Bilirubin is an antioxidant of possible physiological importance. *Science* 1987;**235**(4792):1043–6.
123. Balla G, Jacob HS, Balla J, et al. Ferritin: a cytoprotective antioxidant strategem of endothelium. *J Biol Chem* 1992;**267**(25):18148–53.
124. Wang R. Resurgence of carbon monoxide: an endogenous gaseous vasorelaxing factor. *Can J Physiol Pharmacol* 1998;**76**(1):1–15.
125. Dulak J, Deshane J, Jozkowicz A, Agarwal A. Heme oxygenase-1 and carbon monoxide in vascular pathobiology: focus on angiogenesis. *Circulation* 2008;**117**(2):231–41.
126. Inguaggiato P, Gonzalez-Michaca L, Croatt AJ, Haggard JJ, Alam J, Nath KA. Cellular overexpression of heme oxygenase-1 up-regulates p21 and confers resistance to apoptosis. *Kidney Int* 2001;**60**(6):2181–91.
127. Fujita T, Toda K, Karimova A, Yan SF, Naka Y, Yet SF, et al. Paradoxical rescue from ischemic lung injury by inhaled carbon monoxide driven by derepression of fibrinolysis. *Nat Med* 2001;**7**(5):598–604.
128. Gong LM, Du JB, Shi L, Shi Y, Tang CS. Effects of endogenous carbon monoxide on collagen synthesis in pulmonary artery in rats under hypoxia. *Life Sci* 2004;**74**(10):1225–41.
129. Morse D. The role of heme oxygenase-1 in pulmonary fibrosis. *Am J Respir Cell Mol Biol* 2003;**29**(3 Suppl):S82–6.
130. Kapturczak MH, Wasserfall C, Brusko T, Campbell-Thompson M, Ellis TM, Atkinson MA, et al. Heme oxygenase-1 modulates early inflammatory responses: evidence from the heme oxygenase-1-deficient mouse. *Am J Pathol* 2004;**165**(3):1045–53.
131. Poss KD, Tonegawa S. Heme oxygenase 1 is required for mammalian iron reutilization. *Proc Natl Acad Sci USA* 1997;**94**(20):10919–24.
132. Yachie A, Niida Y, Wada T, Igarashi N, Kaneda H, Toma T, et al. Oxidative stress causes enhanced endothelial cell injury in human heme oxygenase-1 deficiency. *J Clin Invest* 1999;**103**(1):129–35.
133. Radhakrishnan N, Yadav SP, Sachdeva A, Pruthi PK, Sawhney S, Piplani T, et al. Human heme oxygenase-1 deficiency presenting with hemolysis, nephritis, and asplenia. *J Pediatr Hematol Oncol* 2011;**33**(1):74–8.
134. Ozaki KS, Marques GM, Nogueira E, Feitoza RQ, Cenedeze MA, Franco MF, et al. Improved renal function after kidney transplantation is associated with heme oxygenase-1 polymorphism. *Clin Transplant* 2008;**22**(5):609–16.
135. Exner M, Schillinger M, Minar E, Mlekusch W, Schlerka G, Haumer M, et al. Heme oxygenase-1 gene promoter microsatel-

lite polymorphism is associated with restenosis after percutaneous transluminal angioplasty. *J Endovasc Ther* 2001;**8**(5):433–40.
136. Lin CC, Yang WC, Lin SJ, Chen TW, Lee WS, Chang CF, et al. Length polymorphism in heme oxygenase-1 is associated with arteriovenous fistula patency in hemodialysis patients. *Kidney Int* 2006;**69**(1):165–72.
137. Chin HJ, Cho HJ, Lee TW, Na KY, Yoon HJ, Chae DW, et al. The heme oxygenase-1 genotype is a risk factor to renal impairment of IgA nephropathy at diagnosis, which is a strong predictor of mortality. *J Korean Med Sci* 2009;**Suppl: S30–7**:24.
138. Scialla JJ, Anderson CA. Dietary acid load: a novel nutritional target in chronic kidney disease? *Adv Chronic Kidney Dis* 2013;**20**(2):141–9.
139. Loniewski I, Wesson DE. Bicarbonate therapy for prevention of chronic kidney disease progression. *Kidney Int* 2014;**85**(3):529–35.
140. de Brito-Ashurst I, Varagunam M, Raftery MJ, Yaqoob MM. Bicarbonate supplementation slows progression of CKD and improves nutritional status. *J Am Soc Nephrol* 2009;**20**(9):2075–84.

第13章

13

糖尿病肾病的病理生理学

Charbel C. Khoury[a], Sheldon Chen[b] and Fuad N. Ziyadeh[c]
[a]University of Pittsburgh Medical Center, Pittsburgh, Pennsylvania, USA,
[b]Feinberg School of Medicine, Northwestern University, Chicago, Illinois, USA,
[c]Faculty of Medicine, American University of Beirut, Beirut, Lebanon

简　　介

随着肥胖和糖尿病(也被合称为 diabesity,肥糖病)在世界大部分地区的流行,糖尿病肾病的发病率也逐渐上升。事实上,糖尿病肾病是发达国家及部分发展中国家终末期肾病的主要原因,具有较高的发病率和致死率。糖尿病肾病虽然仍被认为是糖尿病的一种微血管并发症,但其累及范围不只是肾毛细血管,还包括许多其他肾脏细胞和相关的细胞外结构。这个章节将对目前对糖尿病肾病病理生理学的了解做一深入阐述。

病　　理

糖尿病肾病可累及肾脏各成分,导致一系列组织病理改变。这些改变可以反映肾脏的功能改变和临床表现。

肾小球基底膜增厚是糖尿病最早可以被定量评价的改变之一。这种改变是由细胞外基质成分如Ⅳ型胶原、层粘连蛋白和巢蛋白(nidogen/entactin)等在基底膜内层板积累形成的。随着疾病的进展,基底膜内其他层也可出现上述成分沉积,最终可导致基底膜增厚至接近正常的两倍[1]。相应地,基底膜成分可由经典(广泛分布)的 α1(Ⅳ)和 α2(Ⅳ)胶原转变为较为局限分布的 α3(Ⅳ)和 α4(Ⅳ)胶原[2]。这种转变可能影响基底膜的成分质地,并至少可部分解释基底膜厚度与大分子“漏出”及蛋白尿水平的关系[3]。

另一个糖尿病肾病的特征性病变是系膜区扩展。导致系膜区扩张的主要原因是细胞外系膜基质成分沉积增加,而不是系膜细胞增生。事实上,在糖尿病肾病早期或进展期,肾小球内细胞数目的增加并不显著,并有自限性[4,5]。系膜区的扩展一般呈弥漫性,但也会有结节性的沉积,并可导致特征性的 Kimmelstiel-Wilson 结节出现。这些改变是由持续的系膜扩张或溶解及毛细血管瘤形成所造成,约 25% 的糖尿病患者尸检中可看到这些改变。随着疾病的进展,胶原持续沉积,可造成肾小球硬化及瘢痕化。

糖尿病肾病时,肾脏血管的一个显著改变是出球和入球小动脉有 PAS 染色阳性物质沉积,即小动脉透明样变。类似物质在肾小球血管内皮下沉积被称为透明冠。这些病变与球囊滴(位于包曼氏囊的壁层上皮细胞下的透明样物质)一起统称为糖尿病肾病的渗出性病变。

肾小管基底膜增厚与肾小球基底膜增厚同时发生。在 1 型糖尿病中这两种基底膜的宽度均与升高的血糖水平显著相关[6]。此外还可观察到轻度的间质炎症和巨噬细胞募集。持续进展的间质纤维化和小管萎缩提示糖尿病肾病加重以及进展至终末期肾病的可能。事实上,小管间质纤维化程度与肾小球滤过率的减低呈显著相关[7-9]。

肾脏病理学会近期提出了一种新的糖尿病肾病病理分类方法[10]。这种分类基于肾小球病理改变程度,通过分别对于小管病变和血管病变进行评分,对糖尿病肾病进行分期(表 13.1)。关于糖尿病肾病经典的病理学描述主要来源于 1 型糖尿病患者。2 型糖尿病和糖尿病肾病的患者与 1 型糖尿病患者有相同的特征性肾小球改变[11],但 2 型糖尿病患者的肾小球及肾脏其他部分的病理变化具有更大的异质性。在有微量白蛋白尿的 2 型糖尿病肾病患者中,不到 1/3 具有如同 1 型糖尿病肾病的典型肾小球病变[12,13]。这提示 1 型和 2 型糖尿病患者的肾脏损害具有不同的发病机制。这很可能与糖尿病肾病的病程以及多种伴发病如高血压、肥胖及衰老等影响肾脏的独立因素有关。

表 13.1　根据肾小球病理对糖尿病肾病分型

分型	描述	标准
Ⅰ	轻度或非特异性的光镜下改变和电镜下显示基底膜增厚	活检病理表现未达到下述的Ⅱ、Ⅲ、Ⅲ型诊断标准在 9 岁或以上年龄患者,女性基底膜厚度大于 395nm,男性大于 430nm
Ⅱa	轻度系膜增生	活检病理表现未达到下述的、Ⅲ、Ⅳ型诊断标准。在观察到的系膜中>25%存在轻度系膜增生
Ⅱb	重度系膜增生	活检病理表现未达到下述的Ⅲ、Ⅳ型诊断标准在观察到的系膜中>25%存在重度系膜增生
Ⅲ	结节性硬化(Kimmelstiel-Wilson 结节)	活检病理表现未达到下述的Ⅳ型诊断标准至少一处明确的 Kimmelstiel-Wilson 结节
Ⅳ	进展性糖尿病肾小球硬化	>50%的肾小球出现全肾小球硬化。可出现上述Ⅰ~Ⅲ型病变特点

来源:*Tervaert TWC* 等[10]

LM,光镜。(a)基于在电镜下对 GBM 进行直接测量,所述的界值在其他 GBM 测量手段下也具有提示意义

临床病程

经典的糖尿病肾病的进展经过 5 个临床期(图 13.1,表 13.2)。这种分期是基于肾小球滤过率、尿白蛋白和体循环动脉压。该分期基本上与前述的肾脏病理严重程度相关。糖尿病肾病的分类有多种,包括最初的 Mogensen 等的分期[14]。我们这里描述的分类方法均衡的注重了每个分期,并提出将微量白蛋白尿作为早期肾脏病变的特征性改变。这种分类可以很好地描述 1 型糖尿病肾病患者,因为 1 型糖尿病的发病及进展时间较为清晰,同时患者总体较为年轻,且少有如原发性高血压病等伴发病。在皮马印第安人中进行的纵向研究显示 2 型糖尿病肾病患者的病程与 1 型糖尿病非常相似[15-17]。然而,2 型糖尿病肾病患者的肾脏病理更富有异质性,表现为不同水平的肾小球硬化、小管间质纤维化及血管病变[18]。此外,由于因心血管事件造成死亡率升高,许多 2 型糖尿病肾病患者在进展至终末期肾病之前就已死亡。

第Ⅰ期

这一期的特点是正常水平的白蛋白尿和血压。在所有糖尿病患者中,肾小球变得肥大从而增加滤过面积。更重要的是,肾小球灌注和跨膜静水压差也会升高。这些结构和血流动力学因素会使肾小球滤过率增加至超过正常范围约 20% ~40%。

约三分之一 1 型糖尿病患者有较大幅度增长的肾小球滤过率[大于 150ml/(min · 1.73m^2)]。这似乎与血糖控制呈正相关[19]。高滤过在 2 型糖尿病较少见或不很严重。高滤过可预测糖尿病肾病的进

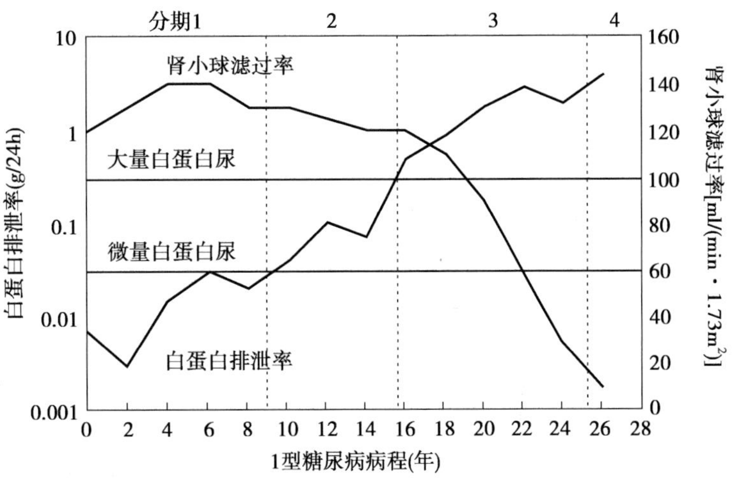

图 13.1　1 型糖尿病肾病患者的尿白蛋白排泄率和肾小球滤过率随时间的变化趋势。(来源:*Molitch ME,Am J Med 102:392-8,1997.*)

表 13.2 糖尿病肾病的临床分期

分期	肾小球滤过率	尿白蛋白排泄率	血压	诊断糖尿病后年数
1. 高滤过	高于正常	少于 300mg/d	正常	0
2. 微量白蛋白尿	正常高值-正常	30~300mg/d	持续上升	5~15
3. 显性蛋白尿	正常-减低	多于 300mg/d	高	10~20
4. 持续进展的肾病	减低	持续增多	高	15~25
5. 终末期肾病	低于 15ml/min	大量	高	20~30

展，并与之具有因果关系，但这仍存在争议[20]。一项对有关 1 型糖尿病的队列研究的荟萃分析发现，与滤过正常的患者相比，高灌注患者发生微量或更严重白蛋白尿的比值比为 2.71（95% 可信区间 1.20~6.11）[21]。肾小球滤过率研究（GFR Study）的研究者们也发现了类似的结果[22]。在这项对 2 型糖尿病患者的纵向研究中，与正常滤过率者相比，高滤过者发生微量或更严重白蛋白尿的危险比为 2.16（95% 可信区间 1.13~4.14）。23.4%（11/47 人）持续高滤过患者进展至微量或大量蛋白尿，而在观察 6 个月后高滤过好转或未发生高滤过的患者中，仅有 10.6%（53/502 人）出现蛋白尿。

第Ⅱ期

微量白蛋白尿，定义为尿白蛋白排泄量为每天 30~300mg 或每分钟 20~200μg，可在 20%~40% 的 1 型糖尿病患者发病 5 年后出现。20%~40% 的 2 型糖尿病患者在疾病诊断时即发现微量蛋白尿。高血糖、高血压和体重指数（BMI）升高均为 1 型和 2 型糖尿病患者出现微量白蛋白尿的独立因素。在结构上，肾小球和肾小球基底膜持续增厚，并出现一定程度的足细胞丢失。系膜基质扩张和弥漫性肾小球硬化可变得更为明显。

早期有纵向研究表明大于 80% 的 1 型糖尿病患者经 6~14 年由微量白蛋白尿进展至蛋白尿。最近这一比例被评估为接近 40%[25]。这可能是因为近年来在微量白蛋白尿患者中改善了对血糖和血压的控制，以及广泛应用了肾素-血管紧张素-醛固酮系统抑制剂。这也提示，不是所有糖尿病肾病患者，微量白蛋白尿为大量白蛋白尿的预测因子[26]。另一方面，尿白蛋白排泄率已被反复和强力验证为心血管事件、外周血管疾病、卒中以及因冠心病致死的危险因素[27-30]。

这一期的特征还在于，1 型糖尿病患者在发现微量白蛋白尿后 1~2 年内可罹患高血压。伴有微量白蛋白尿的 1 型糖尿病肾病患者，如果不出现临床显性肾病，其肾小球滤过率至少在 5 年内可保持正常或轻度升高[31]。在伴有微量白蛋白尿的 2 型糖尿病肾病患者中，肾小球滤过率起先正常，随后以每年 3~4ml/min 的速率下降[32]。

第Ⅲ期

随着肾小球开始出现弥漫性或结节性硬化，以及越来越多的足细胞丢失，患者可发生显性蛋白尿（尿总蛋白排泄超过 500mg/d）或大量白蛋白尿（尿白蛋白排泄率大于 300mg/d）（图 13.1）。在 1 型糖尿病患者，这可出现在平均约 15 年以后。蛋白尿本身就是一个肾脏损害进一步恶化的独立危险因素[33]。同时，持续进展的系膜扩展导致可用于滤过的肾小球滤过膜面积减少。这已被证明与持续下降的肾小球滤过率水平呈逆相关[34]。这一期患者几乎均存在高血压，血压控制越差，肾小球滤过率下降越快。

第Ⅳ和Ⅴ期

这两期是糖尿病肾病的终末阶段（图 13.1）。未经治疗的患者可发展至肾病范围蛋白尿。肾小球滤过率平均下降速率为每个月 1ml/min（第Ⅳ期）直至终末期肾病，需要进行肾脏替代治疗（第Ⅴ期）。需要注意的是，这一过程在不同患者间有极大的差异。从诊断 1 型糖尿病到进展至终末期肾病的平均时间约为 20~25 年。如果未控制血压和（或）有严重蛋白尿，这一过程将更为快速。

然而，越来越多的证据表明不是所有糖尿病患者都根据分期顺序进展。许多患者微量白蛋白尿恢复到正常水平。在一项持续 6 年的随访 386 名 1 型糖尿病患者的研究中，Perkins 等发现接近 60% 患者尿白蛋白排泄率有显著下降[26]。在 2 型糖尿病患者中也能观察到类似的趋势[35]。虽然肾素-血管紧张素-醛固酮系统抑制剂的应用可能导致蛋白尿水平的减低，仍有研究表明两者不一定相关[36]。此外，肾小球滤过率的减低可能出现在微量白蛋白期，甚至有可能在白蛋白尿发生之前[37]。横断面研究如“发展教育认识微量白蛋白尿对糖尿病患者肾脏和心血管疾病风险”研究(DEMAND 研究),提供了相关研究数据。这个针对糖尿病肾病的全球性前瞻性研究表明,在 11 315 名出现肾功能减退的患者中,30.7%仅有微量白蛋白尿,并有约 20.5%尿蛋白在正常水平[38]。在其他一些有关 1 型和 2 型糖尿病的前瞻性研究中也观察到类似结果[39,40]。关于蛋白尿水平与肾小球滤过率下降程度不匹配的现象目前有一些解释。在部分患者中 RAAS 抑制剂可以减少白蛋白尿,但并不能减少肾小球滤过率的损失。可能存在两种相互平行但互不关联的机制分别导致蛋白尿增加和肾小球滤过率减少。另外,肾功能的下降可能主要是由于衰老或其他未知的非糖尿病所致肾脏损伤造成。

糖尿病肾病的代谢机制

高血糖是糖尿病肾病发生和发展的主要驱动力。如上所述,血糖控制已被证明有助减慢肾病进展,并可能逆转病理改变[41-45]。在病程早期,肾脏细胞(尤其是系膜细胞)可能会针对高血糖发生不良的适应性改变,即上调葡萄糖转运体 GLUT-1 的表达[46]。这会导致葡萄糖在细胞内积聚,继而激活肾脏损伤的机制和信号通路。肾小球内压力增高和包括转化生长因子 β(TGF-β)及血管紧张素Ⅱ(AngⅡ)在内的下游介质可进一步诱导 GLUT-1 表达增加[47]。糖毒性就是由上述机制经正反馈放大并影响肾脏。

葡萄糖代谢途径

在正常情况下,细胞内的葡萄糖多经糖酵解,但当糖积聚过多则会经替代途径分流(图 13.2)。葡萄糖可代谢为糖醇或如山梨醇及果糖之类的多元醇,这些物质在细胞内积聚可参与多种糖尿病并发症的进展,如白内障、视网膜病变和神经病变。在肾脏,这些酶促

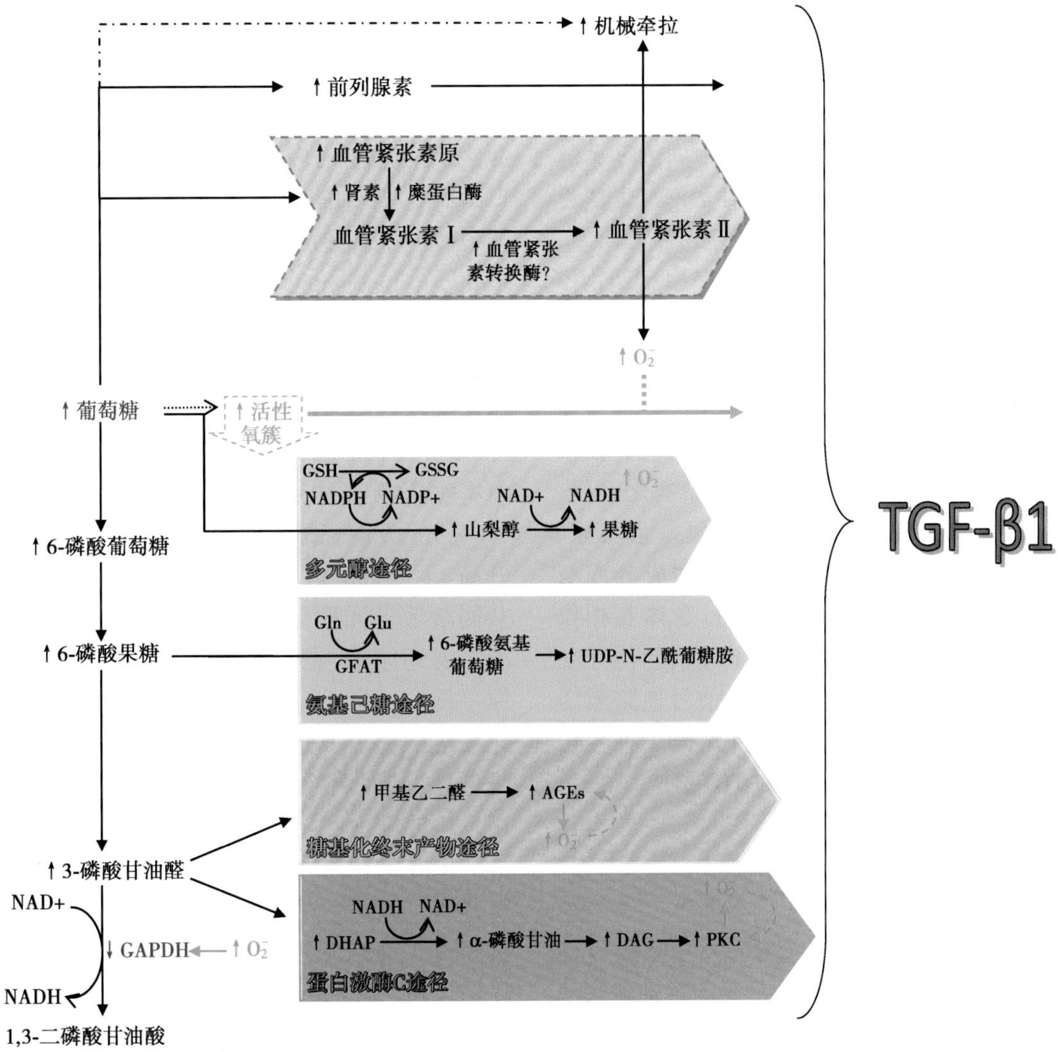

图 13.2 TGF-β1 的上调是多途径共同作用的结果

反应可导致氧化应激和渗透压应激，进而激活活性氧(ROS)、蛋白酶C(PKC)和TGF-β[48,49]。在动物及人体实验中应用醛糖还原酶抑制剂表明多元醇代谢物参与糖尿病肾病的早期进展，并与肾小球高滤过相关[50,51]。然而它们的致病性较为轻微和有限。

葡萄糖通过氨基己糖途径的增加，可导致N-乙酰葡糖胺(GlcNAc)的积聚，这是一些细胞外基质蛋白(ECM)如蛋白多糖的前体。GlcNAc也可进行O端及N端修饰，这是一种翻译后修饰，并可影响转录因子和信号分子的功能[49]。糖尿病中氨基己糖途径的活化可刺激转录因子Sp1的激活，继而诱导主要的促硬化因子[包括TGF-β和纤溶酶原抑制剂-1(PAI-1)]。

终末糖基化反应

终末糖基化终末产物(AGEs)是指与还原糖发生了不可逆交联的蛋白质、脂质和核酸。AGEs可随着年龄增长少量产生，但在细胞内、外高糖的情况下大量增加，尤其是在血管丰富的器官如肾脏内[53]。

AGEs可在多个层面参与糖尿病肾病。首先，多种AGEs在体外和体内实验中被证明可积聚在肾小球和肾小管细胞中[54,55]。此外，这些产物在血浆中的浓度会随肾功能减退升高[56]。其次，将AGEs注射至正常大鼠可导致肾小球增大、PAS染色阳性物质沉积、基底膜增宽、系膜基质扩展和肾小球硬化[57]。再次，在糖尿病动物模型中抑制AGEs可改善白蛋白尿和肾小球硬化[58]。

AGEs在糖尿病肾病中的作用机制包括：一方面，糖基化蛋白功能发生改变。例如，细胞外基质蛋白变得不易被基质金属蛋白酶(MMP)水解，导致它们在细胞外积聚[59]。此外，硫酸化的糖蛋白发生糖基化，可改变基底膜的电荷选择特性，进而产生微量白蛋白尿。另一方面，AGEs可通过直接作用于细胞内成分或与表达于足细胞和小管上皮表面的RAGE受体互相作用发挥信号分子的功能。AGEs通过上述机制诱导细胞内氧化应激，并通过氧化应激敏感的信号通路激活NK-κB[61]。AGEs也可激活蛋白酶C，并调节多种生长因子和细胞因子的表达，如Ang-Ⅱ和TGF-β1[62]。

蛋白激酶C信号通路

在糖尿病肾病中糖毒性可直接导致蛋白激酶C信号通路的激活。事实上，糖酵解代谢产物与甘油磷酸盐反应可产生新的甘油二酯，这是PKC主要的内源性激活物[63]。多元醇代谢物的激活、AGE积聚、RAGE激活、ROS产生和AngⅡ刺激可导致PKC的进一步激活[64]。

PKC家族包含超过11种亚型，可分为三组：经典PKC(包括PKC-alpha和beta)、新型PKC和非典型PKC。目前多数研究集中于经典PKC的作用。尤其是PKC-beta被证明可诱导TGF-β1介导的肾脏肥大和细胞外基质扩展[65]。然而，一项随机双盲安慰剂对照研究发现，接受RAAS抑制剂的2型糖尿病肾病患者对PKC-beta抑制剂鲁伯斯塔(ruboxistaurin)没有反应，其蛋白/肌酐也没有出现明显降低[66]。PKC的多种亚型可能共同参与了糖尿病肾病的发病。PKC-beta可导致肾脏肥大和肾小球硬化，PKC-alpha可能通过激活内皮生长因子和影响足细胞裂孔膜蛋白(nephrin)表达参与糖尿病白蛋白尿的产生[67]。最近的动物实验通过同时敲除PKC alpha和beta或应用这两种亚型的抑制剂证实了上述假说[67]。

氧化应激

糖尿病的发生同时伴随着超氧化物、羟基自由基、过氧化氢和过氧亚硝酸盐生成增加，这些物质通常被称为活性氧。糖尿病肾病患者中ROS的重要产生来源为线粒体(主要来源)和胞质NADPH氧化酶(NOX)。随着细胞内葡萄糖积聚和糖酵解增加，通过线粒体电子传递链的电子流增强，与高质子梯度和高电化学电位差一起均会增加超氧化物的产生。

NOX，尤其是NOX4在肾脏细胞广泛表达，已被证明在糖尿病肾病动物模型的肾脏中表达上调[68]。多种糖尿病患者体内的介质被发现可改变NOX蛋白的活性或表达，这些介质包括高血糖、AngⅡ、TGF-β、AGEs、VEGF、内皮素和醛固酮[69]。

另一方面，糖尿病肾病患者的抗氧化物水平可升高、不变或减低[70]。然而，还需要辅因子NADPH来共同激活多元醇通路。因为NADPH是抗氧化机制的主要还原剂，在糖毒性环境下其消耗影响氧化还原平衡[70]。蛋白质、脂质、核酸和碳水化合物称为氧化反应的靶点。这会导致细胞膜、细胞器、细胞内信号传导、基因调控和细胞存活相关的功能和相互作用发生改变。

ROS的靶点多样，可在多方面和多阶段影响糖尿病肾病。值得注意的是，超氧化物的生成可引发DNA链断裂并抑制甘油醛-3-磷酸脱氢酶(GAPDH)[71]。最终糖代谢在甘油醛-3-磷酸盐水平终止，这可导致糖毒性增加，经由多元醇和氨基己糖途径代谢增多，产生更多的AGEs并激活PKC[49]。ROS参与了糖尿病肾病的各个阶段。它们可参与导致肾小球肥大，引起足细胞损伤并加重肾小球和肾小管纤维化[69]。然而应用抗氧化剂并没有在人体临床试验中获得成功。这可能是由于缺乏具有特异性的抗氧化剂[70]。

肾小球血流动力学和肾素-血管紧张素-醛固酮系统

糖尿病肾病最早期的病理生理学特征之一是高滤过。这在新诊断的 1 型糖尿病肾病患者和血糖控制不佳的患者中更为显著[19,72]。以下 4 个因素决定了肾小球滤过率：①肾小球血流；②血浆渗透压；③肾小球跨毛细血管静水压差；④肾小球超滤（通透性）系数 K_f。在糖尿病大鼠上进行的微穿刺实验发现胶体渗透压和 K_f 值可正常，然而更重要的是，即使这些糖尿病大鼠血压正常，其肾小球灌注和静水压（可用肾小球毛细血管压表示）仍会升高[73]。这种血流动力学状态可能是由细动脉不同程度的扩张以及局部肾小球微循环的自身调节功能减退造成的，在 1 型和 2 型糖尿病中均有此现象[74-76]。多种血管活性物质和生长因子的不平衡可导致这种肾小球内的血流动力学异常。这些物质包括 RAAS、心房利尿钠多肽、胰岛素样生长因子-1、内皮素、前列腺素、类花生酸和一氧化氮（NO）系统[77,78]。

肾小球毛细血管压力升高会加速糖尿病肾病相关的肾血管并发症发生。糖尿病诱导的血流动力学异常使多种糖尿病肾病相关介质的产生增加[79]。在糖尿病肾病的血流动力学和代谢过程间起到重要连接作用的似乎是肾素-血管紧张素-醛固酮系统。

有趣的是，多种肾脏细胞，如系膜细胞、足细胞甚至是肾小管细胞，均可合成 Ang Ⅱ 和表达这种体液因子的受体，这可能导致 RAAS 在肾脏局部激活[80-82]。在糖尿病时多种因子可激活 RAAS。高糖血症本身被证实可直接上调系膜细胞的肾素和血管紧张素原[81]。ROS 和 AGE 可进一步激活 RAAS[83-84]。对鼠类动物模型注射 AGEs 可引起 Ang Ⅱ 和其他 RAAS 成分的显著升高[83]。Ang Ⅱ 局部浓度升高后反而可进一步使全身和肾脏 AGEs 产生增加[83]。这些反馈链增加了糖尿病肾病发病机制的复杂性，并有助解释即使达到了良好的血糖控制仍会发生肾病的原因。

Ang Ⅱ 在肾脏不仅影响糖尿病肾病的血流动力学改变，同时也可独立激活一系列细胞因子，包括 TGF-β、结缔组织生长因子（CTGF）、白细胞介素 6，单核细胞趋化蛋白-1（MCP-1），和 VEGF-A。因此，高水平的 Ang Ⅱ 可以调节肾小球细胞外基质的沉积，并对糖尿病患者肾细胞的早期增生和晚期肥大起促进作用[85]。

此外，Ang Ⅱ 在肾小球内的血流动力学效应主要作用在系膜细胞和足细胞。系膜细胞的拉伸作用促使其上调 GLUT-1 的水平，从而间接促进糖尿病肾病患者的代谢紊乱[82]。受牵拉的系膜细胞可通过直接表达细胞外基质蛋白或激活 TGF-β1 促进纤维化的形成[86]。最终，Ang Ⅱ和系膜牵拉反应促进细胞表达 MCP-1，从而能够促进单核细胞在肾小球的聚集，加剧肾脏损伤[87]。

足细胞同样维持肾小球内高压和牵拉造成的效果，表现为对细胞骨架的结构和对肾小球基底膜的附着的改变。这些改变主要是由源自足细胞 VEGF 的效应的不平衡[88]。VEGF 通过信号转导降低肾小球足细胞裂孔膜蛋白的表达[89]。足细胞裂孔膜蛋白丢失可以促进蛋白尿的形成[90]。

TGF-β 是糖尿病肾病细胞外基质聚集的下游调节蛋白

TGF-β 在糖尿病肾病的发病中起重要的作用，并且在糖尿病肾脏疾病的各期中参与导致早期增生和晚期硬化前改变的共同通路[91,92]。实际上，TGF-β 在糖尿病肾病中可被继发于代谢和血流动力学作用产生的多种介导因素激活。这些因素包括高血糖[93]、糖基化终末产物修饰蛋白[94]、活性氧簇[49]、系膜细胞的周期性张弛[95]、PKC 活化[96]和 Ang Ⅱ[97]。所有这些因素均依赖 TGF-β 达到刺激细胞外基质蛋白合成、阻止其降解并使其沉积、聚集的作用。实验证据表明这种细胞因子增加Ⅰ型胶原，纤连蛋白和层连蛋白的表达。此外，TGF-β 抑制基质金属蛋白酶并能对蛋白酶抑制剂起刺激作用[98]。

尽管成人肾脏 TGF-β 的活性一部分可能来自单核-巨噬细胞，原位的肾脏细胞也能产生自己的 TGF-β 配体。各层证据级别上（细胞培养，动物模型，人体研究）表明，TGF-β 系统在糖尿病肾病患者中会被激活[98]。TGF-β 的表达在系膜，肾小球内皮和上皮细胞，以及小管上皮细胞和间质成纤维细胞中被上调[99-102]。小管和小球细胞还能上调 TGF-β 受体 Ⅱ 的水平[103,104]。配体的聚集和受体的上调共同导致了造成此类肾脏病理的信号通路的过度激活。在糖尿病动物中阻断 TGF-β 系统能够改善糖尿病肾病，从而证明了这种细胞因子的核心地位。无论 TGF-β 是在上游受体水平还是在下游细胞内信号级联转导的水平被阻断，实验研究都证明可显著改善糖尿病相关肾脏疾病中的肾小球硬化，细胞外基质沉积和肾小球基膜增厚，以及其他组织学以及分子生物学指标[77,105-108]。

基因学的危险因素

肾病并非糖尿病不可避免的并发症。仅仅有30% ~40%的1型或2型糖尿病患者最终发展至肾脏疾病。是否发病不能仅用血糖和血压控制好坏来解释。糖尿病肾病的发病倾向似乎至少部分与家族和基因因素相关。

最初的基因学分布的证据来自于家系研究。存在一个患糖尿病肾病的兄弟姐妹或父母会增加此家族成员出现尿白蛋白增高或终末肾脏病的可能。这种现象在各个具有不同基因背景的家族中都能得到反映，而且很大程度上与血糖浓度无关[109-114]。这个现象在如ESRD Network和糖尿病控制和并发症研究(Diabetes Control and Complications Trial, DCCT)等大规模多中心临床试验中得到证实[115,116]。

因同一家庭的成员往往有相同的环境因素和生活习惯，这些因素不能从糖尿病肾病的研究中分离出来。一种比较好的研究方式是计算遗传可能性因子 h^2。它估测基因作用在总体变异度所占的比率，在2型糖尿病家族中，合并白蛋白尿病例的 h^2 在0.27和0.39之间[117-121]。另一方面，肾小球滤过率的 h^2 在0.29和0.75之间，可以看作是一个强遗传标志物[119,120]。因为遗传可能性因子1提示孟德尔遗传特点，所以这样的 h^2 值提示基因因素对糖尿病肾病具有很强的意义。

随着基因组学的发展，已有多项试验尝试去明确导致糖尿病肾病发病的基因定位。基于目前已知的疾病机制理论，已经在糖尿病肾病患者和对照组之间进行了多个基因多态性的检查。一个值得注意的例子就是血管紧张素转换酶(angiotensin-converting Enzyme, ACE)的插入/敲除(I/D)多态性研究。拥有D等位基因的患者存在更强的ACE活性，更容易进展到糖尿病肾病。已有多项研究尝试用不同的结果证明这种效应。这些结果最近被纳入一项证实D等位基因和糖尿病肾病关系的meta分析中，这一特点在亚洲人群中具有更强的证据[122]。

另一个水平的证据是和已知的基因标记物相关的人类疾病基因的连锁相关的分析。这一技术是基于如下理论，即容易导致糖尿病肾病的基因之间往往存在连锁关系，因此需要搜索基因区域得以被缩小。目前为止，已有包括3q、7q、10p和14q在内的多个值得注意的区域被报道。最强证据来自终末肾脏病与18号染色体长臂某区域之间的关系。进一步分析发现最可能的基因是两个肌肽酶CNDP1和CNDP2，其作用为在肾脏降解激肽并影响氧化还原稳态，并参与纤维化的其他机制[123]。

近期，全基因组关联分析(genome-wide association studies, GWAS)已经获得了糖尿病肾病领域里程碑性的研究结果。该类研究塑造了一个跨越基因组学的宽泛、可争论和无偏倚的网络以及允许对人群样本进行研究，提供了更好地筛检基因相关性的方法。目前已有两项关于1型糖尿病肾病和3项关于2型糖尿病肾病的研究结果发表。尽管多个基因区域已经受到关注，但目前仍无任何基因可被认为是糖尿病肾病的特异性基因[123]。糖尿病肾病仍然是一种复杂的疾病，其遗传方式很有可能为多基因的。此外，环境因素也会影响其发病率和疾病进程。

结　论

糖尿病肾病的发病机制较为复杂。高血糖造成的毒性作用、肾小球高压、毒素代谢的有害产物以及作用于肾脏各区域的生长因子和细胞因子均可造成肾损伤，在临床上表现为白蛋白尿和肾功能进行性减退。尽管我们分别讨论了糖尿病肾病的病因学机制，但事实上它们之间有很多部分发生重叠和交互影响，有时甚至具有协同作用。把有关糖尿病肾病机制的理论简单化虽然显得较为简洁有力，但仍应向把这些理论整合为一个全面体系的方向努力。目前已有一些观念认为多种因素会最终通过共同通路促进发病。尽管已有前述理论，临床实践中用于防治糖尿病肾病的医疗手段目前仅限于阻断RAAS，控制高血糖和高血压。然而我们仍然乐观地认为，随着糖尿病肾病病理生理学的进一步阐明，更新更有效的治疗手段将会不断涌现。

(徐宁馨 译，郝传明 校)

参考文献

1. Fioretto P, Mauer M. Histopathology of diabetic nephropathy. *Semin Nephrol* 2007;**27**:195–207.
2. Zhu D, Kim Y, Steffes MW, Groppoli TJ, Butkowski RJ, Mauer SM. Glomerular distribution of type IV collagen in diabetes by high resolution quantitative immunochemistry. *Kidney Int* 1994;**45**:425–33.
3. Caramori ML, Kim Y, Huang C, Fish AJ, Rich SS, Miller ME, et al. Cellular basis of diabetic nephropathy: 1. Study design and renal structural-functional relationships in patients with long-standing type 1 diabetes. *Diabetes* 2002;**51**:506–13.
4. Osterby R. Morphometric studies of the peripheral glomerular basement membrane in early juvenile diabetes. I. Development of initial basement membrane thickening. *Diabetologia* 1972;**8**:84–92.
5. Drummond K, Mauer M. The early natural history of nephropathy in type 1 diabetes: II. Early renal structural changes in type 1 diabetes. *Diabetes* 2002;**51**:1580–7.
6. Brito PL, Fioretto P, Drummond K, Kim Y, Steffes MW, Basgen

JM, et al. Proximal tubular basement membrane width in insulin-dependent diabetes mellitus. *Kidney Int* 1998;**53**:754–61.
7. Bader R, Bader H, Grund KE, Markensen-Haen S, Christ H, Bohle A. Structure and function of the kidney in diabetic glomerulosclerosis: Correlations between morphologic and functional parameters. *Pathol Res Pract* 1980;**167**:204–16.
8. Lane PH, Steffes MW, Fioretto P, Mauer SM. Renal interstitial expansion in insulin-dependent diabetes mellitus. *Kidney Int* 1993;**43**:661–7.
9. Ziyadeh FN, Goldfarb S. The renal tubulointerstitium in diabetes mellitus. *Kidney Int* 1991;**39**:464–75.
10. Tervaert TWC, Mooyaart AL, Amann K, Cohen AH, Cook HT, Drachenberg CB, et al. Pathologic classification of diabetic nephropathy. *J Am Soc Nephrol* 2010;21(4):556–63.
11. Ponchiardi C, Mauer M, Najafian B. Temporal profile of diabetic nephropathy pathologic changes. *Curr Diab Rep* 2013;**13**:592–9.
12. Fioretto P, Mauer M, Brocco E, Velussi M, Frigato F, Muollo B, et al. Patterns of renal injury in NIDDM patients with microalbuminuria. *Diabetologia* 1996;**39**:1569–76.
13. Gambara V, Mecca G, Remuzzi G, Bertani T. Heterogeneous nature of renal lesions in type II diabetes. *J Am Soc Nephrol* 1993;**3**:1458–66.
14. Mogensen CE, Christensen CK, Vittinghus E. The stages in diabetic renal disease. With emphasis on the stage of incipient diabetic nephropathy. *Diabetes* 1983;**32**(Suppl 2):64–78.
15. Myers BD, Nelson RG, Williams GW, et al. Glomerular function in Pima Indians with noninsulin dependent diabetes mellitus of recent onset. *J Clin Invest* 1991;**88**:524–30.
16. Nelson RG, Knowler WC, McCance DR, Sievers ML, Pettitt DJ, Charles MA, et al. Determinants of end-stage renal disease in Pima Indians with type 2 (non-insulin-dependent) diabetes mellitus and proteinuria. *Diabetologia* 1993;**36**:1087–93.
17. Nelson RG, Newman JM, Knowler WC, Sievers ML, Kunzelman CL, Pettitt DJ, et al. Incidence of end-stage renal disease in type 2 (non-insulin-dependent) diabetes mellitus in Pima Indians. *Diabetologia* 1988;**31**:730–6.
18. Olivarius Nde F, Andreasen AH, Keiding N, Mogensen CE. Epidemiology of renal involvement in newly-diagnosed middle-aged and elderly diabetic patients. Cross-sectional data from the population-based study "Diabetes Care in General Practice", Denmark. *Diabetologia* 1993;**36**:1007–16.
19. Myers BD, Nelson RG, Williams GW, Bennett PH, Hardy SA, Berg RL, et al. Glomerular function in Pima Indians with non-insulin-dependent diabetes mellitus of recent onset. *J Clin Invest* 1991;**88**:524–30.
20. Thomas MC, Moran JL, Harjutsalo V, Thorn L, Wadén J, Saraheimo M, et al. Hyperfiltration in type 1 diabetes: does it exist and does it matter for nephropathy? *Diabetologia* 2012;**55**:1505–13.
21. Magee GM, Bilous RW, Cardwell CR, Hunter SJ, Kee F, Fogarty DG. Is hyperfiltration associated with the future risk of developing diabetic nephropathy? A meta-analysis. *Diabetologia* 2009;**52**:691–7.
22. Ruggenenti P, Porrini EL, Gaspari F, Motterlini N, Cannata A, Carrara F, et al. Glomerular hyperfiltration and renal disease progression in type 2 diabetes. *Diabetes Care* 2012;**35**:2061–8.
23. Cederholm J, Eliasson B, Nilsson PM, Weiss L, Gudbjörnsdottir S. Steering Committee of the Swedish National Diabetes Register. Microalbuminuria and risk factors in type 1 and type 2 diabetic patients. *Diabetes Res Clin Pract* 2005;**67**:258–66.
24. Mogensen CE. Microalbuminuria predicts clinical proteinuria and early mortality in maturity-onset diabetes. *N Engl J Med* 1984;**310**:356–60.
25. Caramori ML, Fioretto P, Mauer M. The need for early predictors of diabetic nephropathy risk: is albumin excretion rate sufficient? *Diabetes* 2000;**49**:1399–408.
26. Perkins BA, Ficociello LH, Silva KH, Finkelstein DM, Warram JH, Krolewski AS. Regression of microalbuminuria in type 1 diabetes. *N Engl J Med* 2003;**348**:2285–93.
27. Ninomiya T, Perkovic V, Verdon C, Barzi F, Cass A, Gallagher M, et al. Proteinuria and stroke: a meta-analysis of cohort studies. *Am J Kidney Dis* 2009;**53**:417–25.
28. Perkovic V, Verdon C, Ninomiya T, Barzi F, Cass A, Patel A, et al. The relationship between proteinuria and coronary risk: a systematic review and meta-analysis. *PLoS Med* 2008:5.
29. Deckert T, Yokoyama H, Mathiesen E, Ronn B, Jensen T, Feldt-Rasmussen B, et al. Cohort study of predictive value of urinary albumin excretion for atherosclerotic vascular disease in patients with insulin dependent diabetes. *BMJ* 1996;**312**:871–4.
30. Damsgaard EM, Froland A, Jorgensen OD, Mogensen CE. Microalbuminuria as predictor of increased mortality in elderly people. *BMJ* 1990;**300**:297–300.
31. Mathiesen ER, Rasmussen-Feldt B, Hommel E, Deckert T, Parving HH. Stable glomerular filtration rate in normotensive IDDM patients with stable microalbuminuria. *Diabetes Care* 1997;**20**:286–9.
32. Gaede P, Tarnow L, Vedel P, Parving H-H, Pedersen O. Remission to normoalbuminuria during multifactorial treatment preserves kidney function in patients with type 2 diabetes and microalbuminuria. *Nephrol Dial Transplant* 2004;**19**:2784–8.
33. Remuzzi G, Bertani T. Is glomerulosclerosis a consequence of altered glomerular permeability to macromolecules? *Kidney Int* 1990;**38**:384–94.
34. Mauer SM, Steffes MW, Ellis EN, Sutherland DE, Brown DM, Goetz FC. Structural-functional relationships in diabetic nephropathy. *J Clin Invest* 1984;**74**:1143–55.
35. Yamada T, Komatsu M, Komiya I, Miyahara Y, Shima Y, Matsuzaki M, et al. Development, progression, and regression of microalbuminuria in Japanese patients with type 2 diabetes under tight glycemic and blood pressure control: the Kashiwa study. *Diabetes Care* 2005;**28**:2733–8.
36. MacIsaac RJ, Jerums G. Diabetic kidney disease with and without albuminuria. *Curr Opin Nephrol Hypertens* 2011;**20**:246–57.
37. Costacou T, Ellis D, Fried L, Orchard TJ. Sequence of progression of albuminuria and decreased GFR in persons with type 1 diabetes: a cohort study. *Am J Kidney Dis* 2007;**50**:721–32.
38. Parving HH, Lewis JB, Ravid M, Remuzzi G, Hunsicker LG. DEMAND investigators. Prevalence and risk factors for microalbuminuria in a referred cohort of type II diabetic patients: a global perspective. *Kidney Int* 2006;**69**:2057–63.
39. Tsalamandris C, Allen TJ, Gilbert RE, Sinha A, Panagiotopoulos S, Cooper ME, et al. Progressive decline in renal function in diabetic patients with and without albuminuria. *Diabetes* 1994;**43**:649–55.
40. Perkins BA, Nelson RG, Ostrander BEP, et al. Detection of renal function decline in patients with diabetes and normal or elevated GFR by serial measurements of serum cystatin C concentration: results of a 4-year follow-up study. *J Am Soc Nephrol* 2005;**16**(5):1404–12.
41. Writing Team for the Diabetes Control and Complications Trial/ Epidemiology of Diabetes Interventions and Complications Research Group. Sustained effect of intensive treatment of type 1 diabetes mellitus on development and progression of diabetic nephropathy: the Epidemiology of Diabetes Interventions and Complications (EDIC) study. *JAMA* 2003;**290**:2159–67.
42. Intensive blood-glucose control with sulphonylureas or insulin compared with conventional treatment and risk of complications in patients with type 2 diabetes (UKPDS 33). UK Prospective Diabetes Study (UKPDS) Group. *Lancet* 1998;**352**:837–53.
43. Fioretto P, Steffes MW, Sutherland DER, Goetz FC, Mauer M. Reversal of lesions of diabetic nephropathy after pancreas transplantation. *N Engl J Med* 1998;**339**:69–75.
44. Barbosa J, Steffes MW, Sutherland DE, Connett JE, Rao KV, Mauer SM. Effect of glycemic control on early diabetic renal lesions. A 5-year randomized controlled clinical trial of insulin-dependent diabetic kidney transplant recipients. *JAMA* 1994;**272**:600–6.
45. The effect of intensive treatment of diabetes on the development and progression of long-term complications in insulin-dependent diabetes mellitus. The Diabetes Control and Complications Trial Research Group. *N Engl J Med* 1993;**329**:977–86.
46. Heilig CW, Brosius III FC, Henry DN. Glucose transporters of the glomerulus and the implications for diabetic nephropathy. *Kidney Int Suppl* 1997;**60**:S91–9.
47. Mogyorosi A, Sonkodi S. AT1 receptor antagonists: a challenge for ACE inhibitors in diabetic nephropathy. *Diabetes Metab Res Rev* 1999;**15**:55–8.

48. Ziyadeh FN. Mediators of hyperglycemia and the pathogenesis of matrix accumulation in diabetic renal disease. *Miner Electrolyte Metab* 1995;**21**:292–302.
49. Brownlee M. Biochemistry and molecular cell biology of diabetic complications. *Nature* 2001;**414**:813–20.
50. Goldfarb S, Ziyadeh FN, Kern EFO, Simmons DA. Effects of polyol-pathway inhibition and dietary myo-inositol on glomerular hemodynamic function in experimental diabetes mellitus in rats. *Diabetes* 1991;**40**:465–71.
51. Pederson MM, Christiansen JS, Mogensen CE. Reduction of glomerular hyperfiltration in normoalbuminuric IDDM patients by 6 mo of aldose reductase inhibition. *Diabetes* 1991;**40**:527–31.
52. Du XL, Edelstein D, Rossetti L, Fantus IG, Goldberg H, Ziyadeh F, et al. Hyperglycemia-induced mitochondrial superoxide overproduction activates the hexosamine pathway and induces plasminogen activator inhibitor-1 expression by increasing Sp1 glycosylation. *Proc Natl Acad Sci USA* 2000;**97**:12222–6.
53. Jakus V, Rietbrock N. Advanced glycation end-products and the progress of diabetic vascular complications. *Physiol Res* 2004;**53**:131–42.
54. Horie K, Miyata T, Maeda K, Miyata S, Sugiyama S, Sakai H, et al. Immunohistochemical colocalization of glycoxidation products and lipid peroxidation products in diabetic renal glomerular lesions. Implication for glycoxidative stress in the pathogenesis of diabetic nephropathy. *J Clin Invest* 1997;**100**:2995–3004.
55. Schleicher ED, Wagner E, Nerlich AG. Increased accumulation of the glycoxidation product N(epsilon)-(carboxymethyl)lysine in human tissues in diabetes and aging. *J Clin Invest* 1997;**99**:457–68.
56. Cooper ME. Interaction of metabolic and haemodynamic factors in mediating experimental diabetic nephropathy. *Diabetologia* 2001;**44**:1957–72.
57. Vlassara H, Striker LJ, Teichberg S, Fuh H, Li YM, Steffes M. Advanced glycation end products induce glomerular sclerosis and albuminuria in normal rats. *Proc Natl Acad Sci USA* 1994;**91**:11704–8.
58. Busch M, Franke S, Rüster C, Wolf G. Advanced glycation end-products and the kidney. *Eur J Clin Invest* 2010;**40**:742–55.
59. Catania JM, Chen G, Parrish AR. Role of matrix metalloproteinases in renal pathophysiologies. *Am J Physiol Renal Physiol* 2007;**292**:F905–11.
60. Wautier JL, Guillausseau PJ. Advanced glycation end products, their receptors and diabetic angiopathy. *Diabetes Metab* 2001;**27**:535–42.
61. Yamagishi S, Inagaki Y, Okamoto T, Amano S, Koga K, Takeuchi M, et al. Advanced glycation end product-induced apoptosis and overexpression of vascular endothelial growth factor and monocyte chemoattractant protein-1 in human-cultured mesangial cells. *J Biol Chem* 2002;**277**:20309–15.
62. Fukami K, Ueda S, Yamagishi S, Kato S, Inagaki Y, Takeuchi M, et al. AGEs activate mesangial TGF-beta-Smad signaling via an angiotensin II type I receptor interaction. *Kidney Int* 2004;**66**:2137–47.
63. Studer RK, Craven PA, DeRubertis FR. Role for protein kinase C in the mediation of increased fibronectin accumulation by mesangial cells grown in high-glucose medium. *Diabetes* 1993;**42**:118–26.
64. Thallas-Bonke V, Thorpe SR, Coughlan MT, Fukami K, Yap FYT, Sourris KC, et al. Inhibition of NADPH oxidase prevents advanced glycation end product-mediated damage in diabetic nephropathy through a protein kinase C-alpha-dependent pathway. *Diabetes* 2008;**57**:460–9.
65. Koya D, Haneda M, Nakagawa H, Isshiki K, Sato H, Maeda S, et al. Amelioration of accelerated diabetic mesangial expansion by treatment with a PKC beta inhibitor in diabetic db/db mice, a rodent model for type 2 diabetes. *FASEB J* 2000;**14**:439–47.
66. Tuttle KR, Bakris GL, Toto RD, McGill JB, Hu K, Anderson PW. The effect of ruboxistaurin on nephropathy in type 2 diabetes. *Diabetes Care* 2005;**28**:2686–90.
67. Menne J, Shushakova N, Bartels J, Kiyan Y, Laudeley R, Haller H, et al. Dual inhibition of classical protein kinase C-α and protein kinase C-β isoforms protects against experimental murine diabetic nephropathy. *Diabetes* 2013;**62**:1167–74.
68. Etoh T, Inoguchi T, Kakimoto M, Sonoda N, Kobayashi K, Kuroda J, et al. Increased expression of NAD(P)H oxidase subunits, NOX4 and p22phox, in the kidney of streptozotocin-induced diabetic rats and its reversibility by interventive insulin treatment. *Diabetologia* 2003;**46**:1428–37.
69. Gorin Y, Block K. Nox4 and diabetic nephropathy: With a friend like this, who needs enemies? *Free Radic Biol Med* 2013;**61C**:130–42.
70. Stanton RC. Oxidative stress and diabetic kidney disease. *Curr Diab Rep* 2011;**11**:330–6.
71. Du X, Matsumura T, Edelstein D, Rossetti L, Zsengeller Z, Szabo C, et al. Inhibition of GAPDH activity by poly(ADP-ribose) polymerase activates three major pathways of hyperglycemic damage in endothelial cells. *J Clin Invest* 2003;**112**:1049–57.
72. Mogensen CE. Glomerular hyperfiltration in human diabetes. *Diabetes Care* 1994;**17**:770–5.
73. Anderson S, Brenner BM. Pathogenesis of diabetic glomerulopathy: hemodynamic considerations. *Diabetes Metab Rev* 1988;**4**:163–77.
74. Christensen PK, Lund S, Parving HH. The impact of glycaemic control on autoregulation of glomerular filtration rate in patients with non-insulin dependent diabetes. *Scand J Clin Lab Invest* 2001;**61**:43–50.
75. Christensen PK, Hansen HP, Parving HH. Impaired autoregulation of GFR in hypertensive non-insulin dependent diabetic patients. *Kidney Int* 1997;**52**:1369–74.
76. Hayashi K, Epstein M, Loutzenhiser R, Forster H. Impaired myogenic responsiveness of the afferent arteriole in streptozotocin-induced diabetic rats: role of eicosanoid derangements. *J Am Soc Nephrol* 1992;**2**:1578–86.
77. De Vriese AS, Stoenoiu MS, Elger M, Devuyst O, Vanholder R, Kriz W, et al. Diabetes-induced microvascular dysfunction in the hydronephrotic kidney: role of nitric oxide. *Kidney Int* 2001;**60**:202–10.
78. Goligorsky MS. Endothelial cell dysfunction and nitric oxide synthase. *Kidney Int* 2000;**58**:1360–76.
79. Hostetter TH, Rennke HG, Brenner BM. The case for intrarenal hypertension in the initiation and progression of diabetic and other glomerulopathies. *Amer J Med* 1982;**72**:375–80.
80. Durvasula RV, Petermann AT, Hiromura K, Blonski M, Pippin J, Mundel P, et al. Activation of a local tissue angiotensin system in podocytes by mechanical strain. *Kidney Int* 2004;**65**:30–9.
81. Singh R, Singh AK, Alavi N, Leehey DJ. Mechanism of increased angiotensin II levels in glomerular mesangial cells cultured in high glucose. *J Am Soc Nephrol* 2003;**14**:873–80.
82. Gnudi L, Thomas SM, Viberti G. Mechanical forces in diabetic kidney disease: a trigger for impaired glucose metabolism. *J Am Soc Nephrol* 2007;**18**:2226–32.
83. Thomas MC, Tikellis C, Burns WM, Bialkowski K, Cao Z, Coughlan MT, et al. Interactions between renin angiotensin system and advanced glycation in the kidney. *J Am Soc Nephrol* 2005;**16**:2976–84.
84. Tan ALY, Forbes JM, Cooper ME. AGE, RAGE, and ROS in diabetic nephropathy. *SeminNephrol* 2007;**27**:130–43.
85. Wolf G. New insights into the pathophysiology of diabetic nephropathy: from haemodynamics to molecular pathology. *Eur J Clin Invest* 2004;**34**:785–96.
86. Gruden G, Zonca S, Hayward A, Thomas S, Maestrini S, Gnudi L, et al. Mechanical stretch-induced fibronectin and transforming growth factor-beta1 production in human mesangial cells is p38 mitogen-activated protein kinase-dependent. *Diabetes* 2000;**49**:655–61.
87. Gruden G, Perin PC, Camussi G. Insight on the pathogenesis of diabetic nephropathy from the study of podocyte and mesangial cell biology. *Curr Diabetes Rev* 2005;**1**:27–40.
88. Wolf G, Chen S, Ziyadeh FN. From the periphery of the glomerular capillary wall toward the center of disease: podocyte injury comes of age in diabetic nephropathy. *Diabetes* 2005;**54**:1626–34.
89. Sung SH, Ziyadeh FN, Wang A, Pyagay PE, Kanwar YS, Chen S. Blockade of vascular endothelial growth factor signaling ameliorates diabetic albuminuria in mice. *J Am Soc Nephrol*

2006;**17**:3093–104.

90. Gross M-L, Dikow R, Ritz E. Diabetic nephropathy: recent insights into the pathophysiology and the progression of diabetic nephropathy. *Kidney Int Suppl* 2005:S50–3.
91. Reeves WB, Andreoli TE. Transforming growth factor beta contributes to progressive diabetic nephropathy. *Proc Natl Acad Sci USA* 2000;**97**:7667–9.
92. Ziyadeh FN. Evidence for the involvement of transforming growth factor-b in the pathogenesis of diabetic kidney disease: Are Koch's postulates fulfilled? *Curr Pract Med* 1998;**1**:87–9.
93. Ziyadeh FN, Sharma K, Ericksen M, Wolf G. Stimulation of collagen gene expression and protein synthesis in murine mesangial cells by high glucose is mediated by autocrine activation of transforming growth factor-b. *J Clin Invest* 1994;**93**:536–42.
94. Yang CW, Vlassara H, Peten EP, He C-J, Striker GE, Striker LJ. Advanced glycation end products up-regulate gene expression found in diabetic glomerular disease. *Proc Natl Acad Sci USA* 1994;**91**:9436–40.
95. Riser BL, Cortes P, Yee J, Sharba AK, Asano K, Rodriguez-Barbero A, et al. Mechanical strain- and high glucose-induced alterations in mesangial cell collagen metabolism: role of TGF-beta. *J Am Soc Nephrol* 1998;**9**:827–36.
96. Fumo P, Kuncio GS, Ziyadeh FN. PKC and high glucose stimulate collagen alpha1(IV)transcriptional activity in a reporter mesangial cell line. *Am J Physiol* 1994;**267**:F632–8.
97. Wolf G, Neilson EG. Angiotensin II as a hypertrophogenic cytokine for proximal tubular cells. *Kidney Int Suppl* 1993;**39**:S100–7.
98. Sharma K, Ziyadeh FN, Alzahabi B, McGowan TA, Kapoor S, Kurnik BR, et al. Increased renal production of transforming growth factor-b1 in patients with type II diabetes. *Diabetes* 1997;**46**:854–9.
99. Rocco MV, Chen Y, Goldfarb S, Ziyadeh FN. Elevated glucose stimulates TGF-beta gene expression and bioactivity in proximal tubule. *Kidney Int* 1992;**41**:107–14.
100. Ziyadeh FN, Hoffman BB, Han DC, Iglesias-De La Cruz MC, Hong SW, Isono M, et al. Long-term prevention of renal insufficiency, excess matrix gene expression, and glomerular mesangial matrix expansion by treatment with monoclonal antitransforming growth factor-beta antibody in db/db diabetic mice. *Proc Natl Acad Sci USA* 2000;**97**:8015–20.
101. Ziyadeh FN. Mediators of diabetic renal disease: the case for tgf-Beta as the major mediator. *J Am Soc Nephrol* 2004;**15**(Suppl 1):S55–7.
102. Sharma K, Guo J, Jin Y, Ericksen M, Ziyadeh FN. Anti-TGF-bantibody attenuates renal hypertrophy and matrix expression in diabetic mice. *J Am Soc Neph* 1994;**5**:972.
103. Hong SW, Isono M, Chen S, Iglesias-de la Cruz MC, Han DC, Ziyadeh FN. Increased glomerular and tubular expression of TGF-beta1, its type II receptor, and activation of the Smad signaling pathway in the db/db mouse. *Am J Pathol* 2001;**158**:1653–63.
104. Isono M, Iglesias-de la Cruz MC, Chen S, Hong SW, Ziyadeh FN. Extracellular signal-regulated kinase mediates stimulation of TGF-b1 and matrix by high glucose in mesangial cells. *J Am Soc Nephrol* 2000;**11**:2222–30.
105. Sharma R, Savin VJ. Cyclosporine prevents the increase in glomerular albumin permeability caused by serum from patients with focal segmental glomerular sclerosis. *Transplantation* 1996;**61**:381–3.
106. Flyvbjerg A, Dagnaes-Hansen F, De Vriese AS, Schrijvers BF, Tilton RG, Rasch R. Amelioration of long-term renal changes in obese type 2 diabetic mice by a neutralizing vascular endothelial growth factor antibody. *Diabetes* 2002;**51**:3090–4.
107. Ziyadeh FN, Hoffman BB, Han DC, Iglesias-De La Cruz MC, Hong SW, Isono M, et al. Long-term prevention of renal insufficiency, excess matrix gene expression and glomerular mesangial matrix expression by treatment with monoclonal anti-TGF-bantibody indb/dbdiabetic mice. *Proc Natl Acad Sci USA* 2000;**97**(14):8015–20.
108. Chen S, Kasama Y, Lee JS, Jim B, Marin M, Ziyadeh FN. Podocyte-derived vascular endothelial growth factor mediates the stimulation of alpha3(IV) collagen production by transforming growth factor-beta1 in mouse podocytes. *Diabetes* 2004;**53**:2939–49.
109. Freedman BI, Tuttle AB, Spray BJ. Familial predisposition to nephropathy in African-Americans with non-insulin-dependent diabetes mellitus. *Am J Kidney Dis* 1995;**25**:710–3.
110. Pettitt DJ, Saad MF, Bennett PH, Nelson RG, Knowler WC. Familial predisposition to renal disease in two generations of Pima Indians with type 2 (non-insulin-dependent) diabetes mellitus. *Diabetologia* 1990;**33**:438–43.
111. Faronato PP, Maioli M, Tonolo G, Brocco E, Noventa F, Piarulli F, et al. Clustering of albumin excretion rate abnormalities in Caucasian patients with NIDDM. The Italian NIDDM Nephropathy Study Group. *Diabetologia* 1997;**40**:816–23.
112. Canani LH, Gerchman F, Gross JL. Familial clustering of diabetic nephropathy in Brazilian type 2 diabetic patients. *Diabetes* 1997;**48**:909–13.
113. Fioretto P, Steffes MW, Barbosa J, Rich SS, Miller ME, Mauer M. Is diabetic nephropathy inherited? Studies of glomerular structure in type 1 diabetic sibling pairs. *Diabetes* 1999;**48**:865–9.
114. Harjutsalo V, Katoh S, Sarti C, Tajima N, Tuomilehto J. Population-based assessment of familial clustering of diabetic nephropathy in type 1 diabetes. *Diabetes* 2004;**53**:2449–54.
115. Clustering of long-term complications in families with diabetes in the diabetes control and complications trial. The Diabetes Control and Complications Trial Research Group. *Diabetes* 1997;**46**:1829–39.
116. Freedman BI, Volkova NV, Satko SG, Krisher J, Jurkovitz C, Soucie JM, et al. Population-based screening for family history of end-stage renal disease among incident dialysis patients. *Am J Nephrol* 2005;**25**:529–35.
117. Forsblom CM, Kanninen T, Lehtovirta M, Saloranta C, Groop LC. Heritability of albumin excretion rate in families of patients with Type II diabetes. *Diabetologia* 1999;**42**:1359–66.
118. Fogarty DG, Rich SS, Hanna L, Warram JH, Krolewski AS. Urinary albumin excretion in families with type 2 diabetes is heritable and genetically correlated to blood pressure. *Kidney Int* 2000;**57**:250–7.
119. Placha G, Canani LH, Warram JH, Krolewski AS. Evidence for different susceptibility genes for proteinuria and ESRD in type 2 diabetes. *Adv Chronic Kidney Dis* 2004;**12**:155–69.
120. Langefeld CD, Beck SR, Bowden DW, Rich SS, Wagenknecht LE, Freedman BI. Heritability of GFR and albuminuria in Caucasians with type 2 diabetes mellitus. *Am J Kidney Dis* 2004;**43**:796–800.
121. Krolewski AS, Poznik GD, Placha G, Canani L, Dunn J, Walker W, et al. A genome-wide linkage scan for genes controlling variation in urinary albumin excretion in type II diabetes. *Kidney Int* 2006;**69**:129–36.
122. Mooyaart AL, Valk EJJ, Es LA, Bruijn JA, Heer E, Freedman BI, et al. Genetic associations in diabetic nephropathy: a meta-analysis. *Diabetologia* 2010;**54**:544–53.
123. Pezzolesi MG, Krolewski AS. The genetic risk of kidney disease in type 2 diabetes. *Med Clin North Am* 2013;**97**:91–107.

第 14 章

14

慢性肾脏病高血压的病理生理

Yonghong Huan, Debbie L. Cohen and Raymond R. Townsend

Renal, Hypertension and Electrolyte Division, University of Pennsylvania, Philadelphia, Pennsylvania, USA

问题和对公共健康的影响

慢性肾脏病(chronic kidney disease, CKD)的发病率在逐年上升，在美国大约 2600 万成人患有 CKD[1]。高血压是 CKD 最常见的伴发病，超过 80% 的 CKD 患者伴有高血压[2]。CKD 越严重，高血压也相应地越难控制，需要更大剂量的药物以达到目标血压值[3]。同样，高血压越严重，患者更易发展为 CKD[4]。CKD 患者患有心血管疾病的风险也较常人更高。来自 USRDS 的数据显示，不伴有 CKD 的人群中有 23.3% 的人患有高血压，而高血压的患病率在 CKD1 期患者中为 35.8%，在 CKD2 期患者中为 48.1%，在 CKD3 期患者中为 59.9%，在 CKD4 期和 5 期患者中为 84.1%[5]。尽管大部分 CKD 患者需要多种降压药控制血压，但这并没有降低患者的医从性[6]。

普通人群对于血压的警惕度和控制度都已有了很大提高，这在 CKD 患者中也日益改善。最近有报道指出普通人群对于高血压的警惕度和控制情况较过去几十年有了很大的提高，分别从 69% 增加到 80%，27% 增加到 50%[7]。而对 CKD 患者进行前瞻性队列研究也得出了相同的结论[3,6]，且 CKD 患者相较过去几十年接受了更完善的治疗[8,9]。

在 CKD 患者中，动态血压监测较诊室内血压测量更有优势。动态血压监测不仅提供了更多的血压数据，而且可以显示一天内的血压节律，正常情况下血压在睡眠中有 10% ~20% 的下降。血压节律的异常如“无下降”(睡眠时血压下降少于 10%)或者“逆下降”(睡眠时血压高于清醒时血压)都与不良心血管结局有关[10]。CKD 患者动态血压通常都有异常，出现血压昼夜节律异常，伴有血压的无下降或逆下降[11]。随着 CKD 的进展，无下降或逆下降的发生也逐步增加。隐匿性高血压是指患者诊室测量的血压正常，但动态血压监测或者家中血压测量显示血压升高。隐匿性高血压在 CKD 患者中更为普遍。在非裔肾脏病(AASK)队列研究中，61% 的参与者诊室测得血压正常，其中 70% 有隐匿性高血压。靶器官损害(如蛋白尿，左心室肥厚)在夜间血压升高，隐匿性高血压或者持续性高血压中更为常见。在 AASK 研究中，有尽管诊室测得血压尚可，但肾脏损伤却仍然持续进展的现象，这可能与隐匿性高血压，尤其是夜间血压升高有关。

CKD 患者发生高血压也受肾脏疾病种类的影响。通常，患有小管间质疾病的患者发生高血压的几率低于患有肾小球疾病的患者。有研究称，93% 的肾动脉狭窄患者，87% 的糖尿病肾病患者以及 74% 的多囊肾患者会出现高血压[12]。

非裔美国人高血压和 CKD 的发生率比高加索人更高，而且出现进展性 CKD 和终末期肾病的风险更大[14]。非裔美国人发生心血管疾病的年龄较高加索人早 5 年左右，且死亡率更高[15,16]。这与非裔美国人高血压和 CKD 的发生率和严重程度更高有关。伴有 APOL1(编码载脂蛋白 L1 的基因)变异的非裔美国人发生高血压相关肾病风险更高[17,18]。

CKD 患者高血压的治疗往往具有挑战性，因为这些患者的高血压通常更为严重，需要多种药物联合治疗。CKD 患者的降压目标值比普通人群更低。通常情况下血压应该控制在 140/90mmHg 以下，但对于伴有 CKD 和蛋白尿的患者，目标值低于 130/80mmHg。正在进行的由 NIH 资助的 SPRINT 研究将提供更明确的血压控制目标[19]。

CKD 中高血压的病理生理

CKD 中高血压的发病机制非常复杂。越来越多的因素被证明参与其中(表 14.1,图 14.1)。

表 14.1　CKD 导致升高血压的变化

增加	降低
盐潴留	前列腺环素
容量扩张	一氧化氮
RASS 激活	激肽
醛固酮	遗传因素
交感神经活性	
外源药物	
硅巴因样因子	
肥胖和胰岛素抵抗	
代谢综合征	
甲状旁腺素	
内皮素	
肾动脉狭窄	
由前高血压所致的血管损害	
血管硬化	
氧活性族	
遗传因素	

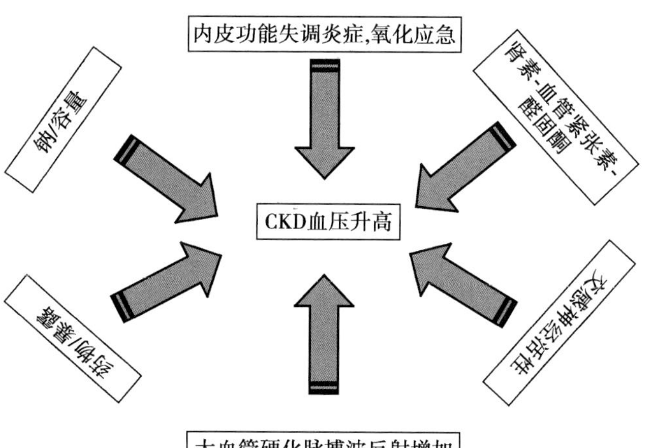

图 14.1　各种因素对 CKD 高血压的影响

几个大型的队列研究发现,除了血压本身,动脉僵硬和增大的脉搏波反射在 CKD 和 ESRD 中也很显著,同时也是 CKD 进展,心血管终点事件和死亡的独立危险因素[20-22]。

血压的升高有四个基本的相互关联的机制:①水钠潴留;②RAAS 系统激活;③交感神经系统激活;④血管内皮功能失调。这些因素都是有可能纠正的。在面对 CKD 高血压患者时应该综合考虑到这些因素选择药物。

水 钠 潴 留

肾脏对水钠稳态的维持是血压调节的重要机制。肾脏功能的缺陷被认为是高血压发展的先决条件[23]。正常的肾脏对血压的变化十分敏感,仅仅 1 ~ 3mmHg 的血压变化就能引起水钠排泄和潴留的迅速变化。在正常人中,这种自身调节机制在很宽的血压范围内精确地调节水钠平衡。肾脏对水钠的这种快速调节是由于肾小管对水钠重吸收的变化,而不是通过调节总肾血流量或肾小球滤过率。在 CKD 中,肾小管水钠重吸收无法被相应抑制,导致水钠潴留和血压升高。

水钠过多的时候肾脏促进钠的分泌,而在水钠不足的时候肾脏增加钠的重吸收。在正常的肾脏中,饮食中钠盐摄入的变化通常仅引起细胞外液及血管内容量不超过 10% 的波动,血压几乎没有变化[24]。在 CKD 中,钠盐的摄入更容易引起血压的变化,随着钠盐摄入的增加,血压也明显增高[25]。在对 GFR 介于 3 ~ 75ml/min 的患者研究发现,血压中的"盐敏"成分[被定义为盐敏指数 = 平均动脉压变化(mmHg)/钠盐摄入变化(meq/d)]随着 GFR 的下降而呈指数增加[26]。当 GFR 为 60ml/min 时,盐敏指数为 0.01;当 GFR 为 30ml/min 时,盐敏指数为 0.05;而当 GFR 为 10ml/min 时,盐敏指数达到 0.1 以上。

钠潴留和容量扩增是 CKD 高血压常见的伴随征象。当肾功能下降时,排泄水钠的能力也在逐步下降。如果共存有心力衰竭,则容量状态更难维持。当肾功能下降时,钠盐摄入可以很大程度地升高血压。当肾功能下降到最低水平时,摄入的钠盐对血压的影响超过仅由容量扩张对血压的影响[26]。这个发现提示钠盐摄入对血压的影响在 CKD 时被增强。

除了通过容量来升高血压,高盐摄入还可以导致动脉僵硬,NO 减少,促进炎症过程[27]。此外,盐摄入还可以放大血管紧张素 Ⅱ[28] 和去甲肾上腺素的升压效应[29]。

RAAS 系统过度激活

RAAS 系统被认为是血压的重要调节因素[30]。肾素活性和血管紧张素 Ⅱ 的产生通常情况下受到钠盐摄入的紧密调节,钠盐摄入增加导致肾素活性抑制和血管紧张素 Ⅱ 产生减少,这可以使得肾脏迅速、精确、有效地排出钠盐，从而维持血压正常，钠盐负荷对于 RAAS 系统抑制失常与 CKD 时高血压有关。CKD 时容量扩增进一步增强了 RAAS 系统的血管活性作用[31]。另外，RAAS 系统的过度激活部分似乎是由交感神经通过 β1-肾上腺素受体对球旁器的激活导致的[28]。

RAAS 系统在 CKD 高血压中的作用有很多证据。第一，CKD 患者通常缺乏水钠潴留对血浆肾素活性的正常抑制[32]；第二，CKD 患者通常对 ACEIs 和 ARBs 有很好的降压反应[33,34]，此外双侧肾切可以使很多 CKD 患者的血压恢复正常[35]；第三，对于 CKD 患者，血压和血浆肾素活性常直接相关[36]。肾素激活除了血流动力学后果外，产生过多的血管紧张素Ⅱ还可以通过释放醛固酮、增强各种生长因子效应，尤其是刺激纤维化细胞因子 TGFβ，从而进一步导致肾功能的逐步丧失和其他靶器官损害[37,38]。

与肾素系统激活有关的一个成分就是醛固酮[39]。Hostetter 团队发现在 5/6 肾切的大鼠模型中，醛固酮大幅度增加。在 CKD 中，醛固酮通过刺激钠重吸收来升高血压。这种刺激一方面发生在肾小管上皮细胞钠离子通道，另一方面发生在远端小管钠氯转运体（噻嗪类敏感的通道）[40]。此外，醛固酮可以抑制 NO 活性，促进肾小球高滤过、炎症和蛋白尿，使得肾小球肥大，还可通过产生活性氧自由基损伤足细胞[41]。

交感神经系统过度激活

控制肾脏的神经主要为交感神经[42]，在 CKD 患者中交感神经系统常常表现为过度激活[43]。如同 RAAS 系统一样，肾脏既是神经源性活动的来源，也是其靶器官[44]。肾脏交感传出神经的激活，将中枢交感神经活性传递到肾脏，使得肾素分泌和小管钠重吸收增加。在肾脏中有相当密集的感觉神经纤维，有证据表明肾脏交感神经激活在 CKD 高血压中有重要作用，主要通过直接收缩血管和前面提到的与 RAAS 的交互作用及钠盐重吸收。最近的研究发现，在药物抵抗的高血压患者中，通过肾脏神经消融可以明显降低血压，支持了交感神经系统在高血压发病中的重要性[45-48]。此外，一项初步研究同样发现在 CKD 患者[49]和 ESRD 患者中[50]，肾脏去交感神经治疗可以明显降低血压，更加证实了交感神经过度激活在 CKD 相关的高血压中的重要作用。

CKD 交感激活从很多方面得以证实。通过显微神经成像术直接测量透析患者肌肉交感活性，显示神经元放电增加，提示神经元被激活[51]。双侧肾切可以显著降低有药物抵抗高血压的透析患者的血压和肌肉交感神经活性[51]。Desir 及其团队发现了儿茶酚胺代谢的新途径，他们从肾脏中分离出一种降解儿茶酚胺的酶——肾酶（renalase）。肾功能降低与肾酶活性下降，儿茶酚胺清除减少以及潜在的儿茶酚胺大量暴露所导致的效应有关[52]。

另一种交感性机制是由 β1 受体介导的肾脏交感活性所诱导的肾素分泌，这可被 β 受体阻滞剂所阻断。肾小管钠重吸收及肾脏血管阻力增加是由 α 受体介导的，可被 α 受体阻断剂所阻断。中枢神经 α2 受体激动剂可乐定可以降低肾脏交感活性和肾素活性。几个研究证实了 β 受体阻滞剂在 CKD 高血压治疗中的有效性[53,54]。然而，α1 肾上腺素受体阻滞剂与心力衰竭有关，这就限制了其作为一线或者二线用药，除非是用于伴有前列腺增生的男性患者。

内皮功能失调

内皮作为一个较大的器官，具有抗血栓及调节血管平滑肌张力的作用，其作用是通过一系列局部作用因子完成的。由内皮产生的最有效的血管活性物质之一就是 NO。图 14.2 显示了内皮局部生成 NO 的调节通路。ADMA 是 NO 的抑制剂，其在 CKD 和 ESRD 中升高，而且最近被报道为 ESRD 患者死亡的独立预测因子[55]。NO 活性被氧化应激损害，而氧化应激在 CKD 中很常见[56]。氧化应激将 NO 降解为 $ONOO^-$，并将 NO 的共作用因子四氢生物蝶呤 BH4 从 NO 上解离下来。NO 生成的底物为 L-精氨酸。在 CKD 时，尿素与 L-精氨酸竞争性被内皮细胞摄取，造成 L-精氨酸的相对缺乏。此外，在 CKD 中 ADMA 和 SDMA 浓度升高，部分是因为其降解途径（如代谢 ADMA 的二甲基精氨酸二甲胺水解酶）缺损，还有部分原因是肾脏排泄功能降低。ADMA 与 NOS 竞争从而抑制 NO 生成，SDMA 限制 NO 合成底物 L-精氨酸的可利用性来抑制 NO 合成，同时 SDMA 还可以刺激促炎因子如白介素-6 及 TNF-α，从而损伤血管来升高血压[57]。

血管内皮功能失调是 CKD 的特征[56]。血管内皮最重要的功能之一就是生成局部扩血管物质 NO。已有一些通路可以解释 NO 生成受损和内皮功能障碍之间的联系，包括氧化应激，L-精氨酸缺乏，ADMA 和 L-NMMA 的生成。

氧化应激是削弱内皮功能最有力的方式并且可以加重高血压。细胞氧化可以生成很多重要信号分子，血管紧张素Ⅱ就是能有效刺激氧自由基生成的物质，

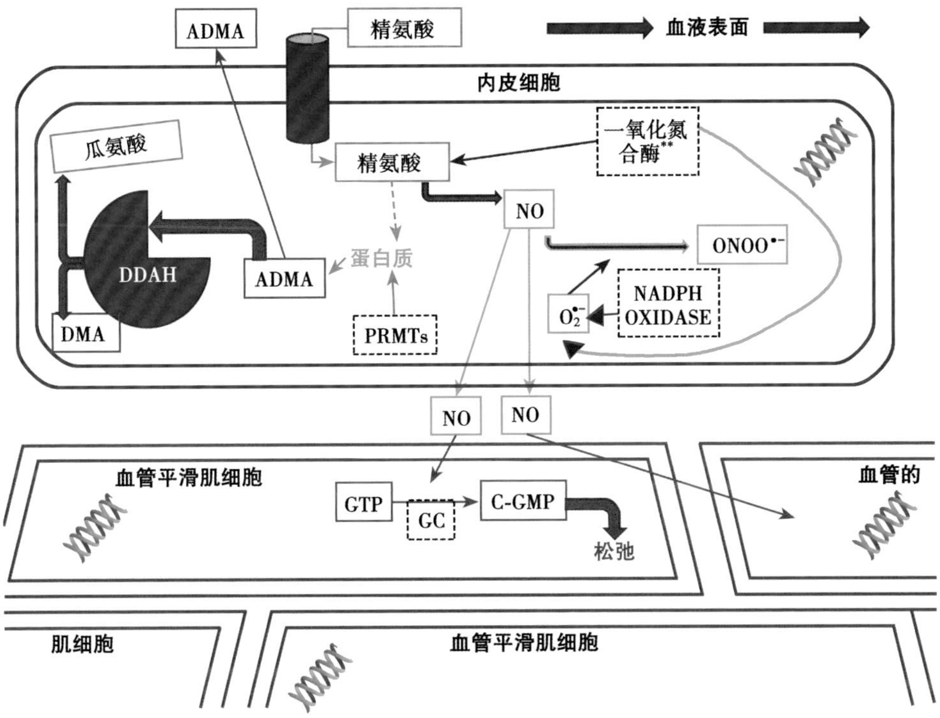

图 14.2　图示通过内皮一氧化氮合酶(NOS)从精氨酸产生一氧化氮(NO)。NOS 也产生活性氧簇,如过氧化亚硝酸盐,烟酰胺腺嘌呤二核苷酸磷酸氧化酶(NADPH 氧化酶),通过 NO 过氧化,使其生成过氧化亚硝酸盐而不能作为血管扩张信号。NO 一旦形成,大部分会通过内皮细胞表面释放出来。一旦被血管平滑肌摄取,NO 将刺激鸟苷酸环化酶促进三磷酸鸟苷转化为环磷酸鸟苷酸,导致血管扩张。其他过程包括精氨酸甲基化酶(PRMTs)诱导细胞蛋白甲基化产生不对称二甲基精胺酸(ADMA)。ADAM 在细胞内大部被二甲基精氨酸二甲胺水解酶(DDAH)代谢,产生二甲基精氨酸(DMA)和瓜氨酸,尽管有些 ADMA 在细胞被可能逃逸,并被释放到血中。ADMA 通过与精氨酸竞争底物抑制内皮功能。在 CKD 中,DDAH 活性下调,活性氧产生增加和 NO 的利用度下降都可促进血管内皮功能失调

这在给缺乏抗氧化物质的动物模型灌注血管紧张素Ⅱ的时候更为明显。血管紧张素Ⅱ灌注动物可导致血压升高,尿蛋白排泄增加,肾功能下降,这些效应比其他动物模型如 DOCA-盐型高血压更为明显[58]。其他氧化应激来源包括黄嘌呤氧化酶和 NADPH 氧化酶。使用别嘌醇的 CKD 患者肾功能损害进展减慢[59],高尿酸血症的青少年经过别嘌醇治疗后血压下降,这都证明了黄嘌呤氧化酶的重要性[60]。

在一些 CKD 患者中,其他一些系统也出现了病理性激活,其中有望成为药物治疗靶点的有内皮素[61]和醛固酮[62]。在很多血压难以控制的 CKD 患者中内皮素水平都升高,升高的血压可能对内皮素拮抗剂有反应[61,63],但目前这些药物仅被 FDA 批准作为肺动脉高压的治疗药物。

药物和其他暴露

CKD 伴随的贫血通常使用促红素来治疗,而这些药物具有升高血压的作用[64]。此外,铅、非甾体类抗炎药、钙调神经磷酸酶抑制剂和一些非法物质如可卡因等也会导致 CKD 患者血压升高[65]。

最后,在 CKD 患者高血压的基因层面,我们也取得了一些进展。有一些肾脏和高血压之间关联的罕见表型提示了肾内血压调节通路[66]。然而除了诊断价值,基因研究到目前为止,在指导干预方面还未带来有益的帮助。

结　论

高血压在 CKD 中非常普遍并且随着肾功能的下降而升高。CKD 中高血压的发病机制非常复杂。水钠潴留和盐敏性,交感功能失调和内皮功能障碍是高血压的显著特征并且可以加重其他因素的升血压效应。

对于 CKD 中高血压的发病机制尚有很多未解之谜。未来的一个重要目标就是认识血压在明显基因风险情况下的意义。除了少数明确由单基因突变引起的且符合孟德尔遗传规律的继发性高血压,大部分 CKD

患者的高血压与复杂的多基因异常有关[67]。例如,在AASK队列研究中,APOL1基因高风险变异被证实与不良肾脏结局有关,且独立于血压控制。此外,由于隐匿性高血压和夜间血压升高的发生率较高,血压变异率,尤其是诊室外的血压成为了主要的临床问题和重要的研究领域。

(关楠 译,郝传明 校)

参考文献

1. Coresh J, Selvin E, Stevens LA, Manzi J, Kusek JW, Eggers P, et al. Prevalence of chronic kidney disease in the United States. *JAMA* 2007;**298**(17):2038–47.
2. Coresh J, Wei GL, McQuillan G, Brancati FL, Levey AS, Jones C, et al. Prevalence of high blood pressure and elevated serum creatinine level in the United States: findings from the third National Health and Nutrition Examination Survey (1988-1994). *Arch Intern Med* 2001;**161**(9):1207–16.
3. Muntner P, Anderson A, Charleston J, Chen Z, Ford V, Makos G, et al. Hypertension awareness, treatment, and control in adults with CKD: results from the Chronic Renal Insufficiency Cohort (CRIC) Study. *Am J Kidney Dis* 2010;**55**(3):441–51.
4. Hsu CY, McCulloch CE, Darbinian J, Go AS, Iribarren C. Elevated blood pressure and risk of end-stage renal disease in subjects without baseline kidney disease. *Arch Intern Med* 2005;**165**(8):923–8.
5. US Renal Data System, National Institutes of Health, National Institute of Diabetes and Digestive and Kidney Diseases. Bethesda, MD, USA, 2010.
6. Muntner P, Judd SE, Krousel-Wood M, McClellan WM, Safford MM. Low medication adherence and hypertension control among adults with CKD: data from the REGARDS (Reasons for Geographic and Racial Differences in Stroke) Study. *Am J Kidney Dis* 2010;**56**(3):447–57.
7. Egan BM, Zhao Y, Axon RN. US trends in prevalence, awareness, treatment, and control of hypertension, 1988-2008. *JAMA* 2010;**303**(20):2043–50.
8. Snyder JJ, Collins AJ. KDOQI hypertension, dyslipidemia, and diabetes care guidelines and current care patterns in the United States CKD population: National Health and Nutrition Examination Survey 1999-2004. *Am J Nephrol* 2009;**30**(1):44–54.
9. Sarafidis PA, Li S, Chen SC, Collins AJ, Brown WW, Klag MJ, et al. Hypertension awareness, treatment, and control in chronic kidney disease. *Am J Med* 2008;**121**(4):332–40.
10. Hermida RC, Smolensky MH, Ayala DE, Portaluppi F. 2013 ambulatory blood pressure monitoring recommendations for the diagnosis of adult hypertension, assessment of cardiovascular and other hypertension-associated risk, and attainment of therapeutic goals. *Chronobiol Int* 2013;**30**(3):355–410.
11. Cohen DL, Huan Y, Townsend RR. Ambulatory blood pressure in chronic kidney disease. *Curr Hypertens Rep* 2013;**15**(3):160–6.
12. Brown MA, Whitworth JA. Hypertension in human renal disease. *J Hypertens* 1992;**10**:701–12.
13. Ridao N, Luno J, Garcia de Vinuesa S, Gomez F, Tejedor A, Valderrabano F. Prevalence of hypertension in renal disease. *Nephrol Dial Transplant* 2001;**16**(Suppl 1):70–3.
14. Klag MJ, Whelton PK, Randall BL, Neaton JD, Brancati FL, Stamler J. End-stage renal disease in African-American and white men. 16-year MRFIT findings. *JAMA* 1997;**277**(16):1293–8.
15. Gillum RF. The epidemiology of cardiovascular disease in black Americans. *N Engl J Med* 1996;**335**(21):1597–9.
16. Clark LT, Emerole O. Coronary heart disease in African Americans: primary and secondary prevention. *Cleve Clin J Med* 1995;**62**(5):285–92.
17. Friedman DJ, Kozlitina J, Genovese G, Jog P, Pollak MR. Population-based risk assessment of APOL1 on renal disease. *J Am Soc Nephrol* 2011;**22**(11):2098–105.
18. Lipkowitz MS, Freedman BI, Langefeld CD, Comeau ME, Bowden DW, Kao WH, et al. Apolipoprotein L1 gene variants associate with hypertension-attributed nephropathy and the rate of kidney function decline in African Americans. *Kidney Int* 2013;**83**(1):114–20.
19. Upadhyay A, Uhlig K. Is the lower blood pressure target for patients with chronic kidney disease supported by evidence? *Curr Opin Cardiol* 2012;**27**(4):370–3.
20. Townsend RR, Chirinos JA, Parsa A, Weir MA, Sozio SM, Lash JP, et al. Central pulse pressure in chronic kidney disease: a Chronic Renal Insufficiency Cohort ancillary study. *Hypertension* 2010;**56**(3):518–24.
21. Townsend RR, Wimmer NJ, Chirinos JA, Parsa A, Weir M, Perumal K, et al. Aortic PWV in chronic kidney disease: a CRIC ancillary study. *Am J Hypertens* 2010;**23**(3):282–9.
22. Briet M, Pierre B, Laurent S, London GM. Arterial stiffness and pulse pressure in CKD and ESRD. *Kidney Int* 2012;**82**(4):388–400.
23. Guyton AC, Manning Jr. RD, Hall JE, Norman Jr. RA, Young DB, Pan YJ. The pathogenic role of the kidney. *J Cardiovasc Pharmacol* 1984;**6**(Suppl 1):S151–61.
24. Murray RH, Luft FC, Bloch R, Weyman AE. Blood pressure responses to extremes of sodium intake in normal man. *Proc Soc Exp Biol Med* 1978;**159**(3):432–6.
25. Koomans HA, Roos JC, Dorhout Mees EJ, Delawi IM. Sodium balance in renal failure. A comparison of patients with normal subjects under extremes of sodium intake. *Hypertension* 1985;**7**(5):714–21.
26. Koomans HA, Roos JC, Boer P, Geyskes GG, Mees EJ. Salt sensitivity of blood pressure in chronic renal failure. Evidence for renal control of body fluid distribution in man. *Hypertension* 1982;**4**(2):190–7.
27. Sanders PW. Effect of salt intake on progression of chronic kidney disease. *Curr Opin Nephrol Hypertens* 2006;**15**(1):54–60.
28. Schalekamp MA, Schalekamp-Kuyken MP, Moor-Fruytier M, Meininger T, Vaandrager-Kranenburg DJ, Birkenhager WH. Interrelationships between blood pressure, renin, renin substrate and blood volume in terminal renal failure. *Clin Sci Mol Med* 1973;**45**:417–28.
29. Ito YNH, Isaka M, Ando K, Sato Y, Fujita T. Norepinephrine responsiveness in patients with borderline hypertension under three different sodium balances. *Clin Exp Hypertens* 1989;**11**(Suppl 1):363–70.
30. Admiraal PJ, Danser AH, Jong MS, Pieterman H, Derkx FH, Schalekamp MA. Regional angiotensin II production in essential hypertension and renal artery stenosis. *Hypertension* 1993;**21**(2):173–84.
31. Kobori H, Nangaku M, Navar LG, Nishiyama A. The intrarenal renin-angiotensin system: from physiology to the pathobiology of hypertension and kidney disease. *Pharmacol Rev* 2007;**59**(3):251–87.
32. Sim JJ, Shi J, Calara F, Rasgon S, Jacobsen S, Kalantar-Zadeh K. Association of plasma renin activity and aldosterone-renin ratio with prevalence of chronic kidney disease: the Kaiser Permanente Southern California cohort. *J Hypertens* 2011;**29**(11):2226–35.
33. Toto RD. Treatment of hypertension in chronic kidney disease. *Semin Nephrol* 2005;**25**(6):435–9.
34. Ripley E. Complementary effects of angiotensin-converting enzyme inhibitors and angiotensin receptor blockers in slowing the progression of chronic kidney disease. *Am Heart J* 2009;**157**(6 Suppl):S7–S16.
35. Onesti G, Swartz C, Ramirez O, Brest AN. Bilateral nephrectomy for control of hypertension in uremia. *Trans Am Soc Artif Intern Organs* 1968;**14**:361–6.
36. Boer P, Dorhout Mees EJ, Roos JC, Koomans HA, Geyskes GG. Renin and body fluid volumes in chronic renal disease. Relations between arterial pressure, plasma renin activity, blood volume, and extracellular volume in chronic renal disease, as compared

with essential hypertension. *Acta Med Scand* 1981;**210**(3):207–12.
37. Struthers AD, MacDonald TM. Review of aldosterone- and angiotensin II-induced target organ damage and prevention. *Cardiovasc Res* 2004;**61**:663–70.
38. Mehta PK GK, Mehta PK, Griendling KK. Angiotensin II cell signaling: physiological and pathological effects in the cardiovascular system. *Am J Physiol Cell Physiol* 2007;**292**:C82–97.
39. Greene EL, Kren S, Hostetter TH. Role of aldosterone in the remnant kidney model in the rat. *J Clin Invest* 1996;**98**(4):1063–8.
40. Rozansky DJ, Cornwall T, Subramanya AR, Rogers S, Yang YF, David LL, et al. Aldosterone mediates activation of the thiazide-sensitive Na-Cl cotransporter through an SGK1 and WNK4 signaling pathway. *J Clin Invest* 2009;**119**(9):2601–12.
41. Rubin MF, Townsend RR. Aldosterone blockade in diabetic nephropathy: relative risks and potential promise. *J Am Soc Nephrol* 2009;**20**(12):2487–9.
42. DiBona GF, Kopp UC. Neural control of renal function. *Physiol Rev* 1997;**77**(1):75–197.
43. Klein IH, Ligtenberg G, Neumann J, Oey PL, Koomans HA, Blankestijn PJ. Sympathetic nerve activity is inappropriately increased in chronic renal disease. *J Am Soc Nephrol* 2003; **14**:3239–44.
44. Campese VM, Mitra N, Sandee D. Hypertension in renal parenchymal disease: why is it so resistant to treatment? *Kidney Int* 2006;**69**:967–73.
45. Krum H, Schlaich M, Whitbourn R, Sobotka PA, Sadowski J, Bartus K, et al. Catheter-based renal sympathetic denervation for resistant hypertension: a multicentre safety and proof-of-principle cohort study. *Lancet* 2009;**373**(9671):1275–81.
46. Symplicity HTNI Esler MD, Krum H, Sobotka PA, Schlaich MP, Schmieder RE, et al. Renal sympathetic denervation in patients with treatment-resistant hypertension (The Symplicity HTN-2 Trial): a randomised controlled trial. *Lancet* 2010;**376**(9756):1903–9.
47. Symplicity HTNI Catheter-based renal sympathetic denervation for resistant hypertension: durability of blood pressure reduction out to 24 months. *Hypertension* 2011;**57**(5):911–7.
48. Esler MD, Krum H, Schlaich M, Schmieder RE, Bohm M, Sobotka PA, et al. Renal sympathetic denervation for treatment of drug-resistant hypertension: one-year results from the Symplicity HTN-2 randomized, controlled trial. *Circulation* 2012; **126**(25):2976–82.
49. Hering D, Mahfoud F, Walton AS, Krum H, Lambert GW, Lambert EA, et al. Renal denervation in moderate to severe CKD. *J Am Soc Nephrol* 2012;**23**(7):1250–7.
50. Schlaich MP, Bart B, Hering D, Walton A, Marusic P, Mahfoud F, et al. Feasibility of catheter-based renal nerve ablation and effects on sympathetic nerve activity and blood pressure in patients with end-stage renal disease. *Int J Cardiol* 2013;**168**(3):2214–20.
51. Converse Jr. RL, Jacobsen TN, Toto RD, Jost CM, Cosentino F, Fouad-Tarazi F, et al. Sympathetic overactivity in patients with chronic renal failure. *N Engl J Med* 1992;**327**(27):1912–8.
52. Desir GV, Wang L, Peixoto AJ. Human renalase: a review of its biology, function, and implications for hypertension. *J Am Soc Hypertens* 2012;**6**(6):417–26.
53. Kohno M, Takeda T, Ishii M, Saruta T, Mizuno Y, Yoshimura M, Kubo S, et al. Therapeutic benefits and safety of carvedilol in the treatment of renal hypertension. An open, short term study. Carvedilol Renal Hypertension Study Group in Japan. *Drugs* 1988;**36**(Suppl 6):129–35.
54. Wright Jr. JT, Bakris G, Greene T, Agodoa LY, Appel LJ, Charleston J, African American Study of Kidney Disease and Hypertension Study Group. Effect of blood pressure lowering and antihypertensive drug class on progression of hypertensive kidney disease: results from the AASK trial. *JAMA* 2002; **288**:2421–31.
55. Aucella F, Maas R, Vigilante M, Tripepi G, Schwedhelm E, Margaglione M, et al. Methylarginines and mortality in patients with end stage renal disease: a prospective cohort study. *Atherosclerosis* 2009;**207**(2):541–5.
56. Martens CR, Edwards DG. Peripheral vascular dysfunction in chronic kidney disease. *Cardiol Res Pract* 2011:267257.
57. Schepers E, Barreto DV, Liabeuf S, Glorieux G, Eloot S, Barreto FC, et al. Symmetric dimethylarginine as a proinflammatory agent in chronic kidney disease. *Clin J Am Soc Nephrol* 2011; **6**(10):2374–83.
58. Haugen EN, Croatt AJ, Nath KA. Angiotensin II induces renal oxidant stress in vivo and heme oxygenase-1 in vivo and in vitro. *Kidney Int* 2000;**58**(1):144–52.
59. Goicoechea M, de Vinuesa SG, Verdalles U, Ruiz-Caro C, Ampuero J, Rincon A, et al. Effect of allopurinol in chronic kidney disease progression and cardiovascular risk. *Clin J Am Soc Nephrol* 2010;**5**(8):1388–93.
60. Feig DI, Soletsky B, Johnson RJ. Effect of allopurinol on blood pressure of adolescents with newly diagnosed essential hypertension: a randomized trial. *JAMA* 2008;**300**(8):924–32.
61. Dhaun N, Goddard J, Webb DJ. The endothelin system and its antagonism in chronic kidney disease. *J Am Soc Nephrol* 2006;**17**:943–55.
62. Del Vecchio L, Procaccio M, Vigano S, Cusi D. Mechanisms of disease: The role of aldosterone in kidney damage and clinical benefits of its blockade. *Nat Clin Pract Nephrol* 2007;**3**:42–9.
63. Richter CM. Role of endothelin in chronic renal failure – developments in renal involvement. *Rheumatology (Oxford)* 2006;**45**(Suppl): iii36–8.
64. Krapf R, Hulter HN. Arterial hypertension induced by erythropoietin and erythropoiesis-stimulating agents (ESA). *Clin J Am Soc Nephrol* 2009;**4**(2):470–80.
65. Agarwal R. Hypertension in chronic kidney disease and dialysis: pathophysiology and management. *Cardiol Clin* 2005; **23**(3):237–48.
66. Lifton RP. Genetic dissection of human blood pressure variation: common pathways from rare phenotypes. *Harvey Lect* 2004; **100**:71–101.
67. Lipkowitz MS, Freedman BI, Langefeld CD, Comeau ME, Bowden DW, Kao WH, et al. Apolipoprotein L1 gene variants associate with hypertension-attributed nephropathy and the rate of kidney function decline in African Americans. *Kidney Int* 2013;**83**(1):114–20.

第 15 章

15

慢性肾脏病和血管内皮

Michael S. Goligorsky

Departments of Medicine, Pharmacology and Physiology, Renal Research Institute, New York Medical College, Valhalla, New York, USA

人血管内皮重 1kg,覆盖表面积 $7000m^2$,构成一个巨大的单层器官,贯穿人体的几乎所有组织间隙。这个器官的主要功能包括①通过内皮源性血管活性物质的产生调节血管舒缩;②微调血管通透性及血液和间质之间的溶质、气体分子和大分子的交换;③调节凝血和纤维蛋白溶解;④调控循环免疫感受态细胞的转运;⑤新近发现的由内分泌性血管舒缩障碍介导的组织再生的调节。在 CKD 中,这些功能的部分或完全受损将造成深远的影响,例如,易患心血管疾病和加重 CKD 进程。

所选的研究:①阐明血管内皮在 CKD 诱导和维持中的作用;②概述在 CKD 进程中内皮的参与及其潜在机制;③概述在再生过程中能够解释内皮干细胞和祖细胞作用的通路;④提出减轻内皮功能障碍和改善 CKD 进展的潜在策略。

血管内皮的发育和寿命

在胚胎发育早期,中胚层细胞迁移至胚外卵黄囊并产生“血岛”。“血岛”的外腔层含有内皮前体,内细胞团包含造血前体。主动脉-性腺-中肾区(aorto-gonado-mesonephric region, AGM)包含内皮细胞前期细胞(endothelial progenitor cells, EPC),由于 EPC 具有产生造血干细胞(hematopoietic stem cells, HSC)和间充质干细胞(mesenchymal stem cells, MSC)的能力,因此成为第一个造血器官[1,2]。在 AGM 消失很久以后,这个能力在哺乳动物的整个成年生活中是保守的。在斑马鱼中,胚胎内皮-造血转化(endothelial-to-hematopoietic transition, EHT)过程的发生是通过独特的 Runx1-依赖机制,内皮细胞弯曲并沿副主动脉间隙逸出腹主动脉壁[3]。实际上,这个过程的力学与成年内皮细胞转变为周细胞的过程相似,如在脂肪组织中所述[4,5]。内皮细胞插入或“潜入”基底膜,并在此过程中转变为周细胞,之后获得 MSC 和前脂肪细胞的特性。类似的动力学是否发生在肾脏微循环中目前尚不清楚。

EPC 和血管内皮干细胞(vascularendothelial stem cells, VESC)存在于所有血管床,并在血管形成(vasculogenesis)和血管新生(angiogenesis)中发挥作用。单独的或小簇的 EPC 分布于三层:外膜层、中间层和内膜层。这些 c-Kit^+/$VEGFR2^+$/$CD45^-$ 细胞是克隆源性细胞,并能够分化为内皮细胞、平滑肌细胞和成纤维细胞[7]。一小部分表达 c-Kit 的内皮细胞(lin-CD31+CD105+Sca1+CD117/c-Kit+)存在于成年的血管内皮。这个亚群可在体内、外进行克隆扩增,而其他的内皮细胞只具有非常有限的增殖能力[8,9]。这些 c-Kit+成年 VESCs 仅包含 0.4% 的成人血管壁 lin-CD31+CD105+ECs。分离 VESCs 的细胞移植证实与宿主循环相连的体内功能血管能产生单个 c-Kit+VESC。通过进行重复几轮的细胞分离和体内连续移植,证明 VESCs 也显示出长期自我更新能力。

与幼龄动物相比,在年长动物中,其内皮依赖性血管舒张和血管新生的能力下降[10]。相似的缺陷发生于早衰的 Klotho 小鼠中[11]。能量限制可改善老年动物的血管生成能力。

沉默调节蛋白 Sirtuin-1 是能量限制的下游靶点之一,在 EPC 和 EC 上表达显著。随着衰老以及心血管应激源刺激后,Sirtuin-1 的表达降低[13]。体外研究发现,Sirtuin-1 缺陷导致 EPC 和 EC 过早衰老的机制是由于应激诱导的溶酶体膜完整性的缺失和组织蛋白酶渗漏，如在体外研究中显示，两者可直接降解去乙酰化酶[13]。从基因工程小鼠骨髓分离的 EPC 到缺乏内皮 Sirtuin-1 发现，即使幼龄的小鼠仍表现出较高早衰和凋亡发生率[13]。

在生理条件下，内皮细胞更新速度非常缓慢。在不同的血管床，内皮细胞更新周期估计在 2 个月至 3 年不等[14]。受损内皮细胞的清除是由于 $Ly6C^{low}$ 单核细胞非侵入亚群的巡逻功能所致。应用活体显微镜的研究表明这些单核细胞爬行至肾小球及肾小管周围毛细血管的管腔内表面[15]。作为对核酸"危险"信号的回应，$Ly6C^{low}$ 单核细胞在肾小球和肾小管周毛细血管中停留时间延长，通过更复杂的巡逻途径附着在受损的内皮细胞，募集中性白细胞并诱导局灶性坏死和清除细胞碎片。从这种原位清除机制逃逸的细胞可从基底膜分离并进入循环中。

肾脏微血管系统的结构元件

内皮细胞具有异质性。它们在每个器官中有特殊的功能：除了营养输送、交换气体和清除废物之外，还产生不同的旁分泌因子，如组织分化和再生所必需的内分泌性血管舒缩障碍因子（angiocrine），这不同于胰腺泡、神经元、定向造血干细胞前体、肝细胞或肺泡上皮[16]。与肾脏相关的血管分泌性血管舒缩障碍因子其特征目前尚不明了。

肾小球和肾小管周围毛细血管内皮具有窗孔。内皮细胞表面覆盖有内皮表面层（Endothelial surface layer，ESL），包含富含电子致密的、共价膜结合的蛋白聚糖类形成的松散多糖包被，细胞外衣的腔内层则由电荷相互作用的蛋白聚糖、葡糖氨基聚糖、糖蛋白和血浆蛋白组成[17]。除了基底膜和足细胞中的裂孔隔膜，这些板层在一定程度上决定了肾小球的选择通透性，证明在肾小球滤过屏障的其他结构保持不变时酶降解和葡糖氨基聚糖的高盐洗脱导致蛋白尿。在过表达血管生成素-2 的转基因小鼠中，出现肾小球内皮细胞凋亡和蛋白尿的进展，但是这些结构同样是完整的[18]。Salmon 等[19]证明年老的 Munich-Wistar-Fromter 大鼠表现出 ESL 的普遍丢失，不仅是在具有孔隙的肾小球内皮细胞，也存在于连续的肠系膜微血管，并出现微血管通透性增加和蛋白尿。

肾小球内皮细胞和足细胞与基底膜共同形成一个功能性过滤和选择通透性单位。内皮通过分泌 PDGF 维持足细胞，同时足细胞通过释放 VEGF 至肾小球基底膜来保护内皮细胞。此外，应激的内皮细胞通过释放内皮素-1 促使足细胞裂孔隔膜膜蛋白的主要成分 nephrin 脱落[20]。因此，此功能单位中的任何一成员的损伤都会影响其他成员的结构和功能。

原发内皮细胞功能障碍导致的肾脏疾病

内皮细胞与周细胞或足细胞的上述协同行为在血管内皮细胞活化和损伤诱导的肾脏疾病进展中发挥重要的作用。先兆子痫、溶血性尿毒症（hemolytic uremic syndrome，HUS）、血栓性血小板减少性紫癜（thrombotic thrombocytopenic purpura，TTP）导致的肾脏疾病以及抗 VEGF 疗法的并发症的病例就是很好的例证。例如在较常见的先兆子痫（发生率占妊娠的 3% ~5%）中，免疫和（或）细胞滋养层介导的内皮细胞活化导致前列环素/血栓素的产生失衡，非对称性二甲基精氨酸产生增加，膜联蛋白-V 的产生减少[21]，以及 VEGF 受体-1（可溶的 VEGFR1，sFlt-1）和内皮糖蛋白的脱落增加[22]。这些因素均可导致内皮细胞活力损伤、引起血栓形成、损害血管舒缩功能，导致蛋白尿和高血压，并最终影响肾脏微循环。研究显示，类似的机制可能促进 CKD 中内皮细胞功能障碍。Di Marco 等[23]证明在 CKD 患者中，血浆 sFlt-1 水平与健康对照组相比升高，同时发现 sFlt-1 的水平与肾脏功能和内皮功能障碍水平具有相关性。sFlt-1 水平可能对心脏血管风险有预测价值。

在 TTP 中，由于金属蛋白酶 ADAMTS13 缺陷（基因异常诸如 Upshaw-Schulman 综合征，或抗-ADAMTS13 抗体的自身免疫产生所导致），Weibel-Palade 小体的胞外分泌和血管性血友病因子（von Willebrand-factor，vWF）的释放均受损，ADAMTS13 正常情况下可裂解超大分子的 vWF 多聚体。裂解缺陷造成 vWF 多聚体在内皮细胞表面和循环中成串出现，导致血小板聚集和弥散性血栓形成[24]，以及蛋白尿和肾功能不全进展。在 HUS 中，内皮细胞的损伤由志贺毒素家族成员介导，其结合到内皮细胞表面的特异性受体球形三脂酰基鞘鞍醇，并通过受体介导的内吞作用，使 28S 核糖体 RNA 失活并抑制蛋白质合成[25-27]。尽管存在很多不同，人们越来越认识到 TTP 和 HUS 这两个综合征有共同的致病环节，如研究发现在 ADAMTS13 缺陷小鼠中志贺毒素可诱导内皮细胞释放 vWF，在体内及体外使 vWF 裂解受损可产生 TTP 样综合征[28]。此外，在这两种病例中，内皮功能障碍起着非常重要的作用。但这两种功能失调很少导致

CKD 的进展。这可能是由于急性进展性内皮功能失调在去除致病因子后可以逆转，而持续内皮活化则可能导致慢性疾病的发展。

应用抗 VEGF 抗体治疗肿瘤的副作用之一是产生蛋白尿[29]。类似的功能及形态学改变可在足细胞 VEGF 缺陷小鼠中观察到。这些发现支持 VEGF 在维持肾小球内皮结构中的作用，以及在肾小球内皮和邻近足细胞之间正常相互作用中的重要性。

CKD 中血管生成功能不全

Bohle 等人研究表明在小管间质纤维化的区域存在微血管密度降低[30,31]。这些观察已被 Johnson 的小组证实并进一步进行了机制研究[32]。因此推测微血管稀疏可能与小管间质纤维化存在因果联系。这种联系在肾小球硬化症中已经被证实。在大鼠肾脏部分切除模型中，内皮细胞的损伤和活化与以早期肥厚为特征的双时相反应有关，首先在早期肥厚阶段 3 周内纤连蛋白、层粘连蛋白 B1、血管紧张素原和 TGF-β1 RNA 转录产物增加，其次，在肾部分切除后 2.5 个月后，这些现转录产物的表达则在硬化区域的内皮细胞和系膜细胞中普遍上调[33]。此情形为典型的由促炎症介质触发损伤后血管生成的伤口愈合反应，这会引起血小板和缺血组织局部释放 VEGF，从而使微血管通透性增加，导致基质蛋白外漏，其中一部分漏出的基质蛋白具有抗血管生成性质，最终使得血管生成减少和组织瘢痕形成。这个过程在 FSGS 大鼠模型和人类肾小球病中被部分证实。

Kriz 等[34]描述了在肾小球毛细血管和鲍曼囊之间粘连的发展过程。由于连接处包含灌注的肾小球毛细血管，这导致血浆蛋白滤过到肾小球和肾小管周围间隙、间质成纤维细胞增生，并最终导致肾小球硬化、肾小管间质纤维化，形成无肾小管的肾小球。肾脏微血管内皮对损伤反应包括初始的增殖阶段、血管生成阶段和后期的对血管床清除的抗血管生成阶段。这个双时相的过程解释了为什么某些治疗策会出现截然不同的治疗结果。例如，在糖尿病肾病的早期增殖阶段，抗 VEGF 治疗可能有益，而在 CKD 的纤维化重塑时可能选择刺激血管生成的治疗更为有效。在大多数情况下，第二种情况较为多见，如抗-GBM 肾炎，在诱导后 3～8 周，肾小管周围的毛细血管减少，内皮细胞凋亡，最终导致纤维化。肾小球毛细血管内皮的损耗和肾小球硬化的发生几乎同步进行，因此推测损伤后导致肾小球毛细血管的丢失和血管生成受限导致了肾小球硬化[36]。在其他几种肾脏疾病以及衰老的肾脏模型进行了相似的研究，内皮一氧化氮合成酶和小管周毛细血管的丢失与肾小管间质纤维化的进程相关[37]。事实上，严重的急性肾脏缺血导致外髓质上的肾小管周围毛细血管逐步丢失，甚至发生在肾小管间质疾病之前[38]。在人类不同类型慢性肾小管间质疾病，肾小管周围毛细血管稀少的发生与免疫检测的 VEGF 表达的变量有关。在肾脏形态学完整的区域可见 VEGF 表达增加，而在硬化的肾小球则表达水平低下[39]。移植肾排异在环孢素 A 抵抗不同于治疗应答病例，前者出现肾小管周围毛细血管和肌成纤维细胞的损失，从而导致进行性肾间质纤维化[40]。

调控微血管丢失的主要过程包括几个步骤。损伤内皮细胞的积聚导致血流停止和血流依赖性剪切力诱导 eNOS 的活化的下调，这进一步导致细胞的损伤和凋亡。这些损伤和凋亡的内皮细胞诱导局部血小板黏附、募集巨噬细胞，这又促使募集其他白细胞，清理细胞碎片[14]。从而留下脱细胞的基底膜，称为丝状血管或空基底膜管腔。残存的基底膜骨架富含内皮和周细胞生长因子，如 VEGF、bFGF 和 PDGF。这些生长因子引导丝状血管内皮细胞再增殖，导致基底膜新层的形成和潜在恢复区域血流量。丝状血管内皮层的恢复是由 EC 的增殖和内皮祖细胞的辅助完成的[41]。丝状血管通过连续几轮再细胞化导致基底膜增厚，后者是一种常见的肾脏疾病形态学特征。这种潜在基底膜增厚的重要机制在肾脏疾病中还未探索。

为什么 CKD 中微血管系统没有通过新生血管生成而进行自我修复呢？发芽式血管新生是通过血管内皮生长因子 A（Vascular endothelial growth factor，VEGF-A）的梯度启动的，它寻找路径“提示”EC 在间质组织中迁移，引导“跟踪”EC 至生长中的血管分支[2]。其他导向因子，如三型信号素、导素、SLIT 蛋白，协助导向完成这个过程。通过募集腔壁细胞、周细胞和平滑肌细胞 SMC 形成血管芽，稳定和维持管腔结构。研究认为，骨髓源性 EPC 参与血管生成，但是它们是否是通过直接定植到新生的血管来促进血管再生受到了质疑。这种多步骤血管生成的过程可在多个过程被轻易破坏，且目前为止这些步骤尚未被有力的证明。内皮功能障碍是导致血管生成不足的主要因素。EC 暴露于不同的心血管危险因素后会出现新生血管芽形成功能受损，甚至即使加入 VEGF-A 也不能逆转[42,43]。总之，血管生成中供求的不平衡导致微血管的稀疏、局部组织缺氧和纤维化，如示意图所示（图 15.1）。

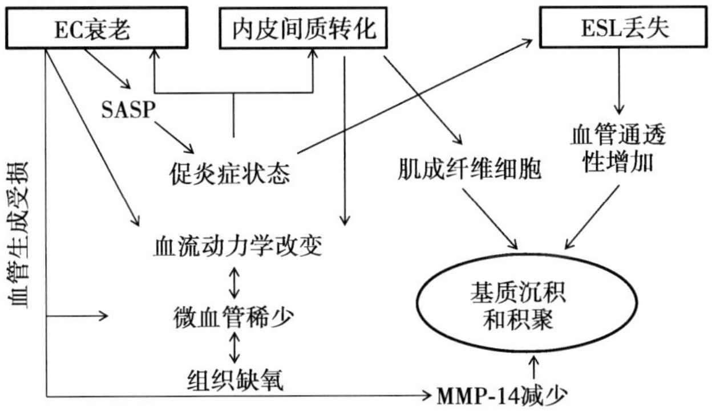

图 15.1　CKD 进展的内皮依赖途径。图表描绘了参与 CKD 进展的内皮细胞依赖机制的主要致病途径。它们包括不成熟细胞衰老导致的内皮细胞功能损失、内皮转化为肌成纤维细胞即内皮间质转化、内皮表面层损耗，后者可独立引起蛋白尿。总之，这些途径共同引起大量基质沉积和积聚最终导致纤维化。SASP，衰老相关分泌产物；ESL，内皮表面层

CKD 内皮细胞功能障碍-基因筛查

许多证据显示 CKD 伴有内皮细胞功能障碍（endothelial cell dysfunction，ECD）。血管的流量依赖性舒张，NO 作为内皮衍生舒张因子的一个功能，在 CKD 患者和动物中被抑制。各种检测内皮依赖性血管舒张的模式和其他替代的生物标志物如氧化应激标志物（8-iso-PGF2α 和氧化的 LDL）、炎症标记物（高敏 C 反应蛋白、脂蛋白相关 PLA2、可溶性 ICAM-1、IL-6、血管性血友病因子）、eNOS 的抑制剂非对称二甲基精氨酸（ADMA）、循环促凝剂等已经共同成为诊断 ECD 的标准[44]。多种传统和非传统的心血管疾病的危险因子，如 ADMA、晚期糖基化终产物和促氧化物，会在 CKD 患者体内积聚，并通过诱导 eNOS 解偶联诱发 ECD。通过心血管微阵列基因芯片检测内皮细胞的结果表明抑制或解偶联型 eNOS 与上调的氧化 LDL（LOX-1）的受体相关联[45]，诱导的 3-羟基-3-甲基戊二酰辅酶 A 还原酶导致内皮脂质代谢障碍[46]，上调且重新分配缝隙连接蛋白连接蛋白-43（connexin-43），导致干扰内皮源性的超极化因子传输到血管平滑肌细胞[47]，增加胶原ⅩⅧ的合成且抗血管生成碎片积聚[48]，这些碎片可促使内皮-间质转分化的发生[49]。

内皮细胞功能障碍的代谢异常

ECD 与代谢异常显著相关。这种异常会引起并加剧已存在的 ECD。通过筛查分离获得的抑制诱导型 eNOS 表达的小鼠肾脏微血管中发现（使用 2-D 电泳得到凝胶消化和质谱分析）：至少 13 个非冗余的差异表达蛋白的可信度水平高。其中有 5 种蛋白特定存在于线粒体中，有 2 种蛋白下调，分别为乌头-2 和烯酰辅酶 A-水合酶-1，是三羧酸循环的组成部分[50]。关键酶的缺乏与线粒体质量的降低，线粒体氧化应激和转换为支持能量代谢的有氧糖酵解有关（Warburg 型代谢缺氧在 eNOS 的慢性解偶联）。此外，通过对培养细胞提供乌头-2-α-酮戊二酸（其进入三羧酸循环绕过酶限制）下游缺陷的代谢中间体可以恢复能量代谢，防止细胞死亡或早衰。这些发现提出了一个问题，是否有可能通过补充谷氨酰胺恢复 ECD 动物体内的 EC 代谢。这个问题在通过分离后长期接受 eNOS 的解偶联剂并分别补充与没有补充谷氨酰胺小鼠的肾微血管和血浆的代谢研究中已经解决。该处理可以改善血管病变（通过恢复内皮依赖性血管舒张来判断）和减少蛋白尿。再者，采用液相色谱-质谱法进行代谢组学的研究分析揭示 ECD 中存在多种代谢异常，且这些异常可以通过补充谷氨酰胺来恢复。溶血磷脂，马尿酸（所有升高的）和谷氨酰胺/谷氨酸盐本身（水平降低）在补充谷氨酰胺后恢复正常[51]。因此，代谢异常影响 EC 功能，校正这些异常可以改善 ECD 和血管病变，ECD 和血管病变都可促进 CKD 的进展。

CKD 中内皮细胞的早衰

Halloran 团队最早提出了端粒损耗和细胞衰老在肾脏老化和病变中的作用[52]。陈等[53]的研究使它变得更加清晰，应激诱导细胞的过早衰老（stress-induced premature senescence，SIPS），特别是内皮细胞，甚至发生在端粒相对不受影响的情况下。不同组的应激信号，如促氧化剂，ADMA 和非酶糖化修饰的蛋白质可以诱导低传代培养的细胞和年幼小鼠细胞周期停止，SIPS 最终导致细胞凋亡。一个流程图描述了 SIP 在微血管中的作用（图 15.2）。强调了消除应激后 SIPS 能够逆转的事实。尽管如此，如果应激持续存在，SIPS 会变得不可逆转，内皮细胞发生凋亡，最终导致微血管稀少。

衰老的内皮细胞不仅破坏血管内皮的功能，也通过它们的分泌组影响邻近细胞，这些分泌组合称衰老相关分泌产物（senescence-associated secretory products，SASP）。SASP 包含 IL-6、IL-8、TGF-α、半乳糖凝集素-3、IGFBP-3、IGFBP-4 和 IGFBP-6，以及 MIC-1[54]。

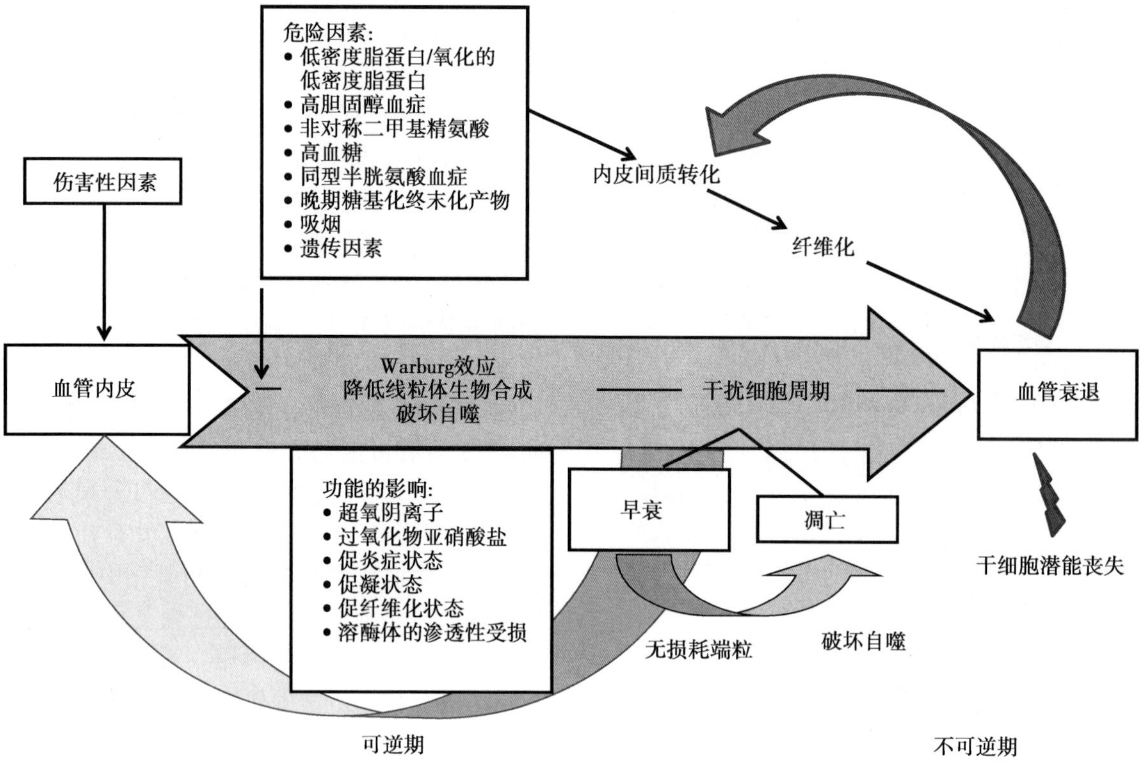

图 15.2 血管内皮功能障碍,早衰和微血管稀少机制。传统和非传统危险因素的阐明内皮细胞易损性,通过一系列级联反应对应激做出反应,在“功能影响”的标题下汇总。这导致损伤的中介代谢转变为 Warburg 样常氧糖酵解,减少线粒体生物合成,颠覆自噬,此为溶酶体功能障碍的结果。之后细胞周期停止和内皮细胞过早衰老。特别是,这种衰老的类型与端粒的损耗无关,如果有毒刺激和危险因素的影响被根除,细胞有逆转为正常的可能。此不可逆拐点并没有很好的定义,但可能与有毒刺激的持续存在、干细胞潜能丢失、进行性微血管丢失有关。在文中提供了一系列相关的细节

功能失调衰老的内皮细胞也释放胶原ⅩⅧ和其 C 末端的抗血管生成的片段,内皮抑素[49]。高分辨率质谱分析内皮祖细胞的分泌谱显示了 133 种蛋白,其中一些是膜结合蛋白,其他的是分泌型蛋白[55]。具体地说,发现了 VEGF 受体的可溶形式、黏附分子、信号素 3F 和 TGF-β、CD109、环岛家族(Robo)和内皮标记物。质量光谱分析克隆形成单位(成熟内皮细胞前体细胞)的分泌谱识别出 272 个非冗余蛋白,其中 124 个也在培养的 EPC 中找到[56]。分泌产物包括 MMP-9、IL-8、MIF,不同的组织蛋白酶类和蛋白酶拮抗剂,S100 蛋白 A11、A8 和 A4,PAI-2 和载脂蛋白 E,促血管生成和促存活因子,以及胸苷磷酸化酶。这些研究挑战细胞治疗的策略,解释了从“细胞治疗”到“微环境的无细胞疗法”的转变。几个以这些发现为基础,针对血管疾病患者成功的临床试验,已经在进行中了。

微脉管系统的再生被生成的抗血管新生物质进一步损坏,如内皮抑素,内皮发育无能的前体细胞。此外,内皮-间质转化(endo-MT)可引起微血管闭塞。

内皮-间质转化和 TGF-β 和内皮抑素信号的作用

内皮-间质转化是一个生理学发育阶段,发生在心脏瓣膜和间隔的胚胎形成期。在成年人,内皮间质转化显著促进血管减少和小管间质纤维化(见图 15.1)这一现象在三个不同的肾脏疾病动物模型-单侧输尿管梗阻、链脲霉素诱导的糖尿病肾病和 Alport 综合征小鼠模型中均可出现[57,58]。30% ~50% 的间质成纤维细胞被发现起源于内皮细胞。内皮细胞追踪技术发现 TGF-β 是内皮-间质转化主要的介质,BMP-7 是抵抗内皮-间质转化的因子。TGF-β 的作用通过激活素受体样酶 1 和 5(Alk1 and Alk5)来介导。活化的 Alk1 选择性表达于内皮细胞,引起细胞迁移、增殖和血管生成,同时活化的 Alk5(通过 Smads2/3 磷酸化作用)诱导 SM22α,纤连蛋白和 PAI-1 的翻译,这一过程介导了平滑肌/间质表型分化,导致成纤维细胞的形成。这两个 Alk 途径活化的平衡都是由另一个特别的内皮 TGF 共同受体 endoglin 调节的。TGF-β 的持续性激活可抑

制 Alk1 信号通路，从而使得 Alk5 介导的信号通路占主导地位，由此促进内皮-间质转化[59]。

培养的内皮细胞用一氧化氮合酶抑制剂处理后进行基因芯片分析结果显示胶原ⅩⅧ和它的抗血管生成碎片内皮抑素的表达显著上调，这同样在长期的用 NOS 抑制剂处理的小鼠体内得到了证实[49]。在这些动物中，内皮抑素合成增加导致内皮-间质转化的发展和肾脏微脉管系统的稀少，从而进一步加剧血管和脑实质病变。内皮细胞暴露于不同应激条件下，会发生溶酶体功能障碍，组织蛋白外漏和 SIRT1 降解。反过来，SIRT1 消耗导致 MMP-14 的下调和 ECM 的积聚。

淋巴管内皮

淋巴内皮细胞源于胚胎静脉，也可能来源于邻近的间充质，然后发芽、分支、增生形成淋巴管网络，流入淋巴结，最终汇入锁骨下静脉的静脉循环。第一个 podoplanin 阳性的淋巴内皮细胞出现在发育中肾脏的肾门。它们在那里形成了分支和侵入肾实质的小管结构。末端淋巴管，盲端的毛细血管，收集并排空来自间质的蛋白富集液，淋巴细胞和抗原呈递细胞，从而参与组织内稳态的维持和免疫监视[2]。VEGF-C 和作用稍小的 VEGF-D、成纤维细胞生长因子、肝细胞生长因子、血小板源性生长因子和胰岛素样生长因子，是淋巴管结构产生和维持所必需的。淋巴毛细管缺乏周细胞覆盖，有不连续的基底膜和不连续的纽扣状细胞间连接，这一结构促进液体、淋巴细胞和树突细胞排空[60]。在慢性炎症中，浸润的巨噬细胞产生的 VEGF-C 诱导淋巴管生成，淋巴管生成又为炎症浸润的消退和水肿的减轻提供了一个途径。在大鼠残余肾脏模型中，纤维变性间质区域的特点是淋巴管大量增生，如果淋巴内皮特异性标记如平足细胞并没有做免疫检测，这些细胞可能被误认为是血管内皮细胞[61]。在肾移植术患者中，由宿主淋巴管产生的 CCL21 充当 CCR-7-表达的树突细胞的导向因子[62]。这些细胞引起抗原识别和免疫应答。因此，旨在遏制淋巴血管生成的策略可能有利于移植物存活。

目前对淋巴管在维持心血管稳态中作用的认识得益于这些脉管在与血管滋养管伴行的动脉外膜出现。在动脉粥样硬化的进程中，斑块区域淋巴管功能失调，无法正常清除炎症细胞和脂类，从而促进它们的积聚和斑块扩大[63]。

近来，淋巴内皮已经与血压维持有关，随着淋巴管生成的衰竭导致高盐摄入的动物高血压发展[64]。盐负荷导致皮肤间质渗透压升高，趋化巨噬细胞，导致 VEGF-C 分泌增加和刺激淋巴管生成。这又可恢复组织内稳态和帮助维持血压。自适应淋巴管生成机制的破坏导致盐敏感性高血压的发展，即使 eNOS 的表达增加也是如此。这些重要研究证实了巨噬细胞-淋巴管轴作为细胞外容积和血压恒定的肾外调节器。

淋巴微脉管系统和 CKD 的关系仍需进一步探讨，该系统在健康与疾病时维持间质压力和肾功能的作用仍有待研究。

微血管和组织再生：干细胞和祖细胞的作用

确认内皮前体细胞[65]及其血管再生的潜能，产生了大量实验证据证实这些细胞在各种疾病中发挥作用[65]。尤其是已经证实 EPC 过继转移可以改善一些心脏血管和肾脏疾病的过程。然而，近期的许多研究开始普遍质疑干细胞，尤其是 EPC 直接参与再生过程。使用遗传谱系示踪技术发现骨髓源性的或循环细胞并不直接促进成年小鼠远节趾骨的再生。胚层和谱系限制的干/祖细胞参与了再生[66]。因此，参与成年血管生成的内皮干/祖细胞并不来源于定向造血干细胞或循环细胞，而来源于组织固有细胞。此外，已证明[7]c-Kit+成年血管内皮干细胞（VESC）位于血管壁。Rafii 团队的研究详细阐明了血管内皮在组织再生过程中的重要性[67]，在血管再生过程中通过 EGF 样层粘连蛋白片段的生成为内分泌性血管舒缩功能障碍信号的产生提供证据。后者促进肺上皮细胞的生长。肾脏内是否发生类似的过程目前尚不清楚，虽然近期研究发现内皮细胞和血小板的产物、SCUBE1 蛋白，包含几个 EGF 样重复片段，表现出在损伤后上调和促进血管上皮细胞的再生[68]，这在肾脏中可能影响内分泌性血管舒缩障碍功能。

内皮，第一个自我治愈的治疗策略

William Osler 先生认为“人循环的物理学就是他生活的城市的供水系统的物理学，一旦出现问题，你不能用一个相同的方法去修复”。的确，这需要对受累内皮的代谢异常这一新兴领域有更全面深入的理解，而目前对这个领域的认识仍处于初期阶段。尽管内皮功能异常已经阐明，但在 CKD 中进行性内皮功能障碍的分子基础尚不清楚。因此，在正常和功能失调的内皮细胞间蛋白质组学和代谢组学上的差异，成为合理设计治疗策略的重点。人们正在考虑一些行之有效的、传统的和实验性的治疗措施。

血管紧张素Ⅱ抑制剂

主要治疗方法之一是直接减慢 CKD 的进程，ACEI 和 ARBs[69]通过抑制 NADPH 氧化酶活性，维持 eNOS 功能和缓激肽水平来发挥作用，由此改善 EC 功能障碍[70]。

HMG-CoA 还原酶抑制剂

他汀类药物通过减少氧化应激和改善 eNOS 功能发挥他们对内皮细胞的影响，这一作用独立于其降脂效应[69-71]。

过氧化物酶体 PPAR-α 激动剂

贝特类通过减少氧化应激和 NF-κB 的活化来改善内皮细胞功能[72]。

抗氧化剂

Tempol 和依布硒通过阻止 eNOS 解偶联保护内皮，恢复内皮功能。最近，三萜系化合物合成物甲基，抗氧化剂 Keap1-Nrf2 途径的激活剂，作为一个潜在的治疗剂来恢复内皮功能障碍[73]和改善有 2 型糖尿病的 CKD 患者肾脏功能[74]。然而，它的 3 期临床试验，由于安全问题被暂停。内源性抗氧化剂硫辛酸可能治疗作用是在含有人类肾素和血管紧张素原基因的转基因大鼠中证实当血管紧张素Ⅱ水平升高诱导损伤时，能够保护血管和肾脏[75]。

目前已有针对血管保护的一些合理的实验策略，并在下面做简要的说明。

mTOR 抑制剂

雷帕霉素或其他类似物可能通过阻止应激诱导的内皮细胞的早衰来改善内皮功能障碍[76]。

Sirtuins 活化剂

白藜芦醇和新类似物能够预防内皮细胞衰老和恢复代谢异常[77]。

谷氨酰胺补充

谷氨酰胺的补充目前仍处于实验阶段，但是临床试验已经启动[50]。

JNK 途径的抑制

抑制 JNK 途径，防止内皮功能障碍，可以通过慢性预处理 5-氨基咪唑-4-咪唑羧酰胺 1-β-D-核呋喃糖苷，阿卡地新，N^1-(β-D-呋核亚硝脲)-5-氨基咪唑-4-咪唑羧酰胺(ICAR)或二甲双胍激活 AMPK 发挥作用[78]。其效应是通过 PGC-1α 的活化来介导的，并且能够改善线粒体的生源和细胞保护作用，减轻氧化应激诱导的内皮损伤。

总 结

总之，越来越多的证据支持内皮细胞主要参与诱导一些肾脏疾病，并积极参与所有慢性肾脏疾病进展这一观点。如图 15.1 所示，内皮细胞参与的途径通常叠加在一起生成一个疾病进展发病机制的复杂网络。显然，内皮细胞影响邻近细胞和被邻近细胞影响，如足细胞、周细胞、肾小球系膜和肾小管上皮细胞。每个分子的交叉效应尚未阐明。同样对于为什么 CKD 本身会影响血管内皮，及传统和非传统危险因素是否是独立的并不完全清楚(图 15.2)。

医学兴趣的焦点在于内皮功能障碍的恶性循环能够被打乱，使得纤维性病变逆转。然而，这一恶性循环的不可逆点模糊。此临界点是否由内皮细胞的丢失，一定数量的内皮细胞的早衰，影响邻近细胞的衰老相关分泌产物的释放，或是由干/祖细胞能力的丢失决定的呢？然而，值得尝试能够恢复内皮和内皮前体细胞功能治疗措施(通过这样做来改善邻近细胞功能)，以期为上述问题提供一个可以借鉴的答案。一些新的实验策略也等待临床评估。对 CKD 进展的内皮相关通路的更好地认识和更深地理解，将会带来治疗学上的进展。

(李燕 译，赵景宏 校)

参考文献

1. Zovein A, Hofmann J, Lynch M, French WJ, Turlo KA, Yang Y, et al. Fate tracing reveals the endothelial origin of hematopoietic stem cells. *Cell Stem Cell* 2008;**3**(6):625–36.
2. Adams R, Alitalo K. Molecular regulation of angiogenesis and lymphangiogenesis. *Nat Rev Mol Cell Biol* 2007;**8**(6):464–78.
3. Kissa K, Herbomel P. Blood stem cells emerge from aortic endothelium by a novel type of cell transition. *Nature* 2010;**464**(7285):112–6.
4. Gupta R, Mepani R, Kleiner S, Lo JC, Khandekar MJ, Cohen P, et al. Zfp423 expression identifies committed preadipocytes and localizes to adipose endothelial and perivascular cells. *Cell Metabol* 2012;**15**(2):230–9.
5. Tran K-V, Gealekman O, Frontini A, Zingaretti MC, Morroni M, Giordano A, et al. The vascular endothelium of the adipose tissue gives rise to both white and brown fat cells. *Cell Metabol* 2012;**15**(2):222–9.
6. Goligorsky MS, Salven P. Endothelial stem and progenitor cells

and their habitats. *Stem Cells Transl Med* 2013;**2**(7):499–504.
7. Bearzi C, Leri A, Lo Monaco F, Rota M, Gonzalez A, Hosoda T, et al. Identification of coronary vascular progenitor cell in the human heart. *Proc Natl Acad Sci USA* 2009;**106**(37):15885–90.
8. Fang S, Wei J, Pentinmikko N, Leinonen H, Salven P. Generation of functional blood vessels from a single c-kit+ adult vascular endothelial stem cell. *PLoS Biol* 2012;**10**(10):e1001407.
9. Sedwick C. On the hunt for vascular endothelial stem cells. *PLoS Biol* 2012;**10**(10):e1001408.
10. Reed M, Karres N, Eyman D, Vernon RB. Culture of murine aortic explants in 3-dimensional matrix: a novel, miniaturized assay of angiogenesis in vitro. *Microvasc Res* 2007;**73**(3):248–52.
11. Shimada T, Takeshita T, Murohara T, Sasaki K, Egami K, Shintani S, et al. Angiogenesis and vasculogenesis are impaired in the precocious-aging klotho mouse. *Circulation* 2004;**110**(9):1148–55.
12. Facchetti F, Monzani E, Cavallini G, Bergamini E, La Porta CA. Effect of caloric restriction regimen on the angiogenic capacity of aorta and on the expression of endothelin-1 during aging. *Exp Gerontol* 2007;**42**(7):662–7.
13. Chen J, Xavier S, Moskowitz-Kassai E, Chen R, Lu CY, Sanduski K, et al. Cathepsin cleavage of sirtuin 1 in endothelial progenitor cells mediates stress-induced premature senescence. *Am J Pathol* 2012;**180**(3):973–83.
14. Brown W. A review of string vessels or collapsed, empty basement membrane tubes. *J Alzheimer's Dis* 2010;**21**(3):725–39.
15. Carlin L, Stamatiades E, Auffray C, Hanna RN, Glover L, Vizcay-Barrena G, et al. Nr4a1-dependent Ly6C^{low} monocytes monitor endothelial cells and orchestrate their disposal. *Cell* 2013;**153**(2):362–75.
16. Butler J, Kobayashi H, Rafii S. Instructive role of the vascular niche in promoting tumor growth and tissue repair by angiocrine factors. *Nature Rev Cancer* 2010;**10**(2):138–46.
17. Haraldsson B, Nystrom J. The glomerular endothelium: new insights on function and structure. *Curr Opin Nephrol Hypertens* 2012;**21**(3):258–63.
18. Davis B, Dei Cas A, Long D, White KE, Hayward A, Ku CH, et al. Podocyte-specific expression of angiopoietin-2 causes proteinuria and apoptosis of glomerular endothelia. *J Am Soc Nephrol* 2007;**18**(8):2320–9.
19. Salmon A, Ferguson J, Burford J, Gevorgyan H, Nakano D, Harper SJ, et al. Loss of the endothelial glycocalyx links albumin uria and vascular dysfunction.*J Am Soc Nephrol* 2013;**23**(8):1339–50.
20. Hauser P, Collino F, Bussolati B, Camussi G. Nephrin and endothelial injury. *Curr Opin Nephrol Hypertens* 2009;**18**(1):3–8.
21. Sibai B, Dekker G, Kupferminc M. Pre-eclampsia. *Lancet* 2005;**365**(9461):785–99.
22. Levine R, Lam C, Qian C, Yu KF, Maynard SE, Sachs BP, et al. Soluble endoglin and other circulating antiangiogenic factors in preeclampsia. *New Engl J Med* 2006;**355**(17):992–1005.
23. Di Marco G, Reuter S, Hillebrand U, Amler S, König M, Larger E, et al. The soluble VEGF receptor sFlt1 contributes to endothelial dysfunction in CKD. *J Am Soc Nephrol* 2009;**20**(10):2235–45.
24. Tsai H. The molecular biology of thrombotic microangiopathy. *Kidney Int* 2006;**70**(1):16–23.
25. Norris M, Remuzzi G. Hemolytic uremic syndrome. *J Am Soc Nephrol* 2005;**16**(4):1035–50.
26. Desch K, Motto D. Is there a shared pathophysiology for thrombotic thrombocytopenic purpura and hemolytic-uremic syndrome? *J Am Soc Nephrol* 2007;**18**(9):2457–60.
27. Zoja C, Buelli S, Morigi M. Shiga toxin-associated hemolytic uremic syndrome: pathophysiology of endothelial dysfunction. *Pediatr Nephrol* 2010;**25**(11):2231–40.
28. Motto D, Chauhan A, Zhu G, Homeister J, Lamb CB, Desch KC, et al. Shigatoxin triggers thrombotic thrombocytopenic purpura in genetically susceptible ADAMTS13-deficient mice. *J Clin Invest* 2005;**115**(10):2752–61.
29. Eremina V, Jefferson A, Kowalewska J, Hochster H, Haas M, Weisstuch J, et al. VEGF inhibition and renal thrombotic microangiopathy. *New Engl J Med* 2008;**358**(11):1129–36.
30. Bohle A, Herfarth C. Zur Frage eines intercapillaren Bindegewebes im Glomerulum der Niere des Menschen. *Virchows Arch Pathol Anat* 1958;**331**(5):573–90.
31. Bohle A, Mackensen-Haen S, von Gise H. Significance of tubulointerstitial changes in the renal cortex for the excretory function and concentration ability of the kidney: a morphometric contribution. *Am J Nephrol* 1987;**7**(6):421–33.
32. Nakagawa T, Kang D-H, Ohashi R, Suga S, Herrera-Acosta J, Rodriguez-Iturbe B, et al. Tubulointerstitial disease: role of ischemia and microvascular disease. *Curr Opin Nephrol Hypertens* 2003;**12**(3):233–41.
33. Lee L, Meyer T, Pollock A, Lovett D. Endothelial cell injury initiates glomerular sclerosis in the rat remnant kidney. *J Clin Invest* 1995;**96**(2):953–64.
34. Kriz W, Hosser H, Hahnel B, Gretz N, Provoost A. From segmental glomerulosclerosis to total nephron degeneration and interstitial fibrosis: a histopathological study in rat models and human glomerulopathies. *Nephrol Dial Transplant* 1998;**13**(11):2781–98.
35. Ohashi R, Kitamura H, Yamanaka N. Peritubular capillary injury during the progression of experimental glomerulonephritis in rats. *J Am Soc Nephrol* 2000;**11**(1):47–56.
36. Shimizu A, Kitamura H, Masuda Y, Ishizaki M, Sugisaki Y, Yamanaka N. Rare glomerular capillary regeneration and subsequent capillary regression with endothelial cell apoptosis in progressive glomerulonephritis. *Am J Pathol* 1997;**151**(5):1231–9.
37. Thomas S, Anderson S, Gordon K, Oyama T, Shankland S, Johnson R. Tubulointerstitial disease in aging: evidence for underlying peritubular capillary damage, a potential role for renal ischemia. *J Am Soc Nephrol* 1998;**9**(2):231–42.
38. Basile D, Donohoe D, Roethe K, Osborn J. Renal ischemic injury results in permanent damage to peritubular capillaries and influences long-term function. *Am J Physiol Renal* 2001;**281**(5):F887–99.
39. Choi Y-J, Chakraborty S, Nguyen V, Nguyen C, Kim B, Shim S, et al. Peritubular capillary loss is associated with chronic tubulointerstitial injury in human kidney: altered expression of vascular endothelial growth factor. *Hum Pathol* 2000;**31**(12):1491–7.
40. Shimizu A, Yamada K, Sachs D, Colvin R. Persistent rejection of peritubular capillaries and tubules is associated with progressive interstitial fibrosis. *Kidney Int* 2002;**61**(5):1867–79.
41. Otani A, Kinder K, Ewalt K, Otero F, Schimmel P, Friedlander M. Bone marrow-derived stem cells target retinal astrocytes and can promote or inhibit retinal angiogenesis. *Nat Med* 2002;**8**(9):1004–10.
42. Kim BS, Chen J, Weinstein T, Noiri E, Goligorsky MS. VEGF expression in hypoxia and hyperglycemia: reciprocal effect on branching angiogenesis in epithelial-endothelial co-cultures. *J Am Soc Nephrol* 2002;**13**(8):2027–36.
43. Gealekman O, Brodsky SV, Zhang F, Chander PN, Friedli C, Nasjletti A, et al. Endothelial dysfunction as a modifier of angiogenic response in Zucker diabetic fat rat: amelioration with Ebselen. *Kidney Int* 2004;**66**(6):2337–47.
44. Goligorsky MS. Clinical assessment of endothelial dysfunction: combine and rule. *Curr Opin Nephrol Hypertens* 2006;**15**(6):617–24.
45. Smirnova I, Sawamura T, Goligorsky MS. Up-regulation of lectin-like oxidized LDL receptor-1 in endothelial cells by nitric oxide deficiency. *Am J Physiol Renal* 2004;**287**(1):F25–32.
46. Li H, Lewis A, Brodsky S, Rieger R, Iden C, Goligorsky MS. Homocysteine induces 3-hydroxy-3-methylglutaryl coenzyme a reductase in vascular endothelial cells: a mechanism for development of atherosclerosis? *Circulation* 2002;**105**(9):1037–43.
47. Li H, Brodsky S, Kumari S, Valiunas V, Brink P, Kaide J, et al. Paradoxical overexpression and translocation of connexin-43 in homocysteine-treated endothelial cells. *Am J Physiol Heart* 2002;**282**(6):H2124–33.
48. Goligorsky MS. Endothelial cell dysfunction: can't live with it, how to live without it. *Am J Physiol Renal* 2005;**288**(5):F871–80.
49. O'Riordan E, Mendelev N, Patschan S, Chander P, Goligorsky MS. Chronic NOS inhibition actuates endothelial-mesenchymal transformation. *Am J Physiol* 2007;**292**(1):H285–94.
50. Addabbo F, Ratliff B, Park HC, Kuo MC, Ungvari Z, Csiszar A, et al. The Krebs cycle and mitochondrial mass are early victims of endothelial dysfunction. *Am J Pathol* 2009;**174**(1):34–43.
51. Addabbo F, Chen Q, Patel DP, Rabadi M, Ratliff B, Zhang F, et al. Glutamine supplementation alleviates vasculopathy and alters

plasma metabolome in an in vivo model of endothelial cell dysfunction. *PloS One* 2013 Jun 11;**8**(6):e65458.
52. Melk A, Halloran P. Cell senescence and its implications for Nephrology. *J Am Soc Nephrol* 2001;**12**(2):385–93.
53. Chen J, Brodsky SV, Goligorsky DM, Hampel DJ, Li H, Gross SS, et al. Glycated collagen I induces premature senescence-like phenotypic changes in endothelial cells. *Circ Res* 2002;**90**(12):1290–8.
54. Suzuki M, Boothman D. Stress-induced premature senescence (SIPS) – influence of SIPS on radiotherapy. *J Radiat Res* 2008;**49**(2):105–12.
55. Hemmen K, Reinl T, Buttler K, Behler F, Dieken H, Jänsch L, et al. High-resolution mass spectrometric analysis of the secretome from mouse lung endothelial progenitor cells. *Angiogenesis* 2011;**14**(2):163–72.
56. Pula G, Mayr U, Evans C, Prokopi M, Vara DS, Yin X, et al. Proteomics identifies thymidine phosphorylase as a key regulator of the angiogenic potential of colony-forming units and endothelial progenitor cell cultures. *Circ Res* 2009;**104**(1):32–40.
57. Zeisberg E, Potenta S, Sugimoto H, Zeisberg M, Kalluri R. Fibroblasts in kidney fibrosis emerge via endothelial-to-mesenchymal transition. *J Am Soc Nephrol* 2008;**19**(12):2282–7.
58. Li J, Qu X, Bertram J. Endothelial-myofibroblast transition contributes to the early development of diabetic renal interstitial fibrosis in streptozotocin-induced diabetic mice. *Am J Pathol* 2009;**175**(4):1380–8.
59. Gaengel K, Genove G, Armulik A, Betsholtz C. Endothelial-mural cell signaling in vascular development and angiogenesis. *Arterioscler Thromb Vasc Biol* 2009;**29**(5):630–8.
60. Alitalo K. The lymphatic vasculature in disease. *Nat Med* 2011;**17**(11):1371–9.
61. Matsui K, Nagy-Bojarsky K, Laakkonen P, Krieger S, Mechtler K, Geleff S, et al. Lymphatic microvessels in the rat remnant kidney model of renal fibrosis: aminopeptidase p and podoplanin are discriminatory markers for endothelial cells of blood and lymphatic vessels. *J Am Soc Nephrol* 2003;**14**(10):1981–9.
62. Kerjaschki D, Huttary N, Raab I, Regele H, Bojarski-Nagy K, Bartel G, et al. Lymphatic endothelial progenitor cells contribute to de novo lymphangiogenesis in human renal transplants. *Nat Med* 2006;**12**(2):230–4.
63. Lim H, Rutkowski JM, Helft J, Reddy ST, Swartz MA, Randolph GJ, et al. Hypercholesterolemic mice exhibit lymphatic vessel dysfunction and degeneration. *Am J Pathol* 2009;**175**(3):1328–37.
64. Machnik A, Neuhofer W, Jantsch J, Dahlmann A, Tammela T, Machura K, et al. Macrophages regulate salt-dependent volume and blood pressure by a VEGF-C-dependent buffering mechanism. *Nat Med* 2009;**15**(5):545–52.
65. Asahara T, Murohara T, Sullivan A, Silver M, van der Zee R, Li T, et al. Isolation of putative progenitor endothelial cells for angiogenesis. *Science* 1997;**275**(5302):964–7.
66. Rinkevich Y, Lindau P, Ueno H, Longaker MT, Weissman IL. Germ-layer and lineage-restricted stem/progenitors regenerate the mouse digit tip. *Nature* 2011;**476**(7361):409–13.
67. Ding B-S, Nolan D, Guo P, Cao Z, Rosenwaks Z, Crystal RG, et al. Endothelial-derived angiocrine signals induce and sustain regenerative lung alveolarization. *Cell* 2011;**147**(3):539–53.
68. Zhuang J, Deane J, Yang R-B, Li J, Ricardo S. SCUBE1, a novel developmental gene involved in renal regeneration and repair. *Nephrol Dial Transplant* 2010;**25**(5):1421–8.
69. Turner J, Bauer C, Abramowitz M, Melamed M, Hostetter T. Treatment of chronic kidney disease. *Kidney Int* 2012;**81**(4):351–62.
70. Hornig B, Drexler H. Reversal of endothelial dysfunction in humans. *Coronary Artery Dis* 2001;**12**(6):463–73.
71. Kuldo J, Ogawara K, Werner N, Asgeirsdottir S, Kamps J, Kok R, et al. Molecular pathways of endothelial cell activation for (targeted) pharmacological intervention of chronic inflammatory diseases. *Curr Vasc Pharmacol* 2005;**3**(1):11–39.
72. Dragomir E, Tircol M, Manduteanu I, Voinea M, Simionescu M. Aspirin and PPAR-alpha activators inhibit monocyte chemoattractant protein-1 expression induced by high glucose concentration in human endothelial cells. *Vasc Pharmacol* 2006;**44**(6):440–9.
73. Miyata T, Suzuki N, van Ypersele de Strihou C. Diabetic nephropathy: are there new and potentially promising therapies targeting oxygen biology? *Kidney Int* 2013;**84**(4):693–702.
74. Pergola P, Rasin P, Toto R, Meyer C, Huff J, Grossman E, et al. Bardoxolone methyl and kidney function in CKD with type 2 diabetes. *N Engl J Med* 2011;**365**(4):327–36.
75. Mervaala E, Finckenberg P, Lapatto R, Müller DN, Park JK, Dechend R, et al. Lipoic acid supplementation prevents angiotensin II-induced renal injury. *Kidney Int* 2003;**64**(2):501–8.
76. Johnson SC, Rabinovitch PS, Kaeberlein M. mTOR is a key modulator of ageing and age-related disease. *Nature* 2013;**493**(7432):338–45.
77. Guarente L. Sirtuins, aging, and medicine. *NEJM* 2011;**364**(23):2235–44.
78. Schultz E, Dopheide J, Schuhmacher S, Thomas SR, Chen K, Daiber A, et al. Suppression of the JNK pathway by induction of a metabolic stress response prevents vascular injury and dysfunction. *Circulation* 2008;**118**(13):1347–57.

第16章

16

心血管疾病与慢性肾脏病

Patrick S. Parfrey and Brendan J. Barrett
Division of Nephrology, Memorial University Medical School, St. John's, Canada

简 介

慢性肾脏病(chronic kidney disease, CKD)可以导致心血管结构和功能紊乱。在同一患者可出现多种类型的心血管疾患(图16.1),包括:①动脉粥样硬化,动脉粥样硬化会增加缺血性心脏事件(心肌梗死/心绞痛)、脑血管事件(卒中,短暂性脑缺血发作)、外周血管事件(坏疽,截肢)的发生风险;②动脉硬化,动脉硬化会增加左室肥厚和缺血性心肌病的发病风险;③心肌病相关的心脏结构紊乱(向心性和离心性心肌肥大)和功能障碍(收缩和舒张功能障碍);④心律失常,如心房纤颤、猝死;⑤心脏瓣膜疾病,尤其会影响主动脉瓣和二尖瓣。

对于慢性肾脏病成人患者,无论他们是否并发糖尿病,均有很高的动脉硬化和充血性心力衰竭事件发生率(表16.1)[1]。儿童CKD患者并发心脏病多无预先症状。但是,儿童CKD患者,尤其是维持性血液透析的儿童,他们有极高的心血管危险因素(包括传统危险因素及尿毒症相关的危险因素),同时,此类患者也更易出现心血管病变,包括左室肥厚,颈动脉中膜钙化,颈动脉壁硬化和冠脉钙化[2]。

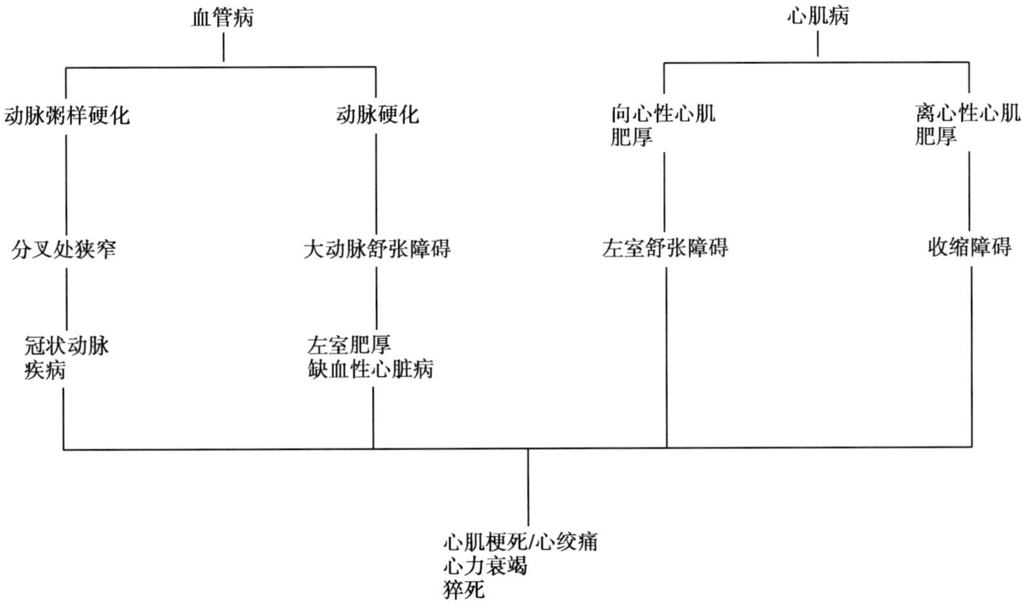

图16.1 CKD患者心血管疾病的发病机制

表 16.1 1998—1999 年美国医疗保险人口 2000—2001 年的心血管事件发生率

分组	CHF	AMI	CVA/TIA	PVD	ASVD
所有患者	10.8(0.02)	1.9(0.01)	8.8(0.02)	8.3(0.02)	16.5(0.03)
非糖尿病/非 CKD	8.6(0.02)	1.6(0.01)	7.6(0.02)	6.9(0.02)	14.1(0.03)
糖尿病/非 CKD	18.5(0.08)	3.2(0.03)	13.1(0.07)	12.8(0.07)	25.3(0.10)
非糖尿病/CKD	30.7(0.32)	3.9(0.10)	16.6(0.22)	19.9(0.25)	35.7(0.36)
糖尿病/CKD	52.3(0.53)	6.9(0.16)	22.0(0.31)	26.6(0.35)	49.1(0.51)

Data from Foley et al.,JASN 2005[1].

发生率:每 100 人年,括号内表示标准误。

CHF,充血性心力衰竭;AMI,急性心肌梗死;CVA,脑血管事件;PVD,外周血管疾病;ASVD,动脉粥样硬化血管疾病(特指首发的急性心肌梗死、脑血管事件/短暂性脑缺血发作或外周血管疾病)

疾病负荷

危险因素

肾小球滤过率(eGFR)及蛋白尿都是心血管(CV)事件的独立危险因素[3]。荟萃分析显示,肾小球滤过率在 30~45ml/(min·1.73m²)之间及尿蛋白肌酐比值超过 11.3 的患者的死亡风险是正常人群的两倍[4]。另外,相同 eGFR 水平的患者中蛋白尿水平较高组出现不良预后的风险更大[5]。

一项研究显示,与无肾脏病的糖尿病人群相比,3~4 期未并发糖尿病的 CKD 患者有更高的心肌梗死发生率。这就表明 CKD 患者是冠脉事件的高风险人群[6]。即使肾小球滤过率中度减少或蛋白尿轻度增高都会促进冠脉事件和充血性心衰的发生[7]。Cardiovascular health study 纳入 4465 例无充血性心力衰竭(CHF)或心肌梗死(MI)发作史的病例进行研究,发现肾功能减退患者发生心源性猝死(sudden cardiac death SCD)的概率比一般人群高 2.5 倍。并且肾功能减退这一危险因素独立于其他危险因素[8]。

除了 eGFR 基线值,eGFR 下降速率也可用于预测心血管事件。Cardiovascular health study 发现 eGFR 在 7 年中快速下降的患者在随后的 8 年中发生心血管事件的风险是增加的。与 eGFR 下降缓慢的患者相比,此类患者发作 CHF 和 MI 的风险分别增高 30% 和 40%[9]。

预后因素

严重的 CKD 提示一旦发生心血管事件,则预后不良。一项纳入 3106 例心梗患者的研究发现,肾功能正常、轻度 CKD、中度 CKD 和重度 CKD 的院内死亡率分别为 2%、6%、14% 和 21%[10]。与非 CKD 患者相比,CKD 患者更易并发糖尿病、高血压和心血管疾病。即使 3 期的 CKD 患者,其急性冠脉综合征(ACS)发生后的短期死亡风险也是非 CKD 人群的 2 倍[11]。CKD 是 CHF 患者死亡风险的一项重要预测因素。射血分数低于 45% 的稳定性 CHF 患者中,GFR≤50ml/min 患者的死亡风险是无肾功能损害患者的 2.6 倍[12]。

英国一项研究纳入了 19 440 例接受心导管检查的 CKD 病例,发现 eGFR 每下降 10ml/(min·1.73m²),发生心源性猝死的危险增加 0.11 倍[13]。另外,在评估植入式心脏转复除颤器(ICD)效用的临床试验中也发现,肾病患者有更高的心脏猝死(SCD)风险[14]。

心血管结构异常

一项 CRIC(Chronic Renal Insufficiency Cohort)研究将 3487 例患者按其 eGFR 分为 ≥60ml/(min·1.73m²),45~59ml/(min·1.73m²),30~44ml/(min·1.73m²),<30ml/(min·1.73m²)四个组,超声心动图检测到四组 LVH 的发病率分别为 32%、48%、57% 和 75%。该研究还发现肾功能下降与心室结构异常显著相关,而与心脏舒张及收缩功能障碍无关[15]。

在 CREATE 试验中,心脏超声检测提示 3、4 期 CKD 患者 LVH 的发生率是 47%,并且离心性心肌肥大较向心性心肌肥大更常见。该试验还发现,各组患者 2 年中 LVH 和平均左室质量指数并无显著增加,而左室结构发生了明显改变[16]。

有研究以美国 Dallas 市 30~65 岁居民为研究对象,用 X 线断层扫描技术检测冠脉病变情况,结果发现并发糖尿病的 3~5 期的 CKD 患者更易发生严重的冠状动脉钙化(severe coronary artery calcification CAC)(合并糖尿病的 CKD 患者组 CAC 发生率 56%,单纯 CKD 组 CAC 发生率为 4%)。在 1 和 2 期 CKD 患者中,并发糖尿病组与非糖尿病组的 CAC 发病率分别为 10% 和 1%[17]。在动脉粥样硬化的多种族研究中,一项针对无临床心血管疾病的平均年龄为 69 岁的社区性研究发现有 562 例成人慢性肾病患者(eGFR 低于 60ml/(min·1.73m^2)被检出 CAC。CAC 发病率的基线是 66%,每年女性 CAC 发病率为 6.1%,男性为 14.8%。所有亚组分析显示每年有 17% 的研究对象病情进展。糖尿病是 CAC 进展速度加快的重要危险因素[18]。

一项横断面研究发现,透析前患者、透析患者及正常人群主动脉瓣钙化的发病率分别为 14%、29% 和 10%。三组二尖瓣钙化的发病率则分别为 17%、31% 和 2%[19]。

病理生理学

冠脉疾病

心肌缺血症状发作常常源于一支或多支冠脉关键支狭窄或动脉粥样硬化损伤导致的心肌灌注不足[20]。但是透析患者心肌缺血的发病机制却并不仅限于此,其危险因素包括传统的致动脉粥样硬化危险因素、与 CKD 相关的危险因素,以及冠脉微血管的易损因素(图 16.2)。ARIC 的研究显示 CKD 患者的动脉粥样硬化与年龄、性别、糖尿病无关,但与吸烟、高血压、高血糖及高胆固醇血症有关。除了这些传统危险因素,研究也发现一些与 CKD 患者动脉粥样硬化相关的非传统危险因素,包括腰围增加、高载脂蛋白 B、贫血、低蛋白血症和高纤维蛋白原血症(表 16.2)[21]。

理论上讲,CKD 可以在多个层面上影响动脉粥样硬化过程。高血压和流量负荷可以增加血管分叉处血管壁的压力。严重 CKD 时,机体处于过度氧化和慢性炎症状态,这两者均会导致内皮功能紊乱。但是,截至目前尚未发现确切的可以预测 CVD 的氧化应激标志物[22]。高同型半胱氨酸可能通过促进内皮细胞活化和血栓形成导致 CVD,但其具体机制还不明确[23];甲状旁腺功能亢进可能与血管钙化及中膜增厚有关[24];CKD 患者体内积累的非对称二甲基精氨酸(ADMA)可能通过抑制内皮细胞 NO 的生成进而诱导内皮功能紊乱、血管收缩和动脉粥样硬化。一项纳入 2102 例肾移植

表 16.2　用于预测 CKD 患者冠脉疾病发生的传统及非传统危险因素

传统危险因素	校准后的相对危险度	95% 可信区间
年龄,每增加 5 岁	1.33	1.1 ~ 1.6
男性	3.96	2.25 ~ 6.2
吸烟	1.91	1.2 ~ 3.2
高血压	1.79	1.1 ~ 2.9
收缩压,每增加 20mmHg	1.26	1.05 ~ 1.5
血糖,每增加 40mg/dl	1.26	1.15 ~ 1.4
糖尿病	2.88	1.9 ~ 4.5
总胆固醇,每增加 43mg/dl	1.46	1.3 ~ 7
非传统危险因素		
腰围,每增加 13cm	1.24	1.0 ~ 1.6
载脂蛋白 B,每增加 29mg/dl	1.28	1.1 ~ 1.5
贫血	2.01	1.2 ~ 3.4
血浆白蛋白,每增加 0.33mg/dl	0.76	0.6 ~ 9
血纤维蛋白原,每增加 69mg/dl	1.23	1.1 ~ 1.4

Results from the ARIC study.[20]
S[Alb]:血清蛋白

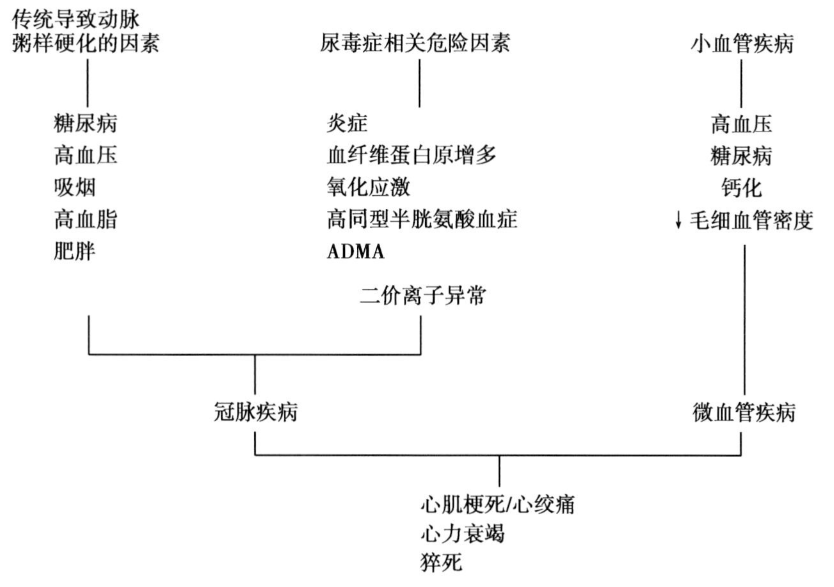

图 16.2　CKD 患者发生冠脉疾病的危险因素(ADMA,非对称性二甲基精氨酸)

患者的研究发现，ADMA 水平是心血管事件和全因死亡率的独立且重要的危险因素[25]。基质金属蛋白酶及其特异性组织抑制剂调节血管细胞外基质的蛋白水解过程，两者的平衡在动脉粥样硬化和斑块失稳中发挥重要作用。循环中金属蛋白酶 10 水平与 CKD 及动脉粥样硬化的严重程度呈正相关[26]。

相比那些无 CKD 的 ACS 患者，CKD 患者存在更广泛和严重的动脉粥样硬化，且斑块组成以坏死组织为主，仅含少量纤维组织。有表面缺陷、血肿和血栓形成的冠脉病变是最危险的[27]。与无 CKD 患者相比，CKD 患者更易出现斑块不稳定、破裂和钙化[28]。

数据显示，与同年龄及性别的正常人对照相比，CKD 患者的血管中膜更厚，管腔更小[28]。在一般人群中，颈动脉内膜增厚是动脉粥样硬化斑块的标志，但 CKD 患者的颈动脉内膜厚度增加常与动脉粥样硬化无关。一项研究纳入了 406 例无明显 CVD 的 CKD 患者，他们发现内膜厚度与 eGFR 呈负相关，而与传统的心血管疾病危险因素不相关[29]。另外，研究还发现内膜厚度在肾移植后的 90 天内可以恢复正常。CKD 患者血管内膜增厚极可能与容量负荷导致的剪应力改变、内皮功能紊乱及一些其他因素有关。即使儿童 CKD 患者，其颈动脉内膜也是明显增厚的，并且这种增厚与高血压及血脂异常显著相关[30]。

微血管疾病

透析患者心肌缺血发作也可能能源于非动脉粥样硬化性疾病，如微血管疾病，微血管疾病可以导致冠脉舒张储备以及心肌氧供减少[20]。冠状动脉内超声造影显示看起来正常的血管段可能包含非侵害性粥样斑块。这些血管的内皮功能受损可以导致心肌需氧增加时的冠脉舒张储备（即血管的最大舒张能力）下降[31]。在血管腔受侵犯的疾病中血管舒张储备是明显下降的。左室肥厚导致的供需失衡可以引起缺血症状。

左室肥厚、糖尿病及尿毒症本身会引发小血管疾病。左室肥厚时，小血管平滑肌肥大及内皮异型性可以导致冠脉储备减少。糖尿病则与一些以内皮细胞增殖、内皮下纤维化和内皮的透明渗出物聚集为特征的微血管疾病有关[32]。相比同体重和血压的高血压大鼠，尿毒症大鼠所致的左室肥厚与心肌毛细血管密度重度下降密切相关[33]。小血管钙化也可使冠脉储备受损。

能量代谢失调

能量供应受损时，心肌细胞对缺血的耐受能力下降。研究发现应激状态下尿毒症动物的心肌 ATP 是下降的[34]。甲状腺功能亢进可能在心肌细胞能量失调中发挥重要作用，进而加重缺血对心肌的损伤[35]。

动脉硬化

动脉硬化的主要病变特点为：导管动脉弥漫性扩张，血管腔不闭塞而血管壁增厚。左心室射血模式、大动脉弹性储器作用及脉搏波的折返是决定血压波动的几个主要因素。动脉硬化可以通过改变动脉硬度使脉搏波速度加快[36]。因此，过快的末端血管压力波反弹导致收缩压增加并诱发左室肥厚，降低的舒张压则使舒张期冠脉充盈减少。不论在 CKD 还是非 CKD 患者，身材矮小、男性、吸烟、高血压、糖尿病、容量负荷、体液失衡和年龄都与脉搏波速度增快有关。在 CKD 患者中，增加的催乳素可以在不影响内膜及中膜厚度的情况下显著且独立的促进血流介导的血管舒张、加快脉搏波速度。除了与内皮功能紊乱和动脉硬化有关，催乳素升高还可以增加心血管事件及死亡的发生风险[37]。

血管钙化

在 CKD 及 ESRD 患者中，体内钙磷沉积增加，钙化促进因子升高和抑制因子减少，甲状旁腺功能亢进、胰岛素抵抗、氧化应激以及血脂异常，使其更易发生转移性血管钙化和心脏纤维化[38]。血管平滑肌细胞可以向软骨及成骨细胞转化，其发生机制可能包括胶原及非胶原蛋白在内膜及中膜层沉积、钙磷渗入基质小泡及血管矿化。而 CKD、年龄、糖尿病及炎症与上述过程的发生密切相关[38]。

血管钙化包括两种类型：即与动脉粥样硬化斑块相关的内膜补丁样钙化及中膜弥漫性钙化，后者在没有胆固醇沉积时亦可发生，其机制与动脉硬化相关。计算机 CT 断层扫描得出的血管钙化（CAC）评分有助于预测正常人群 CAD 发病率及全因死亡率。在 12 个新的 CAD 风险标志物中，Framingham 风险评分对于改善 CAC 评分有统计学意义和临床意义[39]。转移性血管钙化可以降低大血管的柔软度，加快脉搏波的传播速度。对于血管硬化及血管动脉粥样硬化导致的血管钙化两者之间是否有承接关系目前仍有争论[40,41]。

在 225 例有蛋白尿的糖尿病患者中，有 86% 的患者并发 CAC，且与 eGFR 钙磷浓度、甲状旁腺激素及活性维生素 D 水平不相关[42]。这就表明 CAC 与动脉粥样硬化有关，与 CKD 诱导的中膜钙化无关。一项对不同阶段 CKD 患者的尸解研究发现，冠状动脉内膜硬化可以发生在 CKD 的各个时期，但是中膜硬化仅发生于 4～5 期的少数患者[43]。另外，越来越多的研究提示中膜钙化与内膜硬化相关，表明中膜钙化是动脉粥样硬化的前期过程。

降低的 eGFR 与大动脉钙化有关，并可以进一步导致动脉硬化。用钼靶射片评估 146 名 CKD 患者的乳腺动脉钙化情况发现，年龄和 eGFR 可以独立预测中层动脉钙化[44]。在 CKD 早期即出现血管硬化及动脉钙化，但随着 CKD 的进展血管钙化会逐步加重。在对成人 CKD 的研究中发现，相比尿毒症毒素，年龄、舒张压、糖尿病及血管钙化与血管硬度增加有更好的相关性[45]。

左室肥厚

心室增大是对机械应激、容量负荷和压力负荷的适应性反应。左室容量超负荷可以导致新生肌节增加及空腔直径增加（图 16.3）[46]。增加的直径会导致室壁张力增加，并刺激与之平行的肌节的增加[46]。这种重塑导致心室壁增厚，肌肉横断面承受张力超过最大值，而每个肌纤维的承压值恢复正常，如此便缓解了刺激导致的进一步心肌肥厚。这种既有心腔增大又有心室肥厚的病变称为离心性心肌肥大。压力超负荷通过增加心室内压力使室壁张力增加，直接导致新生平行肌节的增加。由于串联肌节数目不变，单独的压力超负荷并不会导致心腔增大。我们把心脏重量增加而心腔容积正常的病变称为向心性心肌肥大。

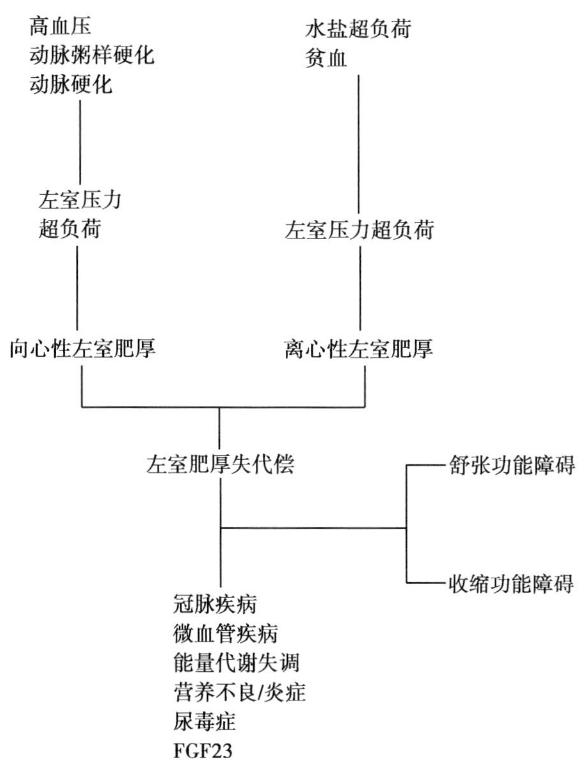

图 16.3　CKD 患者左室肥厚失代偿的原因

向心性及离心性肥大最初对机体都是有益的。心肌肥大可以在心肌收缩力不变的条件下使舒张末容积增加，这就有效地适应了容量超负荷[46]。心肌肥大也可以在心肌收缩力下降的条件下维持舒张末期正常容积及正常的心脏输出量，使每个单位的肌纤维张力降至正常，进而减少心室压力。

慢性肾脏病患者的尿毒症内环境可以促进心脏发生上述病变。贫血、水钠潴留及透析患者的动静脉瘘常常导致容量超负荷，而高血压是压力超负荷的主要原因（这可能与外周阻力增加有关，也可能无关）。这些因素可能是尿毒症患者发生心室重塑的首要刺激因素。同样，这些刺激也可以促进大动脉和阻力动脉的重塑，其特征为弥漫性动脉增厚和硬化（动脉硬化），进而增加平均动脉压下的左室有效负荷[47]。继发性甲状旁腺功能亢进和增加的钙磷水平可以诱发动脉瓣膜钙化，同时也是少数病例左室压力负荷增加的原因[48]。

左室负荷外的其他刺激也可能诱导和促进 CKD 患者的左室肥厚及纤维化。参与该过程的信号通路可能包括：蛋白激酶导致的胰岛素缺乏，Akt 及其下游的 mTOR 信号通路[49]。Siedlecki 等[49]创建了一个血压正常的 CKD 小鼠模型，该模型中切除部分肾实质以免 RAAS 过度激活，他们发现 LVH 和纤维化的进展与 de novo 蛋白合成及 mTOR 信号通路激活有关，用 mTOR 抑制剂雷帕霉素预处理则可以抑制心肌肥大。

在 CKD 早期即有 FGF23 水平升高，当进展至 ESRD 时，FGF23 水平更高。FGF23 是维持血清磷水平稳定的调节剂。一项纳入 3070 名 CKD 患者的研究发现，高水平的 FGF23 与 LVH 独立相关[50]。一项样本量为 411（该 411 名 CKD 患者无基础 LVH）的 nested cohort 研究发现高水平 FGF23 可以预测 3 年后发生 de-novo LVH[50]。动物实验显示尾静脉或左室壁注射 FGF23 可以诱导 LVH，这表明 FGF23 可能导致 LVH[50]。最后，FGF23 可能成为一个 CKD 治疗靶点，因为腹腔内注射 FGF23 受体抑制剂可以在不影响血压的条件下缓解 5/6 肾脏切除模型的 LVH。有研究发现在进展期 CKD 患者中，FGF23 与全因死亡率、心血管事件及维持性透析开始时间密切相关[51]。

尽管有研究显示，与安慰剂组相比，帕里骨化醇治疗 48 周后的 115 例 CKD 患者的左室质量指数并未下降，心脏舒张功能也并未得到改善。但维生素 D 仍被认为可能影响心脏的结构和功能[52]。

LVH 最初是一种代偿反应，但随着左室超负荷的不断持续，LVH 进展至失代偿[53]。在 LVH 早期，肌浆网摄钙变缓导致心室舒张异常，再加上增厚的心室壁被动顺应性下降,最终导致心室舒张障碍。心肌细胞凋亡、缺血和神经内分泌激活会导致心肌细胞坏死和纤维化。当发展至慢性或持续性超负荷的晚期阶段,氧化应激可能是导致细胞功能紊乱和死亡的主要原因。而进行性的细胞损耗和纤维化会导致收缩功能紊乱和死亡的风险增加。

瓣膜病

在 CKD 中,动脉瓣狭窄是瓣膜硬化演变的结果,而瓣膜硬化本身与增加的心血管死亡率有关[54]。年龄、透析时间、高磷和钙磷乘积增加是 ESRD 患者发生动脉狭窄的重要危险因素[48]。在 CAD 高危患者中,与传统危险因素相比,CKD 对动脉狭窄的发生与否及严重程度有更强大的影响[55]。

在 ESRD 患者,动脉内膜疾病、年龄、透析时间和炎症是瓣膜钙化的预测标志[19]。糖尿病也是瓣膜环状钙化的重要危险因素[19]。

充血性心力衰竭

充血性心力衰竭的发生源于收缩或舒张功能障碍,后者的发生可能与离心或向心性心肌肥大有关(图 16.3)。CAD 是 CHF 的另一个独立危险因子。心脏舒张功能不全的患者发生充血性心衰的原因是心室松弛能力受损,这会导致舒张末期容积已经增加的左心室承受更大的终末舒张压力。因此,很小的水盐超负荷即会导致左室舒张末期压力急剧增高,严重时导致肺水肿。水盐超负荷一出现即提示存在潜在的心脏异常。这是因为心脏舒张障碍不同于收缩障碍可以利用超声心动图检测出来。

大约半数的 CHF 患者患有 CKD(我们定义 CKD 为 GFR<60ml/(min · 1.73m^2)[56]。Ⅱ型慢性心肾综合征与Ⅳ型慢性肾心综合征很难区分,因为 CHF 可以引起 CKD,而 CKD 也可以导致 CHF。在透析前的 CKD 患者中,CHF 与动脉粥样硬化有同样高的发病率(图 16.1)[1]。

房性心律失常

在非 CKD 患者中,LVH 和 CVD 均可增加心律失常的发生的风险。而 LVH 及 CVD 在 CKD 患者中有很高的发病率。大多数房性心律失常缺乏临床意义。但是,左室充盈速度相关的损害若持续存在,可导致血流动力学改变。

透析前 CKD 患者有很高的房颤发病率,据了解这与 CKD 的并发症有关,而与 CKD 严重程度无关。2010 年,芝加哥的两所社区医院的研究发现,21% 的非透析 CKD 患者合并房颤[57]。房颤与高龄、白种人、左房直径增加、收缩压降低及 CHF 有关,但与 eGFR 无关。

猝死

有害的内环境使得 CKD 患者更易发生与心源性猝死(SCD)相关的心律失常和传导异常[58]。而电解质紊乱、糖尿病、交感神经过度兴奋及炎症可以加剧心律失常和传导异常(图 16.4)。压力感受器的有效性和

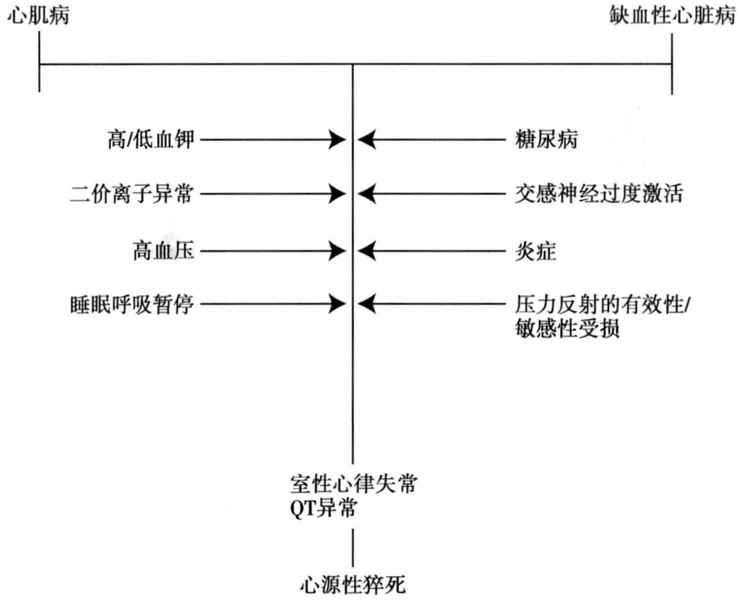

图 16.4 CKD 患者心源性猝死的发病机制

敏感性下降[59]，以及阻塞性睡眠呼吸暂停也可以增加 SCD 的发生风险。

LVH 和心脏间质纤维化可以导致心肌除极和复极不均，这是 CKD 及 ESRD 患者 QT 间期延长的常见原因。心肌复极化的时相变异检测指标包括 QT 离散度和 QT 变异指数。前者是指一个标准心电图上最大和最小 QT 间期的差值。QT 离散度与心衰患者的室性心律失常及死亡风险增加有关[60]。

诊　断

冠状动脉疾病

通常，CKD 患者并发 CAD 时的临床表现与非 CKD 人群大致相似。CKD 患者中无症状性心肌缺血的发生率尚不明确。

CKD 患者合并缺血性心肌病时评估指标与肾功能正常患者类似，危急 CAD 患者可选择性评估血管再形成情况。不推荐对无症状 CKD 患者进行常规 CAD 筛查。但 CKD 患者在行非心脏手术前可按临床实践指南筛查 CAD[61]。通常，如果患者有心血管危险因素或手术本身有中到高危心脏事件发生风险时，建议在术前常规行 CAD 筛查。但是上述推荐并不适用于肾移植患者，避免异体移植后的心脏侵入性检查以及合理利用移植器官都是肾移植患者不行 CAD 筛查的正当原因。不过，低风险的患者可以行 CAD 筛查。

缺血性心脏病的生物学标志

肌钙蛋白 T 和 I 是目前常用的心肌损伤标志物。这些指标比肌酸激酶有更高的特异性，但并不能完全准确的提示缺血性损伤。与非 CKD 患者想相比，晚期 CKD 患者肌钙蛋白 T 常常升高，但肌钙蛋白 I 很少升高[62]。虽然肌钙蛋白 I 和肌钙蛋白 T 对一般人群中 ACS 可疑患者的诊断和预测准确性没有明显差别，但是在 CKD 人群中临床上首选肌钙蛋白 I 作为预测指标[62]。

尽管存在假阳性问题，肌钙蛋白仍有助于评估 ACS 疑似病例。一项回顾性分析发现，与肌酸激酶或肌红蛋白等标志物相比，肌钙蛋白 I 是最优的提示 CKD 或 ESRD 患者发生 ACS 的标志物[63]。肾功能不全患者的肌钙蛋白 T 的基线水平是升高的，正常水平则具有很好的反向预测价值。无论有无临床症状，血清肌钙蛋白的连续升高提示存在新的心肌损害[64]。

CAD 的无创检查

传统的 CAD 无创诊断方法是运动心电图。对于单支病变的患者该检查的敏感性只有 50% ~60%，但是对于一般人群中发生三支病变的 CAD 患者，其敏感性可以高达 85%[65]。这一检查是以患者达到一个最高运动水平（即 85% 的年龄校正后预测的最大心率）为基础的。由于运动耐量差、贫血、血压控制欠佳或使用心脏药物，许多 CKD 患者不能达到这个运动水平。因此，CKD 患者进行该无创检查时常使用药物代替。

核素显像既可以评估心肌收缩功能也可以评估心肌缺血程度。通过门控分析技术测得的左右心室的射血分数可以评估心肌收缩功能。但是，这不适用于瓣膜关闭不全患者的心肌收缩功能评价。如果受测对象的瓣膜是完好的，核显像可以精确评估静息及运动状态下的心肌收缩功能。

但是，核显像主要是用于评估心肌缺血，它可以用于评估移植患者的心脏功能也有助于疑似患者的确诊。检查过程中常通过运动或使用双嘧达莫促使血管扩张，常使用的显像剂包括 ^{99m}Tc 标记的铊，MIBI 或 MIBG。

核显像也存在一些固有问题。检查时血压必须控制在血管扩张剂的安全使用范围内，不能太高也不能太低。循环中内生腺苷水平较高时可能会阻断双嘧达莫发挥作用。LVH 或小血管病可使冠脉血流储备减少。冠脉病变均匀和（或）存在使对心动过速反应迟钝的自主神经病变时可能会出现假阴性结果[66]。

尽管心肌灌注显像（如铊显像和多巴酚丁胺负荷超声心动图）有助于判定 ESRD 患者（包括糖尿病和非糖尿病患者）是否有心肌梗死和猝死风险[67]，但是这些检查对 CKD 患者的诊断价值仍不清楚。

核显像在 CKD 患者中应用有限可能与其需要现场检查及患者对该检查的认识不足有关。这就提示应该在结果解释及改变检查策略两个方面做进一步努力。

计算机 X 线断层扫描

X 线超速电子束计算机断层摄影术（CT）CAC 可用于评估重要冠状动脉的粥样硬化情况，但其在 CKD 患者中的应用价值还不确定[40,41]。最近，（CT）CAC 被用于评价思维拉姆和西那卡塞治疗 CAC 的疗效[68,69]。

一项荷兰的临床研究，纳入 517 名胸痛患者，以冠状动脉造影为金标准，评估并肯定了该无创检查的准确性及临床实用性[70]。但是没有以 CKD 患者为对象的此类报道。压力测试足以作为一种诊断性检查，用于发现有 CAD 患病可能的人群。冠脉 CT 血管造影适用于那些有中等可能患病的患者,这样有助于明确是否需要行进一步侵入性冠脉造影。对于高预测概率的 CAD,推荐直接做侵入性冠脉造影,而不是先做非侵入性检查评估。

冠脉造影

心脏导管检查和冠脉造影依然是诊断冠心病的金标准。这种检查的一个主要缺点是造影剂具有潜在的肾损害作用。CKD,尤其是合并糖尿病的患者,极易发生造影剂肾病(CIN)。造影剂肾病发病风险与基础肾脏病的严重程度有关。虽然大多数发生 CIN 的患者最终肾功能可以恢复,但是造影剂可能导致肾功能突然恶化或提前进展至 ESRD。通常,为了避免发生造影剂肾病在 CKD 患者中很少进行随机对照实验[71]。使用低渗非离子型造影剂和生理盐水可以减少 CIN 高风险患者的发病风险。虽然通过干预措施减少肾病风险的研究已有很多,但是尚未发现持续有效的干预措施。多项研究认为对乙酰半胱氨酸可以减少 CKD 患者 CIN 的发生率,但是也有研究者持反对观点[71]。一项包含 2308 名患者(研究对象至少有一种 CIN 危险因素)的研究发现对乙酰半胱氨酸不能减少研究对象(包括 CKD 患者)CIN 的发生风险。

动脉硬化

动脉脉搏波速可以准确有效的测试动脉硬度,并可以预测 CVD 发生风险[73]。有一些非侵入性检查可用于检测 CKD 患者血管钙化情况[74]。但是,没有证据支持这些检查可以用于检测 CKD 患者的血管结构和功能。

心肌病

超声心动图有效、简单、可重复,故而成为目前评估 LVH 的首选方法。收缩功能障碍是指射血分数低于 40%,表明心肌的收缩功能受损。收缩功能障碍通常与左室增大有关。左室增大是指左室舒张末期容积≥5.6cm,这时超声心动图上显示左室容积高于 90ml/m²[75]。向心性 LVH 是指心脏舒张期左室壁厚度≥1.2cm。左室质量指数可以反映左室肥厚程度。一项关于非肾脏病的流行病学研究发现成年男性和女性的左室质量指数的最高值分别为 130g/m² 和 102g/m²[76]。左室质量和容积的计算与容积状态无关。因此,行超声心动图检查时患者应该有足够的血容量。

心脏磁共振是一项评估心脏结构和左室质量的技术,与超声心动图相比,它具有变异性小的优点[77]。

治　疗

CVD 的治疗可分为两类:①以控制高血压、血脂异常和糖尿病等前期危险因素为目的,其最终目标是预防心血管事件(表 16.3);②以缓解临床症状为目的,诸如对 CHF 和 CAD 的直接干预。

表 16.3 随机对照试验得出的对 CKD 危险因素干预对心血管疾病的益处及害处

危险因素干预	CVD 益处	害处
控制血压	有益	低血压
RAAS 阻断	有益	高血钾
降血脂	有益	横纹肌溶解
戒烟	有益(非必须)	无害
使用抗血小板药物	可能有益	出血
严格控制血糖	无益	低血糖
促红细胞生成药物治疗贫血	无益	卒中
降血尿酸	未研究	未研究
治疗二价离子异常	未研究	未研究
抗氧化剂	无益	无害
降血同型半胱氨酸	无益	无害

针对危险因素的治疗

控制血压及 RAAS 阻断的作用

指南推荐 80 岁以下的一般人群血压应控制在 140/90mmHg 以内,CKD 人群的血压则应控制在 130/80mmHg 以内[78]。然而,这一推荐在很大程度上是基于观察性数据或随机试验的亚组分析。尚无试验显示更低的血压控制目标值可以减少 CKD 患者心血管事件的发生率[79]。实质上,不同个体对降压药物的反应是不同的。血压过低也存在风险,在老年、位置性低血压及神经病患者中这一风险更高。个体化降压治疗可以确保患者得到较多获益。

CKD 患者的血压控制通常需要多药联用及调整生活方式。该类患者生活中需要注意控制体重、低盐饮食、规律运动和限制饮酒[78]。另外,进展期 CKD 患者禁止高钾或 DASH 式饮食。

RAAS 阻断剂,包括 ACEI 或 ARB 是可优先选用的降压药物，尤其适用于有蛋白尿的患者。另外，MICRO-HOPE 试验发现雷米普利可以减少有微量蛋白尿的糖尿病患者的心血管事件发生率[80]。与此同时，2 型糖尿病肾病的临床试验发现服用厄贝沙坦或氯沙坦有助于降低心衰所致住院率（但不包括复杂原因所致心衰）[81,82]。PROGRESS 试验的 CKD 亚组分析显示卒中后使用培哚普利可以降低卒中再发风险[83]。

同时作用于 RAAS 系统不同组件的联合用药也在研究中。ON-TARGET 试验显示，ACEI 与 ARB 类药物联用后疗效不叠加，这一现象在 CKD 患者中尤为显著[84]。同样，糖尿病肾病患者在 ACEI 或 ARB 基础上加用直接肾素抑制剂阿利吉伦既不会增加风险也不会增加获益[85]。

专门针对 CKD 人群的有关降压药物心血管保护疗效比较的研究比较少。一项以 1164 例老年高危 CKD 合并高血压患者为研究对象的开放性 RCT 研究显示，相比增加 ARB 单药剂量，ARB-CCB 联合用药可以更有效的预防心血管事件[86]。一项纳入 11000 例高危高血压患者（其中 10% 的病例患有 CKD）的研究显示，相比贝那普利和氢氯噻嗪联合，贝那普利和氨氯地平联合用药可以更有效的预防心血管及肾脏终点事件的发生[87,88]。但是，对于需要减低容量负荷且血压控制较差的 CKD 患者，可以使用利尿剂。ALLHAT 试验的长期随访数据显示，单用氯噻酮、氨氯地平或依那普利的三组患者，其心血管事件发生率无明显差异[89]。

其他可供选择的降压方案包括长效制剂、复合制剂及夜用药物[90]。

血脂异常的治疗

多项研究证实，他汀类药物应广泛应用于心血管事件高危患者。虽然绝大多数试验都没有将进展期 CKD 患者纳入研究范围。但是，后期对轻度 CKD 患者进行亚组分析发现，他汀类药物同样可以使 CKD 患者获益。虽然两项大型临床试验都没有明确他汀类治疗可以增加透析患者获益[91,92]。但是，最新的 SHARP 试验发现他汀可以显著减少透析患者及 4 期 CKD 患者的心血管事件发生率[93]。在心脏终点事件中的中途停药、停药及猝死可能会影响这些试验的结果。值得注意的是，SHARP 试验显示他汀和依折麦布联用可以在降 LDL-C 的同时避免大剂量他汀的潜在副作用，但这些试验并没有确定治疗起始及终点时 LDL-C 的水平。从某种程度上讲，这些研究仅表明单用他汀或与依折麦布联用可能有助于减少高危 CKD 患者动脉粥样硬化相关事件的发生概率。

戒烟

戒烟可以减少 CVD 的发病风险。到目前为止，尚无专门针对 CKD 患者的戒烟干预研究。需要注意的是，定量给予安非拉酮、varenacline 有助于 CKD 患者戒烟[94]。

抗血小板治疗

抗血小板药物，常用阿司匹林，对一般人群 CVD 的二级预防有确切疗效。阿司匹林对一级预防的获益尚不清楚，但主要与减少非致死性心梗有关[95]。一项 meta 分析（研究对象为合并 ACS 或 PCI 术后的 CKD 患者）显示多种抗血小板药物联用不会减少死亡率或梗死率，但会增加出血风险[96]。抗血小板治疗可以通过预防心梗对那些 CVD 合并 CKD 或高风险患者带来获益。但是，全部的证据都是中等质量证据，并且抗血小板治疗在 CKD 患者中可能有更高的出血风险[96]。

糖尿病患者的血糖控制

血糖控制良好有助于预防糖尿病大血管和微血管并发症。研究结果提示，1 型糖尿病患者应使用胰岛素强化治疗。有研究对 2 型糖尿病的几种主要降糖药物进行了测试。这些研究没有专门纳入 CKD 患者，因为 CKD 患者有更高的低血糖发生风险。良好的血糖控制可以减少某些（近期诊断为糖尿病和有限制性血管疾病）患者微血管并发症发生风险及大血管事件发生率[97]。然而，最近的研究显示，2 型糖尿病（尤其是有心血管疾病高危因素的患者）患者并不能通过强化控制血糖获得净获益[98,99]。并且强化控制血糖对 CKD 患者带来的危害甚至可能更大，因此，对于 3 ~ 4 期 CKD 合并糖尿病的患者，应该慎重的制定合理的血糖控制目标而不是越严格越好。目前，尚无证据表明二甲双胍外的其他降糖药物可以减少 CVD 发病风险。

其他潜在的治疗措施

改善贫血、降尿酸、降血肌酐、降血磷及抗氧化剂等许多潜在的治疗策略对 CKD 预后的疗效尚不确切。队列研究显示贫血与 CVD 事件发生有关，但随机试验发现利用促造血药物纠正中等贫血并不能预防 CVD 事件，反而还会带来危害[100-102]。

最近的研究表明，与 peginesatide（一种药物，该药由于其严重的超敏反应目前已被收回）相比，重组促红细胞生成素并不能更好的维持透析患者的血红蛋白水平，反而会增加非透析 CKD 患者的 CVD 事件发生率，其导致的 CVD 事件发生率甚至高于 peginesatide[103,104]。此药物由于其严重的高敏反应，目前已被撤销。

高尿酸与 CKD 患者的高心血管风险相关[105]，因此，降尿酸治疗对 CKD 患者是必要的。但是，降尿酸治疗对预防 CVD 的疗效仍不确切。一项最近的研究发现，ETA 受体拮抗剂司他生坦可以降低尿酸及非对称二甲基精氨酸水平，进而减少蛋白尿和改善动脉硬化[106]。降尿酸治疗看起来很有前景，但仍需进一步的研究。

研究显示针对高同型半胱氨酸的治疗并不能给 CKD 患者带来临床获益[107]。虽然矿物质代谢异常、甲状旁腺功能亢进和 FGF23 水平升高被证明与 CKD 患者的高心血管病风险有关，但到目前为止，尚无研究证实针对上述异常的治疗可以减少 CKD 人群的心血管事件发生率。事实上这些试验的研究对象大多已进入透析状态，而此时心血管风险减少的可信证据是缺乏的[108]。

HOPE 研究显示用维生素 E 并不能减少 CKD 患者发生心肌梗死、卒中和心血管死亡的概率[109]。然而，最近的一项循证医学研究发现抗氧化剂治疗可能会获益，但有待进一步研究[110]。

改善多种危险因素和健康系统干预

基于对 CKD 多重危险因素干预的需要，许多研究试图针对 CKD 心血管全体危险因素进行更积极地治疗，并同时检测了健康咨询机构的作用[111-113]。结果显示，临床事件发生率并无显著减少。但是一些低效力、随访时间短、不能改变治疗强度及基础风险的研究表明积极干预危险因素依然是有效的，尤其针对那些具有高风险 CVD 的患者，且这种方法对一半糖尿病患者有确切的益处[114]。

心血管疾病的临床有效治疗措施

充血性心力衰竭

通常，根据 LV 功能障碍类型及临床表现的严重程度对 CHF 患者进行分类。针对收缩功能障碍的治疗的资料更多更可信。存在缺血、心律失常，血管疾病，严重贫血和难治性高血压等危险因素的患者均应尽可能地完善检查及改善症状。

在一般人群，CHF 的基础治疗包括 RAAS 阻断剂、beta 受体阻断剂、减低容量负荷(限盐和使用利尿剂)。地高辛可以改善射血分数减低患者的临床症状，减慢房颤患者的心室率[115]。CKD 患者发生 CHF 可以应用类似的治疗方法。由于心肾功能减退的强相关性，CKD 患者在 CHF 治疗研究中更具代表性。比如，最近一项(有关缬沙坦对 CKD 总体获益的影响)研究提示肾功能下降时继续使用缬沙坦可改善患者生存率和降低 CHF 发病率[116]。有关 beta 受体阻滞剂或卡维地洛的研究也得出同样的结论[117-119]。

CHF 与肾功能减退和 CKD 预后不良有关[120]。eGFR 低于 $30ml/(min \cdot 1.73m^2)$ 的患者可使用利尿剂降低容量负荷，其具体剂量和给药途径通常取决于充血严重程度和 eGFR 水平。必要时增加袢利尿剂使用频次或与噻嗪类利尿剂联用可以克服利尿剂抵抗。使用利尿剂时，建议监测患者的体重和肾功能。最近一项研究发现，在失代偿的 CHF 和肾功能恶化的患者中，利尿剂治疗更易出现肾功能恶化、体重减少和不良事件[121]。

虽然醛固酮拮抗剂对收缩功能障碍或心梗后心衰患者有效，但是很少有专门针对 CKD 患者的研究。有一项研究纳入了 18 例进行 CAPD 的心衰患者，发现醛固酮拮抗剂可以逐渐改善此类患者的心脏收缩功能[122]。醛固酮拮抗剂和 ACEI 或 ARB 类药物联用会增加高血钾的发生风险，eGFR 较低或急性起病的患者风险更高。加用螺内酯或依普利酮的 CKD 患者需要严密监测肾功能和血钾水平。同样，使用地高辛的 CKD 患者也应监测肾功和血钾。如有地高辛使用指征，应从低剂量(比如 0.0625mg/d)开始，血清地高辛浓度应该维持在 1ng/ml。

房颤

心房纤颤可能通过心房来源的栓子导致卒中。华法林或达比加群、利伐沙班等新型抗凝药治疗可以减少非 CKD 患者的卒中发生概率，同时保持出血风险在可接受范围内。对于那些卒中风险比较高的患者(比如 CHADS 评分≥1 的患者)使用抗凝药物是有益的。研究发现 3 期 CKD 患者规范使用华法林后可以使卒中概率下降 76%，同时不会增加出血风险[123]。RE-LY 试验亚组分析显示，与华法林相比，达比加群可以减少 eGFR 在 $30 \sim 50ml/(min \cdot 1.73m^2)$ 之间患者的卒中概率[124]。但在总体人群的研究中，不同抗凝药物之间疗效没有明显差别，因此在 CKD 亚组分析中达比加群更有效这一结论应被谨慎看待。研究证实 3 期 CKD 患者如合并房颤应使用抗凝药物。大多数新型抗凝药物通过肾脏分泌或清除，因此，抗凝药禁用于晚期 CKD 患者，对于肾功能下降患者则应调整剂量。另外，随着 CKD 进展，出血风险逐渐增加。因此，在 CKD 患者需要抗凝治疗时，抗凝药所带来的益处和风险应该综合考虑。

冠状动脉粥样硬化

冠状动脉旁路移植术(CABG)或血管成形术和冠状动脉支架置入术常用于治疗 CAD。一项研究以无临床糖尿病症状的 CKD 患者为对象，对 CABG 和保守治疗的疗效进行了比较。研究显示 CABG 组 CV 终点事件发生率更低[125]。另有一项开放性的观察性研究发现，与 PCI 相比，接受 CABG 的 ESRD 或非透析 CKD 患者术后发生死亡或心梗的风险更低[126,127]。最近，一项 CABG 和 PCI 在多支冠脉病变的糖尿病患者中疗效比较的 RCT 研究也得出了一致的结果[128]。与肾功能正常患者相比，CKD 患者术后死亡风险更高[129]。并且随着 CKD 进展，术后死亡风险逐渐增高，术前 eGFR 每减少 10ml/(min · 1.73m^2)，术后死亡风险增加三分之一[130]。

与非 CKD 患者相比，CKD 患者血管成形术后再狭窄的风险更高。冠脉支架置入术目前常用的支架是药物洗脱支架，这种支架可以进一步减少再狭窄的风险。CKD 患者洗脱支架置入术后出现主要心血管不良事件和死亡的几率高于一般人群[131]。目前的观察性研究显示，对于 CKD 患者更适宜使用单纯金属支架还是药物洗脱支架仍存在分歧。一项研究显示两者长期的临床预后无明显差别[132]，另一研究则认为药物洗脱支架会带来更多获益[131]。但是，这些结论需要被谨慎解释，因为它们基于注册表分析得出，而注册表分析存在系统误差。

一般来讲，如果不考虑肾功如何的情况下，CABG 或 PCI 无明显差异。但是与肾功能正常的人群相比，CKD 患者的预后较差。

颈动脉和外周动脉粥样硬化

除了冠心病，CKD 患者也易出现外周动脉疾病和颈动脉疾病。尽管专门针对 CKD 的研究缺乏，但是上述与血管疾病进展相关的所有危险因素都应受到的关注[133]。对于严重的外周血管和颈动脉狭窄患者，外科介入及抗血小板治疗同样适用。接触造影剂可以增加动脉栓塞发生风险，这一点在进展期 CKD 患者中表现尤为显著。有限的研究资料显示，冠心病的治疗同样适用与外周血管疾病(PVD)患者。与肾功能正常的人群相比，CKD 患者血管成形术后有更高的再狭窄、术后再发病及术后死亡风险[134,135]。与接受药物治疗的肾功能正常的患者相比，接受颈动脉内膜成形术的 3 期 CKD 患者发生卒中的绝对风险较低。颈动脉血管成形术在 CKD 患者中疗效确切[136]。同样，没有足够的证据可以判定非出血性卒中的 CKD 患者使用溶栓剂带来的疗效和出血风险哪个更高。

心源性猝死的预防

可植入的心脏除颤仪(ICD)可以有效预防存在缺血性心脏功能紊乱的 CKD 患者[eGFR 低于 35ml/(min · 1.73m^2)]发生心源性猝死[14]。

结　论

CKD 可以增加心肌病及血管疾病的发病风险，可以增加 CHF、动脉粥样硬化和心源性猝死的发生频率。

有关 CKD 患者心血管事件的一级及二级预防的随机对照试验较少，绝大多数试验没有将 CKD 患者纳入为研究对象。与进展期 CKD 患者相比，针对传统及非传统危险因素的干预可以对早期 CKD 患者带来更多获益。目前针对 CHF 和动脉粥样硬化存在有效的治疗方法。但是，所有针对 CKD 患者的心血管干预方式应该个体化，并综合权衡其利弊。

(徐新丽 译，赵景宏 校)

参考文献

1. Foley RN, Murray AM, Li S, McBean AM, Eggers PW, Collins AJ. Chronic kidney disease and the risk for cardiovascular disease, renal replacement, and death in the Unites States Medicare population, 1998 to 1999. *J Am Soc Nephrol* 2005;**16**(2):489–95.
2. Mitsnefes MM. Cardiovascular disease in children with chronic kidney disease. *J Am Soc Nephrol* 2012;**23**(4):578–85.
3. Ninomiya T, Perkovic V, de Galan BE, Zoungas S, Pillai A, Jardine M, et al. Albuminuria and kidney function independently predict cardiovascular and renal outcomes in diabetes. *J Am Soc Nephrol* 2009;**20**(8):1813–21.
4. Matsushita K, van der Velde M, Astor BC, Woodward M, Levey AS, de Jong PE, et al. Chronic Kidney Disease Prognosis Consortium. Association of estimated glomerular filtration rate and albuminuria with all-cause and cardiovascular mortality in general population cohorts: a collaborative meta-analysis. *Lancet* 2010;**375**(9731):2073–81.
5. Hemmelgarn BR, Manns BJ, Lloyd A, James MT, Klarenbach S, Quinn RR, et al. Relation between kidney function, proteinuria and adverse outcomes. *JAMA* 2010;**303**(5):423–9.
6. Tonelli M, Muntner P, Lloyd A, Manns BJ, Klarenbach S, Pannu N, et al. Risk of coronary events in people with chronic kidney disease compared with those with diabetes: a population-level cohort study. *Lancet* 2012;**380**(9844):807–14.
7. Waheed S, Matsushita K, Sang Y, Hoogeveen R, Ballantyne C,

Coresh J, et al. Combined association of albuminuria and cystatin-C based estimated GFR with mortality, coronary artery disease, and heart failure outcomes: The Atherosclerosis Risk in Communities (ARIC) study. *Am J Kid Dis* 2012;**60**(2):207–16.
8. Deo R, Sotoodehnia N, Katz R, Sarnak MJ, Fried LF, Chonchol M, et al. Cystatin C and sudden cardiac death risk in the elderly. *Circ Cardiovasc Qual Outcomes* 2010;**3**(2):159–64.
9. Shilpak MG, Katz R, Kestenbaum B, Siscovick D, Fried L, Newman A, et al. Rapid decline of kidney function increases cardiovascular risk in the elderly. *J Am Soc Nephrol* 2009;**20**(12):2625–30.
10. Wright RS, Reeder GS, Herzog CA, Albright RC, Williams BA, Dvorak DL, et al. Acute myocardial infarction and renal dysfunction: a high-risk combination. *Ann Intern Med* 2002;**137**(7):563–70.
11. Fox CS, Muntner P, Chen AY, Alexander KP, Roe MT, Cannon CP, et al. Use of evidence based therapies in short-term outcomes of ST-segment elevation myocardial infarction and non-ST-segment elevation myocardial infarction in patients with chronic kidney disease: a report from national Cardiovascular Data Acute Coronary Treatment and Intervention Outcomes Network Registry. *Circulation* 2010;**121**(3):357–65.
12. Shlipak MG, Smith CL, Rathore SS, Massie BM, Krumholz HM. Renal function, digoxin therapy, and heart failure outcomes: evidence from the digoxin intervention group trial. *J Am Soc Nephrol* 2004;**15**(8):2195.
13. Pun PH, Smarz TR, Honeycutt ER, Shaw LK, Al-Khatib SM, Middleton JP. Chronic kidney disease is associated with increased risk of sudden cardiac death among patients with coronary artery disease. *Kidney Int* 2009;**76**(6):652–8.
14. Goldenberg I, Moss AJ, McNitt S, Zareba W, Andrews ML, Hall WJ, et al. Relations among renal function, risk of sudden cardiac death, and benefit of the implanted cardiac defibrillator in patients with ischemic left ventricular dysfunction. *Am J Cardiol* 2006;**98**(4):485–90.
15. Park M, Hsu C-Y, Yong-mei L, Keane M, Rosas SE, Dries D, et al. Associations between kidney function and subclinical cardiac abnormalities in CKD. *J Am Soc Nephrol* 2012;**23**(10):1725–34.
16. Eckardt KU, Scherhag A, Macdougall IC, Tsakiris D, Clyne N, Locatelli F, et al. Left ventricular geometry predicts cardiovascular outcomes associated with anemia correction in CKD. *J Am Soc Nephrol* 2009;**20**(12):2651–60.
17. Kramer H, Toto R, Peshock R, Cooper R, Victor R. Association between chronic kidney disease and coronary artery calcification: The Dallas Heart Study. *J Am Soc Nephrol* 2005;**16**(2):507–13.
18. Kestenbaum BR, Adeney KL, de Boer IH, Ix JH, Shlipak MG, Siscovick DS. Incidence and progression of coronary calcification in chronic kidney disease: the Multi-Ethnic Study of Atherosclerosis. *Kidney Int* 2009;**76**(9):991–8.
19. Leskinen Y, Paana T, Saha H, Groundstroem K, Lehtimäki T, Kilpinen S, et al. Valvular calcification and its relationship to atherosclerosis in chronic kidney disease. *J Heart Valve Dis* 2009;**18**(4):429–38.
20. Rostand RG, Kirk KA, Rutsky EA. Dialysis ischemic heart disease: insights from coronary arteriography. *Kidney Int* 1984;**25**(4):653–9.
21. Muntner P, He J, Astor BC, Folsom AR, Coresh J. Traditional and non-traditional risk factors predict coronary heart disease in chronic kidney disease: results from the Atherosclerosis Risk in Communities Study. *J Am Soc Nephrol* 2005;**16**(2):529–38.
22. Strobel NA, Fassett RG, Marsh SA, Coombs JS. Oxidative stress biomarkers as predictors of cardiovascular disease. *Int J Cardiol* 2011;**147**(2):191–201.
23. Bostom AG, Culleton BF. Hyperhomocysteinemia in chronic renal disease. *J Am Soc Nephrol* 1999;**10**(4):891–6.
24. London GM, Marchais SJ, Guerin AP, Boutouyrie P, Métivier F, de Vernejoul MC. Associations of bone activity, calcium load, aortic stiffness and calcifications in ESRD. *J Am Soc Nephrol* 2008;**19**(9):1827–35.
25. Abedini S, Meinitzer A, Holme I, März W, Weihrauch G, Fellstrøm B, et al. Asymmetrical dimethylarginine is associated with renal and cardiovascular outcomes and all-cause mortality in renal transplant recipients. *Kidney Int* 2010;**77**(1):44–50.
26. Coll B, Rodrigues JA, Craver L, Orbe J, Martínez-Alonso M, Ortiz A, et al. Serum levels of metalloproteinase-10 are associated with the severity of atherosclerosis in patients with chronic kidney disease. *Kidney Int* 2010;**78**(12):1275–80.
27. Baber U, Stone GW, Weisg G, Moreno P, Dangas G, Maehara A, et al. Coronary plaque composition, morphology, and outcomes in patients with and without chronic kidney disease presenting with acute coronary syndrome. *JACC Cardiovasc Imaging* 2012;**5**(3 Suppl.):553–61.
28. Pelisek T, Assadian A, Sarkar O, Eckstein HH, Frank H. Carotid plaque composition in chronic kidney disease: a retrospective analysis of patients undergoing carotid endarterectomy. *Eur J Vasc Endovasc Surg* 2010;**39**(1):11–16.
29. Yilmaz MI, Qureshi AR, Carrero JJ, Saglam M, Suliman ME, Caglar K, et al. Predictors of carotid artery intima-media thickness in chronic kidney disease and kidney transplant patients without overt cardiovascular disease. *Am J Nephrol* 2010;**31**(3):214–21.
30. Brady TM, Schneider MF, Flynn JT, Cox C, Samuels J, Saland J, et al. Carotid intima-media thickness in children with CKD: results from the CKiD study. *Clin J Am Soc Nephrol* 2012;**7**(12):1930–7.
31. Erbel R, Ge J, Bockisch A, Kearney P, Görge G, Haude M, et al. Value of intracoronary ultrasound and Doppler in the differentiation of angiographically normal coronary arteries: a prospective study in patients with angina pectoris. *Eur Heart J* 1996;**17**(6):880–9.
32. Zoneraich S. Unrevelling the conundrums of the diabetic heart diagnosed in 1876: prelude to genetics. *Can J Cardiol* 1994;**10**(9):945–50.
33. Amann K, Wiest G, Zimmer G, Gretz N, Ritz E, Mall G. Reduced capillary density in the myocardium of uremic rats – a stereological study. *Kidney Int* 1992;**42**(5):1079.
34. Raine AE, Seymour AM, Roberts AF, Radda GK, Ledingham JG. Impairment of cardiac function and energetics in experimental renal failure. *J Clin Invest* 1993;**92**(6):2934–40.
35. Massry SG, Smogorzewski M. Mechanisms through which parathyroid hormone mediated its deleterious effects on organ function in uremia. *Semin Nephrol* 1994;**14**(3):219–31.
36. London GM, Marchais SJ, Guerin AP, Metivier F, Pannier B. Cardiac hypertrophy and arterial alterations in end-stage renal disease: hemodynamic factors. *Kidney Int Suppl* 1993;**41**:S42–9.
37. Carrero JJ, Kyriazis J, Sonmez A, Tzanakis I, Qureshi AR, Stenvinkel P, et al. Prolactin levels, endothelial dysfunction, and the risk of cardiovascular events in patients with CKD. *Clin J Am Soc Nephrol* 2012;**7**(2):207–15.
38. Moe SM, Chen NX. Mechanisms of vascular calcification in chronic kidney disease. *J Am Soc Nephrol* 2008;**19**(2):213–6.
39. Kavousi M, Elias-Smale S, Rutten JH, Leening MJ, Vliegenthart R, Verwoert GC, et al. Evaluation of newer risk markers for coronary heart disease risk classification: a cohort study. *Ann Intern Med* 2012;**156**(6):438–44.
40. Amann K. Media calcification and intima calcification are distinct entities in chronic kidney disease. *Clin J Am Soc Nephrol* 2008;**3**(6):1599–605.
41. McCullough PA, Agrawal V, Danielewicz E, Abela GS. Accelerated atherosclerotic calcification and Monckeberg's sclerosis: a continuum of advanced vascular pathology in chronic kidney disease. *Clin J Am Soc Nephrol* 2008;**3**(6):1585–98.
42. Chiu YW, Adler SG, Budoff MJ, Takasu J, Ashai J, Mehrotra R. Coronary artery calcification and mortality in diabetic patients with proteinuria. *Kidney Int* 2010;**77**(12):1107–14.
43. Nakamura S, Ishibashi-Ueda H, Zizuma S, Yoshihara F, Horio T, Kawano Y. Coronary artery calcification in patients with chronic kidney disease and coronary artery disease. *Clin J Am Soc Nephrol* 2009;**4**(12):1892–990.
44. Hassan NA, D'Orsi ET, D'Orsi CJ, O'Neill WC. The risk for medial arterial calcification in CKD. *Clin J Am Soc Nephrol* 2012;**7**(2):275–9.
45. Temmar M, Liabeuf S, Renard C, Czernichow S, Esper NE, Shahapuni I, et al. Pulse wave velocity and vascular calcification at different stages of chronic kidney disease. *J Hypertens* 2010;**28**(1):163–9.
46. Grossman W. Cardiac hypertrophy: useful adaptation or patho-

logic process? *Am J Med* 1980;**69**:576.
47. London GM, Drueke TB. Atherosclerosis and arteriosclerosis in chronic renal failure. *Kidney Int* 1997;**51**(6):1678.
48. London GM, Pannier B, Marchais SJ, Guerin AP. Calcification of the aortic valve in the dialyzed patient. *J Am Soc Nephrol* 2000;**11**(4):778–83.
49. Siedlecki AM, Kin X, Muslin AJ. Uremic cardiac hypertrophy is reversed by rapamycin but not by lowering of blood pressure. *Kidney Int* 2009;**75**(8):800–8.
50. Faul C, Amaral AP, Oskouei B, Hu MC, Sloan A, Isakova T, et al. FGF-23 induces left ventricular hypertrophy. *J Clin Invest* 2011;**121**(11):4393–408.
51. Kendrick J, Cheung AK, Kaufman JJ, Greene T, Roberts WL, Smits G, et al. FGF-23 associated with death, cardiovascular events and initiation of chronic dialysis. *J Am Soc Nephrol* 2011;**22**(10):1913–22.
52. Thadhani R, Appelbaum E, Pritchett Y, Chang Y, Wenger J, Tamez H, et al. Vitamin D therapy and cardiac structure and function in patients with chronic kidney disease: the PRIMO randomized controlled trial. *JAMA* 2012;**307**(7):674–84.
53. Katz AM. The cardiomyopathy of overload: an unnatural growth response in the hypertrophied heart. *Ann Intern Med* 1994;**121**(5):363–71.
54. Otto CM, Lind BK, Kitzman DW, Gersh BJ, Siscovick DS. Association of aortic-valve sclerosis with cardiovascular mortality and morbidity in the elderly. *N Engl J Med* 1999;**341**(3):142–7.
55. Masuda C, Dohi K, Sakurai Y, Fukuda H, Fujii S, Sugimoto T, et al. Impact of chronic kidney disease in the presence and severity of aortic stenosis in patients at high risk for coronary artery disease. *Cardiovascular Ultrasound* 2011;**16**(9):31.
56. Hillege HL, Girbes AR, de Kam PJ, Boomsma F, de Zeeuw D, Charlesworth A, et al. Renal function, neurohormonal activation, and survival in patients with chronic heart failure. *Circulation* 2000;**102**(2):203–10.
57. Ananthapanyasut W, Napan S, Rudolph EH, Harindhanavudhi T, Ayash H, Guglielmi KE, et al. Prevalence of atrial fibrillation and its predictors in nondialysis patients with chronic kidney disease. *Clin J Am Soc Nephrol* 2010;**5**(2):173–81.
58. Johansson M, Gao SA, Friberg P, Annerstedt M, Bergström G, Carlström J, et al. Elevated temporal QT variability index in patients with chronic renal failure. *Clin Sci (Lond)* 2004;**107**(6):583–8.
59. Johansson M, Gao SA, Fribert P, Annerstedt M, Bergström G, Carlström J, et al. Reduced baroreflex effectiveness index in hypertensive patients with chronic renal failure. *Am J Hypertens* 2005;**18**(7):995–1000.
60. de Bruyne MC, Hoes AW, Kors JA, Hofman A, van Bemmel JH, Grobbee DE. QTc dispersion predicts cardiac mortality in the elderly: the Rotterdam Study. *Circulation* 1998;**97**(5):467–72.
61. Eagle KA, Berger PB, Calkins H, Chaitman BR, Ewy GA, Fleischmann KE, et al. ACC/AHA guideline update for perioperative cardiovascular evaluation for noncardiac surgery: executive summary. A report of the American College of Cardiology/American Heart Association Task Force on Practice Guidelines (Committee to Update the 1996 Guidelines on Perioperative Cardiovascular Evaluation for Noncardiac Surgery). *Circulation* 2002;**105**(10):1257–67.
62. Li D, Jiala I, Keffer J. Greater frequency of increased cardiac troponin T than increased cardiac troponin I in patients with chronic renal failure. *Clin Chem* 1996;**42**(1):114.
63. McCullough PA, Nowak RM, Foreback C, Tokarski G, Tomlanovich MC, Khoury NE, et al. Performance of multiple cardiac biomarkers measured in the emergency department in patients with chronic kidney disease and chest pain. *Acad Emerg Med* 2002;**9**(12):1389–96.
64. Freda BJ, Tang WH, Van Lente F, Peacock WF, Francis GS. Cardiac troponins in renal insufficiency: review and clinical implications. *J Am Coll Cardiol* 2002;**40**(12):2065–71.
65. Coley CM, Eagle KA. Preoperative assessment and perioperative management of cardiac ischemic risk in noncardiac surgery. *Curr Probl Cardiol* 1996;**21**(5):289–382.
66. Le A, Wilson R, Douek K, Pulliam L, Tolzman D, Norman D, et al. Prospective risk stratification in renal transplant candidates for cardiac death. *Am J Kidney Dis* 1994;**24**(1):65–71.
67. Rabbat CG, Treleaven DJ, Russell JD, Ludwin D, Cook DJ. Prognostic value of myocardial perfusion studies in patients with end-stage renal disease assessed for kidney or kidney-pancreas transplantation: a meta-analysis. *J Am Soc Nephrol* 2003;**14**:431–9.
68. Chertow GM, Burke SK, Raggi P, Treat to Goal Working Group. Sevelamer attenuates the progression of coronary and aortic calcification in hemodialysis patients. *Kidney Int* 2002;**62**(1):245–52.
69. Raggi P, Chertow GM, Torres PU, Csiky B, Naso A, Nossuli K, et al. The ADVANCE study: a randomized study to evaluate the effects of cinacalcet plus low-dose vitamin D on vascular calcification in patients on hemodialysis. *Nephrol Dial Transplant* 2011;**26**(4):1327–39.
70. Weustink AC, Mollet NR, Neefjes LA, Meijboom WB, Galema TW, van Mieghem CA, et al. Diagnostic accuracy and clinical utility of noninvasive testing for coronary artery disease. *Ann Intern Med* 2010;**152**(10):630–9.
71. Barrett BJ, Parfrey PS. Clinical practice: preventing nephrotoxicity induced by contrast medium. *N Engl J Med* 2006;**354**(4):379–86.
72. ACT Investigators. Acetylcysteine for prevention of renal outcomes in patients undergoing coronary and peripheral vascular angiography: Main results from the randomized Acetylcysteine for contrast-induced nephropathy trial (ACT). *Circulation* 2011;**124**(11):1250–9.
73. DeLoach SS, Townsend RR. Vascular stiffness; its management and significance for epidemiologic and outcome studies. *Clin J Am Soc Nephrol* 2008;**3**(1):184–92.
74. Karohl C, Gascon LD, Raggi P. Noninvasive imaging for assessment of calcification in chronic kidney disease. *Nat Rev Nephrol* 2011;**7**(10):567–77.
75. Pombo JF, Troy BL, Russell Jr. RO. Left ventricular volumes and ejection fraction by echocardiography. *Circulation* 1971;**43**(4):480–90.
76. Levy D, Savage DD, Garrison RJ, Anderson KM, Kannel WB, Castelli WP, et al. Echocardiographic criteria for left ventricular hypertrophy: the Framingham Heart Study. *Am J Cardiol* 1987;**59**(9):956–60.
77. FHN Trial Group Chertow GM, Levin NW, Beck GJ, Depner TA, Eggers PW, et al. In-center hemodialysis six times per week versus three times per week. *N Engl J Med* 2010;**363**(24):2287–300.
78. <http://www.kdigo.org/clinical_practice_guidelines/pdf/KDIGO_BP_GL.pdf> [accessed 22.01.2013].
79. Lewis JB. Blood pressure control in chronic kidney disease: is less really more? *J Am Soc Nephrol* 2010;**21**(7):1086–92.
80. Heart Outcomes Prevention Evaluation Study Investigators. Effects of ramipril on cardiovascular and microvascular outcomes in people with diabetes mellitus: results of the HOPE study and MICRO-HOPE substudy. *Lancet*. 2000;355(9200): 253–9.
81. Berl T, Hunsicker LG, Lewis JB, Pfeffer MA, Porush JG, Rouleau JL, Irbesartan Diabetic Nephropathy Trial Collaborative Study Group. Cardiovascular outcomes in the irbesartan diabetic nephropathy trial of patients with type 2 diabetes and overt nephropathy. *Ann Intern Med* 2003;**138**(7):542–9.
82. Brenner BM, Cooper ME, de Zeeuw D, Keane WF, Mitch WE, Parving HH, et al. Effects of losartan on renal and cardiovascular outcomes in patients with type 2 diabetes and nephropathy. *N Engl J Med* 2001;**345**(12):861–9.
83. Perkovic V, Ninomiya T, Arima H, Gallagher M, Jardine M, Cass A, et al. Chronic kidney disease, cardiovascular events, and the effects of perindopril-based blood pressure lowering: data from the PROGRESS study. *J Am Soc Nephrol* 2007;**18**(10): 2766–72.
84. Tobe SW, Clase CM, Gao P, McQueen M, Grosshennig A, Wang X, et al. Cardiovascular and renal outcomes with telmisartan, ramipril, or both in people at high renal risk: results from the ONTARGET and TRANSCEND studies. *Circulation* 2011;**123**(10): 1098–107.
85. Parving HH, Brenner BM, McMurray JJ, de Zeeuw D, Haffner SM, Solomon SD, ALTITUDE Investigators. Cardiorenal end points in a trial of aliskiren for type 2 diabetes. *N Engl J Med* 2012;**367**(23):2204–13.
86. Kim-Mitsuyama S, Ogawa H, Matsui K, Jinnouchi T, Jinnouchi

H, Arakawa K, et al. An angiotensin II receptor blockade-calcium channel blocker combination prevents cardiovascular events in elderly high-risk hypertensive patients with chronic kidney disease better than high-dose angiotensin II receptor blockade alone. *Kidney Int* 2012;**83**(1):167–76.

87. Jamerson K, Weber MA, Bakris GL, Dahlöf B, Pitt B, Shi V, ACCOMPLISH Trial Investigators. Benazepril plus amlodipine or hydrochlorothiazide for hypertension in high-risk patients. *N Engl J Med* 2008;**359**(23):2417–28.
88. Bakris GL, Sarafidis PA, Weir MR, Dahlöf B, Pitt B, Jamerson K, ACCOMPLISH Trial investigators. Renal outcomes with different fixed-dose combination therapies in patients with hypertension at high risk for cardiovascular events (ACCOMPLISH): a prespecified secondary analysis of a randomised controlled trial. *Lancet* 2010;**375**(9721):1173–81.
89. Rahman M, Ford CE, Cutler JA, Davis BR, Piller LB, Whelton PK. Long-term renal and cardiovascular outcomes in Antihypertensive and Lipid-Lowering treatment to Prevent Heart Attack Trial (ALLHAT) participants by baseline estimated GFR. *Clin J Am Soc Nephrol* 2012;**7**(6):989–1002.
90. Hermida RC, Ayala DE, Mojón A, Fernández JR. Bedtime dosing of antihypertensive medications reduces cardiovascular risk in CKD. *J Am Soc Nephrol* 2011;**22**(12):2313–21.
91. Wanner C, Krane V, Marz W, Olschewski M, Mann JF, Ruf G, et al. Atorvastatin in patients with type 2 diabetes mellitus undergoing hemodialysis. *N Engl J Med* 2005;**353**(3):238–348.
92. Fellstrom BC, Jardine AG, Schmieder RE, Holdaas H, Bannister K, Beutler J, et al. Statin therapy offered no cardiovascular benefit to patients undergoing hemodialysis. *N Engl J Med* 2009;**360**(14):1395–407.
93. Baigent C, Landray M, Emberson J, Wheeler DC, Tomson C, SHARP Investigators. The effects of lowering LDL cholesterol with simvastatin plus ezetimide in patient with chronic kidney disease (Study of Heart and Renal Protection): a randomized placebo-controlled trial. *Lancet* 2011;**377**(9784):2181–92.
94. Stack AG, Murthy BV. Cigarette use and cardiovascular risk in chronic kidney disease: an unappreciated modifiable lifestyle risk factor. *Semin Dial* 2010;**23**(3):298–305.
95. Antithrombotic Trialists' (ATT) Collaboration, Baigent C, Blackwell L, Collins R, Emberson J, Godwin J, et al. Aspirin in the primary and secondary prevention of vascular disease: collaborative meta-analysis of individual participant data from randomised trials. *Lancet* 2009;**373**(9678):1849–60.
96. Palmer SC, Di Micco L, Razavian M, Craig JC, Perkovic V, Pellegrini F, et al. Effects of antiplatelet therapy on mortality and cardiovascular and bleeding outcomes in persons with chronic kidney disease: a systematic review and meta-analysis. *Ann Intern Med* 2012;**156**(6):445–59.
97. Brown A, Reynolds LR, Bruemmer D. Intensive glycemic control and cardiovascular disease: an update. *Nat Rev Cardiol* 2010;**7**(7):369–75.
98. ACCORD Study Group, Gerstein HC, Miller ME, Genuth S, Ismail-Beigi F, Buse JB, et al. Long-term effects of intensive glucose lowering on cardiovascular outcomes. *N Engl J Med* 2011;**364**(9):818–28.
99. The ADVANCE Collaborative Group, Patel A, MacMahon S, Chalmers J, Neal B, Billot L, et al. Intensive blood glucose control and vascular outcomes in patients with type 2 diabetes. *N Engl J Med* 2008;**358**(24):2560–72.
100. Drueke TB, Locatelli F, Clyne N, Eckardt KU, Macdougall IC, Tsakiris D, et al. Normalization of hemoglobin level in patients with chronic kidney disease and anemia. *N Engl J Med* 2006;**355**(20):2071–84.
101. Singh AK, Szczech L, Tang KL, Barnhart H, Sapp S, Wolfson M, et al. Correction of anemia with epoetin alfa in chronic kidney disease. *N Engl J Med* 2006;**355**(20):2085–98.
102. Pfeffer MA, Burdmann EA, Chen CY, Cooper ME, de Zeeuw D, Eckardt KU, et al. A trial of darbepoetin alfa in type 2 diabetes and chronic kidney disease. *N Engl J Med* 2009;**361**(21):2019–32.
103. Fishbane S, Schiller B, Locatelli F, Covic AC, Provenzano R, Wiecek A, EMERALD Study Groups. Peginesatide in patients with anemia undergoing hemodialysis. *N Engl J Med* 2013;**368**(4):307–19.
104. Macdougall IC, Provenzano R, Sharma A, Spinowitz BS, Schmidt RJ, Pergola PE, et al. Peginesatide for anemia in patients with chronic kidney disease not receiving dialysis. *N Engl J Med* 2013;**368**(4):320–32.
105. Kuo CF, See LC, Yu KH, Chou IJ, Chiou MJ, Luo SF. Significance of serum uric acid levels on the risk of all-cause and cardiovascular mortality. *Rheumatology (Oxford)* 2013;**52**(1):127–34.
106. Dhaun N, Melville V, Blackwell S, Talwar DK, Johnston NR, Goddard J, et al. Endothelin-A receptor antagonism modifies cardiovascular risk factors in CKD. *J Am Soc Nephrol* 2013;**24**(1):31–6.
107. Jardine MJ, Kang A, Zoungas S, Navaneethan SD, Ninomiya T, Nigwekar SU, et al. The effect of folic acid based homocysteine lowering on cardiovascular events in people with kidney disease: systematic review and meta-analysis. *BMJ* 2012;**344**:e3533.
108. The EVOLVE Trial Investigators. Chertow GM, Block GA, Correa-Rotter R, Drüeke TB, Floege J, et al. Effect of cinacalcet on cardiovascular disease in patients undergoing hemodialysis. *New Engl J Med* 2012;**367**(26):2482–94.
109. Mann JF, Lonn EM, Yi Q, Hoogwerf BJ, Pogue J, Bosch J, et al. Effects of vitamin E on cardiovascular outcomes in people with mild-to-moderate renal insufficiency: results of the HOPE study. *Kidney Int* 2004;**65**(4):1375–80.
110. Jun M, Venkataraman V, Razavian M, et al. Antioxidants for chronic kidney disease. *Cochrane Database Syst Rev* 2012;**10**:CD008176.
111. Rakhit DJ, Marwick TH, Armstrong KA, Johnson DW, Leano R, Isbel NM. Effect of aggressive risk factor modification on cardiac events and myocardial ischaemia in patients with chronic kidney disease. *Heart* 2006;**92**(10):1402–8.
112. Barrett BJ, Garg AX, Goeree R, Levin A, Molzahn A, Rigatto C, et al. A nurse-coordinated model of care versus usual care for stage 3/4 chronic kidney disease in the community: a randomized controlled trial. *Clin J Am Soc Nephrol* 2011;**6**(6):1241–7.
113. van Zuilen AD, Blankestijn PJ, van Buren M, ten Dam MA, Kaasjager KA, Ligtenberg G, et al. Nurse practitioners improve quality of care in chronic kidney disease: two-year results of a randomised study. *Neth J Med* 2011;**69**(11):517–26.
114. Gaede P, Lund-Andersen H, Parving HH, Pedersen O. Effect of a multifactorial intervention on mortality in type 2 diabetes. *N Engl J Med* 2008;**358**(6):580–91.
115. Hunt SA, Abraham WT, Chin MH, Feldman AM, Francis GS, Ganiats TG, American College of Cardiology Foundation American Heart Association. 2009 Focused update incorporated into the ACC/AHA 2005 Guidelines for the diagnosis and management of heart failure in adults: a report of the American College of Cardiology Foundation/American Heart Association Task Force on Practice Guidelines developed in collaboration with the International Society for Heart and Lung Transplantation. *J Am Coll Cardiol* 2009;**53**:e1–e90.
116. Anand IS, Bishu K, Rector TS, Ishani A, Kuskowski MA, Cohn JN, et al. Proteinuria, chronic kidney disease, and the effect of an angiotensin receptor blocker in addition to an angiotensin-converting enzyme inhibitor in patients with moderate to severe heart failure. *Circulation* 2009;**120**(16):1577–84.
117. Castagno D, Jhund PS, McMurray JJ, Lewsey JD, Erdmann E, Zannad F, et al. Improved survival with bisoprolol in patients with heart failure and renal impairment: an analysis of the cardiac insufficiency bisoprolol study II (CIBIS-II) trial. *Eur J Heart Fail* 2010;**12**(6):607–16.
118. Wali RK, Iyengar M, Beck GJ, Chartyan DM, Chonchol M, Lukas MA, et al. Efficacy and safety of carvedilol in treatment of heart failure with chronic kidney disease: a meta-analysis of randomized trials. *Circ Heart Fail* 2011;**4**(1):18–26.
119. Ghali JK, Wikstrand J, Van Veldhuisen DJ, Fagerberg B, Goldstein S, Hjalmarson A, et al. The influence of renal function on clinical outcome and response to beta-blockade in systolic heart failure: insights from Metoprolol CR/XL Randomized

Intervention Trial in Chronic HF (MERIT-HF). *J Card Fail* 2009;**15**(4):310–8.

120. Damman K, Voors AA, Hillege HL, Navis G, Lechat P, van Veldhuisen DJ, et al. Congestion in chronic systolic heart failure is related to renal dysfunction and increased mortality. *Eur J Heart Fail* 2010;**12**(9):974–82.
121. Bart BA, Goldsmith SR, Lee KL, Givertz MM, O'Connor CM, Bull DA, et al. Ultrafiltration in decompensated heart failure with cardiorenal syndrome. *N Engl J Med* 2012;**367**(24):2296–304.
122. Taheri S, Mortazavi M, Pourmoghadas A, Seyrafian Shiva, Alipour Zeynab, Shirin Karimi. A prospective double-blind randomized placebo-controlled clinical trial to evaluate the safety and efficacy of spironolactone in patients with advanced congestive heart failure on continuous ambulatory peritoneal dialysis. *Saudi J Kidney Dis Transpl* 2012;**23**(3):507–12.
123. Hart RG, Pearce LA, Asinger RW, Herzog CA. Warfarin in atrial fibrillation patients with moderate chronic kidney disease. *Clin J Am Soc Nephrol* 2011;**6**(11):2599–604.
124. Connolly SJ, Ezekowitz MD, Yusuf S, Herzog CA, RE-LY Steering Committee and Investigators. Dabigatran versus warfarin in patients with atrial fibrillation. *N Engl J Med* 2009;**361**:1139–51.
125. Manske CL, Wang Y, Rector T, Wilson RF, White CW. Coronary revascularisation in insulin-dependent diabetic patients with chronic renal failure. *Lancet* 1992;**340**(8826):998–1002.
126. Chang TI, Shilane D, Kazi DS, Montez-Rath ME, Hlatky MA, Winkelmayer WC. Multivessel coronary artery bypass grafting versus percutaneous coronary intervention in ESRD. *J Am Soc Nephrol* 2012;**23**(12):2042–9.
127. Ashrith G, Lee VV, Elayda MA, Reul RM, Wilson JM. Short- and long-term outcomes of coronary artery bypass grafting or drug-eluting stent implantation for multivessel coronary artery disease in patients with chronic kidney disease. *Am J Cardiol* 2010;**106**(3):348–53.
128. Farkouh ME, Domanski M, Sleeper LA, Siami FS, Dangas G, Mack M, et al. Strategies for multivessel revascularization in patients with diabetes. *N Engl J Med* 2012;**367**(25):2375–84.
129. Rao V, Weisel RD, Buth KJ, Cohen G, Borger MA, Shiono N, et al. Coronary artery bypass grafting in patients with non-dialysis-dependent renal insufficiency. *Circulation* 1997;**96**(9 Suppl) II-38-43; discussion II-44–5.
130. Hedley AJ, Roberts MA, Hayward PA, Shaw M, Matalanis G, Buxton BF, et al. Impact of chronic kidney disease on patient outcome following cardiac surgery. *Heart Lung Circ* 2010;**19**(8):453–9.
131. Appleby CE, Ivanov J, Lavi S, Mackie K, Horlick EM, Ing D, et al. The adverse long-term impact of renal impairment in patients undergoing percutaneous coronary intervention in the drug-eluting stent era. *Circ Cardiovasc Interv* 2009;**2**(4):309–16.
132. Kersting S, Grumann T, Hummel J, Hauschke D, Bode C, Hehrlein C. Impact of chronic kidney disease on long-term clinical outcomes after percutaneous coronary intervention with drug-eluting or bare-metal stents. *Crit Pathw Cardiol* 2012;**11**(3):152–9.
133. Herzog CA, Asinger RW, Berger AK, Charytan DM, Díez J, Hart RG, et al. Cardiovascular disease in chronic kidney disease. A clinical update from Kidney Disease: Improving Global Outcomes (KDIGO). *Kidney Int* 2011;**80**(6):572–86.
134. Abbas AE, Goodman LM, Timmis R, Boura J. Predictors of poor outcome in female patients undergoing endovascular intervention. *J Interv Cardiol* 2010;**23**(4):401–10.
135. Jaar BG, Astor BC, Berns JS, Powe NR. Predictors of amputation and survival following lower extremity revascularization in hemodialysis patients. *Kidney Int* 2004;**65**(2):613–20.
136. Mathew A, Eliasziw M, Devereaux PJ, Merino JG, Barnett HJ, Garg AX, et al. Carotid endarterectomy benefits patients with CKD and symptomatic high-grade stenosis. *J Am Soc Nephrol* 2010;**21**(1):145–52.

第 17 章

17

炎症和慢性肾脏疾病

Dominic S. Raj[a], Roberto Pecoits-Filho[b] and Paul L. Kimmel[a]

[a]Division of Renal Diseases and Hypertension, Department of Medicine, George Washington University Medical Center, Washington, DC, USA,

[b]Department of Internal Medicine, Pontificia Universidade Catolica do Parana, Curitiba, Brazil

简　　介

"炎症"来源于拉丁语中的单词"inflammare"，意思是"置于火上烤"。血管组织对损伤、感染、缺血和自身免疫性疾病有着复杂的生物学反应，而炎症则是其中重要的一部分[1]。在生理状况下，炎症反应有助于清除外源性刺激并启动修复。然而，当机体未能及时地消除外源性物质或隔离炎症反应时，持续的慢性炎症状态则会导致全身系统性的后果[2]。由于存在大量促炎性细胞因子及炎性急性期蛋白质的分泌，慢性肾脏疾病(chronic kidney diseases, CKD)亦被认为是一个炎症状态[3,4]，大量证据表明炎症是增加 CKD 患者的发病率和死亡率的根本原因。

炎症范畴

CKD 中的炎症

当免疫反应失去控制时，机体的主要表症为炎症。Kimmel 和同事们的研究发现 T 细胞功能与终末期肾病(end stage renal diseases, ESRD)患者的生存率呈正相关，而促炎性细胞因子的增高则与高死亡率相一致[4]。另有研究表明在长期接受透析和未接受透析的患者中，循环中细胞因子的水平并无明显差异，提示尿毒症本身导致了炎症状态[5]。慢性肾功能不全队列(chronic renal insufficiency cohort, CRIC)研究结果显示 86% 的 CKD 受试者存在炎症反应[3]。然而仅在 12% 的患者中检测到严重的炎症反应，这与 Kimmel 等人在 ESRD 患者中得到的结果一致(图 17.1)[6]。Gupta 等人报道称血浆中存在高水平促炎性细胞因子及炎性急性期蛋白质的患者肾功能较差[3]。此外，在不同水平 eGFR 组，患者蛋白尿程度与炎症标志物的升高呈正相关(图 17.2)[3]。

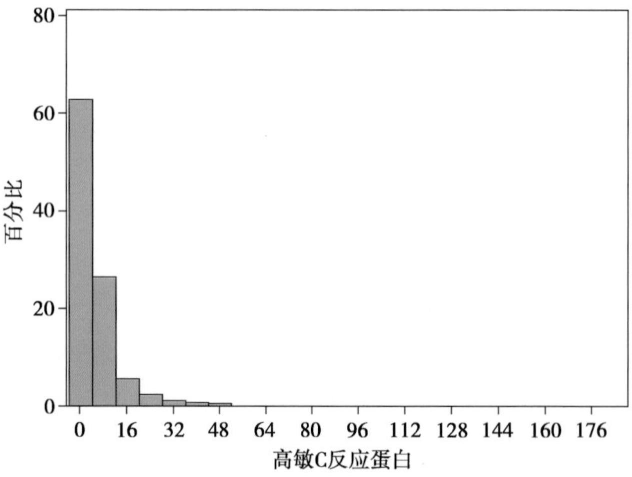

图 17.1　高敏 C 反应蛋白(CRP)水平在 CKD 患者的分布。在大部分 CKD 患者中，CRP 的浓度是在正常范围内的。此数据摘自 CRIC 研究

炎症的决定因素

在非 CKD 的患者中，高炎症水平被认为与诸多人口统计学特征呈相关性，如年龄、种族、性别、肥胖、社会经济状况等[7]。在老年人群中，慢性亚临床的炎症较为常见，通常由致炎和抗炎因素间的失衡引起[8]。2 型糖尿

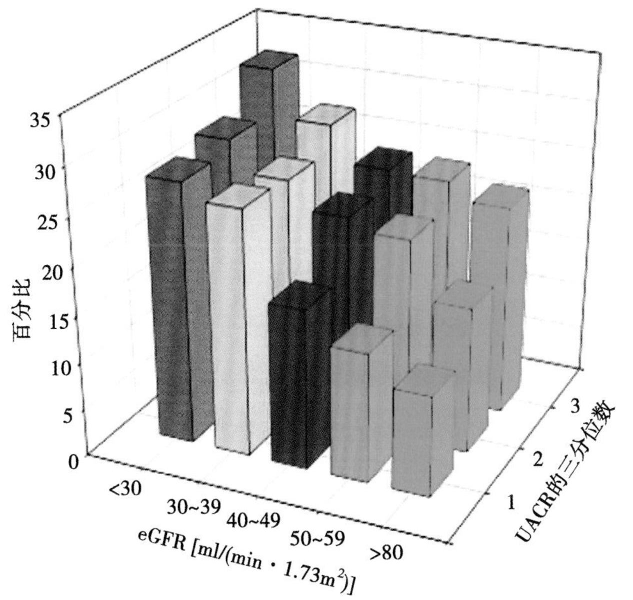

图 17.2　eGFR、蛋白尿的三分位数（UACR）与增加的炎症迹象受试者比例之间的关系。此数据摘自 CRIC 研究

病患者体内 Th17 和 Th1 细胞亚群升高而 Treg 细胞亚群减少，导致了患者体内的炎症状态[9]。此外，炎症同样是糖尿病及其并发症的预测指标[10]。在不同水平 eGFR 组，CRIC 研究结果提示年龄的增长、少数种族及糖尿病状态均与升高的炎症水平有关（图 17.3）[3]。

炎症的遗传学

当使用细菌脂多糖（lipopolysaccharide，LPS）刺激患者血样本时，细胞因子合成水平存在较大的个体差异，提示炎症反应与个体遗传因素有关。因此，不同人群间炎症反应的差异可能由炎症反应调控基因的变异所致。Ness 等人[11]报道称在非裔美国人中某等位基因的出现频率与促炎性细胞因子水平呈正相关，然而这个发现并未得到其他研究的证实[12]。环境因素和行为模式可能会改变炎症反应。

表观遗传学是一种基因表达模式改变，可出现遗传变异，但其主要核苷酸序列并不发生变化[13]。表观基因组衔接了遗传因素和环境因素，富有弹性的表观遗传密码通过修饰严格的遗传密码从而决定最终的表型。对细胞因子及转录因子的表观遗传学修饰是 Th1、Th2 及 Treg 等重要免疫细胞定向分化的重要因素[14]。表观遗传学可影响免疫细胞的分化和调控免疫细胞的免疫应答反应。

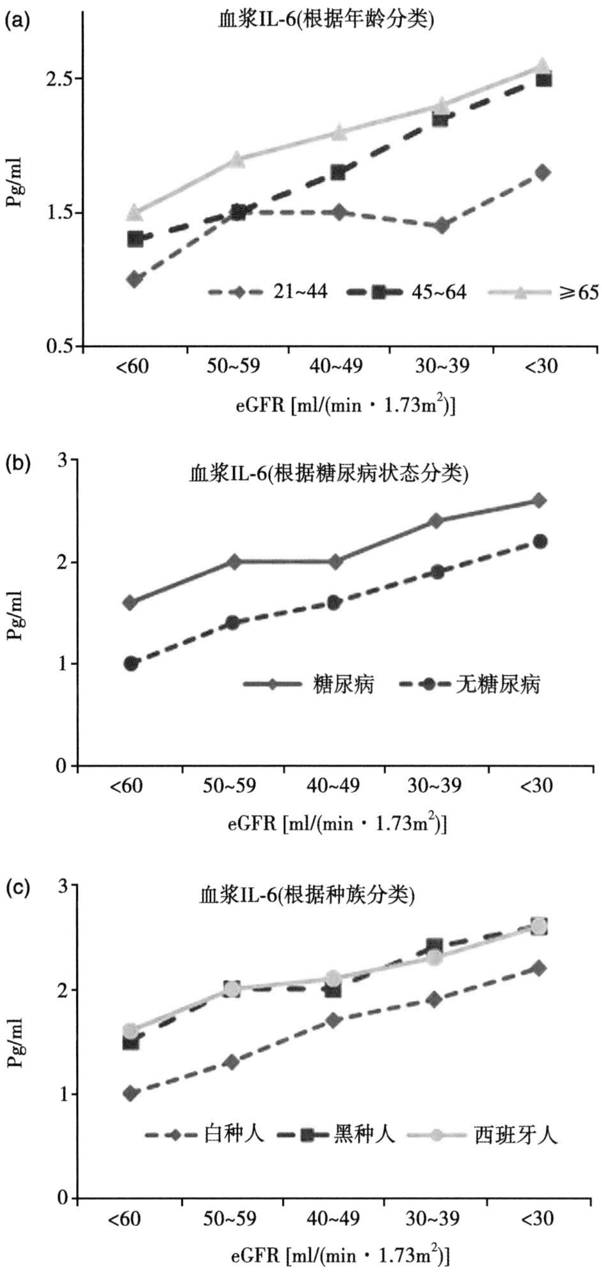

图 17.3　在 CKD 中，炎症与年龄、糖尿病状态和种族之间的联系。此数据摘自 CRIC 研究

CKD 中炎症的病理生理学特点

炎症介质

一系列可溶性因子（如细胞因子和趋化因子）的激活是炎症状态的主要特征[2]。细胞因子是一类分泌型的多肽，其调控炎症反应的机制包括自分泌、旁分泌和内分泌。趋化因子是有趋化性的细胞因子，可以招募白细胞和单核细胞向损伤部位移行。这些生物分子从广义上可分为促炎性和抗炎性两类，也可分为参与

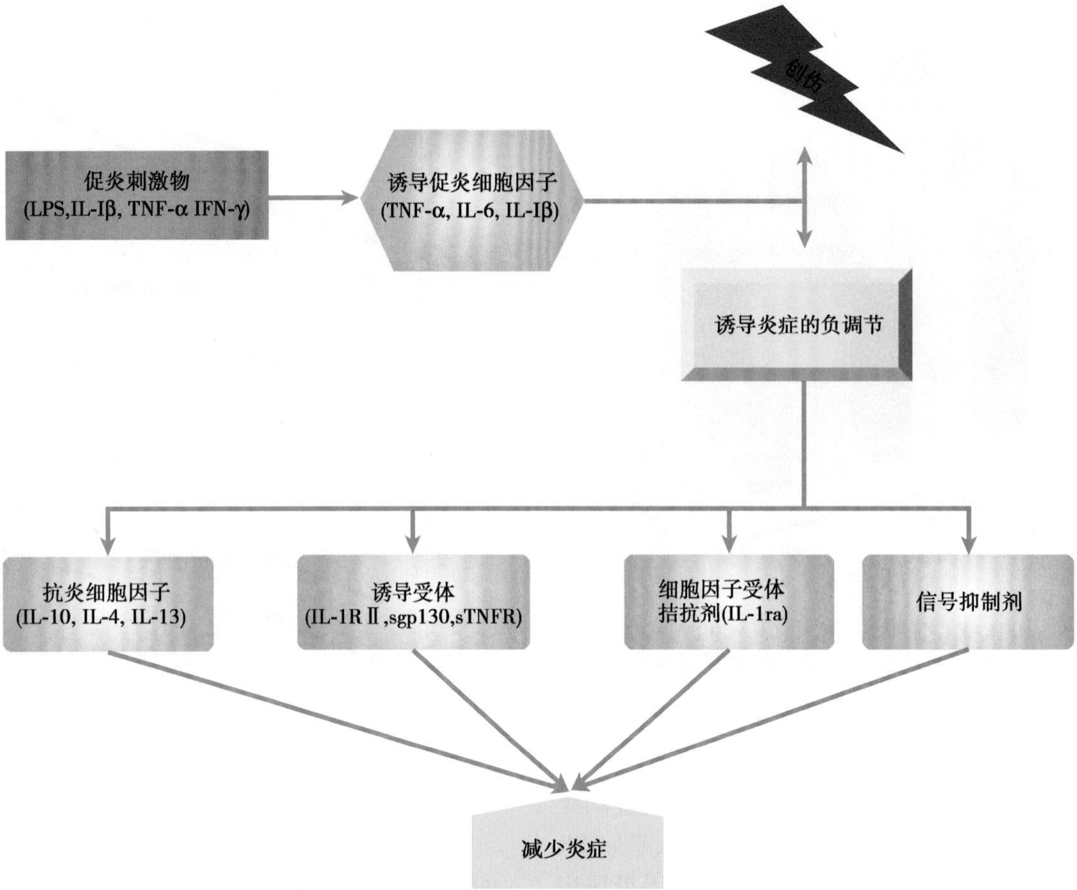

图 17.4 细胞因子是免疫调节、造血和炎症级联反应的重要调节剂。这些生物分子组成了高度复杂且协调配合的网络。在单一细胞因子的功能之间存在相当大的重叠和冗余。细胞因子不但诱导或抑制自身的合成,也可诱导或抑制其他细胞因子的合成。一种细胞因子的功能经常被另一种细胞因子改变或再现。促炎性和抗炎性细胞因子之间的平衡决定了炎症反应的强度是否在生理极限或在病理范围

急性炎症期和慢性炎症期的生物分子。然而,炎症因子的作用是多样性的,且多种炎症因子之间交互级联,它们可以诱导或抑制自身的合成,抑或调控其他因子或受体的水平(图 17.4)[2]。由于炎症因子受体的表达拥有更长的半衰期和更好的稳定性,循环中细胞炎症因子受体的含量也许可以更好地反映出炎症的状态。白细胞介素(Interleukin,IL)-1Ra(IL-1 受体拮抗剂)可以结合 IL-1 受体从而抑制 IL-1 的活性,一种可溶性的 p55 肿瘤坏死因子受体(tumor necrosis factor soluble receptor p55,TNFsRp55)可以结合并且中和 TNF 的作用[2]。Pereira 等研究发现 CKD 患者血浆中 IL-1Ra 和 TNFsRp55 水平明显升高[5]。结果还显示血液透析(Hemodialysis,HD)患者存在内毒素引起的 IL-1Ra 合成增加和相对较高的心血管事件发生率[15]。

表 17.1 中列举了代表性的细胞因子及它们的临床意义。急性期反应是机体对不同形式的系统或局部侵害因素产生的非特异性生理反应,是炎症级联反应的重要组成部分。以肝细胞为例,在损伤部位所产生的细胞因子的作用下,促急性炎症反应蛋白含量增加而抗急性炎症反应蛋白含量减少[42]。急性炎症反应蛋白包括补体成分、抗蛋白酶和转运蛋白,以及凝血和纤溶系统的某些蛋白。多种急性期蛋白加重了炎症反应,而其他一些则起到抗炎作用。关于抗急性炎症反应蛋白含量减少的原因和机制尚未明确,推测是由于应激状态正性急性期反应蛋白的大量合成导致了拮抗急性炎症反应蛋白合成原料的减少。

炎症的病因学

CKD 中炎症反应的机制是研究的热点。CKD 患者血浆中细胞因子的升高可能由消除过少或者合成过多导致。尽管循环系统中大多数细胞因子是由激活的巨噬细胞和淋巴细胞合成,脂肪组织和骨骼肌也被认为参与了炎症介质的生成[43,44]。研究结果证明,在合并

表 17.1　慢性肾病中炎症介质及标志物

生物标志物	描述	备注
C 反应蛋白	CRP 在肝脏中合成，是固有免疫应答蛋白中穿透素家族的成员	在伴或不伴肾病的患者中已被广泛地研究，与全因死亡率和心血管死亡率、动脉粥样硬化、蛋白质能量消耗和促红细胞生成素抵抗有关
纤维蛋白原	血浆中的可溶性糖蛋白，在肝脏中合成	在炎症、动脉粥样硬化和血栓形成中起到重要作用。CKD 中死亡率的预测指标[16]
血清淀粉样蛋白 A	在肝脏中合成的急性期蛋白	作为自分泌因子影响血管平滑肌细胞和血小板聚集[17]
IL-6	IL-6 通过由同源 IL-6 受体(IL-6R)和糖蛋白 130(gp130 或 IL6-ST)组成的受体复合物发挥作用。IL-6 与 gp130 相联合才能激活信号。IL-6 的抗炎活性是由 gp130 介导的，而其促炎症反应是通过可溶性 IL-6 受体经跨信号传导完成的[18,19]	在肾病患者中，IL-6 水平升高已与营养不良[20]、动脉粥样硬化[21]以及心血管和全因死亡率有关[4,22]
IL-1 家族	IL-1 家族包含两种促炎细胞因子，IL-1α 和 IL-1β，和一个天生的抗炎剂 IL-1ra	血浆 IL-1 和 IL-1ra 可以预测 ESRD 患者心血管预后和死亡率[4,15,23]
IL-10	IL-10 的主要功能是限制和最终终止炎症信号	IL-10 的低产量基因型(-1082 AA)与 ESRD 患者中增加的心血管死亡率[24]、降低的卡氏指数和营养指标有关[25]
TNF-α	主要由巨噬细胞产生。通过 55kDa(TNF-R1)和 75kDa(TNF-R 2)这两种不同的细胞表面受体发挥作用。可激活 NFκB 和 MAP 激酶途径和诱导细胞凋亡	TNF-α 水平的增高与新陈代谢综合征、CVD、充血性心脏衰竭、CKD 进展以及死亡率相关[4,26-28]
细胞凋亡可溶性 TNF 样弱诱导剂	TNF 超家族的成员	升高的细胞凋亡可溶性 TNF 样弱诱导剂(sTWEAK)和 IL-6 血浆浓度均与 HD 患者的死亡率有关[29]
TGF-β	TGF-β 具有抗动脉粥样硬化、抗炎和促纤维化性质[30,31]	TGF-β 的过度生成与高血压、左心室肥大、血管重塑和肾纤维化有关
高迁移率族染色体蛋白-1(HMGB1)	HMGB1 是结合 DNA、稳定核小体并促进基因转录的核蛋白。它是一种晚期的有助于慢性炎症的细胞因子	HMGB1 水平与 GFR 以及炎症和营养不良的标记物有关[32]
髓过氧化物酶(MPO)	MPO 是储存在中性粒细胞和巨噬细胞中嗜天青颗粒的酶，在炎症反应时释放到细胞外液	在患有冠状动脉疾病、充血性心力衰竭的患者中，MPO 的血浆水平有所升高，且是一般人群心血管事件的重要预测指标[33-35]，并与 ESRD 患者的死亡风险有关[36]
内毒素和可溶性 CD14	内毒素是由细菌产生的生物活性物质，它是由脂多糖(LPS)构成的。内毒素通过结合 CD14 受体引发一系列宿主反应[37]	大量的实验以及临床证据表明，亚临床内毒素血症参与了动脉粥样硬化的发病机制。[38,39]可溶性 CD14 水平的升高与蛋白质能量消耗和 ESRD 患者的死亡有关[40,41]

或未合并肾脏损伤的患者，循环中约 12% 和 10% ~ 35% 的 IL-6 分别由骨骼肌和脂肪组织合成[45,46]。动静脉平衡研究表明 ERSD 患者骨骼肌中释放出大量的促炎性细胞因子[44,47]。CRIC 初步研究发现体脂量和肌肉含量与循环中某些细胞因子水平具有相关性[48]。髓过氧物酶(myeloperoxidase，MPO)是一种由激活的中性粒细胞分泌的抵抗外源有机体入侵的物质。而 MPO 的大量合成是 CKD 中最主要的氧化应激通路和血管疾病的危险因素之一[33,36]。

其他导致 CKD 炎症的潜在原因包括慢性亚临床感染[49]、容量过度负荷[50]、氧化应激过强[51]、交感神经过度兴奋[52]、营养不良和维生素 D 缺乏[53]。与正常受试者相比，慢性肾脏病患者的肠道微生物群在数量和质量上均出现异常[54-56]。肠内毒素移位可能是 CKD 患者炎症反应增强的一个主要原因[40]。尿毒症毒素导致粒细胞和单核细胞系的功能异常。在循环单核细胞中,具有促炎性特征的单核细胞亚群数量在 CKD 患者明显增高。一些尿毒症毒素可作为配体激活 toll 样受体(toll-like receptors,TLRs),介导天然性免疫反应,识别 LPS[57]。

损伤相关分子和病原体相关分子

CKD 患者常存在加速的细胞衰老和凋亡。损伤和死亡的细胞释放内源性的分子,即损伤相关分子(damage/danger-associated molecular patterns,DAMPs)[58],这些分子可激活免疫系统,其方式与致病菌或病毒释放的病原体相关分子(pathogen-associated molecular patterns,PAMPs)类似(图 17.5)。作为固有免疫系统的重要组分,炎症小体在多数情况下被肾损伤时所释放的 DAMPs 激活。[59]综上所述,死亡细胞释放的内源性分子可能介导了固有免疫的激活并启动下游炎症反应。

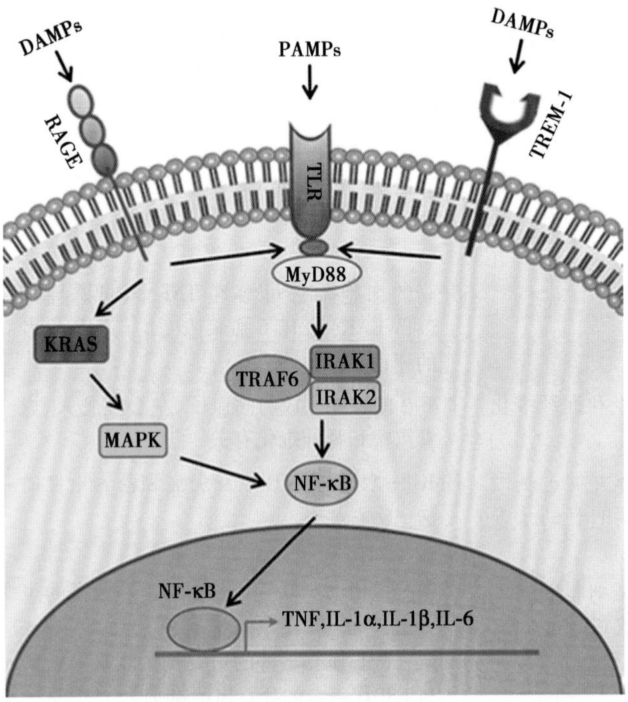

图 17.5 病原体相关分子模式(PAMPs)和模式识别受体(PRRs)介导的病原体特异性免疫应答。PRRs 在引发免疫防御对抗入侵病原体的过程中是必不可少的。然而,它们也会导致持续的、全身性的炎症反应。热激蛋白、纤维蛋白原、纤维连接蛋白、透明质酸和高迁移率族 1(HMGB-1)已被定义为相关的危险分子模式(DAMPS)。Toll 样受体(TLRs)参与识别这些内源性的或有害的自身抗原,这些抗原在非感染性损伤的过程中被释放,这表明其功能不仅仅局限于识别外来病原体。RAGE,晚期糖基化末端产物受体;TREM-1,髓样细胞-1 表达的激发受体;MyD88,髓样分化因子 88;KRAS,Kirsten 大鼠肉瘤病毒同源原癌基因;MAPK,丝裂原活化蛋白激酶;TRAF6,肿瘤坏死因子受体相关因子 6;IRAK1/IRAK2,IL-1 受体相关激酶 1 和 2;NF-κB,核因子 κB

炎症的诊断

炎性生物标志物的应用

目前,关于鉴定 CKD 炎症状态的生物分子及其阈值都尚未达成共识。诸多研究者建议了不同的生物标志物类型及其在循环中阳性诊断的表达水平,依据主要是基于 CKD 受试者的平均值与临床结果的相关性。尽管促炎性因子、抗炎性因子和急性炎症反应蛋白的浓度总体是上升的,炎症相关的单个分子增高幅度并不完全一致[1]。因此,整体考虑多种标志物的信息或许能更好地反映炎症的状态。Raj 和同事设置了复杂的评分系统(0 ~5 分)来衡量分泌的细胞因子及急性炎症反应蛋白的水平(如 CRP,fibrinogen,IL-6,TNF-α 和 IL-1β),大规模的 CKD 患者队列研究结果显示,尽管肾功能差异较大,此评分值与 eGFR 呈负相关,而与蛋白尿水平呈正相关[3]。在终末期肾脏病患者中,Zoccali 及同事发现运用炎症综合评分标准(含 CRP,IL-6,IL-1β,IL-18 和 TNF-α)对患者死亡率的预测并未优于单独 IL-6 评价方法[60]。因此炎症综合评分的应用尚需进一步评估。

循环中细胞因子的水平始终存在较明显的个体差异,导致依赖单次测量炎症因子水平进而预测临床结果的方法存在不确定性。前期研究发现单次基准值的测定可准确反映健康受试者 4 ~6 个月期间的炎症状态[61]。另一项研究表明,在终末期肾病患者中尽管 CRP 水平有差异,CRP 基准值与不同时期的平均值呈相关关系[62]。因此,单次基准值测定是充分的,但是多次测量有助于更准确地预测临床结果及评估对治疗的反应性。

CRP 是否可以作为预测 CKD 炎症状态的理想标志物?

CRP 是一种 Ca^{2+} 依赖性的配体结合血浆蛋白,因其对肺炎双球菌的 C-多醣体(C-polysaccharide)产生沉淀反应,故取名为 C-反应蛋白。循环中 CRP 主要由 IL-6 在转录水平诱导肝细胞合成[63]。外源性刺激可迅速启动 CRP 的合成,在 48 小时达到血清浓度峰值。健康受试者血清 CRP 浓度的中位值是 0.8mg/L,90%

人群血清 CRP 浓度在 3.0mg/L 以下,而仅不足 1% 受试者血清 CRP 浓度超过 10mg/L[64]。CRP 可以与胆碱磷酸残基或多种自体及外源性配体结合,从而激活补体系统[65]。CRP 在血清和血浆中高度稳定,因此易被检测且可重复性大。CRP 的水平可非特异性地反映炎症状态,它有助于监测患者对治疗的反应。在不同的临床案例中,CRP 也被认为是一种与预后呈负相关的独立危险因素。其他炎症反应的上游介质或者下游的效应分子(如其他急性期反应产物)均不具有此类的特点,因此,CRP 是目前最常用的炎症指标。

炎症的结局

即使是轻微的肾功能损伤,也与各种原因(如心血管病变)导致的死亡呈正相关。大量证据表明炎症反应是导致 CKD 患者不良预后的重要因素[66-68]。炎症反应被认为是机体对伤害的产物,不宜被单纯理解为致病的罪魁祸首,但研究亦指出,炎症也参与介导了组织损伤。因此,CKD 并发症与炎症相关(图 17.6)。

CKD 的进展

不管何种原发病因,CKD 的进展可能会导致小球硬化和(或)小管间质纤维化,它以广泛的组织瘢痕为特征并可能最终导致 ESRD。多种细胞因子、趋化因子及生长因子的协同作用导致了基质合成与降解的平衡失调,进而诱发了细胞外基质的大量沉积和小球及间质纤维化的发生[69-74]。在实验动物模型及人类肾脏疾病中,均检测到 IL-1、IL-6、IL-10、IL-1 受体拮抗剂和 TGF-β 水平的升高[75-79]。炎症因子可诱发肾脏固有细胞的增生[80],促进异常的基质代谢[81,82],刺激内皮细胞促凝血活性[83],此外,还可以诱导活性氧/氮族[84]、黏附受体[85]、生物活性

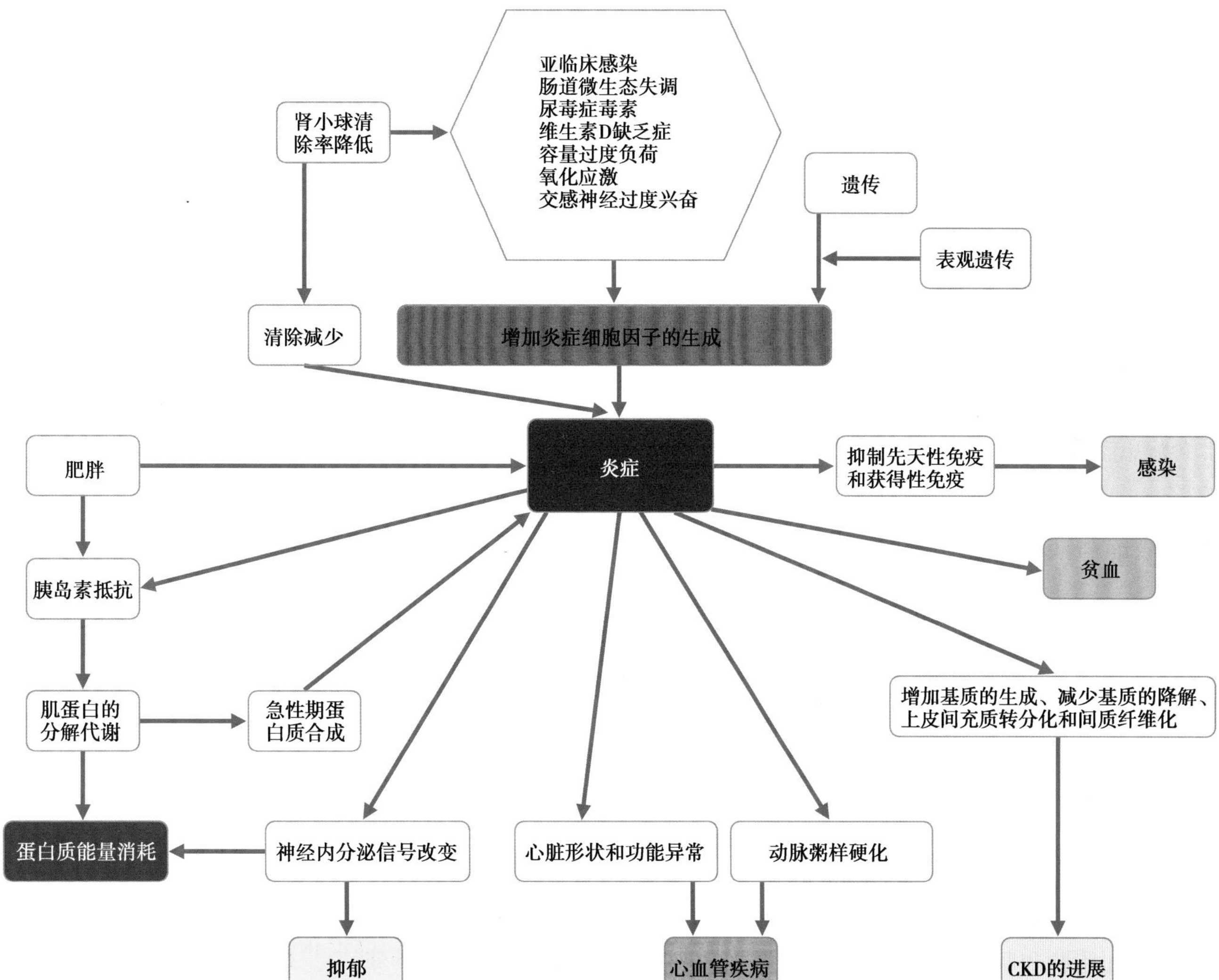

图 17.6　CKD 中炎症的原因及后果。炎症是 CKD 固有的多种机制作用的结果,包括合并症如肥胖、高炎症细胞因子水平和尿毒症毒性。反之,炎症可能促进 CKD 的进展和引发感染、贫血、心血管疾病和抑郁症

酯类[86]、基质金属蛋白酶等合成[87-90]。在肾小球疾病患者中，其肾脏、肾血管及尿液中的细胞因子水平均上调[91-94]。研究亦提示尿液中细胞因子水平可作为肾脏疾病严重程度和进展阶段的标志物[92,93,95]。

现有证据表明，疾病状态时大约30%的肌纤维母细胞由损伤部位的上皮细胞经过“上皮-间充质-转分化”而生成，但这一观点目前仍尚存争议[96,97]。TGF-β是介导纤维化因子。肾脏动静脉平衡实验表明糖尿病患者的肾脏分泌了TGF-β[93]。一个主要以白色人种为对象的研究结果显示，TNF 2型受体、WBC计数和IL-6水平与CKD的风险性呈相关性[98]。同样在2型糖尿病患者中，循环TNF受体浓度基础水平的升高是预测疾病向ESRD进展的重要指标[73]。

心血管疾病(CVD)的进展

动脉粥样硬化被认为是一种由慢性炎症驱动的慢性纤维增生性疾病[99]。免疫细胞大量激活并主导了粥样硬化病变。CKD患者中加速的动脉粥样硬化被认为与慢性炎症反应有关。横断面研究结果显示风险评估方程不足以正确预测CKD患者中CVD的风险率，说明炎症因素在评估时的重要性。流行病学及临床研究表明，在正常人或CKD患者中，炎症标志物与心血管事件危险因素均呈强烈的相关性[100]。在接受调整饮食的肾脏疾病研究对象中，CRP水平的升高与各种原因(含心血管事件)导致的死亡均有关[68]。大量动物实验及临床证据表明，异常的心脏结构及功能与肾病或非肾病患者的炎症反应均具有相关性[66,101,102]。

蛋白质能量消耗

蛋白质能量消耗或其极限形式(恶病质)是炎症条件下常见的不良代谢状态，会导致体重的降低，但此时脂肪储备并未被充分利用。在血液透析患者中，细胞因子调控神经内分泌的信号并促进肌肉萎缩，进而维持血液透析患者体内急性炎症反应蛋白的合成水平[103]。在美国公民中，CKD患者有肥胖症的趋势[104]。在一般人群或CKD患者中，肥胖症均于炎症存在相关性。CRIC研究结果显示脂肪及肌肉含量与hs-CRP、fibrinogen、IL-1、IL-1RA和IL-6水平正向相关[48]。例如，每增加脂肪和肌肉含量一标准差与增加36%和26% hs-CRP对数值相关。与非洲裔美国CKD患者相比，白种人脂肪和炎症相关程度更高，提示充足的能量储存以及较低的炎症状态是非裔美国人接受血液透析治疗时具有更高生存率的原因。

胰岛素抵抗

流行病学研究显示胰岛素抵抗是CKD的危险因素之一[105]。慢性炎症是代谢综合征和胰岛素抵抗共同的特征。细胞因子可激活一系列细胞内的丝氨酸/苏氨酸激酶，例如IκB激酶(IKK)复合物，它被证明是一种炎症细胞因子通路中重要的第二信使并调控NF-κB通路。IKK复合物和TNF-α所激活的JNK通路可能是胰岛素抵抗的致病因素[106,107]。

CKD与贫血

CKD患者常伴有贫血症。流行病学研究结果显示炎症是ESRD患者体内血红蛋白变异和促红细胞生成素(erythropoietin，EPO)弱应答的重要预测指标。[108,109] Goicoechea及同事发现EPO抵抗与高外周血IL-6、TNF-α水平有关[110]。CKD患者伴贫血的原因可能与铁和EPO的缺乏或其功能缺失有关，而后者常由炎症导致。铁调素是含25个氨基酸的多肽，主要由IL-6刺激肝细胞合成。作为跨膜铁运输的关键调控分子，铁调素控制了铁在小肠的吸收、铁在肝储铁库中的动员及巨噬细胞的铁循环[111]。一些特定的促炎性细胞因子可能会抑制红细胞系祖细胞的增殖并减少EPO的合成[112]。

CKD与感染和炎症

长期以来，亚临床的感染被认为是CKD患者炎症的潜在原因之一。系统炎症与CKD患者获得性免疫缺陷状态常共存，后者进而导致感染[113]。持续的感染/炎症可以诱导逆向调节机制，继而抑制CKD患者的固有免疫和适应性免疫[114]。因而，慢性炎症易诱发感染并导致恶性循环，进而使CKD患者病情恶化。

炎症和抑郁症

抑郁的细胞因子理论显示炎症因子作用于中枢神经系统可诱发抑郁症。[115,116] 在非CKD受试者中开展的研究证实了TNF-α、IL-2及IL-6在抑郁症中的作用，这种关联性在小样本的CKD患者研究中也得到了验证[117]，尽管结果中的矛盾之处尚需进一步解决[116]。

CKD 时炎症的治疗

以 CKD 死亡率相关危险因素为靶点的一系列干预实验并未能取得理想的阳性治疗结果。究其原因可能由于 CKD 中炎症程度对疾病的结局起到主导性作用[118,119]。前期实验结果提示靶向于炎症级联反应中单一成分的疗法并不充分,而使用更广泛的免疫调节治疗则是必要的[120]。然而细胞因子系统的冗余和多效性导致无毒高效的干预措施很难被设计。

目前,在 CKD 患者至少有三种以炎症为靶点的治疗思路取得了一定的临床效果:包括药物干预炎症细胞反应、减少配体来源和直接的抗炎治疗,越来越多的研究开始分析这些策略潜在的临床价值。

药物干预炎症细胞反应

RAAS 阻断剂具有抗炎活性,已用于血液透析(HD)患者的临床试验,随机分组实验证实,与安慰剂相比福辛普利可轻微提高治疗效果[121]。在另一组小样本的随机临床试验中,坎地沙坦显著减少长期透析患者的心血管事件和死亡率[122]。Suzuki 及同事的研究表明,尽管样本量较少,ARB 治疗与 HD 人群心血管事件率的减少呈独立相关关系[123]。

他汀类药物是另一类具有抗炎作用的药物[124]。HD 患者在使用他汀类药物后死亡率降低[125]。然而这些结果并未被终末期肾病 HD 患者的随机对照实验所证实[126]。尽管罗素伐他汀治疗对心血管、非致命性心肌梗死、非致命性中风等因素引起的死亡没明显疗效,其降低了 HD 患者血浆中 CRP 的平均水平[126]。

基础炎症水平是死亡率最重要的风险因素之一[126]。炎症和氧化应激有关,因此抗氧化剂可能有一定的抗炎治疗潜力,一项研究观察了大剂量维生素 E 对 HD 患者中 CVD 的疗效[127]。观察中位数为 519 天的随访发现,维生素的使用与 CVD 终点事件及心肌梗死率的减少呈相关性[127]。随机对照实验证实(randomizedcontrolledtrial,RCT),N-乙酰半胱氨酸是一种抗氧化剂,可减少 HD 患者心血管事件和死亡率[128]。

循环中 25-羟维生素 D3 和 1,25-二羟维生素 D3 水平可以影响多种组织和细胞活性[53],如激活 T、B 淋巴细胞、单核细胞和内皮细胞。观察性实验结果显示,活化维生素 D(或类似物)治疗的患者生存率明显提高,可能跟系统性激活的维生素 D 受体有关,因为这些受体可能逆向调控肾素-血管紧张素的合成和炎症,进而减少心血管并发症[129]。然而,在一项纳入 227 名 CKD 病例的随机对照试验中,帕立骨化醇并无法改善左心室质量指数和心脏舒张的功能[130]。

减少配体来源的抗炎疗法

亚临床内毒素血症与 ESRD 患者的炎症、蛋白质能量消耗和死亡率有关[40,41]。在人类肠道寄居着 1014 种细菌,肠道微生物失衡引起的内毒素血症可以促进炎症反应。因而,恢复肠道菌群的平衡有利于终末期肾病患者的预后。益生元是一种不易消化的食物成分,可以选择性地刺激结肠中有益菌的生长和活性。初步证据表明富含益生元低果聚糖的胰岛素(P-胰岛素)可以减少非肾病患者中的内毒素生成,并减轻炎症改善代谢功能[131,132]。

尽管磷酸盐粘结剂曾被开发作为药物,盐酸司维拉姆展示出潜在的肠道内毒素结合功能,从而减少疾病模型中的系统性炎症[133]。司维拉姆其他潜在的心血管相关作用还包括降脂和降低 CRP 水平[134,135]。Stinghen 等[136]人发现在透析患者中,司维拉姆对 CRP 水平的抑制伴随着内毒素血症的减轻。

牙周疾病是一个隐匿的炎症来源,与 CVD 呈相关性[137]。相对于伴有轻度或无牙周疾病的 CKD 患者,伴有中至重度牙周疾病的 CKD 患者有较高的心血管事件引发的死亡率[138]。干预性实验将有助于我们进一步认识治疗牙周炎(和其他潜在感染)是否可以减轻 CKD 患者中 CVD 的死亡率。

直接抗炎疗法

己酮可可碱(Pentoxifylline,PTX)是环-3',5'-磷酸二酯酶(phosphodiesterase,PDE)的非特异性抑制剂,抑制 PDE 可减少促炎细胞因子的合成与组织浸润[139]。服用 PTX 可减轻糖尿病和肾小球疾病患者的蛋白尿程度[140,141]。PTX 还可以延缓 1 型糖尿病患者的动脉粥样硬化进程并改善斑块形态[142]。

吡非尼酮(5-methyl-1-phenyl-2-(1H)-pyridone,pirfenidone)是一种抗纤维化药物,它可以降低 TGF-β2 蛋白水平并逆转细胞外基质的沉积。Pirfenidone 可以延缓动物模型和临床患者肾脏疾病的进程[143,144]。在一个双盲的随机对照实验中,Sharma 等人[145]发现 pirfenidone 可保护糖尿病肾病患者的肾功能。77 名糖尿病肾病患者被随机分组并分别给予 pirfenidone(1200mg/d、2400mg/d)或安慰剂。相当一部分高剂量治疗的患者退出了这项研究,在 52 个完成实验的受试者中,pirfenidone(1200mg/d)组患者 eGFR 平均值升高而安慰剂组 eGFR 降低。Pirfenidone 可以改善心脏几何结构和血管生物学，作为一种有效的抗纤维化药物，其副作用多且不易忍受[146]。

Tocilizumab 是一种人源化鼠抗人 IL-6 受体的抗体，可通过竞争膜结合受体和可溶性受体继而抑制 IL-6 活性[147]。初步研究结果表明 Tocilizumab 在治疗肾小球疾病时有效[148]，但是否可改善 CKD 源性贫血症和 CKD 患者的 CVD 症状则非常值得研究。Etanercept 是一种 TNF 受体拮抗剂，Etanercept 治疗并不能明显影响 CRP 和 IL-6 水平，但是对调节透析患者血清白蛋白和前白蛋白有较好作用[149]。

Anakinra 是非糖基化的、重组的人 IL-1ra，与内源性 IL-1ra 相似，可以通过结合 IL-1 的 Ⅰ 型受体，进而竞争性地抑制 IL-1 的生物学功能。Hung 等人的研究显示，anakinra 可减少血液透析患者体内的炎症标志物并增加前清蛋白水平[150]。此外，IL-1β 受体阻断剂被证明可以改善类风湿性关节炎患者的冠脉血流量、左心室功能和内皮功能[151]。

Bardoxolone methyl 是 Nrf2 通路的诱导剂，Nrf2 可抑制氧化应激及炎症。初步研究结果表明 bardoxolone methyl 治疗与晚期 CKD 和 2 型糖尿病患者 eGFR 的改善有关[152]。遗憾的是关于 Bardoxolone methyl 对 CKD 和 2 型糖尿病患者治疗作用的临床评估由于过多的作用被终止[153]。因此，本疗法需要剖析炎症通路的复杂性并选择合适的靶点，亦需要谨慎评估其临床风险性。

结　论

尽管我们对炎症的原因和后果已经有了较深认识，随着科学的飞速发展，新的分子和通路仍不断被发现。除了导致肾脏疾病的进展，炎症目前被认为是促进肾脏疾病并发症的潜在催化剂。由于缺乏清晰的认识，对尿毒症相关的炎症仍缺少有效的治疗手段，但是我们的研究工作在过去二十年已取得了相当大的进展。炎症通路的复杂性和多样化导致无毒的、单一的治疗方法存在各种隐患，诸多挑战和问题亟待面对和解决(表 17.2)。目前一些靶向炎症的治疗药物逐渐被研发，一些实验也取得了令人鼓舞的结果。

表 17.2　慢性肾病的炎症处理的重要注意事项

如何评估慢性肾病患者的炎症程度？
减少慢性肾病患者炎症的治疗目标是什么？
在不损害其生理功能的前提下，炎症能被降低到何种程度？
我们是针对特定分子，还是一个广泛的、非特异性的方法更为合适？
是采取足以改善预后的单一疗法，还是采取多种方法降低炎症更为必要？
针对慢性肾病患者的联合抗炎疗法能否实现在不良事件和改善预后间达到平衡？

(孟晓明 译，蓝辉耀 校)

参考文献

1. Gabay C, Kushner I. Acute-phase proteins and other systemic responses to inflammation. *New Eng J Med* 1999;**340**:448–54.
2. Feghali CA, Wright TM. Cytokines in acute and chronic inflammation. *Front Biosci* 1997;**2**:d12–26.
3. Gupta J, Mitra N, Kanetsky PA, Devaney J, Wing MR, Reilly M, et al. Association between albuminuria, kidney function, and inflammatory biomarker profile. *Clin J Am Soc Nephrol* 2012;**7**:1938–46.
4. Kimmel PL, Phillips TM, Simmens SJ, Peterson RA, Weihs KL, Alleyne S, et al. Immunologic function and survival in hemodialysis patients. *Kidney Int* 1998;**54**:236–44.
5. Pereira BJ, Shapiro L, King AJ, Falagas ME, Strom JA, Dinarello CA. Plasma levels of IL-1 beta, TNF alpha and their specific inhibitors in undialyzed chronic renal failure, CAPD and hemodialysis patients. *Kidney Int* 1994;**45**:890–6.
6. Cohen SD, Phillips TM, Khetpal P, Kimmel PL. Cytokine patterns and survival in haemodialysis patients. *Nephrol Dial Transplant* 2010;**25**:1239–43.
7. Ranjit N, Diez-Roux AV, Shea S, Cushman M, Ni H, Seeman T. Socioeconomic position, race/ethnicity, and inflammation in the Multi-ethnic Study of Atherosclerosis. *Circulation* 2007;**116**:2383–90.
8. Macaulay R, Akbar AN, Henson SM. The role of the T cell in age-related inflammation. *Age (Dordr)* 2013;**35**:563–72.
9. Jagannathan-Bogdan M, McDonnell ME, Shin H, Rehman Q, Hasturk H, Apovian CM, et al. Elevated proinflammatory cytokine production by a skewed T cell compartment requires monocytes and promotes inflammation in type 2 diabetes. *J Immunol* 2011;**186**:1162–72.
10. Duncan BB, Schmidt MI, Pankow JS, Ballantyne CM, Couper D, Vigo A, et al. Low-grade systemic inflammation and the development of type 2 diabetes: the Atherosclerosis Risk in Communities study. *Diabetes* 2003;**52**:1799–805.
11. Ness RB, Haggerty CL, Harger G, Ferrell R. Differential distribution of allelic variants in cytokine genes among African Americans and White Americans. *Am J Epidemiol* 2004;**160**:1033–8.
12. Van Dyke AL, Cote ML, Wenzlaff AS, Land S, Schwartz AG. Cytokine SNPs: comparison of allele frequencies by race and implications for future studies. *Cytokine* 2009;**46**:236–44.
13. Dwivedi RS, Herman JG, McCaffrey TA, Raj DS. Beyond genetics: epigenetic code in chronic kidney disease. *Kidney Int* 2011;**79**:23–32.
14. Wilson CB, Rowell E, Sekimata M. Epigenetic control of T-helper-cell differentiation. *Nat Rev Immunol* 2009;**9**:91–105.
15. Balakrishnan VS, Schmid CH, Jaber BL, Natov SN, King AJ, Pereira BJ. Interleukin-1 receptor antagonist synthesis by peripheral blood mononuclear cells: a novel predictor of morbidity among hemodialysis patients. *J Am Soc Nephrol* 2000;**11**:2114–21.
16. Goicoechea M, de Vinuesa SG, Gomez-Campdera F, Aragoncillo I, Verdalles U, Mosse A, et al. Serum fibrinogen levels are an independent predictor of mortality in patients with chronic kidney disease (CKD) stages 3 and 4. *Kidney Int Suppl* 2008:S67–S70.
17. Kumon Y, Hosokawa T, Suehiro T, Ikeda Y, Sipe JD, Hashimoto K. Acute-phase, but not constitutive serum amyloid A (SAA) is chemotactic for cultured human aortic smooth muscle cells. *Amyloid* 2002;**9**:237–41.
18. Jones SA, Horiuchi S, Topley N, Yamamoto N, Fuller GM. The soluble interleukin 6 receptor: mechanisms of production and implications in disease. *FASEB J* 2001;**15**:43–58.

19. Xing Z, Gauldie J, Cox G, Baumann H, Jordana M, Lei XF, et al. IL-6 is an antiinflammatory cytokine required for controlling local or systemic acute inflammatory responses. *J Clin Invest* 1998;**101**:311–20.
20. Raj DS. Role of interleukin-6 in the anemia of chronic disease. *Semin Arthritis Rheum* 2008.
21. Stenvinkel P, Heimburger O, Jogestrand T. Elevated interleukin-6 predicts progressive carotid artery atherosclerosis in dialysis patients: association with Chlamydia pneumoniae seropositivity. *Am J Kidney Dis* 2002;**39**:274–82.
22. Rao M, Guo D, Perianayagam MC, Tighiouart H, Jaber BL, Pereira BJ, et al. Plasma interleukin-6 predicts cardiovascular mortality in hemodialysis patients. *Am J Kidney Dis* 2005;**45**:324–33.
23. Biasucci LM, Liuzzo G, Fantuzzi G, Caligiuri G, Rebuzzi AG, Ginnetti F, et al. Increasing levels of interleukin (IL)-1Ra and IL-6 during the first 2 days of hospitalization in unstable angina are associated with increased risk of in-hospital coronary events. *Circulation* 1999;**99**:2079–84.
24. Girndt M, Kaul H, Sester U, Ulrich C, Sester M, Georg T, et al. Anti-inflammatory interleukin-10 genotype protects dialysis patients from cardiovascular events. *Kidney Int* 2002;**62**:949–55.
25. Balakrishnan VS, Guo D, Rao M, Jaber BL, Tighiouart H, Freeman RL, et al. Cytokine gene polymorphisms in hemodialysis patients: association with comorbidity, functionality, and serum albumin. *Kidney Int* 2004;**65**:1449–60.
26. Nilsson J, Jovinge S, Niemann A, Reneland R, Lithell H. Relation between plasma tumor necrosis factor-alpha and insulin sensitivity in elderly men with non-insulin-dependent diabetes mellitus. *Arterioscler Thromb Vasc Biol* 1998;**18**:1199–202.
27. Ridker PM, Rifai N, Pfeffer M, Sacks F, Lepage S, Braunwald E. Elevation of tumor necrosis factor-alpha and increased risk of recurrent coronary events after myocardial infarction. *Circulation* 2000;**101**:2149–53.
28. Egido J, Gomez-Chiarri M, Ortiz A, Bustos C, Alonso J, Gomez-Guerrero C, et al. Role of tumor necrosis factor-alpha in the pathogenesis of glomerular diseases. *Kidney Int Suppl* 1993;**39**:S59–S64.
29. Carrero JJ, Ortiz A, Qureshi AR, Martin-Ventura JL, Barany P, Heimburger O, et al. Additive effects of soluble TWEAK and inflammation on mortality in hemodialysis patients. *Clin J Am Soc Nephrol* 2008;**4**:110–8.
30. Grainger DJ, Metcalfe JC, Grace AA, Mosedale DE. Transforming growth factor-beta dynamically regulates vascular smooth muscle differentiation in vivo. *J Cell Sci* 1998;**111**(Pt 19):2977–88.
31. Segal R, Fine LG. Polypeptide growth factors and the kidney. *Kidney Int Suppl* 1989;**27**:S2–10.
32. Bruchfeld A, Qureshi AR, Lindholm B, Barany P, Yang L, Stenvinkel P, et al. High mobility group box protein-1 correlates with renal function in chronic kidney disease (CKD). *Mol Med* 2008;**14**:109–15.
33. Baldus S, Heeschen C, Meinertz T, Zeiher AM, Eiserich JP, Munzel T, et al. Myeloperoxidase serum levels predict risk in patients with acute coronary syndromes. *Circulation* 2003;**108**:1440–5.
34. Tang WH, Brennan ML, Philip K, Tong W, Mann S, Van LF, et al. Plasma myeloperoxidase levels in patients with chronic heart failure. *Am J Cardiol* 2006;**98**:796–9.
35. Zhang R, Brennan ML, Fu X, Aviles RJ, Pearce GL, Penn MS, et al. Association between myeloperoxidase levels and risk of coronary artery disease. *JAMA* 2001;**286**:2136–42.
36. Kalantar-Zadeh K, Brennan ML, Hazen SL. Serum myeloperoxidase and mortality in maintenance hemodialysis patients. *Am J Kidney Dis* 2006;**48**:59–68.
37. Pugin J, Heumann ID, Tomasz A, Kravchenko VV, Akamatsu Y, Nishijima M, et al. CD14 is a pattern recognition receptor. *Immunity* 1994;**1**:509–16.
38. Wiedermann CJ, Kiechl S, Dunzendorfer S, Schratzberger P, Egger G, Oberhollenzer F, et al. Association of endotoxemia with carotid atherosclerosis and cardiovascular disease: prospective results from the Bruneck study. *J Am Coll Cardiol* 1999;**34**:1975–81.
39. Stoll LL, Denning GM, Weintraub NL. Potential role of endotoxin as a proinflammatory mediator of atherosclerosis. *Arterioscler Thromb Vasc Biol* 2004;**24**:2227–36.
40. Raj DS, Carrero JJ, Shah VO, Qureshi AR, Barany P, Heimburger O, et al. Soluble CD14 levels, interleukin 6, and mortality among prevalent hemodialysis patients. *Am J Kidney Dis* 2009;**54**:990–2.
41. Raj DS, Shah VO, Rambod M, Kovesdy CP, Kalantar-Zadeh K. Association of soluble endotoxin receptor CD14 and mortality among patients undergoing hemodialysis. *Am J Kidney Dis* 2009;**54**(6):1062–71.
42. Morley JJ, Kushner I. Serum C-reactive protein levels in disease. *Ann N Y Acad Sci* 1982;**389**:406–18.
43. Kimmel PL, Phillips TM, Phillips E, Bosch JP. Effect of renal replacement therapy on cellular cytokine production in patients with renal disease. *Kidney Int* 1990;**38**:129–35.
44. Raj DSC, Dominic EA, Pai A, Osman F, Morgan M, Pickett G, et al. Skeletal muscle, cytokines and oxidative stress in end-stage renal disease. *Kidney Int* 2005;**68**:2338–44.
45. Garibotto G, Sofia A, Procopio V, Villaggio B, Tarroni A, Di MM, et al. Peripheral tissue release of interleukin-6 in patients with chronic kidney diseases: effects of end-stage renal disease and microinflammatory state. *Kidney Int* 2006;**70**:384–90.
46. Fried SK, Bunkin DA, Greenberg AS. Omental and subcutaneous adipose tissues of obese subjects release interleukin-6: depot difference and regulation by glucocorticoid. *J Clin Endocrinol Metab* 1998;**83**:847–50.
47. Boivin MA, Battah SI, Dominic EA, Kalantar-Zadeh K, Ferrando A, Tzamaloukas AH, et al. Activation of caspase-3 in the skeletal muscle during haemodialysis. *Eur J Clin Invest* 2010;**40**:903–10.
48. Wing MR, Yang W, Teal V, Navaneethan SD, Akinlolu O, Guzman NJRM, et al. Race modifies the association between adiposity and inflammation in patients with chronic kidney disease: findings from the chronic renal insufficiency cohort study. *Obesity* 2014;**22**:1359–66.
49. Ioannidou E, Swede H, Dongari-Bagtzoglou A. Periodontitis predicts elevated C-reactive protein levels in chronic kidney disease. *J Dent Res* 2011;**90**:1411–5.
50. Goncalves S, Pecoits-Filho R, Perreto S, Barberato SH, Stinghen AE, Lima EG, et al. Associations between renal function, volume status and endotoxaemia in chronic kidney disease patients. *Nephrol Dial Transplant* 2006;**21**:2788–94.
51. Ramos LF, Shintani A, Ikizler TA, Himmelfarb J. Oxidative stress and inflammation are associated with adiposity in moderate to severe CKD. *J Am Soc Nephrol* 2008;**19**:593–9.
52. Safieh-Garabedian B, Poole S, Haddad JJ, Massaad CA, Jabbur SJ, Saade NE. The role of the sympathetic efferents in endotoxin-induced localized inflammatory hyperalgesia and cytokine upregulation. *Neuropharmacology* 2002;**42**:864–72.
53. Sterling KA, Eftekhari P, Girndt M, Kimmel PL, Raj DS. The immunoregulatory function of vitamin D: implications in chronic kidney disease. *Nat Rev Nephrol* 2012;**8**:403–12.
54. Ramezani A, Raj DS. The gut microbiome, kidney disease, and targeted interventions. *J Am Soc Nephrol* 2014;**25**(4):657–70.
55. Hida M, Aiba Y, Sawamura S, Suzuki N, Satoh T, Koga Y. Inhibition of the accumulation of uremic toxins in the blood and their precursors in the feces after oral administration of lebenin, a lactic acid bacteria preparation, to uremic patients undergoing hemodialysis. *Nephron* 1996;**74**:349–55.
56. Vaziri ND, Wong J, Pahl M, Piceno YM, Yuan J, Desantis TZ, et al. Chronic kidney disease alters intestinal microbial flora. *Kidney Int* 2013;**83**:308–15.
57. Gollapudi P, Yoon JW, Gollapudi S, Pahl MV, Vaziri ND. Leukocyte toll-like receptor expression in end-stage kidney disease. *Am J Nephrol* 2010;**31**:247–54.
58. Kono H, Rock KL. How dying cells alert the immune system to danger. *Nat Rev Immunol* 2008;**8**:279–89.
59. Anders HJ, Muruve DA. The inflammasomes in kidney disease. *J Am Soc Nephrol* 2011;**22**:1007–18.
60. Zoccali C, Tripepi G, Mallamaci F. Dissecting inflammation in ESRD: do cytokines and C-reactive protein have a complementary prognostic value for mortality in dialysis patients? *J Am Soc Nephrol* 2006;**17**:S169–73.

61. Navarro SL, Brasky TM, Schwarz Y, Song X, Wang CY, Kristal AR, et al. Reliability of serum biomarkers of inflammation from repeated measures in healthy individuals. *Cancer Epidemiol Biomarkers Prev* 2012;**21**:1167–70.
62. Snaedal S, Heimburger O, Qureshi AR, Danielsson A, Wikstrom B, Fellstrom B, et al. Comorbidity and acute clinical events as determinants of CRP variation in hemodialysis patients: implications on patient survival. *Am J Kidney Dis* 2009;**53**:1024–33.
63. Castell JV, Gomez-Lechon MJ, David M, Fabra R, Trullenque R, Heinrich PC. Acute-phase response of human hepatocytes: regulation of acute-phase protein synthesis by interleukin-6. *Hepatology* 1990;**12**:1179–86.
64. Shine B, de Beer FC, Pepys MB. Solid phase radioimmunoassays for human C-reactive protein. *Clin Chim Acta* 1981;**117**:13–23.
65. Pepys MB, Rowe IF, Baltz ML. C-reactive protein: binding to lipids and lipoproteins. *Int Rev Exp Pathol* 1985;**27**:83–111.
66. Zoccali C, Benedetto FA, Mallamaci F, Tripepi G, Cutrupi S, Parlongo S, et al. Fibrinogen, inflammation and concentric left ventricular hypertrophy in chronic renal failure. *Eur J Clin Invest* 2003;**33**:561–6.
67. Stenvinkel P, Heimburger O, Paultre F, Diczfalusy U, Wang T, Berglund L, et al. Strong association between malnutrition, inflammation, and atherosclerosis in chronic renal failure. *Kidney Int* 1999;**55**:1899–911.
68. Menon V, Greene T, Wang X, Pereira AA, Marcovina SM, Beck GJ, et al. C-reactive protein and albumin as predictors of all-cause and cardiovascular mortality in chronic kidney disease. *Kidney Int* 2005;**68**:766–72.
69. Baldwin DS. Chronic glomerulonephritis: nonimmunologic mechanisms of progressive glomerular damage. *Kidney Int* 1982;**21**:109–20.
70. Rao M, Wong C, Kanetsky P, Girndt M, Stenvinkel P, Reilly M, et al. Cytokine gene polymorphism and progression of renal and cardiovascular diseases. *Kidney Int* 2007;**72**:549–56.
71. Wiggins JE, Patel SR, Shedden KA, Goyal M, Wharram BL, Martini S, et al. NFkappaB promotes inflammation, coagulation, and fibrosis in the aging glomerulus. *J Am Soc Nephrol* 2010;**21**:587–97.
72. Qin W, Chung AC, Huang XR, Meng XM, Hui DS, Yu CM, et al. TGF-β/Smad3 signaling promotes renal fibrosis by inhibiting miR-29. *J Am Soc Nephrol* 2011;**22**:1462–74.
73. Niewczas MA, Gohda T, Skupien J, Smiles AM, Walker WH, Rosetti F, et al. Circulating TNF receptors 1 and 2 predict ESRD in type 2 diabetes. *J Am Soc Nephrol* 2012;**23**:507–15.
74. Suthanthiran M, Gerber LM, Schwartz JE, Sharma VK, Medeiros M, Marion R, et al. Circulating transforming growth factor-beta1 levels and the risk for kidney disease in African Americans. *Kidney Int* 2009;**76**:72–80.
75. Taniguchi Y, Yorioka N, Oda H, Yamakido M. Platelet-derived growth factor, interleukin (IL)-1 beta, IL-6R and tumor necrosis factor-alpha in IgA nephropathy. An immunohistochemical study. *Nephron* 1996;**74**:652–60.
76. Chen WP, Lin CY. Augmented expression of interleukin-6 and interleukin-1 genes in the mesangium of IgM mesangial nephropathy. *Nephron* 1994;**68**:10–19.
77. Cheng J, Grande JP. Transforming growth factor-beta signal transduction and progressive renal disease. *Exp Biol Med (Maywood)* 2002;**227**:943–56.
78. Taniguchi Y, Yorioka N, Kumagai J, Katsutani M, Kuratsune M, Amimoto D, et al. Interleukin-6 localization and the prognosis of IgA nephropathy. *Nephron* 1999;**81**:94–8.
79. Boswell JM, Yui MA, Burt DW, Kelley VE. Increased tumor necrosis factor and IL-1 beta gene expression in the kidneys of mice with lupus nephritis. *J Immunol* 1988;**141**:3050–4.
80. Nakamura T, Miller D, Ruoslahti E, Border WA. Production of extracellular matrix by glomerular epithelial cells is regulated by transforming growth factor-beta 1. *Kidney Int* 1992;**41**:1213–21.
81. Coleman DL, Ruef C. Interleukin-6: an autocrine regulator of mesangial cell growth. *Kidney Int* 1992;**41**:604–6.
82. Horii Y, Muraguchi A, Iwano M, Matsuda T, Hirayama T, Yamada H, et al. Involvement of IL-6 in mesangial proliferative glomerulonephritis. *J Immunol* 1989;**143**:3949–55.
83. Bevilacqua MP, Pober JS, Majeau GR, Fiers W, Cotran RS, Gimbrone Jr. MA. Recombinant tumor necrosis factor induces procoagulant activity in cultured human vascular endothelium: characterization and comparison with the actions of interleukin 1. *Proc Natl Acad Sci USA* 1986;**83**:4533–7.
84. Sharma K, Cook A, Smith M, Valancius C, Inscho EW. TGF-beta impairs renal autoregulation via generation of ROS. *Am J Physiol Renal Physiol* 2005;**288**:F1069–77.
85. Park S, Chang YH, Cho YJ, Ahn H, Yang WS, Park JS, et al. Cytokine-regulated expression of vascular cell adhesion molecule-1 in human glomerular endothelial cells. *Transplant Proc* 1998;**30**:2395–7.
86. Zager RA, Johnson A. Renal cortical cholesterol accumulation is an integral component of the systemic stress response. *Kidney Int* 2001;**60**:2299–310.
87. Nee LE, McMorrow T, Campbell E, Slattery C, Ryan MP. TNF-alpha and IL-1beta-mediated regulation of MMP-9 and TIMP-1 in renal proximal tubular cells. *Kidney Int* 2004;**66**:1376–86.
88. Sedor JR, Nakazato Y, Konieczkowski M. Interleukin-1 and the mesangial cell. *Kidney Int* 1992;**41**:595–9.
89. Atkins RC. Interleukin-1 in crescentic glomerulonephritis. *Kidney Int* 1995;**48**:576–86.
90. Baud L, Ardaillou R. Tumor necrosis factor alpha in glomerular injury. *Kidney Int Suppl* 1994;**45**:S32–6.
91. Goumenos DS, Tsakas S, el Nahas AM, Alexandri S, Oldroyd S, Kalliakmani P, et al. Transforming growth factor-beta(1) in the kidney and urine of patients with glomerular disease and proteinuria. *Nephrol Dial Transplant* 2002;**17**:2145–52.
92. Noh JW, Wiggins R, Phan SH. Urine transforming growth factor-beta activity is related to the degree of scarring in crescentic nephritis in the rabbit. *Nephron* 1993;**63**:73–8.
93. Sharma K, Ziyadeh FN, Alzahabi B, McGowan TA, Kapoor S, Kurnik BR, et al. Increased renal production of transforming growth factor-beta1 in patients with type II diabetes. *Diabetes* 1997;**46**:854–9.
94. Kalantarinia K, Awad AS, Siragy HM. Urinary and renal interstitial concentrations of TNF-alpha increase prior to the rise in albuminuria in diabetic rats. *Kidney Int* 2003;**64**:1208–13.
95. Harada K, Akai Y, Kurumatani N, Iwano M, Saito Y. Prognostic value of urinary interleukin 6 in patients with IgA nephropathy: an 8-year follow-up study. *Nephron* 2002;**92**:824–6.
96. Iwano M, Plieth D, Danoff TM, Xue C, Okada H, Neilson EG. Evidence that fibroblasts derive from epithelium during tissue fibrosis. *J Clin Invest* 2002;**110**:341–50.
97. LeBleu VS, Taduri G, O'Connell J, Teng Y, Cooke VG, Woda C, et al. Origin and function of myofibroblasts in kidney fibrosis. *Nat Med* 2013;**19**:1047–53.
98. Shankar A, Sun L, Klein BE, Lee KE, Muntner P, Nieto FJ, et al. Markers of inflammation predict the long-term risk of developing chronic kidney disease: a population-based cohort study. *Kidney Int* 2011;**80**:1231–8.
99. Reiss AB, Glass AD. Atherosclerosis: immune and inflammatory aspects. *J Investig Med* 2006;**54**:123–31.
100. Weiner DE, Tighiouart H, Elsayed EF, Griffith JL, Salem DN, Levey AS, et al. Inflammation and cardiovascular events in individuals with and without chronic kidney disease. *Kidney Int* 2008;**73**:1406–12.
101. Mann DL. Inflammatory mediators and the failing heart: past, present, and the foreseeable future. *Circ Res* 2002;**91**:988–98.
102. Oral H, Sivasubramanian N, Dyke DB, Mehta RH, Grossman PM, Briesmiester K, et al. Myocardial proinflammatory cytokine expression and left ventricular remodeling in patients with chronic mitral regurgitation. *Circulation* 2003;**107**:831–7.
103. Raj DS, Moseley P, Dominic EA, Onime A, Tzamaloukas AH, Boyd A, et al. Interleukin-6 modulates hepatic and muscle protein synthesis during hemodialysis. *Kidney Int* 2008;**73**:1061.
104. Kramer HJ, Saranathan A, Luke A, Durazo-Arvizu RA, Guichan C, Hou S, et al. Increasing body mass index and obesity in the incident ESRD population. *J Am Soc Nephrol* 2006;**17**:1453–9.
105. Chen J, Muntner P, Hamm LL, Fonseca V, Batuman V, Whelton PK, et al. Insulin resistance and risk of chronic kidney disease in nondiabetic US adults. *J Am Soc Nephrol* 2003;**14**:469–77.

106. Yuan M, Konstantopoulos N, Lee J, Hansen L, Li ZW, Karin M, et al. Reversal of obesity- and diet-induced insulin resistance with salicylates or targeted disruption of Ikkbeta. *Science* 2001;**293**:1673–7.
107. Hirosumi J, Tuncman G, Chang L, Gorgun CZ, Uysal KT, Maeda K, et al. A central role for JNK in obesity and insulin resistance. *Nature* 2002;**420**:333–6.
108. Barany P, Divino Filho JC, Bergstrom J. High C-reactive protein is a strong predictor of resistance to erythropoietin in hemodialysis patients. *Am J Kidney Dis* 1997;**29**:565–8.
109. de Francisco AL, Stenvinkel P, Vaulont S. Inflammation and its impact on anaemia in chronic kidney disease: from haemoglobin variability to hyporesponsiveness. *NDT Plus* 2009;**2**: i18–26.
110. Goicoechea M, Martin J, de Sequera P, Quiroga JA, Ortiz A, Carreno V, et al. Role of cytokines in the response to erythropoietin in hemodialysis patients. *Kidney Int* 1998;**54**:1337–43.
111. De ID, Ward DM, Langelier C, Vaughn MB, Nemeth E, Sundquist WI, et al. The molecular mechanism of hepcidin-mediated ferroportin down-regulation. *Mol Biol Cell* 2007;**18**:2569–78.
112. Faquin WC, Schneider TJ, Goldberg MA. Effect of inflammatory cytokines on hypoxia-induced erythropoietin production. *Blood* 1992;**79**:1987–94.
113. Girndt M, Sester M, Sester U, Kaul H, Kohler H. Molecular aspects of T- and B-cell function in uremia. *Kidney Int Suppl* 2001;**78**:S206–11.
114. Moser B, Roth G, Brunner M, Lilaj T, Deicher R, Wolner E, et al. Aberrant T cell activation and heightened apoptotic turnover in end-stage renal failure patients: a comparative evaluation between non-dialysis, haemodialysis, and peritoneal dialysis. *Biochem Biophys Res Commun* 2003;**308**:581–5.
115. Smith RS. The macrophage theory of depression. *Med Hypotheses* 1991;**35**:298–306.
116. Cukor D, Cohen SD, Peterson RA, Kimmel PL. Psychosocial aspects of chronic disease: ESRD as a paradigmatic illness. *J Am Soc Nephrol* 2007;**18**:3042–55.
117. Kalender B, Ozdemir AC, Koroglu G. Association of depression with markers of nutrition and inflammation in chronic kidney disease and end-stage renal disease. *Nephron Clin Pract* 2006;**102**:c115–21.
118. Carrero JJ, Stenvinkel P. Persistent inflammation as a catalyst for other risk factors in chronic kidney disease: a hypothesis proposal. *Clin J Am Soc Nephrol* 2009;**4**(Suppl. 1):S49–55.
119. Raj DS, Adeniyi O, Dominic EA, Boivin MA, McClelland S, Tzamaloukas AH, et al. Amino acid repletion does not decrease muscle protein catabolism during hemodialysis. *Am J Physiol Endocrinol Metab* 2007;**292**:E1534–42.
120. Mann DL, McMurray JJ, Packer M, Swedberg K, Borer JS, Colucci WS, et al. Targeted anticytokine therapy in patients with chronic heart failure: results of the Randomized Etanercept Worldwide Evaluation (RENEWAL). *Circulation* 2004;**109**:1594–602.
121. Zannad F, Kessler M, Lehert P, Grunfeld JP, Thuilliez C, Leizorovicz A, et al. Prevention of cardiovascular events in end-stage renal disease: results of a randomized trial of fosinopril and implications for future studies. *Kidney Int* 2006;**70**:1318–24.
122. Takahashi A, Takase H, Toriyama T, Sugiura T, Kurita Y, Ueda R, et al. Candesartan, an angiotensin II type-1 receptor blocker, reduces cardiovascular events in patients on chronic haemodialysis – a randomized study. *Nephrol Dial Transplant* 2006;**21**:2507–12.
123. Suzuki H, Kanno Y, Sugahara S, Ikeda N, Shoda J, Takenaka T, et al. Effect of angiotensin receptor blockers on cardiovascular events in patients undergoing hemodialysis: an open-label randomized controlled trial. *Am J Kidney Dis* 2008;**52**:501–6.
124. Krane V, Wanner C. Statins, inflammation and kidney disease. *Nat Rev Nephrol* 2011;**7**:385–97.
125. Seliger SL, Weiss NS, Gillen DL, Kestenbaum B, Ball A, Sherrard DJ, et al. HMG-CoA reductase inhibitors are associated with reduced mortality in ESRD patients. *Kidney Int* 2002;**61**:297–304.
126. Fellstrom BC, Jardine AG, Schmieder RE, Holdaas H, Bannister K, Beutler J, et al. Rosuvastatin and cardiovascular events in patients undergoing hemodialysis. *N Engl J Med* 2009;**360**:1395–407.
127. Boaz M, Smetana S, Weinstein T, Matas Z, Gafter U, Iaina A, et al. Secondary prevention with antioxidants of cardiovascular disease in endstage renal disease (SPACE): randomised placebo-controlled trial. *Lancet* 2000;**356**:1213–8.
128. Tepel M, Echelmeyer M, Orie NN, Zidek W. Increased intracellular reactive oxygen species in patients with end-stage renal failure: effect of hemodialysis. *Kidney Int* 2000;**58**:867–72.
129. Valdivielso JM, Ayus JC. Role of vitamin D receptor activators on cardiovascular risk. *Kidney Int Suppl* 2008;**111**:S44–9.
130. Thadhani R, Appelbaum E, Pritchett Y, Chang Y, Wenger J, Tamez H, et al. Vitamin D therapy and cardiac structure and function in patients with chronic kidney disease: the PRIMO randomized controlled trial. *JAMA* 2012;**307**:674–84.
131. Cani PD, Neyrinck AM, Fava F, Knauf C, Burcelin RG, Tuohy KM, et al. Selective increases of bifidobacteria in gut microflora improve high-fat-diet-induced diabetes in mice through a mechanism associated with endotoxaemia. *Diabetologia* 2007;**50**:2374–83.
132. Gibson GR, Beatty ER, Wang X, Cummings JH. Selective stimulation of bifidobacteria in the human colon by oligofructose and inulin. *Gastroenterology* 1995;**108**:975–82.
133. Perianayagam MC, Jaber BL. Endotoxin-binding affinity of sevelamer hydrochloride. *Am J Nephrol* 2008;**28**:802–7.
134. Ferramosca E, Burke S, Chasan-Taber S, Ratti C, Chertow GM, Raggi P. Potential antiatherogenic and anti-inflammatory properties of sevelamer in maintenance hemodialysis patients. *Am Heart J* 2005;**149**:820–5.
135. Evenepoel P, Selgas R, Caputo F, Foggensteiner L, Heaf JG, Ortiz A, et al. Efficacy and safety of sevelamer hydrochloride and calcium acetate in patients on peritoneal dialysis. *Nephrol Dial Transplant* 2009;**24**:278–85.
136. Stinghen AE, Goncalves SM, Bucharles S, Branco FS, Gruber B, Hauser AB, et al. Sevelamer decreases systemic inflammation through its endotoxin binding effects. *Blood Purif* 2010;**29**:352–6.
137. Pussinen PJ, Tuomisto K, Jousilahti P, Havulinna AS, Sundvall J, Salomaa V. Endotoxemia, immune response to periodontal pathogens, and systemic inflammation associate with incident cardiovascular disease events. *Arterioscler Thromb Vasc Biol* 2007;**27**:1433–9.
138. Craig RG, Pernat AM, Pecoits-Filho R, Levin NW, Kotanko P. Periodontal diseases and systemic inflammation. *Semin Dial* 2013;**26**:23–8.
139. D'Hellencourt CL, Diaw L, Cornillet P, Guenounou M. Differential regulation of TNF alpha, IL-1 beta, IL-6, IL-8, TNF beta, and IL-10 by pentoxifylline. *Int J Immunopharm* 1996;**18**:739–48.
140. McCormick BB, Sydor A, Akbari A, Fergusson D, Doucette S, Knoll G. The effect of pentoxifylline on proteinuria in diabetic kidney disease: a meta-analysis. *Am J Kidney Dis* 2008;**52**:454–63.
141. Ducloux D, Bresson-Vautrin C, Chalopin J. Use of pentoxifylline in membranous nephropathy. *Lancet* 2001;**357**:1672–3.
142. Atabek ME, Kurtoglu S, Selver B, Baykara M. Effectiveness of pentoxifylline on the cross-sectional area of intima media thickness and functions of the common carotid artery in adolescents with type 1 diabetes. *J Pediatr Endocrinol Metab* 2011;**24**:945–51.
143. Shimizu T, Fukagawa M, Kuroda T, Hata S, Iwasaki Y, Nemoto M, et al. Pirfenidone prevents collagen accumulation in the remnant kidney in rats with partial nephrectomy. *Kidney Int Suppl* 1997;**63**:S239–43.
144. Cho ME, Smith DC, Branton MH, Penzak SR, Kopp JB. Pirfenidone slows renal function decline in patients with focal segmental glomerulosclerosis. *Clin J Am Soc Nephrol* 2007;**2**:906–13.
145. Sharma K, Ix JH, Mathew AV, Cho M, Pflueger A, Dunn SR, et al. Pirfenidone for diabetic nephropathy. *J Am Soc Nephrol* 2011;**22**:1144–51.

146. Jiang C, Huang H, Liu J, Wang Y, Lu Z, Xu Z. Adverse events of pirfenidone for the treatment of pulmonary fibrosis: a meta-analysis of randomized controlled trials. *PLoS One* 2012;**7**:e47024.
147. Alten R, Maleitzke T. Tocilizumab: a novel humanized anti-interleukin 6 (IL-6) receptor antibody for the treatment of patients with non-RA systemic, inflammatory rheumatic diseases. *Ann Med* 2013;**45**:357–63.
148. Iijima T, Suwabe T, Sumida K, Hayami N, Hiramatsu R, Hasegawa E, et al. Tocilizumab improves systemic rheumatoid vasculitis with necrotizing crescentic glomerulonephritis. *Mod Rheumatol* 2014.
149. Don BR, Kim K, Li J, Dwyer T, Alexander F, Kaysen GA. The effect of etanercept on suppression of the systemic inflammatory response in chronic hemodialysis patients. *Clin Nephrol* 2010;**73**:431–8.
150. Hung AM, Ellis CD, Shintani A, Booker C, Ikizler TA. IL-1beta receptor antagonist reduces inflammation in hemodialysis patients. *J Am Soc Nephrol* 2011;**22**:437–42.
151. Ikonomidis I, Lekakis JP, Nikolaou M, Paraskevaidis I, Andreadou I, Kaplanoglou T, et al. Inhibition of interleukin-1 by anakinra improves vascular and left ventricular function in patients with rheumatoid arthritis. *Circulation* 2008;**117**:2662–9.
152. Pergola PE, Raskin P, Toto RD, Meyer CJ, Huff JW, Grossman EB, et al. Bardoxolone methyl and kidney function in CKD with type 2 diabetes. *N Engl J Med* 2011;**365**:327–36.
153. de Zeeuw D, Akizawa T, Agarwal R, Audhya P, Bakris GL, Chin M, et al. Rationale and trial design of bardoxolone methyl evaluation in patients with chronic kidney disease and type 2 diabetes: the occurrence of renal events (BEACON). *Am J Nephrol* 2013;**37**:212–22.

第18章

18

遗传学和慢性肾脏病

Barry I. Freedman[a], Michelle P. Winn[b] and Steven J. Scheinman[c]

[a]Department of Internal Medicine-Section on Nephrology, Center for Genomics and Personalized Medicine Research, Wake Forest School of Medicine, Winston-Salem, North Carolina, USA,

[b]Department of Internal Medicine-Division of Nephrology, Center for Human Genetics, Duke University Medical Center, Center for Human Genetics, Durham, North Carolina, USA,

[c]The Commonwealth Medical College, Office of the President, Scranton, Pennsylvania, USA

简　　介

过去的十年见证了在鉴定慢性肾脏病(chronic kidney disease,CKD)相关基因以及基因变异型检测方法的进步。这包括检测家系中某个共遗传特性在基因组中的区域的连锁分析,用于通过分析不相关病例和对照组样品的全基因组连锁分析(GWAS)和对候选基因的分析,来发现常见变异的关联,以及用于在混合人群中发现更常见于共同祖先人群中的关联基因的变异的混合图谱方法。主要的突破包括发现了载脂蛋白L1(APOL1)与非糖尿病肾病的关联,理清了结构和信号通路方面如何参与维护精致而脆弱的肾小球超滤屏障,从而避免肾小球发生硬化,发现了罕见肾间质疾病的遗传突变。肾病易感基因(的鉴定)已经改变了常见复杂肾病的临床分类,提供了发病机制的新思维,和为找到新的治疗方法增添希望。

导致慢性肾病的非糖尿病肾小球疾病

大约50%后期肾病患者患有非糖尿病肾病[1]。病因经常是未知,因为肾病综合征和高蛋白尿的患者是肾活检患者主体。孤立性的血尿或者低水平蛋白尿往往被认为不具有可治疗的基于活检诊断的病变,超出了常规的血压,血脂控制以及肾素-血管紧张素-醛固酮系统抑制剂的支持治疗范围。没有经过(肾活检的)组织学检查而诊断的肾脏疾病经常被定性为由于原发性高血压(低或者无蛋白尿的患者),IgA或者家族性血尿(孤立性的血尿患者)引起。

一个思维定式的转换发生于2010年。在这一年,一系列复杂的肾病,例如原发性局灶节段性肾小球硬化(idiopathic FSGS)、兼具间质纤维化和血管改变的局灶全球性肾小球硬化(从前被称为高血压肾病)、人获得性免疫缺陷病毒肾病(HIVAN),在非洲后裔的患者中被证明都与染色体22q13区域的*APOL1*基因的两个编码区变异有强关联[2-4]。携带有两个致病危险变异的个体(G1,无症变异342G:384M或者G2:6个碱基对的缺失)患有HIVAN、FSGS和非糖尿病终末期肾病(高血压肾病)的风险大幅提高29、17和7.3倍。如此高的概率在其他复杂疾病的遗传学分析中是闻所未闻。随后的研究也发现,镰刀型贫血和进展型红斑狼疮肾病的患者合并肾病属于*APOL1*变异的疾病范畴(表18.1)[5-7]。

表18.1　非洲族裔的人群中APOL1相关的肾脏疾病

原发性局灶节段性肾小球硬化
兼具间质纤维化和血管改变的局灶全球性肾小球硬化(FGGS,从前被称为高血压肾病,或者小动脉型肾脏硬化)
人获得性免疫缺陷病毒相关肾病(HIVAN)
镰刀型贫血肾病
红斑狼疮肾小球病和红斑狼疮肾炎

*APOL1*的发现也解释了为什么不同病因的家族性终末期肾病在非洲族裔的美国人群中高发[8]。如果

不包括符合孟德尔遗传定律的单基因遗传病(例如多囊肾的患者),超过30%的非洲裔美国人终末期肾病患者有近亲已经在接受肾脏替代治疗(renal replacement replacement therapy,RRT)[9]。还有更多非洲裔美国人终末期肾病患者有近亲患有慢性肾病,但是还没有进行肾脏替代治疗。尽管比在非洲裔美国人中罕见,家族性终末期肾病也见于欧洲裔人群[10]。更重要的是,兼发不同类型的CKD常见于非洲裔美国家系。这与其他人群的家族(例如多发IgA肾病或者糖尿病肾病)形成极其鲜明的对比。总而言之,这些发现支持在非洲裔美国人家族中存在一个首要的,被多个潜在诱发事件(例如抗细胞核抗体,HIV感染)导致进展性肾衰竭易感基因[11]。

*APOL1*基因编码一个与血清高密度脂蛋白(HDL)-胆固醇相关的分泌蛋白APOL1。对*APOL1*基因变异的自然选择使机体可以杀死导致非洲嗜睡病的寄生虫(*trypanosoma brucei rhodesience*)[2]。这个系列的肾脏疾病对个人健康和公共卫生来说都非常重要。*APOL1*等位基因在人群祖先中的不同频率可以解释为什么非洲裔美国人群患有相对于欧洲裔美国人格外高的非糖尿病肾病导致的终末期肾病,以及来源于非洲裔死后捐献者的肾脏移植后具有更差的移植成活率。*APOL1*基因变异导致肾脏疾病的致病机制不清。初始的研究认为非糖尿病CKD与*APOL1*基因位点附近的非肌肉型肌球蛋白钟链9基因(*MYH9*)相关联。目前认为这个假说是由于*APOL* G1和G2风险位点与Myh9-extended 1风险单倍体的连锁不平衡造成的[2,13,14]。*MYH9*在欧洲、亚洲起源的人群中进展性非糖尿病肾病相关联,尽管没有那么强[15,17]。这个现象是否由于真正的遗传学关联或者和附近的*APOL1*位点共遗传,还不得而知。最近的证据显示,在欧洲人群中*MYH9*对恶性进行性家族性血尿基因,包括对*CFHR5*基因有上位效应[18]。

大约50%的非洲裔美国人携带*APOL1*肾病变异,他们中的12%~13%携带两个*APOL1*变异,这大大地增加了他们的肾病风险[2]。来自西部非洲的人群中*APOL1*基因变异的频率更高[19]。*APOL1*基因G1和G2变异几乎不存在于亚洲和欧洲人群中,这提示变异的起源是相对而言近期的事情,在早期人类从非洲向外迁徙之后(大约一万年前)。尤为重要的是,并非所有携带两个*APOL1*风险变异的个体会患肾病(原文疑有误,“并非”二字为译者所加)[20,21]。这暗示第二个打击是致病的必要条件(可能是基因-基因、基因-环境的相互作用)。尽管RAAS阻断剂或者大幅度降低血压的治疗方案经常用于降低患者心血管并发症的风险,*APOL1*相关联的肾病患者对此类治疗方案却相对不敏感[22]。

人群中HIV感染是占诱发*APOL1*相关的肾病70%风险的一个主要环境诱因。这也就是说,每10个HIVAN患者中,如果没有携带*APOL1* G1或G2变异,7个人就压根不会发病[23]。肾脏是HIV扩增的大本营。HIV感染在遗传上易感人群中导致了最高的肾病发病率。身怀未经治疗的HIV感染并且携带两个*APOL1*基因变异的人当中,半数患有肾病。HIVAN患者的肾小球被不完全分化的足细胞异常更替,导致恶化速度最快的FSGS亚型,即塌陷型肾小球肾病。没有感染HIV的*APOL1*肾病风险变异携带者,倾向于在组织学上表现为其他亚型的FSGS,例如FSGS兼肾间质纤维化和血管改变,而其他的临床表现为非特异性的FSGS亚型。一种假说认为,不同类型的第二次打击决定了最终的肾脏组织病理学上的表现。FSGS患者的蛋白尿水平和肾功能损伤的速度都是最低,而非特异性的FSGS亚型表现为中度的蛋白尿及疾病进程[21]。

这个思维定式让人们有理由乐观。高效抗反转录病毒疗法引入以来,HIVAN发病率急剧下降[1]。这也说明在遗传因素高风险的人群中成功地处理环境因素的接触可以避免肾病。如此说来,高效抗反转录病毒疗法可以被认为是肾病的新疗法。在一项美国国立卫生研究院资助的“非洲裔美国人肾病和高血压研究”(AASK)中,传统的治疗手段(例如血压控制和RAAS抑制剂)无法可靠地阻止*APOL1*关联的高血压的FGGS患者肾病恶化[24,25]。与HIVAN相反,高血压肾病,或者更妥切的命名为FGGS的诱发因素尚不得而知。

由于HIV感染是一个可修饰的肾病危险因子,进一步的研究试图揭示HIV之外的其他病毒感染是否也通过与*APOL1*交互作用从而影响肾病风险。在非洲裔美国人群中非糖尿病肾病患者的第一代血亲中,*APOL1*基因型和JC多瘤病毒(JCV)的协同作用对肾病的影响也被评估[26]。对家族的终末期肾病发病年龄、性别、血统校正之后,一种叠加模型显示JCV基因组DNA和*APOL1*基因型(隐性遗传)与半胱氨酸蛋白酶抑制物C的升高($P=0.006$)、尿白蛋白($P=0.002$)、肾小球滤过率或者血清白蛋白降低($P=0.0000017$)负相关。非洲裔美国人群中携带两个*APOL1*危险变异并且有JCV感染的患者肾病发病率相对较低。这个结果说明,和HIV一样,JCV可能与

APOL1 有交互作用。潜在的保护机制包括抑制其他可能导致肾病的尿道病毒的繁殖，或者影响肾病易感性的基因表达。为了揭示更多的可能影响 *APOL1* 关联的肾病风险的可修饰的环境因素，有待进一步的研究。包括 *NPHS2*（Podocin）、*SDCCAG8*（血清学上明确的直肠癌抗原 8）、*BMP4*（成骨蛋白 4）基因的附近位点在内的多个基因与 *APOL1* 有基因-基因间的交互作用[27]。这些发现将又可能帮助肾病风险评估。

现在的观点认为，与疾病起始相比，*APOL1* 的作用看上去体现在更强烈地影响 CKD 到终末期肾病的疾病进程。这个概念是基于与终末期肾病相比，*APOL1* 与温和的肾病表型（蛋白尿和轻微的肾小球滤过率降低）有更弱的关联[22,28-30]。前面提到的 AASK 和慢性肾功能不全患者群（CRIC）的纵向研究强烈支持 *APOL1* 主要是一个肾病进展的因素的观点[31]。

对潜在的肾脏捐献者进行 *APOL1*、*Caveolin 1*、*ABCB1*（ATP 结合框 B 亚型成员 1，另名为编码 PGP 的多耐药基因 1）等危险变异的筛查，将有所裨益。肾脏捐献者中上述基因的变异与延长移植器官存活的可能性相关联[12,32,33]。死后肾脏捐献者的 APOL1 基因变异强烈影响移植效果。

其他位点，例如参与调节交感神经系统兴奋的 *CHGA*（Chromograinin A）基因和谷胱甘肽 S-转移酶（*GSTM1*）基因也影响非糖尿病肾病的起始和进展[34,35]。

糖尿病相关的慢性肾病

包括欧洲、非洲、亚洲及南美人群在内的家族性多发的糖尿病肾病（DKD）及其相关的中间表型已经被广泛地报道。白蛋白尿、肾功能（eGFR）下降、系膜部分体积增加、肾脏其他组织学改变，以及糖尿病导致的终末期肾病呈现为家族性多发[36]。特定的人群比其他人群面临更高的 DKD 发病风险。这些发现提示一个主要的 DKD 易感基因甚至多个基因的存在[37,38]。日趋明显的是，调控肾小球滤过率的基因很可能与调控糖尿病患者蛋白尿相关的基因不同[39,40]。

针对受 DKD 严重影响的家系的连锁分析、GWAS、混合图谱的研究，没有发现与 APOL1 在非糖尿病肾病中所起的作用可以相提并论的基因。DKD 是一个多基因疾病，多个遗传变异对发病风险有贡献。DKD 的相关基因的研究结果在不同的样品组和不同人种中几乎不能被重复出来[41]。本章着重阐述不同研究中结果一致的 DKD 基因（表 18.2）。最后，尽管文献中有很多 DKD 候选关联基因的研究，已经发表的研究往往只是分析了很小的疾病组和对照组的样本，并且只分析了候选基因的少量变异位点。所以，候选基因的关联结果经常无法被其他人重复出来。

表 18.2 结果被重复确认的 DKD 相关基因

染色体	基因全名及代码
9q21	4.1 protein ezrin, moesin domain containing 3（*FRMD3*）
12q24	胰腺辅酶 A 脱羧酶 β（*ACACβ*）
2q11	AF4/FMR2 family, member 3（*AFF3*）
17q23	血管紧张素转换酶（*ACE*）
18q22	Carnosinase-1（*CNDP1*）
11p15	半胱氨酰 t-RNA 合成酶（*CARS*）
7p14	内吞及细胞移动基因 1（*ELMO1*）
7q22	促红细胞生成素（*EPO*）
7q36	一氧化氮合成酶（*NOS3*）
16p12	蛋白激酶 C-β1（*PRKCβ1*）

下列基因表现为结果一致的关联：4.1Ezrin, Radixin, Moesin domain containing 3（*FRMD3*），乙酰 CoA 脱羧酶 b（*ACACB*），蛋白激酶 C b-1（*PRKCB1*），促红细胞生成素（*EPO*），内吞及细胞移动基因 1（engulfment and cell mobility 1, *ELMO1*），半胱氨酰转运 RNA 合成酶（*CARS*），血管紧张素转换酶（*ACE*），一氧化氮合成酶（*NOS*），激肽酶（*CNDP1*）。其中，*FRMD*[42-45]、ACACB[46,47]、*ELMO*[48-50]、*CARS*[42] 通过 GWAS 发现，而 *EPO*[51]、*NOS*[52-55]、*PRKCB1*[56] 通过候选基因策略发现。CNDP1 是通过连锁分析发现的。另外，DKD 动物模型的数据进一步支持 NOS 在 DKD 中的作用[59]。

上述基因在 DKD 疾病进程中的功能未知，需要特别指出的是，很多变异在非编码区（内含子或者基因间序列）。以 *FRMD3* 为例，通过启动子比较分析，在其关联度最高的靠近其启动子和 BMP 信号通路成员的 SNP 发现一个常见的转录因子结合位点[45]。这说明 *FRMD3* 与 *BMP* 基因共享调控机制介导 DKD。因为 *FRMD3* 基因变异与欧洲和非洲裔的 1 型和 2 型糖尿病肾病都相关，对这个基因变异导致 DKD 的机制的了解，将至关重要。与此类似，在欧洲、亚洲及非洲裔的患者中，*ELMO1* 基因多态性与 1 型及 2 型糖尿病肾病相关联。Shimazaki 等[60]发现，*ELMO1* 在啮齿类动物模型的肾皮质和肾小球均有表达。体外实验显示，过量表达 *ELMO1* 的细胞降低对基质的黏附，并且产生超量的纤连蛋白（fibronectin）。总而言之，*ELMO1* 基因变异可能通过影响细胞胞外基质的合成和改变黏附特性来参与糖尿病肾病。

ACACB 内含子的一个变异与亚洲及欧洲裔的人群蛋白尿和 DKD 相关[46,47]。*ACACB* 基因编码脂肪酸氧化过程中一个限速步骤的酶。*ACACB* 衍生的丙二酰辅酶 A 通过别构调节与肉毒碱棕榈酰转移酶(CPT1)结合及阻止脂肪酸到线粒体的转运来抑制线粒体之内的脂肪酸氧化。在人的肾近曲小管细胞中转染与 DKD 相关联的内含子变异的 ACAB 可以促进 CPT1 酶的活性。一个很诱人的推论是,*ACACB* 的次要等位基因与 DKD 相关联,它通过抑制 CPT1 酶活性降低脂肪酸氧化,而细胞质内的自由脂肪酸的蓄积造成细胞毒性。

一个国际合作的 GWAS 研究(A GWAS for DKD in the GEnetics of Nephrology: An International Effort,GENIE)发现,终末期糖尿病肾病与 AFF3 的 SNP,以及 RGMA 和 MCTP 基因间的 15q26 区域有关联[61]。

尽管还没有发现 DKD 的强遗传学关联,业内普遍认为,由于没有做肾活检从而假定糖尿病肾病的患者还可能同时患有其他疾病。这有可能降低遗传关联分析的威力。与欧洲裔美国人群相比,非洲裔美国人患有 2 型糖尿病及例如 FSGS 的蛋白尿慢性肾病的几率更高。非洲裔美国人群中的非糖尿病肾病患者绝大多数与 APOL1 强烈关联。这个发现使得从患 2 型糖尿病及后期肾病的非洲裔大病人群中,用遗传学手法区分出与 APOL1 关联的非糖尿病肾病患者[44,62]。例如,一项针对非洲裔美国人 2 型糖尿病终末期肾病患者的 GWAS 研究发现核糖体 S12 基因(*RPS12*)、*LIMK2*-SF1 同源体、纺锤体组装相关区域(*SFI1*)与此病关联,而 *FRMD3* 与之无关联[63]。然而,对 22 号染色体短臂上的 *APOL1* 和 *MYH9* 风险变异(两个变异携带者)进行分层分析能够剔除 2 型糖尿病患者中患有非糖尿病肾病的病例。在剩下的估计是富集 DKD 的病例中,FRMD 与 2 型糖尿病肾病的强关联得以显现[44]。这说明,对于没有基于组织诊断(即活检,译者注)的 DKD,纯净的表现型对于遗传学分型至关重要。最后,像其他致病基因的猎寻一样,大样本数的临床表现型明确的 DKD 患者(及糖尿病患者,但是没有患肾病的对照组)是发现 DKD 致病基因必不可少的,尤其对于那些致病效力弱一些的基因而言。

IgAN 和红斑狼疮肾病的致病基因

IgAN 是世界范围内慢性肾病的常见发病原因[64]。临床上 IgAN 经常表现为血尿;然而,病情严重的典型表现为蛋白尿,并且快速恶化到肾衰竭。此疾病归咎于异常的 IgA1 分子激发了 IgA 或者 IgG 自身抗体[65]。受影响的个体的血液循环中 IgA1 分子的含有一个缺少半乳糖的 O-糖基化的重链铰链区域。患者的免疫系统侦测到异常的 IgA1 之后,产生针对其糖基的抗体,从而在血液循环中形成免疫复合物[66]。然后免疫复合物最终到达肾脏导致系膜细胞增生,过多胞外基质和细胞因子。局部细胞因子导致肾小球足细胞的伤害,尔后出现蛋白尿(免疫复合物的沉着引发补体系统激活,损伤足细胞,译者注)。此疾病进程受患者不同遗传因素的影响。

IgAN 表现为家族性多发,其中大约 5% 的病例为家族性的[67]。尽管家族性和散发病例在组织病理学上表现相同,不同血统的人口发病风险大相径庭。非洲裔发病风险最低,而亚洲裔风险最高,欧洲裔次之。IgAN 需要肾活检才可以确诊。医疗资源的覆盖面不足是否影响不同血统人群患病风险的评估还不得而知。然而,主要 IgAN 易感基因的风险变异的差异分布似乎决定了不同血统人群的发病率(表 18.3)[68]。

表 18.3 IgAN 关联基因

染色体	基因符号
1q32	*CFH*,*CFHR1*,*CFHR3*
6p21	*HLA-DQB1*,*HLA-DGA1*,*HLA-DRB1*
6p21	*HLA-DOB*,*PSMB8*,*PSMB9*,*TAP1*,*TAP2*
6p21	*HLA-DPB2*,*HLA-DPB1*,*HLA-DPA1*
22q12	*HORMAD2*,*MTMR3*,*LIF*,*OSM*,*GATSL3*,*SF3A1*

来源:参考文献[68]

与其他自身免疫疾病相似,IgAN 与人六号染色体主要组织相容抗原复合物(MHC)位点有关联。这个区域对抗体产生很重要[69]。GWAS 发现位于染色体 1q32 的补体因子 H 基因(*CFH*)与 IgAN 强烈关联[69]。*CFH* 基因多态性降低替代性的补体通路活化,其相关基因与免疫复合物肾病,例如 C3 肾小球肾病有关联[70]。与 IgAN 关联的 *CFH* SNP 与包括其附近的 *CFHR1*,*CFHR3* 在内的常见染色体片段缺失存在强烈连锁不平衡。Novak 等推断,*CF*H 对 IgAN 的保护得益于对替代性的补体通路的抑制和与此偶联的 *CFHR1*、*CFHR2* 活性的降低。另外,22 号染色体上包括 *HORMAD2*、*MTMR3*、*LIF* 和 *OSM* 基因区域也与此病关联[69]。这个区域也与血清中 IgA 总浓度有关。与那些没有任何保护基因的个体相比,含有大于等于 5 个保护性等位基因的个体中涵盖上述五个基因的位点的遗传风险分数(GRS)降低了 10 倍[69]。随后,一个针对中国汉族人的 GWAS 研究重复出了上述 MHC 位点和 22 号染色体的结果，另外还发现了两个新位点：17q23（靠近 TNFSF3 基因，与血清 IgA 浓度相关），8p23［靠近防御素（Defensin）基因簇］[72]。

一份重要的生态报道针对 IgAN 的 7 个主要位点，把涵盖亚洲、欧洲及非洲的 85 个世界范围内的人群的 DNA 样品进行了地域分析[68]。遗传风险分数（GRS）在非洲人群中最低，欧洲人群显著升高，在东亚人群中最高。在每一个区域，发病率与 GRS 吻合，较之非洲，亚洲最高。这说明遗传风险占比很大。

全身性红斑狼疮（SLE）和红斑狼疮肾炎（LN）患者常伴随肾病症状。重症红斑狼疮肾炎呈现家族性多发性。非洲和拉丁裔的患者在发病几率和严重程度上超过欧洲裔人群[73]。欧洲血统似乎起保护作用，使之与 LN 绝缘[74]。与 IgAN 截然相反，很少几个 LN 易感基因得到重复验证。将来的 GWAS 或许会发现 LN 的新位点。

APOL1 位点在非洲血统的人群中与重症 LN（塌陷亚型）相关联[6,75]。此种关联在轻微的 LN 中较弱或者没有关联。这也支持 *APOL1* 作为肾脏疾病恶化的基因的观点[76]。一个饶有兴趣的推论是免疫反应和自身免疫基因诱发 LN 的起始，而环境因素和遗传因素控制疾病进程。时至今日，LN 易感基因包括 FcR、信号转导和转录激活 4（*STAT4*）、程序化死亡基因 1（*PDCD1*）、integrin alpha M（*ITGAM*，补体 3 受体 3 亚基）、肿瘤坏死因子超级家族成员 4（*TNFSF4*）[77-82]。最近针对 SLE，但不专注于 LN 的 GWAS 有可能检测到与肾病相关的基因变异（或者影响 SLE 和肾病两者）[65]。这可以通过加大样本数和分层分析来实现。

FSGS 和弥散性系膜硬化（DMS）

参与形成和调节肾小球对白蛋白超滤屏障（肾小球基底膜的组成成分和足细胞）基因的突变是导致严重的原发或者综合征型肾病的致病原因（表 18.4）。表中这些符合孟德尔遗传的往往表现为非特异性肾小球硬化例如 FSGS 或 DMS 的致病基因是在对激素抵抗型肾病综合征（SRNS）的连锁分析中首次发现的。原发性的（局限于肾脏）或者综合征型的（肾脏之外的器官也受波及）SRNS 的遗传分析是最容易的。肾脏组织学、发病年龄、遗传模式（相较于散发病例而言）、并且有时候遗传背景等都是帮助确定患此类型肾病（和与之相关的遗传检测）的线索[84,85]。如果家族性的发病只影响一代人，或者近亲结婚的家系，应该怀疑是常染色体隐性遗传。X-连锁的疾病严重影响男性。常染色体显性遗传影响家系中多代人。因为显性遗传的单一风险因子足以致病，患者的半数子女应该都受影响。需要特别指出的是，在血缘关系近的家庭成员的蛋白尿和肾功能检查，以及家族史调查之前，家系中的先证者（第一个患者）可能看上去是散发病例。

表 18.4　孟德尔遗传的 SRNS

儿童期（局限于肾脏）
Nephrin（*NPHS1*）：先天性芬兰型肾病综合征（常染色体隐性遗传）
Podocin（*NPHS2*）：肾小球硬化（常染色体隐性遗传）
PLCe1：弥散性系膜硬化，不常见（常染色体隐性遗传）
CD2AP：SRNS，罕见（常染色体隐性遗传）
MYO1E：SRNS，罕见（常染色体隐性遗传）
儿童期（综合征）
WT1：Wilms' tumor，DDS 和 Frasier 综合征（常染色体显性遗传）
成人（局限于肾脏）
INF2：FSGS（常染色体显性遗传）
TRPC6：FSGS（常染色体显性遗传）
ACTN4：FSGS（常染色体显性遗传）

出生时表现为肾小球硬化的先天性的 SRNS 的致病突变几乎总能检测到。*NPHS1*（编码 Nephrin）的突变（常染色体隐性突变）在芬兰先天性 SRNS 病例中占 95%，在全球范围内先天性的 SRNS 患者中占绝大多数[86]。在 5 个月到 5 岁之间临床上表现为肾小球硬化的儿童早期 SRNS 常常与 *NPHS2*（编码 Podocin）的突变有关（40% 家族性，6% ~17% 散发病例）[87]。PLCE1 的突变是常染色体隐性突变 DMS 的不常见致病原因[88,89]。*CD2AP* 和 *MYO1E* 的变异是儿童期 SRNS 的稀有致病原因[90-92]。儿童期常染色体显性遗传的女孩中的 SRNS（或者男孩中外生殖器异常的），需要进行 *WT1* 突变的检查。*WT1* 突变的检出率占此类病例的 16%（参见下文综合征型的 SRNS）[93]。

常染色体显性遗传的成年 FSGS 患者中，*INF2*、*TRPC6*、*ACTN4* 的突变经常被检测到，各自占 17%、12% 和 3.5%[94-97]。此类突变的患者多于 20 几岁出现蛋白尿，在 50 岁之前发展到终末期肾病。与此相反，除了 NPHS2 复合杂合子突变（包括 *R229Q* 变异），成年散发性的 FSGS 的致病变异的成功检测非常罕见[85]。*R229Q* 变异在西部欧洲相对常见，占 5% ~10%；在非洲裔美国人中占 1% ~2.5%。单一的 R229Q 变异不足以导致肾病，但确立了 FSGS 携带者状态。携带一个 *NPHS2* 致病变异和 R229Q 变异(复合杂合子)的个体有 FSGS 风险。所以,针对散发性的成年 FSGS 病例进行 R229Q 的检测常常是恰当的。如果 R229Q 阳性,应该进行其他 NPHS2 的遗传学检测,以便于遗传咨询和计划生育。R229Q 不常见于欧洲之外。

综合征型的常染色体显性突变包括 *WT1* 相关的 Denys-Drash 综合征(DDS)和 Frasier 综合征[98]。DDS 常见于儿童期女性表征(可能实际上是 XY)或者男性良性畸形。这提示应该做威尔姆斯肿瘤(Wilms' tumor)检查。并且患者在 5 岁之前由 DMS 发展为终末期肾病。Frasier 综合征见于男性两性畸形的 2～6 岁 FSGS,30 岁之前发展为终末期肾病的患者。Frasier 综合征也偶尔见于成年男性看上去散发性的 FSGS。此类患者应该检查是否有性腺配细胞瘤。常染色体 *MYH9* 显性突变导致 Epstein、Sebastian 及 Fechtner 综合征。患者表现为进行性肾小球硬化,巨型血小板缺失症,感觉神经性听力丧失[99]。

普通人群中 GWAS 估算 GFR 和白蛋白尿

尽管 CKD 晚期患者中相对较少的患者提供了用来进行大规模遗传分享的 DNA,更多肾功能正常或者轻微降低的患者样本用来进行群体 GWAS 测试。这使得发现调控肾功能和肾脏疾病的基因成为可能。初始的研究主要集中于欧洲裔的群体,最近的研究更多着眼于非洲和亚洲血统的群体。与亚洲、非洲和美洲原住民相比,多种肾脏疾病在欧洲血统中并不常见。无论如何,研究 eGFR 调控因素的大规模 GWAS 已经获得了可观的知识。

在一项包括多于 4 万个患者的 4 个欧洲血统的患者群组中进行的肾功能 GWAS 初始研究中检测到多个与 eGFR(血肌酐或者血清胱抑素 C 浓度)相关联的位点。这其中有 4300 人患有终末期肾病[100]。由于参与肌酐和血清胱抑素 C 的合成和代谢而不是参与肾脏疾病,*GATM-SPATA5L1* 和 *CST* 基因的 SNP 与 eGFR-肌酐和 eGFR-血清胱抑素 C 分别强相关。与此截然相反,*UMOD*、*SHROOM3*、*STC1* 与 eGFR 可以被重复地显示关联关系。*UMOD* 编码 Tamm Horsfall 糖蛋白。*UMOD* 又进一步被证明与 CKD[eGFR<60ml/(min · $1.73m^2$)]相关联,与家族性青少年高尿酸血症肾病(FJHN)、二型髓质囊性肾病(MCKD)相关。这个 GWAS 说明 UMOD 基因常见多态性在普通人群中增加了肾功能降低的风险。

随后,CKDGen 协作组完成了欧洲血统的 67 000 个样本的 GWAS 研究。这其中包括 5807 个 CKD 患者。同样的 GWAS 又在另外 23 000 个额外的样本中进行了重复。这个项目的研究又发现了 23 个与肾病或者 eGFR 关联的位点,这包括下列位点(或者其附近):*LASS2*,*GCKR*,*ALMS1*,*TFDP2*,*DAB2*,*SLC4A1*,*VEGFA*,*PRKAG2*,*PIP5K1B*,*ATXN2*,*DACH1*,*UBE2Q2* 和 *SLC7A9*。用 *UMOD*、*SHROOM3*、*STC1* 三个位点,欧洲血缘的人群中 eGFR-肌酐相关的总变异的 1.4% 可以用全部 16 个位点来解释[101]。另外一个独立的基于 23 812 个样品的欧洲协作组的研究发现并且确认了上述中的几个位点,包括 *ALMS1/NAT8*、*SCL7A9*、*SHROOM3* 及 *UMOD*[102]。

为了获得进一步的遗传分析的力度,Pattaro 等人把 CKDGen 的分析扩展到 130 600 个欧洲血缘的样本[103]。他们发现了 6 个新的位点 *MPPED2*、*DDX1*、*SLC47A1*、*CDK12*、*CASP9* 和 *INO80*。在非洲血缘的人群中,上述前四个位点也与 eGFR 关联。这个结果体现了上述结果具有跨越种族的有效性。一个亚洲的协作组发现 eGFR 与 6 号染色体上的 *MHC*、*UNCX*、*MPPED2/DCDC5* 有关联,与 CKD 在 *MECOM*、MHC 区域、*UMOD*、*UNCX*、*WDR72*、*MAF*、*GNAS* 相关联[104]。一个把现存的 GWAS 与 eGFR 的关联和肾病功能性数据联系在一起分析的新策略发现在全基因组范围内与 *FBXL20*、*INHBC*、*LRP2*(编码 megalin)、*PLEKHA1*、*SLC3A2* 和 *CLS7A6* 附近的标记物有显著关联。*PLEKHA1*、*FBXL20* 在非洲血缘的群体中与 eGFR 也相关联[105]。在非洲血缘的人群中重复的 eGFR 关联研究发现其与在或靠近下列位点的 SNP 有关联:*UMOD*,*ANXA9*,*GCKR*,*TFPD2*,*DAB2*,*VEFGA*,*ATXN2*,*SLC22A2*,*TMEM60*,*SLCA13*,*BCAS3*,甚至潜在包括 *KCNQ1*。非洲与欧洲的 GWAS 的一致结果相互印证,并且的非洲血缘中的较小的单倍体模块(待查)也可以协助发现偶然的 SNP[106]。

可能令人吃惊的是,尽管几个主要的 eGFR 相关的位点也与 CKD 的恶化有关(例如 *UMOD*、*PRKAG2*、*ANXA9*、*DAB2*、*DACH1* 和 *STC1*),只有 *UMOD* 名不副实地与 ESRD 相关[107]。发现参与调控从 CKD 到 ESRD 的基因很重要。在非洲裔人群中,*APOL1* 看上去是这样的一个基因。进一步来说,与 eGFR 关联的 SNP 普遍地与尿白蛋白不相关。这也说明,肾功能和白蛋白尿是相对独立的临床表型[108]。

考虑到白蛋白尿与 eGFR 相互独立,在一个 GWAS 研究中,cubilin 基因 *CUBN* 与尿白蛋白:肌酐比率(ACR)有强烈的关联[109]。可能因为 cubilin 与 Megalin 的关系,这反映了肾脏近曲小管对白蛋白重吸收的效果。CUBN 相关的白蛋白尿或许不反映 CKD,只是简单地体现了白蛋白在肾单元中的运输。罕见的 CUBN 变异与常染色体隐性遗传的巨成红细胞性贫血和蛋白尿(Imerslund-Graseck 综合征)相关。

遗传性肾间质病

常染色体显性遗传的肾间质病

单基因(符合孟德尔遗传)的 CKD 是肾病患者中重要的少数人群(表 18.5)。这其中最大的群组主要是多囊肾(PKD)。独特的呈常染色体显性遗传的肾小管及间质肾炎包括几种不同的疾病——MCKD、FJHN、成年肾消耗病、肾小球囊性肾病、遗传性肾病兼高尿酸血症及痛风[110,111]。这些疾病的临床症状有交互重叠,并且应该都属于 MCKD 的红色标题之下。因为囊泡未必可以在上述疾病中检测到,这个历史悠久的命名并不确切[112]。

表 18.5 遗传性间质性肾病

常染色体显性遗传
尿调节素(UMOD)
黏蛋白 1(MUC1)
肾素(REN)
常染色体隐性遗传(肾单位肾痨)
Nephrocystin-1(NPHP1)
X 连锁隐性遗传
Dent 病(CLCN5)
眼脑肾综合征(OCRL1)

遗传连锁分析发现了两个 MCKD 表型的位点,一个在 1 号染色体(*MCKD1*),另外一个在 16 号(*MCKD2*)[113,114]。MCKD2 位点与 UMOD 连锁,而后者在 MCKD、FJHN、肾小球囊性肾病家系中突变[115,116]。尿调素(*UMOD*)是人尿中含量最高的蛋白,并且也是尿结晶(尿圆柱体)的主要成分。尿调素由远曲小管的粗上升枝产生。它通过结合细胞因子调理免疫反应,通过抑制草酸钙晶体形成而避免肾结石,通过避免大肠埃希菌与上皮细胞的结合来避免上皮细胞感染从而保护 Henle 袢和尿道上皮细胞的完整性。但是尿调素的具体功能还不是非常清楚[117]。*UMOD* 突变的患者,尿调素在肾小管内质网中蓄积,具体来说,远曲小管及粗上升枝的细胞浆内蓄积尿调素蛋白[118],而与突变造成的尿调素处理异常吻合的是,分泌到尿中的尿调素减少[119]。已知的 *UMOD* 突变改变蛋白质结构,很多是外显子 4 和 5 中富含半胱氨酸基的区域中半胱氨酸团被置换。

尿调素是糖基化蛋白,其天然的结构通过单体聚合化实现。氨基酸序列中富含半胱氨酸(7.5%),极易高度交联化[110,116]。绝大多数的 *UMOD* 突变都是错义突变,包括 4 号外显子和 3,5,7,8,以半胱氨酸被置换或者置换成半胱氨酸为主[111,116]。UMOD 蛋白可能会导致细胞内蓄积。这个现象被细表内瞬时转染突变的 UMOD 所证实[120]。小鼠 *UMOD* 基因敲除之后,增加了尿道感染的易感性并且出现中度盐浪费,但是没有造成细胞内尿调素结晶,或者肾脏组织学改变[121,122]。杂合子显性负突变(dominant-negative)效应,导致异常的蛋白处理过程中,出现错误的蛋白折叠。特定的突变与 ESRD 初始年龄相关[111]。

一个基于 4 个不同地域的 GWAS 大数据分析发现肾功能与靠近 UMO 的 SNP 位点 rs12917707 有强烈关联[100]。另外一个 GWAS 发现在冰岛 UMOD 与 CKD 连锁[123]。根据以上发现,再加上小鼠基因敲除的结果,*UMOD* 基因多态性可能在普通人群中影响 CKD。

MCKD1 的基因被定位在 1 号染色体,但是十几年也没有被找到。最近的报道显示,编码 Mucin 1 的基因 MUC1 在六个家系中有突变,并且在包括其他十几个 MCKD 表型的家系中与 MCKD1 的区域连锁。所有病例中,突变的发生,无一例外的都是在 60 个碱基的重复序列的尾端中插入了一个胞嘧啶,从而造成了移码突变。这引起了蛋白翻译的提前终止,从而造成 Mucin 1 蛋白几个区域的缺失[124]。Mucin 1 是一个广泛表达在包括远曲小管在内的上皮细胞上的跨膜糖蛋白。Mucin 1 被认为参与细胞黏附、识别和(或)细胞保护[125]。与 UMOD 基因类似,基因敲除 MUC 的小鼠有完全正常的表型[126],与 MCKD 是显性遗传的疾病吻合,不然如果这是个基因不足的疾病,就无法解释了。

记录在案的 *UMOD* 突变的患者中,有 34% 被放射影像学证实有囊肿。*UMOD* 突变人群中,半数女性和 75% 男性有痛风病史[127]。MCKD 的临床表征(无论是与 *UMOD* 相关的 MCKD1,还是与 *MUC1* 相关的 MCKD1)交叉重叠,并且仅仅依靠临床数据无法细分其疾病类型。MCKD 的典型临床特征是可能出现于儿童期的肾功能不足,在成年阶段发展到 ESRD。肾脏的表型并不特异,尿中呈现一般沉积物,与肾小管及间质疾病类似的中度蛋白尿。尿浓缩机制出现与肾功能不全程度匹配的损伤。肾活检中发现的肾小管及间质纤维化,肾小球硬化也是非特异的。穿刺的组织包括有髓质的时候,也可能发现有囊泡。没有发现囊泡病不能推翻此诊断。高尿酸血症及与之呼应的尿酸盐分泌部分减少常见于此病。临床症状包括肾功能不全,非肾病综合征水平的蛋白尿,高尿酸血症,以及痛风的指向 MCKD 的诊断[112]。

定向克隆发现肾素基因 REN 在常染色体显性遗传进行性肾衰以及包括高尿酸血症在内的 MCKD 症状的三个家系中突变并且共分离[128]。其他特征包括在患病儿童中出现轻度低扩增性(对 EPO 敏感)贫血,轻微高钾血症。以上两点都与肾功能受损相吻合。参与此病变的突变是肾素信号肽区域的单个亮氨酸的缺失或者置换,并且肾活检发现内质网应激的证据。原文作者的假说是突变造成了球旁器细胞凋亡增加,阻滞肾发育,并且造成肾单位损失。表现为儿童期高尿酸血症及痛风、肾囊肿、进行性肾衰竭的 FJHN 家系中,也发现 HNF-1b 突变[129]。

常染色体隐性肾消耗病

在疾病分类上,肾消耗病(NPHP)常常与 MCKD 划归同一类疾病,但是两者在临床上及遗传上有显著区别。NPHP 是肾小管及间质肾炎的一种,伴随轻微的尿沉淀物、中度蛋白尿、因为尿浓缩缺陷出现临床上明显的尿崩。但是,与 MCKD 不同的是,NPHP 是常染色体隐性遗传。从病理学上来说,NPHP 的典型特征是肾小管萎缩及基底膜变厚,及皮质髓质囊泡,如果明显的话。这个疾病很快发展到 ESRD,通常在青春期末,比 MCKD 要快很多。NPHP 是儿童期导致 ESRD 的最常见遗传疾病。NPHP 有几个不同的表型,可以用发病年龄,或者在某些病例中肾外的临床表现,例如视网膜疾病。到目前为止,共有 15 个基因在不同的 NPHP 亚型中有突变。与 UMOD 和 MUC1 编码细胞表面蛋白不同,这些基因主要编码纤毛蛋白。如此说来,与多囊肾相似,NPHP 也是纤毛疾病[130]。最近发现的在 NPHP 和退行性视网膜疾病中突变的三个基因是 DNA 修复通路的因子[131]。

编码 Nephrocystin-1 的 *NPHP1* 基因,是最常见的 NPHP 相关的突变基因,占 20% ~25% 的病例。其他的基因的突变占少于 3% 的病例,或者零星家系。超过 50% 的 NPHP 病例在已报道的基因中没有检测到突变,这说明有待发现其他基因[130]。只是肾脏受损的 NPHP 病例与包括 NPHP1 在内的半数的已知基因的突变相关联。NPHP 合并严重眼疾病的,包括视网膜退行性病变,Leber 先天性黑内障,眼组织残缺等,是 Senior-Loken 综合征。NPHP 合并眼病,特别是色素性视网膜疾病以及脑异常,例如小脑共济失调和精神运动迟滞的,称为 Joubert 综合征。NPHP 合并脑部疾病和其他肾外疾病,例如肝硬化的,是 Meckel 综合征。Bardet-Biedl 综合征与 Meckel 综合征症状有所重叠,这可以不定地包括肥胖,多指/趾畸形及性腺发育不全[132]。

遗传性肾衰竭合并肾钙质沉着症

Dent 疾病(DD)和 Lowe 眼脑肾综合征(LS)是有几乎同样肾病临床表型的 X-染色体隐性疾病。然而,区别在于 LS 的肾外特征并不见于 DD。两者均表现为近曲小管疾病,即低分子量蛋白尿,非肾病综合征水平的白蛋白尿,尿中有不同程度的氨基酸,葡萄糖和磷的流失及进行性 CKD。临床症状明显的肾小管酸化是 LS 的典型症状,但是不见于经典的 DD(Dent-1 疾病)。高钙尿症、肾结石、肾钙质沉着是 DD 的常见症状,在 LS 中也有报道。据推论,上述症状在 LS 中并不突出,因为 LS 进展到肾衰竭更迅猛,ESRD 的初始时间更早,这样与 DD 患者相比,在更年轻时高钙尿症就消失了[133]。LS 的典型症状先天性白内障及其他致盲的眼科疾病,智力迟钝,低肌张力症,和其他神经系统的疾病,都常常是致残的[134]。

大约 60% 的 DD 病例有电压调控的氯离子通道 *CLCN5* 基因的突变。CLCN5 在肾近曲小管、髓质粗上升支及收集管中的 alpha 闰细胞中表达。LS 一致性的与编码反式高尔基体内的 phospatidylinositol-4,5-bisphosphate-5-phosphatase 的 *OCRL1* 突变相关联。这两个蛋白都参与膜蛋白转运的通路。另外 15% 的临床上诊断为 DD 的患者有 Lowe *OCRL1* 基因突变(Dent-2 疾病),并且有些此类患者有轻度的肾外异常[135,136]。所以,Dent-2 疾病和 LS 属于 *OCRL1* 等位基因表型变异。他们的临床症状严重程度不同,从单纯的 Dent-1 肾脏表型,到眼脑肾综合征(LS)[137]。

一直以来,家族性的低镁血症合并高钙尿症和肾钙质沉着(FHHNC)被称为肾钙质沉着病,是一种罕见的多发于儿童期的进行性肾衰竭的常染色体隐性遗传病。FHHNC 其他的典型临床症状包括低镁血症外加尿中镁离子过度损失、肾结石、尿路感染,在一些病例中有眼科异常,例如严重近视、黄斑缺失、水平方向眼球震颤、脉络膜视网膜炎等。也可能有高尿酸血症。定位克隆发现位于染色体 3q 的 Paracelin-1(Claudin

16）编码 FHHNC 中突变的蛋白[138]。随后，这个家族中另外一个成员，Claudin 19 也发现与眼科疾病有关。这些 Claudin 蛋白表达与髓质粗上升袢的上皮细胞间的致密链接，对于维持细胞间阳离子转运的选择性，协助利用肾单元这个片段的正电位进行镁、钙离子重吸收非常重要[139]。

诊断和治疗的策略

肾脏异常在多个综合征中的症状不特异，并且有重叠。他们都表现为非肾病综合征水平的蛋白尿，常见尿崩，往往没有囊肿，并且肾活检的发现往往非特异。Dent 疾病和 Lowe 综合征影响肾近曲小管的重吸收。有鉴于此，Fanconi 综合征的症状，最常见的低分子量蛋白尿（b2-微球蛋白，视黄醇结合蛋白）也提示这些诊断。肾小管酸化，尤其是没有白内障，张力减退，智力发育迟钝等的情况下，强烈支持 LS 诊断。囊肿的出现偏向于 MCKD 或者肾消耗病。MCKD 最常见于有家族史的痛风和年纪稍大的儿童中。发病年龄，肾外的发现常常对于确诊非常有帮助。

现在，尽管有时候针对特定病例而言有局限性，在临床上已经可以进行包括 *UMOD*、*CLCN5*、*OCRL1*，较常见的 *NPHPH*、Claudins 等基因突变的分析。提供此类服务的实验室可以通过 NCBI 的遗传学检验注册找到（http://www.ncbi.nlm.nih.gov/gtr/）。

针对这些小管间质肾病的特异疗法还不存在，仅靠保守治疗。由于此类疾病不是原发的肾小球疾病或者免疫介导的，RAAS 抑制或者免疫抑制都不可取。如果有高血压，理应治疗，但是这些小管间质疾病状况常常出现失盐症。同样的病理表现不会出现在移植的肾脏中，因为疾病是接受移植的患者原先的肾脏所固有的，并非系统性的。

小　结

精准医疗（个性化医疗）的时代已经改变了我们对于一系列局限于肾脏或者肾脏受损的全身性疾病的发病机制的理解。在不久的将来，全外显子或者全基因组测序也会带来新的发现。鉴定致病基因将提高对疾病机制的了解和测试针对特定基因缺陷和疾病通路的合理治疗。

（郭建侃 译，庄守纲 校）

参考文献

1. U.S. Renal Data System, USRDS 2012 Annual Data Report, Vol 1: Atlas of Chronic Kidney Disease and End-Stage Renal Disease in the United States, National Institutes of Health, National Institute of Diabetes and Digestive and Kidney Diseases. 2012.
2. Genovese G, Friedman DJ, Ross MD, Lecordier L, Uzureau P, Freedman BI, et al. Association of trypanolytic ApoL1 variants with kidney disease in African Americans. *Science* 2010;**329**(5993):841–5.
3. Tzur S, Rosset S, Shemer R, Yudkovsky G, Selig S, Tarekegn A, et al. Missense mutations in the APOL1 gene are highly associated with end stage kidney disease risk previously attributed to the MYH9 gene. *Hum Genet* 2010;**128**(3):345–50.
4. Freedman BI, Kopp JB, Langefeld CD, Genovese G, Friedman DJ, Nelson GW, et al. The Apolipoprotein L1 (APOL1) gene and nondiabetic nephropathy in African Americans. *J Am Soc Nephrol* 2010;**21**(9):1422–6.
5. Ashley-Koch AE, Okocha EC, Garrett ME, Garrett ME, Soldano K, De Castro LM, et al. MYH9 and APOL1 are both associated with sickle cell disease nephropathy. *Br J Haematol* 2011;**155**(3):386–94.
6. Larsen CP, Beggs ML, Saeed M, Walker PD. Apolipoprotein L1 risk variants associate with systemic lupus erythematosus-associated collapsing glomerulopathy. *J Am Soc Nephrol* 2013;**24**(5):722–5.
7. Freedman BI, Langefeld CD, Andringa KK, Croker JA, Williams AH, Garner NE, et al. End-stage kidney disease in African Americans with lupus nephritis associates with APOL1. *Arthritis Rheum* 2014;**66**(2):390–6.
8. Freedman BI, Spray BJ, Tuttle AB, Buckalew Jr VM. The familial risk of end-stage renal disease in African Americans. *Am J Kidney Dis* 1993;**21**(4):387–93.
9. Freedman BI, Volkova NV, Satko SG, Krisher J, Jurkovitz C, Soucie JM, et al. Population-based screening for family history of end-stage renal disease among incident dialysis patients. *Am J Nephrol* 2005;**25**(6):529–35.
10. Spray BJ, Atassi NG, Tuttle AB, Freedman BI. Familial risk, age at onset, and cause of end-stage renal disease in white Americans. *J Am Soc Nephrol* 1995;**5**(10):1806–10.
11. Freedman BI, Iskandar SS, Appel RG. The link between hypertension and nephrosclerosis. *Am J Kidney Dis* 1995;**25**(2):207–21.
12. Reeves-Daniel AM, Depalma JA, Bleyer AJ, Rocco MV, Murea M, Adams PL, et al. The APOL1 gene and allograft survival after kidney transplantation. *Am J Transplant* 2011;**11**(5):1025–30.
13. Kopp JB, Smith MW, Nelson GW, Johnson RC, Freedman BI, Bowden DW, et al. MYH9 is a major-effect risk gene for focal segmental glomerulosclerosis. *Nat Genet* 2008;**40**(10):1175–84.
14. Kao WH, Klag MJ, Meoni LA, Reich D, Berthier-Schaad Y, et al. MYH9 is associated with nondiabetic end-stage renal disease in African Americans. *Nat Genet* 2008;**40**(10):1185–92.
15. O'Seaghdha CM, Parekh RS, Hwang SJ, Li M, Kottgen A, Coresh J, et al. The MYH9/APOL1 region and chronic kidney disease in European-Americans. *Hum Mol Genet* 2011;**20**(12):2450–6.
16. Cooke JN, Bostrom MA, Hicks PJ, Ng MC, Hellwege JN, Comeau ME, et al. Polymorphisms in MYH9 are associated with diabetic nephropathy in European Americans. *Nephrol Dial Transplant* 2012;**27**(4):1505–11.
17. Cheng W, Zhou X, Zhu L, Shi S, Lv J, Liu L, et al. Polymorphisms in the nonmuscle myosin heavy chain 9 gene (MYH9) are associated with the progression of IgA nephropathy in Chinese. *Nephrol Dial Transplant* 2011;**26**(8):2544–9.
18. Voskarides K, Demosthenous P, Papazachariou L, Arsali M, Athanasiou Y, Zavros M, et al. Epistatic role of the MYH9/APOL1 region on familial hematuria genes. *PLoS One* 2013;**8**(3):e57925.
19. Pollak MR, Genovese G, Friedman DJ. APOL1 and kidney disease. *Curr Opin Nephrol Hypertens* 2012;**21**(2):179–82.
20. Bostrom MA, Kao WH, Li M, Abboud HE, Adler SG, Iyengar SK, et al. Genetic association and gene-gene interaction analyses in

African American dialysis patients with nondiabetic nephropathy. *Am J Kidney Dis* 2012;**59**(2):210–21.

21. Freedman BI, Bowden DW, Rich SS. Genetic basis of kidney disease. In: Taal MW, editor. *Brenner & rector's the kidney*, chap 42. Philadelphia: Elsevier Saunders; 2012. p. 1554–69.
22. Lipkowitz MS, Freedman BI, Langefeld CD, Comeau ME, Bowden DW, Kao WH, et al. Apolipoprotein L1 gene variants associate with hypertension-attributed nephropathy and the rate of kidney function decline in African Americans. *Kidney Int* 2013;**83**(1):114–20.
23. Kopp JB, Nelson GW, Sampath K, Johnson RC, Genovese G, An P, et al. APOL1 genetic variants in focal segmental glomerulosclerosis and HIV-associated nephropathy. *J Am Soc Nephrol* 2011;**22**(11):2129–37.
24. Lipkowitz MS, Freedman BI, Langefeld CD, Comeau ME, Bowden DW, Kao WHL, et al. Apolipoprotein L1 gene variants associate with hypertension-attributed nephropathy and the rate of kidney function decline in African Americans. *Kidney Int* 2013;**83**(1):114–20.
25. Appel LJ, Wright Jr. JT, Greene T, Agodoa LY, Astor BC, Bakris GL, et al. Intensive blood-pressure control in hypertensive chronic kidney disease. *N Engl J Med* 2010;**363**(10):918–29.
26. Divers J, Nunez M, High KP, Murea M, Rocco MV, Ma L, et al. JC polyoma virus interacts with APOL1 in African Americans with nondiabetic nephropathy. *Kidney Int* 2013;**84**(6):1207–13.
27. Divers J, Palmer ND, Lu L, Langefeld CD, Rocco MV, Hicks PJ, et al. Gene-gene interactions in APOL1-associated nephropathy. *Neph Dial Transplant* 2014;**29**(3):587–94.
28. Foster MC, Coresh J, Fornage M, Astor BC, Grams M, Franceschini N, et al. APOL1 variants associate with increased risk of CKD among African Americans. *J Am Soc Nephrol* 2013;**24**(9):1484–91.
29. Friedman DJ, Kozlitina J, Genovese G, Jog P, Pollak MR. Population-based risk assessment of APOL1 on renal disease. *J Am Soc Nephrol* 2011;**22**(11):2098–105.
30. Freedman BI, Langefeld CD, Turner J, Nunez M, High KP, Spainhour M, et al. Association of APOL1 variants with mild kidney disease in the first-degree relatives of African American patients with non-diabetic end-stage renal disease. *Kidney Int* 2012;**82**(7):805–11.
31. Parsa A, Kao WH, Xie D, Astor BC, Li M, Hsu CY, et al. APOL1 risk variants, race, and progression of chronic kidney disease. *N Engl J Med* 2013;**369**(23):2183–96.
32. Moore J, McKnight AJ, Dohler B, Simmonds MJ, Courtney AE, Brand OJ, et al. Donor ABCB1 variant associates with increased risk for kidney allograft failure. *J Am Soc Nephrol* 2012;**23**(11):1891–9.
33. Moore J, McKnight AJ, Simmonds MJ, Courtney AE, Hanvesakul R, Brand OJ, et al. Association of caveolin-1 gene polymorphism with kidney transplant fibrosis and allograft failure. *JAMA* 2010;**303**(13):1282–7.
34. Salem RM, Cadman PE, Chen Y, Rao F, Wen G, Hamilton BA, et al. Chromogranin A polymorphisms are associated with hypertensive renal disease. *J Am Soc Nephrol* 2008;**19**(3):600–14.
35. Chang J, Ma JZ, Zeng Q, Cechova S, Gantz A, Nievergelt C, et al. Loss of GSTM1, a NRF2 target, is associated with accelerated progression of hypertensive kidney disease in the African American Study of Kidney Disease (AASK). *Am J Physiol Renal Physiol* 2013;**304**(4):F348–55.
36. Murea M, Ma L, Freedman BI. Genetic and environmental factors associated with type 2 diabetes and diabetic vascular complications. *Rev Diabet Stud* 2012;**9**(1):6–22.
37. Hanson RL, Elston RC, Pettitt DJ, Bennett PH, Knowler WC. Segregation analysis of non-insulin-dependent diabetes mellitus in Pima Indians: evidence for a major-gene effect. *Am J Hum Genet* 1995;**57**(1):160–70.
38. Krolewski AS. Genetics of diabetic nephropathy: evidence for major and minor gene effects. *Kidney Int* 1999;**55**(4):1582–96.
39. Placha G, Canani LH, Warram JH, Krolewski AS. Evidence for different susceptibility genes for proteinuria and ESRD in type 2 diabetes. *Adv Chronic Kidney Dis* 2005;**12**(2):155–69.
40. Langefeld CD, Beck SR, Bowden DW, Rich SS, Wagenknecht LE, Freedman BI. Heritability of GFR and albuminuria in Caucasians with type 2 diabetes mellitus. *Am J Kidney Dis* 2004;**43**(5):796–800.
41. Williams WW, Salem RM, McKnight AJ, Sandholm N, Forsblom C, Taylor A, et al. Association testing of previously reported variants in a large case-control meta-analysis of diabetic nephropathy. *Diabetes* 2012;**61**(8):2187–94.
42. Pezzolesi MG, Poznik GD, Mychaleckyj JC, Paterson AD, Barati MT, Klein JB, et al. Genome-wide association scan for diabetic nephropathy susceptibility genes in type 1 diabetes. *Diabetes* 2009;**58**(6):1403–10.
43. Pezzolesi MG, Jeong J, Smiles AM, Skupien J, Mychaleckyj JC, Rich SS, et al. Family-based association analysis confirms the role of the chromosome 9q21.32 locus in the susceptibility of diabetic nephropathy. *PLoS One* 2013;**8**(3):e60301.
44. Freedman BI, Langefeld CD, Lu L, Divers J, Comeau ME, Kopp JB, et al. Differential effects of MYH9 and APOL1 risk variants on FRMD3 association with diabetic ESRD in African Americans. *PLoS Genet* 2011;**7**(6):e1002150.
45. Martini S, Nair V, Patel SR, Eichinger F, Nelson RG, Weil EJ, et al. From single nucleotide polymorphism to transcriptional mechanism: a model for FRMD3 in diabetic nephropathy. *Diabetes* 2013;**62**(7):2605–12.
46. Maeda S, Kobayashi MA, Araki S, Babazono T, Freedman BI, Bostrom MA, et al. A single nucleotide polymorphism within the acetyl-coenzyme A carboxylase beta gene is associated with proteinuria in patients with type 2 diabetes. *PLoS Genet* 2010;**6**(2):e1000842.
47. Tang SC, Leung VT, Chan LY, Wong SS, Chu DW, Leung JC, et al. The acetyl-coenzyme a carboxylase beta (ACACB) gene is associated with nephropathy in Chinese patients with type 2 diabetes. *Nephrol Dial Transplant* 2010;**25**(12):3931–4.
48. Shimazaki A, Kawamura Y, Kanazawa A, Sekine A, Saito S, Tsunoda T, et al. Genetic variations in the gene encoding ELMO1 are associated with susceptibility to diabetic nephropathy. *Diabetes* 2005;**54**(4):1171–8.
49. Leak TS, Perlegas PS, Smith SG, Keene KL, Hicks PJ, Langefeld CD, et al. Variants in intron 13 of the ELMO1 gene are associated with diabetic nephropathy in African Americans. *Ann Hum Genet* 2009;**73**(2):152–9.
50. Pezzolesi MG, Katavetin P, Kure M, Poznik GD, Skupien J, Mychaleckyj JC, et al. Confirmation of genetic associations at ELMO1 in the GoKinD collection supports its role as a susceptibility gene in diabetic nephropathy. *Diabetes* 2009;**58**(11):2698–702.
51. Tong Z, Yang Z, Patel S, Chen H, Gibbs D, Yang X, et al. Promoter polymorphism of the erythropoietin gene in severe diabetic eye and kidney complications. *Proc Natl Acad Sci USA* 2008;**105**(19):6998–7003.
52. Noiri E, Satoh H, Taguchi J, Brodsky SV, Nakao A, Ogawa Y, et al. Association of eNOS Glu298Asp polymorphism with end-stage renal disease. *Hypertension* 2002;**40**(4):535–40.
53. Suzuki H, Nagase S, Kikuchi S, Wang Y, Koyama A. Association of a missense Glu298Asp mutation of the endothelial nitric oxide synthase gene with end stage renal disease. *Clin Chem* 2000;**46**(11):1858–60.
54. Nagase S, Suzuki H, Wang Y, Kikuchi S, Hirayama A, Ueda A, et al. Association of ecNOS gene polymorphisms with end stage renal diseases. *Mol Cell Biochem* 2003;**244**(1-2):113–8.
55. Liu Y, Burdon KP, Langefeld CD, Beck SR, Wagenknecht LE, Rich SS, et al. T-786C polymorphism of the endothelial nitric oxide synthase gene is associated with albuminuria in the diabetes heart study. *J Am Soc Nephrol* 2005;**16**(4):1085–90.
56. Ma RC, Tam CH, Wang Y, Luk AO, Hu C, Yang X, et al. Genetic variants of the protein kinase C-beta 1 gene and development of end-stage renal disease in patients with type 2 diabetes. *JAMA* 2010;**304**(8):881–9.
57. Janssen B, Hohenadel D, Brinkkoetter P, Peters V, Rind N, Fischer C, et al. Carnosine as a protective factor in diabetic nephropathy: association with a leucine repeat of the carnosinase gene CNDP1. *Diabetes* 2005;**54**(8):2320–7.
58. Freedman BI, Hicks PJ, Sale MM, Pierson ED, Langefeld CD, Rich SS, et al. A leucine repeat in the carnosinase gene CNDP1 is associated with diabetic end-stage renal disease in European Americans. *Nephrol Dial Transplant* 2007;**22**(4):1131–5.

59. Brosius III FC, Alpers CE, Bottinger EP, Breyer MD, Coffman TM, Gurley SB, et al. Mouse models of diabetic nephropathy. *J Am Soc Nephrol* 2009;**20**(12):2503–12.
60. Shimazaki A, Tanaka Y, Shinosaki T, Ikeda M, Watada H, Hirose T, et al. ELMO1 increases expression of extracellular matrix proteins and inhibits cell adhesion to ECMs. *Kidney Int* 2006;**70**(10):1769–76.
61. Sandholm N, Salem RM, McKnight AJ, Brennan EP, Forsblom C, Isakova T, et al. New susceptibility loci associated with kidney disease in type 1 diabetes. *PLoS Genet* 2012;**8**(9):e1002921.
62. Gopalakrishnan I, Iskandar SS, Daeihagh P, Divers J, Langefeld CD, Bowden DW, et al. Coincident idiopathic focal segmental glomerulosclerosis collapsing variant and diabetic nephropathy in an African American homozygous for MYH9 risk variants. *Hum Pathol* 2011;**42**(2):291–4.
63. McDonough CW, Palmer ND, Hicks PJ, Roh BH, An SS, Cooke JN, et al. A genome-wide association study for diabetic nephropathy genes in African Americans. *Kidney Int* 2011;**79**(5):563–72.
64. Wyatt RJ, Julian BA. IgA nephropathy. *N Engl J Med* 2013;**368**(25):2402–14.
65. Suzuki H, Kiryluk K, Novak J, Moldoveanu Z, Herr AB, Renfrow MB, et al. The pathophysiology of IgA nephropathy. *J Am Soc Nephrol* 2011;**22**(10):1795–803.
66. Lai KN. Pathogenesis of IgA nephropathy. *Nat Rev Nephrol* 2012;**8**(5):275–83.
67. Kiryluk K, Julian BA, Wyatt RJ, Scolari F, Zhang H, Novak J, et al. Genetic studies of IgA nephropathy: past, present, and future. *Pediatr Nephrol* 2010;**25**(11):2257–68.
68. Kiryluk K, Li Y, Sanna-Cherchi S, Rohanizadegan M, Suzuki H, Eitner F, et al. Geographic differences in genetic susceptibility to IgA nephropathy: GWAS replication study and geospatial risk analysis. *PLoS Genet* 2012;**8**(6):e1002765.
69. Gharavi AG, Kiryluk K, Choi M, Li Y, Hou P, Xie J, et al. Genome-wide association study identifies susceptibility loci for IgA nephropathy. *Nat Genet* 2011;**43**(4):321–7.
70. Gale DP, de Jorge EG, Cook HT, Martinez-Barricarte R, Hadjisavvas A, McLean AG, et al. Identification of a mutation in complement factor H-related protein 5 in patients of Cypriot origin with glomerulonephritis. *Lancet* 2010;**376**(9743):794–801.
71. Novak J, Renfrow MB, Gharavi AG, Julian BA. Pathogenesis of immunoglobulin A nephropathy. *Curr Opin Nephrol Hypertens* 2013;**22**(3):287–94.
72. Yu XQ, Li M, Zhang H, Low HQ, Wei X, Wang JQ, et al. A genome-wide association study in Han Chinese identifies multiple susceptibility loci for IgA nephropathy. *Nat Genet* 2012;**44**(2):178–82.
73. Freedman BI, Wilson CH, Spray BJ, Tuttle AB, Olorenshaw IM, Kammer GM. Familial clustering of end-stage renal disease in blacks with lupus nephritis. *Am J Kidney Dis* 1997;**29**(5):729–32.
74. Richman IB, Taylor KE, Chung SA, Trupin L, Petri M, Yelin E, et al. European genetic ancestry is associated with a decreased risk of lupus nephritis. *Arthritis Rheum* 2012;**64**(10):3374–82.
75. Freedman BI, Edberg JC, Comeau ME, Murea M, Bowden DW, Divers J, et al. The Non-Muscle Myosin Heavy Chain 9 Gene (MYH9) is not associated with lupus nephritis in African Americans. *Am J Nephrol* 2010;**32**(1):66–72.
76. Lin CP, Adrianto I, Lessard CJ, Kelly JA, Kaufman KM, Guthridge JM, et al. Role of MYH9 and APOL1 in African and non-African populations with lupus nephritis. *Genes Immun* 2012;**13**(3):232–8.
77. Salmon JE, Millard S, Schachter LA, Arnett FC, Ginzler EM, Gourley MF, et al. Fc gamma RIIA alleles are heritable risk factors for lupus nephritis in African Americans. *J Clin Invest* 1996;**97**(5):1348–54.
78. Sanchez E, Nadig A, Richardson BC, Freedman BI, Kaufman KM, Kelly JA, et al. Phenotypic associations of genetic susceptibility loci in systemic lupus erythematosus. *Ann Rheum Dis* 2011;**70**(10):1752–7.
79. Kawasaki A, Furukawa H, Kondo Y, Ito S, Hayashi T, Kusaoi M, et al. TLR7 single-nucleotide polymorphisms in the 3′ untranslated region and intron 2 independently contribute to systemic lupus erythematosus in Japanese women: a case-control association study. *Arthritis Res Ther* 2011;**13**(2):R41.
80. Taylor KE, Remmers EF, Lee AT, Ortmann WA, Plenge RM, Tian C, et al. Specificity of the STAT4 genetic association for severe disease manifestations of systemic lupus erythematosus. *PLoS Genet* 2008;**4**(5):e1000084.
81. Singh RR, Saxena V, Zang S, Li L, Finkelman FD, Witte DP, et al. Differential contribution of IL-4 and STAT6 vs STAT4 to the development of lupus nephritis. *J Immunol* 2003;**170**(9):4818–25.
82. Lee YH, Ji JD, Song GG. Fcgamma receptor IIB and IIIB polymorphisms and susceptibility to systemic lupus erythematosus and lupus nephritis: a meta-analysis. *Lupus* 2009;**18**(8):727–34.
83. Harley JB, Alarcon-Riquelme ME, Criswell LA, Jacob CO, Kimberly RP, Moser KL, et al. Genome-wide association scan in women with systemic lupus erythematosus identifies susceptibility variants in ITGAM, PXK, KIAA1542 and other loci. *Nat Genet* 2008;**40**(2):204–10.
84. Benoit G, Machuca E, Antignac C. Hereditary nephrotic syndrome: a systematic approach for genetic testing and a review of associated podocyte gene mutations. *Pediatr Nephrol* 2010;**25**(9):1621–32.
85. Santin S, Bullich G, Tazon-Vega B, Garcia-Maset R, Gimenez I, Silva I, et al. Clinical utility of genetic testing in children and adults with steroid-resistant nephrotic syndrome. *Clin J Am Soc Nephrol* 2011;**6**(5):1139–48.
86. Kestila M, Lenkkeri U, Mannikko M, Lamerdin J, McCready P, Putaala H, et al. Positionally cloned gene for a novel glomerular protein – nephrin – is mutated in congenital nephrotic syndrome. *Mol Cell* 1998;**1**(4):575–82.
87. Boute N, Gribouval O, Roselli S, Benessy F, Lee H, Fuchshuber A, et al. NPHS2, encoding the glomerular protein podocin, is mutated in autosomal recessive steroid-resistant nephrotic syndrome. *Nat Genet* 2000;**24**(4):349–54.
88. Hinkes B, Wiggins RC, Gbadegesin R, Vlangos CN, Seelow D, Nurnberg G, et al. Positional cloning uncovers mutations in PLCE1 responsible for a nephrotic syndrome variant that may be reversible. *Nat Genet* 2006;**38**(12):1397–405.
89. Gbadegesin R, Hinkes BG, Hoskins BE, Vlangos CN, Heeringa SF, Liu J, et al. Mutations in PLCE1 are a major cause of isolated diffuse mesangial sclerosis (IDMS). *Nephrol Dial Transplant* 2008;**23**(4):1291–7.
90. Kim JM, Wu H, Green G, Winkler CA, Kopp JB, Miner JH, et al. CD2-associated protein haploinsufficiency is linked to glomerular disease susceptibility. *Science* 2003;**300**(5623):1298–300.
91. Gigante M, Pontrelli P, Montemurno E, Roca L, Aucella F, Penza R, et al. CD2AP mutations are associated with sporadic nephrotic syndrome and focal segmental glomerulosclerosis (FSGS). *Nephrol Dial Transplant* 2009;**24**(6):1858–64.
92. Mele C, Iatropoulos P, Donadelli R, Calabria A, Maranta R, Cassis P, et al. MYO1E mutations and childhood familial focal segmental glomerulosclerosis. *N Engl J Med* 2011;**365**(4):295–306.
93. Barbaux S, Niaudet P, Gubler MC, Grunfeld JP, Jaubert F, Kuttenn F, et al. Donor splice-site mutations in WT1 are responsible for Frasier syndrome. *Nat Genet* 1997;**17**(4):467–70.
94. Winn MP, Conlon PJ, Lynn KL, Farrington MK, Creazzo T, Hawkins AF, et al. A mutation in the TRPC6 cation channel causes familial focal segmental glomerulosclerosis. *Science* 2005;**308**(5729):1801–4.
95. Reiser J, Polu KR, Moller CC, Kenlan P, Altintas MM, Wei C, et al. TRPC6 is a glomerular slit diaphragm-associated channel required for normal renal function. *Nat Genet* 2005;**37**(7):739–44.
96. Kaplan JM, Kim SH, North KN, Rennke H, Correia LA, Tong HQ, et al. Mutations in ACTN4, encoding alpha-actinin-4, cause familial focal segmental glomerulosclerosis. *Nat Genet* 2000;**24**(3):251–6.
97. Brown EJ, Schlondorff JS, Becker DJ, Tsukaguchi H, Tonna SJ, Uscinski AL, et al. Mutations in the formin gene INF2 cause focal segmental glomerulosclerosis. *Nat Genet* 2010;**42**(1):72–6.
98. Poulat F, Morin D, Konig A, Brun P, Giltay J, Sultan C, et al. Distinct molecular origins for Denys-Drash and Frasier syndromes. *Hum Genet* 1993;**91**(3):285–6.
99. Han KH, Lee H, Kang HG, Moon KC, Lee JH, Park YS, et al. Renal manifestations of patients with MYH9-related disorders.

Pediatr Nephrol 2011;**26**(4):549–55.

100. Kottgen A, Glazer NL, Dehghan A, Hwang SJ, Katz R, Li M, et al. Multiple loci associated with indices of renal function and chronic kidney disease. *Nat Genet* 2009;**41**(6):712–7.
101. Kottgen A, Pattaro C, Boger CA, Fuchsberger C, Olden M, Glazer NL, et al. New loci associated with kidney function and chronic kidney disease. *Nat Genet* 2010;**42**(5):376–84.
102. Chambers JC, Zhang W, Lord GM, van der HP, Lawlor DA, Sehmi JS, et al. Genetic loci influencing kidney function and chronic kidney disease. *Nat Genet* 2010;**42**(5):373–5.
103. Pattaro C, Kottgen A, Teumer A, Garnaas M, Boger CA, Fuchsberger C, et al. Genome-wide association and functional follow-up reveals new loci for kidney function. *PLoS Genet* 2012;**8**(3):e1002584.
104. Okada Y, Sim X, Go MJ, Wu JY, Gu D, Takeuchi F, et al. Meta-analysis identifies multiple loci associated with kidney function-related traits in east Asian populations. *Nat Genet* 2012;**44**(8):904–9.
105. Chasman DI, Fuchsberger C, Pattaro C, Teumer A, Boger CA, Endlich K, et al. Integration of genome-wide association studies with biological knowledge identifies six novel genes related to kidney function. *Hum Mol Genet* 2012;**21**(24):5329–43.
106. Liu CT, Garnaas MK, Tin A, Kottgen A, Franceschini N, Peralta CA, et al. Genetic association for renal traits among participants of African ancestry reveals new loci for renal function. *PLoS Genet* 2011;**7**(9):e1002264.
107. Boger CA, Gorski M, Li M, Hoffmann MM, Huang C, Yang Q, et al. Association of eGFR-related loci identified by GWAS with incident CKD and ESRD. *PLoS Genet* 2011;**7**(9):e1002292.
108. Ellis JW, Chen MH, Foster MC, Liu CT, Larson MG, de Boer I, et al. Validated SNPs for eGFR and their associations with albuminuria. *Hum Mol Genet* 2012;**21**(14):3293–8.
109. Boger CA, Chen MH, Tin A, Olden M, Kottgen A, de Boer I, et al. CUBN is a gene locus for albuminuria. *J Am Soc Nephrol* 2011;**22**(3):555–70.
110. Scolari F, Caridi G, Rampoldi L, Tardanico R, Izzi C, Pirulli D, et al. Uromodulin storage diseases: clinical aspects and mechanisms. *Am J Kidney Dis* 2004;**44**(6):987–99.
111. Moskowitz JL, Piret SE, Lhotta K, Kitzler TM, Tashman AP, Velez E, et al. Association between genotype and phenotype in uromodulin-associated kidney disease. *Clin J Am Soc Nephrol* 2013;**8**(8):1349–57.
112. Bleyer AJ, Hart TC. Medullar cycstic disease. In: Lifton RP, Giebisch G, Somlo S, Seldin DW, editors. *Genetic diseases of the kidneys*. London: Academic Press; 2009. p. 447–62.
113. Christodoulou K, Tsingis M, Stavrou C, Eleftheriou A, Papapavlou P, Patsalis PC, et al. Chromosome 1 localization of a gene for autosomal dominant medullary cystic kidney disease. *Hum Mol Genet* 1998;**7**(5):905–11.
114. Scolari F, Puzzer D, Amoroso A, Caridi G, Ghiggeri GM, Maiorca R, et al. Identification of a new locus for medullary cystic disease, on chromosome 16p12. *Am J Hum Genet* 1999;**64**(6):1655–60.
115. Lens XM, Banet JF, Outeda P, Barrio-Lucia V. A novel pattern of mutation in uromodulin disorders: autosomal dominant medullary cystic kidney disease type 2, familial juvenile hyperuricemic nephropathy, and autosomal dominant glomerulocystic kidney disease. *Am J Kidney Dis* 2005;**46**(1):52–7.
116. Hart TC, Gorry MC, Hart PS, Woodard AS, Shihabi Z, Sandhu J, et al. Mutations of the UMOD gene are responsible for medullary cystic kidney disease 2 and familial juvenile hyperuricaemic nephropathy. *J Med Genet* 2002;**39**(12):882–92.
117. Choi SW, Ryu OH, Choi SJ, Song IS, Bleyer AJ, Hart TC. Mutant Tamm-Horsfall glycoprotein accumulation in endoplasmic reticulum induces apoptosis reversed by colchicine and sodium 4-phenylbutyrate. *J Am Soc Nephrol* 2005;**16**(10):3006–14.
118. Dahan K, Devuyst O, Smaers M, Vertommen D, Loute G, Poux JM, et al. A cluster of mutations in the UMOD gene causes familial juvenile hyperuricemic nephropathy with abnormal expression of uromodulin. *J Am Soc Nephrol* 2003;**14**(11):2883–93.
119. Bleyer AJ, Hart TC, Shihabi Z, Robins V, Hoyer JR. Mutations in the uromodulin gene decrease urinary excretion of Tamm-Horsfall protein. *Kidney Int* 2004;**66**(3):974–7.
120. Rampoldi L, Caridi G, Santon D, Boaretto F, Bernascone I, Lamorte G, et al. Allelism of MCKD, FJHN and GCKD caused by impairment of uromodulin export dynamics. *Hum Mol Genet* 2003;**12**(24):3369–84.
121. Mo L, Zhu XH, Huang HY, Shapiro E, Hasty DL, Wu XR. Ablation of the Tamm-Horsfall protein gene increases susceptibility of mice to bladder colonization by type 1-fimbriated Escherichia coli. *Am J Physiol Renal Physiol* 2004;**286**(4):F795–802.
122. Raffi H, Bates JM, Laszik Z, Kumar S. Tamm-Horsfall protein knockout mice do not develop medullary cystic kidney disease. *Kidney Int* 2006;**69**(10):1914–5.
123. Gudbjartsson DF, Holm H, Indridason OS, Thorleifsson G, Edvardsson V, Sulem P, et al. Association of variants at UMOD with chronic kidney disease and kidney stones – role of age and comorbid diseases. *PLoS Genet* 2010;**6**(7):e1001039.
124. Kirby A, Gnirke A, Jaffe DB, Baresova V, Pochet N, Blumenstiel B, et al. Mutations causing medullary cystic kidney disease type 1 lie in a large VNTR in MUC1 missed by massively parallel sequencing. *Nat Genet* 2013;**45**(3):299–303.
125. Pemberton LF, Rughetti A, Taylor-Papadimitriou J, Gendler SJ. The epithelial mucin MUC1 contains at least two discrete signals specifying membrane localization in cells. *J Biol Chem* 1996;**271**(4):2332–40.
126. Spicer AP, Rowse GJ, Lidner TK, Gendler SJ. Delayed mammary tumor progression in Muc-1 null mice. *J Biol Chem* 1995;**270**(50):30093–101.
127. Bollee G, Dahan K, Flamant M, Moriniere V, Pawtowski A, Heidet L, et al. Phenotype and outcome in hereditary tubulointerstitial nephritis secondary to UMOD mutations. *Clin J Am Soc Nephrol* 2011;**6**(10):2429–38.
128. Zivna M, Hulkova H, Matignon M, Hodanova K, Vylet'al P, Kalbacova M, et al. Dominant renin gene mutations associated with early-onset hyperuricemia, anemia, and chronic kidney failure. *Am J Hum Genet* 2009;**85**(2):204–13.
129. Bingham C, Ellard S, van't Hoff WG, Simmonds HA, Marinaki AM, Badman MK, et al. Atypical familial juvenile hyperuricemic nephropathy associated with a hepatocyte nuclear factor-1beta gene mutation. *Kidney Int* 2003;**63**(5):1645–51.
130. Hildebrandt F, Attanasio M, Otto E. Nephronophthisis: disease mechanisms of a ciliopathy. *J Am Soc Nephrol* 2009;**20**(1):23–35.
131. Chaki M, Airik R, Ghosh AK, Giles RH, Chen R, Slaats GG, et al. Exome capture reveals ZNF423 and CEP164 mutations, linking renal ciliopathies to DNA damage response signaling. *Cell* 2012;**150**(3):533–48.
132. Schurman SJ, Scheinman SJ. Inherited cerebrorenal syndromes. *Nat Rev Nephrol* 2009;**5**(9):529–38.
133. Scheinman SJ. Dent's disease. In: Lifton RP, Giebisch G, Somlo S, Seldin DW, editors. *Genetic diseases of the kidney*. London: Academic Press; 2009. p. 213–26.
134. Lowe M. Structure and function of the Lowe syndrome protein OCRL1. *Traffic* 2005;**6**(9):711–9.
135. Hoopes Jr. RR, Shrimpton AE, Knohl SJ, Hueber P, Hoppe B, Matyus J, et al. Dent disease with mutations in OCRL1. *Am J Hum Genet* 2005;**76**(2):260–7.
136. Shrimpton AE, Hoopes Jr. RR, Knohl SJ, Hueber P, Reed AA, Christie PT, et al. OCRL1 mutations in Dent 2 patients suggest a mechanism for phenotypic variability. *Nephron Physiol* 2009;**112**(2):27–36.
137. Bokenkamp A, Bockenhauer D, Cheong HI, Hoppe B, Tasic V, Unwin R, et al. Dent-2 disease: a mild variant of Lowe syndrome. *J Pediatr* 2009;**155**(1):94–9.
138. Simon DB, Lu Y, Choate KA, Velazquez H, Al-Sabban E, Praga M, et al. Paracellin-1, a renal tight junction protein required for paracellular Mg2+ resorption. *Science* 1999;**285**(5424):103–6.
139. Konrad M, Schaller A, Seelow D, Pandey AV, Waldegger S, Lesslauer A, et al. Mutations in the tight-junction gene claudin 19 (CLDN19) are associated with renal magnesium wasting, renal failure, and severe ocular involvement. *Am J Hum Genet* 2006;**79**(5):949–57.

第五篇

慢性肾脏病并发症

第 19 章

19

慢性肾脏病患者的社会心理问题

Daniel Cukor[a], Nisha Ver Halen[a], Yvette Fruchter[b] and Paul L. Kimmel[c]

[a]Department of Psychiatry and Behavioral Science, SUNY Downstate Medical Center, Brooklyn, NY, USA,
[b]Ferkauf Graduate School of Psychology, Yeshiva University, New York, NY, USA,
[c]Division of Renal Diseases and Hypertension, Department of Medicine, George Washington University Medical Center, Washington, DC, USA

简　介

对 CKD 诊断的心理反应及随之而来的需求不尽相同，但这些问题并未得到深入研究。疾病的病程、预后和症状负担都会对患者产生影响。除了医疗和疾病因素之外，个人的心理状况同样会影响患者如何对待疾病的诊断。既往的精神病史、社会支持水平、对疾病的理解以及医患关系也都会影响患者自身的调整。有关心理对 CKD 的影响的研究仍在不断进行，我们将回顾现有的与 CKD 心理状况相关的研究文献，主要集中于共病精神障碍、治疗的依从性及生活质量方面。

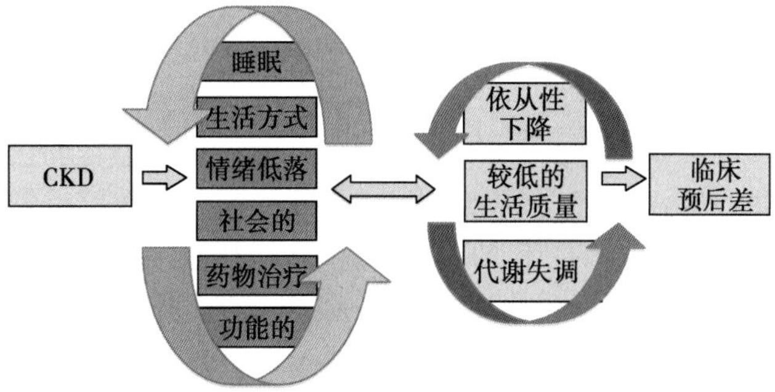

图 19.1　心理社会改变导致 CKD 不良临床结局增多的途径。疾病自身的症状表现、抑郁情绪和社会应激的循环引发依从性下降、增加疾病活动性及更差的主观感受，两个循环导致更糟糕的健康状况

精神病理情况

社会心理功能可以影响患者的治疗结果。我们提出了一个从 CKD 到继发的不良临床预后的路径模型（图 19.1）。在这个模型里有两个循环，首先是 CKD 患者不断加重的症状负担、抑郁情绪和社会应激的循环导致了依从性下降、疾病活动增多及主观感受更差的第二个循环；第二个循环引发更多的并发症，导致肾功能持续下降。

抑郁

在肾脏疾病晚期，抑郁和生活质量都与患者的发病率及死亡率增高相关[1-3]。但是针对 CKD 早期的共病心理问题的患病率，以及对肾脏疾病的长期影响尚未深入研究。

抑郁的测评

由于抑郁和尿毒症本身导致的精神症状有很多相似的表现，诊断 CKD 患者的抑郁症状变得困难而复杂。临床上需要重点注意病因、症状的性质和病情的演变。尿毒症和抑郁有大致相似的临床表现：脑病、厌食症状、睡眠呼吸障碍、神经性疼痛、精神运动性改变、体重和食欲的改变、睡眠困难、瘙痒和疼痛。

另一方面的困难源于临床上缺乏诊断抑郁的标准测量量表。很多心理测量量表被用来评估 CKD 患者的抑郁情况，但是这些量表的可信度和有效性在 CKD 人群中尚未被很好地验证。在本研究领域尚未有一致的能够适用于广泛患者人群的筛选和诊断量表，此外，评估中所需的准确的临界分数尚未确定，测量的预测值也都没有在患者人群中获得确认。

CKD 患者的抑郁患病率

抑郁是晚期肾病患者中突出的心理问题。研究显示患病率接近 20%[5-13]，在实施肾脏替代治疗(RRT)之前的 CKD 患者中受到抑郁情绪影响以及患有重症抑郁的流行病学情况还没有被充分研究。通常 CKD 早期没有症状，只有当肾小球滤过率显著降低之后随着症状逐渐增加，此时抑郁症状才显现出来。Hadayati[14]等应用简版国际神经精神问卷(MINI)对男性退伍军人调查，显示样本中 21% 的受访者既往有过重症抑郁发作，处于不同肾病阶段的患者抑郁的患病率大致相当。一项针对患有高血压性 CKD 美籍非裔人口进行的大规模多中心队列研究，应用贝克抑郁量表第 2 版(BDI-II)，临界值设定 14 分，研究结果显示，26% 的被试患者抑郁情绪得分增高[15]。在我们应用贝克抑郁自陈量表对 70 个黑人 CKD 患者的研究中，抑郁障碍的比率达到 30%[16]。

抑郁对 CKD 患者的影响

患有抑郁的 CKD 患者的疾病进程可能会受到影响。在一项研究中发现，患者基线的抑郁分数可以预测 6 个月后 eGFR 的水平。应用回归模型证实，即使控制了高血压和糖尿病症状，且将 eGFR 控制在基线水平，结果同样如此[16]。另一项长程研究证实抑郁是 CKD 患者不良结局的预测因子，患有重度抑郁的患者在一年内出现不良结局的可能性为对照组的 1.86 倍[17]。这项研究证明抑郁是 CKD 的一个重要的预测因素。但此研究也有其局限性：首先样本是有精神病学诊断的退伍军人的群体，其次是有限的研究期限(1 年)。Kellerman[18]等在以白人为主的样本中研究发现，抑郁情绪预测了 CKD 患者 7 年后随访的死亡率。但是像其他很多研究提示的一样：研究也局限于单一的心理变量。抑郁也被发现与其他身体状况的结局相关，比如 CKD 患者中的疼痛和睡眠障碍的患病率[19]。

最近，研究者调查了少数族群中抑郁情绪和临床结局的关系[15,20]，在一个针对非裔高血压 CKD 病患者群体进行的大规模多中心队列研究中，Fischer[15]等发现高抑郁测量分与心血管性死亡的发病率及住院率相关；另一项横断研究分析了 3853 位西班牙及非西班牙裔的 CKD 患者，结果显示抑郁与降低 eGFR 和增加蛋白尿相关[20]。

抑郁与 CKD 及认知功能下降的关系还需要进一步研究，Kurella[21]等评估了 80 例没有进行透析的 CKD 患者和 80 例进行血透治疗的晚期肾病患者的认知功能，发现 CKD 患者认知水平损害程度和疾病的发展阶段相关，体现在精神状态、执行功能和语言记忆等方面。同样，Elias[22]等也证实 CKD 患者病情的严重程度和认知障碍相关，患者肾功能的下降和血肌酐水平的增高与空间视觉处理、注意及计划能力下降相关。

其他精神病理表现

在 CKD 的发展过程中同样会产生或表现其他精神病方面问题，肾病学家也越来越多地要求处理患者的精神卫生方面的症状、提供相应的精神疾病方面的咨询。不过目前针对焦虑障碍、人格障碍或药物滥用障碍影响 CKD 的病程及治疗的研究还不多。

有关焦虑障碍及其对 CKD 患者的影响的文献较少，在一篇综述中分析了 55 项有关方面的研究，结论是，ESRD 患者中焦虑的患病率平均为 38%，单项研究中焦虑障碍的患病率为 12% 到 52% 不等[23]。焦虑与生活质量下降相关，特别是在幸福感、肾疾病负担、社交质量以及一般健康状况方面[24-30]。在非透析 CKD 人群中有关焦虑障碍的治疗研究很少。

治疗选择包括心理治疗，特别是认知行为治疗。药物治疗原则与一般人群相似，但针对 ESRD 病患者伴有精神障碍的治疗富有挑战性。需要注意是 CKD 患者应根据肾小球滤过率的水平对药物剂量进行调整。而对 CKD 患者焦虑症状的治疗则不受限制。

越来越多的证据表明，应该评估及随访 ESRD 患者的精神障碍，因为这些问题可能影响治疗结果[31,32]。另外，针对患者情感的需求评估及随访也应该包含在对 CKD 患者的综合医疗照顾当中。

生 活 质 量

CKD 患者的生活质量不仅限于存活和延长生命，还包括幸福感的维持。尽管延长生命是治疗的首要目标，医生应该额外关注 CKD 是如何影响患者的日常生活和功能。维持患者的幸福感或者说生活质量，也是 CKD 治疗中需要注意的重要目标。

生活质量的定义

世界卫生组织对生活质量的定义是："不同的文化、价值体系中的个体对与他们的目标、期望及关心事情有关的生活状态的综合满意度及对个人健康的一般感觉"[35]。特别需要注意的是,生活质量是一个延展性的多维度的概念,涵盖个人主观的对于"幸福生活"的诸多方面的评价[36],主观幸福感包括了对积极或消极情绪、总的生活满意度的评估,也包含了对工作、家庭、休闲、健康及经济状况等领域满意度的评估[36]。

在慢性疾病研究的文献中,与健康相关的生活质量(HRQOL)的定义往往仅限于健康领域的关注与需求,是一个含义比较狭窄的概念[37],通常与健康或疾病相关联。从世界卫生组织的定义来看,健康不仅仅是没有疾病和虚弱的表现,而是身体、心理和社会功能上的良好状态[38]。由此引申,HRQOL 定义包含个体所感知的疾病及相应治疗对身体(生理)机能、心理能力、社会适应能的影响以及综合性的总体感觉[37]。其评估可以是综合性的多维度测量,用以跨越不同疾病的比较,也可以是与特定病种相关的多维度测量,来检验包括一般性疾病、特定病种以及普通人群的特征[37]。SF-36 是一个常用的自评问卷,可以应用于不同患病群体中,该问卷用来评估过去 4 周时间内的健康状态,包括躯体功能、由疾病导致的角色限制、疼痛、一般健康情况、精力/体力、社会功能、精神状况以及由精神状况导致的角色限制等 8 个方面的内容。肾脏疾病生活质量问卷(KDQOL)是主要针对肾病患者的常用自评问卷[39-42]。

妨碍生活质量的因素

大量研究表明 ESRD 患者的生活质量下降[39,42-47]。一般而言,进行透析治疗的 ESRD 患者的健康相关生活质量低于一般人群以及肾移植的患者[34,39,42]。另有少数针对 CKD 的早期而不是肾脏替代治疗(RRT)的研究提示肾病患者在早期即表现出生活质量的下降并持续存在。

生活质量下降在疾病发展的不同的阶段是否呈现进展性,对此研究结果尚不一致。一项研究显示随着肾功能水平及 CKD 的进展,HRQOL 的各个维度均有损害,另一项研究则不支持这样的结论[37,48]。尽管如此,此研究结果还是确切地表明在 CKD 1 到 3 期中躯体和心理状态的显著下降,处于 CKD 2 到 3 期的患者相较于对照组 HRQOL 各个维度得分也都显著下降[37]。显而易见,CKD 患者的生活质量的各个方面都受到了不同因素的影响。

医学因素的影响

与 CKD 相关的特定因素、共病因素及风险因素均对生活质量造成负面影响。最近一项针对 535 例处于 CKD 2 到 5 期且伴有肾小球滤过率下降和糖尿病症状[37]的 CKD 患者的研究发现:C 反应蛋白和心血管疾病是生活质量下降的最有力的预测因素。应用 SF-36 对 155 位处于透析前阶段的患者(CKD 1 到 5 期)和 36 位透析患者的样本进行对比,发现有三个及以上共病表现对患者的躯体功能、角色以及总的健康状况有负面的影响[37]。大量的研究也提示贫血是生活质量的重要影响因子,通过治疗改善贫血状况可以提高患者的生活质量[33,39,44]。一项针对 81 例未进行透析的 CKD 患者研究发现提高血红蛋白与健康相关的生活质量中的躯体活动、活力和疲劳显著相关[49]。高血压是 CKD 的常见并发症,可能也会降低健康相关的生活质量评分[50]。

心理和主观因素的影响

肾功能减退和医学因素并非唯一影响生活质量的因素,一些研究表明疼痛、睡眠同样影响 CKD 患者的生活质量[19]。对 92 例透析前的 CKD 患者的调查证实:睡眠质量下降、疼痛和生活质量存在显著相关性。有趣的是,这些 CKD 患者和 61 例没有肾脏疾病的普通门诊患者在疼痛感知和睡眠失调的比较上没有显著差异[19]。无论疼痛和失眠是否为 CKD 患者独有或者是其他慢性疾病共存的问题,对此人群的生活质量评估时都应该包括疼痛和睡眠这两个因素[51]。另外一项研究对 79 例处于 CKD 3 期透析前患者以及 19 例透析治疗患者比较发现,高水平的情绪防御与应对方式与 SF-36 的心理健康总分和躯体健康总分减低相关,提示应对策略对于健康相关生活质量的不同侧面有不同的影响[52]。尽管缺乏抑郁对于早期 CKD 患者生活质量影响的研究,一项针对进展期(CKD 4、5 期)及终末期肾病患者的横断面研究显示抑郁与 SF-36 精神健康总分有高度的相关性[53]。

社会经济因素

一项针对 155 例透析前患者和 36 例透析患者的横断研究提示社会人口学因素如年龄、种族、性别、职业情况、教育程度以及收入水平跟躯体因素一样与生活质量下降相关[51];大样本纵向研究显示,女性、年龄在 65 岁以上的 CKD 患者生活质量更差[33]。

依 从 性

CKD 的治疗有赖于多方面医学手段的配合,包括饮食、药物和行为干预等。为了延缓肾病的发展进程,患者必须跟医生配合,一起制定合适的治疗方案。糖尿病和高血压是最常见的 CKD 致病因素,也是近2/3 的晚期肾病患者及大部分 CKD 的病因[54]。对糖尿病和(或)高血压的患者的治疗包括处方药物,同样重要的还有生活方式的改变,包括对饮食进行根本性调整。CKD 患者同样需要定期看肾科医生并遵从某些外科的处理意见。

处方药物治疗

糖尿病和(或)高血压患者的治疗通常需要服药,药物治疗方案可能很复杂,包括多种药物合用。影响患者药物依从性有三个方面[55]:第一种是不遵医嘱,患者从医生那里得到处方药物,但是不按照医嘱服用或根本不服用;第二种情况是没有坚持服药,患者在开始阶段遵从医嘱,但是一段时间后由于种种原因停止服药;第三种是因为用药时间或者药物剂量的原因而使得患者难以遵从医嘱,即所谓的“医患不协调”。

饮食调整的目的是维持现有的肾脏功能、延缓 CKD 的进程。饮食调整包括限制蛋白的摄入来减低肾脏负担、降低钠离子的吸收以控制高血压以及控制糖尿病患者的血糖水平。CKD 患者需要进行体育锻炼特别是有氧运动,通过有计划的体育锻炼可以提升身体素质、行走能力、心血管功能及生活质量[56]。

CKD 患者需要定期随访肾科医生以监测病情的发展。由于许多 CKD 患者同时患有多种疾病,这些随访安排可能会增加疾病负担。在 CKD 的晚期阶段,患者和医生必须着手准备肾脏替代疗法。通路的安置之时会增加患者的应激[57,58],一项研究利用贝克抑郁自评量表(BDI)调查发现这个时间段的患者往往抑郁水平增高[58]。应激的增多以及抑郁情绪的加重会影响患者对于通路建立的依从性。

依从性不良的研究

对于 CKD 患者依从性的研究很多局限在 ESRD 患者,近期开展了一些针对早期 CKD 患者的药物依从性研究。来自 REGARDS(一项有关中风的地域和种族差异性研究)的资料显示,在约 4000 例使用抗高血压药物的 CKD 患者中,27.7% 的患者表示自己忘记服药,4.4% 的人报告没有认真服药,5.7% 的人表示感到病情好了一些之后就停止服药,4.2% 的人即便感觉不好也没有服药。研究提示 CKD 患者和其他患者在抗高血压治疗中具有同样不佳的药物依从性[59]。一项在巴西进行的纵向研究中,研究者应用自我报告药物剂量和问卷调查方法对 149 例 CKD 患者进行了为期一年的随访,开始阶段即有 17.4% 的患者没有依从医嘱,一年后这个数字上升到 26.8%[60]。

辛辛那提退伍军人门诊医疗中心进行了一项大型队列研究[61],研究者追踪 7227 例 CKD 患者[在两年的研究期间肾小球滤过率小于 60ml/(min · 1.73m²)]抗高血压药物的依从方式和影响。不同于自我报告法,这个研究使用计算药物持有率(MPR)的方法来评价药物的依从性,药物处方信息来自于退伍军人医疗数据库。MPR 被定义为总的应该治疗天数中实际治疗时间所占比重(实际治疗时间可以因为研究期限或患者死亡而减少),MPR 少于 0.8 意味着药物依从性不佳。结果显示接近三分之一的慢性肾病患者依从性差,MPR 随着肾功能及用药数量的增加而下降[61]。Vupputur[62]等同样应用 MPR 的方法检测慢性肾病患者使用抗高血压药物的依从性,发现在 3077 例患者中依从性“低”和“非常低”的比例分别是 22.6% 和 8.9%。

妨碍依从性的因素

有大量的因素妨碍 CKD 的药物、饮食和行为治疗,复合治疗方式和居家保健养生是两个显著妨碍患者慢性病管理中药物依从性的因素[60,61],对有认知功能下降的老年人尤其如此。

妨碍依从性的情况可以被分成三类:患者、医生及系统因素。患者因素在个体水平呈现出多样性,可能会对治疗相关的观念和行为产生影响。抑郁和躯体疾病通过减少患者的健康行为、社会支持的获得、服药、规律的就医及降低坚持治疗的动机、活力等来干扰依从性[10,16,31]。患者出现的记忆和注意障碍显著地影响着药物治疗。对于疾病、治疗有效性等优先次序的观念同样影响治疗依从行为,特别是对于用药副作用较多的患者。一项针对老年 CKD 患者的定性研究显示,服药的优先次序是基于对特定病情的看法,同时反映了患者对于药物治疗和传统医疗方式观念上的冲突[63]。与特定文化相关的饮食习惯让 CKD 患者很难放弃高蛋白高盐饮食。

医生在依从性方面扮演了重要的角色,医患关系在各类慢性疾病中都被确认是治疗依从性的重要预测因素[64]。患者对待 CKD 的方式和其他慢性疾病一样,必须从医生那里了解信息以便更好地管理自己的健康。肾病治疗小组有责任提供关于病程、治疗以及不遵医嘱后果的教育工作,同时小组应该对所提供的建议、推荐的信息对患者生活方式的影响保持一定的敏感性。患者和医生的种族差异会妨碍患者的参与性和有效沟通[65-67],在沟通中保持开放的心态和文化敏感性会使医生获得影响依从性的很多个体性因素,医生在与患者一同制定治疗计划时应该考虑这些因素的影响。

系统因素是指患者和医生因素以外的不可控的诸多因素,以及对治疗依从性有潜在妨碍性的因素,特别是药物费用问题、住院及门诊就医。针对心理问题的药物治疗同其他医学问题一样花费不菲,并影响患者药物优先次序的选择。对于残疾患者和偏远地区的患者而言,如何获得护理照顾同样是一个挑战。

依从性不良的后果

在美国,不遵医嘱行为引发了诸多的问题,如疾病恶化、死亡及医疗费用增多[68-70]。尽管由于依从性差而导致 CKD 结局的文献尚少,但大量的证据表明未经控制的糖尿病和高血压与 CKD 的进展有关[71]。Schmitt[61]等在控制了年龄、肾功能以及共病因素之后,研究提示依从性差的患者群体中,有 23% 的患者在 2 年的观察期间血压一直增高。Vupputur[62]等同样证实了药物依从性差与高血压控制不佳密切相关。

精神健康的差异性

在普通人群中抑郁的患病率、持续时间和对患者的影响因种族而异,Williams[72]等进行了有关方面的全国性调查,对象是 6082 例非裔美国人、加勒比黑人和非西班牙裔白人,发现白人群体中重症抑郁的终身患病率最高,而慢性化和抑郁的严重程度在两个黑人群体里更加明显。此外,在非裔美国人和加勒比黑人群体中没有治疗的抑郁患者的比例更高[72,73]。另外,在 2 个非裔美国人的肾病和高血压研究(AASK)项目中,研究者设计了抑郁情绪增高对慢性高血压性肾病影响的队列研究,第一个研究[15],628 例样本,基线资料显示 166 人的贝克抑郁问卷得分大于 14,可是仅 34 例患者被给予抗抑郁药物治疗。研究显示抑郁得分与肾小球滤过率(GFR)之间没有直接相关;失业、低收入水平及低生活质量和生活满意度得分显著相关;进一步分析 5 年的观察研究,应用 Cox 回归分析心血管疾病、肾脏病结局与基线所测得的贝克抑郁问卷(BDI)得分的关系[51],研究中 42% 的样本(n=628)BDI 得分等于或大于 11 分,26% 大于 14 分。在 5 年的随访中,累计心血管病死亡/住院的发病率在 BDI 得分等于或高于 11 分的组中显著高于得分少于 11 分组。

Fischer 等[20]做了慢性肾功能不全的队列(CRIC)研究和针对西班牙裔的 CRIC 研究,此项研究在 7 个中心招募了西班牙裔和非西班牙裔的应试者,其中西班牙裔群体 CRIC 在伊利诺斯大学招募,27%(n=3853)的参与者有抑郁症状(BDI 评分高于 11 分)。这些人中仅 31% 服用抗抑郁药物。研究发现抑郁障碍的患病率与肾功能水平相关。eGFR 降低与抑郁情绪得分增高相关。回归分析显示,BDI 得分、西班牙裔、非西班牙裔黑人及尿蛋白增高分别与更低的抗抑郁药物使用率相关[20]。女性抗抑郁药物使用率更大。虽然迫切需要在 CKD 群体中进行更多的有关精神健康差异的研究,但有些方面已经明确。抑郁症状在 CKD 群体中普遍存在。种族和少数族裔背景的 CKD 患者抑郁症状非常严重。抑郁患者接受治疗的比例很低,尤其在男性、西班牙及黑人群体中。

结　语

从定义而言,CKD 是一个慢性进展性疾病。患者的心理功能、应对能力、对社会支持及资源的认知可以很好地预测他们对于诊断的反应和对疾病的接受程度。抑郁是 CKD 患者中最常见的心理问题。尽管对于抑郁症状的识别由于与 CKD 本身的症状重叠而显得复杂,对抑郁症状的筛选仍有必要。未经治疗的抑郁对于进展性的 CKD 而言是危险因素甚至可能是致命因素,同时抑郁与生活质量低下相关。除了抑郁,一些其他的医疗和心理因素也可以对 CKD 患者的生活质量产生负面影响,其中有些是可以调整的。医生的治疗目标应该更多地涵盖生物、心理和社会的综合性指标,干预措施应该更多地着眼于提高患者的心理健康和生活质量。鉴于 CKD 的治疗需要饮食、药物及行为等方面的配合,因此对可以预测和解释患者依从性差的因素有必要进一步进行研究。

CKD 患者的心理健康状况可能有所差异,在一些少数族群中的心理问题发生的比例更高。因此他们构成了评估和治疗的重要群体。有关 CKD 患者的心理社会需求的规范化研究仍处于早期阶段,很多重要的问题尚没有答案。但清楚的是 CKD 患者社会心理需求甚大,因此,需要利用优质的医疗服务去识别并满足这些需求。

(马希权、汤锦花 译,庄守纲 校)

参考文献

1. Kimmel P, Peterson R, Wihs K, Simmens SJ, Alleyne S, Cruz I, et al. Multiple measurements of depression predict mortality in a longitudinal study of chronic hemodialysis outpatients. *Kidney Int* 2000;**57**:2093–8.
2. Revuelta KL, López FJG, de Álvaro Moreno F, Alonso J. Perceived mental health at the start of dialysis as a predictor of morbidity and mortality in patients with end-stage renal disease (CALVIDIA Study). *Nephrol Dial Transplant* 2004;**19**:2347–53.
3. Hedayati SS, Bosworth HB, Briley L, Sloane RJ, Pieper CF, Kimmel PL, et al. Death or hospitalization of patients on chronic hemodialysis is associated with a physician-based diagnosis of depression. *Kidney Int* 2008;**74**:930–6.
4. Kimmel PL, Cukor D, Cohen SO, Peterson RA. Depression in end-stage renal disease patients: a critical review. *Adv Chronic Kidney Dis* 2007;**14**:328–34.
5. Kimmel PL. Depression in patients with chronic renal disease: what we know and what we need to know. *J Psychosom Res* 2002;**53**:951–6.
6. Kimmel PL, Peterson RA. Depression in end-stage renal disease patients treated with hemodialysis: tools, correlates, outcomes, and needs. *Semin Dial* 2005;**18**:91–7.
7. Kimmel PL. Psychosocial factors in dialysis patients. *Kidney Int* 2001;**59**:1599–613.
8. Kimmel PL, Peterson RA. Depression in patients with end-stage renal disease treated with dialysis: has the time to treat arrived? *Clin J Am Soc Nephrol* 2006;**1**:349–52.
9. Hedayati SS, Bosworth HB, Kuchibhatia M, Kimmel PL, Szczech LA. The predictive value of self-reported questionnaires compared to physician diagnosis of depression in end stage renal disease patients receiving chronic hemodialysis. *Kidney Int* 2006;**69**:1662–8.
10. Cukor D, Peterson RA, Cohen SD, Kimmel PL. Depression in end-stage renal disease hemodialysis patients. *Nat Clin Pract Nephrol* 2006;**2**:678–87.
11. Cukor D, Coplan J, Brown C, Friedman S, Cromwell-Smith A, Peterson RA, et al. Depression and anxiety in urban hemodialysis patients. *Clin J Am Soc Nephrol* 2007;**2**:484–90.
12. Kimmel PL, Thamer M, Richard CM, Ray NF. Psychiatric illness in patients with end-stage renal disease. *Am J Med* 1998;**105**: 214–21.
13. Watnick S, Kirwin P, Mahnensmith R, Concato J. The prevalence and treatment of depression among patients starting dialysis. *Am J Kidney Dis* 2003;**41**:105–10.
14. Hedayati SS, Minhajuddin AT, Toto RD, Morris DW, Rush AJ. Prevalence of major depressive episode in CKD. *Am J Kidney Dis* 2009;**54**:424–32.
15. Fischer MJ, Kimmel PL, Greene T, Gassman JJ, Wang X, Brooks DH, et al. Elevated depressive affect is associated with adverse cardiovascular outcomes among African Americans with chronic kidney disease. *Kidney Int* 2011;**80**(6):670–8.
16. Cukor D, Fruchter Y, Ver Halen N, Naidoo S, Patel A, Saggi SJ. A preliminary investigation of depression and kidney functioning in patients with chronic kidney disease. *Nephron Clin Pract* 2012;**122**:139–45.
17. Hedayati SS, Minhajuddin AT, Afshar M, Toto RD, Trivedi MH, Rush AJ. Association between major depressive episodes in patients with chronic kidney disease and initiation of dialysis, hospitalization, or death. *JAMA* 2010;**303**:1946–53.
18. Kellerman QD, Christensen AJ, Baldwin AS, Lawton WJ. Association between depressive symptoms and mortality risk in chronic kidney disease. *Health Psychol* 2010;**29**:594–600.
19. Cohen SD, Patel SS, Khetpal P, Peterson RA, Kimmel PL. Pain, sleep disturbance, and quality of life in patients with chronic kidney disease. *Clin J Am Soc Nephrol* 2007;**2**(5):919–25.
20. Fischer MJ, Xie D, Jordan N, Kop WJ, Krousel-Wood M, Kurella Tamura M, et al. Factors associated with depressive symptoms and use of antidepressant medications among participants in the Chronic Renal Insufficiency Cohort (CRIC) and Hispanic-CRIC studies. *Am J Kidney Dis* 2012;**60**(1):27–38.
21. Kurella M, Chertow GM, Luan J, Yaffe K. Cognitive impairment in chronic kidney disease. *J Am Geriatr Soc* 2004;**52**(11):1863–9.
22. Elias MF, Elias PK, Seliger SL, Narsipur SS, Dore GA, Robbins MA. Chronic kidney disease, creatinine and cognitive functioning. *Nephrol Dial Transplant* 2009;**24**(8):2446–52.
23. Murtagh FE, Addington-Hall J, Higginson IJ. The prevalence of symptoms in end-stage renal disease: a systematic review. *Adv Chronic Kidney Dis* 2007;**14**:82–99.
24. Martin C, Thompson D. Prediction of quality of life in patients with end-stage renal disease. *Brit J Health Psych* 2000;**5**:41–55.
25. Feroze U, Martin D, Kalanter-Zadeh K, Kim J, Reina-Patton A, Kopple JD. Anxiety and depression in maintenance dialysis patients: preliminary data of a cross-sectional study and brief literature review. *J Renal Nut* 2012;**22**:207–10.
26. Johnson S, Dwyer A. Patient perceived barriers to treatment of depression and anxiety in hemodialysis patients. *Clin Nephrol* 2008;**69**:201–6.
27. Çelik G, Annagür BB, Yılmaz M, Kara F. Findings of multidimensional instruments for determining psychopathology in diabetic and non-diabetic hemodialysis patients. *Int J Clin Exp Med* 2012;**5**:346–54.
28. Birmele B, Le Gall A, Sautenet B, Aguerre C, Camus V. Clinical, sociodemographic, and psychological correlates of health-related quality of life in chronic hemodialysis patients. *Psychosomatics* 2012;**53**:30–7.
29. Vasquez I, Vaderrabano F, Fort J, Jofre R, Lopez-Gomez JM, Moreno F, et al. Psychosocial factors and health-related quality of life in hemodialysis patients. *Qual Life Res* 2005;**1**:179–90.
30. Kallay E, Pop R, Balazsi R. Emotional profile and quality of life in chronic renal failure and renal transplant patients. *Cogn Brain Behav* 2009;**13**:313–28.
31. Cukor D, Cohen SD, Peterson RA, Kimmel PL. Psychosocial aspects of chronic disease: ESRD as a paradigmatic illness. *JASN* 2007;**18**(12):3042–55.
32. Wuerth D, Finkelstein SH, Ciarcia J, Peterson R, Kliger AS, Finkelstein FO. Identification and treatment of depression in a cohort of patients maintained on chronic peritoneal dialysis. *AJKD* 2001;**37**(5):1011–7.
33. Soni RK, Weisbord SD, Unruh ML. Health-related quality of life outcomes in chronic kidney disease. *Curr Opin Nephrol Hypertens* 2012;**19**(2):153.
34. Unruh ML, Hess R. Assessment of health-related quality of life among patients with chronic kidney disease. *Adv Chronic Kidney Dis* 2007;**14**(4):345–52.
35. WHOQOL group. The World Health Organization Quality of Life assessment (WHOQOL): position paper from the World Health Organization. *Soc Sci Med* 1995;**41**:1403–9.
36. Theofilou P. Quality of life: definition and measurement. *Eur J Psychol* 2013;**9**(1):150–62.
37. Pagels AA, Söderkvist BK, Medin C, Hylander B, Heiwe S. Health-related quality of life in different stages of chronic kidney disease and at initiation of dialysis treatment. *Health Qual Life Outcomes* 2012;**10**(1):71.
38. Preamble to the Constitution of the World Health Organization as adopted by the International Health Conference, New York, 19–22 June 1946; signed on 22 July 1946 by the representatives of 61 States (Official Records of the World Health Organization, no. 2, p. 100) and entered into force on 7 April 1948. World Health Organization: The First Ten Years of the World Health Organization. Geneva, World Health Organization, 1958.
39. Kimmel PL. Just whose quality of life is it anyway? Controversies and consistencies in measurements of quality of life. *Kidney Int* 2000;**57**:S113–20.
40. Ware Jr JE, Sherbourne CD. The MOS 36-item short-form health survey (SF-36). I. Conceptual framework and item selection. *Med Care* 1992;**30**(6):473–83.
41. Hays RD, Kallich JD, Mapes DL, Coons SJ, Carter WB. Development of the kidney disease quality of life (KDQOL) instrument. *Qual Life Res* 1994;**3**:329–38.
42. Patel SS, Peterson RA, Kimmel PL. Psychosocial factors in patients with chronic kidney disease: the impact of social support

on end-stage renal disease. *Semin Dial* 2005;**18**:98–102.
43. Finkelstein FO, Wuerth D, Finkelstein SH. Health related quality of life and the CKD patient: challenges for the nephrology community. *Kidney Int* 2009;**76**(9):946–52.
44. Weisbord SD, Kimmel PL. Health-related quality of life in the era of erythropoietin. *Hemodial Int* 2008;**12**:6–15.
45. Kimmel PL, Peterson RA, Weihs KL, Simmens SJ, Alleyne S, Cruz I, et al. Multiple measurements of depression predict mortality in a longitudinal study of chronic hemodialysis outpatients. *Kidney Int* 2000;**57**(5):2093–8.
46. Mapes DL, Lopes AA, Satayathum S, Mccullough KP, Goodkin DA, Locatelli F, et al. Health-related quality of life as a predictor of mortality and hospitalization: the Dialysis Outcomes and Practice Patterns Study (DOPPS). *Kidney Int* 2003;**64**(1):339–49.
47. Porter A, Fischer MJ, Brooks D, Bruce M, Charleston J, et al. Quality of life and psychosocial factors in African Americans with hypertensive chronic kidney disease. *Transl Res* 2012;**159**: 4–11. 2012.
48. Cruz MC, Andrade C, Urrutia M, Draibe S, Nogueira-Martins LA, Sesso Rde C. Quality of life in patients with chronic kidney disease. *Clinics (Sao Paulo)* 2011;**66**(6):991–5.
49. Alexander M, Kewalramani R, Agodoa L, Globe D. Association of anemia correction with health related quality of life in patients not on dialysis. *Curr Med Res Opin* 2007;**23**(12):2997–3008.
50. Gusmão JLD, Mion Jr D, Pierin AM. Health-related quality of life and blood pressure control in hypertensive patients with and without complications. *Clinics* 2009;**64**(7):619–28.
51. Fischer MJ, Kimmel PL, Greene T, Gassman JJ, Wang X, Brooks DH, et al. Sociodemographic factors contribute to the depressive affect among African Americans with chronic kidney disease. *Kidney Int* 2010;**77**:1010–9.
52. Kaltsouda A, Skapinakis P, Damigos D, Ikonomou M, Kalaitzidis R, Mavreas V, et al. Defensive coping and health-related quality of life in chronic kidney disease: a cross-sectional study. *BMC Nephrol* 2011;**12**:28.
53. Abdel-Kader K, Unruh ML, Weisbord SD. Symptom burden, depression, and quality of life in chronic and end-stage kidney disease. *Clin J Am Soc Nephrol* 2009;**4**:1057–64.
54. Levey AS, Coresh J. Chronic kidney disease. *Lancet* 2012; **379**:165–80.
55. Gellad WF, Grenard JL, Marcum ZA. A systematic review of barriers to medication adherence in the elderly: looking beyond cost and regimen complexity. *Am J Geriatr Pharmacother* 2011;**9**:11–23.
56. Heiwe S, Jacobson SH. Exercise training for adults with chronic kidney disease. *Cochrane Database Syst Rev* 2011:10.
57. National Kidney Foundation. NKF-K/DOQI Clinical Practice Guidelines for Vascular Access: 2006.
58. Sacks CR, Peterson RA, Kimmel PL. Perception of illness and depression in chronic renal disease. *Am J Kidney Dis* 1990;**15**:31–9.
59. Muntner P, Judd SE, Krousel-Wood M, McClellan WM, Safford MM. Low medication adherence and hypertension control among adults with CKD: data from the REGARDS (Reasons for Geographic and Racial Differences in Stroke) Study. *Am J Kidney Dis* 2010;**56**(3):447–57.
60. Magacho EJC, Ribeiro LC, Chaoubah A, Bastos MG. Adherence to drug therapy in kidney disease. *Braz J Med Biol Res* 2011;**44**(3):258–62.
61. Schmitt KE, Edie CF, Laflam P, Simbartl LA, Thakar CV. Adherence to antihypertensive agents and blood pressure control in chronic kidney disease. *Am J Nephrol* 2010;**32**(6):541–8.
62. Vupputuri S, Muntner P, Winkelmayer WC, Smith DH, Nichols GA. Low medication adherence is related to poor hypertension control among patients with chronic kidney disease. *Circulation* 2012;**125**:AP097.
63. Rifkin DE, Laws MB, Rao M, Balakrishnan VS, Sarnak MJ, Wilson IB. Medication adherence behavior and priorities among older adults with CKD: a semistructured interview study. *Am J Kidney Dis* 2010;**56**(3):439–46.
64. Zolnierek KBH, DiMatteo MR. Physician communication and patient adherence to treatment: a meta-analysis. *Med Care* 2009; **47**(8):826–34.
65. Lure N, Yergan J. Teaching residents to care for vulnerable populations in the outpatient setting. *J Gen Intern Med* 1990;**5**:S27–234.
66. Mull JD. Cross Cultural communication in the physician's office. *West J Med* 1993;**159**:609–13.
67. Cooper-Patrick L, Gallo JJ, Gonzales JJ, Vu HT, Powe NR, Nelson C, et al. Race, gender and partnership in the patient-physician relationship. *JAMA* 1999;**282**(6):583–9.
68. Osterberg L, Blaschke T. Adherence to medication. *N Engl J Med* 2005;**353**:5.
69. Senst BL, Achusim LE, Genest RP, et al. Practical approach to determining costs and frequency of adverse drug events in a health care network. *Am J Health Syst Pharm* 2001;**58**:1126–32.
70. Schiff GD, Fung S, Speroff T, McNutt RA. Decompensated heart failure: symptoms, patterns of onset, and contributing factors. *Am J Med* 2003;**114**:625–30.
71. Centers for Disease Control and Prevention. *National Chronic Kidney Disease Fact Sheet: General Information and National Estimates on Chronic Kidney Disease in the United States, 2010* Atlanta, GA: US Department of Health and Human Services, CDC; 2010.
72. Williams DR, González HM, Neighbors H, Nesse R, Abelson JM, Sweetman J, et al. Prevalence and distribution of major depressive disorder in African Americans, Caribbean blacks, and non-Hispanic whites results from the National Survey of American Life. *Arch Gen Psychiatry* 2007;**64**(3):305–15.
73. Blazer DG, Kessler RC. The prevalence and distribution of major depression in a national community sample: the National Comorbidity Survey. *Amer J Psychiatry* 1994;**151**:979–86.

第 20 章

20

慢性肾脏病眼部病变

Andrew Kummer[a], Monica Dalal[b], Emily Chew[b] and Marc Weber[a]

[a]Division of Renal Diseases and Hypertension, University of Minnesota, MN, USA,

[b]National Eye Institute/National Institutes of Health, Division of Epidemiology and Clinical Applications, Maryland, USA

简　　介

肾脏疾病和眼部疾病之间的关联已得到公认。最常见的病因包括糖尿病和高血压。另外，其他疾病状态从系统性疾病如结节病到各种先天性疾病也将肾脏和眼睛联系起来。该章节旨在从多种原发性疾病和继发性疾病的背景下研究肾脏和眼睛之间的联系。

高血压性肾病中的眼科发现

高血压在所有肾脏疾病病因中占 30%，是继糖尿病之后引起终末期肾病（ESRD）的第二大主要疾病[1]。迄今为止，尚未有人群研究得出高血压性肾病患者中高血压性视网膜病变的预期患病率。两个横断面研究报道在高血压组，30% 患者伴有微量蛋白尿，38% 有高血压性视网膜病变。除此之外，这两种病变之间存在密切联系，提示在这些高血压性视网膜病变患者中存在相对高的肾脏病发病率[2,3]。

系统性高血压引起弥漫性及局灶性视网膜小动脉血管收缩，这在有长期高血压病病史患者中尤为常见[4]。内部血-视网膜屏障破坏后出现更加严重的病变，导致红细胞和血浆外渗。这一改变引起典型的视网膜出血、棉絮斑、视网膜内脂质沉积和黄斑星芒放射[4]。然而，在多数患者中并未观察到这些病变。反而以血管增厚为典型特点的动脉硬化是视网膜中最常见的病变[4]。除了在几个大型人群研究中验证了这种关联，视网膜血管改变是高血压的结局还是原因仍未明确[5,6]。

严重的或急性高血压可以引起其他病理改变。高血压急症可能引发视网膜毛细血管闭塞。此外，脉络膜血管高血压可引起脉络膜小动脉纤维素样坏死，使相应血液供应区闭塞和缺血，进一步导致外周血—视网膜屏障破坏[4]。最后，极其严重的高血压可引起视神经盘水肿和视神经肿胀[4]。

CKD 患者眼科并发症

视网膜病变和其他眼底疾病

视网膜病变是 CKD 最常见的眼科并发症。近期的人群研究调查了所有糖尿病和非糖尿病引起的 CKD 患者中视网膜病变和其他眼底病变的患病率[7-9]。最近一项来自慢性肾功能不全队列数据库（Chronic Renal Insufficiency Cohort, CRIC）的横断面研究在 2605 名 CKD 患者中开展。通过双眼眼底照相记录了 1936 名研究对象视乳头和黄斑眼底病变。研究者们发现 45% CKD 患者存在视网膜病变，这些病变需要眼科医师随访[7]。此外，25% 的患者被诊断患有视网膜病变，主要继发于高血压和（或）糖尿病[7]。作者同时得出结论，GFR < 30ml/(min · 1.73m^2) 与视网膜病变患病风险提高 3 倍甚至更高有关。

两年后研究者们发表了来自 CRIC 队列的后续研

究结果。通过校正共同危险因子，如年龄、种族、收缩压和蛋白尿，标准化评分定义的视网膜病变严重程度与 GFR 密切相关[8]。该结果提示，有关肾病严重性和持久性的重要信息可以根据视网膜病变评分分析得出，并为所有 CKD 患者可能从规律眼科检查中获益这一结论提供依据。

除了上述结论，另外一项来自社区队列数据库有关动脉硬化风险的横断面研究调查了这种联系。该研究共纳入一千多名视网膜疾病患者，所有患者均接受眼底照相检查。结果表明，这些出现视网膜病变的患者患有 CKD 的几率接近翻倍，并且这种相关是恒定的，不因血糖水平变化而变化，其中视网膜病变包括微动脉瘤、视网膜出血或软性渗出[9]。虽然糖尿病视网膜病变和肾病的关联性已被证实，但这一研究证明确了二者的关联性不受糖尿病的影响。此外，这些 CKD 患者其他眼底病变患病率增加。动静脉压迹和动静脉比值增高与 S[cr]升高相关，而视网膜小动脉狭窄与 S[cr]增加无关[9]。

最后，最近一项横断面研究关注了这些严重影响视力的视网膜异常患者。通过对 150 名年龄和性别相比配的 CKD 3～5 期患者与 CKD 1 期或 2 期住院患者相比较发现[10]，除了视网膜病变和肾脏病严重程度之间的关联趋势，研究者们还发现来自 CKD 3～5 期组的 11 名患者中存在急需眼科医生评估的先前尚未明确的视网膜异常。而在其他组中仅有一名患者出现该情况，这一发现存在显著的统计学差异[10]。所有的这些研究表明，对于这些 GFR<60ml/(min·1.73m^2)的 CKD 患者，眼科评估可能是其综合管理的一项重要组成部分。

眼部钙化

CKD 患者中软组织软化比较常见，而进展期的 CKD 患者眼部钙化较普遍，钙化可能引起角膜充血和眼部红肿[11](图 20.1)。血清钙和磷的产物可能是引起眼部钙化的主要危险因素[11,12]。虽然该发现主要来自于血透患者，其同样也出现在高磷血症控制不佳的透析前患者中也同样适用。虽然带状角膜病变通常与血透患者相关，在高钙高磷产物水平的进展期 CKD 患者中也发现该病变(图 20.2)。所有这些疾病的治疗手段集中于降低钙磷代谢产物。除此之外，经典的抗组胺药、血管收缩剂或润滑剂可缓解症状[11,13]。然而，多数进展期 CKD 患者可能需要尽早开始肾脏代替治疗(RRT)。

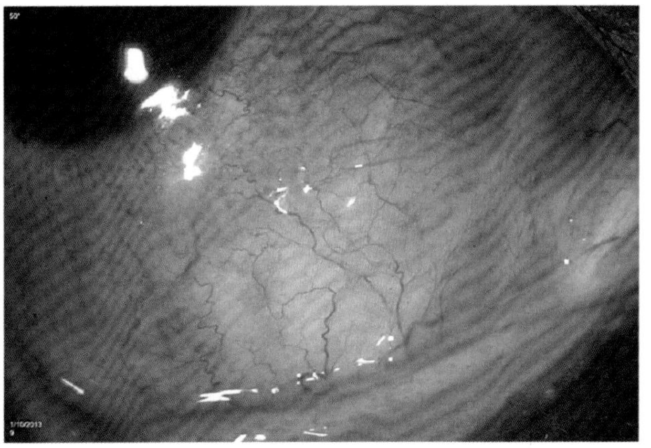

图 20.1　该眼结膜区示巩膜外组织有炎症和充血

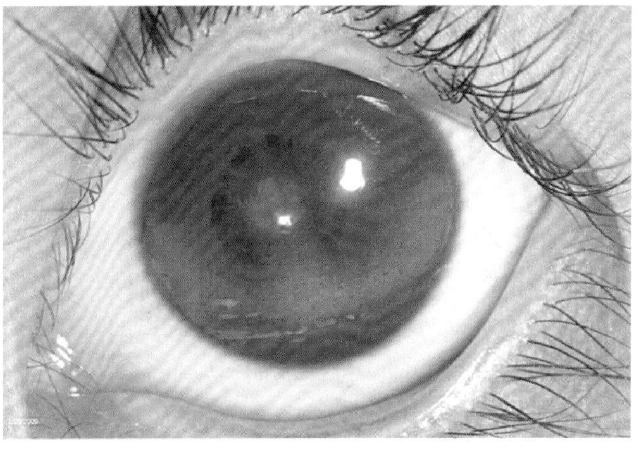

图 20.2　带状角膜病是发生于角膜睑裂区的一种横条状钙化斑

结膜和角膜钙化因对透析患者结局具有预测价值而显得意义重大。Hsiao 等学者研究了 109 名维持性血透患者轻度、中度和重度结膜和角膜钙化评分对 1 年全因死亡率的影响。他们发现钙化与全因死亡率显著相关，并且存在严重结膜和角膜钙化的患者 1 年生存率明显下降[14]。

眼内压

CKD 患者眼内压升高的风险是否增加尚不清楚。虽然透析治疗可能会引起眼内压升高[15-17]，但在 CKD 患者中，眼内压升高或青光眼与慢性肾脏病之间的关联还没有被证实。但是最近一项研究的确证实相比非肾病患者，CKD 患者有更高的眼内压和更严重的 GFR 受损。不过这两组患者青光眼的诊断无明显统计学差异[18]。

CKD 患者眼内压升高的治疗方法与普通人群相

似,其药物治疗包括减少房水生成(β受体阻滞剂、α2肾上腺能受体激动剂和乙酰唑胺),增加房水滤过和排出(前列腺素受体激动剂和缩瞳剂),对药物治疗应答无效的CKD患者可接受外科小梁切除术[19]。然而,肾脏专科医生应当建议眼科医师对CKD患者谨慎使用乙酰唑胺,因其有加重代谢性酸中度,高磷血症和低钙血症的倾向[19]。

白内障

CKD患者白内障的患病率是否有更高需要进一步探索。许多研究围绕血透患者开展[13]。但是,白内障可能预示着CKD进入了进展期[20]。慢性低钙血症被认为是进展期CKD白内障发生的危险因素。外科手术清除白内障不失为一种治疗选择。

视神经病

缺血性视神经病在血透患者中已被明确诊断[21,22],但CKD患者中视神经病变综合征的定义尚不明确。有报道证实未接受血透治疗的进展期CKD患者可出现短暂性失明,通常被称为尿毒症性黑矇[23]。尿毒症性黑矇是一种一过性失明,持续时间从几分钟到几小时不等,通常数天后消失,有时候持续至血液透析开始后。其发病机制尚不清楚,但据推测大脑皮质视觉和侧视中枢可能参与该病的发生[23]。其他研究者提出继发于尿毒症和慢性危险因子的视神经缺陷可能是另一种机制。其主要治疗方法是进行透析,然而皮质类固醇可能也发挥一定作用[13,24]。

视神经病也同样和肾脏疾病的药物治疗有关。铁螯合剂(一种铁铝螯合剂)与视神经病和色盲有关,但具体机制尚不明确[13,25]。

黄斑变性

年龄相关性黄斑变性(age-related macular degeneration,AMD)(图20.3)可能与CKD发展有关[26]。最近一项队列研究发现,通过校正多种危险因素,GFR<60ml/(min·1.73m^2)的患者发展为AMD的几率是GFR≥60ml/(min·1.73m^2)患者的3倍,另外一项研究也通过对比发现了两组间的显著差异,前者患重度AMD的几率是后组的11倍多[26]。早期发现和治疗CKD可能有利于识别这些处于AMD高风险的患者,并且有利于预防后续并发症。

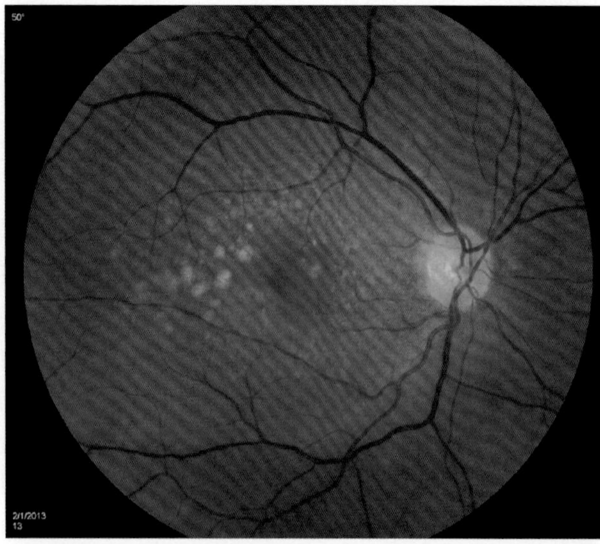

图20.3 年龄相关黄斑变性包括玻璃膜疣(位于视网膜色素上皮细胞水平的圆形黄色病变区域)。后期AMD这些病变会被萎缩或新生毛细血管替代

糖尿病的眼科发现

在美国,糖尿病一直是导致终末期肾病(ESRD)的主要疾病[27]。糖尿病肾病,被定义为血尿,蛋白尿,或者GFR下降,一些研究表明其是与视网膜病变进展相关的一个危险因素[28,29]。糖尿病视网膜病变是导致美国20~74岁人群新发失明的一个主要原因[30]。糖尿病视网膜病变可以分为两个主要类型:非增殖性视网膜病变(non-proliferative diabetic retinopathy NPDR)和增殖性视网膜病变(proliferative diabetic retinopathy PDR)。这种分类方式是针对不同个体差异对非增殖性进展至增殖性视网膜病变这一过程危险因素的不同影响而进行的。黄斑水肿也是视力丧失的一个重要病因,而且可以发生在任何一个阶段。这些改变可以经过仔细地眼科检查得以发现,也可以通过其他的检查,如荧光素血管造影和光学相干断层扫描技术发现。

糖尿病视网膜疾病流行病学

以人群为基础的研究如糖尿病视网膜病变的Wisconsin流行病学研究为糖尿病视网膜病变的流行病学提供了重要信息。30岁以后发病(2型糖尿病)且糖尿病病史小于5年的患者中有24%~40%的人患有视网膜病变[31]。而糖尿病病史在15~19年这一比率增加至53%~84%。当糖尿病持续

25 年及更长时，25% 的患者存在增殖性视网膜病变。在症状出现较早的年轻群体(1 型糖尿病)，发病时间不足 5 年的患者 13% 会出现增殖性或非增殖性病变，当糖尿病持续 10 ~ 15 年时，90% 的患者会出现这些改变[32]。病程达到 15 年的患者中接近 25% 出现增殖性糖尿病视网膜病变。糖尿病黄斑水肿的发生率不随糖尿病类型的改变而改变，发生率大约是18% ~20%。

视网膜病变进展的危险因素

视网膜病变进展危险因素的医疗管理非常关键。这些管理措施包括血糖，高血压和胆固醇水平的控制。糖尿病视网膜病变与血糖控制较差有关。虽然强化治疗不能完全防止视网膜病变的发生，但其可以降低糖尿病视网膜病变的发生率并延缓恶化速度[33]。在一个随机研究中，血压控制理想相较控制差的患者发生糖尿病视网膜病变的风险降低[34]。最后，因血清升高的胆固醇水平与严重的硬性渗出以及增殖性糖尿病视网膜病变密切相关，降低血脂可以降低失明的风险[35,36]。

非增殖性糖尿病视网膜疾病

非增殖性糖尿病视网膜病变(NPDR)包括一系列发生在血管新生之前的视网膜病变。这些变化包括出血、微动脉瘤、静脉串珠样改变、视网膜内微血管异常(IRMA)、棉絮斑和硬性渗出。

微动脉瘤是小的囊状或梭状毛细血管扩张，眼底镜检查表现为小红点。仅有微动脉瘤(没有出血)并不会增加视网膜病变进展的风险。然而，视网膜内出血的存在，尤其是出血出现在视网膜的四个象限，确实能够预测进展至增殖性视网膜病变的风险[37]。静脉串珠样改变是指视网膜静脉不规则的收缩及扩张。“串珠”是一个非特异性视网膜缺血的迹象。如果这个现象出现在视网膜四个象限中的的两个区域，将会是一个很好的视网膜病变进展风险的预测指标[37]。视网膜内微血管异常是指扩张的细胞密集的毛细血管周围或者闭塞的毛细血管附近的分流血管。尽管只出现在一个象限区域，但这些血管强烈提示有视网膜病变进展的可能性[37]。棉絮斑(或软性渗出)是神经纤维缺血区域或因视网膜毛细血管闭塞引起的神经纤维轴突水肿。软性渗出是指视网膜不透明灰色或白色区域，伴有模糊的或羽毛状边缘。尽管它们是常见的视网膜灌注不良的标志，但它们对糖尿病视网膜病变进展的预测价值却很小[37]。最后，硬性渗出是指血脂和脂蛋白沉积，通常出现在视网膜的外层。它们外观苍白、边界清楚，是由异常渗漏的视网膜微动脉瘤或毛细血管导致的。因此，这些病变通常伴有视网膜水肿并在渗漏的微动脉瘤周围形成环形集群。血液中胆固醇的升高是与硬性渗出的严重程度和病变范围相关[35,36]。

轻度至中度 NPDR 与长期糖尿病损害后视网膜血管失代偿有关。早期症状包括较小范围的视网膜内出血、微动脉瘤形成和硬性渗出，随着 NPDR 的进展，视网膜缺血加重并且新生血管形成的风险增加。广泛的视网膜内出血、静脉串珠样变以及 IRMAs 三联征构成了更加多样的 NPDR 病变，其与进展至增殖性病变的高风险密切相关。早期糖尿病性视网膜病变治疗研究(the Early Treatment Diabetic Retinopathy Study, ETDRS)“4-2-1”定律有助于明确眼部病变是否属于重度或极重度 NPDR 组[37]。利用视网膜的四个象限评估出血、静脉串珠样变以及 IRMAs 是否存在以及严重程度。眼睛出现下述三个特征之一即被认为有严重的 NPDR：①在所有四个象限均有出血；②在两个象限中出现静脉串珠样变；③在一个象限出现 IRMA(图 20.4)。伴有严重 NPDR 的眼睛 1 年内发展为 PDR 的几率是 26%，3 年内发展为 PDR 的几率是 48%。眼睛出现两个或更多以上特征被认为有极其严重的 NPDR。1 年内进展至 PDR 的几率是 50%，3 年内进展至 PDR 的几率是 71%。

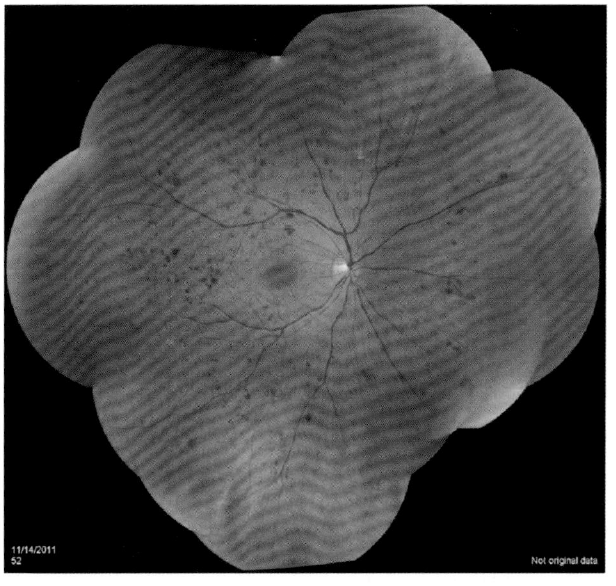

图 20.4 右眼显示在视网膜四个象限弥漫性视网膜出血，这表明重度非增殖型糖尿病视网膜病变

增殖性糖尿病视网膜病变(PDR)

与 NPDR 的病变相比,PDR 的改变不仅仅局限在视网膜。增殖性糖尿病视网膜病变包括视盘区血管新生(NVD)及视网膜其他区域血管新生(NVE),它们可以引起视网膜前和玻璃体出血(图 20.5)。NVD 由新生的血管形成,通常伴有纤维组织生成,它来源于沿玻璃体后表面生长的视神经并且长入玻璃体。未经激光光凝治疗的 NVD 会有较高的出血及失明风险。NVE 是指来源于视网膜且在远离视神经的玻璃体后表面增生的新生血管,通常沿着颞血管区域走行。虽然 NVE 造成严重视力丧失的风险不如 NVD 高,它仍需要治疗或密切监测。NVD 和 NVE 可以导致玻璃体后出血或玻璃体表面出血,造成视力下降。随后增生的纤维组织收缩可以导致视网膜剥离,严重影响视力。

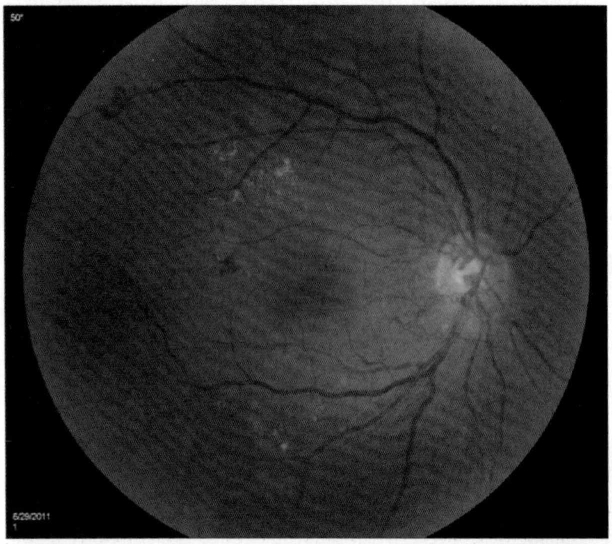

图 20.5 右眼在视盘和其他区域出现新生血管,代表增殖性糖尿病视网膜病变

增殖性视网膜病变的患者发展为严重视力丧失的风险很高(视敏度小于 5/200)。糖尿病视网膜病变研究提出了与严重视力丧失风险增加有关的四个因素[38]。这些危险因素独立存在又相互影响:①眼部出现任何的新生血管;②在视乳头或视乳头附近出现新生血管;③中度或重度的新生血管形成(超过 1/4 视盘区);④玻璃体出血。眼部存在 3 个或 4 个危险因素即属于"高风险增殖性视网膜病变"组。未经治疗,50% 的 PDR 患者将在 5 年内发展为严重的视力丧失。存在 1 个或 2 个危险因素被认为是早期 PDR,属于低危组。

黄斑水肿

糖尿病黄斑水肿是糖尿病引起视力损害最常见的原因,并且它可以发生在视网膜病变的任何阶段。但是,它通常不发生在糖尿病最初的 5~7 年。黄斑水肿是指黄斑区(负责调控中央视觉的区域)的水肿增厚,它可以通过改变视网膜结构引起视物模糊(图 20.6)。眼底镜检查及光学相干断层成像术可以检测出黄斑水肿。当水肿发生在黄斑中心,这将被认为具有重要的临床意义并且引起视力丧失的风险更高。这种具有临床意义的黄斑水肿,如果 3 年内不给予治疗,发展成中度的视力损失(视力减少三行或更多)的几率是 32%[39]。

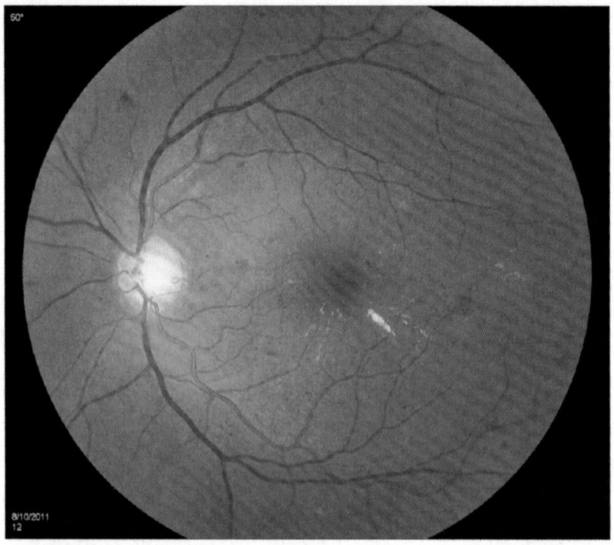

图 20.6 这只眼睛的黄斑出现水肿,临床上最容易在立体镜下观察到,并且出现的硬性渗出物表明存在黄斑水肿

治疗

糖尿病视网膜病变的治疗基于两大随机临床试验:糖尿病视网膜病变研究(Diabetic Retinopathy Study,DRS)和早期治疗糖尿病视网膜病变研究(Early Treatment Diabetic Retinopathy Study,ETDRS)。增殖性糖尿病视网膜病变的治疗方法是激光光凝技术,包括多种激光燃烧周边视网膜和除黄斑以外的视网膜后部。DRS 的研究结果证实眼部有重度增殖性或非增殖性糖尿病视网膜病变的患者接受激光光凝治疗后

严重视力丧失(视敏度小于 5/200 或更差)的发生率下降了 50%[40]。对于伴有轻至中度非增殖性糖尿病视网膜病变患者,进展至血管新生及高危视网膜病变期的发生率很低,不推荐使用激光光凝术[40]。随着视网膜病变发展至严重或者非常严重的非增生性和早期增殖性阶段,激光光凝术风险效益比值趋向于有利,应该在发展到高风险的视网膜病变前开始考虑使用激光光凝术[41]。

当前对于糖尿病黄斑水肿的治疗包括激光治疗和玻璃体内注射抗血管内皮生长因子(anti-VEGF)。治疗黄斑水肿的主要方法是激光术,又称为局灶黄斑光凝术,即用小或中等强度的激光灼烧黄斑渗漏区域[39]。然而,玻璃体内注射抗血管内皮生长因子也被认为是一线治疗方法,已有多个研究表明其疗效优于单独使用光凝术[42-45]。

正确的诊断及合理的治疗可以降低糖尿病引起的视力丧失。然而,在视网膜病变进展超过了治疗最有效的阶段之前,患者往往没有任何症状。在视网膜发生不可逆性损害之前,定期详细的眼睛检查对发现及监测视网膜病变至关重要。

眼肾系统性疾病

有很多获得性或者遗传性疾病可以同时引起肾脏和眼部的病理改变。了解这一关系可以帮助我们以一种非侵入性的方式来巩固一个难以确认的诊断。

自身免疫性疾病

系统性红斑狼疮

肾脏受累发生在大约 50% 的系统性红斑狼疮(systemic lupuserythematosus, SLE)患者[46],然而眼部疾病在 SLE 中也很常见。尽管这些表现多样,但大多数是相对少见的。最常见的症状或者临床表现是干燥性角膜结膜炎(keratoconjunctivitis sicca, KCS),或干眼症。其他的临床表现严重程度不一,从轻微的皮肤表现到威胁视力的并发症,包括缺血性视网膜血管炎(图 20.7)[46]。患者主诉视力模糊或复视可能存在脑神经麻痹或视神经病变。无论是炎症性还是血栓形成引起的血管并发症,都可能导致永久性失明。表 20.1 列出了较全面的 SLE 引起的眼部表现。

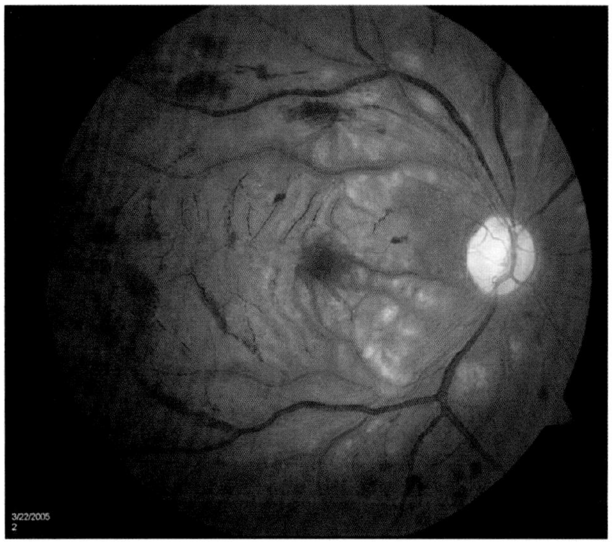

图 20.7　右侧眼底表现为明显的视网膜梗死在系统性红斑狼疮引起缺血性视网膜血管炎后

表 20.1　系统性红斑狼疮引起的全面的眼部表现

眼部项目	表现
巩膜	表层巩膜炎
	巩膜炎
眼睑	皮肤表现
视网膜	视网膜血管炎
	棉絮斑
	视网膜出血
	浆液性视网膜脱落
	视网膜血管闭塞
	视网膜静脉血栓形成
神经	脑神经麻痹
	视神经病变
	眼眶炎性假瘤
血管	短暂性脑缺血发作(TIA)
	一过性黑矇
	脑血管意外(CVA)
角膜	干燥性角结膜炎
	继发性干燥综合征

见参考文献[46]

羟氯喹是治疗 SLE 的常用药之一。尽管视网膜毒性相对少见,但在开始使用羟氯喹之前,一般都建议患者进行基础眼部检查[47]。此外,SLE 并发肾脏疾病的患者需每年由眼科医师进行眼部筛查[48]。比较典型的与羟氯喹有关的眼科疾病“牛眼黄斑病变”,其本质为视网膜周围病变,很多患者早期无症状,直到疾病进展才被发现,因此迫切需要对疾病早期进行筛选检测的方法[47](图 20.8)。

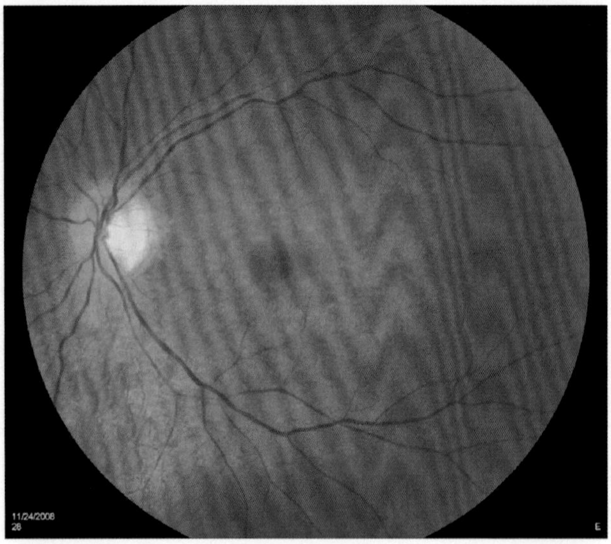

图 20.8 氯奎宁或羟氯喹毒性被证明是引起了视网膜色素上皮萎缩和留存的黄斑中心，符合“牛眼黄斑病”

肉芽肿性血管炎和微血管炎

肉芽肿性多血管炎(granulomatosis with polyangiitis, GPA)(旧称韦格纳肉芽肿)和显微镜下多血管炎(microscopic polyangiitis, MPA)因其同时累及肺脏和肾脏而被熟知。这些患者中眼部并发症的发生率在 28% ~58% 之间却没有被很好地重视[46,49]。这些患者中 15% ~20% 患有眶周疾病，最常见的症状是眼球突出，是长期严重眼眶炎症的结果。这些患者中大部分由于视神经萎缩或眼部血管缺血存在视力受损[49]。令人担忧的是，这些患者中超过 8% 合并有视力丧失[49]。

值得注意的是，GPA 引起的结膜炎与声门下狭窄的较高发生率相关，这是一个危及生命的并发症。因此，GPA 患者中发现结膜炎必须行气道检查[49,50]。

GPA 和 MPA 其他重要的眼部表现包括：巩膜炎、表层巩膜炎、边缘溃疡性角膜炎、葡萄膜炎[46]。

Churg-Strauss 综合征

Churg-Strauss 综合征(Churg-Strauss syndrome)(又称嗜酸性肉芽肿性多血管炎)是包括嗜酸性粒细胞和肉芽肿性炎症，累及多个器官，最常见累及上呼吸道和肺部。肾脏累及也很常见，通常表现为局灶间质嗜酸性肾炎或局灶性肾小球损伤。眼部病变包括：结膜肉芽肿、巩膜炎、葡萄膜炎、脑神经麻痹和视网膜动脉阻塞[46]。

抗肾小球基底膜病(Goodpasture 综合征)

类似于 IgG 线性沉积于肺部和肾组织的基底膜，这一过程也可以发生在脉络膜(Bruch 膜)和脉络膜血管的基底膜。其病理表现包括视网膜脱落，脉络膜缺血/梗死，黄斑水肿。其他可能出现的病理表现有结膜炎、巩膜炎、视网膜血管炎和视网膜血管闭塞[51]。

肾小管间质性肾炎和葡萄膜炎综合征

肾小管间质性肾炎和葡萄膜炎(tubulointerstitial nephritis in conjunction with uveitis, TINU)是一个典型的临床综合征，常累及青年女性。尽管近期的研究显示修饰 C 反应蛋白(modified C-reactive protein, mCRP)的自身抗体可能与 TINU 中肾损害密切相关，其病因和发病机制仍不清楚。这些自身抗体可能成为未来治疗的靶点[52]。这些患者通常表现为肾功能不全，其中超过 36% 的 TINU 患者出现葡萄膜炎症状[46]。虽然间质性肾炎通常可以完全缓解，但是葡萄膜炎往往表现为慢性或者反复发作[48]。葡萄膜炎是非肉芽肿性炎症，通常局限于眼前段，并且对局部或全身性的抗炎治疗反应良好[53]。

结节病

非干酪性肉芽肿性炎症是这个多系统疾病的特点。常见累及肺和纵隔淋巴结，也可同时累及肾脏及眼部。肾脏受累通常较轻，表现为肾小管间质性肾炎、高钙血症、肉芽肿性炎症和肾脏钙质沉着，也有报道表明肾小球肾炎与结节病有关[46]。

结节病引起的典型的眼部症状是肉芽肿性葡萄膜炎，虽然视网膜静脉周围炎，黄斑水肿，视网膜新生血管形成和肉芽肿形成也常出现[46](图 20.9)。

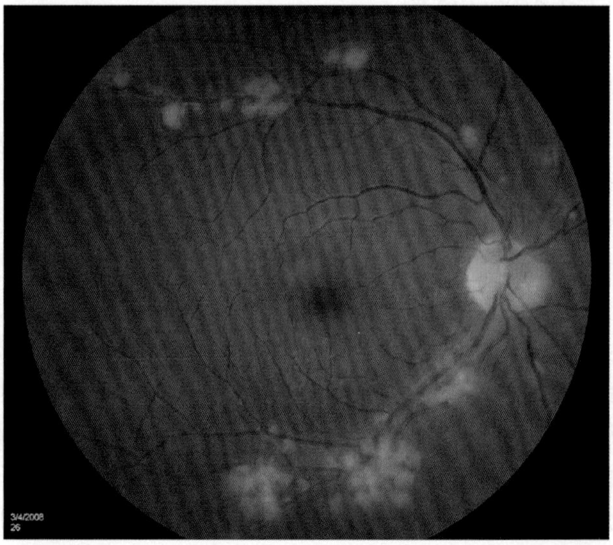

图 20.9 这个病例出现了结节病相关的葡萄膜炎，沿着患者视网膜血管出现了静脉周围炎及多发性肉芽肿

常规的治疗方法是使用糖皮质激素。症状较轻者,可以局部使用糖皮质激素,而较严重的慢性病例需要玻璃体内注射类固醇激素治疗[54]。其他被用于治疗结节病引起的眼部症状的药物包括甲氨蝶呤、硫唑嘌呤、霉酚酸酯、来氟米特和抗肿瘤坏死因子(anti-TNF)[54]。

其他

还有一些其他的自身免疫性疾病可以引起眼部和肾脏表现。包括巨细胞动脉炎、多发性大动脉炎、结节性多动脉炎、白塞病、原发性抗磷脂抗体综合征、干燥综合征和冷球蛋白血症。与这些疾病相关的眼部和肾脏表现见表 20.2。

遗传疾病

常染色体显性遗传多囊肾

常染色体显性遗传多囊肾(autosomal dominant polycystic kidney disease,ADPKD)是最常见的家族遗传性肾脏疾病。眼部疾病不是多囊肾的主要表现。然而,眼睑的典型外观表现可能有助于疾病的早期诊断。一个研究跟踪调查了 75 个家庭,其中每个家庭至少有一个成员患有 ADPKD[55],32% 的家庭中,至少有一个多囊肾患者存在眼睑皮肤松弛,上眼睑褶皱折叠盖住下眼睑,导致睫毛近端部视野模糊的症状。这一发现可能在未确诊的患者中明确 CKD 病因是有帮助的,尤其是散发性病例。

表 20.2　与自身免疫性疾病相关的眼部和肾脏表现

疾病	肾脏表现	眼部表现
白塞病	罕见:肾硬化,淀粉样变性,肾小球肾炎	常见:前葡萄膜炎,视网膜血管炎 罕见:新生血管,斜视,玻璃体出血,白内障,青光眼
冷球蛋白血症	常见:膜增生性肾小球肾炎	常见:眼眶炎性假瘤所致的急性眼眶扩张 罕见:晶状体后纤维性增殖
巨细胞动脉炎	常见:微量蛋白尿,血尿,红细胞管型 罕见:肾内血管炎,肾动脉血管炎,膜性肾病	常见:前部缺血性视神经病变 罕见:视网膜中央动脉阻塞,慢性眼部缺血,眼肌瘫痪
结节性多动脉脉炎	常见:肾动脉炎和缺血 罕见:肾动脉瘤破裂血肿形成,肾静脉血栓形成	常见:脉络膜血管炎 罕见:肉芽肿性巩膜炎,慢性非肉芽肿性虹膜睫状体炎,视网膜脱落,视网膜梭形动脉瘤,几种结构的血管周围炎,基质性角膜炎,白内障,后路缺血性视神经病变,葡萄膜炎,高血压性视网膜病变
原发性抗磷脂抗体综合征	常见:肾动脉血栓形成,血栓性微血管病	常见:视网膜血管炎,玻璃体炎,视网膜脱落,视网膜中央动脉阻塞
干燥综合征	常见:肾小管间质性肾炎 罕见:免疫复合物介导的肾小球肾炎,系膜区肾病,肾假性淋巴瘤,溶血性尿毒症综合征,淀粉样变性,混合性冷球蛋白血症,梗阻性肾病,肾动脉血管炎	常见:干燥性角结膜炎 罕见:角膜溶解
大动脉炎	常见:肾动脉狭窄,肾小管间质性肾炎 罕见:肾小球肾炎,淀粉样变性	常见:视网膜动静脉分流,视网膜动脉阻塞,前路缺血性视神经病变

见参考文献[46]

Alport 综合征

尽管进展性遗传性肾炎和感音神经性听力丧失是 Alport 综合征(Alport syndrome,AS)的特征性表现,但是眼部相关症状也有报道。大部分的眼部异常与 X 连锁遗传的 AS 有关,这也是迄今为止该疾病最常见的类型[56]。虽然引起视敏度下降的最常见的原因是晶状体疾病,但是高达 85% 的 AS 患者存在点状-斑点状视网膜病变。大约 25% 的患者发生前圆锥形晶体,而后圆锥形晶状体和后部多形性角膜营养不良则较少发生。在 CKD 进展期视网膜病变通常表现得非常明显,前锥形晶体通常在之后的生活中逐渐呈现。点状-

斑点状视网膜病变结合 AS 家族史，和肾小球滤过率(GFR)下降可以诊断 AS，而仅仅有前锥形晶体或后部多形性角膜营养不良，没有任何其他证据的存在，只能高度提示存在该疾病[57]。其他报道的 AS 眼部症状包括小角膜、虹膜萎缩、白内障、自发性晶状体破裂，球形晶状体，复发性角膜糜烂和视网膜色素沉着[57,58]。

胱氨酸病

这种罕见的常染色体隐性遗传性溶酶体贮积疾病主要影响肾脏，但也累及骨髓、胰腺、骨骼肌、脑和眼部[59]。眼部症状通常出现在较初期的阶段，表现为角膜，结膜和虹膜的晶体沉积。然而，随着肾移植的出现，患者的生存时间更长，有其他眼科并发症已被报道。值得注意的是浅表点状角膜病变、重度外周血管形成、各种虹膜异常、带状角膜病在胱氨酸病患者中发生率在 40% ~73% 之间[60]。也有报道表明虹膜增厚和虹膜后粘连可以引起青光眼[59]。

其他

其他同时存在的肾脏损害和眼科并发症的疾病归纳于(表 20.3)。

表 20.3 肾脏损伤和眼部并发症同时发生的情况

疾病	肾脏表现	眼部表现
巴尔得-别德尔综合征	多囊肾，肾盏异常，弥漫性肾皮质损伤	视网膜营养不良，视网膜色素变性，失明
法布瑞氏症	多囊肾病	角膜涡状营养不良，变形的结膜及视网膜血管，“Fabry 白内障”
遗传性近端肾小管酸中毒病变	近端肾小管酸中毒	双侧青光眼，白内障，带状角膜
LCAT 缺陷综合征	弥漫性脂肪堆积，蛋白尿，肾衰竭	角膜类脂环，视网膜出血，视神经盘突出，Bruch 膜破裂
甲髌综合征	肾小球基底膜(GBM)异常色素 GBM 胶原纤维沉积	小角膜，硬化性角膜，先天性白内障，虹膜异常，色素沉着(Lester 标记)，先天性青光眼
原发性高草酸尿症	肾草酸钙质沉着症，肾结石	结晶状视网膜变性，黄斑病变
斯威氏综合征	肾血管瘤	先天性青光眼，脉络膜血管瘤，太田痣，牛眼
结节性硬化症	肾血管平滑肌脂肪瘤，多囊肾，肾细胞癌	视网膜错构瘤，视网膜色素沉着，眼睑血管纤维瘤
希佩尔·林道(VHL)综合征	肾细胞癌，多囊肾	视网膜血管母细胞瘤

见参考文献[61-74]

结　语

本文探讨了同时累及肾脏与眼部的疾病。常见的疾病包括糖尿病和高血压，以及其他一些罕见的系统性疾病，如自身免疫性疾病或特殊的遗传病也可同时累及到肾脏及眼部。内科和眼科医生对这些联系的认识有助于加强和促进在这些常见和罕见的情况下对患者的治疗水平。

(魏蕾　杨晓霞 译，孙世仁 校)

参考文献

1. US Renal Data System, Annual Data Report: Atlas of Chronic Kidney Disease and End-Stage Renal Disease in the United States, National Institutes of Health, National Institute of Diabetes and Digestive and Kidney Diseases, Bethesda, MD 2011.
2. Shantha GPS, Kumar AA, Bhaskar E, Srinivasan D, Sundaresan M, Arthur P, et al. Hypertensive retinal changes, a screening tool to predict microalbuinuria in hypertensive patients: a cross-sectional study. *Nephrol Dial Transplant* 2010;**25**:1839–45.
3. Shantha GP, Bhaskar E, Kumar AA, Sundaram V, Senghor A, Swaminathan P, et al. Accuracy of retinal changes in predicting microalbuminuria among elderly hypertensive patients: a cross-sectional study from a teaching hospital in south India. *Int Urol Nephrol* 2009;**41**:137–43.
4. Murphy RP, Lam LA, Chew EY. Hypertension. In: Ryan SJ, editor. *Retina*. 4th ed. Philadelphia, PA: Elsevier, Inc.; 2006. p. 1377–82.
5. Knudtson MD, Lee KE, Hubbard LD, Wong TY, Klein R, Klein BE. Revised formulas for summarizing retinal vessel diameters. *Curr Eye Res* 2003;**27**:143–9.
6. Wong TY, Shankar A, Klein R, Klein BE, Hubbard LD. Prospective cohort study of retinal vessel diameters and risk of hypertension. *Br Med J* 2004;**329**:79.
7. Grunwald JE, Alexander J, Maguire M, Whittock R, Parker C, McWilliams K. Prevalence of ocular fundus pathology in patients with chronic kidney disease. *Clin J am Soc Nephrol* 2010;**5**:867–73.
8. Grunwald JE, Alexander J, Ying GS, Maguire M, Daniel E, Whittock-Martin R, et al. Retinopathy and chronic kidney disease in the Chronic Renal Insufficiency Cohort (CRIC) study. *Arch Ophthalmol* 2012;**130**:1136–44.
9. Wong TY, Coresh J, Klein R, Muntner P, Couper DJ, Sharrett AR, et al. Retinal microvascular abnormalities and renal dysfunction: the Atherosclerosis Risk in Communities Study. *J Am Soc Nephrol* 2004;**15**:2469–76.
10. Deva R, Alias MA, Colville D, Tow FK, Ooi QL, Chew S, et al. Vision-threatening retinal abnormalities in chronic kidney disease stages 3 to 5. *Clin J Am Soc Nephrol* 2011;**6**:1866–71.
11. Klaassen-Broekema N, van Bijsterveld P. Red eyes in renal failure. *Br J Ophthalmol* 1992;**76**:268–71.
12. Tokuyama T, Ikeda T, Sato K, Mimura O, Morita A, Tabata T, et al. Conjunctival and corneal calcification and bone metabolism in hemodialysis patients. *Am J Kidney Dis* 2002;**39**:291–6.
13. Mullaem G, Rosner MH. Ocular problems in the patient with end-stage renal disease. *Semin Dial* 2012;**25**:403–7.
14. Hsiao CH, Chao A, Chu SY, Lin KK, Yeung L, Lin-Tan DT, et al. Association of severity of conjunctival and corneal calcification with all-cause 1-year mortality in maintenance haemodialysis patients. *Nephrol Dial Transplant* 2011;**26**:1016–23.
15. Tovbin D, Belfair N, Shapira S, Rosenthal G, Friger M, Feldman L, et al. High postdialysis urea rebound can predict intradialytic increase in intraocular pressure in dialysis patients with lowered

intradialytic hemoconcentration. *Nephron* 2002;**90**:181–7.
16. Tokuyama T, Ikeda T, Sato K. Effect of plasma colloid osmotic pressure on intraocular pressure during hemodialysis. *Br J Ophthalmol* 1998;**82**:751–3.
17. Dinc UA, Ozdek S, Aktas Z, Guz G, Onol M. Changes in intraocular pressure and corneal and retinal nerve fiber layer thickness during hemodialysis. *Int Ophthalmol* 2010;**30**:337–40.
18. Nongpiur ME, Wong TY, Sabanayagam C, Lim SC, Tai ES, Aung T. Chronic kidney disease and intraocular pressure, The Singapore Malay Eye Study. *Ophthalmology* 2010;**117**:477–83.
19. Evans RD, Rosner M. Ocular abnormalities associated with advanced kidney disease and hemodialysis. *Semin Dial* 2005;**18**:252–7.
20. Chugh SK, Goel A. Bilateral cataracts as the presenting manifestation of chronic renal failure. *J Assoc Physicians India* 1992;**40**(4):273.
21. Nagaoka T, Takeyama Y, Kanagawa S, Sakagami K, Mori F, Yoshida A. Effect of hemodialysis on retinal circulation in patients with end stage renal disease. *Br J Ophthalmol* 2004;**88**:1026–9.
22. Jackson TL, Farmer CK, Kingswood C, Vickers S. Hypotensive ischemic optic neuropathy and peritoneal dialysis. *Am J Ophthalmol* 1999;**128**:109–11.
23. Tyler HR. Neurologic disorders seen in the uremic patient. *Arch Intern Med* 1970;**126**:781–6.
24. Winkelmayer WC, Eigner M, Berger O, Grisold W, Leithner C. Optic neuropathy in uremia: an interdisciplinary emergency. *Am J Kidney Dis* 2001;**37**:E23.
25. Porter JB, Huehns ER. The toxic effects of desferrioxamine. *Baillieres Clin Haematol* 1989;**2**:459–74.
26. Liew G, Mitchell P, Wong TY, Iyengar SK, Wang JJ. CKD increases the risk of age-related macular degeneration. *J Am Soc Nephrol* 2008;**19**:806–11.
27. US Renal Data System, USRDS 2002 Annual Data Report: Atlas of End-Stage Renal Disease in the United States, Bethesda, MD, National Institutes of Health, National Institute of Diabetes and Digestive and Kidney Diseases, 2002.
28. Davis MD, Fisher MR, Gangnon RE, Barton F, Aiello LM, Chew EY, et al. Risk factors for high-risk proliferative diabetic retinopathy and severe visual loss, ETDRS report no 18. *Invest Ophthalmol Vis Sci* 1998;**39**:233–52.
29. Rand LI, Prud'homme GJ, Ederer F, Canner PL, The Diabetic Retinopathy Study Research Group. Factors influencing the development of visual loss in advanced diabetic retinopathy, DRS report no 10. *Invest Ophthalmol Vis Sci* 1985;**26**:983–91.
30. Eye Disease Prevalence Research Group. Causes and prevalence of visual impairment among adults in the United States. *Arch Ophthalmol* 2004;**122**:477–85.
31. Klein R, Klein BE, Moss SE, Davis MD, DeMets DL. The Wisconsin epidemiologic study of diabetic retinopathy. III. Prevalence and risk of diabetic retinopathy when age at diagnosis is 30 or more years. *Arch Ophthalmol* 1984;**102**:527–32.
32. Klein R, Klein BE, Moss SE, Davis MD, DeMets DL. The Wisconsin epidemiologic study of diabetic retinopathy. II. Prevalence and risk of diabetic retinopathy when age at diagnosis is less than 30 years. *Arch Ophthalmol* 1984;**102**:520–6.
33. The Diabetes Control and Complications Trial Research Group. The effect of intensive diabetes treatment on the progression of diabetic retinopathy in insulin-dependent diabetes mellitus. The Diabetes Control and Complictions Trial. *Arch Ophthalmol* 1995;**113**:36–51.
34. UK Prospective Diabetes Study Group. Tight blood pressure control and risk of macrovascular and microvascular complications in type 2 diabetes: UKPDS 38. *BMJ* 1998;**317**:703–13.
35. Klein BE, Moss SE, Klein R, Surawicz TS. The Wisconsin epidemiologic study of diabetic retinopathy. XIII. Relationship of serum cholesterol to retinopathy and hard exudate. *Ophthalmol* 1991;**98**:1261–5.
36. Chew EY, Klein ML, Ferris III FL, Remaley NA, Murphy RP, Chantry K, et al. For the ETDRS Research Group. Association of elevated serum lipid levels with retinal hard exudate in diabetic retinopathy. ETDRS report number 22. *Arch Ophthalmol* 1996;**114**:1079–84.
37. Early Treatment Diabetic Retinopathy Study Research Group. Fundus photographic risk factors for progression of diabetic retinopathy. ETDRS report number 12. *Ophthalmol* 1991;**98**:823–33.
38. The Diabetic Retinopathy Study Research Group. Four risk factors for severe visual loss in diabetic retinopathy. The third report of the Diabetic Retinopathy Study. *Arch Ophthalmol* 1979;**97**:654–5.
39. Early Treatment Diabetic Retinopathy Study Research Group. Photocoagulation for diabetic macular edema. ETDRS report number 1. *Arch Ophthalmol* 1985;**103**:1796–806.
40. The Diabetic Retinopathy Study Research Group. Preliminary report on effects of photocoagulation therapy. *Am J Ophthalmol* 1976;**81**:383–96.
41. Early Treatment Diabetic Retinopathy Study Research Group. Early photocoagulation for diabetic retinopathy. ETDRS report number 9. *Ophthalmol* 1991;**98**(supp):767–85.
42. Diabetic Retinopathy Clinical Research Network Elman MJ, Qin H, Aiello LP, Beck RW, Bressler NM, Ferris III FL, et al. Intravitreal ranibizumab for diabetic macular edema with prompt versus deferred laser treatment: three-year randomized trial results. *Ophthalmol* 2012;**119**:2312–8.
43. Mitchell P, Bandello F, Schmidt-Erfurth U, Lang GE, Massin P, Schlingemann RO, et al. The RESTORE Study: ranibizumab monotherapy or combined with laser versus laser monotherapy for diabetic macular edema. *Ophthalmology* 2011;**118**:615–25.
44. Nguyen QD, Shah SM, Khwaja AA, Channa R, Hatef E, Do DV, et al. Two-year outcomes of the Ranibizumab for Edema of the mAcula in Diabetes (READ-2) study. *Ophthalmology* 2010;**117**:2146–51.
45. Rajendram R, Fraser-Bell S, Kaines A, Michaelides M, Hamilton RD, Esposti SD, et al. A 2-year prospective randomized controlled trial of intravitreal bevacizumab or laser therapy (BOLT) in the management of diabetic macular edema: 24-month data: report 3. *Arch Ophthalmol* 2012;**130**:972–9.
46. Izzedine H, Bodaghi B, Launay-Vacher V, Deray G. Oculorenal manifestations in systemic autoimmune diseases. *Am J Kidney Dis* 2004;**43**:209–22.
47. Marmor MF, Kellner U, Lai TY, Lyons JS, Mieler WF. Revised recommendations on screening for chloroquine and hyroxychloroquine retinopathy. *Ophthalmology* 2011;**118**:415–22.
48. Tarabishy AB, Schulte M, Papaliodis GM, Hoffman GS. Wegener's granulomatosis: clinical manifestations, differential diagnosis, and management of ocular and systemic disease. *Surv Ophthalmol* 2010;**55**:429–44.
49. Robinson MR, Lee SS, Sneller MC, Lerner R, Langford CA, Talar-Williams C, et al. Tarsal-conjunctival disease associated with Wegener's granulomatosis. *Ophthalmology* 2003;**110**:1770–80.
50. Jampol LM, Lahov M, Albert DM, Craft J. Ocular clinical findings and basement membrane changes in Goodpasture's syndrome. *Am J Ophthalmol* 1975;**79**:452–63.
51. Tan Y, Yu F, Qu Z, Su T, Xing GQ, Wu LH, et al. Modified C-reactive protein might be a target autoantigen of TINU sydrome. *Clin J Am Soc Nephrol* 2011;**6**:93–100.
52. Mandeville JT, Levinson RD, Holland GN. The tubulointerstitial nephritis and uveitis syndrome. *Surv Ophthalmol* 2001;**46**:195–208.
53. Takemura T, Okada M, Hino S, Fukushima K, Yamamoto S, Miyazato H, et al. Course and outcome of tubulointerstitial nephritis and uveitis syndrome. *Am J Kidney Dis* 1999;**34**:1016–21.
54. Baughman RP, Lower EE, Kaufman AH. Ocular sarcoidosis. *Semin Respir Crit Care Med* 2010;**31**:452–62.
55. Meyrier A, Simon P. Drooping upper eyelids and polycystic kidney disease. *J Am Soc Nephrol* 1994;**5**:1266–70.
56. Seymenoğlu G, Baser E. Ocular manifestations and surgical results in patients with Alport Syndrome. *J Cataract Refract Surg* 2009;**35**:1302–6.
57. Colville DJ, Savige J. Alport syndrome: a review of the ocular manifestations. *Ophthalmic Genet* 1997;**18**:161–73.
58. Rhys C, Snyers B, Pirson Y. Recurrent corneal erosion associated with Alport's syndrome: Rapid communication. *Kidney Int* 1997;**52**:208–11.
59. Tsilou E, Zhou M, Gahl W, Sieving PC, Chan CC. Ophthalmic

manifestations and histopathology of infantile nephropathic cystinosis: report of a case and review of the literature. *Surv Ophthalmol* 2007;**52**:97–105.
60. Tsilou ET, Rubin BI, Reed GF, Iwata F, Gahl W, Kaiser-Kupfer MI. Age-related prevalence of anterior segment complications in patients with infantile nephropathic cystinosis. *Cornea* 2002;**21**:173–6.
61. O'Dea D, Parfrey PS, Harnett JD, Hefferton D, Cramer BC, Green J. The importance of renal impairment in the natural history of Bardet-Biedl syndrome. *Am J Kidney Dis* 1996;**27**:776–83.
62. Sodi A, Ioannidis AS, Mehta A, Davey C, Beck M, Pitz S. Ocular manifestations of Fabry's disease: data from the Fabry Outcome Survey. *Br J Ophthalmol* 2007;**91**:210–4.
63. Igarahsi T, Inatomi J, Sekine T, Seki G, Shimadzu M, Tozawa F, et al. Novel nonsense mutation in the Na^+/HCO_3^- cotransporter gene (SLC4A4) in a patient with permanent isolated proximal renal tubular acidosis and bilateral glaucoma. *J Am Soc Nephrol* 2001;**12**:713–8.
64. Igarashi T, Inatomi J, Sekine T, Cha SH, Kanai Y, Kunimi M, et al. Mutations in SLC4A4 cause permanent isolated proximal renal tubular acidosis with ocular abnormalities. *Nat Genet* 1999;**23**:264–6.
65. Borysiewicz LK, Soutar AK, Evans DJ, Thompson GR, Rees AJ. Renal failure in familial lecithin: cholesterol acyltransferase deficiency. *Q J Med* 1982;**51**:411–26.
66. Hørven I, Egge K, Gjone E. Corneal and fundus changes in familial LCAT-deficiency. *ACTA Ophthalmol* 1974;**52**:201–10.
67. Bongers EMHF, Gubler M-C, Knoers NVAM. Nail-patella syndrome. Overview on clinical and molecular findings. *Pediatr Nephrol* 2002;**17**:703–12.
68. Punjabi OS, Riaz K, Mets MB. Crystalline retinopathy in primary hyperoxaluria. *J AAPOS* 2011;**15**:214–6.
69. Small KW, Letson R, Scheinman J. Ocular findings in primary hyperoxaluria. *Arch Ophthalmol* 1990;**108**:89–93.
70. Thomas-Sohl KA, Vaslow DF, Maria BL. Sturge-Weber syndrome: a review. *Pediatr Neurol* 2004;**30**:303–10.
71. Celebi S, Alagöz G, Aykan U. Ocular findings in Sturge-Weber syndrome. *Eur J Ophthalmol* 2000;**10**:239–43.
72. Rowley SA, O'Callaghan FJ, Osborne JP. Ophthalmic manifestations of tuberous sclerosis: a population based study. *Br J Ophthalmol* 2001;**85**:420–3.
73. Rizk D, Chapman AB. Cystic and inherited kidney diseases. *Am J Kidney Dis* 2003;**42**:1305.
74. Lonser RR, Glenn GM, Walther M, Chew EY, Libutti SK, Linehan WM, et al. Von Hippel-Lindau disease. *Lancet* 2003;**361**:2059–67.

第21章

21

慢性肾脏病的神经系统并发症

Anne M. Murray[a], Stephen Seliger[b] and John C. Stendahl[c]

[a]Division of Geriatrics, Department of Medicine, Hennepin County Medical Center, Minneapolis, MN, USA,
[b]Department of Medicine, Division of Nephrology, University of Maryland School of Medicine, Baltimore, MD, USA,
[c]Department of Medicine, Hennepin County Medical Center, Minneapolis, MN, USA

简　介

神经系统并发症是慢性肾脏病(chronic kidney disease, CKD)患者常见的并发症,包括中枢及外周神经系统病变。然而,CKD患者的神经系统并发症常被误诊或漏诊,并且带来的影响未得到足够重视。CKD患者最常见的神经系统并发症为认知功能障碍、脑卒中和外周神经病变。

CKD患者的认知功能障碍

目前普遍认为认知功能障碍在CKD患者中发病率高。许多研究证实,肾功能下降程度(无论是eGFR还是蛋白尿水平)与认知功能障碍程度相关。终末期肾病(end-stage renal disease, ESRD)患者认知功能障碍的发病率也较高,但大多数合并认识功能障碍的患者未能明确诊断。两项对血液透析(hemodialysis, HD)患者的研究显示,合并认知功能障碍的患者中仅有4%的患者病历中有明确诊断[1,2]。由于早期CKD患者通常就诊次数少于HD患者,因此,早期CKD患者合并认知功能障碍更易被漏诊。

认知功能障碍定义(包括非CKD和CKD人群)

明确大多数对全面性认知功能障碍的发病率研究采用简易精神状态检查量表(Mini-Mental State Exam)[3]对整体认知功能进行评估,或评估患者特定的认知领域,如记忆力、注意力、语言功能、视觉、计算能力和执行能力等。执行能力由判断能力和计划能力组成,包括能够做出如决定开始透析等医疗决策的能力。也有研究对痴呆进行评估,其诊断通常根据精神疾病诊断与统计手册(第4版)(Diagnostic and Statistical Manual of Mental Disorders Ⅳ, DSM Ⅳ)标准。

轻度认知障碍(mild cognitive impairment, MCI)是指患者认知功能损伤程度与年龄增长不一致,但尚未达到痴呆的标准。MCI最常表现为早期近事遗忘(遗忘型MCI)或一个或一个以上语言能力或执行能力等认知领域受损(非遗忘型MCI)。MCI通常定义为认知功能测验结果低于正常值的1.5~1.99个标准差,但不同研究中对MCI的定义有所不同[4,5]。不合并CKD的高龄MCI患者进展为痴呆的概率为每年15%[5],携带APOE4基因的人群中这一概率更高[6]。

根据DSM Ⅳ标准,痴呆的定义为慢性、持续性且通常为进展性的累及2个或2个以上认知领域(通常包括记忆)的认知功能损害,并显著影响日常生活,表现为排除急性谵妄导致的发病前认知功能下降[7]。科学研究中痴呆通常定义为至少2个认知领域的功能低于正常值超过2个标准差。重要的是,痴呆包括中度到重度的认知功能障碍。阿尔兹海默病(alzheimer disease, AD)是美国人群中最常见的痴呆类型,也是最常见的神经退行性痴呆。海马和小脑萎缩是阿尔兹海默症的重要特点。血管性痴呆是第二常见的痴呆类型,由大血管和小血管病变导致,并常合并白质病变,可单独发生或合并AD出现。帕金森病合并痴呆

(有时称作路易体痴呆)、额-颞叶痴呆和其他类型痴呆占不合并 CKD 的痴呆患者中的 20%[8]。

谵妄是指一组急性认知功能障碍综合征,其特点包括急性起病、注意迟钝、思维混乱、意识状态改变、睡眠-觉醒周期紊乱,其他常见的症状包括精神运动性激越或迟钝、记忆丧失、定向障碍等。谵妄定义为突然起病、病程波动,与痴呆起病隐匿相反。既往观点认为谵妄是一过性的,但目前观点认为谵妄可以导致持续的认知功能下降,尤其对于既往有痴呆病史、平均缺少 1 项日常活动超过 6 个月的不合并 CKD 的患者[9-11]。谵妄通常由于诊疗过程期间突发情况导致,如尿路感染、药物的副作用或电解质紊乱等。通过制动等措施保证患者绝对卧床或减少患者活动、留置导尿、留置静脉通路等也可以增加谵妄的发生风险。引起谵妄原因通常是多方面的,因此病因较难明确。痴呆可以增加谵妄的发生风险。合并痴呆的患者发生谵妄的风险是不合并痴呆患者的 3 倍[12]。因此谵妄可被视为住院老年患者确诊痴呆的重要证据。发生谵妄时应怀疑患者可能合并有潜在的痴呆。但由于谵妄的症状难以与痴呆鉴别,对于发生谵妄前没有诊断为认知功能障碍的患者,推荐在发生谵妄 1 月后进行全面的痴呆评估。

谵妄评定方法(Confusion Assessment Method)是最常用的评估谵妄的方法。谵妄评定方法是评估谵妄简便的标准化方法,主要通过提问评估 4 项内容:①急性起病或病程波动;②注意迟钝;③思维混乱;④意识状态改变(如过度警觉、嗜睡、昏迷)。谵妄的诊断需要同时具备 1 和 2,以及 3、4 中至少满足 1 项,谵妄的其他症状包括定向力下降、精神运动性激越或迟钝、幻觉、睡眠-觉醒周期紊乱和记忆减退等[13]。

CKD 患者合并认知功能障碍的流行病学

CKD 合并认知功能障碍的发病率难以估计,这是由于大多数试验都是在医疗机构中进行,而非基于总人口进行的。KurellaTamura 等的一项对 CKD 3~4 期门诊患者的研究发现,23% 的患者有严重的执行功能障碍,28% 的患者在延迟记忆试验中得分较低。2006 年美国肾脏病数据系统(United States Renal Data System,USRDS)数据显示,CKD 患者中痴呆的患病率为 7.6%,在 85 岁及 85 岁以上的 CKD 患者中这一比例上升至 16.8%。然而与实际情况相比患病率被严重低估,这是由于 CKD 患者中较少进行认知功能评估、在这部分人群中通过患者主诉诊断痴呆的敏感性较差。

许多研究描述了 eGFR 与认知功能障碍的横断面梯度关系。随着 eGFR 的下降,认知功能也逐渐下降[16-19]。脑卒中患者地理和种族差异研究(Reasons for Geographic and Racial Differences in Stroke, REGARDS)表明,认知功能障碍在 eGFR<60ml/(min·1.73m^2)的患者中患病率升高,并与脑血管病的患病率平行(图 21.1)[17-19]。绝经期女性的心脏、雌激素/孕激素研究(Heart, Estrogen/Progesterone Study)表明,eGFR 每下降 10ml/(min·1.73m^2),执行能力、语言能力和记忆能力下降的风险增加 15%~25%[18]。慢性肾功能不全研究(Chronic Renal Insufficiency Cohort,CRIC)通过认知功能测验进行对 CKD 患者认知功能评估,发现 eGFR<30ml/(min·1.73m^2)的患者与 45~59ml/(min·1.73m^2)的患者相比,认知领域损伤更为严重[19]。

有研究发现,基础 eGFR 与全面性认知功能下降和认知领域功能下降存在纵向关系[17,20-26]。心血管健康研究(Cardiovascular Health Study)发现,男性血肌酐>1.5mg/dl 或女性血肌酐>1.3mg/dl 的患者 6 年内发生痴呆的风险增加 37%[25]。健康、年龄和身体组成研究(Health, Aging and Body Composition, Health ABC)发现,基础 eGFR 为 45~59ml/(min·1.73m^2)和<45ml/(min·1.73m^2)(CKD 3b 期)的患者校正后的 OR 值分别为 1.32 和 1.43。在记忆和年龄研究(Rush Memory and Aging Progect)中,基础 eGFR 下降 15ml/(min·1.73m^2)与年龄增长 3 岁对全面性认知功能障碍的影响相同,为 APOE-4 基因对全面性认知功能障碍影响的 75%,后者可以使发生 AD 的风险上升至原来的 2 倍[27]。此外,eGFR 下降可以预测特定的认知领域功能下降,如记忆力和语言表达能力[27]。最近的 Maine-Syracuse 纵向研究(Maine-Syracuse Longitudinal Study)对 590 例社区人群进行研究发现,eGFR 下降超过 5 年能够显著影响全面性认知功能、语言能力和记忆能力。研究人群平均年龄为 62 岁,平均 eGFR 为 78.4ml/(min·1.73m^2),eGFR 在 5 年内下降 30ml/(min·1.73m^2)与年龄增长 7 岁对全面性认知功能障碍的影响相近[26]。

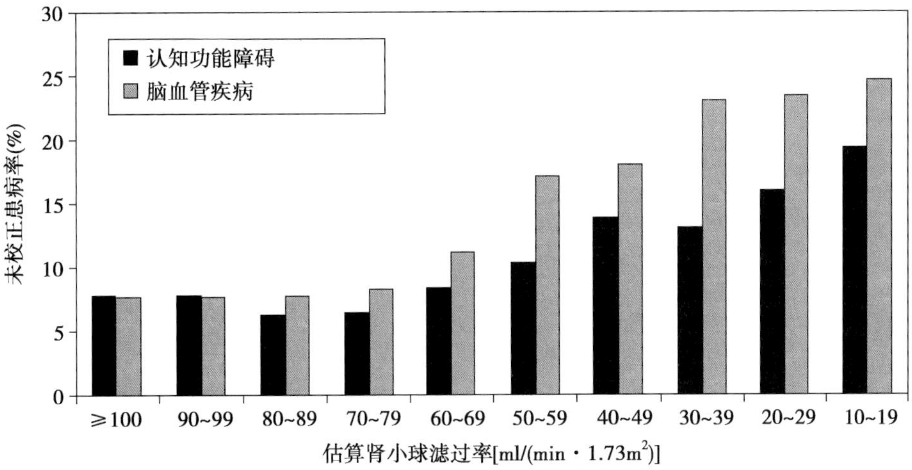

图 21.1　不同估算肾小球滤过率(GFR)患者的认知功能障碍与脑血管疾病的未校正患病率

血清胱抑素 C 是评估肾功能的另一项指标,在有关认知功能障碍的研究中也有报道。胱抑素 C 在 AD 患者的脑组织中与淀粉样物质共同沉积,Health ABC 研究表明血清胱抑素 C 浓度上升与基础认知功能障碍及认知功能障碍进展有关[28]。最近的动物模型研究认为,高浓度的胱抑素 C 可能对 AD 具有保护作用[29]。

横断面研究[30]和纵向研究[31]均认为,白蛋白尿与 eGFR 相比诊断认知功能障碍的敏感性更高。这是由于白蛋白尿可以反映微血管内皮功能,并且能够在脑血管系统中反映相似血管的完整性[32]。控制糖尿病患者心血管风险及糖尿病-记忆力研究[30](In the Action to Control Cardiovascular Risk in Diabetes-Memory in Diabetes, ACCORD-MIND)发现,尿白蛋白肌酐比(albumin/creatinine ratio, ACR)>30μ/mg 组的患者为言语记忆测验得分最低的 1/3,并且采用数字符号替换测验(Digit Symbol Substitution Test)评估速度/执行功能发现 ACR>30μ/mg 的患者速度/执行功能下降程度相当于年龄增长 3.6 岁。相反,各项认知功能测验均显示 eGFR 与认知功能障碍无关。最近的护理健康研究(Nurses Health Study)发现,即使 ACR 仅为 5μ/mg,其对全面性认知功能、言语记忆和言语流畅性等认知功能的影响即可与年龄增长 2 ~7 岁相同[31]。

CKD 患者认知功能障碍的病理生理机制:脑-肾连接

CKD 患者发生认知功能障碍的病理生理机制可能为 CKD 是血管性认知功能障碍"自然地"加速模型,与导致 AD 等神经退行性疾病的机制相互叠加或平行。CKD 患者的认知功能障碍是非线性、多方面的。包括小血管小动脉疾病在内的缺血性脑血管疾病是常见的中间结果,同时也是导致慢性认知功能障碍的主要因素,因此是这一模型的核心。此外,慢性炎症和潜在的血管内皮病变也起到重要作用。

肾脏和大脑可视为平行的终末器官,具有共同的心血管危险因素,并具有共同的炎症[33]和氧化介导的微血管炎症的病理过程,且发生在相似的低阻力血管床和内皮结构[34]。大脑内皮功能损伤表现为血-脑屏障损失[35,36]、对微梗死、腔隙性脑梗死和白质病变的易感性增加[37]。同样,肾脏内皮功能损伤表现为肾小球滤过率下降、继发性肾小球渗透压上升和蛋白尿。此外,尿毒症毒素、钙磷代谢紊乱和其他代谢紊乱、潜在遗传倾向可以放大炎症反应,从而使 CKD 患者认知功能障碍的进展加快[38]。从肾脏的细胞和分子水平来看,肾小球微血管内皮功能损伤可导致肾小球渗透压异常,有观点认为这可以触发肾小管间质炎症。此外,肾小球微血管内皮功能损伤可导致继发性肾脏纤维化和 CKD 进展[39]。线粒体功能障碍导致的炎症反应在 CKD 患者中可能十分普遍[40]。

尿毒症脑病

尿毒症脑病是急慢性肾衰竭的并发症,典型特点为一般感觉模糊,同时可伴头痛、构音障碍、步态不稳、扑翼样震颤、意向性震颤、惊厥、多灶性肌阵挛等[41,42]。如果不进行治疗,尿毒症脑病可进展至昏迷。尿毒症脑病主要是由于尿毒症毒素聚集导致,其他可能的 CKD 相关影响因素包括激素水平失调、高血压、水电解质紊乱和药物的毒性作为。透析和肾移植可以改善尿毒症脑病的症状。

CKD 患者认知功能障碍的机制模型

目前已有若干 CKD 患者认知功能障碍的发病机制模型被提出[43-45]。图 21.2 介绍了早先 Kurella 和 Yaffe 提出的模型的改良版本[45]。

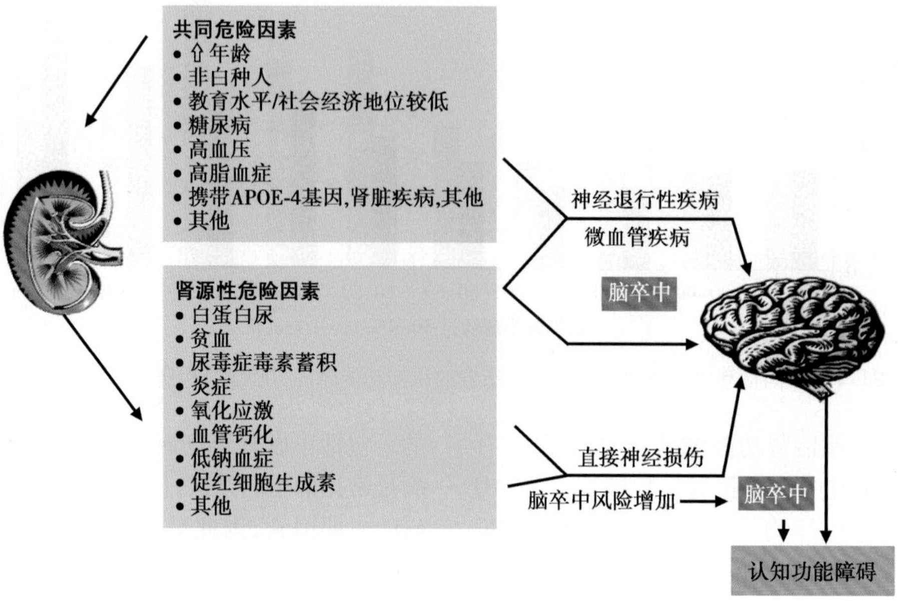

图 21.2 CKD 患者发生认知功能障碍的机制。*Dementia and cognitive impairment in ESRD: diagnostic and therapeutic strategies. Kidney International, 2011, 79: 14-22. Copyright 2011 Macmillan Publishers Ltd, reproduced with permission*

CKD 患者发生认知功能障碍的危险因素

如图 21.2 所示,肾脏疾病与低脑功能储备具有共同的危险因素。CKD 患者发生认知功能障碍的危险因素与非 CKD 患者因 AD、血管性、混合性因素导致痴呆的危险因素相同[46-48]。生活方式因素包括地中海型饮食等[49-51]。此外,普通人群中体力活动对认知功能具有保护作用,可防止突发的认知功能减退[52]。APOE-4 基因、早老素-1(presenilin-1)和其他遗传因素、sortilin 相关受体 1 蛋白(sortilin-related receptor 1 protein)等对神经退行性病变有促进作用。最近发现的 ATP 结合盒转运载体基因 ABCA7(ATP-binding cassette transporter)与非裔美国人发生 AD 风险翻倍有关,其影响与 APOE-4 基因对白种人的影响相近[53]。

图 21.2 的中间部分描述了认知功能障碍的肾源性危险因素。脑肾共同危险因素和肾源性危险因素均能增加神经退行性疾病、微血管疾病和白质病变、大血管疾病和脑卒中的发生风险,上述情况均可以通过直接神经损害导致认知功能障碍。促红细胞生成素(erythropoiesis-stimulatingagents,ESAs)在 CKD 患者的认知功能障碍中的作用具有争议。安然爱思普减少心血事件研究(Trial to Reduce Cardiovascular Events with Aranesp Therapy,TREAT)提出,大剂量的 ESA 可以增加 CKD 患者脑卒中的发生风险[54],但同时也可以减少神经元凋亡引起的继发性认知功能障碍的发生[55]。

在 CKD 患者中,年龄增长和非血管因素引起的脑卒中仅占每年脑卒中发病率的 10% ~15%[56]。具有较高发病率的心血管因素包括高血压(80%)、糖尿病(50% ~60%)[15],炎症因子和同型半胱氨酸水平显著增高[57]、血管内皮功能障碍、心血管事件和颈动脉粥样硬化,均可导致血管性痴呆和神经退行性疾病如 AD[58]。其他继发于 CKD 的影响因素包括氮质血症、贫血、循环胍类化合物浓度增高[59]、代谢紊乱等[43]。Health ABC 研究显示,CKD 导致的认知功能障碍占总的认知功能障碍的 10%,且不能用人口统计学数据和合并症解释[24]。

HD 相关因素,如大脑低灌注、脑水肿等也可导致认识功能障碍。图 21.2 中主要侧重于透析前的 CKD 患者,因此未纳入上述因素。

诊断认知功能障碍的重要性:避免漏诊导致的不良预后

临床医生应重视使用简易的认知功能评估工具诊断 CKD 患者是否合并认知功能障碍的重要性,以避免漏诊导致多种潜在不良预后事件的发生。由于漏诊认知功能障碍导致的潜在不良事件包括未被发现的服用药物和饮食控制依从性差、继发的医源性住院率增加以及不具备决定开始透析的决策能力。痴呆可以使 CKD 患者死亡风险增加至原来的 2 倍以上，在 HD 患者中也可以使死亡风险增加，危险比（hazard ratio）分别为 2.26 和 1.86[15]。不合并 CKD 的患者中早期诊断痴呆的获益同样适用于 CKD 患者，包括节约大量家庭和社会资源、减少危机驱动住院率、使进入疗养院的时间延缓达 1.5 年[60]。

其他的获益包括：①明确认知功能障碍最可能的原因，包括潜在的可治疗的原因，如抑郁、谵妄、近期发生的硬膜下血肿；②早期治疗从而可能延缓认知功能障碍进展；③可以进行临床试验；④帮助患者的家庭成员了解认知功能障碍和患者可能出现的行为表现，获得认知功能障碍专科医师帮助；⑤向患者家庭推荐阿尔茨海默病的支持团体；⑥改善患者合并症，降低患者和照顾者的焦虑情绪，避免危机驱动的急性或长期护理[60]；⑦允许患者在认知功能障碍进展前与家庭成员共同计划日后的护理安排和财政支出安排。

认知功能障碍的筛查工具

认知功能障碍的筛查工具在敏感度和耗时长度等方面各不相同。有部分筛查工具耗时短、能够在门诊诊室中完整。大部分筛查工具可由非医学专业人士完成（表 21.1）[45]。耗时最短的认知功能障碍量表是 3 分钟简易量表（3-minite Mini-Cog）[61]，其诊断 MCI 的敏感度低，但能够诊断大多数痴呆。3 分钟简易量表内容包括对 3 个单词时记忆、进行画钟试验、之后对原先的 3 个单词进行回忆。最常用的简易认知功能筛查工具为 8 分钟 Folstein 简易精神状态检查（Folsten's Mini-Mental State Exam），但其受版权保护，并且不能评估执行功能。另 2 个耗时稍长（8～10 分钟）的筛查工具能够提供更多的信息，对诊断 MCI 和评估执行功能更为敏感[62]。圣路易斯大学精神状态量表（St. Louis Mental Status test，SLUMS）和蒙特利尔认知评估量表（the Montreal Cognitive Assessment，MOCA）为免费的筛查工具，检查内容主要包括言语记忆、执行功能、视觉空间功能等认知领域[63]。MOCA 是目前是临床试验中评估全面认知功能的常用工具，其中收缩压干预试验（the Systolic Blood Pressure Intervention Trial，SPRINT trial）中已纳入 CKD 患者。

由于 CKD 患者发生认知功能障碍十分常见，因此强烈推荐每年对 CKD 患者进行认知功能障碍筛查，尤其应在开始透析前进行认知功能评估，有助于帮助患者做出合理的临床决策[45]。

表 21.1　选择性痴呆筛查工具的特点

工具	测验时间（分钟）	评估认知领域	敏感度	特异度	阳性筛查切点	验证参考标准	是否在 CKD 或 ESRD 患者中验证	评价
画钟测验量表	1～3	视觉空间 执行功能	85	85	各异	临床评估	否	文化偏移较少能够评估执行功能
简易量表	3～4	视觉空间 执行功能 回忆能力	76	89	2	神经心理学测试	否	画钟试验加上对回忆 3 个单次
简易精神状态检查（MMSE）	7～10	定向力 回忆能力 注意力 视觉空间	71～92	56～96	23～25	临床评估	否	受版权保护不能评估执行功能
圣路易斯大学精神状态量表（SLUMS）	7～10	定向力 回忆能力 注意力 执行功能	98～100	91～100	21.5	临床评估	否	能够评估执行功能
蒙特利尔认知评估量表（MOCA）	10	定向力 回忆能力 注意力 言语流畅性 执行功能	100	87	25	神经心理学测试	否	能够评估执行功能

来源：*Adapted from Kidney International（Kurella TM，Yaffe K. Dementia and cognitive impairment in ESRD：diagnostic and therapeutic strategies.* 79：14-22）. *Copyright* 2011 *Macmillan Publishers Ltd，reproduced with permission.*

缩写：CKD，慢性肾脏病；ESRD，终末期肾脏病。说明：上述列出的敏感性，特异性和阳性筛选查切点适用于普通人群，未再 CKD 患者验证

认知功能障碍的诊断

准确地采集病史是诊断认知功能障碍最重要的部分。采集病史必须明确认知功能障碍的起病时间、持续时间、波动程度、性质和严重程度,包括行为症状、功能损害以及抑郁和睡眠障碍等共存症状等。采集一份复杂的病史常需与多位照顾者和家庭成员进行会谈。同时应对患者进行体格检查和神经系统检查。对于先前未确诊认知功能障碍的患者,推荐通过CT或MRI等影像学检查以排除潜在的可治疗因素,如硬膜下血肿、颅脑肿瘤、感染,并可以排除脑卒中、评估脑萎缩的位置及严重程度。如果局灶性神经系统体征明显,影像学检查尤为重要。标准的实验室检查包括全血细胞计数、生化检查、维生素 B_{12} 水平、促甲状腺激素水平,以排除常见的血液性和代谢性疾病等可逆性因素导致的认知功能障碍。对于发病前智力程度较高的患者,或对于需评估是否有能力做出医疗决策的患者,推荐使用详细的神经心理学测验进行评估。痴呆早期阶段常合并抑郁,患者通常能够耐受选择性 5-羟色胺再摄取抑制剂(selective, serotonin reuptake inhibitor, SSRI)治疗。谵妄作为急性认知功能损害的原因之一,应使用谵妄诊断量表(Confusion Assessment Method)进行排除。

CKD 患者认知功能障碍的治疗

已在普通人群中应用的认知功能障碍治疗药物中,目前尚无药物在CKD患者中进行临床试验。对于目前已有的CKD患者认知功能障碍的治疗药物,其疗效尚有争议。上述药物在6~24个月内可以延缓认知功能障碍进展[6],但极少能够使症状逆转。

目前主要的两大类治疗痴呆的药物为胆碱酯酶抑制剂(cholinesterase inhibitor)和N-甲基-D-天门冬氨酸受体拮抗剂(N-methyl D-aspartate receptor antagonists)。胆碱酯酶抑制剂包括多奈哌齐(donepezil)、利凡斯的明(rivastigmine)[64](口服或贴剂)和加兰他敏(galantamine)[65]。上述药物首要的副作用为胃肠道不适,约在第一周可出现恶心、稀便等胃肠道症状,但通常能够缓解。轻度厌食、体重下降、头晕、失眠等副作用较不常见。发生严重的噩梦时由于通常不能缓解应停药。对于CKD患者,推荐使用低剂量的加兰他敏。加兰他敏在ESRD患者中禁用。美金刚(memantine)[66]是N-甲基-D-天门冬氨酸受体拮抗剂,除便秘外胃肠道副作用较小,但首次使用后偶尔可导致急性谵妄,一旦发生应立即停药。推荐在 eGFR < 30ml/(min · 1.73m^2)时减量。

行为异常如激越和偏执在中至重度痴呆患者中常见,并对患者和照顾者造成强烈的心理压力。对于新近出现的行为症状,需进行全面的临床评估以排除急性内科疾病导致的疼痛或谵妄,尤其应排除尿路感染和更换药物等因素。行为异常也可以由于环境触发,例如场所或照顾者的更换或康复中心护理人员换班等。由于药物治疗疗效尚不明确,并且可能存在较大副作用,仅在行为治疗和内科疾病治疗无效时,可以考虑在认知功能障碍专家的指导下使用药物治疗[67]。特别是非典型抗精神病药物(atypical antipsychotics)可以轻度增加心血管疾病和死亡的风险[68]。

卫生政策

目前对于透析开始时或透析后任何阶段的CKD患者,既不要求采集既往认知功能的病史,也不要求对患者认知功能进行评估。透析开始时医疗保险所需的医疗保险和医疗补助服务中心的医学证据报告(Centers for Medicare & Medicaid Services Medical Evidence Report)(表格 CMS-2728)未将痴呆列为CKD的并发症。由于认知功能障碍在CKD人群中发病率高,许多患者不具备充分评估透析风险和获益的能力和开始透析后需要时决定退出透析的能力。因此应强调开始透析前对认知功能障碍进行评估的重要性。HD合并痴呆的患者预后差。一项对ESRD患者的家庭护理研究显示,大多数HD合并痴呆的患者身体功能迅速下降,超过1/2的患者起始透析6月内死亡[69]。2010 肾脏科医师协会指南(2010 Renal Physicians' Association guideline)建议,对于合并严重痴呆的CKD患者,不进行透析或退出透析是适当的。需对每个患者进行充分的个体化评估,并与患者及家庭成员共同谨慎做出临床决策[70]。

结论

研究证实肾功能下降程度与认知功能下降程度之间呈梯度相关,有临床症状的或亚临床的缺血性脑血管疾病、神经退行性疾病和炎症状态在CKD患者发生进行性血管性认知功能障碍中起到重要作用。每年和透析前对CKD患者进行认知功能评估对诊断认知功能障碍十分重要,可避免误诊、漏诊认知功能障碍导致的不良事件发生,提高临床医生对患者在服用药物、容量控制和饮食控制的依从性、决定开始透析的判断力等方面是否存在认知功能障碍的重视程度。尽管 CKD 患者认知功能障碍的病理生理机制尚需大量研究进行探讨，但 CKD 患者认知功能障碍造成的卫生经济负担严重，有关的公共卫生政策支持迫在眉睫。

CKD 患者合并脑卒中的流行病学

2009 年 USRDS 数据显示，67 ~ 85 岁新发 CKD 患者脑卒中的发病率为约为 9.0/(100 患者·年)(图 21.3)。新发 CKD 患者脑卒中的发病率(根据年龄、eGFR、种族分组)是不合并 CKD 患者的 1.9 ~ 3.6 倍，CKD 5 期患者脑卒中的发病率为 CKD 3 期患者的 2 倍。总 CKD 患者中的脑卒中发病率是新发 CKD 患者的2/3，约为 5 ~ 6/(100 患者·年)。CKD 在较年轻的患者中对脑卒中发生风险的影响更大。使用 Ingenix i3 数据库对年龄为 50 ~ 64 岁的社区患者进行研究发现，CKD 患者脑卒中的发病率是不合并 CKD 患者的 4.6 ~ 7.6 倍。在上述较年轻人群中脑卒中的绝对发病率较低，为 1.6 ~ 2.2/(100 患者·年)，约为高龄人群的 1/4。在新发 CKD 和总 CKD 患者中，非裔美国人中脑卒中的发病率比有医疗保险的白种人高出 50%，这一比例与不合并 CKD 的人群相同[56]。

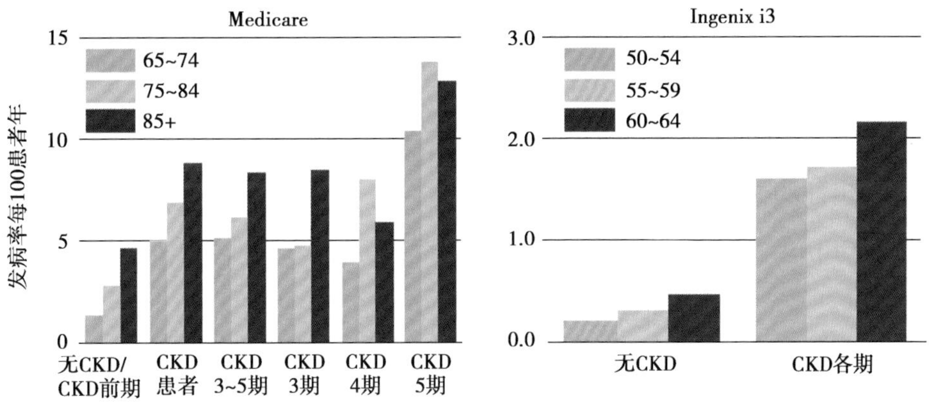

图 21.3　新发 CKD 患者与无 CKD 患者脑卒中发病率(根据年龄和 CKD 分期分组)。来源：*US Renal Data System, USRDS 2009 Annual Data Report: Atlas of Chronic Kidney Disease and End-Stage Renal Disease in the United States, National Institutes of Health, National Institute of Diabetes and Digestive and Kidney Diseases, Bethesda, MD, 2009. The data reported here have been supplied by the United States Renal Data System (USRDS). The interpretation and reporting of these data are the responsibility of the author(s) and in no way should be seen as an official policyor interpretation of the US government.*

无症状卒中(silent stroke)指在头颅影像学检查中偶然发现而无临床症状的脑卒中。在普通人群中，无症状卒中患者之后发生脑卒中的风险是不合并无症状卒中人群的 10 倍(分别为 2.79/年和 0.21%/年)[71]。尽管在 CKD 患者中缺乏相似的临床研究，无症状卒中可用于判断最有可能通过预防获益的 CKD 患者。

CKD 患者的脑卒中风险

部分观察性研究发现，CKD 患者与非 CKD 人群相比能够显著增加脑卒中的风险[69-72]。这部分增加的风险不能用常见的合并症或传统的血管性危险因素解释。

最近对 21 项已发表研究进行荟萃分析发现，CKD [定义为 eGFR<60ml/(min·1.73m^2)] 患者的脑卒中风险增加 43% (95% CI, 1.31 ~ 1.57)，并具有剂量-效应关系[72]。eGFR 为 40 ~ 59ml/(min·1.73m^2) 的患者发生脑卒中的风险增加 22%，eGFR < 40ml/(min·1.73m^2) 的患者发生脑卒中的风险增加 77%。CKD 对脑卒中的影响在出血性脑卒中和缺血性脑卒中无差异，但 CKD 患者发生致死性脑卒中的风险明显增高，相对危险度(relative risk, RR)为 1.97，高于 CKD 患者发生致死性或非致死性脑卒中的 RR 值 1.37。然而，目前研究总体异质性较大，不同研究中研究对象群体不同，如房颤、合并冠心病的绝经后妇女等，此外，肾功能的评估方式、统计模型等校正变量的方法也有不同。

白蛋白尿是除 eGFR 下降外的发生脑卒中的独立危险因素。例如，对于社区高龄患者，无论是否合并 eGFR 下降，微量白蛋白尿患者发生脑卒中的风险升高至原来的 2 倍[73]。最近一项对 12 项观察研究中 48 596例患者进行的荟萃分析也证实这一结论。白蛋白尿患者发生脑卒中的风险与无白蛋白尿患者相比增加92%，在对普通人群、糖尿病患者、高血压患者和既往有脑卒中史的患者进行的临床研究也显示白蛋白尿与脑卒中也具有显著的相关性[74]。

维持性透析患者发生脑卒中的风险明显上升。Murray 等对 USRDS 数据进行回顾性队列研究，对开始行 HD 或 PD 的有医疗保险的成人因脑卒中住院的风险进行评估[75]。维持性 HD 患者在透析开始 90 天内脑卒中的发病率明显上升，透析开始 1 月内卒中的发病率达峰值，为 8.4%/年。透析开始 2 月后脑卒中的发病率明显下降，但仍为透析前的 2 倍。住院期间起始透析时的患者更易发生脑卒中。脑卒中发病率短暂上升可能反映了透析治疗的潜在风险。另一种解释是，病情进展至需开始透析的患者更有可能已合并脑血管疾病、肾脏和大脑血管容量储备低，使患者对肾脏和大脑疾病易感性更高。

脑卒中的危险因素和介质

仅有少数研究对 CKD 患者发生脑卒中的危险因素、预测指标或潜在的 CKD 与脑卒中的介导因素进行报道（图 21.4）。总体来说，CKD 和脑卒中在校正多项血管性危险因素和已存在心脏疾病等因素后相关性明显减弱，表明可能存在未能测定的其他血管性危险因素或合并症严重程度对结果产生影响。另一方面，肾脏和大脑作为血管性疾病的终末器官具有相似的危险因素，因此肾脏疾病和脑血管疾病可能具有相似的易感人群[34]。这可能是 eGFR 正常但合并白蛋白尿的患者脑卒中发生风险增高的原因。对这部分人群来说，蛋白尿轻度升高可能反映了系统性血管病变，增加大血管事件的发生风险。对于肾功能损伤更严重的患者，可能存在更明确的肾脏疾病和脑卒中的直接因果关系，例如尿毒症毒素等潜在介质、肾功能下降导致如高同型半胱氨酸血症、骨矿物质代谢紊乱等代谢性问题、氧化应激、炎性状态和贫血等。目前尚无流行病学研究对上述因素在 CKD 患者发生脑卒中的作用进行探讨[76]。但有证据表明高磷血症与 CKD 患者心血管事件死亡率有关，血磷水平升高与普通人群中脑卒中发生风险增加有关[77]。

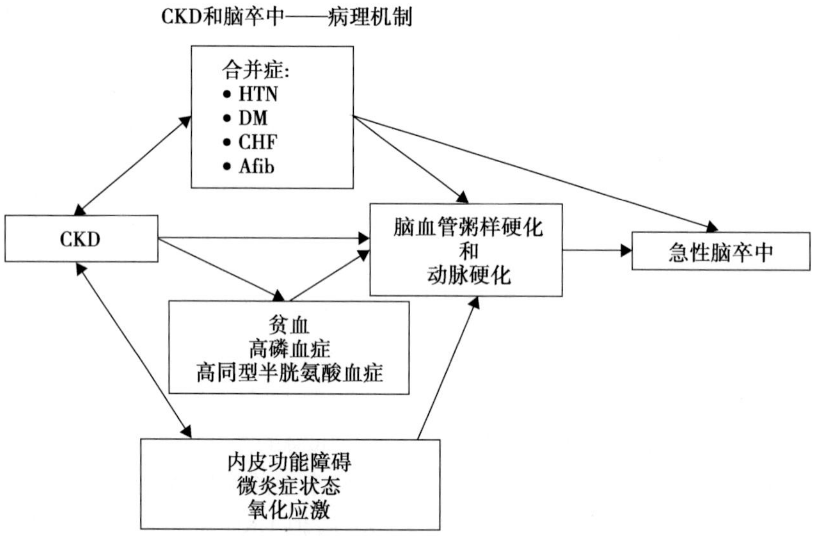

图 21.4 CKD 与脑卒中的病理机制。Afib，心房颤动；CHF，充血性心衰；DM，糖尿病；HTN，高血压

有证据表明，CKD 与贫血的相互作用可能增加脑卒中发生风险。例如，4 项对普通人群研究中的 3015 例成人糖尿病患者的分析表明，CKD 合并贫血的患者发生脑卒中的风险与不合并贫血患者相比增加 81%。相反，贫血在不合并 CKD 的人群中不能增加脑卒中的发生风险[78]。生理学研究表明，慢性贫血可引起左心室和外周动脉重构，导致心肌适应不良性肥大和动脉粥样硬化[79]。血管硬化可导致终末器官损害，包括脑缺血性损害如脑卒中。

促红细胞生成素和脑卒中风险

流行病学和生理学研究数据显示，贫血可以增加 CKD 患者脑卒中的发生风险，因此使用促红细胞生成素制剂（erythropoiesis-stimulating agents，EsA）纠正贫血可能是预防脑卒中的有效措施。除促进红细胞生成外，EsA 在脑缺血实验模型中表现出直接的神经保护作用[80]。然而，EsA 也可能直接或间接地增加脑卒中的发生风险。例如，EsA 能够引起血压升高、急性内皮细胞功能障碍、血小板活化、红细胞迅速更新导致脑血流量下降等。

在 CKD 患者中进行的大型随机对照实验和观察性研究发现，EsA 可导致脑卒中的发生风险增加，尤其是在血红蛋白的靶目标较高时更显著。TREAT 研究中将合并贫血和糖尿病的非透析依赖性 CKD 患者随机分为实验组和安慰剂组，实验组每周使用达贝泊汀(darbepoetin)，并且血红蛋白的靶目标为 13g/dl。随访期间，实验组与对照组相比，发生致死性和非致死性的脑卒中(第二终点事件)的相对危险度(relative risk)高出 92%[54]。事后多因素分析显示，EsA 对脑卒中的影响与既往脑卒中的影响相近。研究未发现治疗中血压、血红蛋白、血小板计数的改变与发生脑卒中有关[81]。相反，肾功能不全患者纠正贫血与预后研究(Correction of Hemoglobin and Outcomes in Renal Insufficiency，CHOIR)对 1432 例合并贫血的 CKD 患者进行随机对照研究，研究使用阿法依泊汀(epoeitin alfa)纠正贫血，分为高靶目标值组(13.5g/dl)和中等靶目标值(11g/dl)组，但研究因无有意义的结果而提早终止，并且研究中脑血管事件过少而不能对靶目标值是否与脑血管事件的安全性相关得出结论。

一项观察性病例对照研究对老兵管理中心门诊随访的合并贫血的非透析依赖的 CKD 患者进行研究，发现校正潜在的混杂因素后，既往使用 EsA 的患者脑卒中的发生风险增加 30%[82]。合并恶性肿瘤并积极抗肿瘤治疗的 CKD 患者中使用 ESA 与脑卒中相关性较强，比值比(odds ratio，OR)为 1.85。尽管治疗前血红蛋白的基础值相近，但在不合并恶性肿瘤的 CKD 患者中未发现 EsA 与脑卒中具有相关性，OR 值为 1.07。使用 EsA 治疗的 CKD 并积极接受抗肿瘤治疗的患者中，起始 EsA 的剂量的是不合并恶性肿瘤患者的 2.5~4倍。然而，目前尚不能确定合并恶性肿瘤的 CKD 患者脑卒中发生风险增加的原因在于 EsA 的用量增多还是恶性肿瘤患者其他合并的危险因素，例如高炎症状态和血栓形成倾向。值得注意的是，TREAT 研究和 CHOIR 研究均排除了活动性恶性肿瘤。

原发性脑卒中和继发性脑卒中的预防

目前尚无随机对照试验对非透析依赖的 CKD 患者脑卒中的预防方法的效果进行评估。目前的证据来自于对普通人群随机对照试验的事后亚组分析、对 CKD 患心血管事件预防方法疗效评估的随机对照试验或观察性研究(脑卒中是研究的第二或第三终点事件)以及观察性队列研究中进行的。

对于颈动脉硬化直径减少超过 70% 并且具有严重临床症状的患者，颈动脉内膜切除术(carotid endarterectomy，CEA)长久以来被认为是继发性脑卒中的有效预防方法[83]。然而，观察性研究表明，非透析依赖的 CKD 患者在 CEA 围术期死亡率和并发症发生率较高，因此对这一人群行 CEA 的风险—获益比提出质疑[84,85]。对北美地区有症状患者的颈动脉内膜切除术研究(North American Symptomatic Carotid Endarterectomy Trial，NASCET)进行事后亚组数据分析发现，CKD 3 期的患者[平均 eGFR 49ml/(min·1.73m^2)]心脏并发症的发生风险是肾功能正常患者的 4 倍，但死亡风险并未增加[86]。然而，CKD 3 期患者行 CEA 与标准药物治疗相比也有更大的获益，再发脑卒中相对危险度下降 82%。相反，合并中等程度的颈动脉硬化(直径减少 50%~69%)的 CKD 患者行 CEA 在减少脑卒中方面未发现明显获益。

心房颤动(atrial fibrillation)是普通人群发生脑卒中的主要危险因素。CKD 3B 期及以上合并房颤的患者脑卒中的发生风险增加 40%[87]。华法林治疗是高危的房颤患者预防脑卒中发生的主要方法。然而，研究显示在合并房颤的维持性 HD 患者中使用华法林反而使脑卒中的发生风险增加[88]，尤其增加出血性脑卒中的发生风险，因此也对非透析依赖 CKD 患者使用华法林预防脑卒中的安全性提出质疑[89]。Hart 等[90]对房颤患者脑卒中预防临床试验(Stroke Prevention in Atrial Fibrillation，SPAF)进行事后亚组分析，对使用调整剂量的华法林与使用固定低剂量的华法林联合阿司匹林预防脑卒中的疗效进行比较，其中 805 例(42%)的患者为 CKD 3 期[平均 eGFR 49ml/(min·1.73m^2)]，发现调整剂量的华法林可以使缺血性脑卒中和系统性血栓形成的发生风险降低 76%，效果与肾功能正常人群相近。CKD 患者中使用调整剂量的华法林不增加出血性脑卒中的发生风险。由于研究中肾功能损伤程度相对较轻，在肾功能损伤更严重的患者中这一风险—获益比是否成立尚不明确。另一项观察性研究得出相反的结论。研究使用丹麦肾脏数据登记系统(Danish national patient registry data)对非瓣膜性房颤患者进行分析，研究通过诊断编码而非通过检测肾功能筛选未透析 CKD 的患者，因此可能导致较大的偏移[91]。研究认为，使用华法林可以使脑卒中和系统性血栓形成的风险降低 16%（相对危险度 0.84），但结果不具有统计学意义（$P=0.07$）。然而，校正其他危险因素后华法林导致大血管出血的风险增加 36%。

新型口服抗凝药如达比加群(dabigatran)、利伐沙班(rivaroxaban)和阿哌沙班(abixaban)在不合并 CKD 的房颤患者中预防脑卒中的效果较好，且无需实验室监测。然而，上述药物至少部分依赖肾脏排泄和清除，并且尚未在 CKD 患者中进行临床试验。新型抗凝药的主要临床试验中往往排除严重的肾功能不全（CKD 4 期及 4 期以上）的患者。Eikelboom 等的一项对阿哌沙班和乙酰水杨酸预防维生素 K 拮抗剂无效或不适用的房颤患者脑卒中风险临床试验（Apixaban Versus Acetylsalicylic Acid to Prevent Stroke in Atrial Fibrillation Patients Who Have Failed or are Unsuitable for Vitamin K Antagonist Treatment, AVERROES）的事后亚组分析中，比较阿哌沙班和阿司匹林对于不适用华法林的慢性房颤患者的疗效，其中血肌酐>1.5mg/dl 时阿哌沙班减量。结果表明，在 CKD 3 期[平均 eGFR 49ml/(min·1.73m^2)]患者和不合并 CKD 的患者中，阿哌沙班与阿司匹林相比的优势相近，发生脑卒中的相对风险降低 68%。CKD 患者使用阿哌沙班不增加大出血的风险[92]。阿哌沙班减少房颤患者脑卒中和血栓栓塞事件临床试验（Apixaban for Reduction In Stroke and Other Thromboembolic Events in Atrial Fibrillation, ARISTOTLE）临床试验对阿哌沙班与华法林进行比较，发现肾功能不全患者中阿哌沙班对疗效无显著差别（研究排除肌酐清除率<30ml/min 的患者）。在 eGFR<50ml/(min·1.73m^2)的患者中，阿哌沙班与华法林相比发生出血的危险比（hazard ratio）为 0.48（95% CI 0.37~0.64），优于肾功能正常患者[93]。对每日 1 次口服凝血因子 Xa 直接抑制剂利伐沙班与维生素 K 拮抗剂预防房颤患者脑卒中和血栓（Rivaroxaban Once-Daily, Oral, Direct Factor Xa Inhibition Compared with Vitamin K Antagonism for Prevention of Stroke and Embolism Trial in Atrial Fibrillation, ROCKET-AF）临床试验的事后亚组分析研究得出相似结论，即利伐沙班与华法林相比具有更好的风险—获益比[94]。

达比加群是直接凝血酶抑制剂，对于 eGFR<30ml/(min·1.73m^2)的患者禁用。亚组分析显示，达比加群与华法林相比预防脑卒中和血栓栓塞的疗效在 eGFR 为 30~50ml/(min·1.73m^2)与 eGFR≥80ml/(min·1.73m^2)的患者中无差异[95]。然而，达比加群在 CKD 3 期患者中获益-风险比仍具有争议[96]。目前尚无明确且简便的方法监测达比加群的药物浓度和抗凝效果，并且明确的尚无能够拮抗达比加群抗凝作用的方法，因此对达比加群治疗肾功能不全患者的安全性问题提出质疑。

目前普遍认为 HMG-CoA 还原酶抑制剂（HMG-CoA-reductase inhibitors）可以减少普通人群首次脑卒中和反复发作脑卒中的发生风险。然而，2 项对维持性血液透析患者的大型多中心临床研究显示，瑞舒伐他汀(rosuvastatin)或阿托伐他汀(atorvastatin)与安慰剂相比不能减少脑卒中的发生风险[97,98]，且德国糖尿病透析临床试验（Deutsche Diabetes Dialyse Studie, 4D）显示使用阿托伐他汀的患者发生致死性脑卒中的风险增加至原来的 2 倍[98]。心脏与肾脏的保护研究（The Study of Heart and Renal Protection, SHARP）对 CKD 患者（包括需肾脏替代治疗的患者，约占总人数的 1/3）使用辛伐他汀 20mg/d 联合依哲麦布 10mg/d 与安慰剂相比动脉粥样硬化事件的发生情况进行比较[99]。研究发现，积极治疗组非出血性脑卒中的发生风险降低 25%（相对危险度 0.75；95% CI，0.60~0.94）。研究没有对非透析依赖的 CKD 患者发生脑卒中的风险单独进行探讨，尽管这一亚组中动脉粥样硬化的发生风险很高（相对危险度 0.78）。此外，也有探讨他汀类药物疗效的研究来自于对普通人群临床试验进行亚组分析。最近一项荟萃分析认为，他汀类药物与安慰剂相比可以使致死性和非致死性脑卒中的风险减少 39%（相对危险度 0.61；95% CI，0.38~0.98）[100]。然而，此项研究纳入的大多数临床试验中排除了严重肾功能不全的患者。他汀类药物治疗不增加患者肌痛、恶性肿瘤、肝功能异常或肌酶升高等较严重副作用的发生风险。

推荐对具有血管性高危因素的患者使用抗血小板药物如糖蛋白Ⅱb/Ⅲa 抑制剂（glycoprotein Ⅱb/Ⅲ ainhibitors）或氯吡格雷(clopidogrel)预防原发性或继发性脑卒中。然而，目前尚无临床试验评估上述药物在 CKD 患者中的安全性和治疗效果。相关的临床研究证据有限，仅有 1 项研究来自于对现有的临床试验进行亚组分析。最近的一项荟萃分析认为，上述药物在 CKD 患者中的作用“不确定”（相对危险度 0.66；CI，0.16~2.78）[101]。此外，CKD 患者使用抗血小板药物发生轻度出血的风险增加 70%。

结论

非透析依赖的 CKD 患者（无论是 eGFR 下降或蛋白尿）与无肾脏疾病的人群相比急性脑卒中的发生风

险显著增加。这表明肾脏疾病与脑卒中可能具有直接的因果关系，或在具有血管性危险因素或已合并有血管性疾病的患者中，肾脏与大脑同为终末器官，具有共同的易感因素。尽管贫血在 CKD 患者中可以显著增加脑卒中的风险，并且可能是 CKD 与脑卒中之间的介导因素，过度使用促红细胞生成素纠正贫血可以使脑卒中风险增加，其具体机制、促红细胞生成素的剂量、血红蛋白的靶目标值或实际升高值与脑卒中风险增加的相关性尚不明确[102]。一项亚组分析研究显示对 CKD 3 期的患者使用颈动脉内膜切除术尽管会增加围术期并发症，但在预防继发性脑卒中方面具有显著获益。他汀类药物、华法林、调整剂量的新型口服抗凝药在 CKD 3 期患者中的预防脑卒中的效果与不合并 CKD 患者至少相同。然而，目前尚无证据支持华法林或新型抗凝药用于 CKD 4 期或 4 期以上患者。CKD 5 期是新型抗凝药物的禁忌证。目前尚无充分证据支持糖蛋白Ⅱb/Ⅲa 抑制剂或氯吡格雷等抗血小板药物在预防脑卒中方面能够获益。

神经和肌肉疾病

外周神经病变和肌肉病变是肾功能不全患者的常见并发症，常导致患者残疾，显著影响生活质量。尽管外周神经病变和肌肉病变主要发生在 ESRD 患者，且在 ESRD 患者中临床表现更严重，但也常发生于 CKD 后期阶段。CKD 患者发生外周神经病变和肌肉病变的流行病学证据有限，且漏诊或误诊较多。

尿毒症躯体神经多神经病变

尿毒症躯体神经多神经病变是进展期 CKD 患者常见、可致残的并发症[41,42,103]。躯体性多神经病变的特点为对称性的、长度依赖分布的混合性感觉和运动功能减退，典型表现为位于四肢远端的疼痛、感觉减退和感觉异常。感觉功能障碍随疾病进展而加重，最终进展为肌肉无力和萎缩。目前有关尿毒症躯体神经多神经病变的流行病学研究结果具有差异[15,104]，部分原因为 CKD 患者合并非尿毒症躯体神经多神经病变的发病率较高。糖尿病是最常见的 CKD 患者合并躯体神经多神经病变的原因，其他非尿毒症性躯体神经多神经病变的原因包括酗酒、淀粉样变、系统性血管病变等[42]。

CKD 患者发生躯体神经多神经病变的病理生理机制尚未完全阐明，可能涉及多方面因素。疾病进展期行神经活检病理显示典型的轴突退化和节段性脱髓鞘改变[105]。此外，神经传导研究发现躯体神经多神经病变的特征性改变为感觉和运动的神经传导振幅显著减弱、传导速度轻度减弱[106]。早期的假设将尿毒症性轴突损伤的归因为 CKD 相关的“中分子”聚集，即需肾脏清除的中等分子量物质如 β2 微球蛋白、甲状旁腺激素聚集导致[107]。然而上述假设尚未被证明，且目前中分子物质中仅有甲状旁腺激素具有神经毒性作用的证据[108,109]。最近的研究认为高钾血症可能在躯体神经多神经病变的病理生理机制中起到重要作用[110,111]。

尿毒症躯体神经多神经病变的治疗包括透析和支持性药物治疗。充分透析可以一定程度上预防神经病变的进展，但很少能够完全逆转病变[112]。因此，躯体神经多神经病变症状快速进展是透析不充分的重要标志。药物治疗包括补充营养（如生物素、吡哆醇、钴胺素、硫胺素等）、常规足部护理、三环类抗抑郁药物［（如阿米替林（amitriptyline））抗痉挛药物［如普瑞巴林（pregabalin）］治疗疼痛等[41,42,103]。由于高钾血症具有潜在的神经毒性作用，可通过饮食控制限制钾离子的摄入从而减少透析间期血清钾离子浓度[111]。尿毒症躯体神经多神经病变的治疗还应包括对其他可能导致躯体神经病变的合并症的诊断和治疗，如糖尿病和酗酒。

肾移植目前仍是持续性逆转尿毒症躯体神经多神经病变的唯一方法。肾移植后神经病变的恢复往往非常迅速，手术后数日即出现神经传导速度的改善[113]。轻度神经病变患者在肾移植术后数月内临床症状即可恢复，严重神经病变患者所需恢复时间更长[114]。

尿毒症自主神经病变

尿毒症自主神经病变可发生于进展期 CKD 患者[41,42,103]。常见的自主神经病变包括体位性低血压和透析间低血压、心律失常、排汗功能受损、胃肠道运动功能紊乱、性功能障碍等[115]。由于 CKD 相关的自主功能神经病变通常不与尿毒症躯体神经病变同时存在，因此尚不清楚两者是否为同一临床进程[115]。值得注意的是，副交感神经功能障碍主要见于 CKD 相关自主神经病变，而交感神经功能障碍主要见于糖尿病相关自主神经病变[41]。尽管 CKD 相关自主神经病变的疾病负担和临床意义尚不完全清楚，但有研究表明，透析患者自主神经功能障碍与心源性猝死有关[116,117]。

由于尿毒症自主神经功能病变的临床症状不具

有特异性、症状和临床诊断的相关性不明显，因此CKD患者自主神经功能病变的诊断具有挑战性[115]。例如，CKD患者自主神经功能障碍导致的胃肠功能紊乱尤其难以诊断，这是由于CKD相关的尿毒素分子聚集、缺血、胃肠激素的清除下降可能产生类似症状。同样，CKD患者自主神经功能病变导致性功能障碍也难以诊断，这是由于其诊断需要排除其他CKD患者常合并的因素，如血管疾病、激素水平失调、营养状态差、抑郁和药物等因素[118]。与尿毒症躯体神经病变相同，肾移植是尿毒症性自主神经功能病变的最有效的治疗方式[103]。其他特殊的药物治疗包括西地那非(sildenafil)治疗勃起功能障碍[103]，米多君(midodrine)治疗低血压[103]，根据肾功能调整甲氧氯普胺剂量(metoclopramide)治疗胃肠动力障碍[119]。

尿毒症单神经病变

腕管综合征(carpal tunnel syndrome，CTS)是最常见的CKD相关单神经病变[41,42,103]。CTS由正中神经在腕管中受压导致，通常表现为手部麻木、无力、感觉迟钝，导致手部、前臂、上臂不适[120]。上述症状经常因重复动作、长时间维持手部姿势、睡眠、体位改变、握手等因素加重。随着轴突丢失，早期的感觉症状逐渐进展为肌肉无力和萎缩。CTS的诊断主要根据临床症状，需要时可通过电生理检查确诊[120]。神经传导研究表明正中神经远端传导速度减慢是由于轴突受压所致。早期CTS神经传导振幅正常，但当后期发生轴突丢失后振幅可能减小。

CTS是肾功能不全的远期并发症，常在透析开始后发生。随着透析龄的增加，CTS的发病率增加。在透析龄>10年的患者中CTS的发病率超过30%[121]。CTS在CKD和ESRD患者中发病率增加主要原因为β2微球蛋白聚集导致的淀粉样沉积[122,123]，也可能与尿毒症性肿瘤样钙化和建立动静脉内瘘的并发症有关[124,125]。

轻度CTS的治疗包括保守治疗，如运动疗法和夜间夹板疗法[120]。局部注射糖皮质激素可以改善症状，但其复发常见，并且有治疗引起正中神经损伤的风险。CTS症状严重是行外科手术减压的指征。尽管透析技术的改良如高通量生物膜、净化碳酸氢盐透析液可能具有保护作用，肾移植仍是唯一明确的预防CTS的有效方法[123]。

尿毒症性瘙痒

瘙痒是CKD患者常见的合并症[126,127]。尽管尿毒症性瘙痒(uremic pruritus，UP)常与透析有关，大多数患者在透析前即出现症状。UP多为阵发性，并且多在夜间加重。瘙痒的部位既可以是广泛的也可以是局限的，典型表现常伴有皮肤脱落。除显著影响生活治疗外，UP也可引起其他问题。最近DOPPS Ⅱ大型临床研究发现瘙痒与睡眠障碍和死亡率相关[128]。

UP的病理生理机制尚未完全阐明，可能与多种因素有关。潜在的影响因素包括钙磷代谢异常，尿毒症毒素聚集，细胞因子失调，外周神经和躯体神经的损伤和失调，内源性阿片样物质失调等。UP常见合并肾功能进展、糖尿病、缺铁性贫血、病毒性肝炎等[126,127]。UP的治疗具有挑战性。肾移植是目前唯一明确的UP治疗方法。其他的一般治疗方法包括润肤剂、调节矿物质代谢、优化透析等[126,127]。加巴喷丁(gabapentin)、紫外线疗法、纳呋拉啡(nalfurafine)、κ-阿片受体激动剂(κ-opioid receptor agonist)等药物是有效的且能够耐受的治疗方法[129-131]。促红细胞生成素和抗组胺药物、5-羟色胺受体激动剂(serotonin receptor antagonists)等常用治疗方法的疗效尚未证实[126]。由于是HD和PD患者UP的发病率无明显差异，透析膜的改进是否在治疗UP方面具有潜在获益目前尚有争议[126]。

尿毒症肌病

尿毒症肌病是与尿毒症有关的肌肉结构和功能异常疾病的统称[132]。尿毒症肌病的特点为近端肌肉无力、肌肉萎缩、运动耐力下降、易疲劳等[133]。典型症状常见于GFR<25ml/(min·1.73m²)的患者，且疾病进展程度与肾功能下降程度平行[132]。尿毒症肌病患者通常肌酸激酶正常，肌肉电生理试验和肌肉组织活检仅偶尔可见肌肉纤维萎缩[132,134]。尿毒症肌病的病理生理机制尚未完全阐明，可能与尿毒症毒素、胰岛素抵抗、肉毒碱缺乏，高甲状旁腺激素水平有关[132]。水电解质平衡紊乱可具有相似的临床表现，临床上需仔细排除。尿毒症肌病的治疗包括充分透析、纠正贫血、运动疗法、补充营养和治疗继发性甲状旁腺功能亢进等[132]。尽管CKD和透析治疗可导致肉毒碱代谢紊乱从而导致肌肉功能不良，但补充肉毒碱的临床获益尚未完全证实[135,136]。但考虑到肉毒碱补充治疗较高的安全性和肌肉功能潜在的退化病程，当标准治疗方法无效时可考虑试验性补充肉毒碱治疗[135,136]。

结论

肾功能不全与几种形式的神经肌肉病变有关，合并神经肌肉病变可显著降低 CKD 患者的生活质量。上述神经肌肉病变中许多为首次提出的进展期 CKD 患者的重要临床问题。CKD 患者神经肌肉病变的诊断和治疗具有挑战性,但同时也是 CKD 患者综合管理的重要组成部分。神经肌肉病变在 CKD 患者中的流行病学和临床病程中有待进一步研究探讨。

总　结

CKD 患者合并神经系统病变十分普遍,其中最常见的神经系统并发症为认知功能障碍、脑卒中和外周神经病变,尽管肾功能下降程度与认知功能障碍程度具有较强的梯度相关性,CKD 患者合并认知功能障碍常被漏诊。每年和透析前进行认知功能评估能够有效避免漏诊认知功能障碍导致的不良后果,如药物治疗依从性差、无法做出开始透析决策等。早期诊断痴呆能够减轻患者和照顾者的焦虑情绪,避免危机驱动的急性或长期的护理,并允许患者在认知功能障碍进展前与家庭成员共同计划日后的护理安排和财政支出安排。脑血管疾病、尿毒症脑病、神经退行性疾病、炎症状态可使 CKD 患者血管性认知功能障碍进展。CKD 患者发生脑卒中的风险显著升高,透析 1 月内脑卒中风险上升至 7 倍。过度的促红细胞生成素治疗可增加脑卒中的风险。对于合并房颤的患者,CKD 3 期患者采用华法林或根据肾功能调整剂量的新型抗凝药物能够有效预防脑卒中的发生,但上述药物在 CKD 4期及 4 期以上患者中的作用尚未证实或存在禁忌。进展期 CKD 患者合并神经肌肉疾病如尿毒症周围神经病变、尿毒症肌病、瘙痒等可显著降低生活质量,其诊断和治疗具有挑战性,但同时也是 CKD 患者综合管理的重要组成部分。

(金海姣 译,倪兆慧 校)

参考文献

1. Kurella M, Mapes DL, Port FK, Chertow GM. Correlates and outcomes of dementia among dialysis patients: the Dialysis Outcomes and Practice Patterns Study. *Nephrol Dial Transplant* 2006;**21**(9):2543–8.
2. Murray AM, Tupper DE, Knopman DS, Gilbertson DT, Pederson SL, Li S, et al. Cognitive impairment in hemodialysis patients is common. *Neurology* 2006;**67**(2):216–23.
3. Folstein MF, Folstein SE, McHugh PR. "Mini-mental state". A practical method for grading the cognitive state of patients for the clinician. *J Psychiatr Res* 1975;**12**(3):189–98.
4. Petersen RC. Mild cognitive impairment as a diagnostic entity. *J Intern Med* 2004;**256**(3):183–94.
5. Petersen RC, Doody R, Kurz A, Mohs RC, Morris JC, Rabins PV, et al. Current concepts in mild cognitive impairment. *Arch Neurol* 2001;**58**(12):1985–92.
6. Petersen RC, Thomas RG, Grundman M, Bennett D, Doody R, Ferris S, et al. Vitamin E and donepezil for the treatment of mild cognitive impairment. *N Engl J Med* 2005;**352**(23):2379–88.
7. American Psychiatric Association. *Diagnostic and statistical manual of mental disorders* (*DSM-IV*), 4th ed. Washington, DC: American Psychiatric Association; 1994. p. 124–133.
8. Plassman BL, Langa KM, Fisher GG, Heeringa SG, Weir DR, Ofstedal MB, et al. Prevalence of cognitive impairment without dementia in the United States. *Ann Intern Med* 2008;**148**(6):427–34.
9. Murray AM, Levkoff SE, Wetle TT, Beckett L, Cleary PD, Schor JD, et al. Acute delirium and functional decline in the hospitalized elderly patient. *J Gerontol* 1993;**48**(5):M181–6.
10. Gross AL, Jones RN, Habtemariam DA, Fong TG, Tommet D, Quach L, et al. Delirium and long-term cognitive trajectory among persons with dementia. *Arch Intern Med* 2012;**172**(17):1324–31.
11. Pandharpande PP, Girard TD, Jackson JC, Morandi A, Thompson JL, Pun BT, et al. BRAIN-ICU Study Investigators. Long-term cognitive impairment after critical illness. *N Engl J Med* 2013;**369**(14):1306–16.
12. Inouye SK. Delirium in older persons. *N Engl J Med* 2006;**354**(11):1157–65.
13. Inouye SK, van Dyck CH, Alessi CA, Balkin S, Siegal AP, Horwitz RI. Clarifying confusion: the confusion assessment method. A new method for detection of delirium. *Ann Intern Med* 1990;**113**(12):941–8.
14. Kurella M, Chertow GM, Luan J, Yaffe K. Cognitive impairment in chronic kidney disease. *J Am Geriatr Soc* 2004;**52**(11):1863–9.
15. U.S. Renal Data System. *USRDS 2006 Annual Data Report: Atlas of Chronic Kidney Disease & End-Stage Renal Disease in the United States*. Bethesda, MD: National Institutes of Health, National Institute of Diabetes and Digestive and Kidney Diseases; 2006.
16. Elias MF, Elias PK, Seliger SL, Narsipur SS, Dore GA, Robbins MA. Chronic kidney disease, creatinine and cognitive functioning. *Nephrol Dial Transplant* 2009;**24**(8):2446–52.
17. Kurella TM, Wadley V, Yaffe K, McClure LA, Howard G, Go R, et al. Kidney function and cognitive impairment in US adults: the Reasons for Geographic and Racial Differences in Stroke (REGARDS) study. *Am J Kidney Dis* 2008;**52**(2):227–34.
18. Kurella M, Yaffe K, Shlipak MG, Wenger NK, Chertow GM. Chronic kidney disease and cognitive impairment in menopausal women. *Am J Kidney Dis* 2005;**45**(1):66–76.
19. Yaffe K, Ackerson L, Kurella TM, Le Blanc P, Kusek JW, Sehgal AR, et al. Chronic kidney disease and cognitive function in older adults: findings from the Chronic Renal Insufficiency Cohort cognitive study. *J Am Geriatr Soc* 2010;**58**(2):338–45.
20. Feng L, Yap KB, Yeoh LY, Ng TP. Kidney function and cognitive and functional decline in elderly adults: findings from the Singapore longitudinal aging study. *J Am Geriatr Soc* 2012;**60**(7):1208–14.
21. Slinin Y, Paudel ML, Ishani A, Taylor BC, Yaffe K, Murray AM, et al. Kidney function and cognitive performance and decline in older men. *J Am Geriatr Soc* 2008;**56**(11):2082–8.
22. Etgen T, Sander D, Chonchol M, Briesenick C, Poppert H, Förstl H, et al. Chronic kidney disease is associated with incident cognitive impairment in the elderly: the INVADE study. *Nephrol Dial Transplant* 2009;**24**(10):3144–50.
23. Buchman AS, Tanne D, Boyle PA, Shah RC, Leurgans SE, Bennett DA. Kidney function is associated with the rate of cognitive decline in the elderly. *Neurology* 2009;**73**(12):920–7.
24. Kurella M, Chertow GM, Fried LF, Cummings SR, Harris T, Simonsick E, et al. Chronic kidney disease and cognitive impairment in the elderly: the Health, Aging, and Body Composition study. *J Am Soc Nephrol* 2005;**16**(7):2127–33.
25. Seliger SL, Siscovick DS, Stehman-Breen CO, Gillen DL, Fitzpatrick A, Bleyer A, et al. Moderate renal impairment and risk of dementia among older adults: the Cardiovascular Health Cognition Study. *J Am Soc Nephrol* 2004;**15**(7):1904–11.
26. Davey A, Elias MF, Robbins MA, Seliger SL, Dore GA. Decline in renal functioning is associated with longitudinal decline in global cognitive functioning, abstract reasoning and verbal memory.

Nephrol Dial Transplant 2013;**28**:1810–9.
27. Qiu C, Kivipelto M, Aguero-Torres H, Winblad B, Fratiglioni L. Risk and protective effects of the APOE gene towards Alzheimer's disease in the Kungsholmen project: variation by age and sex. *J Neurol Neurosurg Psychiatry* 2004;**75**(6):828–33.
28. Yaffe K, Lindquist K, Shlipak MG, Simonsick E, Fried L, Rosano C, et al. Cystatin C as a marker of cognitive function in elders: findings from the Health ABC study. *Ann Neurol* 2008;**63**(6):798–802.
29. Tizon B, Ribe EM, Mi W, Troy CM, Levy E. Cystatin C protects neuronal cells from amyloid-beta-induced toxicity. *J Alzheimers Dis* 2010;**19**(3):885–94.
30. Murray AM, Barzilay JI, Lovato JF, Williamson JD, Miller ME, Marcovina S, et al. Biomarkers of renal function and cognitive impairment in patients with diabetes. *Diabetes Care* 2011;**34**(8):1827–32.
31. Sajjad I, Grodstein F, Kang JH, Curhan GC, Lin J. Kidney dysfunction and cognitive decline in women. *Clin J Am Soc Nephrol* 2012;**7**(3):437–43.
32. Fried L. Albuminuria and cognitive impairment. *Clin J Am Soc Nephrol* 2012;**7**(3):376–8.
33. Himmelfarb J. Uremic toxicity, oxidative stress, and hemodialysis as renal replacement therapy. *Semin Dial* 2009;**22**(6):636–43.
34. Seliger SL, Longstreth Jr. WT. Lessons about brain vascular disease from another pulsating organ, the kidney. *Stroke* 2008;**39**(1):5–6.
35. Wardlaw JM, Sandercock PA, Dennis MS, Starr J. Is breakdown of the blood-brain barrier responsible for lacunar stroke, leukoaraiosis, and dementia? *Stroke* 2003;**34**(3):806–12.
36. Kalimo H. Does chronic brain edema explain the consequences of cerebral small-vessel disease? *Stroke* 2003;**34**(3):806–12.
37. Weiner DE, Bartolomei K, Scott T, Price LL, Griffith JL, Rosenberg I, et al. Albuminuria, cognitive functioning, and white matter hyperintensities in homebound elders. *Am J Kidney Dis* 2009;**53**(3):438–47.
38. Buraczynska M, Ksiazek P, Zukowski P, Benedyk-Lorens E, Orlowska-Kowalik G. Complement factor H gene polymorphism and risk of cardiovascular disease in end-stage renal disease patients. *Clin Immunol* 2009;**132**(2):285–90.
39. Rodriguez-Iturbe B, Garcia GG. The role of tubulointerstitial inflammation in the progression of chronic renal failure. *Nephron Clin Pract* 2010;**116**(2):c81–8.
40. Manfredi AA, Rovere-Querini P. The mitochondrion – a Trojan horse that kicks off inflammation? *N Engl J Med* 2010;**362**(22):2132–4.
41. Rizzo MA, Frediani F, Granata A, Ravasi B, Cusi D, Gallieni M. Neurological complications of hemodialysis: state of the art. *J Nephrol* 2012;**25**(2):170–82.
42. Brouns R, De Deyn PP. Neurological complications in renal failure: a review. *Clin Neurol Neurosurg* 2004;**107**(1):1–16.
43. Bugnicourt JM, Godefroy O, Chillon JM, Choukroun G, Massy ZA. Cognitive disorders and dementia in CKD: the neglected kidney-brain axis. *J Am Soc Nephrol* 2013;**24**(3):353–63.
44. Murray AM. Cognitive impairment in the aging dialysis and chronic kidney disease populations: an occult burden. *Adv Chronic Kidney Dis* 2008;**15**(2):123–32.
45. Kurella TM, Yaffe K. Dementia and cognitive impairment in ESRD: diagnostic and therapeutic strategies. *Kidney Int* 2011;**79**(1):14–22.
46. Casserly I, Topol E. Convergence of atherosclerosis and Alzheimer's disease: inflammation, cholesterol, and misfolded proteins. *Lancet* 2004;**363**(9415):1139–46.
47. Mielke MM, Rosenberg PB, Tschanz J, Cook L, Corcoran C, Hayden KM, et al. Vascular factors predict rate of progression in Alzheimer disease. *Neurology* 2007;**69**(19):1850–8.
48. Luchsinger JA, Reitz C, Honig LS, Tang MX, Shea S, Mayeux R. Aggregation of vascular risk factors and risk of incident Alzheimer disease. *Neurology* 2005;**65**(4):545–51.
49. Scarmeas N, Stern Y, Mayeux R, Manly JJ, Schupf N, Luchsinger JA. Mediterranean diet and mild cognitive impairment. *Arch Neurol* 2009;**66**(2):216–25.
50. Feart C, Samieri C, Rondeau V, Amieva H, Portet F, Dartigues JF, et al. Adherence to a Mediterranean diet, cognitive decline, and risk of dementia. *JAMA* 2009;**302**(6):638–48.
51. Tsivgoulis G, Judd S, Letter AJ, Alexandrov AV, Howard G, Nahab F, et al. Adherence to a Mediterranean diet and risk of incident cognitive impairment. *Neurology* 2013;**80**(18):1684–92.
52. Schmidt W, Endres M, Dimeo F, Jungehulsing GJ. Train the vessel, gain the brain: physical activity and vessel function and the impact on stroke prevention and outcome in cerebrovascular disease. *Cerebrovasc Dis* 2013;**35**(4):303–12.
53. Reitz C, Jun G, Naj A, Rajbhandary R, Vardarajan BN, Wang LS, et al. Variants in the ATP-binding cassette transporter (ABCA7), apolipoprotein E 4, and the risk of late-onset Alzheimer disease in African Americans. *JAMA* 2013;**309**(14):1483–92.
54. Pfeffer MA, Burdmann EA, Chen CY, Cooper ME, de Zeeuw D, Eckardt KU, et al. A trial of darbepoetin alfa in type 2 diabetes and chronic kidney disease. *N Engl J Med* 2009;**361**(21):2019–32.
55. Maiese K, Li F, Chong ZZ. New avenues of exploration for erythropoietin. *JAMA* 2005;**293**(1):90–5.
56. U.S. Renal Data System. *USRDS 2009 Annual Data Report: Atlas of Chronic Kidney Disease & End-Stage Renal Disease in the United States*, 2009 ed. Bethesda, MD: National Institutes of Health, National Institute of Diabetes and Digestive and Kidney Diseases; 2009.
57. Seshadri S, Beiser A, Selhub J, Jacques PF, Rosenberg IH, D'Agostino RB, et al. A. Plasma homocysteine as a risk fae tor for dementia and Alzheimer's disease. *N Engl J Med* 2002;**346**(7):476–83.
58. Gorelick PB. Risk factors for vascular dementia and Alzheimer disease. *Stroke* 2004;**35**(11 Suppl. 1):2620–2.
59. De Deyn PP, Vanholder R, Eloot S, Glorieux G. Guanidino compounds as uremic (neuro)toxins. *Semin Dial* 2009;**22**(4):340–5.
60. Weimer DL, Sager MA. Early identification and treatment of Alzheimer's disease: social and fiscal outcomes. *Alzheimers Dement* 2009;**5**(3):215–26.
61. Borson S, Scanlan J, Brush M, Vitaliano P, Dokmak A. The mini-cog: a cognitive "vital signs" measure for dementia screening in multi-lingual elderly. *Int J Geriatr Psychiatry* 2000;**15**(11):1021–7.
62. Tariq SH, Tumosa N, Chibnall JT, Perry III MH, Morley JE. Comparison of the Saint Louis University mental status examination and the mini-mental state examination for detecting dementia and mild neurocognitive disorder--a pilot study. *Am J Geriatr Psychiatry* 2006;**14**(11):900–10.
63. Nasreddine ZS, Phillips NA, Bedirian V, Charbonneau S, Whitehead V, Collin I, et al. The Montreal Cognitive Assessment, MoCA: a brief screening tool for mild cognitive impairment. *J Am Geriatr Soc* 2005;**53**(4):695–9.
64. Rivastigmine [package insert]. Novartis Pharmaceuticals Corp., East Hanover, NJ, 2013.
65. Galantamine [package insert]. Janssen Pharmaceuticals, Inc.,Titusville, NJ, 2014.
66. Memantine [package insert]. Forest Pharmaceuticals, Inc., St. Louis, MO, 2012.
67. Schneider LS, Tariot PN, Dagerman KS, Davis SM, Hsiao JK, Ismail MS, et al. Effectiveness of atypical antipsychotic drugs in patients with Alzheimer's disease. *N Engl J Med* 2006;**355**(15):1525–38.
68. Ballard C, Waite J. The effectiveness of atypical antipsychotics for the treatment of aggression and psychosis in Alzheimer's disease. *Cochrane Database Syst Rev* 2006(1):CD003476.
69. Kurella TM, Covinsky KE, Chertow GM, Yaffe K, Landefeld CS, McCulloch CE. Functional status of elderly adults before and after initiation of dialysis. *N Engl J Med* 2009;**361**(16):1539–47.
70. Moss AH. Revised dialysis clinical practice guideline promotes more informed decision-making. *Clin J Am Soc Nephrol* 2010;**5**(12):2380–3.
71. Kobayshi S, Okada K, Koide H, Bokura H, Yamaguchi S. Subcortical silent brain infarction as a risk factor for clinical stroke. *Stroke* 1997;**28**(10):1932–9.
72. Lee M, Saver JL, Chang KH, Liao HW, Chang SC, Ovbiagele B. Low glomerular filtration rate and risk of stroke: meta-analysis. *BMJ* 2010;**341**:c4249.
73. Aguilar MI, O'Meara ES, Seliger S, Longstreth Jr WT, Hart RG, Pergola PE, et al. Albuminuria and the risk of incident stroke and stroke types in older adults. *Neurology* 2010;**75**(15):1343–50.
74. Lee M, Saver JL, Chang KH, Liao HW, Chang SC, Ovbiagele B. Impact of microalbuminuria on incident stroke: a meta-analysis. *Stroke* 2010;**41**(11):2625–31.

75. Murray AM, Seliger S, Lakshminarayan K, Herzog CA, Solid CA. Incidence of stroke associated with dialysis initiation in older patients. *J Am Soc Nephrol* 2013;**24**:1166–73.
76. Covic A, Kothawala P, Bernal M, Robbins S, Chalian A, Goldsmith D. Systematic review of the evidence underlying the association between mineral metabolism disturbances and risk of all-cause mortality, cardiovascular mortality and cardiovascular events in chronic kidney disease. *Nephrol Dial Transplant* 2009;**24**(5):1506–23.
77. Foley RN, Collins AJ, Ishani A, Kalra PA. Calcium-phosphate levels and cardiovascular disease in community-dwelling adults: the Atherosclerosis Risk in Communities (ARIC) Study. *Am Heart J* 2008;**156**(3):556–63.
78. Vlagopoulos PT, Tighiouart H, Weiner DE, Griffith J, Pettitt D, Salem DN, et al. Anemia as a risk factor for cardiovascular disease and all-cause mortality in diabetes: the impact of chronic kidney disease. *J Am Soc Nephrol* 2005;**16**(11):3403–10.
79. London G. Pathophysiology of cardiovascular damage in the early renal population. *Nephrol Dial Transplant* 2001;**16** (Suppl. 2):3–6.
80. Brines M, Cerami A. Emerging biological roles for erythropoietin in the nervous system. *Nat Rev Neurosci* 2005;**6**(6):484–94.
81. Skali H, Parving HH, Parfrey PS, Burdmann EA, Lewis EF, Ivanovich P, et al. Stroke in patients with type 2 diabetes mellitus, chronic kidney disease, and anemia treated with Darbepoetin Alfa: the Trial to Reduce Cardiovascular Events with Aranesp Therapy (TREAT) experience. *Circul* 2011;**124**(25):2903–8.
82. Seliger SL, Zhang AD, Weir MR, Walker L, Hsu VD, Parsa A, et al. Erythropoiesis-stimulating agents increase the risk of acute stroke in patients with chronic kidney disease. *Kidney Int* 2011;**80**(3):288–94.
83. Furie KL, Kasner SE, Adams RJ, Albers GW, Bush RL, Fagan SC, et al. Guidelines for the prevention of stroke in patients with stroke or transient ischemic attack: a guideline for healthcare professionals from the American Heart Association/American Stroke Association. *Stroke* 2011;**42**(1):227–76.
84. Debing E, Van den Brande P. Chronic renal insufficiency and risk of early mortality in patients undergoing carotid endarterectomy. *Ann Vasc Surg* 2006;**20**(5):609–13.
85. Sidawy AN, Aidinian G, Johnson III ON, White PW, DeZee KJ, Henderson WG. Effect of chronic renal insufficiency on outcomes of carotid endarterectomy. *J Vasc Surg* 2008;**48**(6):1423–30.
86. Mathew A, Eliasziw M, Devereaux PJ, Merino JG, Barnett HJ, Garg AX. Carotid endarterectomy benefits patients with CKD and symptomatic high-grade stenosis. *J Am Soc Nephrol* 2010;**21**(1):145–52.
87. Go AS, Fang MC, Udaltsova N, Chang Y, Pomernacki NK, Borowsky L, et al. Impact of proteinuria and glomerular filtration rate on risk of thromboembolism in atrial fibrillation: the Anticoagulation and Risk Factors in Atrial Fibrillation (ATRIA) study. *Circul* 2009;**119**(10):1363–9.
88. Chan KE, Lazarus JM, Thadhani R, Hakim RM. Warfarin use associates with increased risk for stroke in hemodialysis patients with atrial fibrillation. *J Am Soc Nephrol* 2009;**20**(10):2223–33.
89. Winkelmayer WC, Liu J, Setoguchi S, Choudhry NK. Effectiveness and safety of warfarin initiation in older hemodialysis patients with incident atrial fibrillation. *Clin J Am Soc Nephrol* 2011;**6**(11):2662–8.
90. Hart RG, Pearce LA, Asinger RW, Herzog CA. Warfarin in atrial fibrillation patients with moderate chronic kidney disease. *Clin J Am Soc Nephrol* 2011;**6**(11):2599–604.
91. Olesen JB, Lip GY, Kamper AL, Hommel K, Køber L, Lane DA, et al. Stroke and bleeding in atrial fibrillation with chronic kidney disease. *N Engl J Med* 2012;**367**(7):625–35.
92. Eikelboom JW, Connolly SJ, Gao P, Paolasso E, De Caterina R, Husted S, et al. Stroke risk and efficacy of apixaban in atrial fibrillation patients with moderate chronic kidney disease. *J Stroke Cerebrovasc Dis* 2012;**21**(6):429–35.
93. Hohnloser SH, Hijazi Z, Thomas L, Alexander JH, Amerena J, Hanna M, et al. Efficacy of apixaban when compared with warfarin in relation to renal function in patients with atrial fibrillation: insights from the ARISTOTLE trial. *Eur Heart J* 2012;**33**(22):2821–30.
94. Fox KA, Piccini JP, Wojdyla D, Becker RC, Halperin JL, Nessel CC, et al. Prevention of stroke and systemic embolism with rivaroxaban compared with warfarin in patients with non-valvular atrial fibrillation and moderate renal impairment. *Eur Heart J* 2011;**32**(19):2387–94.
95. Connolly SJ, Ezekowitz MD, Yusuf S, Eikelboom J, Oldgren J, Parekh A, et al. Dabigatran versus warfarin in patients with atrial fibrillation. *N Engl J Med* 2009;**361**:1139–51.
96. Knauf F, Chanknos M, Berns JS, Perazella MA. Dabitragan and kidney disease: a bad combination. *Clin J Am Soc Nephrol* 2013;**8**:1591–7.
97. Fellstrom BC, Jardine AG, Schmieder RE, Holdaas H, Bannister K, Beutler J, et al. Rosuvastatin and cardiovascular events in patients undergoing hemodialysis. *N Engl J Med* 2009;**360**(14):1395–407.
98. Wanner C, Krane V, Marz W, Olschewski M, Mann JF, Ruf G, et al. Atorvastatin in patients with type 2 diabetes mellitus undergoing hemodialysis. *N Engl J Med* 2005;**353**(3):238–48.
99. Baigent C, Landray MJ, Reith C, Emberson J, Wheeler DC, Tomson C, et al. The effects of lowering LDL cholesterol with simvastatin plus ezetimibe in patients with chronic kidney disease (Study of Heart and Renal Protection): a randomised placebo-controlled trial. *Lancet* 2011;**377**(9784):2181–92.
100. Palmer SC, Craig JC, Navaneethan SD, Tonelli M, Pellegrini F, Strippoli GF. Benefits and harms of statin therapy for persons with chronic kidney disease: a systematic review and meta-analysis. *Ann Intern Med* 2012;**157**(4):263–75.
101. Palmer SC, Di ML, Razavian M, Craig JC, Perkovic V, Pellegrini F, et al. Effects of antiplatelet therapy on mortality and cardiovascular and bleeding outcomes in persons with chronic kidney disease: a systematic review and meta-analysis. *Ann Intern Med* 2012;**156**(6):445–59.
102. Koulouridis I, Alfayez M, Trikalinos TA, Balk EM, Jaber BL. Dose of erythropoiesis-stimulating agents and adverse outcomes in CKD: a metaregression analysis. *Am J Kidney Dis* 2013;**61**(1):44–56.
103. Krishnan AV, Pussell BA, Kiernan MC. Neuromuscular disease in the dialysis patient: an update for the nephrologist. *Semin Dial* 2009;**22**(3):267–78.
104. Krishnan AV, Kieman MC. Neurological complications of chronic kidney disease. *Nat Rev Neurol* 2009;**5**:542–51.
105. Dyck PJ, Johnson WJ, Lambert EH, O'Brien PC. Segmental demyelination secondary to axonal degeneration in uremic neuropathy. *Mayo Clin Proc* 1971;**46**(6):400–31.
106. Laaksonen S, Metsarinne K, Voipio-Pulkki LM, Falck B. Neurophysiologic parameters and symptoms in chronic renal failure. *Muscle Nerve* 2002;**25**(6):884–90.
107. Babb AL, Ahmad S, Bergstrom J, Scribner BH. The middle molecule hypothesis in perspective. *Am J Kidney Dis* 1981;**1**(1):46–50.
108. Massry SG. Parathyroid hormone: a uremic toxin. *Adv Exp Med Biol* 1987;**223**:1–17.
109. Vanholder R, De SR, Hsu C, Vogeleere P, Ringoir S. Uremic toxicity: the middle molecule hypothesis revisited. *Semin Nephrol* 1994;**14**(3):205–18.
110. Bostock H, Walters RJ, Andersen KV, Murray NM, Taube D, Kiernan MC. Has potassium been prematurely discarded as a contributing factor to the development of uraemic neuropathy? *Nephrol Dial Transplant* 2004;**19**(5):1054–7.
111. Krishnan AV, Phoon RK, Pussell BA, Charlesworth JA, Bostock H, Kiernan MC. Altered motor nerve excitability in end-stage kidney disease. *Brain* 2005;**128**(Pt 9):2164–74.
112. Ogura T, Makinodan A, Kubo T, Hayashida T, Hirasawa Y. Electrophysiological course of uraemic neuropathy in haemodialysis patients. *Postgrad Med J* 2001;**77**(909):451–4.
113. Oh SJ, Clements Jr. RS, Lee YW, Diethelm AG. Rapid improvement in nerve conduction velocity following renal transplantation. *Ann Neurol* 1978;**4**(4):369–73.
114. Bolton CF. Electrophysiologic changes in uremic neuropathy after successful renal transplantation. *Neurology* 1976;**26**(2):152–61.
115. Vita G, Messina C, Savica V, Bellinghieri G. Uraemic autonomic neuropathy. *J Auton Nerv Syst* 1990;**30**(Suppl.):S179–84.
116. Jassal SV, Coulshed SJ, Douglas JF, Stout RW. Autonomic neuropathy predisposing to arrhythmias in hemodialysis patients.

Am J Kidney Dis 1997;**30**:219–23.
117. Tozawa M, Iseki K, Yoshi S, Fukiyama K. Blood pressure variability as an adverse prognostic risk factor in end-stage renal disease. *Nephrol Dial Transplant* 1999;**14**:1976–81.
118. Palmer BF. Sexual dysfunction in uremia. *J Am Soc Nephrol* 1999;**10**:1381–8.
119. Barri YM, Golper TA. *Gastrointestinal disease in dialysis patients*. Waltham, MA: UpToDate; 2012.
120. Bland JD. Carpal tunnel syndrome. *BMJ* 2007;**335**(7615):343–6.
121. Hirasawa Y, Ogura T. Carpal tunnel syndrome in patients on long-term haemodialysis. *Scand J Plast Reconstr Surg Hand Surg* 2000;**34**(4):373–81.
122. Drueke TB. Beta2-microglobulin and amyloidosis. *Nephrol Dial Transplant* 2000;**15**(Suppl. 1):17–24.
123. Floege J, Ketteler M. Beta2-microglobulin-derived amyloidosis: an update. *Kidney Int Suppl* 2001;**78**:S164–71.
124. Cofan F, Garcia S, Combalia A, Segur JM, Oppenheimer F. Carpal tunnel syndrome secondary to uraemic tumoral calcinosis. *Rheumatology (Oxford)* 2002;**41**(6):701–3.
125. Thermann F, Kornhuber M. Ischemic monomelic neuropathy: a rare but important complication after hemodialysis access placement--a review. *J Vasc Access* 2011;**12**(2):113–9.
126. Manenti L, Tansinda P, Vaglio A. Uraemic pruritus: clinical characteristics, pathophysiology and treatment. *Drugs* 2009;**69**(3):251–63.
127. Narita I, Iguchi S, Omori K, Gejyo F. Uremic pruritus in chronic hemodialysis patients. *J Nephrol* 2008;**21**(2):161–5.
128. Pisoni RL, Wikstrom B, Elder SJ, Akizawa T, Asano Y, Keen ML, et al. Pruritus in haemodialysis patients: International results from the Dialysis Outcomes and Practice Patterns Study (DOPPS). *Nephrol Dial Transplant* 2006;**21**(12):3495–505.
129. Gunal AI, Ozalp G, Yoldas TK, Gunal SY, Kirciman E, Celiker H. Gabapentin therapy for pruritus in haemodialysis patients: a randomized, placebo-controlled, double-blind trial. *Nephrol Dial Transplant* 2004;**19**(12):3137–9.
130. Gilchrest BA, Rowe JW, Brown RS, Steinman TI, Arndt KA. Relief of uremic pruritus with ultraviolet phototherapy. *N Engl J Med* 1977;**297**(3):136–8.
131. Wikstrom B, Gellert R, Ladefoged SD, Danda Y, Akai M, Ide K, et al. Kappa-opioid system in uremic pruritus: multicenter, randomized, double-blind, placebo-controlled clinical studies. *J Am Soc Nephrol* 2005;**16**(12):3742–7.
132. Campistol JM. Uremic myopathy. *Kidney Int* 2002;**62**(5):1901–13.
133. Moore GE, Parsons DB, Stray-Gundersen J, Painter PL, Brinker KR, Mitchell JH. Uremic myopathy limits aerobic capacity in hemodialysis patients. *Am J Kidney Dis* 1993;**22**(2):277–87.
134. Diesel W, Emms M, Knight BK, Noakes TD, Swanepoel CR, van Zyl Smit R. Morphologic features of the myopathy associated with chronic renal failure. *Am J Kidney Dis* 1993;**22**(5):677–84.
135. Calo LA, Vertolli U, Davis PA, Savica V. L carnitine in hemodialysis patients. *Hemodial Int* 2012;**16**:428–34.
136. Guarnieri G, Situlin R, Biolo G. Carnitine metabolism in uremia. *Am J Kidney Dis* 2001;**4**(Supp 1):S63–7.

第22章

22

慢性肾脏病的血液并发症:红细胞和血小板

Jeffrey S. Berns

Perelman School of Medicine at the University of Pennsylvania,

Hospital of the University of Pennsylvania, Philadelphia, PA, USA

CKD 的贫血

随着人群中的患病率增加,肾小球滤过率(glomerular filtration rate,GFR)或肌酐清除率水平逐渐降低,贫血在慢性肾脏病(chronic kidney disease,CKD)中普遍存在[1-3]。CKD 的贫血实际上是再生障碍性贫血。在非 CKD 性贫血患者中,循环中网织红细胞计数下降且骨髓检查显示无造血祖细胞增加。除非合并铁、叶酸或维生素 B_{12} 缺乏,其红细胞(red blood cells,RBCs)通常是正细胞正色素性。在骨髓中调控红细胞生成的主要因素是调节激素-促红细胞生成素,其可刺激红细胞从骨髓释放进入血循环中。CKD 贫血的主要基础是促红细胞生成素相对缺乏,然而其他因素也有参与其中(见表 22.1)。

表 22.1 参与 CKD 贫血的因素

最重要常见
促红细胞生成素合成减少
促红细胞生成素相对缺乏
重要常见
铁缺乏(绝对的)
铁缺乏(功能性)
慢性失血,包括放血
感染/炎症反应-“慢性疾病性贫血”
非重要、非常见或未十分明确的
维生素 B_{12} 和(或)叶酸缺乏
“尿毒症毒性”
红细胞寿命减少
红细胞脆性增加
肉碱缺乏
铝中毒
严重甲状旁腺功能亢进
ACEIs/ARBs

贫血定义为红细胞量和血红蛋白(hemoglobin,Hb)浓度减少,而导致血液携氧能力下降、组织氧供减少。CKD 性贫血是导致该类患者生活质量受损以及功能能力降低的一个主要原因。同时也与该类患者住院风险、心血管不良事件、认知功能障碍以及死亡相关[4,5]。最近保护 CKD 患者临床实践指南建议,男性 HB<13.0~13.5g/dl 或女性 HB<12g/dl 诊断为贫血(大约分别相当于 HCT 39% 和 36% 水平)[6]。大约有 20% 的 GFR 45~60ml/min 之间的 CKD 患者以及大约有 90% 的 GFR<15ml/min 的 CKD 患者,Hb 浓度<13g/dl[1,2,7,8]。当 GFR>60ml/min 时,CKD 引起贫血不常见(图 22.1)。对于非常轻的 CKD 患者合并贫血,需考虑其他原因引起的贫血。单纯由 CKD 引起严重贫血(Hb<10g/dl)是罕见,除非 GFR<20~30ml/min。在任何特定的 GFR 水平,女性相比男性,尤其是年龄小于 65 岁,贫血相对更常见及严重。非洲裔美国人相比白人,糖尿病患者相比非糖尿病患者亦是如此[9-13]。例如在较高 GFR 水平,在 CKD 病程中糖尿病患者相比非糖尿病患者贫血相对也发生较早。在诊断 CKD 贫血之前,其他原因引起贫血也应该被考虑。推荐的实验室检查包括一个完整的血常规(complete blood count,CBC),测定血红蛋白浓度、红细胞指数、白细胞计数及分类和血小板计数,网织红细胞计数,血清铁蛋白水平,转铁蛋白饱和度(TSAT),维生素 B_{12} 和叶酸水平[3,6]。其他检查如临床有指征也应被检测。异常白细胞数量和分类或异常血小板计数在 CKD 患者中不常见,如果出现应该想起其他原因引起的贫血。

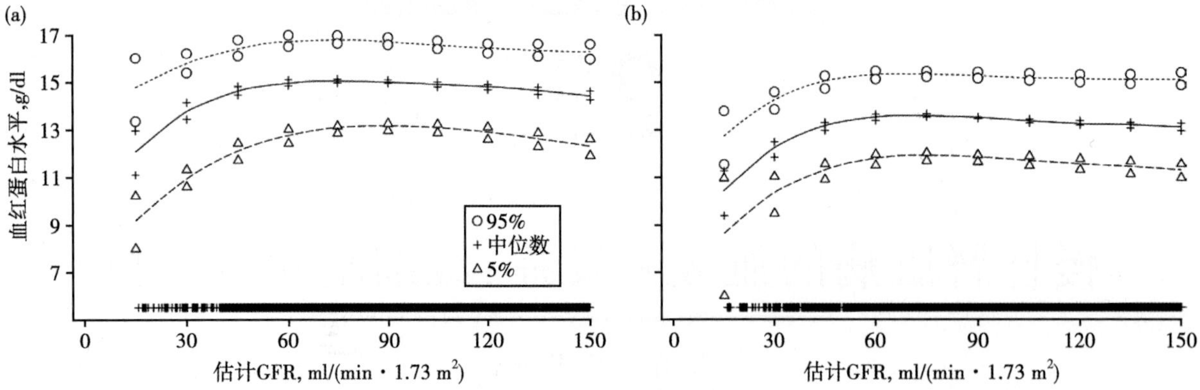

图22.1 参与第三届全国健康和营养检查调查(1988—1994)的成年男性及女性的Hb的5%和95%的中位数。所有评估根据60岁调整

红细胞生成和促红细胞生成素

在骨髓中控制红细胞生成的主要因素是一调节性激素,即促红细胞生成素(erythropoietin,EPO)。胎儿期主要由肝脏产生,出生后不久主要来源于肾脏。在经典负反馈回路中氧气运输的减少可促使肾脏合成促红细胞生成素增加。促红细胞生成素与红细胞前体表面的受体相结合从而刺激成熟的红细胞释放到血液中[14]。促红细胞生成素由肾皮质肾小管周围间质成纤维细胞生成,当低氧时该激素合成增加[15-18]。虽然其他因素可能参与其中,CKD贫血主要原因是促红细胞生成素的相对不足。

促红细胞生成素是由165个氨基酸组成,分子量为30.5kDa的糖蛋白,其包含3个N-和1个O-糖链与不同唾液酸成分相连。在血液循环中这些唾液酸残基稳定了该分子结构,对其发挥生物学活性也是必不可缺的。Miyake在1977年从人类尿液中纯化和鉴定促红细胞生成素,其同事随后在1985年克隆了该基因[19,20]。在数年之后关于重组人促红细胞生成素临床试验首先被Eschbach等人报道[21-23]。

各种循环促红细胞生成素亚型包含了不同数量的唾液酸残基。唾液酸残基数量越多,促红细胞生成素的生物半衰期越长,然其与促红细胞生成素受体亲和力越低[24-26]。在正常基础状态下,血清促红细胞生成素浓度在0.01~0.03U/ml范围中。无肾脏疾病患者贫血和低氧状态下,循环中促红细胞生成素浓度通常可增加100~1000倍[27]。促红细胞生成素合成受肾小管周围成纤维细胞的调节,其主要通过低氧诱导因子(hypoxia-inducible factor,HIF)与促红细胞生成素基因的低氧反应元件和其他相关低氧反应基因相结合而增加转录[28,29]。低氧诱导因子是由HIFα和HIFβ亚基组成的二聚体。在有氧状态下,HIFα亚基通过vHL复合物(von Hippel-Lindau)进行羟基化和泛素化而导致其蛋白酶体降解,降低促红细胞生成素水平。在低氧状态下,HIF降解受损,HIF转录因子复合物增加促红细胞生成素基因的转录,随后促红细胞生成素被翻译分泌[30,31]。

促红细胞生成素受体(erythropoietin receptor,EPO-R)存在于红系集落生成单位(colony-forming units erythroid,CFU-E)及其他红细胞前体[32]。促红细胞生成素与其受体相结合诱导促红细胞生成素受体形成同源二聚体和构象改变,从而导致蛋白酪氨酸激酶-2(Janus tyrosine kinase-2,JAK-2)细胞内信号通路级联反应的激活。JAK-2活化和信号传导可激活细胞内其他信号转录通路,这些信号通路可激活不同促红细胞生成素诱导基因,随后通过激活的JAK-2而使促红细胞生成素受体磷酸化[33-35]。信号级联放大可导致红系集落生成单位及其他红细胞前体数量增加。促红细胞生成素不直接刺激红细胞生成,在缺乏促红细胞生成素时红细胞前体,尤其是红系集落生成单位生长至嗜碱性红细胞阶段会因凋亡而迅速消失。促红细胞生成素存在时,红细胞前体由于凋亡的减少可发展为成熟红细胞[36,37]。

除了适当水平的促红细胞生成素,还需要供给足够的铁、维生素B_{12}和叶酸来维持正常基本红细胞生成以及低氧贫血环境下红细胞生成增加能力。红细胞生成可被炎症因子如肿瘤坏死因子(tumor necrosis factor-α,TNF-α)、干扰素γ(interferon-γ,IFNγ)、白细胞介素-6(interleukin-6,IL-6)和转化生长因子β(transforming growth factor-β,TGF-β)的负向影响而直接被抑制;也可通过作用于铁代谢而间接被抑制[38-44]。

在相对较轻的CKD贫血患者中,血清促红细胞生成素浓度相对贫血程度是过低的,虽然其可能在“正常范围”或甚至高于“正常范围”,但与贫血严重程度仍然有相关性。随着功能性肾单位数目减少及GFR下降,通常来说GFR<40ml/min时,血清促红细胞生成素水平下降变得明显,不再与贫血程度呈相关性。在

某种程度上来说,促红细胞生成素生成障碍是由于分泌促红细胞生成素的肾小管周围成纤维细胞数目的减少还是由于控制红细胞生成的低氧感受调节过程受损,还尚未最终明确。但有证据提示两者可能都参与其中[45-47]。即使在晚期 CKD 患者中,急性出血及低氧仍可增加促红细胞生成素合成,尽管与非 CKD 患者相比,其合成增加的程度较低的。在评估 CKD 贫血中不推荐患者测定血清或血浆促红细胞生成素浓度。

铁代谢与 CKD 性贫血

虽然非透析 CKD 患者贫血的主要原因是促红细胞生成素的相对缺乏。然而在多数晚期尿毒症或血液透析患者中,红细胞生存期缩短、血管内溶血、血液丢失、慢性炎症反应和可能存在循环中的红细胞生成抑制因子对 CKD 贫血也有一定作用[48,49]。在 CKD 患者中,无论是否进行透析治疗,铁缺乏是常见的。对于基础状态或需要红细胞生成刺激剂(erythropoiesis stimulatingagent,ESA)治疗时,充足的铁支持对红细胞生成是极其重要的。铁缺乏和铁代谢及可利用性改变在许多 CKD 贫血患者来说可能是非常重要的。除了在普通人群中常见的各种缺铁原因,CKD 患者还特别容易出现胃肠道失血[50]和为了实验室检查而常遭受频繁的抽血采样。

铁从胃肠道吸收,储存在肝脏及其他网状内皮中,通过人体循环使其被用于亚铁血红素的合成。铁代谢平衡的调节通常严格从而维持足够的铁供应,同时避免铁过多和潜在脏器毒性作用[51]。大部分 CKD 患者被认为在没有高水平铁蛋白时能在肠道正常吸收铁,除非他们服用磷结合剂或其他药物干扰了铁吸收(铁蛋白提示着目前铁储存情况或全身炎症反应)[52,53]。然而,在血液透析患者中,口服补铁在纠正铁缺乏时并不优于安慰剂,这提示这些患者铁吸收可能受到损害。

缺铁可以是"真正的"缺铁,即人体储存及骨髓可利用铁的不足;也可以是"功能性"缺铁,此时虽然人体总铁存储是足量或增加的,但在所储存的铁不可被用于维持循环中红细胞生成。网状内皮中储存的铁与常所谓慢性疾病引起贫血相关,其似乎通过铁调节蛋白铁调素及其他炎症因子异常反应,很大程度上受轻微的炎症反应所调控[51,54]。

铁调素在肝脏产生,通过循环被肾脏清除,在维持系统性铁稳态中有重要作用。铁调素可通过诱导铁离子通道(膜铁运蛋白)的内化与降解,减少肠道铁的吸收以及减少肝细胞及网状内皮细胞的铁摄取(膜铁转运蛋白主要存在于这些细胞膜表面)[55-57]。在缺乏或铁调素合成减少的动物模型和人体中,常发现存在严重铁过负荷;而当设定铁调素合成增加时随之发生严重的铁缺乏。铁剂应用及炎症反应时可增加铁调素的表达[58,59],而在贫血及低氧时铁调素表达减少[60]。调节铁调素合成中每个介质通过复杂信号通路而发挥作用。例如,血红素载体蛋白(HFE)、转铁蛋白受体 1 和 2、血幼素、骨形成蛋白 6(bone morphogenic protein 6,BMP-6)和 SMAD 蛋白都参与铁代谢信号通路,而炎症反应中也包含了 IL-6、JAK 和 STAT3 以及其他介质。ESA 也可直接抑制铁调素的表达[51,54,61,62]。低氧调节铁调素合成至少部分通过 HIF 信号通路,而铁缺乏主要通过 HIF 和其他通路而调节铁调素表达。

相对透析患者,绝对的铁缺乏在 CKD 非透析患者并不常见。其确切的患病率尚不清楚,在不同人群中可能存在差异,就像在普通人群中确实存在差异一样(例如,经期女性与男性和绝经后妇女相比)。在 CKD 患者中,当铁饱和度小于 20% 和血清铁蛋白浓度低于 100ng/dl 时常可诊断为真正的铁缺乏(定义为骨髓铁的缺乏或减少)[3,63]。然而这些检查的灵敏度、特异性和预测价值有限。铁饱和度(the saturation of iron,TSAT)和铁蛋白水平超过这些最低限度时,患者补充铁后血红蛋白仍会升高,即使当骨髓铁染色未提示绝对铁缺乏[64-66]。当给予铁蛋白浓度大于 500ng/dl 患者静脉补充铁剂,血红蛋白浓度明显升高的可能性很低。对于 CKD 贫血管理的最新临床指南建议,当 TSAT 低于 30% 及血清铁蛋白浓度低于 500ng/ml 时,予以静脉铁剂补充或短期口服铁剂[3]。之前指南推荐对于 CKD 贫血患者,血清铁蛋白低于 100ng/ml 及 TASA 低于 20% 时补充铁剂[67]。其他铁状态评估指标,例如血清转铁蛋白受体、低色素红细胞百分比和网状红细胞血红蛋白浓度,已经在研究中,但还未在临床上被广泛应用。在一些专业实验室中可测定血铁调素水平。然而最近研究并没有发现在 CKD 中铁调素可预测铁剂或 ESA 治疗的疗效,与铁蛋白相比也未有较大诊断价值[68,69]。骨髓标本铁染色是评估骨髓铁存储的金标准,但鉴于测定骨髓铁是侵袭性操作,且骨髓铁染色不能准确预测静脉铁剂治疗疗效,故不常规应用[63]。

除了促红细胞生成素合成受损及绝对或功能性铁缺乏,其他一些因素,包括红细胞寿命减少、血液丢失、红细胞生成的尿毒症抑制因子、炎症反应、叶酸及维生素 B_{12} 缺乏、锌缺乏、左旋肉碱不足、铝超负荷、与骨髓纤维化相关的严重的甲状旁腺功能亢进症等均参与血液透析患者的贫血的发生。这些因素大部分主要在血液透析患者中被研究。对于非透析治疗或晚期尿毒症患者,在临床上这些中的任一项都不可能是 CKD 贫血的重要因素。在尿毒症患者中红细胞寿命的减少归因于噬红细胞作用增加、红细胞渗透性增加、循环中的红细胞变形能力下降、左旋肉碱缺乏、红细胞补体沉积和活化,红细胞对氧化应激的耐受力的减[70-73]。血管紧张素转换酶抑制剂(ACEI)和血管紧张素受体阻滞剂(ARBs)已被提示在比较小程度上加速CKD患者贫血,其主要是由于红细胞生成抑制剂合成增加、肾血流量及氧供给的改变[74-76],虽然这一发现仍存在争议[77]。

CKD患者中红细胞增多

常染色体显性遗传性多囊肾病的患者(autosomal dominant polycystic kidney disease,ADPKD)常有贫血。就GFR水平而言,其贫血与预期的相比较轻。一些ADPKD患者的HB水平正常或甚至高于正常范围。ADPKD相比其他原因引起CKD的患者,血清促红细胞生成素水平相对较高[78,79]。肾脏是促红细胞生成素合成相对增加的根源,至少一部分来自近曲小管囊肿附近的间质细胞。有人认为,由于增大囊肿的物理效应使肾脏局部缺氧导致HIF激活及促红细胞生成素合成。这种相似的现象在长期血液透析相关的获得性肾囊肿患者中已被发现[80]。

在高达20%的肾移植后患者中也可见红细胞增多,通常是肾移植后1到2年内[81,82]。这种红细胞增多可以自发减轻或持续数年。这种情况下血浆促红细胞生成素水平增加,至少一部分是由于原本的肾脏促红细胞生成素产生增加所致。虽然这种现象确切的病因还不知道,但在肾移植后自身病变的肾脏分泌的促红细胞生成素不受常规的反馈调节。在大部分患者中ACEI或ARB可有效减少肾移植后红细胞增多,这证据提示血管紧张素Ⅱ在其中发挥一定作用[83-86]。在极端的情况下,为了减少微血管和血栓并发症,放血可能是必要的。

血小板及凝血机制异常

易瘀伤和来自皮肤、口腔或鼻腔黏膜、呼吸、胃肠道及泌尿道或侵入性操作后的大出血是晚期CKD患者常见的并发症,特别是在晚期尿毒症和慢性肾衰竭非透析患者或严格透析患者中[87,88]。在CKD中通常尽管血小板计数正常,循环中凝血因子正常或升高,部分凝血酶原时间及凝血酶原时间和国际标准化比率(INR)正常情况下,出血倾向仍会发生。体内及体外血小板功能测定,例如出血时间[89]和血小板聚集或在对肾上腺素、ADP或瑞斯托霉素下血小板凝集的测定,可提示血小板功能异常,其可作为导致出血倾向的一个主要潜在缺陷[90-92]。在晚期CKD及尿毒症患者中许多血小板功能缺陷是由于血浆功能异常而导致的获得性功能缺陷。因为有证据表明当处于正常血浆中时,一些血小板功能异常可被逆转;当来自非尿毒症患者的血小板与尿毒症患者血浆混合后,可出现获得性损害[93,94]。在尿毒症患者中尿素本身似乎没有损伤血小板功能或导致尿毒症性出血倾向。也有可能是伴随着血管内皮细胞的异常,至少是在晚期尿毒症患者中是这样[95]。

在CKD中最重要的血小板本身异常包括了血小板颗粒5-羟色胺和ADP含量减少,以及血小板糖蛋白受体(糖蛋白Ⅱb/Ⅲa和GPⅠb/Ⅸ)对内皮血管性假血友病因子(von Willebrand factor,vWF)的黏附力受损,也可能存在着GPⅠb/Ⅸ受体的表达减少。结果可导致血小板血栓素A2和ADP产生和释放出现异常[96-99]。在CKD中,血小板细胞骨架结构和细胞内信号转导途径的异常也可能在临床血小板功能异常中具有一定作用[100]。在CKD和尿毒症患者中,血浆循环可溶性凝血因子、vWF和纤维蛋白原水平一般正常或大多数最低程度的减少。然而,血小板与vWF多聚体之间相互作用异常导致血小板功能受损。晚期CKD患者血浆中确切导致血小板功能障碍的因素仍未十分明确。虽然各种尿毒症毒素,例如胍基琥珀酸和酚类化合物,已表明与CKD血小板功能异常的发病机理有密切联系[101-103]。

血管内皮细胞功能异常,也可能参与CKD及尿毒症患者血小板功能异常。其主要是通过血小板黏附力与聚集力受损。一氧化氮(Nitric oxide,NO)是血小板作用的抑制剂,在尿毒症患者中可能由于胍基琥珀酸的升高内皮细胞合成一氧化氮增加[104,105];在尿毒症中胍基琥珀酸和酚类化合物堆积也抑制了ADP介导的血小板聚集[101,102];内皮细胞合成血小板抑制剂前列腺素增加也参与其中[106]。贫血也可逆性的参与了CKD和尿毒症的血小板功能异常,其通过改变循环中血小板流动模式导致血小板往往在中央部分血流而减少了与内皮细胞表面亲密的接触[107,108]。贫血也可以通过减少红细胞释放有效的ADP和血栓素而导致血小板聚集和血栓形成障碍。血红蛋白也与一氧化氮相结合,因此贫血可导致一氧化氮浓度增加,随后抑制了血小板功能[109]。在一些轻中度CKD患者中,增加血小板表面各种受体的表达可加强血小板活化,其临床结果还不确定。

尿毒症出血的治疗

遗憾的是,现在还不知道GFR到什么水平时血小板出现功能异常,这是一个非常有意义的临床问题。由于缺乏现成和可靠的血小板功能检测手段,必须通过临床判断做出决定,考虑哪些患者可能需要开始透析或其他治疗从而逆转血小板功能异常(表 22.2,图 22.2)。出血时间是最常见的用于评估尿毒症患者出血倾向的检查[89]。在 CKD 患者中,由于出血时间的评估缺乏特异性和敏感性,而没有受到重视。血尿素氮(blood urea nitrogen,BUN)和肌酐水平在晚期 CKD 患者中与出血无密切相关性[90]。在晚期尿毒症合并不可控制出血的非透析患者(或严格透析患者),实施透析(如果血透不需要抗凝)是必需的,即使其有效性存在变数或不可靠性。在临床上透析是否能改善严重出血的程度尚不明确,因为大多数研究主要检查对出血时间或体外血小板作用的影响,这些与临床出血可能相关或可能无关,而不是积极直接关注临床出血[110-114]。在开始透析的一部分患者而非所有患者,出血时间和一些体外血小板功能检测可得到改善。一项研究提示体外血小板功能可随着腹膜透析非血液透析而得到改善。

除了开始血透外,逆转肾功能不全相关的血小板缺陷治疗方法还包括去氨加压素(desmopressin,DDAVP)、冷沉淀、雌激素类、重组人促红细胞生成素(或类似物)、氨甲环酸和输红细胞[114]。

表 22.2　CKD 止血异常的治疗

开始透析(无肝素透析)
对于急性出血
血管加压素(desmopressin,DDAVP)
剂量:0.3~0.4μg/kd 静脉
输注红细胞
目标:HB 约 10g/dl
冷沉淀
剂量:10 袋 静脉用(美国红十字会准备)
对于慢性出血或为有创性操作的术前准备
促红细胞生成素,达依泊汀
目标:HB 约 10g/dl
结合态雌激素
剂量:0.6mg/kd 静脉,共 5 天;或每天口服 50mg*
如果上述治疗选项无效时,需考虑
氨甲环酸
剂量:10mg/kg 静脉,0.5~1.5mg/(kg·h)速度输入
凝血因子Ⅶ

* 或者经皮给药,17β-雌二醇,50~100μg/24h

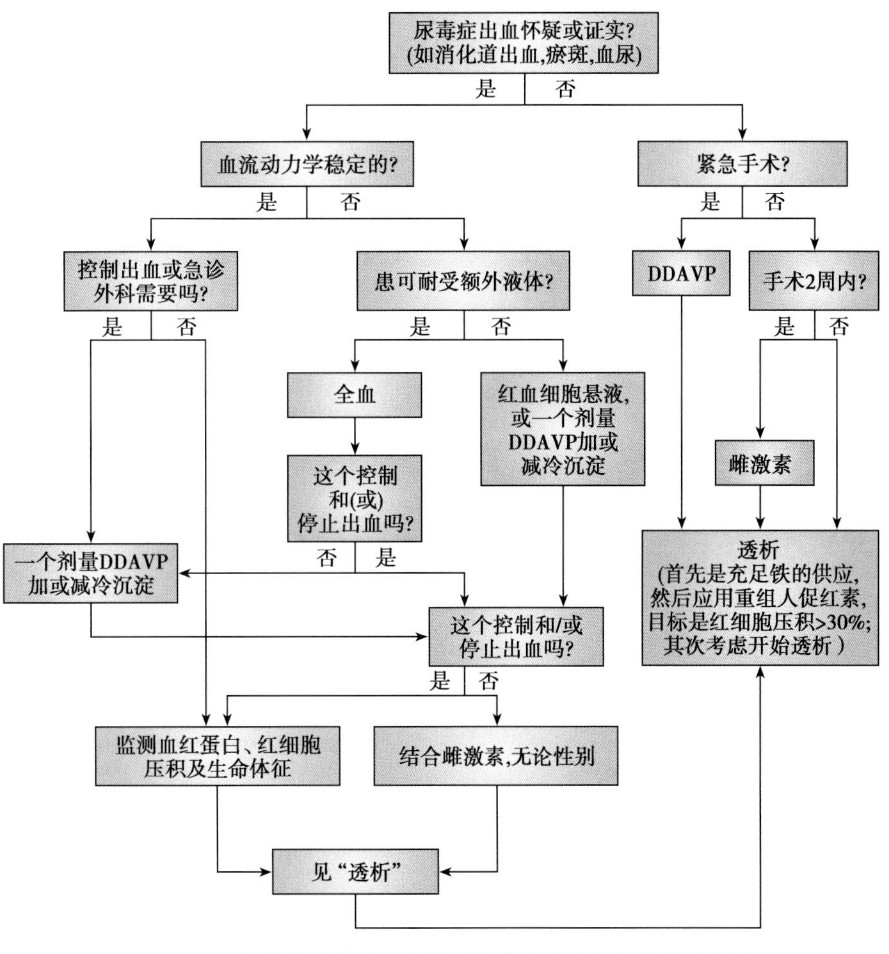

图 22.2　推荐的尿毒症血小板功能障碍和出血患者管理法则

DDAVP是一种合成的血管加压素，可改善血小板功能，至少部分通过刺激内皮细胞释放大量vWF复合体[115,116]。DDAVP可也可以直接作用于血小板聚集，增加血小板表面GPⅠb/Ⅸ和一些循环凝血因子浓度，例如凝血因子Ⅷ。虽然不是所有的，然而许多患者用DDAVP治疗后可改善出血时间[117-120]，出血时间已经被用作为尿毒症血小板功能异常的主要检测手段。而事实上，从未报道过DDAVP可减少活动性出血或减少有创性操作出血的风险。现有研究被局限于评估出血时间或未控制的临床观察。DDAVP可经由静脉或皮下注射给药，在给药后1~2小时内可减少出血时间，作用可持续8小时。可能由于内皮细胞储存的vWF多聚体的耗尽，在应用DDAVP第一或第二次剂量后快速耐药性限制了其疗效[121]。DDAVP作用持续时间短和快速耐药性限制其应用，除了预防如肾穿刺或手术等有创性操作可能的出血风险，或作为初步的手段控制活动性出血的同时启动其他有更长期有效治疗方案。

在晚期CKD患者中，输血使HB水平升至10g/dl左右也可改善血小板功能异常，可能主要通过迫使循环中血小板与内皮细胞更亲密接触[108]。为了改善慢性出血，同样的作用可以通过应用促红细胞生成素制剂（ESAs）获得[122,123]。促红细胞生成素制剂也对血小板数目、血小板信号传导、血小板黏附和聚集有直接作用[124,125]。HB浓度提高也可通过增强与NO结合力而改善血小板作用[109]。

冷沉淀中含有丰富的vWF因子、凝血因子Ⅷ和纤维蛋白原。有限的经验提示输冷沉淀可减少一些患者出血时间，或减少手术失血量。冷沉淀对活动性出血传统治疗方法（DDAVP和输血）效果不佳或正在手术的CKD病患者可能有一定作用[126-128]。输入冷沉淀大约1小时就可有效缩短出血时间。输冷沉淀的风险包括传染原的传播和变态反应，包括过敏反应。

氨甲环酸是纤维蛋白溶解抑制剂，当应用超过24~48小时后，可减少晚期CKD患者的出血时间和改善血小板功能异常[129,130]。最近报道重组活化凝血因子Ⅶ用于肾穿刺术后DDAVP应用效果差的止血治疗[131]，其作用还需进一步被研究评估。

对于慢性出血，可考虑口服和静脉雌激素治疗。结合态雌激素治疗可缩短出血时间。雌激素对临床出血作用或减少有创性操作出血风险的证据仍有待于被充分证明。虽然雌激素已被报道在控制急慢性肾损伤患者的胃肠道出血有一定作用[107,132-137]。静脉、口服、经皮应用雌激素治疗1~2天内可缩短出血时间。在一些患者，这个作用可能在治疗结束后仍持续多达10~14天之久。其作用机制还不明确，虽然已有假设雌激素可作用于NO[138]。雌激素相关副作用可能限制了其长期应用。

结　论

贫血是一种相对比较常见的CKD的并发症，特别是当GFR下降至小于30~40ml/min。其贫血最重要的因素是糖蛋白激素——促红细胞生成素相对缺乏。铁缺乏是一个常见因素。红细胞增多症在CKD患者中是很少发生的，最多见于多囊肾和肾移植后患者。血小板功能缺陷可发生在一些晚期CKD和尿毒症患者中，但在轻中度CKD患者中是不常见的。一些治疗有出血风险的CKD患者血小板功能异常的方法是有的，但由于缺乏适当的精心设计的随机对照临床研究，关于其临床疗效的了解是有限的。

（王伟铭 译）

参考文献

1. Astor BC, Muntner P, Levin A, Eustace JA, Coresh J. Association of kidney function with anemia: the Third National Health and Nutrition Examination Survey (1988–1994). *Arch Intern Med* 2002;**162**(12):1401–8.
2. Hsu CY, Bates DW, Kuperman GJ, Curhan GC. Relationship between hematocrit and renal function in men and women. *Kidney Int* 2001;**59**(2):725–31.
3. KDIGO Diagnosis and evaluation of anemia in CKD; testing for anemia. *Kidney Int* 2012;**2**(4):288–91.
4. Regidor DL, Kopple JD, Kovesdy CP, Kilpatrick RD, McAllister CJ, Aronovitz J, et al. Associations between changes in hemoglobin and administered erythropoiesis-stimulating agent and survival in hemodialysis patients. *J Am Soc Nephrol* 2006;**17**(4):1181–91.
5. Finkelstein FO, Story K, Firanek C, Mendelssohn D, Barre P, Takano T, et al. Health-related quality of life and hemoglobin levels in chronic kidney disease patients. *Clin J Am Soc Nephrol* 2009;**4**(1):33–8.
6. KDOQI. Clinical practice guidelines and clinical practice recommendations for anemia in chronic kidney disease. *Am J Kidney Dis* 2006;**47**(5 Suppl. 3):S11–145.
7. Hsu CY, McCulloch CE, Curhan GC. Epidemiology of anemia associated with chronic renal insufficiency among adults in the United States: results from the Third National Health and Nutrition Examination Survey. *J Am Soc Nephrol* 2002;**13**(2):504–10.
8. Clase CM, Kiberd BA, Garg AX. Relationship between glomerular filtration rate and the prevalence of metabolic abnormalities: results from the Third National Health and Nutrition Examination Survey (NHANES III). *Nephron Clin Pract* 2007;**105**(4):c178–84.
9. McFarlane SI, Chen SC, Whaley-Connell AT, Sowers JR, Vassalotti JA, Salifu MO, et al. Prevalence and associations of anemia of CKD: Kidney Early Evaluation Program (KEEP) and National Health and Nutrition Examination Survey (NHANES) 1999–2004. *Am J Kidney Dis* 2008;**51**(4 Suppl. 2):S46–55.
10. Ibrahim HN, Wang C, Ishani A, Collins AJ, Foley RN. Screening

for chronic kidney disease complications in US adults: racial implications of a single GFR threshold. *Clin J Am Soc Nephrol* 2008;3(6):1792–9.
11. Ishimura E, Nishizawa Y, Okuno S, Matsumoto N, Emoto M, Inaba M, et al. Diabetes mellitus increases the severity of anemia in non-dialyzed patients with renal failure. *J Nephrol* 1998;**11**(2):83–6.
12. El-Achkar TM, Ohmit SE, McCullough PA, Crook ED, Brown WW, Grimm R, et al. Higher prevalence of anemia with diabetes mellitus in moderate kidney insufficiency: the kidney early evaluation program. *Kidney Int* 2005;**67**(4):1483–8.
13. Bosman DR, Winkler AS, Marsden JT, Macdougall IC, Watkins PJ. Anemia with erythropoietin deficiency occurs early in diabetic nephropathy. *Diabetes Care* 2001;**24**(3):495–9.
14. Bunn HF. Erythropoietin. *Cold Spring Harb. Perspect. Med.* 2013;**3**(3):a011619.
15. Koury ST, Bondurant MC, Koury MJ. Localization of erythropoietin synthesizing cells in murine kidneys by in situ hybridization. *Blood* 1988;**71**(2):524–7.
16. Koury ST, Koury MJ, Bondurant MC, Caro J, Graber SE. Quantitation of erythropoietin-producing cells in kidneys of mice by in situ hybridization: correlation with hematocrit, renal erythropoietin mRNA, and serum erythropoietin concentration. *Blood* 1989;**74**(2):645–51.
17. Maxwell PH, Osmond MK, Pugh CW, Heryet A, Nicholls LG, Tan CC, et al. Erythropoietin-producing cells in transgenic mice expressing SV40 large T antigen directed by erythropoietin control sequences. *Ann N Y Acad Sci* 1994;**718**:356–8.
18. Bachmann S, Le Hir M, Eckardt KU. Co-localization of erythropoietin mRNA and ecto-5′-nucleotidase immunoreactivity in peritubular cells of rat renal cortex indicates that fibroblasts produce erythropoietin. *J Histochem Cytochem* 1993;**41**(3):335–41.
19. Miyake T, Kung CK, Goldwasser E. Purification of human erythropoietin. *J Biol Chem* 1977;**252**(15):5558–64.
20. Lin FK, Suggs S, Lin CH, Browne JK, Smalling R, Egrie JC, et al. Cloning and expression of the human erythropoietin gene. *Proc Natl Acad Sci USA* 1985;**82**(22):7580–4.
21. Eschbach JW, Abdulhadi MH, Browne JK, Delano BG, Downing MR, Egrie JC, et al. Recombinant human erythropoietin in anemic patients with end-stage renal disease. Results of a phase III multicenter clinical trial. *Ann Int Med* 1989;**111**(12):992–1000.
22. Eschbach JW, Egrie JC, Downing MR, Browne JK, Adamson JW. Correction of the anemia of end-stage renal disease with recombinant human erythropoietin. Results of a combined phase I and II clinical trial. *N Engl J Med* 1987;**316**(2):73–8.
23. Winearls CG, Oliver DO, Pippard MJ, Reid C, Downing MR, Cotes PM. Effect of human erythropoietin derived from recombinant DNA on the anaemia of patients maintained by chronic haemodialysis. *Lancet* 1986;**2**(8517):1175–8.
24. Sasaki H, Bothner B, Dell A, Fukuda M. Carbohydrate structure of erythropoietin expressed in Chinese hamster ovary cells by a human erythropoietin cDNA. *J Biol Chem* 1987;**262**(25):12059–76.
25. Takeuchi M, Inoue N, Strickland TW, Kubota M, Wada M, Shimizu R, et al. Relationship between sugar chain structure and biological activity of recombinant human erythropoietin produced in Chinese hamster ovary cells. *Proc Natl Acad Sci USA* 1989;**86**(20):7819–22.
26. Egrie JC, Browne JK. Development and characterization of novel erythropoiesis stimulating protein (NESP). *Nephrol Dial Transplant* 2001;**16**(Suppl. 3):3–13.
27. Zhu H, Bunn HF. Oxygen sensing and signaling: impact on the regulation of physiologically important genes. *Respir Physiol* 1999;**115**(2):239–47.
28. Haase VH. Hypoxic regulation of erythropoiesis and iron metabolism. *Am J Physiol Renal Physiol* 2010;**299**(1):F1–13.
29. Kapitsinou PP, Liu Q, Unger TL, Rha J, Davidoff O, Keith B, et al. Hepatic HIF-2 regulates erythropoietic responses to hypoxia in renal anemia. *Blood* 2010;**116**(16):3039–48.
30. Wenger RH, Hoogewijs D. Regulated oxygen sensing by protein hydroxylation in renal erythropoietin-producing cells. *Am J Physiol Renal Physiol* 2010;**298**(6):F1287–96.
31. Ivan MKK, Yang H, Kim W, Valiando J, Ohh M, Salic A, et al. HIFalpha targeted for VHL-mediated destruction by proline hydroxylation: implications for O2 sensing.*Science* 2001;**292**:464–8.
32. Youssoufian H, Longmore G, Neumann D, Yoshimura A, Lodish HF. Structure, function, and activation of the erythropoietin receptor. *Blood* 1993;**81**(9):2223–36.
33. Witthuhn BA, Quelle FW, Silvennoinen O, Yi T, Tang B, Miura O, et al. JAK2 associates with the erythropoietin receptor and is tyrosine phosphorylated and activated following stimulation with erythropoietin. *Cell* 1993;**74**(2):227–36.
34. Remy I, Wilson IA, Michnick SW. Erythropoietin receptor activation by a ligand-induced conformation change. *Science* 1999;**283**(5404):990–3.
35. Penta K, Sawyer ST. Erythropoietin induces the tyrosine phosphorylation, nuclear translocation, and DNA binding of STAT1 and STAT5 in erythroid cells. *J Biol Chem* 1995;**270**(52):31282–7.
36. Koury MJ, Bondurant MC. Erythropoietin retards DNA breakdown and prevents programmed death in erythroid progenitor cells. *Science* 1990;**248**(4953):378–81.
37. Koury MJ, Bondurant MC. Control of red cell production: the roles of programmed cell death (apoptosis) and erythropoietin. *Transfusion* 1990;**30**(8):673–4.
38. Keithi-Reddy SR, Addabbo F, Patel TV, Mittal BV, Goligorsky MS, Singh AK. Association of anemia and erythropoiesis stimulating agents with inflammatory biomarkers in chronic kidney disease. *Kidney Int* 2008;**74**(6):782–90.
39. Goicoechea M, Martin J, de Sequera P, Quiroga JA, Ortiz A, Carreno V, et al. Role of cytokines in the response to erythropoietin in hemodialysis patients. *Kidney Int* 1998;**54**(4):1337–43.
40. Wagner M, Alam A, Zimmermann J, Rauh K, Koljaja-Batzner A, Raff U, et al. Endogenous erythropoietin and the association with inflammation and mortality in diabetic chronic kidney disease. *Clin J Am Soc Nephrol* 2011;**6**(7):1573–9.
41. Inrig JK, Bryskin SK, Patel UD, Arcasoy M, Szczech LA. Association between high-dose erythropoiesis-stimulating agents, inflammatory biomarkers, and soluble erythropoietin receptors. *BMC Nephrol* 2011;**12**:67.
42. Adamson JW. Hyporesponsiveness to erythropoiesis stimulating agents in chronic kidney disease: the many faces of inflammation. *Adv Chronic Kidney Dis* 2009;**16**(2):76–82.
43. Chonchol M, Lippi G, Montagnana M, Muggeo M, Targher G. Association of inflammation with anaemia in patients with chronic kidney disease not requiring chronic dialysis. *Nephrol Dial Transplant* 2008;**23**(9):2879–83.
44. Macdougall IC, Cooper AC. Erythropoietin resistance: the role of inflammation and pro-inflammatory cytokines. *Nephrol Dial Transplant* 2002;**17**(Suppl. 11):39–43.
45. Radtke HW, Claussner A, Erbes PM, Scheuermann EH, Schoeppe W, Koch KM. Serum erythropoietin concentration in chronic renal failure: relationship to degree of anemia and excretory renal function. *Blood* 1979;**54**(4):877–84.
46. Fehr T, Ammann P, Garzoni D, Korte W, Fierz W, Rickli H, et al. Interpretation of erythropoietin levels in patients with various degrees of renal insufficiency and anemia. *Kidney Int* 2004;**66**(3):1206–11.
47. Maxwell PH, Ferguson DJ, Nicholls LG, Johnson MH, Ratcliffe PJ. The interstitial response to renal injury: fibroblast-like cells show phenotypic changes and have reduced potential for erythropoietin gene expression. *Kidney Int* 1997;**52**(3):715–24.
48. Wu SG, Jeng FR, Wei SY, Su CZ, Chung TC, Chang WJ, et al. Red blood cell osmotic fragility in chronically hemodialyzed patients. *Nephron* 1998;**78**(1):28–32.
49. Ly J, Marticorena R, Donnelly S. Red blood cell survival in chronic renal failure. *Am J Kidney Dis* 2004;**44**(4):715–9.
50. Bini EJ, Kinkhabwala A, Goldfarb DS. Predictive value of a positive fecal occult blood test increases as the severity of CKD worsens. *Am J Kidney Dis* 2006;**48**(4):580–6.
51. Ganz T. Molecular control of iron transport. *J Am Soc Nephrol* 2007;**18**(2):394–400.
52. Deira J, Martin M, Sanchez S, Garrido J, Nunez J, Tabernero JM. Evaluation of intestinal iron absorption by indirect methods in patients on hemodialysis receiving oral iron and recombinant human erythropoietin. *Am J Kidney Dis* 2002;**39**(3):594–9.

53. Skikne BS, Ahluwalia N, Fergusson B, Chonko A, Cook JD. Effects of erythropoietin therapy on iron absorption in chronic renal failure. *J Lab Clin Med* 2000;**135**(6):452–8.
54. Babitt JL, Lin HY. Molecular mechanisms of hepcidin regulation: implications for the anemia of CKD. *Am J Kidney Dis* 2010;**55**(4):726–41.
55. Nemeth E, Tuttle MS, Powelson J, Vaughn MB, Donovan A, Ward DM, et al. Hepcidin regulates cellular iron efflux by binding to ferroportin and inducing its internalization. *Science* 2004;**306**(5704):2090–3.
56. Ganz T, Nemeth E. Iron imports. IV. Hepcidin and regulation of body iron metabolism. *Am J Physiol Gastrointest Liver Physiol* 2006;**290**(2):G199–203.
57. Nemeth E, Ganz T. Regulation of iron metabolism by hepcidin. *Annu Rev Nutr* 2006;**26**:323–42.
58. Nemeth E, Rivera S, Gabayan V, Keller C, Taudorf S, Pedersen BK, et al. IL-6 mediates hypoferremia of inflammation by inducing the synthesis of the iron regulatory hormone hepcidin. *J Clin Invest* 2004;**113**(9):1271–6.
59. Trombini P, Paolini V, Pelucchi S, Mariani R, Nemeth E, Ganz T, et al. Hepcidin response to acute iron intake and chronic iron loading in dysmetabolic iron overload syndrome. *Liver Int* 2011;**31**(7):994–1000.
60. Nicolas G, Chauvet C, Viatte L, Danan JL, Bigard X, Devaux I, et al. The gene encoding the iron regulatory peptide hepcidin is regulated by anemia, hypoxia, and inflammation. *J Clin Invest* 2002;**110**(7):1037–44.
61. Andriopoulos Jr. B, Corradini E, Xia Y, Faasse SA, Chen S, Grgurevic L, et al. BMP6 is a key endogenous regulator of hepcidin expression and iron metabolism. *Nat Genet* 2009;**41**(4):482–7.
62. Babitt JL, Huang FW, Wrighting DM, Xia Y, Sidis Y, Samad TA, et al. Bone morphogenetic protein signaling by hemojuvelin regulates hepcidin expression. *Nat Genet* 2006;**38**(5):531–9.
63. NKF-K/DOQI. Clinical practice guidelines for anemia of chronic kidney disease: update 2000. *Am J Kidney Dis* 2001;**37**(1 Suppl. 1): S182–238.
64. Ferrari P, Kulkarni H, Dheda S, Betti S, Harrison C, St Pierre TG, et al. Serum iron markers are inadequate for guiding iron repletion in chronic kidney disease. *Clin J Am Soc Nephrol* 2011;**6**(1):77–83.
65. Stancu S, Stanciu A, Zugravu A, Barsan L, Dumitru D, Lipan M, et al. Bone marrow iron, iron indices, and the response to intravenous iron in patients with non-dialysis-dependent CKD. *Am J Kidney Dis* 2010;**55**(4):639–47.
66. Stancu S, Barsan L, Stanciu A, Mircescu G. Can the response to iron therapy be predicted in anemic nondialysis patients with chronic kidney disease? *Clin J Am Soc Nephrol* 2010;**5**(3):409–16.
67. NKF K/DOQI Clinical practice guidelines and clinical practice recommendations for anemia in chronic kidney disease in adults. *Am J Kidney Dis* 2006;**47**(5 Suppl. 3):S16–85.
68. Ford BA, Eby CS, Scott MG, Coyne DW. Intra-individual variability in serum hepcidin precludes its use as a marker of iron status in hemodialysis patients. *Kidney Int* 2010;**78**(8):769–73.
69. Coyne DW. Hepcidin: clinical utility as a diagnostic tool and therapeutic target. *Kidney Int* 2011;**80**(3):240–4.
70. Bonomini M, Zammit V, Pusey CD, De Vecchi A, Arduini A. Pharmacological use of L-carnitine in uremic anemia: has its full potential been exploited? *Pharmacol Res* 2011;**63**(3):157–64.
71. Bonomini M, Sirolli V, Reale M, Arduini A. Involvement of phosphatidylserine exposure in the recognition and phagocytosis of uremic erythrocytes. *Am J Kidney Dis* 2001;**37**(4):807–14.
72. Brimble KS, McFarlane A, Winegard N, Crowther M, Churchill DN. Effect of chronic kidney disease on red blood cell rheology. *Clin Hemorheol Microcirc* 2006;**34**(3):411–20.
73. Golper TA, Goral S, Becker BN, Langman CB. L-carnitine treatment of anemia. *Am J Kidney Dis* 2003;**41**(4 Suppl. 4):S27–34.
74. Hirakata H, Onoyama K, Hori K, Fujishima M. Participation of the renin-angiotensin system in the captopril-induced worsening of anemia in chronic hemodialysis patients. *Clin Nephrol* 1986;**26**(1):27–32.
75. Onoyama K, Sanai T, Motomura K, Fujishima M. Worsening of anemia by angiotensin converting enzyme inhibitors and its prevention by antiestrogenic steroid in chronic hemodialysis patients. *J Cardiovasc Pharmacol* 1989;**13**(Suppl. 3):S27–30.
76. Le Meur Y, Lorgeot V, Comte L, Szelag JC, Aldigier JC, Leroux-Robert C, et al. Plasma levels and metabolism of AcSDKP in patients with chronic renal failure: relationship with erythropoietin requirements. *Am J Kidney Dis* 2001;**38**(3):510–7.
77. Cruz DN, Perazella MA, Abu-Alfa AK, Mahnensmith RL. Angiotensin-converting enzyme inhibitor therapy in chronic hemodialysis patients: any evidence of erythropoietin resistance? *Am J Kidney Dis* 1996;**28**(4):535–40.
78. de Almeida EA, Alho I, Marques F, Thiran C, Bicho MP, Prata M. Haemoglobin and erythropoietin levels in polycystic kidney disease. *Nephrol Dial Transplant* 2008;**23**(1):412–3.
79. Eckardt KU, Mollmann M, Neumann R, Brunkhorst R, Burger HU, Lonnemann G, et al. Erythropoietin in polycystic kidneys. *J Clin Invest* 1989;**84**(4):1160–6.
80. Goldsmith HJ, Ahmad R, Raichura N, Lal SM, McConnell CA, Gould DA, et al. Association between rising haemoglobin concentration and renal cyst formation in patients on long term regular haemodialysis treatment. *Proc Eur Dial Transplant Assoc* 1983;**19**:313–8.
81. Wickre CG, Norman DJ, Bennison A, Barry JM, Bennett WM. Postrenal transplant erythrocytosis: a review of 53 patients. *Kidney Int* 1983;**23**(5):731–7.
82. Vlahakos DV, Marathias KP, Agroyannis B, Madias NE. Posttransplant erythrocytosis. *Kidney Int* 2003;**63**(4):1187–94.
83. Montanaro D, Gropuzzo M, Tulissi P, Boscutti G, Risaliti A, Baccarani U, et al. Angiotensin-converting enzyme inhibitors reduce hemoglobin concentrations, hematocrit, and serum erythropoietin levels in renal transplant recipients without posttransplant erythrocytosis. *Transplant Proc* 2001;**33**(1–2):2038–40.
84. Navarro JF, Garcia J, Macia M, Mora C, Chahin J, Gallego E, et al. Effects of losartan on the treatment of posttransplant erythrocytosis. *Clin Nephrol* 1998;**49**(6):370–2.
85. Perazella M, McPhedran P, Kliger A, Lorber M, Levy E, Bia MJ. Enalapril treatment of posttransplant erythrocytosis: efficacy independent of circulating erythropoietin levels. *Am J Kidney Dis* 1995;**26**(3):495–500.
86. Kujawa-Szewieczek A, Kolonko A, Kocierz M, Szotowska M, Trusolt W, Karkoszka H, et al. Association between gene polymorphisms of the components of the renin-angiotensin-aldosteron system, graft function, and the prevalence of hypertension, anemia, and erythrocytosis after kidney transplantation. *Transplant Proc* 2011;**43**(8):2957–63.
87. Ferguson JH, Lewis JH, Zucker MB. Bleeding tendency in uremia. *Blood* 1956;**11**(12):1073–6.
88. Remuzzi G. Bleeding disorders in uremia: pathophysiology and treatment. *Adv Nephrol Necker Hosp* 1989;**18**:171–86.
89. Steiner RW, Coggins C, Carvalho AC. Bleeding time in uremia: a useful test to assess clinical bleeding. Am J Hematol 1979;7(2):107–17.
90. Hedges SJ, Dehoney SB, Hooper JS, Amanzadeh J, Busti AJ. Evidence-based treatment recommendations for uremic bleeding. Nat Clin Pract Nephrol 2007;3(3):138–53.
91. Di Minno G, Martinez J, McKean ML, De La Rosa J, Burke JF, Murphy S. Platelet dysfunction in uremia. Multifaceted defect partially corrected by dialysis. *Am J Med* 1985;**79**(5):552–9.
92. Castaman G, Rodeghiero F, Lattuada A, La Greca G, Mannucci PM. Multimeric pattern of plasma and platelet von Willebrand factor is normal in uremic patients. *Am J Hematol* 1993;**44**(4):266–9.
93. Escolar G, Diaz-Ricart M, Cases A. Uremic platelet dysfunction: past and present. *Curr Hematol Rep* 2005;**4**(5):359–67.
94. Cases A, Escolar G, Reverter JC, Ordinas A, Lopez-Pedret J, Revert L, et al. Recombinant human erythropoietin treatment improves platelet function in uremic patients. *Kidney Int* 1992;**42**(3):668–72.
95. Remuzzi G, Bertani T, Livio M, Cavenaghi AE, Mysliwiec M, Marchesi D, et al. Vascular factors in the pathogenesis of uraemic bleeding. *Proc Eur Dial Transplant Assoc* 1978;**15**:449–55.
96. Sohal AS, Gangji AS, Crowther MA, Treleaven D. Uremic

bleeding: pathophysiology and clinical risk factors. *Thromb Res* 2006;**118**(3):417–22.
97. Warrell Jr. RP, Hultin MB, Coller BS. Increased factor VIII/von Willebrand factor antigen and von Willebrand factor activity in renal failure. *Am J Med* 1979;**66**(2):226–8.
98. Escolar G, Monteagudo J, Castillo R, Cases A, Garrido M, Ordinas A. Ultrastructural immunolocalization and morphometric quantification of platelet membrane GPIb and GPIIb-IIIa in uremic patients. *Prog Clin Biol Res* 1988;**283**:197–201.
99. Castillo R, Lozano T, Escolar G, Revert L, Lopez J, Ordinas A. Defective platelet adhesion on vessel subendothelium in uremic patients. *Blood* 1986;**68**(2):337–42.
100. Escolar G, Diaz-Ricart M, Cases A, Castillo R, Ordinas A, White JG. Abnormal cytoskeletal assembly in platelets from uremic patients. *Am J Pathol* 1993;**143**(3):823–31.
101. Horowitz HI, Stein IM, Cohen BD, White JG. Further studies on the platelet-inhibitory effect of guanidinosuccinic acid and its role in uremic bleeding. *Am J Med* 1970;**49**(3):336–45.
102. Rabiner SF. Bleeding in uremia. *Med Clin North Am* 1972; **56**(1):221–33.
103. Rabiner SF, Molinas F. The role of phenol and phenolic acids on the thrombocytopathy and defective platelet aggregation of patients with renal failure. *Am J Med* 1970;**49**(3):346–51.
104. Noris M, Benigni A, Boccardo P, Aiello S, Gaspari F, Todeschini M, et al. Enhanced nitric oxide synthesis in uremia: implications for platelet dysfunction and dialysis hypotension. *Kidney Int* 1993;**44**(2):445–50.
105. Remuzzi G, Perico N, Zoja C, Corna D, Macconi D, Vigano G. Role of endothelium-derived nitric oxide in the bleeding tendency of uremia. *J Clin Invest* 1990;**86**(5):1768–71.
106. Remuzzi G, Marchesi D, Cavenaghi AE, Livio M, Donati MB, de Gaetano G, et al. Bleeding in renal failure: a possible role of vascular prostacyclin (PGI2). *Clin Nephrol* 1979;**12**(3):127–31.
107. Livio M, Gotti E, Marchesi D, Mecca G, Remuzzi G, de Gaetano G. Uraemic bleeding: role of anaemia and beneficial effect of red cell transfusions. *Lancet* 1982;**2**(8306):1013–5.
108. Fernandez F, Goudable C, Sie P, Ton-That H, Durand D, Suc JM, et al. Low haematocrit and prolonged bleeding time in uraemic patients: effect of red cell transfusions. *Br J Haematol* 1985;**59**(1):139–48.
109. Martin W, Villani GM, Jothianandan D, Furchgott RF. Blockade of endothelium-dependent and glyceryl trinitrate-induced relaxation of rabbit aorta by certain ferrous hemoproteins. *J Pharmacol Exp Ther* 1985;**233**(3):679–85.
110. Lindsay RM, Friesen M, Koens F, Linton AL, Oreopoulos D, de Veber G. Platelet function in patients on long term peritoneal dialysis. *Clin Nephrol* 1976;**6**(2):335–9.
111. Lindsay RM, Friesen M, Aronstam A, Andrus F, Clark WF, Linton AL. Improvement of platelet function by increased frequency of hemodialysis. *Clin Nephrol* 1978;**10**(2):67–70.
112. Stewart JH, Castaldi PA. Uraemic bleeding: a reversible platelet defect corrected by dialysis. *Q J Med* 1967;**36**(143):409–23.
113. Rabiner SF. The effect of dialysis on platelet function of patients with renal failure. *Ann N Y Acad Sci* 1972;**201**:234–42.
114. Nenci GG, Berrettini M, Agnelli G, Parise P, Buoncristiani U, Ballatori E. Effect of peritoneal dialysis, haemodialysis and kidney transplantation on blood platelet function. I. Platelet aggregation by ADP and epinephrine. *Nephron* 1979;**23**(6):287–92.
115. Prowse CV, Sas G, Gader AM, Cort JH, Cash JD. Specificity in the factor VIII response to vasopressin infusion in man. *Br J Haematol* 1979;**41**(3):437–47.
116. Zeigler ZR, Megaludis A, Fraley DS. Desmopressin (d-DAVP) effects on platelet rheology and von Willebrand factor activities in uremia. *Am J Hematol* 1992;**39**(2):90–5.
117. Mannucci PM, Remuzzi G, Pusineri F, Lombardi R, Valsecchi C, Mecca G, et al. Deamino-8-D-arginine vasopressin shortens the bleeding time in uremia. *N Engl J Med* 1983;**308**(1):8–12.
118. Vigano GL, Mannucci PM, Lattuada A, Harris A, Remuzzi G. Subcutaneous desmopressin (DDAVP) shortens the bleeding time in uremia. *Am J Hematol* 1989;**31**(1):32–5.
119. Watson AJ, Keogh JA. Effect of 1-deamino-8-D-arginine vasopressin on the prolonged bleeding time in chronic renal failure. *Nephron* 1982;**32**(1):49–52.
120. Kohler M, Hellstern P, Tarrach H, Bambauer R, Wenzel E, Jutzler GA. Subcutaneous injection of desmopressin (DDAVP): evaluation of a new, more concentrated preparation. *Haemostasis* 1989;**19**(1):38–44.
121. Canavese C, Salomone M, Pacitti A, Mangiarotti G, Calitri V. Reduced response of uraemic bleeding time to repeated doses of desmopressin. *Lancet* 1985;**1**(8433):867–8.
122. Vigano G, Benigni A, Mendogni D, Mingardi G, Mecca G, Remuzzi G. Recombinant human erythropoietin to correct uremic bleeding. *Am J Kidney Dis* 1991;**18**(1):44–9.
123. Zwaginga JJ, IJsseldijk MJ, de Groot PG, Kooistra M, Vos J, van Es A, et al. Treatment of uremic anemia with recombinant erythropoietin also reduces the defects in platelet adhesion and aggregation caused by uremic plasma. *Thromb Haemost* 1991;**66**(6):638–47.
124. Diaz-Ricart M, Etebanell E, Cases A, Lopez-Pedret J, Castillo R, Ordinas A, et al. Erythropoietin improves signaling through tyrosine phosphorylation in platelets from uremic patients. *Thromb Haemost* 1999;**82**(4):1312–7.
125. Tassies D, Reverter JC, Cases A, Calls J, Escolar G, Ordinas A. Effect of recombinant human erythropoietin treatment on circulating reticulated platelets in uremic patients: association with early improvement in platelet function. *Am J Hematol* 1998;**59**(2):105–9.
126. Janson PA, Jubelirer SJ, Weinstein MJ, Deykin D. Treatment of the bleeding tendency in uremia with cryoprecipitate. *N Engl J Med* 1980;**303**(23):1318–22.
127. Triulzi DJ, Blumberg N. Variability in response to cryoprecipitate treatment for hemostatic defects in uremia. *Yale J Biol Med* 1990;**63**(1):1–7.
128. Davenport R. Cryoprecipitate for uremic bleeding. *Clin Pharm* 1991;**10**(6):429.
129. Sabovic M, Lavre J, Vujkovac B. Tranexamic acid is beneficial as adjunctive therapy in treating major upper gastrointestinal bleeding in dialysis patients. *Nephrol Dial Transplant* 2003;**18**(7):1388–91.
130. Downey P, Tagle R, Pereira J, Mezzano D. Tranexamic acid and uremic bleeding: evidence-based treatment recommendations. *Nat Clin Pract Nephrol* 2007;**3**(6):E2.
131. Maksimovic B, Neretljak I, Vidas Z, Vojtusek IK, Tomulic K, Knotek M. Treatment of bleeding after kidney biopsy with recombinant activated factor VII. *Blood Coagul Fibrinolysis* 2012;**23**(3):241–3.
132. Liu YK, Kosfeld RE, Marcum SG. Treatment of uraemic bleeding with conjugated oestrogen. *Lancet* 1984;**2**(8408):887–90.
133. Vigano G, Gaspari F, Locatelli M, Pusineri F, Bonati M, Remuzzi G. Dose-effect and pharmacokinetics of estrogens given to correct bleeding time in uremia. *Kidney Int* 1988;**34**(6):853–8.
134. Sloand JA, Schiff MJ. Beneficial effect of low-dose transdermal estrogen on bleeding time and clinical bleeding in uremia. *Am J Kidney Dis* 1995;**26**(1):22–6.
135. Heunisch C, Resnick DJ, Vitello JM, Martin SJ. Conjugated estrogens for the management of gastrointestinal bleeding secondary to uremia of acute renal failure. *Pharmacotherapy* 1998;**18**(1):210–7.
136. Heistinger M, Stockenhuber F, Schneider B, Pabinger I, Brenner B, Wagner B, et al. Effect of conjugated estrogens on platelet function and prostacyclin generation in CRF. *Kidney Int* 1990;**38**(6):1181–6.
137. Shemin D, Elnour M, Amarantes B, Abuelo JG, Chazan JA. Oral estrogens decrease bleeding time and improve clinical bleeding in patients with renal failure. *Am J Med* 1990;**89**(4):436–40.
138. Noris M, Todeschini M, Zappella S, Bonazzola S, Zoja C, Corna D, et al. 17beta-estradiol corrects hemostasis in uremic rats by limiting vascular expression of nitric oxide synthases. *Am J Physiol Renal Physiol* 2000;**279**(4):F626–35.

第23章

23

慢性肾脏病的血液系统并发症：白细胞和单核细胞功能

Feras F. Karadsheh and Matthew R. Weir

Division of Nephrology, Department of Medicine, University of Maryland School of Medicine, Baltimore, MD, USA

简　介

13.5%的美国成年人处于慢性肾脏病(chronic kidney disease, CKD)1～4期[1]。据报道65岁以上慢性肾脏病患者比普通人群的死亡率高2倍，而16～49岁的CKD患者其死亡率较普通人群高36倍[2]。慢性肾脏病可以影响多个脏器和系统，其中免疫系统是其影响最明显的一个系统[3]。尿毒症毒素在抑制非特异性和特异性免疫防御中起着关键作用[4]。心血管疾病(CVD)和感染是终末期肾脏病(ESRD)患者发病和死亡的最常见病因[5,6]。美国肾脏数据服务(USRDS)系统2007年发表的数据表明由于并发败血症，ESRD患者比非ESRD患者的住院率更高[7]。感染风险的增加已经波及尚未接受透析治疗的CKD患者[8]。Jame等认为尚未接受透析治疗的CDK4～5期成年患者血行感染的风险增加，同时社区获得性血行感染引起的死亡风险也相应提高[9]。CKD患者感染的发生率较普通人群高3倍[10]，这对于CKD患者来说无疑显著增加了其发病和死亡的风险。

心血管疾病(CVD)和感染与免疫应答紊乱紧密联系[11]。尿毒症是与系统性炎症增加和免疫缺陷相关的一种状态[12-14]。缺乏刺激后应答是炎症的活化特征，导致宿主抵抗感染性疾病的能力下降。炎症和免疫力下降增加了CKD人群感染和CVD发生的风险。正如一个完整的炎症系统和活性氧(ROS)产物可抵御病原体一样，合成氧化应激的一些因子在CVD的发病进展中起着重要作用。随着CKD进展，氧化应激增加，且与肾功能水平相关[16]。免疫系统长期活化可能会对动脉粥样硬化、血管钙化和心血管功能紊乱造成不利的影响[17](图23.1)

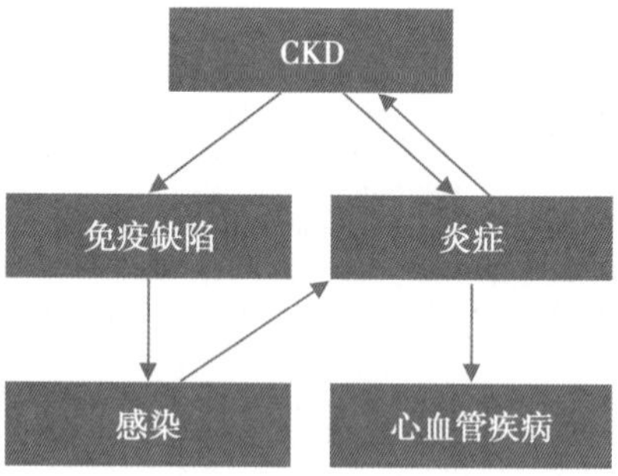

图23.1　CKD和其主要并发症(感染与CVD)之间的联系

不同类型的侵袭性病原体产生的不同类型的宿主防御及机制，以及免疫系统的组分决定了CKD患者的预后。

免疫系统

免疫系统不仅保护宿主免受各种疾病和感染的侵袭，也帮助机体监视和破坏恶性细胞，修复被感染和破坏的组织。

机体对病原体产生的免疫应答反应有两种：一种是固有免疫应答，包括识别、吞噬、消化病原体和提呈抗原；另一种免疫反应是适应性免疫应答，即产生抗体，此与记忆性免疫活化有关[18-20]。

免疫应答

固有免疫系统是由机体所有免疫防御系统构成,但缺乏免疫记忆功能[19]。固有免疫系统包括循环单核细胞、巨噬细胞、中性粒细胞、树突状细胞、自然杀伤细胞、肥大细胞、嗜酸性和嗜碱性细胞。它通过模式识别受体来识别病原体相关分子模式(PAMPS),触发效应细胞发挥功能。机体共有三个不同功能的模式识别受体,即分泌型模式识别分子(如甘露糖凝集素家族),细胞内吞模式识别受体(如巨噬细胞)和信号模式识别受体(如 Toll 样受体,TLRs)[12,20]。多形核白细胞(PMNLs)是一线非特异性免疫防御细胞,可沿着趋化梯度迁移到感染部位,通过吞噬作用消化入侵的微生物并通过氧爆发产生的蛋白水解酶和毒性氧自由基来杀伤入侵的微生物[11]。

单核细胞和巨噬细胞(来源于单核细胞)是机体重要的吞噬细胞。他们可以直接或间接(通过其他蛋白如抗体或补体)吞噬微生物,其在炎症和动脉粥样硬化的发病机理中也起着关键作用,可以通过细胞因子、ROS 的产生和生长因子的释放,参与对损伤组织的修复[12]。

树突状细胞是固有免疫中一种关键细胞,具有模式识别受体,包括甘露糖受体,脂多糖受体和 Toll 样受体,可持续吞噬细胞外的抗原。树突状细胞通过识别 PAMP 活化后,成为抗原呈递细胞(APC),也可以被干扰素 α 和热休克样蛋白活化[21]。CD80 和 CD86 是 B7 的共刺激分子,为淋巴细胞刺激提供必需的信号,在活化的树突状细胞表面 CD80 和 CD86 表达上调。机体有两种树突状细胞,即血浆和骨髓来源的树突状细胞。血浆来源的树突状细胞表达 TLR7 和 TLR9,他们可针对病毒刺激产生 1 型干扰素,而骨髓树突状细胞表面表达 TLR3 和 TLR4,活化后可产生 IL-12 和 1 型干扰素。

所有的 APC 细胞(包括树突状细胞)表面均表达主要组织相容性复合物(MHC)分子,可提呈抗原给淋巴细胞。机体有两种 MHC 分子,即Ⅰ类和Ⅱ类 MHC 分子。Ⅰ类 MHC 分子表达于所有有核细胞表面[22],有 HLA-A、HLA-B 和 HLA-C 三种主要类型。Ⅱ类 MHC 分子也有三种主要类型:HLA-DP,HLA-DQ 和 HLA-DR。

自然杀伤细胞(NKC)是固有免疫系统的一种重要细胞。他们杀伤由病毒感染的细胞和恶性肿瘤细胞或者是通过抗体依赖的细胞毒作用介导,或者是由杀伤活化受体和杀伤抑制受体组成的识别受体介导。简单地说,MHC Ⅰ类分子表达于所有有核细胞表面,与杀伤抑制受体反应抑制自身细胞的杀伤作用。而感染和肿瘤可诱导有核细胞丢失其表面的 MHC Ⅰ类分子表达,去除由 NKC 介导的导致其毁灭的抑制信号。

Toll 样受体在病原体识别、细胞吞噬和由免疫细胞合成细胞因子中起着重要作用。所以,他们在固有免疫和适应性免疫的活化中起着必不可少的作用[23]。TLR 在树突状细胞成熟为 APC 的过程中必不可少。TLR 接触病原体抗原后可上调树突状细胞表面的 CD80,CD86 和 B7 共刺激分子。在人类,已经识别了至少 11 种 TLR 家族成员[24-26](表 23.1)。

表 23.1　Toll 样受体:定位及临床相关性

Toll 样受体	定位	效应	临床相关
TLR-1	胞膜	刺激炎症性细胞因子	参与同种异体移植物排斥、新月体肾炎的发生和进展
TLR-2	胞膜	刺激炎症性细胞因子	
TLR-3	核内	刺激炎症性细胞因子和 1 型干扰素	
TLR-4	胞膜	刺激炎症性细胞因子和 1 型干扰素	参与防御泌尿道感染,参与急性肾损伤、狼疮肾炎、同种异体移植物排斥的发生和进展
TLR-5	胞膜	刺激炎症性细胞因子	参与防御泌尿道感染
TLR-6	胞膜	刺激炎症性细胞因子	
TLR-7	核内	刺激炎症性细胞因子和 1 型干扰素	
TLR-8	核内	刺激炎症性细胞因子和 1 型干扰素	
TLR-9	核内	刺激炎症性细胞因子和 1 型干扰素	参与狼疮肾炎、新月体肾炎的发生和进展
TLR-11	胞浆	刺激炎症性细胞因子和 1 型干扰素	参与防御泌尿道感染

适应性免疫系统可使宿主识别和记住病原体。它依赖于 T 淋巴细胞和 B 淋巴细胞。病原体抗原通过抗原呈递细胞结合于 MHC 分子从而激活幼稚淋巴细胞。这种相互作用可产生细胞毒(CD8)T 细胞和辅

助性(CD4)T 细胞。

CD4 T 细胞分为 1 型辅助性 T 细胞(Th1)和 2 型辅助性 T 细胞(Th2)两种类型,可分泌细胞因子,识别由 MHC Ⅱ类分子提呈的病原体抗原(图 23.2)。Th1 细胞主要产生白介素 2(IL2)和 γ 干扰素,而 Th2 细胞主要产生白介素 4,5,6,10[27]。Th1 细胞产生的细胞因子可通过激活巨噬细胞来辅助组织和管理细胞介导的免疫反应以及 T 细胞介导的细胞毒作用,而 Th2 细胞与 B 细胞作用可产生抗体(表 23.2)。另一方面 CD8 T 细胞识别 MHC Ⅰ类分子提呈的病原体抗原,与 MHC 复合物结合后杀伤被感染的细胞。

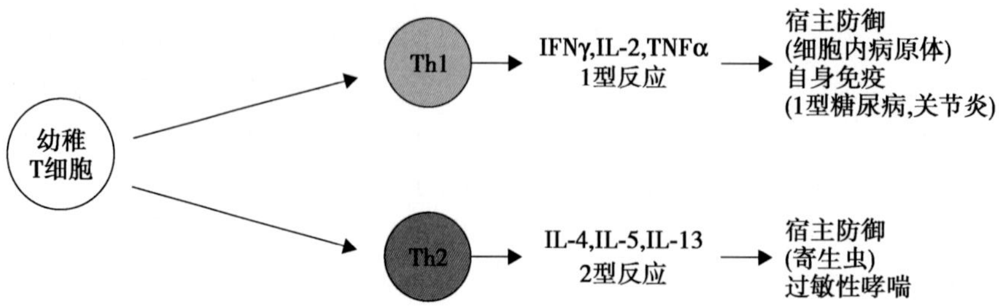

图 23.2 识别 MHC Ⅱ类分子上的抗原后的 CD4 T 细胞产生两种不同类型的细胞因子分泌细胞,即 Th1 细胞或 Th2 细胞,有不同的免疫活性

表 23.2 白介素的位置与主要功能

细胞因子	产生细胞	主要功能
IL-1	单核细胞、巨噬细胞	活化 T 细胞和巨噬细胞
IL-2	1 型辅助性 T 细胞	促进 T 细胞增殖,活化巨噬细胞和自然杀伤细胞
IL-4	2 型辅助性 T 细胞、嗜酸性、嗜碱性粒细胞和肥大细胞	诱导 T 细胞分化为 Th2 细胞,促进 IgE 转化活化 B 细胞
IL-5	2 型辅助性 T 细胞、嗜酸性和嗜碱性粒细胞	促进嗜酸性粒细胞分化
IL-6	2 型辅助性 T 细胞、单核细胞和内皮细胞	促进 T 细胞和 B 细胞生长、急性期蛋白产生和发热
IL-8	T 细胞和巨噬细胞	中性粒细胞、嗜碱性粒细胞和 T 细胞趋化因子
IL-10	单核细胞、2 型辅助性 T 细胞	抑制巨噬细胞功能
IL-11	骨髓	急性期蛋白产生
IL-12	巨噬细胞和 B 细胞	诱导 1 型辅助性 T 细胞,刺激 γ 干扰素产生
γ 干扰素	1 型辅助性 T 细胞和 NK 细胞	活化巨噬细胞,抑制 2 型辅助性 T 细胞
TNF-α	T 细胞和 B 细胞、巨噬细胞、肥大细胞和 NK 细胞	促进炎症反应

B 淋巴细胞负责抗体介导的免疫应答,其表面也有其自身受体。B 细胞通常直接或者以免疫复合物的形式识别抗原[19]。抗原抗体相互反应后再加上来自 T 辅助细胞的额外信号,B 细胞在生发中心(GC)开始分化,并产生长寿命记忆细胞和短寿命浆细胞前体。在对多种抗原刺激所发生的免疫反应过程中,生发中心是脾和淋巴结中散在的独特的结构形式,也是 B 细胞密集、免疫球蛋白类型转换和细胞死亡的位点[12,28]。

补体系统也是宿主防御感染中至关重要的成分,其衔接固有免疫和适应性免疫系统,以及处理废产物。活化补体系统有三条途径,即经典途径,旁路途径和甘露糖结合凝集素途径[29]。这三种途径由不同的分子来开启,但最终会聚集一起产生同一套效应分子。

补体系统有多种抵抗感染的方式。补体系统可产生大量结合于病原体的活化的补体蛋白,从而改变病原体使之更易于被吞噬细胞吞噬。一些补体蛋白的片段具有趋化因子的作用可募集更多的吞噬细胞至补体活化位点,并激活这些吞噬细胞。补体的终末成分可通过在病原体膜上打孔的方式来破坏这些病原体[30]。

抗原抗体复合物可活化经典途径。C1 复合物结合于细菌细胞表面的免疫复合物上可启动经典途径。C3b 结合于细胞表面蛋白和碳水化合物可启动旁路途径。

一个类似于 C1q 的蛋白触发补体瀑布,甘露糖结合凝集素蛋白与病原体表面特异性的甘露糖残基和其他糖类结合进而启动甘露糖结合凝集素途径[30,31]。

感染后一套完整的“清除”系统对于避免慢性炎

症状态是非常重要的。程序性细胞死亡或凋亡是维持机体稳态的一个生理过程[32,33]。凋亡细胞具有一些特征，如吞噬细胞消灭凋亡细胞但不诱发明显的免疫反应。强化性凋亡仅引起微弱的免疫反应，而迟发性凋亡或由巨噬细胞介导的凋亡性 PMNL 清除障碍会导致炎症状态[34]。TNF-α 和 Fas 配体是尿毒症状态下可能会受影响的促凋亡刺激因子。而免疫球蛋白(Ig)轻链具有抗凋亡效应[34,35]。

CKD 相关的免疫和白细胞功能紊乱

CKD 影响固有免疫和适应性免疫系统的功能。尿毒症影响参与防御入侵病原体的不同类型细胞。

CKD 对固有免疫的影响

尿毒症可改变 PMNL 的细胞吞噬能力和杀菌效力[36,37]。文献报道在尿毒症患者中性粒细胞的功能受到影响，如吞噬细胞的能力、单核细胞活化能力、细胞因子的产生、补体活化能力和黏附分子的表达[38]。一项研究表明细胞吞噬能力缺陷可能部分是继发于甲状旁腺激素水平的升高，从而增加了 PMNL 细胞内钙的水平，导致其功能紊乱[37]。这个缺陷部分可被钙通道阻滞剂所逆转。有趣的是甲状旁腺功能亢进的患者和肾功能正常的患者具有相似的结果[37]。一些研究揭示尿毒症患者的白细胞可自发性活化。尿毒症患者的白细胞比健康人群更易产生 ROS[39]，这可能成为 CKD 患者体内慢性炎症状态的一种解释，由此也可能增加了 CKD 患者发生心血管事件的风险。

中性粒细胞一旦表现出凋亡的特征就易被巨噬细胞所吞噬。免疫球蛋白轻链具有抗凋亡特性，他们在 CKD 患者中滞留，可能会延迟中性粒细胞的凋亡，所以潜在地增强了尿毒症中的炎症反应[32,40]。底物如糖化蛋白和 TNF-α 的蓄积会加速 PMNL 凋亡[40,41]，抵消了免疫球蛋白轻链的效应。一项研究表明 CKD 患者中不同的尿毒症底物的净效应会加速中性粒细胞凋亡，减弱其吞噬功能[42]。

CKD 患者较对照患者其单核细胞可减少 LPS 引起的 TNF-α、IL-1β、IL-6 和 IL-8 的合成(图 23.3)[43]。尚未进入透析的 CKD 患者其单核细胞可减少 TLR4 的表达[43]。CKD 患者体内单核细胞合成促炎细胞因子的能力明显下降，这可能是由于单核细胞 TLR4 的表达减少所致，同时他们对细菌感染的易感性可能也是由单核细胞 TLR4 的异常表达所决定。ESRD 患者的单核细胞可增加 TLR2 和 TLR4 的表达[44]。然而透析患者的 TLR2 和 TLR4 表达增加的潜在机制尚不明确。

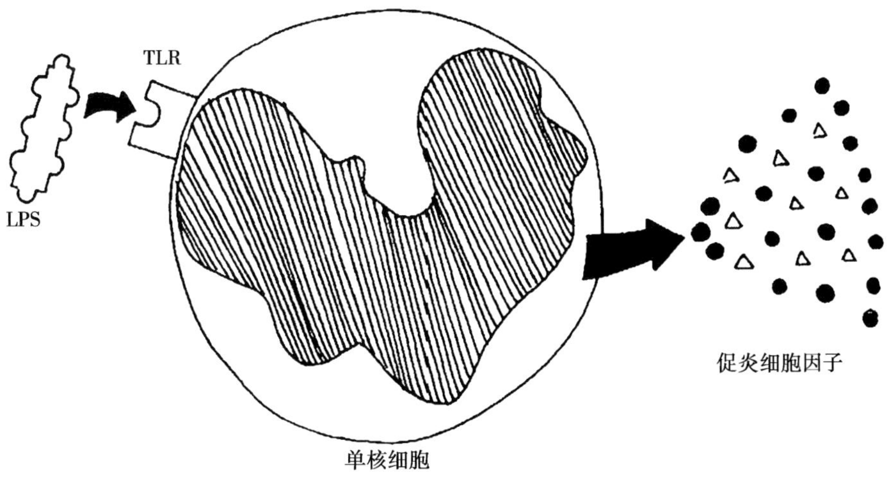

图 23.3　单核细胞活化后分泌促炎细胞因子。CKD 患者的单核细胞表面 TLR 是下调的，从而导致受到刺激后细胞因子产生下降。LPS，脂多糖

肾脏可以清除细胞因子，所以肾功能下降可导致细胞因子蓄积和高细胞因子血症[45]。滞留的细胞因子如 IL-10 具有抗炎效应，而另一些则是促炎的如 IL-6 和 TNF-α。而抗炎和促炎之间的平衡似乎更倾向于促炎。这些改变最终会导致 CKD 患者处于一种慢性炎症状态[46]。

树突状细胞是主要的抗原呈递细胞(APCs)，对于防御病原体是很重要的。他们衔接固有免疫系统和适应性免疫系统(图 23.4)。尿毒症患者体内的树突状细胞可减弱细胞的内吞作用并抑制细胞成熟[47]。CKD 患者体内循环血浆树突状细胞的数量减少[48,49]，而骨髓树突状细胞的数量却正常[47]。在 ESRD 患者中

两种来源的树突状细胞数都是减少的[50]，而且他们的抗原呈递能力也减弱[48]，其缺陷可能是继发于 CD80 和 CD86 共刺激分子的改变，而这两个分子均受 TLR 调节[18]。

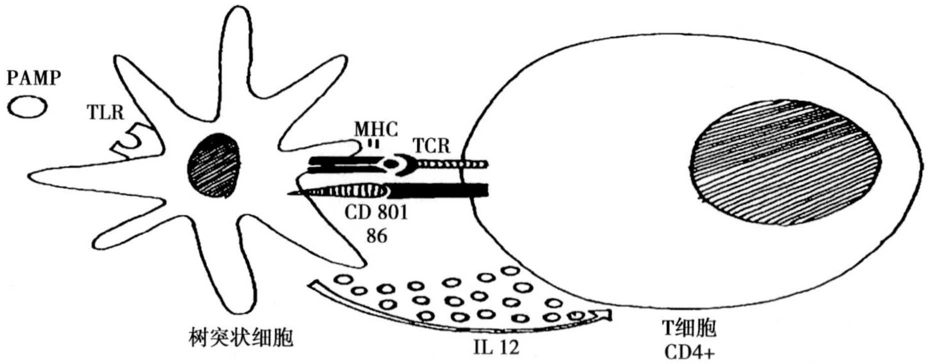

图 23.4 树突状细胞接触 PAMP 后被活化。识别 PAMP 的 TLR 可上调细胞表面的共刺激分子 CD80 和 CD86。共刺激分子是抗原呈递过程必不可少的。CKD 患者 TLR 缺陷，所以其抗原呈递能力和 T 细胞增殖能力均是有缺陷的。PAMP，病原体相关分子模式；MHC，主要组织相容性复合体；TLR，Toll 样受体；TCR，T 细胞受体

CKD 对适应性免疫的影响

T 淋巴细胞在适应性免疫应答方面起着关键作用。感染时，幼稚 T 细胞识别入侵微生物表达的结构性分子表位，从而导致这些细胞活化、增殖并分化成两种富含抗原的淋巴细胞亚型，即短寿命效应 T 细胞和长寿命记忆 T 细胞[51]。

在尿毒症状态下，活化的 T 细胞易于发生早期凋亡，导致淋巴细胞减少症[52,53]。这种加速的凋亡状态部分会被血液透析所纠正，由此表明这是由可被透析清除的尿毒症毒素所介导的。这也可能解释为什么淋巴细胞减少症在 CKD 患者中很普遍[54,55]。幼稚 T 细胞和记忆性 CD4+及 CD8+T 细胞的数量在尿毒症患者的外周血中显著减少[55]。

尿毒症患者的 Th1 细胞表达的抗凋亡 Bcl-2 蛋白比 Th2 细胞少[58,59]，所以 Th1 细胞比 Th2 细胞更易凋亡，Th1/Th2 细胞的比例也是不同于正常人的[56,57]。T 淋巴细胞依赖性免疫应答缺陷也可能解释了 CKD 患者对疫苗反应低下的原因[60]。

自然调节 T 细胞（nTreg）下调 T 细胞对外来和自身抗原的应答。一旦 nTreg 细胞通过其 T 细胞受体活化，便可通过接触依赖的机制或细胞因子介导的机制来抑制其他 T 细胞、B 细胞和单核细胞的增殖和效应功能[61]。许多研究[61,62]表明在尿毒症患者，nTreg 细胞的数量和功能都是改变的。用尿毒症患者的血清去孵育正常 nTreg 细胞，可导致类似的 nTreg 细胞缺陷[62]。

CKD 患者除了淋巴细胞比例改变，T 淋巴细胞功能下降以外，还有数据表明尿毒症患者循环 B 淋巴细胞数量也是下降的[63-66]。然而，B 淋巴细胞减少症并不能通过血浆中 IgG、IgM 和 IgA 的水平下降来反映[67]。B 淋巴细胞减少可能是由于 FAS 上调导致 B 淋巴细胞凋亡增加所致。FAS 是一个促凋亡蛋白，可下调抗凋亡 Bcl-2 蛋白。尿毒症患者的 B 细胞表达 BAFF 受体减少[66]。BAFF 是 B 细胞生长增殖的重要因子[66]。

与免疫功能紊乱相关的特异性尿毒症毒素

尿毒症毒素是一系列由肾脏滤过和分泌的复合物统称。在 CKD 背景下，这些复合物可能会蓄积于体内并对机体各系统包括免疫细胞发挥尿毒症效应[68]。如果这些复合物发挥促凋亡效应，就可能会导致一定程度上的免疫功能紊乱，如果他们发挥抗凋亡效应，就会增加炎症状态。

2003 年欧洲尿毒症毒素工作组将滞留的毒素分为 90 个类别[69]。2007 年又进一步扩展了另外 14 种毒素[70]。

尿毒症毒素可被划分为小分子水溶性复合物，小分子蛋白结合复合物和中分子物质[71]。这些尿毒症毒素可改变参与免疫系统的不同细胞的功能。尿毒症毒素苯乙酸（PAA）是部分蛋白结合的低分子量溶质，可抑制巨噬细胞杀伤功能[72]和对 PMNL 凋亡发挥抑制效应[73]。

其他可改变免疫应答的低分子溶质包括二核苷多磷酸盐、丙酮醛和对甲酚硫酸盐。他们均可增加白

细胞氧化呼吸爆发[74-76]。胍基化合物可抑制中性粒细胞超氧化物的产生[77]，而硫酸吲哚酚可增强白细胞和内皮相互作用[78]。

中分子量尿毒素分子 Ig 轻链是一种抗凋亡蛋白。其他中分子量毒素如视黄醇结合蛋白和 T-H 蛋白也有同样的抗凋亡效应[79]。另一些中分子量毒素如瘦素和抵抗素蓄积于尿毒症患者血清中可抑制白细胞趋化和氧爆发[81,82]。

结　语

CKD 患者的免疫系统被慢性活化，但免疫功能却受到损害[83,84]（表 23.3）。CKD 患者存在免疫缺陷。他们比起普通人群在抵抗感染方面具有更高的风险。尿毒症毒素对于参与各种宿主防御机制的细胞的数和量均有不利影响，所以 CKD 患者应意识到这个危险。免疫缺陷与慢性炎症相偶联。这些效应可能会增加 CKD 患者患心血管疾病和感染性疾病的风险。

表 23.3　导致 CKD 患者基础炎症水平增加和免疫缺陷的尿毒症因子

导致炎症增加的因子	导致免疫缺陷的因子
PMNL 自发活化，增加 ROS 产物	破坏 PMNL 迁移功能
增加单核细胞亚型 CD14+/16+	降低 PMNL 吞噬功能和杀菌能力
减少 nTreg 细胞数量	增加 PMNL 凋亡和淋巴细胞减少症
破坏抑制 CD4+增殖的能力	单核细胞分泌细胞因子缺陷和表达 TLR 障碍
滞留促炎细胞因子	抗原呈递缺陷
抗凋亡的尿毒症毒素	促凋亡的尿毒症毒素

nTreg，自然调节 T 细胞；PMNL，多形核白细胞；ROS，活性氧；TLR，Toll 样受体

（张婧、范瑛　译，汪年松　校）

参考文献

1. Coresh J, Selvin E, Stevens LA, Manzi J, Kusek JW, Eggers P, et al. Prevalence of chronic kidney disease in the United States. *JAMA* 2007;**298**(17):2038–47.
2. Drey N, Roderick P, Mullee M, Rogerson M. A population-based study of the incidence and outcomes of diagnosed chronic kidney disease. *Am J Kidney Dis* 2003;**42**(4):677–84.
3. Descamps-Latscha B, Herbelin A, Nguyen AT, Zingraff J, Jungers P, Chatenoud L. Immune system dysregulation in uremia. *Semin Nephrol* 1994;**14**(3):253–60.
4. Cohen G, Haag-Weber M, Horl WH. Immune dysfunction in uremia. *Kidney Int Suppl* 1997;**62**:S79–82.
5. Foley RN, Parfrey PS, Sarnak MJ. Clinical epidemiology of cardiovascular disease in chronic renal disease. *Am J Kidney Dis* 1998;**32**(5 Suppl 3):S112–9.
6. Go AS, Chertow GM, Fan D, McCulloch CE, Hsu CY. Chronic kidney disease and the risks of death, cardiovascular events, and hospitalization. *N Engl J Med* 2004;**351**(13):1296–305.
7. United States Renal Data System. *Atlas of chronic kidney disease in the United States*. Maryland: Bethesda; 2007.
8. Wang HE, Gamboa C, Warnock DG, Muntner P. Chronic kidney disease and risk of death from infection. *Am J Nephrol* 2011;**34**(4):330–6.
9. James MT, Laupland KB, Tonelli M, Manns BJ, Culleton BF, Hemmelgarn BR. Risk of bloodstream infection in patients with chronic kidney disease not treated with dialysis. *Arch Intern Med* 2008;**168**(21):2333–9.
10. Naqvi SB, Collins AJ. Infectious complications in chronic kidney disease. *Adv Chronic Kidney Dis* 2006;**13**(3):199–204.
11. Cohen G, Horl WH. Immune dysfunction in uremia an update. *Toxins (Basel)* 2012;**4**(11):962–90.
12. Vaziri ND, Pahl MV, Crum A, Norris K. Effect of uremia on structure and function of immune system. *J Ren Nutr* 2012;**22**(1):149–56.
13. Carrero JJ, Stenvinkel P. Inflammation in end-stage renal disease – what have we learned in 10 years? *Semin Dial* 2010;**23**(5):498–509.
14. Girndt M, Sester U, Sester M, Kaul H, Kohler H. Impaired cellular immunity in patients with end-stage renal failure. *Nephrol Dial Transplant*. 1999;**14**:2807–10.
15. Libetta C, Sepe V, Esposito P, Galli F, Dal CA. Oxidative stress and inflammation: implications in uremia and hemodialysis. *Clin Biochem* 2011;**44**(14-15):1189–98.
16. Dounousi E, Papavasiliou E, Makedou A, Ioannou K, Katopodis KP, Tselepis A, et al. Oxidative stress is progressively enhanced with advancing stages of CKD. *Am J Kidney Dis* 2006;**48**(5):752–60.
17. Stinghen AE, Bucharles S, Riella MC, Pecoits-Filho R. Immune mechanisms involved in cardiovascular complications of chronic kidney disease. *Blood Purif* 2010;**29**(2):114–20.
18. Kato S, Chmielewski M, Honda H, Pecoits-Filho R, Matsuo S, Yuzawa Y, et al. Aspects of immune dysfunction in end-stage renal disease. *Clin J Am Soc Nephrol* 2008;**3**(5):1526–33.
19. Delves PJ, Roitt IM. The immune system. First of two parts. *N Engl J Med* 2000;**343**(1):37–49.
20. Medzhitov R, Janeway Jr. C. Innate immunity. *N Engl J Med* 2000;**343**(5):338–44.
21. Matzinger P. An innate sense of danger. *Semin Immunol* 1998;**10**(5):399–415.
22. Moretta A, Biassoni R, Bottino C, Pende D, Vitale M, Poggi A, et al. Major histocompatibility complex class I-specific receptors on human natural killer and T lymphocytes. *Immunol Rev* 1997;**155**:105–17.
23. Pasare C, Medzhitov R. Toll-like receptors: linking innate and adaptive immunity. *Microbes Infect* 2004;**6**(15):1382–7.
24. Gluba A, Banach M, Hannam S, Mikhailidis DP, Sakowicz A, Rysz J. The role of Toll-like receptors in renal diseases. *Nat Rev Nephrol* 2010;**6**(4):224–35.
25. Kumar H, Kawai T, Akira S. Toll-like receptors and innate immunity. *Biochem Biophys Res Commun* 2009;**388**(4):621–5.
26. Lin Q, Li M, Fang D, Fang J, Su SB. The essential roles of Toll-like receptor signaling pathways in sterile inflammatory diseases. *Int Immunopharmacol* 2011;**11**(10):1422–32.
27. Delves PJ, Roitt IM. The immune system. second of two parts. *N Engl J Med* 2000;**343**(2):108–17.
28. Shlomchik MJ, Weisel F. Germinal center selection and the development of memory B and plasma cells. *Immunol Rev* 2012;**247**(1):52–63.
29. Walport MJ. Complement. first of two parts. *N Engl J Med* 2001;**344**(14):1058–66.
30. Janeway Jr. CA, Travers P, Walport M. *Immunobiology: the immune system in health and disease*, 5th ed. New York: Garland Science; 2001.

31. Walport MJ. Complement. Second of two parts. *N Engl J Med* 2001;**344**(15):1140–4.
32. Glorieux G, Vanholder R, Lameire N. Uraemic retention and apoptosis: what is the balance for the inflammatory status in uraemia? *Eur J Clin Invest* 2003;**33**(8):631–4.
33. Jaeschke H, Gujral JS, Bajt ML. Apoptosis and necrosis in liver disease. *Liver Int* 2004;**24**(2):85–9.
34. Filep JG, El Kebir D. Neutrophil apoptosis: a target for enhancing the resolution of inflammation. *J Cell Biochem* 2009;**108**(5):1039–46.
35. Cohen G, Rudnicki M, Deicher R, Horl WH. Immunoglobulin light chains modulate polymorphonuclear leucocyte apoptosis. *Eur J Clin Invest* 2003;**33**(8):669–76.
36. Anding K, Gross P, Rost JM, Allgaier D, Jacobs E. The influence of uraemia and haemodialysis on neutrophil phagocytosis and antimicrobial killing. *Nephrol Dial Transplant* 2003;**18**(10):2067–73.
37. Massry S, Smogorzewski M. Dysfunction of polymorphonuclear leukocytes in uremia: role of parathyroid hormone. *Kidney Int Suppl* 2001;**78**:S195–6.
38. Haag-Weber M, Horl WH. The immune system in uremia and during its treatment. *New Horiz* 1995;**3**(4):669–79.
39. Yoon JW, Pahl MV, Vaziri ND. Spontaneous leukocyte activation and oxygen-free radical generation in end-stage renal disease. *Kidney Int* 2007;**71**(2):167–72.
40. Cohen G, Rudnicki M, Walter F, Niwa T, Horl WH. Glucose-modified proteins modulate essential functions and apoptosis of polymorphonuclear leukocytes. *J Am Soc Nephrol* 2001;**12**(6):1264–71.
41. Kettritz R, Falk RJ, Jennette JC, Gaido ML. Neutrophil superoxide release is required for spontaneous and FMLP-mediated but not for TNF alpha-mediated apoptosis. *J Am Soc Nephrol* 1997;**8**(7):1091–100.
42. Cendoroglo M, Jaber BL, Balakrishnan VS, Perianayagam M, King AJ, Pereira BJ. Neutrophil apoptosis and dysfunction in uremia. *J Am Soc Nephrol* 1999;**10**(1):93–100.
43. Ando M, Shibuya A, Tsuchiya K, Akiba T, Nitta K. Reduced expression of Toll-like receptor 4 contributes to impaired cytokine response of monocytes in uremic patients. *Kidney Int* 2006;**70**(2):358–62.
44. Gollapudi P, Yoon JW, Gollapudi S, Pahl MV, Vaziri ND. Leukocyte toll-like receptor expression in end-stage kidney disease. *Am J Nephrol* 2010;**31**(3):247–54.
45. Andres-Hernando A, Dursun B, Altmann C, et al. Cytokine production increases and cytokine clearance decreases in mice with bilateral nephrectomy. *Nephrol Dial Transplant* 2012;**27**(12):4339–47.
46. Stenvinkel P, Ketteler M, Johnson RJ, Lindholm B, Pecoits-Filho R, Riella M, et al. IL-10, IL-6, and TNF-alpha: central factors in the altered cytokine network of uremia - the good, the bad, and the ugly. *Kidney Int* 2005;**67**(4):1216–33.
47. Lim WH, Kireta S, Leedham E, Russ GR, Coates PT. Uremia impairs monocyte and monocyte-derived dendritic cell function in hemodialysis patients. *Kidney Int* 2007;**72**(9):1138–48.
48. Agrawal S, Gollapudi P, Elahimehr R, Pahl MV, Vaziri ND. Effects of end-stage renal disease and haemodialysis on dendritic cell subsets and basal and LPS-stimulated cytokine production. *Nephrol Dial Transplant* 2010;**25**(3):737–46.
49. Verkade MA, van Druningen CJ, Vaessen LM, Hesselink DA, Weimar W, Betjes MG. Functional impairment of monocyte-derived dendritic cells in patients with severe chronic kidney disease. *Nephrol Dial Transplant* 2007;**22**(1):128–38.
50. Verkade MA, van de Wetering J, Klepper M, Vaessen LM, Weimar W, Betjes MG. Peripheral blood dendritic cells and GM-CSF as an adjuvant for hepatitis B vaccination in hemodialysis patients. *Kidney Int* 2004;**66**(2):614–21.
51. Girndt M, Sester M, Sester U, Kaul H, Kohler H. Defective expression of B7-2 (CD86) on monocytes of dialysis patients correlates to the uremia-associated immune defect. *Kidney Int* 2001;**59**(4):1382–9.
52. Meier P, Dayer E, Blanc E, Wauters JP. Early T cell activation correlates with expression of apoptosis markers in patients with end-stage renal disease. *J Am Soc Nephrol* 2002;**13**(1):204–12.
53. Sallusto F, Lenig D, Forster R, Lipp M, Lanzavecchia A. Two subsets of memory T lymphocytes with distinct homing potentials and effector functions. *Nature* 1999;**401**(6754):708–12.
54. Matsumoto Y, Shinzato T, Amano I, Takai I, Kimura Y, Morita H, et al. Relationship between susceptibility to apoptosis and Fas expression in peripheral blood T cells from uremic patients: a possible mechanism for lymphopenia in chronic renal failure. *Biochem Biophys Res Commun* 1995;**215**(1):98–105.
55. Moser B, Roth G, Brunner M, Lilaj T, Deicher R, Wolner E, et al. Aberrant T cell activation and heightened apoptotic turnover in end-stage renal failure patients: a comparative evaluation between non-dialysis, haemodialysis, and peritoneal dialysis. *Biochem Biophys Res Commun* 2003;**308**(3):581–5.
56. Yoon JW, Gollapudi S, Pahl MV, Vaziri ND. Naive and central memory T-cell lymphopenia in end-stage renal disease. *Kidney Int* 2006;**70**(2):371–6.
57. Sester U, Sester M, Hauk M, Kaul H, Köhler H, Girndt M. T-cell activation follows Th1 rather than Th2 pattern in haemodialysis patients. *Nephrol Dial Transplant* 2000;**15**(8):1217–23.
58. Alvarez-Lara MA, Carracedo J, Ramirez R, Martín-Malo A, Rodríguez M, Madueño JA, et al. The imbalance in the ratio of Th1 and Th2 helper lymphocytes in uraemia is mediated by an increased apoptosis of Th1 subset. *Nephrol Dial Transplant* 2004;**19**(12):3084–90.
59. Libetta C, Rampino T, Dal Canton A. Polarization of T-helper lymphocytes toward the Th2 phenotype in uremic patients. *Am J Kidney Dis* 2001;**38**(2):286–95.
60. Litjens NH, Huisman M, van den Dorpel M, Betjes MG. Impaired immune responses and antigen-specific memory CD4+ T cells in hemodialysis patients. *J Am Soc Nephrol* 2008;**19**(8):1483–90.
61. Hendrikx TK, van Gurp EA, Mol WM, Schoordijk W, Sewgobind VD, Ijzermans JN, et al. End-stage renal failure and regulatory activities of CD4+ CD25bright+ FoxP3+ T-cells. *Nephrol Dial Transplant* 2009;**24**(6):1969–78.
62. Meier P, Golshayan D, Blanc E, Pascual M, Burnier M. Oxidized LDL modulates apoptosis of regulatory T cells in patients with ESRD. *J Am Soc Nephrol* 2009;**20**(6):1368–84.
63. Degiannis D, Mowat AM, Galloway E, Tsakiris D, Briggs JD, Junor BJ, et al. In vitro analysis of B lymphocyte function in uraemia. *Clin Exp Immunol* 1987;**70**(2):463–70.
64. Descamps-Latscha B, Chatenoud L. T cells and B cells in chronic renal failure. *Semin Nephrol* 1996;**16**(3):183–91.
65. Fernandez-Fresnedo G, Ramos MA, Gonzalez-Pardo MC, de Francisco AL, Lopez-Hoyos M, Arias M. B lymphopenia in uremia is related to an accelerated in vitro apoptosis and dysregulation of Bcl-2. *Nephrol Dial Transplant* 2000;**15**(4):502–10.
66. Pahl MV, Gollapudi S, Sepassi L, Gollapudi P, Elahimehr R, Vaziri ND. Effect of end-stage renal disease on B-lymphocyte subpopulations, IL-7, BAFF and BAFF receptor expression. *Nephrol Dial Transplant* 2010;**25**(1):205–12.
67. Raskova J, Ghobrial I, Czerwinski DK, Shea SM, Eisinger RP, Raska Jr. K. B-cell activation and immunoregulation in end-stage renal disease patients receiving hemodialysis. *Arch Intern Med* 1987;**147**(1):89–93.
68. Duranton F, Cohen G, De SR, Rodriguez M, Jankowski J, Vanholder R, et al. Normal and pathologic concentrations of uremic toxins. *J Am Soc Nephrol* 2012;**23**(7):1258–70.
69. Vanholder R, De Smet R, Glorieux G, Argilés A, Baurmeister U, Brunet P, et al. Review on uremic toxins: classification, concentration, and interindividual variability. *Kidney Int* 2003;**63**(5):1934–43.
70. Meert N, Schepers E, De Smet R, Argiles A, Cohen G, Deppisch R, et al. Inconsistency of reported uremic toxin concentrations. *Artif Organs* 2007;**31**(8):600–11.
71. Vanholder R. Uremic toxins. *Nephrologie* 2003;**24**(7):373–6.
72. Schmidt S, Westhoff TH, Krauser P, Ignatius R, Jankowski J, Jankowski V, et al. The uraemic toxin phenylacetic acid impairs macrophage function. *Nephrol Dial Transplant* 2008;**23**(11):3485–93.
73. Cohen G, Raupachova J, Horl WH. The uraemic toxin phenylacetic acid contributes to inflammation by priming polymorphonuclear leucocytes. *Nephrol Dial Transplant* 2013;**28**(2):421–9.
74. Schepers E, Meert N, Glorieux G, Goeman J, Van der Eycken J, Vanholder R. P-cresol sulphate, the main in vivo metabolite of

p-cresol, activates leucocyte free radical production. *Nephrol Dial Transplant* 2007;**22**(2):592–6.
75. Schepers E, Glorieux G, Jankowski V, Dhondt A, Jankowski J, Vanholder R. Dinucleoside polyphosphates: newly detected uraemic compounds with an impact on leucocyte oxidative burst. *Nephrol Dial Transplant* 2010;**25**(8):2636–44.
76. Ward RA, McLeish KR. Methylglyoxal: a stimulus to neutrophil oxygen radical production in chronic renal failure? *Nephrol Dial Transplant* 2004;**19**(7):1702–7.
77. Hirayama A, Noronha-Dutra AA, Gordge MP, Neild GH, Hothersall JS. Inhibition of neutrophil superoxide production by uremic concentrations of guanidino compounds. *J Am Soc Nephrol* 2000;**11**(4):684–9.
78. Ito S, Osaka M, Higuchi Y, Nishijima F, Ishii H, Yoshida M. Indoxyl sulfate induces leukocyte-endothelial interactions through up-regulation of E-selectin. *J Biol Chem* 2010;**285**(50):38869–75.
79. Cohen G, Horl WH. Retinol binding protein isolated from acute renal failure patients inhibits polymorphonuclear leucocyte functions. *Eur J Clin Invest* 2004;**34**(11):774–81.
80. Wimmer T, Cohen G, Saemann MD, Horl WH. Effects of Tamm-Horsfall protein on polymorphonuclear leukocyte function. *Nephrol Dial Transplant* 2004;**19**(9):2192–7.
81. Cohen G, Ilic D, Raupachova J, Horl WH. Resistin inhibits essential functions of polymorphonuclear leukocytes. *J Immunol* 2008;**181**(6):3761–8.
82. Cohen G, Raupachova J, Ilic D, Werzowa J, Horl WH. Effect of leptin on polymorphonuclear leucocyte functions in healthy subjects and haemodialysis patients. *Nephrol Dial Transplant* 2011;**26**(7):2271–81.
83. Betjes MG. Immune cell dysfunction and inflammation in end-stage renal disease. *Nat Rev Nephrol* 2013;**9**(5):255–65.
84. Takeda K, Kaisho T, Akira S. Toll-like receptors. *Annu Rev Immunol*. 2003;**21**:335–76.

第 24 章

24

慢性肾脏病中的免疫功能

Madeleine V. Pahl and Nosratola D. Vaziri
Division of Nephrology and Hypertension, University of California Irvine, Orange, CA, USA

流行病学及背景

慢性肾脏疾病(chronic kidney disease,CKD)常同时伴有免疫的激活,具有系统性炎症及免疫缺陷等特点[1,2]。系统性炎症导致了多种并发症,如动脉粥样硬化、脑血管疾病、恶病质、营养不良和贫血症[1];免疫缺陷则导致对接种疫苗的弱反应性,并与微生物感染的易感性、病情轻重及预后呈正相关(图 24.1)[1-3]。血液透析患者常存在很高的乙肝疫苗、流感疫苗、破伤风杆菌疫苗、白喉棒状杆菌疫苗的接种失败率[4]。年感染率可达到了35%[5]。与正常人群相比,血液透析患者的肺炎死亡率及脓毒症死亡率分别增加了 10 倍和 100 倍[6]。

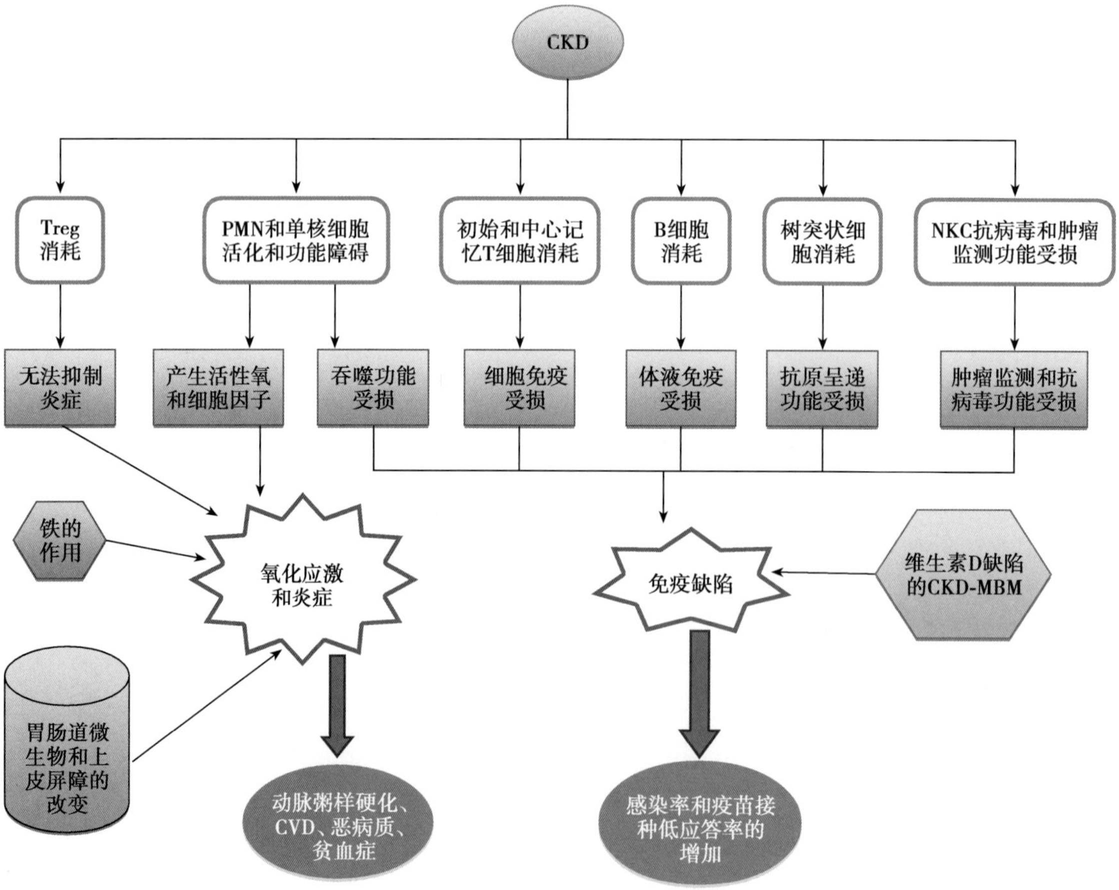

图 24.1 CKD 对固有免疫和适应性免疫系统的影响及其不良后果

免疫系统的组成与功能

免疫系统由一组复杂的、相互作用的可溶性因子及细胞构成，通过监视、杀灭入侵微生物和肿瘤细胞，区分、清除受损组织并促进修复，进而保护机体免受多种疾病的侵扰。炎症反应是针对感染和组织损伤的免疫反应中最为关键的一步[7]。

机体的免疫防护由固有（或天然）免疫和获得（适应）性免疫系统构成。固有免疫是一种由免疫细胞参与的，针对感染和组织损伤产生的快速、非特异性的免疫反应。

固有免疫的激活由中性粒细胞、单核细胞、巨噬细胞、血小板、自然杀伤细胞及其他类型细胞（如上皮细胞和肥大细胞）共同介导。这些细胞上的模式识别受体可以识别微生物上的病原体相关分子模式（pathogen-associated molecular patterns，PAMPs），并通过分泌各种细胞因子而作用。模式识别受体以分泌型的循环蛋白或膜结合受体形式存在，其中分泌型的蛋白包括防御素、抗菌肽（由维生素 D 诱导）、胶原凝集素、凝集素和正五聚蛋白（含 C 反应蛋白），可直接杀灭微生物，亦可以作为跨膜受体或调理素辅助蛋白发挥作用。膜结合的模式识别受体（PRRs）常表达于多种固有免疫细胞和抗原传递细胞（APCs）。这些膜结合的模式识别受体包括存在于巨噬细胞和树突状细胞上的膜结合受体、胞内 Toll 样受体（TLRs），脂多糖结合受体、CD14 和 MD2、核苷酸结合寡聚化结构（NOD）样受体、RIG-1 样受体，和 C-型凝集素样受体。感染或损伤部位的固有细胞（包括巨噬细胞、上皮细胞、肥大细胞）可启动和激活固有免疫系统，并可能进一步招募循环中性粒细胞、NK 细胞、树突状细胞、单核细胞和血小板等。

获得性免疫应答能够让机体识别、记忆病原体，并且当再次接触相同的病原体时增加攻击的强度。适应性免疫细胞包括能够表达识别同类抗原特异性受体（T 细胞受体 TCR，B 细胞受体 BCR）的 T 细胞和 B 细胞。

T 细胞识别同源抗原主要是通过识别主要组织相容性复合体（MHC）分子表面黏附的修饰后多肽。抗原传递细胞（APCs）启动、降解并且将抗原装载于 MHC 上，然后呈递给 T 细胞。树突状细胞是主要的抗原传递细胞，同时单核细胞/巨噬细胞也具有抗原传递的功能，并存在分化成为树突状细胞的潜力[8]。在暴露于抗原之后，树突状细胞转移到了淋巴组织中并与初始 T 细胞相接触，这种相互作用导致了复杂的膜糖蛋白效应、胞内细胞信号转导和细胞因子的释放，进而导致了 T 细胞的激活。CD4+活化 T 细胞（辅助 T 细胞）在细胞毒性效应 T 细胞（CD8+淋巴细胞）的活化和 B 细胞的分化中扮演了重要的角色，它们根据分泌细胞因子的差异被细分成不同的种类，例如 Th1、Th2、Th17 和调节 T 细胞（Treg）[9]。经活化后，一些初始 T 细胞变成了短效的效应 T 细胞，其他则变成能对再次侵害做出快速且有效应答的长寿命记忆 T 细胞[10]。效应 T 细胞迁移到外周组织对抗损伤或者与其他淋巴细胞（例如 B 细胞）产生相互作用。

B 淋巴细胞是产生抗体的浆细胞的前体细胞。B 淋巴细胞来源于骨髓，在初步分化之后以过渡 B 细胞的形式迁移到了脾脏中，在脾脏中分化成了长寿命的淋巴细胞[11]。B 淋巴细胞多样性决定其保护性免疫应答的能力。固有 B 细胞主要产生有低亲和力和高交叉反应性 IgM 抗体，对抗不同感染[12]。致敏 B 细胞则表达特异的抗原受体，能识别和结合特异抗原。B 细胞不像 T 细胞那样需要加工呈递抗原，它在最原始的状态就已经能够识别抗原。一旦接触了同源抗原和接收到辅助 T 细胞的信号（主要是 Th2 型），B 细胞便分化成短寿命能产生抗体的浆细胞和长寿命的记忆 B 细胞。在随后接触抗体时，位于淋巴结和黏膜组织的记忆细胞便快速增殖，并产生了高亲和力、高特异性的免疫球蛋白[13]。图 24.2 简要地描述了免疫系统的组成。

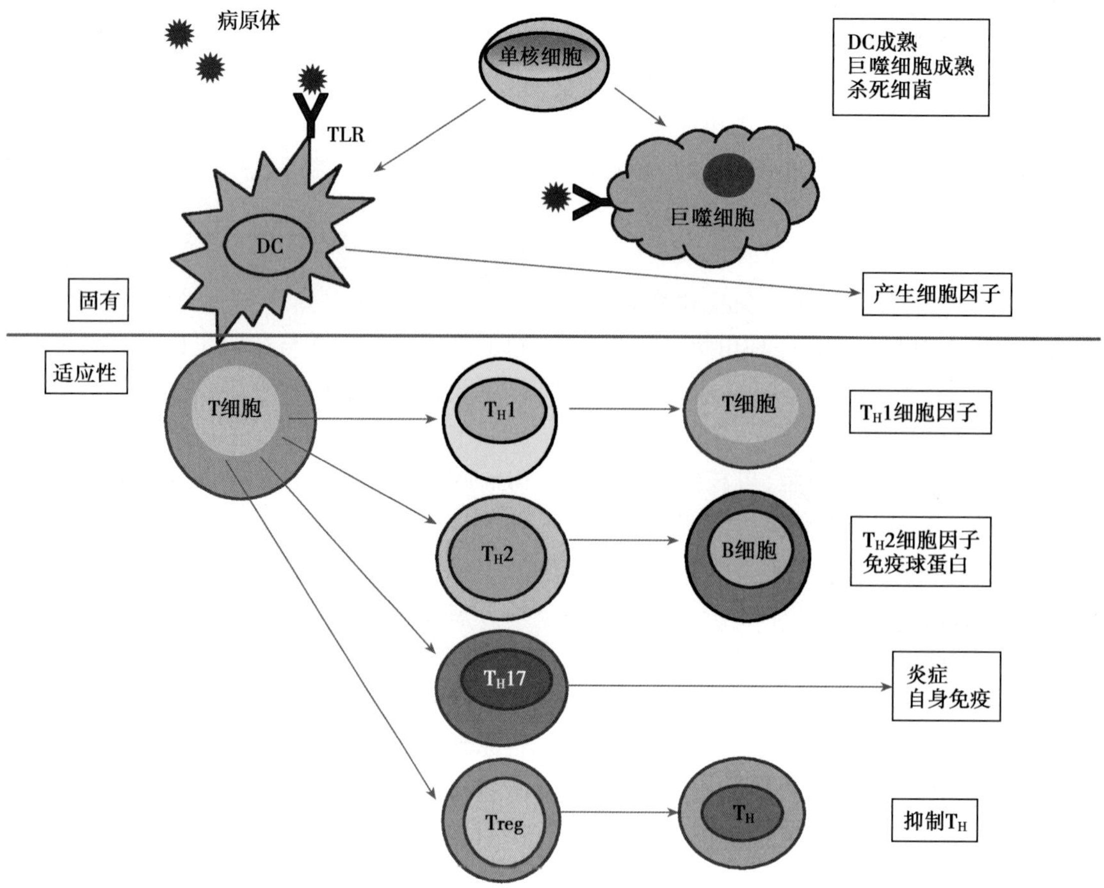

图 24.2 固有免疫和适应性免疫系统的概述

CKD 相关的免疫缺陷

尽管普通人群中细菌感染较少地引起死亡，它仍是晚期慢性肾脏病（尤其是依靠肾脏替代治疗）患者死亡的常见原因[2,3]。其原因在于尿毒症患者免疫应答的削弱，常由以下原因导致：

- 粒细胞、单核细胞/巨噬细胞吞噬功能的减退[14,15]
- APC 抗原呈递能力缺陷[8,9]
- 树突状细胞的缺失[16]
- B 淋巴细胞数量减少和产生抗体能力的减弱[17,18]
- T 细胞凋亡增加导致的初始 T 细胞和中央型记忆 CD4+、CD8+ T 淋巴细胞的缺失[19,20]
- 细胞介导免疫功能的受损[19]

导致这些异常的确切机制尚未被完全阐明，但是一些免疫细胞激活和（或）丧失功能的现象正逐步被发现。

晚期的慢性肾脏病患者会出现贫血，造成贫血的原因包括促红细胞生成素的合成减少、促红细胞生成素抵抗、红细胞寿命缩短、肠吸收减弱和储存铁的释放缺陷等。治疗贫血时，静脉注射铁剂的滥用可导致了透析患者普遍存在铁过载和非转铁蛋白结合型铁的水平增高[21-23]。由于淋巴细胞储存铁的能力十分有限，淋巴细胞所吞噬铁化合物后可引起铁催化的氧化应激反应与淋巴细胞的死亡和功能紊乱，进而导致了免疫缺陷[24,25]。另外，铁过载削弱了巨噬细胞和中性粒细胞灭活微生物及吞噬的能力，同时提高了致病性微生物的增殖能力和毒性。综上所述，在铁过载慢性肾衰竭患者中，这些异常增加了细菌感染的发生率、严重性并导致了较差的预后[26]。

CKD 相关炎症

CKD 与系统性炎症和氧化应激有关，系统性炎症和氧化应激会促进 CKD 的进展，并可诱发动脉粥样硬化、脑血管疾病、恶病质、贫血症和其他并发症[1,27]。CKD 相关炎症由激活的固有免疫系统引起，单核细胞、巨噬细胞、粒细胞和非免疫细胞共同参与。CKD 相关炎症具有下列特征：

- 单核细胞的增殖，整合素、Toll 样受体（TLR）-2 和 TLR-4 基础表达水平的上调，细胞因子和活性氧

(ROS)的产生[28,29]
- Treg 细胞的减少及其抑制能力的减弱[30,31]
- 多型核白细胞的激活、脱颗粒和活性氧的产生[28]
- 不同组织细胞成分中 ROS 和细胞趋化因子的表达上调，提示炎症状态下非免疫细胞的参与[32]
- 低密度脂蛋白(LPL)促炎活性增加，而高密度脂蛋白(HDL)的抗炎能力减弱[33,34]
- Nrf2 是基因编码多种抗氧化剂和细胞保护性酶及相关蛋白的主要调控者，其激活被阻断会引起内源性抗氧化剂、抗炎和细胞保护防御系统的缺失[35-37]
- 合并糖尿病、自身免疫失调等
- 肠上皮屏障结构和功能受损，使得大量内毒素和毒性细胞腔内容物进入体循环，导致内毒素血症和系统性炎症[38]
- 尿毒症毒素

免疫细胞群功能和结构的改变导致慢性肾脏病炎症的进展和免疫功能低下。目前大部分对 CKD 影响免疫系统的研究数据都是来源于肾脏替代治疗终末期肾病患者的研究。关于个体 CKD 早期阶段的研究数据则几乎没有。因此我们仍需进一步探索轻至中度 CKD 对人类免疫系统结构和功能的影响。

CKD 对固有免疫的影响

单核细胞、巨噬细胞及其在 CKD 中的异常

单核细胞在骨髓生成并被储存于脾脏，继而分化成为巨噬细胞并分布于所有组织中。单核细胞/巨噬细胞在防御细菌感染的过程中扮演了重要的角色，此外还参与了组织修复，并介导了炎症和动脉粥样硬化。单核细胞/巨噬细胞可直接吞噬细菌、被感染的细胞和组织碎片，或通过中介蛋白(如抗体和补体成分)发挥作用，这些功能对防御细菌感染和修复受损组织非常关键。然而，血管壁和肾小球系膜中巨噬细胞通过清道夫受体吞噬被氧化的低密度脂蛋白，可能会促进动脉粥样硬化和肾小球硬化症的发生发展。最后，通过产生细胞因子、活性氧和释放生长因子、金属蛋白酶和组织因子，巨噬细胞参与到受损组织的修复、局部和系统炎症的进展、氧化应激和粥样斑块的破裂等活动中[39]。

单核细胞可依据 CD14(模式识别受体)和 CD16(Fcgamma Ⅲ 受体)的不同表达，分为 CD14++/CD16-(经典型)、CD14++/CD16+(中间型)和 CD14+/CD16+(促炎型)等亚型。CD14+/CD16+单核细胞有很强的炎症因子(TNF-α、IL-6 和 IFN-α)合成能力并可促进炎症发展[39]。终末期肾病的发生与循环中单核细胞(特别是促炎的 CD14+CD16+亚型)的增殖有关[29]。报道称 2～5期 CKD 患者中循环 CD16+单核细胞会增加，并在血液透析(hemodialysis，HD)开始后加重[40]。在 HD 患者中，单核细胞中 Toll 样受体(TLR-2 和 TLR-4)的基础表达水平增加，细胞表面整合素、细胞因子基础值和活性氧水平均上调，对脂多糖亦出现过度应答[28,29,41]。这些异常表明在晚期 CKD 时，单核细胞自发活化，进而导致普遍的氧化应激、系统性炎症和动脉粥样硬化。尿毒症血浆刺激单核细胞和巨噬细胞合成 osteoactivin，引起血管钙化[42]。人类内皮单层细胞被用来在体外模拟动脉壁[43]，尿毒症血浆会刺激人类内皮单层细胞中正常单核细胞-巨噬细胞的黏附和浸润，并增加清道夫受体(SR-A 和 CD36)的表达[44,45]。最后，流行病学研究结果显示在非透析 2～4 期 CKD 和 ESRD 患者中，中间型单核细胞(CD14++CD16+)数量的增加与心血管不良预后相关，此结论亦适用于正常人群[39]。

CKD 患者中促炎性单核细胞增加的机制至今仍未被阐明。据推测氧化应激可能通过增加 Toll 样受体配体(氧化磷脂)的合成，刺激骨髓释放 CD14+CD16+单核细胞[46]。

尿毒症中单核细胞的自发活化常伴有其吞噬功能的减弱[2,14,15]、IL-6 和 TNF-α 的释放以及疫苗接种应答的减弱[47]。此外终末期肾病患者 PD 流出物中的巨噬细胞展示出不成熟的表型和激活现象，这可能会损伤它们清除细菌的能力[48,49]。综上所述，这些单核细胞-巨噬细胞的异常导致了 CKD 患者的免疫缺陷，增加了感染的发生率和严重性。

多形核白细胞及其在 CKD 中的异常

多形核白细胞(polymorphonuclear leukocytes，PMN)是一种短寿命的吞噬细胞，它们能够大量吞噬被抗体和补体包被的细菌、受损细胞和细胞碎片。PMNs 含有许多的细胞内颗粒，这些颗粒含有杀菌蛋白如阳离子蛋白和防御素、蛋白水解酶和组织蛋白酶 G 抗体(降解细菌蛋白质)、溶解酵素(溶解细菌细胞壁)、NAD(P)H 氧化酶-2(产生 ROS)、过氧化物酶(产生 HOCl)和乳铁蛋白(通过铁剥夺途径抑制细菌复制)等。PMNs 是抵御外来入侵细菌的第一道防线，同时也在炎症中扮演了重要的角色。在 CKD 患者中，随着肾功能的逐渐衰退，循环 PMNs 的数量在逐步增

加[50]。在 ESRD 患者中,PMNs 出现了自发激活。血液透析患者循环 PMNs 中 TLR-4、TLR-2、Cd11b 和 CD18 的表达上调,超氧化物和过氧化氢的合成增多,并出现自发激活的标志-脱颗粒[28,29]。这些异常导致了此类人群广泛的、系统性的氧化应激、炎症和组织损伤。

PMNs 的自发性激活往往伴随着它们迁移功能的受损[51]、吞噬细菌和杀菌功能的减弱和细胞凋亡的增加[14,15,52,53]。后者是由于尿毒症时 PMNs 对 fas-fas-配体介导的凋亡和氧化应激的敏感性增加[54-56]。综上所述,这些异常增加了 CKD 时感染的风险。PMN 的异常在血液透析时瞬间加剧[28,29],可能与透析膜的接触、滚柱泵造成的细胞骨架压力和透析液室涌入的杂质有关[57]。肾脏移植改善了 PMN 的功能[58],提示了尿毒症在这些异常发病机制中的作用。

树突状细胞及其在 CKD 中的异常

树突状细胞(DCs)是一种主要的抗原呈递细胞,能够持续地递呈机体中的抗原,同时也是细菌入侵和组织损伤的感应器。树突状细胞能够协助调节 T 细胞、B 细胞和自然杀伤细胞的免疫应答,进而在肿瘤监测、防御病原微生物和自身抗原耐受中扮演重要的角色。树突状细胞的来源包括皮肤的朗格汉斯细胞及可分化成 DCs 和循环未成熟 DCs 的单核细胞[46]。迄今两种类型的循环树突状细胞已被发现。第一种是浆细胞样树突状细胞(pDCs),它拥有胞内 Toll 样受体,包括 TLR7 和 TLR9(感受病毒和自身核酸),pDCs 在针对病毒感染的应答中产生了大量的Ⅰ型干扰素(如 IFN-α)。髓源性树突状细胞(mDCs)表面存在 Toll 样受体,包括 TLR3 和 TLR4,在 TLR3 和 TLR4 激动剂的作用下,它们会产生 IL-12 和Ⅰ型干扰素。

4～5 期的 CKD 患者可出现以树突状细胞的缺失和功能紊乱为特征[16,59,60]。与正常个体相比,透析患者的朗格汉斯细胞密度减少[61]。有研究证实,来源于 4～5 期 CKD 患者循环 DCs 刺激 T 细胞的能力有所减弱[41,60,62],可能与尿毒症减少 DCs 表达 CD36 协同刺激分子有关[63]。透析患者体内循环 DCs 数量显著减少[16,59],主要由 pDC 的减少导致[16]。在血液透析过程中,ESRD 患者循环中 DCs 会急剧减少,但其数量在肾移植后会出现逆转[60]。鉴于 DCs 在固有免疫和获得性免疫的调节均扮演了重要角色,DCs 的减少导致了晚期 CKD 患者感染防御功能的减弱和对接种疫苗的低应答。

为了提高 DCs 的数量和功能,Verkade 等[64]使用粒细胞/巨噬细胞集落刺激因子(GM-CSF)治疗血液透析患者。治疗后,由于 DCs 迁移至淋巴组织增加,循环中的 DCs 的数量减少,对乙型肝炎疫苗的应答得到了改善。

虽然在血液透析患者 DCS 的数量有所减少,但基础水平 TNFa 及 LPS 刺激 TNF 合成是上调的[16]。这些研究成果表明,DCs 在 CKD 系统性炎症的发病中亦扮演了重要的角色。

自然杀伤细胞及其在 CKD 中的异常

自然杀伤细胞(NK 细胞)是固有免疫系统中一种重要的细胞毒性淋巴细胞,NK 细胞同样能够在获得性免疫应答中发挥作用。在缺乏抗体和 MHC 分子的情况下,NK 细胞能够对被病毒感染的细胞和肿瘤组织迅速做出应答[65]。与 B 淋巴细胞和 T 淋巴细胞相同,NK 细胞亦由淋巴样祖细胞分化而成,它们在骨髓、淋巴结、脾、扁桃体和胸腺中分化和成熟,然后再进入体循环。NK 细胞以经典和非经典的亚群存在,它们通常表达 CD16 和 CD56 表面标记物。高达 80% 的人类 NK 细胞也表达 CD8。其中一类被称为自然杀伤 T 细胞(NKT),该 NK 细胞亚群可表达 TCR 和 BCR,同时依据其来源和效应器功能的差异细分为不同的表型。这些 NK 细胞在获得性免疫应答中同样扮演了重要的角色,亦能够提高特异性抗原免疫记忆[66]。

目前关于 CKD 患者中 NK 细胞的研究非常有限且尚存争议[67,68]。在一项纳入了 219 名血液透析患者的研究中,Vacher Coponat 等[69]发现,与健康对照组相比,NK 细胞数量的减少与其活化标志(CD69 和 NKp44 受体)表达的增加是相关的,而其功能正常。与之相反,有报道称在血液透析患者中,NK 细胞上关键活化受体 NKG2D 的表达是减少的[70]。因此在 CKD 患者中,NK 细胞数量的减少可能与其受损的功能相关,同时可能会削弱其肿瘤监测能力并增加病毒感染的几率。

肠上皮和其他非免疫细胞的作用

研究结果显示,在 CKD 动物模型不同组织的细胞成分中,活性氧生成和趋化因子的表达均上调,提示它们参与了氧化应激和炎症的过程[32]。胃肠上皮是防止微生物毒素、抗原和其他有害腔内容物进入胃肠壁和体循环的重要屏障。肠上皮屏障由上皮细胞和在相邻上皮细胞建立联系的连接复合体共同构成。连接复合体在防止有毒产物进入体循环的过程中发挥了核心的作用，上皮的紧密连接是连接复合体的主要成分。一旦肠上皮屏障损伤，微生物产物和其他有毒的腔内容物会进入身体的内部环境，进而导致局部和系统性的炎症反应。

在人类和动物模型中，有证据提示重度 CKD 时存在肠上皮屏障功能障碍而导致的系统性炎症[38]。在缺乏胃肠道临床感染[71]和炎症组织学证据的情况下，血液透析患者通常会出现内毒素血症[72]。研究发现 CKD 动物模型中结肠上皮紧密连接的关键蛋白成分大量丢失[73]。这些发现解释了内毒素血症的病因，这种内毒素血症在 CKD 患者中普遍存在且是导致炎症的主要原因[71]。最近体内和体外的研究表明，尿素（会进入患有尿毒症的人类和动物的胃肠道）和它经微生物脲酶水解作用的产物（氨和氢氧化铵）是导致尿毒症中肠屏障功能和结构破坏的主要原因[74-76]。这些发现解释了低蛋白饮食和更长、更频繁的透析方案取得疗效的潜在机制，即可能与其有效减轻 CKD 和 ESRD 患者的尿素负担有关。

获得性免疫的组分及其在 CKD 中的异常改变

T 淋巴细胞

T 细胞是适应性免疫系统的主要成分，且在细胞免疫中发挥关键作用。T 细胞通过其 TCR 的表达从而区分于其他类型的淋巴细胞。初始 T 细胞接触抗原时会发生克隆增殖和分化，同时产生了记忆和效应 T 细胞。效应 T 细胞通过分泌细胞因子和破坏靶细胞来发挥其效应功能。在特异性免疫反应结束之后，相关效应 T 细胞的数量就会减少，然而小部分记忆 T 细胞仍会永久存在，以便相同抗原再次入侵时，机体能快速有力地做出应答。T 细胞来源于骨髓干细胞，以胸腺细胞的形式存在于胸腺，随后分化为功能不同的亚型。

辅助 T 细胞

辅助 T 细胞（CD4+T 细胞）的表面表达 CD4 蛋白，其在不同的免疫过程中均起到了重要的作用，例如细胞毒性 T 细胞和巨噬细胞的活化、B 细胞成熟分化为浆细胞和记忆 B 细胞、B 细胞产生抗体、PMNs 的募集、嗜酸性/嗜碱性粒细胞向感染和炎症部分的趋化、巨噬细胞杀菌作用的增强及炎症反应耐受或抑制的产生等。

当接触 APCs 处理的抗原多肽片段时，CD4+T 细胞快速增殖并分泌细胞因子，通过相关的通路发挥免疫应答作用。辅助 T 细胞能分化成几种不同的亚型，包括 Th1、Th2、Th3、Th17 或 TFH。各亚型的 T 细胞分泌不同的细胞因子，并介导不同类型的免疫反应。CD4+细胞向不同亚型的分化是由 APCs 不同的信号模式介导的[7,46]。

细胞毒性 T 淋巴细胞

细胞毒性 T 淋巴细胞（CD8+T 细胞）的表面表达 CD8 抗原。CD8+T 细胞能破坏病毒感染的细胞和肿瘤细胞，并参与移植排斥反应。CD8+T 细胞识别抗原的过程和 MHC class Ⅰ分子有关，而这种分子在机体所有细胞上几乎均有表达。调节性 T 细胞通过分泌 IL-10、腺苷和其他分子，抑制 CD8+细胞激活并使其转化为无免疫活性状态，从而防止自身免疫病的发生[7,46]。

记忆 T 细胞

在急性感染后，小部分致敏 CD4+或 CD8+细胞作为中央记忆 T 细胞和效应记忆 T 细胞永久存在，其表面特异性表达 CD45RO。当机体再次暴露于同源抗原时，这类细胞会快速增殖，形成大量的效应 T 细胞。因此，这些记忆 T 细胞通过向免疫系统提供关于以往感染的“记忆”，在适应性免疫中发挥关键的作用[7,46]。

调节性 T 细胞

调节性 T 细胞（Treg 细胞）有两种不同的起源。一种是来源于初始 T 细胞选择分化的适应调节性 T 细胞（也被称为 Tr1 细胞或者 Th3 细胞）。第二种来源是自然调节性 T 细胞（也称为 CD4+CD25+FoxP3+Treg 细胞），它们在胸腺中发育成熟，约占循环 CD4+T 细胞总量的 5% ~10%。

Treg 细胞之前被称为抑制性 T 细胞，在保持免疫自体耐受性、限制外来抗原的炎症反应、适时终止 T 细胞介导的免疫反应、抑制在胸腺中逃脱负向选择的自身免疫性 T 细胞等过程中发挥了重要的作用。通过细胞因子介导或接触依赖机制等方式，活化的 Tregs

细胞抑制 B 细胞、单核细胞和其他 T 细胞的增殖及其效应器功能。Tregs 细胞通过抑制持续和紊乱的炎症反应起到保护宿主的作用[46]。

CKD 相关的 T 细胞异常

晚期 CKD 和 ESRD 患者出现循环 T 细胞总数的减少,T 细胞成分亦产生巨大的差异。包括 CD4/CD8 和 Th1/Th2 比率升高,以及初始和中央记忆 CD4+和 CD8+T 细胞的消耗[19,20,77]。初始和记忆 T 细胞的减少,与胸腺初始 T 细胞的输出减少[78]、凋亡标志物表达的增加及初始和记忆 CD4+、CD8+T 细胞的凋亡有关[20]。

此外,初始和中央记忆 CD4+和 CD8+T 细胞数量的减少,与氮血症、氧化应激、继发性甲状旁腺功能亢进、铁超载和炎症的严重程度直接相关[20]。初始和中央记忆型 T 细胞在协调对病原体初次暴露和再次暴露的免疫应答过程中发挥了重要的作用,因此其减少一定程度导致了 CKD 患者各种感染发生率的增加和预后不良。

CKD 患者 T 细胞功能的紊乱可能和疫苗接种的弱应答有关。通过使用高敏的多参数流式细胞术对抗原特异性 T 细胞进行检测,Litjens 等[79]证实了在透析且接种了乙型肝炎疫苗的患者中,乙型肝炎表面抗原特异性 CD4+T 细胞的形成受到了阻碍。作者认为缺乏足够分化的抗原特异性 T 细胞是导致疫苗接种弱应答的部分原因。

T 细胞功能的紊乱可能导致了 CKD 相关的慢性炎症并增加了心血管疾病的风险。在 5 期 CKD 患者中,CD28-终末分化的 CD4+记忆 T 细胞(CD4+CD28-细胞)数量明显增加。CD4+CD28-细胞(以往归类为 Th1 辅助细胞)有强烈的促炎性,同时表达大量活化的干扰素、肿瘤坏死因子并具有细胞毒性作用[80,81]。这些细胞被认为破坏了动脉粥样硬化斑块的稳定性[81]。CKD 患者中 CD4+CD28-细胞的增加被认为与其心血管疾病病史密切相关[81]。Meier[30] 及 Hendrikx 等研究者[31]证实了在非透析依赖的 5 期 CKD 患者和透析维持的 ESRD 患者中,Treg(CD4+/CD25+)细胞的数量显著减少,其凋亡则增加。Treg 细胞的减少常伴随着其对植物血凝素(PHA)诱导 CD4+细胞增殖的抑制功能减弱,反映了其抗炎能力的下降。在 HD 患者中,Treg 细胞的减少和功能的紊乱最为严重,其次是 PD 和非透析依赖的 5 期 CKD 患者。正常受试者 Treg 细胞与尿毒症患者血浆的共培养实验表明,尿毒症血浆明显抑制 Treg 细胞的数量和免疫抑制功能,反映了尿毒症环境的危害性。氧化性低密度脂蛋白的增加同样可以重现这种对 Treg 的拮抗作用,提示 CKD 患者中氧化应激、免疫异常的脂代谢紊乱和动脉粥样硬化易感体质之间存在着相互联系。Treg 细胞在减轻炎症中起到了关键的作用,所以 CKD/ESRD 人群中 Treg 细胞缺陷和功能紊乱可能导致普遍的系统性炎症及心血管等多种并发症。

B 淋巴细胞

在整个生命过程中,B 淋巴细胞均由骨髓造血干细胞分化而成。它们通过产生抗原特异性抗体参与免疫调节。通过促进骨髓中前体 B 细胞转化为成熟 B 细胞,多效性细胞因子 IL-7 在 B 淋巴组织形成中扮演了关键的角色[82]。新产生的 B 淋巴细胞(称为过渡 B 细胞:CD19+CD10+)在骨髓中经历分化和选择后,移行至脾脏。在 B 细胞激活的肿瘤坏死因子家族(B cell-activating factor of tumor necrosis family, BAFF)的驱动下,过渡 B 细胞进一步分化为成熟的长寿命淋巴细胞[83]。克隆性 B 细胞凋亡可抑制 B 细胞的成熟,抑制其识别自体抗原的能力。在血液和淋巴系统中,B 细胞通过它们的 BCR 主导着免疫监视,BCR 由能结合特定抗原的膜结合免疫球蛋白分子所组成。在成年人中,占外周血 B 淋巴细胞 25%~27%的固有 B1 细胞(CD5+ B 细胞)主要产生具有高交叉反应性、低亲和力的 IgM 抗体。在特异性的高亲和力抗体产生之前,这些抗体构成了抵抗各种感染的免疫球蛋白池。与之相反,占外周血 B 淋巴细胞 75%~80%的传统 B 细胞(CD5-B 细胞,也叫做 B2 细胞)产生更多不同且高亲和力的抗体。当初始的成熟 B 淋巴细胞通过它们的受体识别抗原并从辅助型 T 细胞处获得其他的信号时,它们开始增殖并分化为长寿命的记忆 B 细胞(CD27+)和短寿命的浆细胞。大多数活化的 B 细胞分化成浆细胞,针对抗原的特异决定簇分泌抗体。小部分的这类细胞则以识别提呈抗原的记忆细胞形式存在。然而,随着抗原的再次暴露,存活的记忆 B 细胞的数量增加且免疫应答的特异性增强。记忆细胞可存活几十年,其可在血液和淋巴结之间循环,并储藏在黏膜组织中。在随后接触抗原时,记忆 B 细胞会针对抗原快速产生具有高亲和力的同型抗原免疫球蛋白。成人记忆 B 细胞的数量大约占所有循环 B 细胞的 40%。循环 B 细胞的亚群包括固有 B1 细胞(CD19+,CD5+)、传统

B2 细胞(CD19+,CD5-)、新形成的过渡 B 细胞(CD19+,CD10+,CD27-)、初始 B 细胞(CD19+,CD27-)和记忆 B 细胞(CD19+,CD27+)[7,18]。

CKD 相关的 B 细胞异常

研究结果显示在 5 期 CKD 患者中(肾脏替代治疗或非肾脏替代治疗)均存在明显的 B 淋巴细胞减少[18,84]。此外在 5 期的儿童 CKD 患者中,CD5+固有 B 细胞和 CD27+记忆 B 细胞的数量减少[84]。Pahl 等[18]发现在成人血液透析患者中,其他 B 细胞亚型的数量亦降低。B 细胞淋巴球减少症往往伴随着 IL-7 和 BAFF 水平的增高,它们是关键的调控 B 细胞分化和存活的因子。另外,在血液透析患者中,过渡 B 细胞的数量并无显著减少,提示来自骨髓的 B 细胞输出减少可能不是 B 细胞淋巴球减少症的主要原因。在 ESRD 患者中,促进前 B 细胞转化为 B 细胞的细胞因子 IL-7 的血浆浓度是增加的,进一步支持了上述的观点。

CKD 患者发生细胞淋巴球减少症有两种可能的机制。首先,尿毒素环境能够增加 B 细胞对凋亡的敏感性。来自于 Fernández-Fresnedo 等的研究结果表明,在未进行血液透析的 5 期 CKD 患者及 HD 患者中 B 细胞凋亡均增加,支持了上述的假说[85]。第二种可能机制是尿毒症环境通过提高细胞对 BAAF 介导的分化/存活信号的抵抗性,干扰过渡 B 细胞分化为成熟 B 细胞。Pahl 等关于 HD 患者 BAAF 受体下调的报道也证实了该假说[18]。因此,晚期 CKD 中 B 细胞的缺陷和功能紊乱可能同时由 B 细胞凋亡增加和过渡 B 细胞分化/成熟受抑制所导致。与过渡 B 细胞上 BAFF 受体减少不同,循环成熟 B 细胞(CD19+CD10-细胞)上 BAFF 受体的表达并无变化。鉴于 BAFF 受体的表达和活性维持了成熟 B 淋巴细胞的存活[86],循环 BAFF 水平的升高和成熟 B 细胞上 BAFF 受体的正常表达,使其并不能成为晚期 CKD 时循环成熟 B 细胞减少的主要原因。关于人类 CKD 和 ESRD 对 B 细胞数量影响的研究受限于血液样本中检查到的细胞,而缺乏对骨髓和淋巴组织的相关研究,考虑到它们是这些细胞成熟和发挥功能的重要部位,因此我们对疾病影响的理解并不充分。此外,关于尿毒症对骨髓中 B 细胞前体细胞的影响,及其对 B 细胞生长、分化和存活相关下游信号转导通路的调控,尚需开展进一步的研究。不考虑原因,由尿毒症诱发的初始细胞和记忆 B 细胞淋巴球减少症,一定程度上导致了 CKD 患者针对感染、疫苗接种和抗原再入侵的体液免疫缺陷以及感染几率的增高。

与临床相关的若干问题

维生素 D 的作用和 CKD 矿物质骨代谢紊乱

CKD 与维生素 D 代谢过程障碍、循环 1,25(OH)2D3 水平降低及 S[Ca]、S[P]、成纤维细胞生长因子 23(FGF23)、甲状旁腺素(PTH)水平的改变有关。此外,在许多 CKD 患者中,25(OH)D 的水平是降低的。这种变化会导致继发性甲状旁腺机能亢进和矿物骨代谢紊乱,同时也可引起免疫反应的紊乱和慢性炎症的发生。事实上,CKD 患者中维生素 D 参数和矿物骨代谢紊乱标记物的变化,与其感染率和心血管疾病死亡率的增加有关[87]。

维生素 D 可以通过“经典途径”影响矿物质代谢,同时存在“非经典途径”的调控,包括对固有免疫和获得性免疫系统的调节[88]。微生物菌(如结核杆菌)释出的 PAMPs 可激活了人单核细胞-巨噬细胞中 TLR 通路,导致了维生素 D 受体(VDR)、CYP27B1-羟化酶及 1,25(OH)2D3 的合成增加,1,25(OH)2D3 能够刺激抗菌肽合成并提高其杀灭微生物的活性[88]。活性维生素 D(1,25(OH)2D3)抑制了 B 淋巴细胞的增殖和免疫球蛋白的产生,同时也抑制了 B 淋巴细胞向浆细胞和记忆 B 细胞的分化[89]。活性维生素 D 可直接或间接作用于 APCs,抑制 T 淋巴细胞的增殖,进而减少 Th1 细胞因子的产生并刺激 Th2 细胞因子的合成[91,92]。最近的研究显示,维生素 D 可能通过抑制髓源树突状细胞的成熟及促进 IL-10 的合成,进而增加 Treg 淋巴细胞的生成[93]。

针对 CKD 患者的研究结果显示,功能紊乱的固有/获得性免疫细胞存在维生素 D 水平和矿物骨代谢相关激素水平的变化。血液透析患者循环 PTH 水平的上调导致了胞质钙浓度升高,这减弱了多形核中性白细胞的吞噬作用、B 细胞的增殖及抗体生成作用[93]。甲状旁腺切除术或者应用钙通道阻滞剂均可改善多形核中性白细胞和 B 细胞的功能[17],表明这些干预性治疗可能会减少 CKD 时的感染。

在 2 至 4 期 CKD 患者中,纤维母细胞生长因子 23(FGF23)合成的增加与促炎性细胞因子水平的升高呈独立相关,其机制有待进一步阐明[94]。FGF23 是肾脏中一种已知的 CYP27B1 调控者,能够抑制正常循环及

PD 流出物中单核细胞 CYP27B1 的表达和 1,25(OH)2D3 的合成[95]。HD 患者中 25(OH)维生素 D 缺乏的纠正导致了单核细胞 VDR 表达的增加,并促进 CD16+单核细胞的增殖及其 TLR2 和抗菌肽的表达。然而,这些发现都和循环炎症因子水平的降低有关。

现有研究揭示了免疫细胞中维生素 D、PTH 和 FGF23 复杂多样化的影响,CKD 时其改变在免疫缺陷和慢性炎症的发病机制中扮演了重要的角色。今后更多的研究需阐明维生素 D 缺乏、甲状旁腺功能亢进和 FGF23 水平在免疫功能失调中所扮演的角色,剖析和区分潜在的、交叉的旁分泌和内分泌效果,并最终为未来的治疗策略提供指导。

铁缺乏和铁过载对 CKD 相关性免疫功能失调的影响

HD 操作中的失血、常规实验室测试的血液样品抽取和肠道吸收铁功能的受损均会频繁地导致透析患者出现铁缺乏。相反地,在 HD 患者中,一般被用来治疗贫血的静脉铁制剂通常会导致血浆和组织中铁过载,活性铁浓度的升高。铁缺乏和铁过载都会对免疫系统产生负面的影响。铁缺乏症会导致胸腺萎缩和 T 细胞淋巴球减少症[96],而铁过载会造成输血依赖性地中海贫血患者 CD4+T 细胞的减少和血色沉着病患者 CD8+CD28-T 淋巴细胞的增加[24,25]。非转铁蛋白结合铁增加了淋巴细胞对铁的摄取,同时也抑制了它们的增殖[97]。这种现象某种程度上解释了铁过载患者免疫功能的失调和细胞体液免疫的受损[24,25]。例如,对静脉注射铁制剂的 HD 患者进行乙型肝炎病毒疫苗接种,产生的抗体减少[98]。Gupta 等[99]发现,当外周血单核细胞暴露于相应浓度葡萄糖酸钠、蔗糖铁或右旋糖酐铁 24 ~72 小时后,会产生严重的时间依赖性的细胞内氧化应激,细胞(尤其是在辅助性 CD4+ T 细胞)的存活时间亦会缩短。他们证实静脉注射铁制品可增加胞内活性氧的生成并诱发细胞凋亡,从而对人类 CD4+和 CD16+淋巴细胞产生损害作用。在永生的 T 细胞系 Jurkat 细胞上开展的研究进一步证实了这个假设,过氧化氢会引起其溶酶体中铁的释放,进而导致 DNA 损伤、线粒体膜电位不稳定和细胞凋亡,而这些改变均可被铁螯合剂和去铁胺拮抗[100]。高剂量的静脉注射铁制剂减弱了多形核白细胞吞噬和杀灭细菌的能力[101,102]。此外,药理学相关的高浓度蔗糖铁水平抑制了中性粒细胞的吞噬作用并促进其凋亡[103]。因此铁缺乏症和铁过载均能导致免疫缺陷和感染几率的增加。这些研究表明肾脏透析患者合理地使用静脉注射铁制剂是十分重要的。静脉注射铁产品导致 HD 患者血单核细胞活性氧和细胞因子的产生增加,同时使其丧失线粒体膜电位[104]。Sindrilaru 等[105]的研究揭示,体内铁过载会诱发促炎性 M1 巨噬细胞的生成,这种细胞会维持局部炎症并抑制愈合。动脉壁、病变肾脏和其他组织的巨噬细胞中过量铁的积聚,会导致氧化应激、炎症、动脉粥样硬化和 CKD 的进展。

综上所述,目前证据显示铁过载在晚期 CKD 炎症和适应性免疫受损的发病过程中发挥了一定的作用。

结　论

固有免疫系统由单核细胞、巨噬细胞、粒细胞和体内几乎所有组织和器官的细胞成分共同组成,其激活导致了 CKD 相关炎症的产生。CKD 相关炎症常伴随免疫缺陷,这种免疫缺陷则由抗原传递的树突细胞、初始中央记忆 T 细胞和 B 细胞的减少以及单核细胞、中性粒细胞吞噬能力的减弱所引起。

(孟晓明 译,蓝辉耀 校)

参考文献

1. Carrero JJ, Stenvinkel P. Inflammation in end-stage renal disease – what have we learned in 10 years? *Semin Dial* 2010;**23**:498–509.
2. Girndt M, Sester U, Sester M, Kaul H, Kohler H. Impaired cellular immunity in patients with endstage renal failure. *Nephrol Dial Transplant* 1999;**14**:2807–10.
3. Sarnak MJ, Jaber BL. Mortality caused by sepsis in patients with end-stage renal disease compared with the general population. *Kidney Int* 2000;**58**:1758–64.
4. Eleftheriadis T, Antoniadi G, Liakopoulos V, Kartsios C, Stefanidis I. Disturbances of acquired immunity in hemodialysis patients. *Semin Dial* 2007;**20**:440–51.
5. Allon M, Depner TA, Radeva M, Bailey J, Beddhu S, Butterly D, et al. Impact of dialysis dose and membrane on infection-related hospitalization and death: results of the HEMO Study. *J Am Soc Nephrol* 2003;**14**:1863–70.
6. Sarnak MJ, Jaber BL. Pulmonary infectious mortality among patients with end-stage renal disease. *Chest* 2001;**120**:1883–7.
7. Vaziri ND, Pahl MV, Crum A, Norris K. Effect of uremia on structure and function of immune system. *J Ren Nutr* 2012;**22**:149–56.
8. Heath WR, Carbone FR. Dendritic cell subsets in primary and secondary T cell responses at body surfaces. *Nat Immunol* 2009;**10**:1237–44.
9. Veldhoen M. The role of T helper subsets in autoimmunity and allergy. *Curr Opin Immunol* 2009;**21**:606–11.
10. Jameson SC, Masopust D. Diversity in T cell memory: an embarrassment of riches. *Immunity* 2009;**31**:859–71.
11. Waldschmidt T, Noelle R. Immunology: Long live the mature B cell, a baffling mystery resolved. *Science* 2001;**293**:2012–3.
12. Herzenberg L, Haughton G, Rajewsky K. CD5 B cells in development and disease. *Ann NY Acad Sci* 1992;**651**:591–601.
13. Uckun F. Regulation of human B-cell ontogeny. *Blood* 1990;**76**:1908–23.
14. Alexiewicz JM, Smogorzewski M, Fadda GZ, Massry SG. Impaired phagocytosis in dialysis patients: studies on mecha-

nisms. *Am J Nephrol* 1991;**11**:102–11.
15. Massry S, Smogorzewski M. Dysfunction of polymorphonuclear leukocytes in uremia: role of parathyroid hormone. *Kidney Int* 2001;**78**:S195–6.
16. Agrawal S, Gollapudi P, Elahimehr R, Pahl MV, Vaziri ND. Effects of end-stage renal disease and haemodialysis on dendritic cell subsets and basal and LPS-stimulated cytokine production. *Nephrol Dial Transplant* 2010;**25**:737–46.
17. Smogorzewski M, Massry SG. Defects in B-cell function and metabolism in uremia: role of parathyroid hormone. *Kidney Int* 2001;**78**:S186–9.
18. Pahl MV, Gollapudi S, Sepassi L, Gollapudi P, Elahimehr R, Vaziri ND. Effect of end-stage renal disease on B-lymphocyte subpopulations, IL-7, BAFF and BAFF receptor expression. *Nephrol Dial Transplant* 2010;**25**:205–12.
19. Moser B, Roth G, Brunner M, Lilaj T, Deicher R, Wolner E, et al. Aberrant T cell activation and heightened apoptotic turnover in end-stage renal failure patients: a comparative evaluation between non-dialysis, haemodialysis, and peritoneal dialysis. *Biochem Biophys Res Commun* 2003;**308**:581–5.
20. Yoon J, Gollapudi S, Pahl M, Vaziri N. Naïve and central memory T-cell lymphopenia in endstage renal disease. *Kidney Int* 2006;**70**:371–6.
21. Rostoker G, Griuncelli M, Loridon C, Couprie R, Benmaadi A, Bounhiol C, et al. Hemodialysis associated hemosiderosis in the era of erythropoiesis-stimulating agents. *Am J Med.* 2012;**125**:991–9.
22. Vaziri ND. Understanding Iron: promoting Its safe use in patients with chronic kidney failure treated by hemodialysis. *Am J Kidney Dis* 2013;**61**:992–1000.
23. Vaziri ND. Epidemic of iron overload in dialysis population caused by intravenous iron products: a plea for moderation. *Am J Med* 2012;**125**:951–2.
24. Farmakis D, Giakoumis A, Polymeropoulos E, Aessopos A. Pathogenetic aspects of immune deficiency associated with beta-thalassemia. *Med Sci Monit* 2003;**9**:RA19–22.
25. Porto G, De Sousa M. Iron overload and immunity. *World J Gastroenterol* 2007;**13**(35):4707–15.
26. Sunder-Plassmann G, Patruta SI, Hörl WH. Pathobiology of the role of iron in infection. *Am J Kidney Dis* 1999;**34**:S25–9.
27. Chang J, Ma JZ, Zeng Q, Cechova S, Gantz A, Nievergelt C, et al. Loss of GSTM1, a NRF2 target, is associated with accelerated progression of hypertensive kidney disease in the African American Study of Kidney Disease (AASK). *Am J Physiol Renal Physiol* 2013;**304**(4):F348–55.
28. Yoon JW, Pahl MV, Vaziri ND. Spontaneous leukocyte activation and oxygen-free radical generation in end-stage renal disease. *Kidney Int* 2007;**71**:167–72.
29. Gollapudi P, Yoon JW, Gollapudi S, Pahl MV, Vaziri ND. Leukocyte toll-like receptor expression in end-stage kidney disease. *Am J Nephrol* 2010;**31**:247–54.
30. Meier P, Golshayan D, Blanc E, Pascual M, Burnier M. Oxidized LDL modulates apoptosis of regulatory T cells in patients with ESRD. *J Am Soc Nephrol* 2009;**20**:1368–84.
31. Hendrikx TK, van Gurp EA, Mol WM, Schoordijk W, Sewgobind VD, Ijzermans JN, et al. End-stage renal failure and regulatory activities of CD4+CD25bright+FoxP3+T-cells. *Nephrol Dial Transplant* 2009;**24**:1969–78.
32. Vaziri ND. Oxidative stress in uremia: nature, mechanisms, and potential consequences. *Semin Nephrol* 2004;**24**:469–73.
33. Vaziri ND, Navab M, Fogelman AM. HDL metabolism and activity in chronic kidney disease. *Nat Rev Nephrol* 2010;**6**:287–96.
34. Vaziri ND, Norris K. Lipid disorders and their relevance to outcomes in chronic kidney disease. *Blood Purif* 2011;**31**:189–96.
35. Kim HJ, Vaziri ND. Contribution of impaired Nrf2-Keap1 pathway to oxidative stress and inflammation in chronic renal failure. *Am J Physiol, Renal Physiol* 2010;**298**:F662–71.
36. Ruiz S, Pergola PE, Zager RA, Vaziri ND. Targeting the transcription factor Nrf2 to ameliorate oxidative stress and inflammation in chronic kidney disease. *Kidney Int* 2013;**83**:1029–41.
37. Aminzadeh MA, Nicholas SB, Norris KC, Vaziri ND. Role of impaired Nrf2 activation in the pathogenesis of oxidative stress and inflammation in chronic tubulo-interstitial nephropathy. *Nephrol Dial Transplant* 2013;**28**:2038–45.
38. Vaziri ND. CKD impairs barrier function and alters microbial flora of the intestine - A major link to inflammation and uremic toxicity. *Curr Opin Nephrol Hypertens* 2012;**21**:587–92.
39. Heine GH, Ortiz A, Massy ZA, Lindholm B, Wiecek A, Martinez-Castelao A, et al. On behalf of EURECA-m working group of ERA-EDTA. monocyte subpopulations and cardiovascular risk in chronic kidney disease. *Nat Rev Nephrol* 2012;**8**:362–9.
40. Lim WH, Kireta S, Leedham E, Russ GR, Coates PT. Uremia impairs monocyte and monocyte-derived dendritic cell function in hemodialysis patients. *Kidney Int* 2007;**72**:1138–48.
41. Rogacev KS, Seiler S, Zawada AM, Reichart B, Herath E, Roth D, et al. CD14++CD16+ monocytes and cardiovascular outcome in patients with chronic kidney disease. *Eur Heart J* 2011;**32**(1):84–92.
42. Pahl MV, Vaziri ND, Yuan J, Adler SG. Upregulation of monocyte/macrophage HGFIN (Gpnmb/Osteoactivin) expression in end-stage renal disease. *Clin J Am Soc Nephrol* 2010;**5**:56–61.
43. Moradi H, Ganji S, Kamanna V, Pahl MV, Vaziri ND. Increased monocyte adhesion-promoting capacity of plasma in end-stage renal disease–response to antioxidant therapy. *Clin Nephrol* 2010;**74**:273–81.
44. Ando M, Gafvels M, Bergstrom J, Lindholm B, Lundkvist I. Uremic serum enhances scavenger receptor expression and activity in the human monocytic cell line U937. *Kidney Int* 1997;**51**:785–92.
45. Chmielewski M, Bryl E, Marzec L, Aleksandrowicz E, Witkowski JM, Rutkowski B. Expression of scavenger receptor CD36 in chronic renal failure patients. *Artif Organs* 2005;**29**:608–14.
46. Betjes MGH. Immune cell dysfunction and inflammation in end-stage renal disease. *Nat Rev Nephrol* 2013;**9**:255–65.
47. Girndt M, Köhler H, Schiedhelm-Weick E, Schlaak JF, Meyer zum Büschenfelde KH, Fleischer B. Production of interleukin-6, tumor necrosis factor α and interleukin-10 *in vitro* correlates with the clinical immune defect in chronic hemodialysis patients. *Kidney Int* 1995;**47**:559–65.
48. Betjes MG, Tuk CW, Struijk DG, Krediet RT, Arisz L, Hoefsmit EC, et al. Immuno-effector characteristics of peritoneal cells during CAPD treatment: a longitudinal study. *Kidney Int* 1993;**43**:641–8.
49. Betjes MG, Tuk CW, Visser CE, Zemel D, Krediet RT, Arisz L, et al. Analysis of the peritoneal cellular immune system during CAPD shortly before a clinical peritonitis. *Nephrol Dial Transplant* 1994;**9**:684–92.
50. Sela S, Shurtz-Swirski R, Cohen-Mazor M, Mazor R, Chezar J, Shapiro G, et al. Primed peripheral polymorphonuclear leukocyte: a culprit underlying chronic low-grade inflammation and systemic oxidative stress in chronic kidney disease. *J Am Soc Nephrol* 2005;**16**:2431–8.
51. Pindjakova J, Griffin MD. Defective neutrophil rolling and transmigrationin acute uremia. *Kidney Int* 2011;**80**:447–50.
52. Mahajan S, Kalra OP, Asit KT, Ahuja G, Kalra V. Phagocytic polymorphonuclear function in patients with progressive uremia and the effect of acute hemodialysis. *Ren Fail* 2005;**27**:357–60.
53. Anding K, Gross P, Rost JM, Allgaier D, Jacobs E. The influence of uraemia and haemodialysis on neutrophil phagocytosis and antimicrobial killing. *Nephrol Dial Transplant* 2003;**18**:2067–73.
54. Jaber B, Perianayagam MC, Balakrishnan VS, King AJ, Pereira BJ. Mechanisms of neutrophil apoptosis in uremia and relevance of the Fas (APO-1, CD95)/Fas ligand system. *J Leukoc Biol* 2001;**69**:1006–12.
55. Glorieux G, Vanholder R, Lameire N. Uraemic retention and apoptosis: what is the balance for the inflammatory status in uraemia? *Eur J Clin Invest* 2003;**33**:631–4.
56. Majewska E, Baj Z, Sulowska Z, Rysz J, Luciak M. Effects of uraemia and haemodialysis on neutrophil apoptosis and expression of apoptosis-related proteins. *Nephrol Dial Transplant* 2003;**18**:2582–8.
57. Vaziri ND, Wang J, Cesario T, Yousefi S, Valenzuela R, Carandang G. Induction, transcription, synthesis and adsorption of interleuken-1 by dialyzer membranes. *J Am Soc Nephrol* 1994;**4**:1884–9.
58. Klein JB, McLeish KR, Ward RA. Transplantation not dialysis,

corrects azotemia-dependent priming of the neutrophil oxidative burst. *Am J Kidney Dis* 1999;**33**:483–91.
59. Hesselink DA, Betjes MG, Verkade MA, Athanassopoulos P, Baan CC, Weimar W. The effects of chronic kidney disease and renal replacement therapy on circulating dendritic cells. *Nephrol Dial Transplant* 2005;**20**:1868–73.
60. Verkade MA, van Druningen CJ, Vaessen LM, Hesselink DA, Weimar W, Betjes MG. Functional impairment of monocyte-derived dendritic cells in patients with severe chronic kidney disease. *Nephrol Dial Transplant* 2007;**22**:128–38.
61. Mettang TP, Weber J, Machleidt C, Hübel E, Kiefer T, Kuhlmann U. Epidermal Langerhans cells in uremic patients on hemodialysis or continuous ambulatory peritoneal dialysis. *Nephron* 1993;**65**:278–83.
62. Verkade MA, van Druningen CJ, Op de Hoek CT, Weimar W, Betjes MG. Decreased antigen-specific T-cell proliferation by moDC among hepatitis B vaccine non-responders on haemodialysis. *Clin Exp Med* 2007;**7**:65–71.
63. Meuer SC, Hauer M, Kurz P, Meyer zum Buschenfelde KH, Kohler H. Selective blockade of the antigen-receptor-mediated pathway of T cell activation in patients with impaired primary immune responses. *J Clin Invest* 1987;**80**:743–9.
64. Verkade MA, van de Wetering J, Klepper M, Vaessen LM, Weimar W, Betjes MG. Peripheral blood dendritic cells and GM-CSF as an adjuvant for hepatitis B vaccination in hemodialysis patients. *Kidney Int* 2004;**66**:614–21.
65. Vivier E, Raulet DH, Moretta A, Caligiuri MA, Zitvogel L, Lanier LL, et al. Innate or adaptive immunity? The example of natural killer cells. *Science* 2011;**331**:44–9.
66. Arina A, Murillo O, Dubrot J, Azpilikueta A, Alfaro C, Pérez-Gracia JL, et al. Cellular liaisons of natural killer lymphocytes in immunology and immunotherapy of cancer. *Expert Opin Bio Ther* 2007;**5**:599–615.
67. Griveas I, Visvardis G, Fleva A, Papadopoulou D, Mitsopoulos E, Kyriklidou P, et al. Comparative analysis of immunophenotypic abnormalities in cellular immunity of uremic patients undergoing either hemodialysis or continuous ambulatory peritoneal dialysis. *Ren Fail* 2005;**27**:279–82.
68. Cala S, Mazuran R, Kordic D. Negative effect of uraemia and cuprophane haemodialysis on natural killer cells. *Nephrol Dial Transplant* 1990;**5**:437–40.
69. Vacher-Coponat H, Brunet C, Lyonnet L, Bonnet E, Loundou A, Sampol J, et al. Natural killer cell alterations correlate with loss of renal function and dialysis duration in uraemic patients. *Nephrol Dial Transplant* 2008;**23**:1406–14.
70. Peraldi MN, Berrou J, Dulphy N, Seidowsky A, Haas P, Boissel N, et al. Oxidative stress mediates a reduced expression of the activating receptor NKG2D in NK cells from end-stage renal disease patients. *J Immunol* 2009;**182**:1696–705.
71. Feroze U, Kalantar-Zadeh K, Sterling KA, Molnar MZ, Noori N, Benner D, et al. Examining associations of circulating endotoxin with nutritional status, inflammation, and mortality in hemodialysis patients. *J Ren Nutr* 2012;**22**:317–26.
72. Vaziri ND, Dure-Smith B, Miller R, Mirahmadi MK. Pathology of gastrointestinal tract in chronic hemodialysis patients: an autopsy study of 78 cases. *Am J Gastroenterol* 1985;**80**:608–11.
73. Vaziri ND, Yuan J, Rahimi A, Ni Z, Said H, Subramanian VS. Disintegration of colonic epithelial tight junction in uremia: a likely cause of CKD-associated inflammation. *Nephrol Dial Transplant* 2012;**27**:2686–93.
74. Vaziri ND, Yuan J, Norris K. Role of urea in intestinal barrier dysfunction and disruption of epithelial tight junction in chronic kidney disease. *Am J Nephrol* 2013;**37**:1–6.
75. Vaziri ND, Goshtasby N, Yuan J, Jellbauer S, Moradi H, Raffatellu M, et al. Uremic human plasma degrades intestinal epithelial barrier structure and function. *Am J Nephrology* 2012;**36**:438–43.
76. Vaziri ND, Yuan J, Khazaeli M, Masuda Y, Ichii H, Liu S. Oral activated charcoal adsorbent (AST-120) ameliorates CKD-induced intestinal epithelial barrier disruption and systemic inflammation. *Am J Nephrol* 2013;**37**:518–25.
77. Litjens NH, van Druningen CJ, Betjes MG. Progressive loss of renal function is associated with activation and depletion of naive T lymphocytes. *Clin Immunol* 2006;**118**:83–91.
78. Betjes MG, Langerak AW, van der Spek A, de Wit EA, Litjens NH. Premature aging of circulating T cells in patients with end-stage renal disease. *Kidney Int* 2011;**80**:208–17.
79. Litjens NH, Huisman M, van den Dorpel M, Betjes MG. Impaired immune responses and antigen-specific memory CD4+ T cells in hemodialysis patients. *J Am Soc Nephrol* 2008;**19**:1483–90.
80. Betjes MG, Huisman M, Weimar W, Litjens NH. Expansion of cytolytic CD4+CD28− T cells in end-stage renal disease. *Kidney Int* 2008;**74**:760–7.
81. Yadav AK, Jha V. CD4+CD28 null cells are expanded and exhibit a cytolytic profile in end-stage renal disease patients on peritoneal dialysis. *Nephrol Dial Transplant* 2011;**26**:1689–94.
82. Milne CD, Paige CJ. IL-7: a key regulator of B lymphopoiesis. *Semin Immunol* 2006;**18**:20–30.
83. Kalled L. Impact of the BAFF/BR3 axis on B cell survival, germinal center maintenance and antibody production. *Semin Immunol* 2006;**18**:290–6.
84. Bouts A, Davin JC, Krediet RT, Monnens LA, Nauta J, Schröder CH, et al. Children with chronic renal failure have reduced numbers of memory B cells. *Clin Exp Immunol* 2004;**137**:589–94.
85. Fernández-Fresnedo G, Ramos MA, González-Pardo MC, de Francisco AL, Lopez-Hoyos M, Arias M. B lymphopenia in uremia is related to an accelerated in vitro apoptosis and dysregulation of Bcl-2. *Nephrol Dial Transplant* 2000;**15**:502–10.
86. Mackay F, Schneider P, Rennert R, Browning J. BAFF AND APRIL: a tutorial on B cell survival. *Annu Rev Immunol* 2003;**21**:231–64.
87. Sterling KA, Eftekhari P, Girndt M, Kimmel PL, Raj D. The immunoregulatory function of vitamin D: implications in chronic kidney disease. *Nat. Rev Nephrol* 2012;**8**:403–12.
88. Adams JS, Hewison M. Unexpected actions of vitamin D: new perspectives on the regulation of innate and adaptive immunity. *Nat Clin Pract Endo Metab* 2008;**4**:80–90.
89. Chen S, Sims GP, Chen XX, Gu YY, Chen S, Lipsky PE. Modulatory effects of 1,25-dihydroxyvitamin D3 on human B cell differentiation. *J Immunol* 2007;**179**:1634–47.
90. Lemire JM, Adams JS, Kermani-Arab V, Bakke AC, Sakai R, Jordan SC. 1,25-Dihydroxyvitamin D3 suppresses human T helper/inducer lymphocyte activity *in vitro*. *J Immunol* 1985;**134**:3032–5.
91. Boonstra A, Barrat FJ, Crain C, Heath VL, Savelkoul HF, O'Garra A. 1α,25-Dihydroxyvitamin D3 has a direct effect on naive CD4(+) T cells to enhance the development of Th2 cells. *J Immunol* 2001;**167**:4974–80.
92. Piemonti L, Monti P, Sironi M, Fraticelli P, Leone BE, Dal Cin E, et al. Vitamin D3 affects differentiation, maturation, and function of human monocytederived dendritic cells. *J Immunol* 2000;**164**:4443–51.
93. Penna G, Amuchastegui S, Giarratana N, Daniel KC, Vulcano M, Sozzani S, et al. 1,25-Dihydroxyvitamin D3 selectively modulates tolerogenic properties in myeloid but not plasmacytoid dendritic cells. *J Immunol* 2007;**178**:145–53.
94. Munoz Mendoza J, Isakova T, Ricardo AC, Xie H, Navaneethan SD, Anderson AH, et al. Chronic Renal Insufficiency Cohort. Fibroblast growth factor 23 and inflammation in CKD. *Clin J Am Soc Nephrol.* 2012;**7**(7):1155–62.
95. Bacchetta J, Sea JL, Chun RF, Lisse TS, Wesseling-Perry K, Gales B, et al. Fibroblast growth factor 23 inhibits extrrenal synthesis of 1,25-dihydroxyvitamin D in human monocytes. *J Bone Miner Res* 2013;**28**(1):46–55.
96. Bowlus CL. The role of iron in T cell development and autoimmunity. *Autoimmun Rev* 2003;**2**:73–8.
97. Djeha A, Brock JH. Uptake and intracellular handling of iron from transferrin and iron chelates by mitogen stimulated mouse lymphocytes. *Biochem Biophys Acta* 1992;**1133**:147–52.
98. Liu JH, Liu YL, Lin HH, Yang YF, Kuo HL, Lin PW, et al. Intravenous iron attenuates postvaccination anti-HBsAg titers after quadruple hepatitis B vaccination in dialysis patients with erythropoietin therapy. *Int J Clin Pract* 2009;**63**:387–93.
99. Gupta A, Zhuo J, Zha J, Reddy S, Olp J, Pai A. Effect of different intravenous iron preparations on lymphocyte intracellular reactive oxygen species generation and subpopulation survival. *BMC Nephrol* 2010;**17**:11–16.

100. Tenopoulou M, Doulias PT, Barbouti A, Brunk U, Galaris D. Role of compartmentalized redox-active iron in hydrogen peroxide-induced DNA damage and apoptosis. *Biochem J* 2005;**387**:703–10.
101. Deicher R, Ziai F, Cohen G, Müllner M, Hörl WH. High dose parenteral iron sucrose depresses neutrophil intracellular killing capacity. *Kidney Int* 2003;**64**:728–36.
102. Guo D, Jaber BL, Lee S, Perianayagam MC, King AJ, Pereira BJ, et al. Impact of iron dextran on polymorphonuclear cell function among hemodialysis patients. *Clin Nephrol* 2002;**58**:134–42.
103. Ichii H, Masuda Y, Hassanzadeh T, Saffarian M, Gollapudi S, Vaziri ND. Iron sucrose impairs phagocytic function and Promotes apoptosis in polymorphonuclear leukocytes. *Am J Nephrol* 2012;**36**:50–7.
104. Pai AB, Conner T, McQuade CR, Olp J, Hicks P. Non-transferrin bound iron, cytokine activation and intracellular reactive oxygen species generation in hemodialysis patients receiving intravenous iron dextran or iron sucrose. *Biometals* 2011;**24**:603–13.
105. Sindrilaru A, Peters T, Wieschalka S, Baican C, Baican A, Peter H, et al. An unrestrained proinflammatory M1 macrophage population induced by iron impairs wound healing in humans and mice. *J Clin Invest* 2011;**121**:985–97.
106. Betjes MG, de Wit EE, Weimar W, Litjens NH. Circulating pro-inflammatory CD4+CD28 null T cells are independently associated with cardiovascular disease in ESRD patients. *Nephrol Dial Transplant* 2010; 25:3640–6.

第25章

25

慢性肾脏病和肠胃功能失调

Susie Q. Lew[a] and Jai Radhakrishnan[b]

[a] Division of Renal Diseases and Hypertension, Department of Medicine, George Washington University Medical Center, Washington, DC, USA

[b] Columbia University College of Physicians and Surgeons, New York, NY, USA

简　介

慢性肾脏病(chronic kidney diseases, CKD)患者经常出现上消化道症状,包括味觉障碍、食欲缺乏、呃逆、口腔炎、恶心、呕吐、胃轻瘫等。便秘和腹泻是主要与CKD相关的下消化道症状。消化道出血可由消化道任一部位的损伤造成。出血通常有一个潜在的病因,并可因尿毒症而加重。

虽然这些症状大多是非特异性的,但他们已被作为尿毒症的标志。这些常见的消化道症状可出现于急性肾损伤(acute kidney injury, AKI)、CKD和终末期肾脏病(end-stage renal disease, ESRD)患者中。

另外,胃肠功能失调,如炎症性肠病和胃分流术可导致肾损伤。酸碱平衡与容量状态变化、电解质紊乱、肾结石的形成可能导致CKD的发生。在肾脏和胃肠道两个器官系统间存在相互作用(图25.1)。

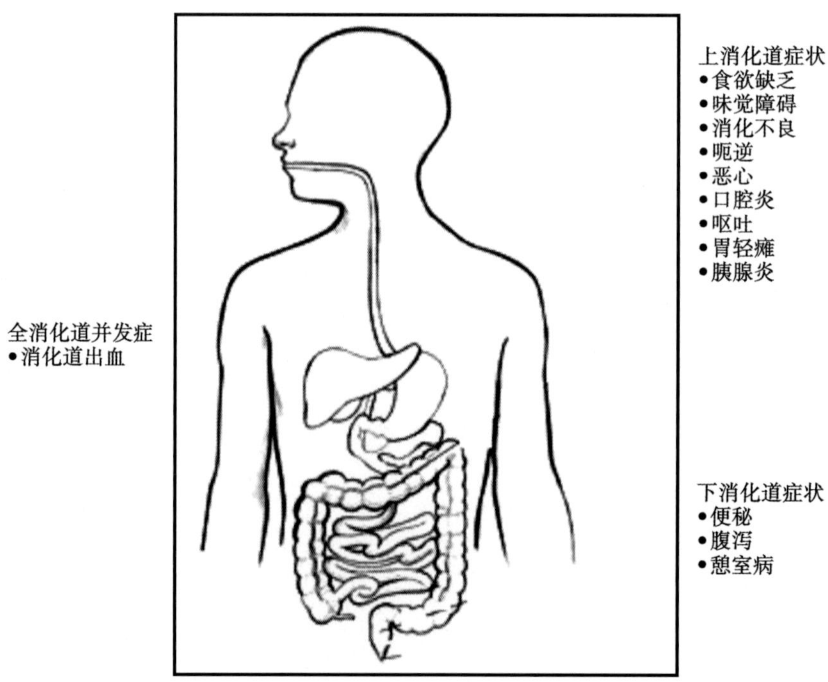

图25.1　慢性肾脏病患者经常发生胃肠道症状和疾病

CKD 患者的胃肠道症状

因为标准化定义的缺乏和人群的多样性，评估 CKD 患者的胃肠道(gastrointestinal，GI)症状发生率变得困难。由于 GI 症状发生的时间不定以及与肾脏病间缺乏时间关联性，在大多数情况下患者并不向医生说明。而当被问及时，患者可能会回想起这些症状曾出现且其发生频率明显增加。大多数 CKD 患者的 GI 症状和并发症发现于病程晚期。虽然这些症状缺乏特异性，但是当重要的 GI 症状在低 eGFR 患者中出现时，标志着需要进行肾脏替代治疗，如腹膜透析和血液透析。

上消化道症状包括味觉障碍、食欲缺乏、消化不良、呃逆、恶心、呕吐等。

味觉障碍

尿毒症患者可能会抱怨呼气中的尿味(即尿毒症口臭)以及口腔中难闻的金属或腐败气味(即味觉障碍)。患者唾液中分泌的大量尿素被存在于口腔中细菌的脲酶分解成氨，导致了尿毒症口臭和味觉障碍的发生。

透析在纠正尿毒症的同时，因体内氮负荷的减少，尿毒症口臭和味觉障碍也随之改善。

透析能改善味觉障碍。但其他混杂因素可能掩盖了症状的改善。缺锌对 CKD 患者味觉障碍的作用仍有争议。口腔卫生情况差也对味觉障碍有影响。

食欲缺乏

食欲缺乏发生在 CKD 晚期，并常常持续至接受透析治疗的 CKD 5 期。然而，大多数关于食欲缺乏的研究是在接受透析的患者中进行，这些患者存在营养不良、恶病质、热量和蛋白质摄入减少的情况已有报道。食欲缺乏也与低生活质量指数、高住院率及高死亡风险相关。

尿毒症患者发生食欲缺乏的确切机制仍不清楚，可能是多因素作用的结果。很多因素能影响食欲。促进食欲的物质有生长激素释放肽、神经肽 Y、豚鼠相关肽等。抑制食欲的物质有瘦素、缩胆囊素、胰岛素、黑色素细胞刺激素等。其他因素，如 5-羟色胺、皮质激素、色氨酸、促肾上腺皮质激素相关激素、TNF-α、IL-1β 也能改变食欲和摄食行为。在 GFR 显著降低的患者中，会出现高水平的促炎症细胞因子、瘦素、游离色氨酸、5-羟色胺(高血清素样综合征)，以及神经系统 NO 的缺乏和多种受体(如黑皮质素受体-4)功能失调，黑皮质素受体-4 可以在脑脊液中检测到，能单独导致食欲缺乏的发生。

生长激素释放肽是导致食欲缺乏的关键性物质。生长激素释放肽是一种脑肠肽，能刺激垂体合成和分泌生长激素。生长激素释放肽是由胃合成并释放到外周循环中。CKD 患者肾排泄减少，因此其血浆生长激素释放肽水平较正常人高。生长激素释放肽的生物效应由生长激素促分泌素受体(GHS-R)介导。动物研究表明，慢性肾衰竭大鼠下丘脑中生长激素释放肽和 GHS-R 的下调会引起尿毒症食欲缺乏和胃肠动力障碍。生长激素释放肽在摄食和食欲方面的有益影响表明生长激素释放肽可以作为 CKD 患者食欲缺乏的有效治疗手段。生长激素释放肽以 3 种形式存在：酰基化的生长激素释放肽、去酰基化的生长激素释放肽和 N-辛酰基修饰的生长激素释放肽。一些混杂因素可能引起 CKD 患者循环中生长激素释放肽的实际水平与预计水平不符。这些混杂因素包括年龄、性别、种族、肥胖、肾功能状态和生长激素释放肽的形式。

CKD 患者常出现的胃肠动力障碍也是导致食欲缺乏的原因之一。CKD 患者会出现胃排空延迟、小肠活性的降低和肠易激综合征。

通过透析清除尿毒症毒素可以改善食欲缺乏。对于这些已经接受透析治疗的食欲缺乏患者，可能需要每日透析一段时间来改善食欲缺乏。HEMO 研究认为，接受每周 3 次大剂量透析的治疗组与采用高通量膜透析的治疗组，二者的食欲缺乏改善情况是相同的。

通过服用支链氨基酸补充剂调整饮食，既能改善食欲又能增加蛋白质和热量的摄入，在对抗尿毒症患者的食欲缺乏和恶病质方面起重要作用。

药理学方面也有改善食欲或抑制症状的方法。甲地孕酮是一种口服的合成黄体酮衍生物，它能刺激下丘脑合成和释放神经肽-Y，进而增加食欲。它还能通过调节腹内侧下丘脑，即饱食中枢的钙通道，以及抑制促炎性细胞因子，如 IL-1、IL-6 和 TNF-α 发挥作用。甲地孕酮在改善食欲的同时，也增加了蛋白质和能量的摄入。但是它的副作用限制了其在 GFR 显著降低患者中的使用，常见的副作用有：头痛、头晕、意识错乱、腹泻、高血糖、血栓栓塞、子宫破裂出血、外周性水肿、高血压、肾上腺抑制和肾上腺功能不全。

呃逆

呃逆是由膈膜重复、无意识、间歇地痉挛引起。快速吸入的空气引起会厌关闭,发出"嗝"的声音。顽固性呃逆由横膈膜受刺激、低钠血症和尿毒症引起,并能导致营养不良、体重减轻、疲劳、脱水和失眠。

呃逆通常有自限性。表 25.1 治疗顽固性呃逆的药物。如需大剂量或长期用药时,最好避免选用经肾排泄的药物(如巴氯芬、加巴喷丁、胃复安以及像奎尼丁这样的心血管活性药物)。

表 25.1 治疗呕吐、顽固性呃逆的药物分类

药物分类	药物
止吐药	
多巴胺拮抗剂(CNS)	氟哌利多
	氟哌啶醇
	氯丙嗪
	异丙嗪
	丙氯拉嗪
抗组胺药(CNS H1 受体拮抗剂)	苯海拉明
	茶苯醇胺
	氯苯甲嗪
	异丙嗪
	羟嗪
5 HT-3 受体拮抗剂(CNS 和 GI)	格拉司琼
	昂丹司琼
呃逆	
抗精神病药	氯丙嗪
	氟哌啶醇
抗惊厥药	苯妥英
	丙戊酸
	卡马西平
	加巴喷丁
肌肉松弛剂	巴氯芬
	环苯扎林
中枢神经系统兴奋剂	哌甲酯
多巴胺拮抗剂	胃复安
三环类抗抑郁药	阿米替林
质子泵抑制剂	
其他	硝苯地平

口腔和唾液腺炎症

口腔中细菌的脲酶将尿素转化为氨。唾液中高浓度的氨会造成颊黏膜溃疡,从而导致尿毒症口腔炎的发生。红色、增厚的颊黏膜以及灰白、胶冻状渗出液是尿毒症口腔炎的特征性表现。尿毒症口腔炎的相关表现还有口腔干燥灼热、口腔卫生差、舌炎、腮腺炎。尿毒症还可能导致黏膜溃疡、出血或者黏膜下血肿。

当 CKD 患者开始透析治疗时,口腔炎通常得到改善。应向患者说明防止口腔感染的措施。

恶心和呕吐

恶心和呕吐常常出现在 CKD 和接受透析治疗的患者中,与 CKD 分期和透析情况无关。关于恶心和呕吐的确切发病机制仍不清楚,可能是多因素作用的结果。恶心和呕吐可能与尿毒症引起的脑病或神经紊乱有关。这些非特异性症状可能是对机体的内源性改变或外源性刺激物的反应。临床医生常基于自己的决定和适当的尿毒症化学指标对出现恶心和呕吐的患者开始透析治疗。

透析常可改善尿毒症相关的恶心、呕吐,但透析治疗本身也可引起这些症状。透析液中的醋酸快速进入体内可导致酸碱平衡失调,而碳酸氢盐的延迟生成则可加重酸碱平衡失调,最终导致恶心、呕吐的发生。透析时,机体对透析器和药物的反应、血液流速和血压产生的大幅度变化,可能也是发生恶心、呕吐的原因。

止吐药可以暂时缓解尿毒症相关的恶心、呕吐。表 25.1 列举了用于 CKD 患者治疗的止吐药分类。

止吐药对 CKD 患者疗效的研究数据有限。D-2 受体拮抗剂氟哌啶醇曾用于治疗尿毒症引起的恶心。肾衰竭时氟哌啶醇的代谢物在体内蓄积,此时它的推荐剂量应为正常人的 50%。胃复安也被用于治疗恶心,它在体内的蓄积可能增加出现锥体外系反应的风险,因此在肾功能下降时,用量需要大大减少。苯甲嗪会引起低血压和快速性心律失常,因此对伴有心脏病的 CKD 患者应禁用。昂丹司琼选择性拮抗 5 HT-3 受体,它的疗效较胃复安强,在肾衰竭时不需调整使用剂量。

胃食管反流病和消化不良

成年 CKD 患者胃食管反流病的发生率和普通人

群相同，二者幽门螺杆菌的感染率和消化性溃疡的患病率也相同。对于尿毒症患者来说，幽门螺杆菌诊断阳性与消化不良和胃轻瘫的发生并不相关。

CKD 患者胃食管反流病和消化不良的治疗方法与非 CKD 患者相同，包括非药物治疗和药物治疗。日常生活中，患者应少食多餐，并于餐后保持直立体位 3 小时以上。禁饮酒、橙汁，禁食巧克力、番茄制品。服用 H2 受体拮抗剂和质子泵抑制剂可以缓解相关症状。应根据肾功能和肾脏清除率来调整 H2 受体拮抗剂的用量。铝、镁制剂可使体内铝离子、镁离子水平增高，引起并发症，二者合用需慎重，可选用含钙离子的制酸剂。制酸剂中的阴离子可能掩盖代谢性酸中毒。肾脏科医生常使用制酸剂来同时治疗胃肠道疾病和肾脏病。由于 CKD 患者不能快速排泄体内大量碳酸氢盐负荷，大剂量的碳酸氢盐可造成严重的代谢性碱中毒，因此，对于使用制酸剂的 CKD 患者，需要经常监测电解质和酸碱平衡状态。

胃炎、十二指肠炎、上消化道出血

消化道出血的表现和诊断

临床上，当出现呕血、黑便、便血、粪便隐血试验阳性或不明原因的贫血，提示消化道出血的诊断。

胃镜（esophagogastroduodenoscopy，EGD）可在直视下对食管、胃、十二指肠近段的病变进行诊断和治疗。隐蔽和模糊的消化道出血灶需要反复进行胃镜和能深入小肠的检查。小肠镜可以观察从屈氏韧带开始大约 10～50cm 长的空肠黏膜。双气囊小肠镜是一种改良的肠镜，具有包括电凝止血、球囊止血、活组织检查和内视镜息肉切除术在内的介入功能。胶囊内镜帮助识别其他内镜检查无法发现的小肠出血灶。

有时传统的内镜检查无法辨认病变情况。钡餐有钡蓄积和辐射的风险。钡蓄积可能会引起便秘或顽固性便秘，因此，不能在短时间内重复进行钡餐检查。钡餐检查通常无法辨认像血管发育异常这样平坦的病灶。

如果出血速度>0.1～0.4ml/min，通过^{99}锝标记红细胞进行出血扫描可以发现位置隐蔽的病灶。

血管造影研究是根据出血扫描结果的阳性与否来定位快速出血灶。造影可以发现出血性病灶与结构异常相关的不活跃的出血病灶，如：血管发育异常、肿瘤和炎性病变。造影剂肾病限制了血管造影在CKD 患者中的使用。然而，致命性胃肠道出血可能是慢性肾衰竭患者对比暴露相关的危险因素。在这种情况下，需要慎重权衡造影剂肾病的风险和检查的价值。

CKD 患者消化道出血的发病机制

CKD 患者消化道出血的发病机制仍不清楚。在尿毒症晚期，因黏膜变薄、弥漫性充血、出血，会出现进展性、弥漫性、糜烂性胃炎。早期关于尿毒症胃小肠结肠炎的描述是“黏膜和黏膜下层的轻度水肿及出血会形成有坏死的浅表性溃疡”。多种因素导致尿毒症消化道出血。

CKD 患者发生上消化道出血（UGIB）最常见的原因是消化性溃疡，且胃的消化性溃疡更多见。CKD 患者较正常人更易发生血管扩张。血管扩张的患病率似乎与肾脏病的持续时间和严重程度有关。凝血因子、纤溶系统、血管、和血小板功能异常导致尿毒症患者的出血倾向。

临床医生对于高胃泌素血症导致上消化道病变的说法有争议。CKD 患者血清胃泌素可升高，但这并不是持续不变的。无肾脏的患者血清胃泌素水平升高，而 50% 的急性肾衰竭患者和 55% CKD 患者血清胃泌素水平升高。CKD 患者血清胃泌素释放肽水平也升高。在急慢性肾衰竭患者的胃酸分泌研究中发现低的基础排酸量、高的基础胃内 pH 以及最大排酸量升高的现象。高水平的血清胃泌素是由肾对胃泌素灭活不充分造成。而高胃泌素血症与胃酸过少相关，而与 ESRD 患者胃酸分泌增加无关。

促使溃疡形成的药物有：水杨酸类药物、糖皮质激素、非甾体类抗炎药和铁剂，它们会导致胃炎和十二指肠炎的发生。幽门螺杆菌感染也会导致 UGIB。CKD 患者的幽门螺杆菌感染率较正常人高。但在CKD 患者中，幽门螺杆菌感染、消化不良和消化道病变之间没有明确的关联。

消化道出血的患者中，CKD 患者的住院率比非肾脏病患者高 30%。CKD 患者确实有更高的消化道出血发病率和死亡率。

及时的诊断和尽早开始透析能降低胃炎的发病率和患病率。而且，对有症状的患者早期应用质子泵抑制剂和 H2 受体阻断剂能有效缓解胃炎和十二指肠炎。质子泵抑制剂通过抑制胃壁细胞的 H-K ATP 酶，发挥强效抑酸作用，胃内 PH 值的增高，使凝血和血小板聚集得以改善。

严重的出血导致血流动力学不稳定时，需要维持其稳定、输血以及纠正代谢异常和凝血障碍。

血小板功能异常的特殊治疗包括脱氨-8-D-精氨酸加压素（DDAVP）、冷凝蛋白、雌激素和透析。DDVAP能缩短尿毒症患者的出血时间。DDVAP 0.3ug/kg 一次静脉给药能在30分钟内起效，并维持4小时以上。DDVAP使内皮细胞释放血管性血友病因子。一旦血管性血友病因子释放入血，追加剂量的DDVAP将不再引起其释放。如果初始剂量DDVAP不能缩短出血时间，追加给药将不能纠正异常的出血时间。临床医生应检测DDVAP的副作用，如：低钠血症、高血压。

静脉输注冷凝蛋白能提供促凝血因子，如：Ⅷ因子、血管性血友病因子和纤维蛋白原。但输注冷凝蛋白会引起CKD患者容量过负荷，因此其使用受限。

应用雌激素能纠正尿毒症所致的血小板功能障碍。雌激素在6小时内起效，效果持续大约2～3周。绝经后的女性患者应用雌激素可能增加出现阴道出血的风险。男性患者长期使用雌激素将出现女性特征。因此，使用前告知患者雌激素可能的副作用是非常必要的。

输血使红细胞比容提高至26%以上，能缩短出血时间。循环红细胞数量增多会使血小板接触内皮细胞减少，从而改善血栓的形成。然而，输血会提高患者出现病毒感染、抗原暴露的风险，抗原暴露将对患者进行肾移植治疗产生不利影响。

透析能纠正尿毒症毒素相关的凝血障碍。透析常起到暂时缓解作用，不能彻底纠正血小板功能障碍。没有血管通路的CKD患者透析时需要中心静脉置管。如果没有其他透析适应证，出血被控制后应停止透析。

因为内镜和影像技术的进步，手术治疗很少作为消化道出血的必需治疗手段。内镜介入通过电烙术、局部注射肾上腺素和生理盐水、放止血夹以及氩离子凝固术（APC）来止血。

随着先进的内镜介入技术的引入、幽门螺杆菌感染的诊断和治疗、质子泵抑制剂的广泛使用，CKD、ESRD患者消化道出血的预后得到改善。

结 肠 疾 病

憩室病

不伴有多囊肾的CKD患者的憩室病发病率与一般人群相似。液体、水果和蔬菜的摄入减少或磷结合剂的使用可导致的便秘，使CKD患者易得憩室病。

此前已有报道，相对于不伴常染色体显性遗传多囊肾病（autosomal dominant polycystic kidney disease，ADPKD）的ESRD患者，憩室病在伴ADPKD的ESRD患者有更高的发病率。然而，一项前瞻性研究对未接受透析治疗的ADPKD患者、未患ADPKD的家庭成员以及健康对照组进行比较，发现憩室病的发病率在这三组中并无显著差异，同时，仅为右结肠憩室的比例、憩室的平均数目或最大憩室的大小在这三组中也没有差异。

CKD患者憩室炎和憩室病的管理与普通人群相似。制定预防措施和降低风险因素可减少憩室病和憩室炎发作。患者可通过食用高纤维食物或使用适当的泻药纠正便秘。憩室炎发作时需要抗生素治疗、肠道休息及低纤维饮食。

便秘

CKD患者便秘的原因与普通人群相似（表25.2）。CKD患者还可能遇到便秘的另一个原因：口服磷酸盐结合剂。

表 25.2 CKD 便秘：常见病因

分类	举例
摄入	液体摄入不足 膳食纤维不足 乳制品过多 规律饮食中断
机体	甲状腺功能减退 神经系统状态 肠易激综合征 结肠癌 不活动
药物	过度使用泻药 含钙或铝的抗酸药 含钙的磷酸盐制剂 用于纠正酸中毒的钙制剂 麻醉药 抗抑郁药 口服铁剂
身心因素	抑郁 进食障碍 压力 肛门痛

Adapted from Table 18.4. Lembo AJ, Ullman SP. Constipation. In: Feldman M, Friedman LS, Brandt LJ, eds. Feldman: Sleisenger and Fordtran's Gastrointestinal and Liver Disease. 9th ed. Philadelphia, PA: Saunders; 2010: 258-84 with permission from Elsevier.

膳食因素在便秘的发病机制中起着关键作用。为避免低钠血症和容量超负荷而限制液体入量，为防止高钾血症而避免摄入许多富含纤维的水果、蔬菜，这两种做法均可导致 CKD 患者便秘。

某些药物有引起或加重便秘的副作用。含有钙或铝成分的药物(如抗酸药)会加重便秘。CKD 患者常用含钙药物(如碳酸钙)治疗代谢性酸中毒和高磷血症。CKD 患者常用的其他可导致或加重便秘的药物包括：治疗高血压和容量超负荷的利尿剂、治疗缺铁性贫血的铁剂、控制疼痛的阿片类药物或镇痛药以及抗抑郁药。

引起便秘的代谢紊乱包括：糖尿病、酸中毒、神经病变和低钾血症。肾脏科医师常见的导致便秘的内分泌紊乱包括：高钙血症、甲状旁腺功能亢进症、乳-碱综合征以及嗜铬细胞瘤。便秘还可见于胃轻瘫、肠易激综合征、饮食失调、抑郁症、神经系统疾病、甲状腺功能减退症等。

治疗慢性便秘的方法如图 25.2 所示。治疗便秘首先要解决其根本原因；其次，需要改变饮食习惯，肾脏病患者可能无法坚持做到；还可以使用泻药通畅大便并促进肠蠕动(表 25.3)。

CKD 患者肾脏处理镁、磷的功能失调，常常与高镁血症和高磷血症的发展有关。故 CKD 患者应避免或谨慎使用含镁的泻药，如柠檬酸镁、氢氧化镁、氧化镁、硫酸镁等。同样也应避免使用含磷的泻药，如磷酸钠。有几种泻药可用于 CKD 患者，而对肾功能无进一步影响。

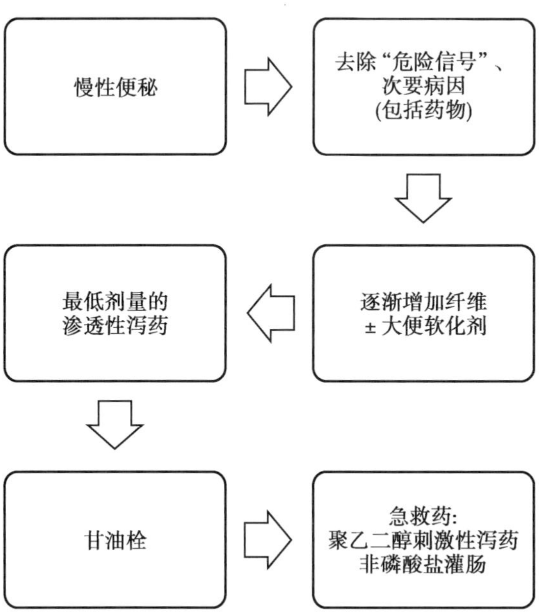

图 25.2　建议治疗便秘的方法

表 25.3　CKD 便秘：合理使用泻药

泻药的类型	名称
大便成形剂	
	车前子
	聚卡波非钙
	麸皮
	甲基纤维素
	瓜尔胶
渗透性泻药	
不易吸收的糖	
双糖	乳果糖
糖醇	山梨醇
	甘露醇
聚乙二醇	聚乙二醇
刺激性泻药	
蒽醌类	药鼠李皮
	番泻叶
蓖麻油酸	蓖麻油
	比沙可啶
二苯基甲烷衍生物	酚酞
	吡苯氧磺钠
大便软化剂	多库脂钠
润滑油	矿物油
灌肠剂，栓剂	矿物油灌肠剂
	自来水灌肠剂
	肥皂水灌肠剂
	甘油栓
	比沙可啶栓
氯离子通道活化剂	鲁比前列酮

Adapted from Table 18.9. Lembo AJ, Ullman SP. Constipation. In: Feldman M, Friedman LS, Brandt LJ, eds. Feldman: Sleisenger and Fordtran's Gastrointestinal and Liver Disease. 9th ed. Philadelphia, PA: Saunders; 2010: 258-84 with permission

大便成形剂一般含有纤维，可软化大便。许多食物或药物中都含有纤维，这些食物有苹果、花椰菜、西梅和麸皮等，药物有车前子、甲基纤维素和聚卡波非等。使用这类泻药时，患者需摄入足够的液体。大便软化剂，也被称为润滑剂，可软化大便，如多库酯钠。润滑油也有通便的作用，如矿物油。盐类泻药包括柠檬酸镁、氢氧化镁、硫酸镁、磷酸钠等。CKD 患者肾脏排泄镁、磷的能力降低，因而一般应避免使用盐类泻药。刺激性泻药可增加肠蠕动,包括比沙可啶、番泻叶、鼠李蒽酚、药鼠李皮、蓖麻油、酚酞等。渗透性泻药促进肠道液体分泌,从而软化大便,如乳果糖和聚乙二醇(PEG)。灌肠用于严重的便秘患者,灌肠剂可只含有矿物油或肥皂水。刺激性和渗透性泻药可用于结肠镜检查的肠道准备。磷酸酯类泻剂与急慢性肾损伤有关,应尽量避免使用。

腹泻

腹泻患者排稀便。大便中胆汁酸含量的改变以及罕见酮胆酸与低水平去氧胆酸的出现可导致 CKD 患者腹泻。

腹泻一般有自限性。如果患者持续腹泻(超过 4 周)则需要进一步评估。CKD 患者持续性腹泻的评估与肾功能正常的患者相似。

长远来看,持续腹泻会导致体液容量、电解质及酸碱平衡紊乱。腹泻时可丢失钾、镁、钠、氯、碳酸氢盐等一系列电解质。钠丢失过多可导致低血压或体位性低血压。通过补水来增加体液容量会加重低钠血症,而且也无法纠正低血压。碳酸氢盐的丢失可加重原有肾脏疾病所致的代谢性酸中毒。

治疗包括对病因治疗。在评价腹泻病因的同时,即可开始对症支持治疗。

电解质缺乏通常需要通过口服或静脉补充以恢复至正常水平。持续性腹泻患者补液的理想液体需含钠、钾、镁、碳酸氢盐和葡萄糖。补液速率取决于体液和电解质丢失量以及继续损失量。

应谨慎使用含有重金属(如铋)的抗腹泻药物,并避免用于 CKD 晚期患者。洛哌丁胺和地芬诺酯可以用来缓解症状。

常见并发症

对照组相比,CKD 3 期和 4 期患者结直肠术后感染率更高(60% vs 40%),具体机制尚不清楚。

胃 轻 瘫

胃轻瘫是以胃排空延迟为特征的临床症状。其症状表现为:恶心、呕吐、早饱、餐后饱胀、腹胀、上腹疼痛等。胃轻瘫的并发症包括:食管炎、慢性呕吐导致的 Mallory-Weiss 撕裂、营养不良、AKI 血容量减少、电解质紊乱、胃肠结石等。糖尿病和硬皮病患者易患胃轻瘫。CKD 患者胃轻瘫的发病机制仍不清楚。患者出现自主神经系统、平滑肌细胞和肠神经元的异常。其诊断需要胃镜和胃排空显像检查。其他诊断方法包括无线胶囊内镜、胃窦十二指肠测压以及呼吸测试等。

一些研究试图描述 CKD 患者透析前和维持透析的胃排空时间。CKD 患者的胃排空时间不一致。肾功能对胃排空功能的影响有待进一步探明。

CKD 患者胃轻瘫的治疗措施包括:饮食调整、促进胃肠运动和止吐等。与固体食物相比,流质与半流质食物更易使胃排空。脂肪和纤维延缓胃排空,因此发生胃轻瘫的 CKD 患者应尽量减少脂肪和纤维的摄入。推荐胃轻瘫患者每天摄入多样的、细软的、低脂和低纤饮食。患者如果无法耐受固体食物,则应改为半流质和流质饮食,以获得足够的热量。如果患者同时患有便秘,则纤维摄入量的建议需有所调整。使用渗透性泻药治疗便秘也会加重胃轻瘫患者的消化不良症状以及胃排空延迟。流质饮食的 CKD 患者可能出现血容量和电解质紊乱的问题。其他治疗措施有甲氧氯普胺和胃电刺激。

治疗严重的顽固性胃轻瘫的方法主要用于糖尿病患者,CKD 患者也可使用这些方法,尤其是伴有糖尿病的 CKD 患者。使用内镜在幽门内注射肉毒杆菌毒素是有前景的治疗手段。Roux-en-Y 术式是治疗顽固性胃轻瘫的方法,切除包括胃窦和幽门在内的 70% 的胃,十二指肠断端关闭,近断端与距前胃肠吻合口 60cm 的远端空肠行端侧吻合,此方法可以纠正糖尿病胃轻瘫患者的顽固性呕吐。使用生长激素释放肽、生长激素释放肽基因衍生肽及人工类似物可能为胃轻瘫及其他胃肠紊乱的治疗提供希望。

胰 腺 疾 病

CKD 患者(包括维持透析的患者)胰腺炎尚无临床症状时,可能已有血清淀粉酶、脂肪酶和胰蛋白酶原水平升高。多种因素可导致酶水平升高,如外周清除减少,胰腺分泌过多、胰腺释放增加以及肾脏清除减少。

与非 CKD 患者相比,CKD 患者急性胰腺炎的发生常无明确病因,这说明可能存在肾衰竭或其他因素的作用。IgG-4 相关疾病是自身免疫性胰腺炎的一种新说法,它的发生与间质性肾炎和膜性肾病有关。无论什么原因,与一般人群相比,患急性胰腺炎的 CKD 患者有更高的发病率和死亡率。

急性胰腺炎的治疗包括停用所有损伤胰腺的药物和对症支持治疗。禁食有助于胰腺的休息。急性胰腺炎治疗的重点在于适当的容量复苏和维持血流动力学稳定,并注意液体可渗出于特殊间隙中。可使用镇痛药控制疼痛。患者在禁食期间需要营养支持。一旦腹痛缓解,即可开始尝试低脂肪和低蛋白饮食。

胆囊疾病

关于中国台湾住院患者的横断面研究报道,在控制其他危险因素情况下,与一般人群相比,CKD 患者有更高的胆囊结石发病率,其机制尚不清楚。

与肾损伤和 CKD 相关的胃肠道紊乱

炎症性肠病

在一项病例对照研究中,15.9% 的炎症性肠病(inflammatory bowel disease,IBD)(克罗恩病和溃疡性结肠炎)患者 eGFR<60ml/(min·1.73m^2)。严重腹泻和其所致的体液丢失可能导致 GFR 下降。多部位切除术后短肠综合征可能与低氯性代谢性碱中毒和 GFR 下降有关,需积极补液和抑制胃酸分泌,以纠正肾功能异常、酸碱平衡失调和血容量的不足。克罗恩病可能与肠源性高草酸尿症、肾钙质沉着症和肾结石的发生有关。克罗恩病会影响肾功能。

AA 型淀粉样变导致的肾功能不全是长期未控制的 IBD(尤其是克罗恩病)的罕见并发症,加强对 IBD 的控制可减少其发病。

其他与 IBD 相关的罕见肾脏疾病有:肾小球肾炎、间质性肾炎(包括与氨基水杨酸治疗相关的药物性间质性肾炎)。

对 IBD 的认识及治疗的进展使 IBD 相关的肾脏事件有所减少。IBD 现有的药物治疗包括氨基水杨酸制剂、抗生素、糖皮质激素、免疫调节剂、抗 TNF 药物。病情急性加重时,使用液体复苏维持血流动力学的稳定可限制 AKI 的发生率。未接受治疗的 IBD 患者应监测肾脏并发症的发生。

胃旁路术与肾损伤

患者行 Roux-en-Y 胃旁路手术后常出现肾结石和肾损伤。这些患者通常表现出高草酸尿症和低枸橼酸尿症。对 Roux-en-Y 胃旁路术后出现 Scr 升高的患者行肾穿刺活检,显示存在急慢性病变。肾病理检查发现弥漫性肾小管退行性变、大量草酸钙沉积和不同程度的肾小管间质瘢痕。肾脏病理还显示了肾小球硬化,这可能与糖尿病、肥胖和高血压等基础疾病有关。手术后 GFR 下降常导致患者快速进展到透析依赖状态。药物治疗旨在减少高草酸尿症和低枸橼酸尿症。柠檬酸钙钾可提供机体所需钙、降低尿酸的尿饱和度以及提供碱使尿 pH 值和柠檬酸盐增加以抑制草酸钙聚集,从而达到可抑制溶骨的作用。

淀粉样变性

淀粉样变性是由于细胞外不溶性纤维蛋白沉积在各个器官所致。淀粉样变性可能影响整个胃肠道,所致症状有巨舌、呕吐、出血和腹泻等。脾脏可能增大,并有破裂的危险。其诊断需要组织标本。淀粉样变性干扰肾活检对 CKD 的确诊,而内镜检查获得的十二指肠组织对诊断淀粉样变性有很高的灵敏度,并与肾淀粉样变性存在高度相关。在经肾活检证实为 AA 型淀粉样变的受试者中,胃肠淀粉样物质沉积的概率依次为:十二指肠 97%,胃窦和直肠 76%,食道 59%,牙龈黏膜 32%。胃肠受累很少发生在 AL 型淀粉样变的患者中,仅见于 8% 的活组织检查中。只有 1% 的淀粉样变患者有临床表现。与透析相关的(β2 微球蛋白)淀粉样变性患者的胃肠道受累程度仍未知。

AL 型淀粉样变性的治疗方案尚有待确定。与此同时,需针对受累器官治疗,胃肠道受累可对症治疗。

药物

胃肠道相关药物可引起急慢性肾损伤。CKD 患者或存在肾脏病进展高风险的患者应慎用这些药物。

病例报告和病例分析显示使用口服磷酸钠制剂后出现的肾脏损伤(肾钙质沉着症和不可逆的肾衰竭)。口服磷酸钠致肾损伤的危险因素包括:高血压、血容量减少、GFR 降低或使用药物,如血管紧张素转换酶抑制剂(angiotensin converting enzyme inhibitors,ACEIs)、血管紧张素受体拮抗剂(angiotensin receptor blockers,ARBs)或利尿剂。急性磷酸盐肾病患者的肾活检示肾间质钙磷沉积。CKD 患者或有危险因素的患者应禁用此药。

已有研究证实治疗炎症性肠病的药物与间质性

肾炎的发展有关,如氨基水杨酸(包括美沙拉嗪)。早期发现并停用这些药可使肾功能部分或完全逆转。

结 语

胃肠道症状和胃肠道疾病在CKD患者中普遍存在,能极大影响患者的生活质量和营养状况。胃肠道疾病的表现从轻的症状(如味觉障碍)到危及生命的疾病(如消化道出血)。很多病因可致GI症状,不应都归因于尿毒症状态。与消化科医生间的密切合作能更好地解释和治疗GI症状和消化道出血。目前有很多能缓解CKD患者诸如呃逆、便秘、恶心、呕吐这样常见症状的有效治疗方法。

(张译丹、周梦坤 译,胡昭 校)

参考文献

1. Lew S, Borum M, Ing T. Gastrointestinal complications of acute kidney injury. In: Jorres A, Ronco C, Kellum J, editors. *Management of acute kidney problems*. Heidelberg, Germany: Springer Publishers; 2010. p. 209–20.
2. Lew S, Bosch J. Digestive Tract. In: Daugirdas J, Blake P, Ing T, editors. *Handbook of dialysis* 4th ed. Philadelphia, PA: Lippincott Williams & Wilkins; 2006. p. 647–55.
3. Shirazian S, Radhakrishnan J. Gastrointestinal disorders and renal failure: exploring the connection. *Nat Rev Nephrol* 2010;**6**480–92.
4. Zelnick E, Goyal R. Gastrointestinal manifestations of chronic renal failure. *Semin Nephrol* 1981;**1**:124–36.
5. Gruskin SE, Tolman DE, Wagoner RD. Oral manifestations of uremia. *Minn Med* 1970;**53**:495–9.
6. Schreiner G, Maher J. Uremia: biochemistry, pathogenesis and treatment. Springfield, IL; 1961.
7. Muirhead N, Kertesz A, Flanagan PR, Hodsman AB, Hollomby DJ, Valberg LS. Zinc metabolism in patients on maintenance hemodialysis. *Am J Nephrol* 1986;**6**:422–6.
8. Takaoka T, Sarukura N, Ueda C, Kitamura Y, Kalubi B, Toda N, et al. Effects of zinc supplementation on serum zinc concentration and ratio of apo/holo-activities of angiotensin converting enzyme in patients with taste impairment. *Auris, Nasus, Larynx* 2010;**37**:190–4.
9. Osaki T, Ohshima M, Tomita Y, Matsugi N, Nomura Y. Clinical and physiological investigations in patients with taste abnormality. *J Oral Pathol Med* 1996;**25**:38–43.
10. Bartoshuk LM, Gent J, Catalanotto FA, Goodspeed RB. Clinical evaluation of taste. *Am J Otolaryng* 1983;**4**:257–60.
11. Bossola M, Muscaritoli M, Tazza L, Panocchia N, Liberatori M, Giungi S, et al. Variables associated with reduced dietary intake in hemodialysis patients. *J Renal Nutr* 2005;**15**:244–52.
12. Bossola M, Muscaritoli M, Tazza L, Giungi S, Tortorelli A, Rossi Fanelli F, et al. Malnutrition in hemodialysis patients: what therapy? *Am J Kidney Dis* 2005;**46**:371–86.
13. Kalantar-Zadeh K, Block G, McAllister CJ, Humphreys MH, Kopple JD. Appetite and inflammation, nutrition, anemia, and clinical outcome in hemodialysis patients. *Am J Clin Nutr* 2004;**80**:299–307.
14. Lorenzo V, de Bonis E, Rufino M, Hernandez D, Rebollo SG, Rodriguez AP, et al. Caloric rather than protein deficiency predominates in stable chronic haemodialysis patients. *Nephrol Dial Transpl* 1995;**10**:1885–9.
15. Bergstrom J. Mechanisms of uremic suppression of appetite. *J Renal Nutr* 1999;**9**:129–32.
16. Bossola M, Tazza L, Giungi S, Luciani G. Anorexia in hemodialysis patients: an update. *Kidney Int* 2006;**70**:417–22.
17. Aguilera A, Selgas R, Diez JJ, Bajo MA, Codoceo R, Alvarez V. Anorexia in end-stage renal disease: pathophysiology and treatment. *Expert Opin Pharmaco* 2001;**2**:1825–38.
18. Aguilera A, Sanchez-Tomero JA, Selgas R. Brain activation in uremic anorexia. *J Renal Nutr* 2007;**17**:57–61.
19. Cheung WW, Mak RH. Ghrelin in chronic kidney disease. *Int J Pept* 2010;**2010**:1–7.
20. Kojima M, Kangawa K. Ghrelin: structure and function. *Physiol Rev* 2005;**85**:495–522.
21. Kojima M, Hosoda H, Date Y, Nakazato M, Matsuo H, Kangawa K. Ghrelin is a growth-hormone-releasing acylated peptide from stomach. *Nature* 1999;**402**:656–60.
22. Yoshimoto A, Mori K, Sugawara A, Mukoyama M, Yahata K, Suganami T, et al. Plasma ghrelin and desacyl ghrelin concentrations in renal failure. *J Am Soc Nephrol* 2002;**13**:2748–52.
23. Fu RG, Ge H, Yao GL, Wang L, Ren ST, Ma LQ, et al. Uremic anorexia and gastrointestinal motility dysfunction correlate with the changes of ghrelin system in hypothalamus. *Nephrology* 2013;**18**:111–6.
24. Van Vlem B, Schoonjans R, Vanholder R, Vandamme W, De Vos M, Lameire N. Dyspepsia and gastric emptying in chronic renal failure patients. *Clin Nephrol* 2001;**56**:302–7.
25. Hirako M, Kamiya T, Misu N, Kobayashi Y, Adachi H, Shikano M, et al. Impaired gastric motility and its relationship to gastrointestinal symptoms in patients with chronic renal failure. *J Gastroenterol* 2005;**40**:1116–22.
26. Strid H, Simren M, Stotzer PO, Abrahamsson H, Bjornsson ES. Delay in gastric emptying in patients with chronic renal failure. *Scand J Gastroenterol* 2004;**39**:516–20.
27. Lin X, Mellow MH, Southmayd 3rd L, Pan J, Chen JD. Impaired gastric myoelectrical activity in patients with chronic renal failure. *Digest Dis Sci* 1997;**42**:898–906.
28. Ravelli AM. Gastrointestinal function in chronic renal failure. *Pediatr Nephrol* 1995;**9**:756–62.
29. Strid H, Simren M, Stotzer PO, Ringstrom G, Abrahamsson H, Bjornsson ES. Patients with chronic renal failure have abnormal small intestinal motility and a high prevalence of small intestinal bacterial overgrowth. *Digestion* 2003;**67**:129–37.
30. Kahvecioglu S, Akdag I, Kiyici M, Gullulu M, Yavuz M, Ersoy A, et al. High prevalence of irritable bowel syndrome and upper gastrointestinal symptoms in patients with chronic renal failure. *J Nephrol* 2005;**18**:61–6.
31. Bossola M, Giungi S, Luciani G, Tazza L. Interventions to counteract anorexia in dialysis patients. *J Renal Nutr* 2011;**21**:16–19.
32. Dwyer JT, Larive B, Leung J, Rocco M, Burrowes JD, Chumlea WC, et al. Nutritional status affects quality of life in Hemodialysis (HEMO) Study patients at baseline. *J Renal Nutr* 2002;**12**:213–23.
33. Hiroshige K, Sonta T, Suda T, Kanegae K, Ohtani A. Oral supplementation of branched-chain amino acid improves nutritional status in elderly patients on chronic haemodialysis. *Nephrol Dial Transpl* 2001;**16**:1856–62.
34. Laviano A, Muscaritoli M, Cascino A, Preziosa I, Inui A, Mantovani G, et al. Branched-chain amino acids: the best compromise to achieve anabolism? *Curr Opin Clini Nutr* 2005;**8**: 408–14.
35. Boccanfuso JA, Hutton M, McAllister B. The effects of megestrol acetate on nutritional parameters in a dialysis population. *J Renal Nutr* 2000;**10**:36–43.
36. Rammohan M, Kalantar-Zadeh K, Liang A, Ghossein C. Megestrol acetate in a moderate dose for the treatment of malnutrition-inflammation complex in maintenance dialysis patients. *J Renal Nutr* 2005;**15**:345–55.
37. Davison SN, Davison JS. Is there a legitimate role for the therapeutic use of cannabinoids for symptom management in chronic kidney disease? *J Pain Symptom Manag* 2011;**41**:768–78.
38. Kang JY. The gastrointestinal tract in uremia. *Digest Dis Sci* 1993;**38**:257–68.
39. Man NK, Fournier G, Thireau P, Gaillard JL, Funck-Brentano JL. Effect of bicarbonate-containing dialysate on chronic hemodialysis patients: a comparative study. *Artif Organs* 1982;**6**:421–8.
40. Douglas C, Murtagh FE, Chambers EJ, Howse M, Ellershaw J.

Symptom management for the adult patient dying with advanced chronic kidney disease: a review of the literature and development of evidence-based guidelines by a United Kingdom Expert Consensus Group. *Palliative Med* 2009;**23**:103–10.

41. Ljutic D, Perkovic D, Rumboldt Z, Bagatin J, Hozo I, Pivac N. Comparison of ondansetron with metoclopramide in the symptomatic relief of uremia-induced nausea and vomiting. *Kidney Blood Press R* 2002;**25**:61–4.
42. Fallone CA, Mayrand S. Gastroesophageal reflux and hyperacidity in chronic renal failure. *Perit Dial Int* 2001;**21** (Suppl. 3):S295–9.
43. Schoonjans R, Van VB, Vandamme W, Van HN, Verdievel H, Vanholder R, et al. Dyspepsia and gastroparesis in chronic renal failure: the role of Helicobacter pylori. *Clin Nephrol* 2002;**57**:201–7.
44. Richter JE, Friedenberg FK. Gastroesophageal reflux disease. In: Feldman M, Friedman LS, Brandt LJ, editors. *Feldman: sleisenger and fordtran's gastrointestinal and liver disease*, 9th ed. Philadelphia, PA: Saunders; 2010. p. 705–26.
45. Concha R, Amaro R, Barkin JS. Obscure gastrointestinal bleeding: diagnostic and therapeutic approach. *J Clin Gastroenterol* 2007;**41**:242–51.
46. Iddan G, Meron G, Glukhovsky A, Glukhovsky A, Swain P. Wireless capsule endoscopy. *Nature* 2000;**405**:417.
47. Rollins ES, Picus D, Hicks ME, Darcy MD, Bower BL, Kleinhoffer MA, et al. Angiography is useful in detecting the source of chronic gastrointestinal bleeding of obscure origin. *Am J Roentgenol* 1991;**156**:385–8.
48. Jaffe R, Laing D. Changes of the digestive tract in uremia. *Arch Intern Med* 1934;**53**:851–64.
49. Chalasani N, Cotsonis G, Wilcox CM. Upper gastrointestinal bleeding in patients with chronic renal failure: role of vascular ectasia. *Am J Gastroenterol* 1996;**91**:2329–32.
50. Di Minno G, Martinez J, McKean ML, De La Rosa J, Burke JF, Murphy S. Platelet dysfunction in uremia. Multifaceted defect partially corrected by dialysis. *Am J Med* 1985;**79**:552–9.
51. Gralnick HR, McKeown LP, Williams SB, Shafer BC, Pierce L. Plasma and platelet von Willebrand factor defects in uremia. *Am J Med* 1988;**85**:806–10.
52. Chen KS, Huang CC, Leu ML, Deng P, Lo SK. Hemostatic and fibrinolytic response to desmopressin in uremic patients. *Blood Purificat* 1997;**15**:84–91.
53. Owyang C, Miller LJ, DiMagno EP, Brennan Jr. LA, Go VL. Gastrointestinal hormone profile in renal insufficiency. *Mayo Clin Proc* 1979;**54**:769–73.
54. Wesdorp RI, Falcao HA, Banks PB, Martino J, Fischer JE. Gastrin and gastric acid secretion in renal failure. *Am J Surg* 1981;**141**:334–8.
55. Muto S, Murayama N, Asano Y, Hosoda S, Miyata M. Hypergastrinemia and achlorhydria in chronic renal failure. *Nephron* 1985;**40**:143–8.
56. Kamata K, Uchida M, Takeuchi Y, Takahashi E, Sato N, Miyake Y, et al. Increased serum concentrations of pro-gastrin-releasing peptide in patients with renal dysfunction. *Nephrol Dial Transpl* 1996;**11**:1267–70.
57. Yamagata S, Ishimori A, Sakurada H, Miura Y, Tsuda K. Role of the kidney in gastrin metabolism. *Tohoku J Exp Med* 1976;**118**(Suppl.):45–51.
58. Nardone G, Rocco A, Fiorillo M, Del Pezzo M, Autiero G, Cuomo R, et al. Gastroduodenal lesions and Helicobacter pylori infection in dyspeptic patients with and without chronic renal failure. *Helicobacter* 2005;**10**:53–8.
59. Khedmat H, Ahmadzad-Asl M, Amini M, Lessan-Pezeshki M, Einollahi B, Pourfarziani V, et al. Gastro-duodenal lesions and Helicobacter pylori infection in uremic patients and renal transplant recipients. *Transpl P* 2007;**39**:1003–7.
60. Sood P, Kumar G, Nanchal R, Sakhuja A, Ahmad S, Ali M, et al. Chronic kidney disease and end-stage renal disease predict higher risk of mortality in patients with primary upper gastrointestinal bleeding. *Am J Nephrol* 2012;**35**:216–24.
61. Bjorkman DJ. Gastrointestinal hemorrhage and occult gastrointestinal bleeding. In: Goldman L, Ausiello D, editors. *Cecil textbook of medicine*. Philadelphia, PA: WB Saunders; 2004. p. 795–800.
62. Hoogerwerf W, Pasricha P. Pharmacotherapy of gastric acidity, peptic ulcers, and gastroesophageal reflux disease. In: Brunton L, Lazo J, Parker K, editors. *Goodman & gilman's the pharmacological basis of therapeutics.* New York: McGraw-Hill; 2006. p. 967–81.
63. Couch P, Stumpf JL. Management of uremic bleeding. *Clin Pharmacy* 1990;**9**:673–81.
64. Zeigler ZR, Megaludis A, Fraley DS. Desmopressin (d-DAVP) effects on platelet rheology and von Willebrand factor activities in uremia. *Am J Hematol* 1992;**39**:90–5.
65. Mannucci PM, Remuzzi G, Pusineri F, Lombardi R, Valsecchi C, Mecca G, et al. Deamino-8-D-arginine vasopressin shortens the bleeding time in uremia. *N Engl J Med* 1983;**308**:8–12.
66. Janson PA, Jubelirer SJ, Weinstein MJ, Deykin D. Treatment of the bleeding tendency in uremia with cryoprecipitate. *N Engl J Med* 1980;**303**:1318–22.
67. Livio M, Mannucci PM, Vigano G, Mingardi G, Lombardi R, Mecca G, et al. Conjugated estrogens for the management of bleeding associated with renal failure. *N Engl J Med* 1986;**315**:731–5.
68. Fernandez F, Goudable C, Sie P, Ton-That H, Durand D, Suc JM, et al. Low haematocrit and prolonged bleeding time in uraemic patients: effect of red cell transfusions. *Brit J Haematol* 1985;**59**:139–48.
69. Rabiner SF, Drake RF. Platelet function as an indicator of adequate dialysis. *Kidney Int Suppl* 1975:144–6.
70. Lin HJ, Hsieh YH, Tseng GY, Perng CL, Chang FY, Lee SD. A prospective, randomized trial of endoscopic hemoclip versus heater probe thermocoagulation for peptic ulcer bleeding. *Am J Gastroenterol* 2002;**97**:2250–4.
71. Grund KE, Storek D, Farin G. Endoscopic argon plasma coagulation (APC) first clinical experiences in flexible endoscopy. *Endosc Surgery Allied Technol* 1994;**2**:42–6.
72. Hui AJ, Sung JJ. Endoscopic treatment of upper gastrointestinal bleeding. *Curr Treat Option Gastroenterol* 2005;**8**:153–62.
73. Sung JJ, Tsoi KK, Lai LH, Wu JC, Lau JY. Endoscopic clipping versus injection and thermo-coagulation in the treatment of non-variceal upper gastrointestinal bleeding: a meta-analysis. *Gut* 2007;**56**:1364–73.
74. Scheff RT, Zuckerman G, Harter H, Delmez J, Koehler R. Diverticular disease in patients with chronic renal failure due to polycystic kidney disease. *Ann Int Med* 1980;**92**:202–4.
75. Sharp CK, Zeligman BE, Johnson AM, Duley I, Gabow PA. Evaluation of colonic diverticular disease in autosomal dominant polycystic kidney disease without end-stage renal disease. *Am J Kidney Dis* 1999;**34**:863–8.
76. Lembo AJ, Ullman SP. Constipation. In: Feldman M, Friedman LS, Brandt LJ, editors. *Feldman: sleisenger and fordtran's gastrointestinal and liver disease*, 9th ed. Philadelphia, PA: Saunders; 2010. p. 258–84.
77. Orias M, Mahnensmith RL, Perazella MA. Extreme hyperphosphatemia and acute renal failure after a phosphorus-containing bowel regimen. *Am J Nephrol* 1999;**19**:60–3.
78. Markowitz GS, Whelan J, D'Agati VD. Renal failure following bowel cleansing with a sodium phosphate purgative. *Nephrol Dial Transpl* 2005;**20**:850–1.
79. Markowitz GS, Stokes MB, Radhakrishnan J, D'Agati VD. Acute phosphate nephropathy following oral sodium phosphate bowel purgative: an underrecognized cause of chronic renal failure. *J Am Soc Nephrol* 2005;**16**:3389–96.
80. Markowitz GS, Nasr SH, Klein P, Anderson H, Stack JI, Alterman L, et al. Renal failure due to acute nephrocalcinosis following oral sodium phosphate bowel cleansing. *Hum Pathol* 2004;**35**:675–84.
81. Gordon SJ, Miller LJ, Haeffner LJ, Kinsey MD, Kowlessar OD. Abnormal intestinal bile acid distribution in azotaemic man: a possible role in the pathogenesis of uraemic diarrhoea. *Gut* 1976;**17**:58–67.
82. Canedo J, Ricciardi K, DaSilva G, Rosen L, Weiss EG, Wexner SD. Are postoperative complications more common following colon and rectal surgery in patients with chronic kidney disease? *Colorectal Dis* 2013;**15**:85–90.
83. Tang DM, Friedenberg FK. Gastroparesis: approach, diagnostic

evaluation, and management. *Disease-A-Month* 2011;**57**:74–101.
84. Freeman JG, Cobden I, Heaton A, Keir M. Gastric emptying in chronic renal failure. *Br Med J (Clin Res Ed)* 1985;**291**:1048.
85. McNamee PT, Moore GW, McGeown MG, Doherty CC, Collins BJ. Gastric emptying in chronic renal failure. *Br Med J (Clin Res Ed)* 1985;**291**:310–1.
86. Camilleri M, Parkman HP, Shafi MA, Abell TL, Gerson L. Clinical guideline: management of gastroparesis. *Am J Gastroenterol* 2013;**108**:18–37. [quiz 8].
87. Khoo J, Rayner CK, Jones KL, Horowitz M. Pathophysiology and management of gastroparesis. *Expert Rev Gastroenterol Hepatol* 2009;**3**:167–81.
88. Gumaste V, Baum J. Treatment of gastroparesis: an update. *Digestion* 2008;**78**:173–9.
89. Thomas MP, Wilson CH, Nayar M, Manus DM, Walker M, Shaw J, et al. Endoscopic botulinum toxin injection for the treatment of diabetic gastropathy in pancreas and islet-cell transplant patients. *Exp Clin Transpl* 2012;**10**:168–71.
90. Ejskjaer NT, Bradley JL, Buxton-Thomas MS, Edmonds ME, Howard ER, Purewal T, et al. Novel surgical treatment and gastric pathology in diabetic gastroparesis. *Diabetic Med* 1999;**16**:488–95.
91. Strasser F. Clinical application of ghrelin. *Curr Pharm Des* 2012;**18**:4800–12.
92. Kimmel PL, Tenner S, Habwe VQ, Henry J, Lakshminarayan S, Steinberg W. Trypsinogen and other pancreatic enzymes in patients with renal disease: a comparison of high-efficiency hemodialysis and continuous ambulatory peritoneal dialysis. *Pancreas* 1995;**10**:325–30.
93. Royse VL, Jensen DM, Corwin HL. Pancreatic enzymes in chronic renal failure. *Arch Int Med* 1987;**147**:537–9.
94. Pedersen EB, Brock A, Kornerup HJ. Serum amylase activity and renal amylase activity clearance in patients with severely impaired renal function and in patients treated with renal allotransplantation. *Scand J Clin Lab Invest* 1976;**36**:137–40.
95. Golay V, Roychowdhary A. Acute pancreatitis in chronic kidney disease – a common but often misunderstood combination. *Ren Fail* 2012;**34**:1338–40.
96. Pitchumoni CS, Arguello P, Agarwal N, Yoo J. Acute pancreatitis in chronic renal failure. *Am J Gastroenterol* 1996;**91**:2477–82.
97. Stone JH, Zen Y, Deshpande V. IgG4-related disease. *N Engl J Med* 2012;**366**:539–51.
98. Lai SW, Liao KF, Lai HC, Chou CY, Cheng KC, Lai YM. The prevalence of gallbladder stones is higher among patients with chronic kidney disease in Taiwan. *Medicine* 2009;**88**:46–51.
99. Lewis B, Mukewar S, Lopez R, Brzezinski A, Hall P, Shen B. Frequency and risk factors of renal insufficiency in inflammatory bowel disease inpatients. *Inflamm Bowel Dis* 2013;**19**:1846–51.
100. Jacobi J, Schnellhardt S, Opgenoorth M, et al. Severe metabolic alkalosis and recurrent acute on chronic kidney injury in a patient with Crohn's disease. *BMC Nephrol* 2010;**11**:6.
101. Hueppelshaeuser R, von Unruh GE, Habbig S, Beck BB, Buderus S, Hesse A, et al. Enteric hyperoxaluria, recurrent urolithiasis, and systemic oxalosis in patients with Crohn's disease. *Pediatr Nephrol* 2012;**27**:1103–9.
102. Sattianayagam PT, Gillmore JD, Pinney JH, Gibbs SD, Wechalekar AD, Gilbertson JA, et al. Inflammatory bowel disease and systemic AA amyloidosis. *Digest Dis Sci* 2013;**58**:1689–97.
103. Maalouf NM, Tondapu P, Guth ES, Livingston EH, Sakhaee K. Hypocitraturia and hyperoxaluria after Roux-en-Y gastric bypass surgery. *J Urology* 2010;**183**:1026–30.
104. Lieske JC, Kumar R, Collazo-Clavell ML. Nephrolithiasis after bariatric surgery for obesity. *Semin Nephrol* 2008;**28**:163–73.
105. Nelson WK, Houghton SG, Milliner DS, Lieske JC, Sarr MG. Enteric hyperoxaluria, nephrolithiasis, and oxalate nephropathy: potentially serious and unappreciated complications of Roux-en-Y gastric bypass. *Surg Obes Relat Dis* 2005;**1**:481–5.
106. Nasr SH, D'Agati VD, Said SM, Stokes MB, Largoza MV, Radhakrishnan J, et al. Oxalate nephropathy complicating Roux-en-Y gastric bypass: an underrecognized cause of irreversible renal failure. *Clin J Am Soc Nephrol* 2008;**3**:1676–83.
107. Sakhaee K, Griffith C, Pak CY. Biochemical control of bone loss and stone-forming propensity by potassium-calcium citrate after bariatric surgery. *Surg Obes Relat Dis* 2012;**8**:67–72.
108. Yilmaz M, Unsal A, Sokmen M, Harmankaya O, Alkim C, Kabukcuoglu F, et al. Duodenal biopsy for diagnosis of renal involvement in amyloidosis. *Clin Nephrol* 2012;**77**:114–8.
109. Menke DM, Kyle RA, Fleming CR, Wolfe 3rd JT, Kurtin PJ, Oldenburg WA. Symptomatic gastric amyloidosis in patients with primary systemic amyloidosis. *Mayo Clin Proc* 1993;**68**:763–7.
110. Cakar M, Kanbay M, Sarlak H, Akhan M, Cok M, Unal HU, et al. Findings of biopsy-proven chronicity and end-stage renal failure associated with oral sodium phosphate solution. *Ren Fail* 2012;**34**:499–501.
111. Brunelli SM. Association between oral sodium phosphate bowel preparations and kidney injury: a systematic review and meta-analysis. *Am J Kidney Dis* 2009;**53**:448–56.
112. Lien YH. Is bowel preparation before colonoscopy a risky business for the kidney? *Nat Clin Pract Nephr* 2008;**4**:606–14.
113. Margetts PJ, Churchill DN, Alexopoulou I. Interstitial nephritis in patients with inflammatory bowel disease treated with mesalamine. *J Clin Gastroenterol* 2001;**32**:176–8.

第26章

26

慢性肾脏病的内分泌并发症

Ajay K. Singh[a], Anas Raed[a] and Jameela Kari[b]

[a]Renal Division, Brigham and Women's Hospital, Harvard Medical School, Boston, MA, USA,

[b]Department of Pediatrics, King Abdulaziz University Hospital, Jeddah, Kingdom of Saudi Arabia

简　　介

在慢性肾脏病(chronic kidney disease, CKD)患者中内分泌紊乱是常见的[1,2]。除了晚期CKD患者中普遍存在的矿物质代谢和红细胞生成异常,随着CKD的进展,还有许多激素水平发生改变,这在临床上也许是十分重要的。随着肾功能下降,性激素、下丘脑-垂体轴和甲状腺激素常异常地发挥作用。内分泌紊乱的潜在机制是复杂的,包括了反馈机制的调整、激素产生和运输的异常、激素代谢和清除的改变。尿毒症毒素、合并症因素和药物治疗伴随作用,这些都参与其中,扮演了重要的角色。内分泌紊乱引起的临床表现,要么是由于不恰当的激素浓度引起,要么是由于在新陈代谢异常环境中激素不恰当的作用于靶器官。这些作用可能同时存在于一个CKD患者中,而导致临床异质性。

虽然一些内分泌紊乱可以通过肾脏替代治疗(renal replacement therapy, RRT)或肾移植而逆转,但这不是普遍的情况。例如,下丘脑-垂体-性腺功能功能异常不能完全通过RRT或肾移植被逆转。内分泌疾病可能在"尿毒症综合征"时临床表现比较突出(例如恶病质、体重丢失,阳痿和月经异常),但内分泌疾病也常出现在CKD早期患者中,例如只有实验室指标异常(异常的TSH和催乳素水平)。随着肾功能下降,内分泌紊乱在临床上可能变得更明显。例如,一个CKD患者可能发生男性性欲减退,或女性月经紊乱。在CKD更晚期阶段,临床表现可能包括了内分泌疾病肉眼可见的临床症状,例如男性乳房发育或恶病质。

CKD患者性功能

在男性和女性CKD患者中,性功能障碍是常见的;随着肾脏疾病进展,性功能异常变得更加明显[3-5]。睾酮缺乏存在于26%~66%的男性中,通常伴随着血清促性腺激素水平升高[6]。性腺功能异常最常表现在透析患者中,但也可以存在于非透析治疗的CKD患者中[6]。在女性性功能障碍包括了月经周期异常,在男性性功能障碍包括了勃起功能障碍(erectile dysfunction, ED)。在两性中,CKD患者性腺功能异常包括了性欲下降和不孕不育[7]。40%的男性和55%的女性透析患者不能达到性高潮。在CKD患者中,性功能异常现在被公认为是决定健康相关生活质量的重要因素(health related quality of life, HRQOL),特别是一些维持性血液透析治疗的患者。到目前为止,CKD患者性功能障碍主要聚焦于终末期肾衰(end-stage renal disease, ESRD)透析治疗的男性勃起功能障碍。然而,像Weisbord指出,在女性CKD患者的性功能障碍还未被充分认识到[8]。

男性CKD患者性功能障碍

来自多中心研究表明ED在ESRD透析治疗的男性患者中是常见的。在一项横断面研究中,Rosas等报道了ED存在于82%接受透析治疗男性患者中,45%的患者ED较严重,ED与生活质量多个方面损害相关[9,10]。同样,Türk等报道了EB存在于70%的慢性透析治疗患者中(样本N=148),与较差的身心健康密切相关[11]。在两个研究中,糖尿病和老年都与ED相关。Vecchio 等效力于血液透析工作组的抑郁和性功能障碍协作组(Collaborative Depression and Sexual Dysfunction in Hemodialysis Working Group,),也报道了在946例患者中ED是非常普遍的,抑郁症状与ED有最强的关联性[矫正 OR 值 2.41(95% CI 1.57～3.71)]。他们也报道了ED与年龄、失业、接受养老金和透析间体重增加相关[12]。

男性CKD患者发生ED病因已被列于表26.1中。沿着神经血管通路任何地方异常都会导致ED,例如下丘脑-垂体-性腺轴,血管供应,感染性或创伤性阴茎组织损伤[13]。来自于慢性疾病的心理因素例如疲劳、压力和抑郁,而进一步导致了ED进展。

表26.1 在CKD男性患者性勃起功能障碍的原因

血管系统:动脉闭塞性疾病,静脉闭塞性疾病和静脉漏
神经系统:尿毒症和合并症诱导的自主功能障碍
内分泌系统
心理功能障碍
其他因素:锌缺乏、药物、贫血、继发性甲状旁腺功能亢进

在ESRD患者中,已被报道主要的性激素紊乱包括了促性腺激素释放激素(GnRH)的减少、低血浆睾酮水平、促黄体生成激素(LH)和卵泡刺激素(FSH)水平增加。据报道25%～57%男性ESRD患者存在高泌乳素血症,其与阳痿、性腺功能减退和性欲减少的发病机制有密切关联。其他与透析患者发生ED可能相关因素包括了动脉疾病、静脉漏和神经精神因素。抑郁等心理因素在透析患者中普遍存在。神经源性因素,传入感觉神经病变(周围疾病)和传出自主神经病变,可导致CKD患者神经性勃起功能障碍[14],许多药物也可导致ED的临床表现(见表26.2)[13]。

表26.2 与勃起功能障碍有关的常见药物

抗雄激素药物
亮丙瑞林,酮康唑,螺内酯,H2受体阻滞剂(雷尼替丁与西咪替丁)
抗高血压药
噻嗪类利尿药,β受体阻滞剂(阿替洛尔,吲哚洛尔,心得安),钙通道阻滞剂,肼苯哒嗪,甲基多巴,可乐定,利血平
精神药物
三环类抗抑郁药,选择性5-羟色胺再摄取抑制剂,单胺氧化酶抑制剂
其他
他汀类药物,地高辛,胺碘酮,孕激素,雌激素

为了获得正常的勃起,从髂内动脉到专门起勃室充足血流量是必需的。专门的起勃室包括了一对在阴茎尿道部两侧的阴茎海绵体和在阴茎头尿道海绵体。此外,海绵体内的动脉血压(blood pressure,BP)必须大于80mmHg。为了维持阴茎80mmHg的血压,骨盆动脉血压必须达到大概80～100mmHg[13]。动脉闭塞性疾病患者中,大多数近端髂动脉及阴部内动脉血压降低到大约70mmHg,因此ED经常发生在动脉闭塞性疾病的其他周围病变症状之前。CKD也加速了患者动脉粥样硬化和血管钙化。

冠状动脉内皮细胞功能障碍和勃起功能障碍部分是通过一氧化氮途径损伤所介导的[15]。有多个复杂致病因素导致了CKD患者中一氧化氮活性的降低,包括了一氧化氮合酶抑制剂水平增加,即不对称二甲基精氨酸(asymmetric dimethylarginine,ADMA)。

男性CKD患者性功能障碍的治疗

透析患者性功能障碍的治疗是复杂的,特别是勃起功能障碍的治疗[16-23]。治疗方案的选择取决于CKD分期和患者是否有其他合并症(例如糖尿病或血管疾病)以及患者的年龄。在一些CKD患者中,睾酮替代、红细胞生成刺激剂(erythropoiesis stimulating agent,ESA)、抗雌激素、多巴胺受体激动剂、维生素、必需微量元素和绒毛膜促性腺激素可能证明是有效的[6]。Weisbord和其同事[24]的最近一项试验比较了"常规"护理和更积极护士执行的护理,ED患者似乎能感受到了护士参与带来的一定的益处。护士作用是去评估患者,执行和改善所推荐治疗方案的实施。

女性性功能障碍

虽然较少知道关于在早期CKD阶段女性性功能障碍的流行病学情况,但在ESRD透析治疗女性患者中,一系列性激素紊乱是存在的(见表26.3)。Strippoli和同事的荟萃分析是迄今为止最全面严谨的。这个荟萃分析报道了在接受维持性血液透析治疗的女性患者中,84%存在性功能障碍[25]。性功能障碍在无伴侣女性中是更常见,与年龄、教育、受教育程度、抑郁和糖尿病等合并症以及绝经存在独立相关性。Strippoli等报道了超过95%的不在肾移植等候名单上和没有同居伴侣的女性患者存在性功能障碍。几乎所有不在肾移植等候名单上和无生活伴侣女性被报道都有性功能障碍[260 例中有 249 例(96%)]。其他一些研究报道大约 40% 男性和 55% 女性透析患者不能达到性高潮。3/4 的患者被报道无性活动，44%的患者每周只有一次性活动。在 CKD 患者中性腺功能的异常是多因素的，生理和心理因素都参与了其中。

表 26.3　终末期肾病透析女性患者的性功能异常

月经不调
闭经
月经过多
不孕症(无排卵周期)
性功能障碍:性交频率降低,性欲降低

月经周期的不规律和不孕不育在 CKD 女性患者中常见。月经周期紊乱和不孕不育是由于随着排卵受阻和黄体功能维持障碍而出现的不规则出血。在维持性透析治疗开始后，月经周期通常仍然是稀少不规则。虽然在一些女性患者中，通过 RRT 治疗后正常月经可被恢复[26]。在其他方面，月经过多有时可导致大量失血，增加了输血需求。

几种激素与下丘脑-垂体-性腺功能障碍有关联，包括瘦素、催乳激素和内啡肽。瘦素是一种小肽激素，产生于脂肪组织，主要被肾脏清除，因此在 CKD 患者血循环中水平较高[27]。瘦素可能是影响 GnRH 脉冲发生器成熟的几个因素之一。高泌乳素血症在 CKD 女性患者中也是常见的，是由于泌乳素分泌的增加和代谢清除的减少[28]。泌乳素水平的升高可损害下丘脑-垂体功能而导致 CKD 患者性功能障碍和溢乳发生。虽然肾移植可很大程度上改善月经周期，但不规则出血在肾移植后女性患者中仍是一个问题。在一项关于 114 例肾移植女性患者研究中，观察到 49% 患者月经正常，31.3% 患者月经少，过少或闭经，19.8% 患者月经过多[29]。

内啡肽可能参与了 CKD 患者下丘脑-垂体-性腺轴功能的异常。继发于肾脏类鸦片活性肽清除的减少，血浆内啡肽水平在 CKD 患者是增加的。也许是通过减少 GnRH 释放，内啡肽介导的排卵受抑制，参与了性腺轴功能异常[30]。

随着性交频率下降和性欲的减退，尿毒症患者性交困难往往在血液透析阶段更严重。闭经透析患者可能有低雌二醇水平，低雌二醇水平可使阴道萎缩和干燥导致性交过程不适。这类患者可以从局部雌激素治疗或阴道润滑剂的使用而获得益处。成功肾移植显然是恢复 ESRD 女性患者正常性欲的最有效的方法[32]。

生育能力在尿毒症妇女中是下降的，Hou 回顾性分析了 37 例维持性肾脏透析合并妊娠，发现 75% 至 85% 发生了自发流产、死胎或新生儿死亡[33]。

女性 CKD 患者可能经历过早绝经，相比健康同龄者，平均提前 4.5 年。因此，大多数 CKD 女性患者是绝经后的。性腺功能低下对女性短期影响包括了皮肤皱纹，尿失禁，性功能减退，潮热，睡眠障碍和抑郁。其长期影响包括了骨质疏松症，认知功能障碍，心血管疾病[34]。

女性 CKD 患者性功能障碍的治疗

雌激素/孕激素和雄激素药物治疗，和纠正贫血及治疗潜在抑郁症一起，是必要的。生活方式的改变，例如戒烟、体力劳动增加、有氧运动，以及增强形体可能对性欲产生有积极作用[35]。

现在还不明确是否无拮抗的雌激素刺激子宫内膜会导致内膜增生或子宫内膜癌(由于无排卵周期)。推荐这些患者需妇科医生随访。一些女性可能从一年几次孕激素制剂使用中得到益处，减少雌激素对子宫内膜的作用。

出现阴道萎缩或性交困难的患者可局部使用雌激素软膏和阴道润滑剂。经皮激素替代治疗(transdermal hormone replacement therapy, HRT)可使透析治疗的绝经前期雌激素缺乏的女性患者维持生理性的血清雌二醇浓度，而恢复规律月经及明显改善性功能。雌激素 HRT 治疗可明显改善 ESRD 绝经前期的女性患者性欲，且可预防骨质的流失[36]。最近有多种 HRT 已被提出，例如选择性雌激素受体调节剂(selective estrogen receptor modulators, SERMs)。因为在非尿毒症女性患者中它们可有类似雌激素作用于骨及血清脂代谢的益处，而没有雌激素对于乳腺和子宫内膜的副作用[37]。

CKD 患者生长激素

生长发育迟缓是儿童 CKD 患者中一常见的并发症。儿童 CKD 患者通常不能达到他们预期身高。由于三分之一的生长发生在最开始 2 年，所以这个时期是非常重要的。生长发育迟缓的严重程度是多因素的，包括了肾脏疾病的病因、肾功能下降的程度、患者年龄、青春期开始、代谢和营养状态[38]。

GH/IGF-1 轴

生长激素(GH)主要通过刺激胰岛素样因子(insulin-like growth factor-I,IGF-I)的产生发挥其促生长和代谢作用[39]。IGF-1 是在儿童生长起到至关重要的作用的激素,在成人中继续有促合成代谢作用。循环中 GH 可刺激 IGF-1 的合成和释放,IGF-1 大部分来自肝脏。在 CKD 患者中存在 GH/IGF-1 的异常已被报道。由于 GH/IGF-1 的异常程度与 GFR 下降程度无线性相关性,考虑除了肾功能水平外,其他因素也影响着 GH/IGF-1 轴[40]。

垂体前叶分泌 GH 是受生长激素释放激素(GH-releasing hormone,GHRH)的刺激,同时也受生长抑素(somatostatin,SRIF)的抑制。同时,GHRH 和 SRIF 也受循环中 GH 和 IGF-1 水平负反馈调节的。脑肠肽,是一种生长激素释放肽,也刺激着 GH 的释放[41]。

这些激素同时影响着肾脏和骨生理变化。IGF-1 可增加肾脏血流量和肾小球滤过率,但也作用于骨骺板导致骨骼纵向生长。另外,GH 不依赖 IGF-1,可能直接作用于肾脏和软骨。

在 CKD 患者中 GH/IGF-1 轴明显受到干扰[39]。虽然血浆总 GH 和 IGF-1 水平正常或升高,但儿童 CKD 患者仍不能正常成长。因此,骨纵向生长的减少可能不能单用 GH 缺乏来解释,而是由于对 GH 作用的相对抵抗或不敏感。在 CKD 患者中导致 GH 抵抗的机制还未完全被理解[42],导致 GH 不敏感的机制可能包括了靶器官上 GH 受体的密度减少[43]和在受体后 GH 激活的酪氨酸激酶(JAK2)信号转导和转录激活途径的缺陷[44]。

儿童和成人 CKD 患者生长受限的影响

生长受限是儿童 CKD 患者中重要的临床问题,与重大的发病率和死亡率相关。美国肾脏数据系统对 1112 例接受透析的儿童进行研究显示伴随有严重生长障碍的儿童,其死亡风险差不多增加 3 倍[45]。一个来自对 NAPRTCS 登记患者的研究报道了在接受透析治疗极小(<1 岁)或年长的儿童中,生长缓慢是与较差临床预后相一致的危险因素[45]。已发现 CKD 患者中生长缓慢可改变神经认知和社会心理发展。这些患者通常会变成极矮小的成年人。矮小儿童经常被成人认为比他们实际年龄更小,导致他们缺乏自信和感到生活质量下降。反之,Al-Uzri 报道显示较高的身高与更健康的生活质量相关[46]。这可能表明寻求关注的行为是为了得到同龄人的关注和接纳。

许多因素在 CKD 儿童生长障碍中起着不可缺少的作用。这些因素可被分为不可改变的和可改变组。不可改变的因素包括了肾脏发病年龄、肾功能不全程度、肾脏病变的类型。可改变的因素包括了蛋白质和热量摄入不足、代谢性酸中毒,贫血和肾性骨病[38]。

在成人 CKD 患者中,GH/IGF-1 轴与正常人相比明显存在异常,在儿童 CKD 患者中也有类似情况[47]。成人 CKD 患者 GH/IGF-1 轴的紊乱可表现为 CVD 和 CKD 病情进展[48-50]。Busschbach 和同事们评估了 5 组矮小成人的生活质量[51]。在这些人群中,除了原发性身材矮小以外,包括 CKD 患者,有生活伴侣的机会相对较低。总之,60% 的 CKD 成人患者中表达了期望长高的愿望;33% 患者表达他们愿意用预期寿命的 4% 作为交易而变更高。

重组生长激素在 CKD 患者中的治疗

评价和治疗儿童 CKD 患者生长障碍的方法在图 26.1 中已被列举说明。外源性重组生长激素(recombinant growth hormone,rGH)在治疗儿童 CKD 生长障碍中是安全有效的。然而,大多数需要用 rGH 治疗的儿童都不接受该治疗方案[40]。每天注射的要求和心理社会因素可能与低 rGH 使用率有关[52-54]。如果在早期儿童开始应用 rGH 治疗,最终可能达到正常成人身高。对 rGH 治疗反应可能存在不同。在 CKD 儿童患者中预测生长反应的因素包括了基础与目标身高差距、rGH 治疗持续时间和骨龄延迟的程度。透析治疗总时间和青春期延迟大于 2SD 是 CKD 患儿的 rGH 治疗生长效果不佳的预测因素[55]。接受 rGH 治疗的患儿须每 3 ~4 个月监测不良反应和治疗效果。包括了身高、体重、头围(最大到 3 岁),青春期发育成熟和营养状况。实验室评估包括了血清生化和甲状旁腺激素水平。

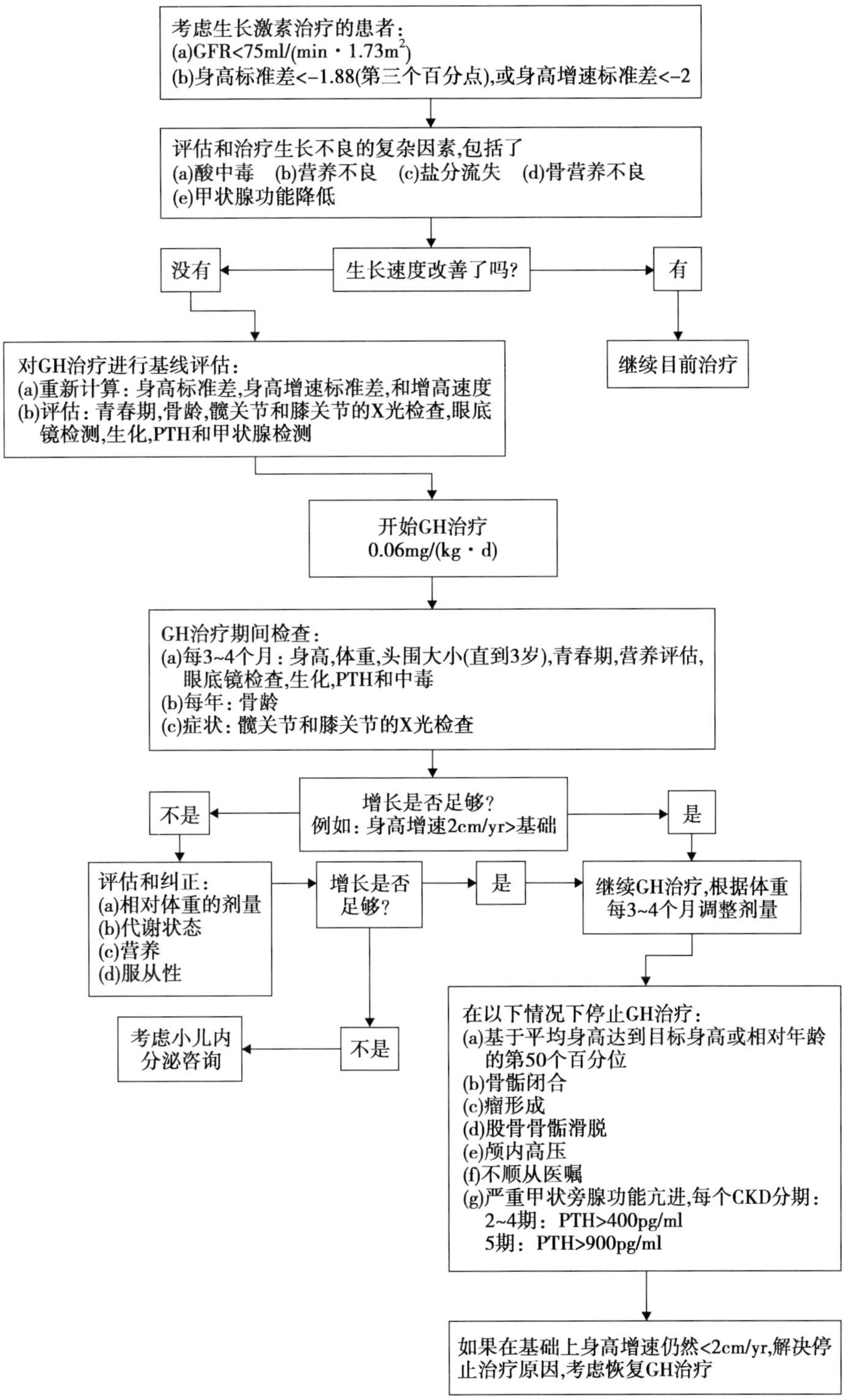

图 26.1　对于 CKD 患儿生长障碍的评估和治疗方法流程图。来源:*Mahan JD and Warady BA. Pediatr Nephrol.* 2006;21:917-30. *Reproduced with permission from Springer Science and Business Media.*

CKD 患者甲状腺功能异常

甲状腺功能可影响肾发育最早阶段的肾功能和肾结构[56,57]。甲状腺激素影响肾结构、肾发育、肾血流动力学以及水电解质平衡的维持。甲状腺功能亢进症和甲状腺功能减退症都与重要的肾功能改变相关[58,59](表 26.4)。为了给患者提供最好的治疗,理解甲状腺和肾功能之间相互作用对肾内科及内分泌科医生来说是非常重要的。

表 26.4 甲状腺疾病患者肾功能异常

甲状腺功能减退症	甲状腺功能亢进症
血清肌酐升高	血清肌酐下降
GFR 下降 GFR 升高	
肾血流量减少肾血流量增加	
肾小管对钠的重吸收减少	肾小管对钠的重吸收增多
肾脏稀释能力降低	
低钠血症	

甲状腺素对于肾发育和生理影响

甲状腺素调节着蛋白质合成和细胞生长。通过一不完全明确的机制,甲状腺功能减退可减少功能性肾质量(测量肾脏对身体质量的比),甲状腺功能亢进时则可增加[60]。先天性甲状腺减退的儿童存在先天性肾功能异常,提示着甲状腺素在胚胎发育的某个阶段有一定作用[61]。

甲状腺素通过肾前性和直接对肾脏影响而调节肾功能。甲状腺素对肾前性影响主要是通过调节着心血管系统和肾血流量(renal blood flow,RBF)。对肾脏直接影响主要是通过甲状腺素作用于肾小球滤过率(glomerular filtration rate,GFR)、肾小管分泌和重吸收过程及肾小管生理。甲状腺素影响着近曲小管对钠的重吸收,其主要通过增加了 NA/K-ATP 酶的活性和肾小管钾渗透性[62]。甲状腺素通过一不依赖于哇巴因敏感的钠泵和蛋白质合成诱导了肾素的释放[63],影响了肾血管紧张素酶的活性[64]。Emmanouel 等报道了甲状腺功能低下大鼠排泄水的负荷能力的减少不是由于在稀释段肾小管 ADH 的不完全抑制或重吸收能力下降,而是继发于 GFR 的下降[65]。

甲状腺功能异常对肾脏的影响

甲状腺功能减退和甲状腺功能亢进都可影响肾脏血浆流量、GFR、肾小管功能、电解质稳态和肾脏结构。甲状腺功能异常对肾功能多种不同的作用已被 Palmer 概述,在表 26.4 中总结归纳。

甲状腺功能减退症

最常见的与甲状腺功能减退相关肾脏异常是 GFR 和肾血流量水平下降,无法稀释尿液而极易发展至低钠血症。在成人[66,67]和儿童[68]中甲状腺功能减退与可逆性血清肌酐水平升高相关。这种肌酐升高是由于 GFR 水平下降,可能造成肌病和横纹肌溶解。一些研究也已表明血清肌酐水平升高与亚临床甲状腺功能减退有关联[69]。

甲状腺功能减退与 GFR 和 RPF 下降相关[70,71]。在参与 RPF 水平下降的机制中,甲状腺素可直接作用导致心输出量减少[72],增加了外周血管阻力[73],引起肾内血管收缩[74]。甲状腺素也可通过内分泌介质间接影响,例如血管内皮生长因子(vascular endothelial growth factor,VEGF)和 IGF-1[75]。在大于 55% 的甲状腺功能低下成人,GFR 水平可逆性减少大约 40%[76]。由于对 β-肾上腺素能刺激的敏感性下降,以及随着血管紧张素Ⅱ水平下降和 RAAS 活性受损而导致肾素释放的减少,导致了 GFR 降低[77]。

低钠血症是临床上常见的甲状腺功能减退的并发症。有多种因素参与了甲状腺功能减退易于发生低钠血症,包括了 GFR 水平下降、肾小管钠重吸收下降和相对的 ADH 分泌增加造成了自由水清除障碍[76]。

甲状腺功能亢进症

甲状腺功能亢进对肾脏影响通常与甲状腺功能减退相反。在甲亢患者中,由于 GFR 升高可使血清肌酐水平明显下降,同时也存在肌肉总量减少。GFR 的增多是由于 RPF 增加和 RAAS 系统的激活。

甲亢与 RPF 和 GFR 增加相关。甲亢增加了心输出量和心脏收缩,减少了全身血管阻力,这间接导致了 RPF 的增加[78]。通过甲状腺素直接或高动脉压间接作用可导致肾脏内皮细胞合成一氧化氮(nitric oxide,NO)增加[79],同时也存在肾血管内皮细胞收缩减少[80]。这些因素形成一网络,导致了 RPF 增加。

胱抑素 C,是由有核细胞持续生成的一种半胱氨酸蛋白酶抑制剂,是一新型肾功能和预测心血管风险指标[81]。对人类和动物研究发现,胱抑素 C 在甲状腺功能亢进者中升高,在甲状腺功能低下者中降低。因此,胱抑素 C 和血清肌酐不以相同方式改变[82]。此外,甲状腺功能亢进的治疗可导致血清肌酐一反弹性增加、血清胱抑素 C 水平下降[83]。在甲状腺疾病患者中,胱抑素 C 不是一个肾小球滤过率的可靠指标。相反地,尿中性粒细胞明胶酶蛋白(urinary neutrophil gelatinase associated lipocalin,NGAL),由于不随着甲状腺的状态而改变,是一个有前景的肾功能下降生物标志物[84]。

CKD 和甲状腺功能异常

甲状腺功能亢进可通过许多病因导致 CKD 发生。甲亢可使肾小球滤过压力增大而导致超滤过。甲亢也易造成蛋白尿。甲亢可诱导线粒体能量代谢上调以及超氧化物歧化酶活性降低而导致自由基的生成增加，在这样方式下，随后可能会造成肾损伤[85]。

CKD 同时影响着下丘脑-垂体-甲状腺轴和甲状腺素的代谢。在 CKD 患者中甲状腺功能和大小存在着异常[86,87]。尿毒症患者有甲状腺体积增大趋向，这类患者也有较高甲状腺肿、甲状腺结节和甲状腺癌的发生率[88,89]。CKD 患者血清 TSH 浓度通常正常或升高，但对促甲状腺素释放激素（thyrotropin-releasing hormone，TRH）反应往往是减少的。同时，TSH 昼夜节律和 TSH 糖基化在 CKD 患者中也存在改变的。

低 T3 综合征是 CKD 患者最早和最常见的甲状腺功能异常（特别是总 T3 下降多于游离 T3）。禁食、慢性代谢性酸中毒和慢性蛋白营养不良可能与 CKD 患者患此综合征发病机制相关[90]。

与甲状腺功能障碍相关的其他肾脏疾病

甲状腺疾病与多种类型的肾小球肾炎相关。最常见的膜性肾病，其次是 IgA 肾病、膜增生性肾小肾炎和微小病变。多种机制可能说明了这些相关性。第一，甲状腺疾病患者中存在着血浆免疫复合物可导致肾小球疾病。第二，在桥本甲状腺患者中，已被报道免疫复合物沉积同时存在于甲状腺上皮和肾小球基底膜中。第三，甲状腺和肾脏疾病与其他自身免疫疾病如 1 型糖尿病相关[56]。大量蛋白尿经常导致尿中结合蛋白的丢失，例如甲状腺结合球蛋白（thyroxine binding globulin，TBG）、转甲状腺素蛋白、白蛋白和前白蛋白。尿中丢失结合蛋白可导致血清总甲状腺素水平下降。然而，通过增加游离部分甲状腺素而维持甲状腺机能正常。肾小管损伤，像肾小管间质性肾炎葡萄膜炎综合征（TINU）在甲状腺功能亢进的个案中已被报道[91]。

总　　结

随时肾功能下降，性激素、下丘脑-垂体轴和甲状腺功能常出现异常。内分泌紊乱潜在机制是复杂的，包括了负反馈机制的调整、激素生成和运输异常和激素代谢清除的改变。尿毒症毒素、合并症因素和药物治疗的伴随影响都具有重要作用。在这一章节中，我们回顾分析了 CKD 患者内分泌紊乱的类型。我们讨论了这些主要内分泌紊乱的病理生理基础和治疗方法，包括了性功能障碍、生长激素异常和甲状腺功能紊乱的治疗。

（王伟铭 译）

参考文献

1. Leavey SF, Weitzel WF. Endocrine abnormalities in chronic renal failure. *Endocrinol Metab Clin North Am* 2002;**31**(1):107–19.
2. Lim VS, Kathpalia SC, Henriquez C. Endocrine abnormalities associated with chronic renal failure. *Med Clin North Am* 1978;**62**(6):1341–61.
3. Vecchio M, Palmer SC, Tonelli M, Johnson DW, Strippoli GF. Depression and sexual dysfunction in chronic kidney disease: a narrative review of the evidence in areas of significant unmet need. *Nephrol Dial Transplant* 2012;**27**(9):3420–8.
4. Anantharaman P, Schmidt RJ. Sexual function in chronic kidney disease. *Adv Chronic Kidney Dis* 2007;**14**(2):119–25.
5. Finkelstein FO, Shirani S, Wuerth D, Finkelstein SH. Therapy Insight: sexual dysfunction in patients with chronic kidney disease. *Nat Clin Pract Nephrol* 2007;**3**(4):200–7.
6. Iglesias P, Carrero JJ, Díez JJ. Gonadal dysfunction in men with chronic kidney disease: clinical features, prognostic implications and therapeutic options. *J Nephrol* 2012;**25**(1):31–42.
7. Anantharaman P, Schmidt RJ. Sexual function in chronic kidney disease. *Adv Chronic Kid Dis* 2007;**14**(2):119–25.
8. Weisbord SD. Female sexual dysfunction in ESRD: an underappreciated epidemic? *Clin J Am Soc Nephrol* 2012;**7**(6):881–3.
9. Rosas SE, Joffe M, Franklin E, Strom BL, Kotzker W, Brensinger C, et al. Association of decreased quality of life and erectile dysfunction in hemodialysis patients. *Kidney Int* 2003;**64**(1):232–8.
10. Rosas SE, Joffe M, Franklin E, Strom BL, Kotzker W, Brensinger C, et al. Prevalence and determinants of erectile dysfunction in hemodialysis patients. *Kidney Int* 2001;**59**(6):2259–66.
11. Türk S, Guney I, Altintepe L, Tonbul Z, Yildiz A, Yeksan M. Quality of life in male hemodialysis patients. Role of erectile dysfunction. *Nephron Clin Pract* 2004;**96**(1):c21–7.
12. Vecchio M, Palmer S, De Berardis G, Craig J, Johnson D, Pellegrini F, Collaborative Depression and Sexual Dysfunction in Hemodialysis Working Group. Prevalence and correlates of erectile dysfunction in men on chronic haemodialysis: a multinational cross-sectional study. *Nephrol Dial Transplant* 2012;**27**(6):2479–88.
13. Rathi M, Ramachandran R. Sexual and gonadal dysfunction in chronic kidney disease: Pathophysiology. *Indian J Endocrinol Metab* 2012;**16**(2):214–9.
14. Shamloul R, Ghanem H. Erectile dysfunction. *Lancet* 2013;**381**:53–63.
15. Elseber A, Solomon H, Lennon RJ, Mathew V, Prasad A, Pumper G, et al. Coronary endothelial dysfunction associated with erectile dysfunction and elevated asymmetric dimethylarginine in patients with early atherosclerosis. *Eur Heart J* 2006;**27**(7):824–31.
16. El-Assmy A. Erectile dysfunction in hemodialysis: A systematic review. *World J Nephrol* 2012;**1**(6):160–5.
17. Taylor MJ, Rudkin L, Bullemor-Day P, Lubin J, Chukwujekwu C, Hawton K. Strategies for managing sexual dysfunction induced by antidepressant medication. *Cochrane Database Syst Rev* 2013;**31**:5:CD003382.
18. Grant P, Jackson G, Baig I, Quin J. Erectile dysfunction in general medicine. *Clin Med* 2013;**13**(2):136–40.
19. Bruzziches R, Francomano D, Gareri P, Lenzi A, Aversa A.

An update on pharmacological treatment of erectile dysfunction with phosphodiesterase type 5 inhibitors. *Expert Opin Pharmacother* 2013;**14**(10):1333–44.

20. Condorelli RA, Calogero AE, Vicari E, Favilla V, Morgia G, Cimino S, La Vignera S. Vascular regenerative therapies for the treatment of erectile dysfunction: current approaches. *Andrology* 2013;**1**(4):533–40.
21. Philip F, Shishehbor MH. Current state of endovascular treatment for vasculogenic erectile dysfunction. *Curr Cardiol Rep* 2013;**15**(5):360.
22. Weisbord SD. Sexual dysfunction and quality of life in patients on maintenance dialysis. *Semin Dial* 2013;**26**(3):278–80.
23. Mor MK, Sevick MA, Shields AM, Green JA, Palevsky PM, Arnold RM, et al. Sexual function, activity, and satisfaction among women receiving maintenance hemodialysis. *Clin J Am Soc Nephrol* 2014;**9**(1):128–34.
24. Weisbord SD, Mor MK, Green JA, Sevick MA, Shields AM, Zhao X, et al. Comparison of symptom management strategies for pain, erectile dysfunction, and depression in patients receiving chronic hemodialysis: a cluster randomized effectiveness trial. *Clin J Am Soc Nephrol* 2013;**8**(1):90–9.
25. Strippoli GF, Collaborative Depression and Sexual Dysfunction (CDS) in Hemodialysis Working Group Vecchio M, Palmer S, De Berardis G, Craig J, Lucisano G, et al. Sexual dysfunction in women with ESRD requiring hemodialysis. *Clin J Am Soc Nephrol* 2012;**7**(6):974–81.
26. Holley JL, Schmidt RJ, Bender FH, Dumler F, Schiff M. Gynecologic and reproductive issues in women on dialysis. *Am J Kidney Dis* 1997;**29**(5):685–90.
27. Wolf G, Chen S, Han DC, Ziyadeh FN. Leptin and renal disease. *Am J Kidney Dis* 2002;**39**(1):1–11.
28. Lim VS, Henriquez C, Sievertsen G, Frohman LA. Ovarian function in chronic renal failure: evidence suggesting hypothalamic anovulation. *Ann Intern Med* 1980;**93**(1):21–7.
29. Lessan-Pezeshki M, Ghazizadeh S, Khatami MR, Mahdavi M, Razeghi E, Seifi S, et al. Fertility and contraceptive issues after kidney transplantation in women. *Transplant Proc* 2004;**36**(5):1405–6.
30. Palmer B. Sexual dysfunction in uremia. *J Am Soc Nephrol* 1999;**10**(6):1381–8.
31. Abram HS, Hester LR, Sheridan WF, Epstein GM. Sexual functioning in patients with chronic renal failure. *J Nerv Ment Dis* 1975;**160**(3):220–6.
32. Diemont WL, Vruggink PA, Meuleman EJ, Doesburg WH, Lemmens WA, Berden JH. Sexual dysfunction after kidney replacement therapy. *Am J Kidney Dis* 2000;**35**(5):845–51.
33. Hou S. Pregnancy in women requiring dialysis for renal failure. *Am J Kidney Dis* 1987;**9**(4):368–73.
34. Weisinger JR, Bellorin-Font E. Outcomes associated with hypogonadism in women with chronic kidney disease. *Adv Chronic Kidney Dis* 2004;**11**(4):361–70.
35. Anantharaman P, Schmidt RJ. Sexual function in chronic kidney disease. *Adv Chronic Kidney Dis* 2007;**14**(2):119–25.
36. Matuszkiewicz-Rowińska J, Skórzewska K, Radowicki S, Sokalski A, Przedlacki J, Niemczyk S, et al. The benefits of hormone replacement therapy in pre-menopausal women with oestrogen deficiency on haemodialysis. *Nephrol Dial Transplant* 1999;**14**(5):1238–43.
37. Weisinger JR, Heilberg IP, Hernández E, Carlini R, Bellorin-Font E. Selective estrogen receptor modulators in chronic renal failure. *Kidney Int Suppl* 2003;**85**:S62–5.
38. Janjua HS, Mahan JD. Growth in chronic kidney disease. *Adv Chronic Kidney Dis* 2011;**18**(5):324–31.
39. Roelfsema V, Lane MH, Clark RS. The growth hormone and insulin-like growth factor axis: its manipulation for the benefit of growth disorder in renal failure. *J Am Nephrol* 2001;**12**(6):1297–306.
40. Mahan JD, Warady BA, for Consensus Committee Assesment and treatment of short stature in pediatric patients with chronic kidney disease: a consensus statement. *Pediatr Nephrol* 2006;**21**(7):917–30.
41. Kojima M, Hosada H, Date Y, Nakazato M, Matsuo H, Kanawa K. Ghrelin is a growth hormone-releasing acylated peptide from stomach. *Nature* 1999;**402**(6762):656–60.
42. Schaefer F, Veldhuis JD, Robertson WR, Dunger D, Schärer K. Immunoreactive and bioactive luteinizing hormone in pubertal patients with chronic renal failure. Cooperative study group on pubertal development in chronic renal failure. *Kidney Int* 1994;**45**(5):1465–76.
43. Powell DR, Durham SK, Lu F, et al. The insulin-like growth factor axis and growth in children with chronic renal failure: a report of the southwest pediatric nephrology Study Group. *J Clin Endocrinol Metab* 1998;**83**:1652–61.
44. Rabkin R, Sun DF, Chen Y, Tan J, Schaefer F. Growth hormone resistance in uremia, a role for impaired JAK/STAT signaling. *Pediatr Nephrol* 2005;**20**:313–8.
45. Furth SL, Hwang W, Yang C, Neu AM, Fivush BA, Powe NR. Risk failure, risk of hospitalization and death for children with end-stage renal disease. *Pediatr Nephrol* 2002;**17**:450–5.
46. Al-Uzri A, Matheson M, Gipson DS, Mendley SR, Hooper SR, Yadin O, Chronic Kidney Disease in Children Study Group. The impact of short stature on health-related quality of life in children with chronic kidney disease. *J Pediatr* 2013;**163**(3):736–741.e1.
47. Iglesias P, Diez JJ, Fernandez-Reyes MJ, et al. Growth hormone, IGF-I and its binding proteins (IGFBP-1 and-3) in adult uremic patients undergoing peritoneal dialysis and haemodialysis. *Clin Endocrinol* 2004;**60**:741–9.
48. Ferns GA, Morani AS, Anggard EE. The insulin-like growth factors: their putative role in Atherogenesis. *Artery* 1991;**18**:197–225.
49. Laviades C, Gil MJ, Monreal I, Gonazalez A, Diez J. Is the tissue availabilty of circulating insulin like growth factor involved in organ damage and glucose regulation in hypertension? *J Hypertens* 1997;**15**:1159–65.
50. Juul A, Scheike T, Davidsen M, Gylleborg J, Jorgensen T. Low serum insulin like growth factor-I is associated with increased risk of ischemic heart disease: a population-based study case control. *Circulation* 2002;**106**:939–44.
51. Busschbach JJ, Rikken B, Grobbee DE, De Charro FT, Wit JM. Quality of life in short adults. *Horm Res* 1998;**49**:32–8.
52. Seikaly MG, Salhab N, Warady BA, Stablein D. Use of rhGH in children with chronic kidney disease: lessons from NAPRTCS. *Pediatr Nephrol* 2007;**22**:1195–204.
53. Greenbaum LA, Hidalgo G, Chand D, Chiang M, Dell K, Kump T, et al. Obstacles to the prescribing of growth hormone in children with chronic kidney disease. *Pediatr Nephrol* 2008;**23**(9):1531–5.
54. Greenbaum LA, Del Rio M, Bamgbola F, Kaskel F. Rationale for growth hormone therapy in children with chronic kidney disease. *Adv Chronic Kidney Dis* 2004;**11**(4):377–86.
55. Nissel R, Lindberg A, Mehls O, Haffner D. Factors predicting the nearfinal height in growth hormone-treated children and adolescents with chronic kidney disease. *J Clin Endocrinol Metab* 2008;**93**:1359–65.
56. Feinstein EI, Kaptein EM, Nicoloff JT, Massry SG. Thyroid function in patients with nephrotic syndrome and normal renal function. *Am J Nephrol* 1982;**2**:70–6.
57. Kaptein EM, Quion-Verde H, Massry SG. Hemodynamic effects of thyroid hormone. *Contrib Nephrol* 1984;**41**:151–9.
58. Katz AI, Lindheimer MD. Actions of hormones on the kidney. *Annu Rev Physiol* 1977;**39**:97–133.
59. Katz AI, Emmanouel DS, Lindheimer MD. Thyroid hormone and the kidney. *Nephron* 1975;**15**:223–49.
60. Vargas F, Moreno JM, Rodríguez-Gómez I, Wangensteen R, Osuna A, Alvarez-Guerra M, García-Estañ J. Vascular and renal function in experimental thyroid disorders. *Eur J Endocrinol* 2006;**154**:197–212.
61. Kumar J, Gordillo R, Kaskel FJ, Druschel CM, Woroniecki RP. Increased prevalence of renal and urinary tract anomalies in children with congenital hypothyroidism. *J Pediatr* 2009;**154**:263–6.
62. Katz AI, Lindheimer MD. Renal handling of acute sodium loads in pregnancy. *Am J Physiol* 1973;**225**(3):696–9.
63. Vaamonde CA, Sebastianelli MJ, Vaamonde LS, Pellegrini

EL, Watts RS, Klingler Jr EL, et al. Impaired renal tubular reabsorption of sodium in hypothyroid man. *J Lab Clin Med* 1975;**85**(3):451–66.
64. Segarra AB, Ramirez M, Banegas I, Hermoso F, Vargas F, Vives F, et al. Influence of thyroid disorders on kidney angiotensinase activity. *Horm Metab Res* 2006;**38**:48–52.
65. Emmanouel DS, Lindheimer MD, Katz AI. Mechanism of impaired water excretion in the hypothyroid rat. *J Clin Invest* 1974;**54**:926–34.
66. Kreisman SH, Hennessey JV. Consistent reversible elevations of serum creatinine levels in severe hypothyroidism. *Arch Intern Med* 1999;**159**:79–82.
67. Mooraki A, Broumand B, Neekdoost F, Amirmokri P, Bastani B. Reversible acute renal failure associated with hypothyroidism: report of four cases with a brief review of literature. *Nephrology (Carlton)* 2003;**8**:57–60.
68. Al-Fifi S, Girardin C, Sharma A, Rodd C. Moderate renal failure in association with prolonged acquired hypothyroidism in children. *Acta Paediatr* 1999;**88**:715–8.
69. Verhelst J, Berwaerts J, Marescau B, Abs R, Neels H, Mahler C, et al. Serum creatine, creatinine, and other guanidino compounds in patients with thyroid dysfunction. *Metabolism* 1997;**46**:1063–7.
70. Capasso G, De Tommaso G, Pica A, Anastasio P, Capasso J, Kinne R, et al. Effects of thyroid hormones on heart and kidney functions. *Miner Electrolyte Metab* 1999;**25**:56–64.
71. den Hollander JG, Wulkan RW, Mantel MJ, Berghout A. Correlation between severity of thyroid dysfunction and renal function. *Clin Endocrinol (Oxf)* 2005;**62**(4):423–7.
72. Crowley Jr WF, Ridgway EC, Bough EW, Francis GS, Daniels GH, Kourides IA, et al. Noninvasive evaluation of cardiac function in hypothyroidism. Response to gradual thyroxine replacement. *N Engl J Med* 1977;**296**:1–6.
73. Diekman MJ, Harms MP, Endert E, Wieling W, Wiersinga WM. Endocrine factors related to changes in total peripheral vascular resistance after treatment of thyrotoxic and hypothyroid patients. *Eur J Endocrinol* 2001;**144**:339–46.
74. Singer MA. Of mice and men and elephants: Metabolic rate sets glomerular filtration rate. *Am J Kidney Dis* 2001;**37**:164–78.
75. Vargas F, Moreno JM, Rodríguez-Gómez I, Wangensteen R, Osuna A, Alvarez-Guerra M, et al. Vascular and renal function in experimental thyroid disorders. *Eur J Endocrinol* 2006;**154**:197–212.
76. Montenegro J, Gonzalez O, Saracho R, Aguirre R, Martinez I. Changes in renal function in primary hypothyroidism. *Am J Kidney Dis* 1996;**27**:195–8.
77. Klein I, Danzi S. Thyroid disease and the heart. *Circulation* 2007;**116**:1725–35.
78. Asmah BJ, Wan Nazaimoon WM, Norazmi K, Tan TT, Khalid BA. Plasma renin and aldosterone in thyroid diseases. *Horm Metab Res* 1997;**29**:580–3.
79. Quesada A, Sainz J, Wangensteen R, Rodriguez-Gomez I, Vargas F, Osuna A. Nitric oxide synthase activity in hyperthyroid and hypothyroid rats. *Eur J Endocrinol* 2002;**147**:117–22.
80. Singh G, Sharma AC, Thompson EB, Gulati A. Renal endothelin mechanism in altered thyroid states. *Life Sci* 1994;**54**:1901–8.
81. Manetti L, Pardini E, Genovesi M, Campomori A, Grasso L, Morselli LL, et al. Thyroid function differently affects serum cystatin C and creatinine concentrations. *J Endocrinol Invest* 2005;**28**:346–9.
82. Fricker M, Wiesli P, Brändle M, Schwegler B, Schmid C. Impact of thyroid dysfunction on serum cystatin C. *Kidney Int* 2003;**63**:1944–7.
83. Kimmel M, Braun N, Alscher M. Influence of thyroid function on different kidney function tests. *Kidney Blood Press Res* 2012;**35**:9–17.
84. Nakamura S, Ishiyama M, Kosaka J, Mutoh J, Umemura N, Harase C. Urinary N-acetyl-beta-D-glucosaminidase (NAG) activity in patients with Graves' disease, subacute thyroiditis, and silent thyroiditis: a longitudinal study. *Endocrinol Jpn* 1991;**38**:303–8.
85. Mori T, Cowley Jr AW. Renal oxidative stress in medullary thick ascending limbs produced by elevated NaCl and glucose. *Hypertension* 2004;**43**:341–6.
86. Kaptein EM. Thyroid hormone metabolism and thyroid diseases in chronic renal failure. *Endocr Rev* 1996;**17**:45–63.
87. Singh PA, Bobby Z, Selvaraj N, Vinayagamoorthi R. An evaluation of thyroid hormone status and oxidative stress in undialyzed chronic renal failure patients. *Indian J Physiol Pharmacol* 2006;**50**:279–84.
88. Hegedüs L, Andersen JR, Poulsen LR, Perrild H, Holm B, Gundtoft E, et al. Thyroid gland volume and serum concentrations of thyroid hormones in chronic renal failure. *Nephron* 1985;**40**:171–4.
89. Miki H, Oshimo K, Inoue H, Kawano M, Morimoto T, Monden Y, et al. Thyroid carcinoma in patients with secondary hyperparathyroidism. *J Surg Oncol* 1992;**49**:168–71.
90. Wiederkehr MR, Kalogiros J, Krapf R. Correction of metabolic acidosis improves thyroid and growth hormone axes in haemodialysis patients. *Nephrol Dial Transplant* 2004;**19**:1190–7.
91. Ebihara I, Hirayama K, Usui J, Seki M, Higuchi F, Oteki T, et al. Tubulointerstitial nephritis and uveitis syndrome associated with hyperthyroidism. *Clin Exp Nephrol* 2006;**10**:216–21.

第 27 章

27

慢性肾脏病矿物质和骨代谢异常

Keith A. Hruska[a], Michael E. Seifert[b] and Kameswaran Surendran[c]

[a]Division of Pediatric Nephrology, Department of Pediatrics, Washington University, St. Louis, MO, USA,

[b]Division of Pediatric Nephrology, Southern Illinois University, Springfield, IL, USA,

[c]Department of Pediatrics, Sanford School of Medicine, University of South Dakota, Sioux Falls, DK, USA

概　　述

2006 年，"肾脏疾病：改善全球预后"（Kidney Disease：Improving Global Outcomes，KDIGO）委员会[1,2]将慢性肾脏病并发的矿物质和骨代谢紊乱独立出来，定义为一类由肾脏损伤导致的不同严重程度的统一并发症：慢性肾脏病矿物质骨代谢紊乱（chronic kidney disease-mineral bone disorder，CKD-MBD）[3-5]。慢性肾脏病（chronic kidney disease，CKD）和终末期肾病（end-stage renal disease，ESRD）中 CKD-MBD 相关死亡率的增加，使得 CKD-MBD 成为美国和发达国家的主要健康问题[5-9]。CKD-MBD 包含矿物质代谢紊乱和肾性骨病，其症状从 CKD 早期开始出现，导致 CKD 相关的高死亡率。根据新近病理生理学研究的进展，人们将经典的 CKD 相关继发性甲状旁腺亢进和肾性骨病归入 CKD-MBD 综合征中，并意识到肾脏、血管、骨骼、甲状旁腺和心脏等多器官共同参与 CKD-MBD 的病理生理过程，引起 CKD 死亡率增加（图 27.1）。

病理生理学

一般而言，血管钙化常见于老年人，而慢性肾脏病患者早期即出现血管结构紊乱，进而发生血管硬化、钙化，引起左心室肥大[10,11]，这些改变都可以增加心血管事件的发生率和心血管相关的死亡率。在小鼠轻度肾功能不全模型（相当于 CKD 2 期患者）中，主动脉平滑肌细胞中与血管收缩相关的蛋白表达降低[12]，同时大动脉平滑肌细胞可以从正常状态转变为去分化状态[13]。血管平滑肌细胞去分化进入间充质干细胞和早期祖细胞状态时，容易向成骨细胞转分化，在慢性肾脏病背景下导致动脉粥样硬化斑块的形成和血管中膜钙化[14-18]。

CKD 血管钙化的病理生理过程分为两种：内膜新生型和动脉中膜型[19]。多种因素在动脉粥样硬化内膜新生钙化的病理生理过程中发挥作用，参与激活动脉粥样硬化斑块内新生内膜细胞的成骨化[15,20]。动脉干中膜广泛钙化称为 Mönckeberg 硬化[18]，其最常见的原因是慢性肾脏病，尤其是慢性肾脏病并发糖尿病。

CKD 患者早期肾小球滤过率（Glomerular Filtration Rate，GFR）轻度下降时（肌酐清除率 40～70ml/min，CKD 2 期），即可以出现骨质异常[21,22]，多发生于骨皮质，表现为骨皮质容量减少、出现骨多孔化改变[12]。CKD 患者骨重塑、矿化异常和骨质改变，均可导致骨骼强度明显降低、骨折和畸形。另外，在 CKD 早期血磷、血钙或骨化三醇尚未出现明显变化时，血 FGF23 和 PTH 水平已显著上升[23-25]。FGF23 可以作为一种生物标记物[23,26]，其上升强烈提示肾脏损害已影响到骨细胞的功能和分泌[26]。在 CKD 早期并无甲状旁腺增生，但是无动力性骨病的发病率已经升高，进一步证实肾损伤对骨骼的作用[27]。CKD 一旦进展为 ESRD，几乎所有患者都会出现骨病[28]。

发 病 机 制

肾损伤产生多种因子，影响血管、骨骼和心肌。

骨骼损伤包括两种机制：一是骨重塑和骨质改变，二是骨细胞分泌功能改变（图 27.1）[29]。肾脏损伤可以启动肾脏再生和修复过程，迄今为止研究最透彻的是 Wingless/Integration 1（Wnt 1）通路的再激活[30,31]。Wnt 是一个合成词，代表 Wg 和 int。Wnt 在肾脏发育中的作用发生在微血管形成肾小球和管周毛细血管之前，主要调控肾小管上皮细胞的分化、增生和极化[32-36]，但在病理过程中可促进肾脏纤维化[37-39]。在 Wnt 经典信号通路中包含多种 Wnt 抑制因子[40]，如 Dickkopf[41]、可溶性卷曲相关蛋白（soluble frizzled related proteins）、骨硬化蛋白（sclerostin）等。Wnt 是一类严格遵循自分泌/旁分泌作用的蛋白[42]，但 Wnt 抑制因子却是分泌型循环蛋白[43]。正常情况下肾脏不分泌 Wnt 抑制因子进入体循环，但肾脏损伤或修复时，可以释放 Wnt 抑制因子入血，抑制全身 Wnt 通路，导致各种生理功能的紊乱，目前研究主要集中于血管和骨骼的损害[44,45]。

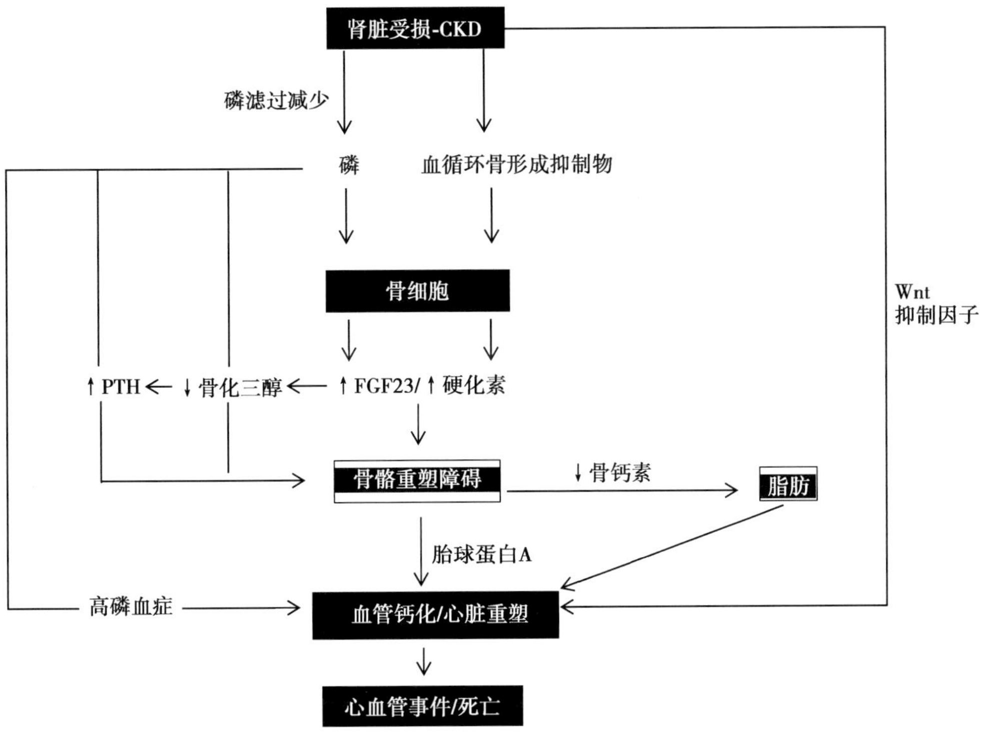

图 27.1　CKD 全身多器官激活，通过释放循环因子互相影响。肾损伤可直接引起骨形成抑制剂水平升高，如 Dickkopf-1 和可溶性卷曲相关蛋白家族等。肾损伤也可导致无机磷（Pi）滤过减少，进而刺激骨细胞分泌 FGF23，后者促进肾脏磷排泄增加，所以早期不表现为血磷水平升高。慢性肾脏病时出现 FGF23、Klotho、硬化素、PTH、骨化三醇等因子变化，导致骨骼重塑紊乱，同时引起血管钙化、心脏重塑，增加心血管疾病发生率和死亡率。目前已证实的致病通路有肾-骨和骨-心轴，骨骼和肾共同介导高磷血症的产生，高磷血症介导血管钙化，血管钙化促进心功能变化

近期研究逐渐揭示 Wnt 抑制因子家族在肾脏疾病早期血管功能紊乱中发挥作用。肾脏受损后 Wnt 抑制因子表达明显上升[30,44]，如 Dickkopf 1（Dkk1），应用抗体中和 Dkk1[44] 可以抑制肾损伤诱导的血管平滑肌细胞去分化，表现为纠正平滑肌细胞中收缩蛋白表达的下降，抑制其向成骨样细胞转分化，降低成骨细胞转录因子 Runx2 水平、升高 klotho 水平等，进而抑制 CKD 早期激活的血管钙化过程[12,44]。

骨骼对血循环中 Wnt 抑制因子的作用尤为敏感。研究发现 Wnt 共受体蛋白的激活突变，如低密度脂蛋白受体相关蛋白 5 和 6（low density lipoprotein receptor related proteins 5 and 6，LRP5/6）激活突变会导致硬化型骨化病（sclerosteosis）[46-48]；Wnt 抑制蛋白的失活突变，如硬化素（sclerostin）的失活突变可导致 Van Buchem 病（范布凯综合征/全身性骨皮质增生症）[49-51]。因此，Wnt 是正常骨骼重塑最主要的调节因子[42,52,53]。PTH 上升[54,55] 可以阻止血循环中 Wnt 对骨骼重塑的抑制作用[45]。CKD 早期如果出现 PTH 水平受到抑制，则可能导致低转运性骨病的发生[27]。动脉粥样硬化和 2 型糖尿病动物模型显示，CKD 早期骨形成速率受到显著抑制，尤其是骨皮质，使用 Dkk1 中和抗体可以有效逆转成骨的抑制效应[44]。

CKD 早期骨细胞分泌 FGF23 和硬化素已显著升高[23,26]，使用抗体中和 Dkk1 可以在维持血磷不变的情

况下降低尿磷(即小管液磷含量),同时抑制血 FGF23 的升高[44]。临床研究也发现,CKD 早期限制饮食磷含量、应用磷结合剂,可以在不影响血磷的情况下,降低血中 FGF23 水平[56]。研究推测,尿磷有可能通过调节非整合素金属蛋白 ADAMS 10 和 17 影响膜型 Klotho 的剪切活性,进而改变可分泌的剪切型 klotho(cut klotho)的水平,调节骨细胞 FGF23 的分泌[57,58]。在 CKD 情况下,肾小管上皮细胞中膜型 klotho 的表达明显降低[59],分泌的剪切型 klotho 相应减少,阻碍了 FGF23 促进肾脏排磷的作用,进而刺激骨细胞分泌 FGF23 和硬化素显著增加,抑制骨重塑,后者导致甲状旁腺功能持续亢进,拮抗性增加骨重塑率[45,60]。由此可见,在 CKD 早期患者中,血 FGF23、Wnt 信号通路抑制因子 Dkk1 和硬化素的升高都是肾脏损害导致骨抑制的有力生化证据。CKD 早期患者的骨合成能力已经降低,但是临床上并不常表现为无动力性骨病,因为上述因子的失衡会刺激 PTH 的分泌,持续的高 PTH 可增加骨重塑率,最终导致高转运性骨病——纤维性骨炎。

CKD-MBD 致病因子

FGF23

FGF23 是一种调磷激素[61,62],是在研究常染色体显性遗传性低磷血症性佝偻病(ADHR)和癌性骨软化(TIO)时发现的。轻度肾损伤时即出现血循环中 FGF23 浓度增加[23,63],并随 CKD 病程进展逐渐上升。FGF23 主要由骨细胞和成骨细胞分泌,疾病状态下也可以表达于其他组织[12],其最主要的生物学作用包括:调节近端肾小管磷的重吸收、抑制 CYP27B1 的表达(1α 羟化酶,近端小管活性维生素 D 合成酶)以及增加 CYP24A1 的表达(24-羟化酶,介导活性维生素 D 的降解)。肾脏损伤可以刺激骨细胞分泌 FGF23,同时 FGF23 经由肾脏排泄减少,进一步增加血循环中 FGF23 水平。在 CKD 早期,FGF23 可以促进肾脏排磷,但是抑制活性维生素 D 合成、增加其降解导致活性维生素 D 缺乏。研究发现,血中 FGF23 水平与 CKD 患者的临床表现密切相关[64],尤其是左心室肥大[65]。FGF23 过度增高可导致心肌细胞肥大,这一作用不需要其共受体 klotho 的参与[66]。FGF23 的这些作用有力地证明了骨-肾、骨-甲状旁腺和骨-心之间具有直接的相互作用,参与 CKD-MBD 的病理生理过程。

Klotho

Klotho 是 FGF 受体(FGF receptor,FGFR)的共受体,FGF23 通过结合 FGFR-Klotho 复合体发挥生物学效应[67]。Klotho 仅在肾脏近端、远端小管、甲状旁腺和脑组织等特定组织高表达[68,70],介导 FGF23 的器官特异性作用[68,69]。Klotho 为单次跨膜蛋白,胞外区较长,与糖苷酶有同源性,具有类似葡萄糖苷酸酶和唾液酸酶的催化活性[71,72]。由于 klotho 胞外段可被蛋白酶裂解[58],释放入尿液和血液,人们推测 klotho 具有内分泌激素的功能[73,74]。研究发现,血循环内的 klotho 可调控骨细胞分泌 FGF23[57]。

生理状态下,FGF23 通过 FGFR/Klotho 信号通路抑制 PTH 分泌[70],同时 PTH 也影响 FGF23 的分泌,但在 CKD 情况下,骨细胞-甲状旁腺的相互调控机制发生紊乱[75]。肾脏损伤导致肾脏 klotho 表达降低,血浆中剪切型 klotho 及其对骨细胞的调节作用相应降低[76,77],导致 FGF23 的负反馈调节作用下降,骨细胞持续分泌 FGF23;同时磷潴留对 FGF23 的刺激作用更为明显,导致机体磷的代谢平衡进一步紊乱[66]。

高磷血症

CKD 时肾单位减少,FGF23 和 PTH 通过减少残余肾单位对磷的重吸收以促进磷的排泄,维持血磷稳定[78]。然而,此时近端小管 klotho 表达也减少,导致 FGF23 的作用受到限制[76]。患者进入 CKD 3-4 期时血磷开始升高,机体凭借 PTH 和 FGF23 的代偿性升高仍能维持磷稳态[75]。但 CKD 4-5 期时,因肾脏损伤严重,GFR 下降至正常水平的 30%,即使 PTH 和 FGF23 维持在高水平,也不能纠正肾脏磷排泄的减少导致的高磷血症[75,79]。

研究显示,骨骼钙磷沉积障碍和骨破坏也是导致 CKD 患者血磷和血钙水平异常的重要原因[80-82]。CKD 时,骨组织可能释放相应信号[83,84],通过高磷血症刺激血管平滑肌细胞向成骨细胞转分化,促进血管钙化[84,85]。血磷升高可以作用于血管平滑肌细胞上的钠-磷转运子激活 MAPK 信号通路,刺激血管异位钙化(图 27.2)[83,86]。

高磷血症时,磷和钙发生络合反应使血钙降低,同时抑制 1α 羟化酶活性,进一步降低血浆活性维生素 D 水平(见图 27.1)。此外,高磷血症可以直接刺激甲状旁腺细胞,促进 PTH 分泌增加、甲状旁腺细胞结节性增生,这一作用独立于血钙和活性维生素 D(图 27.1)[87,88]。同时,无机磷也可以直接刺激骨细胞分泌 FGF23。

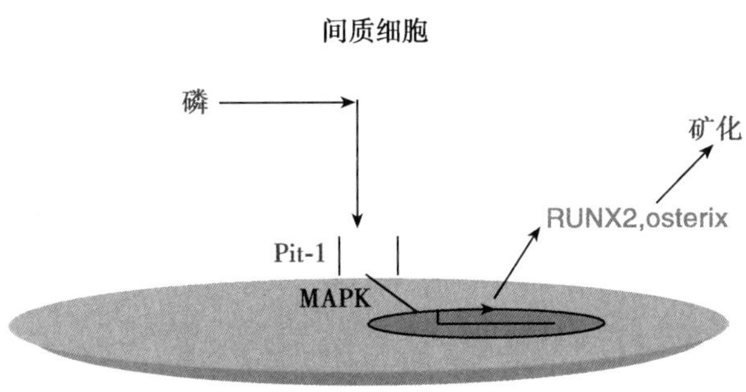

图 27.2　CKD 血管钙化时磷刺激间质细胞向成骨细胞转分化的机制。磷是钠磷转运子 Pit-1 的配体，与 Pit-1 结合后刺激 MAP 激酶介导下游信号传导，MAP 激酶激活 RUNX2 和 osterix 基因转录，介导血管壁间质细胞向成骨细胞转分化，最终引起血管平滑肌细胞细胞外基质矿化，这一过程可能发生在动脉粥样硬化斑块、新生内膜或血管中膜

活性维生素 D 缺乏

骨细胞分泌的 FGF23 可以抑制肾脏近段小管 CYP27B1（1α-羟化酶）的作用、激活 CYP24A1（24-羟化酶）的作用，减少活性维生素 D 的生成，在 CKD 早期即导致维生素 D 缺乏（图 27.1）。随着 CKD 进展，功能性肾单位减少、残余肾单位磷负荷增加、加之 FGF23 水平持续上升，共同导致活性维生素 D 的合成进一步下降[89]。活性维生素 D 的下降可以减少肠道对钙的吸收，导致低钙血症。CKD 晚期，活性维生素 D 的缺乏还抑制组织中维生素 D 受体（vitamin D receptors，VDRs）的表达，尤其是甲状旁腺细胞[90]。ESRD 时循环活性维生素 D 降低、甲状旁腺主细胞 VDR 表达减少，导致活性维生素 D 对 PTH 合成的抑制作用下降，造成 PTH 合成增加，并对外源性活性维生素 D 治疗抵抗。由于 VDR 缺乏，CKD 晚期低钙血症可能难以纠正，应当及时加以临床干预。

低钙血症

随着 CKD 进展，肠道钙吸收减少引发低钙血症，刺激 PTH 分泌。钙通过钙敏感受体（calcium sensor，CaSR）对甲状旁腺主细胞起调节作用。钙敏感受体主要表达于甲状旁腺主细胞，属于 G 蛋白偶联受体，肾小管上皮及全身其他组织也有少量表达[91,92]。短期低钙血症可刺激甲状旁腺 PTH 释放，长期作用可导致甲状旁腺细胞增生。长期低钙血症引起细胞内 PTH 降解减少，并引起次级存储池（secondary storage pool）的动员。数天或数周的低钙血症可激活 PTH 基因上游的负钙反应元件，引起甲状旁腺素原前体信使 RNA 表达上升。研究发现，活性维生素 D 缺乏可以抑制钙敏感受体的表达，而补充活性维生素 D 可增加钙敏感受体的表达。这一结果表明，活性维生素 D 的代谢产物可能通过增加钙敏感受体的表达调节 PTH 的合成和分泌。因此，透析患者甲状旁腺细胞对钙剂治疗不敏感的机制可能源于钙敏感受体数目的减少和活性维生素 D 的缺乏。

甲状旁腺功能亢进

上述所有机制都会导致 PTH 分泌增加和甲状旁腺增生。随着 CKD 进展，患者甲状旁腺逐渐增大，血清 PTH 随之上升。甲状旁腺体积的增大主要是由于细胞弥漫性增生，部分单克隆增生的主细胞可形成结节样增生。与弥漫性增生的腺体相比，结节性增生的腺体维生素 D 受体和钙敏感受体表达明显减少，造成对骨化三醇和钙剂治疗的抵抗。PTH 持续性上升可导致成骨细胞功能异常和骨细胞异常激活，表现为 I 型胶原减少和 RANKL 配体增加。RANKL 激活可影响骨细胞的生成，导致高转运性骨病、PTH 受体敏感性下降和骨质破坏。

性腺功能减退

终末期肾病患者常出现不同程度的性腺功能减退[93-95]，体内雌激素和睾酮缺乏可以从多个方面参与骨病的病理生理过程[96,97]。

其他因素

炎症介质、酸中毒[98,99]、铝、瘦素和蓄积的代谢产物可能都参与了 CKD-MBD 的病理生理过程。有些 CKD 患者使用糖皮质激素治疗，也会影响骨代谢。维持性透析患者体内可以存在 β2-微球蛋白的蓄积。此外，在 CKD 和 ESRD 状态下，生长因子以及其他参与骨重塑调节的激素均可能发生紊乱，影响骨重塑和促进骨病的发展。

肾性骨病的病理表现

采用 CKD-MBD 综合征这一术语后，肾性骨病（renal osteodystrophy，ROD）仅用于定义 CKD 患者的骨病理表现及其引起的骨骼形成/重塑障碍。基于肾性骨病不同的致病因素和治疗原则，我们对肾性骨病作出以下分类[100]。

继发性甲旁亢性骨病，高转运性骨病，纤维性骨炎

持续过量的PTH作用可以增加骨转运[100-104]，表现为破骨细胞、成骨细胞、骨细胞数量增多。成骨细胞功能紊乱导致胶原异常增生，形成网织状骨[22]。骨原细胞不向成骨细胞分化，而向成纤维细胞分化，导致胶原沉积、骨小梁周围和骨髓腔纤维化[16,100,105]。未矿化的类骨质增加，但类骨质的正常三维结构消失，偏振光下骨缝正常双折射表现消失[106]。相反，偏振光下看到的是网织状骨和网织状类骨质的无序结构，以及典型的纵横交错的十字样结构。经四环素两次标记后行骨活检，检测静态和动力学参数显示骨矿化速率增加、主动矿化部位增多[107]。

低转运性骨病，无动力性骨病

尿毒症低转运骨病是肾性骨病的另一种表现[108]，组织学特点为骨转运显著降低，主动重塑部位减少，骨形成和骨吸收均降低[109,110]。相比骨形成的减少，骨吸收的下降更为严重，导致骨质总量减少。大部分骨小梁表面覆盖骨衬细胞和少量破骨、成骨细胞，骨质板层状沉积，形成板层骨结构。骨矿化严重减少，四环素标记后通常只能看到超薄的单层四环素标记物。根据成骨细胞活动减少的不同病因，我们将低转运性骨病分为两类：无动力性骨病和骨软化，骨软化通常由铝中毒、使用双膦酸盐或其他原因引起[111-113]。

研究发现无动力性骨病的病因是骨代谢减少[100]。肾脏损伤后，即使血钙、磷、PTH和骨化三醇水平保持不变，也会引发无动力性骨病[27]，但加入正常肾脏产生的骨骼代谢因子可以纠正无动力性骨病。肾脏损伤可以导致血循环中Wnt抑制因子增加[44]，Sabbagh等进一步证实CKD早期骨骼Wnt信号通路被抑制[45]。而中和Wnt通路中关键抑制因子Dkk1，足以纠正2型糖尿病和CKD早期动物模型的低转运性骨病[44]。当这两种疾病动物进一步衰老后，通过大量增加PTH合成和分泌水平来拮抗骨骼PTH抵抗，使骨代谢从低转运转变为高转运。

骨软化的特征性表现为矿化不良的基质沉积[114-117]。与胶原沉积减少相比，矿化减少发生得更早、更严重，骨小梁中大部分都是未矿化的骨质。宽骨缝大面积覆盖骨小梁表面，使得板层骨体积增加。骨活检也可发现骨小梁包围的网织状骨，表明骨质曾发生高转运病变。活检有时也可见破骨细胞，一般出现在骨小梁内，或少量出现在骨小梁表面，但其表面无类骨质覆盖。

混合性骨病，高转运性骨病伴矿化障碍

混合性骨病主要是由甲状旁腺功能亢进症和矿化障碍引起，矿化障碍可伴骨形成增加，同一患者可同时出现不同程度的病情[107,110,114]。组织学上表现为破骨细胞数量增加，异位重塑中心数量也可增加。层状骨周围的有活性细胞、网织状骨缝、骨小梁周围纤维化活动减少，均导致类骨质增加、骨缝厚度增加或保持正常。虽然网织状骨矿化速率增加，但是板层骨矿化速率降低。

其他相关骨代谢异常

骨质疏松和骨硬化

随着肾功能的进行性丧失，骨皮质减少的同时，松质骨体积可能增加，部分原因在于沉积的是未成熟的胶原纤维而非板层纤维。因此，尽管通过双能X射线吸收法（dual energy X-ray absorptiometry，DEXA）检测出骨质增加，但骨强度仍旧受损。长期透析患者骨量丢失或增加取决于骨平衡，当骨平衡为正时，成骨细胞活跃，新骨、尤其是网织状骨沉积活跃，骨沉积强于骨吸收，可以出现骨硬化。由于继发性甲状旁腺功能亢进诊疗技术的进展，骨硬化已经比较罕见[22]。

当骨转化率增高时更易出现负的骨平衡，皮质骨和松质骨表现更为明显，骨密度检测可显示骨质减少或骨质疏松[118,119]。CKD人群骨质疏松症的患病率高于普通人群[120-122]，进展到ESRD前患者已经出现骨质疏松[123]。骨骼高转运时，如继发性甲状旁腺功能亢进伴纤维性骨炎，骨吸收率超过骨形成，引起骨质减少可发展为骨质疏松。骨骼低转运时，虽然骨形成率和骨吸收可能都降低，但是骨吸收大于骨形成，仍然导致骨质流失。因此，无论低转运[127]还是高转运骨病[123-126]，都可能出现骨质疏松。当骨吸收率超过骨形成率时，即便出现高磷血症和高钙血症，也不会增加骨矿物质沉积，反而导致异位矿化，尤其是血管钙化。骨骼吸收磷的障碍是促进异位矿化的重要因素，并将CKD骨质疏松与慢性心血管疾病导致的高死亡率紧

密关联[84]。

CKD-MBD 相关的骨质疏松症可以表现为四种形式:高转运性肾性骨病、低转运性肾性骨病、CKD 发生前即有的骨质疏松和性腺激素缺乏导致的骨质疏松。因此,对骨质疏松患者和 eGFR 下降的患者,需要检查是否患有 CKD 以及 CKD-MBD 的程度。

骨质铝、铁、镧和双膦酸盐沉积

铝、铁、镧[128]、二膦酸盐可在骨矿化表面沉积,也可弥漫性沉积。对骨矿化面进行铝染色显示,铝染色的弥漫程度与矿化组织学异常的程度呈正相关。铝沉积在低转运性骨病中最为严重,但是在各种类型肾性骨病中都可以出现铝沉积。铝负荷增加的患者骨矿化逐渐减少,骨代谢逐渐减慢。去除铝负荷后,骨矿化和骨代谢均恢复正常。铁若沉积于矿化表面,也可导致低转运性肾性骨病和骨折[129,130],但与铝中毒相比,铁中毒较少发生。

镧是一种稀土离子,在 CKD 和 ESRD 患者中用作磷结合剂。镧的吸收率较低,在骨中的含量比铝低得多,基本上不会造成临床症状[131]。目前尚未发现长期使用镧有毒性作用,且镧对骨病也有治疗效果[132-134]。一项持续八年的研究发现镧在骨骼中的沉积很低,不会导致任何生物或毒性作用[135]。骨对镧的清除率也很低,但比双膦酸盐的清除速率快[131]。

双膦酸盐主要用于治疗骨质疏松症和高钙血症[136,137],在 CKD 和 ERSD 患者中双膦酸盐使用率有所上升,尤其是用于治疗血管钙化[138]。回顾性分析多项注册研究结果显示,应用双膦酸盐治疗的患者肾功能(eGFR)有所下降[139,140]。由于这些研究中入选的患者多为老年女性,且 PTH 水平正常,因此很可能不存在肾脏疾病或者 CKD-MBD,如果直接将这些临床研究的结论应用到 CKD 和骨质疏松患者中去,可能存在一定的问题。我们推测 CKD 患者骨重塑异常(特别是网织状骨形成和矿化缺陷)的本质可能与一种一旦沉积就难以去除的物质有关。人们已逐渐意识到,成骨不全与使用双膦酸盐相关,双膦酸盐的长期沉积可以抑制骨转运,也导致了罕见的颚骨坏死和非典型性股骨骨折[138,141]。此外,FDA 也在近期将双膦酸盐的肾毒性作用加入了双膦酸盐药物的注意事项[136]。

骨病相关临床表现

CKD 患者骨病相关的临床症状较少见,但是骨折风险比正常对照多 2 倍(年龄匹配队列)[143,144],高血压也很常见。CKD-MBD 促进高血压的发生可能与血管硬化有关。在骨骼重塑紊乱背景下易出现血管钙化[145,146],血管钙化导致血管壁顺应性下降[10],使收缩压、脉压和脉波速度增加[142],最终导致心脏肥大、心力衰竭,增加心血管疾病相关性死亡[147]。

异位矿化、钙化防御和肿瘤钙化

异位组织钙化可发生于眼睛,表现为巩膜带角膜病变或赤眼综合征,赤眼综合征由结膜炎症反应引起。钙沉积物还可出现在肺部,导致限制性肺病。钙沉积在心肌可能引起心律失常、环形钙化、瓣膜钙化或心肌功能障碍等。肾脏钙化可促进慢性肾脏病进展。大多数软组织钙化都由钙磷乘积增加引起,肾性骨病和过量骨吸收可加重软组织钙化。

钙化防御综合征的特征是外周动脉中膜钙化[148,149],这些钙化灶引起紫色皮损,皮损伴有严重疼痛,常进展为缺血性坏死[150]。钙化防御综合征往往伴发严重并发症和死亡。

肿瘤钙化也是软组织钙化的一种,表现为关节周组织等软组织的钙化,钙沉积灶可增大并影响相邻关节和器官的功能。一般认为肿瘤钙化与高钙磷乘积相关,但对其确切的发病机制仍了解甚少。近期研究发现 FGF23、Klotho 和 GALNT3 三个单基因突变,为高磷血症在肿瘤钙化发病机制的研究带来新思路[151-153]。研究证实在高磷血症的情况下,GALNT3 与 FGF23 的酶解相关。

骨痛、骨折和骨骼畸形

肾性骨病的症状通常出现在 CKD 晚期[154],但生化指标的异常早在临床症状出现之前已经出现,因此医生应尽早采取必要的干预措施,减少并预防严重并发症。与骨病相关的症状表现隐匿,非特异性,且进展缓慢。

骨痛不明显,定位模糊,患者一般主诉深部痛。骨痛可以是弥漫的,也可以局限于背部、臀部、膝盖或腿部。负重或体位突然变化通常会加重骨痛。虽然骨痛缓慢进展,但患者有可能完全丧失劳动能力。ESRD 患者骨痛通常没有明确体征,局部可能有压痛,增加压力疼痛加重。有时,疼痛会突然出现在下肢某一特定关节,类似急性关节炎或关节周围炎,热敷或按摩不能缓解。急剧胸部疼痛可能意味着肋骨骨折。较小创伤可引起自发性骨折,可能导致椎骨粉碎性骨折，也可导致长骨骨折。

无论是否存在基础骨病，几乎所有 ESRD 患者都会出现骨痛和骨折[120]，尤其伴发骨质疏松时症状可能更为明显。然而，低转运性骨病和铝相关性骨软化仍是骨痛和骨折最常见的病因。

儿童和成人都可能发生骨骼畸形。多数 ESRD 患儿存在生长发育迟缓和骨骼畸形，且都可发展为维生素 D 缺乏（佝偻病）或继发性甲状旁腺功能亢进[98]。佝偻病常见体征是长骨弯曲，尤其是胫骨和股骨，表现为典型的膝外翻，青春期时症状可进一步加重。儿童长期继发性甲旁亢可造成生长软骨难以转化为干骺端骨松质，导致骨骺滑脱。这种并发症常发生于髋骨，青春期前开始出现症状，无痛但会导致跛行。若病变累及桡骨和尺骨时，会导致手向尺侧偏移、局部肿胀。成人严重骨软化或骨质疏松时，可出现腰椎侧弯、胸椎后凸、反复骨折等骨骼病变[155]。

结 语

在肾脏损伤早期，由于多器官功能和调节障碍，导致了 CKD-MBD 的发病。以往仅认为 CKD-MBD 可导致肾性骨病，但近年众多研究证实 CKD-MBD 还会增加心血管疾病的风险，从而导致 CKD 患者心血管疾病的死亡率升高。另外，可以明确的是早在肾脏损伤之初 CKD-MBD 即开始发生，新近发现的 FGF23、klotho 等激素均参与了其病理生理过程。以往将这些多种器官相互调节的障碍孤立的理解为继发性甲旁亢、高磷血症、活性维生素 D 缺乏和肾性骨病等，现在将这些改变均归为 CKD-MBD 综合征。

（董欣雨、李屾森 译，陈靖 校）

参考文献

1. Moe S, Drueke T, Cunningham J, Goodman W, Martin K, Olgaard K, et al. Definition, evaluation, and classification of renal osteodystrophy: a position statement from kidney disease: Improving Global Outcomes (KDIGO). *Kidney Int* 2006;**69**(11):1945–53.
2. Olgaard K. *KDIGO: Clinical guide to bone and mineral metabolism in CKD*. Belgium: National Kidney Foundation; 2006.
3. Stevens LA, Djurdjev O, Cardew S, Cameron EC, Levin A. Calcium, phosphate, and parathyroid hormone levels in combination and as a function of dialysis duration predict mortality: Evidence for the complexity of the association between mineral metabolism and outcomes. *J Am Soc Nephrol* 2004;**15**(3):770–9.
4. Block GA, Hulbert-Shearon TE, Levin NW, Port FK. Association of serum phosphorus and calcium x phosphate product with mortality risk in chronic hemodialysis patients: a national study. *Am J Kidney Dis* 1998;**31**(4):607–17.
5. Slinin Y, Foley RN, Collins AJ. Calcium, phosphorus, parathyroid hormone, and cardiovascular disease in hemodialysis patients: The USRDS Waves 1, 3, and 4 study; 2005.
6. Foley RN, Parfrey PS, Sarnak MJ. Clinical epidemiology of cardiovascular disease in chronic renal disease. *Am J Kidney Dis* 1998;**32**(5 Suppl 3):S112–9.
7. Shlipak MG, Sarnak MJ, Katz R, Fried LF, Seliger SL, Newman AB, et al. Cystatin C and the risk of death and cardiovascular events among elderly persons. *New Engl J Med* 2005;**352**(20):2049–60.
8. Sarnak MJ, Levey AS, Schoolwerth AC, Coresh J, Culleton B, Hamm LL, et al. Kidney disease as a risk factor for development of cardiovascular disease: a statement from the American Heart Association Councils on kidney in cardiovascular disease, high blood pressure research, clinical cardiology, and epidemiology and prevention. *Hypertension* 2003;**42**:1050–65.
9. Peralta CA, Shlipak MG, Judd S, Cushman M, McClellan W, Zakai NA, et al. Detection of chronic kidney disease with creatinine, cystatin C, and urine albumin-to-creatinine ratio and association with progression to end-stage renal disease and mortality. *JAMA* 2011;**305**:1545–52.
10. Ix JH, de Boer IH, Peralta CA, Adeney KL, Duprez DA, Jenny NS, et al. Serum phosphorus concentrations and arterial stiffness among individuals with normal kidney function to moderate kidney disease in MESA. *Clin J Am Soc Nephrol* 2009;**4**:609–15.
11. Mitsnefes MM, Kimball TR, Kartal J, Witt SA, Glascock BJ, Khoury PR, et al. Cardiac and vascular adaptation in pediatric patients with chronic kidney disease: role of calcium-phosphorus metabolism. *J Am Soc Nephrol* 2005;**16**:2796–803.
12. Fang Y, Ginsberg C, Sugatani T, Faugere MC, Malluche H, Hruska KA. Early chronic kidney disease-mineral bone disorder stimulates vascular calcification. *Kidney Int* 2014;**85**:142–50.
13. Kokubo T, Ishikawa N, Uchida H, Chasnoff SE, Xie X, Mathew S, et al. CKD accelerates development of neointimal hyperplasia in arteriovenous fistulas. *J Am Soc Nephrol* 2009;**20**:1236–45.
14. Giachelli CM, Bae N, Almeida M, Denhardt DT, Alpers CE, Schwartz SM. Osteopontin is elevated during neointima formation in rat arteries and is a novel component of human atherosclerotic plaques. *J Clin Invest* 1993;**92**:1686–96.
15. Shanahan CM, Cary NRB, Metcalfe JC, Weissberg PL. High expression of genes for calcification-regulating proteins in human atherosclerotic placques. *J Clin Invest* 1994;**93**:2393–402.
16. Davies MR, Lund RJ, Hruska KA. BMP-7 is an efficacious treatment of vascular calcification in a murine model of atherosclerosis and chronic renal failure. *J Am Soc Nephrol* 2003;**14**:1559–67.
17. Moe SM, O'Neill KD, Duan D, Ahmed S, Chen NX, Leapman SB, et al. Medial artery calcification in ESRD patients is associated with deposition of bone matrix proteins. *Kidney Int* 2002;**61**:638–47.
18. Shanahan CM, Cary NRB, Salisbury JR, Proudfoot D, Weissberg PL, Edmonds ME. Medial localization of mineralization-regulating proteins in association with Monckeberg's sclerosis: evidence for smooth muscle cell-mediated vascular calcification. *Circulation* 1999;**100**:2168–76.
19. Shanahan CM, Crouthamel MH, Kapustin A, Giachelli CM. Arterial calcification in chronic kidney disease: key roles for calcium and phosphate. *Circ Res* 2011;**109**:697–711.
20. Demer LL. A skeleton in the atherosclerosis closet. *Circulation* 1995;**92**:2029–32.
21. Bacchetta J, Boutroy S, Vilayphiou N, Juillard L, Guebre-Egziabher F, Rognant N, et al. Early impairment of trabecular microarchitecture assessed with HR-pQCT in patients with stage II-IV chronic kidney disease. *J Bone Miner Res* 2010;**25**(4):849–57.
22. Malluche HH, Ritz E, Lange HP. Bone histology in incipient and advanced renal failure. *Kidney Int* 1976;**9**(4):355–62.
23. Isakova T, Wahl P, Vargas GS, Gutierrez OM, Scialla J, Xie X, et al. Fibroblast growth factor 23 is elevated before parathyroid hormone and phosphate in chronic kidney disease. *Kidney Int* 2011;**79**(12):1370–8.
24. Craver L, Marco MP, Martinez I, Rue M, Borras M, Martin ML, et al. Mineral metabolism parameters throughout chronic kidney disease stages 1–5 – achievement of K/DOQI target ranges. *Nephrol Dial Transplant* 2007;**22**(4):1171–6.
25. Levin A, Bakris GL, Molitch M, Smulders M, Tian J, Williams LA, et al. Prevalence of abnormal serum vitamin D, PTH, calcium, and phosphorus in patients with chronic kidney disease:

Results of the study to evaluate early kidney disease. *Kidney Int* 2006;**71**:31–8.
26. Pereira RC, Juppner H, Azucena-Serrano CE, Yadin O, Salusky IB, Wesseling-Perry K. Patterns of FGF-23, DMP1 and MEPE expression in patients with chronic kidney disease. *Bone* 2009;**45**(6):1161–8.
27. Lund RJ, Davies MR, Brown AJ, Hruska KA. Successful treatment of an adynamic bone disorder with bone morphogenetic protein-7 in a renal ablation model. *J Am Soc Nephrol* 2004;**15**(2):359–69.
28. Malluche HH, Faugere MC. Renal bone disease 1990: challenge for nephrologists. *Kidney Int* 1990;**38**:193–211.
29. Hruska KA, Fang Y. The pathogenesis of the early CKD-MBD in stage 2 CKD. *J Am Soc Nephrol*, submitted.
30. Surendran K, Schiavi S, Hruska KA. Wnt-dependent β-catenin signaling is activated after unilateral ureteral obstruction, and recombinant secreted frizzled-related protein 4 alters the progression of renal fibrosis. *J Am Soc Nephrol* 2005;**16**:2373–84.
31. Terada Y, Tanaka H, Okado T, Shimamura H, Inoshita S, Kuwahara M, et al. Expression and function of the developmental gene Wnt-4 during experimental acute renal failure in rats. *J Am Soc Nephrol* 2003;**14**:1223–33.
32. Kispert A, Vainio S, McMahon AP. Wnt-4 is a mesenchymal signal for epithelial transformation of metanephric mesenchyme in the developing kidney. *Development* 1998;**125**:4225–34.
33. Lin Y, Liu A, Zhang S, Ruusunen T, Kreidberg JA, Peltoketo H, et al. Induction of ureter branching as a response to Wnt-2b signaling during early kidney organogenesis. *Dev Dyn* 2001;**2001**:26–39.
34. Stark K, Vainio S, Vassileva G, McMahon AP. Epithelial transformation of metanephric mesenchyme in the developing kidney regulated by Wnt-4. *Nature* 1994;**372**:679–83.
35. Herzlinger D, Qiao J, Cohen D, Ramakrishna N. Brown AMC. Induction of kidney epithelial morphogenesis by cells expressing Wnt-1. *Dev Biol* 1994;**166**:815–8.
36. Iglesias DM, Hueber P-A, Chu L, Campbell R, Patenaude A-M, Dziarmaga AJ, et al. Canonical WNT signaling during kidney development. *Am J Physiol Renal Physiol* 2007;**293**(2):F494–500.
37. Surendran K, McCaul SP, Simon TC. A role for Wnt-4 in renal fibrosis. *Am J Physiol Renal Physiol* 2002;**282**:F431–41.
38. He W, Dai C, Li Y, Zeng G, Monga SP, Liu Y. Wnt/beta-Catenin signaling promotes renal interstitial fibrosis. *J Am Soc Nephrol* 2009;**20**:765–76.
39. Kawakami T, Ren S, Duffield JS. Wnt signalling in kidney diseases: dual roles in renal injury and repair. *J Pathol* 2013;**229**(2):221–31.
40. Jho EH, Zhang T, Domon C, Joo CK, Freund JN, Costantini F. Wnt/beta-Catenin/Tcf signaling induces the transcription of Axin2, a negative regulator of the signaling pathway. *Mol Cell Biol* 2002;**22**:1172–83.
41. Niida A, Hiroko T, Kasai M, Furukawa Y, Nakamura Y, Suzuki Y, et al. DKK1, a negative regulator of Wnt signaling, is a target of the beta-catenin/TCF pathway. *Oncogene* 2004;**23**:8520–6.
42. Reya T, Duncan AW, Ailles L, Domen J, Scherer DC, Willert K, et al. A role for Wnt signalling in self-renewal of haematopoietic stem cells. *Nature* 2003;**423**:409–14.
43. Pietilä I, Ellwanger K, Railo A, Jokela T, Barrantes IdB, Shan J, et al. Secreted Wnt antagonist Dickkopf-1 controls kidney papilla development coordinated by Wnt-7b signalling. *Dev Biol* 2011;**353**(1):50–60.
44. Fang Y, Ginsberg C, Seifert M, Agapova O, Sugatani T, Register TC, et al. Kidney disease induced Wnt inhibition and phosphorus cause the chronic kidney disease-mineral bone disorder (CKD-MBD). *J Am Soc Nephrol* 2013. doi: http://dx.doi.org/10.1681/ASN.2013080818.
45. Sabbagh Y, Graciolli FG, O'Brien S, Tang W, dos Reis LM, Ryan S, et al. Repression of osteocyte Wnt/β-catenin signaling is an early event in the progression of renal osteodystrophy. *J Bone Miner Res* 2012;**27**(8):1757–72.
46. Kramer I, Halleux C, Keller H, Pegurri M, Gooi JH, Weber PB, et al. Osteocyte Wnt/β-Catenin signaling is required for normal bone homeostasis. *Mol Cell Biol* 2010;**30**(12):3071–85.
47. Little RD, Carulli JP, DelMastro RG, Dupuis J, Osborne M, Folz C, et al. A mutation in the LDL receptor-related protein 5 gene results in the autosomal dominant high-bone-mass trait. *Am J Hum Genet* 2002;**70**:11–19.
48. Boyden LM, Mao J, Belsky J, Mitzner L, Farhi A, Mitnick MA, et al. High bone density due to a mutation in LDL-receptor-related protein 5. *N Engl J Med* 2002;**346**:1513–21.
49. Balemans W, Ebeling M, Patel N, Van Hul E, Olson P, Dioszegi M, et al. Increased bone density in sclerosteosis is due to the deficiency of a novel secreted protein (SOST). *Hum Mol Genet* 2001;**10**:537–43.
50. Brunkow ME, Gardner JC, Van Ness J, Paeper BW, Kovacevich BR, Proll S, et al. Bone dysplasia sclerosteosis results from loss of the SOST gene product, a novel cystine knot-containing protein. *Am J Hum Genet* 2001:577–89.
51. Staehling-Hampton K, Proll S, Paeper BW, Zhao L, Charmley P, Brown A, et al. A 52-kb deletion in the SOST-MEOX1 intergenic region on 17q12-q21 is associated with van Buchem disease in the Dutch population. *Am J Med Genet* 2002;**110**(2):144–52.
52. Reya T, Clevers H. Wnt signalling in stem cells and cancer. *Nature* 2005;**434**(7035):843–50.
53. ten Berge D, Kurek D, Blauwkamp T, Koole W, Maas A, Eroglu E, et al. Embryonic stem cells require Wnt proteins to prevent differentiation to epiblast stem cells. *Nat Cell Biol* 2011;**13**(9):1070–5.
54. Calvi LM, Adams GB, Weibrecht KW, Weber JM, Olson DP, Knight MC, et al. Osteoblastic cells regulate the haematopoietic stem cell niche. *Nature* 2003;**425**:841–6.
55. Kuznetsov SA, Riminucci M, Ziran N, Tsutsui TW, Corsi A, Calvi L, et al. The interplay of osteogenesis and hematopoiesis: expression of a constitutively active PTH/PTHrP receptor in osteogenic cells perturbs the establishment of hematopoiesis in bone and of skeletal stem cells in the bone marrow. *J Cell Biol* 2004;**167**:1113–22.
56. Isakova T, Barchi-Chung A, Enfield G, Smith K, Vargas G, Houston J, et al. Effects of dietary phosphate restriction and phosphate binders on FGF23 levels in CKD. *Clin J Am Soc Nephrol* 2013;**8**(6):1009–18.
57. Smith RC, O'Bryan LM, Farrow EG, Summers LJ, Clinkenbeard EL, Roberts JL, et al. Circulating αKlotho influences phosphate handling by controlling FGF23 production. *J Clin Invest* 2012;**122**(12):4710–5.
58. Chen C-D, Podvin S, Gillespie E, Leeman SE, Abraham CR. Insulin stimulates the cleavage and release of the extracellular domain of Klotho by ADAM10 and ADAM17. *Proc Natl Acad Sci* 2007;**104**(50):19796–801.
59. Hu MC, Shi M, Zhang J, Qui+Ýones H, Griffith C, Kuro-o M, et al. Klotho deficiency causes vascular calcification in chronic kidney disease. *J Am Soc Nephrol* 2011;**22**:124–36.
60. Moe SM, Radcliffe JS, White KE, Gattone VH, Seifert MF, Chen X, et al. The pathophysiology of early-stage chronic kidney disease–mineral bone disorder (CKD-MBD) and response to phosphate binders in the rat. *J Bone Miner Res* 2011;**26**(11):2672–81.
61. White KE, Evans WE, O'Riordan JLH, Speer MC, Econs MJ, Lorenz-Depiereux B, et al. Autosomal dominant hypophosphataemic rickets is associated with mutations in FGF23. *Nat Genet* 2000;**26**:345–8.
62. White KE, Jonsson KB, Carn G, Hampson G, Spector TD, Mannstadt M, et al. The autosomal dominant hypophosphatemic rickets (ADHR) gene is a secreted polypeptide overexpressed by tumors that cause phosphate wasting. *J Clin Endocrinol Metab* 2001;**86**(2):497–500.
63. Larsson T, Nisbeth U, Ljunggren O, Juppner H, Jonsson KB. Circulating concentration of FGF-23 increases as renal function declines in patients with chronic kidney disease, but does not change in response to variation in phosphate intake in healthy volunteers. *Kidney Int* 2003;**64**(6):2272–9.
64. Gutierrez OM, Mannstadt M, Isakova T, Rauh-Hain JA, Tamez H, Shah A, et al. Fibroblast growth factor 23 and mortality among patients undergoing hemodialysis. *New Engl J Med* 2008;**359**:584–92.
65. Gutierrez OM, Januzzi JL, Isakova T, Laliberte K, Smith K, Collerone G, et al. Fibroblast growth factor 23 and left ventricular hypertrophy in chronic kidney disease. *Circulation* 2009;**119**:2545–52.
66. Faul C, Amaral AP, Oskouei B, Hu MC, Sloan A, Isakova T, et al. FGF23 induces left ventricular hypertrophy. *J Clin Invest*

2011;**121**(11):4393–408.
67. Kurosu H, Ogawa Y, Miyoshi M, Yamamoto M, Nandi A, Rosenblatt KP, et al. Regulation of fibroblast growth factor-23 signaling by Klotho. *J Biol Chem* 2006;**281**(10):6120–3.
68. Kuro-o M, Matsumura Y, Aizawa H, Kawaguchi H, Suga T, Utsugi T, et al. Mutation of the mouse klotho gene leads to a syndrome resembling ageing. *Nature* 1997;**390**:45–51.
69. Imura A, Tsuji Y, Murata M, Maeda R, Kubota K, Iwano A, et al. alpha-Klotho as a regulator of calcium homeostasis. *Science* 2007;**316**:1615–8.
70. Ben-Dov IZ, Galitzer H, Lavi-Moshayoff V, Goetz R, Kuro-o M, Mohammadi M, et al. The parathyroid is a target organ for FGF23 in rats. *J Clin Invest* 2007;**117**(12):4003–8.
71. Chang Q, Hoefs S, van der Kemp AW, Topala CN, Bindels RJ, Hoenderop JG. The beta-glucuronidase klotho hydrolyzes and activates the TRPV5 channel. *Science* 2005;**310**:490–3.
72. Cha S-K, Ortega B, Kurosu H, Rosenblatt KP, Kuro-o M, Huang C-L. Removal of sialic acid involving Klotho causes cell-surface retention of TRPV5 channel via binding to galectin-1. *Proc Natl Acad Sci* 2008;**105**(28):9805–10.
73. Kurosu H, Yamamoto M, Clark JD, Pastor JV, Nandi A, Gurnani P, et al. Suppression of aging in mice by the hormone klotho. *Science* 2005;**309**(5742):1829–33.
74. Imura A, Iwano A, Tohyama O, Tsuji Y, Nozaki K, Hashimoto N, et al. Secreted klotho protein in sera and CSF: implication for post-translational cleavage in release of klotho protein from cell membrane. *FEBS Lett* 2004;**565**(1–3):143–7.
75. Silver J, Rodriguez M, Slatopolsky E. FGF23 and PTH – double agents at the heart of CKD. *Nephrol Dial Transplant* 2012;**27**(5):1715–20.
76. Hu MC, Shi M, Zhang J, Pastor J, Nakatani T, Lanske B, et al. Klotho: a novel phosphaturic substance acting as an autocrine enzyme in the renal proximal tubule. *FASEB J* 2010;**24**:3438–50.
77. Koh N, Fujimori T, Nishiguchi S, Tamori A, Shiomi S, Nakatani T, et al. Severely reduced production of klotho in human chronic renal failure kidney. *Biochem Biophys Res Commun* 2001;**280**:1015 20.
78. Slatopolsky E, Gradowska L, Kashemsant C. The control of phosphate excretion in uremia. *J Clin Invest* 1966;**45**:672–7.
79. Slatopolsky E, Robson AM, Elkan I, Bricker NS. Control of phosphate excretion in uremic man. *J Clin Invest* 1968;**47**(8):1865–74.
80. Davies MR, Lund RJ, Mathew S, Hruska KA. Low turnover osteodystrophy and vascular calcification are amenable to skeletal anabolism in an animal model of chronic kidney disease and the metabolic syndrome. *J Am Soc Nephrol* 2005;**16**(4):917–28.
81. Kurz P, Monier-Faugere MC, Bognar B, Werner E, Roth P, Vlachojannis J, et al. Evidence for abnormal calcium homeostasis in patients with adynamic bone disease. *Kidney Int* 1994;**46**(3):855–61.
82. Block GA, Bone HG, Fang L, Lee E, Padhi D. A single-dose study of denosumab in patients with various degrees of renal impairment. *J Bone Miner Res* 2012;**27**(7):1471–9.
83. Jono S, McKee MD, Murry CE, Shioi A, Nishizawa Y, Mori K, et al. Phosphate regulation of vascular smooth muscle cell calcification. *Circ Res* 2000;**87**(7):e10–7.
84. Mathew S, Tustison KS, Sugatani T, Chaudhary LR, Rifas L, Hruska KA. The mechanism of phosphorus as a cardiovascular risk factor in chronic kidney disease. *J Am Soc Nephrol* 2008;**19**(6):1092–105.
85. El-Abbadi MM, Pai AS, Leaf EM, Yang HY, Bartley BA, Quan KK, et al. Phosphate feeding induces arterial medial calcification in uremic mice: role of serum phosphorus, fibroblast growth factor-23, and osteopontin. *Kidney Int* 2009;**75**:1297–307.
86. Li X, Yang HY, Giachelli CM. Role of the sodium-dependent phosphate cotransporter, Pit-1, in vascular smooth muscle cell calcification. *Circ Res* 2006;**98**(7):905–12.
87. Moallem E, Kilav R, Silver J, Naveh-Many T. RNA-protein binding and post-transcriptional regulation of parathyroid hormone gene expression by calcium and phosphate. *J Biol Chem* 1998;**273**(9):5253–9.
88. Naveh-Many T, Rahamimov R, Livni N, Silver J. Parathyroid cell proliferation in normal and chronic renal failure rats. *J Clin Invest* 1995;**96**(4):1786–93.
89. Goodman WG, Quarles LD. Development and progression of secondary hyperparathyroidism in chronic kidney disease: Lessons from molecular genetics. *Kidney Int* 2007:276–88.
90. Naveh-Many T, Marx R, Keshet E, Pike JW, Silver J. Regulation of 1,25-dihydroxyvitamin D3 receptor gene expression by 1,25-dihydroxyvitamin D3 in the parathyroid in vivo. *J Clin Invest* 1990;**86**(6):1968–75.
91. Brown EM, Gamba G, Riccardi D, Lombardi M, Butters R, Kifor O, et al. Cloning and characterization of an extracellular Ca^{2+} -sensing receptor from bovine parathyroid. *Nature* 1993;**366**(6455):575–80.
92. Brown EM, Hebert SC. A cloned Ca^{2+}-sensing receptor; a mediator of direct effects of extracellular Ca^{2+} on renal function? *J Am Soc Nephrol* 1995;**6**(6):1530–40.
93. Handelman DJ. Hypothalamic-pituitary gonadal dysfunction in renal failure, dialysis and renal transplantation. *Endocr Rev* 1985;**6**(2):151–82.
94. Lim VS, Fang VS. Gonadal dysfunction in uremic men: A study of the hypothalamo-pituitary-testicular axis before and after renal transplantation. *Am J Med* 1975;**58**(5):655–62.
95. Lindberg J. The effects of hypogonadism and kidney failure on renal osteodystrophy. *Contemp Dialy Nephrol* 1994;**15**:22–4.
96. Saito O. *Menopause*. USA: Nova Science Publishers Inc; 2012.
97. Gluhovschi GH, Gluhovschi A, Anastasiu D, Petrica L, Gluhovschi C, Velciov S. Chronic kidney disease and the involvment of estrogen hormones in its pathogenesis and progression. *Rom J Intern Med* 2012;**50**(2):135–44.
98. Bacchetta J, Harambat J, Cochat P, Salusky IB, Wesseling-Perry K. The consequences of chronic kidney disease on bone metabolism and growth in children. *Nephrol Dial Transplant* 2012;**27**(8):3063–71.
99. Bushinsky DA. The contribution of acidosis to renal osteodystrophy. *Kidney Int* 1995;**47**:1816–32.
100. Hruska KA, Teitelbaum SL. Renal osteodystrophy. *New Engl J Med* 1995;**333**:166–75.
101. Hruska KA, Teitelbaum SL, Kopelman R, Richardson CA, Miller P, Debnam J, et al. The predictability of the histological features of uremic bone disease by non-invasive techniques. *Metab Bone Dis Relat Res* 1978;**1**:39–44.
102. Bordier PHJ, Marie PJ, Arnaud CD. Evolution of renal osteodystrophy: correlation of bone histomorphometry and serum mineral and immunoreactive parathyroid hormone values before and after treatment with calcium carbonate or 25-hydroxycholecalciferol. *Kidney Int* 1975;**7**(Suppl):S102–12.
103. Wang M, Hercz G, Sherrard DJ, Maloney NA, Segre GV, Pei Y. Relationship between intact 1-84 parathyroid hormone and levels for bone turnover in patients on chronic maintenance dialysis. *Am J Kidney Dis* 1995;**26**:836–44.
104. Malluche HH, Monier-Faugere MC. Risk of adynamic bone disease in dialyzed patients. *Kidney Int* 1992;**38**:S62–7.
105. Gonzalez EA, Lund RJ, Martin KJ, McCartney JE, Tondravi MM, Sampath KT, et al. Treatment of a murine model of high-turnover renal osteodystrophy by exogenous BMP-7. *Kidney Int* 2002;**61**:1322–31.
106. Malluche HH, Mawad HW, Monier-Faugere MC. Renal osteodystrophy in the first decade of the new millennium: Analysis of 630 bone biopsies in black and white patients. *J Bone Miner Res* 2011;**26**(6):1368–76.
107. Malluche H, Faugere M. Renal osteodystrophy. *N Engl J Med* 1989;**321**(5):317–9.
108. Moriniere P, Cohen-Solal M, Belbrik S. Disappearance of aluminic bone disease in a long-term asymptomatic dialysis population restricting $Al(OH)_3$ intake: emergence of an idiopathic adynamic bone disease not related to aluminum. *Nephron* 1989;**53**:93–101.
109. Sherrard DJ. Renal osteodystrophy. *Semin Nephrol* 1986;**6**:56–67.
110. Sherrard DJ, Hercz G, Pei Y, Maloney NA, Greenwood C, Manuel A, et al. The spectrum of bone disease in end-stage renal failure: An evolving disorder. *Kidney Int* 1993;**43**:436–42.
111. Hodsman AB, Sherrard DJ. Wong EGC. Vitamin D resistant osteomalacia in hemodialysis patients lacking secondary hyperparathyroidism. *Ann Intern Med* 1981;**94**:629–37.
112. Hercz G, Pei Y, Greenwood C, Manuel A, Saiphoo C, Goodman

WG, et al. Aplastic osteodystrophy without aluminum: The role of "suppressed" parathyroid function. *Kidney Int* 1993;**44**:860–6.
113. Coburn J, Slatopolsky E. Vitamin D, PTH and renal osteodystrophy. In: Brenner B, Rector F, editors. *The kidney*. Philadelphia: Saunders; 1981. p. 2213.
114. Ott SM, Maloney NA, Coburn JW. The prevalence of bone aluminum deposition in renal osteodystrophy and its relation to the response to calcitriol therapy. *New Engl J Med* 1982;**307**:709–13.
115. Andress DL, Sherrard DJ. The osteodystrophy of chronic renal failure. In: Schrier RW, editor. *Diseases of the kidney and urinary tract*. Lippincott Williams & Wilkins; 2001. p. 2735–67.
116. Andreoli SP, Bergstein JM, Sherrard DJ. Aluminum intoxication from aluminum-containing phosphate binders in children with axotemia not undergoing dialysis. *N Engl J Med* 1984;**310**:1079–84.
117. Coburn JW, Sherrard DJ, Brickman AS. A skeletal mineralizing defect in dialysis patients: A syndrome resembling osteomalacia but unrelated to vitamin D. *Contributing Nephrology* 1980;**18**:172–83.
118. West S, Lok C, Jamal S. Fracture risk assessment in chronic kidney disease, prospective testing under real world environments (FRACTURE): a prospective study. *BMC Nephrol* 2010;**11**(1):17.
119. Jamal S, Gilbert J, Gordon C, Bauer D. Cortical pQCT measures are associated with fractures in dialysis patients. *J Bone Miner Res* 2006;**21**(4):543–8.
120. Alem AM, Sherrard DJ, Gillen DL, Weiss NS, Beresford SA, Heckbert SR, et al. Increased risk of hip fracture among patients with end-stage renal disease. *Kidney Int* 2000;**58**(1):396–9.
121. Cunningham J, Sprague S, Cannata-Andia J, Coco M, Cohen-Solal M, Fitzpatrick L, et al. Osteoporosis in chronic kidney disease. *Am J Kidney Dis* 2004;**43**(3):566–71.
122. Stehman-Breen C. Osteoporosis and chronic kidney disease. *Semin Nephrol* 2004;**24**(1):78–81.
123. Rix M, Andreassen H, Eskildsen P, Langdahl B, Olgaard K. Bone mineral density and biochemical markers of bone turnover in patients with predialysis chronic renal failure. *Kidney Int* 1999;**56**(3):1084–93.
124. Bonyadi M, Waldman SD, Liu D, Aubin JE, Grynpas MD, Stanford WL. Mesenchymal progenitor self-renewal deficiency leads to age-dependent osteoporosis in Sca-1/Ly-6A null mice. *Proc Natl Acad Sci USA* 2003;**100**:5840–5.
125. Stehman-Breen C. Bone mineral density measurements in dialysis patients. *Semin Dial* 2001;**14**(3):228–9.
126. Stehman-Breen C, Sherrard D, Walker A, Sadler R, Alem A, Lindberg J. Racial differences in bone mineral density and bone loss among end-stage renal disease patients. *Am J Kidney Dis* 1999;**33**(5):941–6.
127. Coco M, Rush H. Increased incidence of hip fractures in dialysis patients with low serum parathyroid hormone. *Am J Kidney Dis* 2000;**36**(6):1115–21.
128. Behets GJ, Verberckmoes SC, Oste L, Bervoets AR, Salome M, Cox AG, et al. Localization of lanthanum in bone of chronic renal failure rats after oral dosing with lanthanum carbonate1. *Kidney Int* 2005;**67**:1830–6.
129. Norrdin RW, Hoopes KJ, O'Toole D. Skeletal changes in hemochromatosis of salers cattle. *Vet Pathol Online* 2004;**41**(6):612–23.
130. VandeVyver F, Visses WJ, D'Hesse P, DeBroe ME. Iron overload and bone disease in chronic dialysis patients. *Nephrol Dial Transplant* 1990;**5**:781–7.
131. Spasovski GB, Sikole A, Gelev S, Masin-Spasovska J, Freemont T, Webster I, et al. Evolution of bone and plasma concentration of lanthanum in dialysis patients before, during 1 year of treatment with lanthanum carbonate and after 2 years of follow-up. *Nephrol Dial Transplant* 2006;**21**(8):2217–24.
132. Freemont T, Malluche HH. Utilization of bone histomorphometry in renal osteodystrophy: demonstration of a new approach using data from a prospective study of lanthanum carbonate. *Clin Nephrol* 2005;**63**:138–45.
133. D'Haese PC, Spasovski GB, Sikole A, Hutchison A, Freemont TJ, Sulkova S, et al. A multicenter study on the effects of lanthanum carbonate (Fosrenol) and calcium carbonate on renal bone disease in dialysis patients. *Kidney Int* 2003;**63**:S73–8.
134. Malluche HH, Siami GA, Swanepoel C, Wang GH, Mawad H, Confer S, et al. Improvements in renal osteodystrophy in patients treated with lanthanum carbonate for two years. *Clin Nephrol* 2008;**70**:284–95.
135. Hutchison AJ, Maes B, Vanwalleghem J, Asmus G, Mohamed E, Schmieder R, et al. Long-term efficacy and tolerability of lanthanum carbonate: results from a 3-year study. *Nephron Clin Pract* 2006;**102**:c61–71.
136. Whitaker M, Guo J, Kehoe T, Benson G. Bisphosphonates for osteoporosis – where do we go from here? *N Engl J Med* 2012;**366**(22):2048–51.
137. Berenson JR. Treatment of hypercalcemia of malignancy with bisphosphonates. *Semin Oncol* 2002;**29**(6 Suppl 21):12–18.
138. Toussaint ND, Elder GJ, Kerr PG. Bisphosphonates in chronic kidney disease; balancing potential benefits and adverse effects on bone and soft tissue. *Clin J Am Soc Nephrol* 2009;**4**(1):221–33.
139. Miller PD. Is there a role for bisphosphonates in chronic kidney disease? *Semin Dial* 2007;**20**:186–90.
140. Miller PD, Roux C, Boonen S, Barton IP, Dunlap LE, Burgio DE. Safety and efficacy of risedronate in patients with age-related reduced renal function as estimated by the Cockcroft and Gault method: a pooled analysis of nine clinical trials. *J Bone Miner Res* 2005;**20**:2105–15.
141. Khosla S, Burr D, Cauley J, Dempster DW, Ebeling PR, Felsenberg D, et al. Bisphosphonate-associated osteonecrosis of the jaw: report of a task force of the American Society for Bone and Mineral Research. *J Bone Miner Res* 2007;**22**(10):1479–91.
142. James MA, Watt PAC, Potter JF, Thurston H, Swales JD. Pulse pressure and resistance artery structure in the elderly. *Hypertension* 1995;**26**(2):301–6.
143. Nickolas TL, Leonard MB, Shane E. Chronic kidney disease and bone fracture: a growing concern. *Kidney Int* 2008;**74**(6):721–31.
144. Yenchek RH, Ix JH, Shlipak MG, Bauer DC, Rianon NJ, Kritchevsky SB, et al. Bone mineral density and fracture risk in older individuals with CKD. *Clin J Am Soc Nephrol* 2012;**7**(7):1130–6.
145. Goodman WG, London G, Amann K, Block GA, Giachelli C, Hruska KA, et al. Vascular calcification in chronic kidney disease. *Am J Kid Dis* 2004;**43**(3):572–9.
146. London GM, Marty C, Marchais SJ, Guerin AP, Metivier F, de Vernejoul MC. Arterial calcifications and bone histomorphometry in end-stage renal disease. *J Am Soc Nephrol* 2004;**15**:1943–51.
147. London GM, Pannier B, Guerin AP, Blacher J, Marchais SJ, Darne B, et al. Alterations of left ventricular hypertrophy in and survival of patients receiving hemodialysis: follow-up of an interventional study. *J Am Soc Nephrol* 2001;**12**:2759–67.
148. Hafner J, Keusch G, Wahl C, Sauter B, Hurlimann A, von Weisacker F, et al. Uremic small-artery disease with medical calcification and intimal hyperplasia (so-called calciphylaxis): a complication of chronic renal failure and benefit from parathyroidectomy. *J Am Acad Dermatol* 1995;**33**:954–62.
149. Selye H. *Calciphylaxis*. Chicago: University of Chicago Press; 1962.
150. Edwards RB, Jaffe W, Arrowsmith J, Henderson HP. Calciphylaxis: a rare limb and life threatening cause of ischaemic skin necrosis and ulceration. *Br J Plast Surg* 2000;**53**:253–4.
151. Ichikawa S, Imel EA, Kreiter ML, Yu X, Mackenzie DS, Sorenson AH, et al. A homozygous missense mutation in human KLOTHO causes severe tumoral calcinosis. *J Clin Invest* 2007;**117**(9):2684–91.
152. Ichikawa S, Lyles KW, Econs MJ. A novel GALNT3 mutation in a pseudoautosomal dominant form of tumoral calcinosis: Evidence that the disorder is autosomal recessive. *J Clin Endocrinol Metab* 2005;**90**(4):2420–3.
153. Benet-Pages A, Orlik P, Strom TM, Lorenz-Depiereux B. An FGF23 missense mutation causes familial tumoral calcinosis with hyperphosphatemia. *Hum Mol Genet* 2005;**14**(3):385–90.
154. Martin KJ, González EA. Metabolic bone disease in chronic kidney disease. *J Am Soc Nephrol* 2007;**18**(3):875–85.
155. Applbaum Y. *Imaging the Skeleton and Joints in CKD*, 2nd ed. Oxford; 2010.

第 28 章

28

慢性肾脏病患者的睡眠与睡眠障碍

Sushma M. Dharia, Lee K. Brown and Mark L. Unruh

Division of Pulmonary, Critical Care and Sleep Medicine, Department of Internal Medicine, School of Medicine, University of New Mexico, Albuquerque, NM, USA

简　介

睡眠是生命的重要功能，大约占据了我们生存时间的1/3，并在提升个体健康水平与行为表现方面处于重要地位。在行为方面，睡眠被描述为"一种对环境无应答且感觉脱离的可逆行为状态"[1]。睡眠对大脑产生恢复性影响，可使中枢神经系统（central nervous system，CNS）神经元在觉醒活动时经历的一个或多个可逆变化得以恢复。与饮食和活动相似，睡眠是躯体生长、成熟和健康的重要调节因子。此外，睡眠对蛋白合成与身体修复也产生重要作用。睡眠缺乏的负性影响包括认知缺陷、警觉、情感淡漠、冒险并可能出现道德推理、食欲增加和葡萄糖不耐受[2-5]。睡眠缺少可使程序性、陈述性和情感性记忆受损，且功能性 MRI 显示在睡眠缺乏的患者大脑中与注意力和记忆相关的区域产生了深度改变[6]。在睡眠缺失患者中同样发现了免疫功能和炎症调节因子的广泛改变[4]。睡眠与睡眠质量在慢性病患者，特别是 CKD 患者中可能出现受损情况。

在过去十年中，CKD 的患病率明显增加[7]。在这一时期，CKD 与睡眠质量差和多种睡眠障碍的相关性有所增加。睡眠障碍，例如阻塞性睡眠呼吸暂停（obstructive sleep apnea，OSA）促进了高血压、糖尿病、心血管疾病和肥胖的发生，且这些疾病都与 CKD 的病因相关（图 28.1）。尽管高血压、糖尿病和肥胖是已知的 CKD 风险因素，但睡眠障碍和 CKD 的关系仍未完全明确。然而 CKD 的数种风险因素与睡眠障碍，例如 OSA，是相同的，仅 OSA 一种疾病即可加速 CKD 的进展。CKD 和 OSA 潜在的单向或双向关系仍不明确，但这两种疾病发病率的增加与疾病相关的风险因素值得进一步研究，这需要临床医生意识到可通过治疗 CKD 患者的睡眠障碍来延缓肾脏替代治疗的进展。这一章节的目的就是描述睡眠在 CKD 患者中的重要地位。我们将讨论 CKD 患者的三种特殊睡眠障碍-失眠症、OSA 和不宁腿综合征（restless legs syndrome，RLS），包括它们的患病率、发病机制、临床表现与治疗。

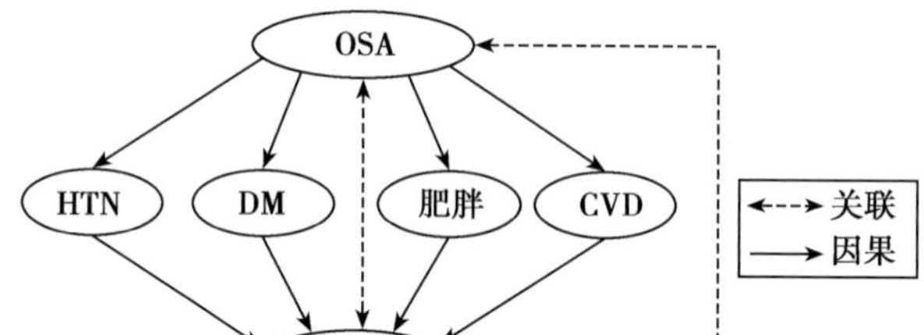

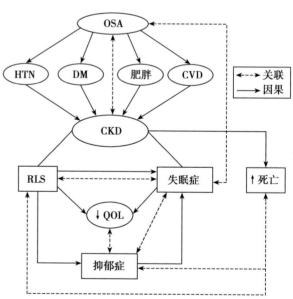

缩写词：OSA=阻塞性睡眠呼吸暂停(obstructive sleep apnea);
HTN=高血压(hypertension);DM=糖尿病(diabetes);
CVD=心血管疾病(cardiovascular disease);
CKD=慢性肾脏病(chronic kidney disease);
RLS=不宁腿综合征(restless leg syndrome);
QOL=生活质量(quality of life)

图 28.1　CKD 患者睡眠障碍的重要性

失 眠 症

失眠症被描述为一种难以入睡、持续清醒和(或)在白天出现不正常睡意等情况并使睡眠障碍加重的疾病。国际睡眠障碍分类(International Classification of Sleep Disorders,ICSD-2)[8]对失眠症的诊断标准见表28.1。11 项个体功能失调的特殊标准与失眠症的症状关系在 ICSD-2 中列举。

表 28.1　成人慢性失眠症诊断标准:美国睡眠医学学会睡眠障碍国际分型综合标准(第 2 版)* 和美国精神病学会精神疾病诊断与统计指南(第 5 版)

下列标准至少满足一项	一般症状	特殊症状
不满意的睡眠体验	在睡眠初始阶段难以入睡	睡眠潜伏期>30 分钟定义为"异常"
	难以维持睡眠	周期性觉醒
		觉醒伴难以再次入睡
	最终觉醒早于预期值	觉醒时精神疲乏
	睡眠质量不满	睡眠知觉过"轻"
周期性	至少 3 个月每周至少 3 晚	社会或职业问题
睡眠不足的结果	在预定的清醒时间内知觉受损	瞌睡,疲劳,缺乏动力或精神萎靡
		情绪化,焦虑(通常关于睡眠)或易怒 *
		认知障碍(例如记忆力,执行能力,判断力,注意力)
		事故与失误的可能性增加
		躯体症状(例如胃肠症状,头痛,纤维肌痛样症状)
排除选择诊断	症状与另一诊断不一致	生活方式/日程安排有益于睡眠
		身体失调(例如来自于疼痛,呼吸困难,咳嗽,癫痫,胃食管反流)
		精神健康障碍 *
		药物滥用
		根本上并不属于另一睡眠障碍(例如睡眠障碍性呼吸,发作性睡病,不宁腿综合征,周期性肢动失调,昼夜节律障碍,异常睡眠)

* 如果按照美国精神病学会精神障碍诊断与统计指南,患有可诊断为失眠症的精神障碍时应使用此种分型而不是失眠症的诊断

一般人群中,具有失眠症状的成人占 30% ~ 40%,而特殊失眠障碍在成人中的发病率为 5% ~ 10%[9]。一项关于 CKD 患者的研究显示失眠症在 CKD 早期发病率极高[10],这表明在 CKD 患者中失眠症是他们需要面对的一项重要问题。此外,失眠症的发病率随着肾功能的恶化增加[11]。慢性疾病是失眠症的重要风险因素,在并发抑郁症时慢性疾病可成为更重要的风险因素。失眠症与抑郁症的关系是双向性的:纵向研究显示失眠症是抑郁症后续发展的重要风险因素,且这一风险因素可影响患者一生大部分时期[12,13]。因为 CKD 患者的失眠症与抑郁症患病率明显增加,所以推测失眠症可增加抑郁症的患病风险,使抑郁症治疗无效并随之复发。

CKD 患者临床失眠症的发病率仍存有不确定性,因为大部分 CKD 患者的研究来自个体报告而不是睡眠专家的系统评估。基于调查问卷,几项关于 CKD 患者失眠症发病率的研究显示其发病率达 14% ~ 85%[14-21]。Cohen 等学者的研究报告显示 69% 的 CKD 患者承受疼痛,55% 的患者患有睡眠障碍且匹兹堡睡眠质量评分(Pittsburg Sleep Quality Inventory,PSQI)>5[16]。Kurella 等学者的报告显示 CKD 患者失眠症发病率为 5% ~20%。在白种人和亚裔受试者中,与 CKD 早期相比,晚期患者的肾脏疾病生活质量评分(Kidney Disease Quality of Life,KDQoL)较低[15]。我们需要全面的临床研究来关注 ICSD-2 或者相似的疾病分类来确定 CKD 患者失眠症的准确发病率。

CKD 患者的睡眠效率和睡眠质量都有所降低。Parker 等学者报道了多导睡眠仪(polysomnographic,PSG)测量了 8 名 CKD 晚期患者和 16 名维持性血液透析(hemodialysis,HD)患者的睡眠情况[22]。在这项研究中,两组患者的总睡眠时间和睡眠效率都明显低于正常人群。生存质量分析(analysis of quality of life,QoL)评分显示 CKD 患者与 HD 患者相比,心理、精神、健康和功能评分都较低,这表明上述指标对未治疗的 CKD 患者有明显影响。Parker 等学者得出 CKD 的进展和最终肾脏替代治疗的需求对患者的睡眠和 QoL

产生不利影响的结论[22]。Agarwal 和 Light[23] 与 Barmer 等研究者使用腕动计对 CKD 患者进行研究,这种半定量方法的研究显示 CKD 患者的睡眠效率与睡眠质量都明显降低。与非 CKD 患者相比,在睡眠持续时间、强度与 QoL 分数降低方面,睡眠中断与白天活动能力的下降相关。重要的是,在 CKD 早期,睡眠质量的下降已见于报道[14]。此外,Sabbatini 报道了 CKD 的进展与进一步恶化的睡眠质量相关。这项持续 3 年的研究表明在睡眠质量下降的同时肾功能也有所下降[17]。总而言之,CKD 患者失眠症与抑郁症的发病率有所增加,健康相关生活质量(health-related quality of life, HRQoL)降低,日常活动降低,睡眠质量和肾功能进行性下降。

发病机制

综合生理学和心理学方面的研究,失眠症患者经常出现反应过度的表现[25]。对于生活压力的焦虑和反思会导致反应过度、睡眠混乱和获得性失眠症。唤醒与睡眠引起的大脑活动不平衡时所表现的遗传易感性,社会心理学/医学方面的压力因素和延续性的机制也可能发生相互作用。延续性的机制包括不适当的睡眠相关行为,获得性睡眠抑制和焦虑与反思倾向[26]。失眠症患者的心率更快、心率可变性降低且低频波普功率升高。这些都是交感神经活性增加的特征,使心血管疾病风险增加[27]。当进行正电子发射断层扫描(positron emission tomography, PET)时,失眠症患者的大脑相关 CNS 区域糖代谢升高,[28]这是典型的唤醒机制失败引发的清醒至睡眠状态的活动降低。关于反应过度和 CKD 是否有共同倾向尚未完全清楚,但已有研究表明 CKD 患者承受了严重的社会经济学和健康相关的压力与不幸,他们都引发了相同的结果[29]。

影响

通过柏林问卷进行评估,CKD 患者中的失眠症与自身发现的伴随疾病,如抑郁症、RLS 综合征和升高的 OSA 的风险因素独立相关。[11]在普通人群中,失眠症与健康相关生活质量的降低、护理成本的上升,较差的工作表现和抑郁症相关[30-32]。严重的失眠症患者面临更多的医疗问题,需要更多的内科医生门诊治疗,住院治疗更加频繁。与睡眠良好人群相比,他们需要更多的药物治疗,造成了严重的经济负担[31-34]。Simon 等学者报道称与对照组相比,失眠症患者的中位总健康花费提高了 60%[32]。在客观试验中,与正常睡眠者相比,失眠症患者表现出了警觉程度的降低、疲劳和精神活动的不足[36]。纵向流行病学的荟萃分析研究了横跨 1980—2010 年的失眠症患者,结果显示这些患者发展为抑郁症的风险是良好睡眠者的 2 倍[37]。另一个来自于挪威 Laugsand[38] 的长达 11 年、超过 50 000 例患者的纵向研究表明,抑郁症症状和其后的急性心肌梗死风险相关。尽管该研究具有一些局限性,但他们的结果和其他观察数据[39-41]都支持了未来进行研究证明提高较差的睡眠质量是否会改善心血管事件。仅抑郁症即可增加失眠症的发生率,且整体上与 CKD 患者的死亡风险相关[42]。

诊断与治疗

因为几乎没有关注于 CKD 人群中失眠症的研究,所以 CKD 患者中失眠症的特殊推荐诊断和治疗很难制定。总而言之,全面的临床病史是慢性失眠症评估的基础并且应包括细节性的面对面交流,关注于夜间睡眠障碍的描述,睡眠习惯、生活习惯、睡眠安排、每日睡眠时间的变化、日间睡眠障碍导致的结果(包括情绪的改变、主观睡意和疲劳)、医疗的和精神病学相关的疾病和咖啡因、酒精与干预睡眠药物的摄取。经过鉴别,应该首先治疗潜在的失眠症特殊病因,然后进行再次评估。遵守睡眠卫生的总体原则是有益的-包括白天的锻炼(不包括夜晚),减少或者停止咖啡因的摄取,避免临睡前酒精和尼古丁的摄入,建立规律的睡眠时间、特别是起床时间,避免睡前进食,并且仅在卧室与床上进行睡眠和性行为活动。

可调节的失眠症通常持续时间较短,经常伴随短暂的紧张性刺激发生。在多数病例中,这种紧张性刺激消除后,睡眠会改善。在这类病例中,安眠药是可选的治疗方法[43]。在慢性失眠症(持续超过 3 个月)患者中,失眠的认知行为治疗(cognitive-behavioral therapy for insomnia, CBT-I)对于入睡困难型失眠和睡眠维持障碍型失眠均有很好的效果。失眠症的认知行为治疗包括刺激控制(stimulus control, SCT)与睡眠限制(sleep restriction,SRT)治疗,放松训练(包含生物反馈和矛盾意向法)与患者态度认知重定位来减少低质量睡眠事件的焦虑体验的治疗。CBT-I 基于失眠症行为结构的发病机制,可治疗睡眠错误态度和睡眠障碍无效处理导致的持续失眠[43]。通过两项 meta 分析,[44,45] CBT-I 组与对照组患者相比,入睡速度提高 81%,入睡持续时间延长 74%。CBT-I 对预防失眠症复发有长期疗效[46,47],且对同时患有失眠症和其他疾病(如抑郁症)的患者有效[48]。尽管已公认 CBT-I 对失眠症患者有益,但由于缺少治疗时间,其实仍很困难。近来,CBT-I 的随机对照试验表明,更有效的时间设置(如分组治疗)伴随低强度的干预(如短期电话咨询及其后的网络自主治疗方法)同样有效[49]。

当 CBT-I 失败或无法施行时,与苯二氮䓬类药物和其他安眠药相比,新的非苯二氮䓬类安眠药(被称为 z 类药物:唑吡坦、扎来普隆和佐匹克隆)对睡眠结构无严重副作用,耐药反应低,且很少发生停药时的反跳性失眠。三种药物的排泄与代谢几乎是唯一非肾脏机制的。在 ESRD 时,患者无唑吡坦积聚且药代动力学方面无改变[50,51]。研究显示,3mg 剂量的右旋佐匹克隆可维持超过 6 个月的有效性[52]。有研究表明同时患有抑郁症和失眠症的患者,给予右旋佐匹克隆 3mg 治疗失眠症和氟西汀治疗抑郁症,能改善 HRQoL[53]。氯硝西泮较唑吡坦治疗睡眠紊乱更有效,但在 ESRD 患者中唑吡坦的耐受性更好[50]。另一项小型研究显示接受 CBT-I 和小剂量安眠药治疗的 ESRD 患者,其 PSQI 有改善趋势[54]。

雷美替胺是一种褪黑素受体激动剂,是经 FDA 认可治疗失眠症的推荐药物。它的排泄不包括肾脏机制且理论上对 CKD 患者的失眠有效。然而,CKD 患者中这种药物的使用状况尚无任何报道。几种镇静抗抑郁药物已重新配方或重新标注,如安眠药,包括曲唑酮,多塞平,米氮平和阿米替林。这类药物中,部分药物具有生物活性代谢、半衰期长和(或)经肾脏排泄的特点。少有信息表明 CKD 患者伴失眠症时这类药物有效,也并不鼓励使用这类药物。

考虑到 CKD 患者失眠症患病率的上升及其影响,肾病学家需要关注患者失眠症和抑郁症的症状,至少对睡眠受到干扰的患者实行简单的睡眠卫生评估。临床医生对需要转诊到睡眠科的患者评估标准应降低,以防更复杂的情况出现。既然睡眠行为治疗在 ESRD 主要伴有抑郁症的患者中已证实有效[55,56],我们可以期待 CKD 患者会从适当的 CBT 治疗失眠症中受益。

睡眠障碍的呼吸情况

因为 OSA 的流行和在 CKD 患者中大量的发病率,OSA 可能促进 CKD 的进展。OSA 可引起系统性高血压(hypertension,HTN)、2 型糖尿病(type 2 diabetes mellitus,T2DM)并加重肥胖,这些都是 CKD 的病因。阻塞性睡眠呼吸暂停被描述为"以睡眠期间重复发作的上呼吸道阻塞为特点,通常伴随血氧饱和度的降低……。[8]"呼吸暂停意味尽管努力吸气,但气流中断超过 10 秒。低通气的推荐定义是气流降低 30% 或者胸壁活动至少 10 秒,伴氧血红蛋白去饱和度(通过脉搏血氧定量法)4% 或更高[57]。另一种低通气的可替代定义是气流降低 50% 或胸壁活动从基线持续 10 秒,伴随 3% 或者更多地去饱和度或 EEG 的唤醒证据[57]。前者定义被医疗保险与医疗服务中心公认,后者被大多数本领域专家认同且与临床更相关。当呼吸暂停-低通气指数(apnea-hypopnea index,AHI)(呼吸暂停与低通气时间之和比总睡眠时间)至少为 5 小时,可确定 OSA 的存在。阻塞事件需与中心型呼吸暂停与混合性呼吸暂停区别。中心型呼吸暂停以缺少吸气动力和气流停止为特点,混合型呼吸暂停为中心型呼吸暂停伴随一种或多种阻塞性呼吸。根据已出版的指南,OSA 诊断最好完全在 PSG 中心确定,尽管并不推荐,但在家庭中使用便携式仪器后符合诊断标准也可确诊[58]。需要重点强调的是,CKD 人群中的 OSA 更不典型,而这些定义仅依赖于生理学记录,并不需要睡眠中存在症状。当符合多导睡眠监测标准时,患者即存在 OSA 症状(OSA syndrome,OSAS)。间歇低氧和交感神经活动性增加与 OSA 相关,OSA 可促进 CKD 进展,这意味着 OSA 不仅是 ESRD 的信号,同样是 CKD 的信号。

流行病学

据报道,CKD 人群中 OSA 的患病率为 27% ~ 65%[22,59-70]。表 28.2 显示了 CKD 患者中关于 OSA 的研究总结。在一般人群中 OSA 的风险因素,例如年龄、糖尿病、肥胖、男性和吸烟,在 CKD 人群中同样适用[71]。患病率的广泛多样性评估可能来自于样本量较小、选择性的入组、睡眠呼吸暂停与 CKD 的定义不准确。

表28.2 CKD人群中OSA发病率

研究	受试者	年龄(标准误)	慢性肾脏病	睡眠研究类型	睡眠呼吸暂停	注释
Canales[63]	508	76(5)	最低MDRD四分位eGFR 56(12)ml/(min·1.73m^2)	Ⅱ型	最低四分位RDI>15 24.4%	降低的肾功能(以胱抑素C浓度高低确定)与较高的RDI在平衡了BMI,性别,年龄(趋势p为0.34)后无关。当CKD确定后,仅使用Mayo临床公式,重度OSA的OR值是中等程度的2倍
Canales[68]	2696	73(6)	最低四分位Mayo eGFR 70.7ml/(min·1.73m^2)	Ⅱ型	最低四分位Mayo RDI>15 28.1%	S(Cr)测量在PSG前平均为3.4年。男性>72岁,eGFR<65ml/(min·1.73m^2)的人群中与RDI上升不相关。在男性<72岁,eGFR<65ml/(min·1.73m^2)人群中,在修正BMI后,RDI与eGFR的相关性统计学上并不明显(趋势*P*值0.3)
Nicholl[66] Canada	119	65(12)	eGFR<60ml/(min·1.73m^2)	Ⅳ型	RDI>15 39%	睡眠相关症状在CKD+OSA中发生率低于单独OSA,这暗示内科医生应当在CKD患者中诊断时,将PSG下限放低。因为未进行呼吸用力评估,不能区分呼吸暂停是否为阻塞型或中心型
Nicholl[67] Canada	254	60(16)	55CKD 1~2 124CKD 3~4 75ESRD	Ⅳ型	RDI>15 CKD 1-2 27% CKD 3-4 41% ESRD 57%	老年,高BMI,CVA和CHF在患者中发生的增加皆提高了OSA的发生风险。在平衡协变量后,仅ESRD与SA的发生相关。因为未进行用力呼吸评估,不能区分呼吸暂停是否为阻塞型或中心型
Fleischmann[61]	158	61(13)	70(无GFR) 70 CKD 2, 18 CKD 3	PSG	RDI>5 CKD 2 86% CKD 3 94% 对照80%	在不同分组中,呼吸暂停类型明显不同。中心型睡眠呼吸暂停(central sleep apnea,CSA)事件在CKD 3患者中发生率大于CKD 2患者的6倍。OSA发病率在不同分组中无差别。研究病历涉及诊断不明确的呼吸暂停
Roumelioti[62]	388	57(11)	89 CKD 4~5 75 HD 224对照	Ⅱ型	AHI>30CKD 23% HD 26% 对照12%	与未患有肾脏疾病的224例对照相比,进展的CKD发生率与严重OSA(AHI>30)有更高风险相关,达2.4倍
Parker[22]	24	44(10)	8 CKD(4~5)/16 HD	PSG	无	与标准数据相比,CKD与HD患者总睡眠时间减少且睡眠效率降低。HD患者有更高的限定唤醒指数,更倾向于RDI。研究由于样本量小受限
Sim[64]	1,102,089	>18	392,784 CKD 2 280,743 CKD 3 4633 CKD 4	ICD-9	ICD-9诊断2.5%	睡眠呼吸暂停通过参考资料使用ICD-9标准确定。由于未提供BMI数据,所以难以进行肥胖调整。与其他规模较小的研究相比,发病率较低,这暗示诊断不足与转诊率较低
Markou[60] Greece	35	57(12)	24 CKD 1~4, 11 CKD 5, 无透析	PSG	AHI>5 54% AHI>15 31% AHI>30 6%	在CKD 4与CKD 5患者中AHI无明显区别。CKD 5组慢波睡眠明显较低。OSA与日间睡眠不相关。除在非糖尿病患者中,AHI与肾功能不相关。小型研究

续表

研究	受试者	年龄(标准误)	慢性肾脏病	睡眠研究类型	睡眠呼吸暂停	注释
Sakaguchi[65] Japan	100	6	9 CKD 1～2, 32 CKD 3, 24 CKD 4, 35 CKD 5	Ⅲ型	AHI 5～14.9 32% AHI 15～29.9 25% AHI>30 8%	减少 10ml/(min · 1.73m²)的 GFR 与 OSA 升高 42% 相关。调整的 eGFR 与 AHI 负相关
Iseki[69] Japan	1624OSA, 7454 对照	50(14)	1624 CKD 2～3	PSG	定义为 OSA AHI >5	31%的 OSA 患者可检测到 CKD,对照组仅检测到 9%。与对照组相反,CKD 发生率在 OSA 组中随 BMI 升高而降低,这表明内科医生对非肥胖 OSA 患者的 CKD 诊断标准应降低。在日本这一肥胖发生率较低的国家,颅面部骨结构不同可能是 OSA 更重要的风险因素
Chou[70] Taiwan	40	45(9)	CKD 1～2	PSG	OSA-AHI 5～15,15% AHI 15～30,8% AHI>30,70%	所有受试者皆打鼾。无 DM,HTN 样本。在严重 OSA 患者中 CKD 发病率为 18%。37 例 OSA 患者中 5 例患有 CKD(14%)。MVRV:AHI 和去饱和指数分别是 UACR 与 eGFR 的独立预报因子。小样本研究

缩略词:AHI,呼吸暂停呼吸减弱指数;BMI,体重指数;CSA,中心型睡眠呼吸暂停;CHF,充血性心力衰竭;CKD,慢性肾脏病;CVA,脑血管疾病;DM,糖尿病;eGFR,估计肾小球滤过率;ESRD,终末期肾病;HD,血液透析;HTN,高血压;MLRA,多因素线性回归分析;MRA,多因素回归分析;MVA,多变量分析;MVRA,多变量回归分析;NYHA,纽约心脏学会;OR,比值比;OSA,阻塞性睡眠呼吸暂停;PSG,多导睡眠仪;RDI,呼吸紊乱指数;SA,睡眠呼吸暂停;UACR,尿白蛋白肌酐比。Ⅱ型,综合可携带 PSG(自动);Ⅲ型,改良可携带睡眠呼吸暂停检测(自动,至少 4 频道包括通风口[至少 2 个呼吸运动频道或 1 个呼吸运动与气流联合频道],心率或心电图(electrocardiography,ECG)与氧饱和度);Ⅳ型,持续单向-或双向生物活性参数记录(自动)

蛋白尿

蛋白尿的严重性是 CKD 预后的关键预言指标,但蛋白尿与 OSA 严重程度的关系仍不明确。在一项 OSA 患者的小样本研究中,6 名 OSA 患者中有 4 名尿液分析显示蛋白尿至少 3+,在 OSA 治疗后,蛋白尿严重程度有所改善[72]。一项来自于 Faulx 的 496 例成人研究表明,严重的 OSA 与尿白蛋白排泄增高密切相关。这种相关性在调整了混杂因素,例如肥胖、糖尿病、高血压、GFR、年龄、性别和人种后仍很明显[73]。OSA 患者尿白蛋白的分泌可能是由 OSA 相关的肾小球内皮细胞功能的病理生理改变所引起的。2008 年希腊发表的横断面研究显示,患有 HTN 和 OSA 的非糖尿病成人患者与不患 OSA 的高血压患者相比,OSA 患者的白蛋白肌酐比(albumin-creatinine ratio,ACR)升高 57%。调整混杂因素后,ACR 和 AHI 与 24 小时脉压仍相关。一项来自于 Chou 的前瞻性研究显示,伴随睡眠障碍性呼吸加重(从单纯打鼾至严重 OSA),尿 ACR 线性升高(3.6～16.5mg/g)[70]。另一方面,Casserly[75]发表的横断面研究评估了 OSA 患者肾病范围内的蛋白尿,然而 OSA 与蛋白尿并不相关,而微量白蛋白尿未测量。ACEI 类药物能减轻蛋白尿,所以患者 ACEI 类药物的使用也可能影响潜在的相关性。

发病机制

CKD 患者通常患有不同程度的阻塞型、混合型和中心型睡眠呼吸暂停[22,59-62]。CKD 患者(图 28.2)的睡眠呼吸暂停发病机制可能与液体超载导致的上呼吸道水肿相关,上呼吸道肌张力的降低由假设的或已知的肾功能异常产生的毒素所致,周围神经病由潜在的 T2DM 或 CKD 自身所致,通气控制的异常(可能由周围或中枢化学感受器敏感性升高或酸中毒所致)可导致呼吸控制系统"环路增益"和睡眠中不稳定呼吸的进展或这些后果并存[59,76,77]。低碳酸血症与慢性代谢性酸中毒相关,且在睡眠呼吸暂停时阈值下降,使动脉 pCO_2降低,诱发周期性呼吸。CKD 患者的慢性酸中毒也可能改变呼吸时的氢离子设定值。

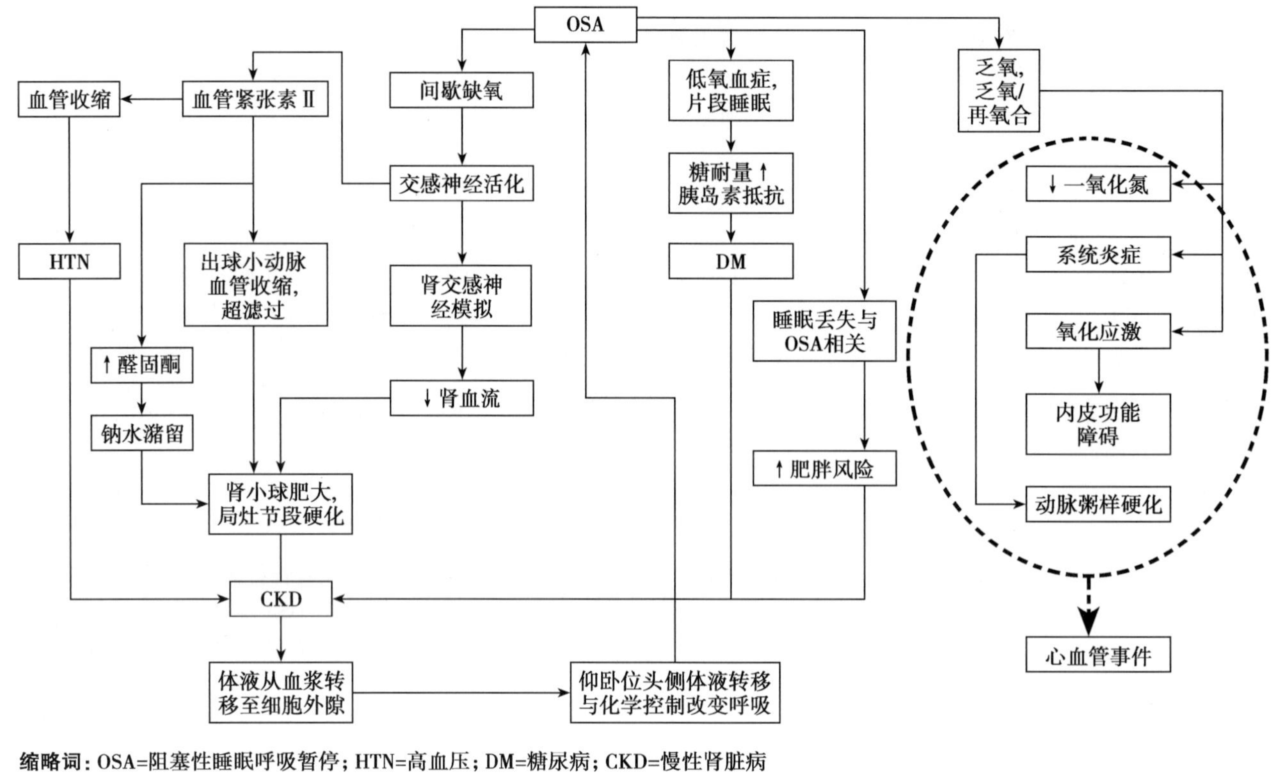

图 28.2　OSA 及 OSA 和 CKD 并发症间的病理生理关系

已被广泛接受的理论表明大多数患者的 OSA 是上呼吸道结构变窄（例如肥胖所致）和睡眠中上呼吸道括张肌紧张度的程度依赖性降低所致[78,79]。在 CKD 中，这些机制可能被上述的肾功能不全的特殊因素，例如通气不稳定和体积超载所补充或替换。由于缺乏典型症状，CKD 患者中的 OSA 难以鉴别。这同样会导致疾病特殊诊断和治疗途径（例如 CKD 患者中 OSA 的早期发现和进展期控制）难以确立。这种途径通过减少加重肾功能恶化的因素，如降低 HTN、2 型糖尿病和肥胖的发生与严重程度，可能抑制或防止 CKD 进展。

因为 CKD 可通过一系列机制引起 OSA 加重，阻塞性呼吸事件可能加速肾功能的降低。在呼吸暂停或低通气时的间歇性气道闭塞会导致间歇低氧、炎性因子上调和氧化应激[80,81]。吸气困难与气道阻塞相抗引起的重复刺激与交感神经激活的程度相关，这导致了血管收缩。升高的交感神经活性上调了血管紧张素Ⅱ的产生。这是一种有效的血管收缩剂，通过刺激肾脏分泌的肾素产生[82]。血管紧张素Ⅱ同样刺激肾上腺皮质分泌醛固酮，醛固酮可减少钠的排泄并引起水潴留，这是控制血容量和血压的关键机制。血管收缩剂对血管紧张素Ⅱ的应答在 OSA 患者中升高，引起了 50% OSA 患者的继发性 HTN[83]。间歇低氧降低了氮氧化物的生物利用度，引发了局部缺血[81]。血管紧张素Ⅱ的活性升高同样促进了超滤，且 OSA 与肾小球超滤相关。肾小球肥大是由肾静脉压增高所致，肾小球肥大和（或）局灶节段性肾小球硬化的特异性组织学表现已在 OSA 患者的研究中发现[84-86]。在一项小型研究中，OSA 患者中发现了 GFR 处于正常范围，但肾血浆流速明显低于正常且有特异性的高滤过分数（filtration fraction，FF）的情况。在持续的正向气道压力（continuous positive airway pressure，CPAP）治疗开始前，FF 与血压、年龄或体重指数并非明显相关。然而在这项研究中，FF 与血氧不足的加重有相关性。在 CPAP 治疗后，FF 明显降低，这表明 CPAP 可能抑制了 CKD 合并 OSA 患者肾功能降低的进展[87]。炎性标记物，氧化应激和内皮功能紊乱与肾功能恶化相关[88,89]。OSA 通过在阻塞期间剧烈增加交感神经对肾脏和其他血管床的作用，在阻塞发作时升高血压和在清醒时使血压持续上升，促进了肾功能下降的进展[90]。低氧与再次氧化的循环引起了氧化应激，这引起了内皮细胞损伤和功能异常[80]。OSA 患者的动脉硬化可逐渐加重，[91]但 CPAP 治疗可使 OSA 患者的动脉硬化明显减轻。更严重的动脉硬化和更低的动脉弹性与 GFR≥60ml/（min·1.73m^2）患者的肾功能加速下降呈线性相关且独立相关[92]。这项工作表明使用 CPAP 治疗

CKD 患者的 OSA 可降低肾功能下降的速度。

OSA 和 CKD 的重要性

OSA 可能引起 CKD 患者发病率和死亡率的增加，这些患者中的心血管疾病是死亡的重要风险因素。基于总体的纵向研究，例如 Wisconsin 睡眠队列[93]和 Busselton 健康研究，已表明未治疗的 OSA 患者死亡率明显上升。前者研究发现在平均 13.8 年的随访过程中，严重 OSA 的全因死亡风险几乎增加 4 倍，心血管死亡率增高 5 倍[93]。在大样本多种族的睡眠心脏健康研究中，中等程度的 OSA 与 40～70 岁男性死亡风险的增加相关[95]。OSA 与特殊心血管事件，例如高血压[96]（特别是治疗抵抗型高血压）、左心室肥大、中风[97,98]、心肌缺血[99,100]、心律失常[101]、重大或非重大心血管事件[102,103]和全因死亡率[93,94]等独立相关。尽管关于 OSA 患者 CNS 病理损伤的研究迄今为止前后矛盾，但通常认为 OSA 与神经认知损害相关。我们发现 OSA 患者在智力、学习与记忆、耐力与注意力、执行能力、信息处理效率和视觉与精神运动表现方面存在明显不足[104-107]。在普通人群中，OSA 与抑郁情绪、代谢障碍和 HRQoL 降低显著相关。OSA，特别是间歇血氧不足时，与勃起功能障碍同样相关[108]。OSA 增加了葡萄糖不耐受、胰岛素抵抗[109,110]和临床显性糖尿病[111]的风险，这与 CKD 的发病机制相关。

因为几种因素皆包含在 CKD 的发病机制中（HTN，T2DM 和肥胖），且在普通人群中与 OSA 相关，所以在 CKD 患者中 OSA 的共存更有意义。睡眠相关性缺氧和周期性觉醒所致的 OSA 导致了交感神经的活动，引起了 HTN，可能参与 CKD 的加重与进展[112,113]。（图 28.2）在一项 858 例成年受试者的研究中，参考了 2005 年 1 月至 2007 年 12 月间受试者的睡眠呼吸暂停记录，这些受试者已连续评估了他们的肾功能。研究发现夜间缺氧（$Sao2<90\%$ 持续$>12\%$ 的夜间检测时间）与肾功能加速降低（GFR 降低$>4ml/(min \cdot 1.73m^2 \cdot 年)$）风险的 3 倍独立相关[114]。由于这项研究的受试者参考了睡眠呼吸暂停测试诊断，这可能增加了参照偏倚。一项研究显示伴有药物抵抗性高血压（drug-resistant hypertension，DRH）的肥胖患者 OSA 患病率极高[115]。头侧的中心液体排量在 DRH 患者中与严重呼吸暂停的相关程度比仅患 HTN 的患者高[116]。在一项仅有 12 位肥胖合并 DRH 的患者研究中，安体舒通表现出可降低 OSA 严重程度的效果，且在这些患者中 OSA 的严重程度与醛固酮介导的液潴留相关[117]。迄今为止，仅横断面假设产生研究的出现关注了 OSA 和 CKD 潜在的双向性因果关系。与上述总体基础研究细节相似，OSA 是否独立促进了 CKD 的进展仍需要纵向随访研究才可得到这样的结论[22,62,64]。

诊断和治疗

CKD 患者 OSA 诊断的失败可能不仅归因于患者意识较差，也归因于临床表型的多样性。由于典型 OSA 患者可能仅在肥胖患者陈述睡眠和打鼾时才被发现，但肥胖和嗜睡皆不是 OSA 诊断所必需的。因为特异性筛查方式的缺乏，实验室 PSG 使用方式受限，伴有复杂共存病患者的家庭睡眠测试不确定有效，CKD 患者中 OSA 的诊断筛查仍充满挑战。当患者陈述典型睡眠相关呼吸症状，如打鼾、被气道阻塞和喘息惊醒或尽管睡眠时间充分仍白天瞌睡时，CKD 患者应考虑参考睡眠内科医生的专业评估和实验室 PSG。然而，CKD 患者伴有特异性发现较少时，若伴有难以控制的 HTN、频繁惊醒、不安睡眠、疲劳、抑郁、易激、影响一般日常活动、社会关系被破坏和性功能障碍时也可筛查[118]。如果可能，与患者的伴侣进行交谈也会帮助诊断。

OSA 诊断的金标准是在实验室中行 PSG 过夜确诊。美国睡眠医疗学院一般推荐仅当中等至重度 OSA 患者预测验可能性较高且患者没有明显共患病的情况时，家庭睡眠测试可用于诊断；ESRD/CKD 2-5 期是使用家庭睡眠测试的禁忌证，因为除 OSA 外，可能有中心型睡眠呼吸暂停或其他睡眠障碍的可能性。

CPAP 治疗包含一台 CPAP 仪器，主要由 3 部分组成：①面罩或其他装置可覆盖鼻部或鼻部与嘴部。面罩佩戴处有适合的束带；②一根可以连接面罩和机器发动机的管子；③可将气流吹进管子的发动机。CPAP 已证明可以改善中等至重度 OSA 患者的 HRQoL 和患者情绪，适当的 CPAP 使用对心血管事件有正面影响。随机对照研究（randomized controlled studies，RCTs）已重复表明 CPAP 治疗能明显改善或解决重度 OSA 患者白天瞌睡等个体症状[119]。即便在大部分 RCTs 中发现记忆受损的 OSA 患者的神经行为学表现参数改善出现前后矛盾的情况[120,121]，关于 CPAP 治疗影响的数据，包括患者情绪及 HRQoL，也多少具有多样性和不一致性，但大多数临床试验发现与保守治疗相比，总体上 CPAP 治疗更有效。在两项荟萃分析中，CPAP 改善了伴有睡眠呼吸暂停患者的身体功能、精力/活力和短期测试量表 36[122,123]方面的幸福程度。随后的临床研究发现，中等至重度 OSA 患者经 CPAP 治疗后，总体上在疾病特殊睡眠问卷功能结果（Functional Outcomes of Sleep Questionnaire，FOSQ）和总体 HRQoL 评估方面有所改善[124,125]。两例近来的荟萃分析综合了 CPAP 和血压的 RCT 数据，发现 CPAP 治疗可引起小的（1～2mmHg），但明显具有统计学意义（$P=0.001$）的24 小时平均动脉压降低[126]。两项小型 RCTs 展现了 CPAP 对 OSA 和充血性心力衰竭（congestive heart failure，CHF）患者的左心室射血分数（left ventricular ejection fraction，LVEF）的有益影响[127,128]。Marin 等研究者的报道表明未经治疗的 OSA 患者发生致命和非致命心血管事件的可能性明显上升，一夜超过 4 小时的 CPAP 治疗可减少心血管风险的水平，这一结果与正常非打鼾对照组相似[129]。

我们推荐伴有 OSA 和 CKD 的患者当 AHI 为 15 或更高，或 AHI 在 5～14 但患者仍有过度白天瞌睡，神经认知功能受损，情绪障碍，失眠症或心血管疾病（HTN，CHF 或中风）时接受治疗。Koga 等学者在一项 38 例 OSA 患者的研究中发现，平均呼吸暂停时间越长，年龄越大，与 eGFR 的降低相关性越强，但这一情况可在 3 个月的夜间超过 4 小时的 CPAP 治疗后得到改善[130]。Koyama 等研究者在一项关于伴有睡眠障碍性呼吸与 CKD 的 CHF 患者的无对照小型研究中发现，使用比例控制通气（adaptive servo ventilation，ASV，先进的正向气压形式）1 年后，患者肾功能有所改善。左心室射血分数（left ventricular ejection fraction，LVEF）与肾功能改善相关，且 CRP 水平与 eGFR 的改善呈负相关。据此推测，ASV 可通过抑制炎症应答改善肾功能，且与睡眠障碍性呼吸（sleep disordered breathing，SDB）相关[130,131]。使用 CPAP 治疗 ESRD 患者的 OSA，与口腔矫治器或上呼吸道手术的治疗相比有更强的证据基础[132]。我们同样推荐从生活方式途径，例如减重，戒烟戒酒等方面进行治疗。

OSA，尽管在 CKD 人群中有很高的发病率，但仍存在诊断不足和治疗不足的情况[133]。OSA 使心血管损害的风险升高，使 HRQoL 受损。基于已有研究表明 CKD 伴有 OSA 患者的 HRQoL 受损，我们对 OSA 的治疗应更加重视。尽管治疗 OSA 有很多益处，但 CKD 患者治疗 OSA 的数据仍存在不足。例如，关于伴有 CKD 的 OSA 患者坚持 CPAP 治疗的情况仍是未知的。因为在症状性 CKD 患者中采取 CPAP 治疗可提高患者白天清醒程度，身体功能和社会交流，我们应鼓励患者进行 CPAP 治疗。我们仍需要长期的 RCTs 来决定使用 CPAP 治疗 OSA 在预防 CKD 发生和进展方面的影响。

不宁腿综合征（Willis-Ekbom 综合征）

不宁腿综合征（restless legs syndrome，RLS）是一种神经睡眠障碍，以夜间不适感觉（通常在四肢远端但有时包含手臂和躯干）干扰初始睡眠为特点进行临床诊断。RLS 的诊断标准已被国际 RLS 研究组（International RLS Study Group，IRLSSG）确定[134]。2011 年修改后的 IRLSSG 诊断标准在表 28.3 中可见[135]。

表 28.3 修正的 IRLSSG 关于 RLS 的诊断标准

编号	标准
1	经常动腿冲动但并非总是伴随或由腿部不适的感觉引起
2	开始伴随任何不适感觉即有动腿冲动，在休息或静止状态如横躺或坐下时加重
3	动腿冲动和任何伴有的不适感觉通过运动部分或全部缓解，例如步行或拉伸，至少持续全部运动周期
4	动腿冲动和任何伴有的不适感觉仅在休息或静止状态发生或与白天相比，在傍晚与深夜加重
5	上述特征的发生并非说明作为症状单独比另一种医学或行为状态更重要（例如肌痛、静脉阻塞、下肢水肿、关节炎、腿部痉挛、体位不适、习惯性顿足）

来源：*Reprinted with permission from Reference*[135].

流行病学

CKD 患者中 RLS 的发病率仍不十分清楚。然而很多研究显示在一般人群中 RLS 的发病率高达 5%～15%[136]，近来欧洲和美国的大型流行病学研究已确定，每周至少 2 次发作并导致了中等至重度危害的严重 RLS 发病率在 1.5% 至 3%[136]。在美国和国际上，已报道的 ESRD 患者的 RLS 发病率更高达 15%[137-139]。目前所知关于成人 CKD 患者 RLS 发病率的报道都具有局限性。使用来自于国际健康和营养监测调查（National Health and Nutrition Examination Survey，NHANES）的数据，Plantinga 评估了 CKD 患者中 RLS 的发病率。这项正在进行的美国成人多方面健康研究整合了家庭谈话，其后的物理检查和一个移动研究中心收集的血液与尿液。930 例患者的研究显示 CKD 患者 RLS 的发病率与非 CKD 患者相似。然而，这一研究关于 CKD 患者的结果并不可靠，因为相对标准误

≥30%[140]。RLS 的诊断通常需要一位具备诊断 RLS 标准和条件的内科医生进行评估,否则难以与腿部抽搐鉴别。Riar 报道了 CKD 儿童中 RLS 的发病率,发现在 124 例患儿中 RLS 发病率为 15%[141]。这一研究并未报道患儿一周发病的天数且并未发现 RLS 和 CKD 分期有明显关联。由于频繁使用安眠药,诊断不足和父母参与的较低 HRQoL 评估,评价伴有 RLS 的儿童睡眠质量通常十分困难。

Winkelmann 跟踪研究了 11 例伴有尿毒症性 RLS 的患者,这些患者都进行了成功的肾移植。肾移植后 RLS 的症状缓解,但几年后其中一些患者再次出现这类症状,而且这些患者大部分移植肾再次衰竭[142]。Molnar 报道了肾移植后患者 RLS 的情况,发现整体 4.8% 的发病率且与残余 CKD 有关。在基于 eGFR 分组的组间,RLS 发病率的上升伴随着肾功能的下降[2%、5%、7%、24% 分别伴随着 eGFR≥60ml/(min · 1.73m²)、eGFR 30 ~ 59ml/(min · 1.73m²]、eGFR 15 ~ 29ml/(min · 1.73m²) 和 eGFR<15ml/(min · 1.73m²)][143]。相似的关于 RLS 发病率上升伴随肾功能下降的结果同样被 Aritake-Okada 报道[144]。Quinn 报道了在多变量分析中铁缺乏和 CKD 4 期(eGFR 15 ~ 29ml/min)与 RLS 明显升高的比值比相关[145]。

发病机制

RLS 与豆状核多巴胺 D^2 受体的下调相关,且 RLS 中受体丢失的程度与疾病的严重程度相关。酪氨酸羟化酶的水平,多巴胺合成的比率,限制酶在 RLS 患者黑质中升高,皆被认为是多巴胺受体减少的补偿机制。铁缺乏大鼠可观察到大脑豆状核多巴胺 D^2 受体的减少和酪氨酸羟化酶水平的增高[146]。这些研究表明脑内铁缺乏与 RLS 相关。全组基因相关研究发现了基因广泛的多因素多态性。染色体 6p 上一般为 BTBD9,这是一种脑内广泛表达的蛋白产物[147]。RLS 的次要原因包括铁缺乏[145]、CKD[145]、周围神经病和药物多样性。铁缺乏、周围神经病和 CKD 与炎症水平相关,且皆可能是 CKD 中 RLS 的发病机制。在炎症出现时,即使铁蛋白水平很高,铁缺乏可能也难以排除。疲劳,社会孤立,无助和疼痛是 RLS[148] 的一般症状,且这些问题可能使患者有抑郁倾向。

CKD 中 RLS 的重要性

概述

RLS 可能通过与睡眠周期肢体运动(periodic limb movements of sleep,PLMS)相关的自发觉醒引起心血管疾病(cardiovascular disease,CVD)。这些典型收缩症状在 80% 的 RLS 患者中出现,通常涉及腿部活动且与觉醒和唤醒相关。与 OSA 相同,交感神经流出道的升高可促进 HTN,促凝或成为斑块破裂的风险因素[149,150]。通过 Wisconsin 睡眠队列数据,Winkelman 等学者报道了 RLS 症状(进行混杂因素调整后)与 2.5 倍的 CVD 发病风险相关[151]。RLS 发病率相关研究的证据表明这些患者具有至少 2 倍的心血管疾病风险[152,153]。在社区人群中,RLS 的症状主要与 DSM-4 抑郁障碍和恐慌障碍密切相关[153,154]。计数检查表明,RLS 患者至少 2 倍具有抑郁或焦虑倾向[151]。这一发现具有重要的临床影响,因为治疗这些疾病的主要方式可能使潜在的 RLS 恶化[154,155]。根据以往研究显示,正发生的睡眠障碍同样是抑郁疾病与自杀发生的持续风险因素。中度至重度 RLS 患者与 CHF 和 T2DM 患者的生活质量损伤是相似甚至更严重的,这一发现具有重大意义[153]。伴随着身体和精神健康指数的降低,RLS 患者全部 SF-36 的 8 个量表评分皆降低[136,156]。RLS 患者对于失眠症的陈述是对照组的 4 倍,这间接表明与 RLS 共存的疾病主要有 CVD,HRQoL 受损,认知障碍,白天瞌睡和精神病发病[149,157]。

慢性肾脏病

RLS 和 CKD 的共存与抑郁症和睡眠干扰明显相关[144]。RLS 症状与 CKD 患者的抑郁相关[158]。一项肾移植患者的前瞻性研究验证了这一假设,在 804 位移植接受者中,RLS 的发生可能预示着死亡。使用 Cox 比例风险分析,RLS 的发生是死亡的重要风险因素,风险率为 2。[159]RLS 与 CKD 患者的 HRQOL 降低,情绪障碍和主观睡眠失调相关[144,159]。

治疗

RLS 的临床诊断基于国际不宁腿综合征研究组(International Restless Leg Syndrome Study Group,IRLSSG)的标准,实验室 PSG 或其他睡眠研究对诊断并非必须。当铁缺乏时必须补充铁剂。患者需要接受铁蛋白水平检查,且当其水平低于 50μg/L 时,需要补充铁剂。其他诊断检查,如血液流失或使铁缺乏的其他原因也应当进行。伴有口服铁剂吸收障碍和不耐受的患者需要肠外铁治疗。铁蛋白是一种急性期反应物,在炎症发生时其水平增高。其中,铁水平和铁饱和度评估对铁缺乏的确诊具有帮助。其他非药理的 RLS 治疗包括：①酒精与尼古丁的戒除；②减少咖啡因摄入；③适度运动；④如果可能，终止使用与 RLS 症状恶化相关的药物。显然，步行、按摩受影响的肢体或其他机械刺激可使症状消除，但当这些对抗训练停止时，症状再次恢复。药物治疗包括多巴胺受体拮抗剂，例如通常在症状发作前 2 小时服用罗匹尼罗 0. 25mg 或普拉克索 0. 125mg。通常对每周至少 2 次出现 RLS 症状的患者使用药物治疗。在几周后如果患者仍有症状，可以增加剂量。罗匹尼罗的最大允许剂量为 4mg，普拉克索为 0. 75mg。普拉克索主要以其活性形式从尿液排出，这会限制其在 CKD 中发挥作用。罗匹尼罗同样从肾脏排泄，但仅在经过充分代谢后主要以非活性衍生物形式排泄。这些药物严重的副作用包括症状加重，冲动控制障碍和白天瞌睡[160]。症状加重包括症状恶化及治疗前未出现症状的手臂和躯干出现症状或被牵连。症状增加的早期治疗可采取服用额外剂量的药物，也可能需要终止药物服用。另一种多巴胺拮抗剂罗替戈汀可每日服用一次作为补充，且对伴有由于常规药量导致症状增加的患者特别有效。因为尿液中的非活性偶联物，经皮吸收的药物有限。RLS 症状发生少于每周两次的患者对氯硝西泮 0. 25mg 即有反应。对每周至少发生 2 次的 RLS 患者加巴喷丁也是一种选择，特别是当 RLS 症状以疼痛或者可能的神经病相关为特征时。加巴喷丁的剂量调整需要基于肾功能进行评估。这种药物未发现症状增加的情况。

慢性肾脏病

CKD 患者中关于 RLS 治疗检验的研究较少。仅有一项小型研究报道了 CKD 中 RLS 的治疗情况。在这项研究中，CKD 和 HD 患者使用可乐定 0. 075mg 治疗可改善 RLS 症状[161]。在一项 38 例连续贫血的 CHF-CKD 患者超过 1 年的研究中，使用促红素治疗贫血和仅静脉铁剂治疗均不能改善肾衰竭患者的 RLS 症状[162]。已发现在血液透析患者中，有氧运动训练有助于改善 RLS 症状和生活质量[163]。一项小型研究比较了加巴喷丁和左旋多巴，发现加巴喷丁对 HD 伴有 RLS 的患者同样有效[164]。对于 HD 患者的 RLS，罗匹罗尼比维持释放剂量的左旋多巴更有效[165]。

结　语

睡眠障碍的诊断和治疗为 CKD 患者提供了改善疾病后果的机会。睡眠障碍与许多慢性疾病相关，其治疗在这些慢性疾病的控制中起到重要作用。最佳的睡眠持续时间和质量在 2 型糖尿病的疾病控制中具有重要作用。已发现 OSA 是 HTN 和其后 CVD 的独立促进风险因素，其中 CVD 是 CKD 患者死亡的主要原因。已发现睡眠不足是促进肥胖的风险因素，且这一发现在儿童中十分明显。糖尿病，高血压和肥胖皆是 CKD 的病因。治疗睡眠障碍可防止 CKD 的发展与进展。肾病学家需要注意寻找患者的睡眠障碍症状并将它们作为整体治疗方法中的一部分。

未来前瞻性研究的关键是更好的理解 OSA 和 CKD 的关系：①OSA 是否促进了 CKD 及其进展？②CKD是否促进了 OSA？③OSA 患者的 CPAP 治疗是否预防了 CKD 及其进展？CKD 患者的 CPAP 治疗将有助于阐明 OSA 促进这种高风险人群发病及死亡的程度。

鸣谢

作者感谢 Mehul Dharia 先生对这项工作的帮助。

（李健思 译，李冰 校）

参考文献

1. Kryger MH, Roth T, Dement WC, editors. *Principles and practice of sleep medicine* 5th edition. St. Louis: Elsevier Saunders; 2011.
2. Stamatakis KA, Punjabi NM. Effects of sleep fragmentation on glucose metabolism in normal subjects. *Chest* 2010;**137**(1):95–101.
3. Calvin AD, Carter RE, Adachi T, Macedo P, Albuquerque FN, van der Walt C, et al. Effects of experimental sleep restriction on caloric intake and activity energy expenditure. *Chest* 2013;**144**(1):79–86.
4. Thomas M, Sing H, Belenky G, Holcomb H, Mayberg H, Dannals R, et al. Neural basis of alertness and cognitive performance impairments during sleepiness. I. Effects of 24h of sleep deprivation on waking human regional brain activity. *J Sleep Res* 2000;**9**(4):335–52.
5. Banks S, Dinges DF. Behavioral and physiological consequences of sleep restriction. *J Clin Sleep Med* 2007;**3**(5):519–28.
6. Chang LC, Mahoney III JJ, Raty SR, Ortiz J, Apodaca S, DE LA Garza II R. Neurocognitive effects following an overnight call shift on faculty anesthesiologists. *Acta Anaesthesiol Scand* 2013;**57**(8):1051–7.
7. Jha V, Garcia-Garcia G, Iseki K, Li Z, Naicker S, Plattner B, et al. Chronic kidney disease: global dimension and perspectives. *Lancet* 2013;**382**(9888):260–72.
8. American Academy of Sleep Medicine. *The International Classification of Sleep Disorders: Diagnostic and Coding Manual, ICSD-2*, 2nd ed. Westchester, IL: American Academy of Sleep Medicine; 2005.
9. Ohayon MM. Epidemiology of insomnia: what we know and what we still need to learn. *Sleep Med Rev* 2002;**6**(2):97–111.
10. De Santo RM, Cesare CM, Bartiromo M, Cirillo M. High prevalence of sleep disorders at the time of CKD diagnosis. *J Ren Nutr* 2008;**18**(1):104–6.
11. Novak M, Molnar MZ, Ambrus C, Kovacs AZ, Koczy A, Remport A, et al. Chronic insomnia in kidney transplant recipients. *Am J Kidney Dis* 2006;**47**(4):655–65.
12. Breslau N, Roth T, Rosenthal L, Andreski P. Sleep disturbance and psychiatric disorders: a longitudinal epidemiological study

of young adults. *Biol Psychiatry* 1996;**39**(6):411–8.
13. Chang PP, Ford DE, Mead LA, Cooper-Patrick L, Klag MJ. Insomnia in young men and subsequent depression. The Johns Hopkins Precursors Study. *Am J Epidemiol* 1997;**146**(2):105–14.
14. Iliescu EA, Yeates KE, Holland DC. Quality of sleep in patients with chronic kidney disease. *Nephrol Dial Transplant* 2004;**19**(1):95–9.
15. Kurella M, Luan J, Lash JP, Chertow GM. Self-assessed sleep quality in chronic kidney disease. *Int Urol Nephrol* 2005;**37**(1):159–65.
16. Cohen SD, Patel SS, Khetpal P, Peterson RA, Kimmel PL. Pain, sleep disturbance, and quality of life in patients with chronic kidney disease. *Clin J Am Soc Nephrol* 2007;**2**(5):919–25.
17. Sabbatini M, Pisani A, Crispo A, Ragosta A, Gallo R, Pota A, et al. Sleep quality in patients with chronic renal failure: a 3-year longitudinal study. *Sleep Med* 2008;**9**(3):240–6.
18. De Santo RM, Bartiromo M, Cesare CM, Cirillo M. Sleep disorders occur very early in chronic kidney disease. *J Nephrol* 2008;**21**(Suppl. 13):S59–65.
19. De Santo RM, Bilancio G, Santoro D, Vecchi ML, Perna A, De Santo NG, et al. Longitudinal study of sleep disorders in early-stage chronic kidney disease. *J Ren Nutr* 2010;**20**(Suppl. 5): S59–63.
20. Kumar B, Tilea A, Gillespie BW, Zhang X, Kiser M, Eisele G, et al. Significance of self-reported sleep quality (SQ) in chronic kidney disease (CKD): the Renal Research Institute (RRI)-CKD study. *Clin Nephrol* 2010;**73**(2):104–14.
21. Plantinga L, Lee K, Inker LA, Saran R, Yee J, Gillespie B, et al. Association of sleep-related problems with CKD in the United States, 2005-2008. *Am J Kidney Dis* 2011;**58**(4):554–64.
22. Parker KP, Bliwise DL, Bailey JL, Rye DB. Polysomnographic measures of nocturnal sleep in patients on chronic, intermittent daytime haemodialysis vs those with chronic kidney disease. *Nephrol Dial Transplant* 2005;**20**(7):1422–8.
23. Agarwal R, Light RP. Sleep and activity in chronic kidney disease: a longitudinal study. *Clin J Am Soc Nephrol* 2011;**6**(6):1258–65.
24. Barmar B, Dang Q, Isquith D, Buysse D, Unruh M. Comparison of sleep/wake behavior in CKD stages 4 to 5 and hemodialysis populations using wrist actigraphy. *Am J Kidney Dis* 2009;**53**(4):665–72.
25. Perlis M, Smith M, Pigeon W. Etiology and pathophysiology of insomnia. In: Kryger M, Roth T, Dement W, editors. *Principles and practice of sleep medicine*, 4th ed. Elsevier Saunders; 2005. p. 714–25.
26. Riemann D, Spiegelhalder K, Feige B, Voderholzer U, Berger M, Perlis M, et al. The hyperarousal model of insomnia: a review of the concept and its evidence. *Sleep Med Rev* 2010;**14**(1):19–31.
27. Bonnet MH, Arand DL. Heart rate variability in insomniacs and matched normal sleepers. *Psychosom Med* 1998;**60**(5):610–5.
28. Nofzinger EA, Buysse DJ, Germain A, Price JC, Miewald JM, Kupfer DJ. Functional neuroimaging evidence for hyperarousal in insomnia. *Am J Psychiatry* 2004;**161**(11):2126–8.
29. Ramer S, Germain A, Dohar S, Unruh M. Event-related distress in kidney disease patients. *Nephrol Dial Transplant* 2012;**27**(1):299–303.
30. Katz DA, McHorney CA. The relationship between insomnia and health-related quality of life in patients with chronic illness. *J Fam Pract* 2002;**51**(3):229–35.
31. Leger D, Guilleminault C, Bader G, Levy E, Paillard M. Medical and socio-professional impact of insomnia. *Sleep* 2002;**25**(6):625–9.
32. Simon GE, VonKorff M. Prevalence, burden, and treatment of insomnia in primary care. *Am J Psychiatry* 1997;**154**(10):1417–23.
33. Ozminkowski RJ, Wang S, Walsh JK. The direct and indirect costs of untreated insomnia in adults in the United States. *Sleep* 2007;**30**(3):263–73.
34. Kessler RC, Berglund PA, Coulouvrat C, Hajak G, Roth T, Shahly V, et al. Insomnia and the performance of US workers: results from the America insomnia survey. *Sleep* 2011;**34**(9):1161–71.
35. Buysse DJ, Thompson W, Scott J, Franzen PL, Germain A, Hall M, et al. Daytime symptoms in primary insomnia: a prospective analysis using ecological momentary assessment. *Sleep Med* 2007;**8**(3):198–208.
36. Edinger JD, Means MK, Carney CE, Krystal AD. Psychomotor performance deficits and their relation to prior nights' sleep among individuals with primary insomnia. *Sleep* 2008;**31**(5):599–607.
37. Baglioni C, Battagliese G, Feige B, Spiegelhalder K, Nissen C, Voderholzer U, et al. Insomnia as a predictor of depression: a meta-analytic evaluation of longitudinal epidemiological studies. *J Affect Disord* 2011;**135**(1-3):10–19.
38. Laugsand LE, Vatten LJ, Platou C, Janszky I. Insomnia and the risk of acute myocardial infarction: a population study. *Circulation* 2011;**124**(19):2073–81.
39. Meisinger C, Heier M, Lowel H, Schneider A, Doring A. Sleep duration and sleep complaints and risk of myocardial infarction in middle-aged men and women from the general population: The MONICA/KORA Augsburg Cohort Study. *Sleep* 2007;**30**(9):1121–7.
40. Spiegelhalder K, Scholtes C, Riemann D. The association between insomnia and cardiovascular diseases. *Nat Sci Sleep* 2010;**2**:71–8.
41. Nakazaki C, Noda A, Koike Y, Yamada S, Murohara T, Ozaki N. Association of insomnia and short sleep duration with atherosclerosis risk in the elderly. *Am J Hypertens* 2012;**25**(11):1149–55.
42. Palmer SC, Vecchio M, Craig JC, Tonelli M, Johnson DW, Nicolucci A, et al. Association between depression and death in people With CKD: A meta-analysis of cohort studies. *Am J Kidney Dis* 2013;**62**(3):493–505.
43. Hauri PJ. Insomnia. *Clin Chest Med* 1998;**19**(1):157–68.
44. Morin CM, Culbert JP, Schwartz SM. Nonpharmacological interventions for insomnia: a meta-analysis of treatment efficacy. *Am J Psychiatry* 1994;**151**(8):1172–80.
45. Murtagh DR, Greenwood KM. Identifying effective psychological treatments for insomnia: a meta-analysis. *J Consult Clin Psychol* 1995;**63**(1):79–89.
46. Morin CM, Blais F, Savard J. Are changes in beliefs and attitudes about sleep related to sleep improvements in the treatment of insomnia? *Behav Res Ther* 2002;**40**(7):741–52.
47. Sivertsen B, Omvik S, Pallesen S, Bjorvatn B, Havik OE, Kvale G, et al. Cognitive behavioral therapy vs zopiclone for treatment of chronic primary insomnia in older adults: a randomized controlled trial. *JAMA* 2006;**295**(24):2851–8.
48. Espie CA, Fleming L, Cassidy J, Samuel L, Taylor LM, White CA, et al. Randomized controlled clinical effectiveness trial of cognitive behavior therapy compared with treatment as usual for persistent insomnia in patients with cancer. *J Clin Oncol* 2008;**26**(28):4651–8.
49. Espie CA, Kyle SD, Williams C, Ong JC, Douglas NJ, Hames P, et al. A randomized, placebo-controlled trial of online cognitive behavioral therapy for chronic insomnia disorder delivered via an automated media-rich web application. *Sleep* 2012;**35**(6):769–81.
50. Dashti-Khavidaki S, Chamani N, Khalili H, Hajhossein Talasaz A, Ahmadi F, Lessan-Pezeshki M, et al. Comparing effects of clonazepam and zolpidem on sleep quality of patients on maintenance hemodialysis. *Iran J Kidney Dis* 2011;**5**(6):404–9.
51. Fillastre JP, Geffroy-Josse S, Etienne I, Dhib M, Rosenzweig P, Danjou P, et al. Pharmacokinetics and pharmacodynamics of zolpidem following repeated doses in hemodialyzed uraemic patients. *Fundam Clin Pharmacol* 1993;**7**(1):1–9.
52. Krystal AD, Walsh JK, Laska E, Caron J, Amato DA, Wessel TC, et al. Sustained efficacy of eszopiclone over 6 months of nightly treatment: results of a randomized, double-blind, placebo-controlled study in adults with chronic insomnia. *Sleep* 2003;**26**(7):793–9.
53. McCall WV, Blocker JN, D'Agostino Jr R, Kimball J, Boggs N, Lasater B, et al. Treatment of insomnia in depressed insomniacs: effects on health-related quality of life, objective and self-reported sleep, and depression. *J Clin Sleep Med* 2010;**6**(4):322–9.
54. Chen HY, Chiang CK, Wang HH, Hung KY, Lee YJ, Peng YS, et al. Cognitive-behavioral therapy for sleep disturbance in patients undergoing peritoneal dialysis: a pilot randomized controlled trial. *Am J Kidney Dis* 2008;**52**(2):314–23.
55. Duarte PS, Miyazaki MC, Blay SL, Sesso R. Cognitive-behavioral group therapy is an effective treatment for major depression in

hemodialysis patients. *Kidney Int* 2009;**76**(4):414–21.
56. Cukor D, Ver Halen N, Asher DR, Coplan JD, Weedon J, Wyka KE, et al. Psychosocial intervention improves depression, quality of life, and fluid adherence in hemodialysis. *J Am Soc Nephrol* 2013;**25**(1):196–206.
57. Meoli AL, Casey KR, Clark RW, Coleman Jr JA, Fayle RW, Troell RJ, et al. Hypopnea in sleep-disordered breathing in adults. *Sleep* 2001;**24**(4):469–70.
58. Collop NA, Anderson WM, Boehlecke B, Claman D, Goldberg R, Gottlieb DJ, et al. Clinical guidelines for the use of unattended portable monitors in the diagnosis of obstructive sleep apnea in adult patients. Portable Monitoring Task Force of the American Academy of Sleep Medicine. *J Clin Sleep Med* 2007;**3**(7):737–47.
59. Kimmel PL, Miller G, Mendelson WB. Sleep apnea syndrome in chronic renal disease. *Am J Med* 1989;**86**(3):308–14.
60. Markou N, Kanakaki M, Myrianthefs P, Hadjiyanakos D, Vlassopoulos D, Damianos A, et al. Sleep-disordered breathing in nondialyzed patients with chronic renal failure. *Lung* 2006;**184**(1):43–9.
61. Fleischmann G, Fillafer G, Matterer H, Skrabal F, Kotanko P. Prevalence of chronic kidney disease in patients with suspected sleep apnoea. *Nephrol Dial Transplant* 2010;**25**(1):181–6.
62. Roumelioti ME, Buysse DJ, Sanders MH, Strollo P, Newman AB, Unruh ML. Sleep-disordered breathing and excessive daytime sleepiness in chronic kidney disease and hemodialysis. *Clin J Am Soc Nephrol* 2011;**6**(5):986–94.
63. Canales MT, Taylor BC, Ishani A, Mehra R, Steffes M, Stone KL, et al. Reduced renal function and sleep-disordered breathing in community-dwelling elderly men. *Sleep Med* 2008;**9**(6): 637–45.
64. Sim JJ, Rasgon SA, Kujubu DA, Kumar VA, Liu IL, Shi JM, et al. Sleep apnea in early and advanced chronic kidney disease: Kaiser Permanente Southern California cohort. *Chest* 2009;**135**(3):710–6.
65. Sakaguchi Y, Shoji T, Kawabata H, Niihata K, Suzuki A, Kaneko T, et al. High prevalence of obstructive sleep apnea and its association with renal function among nondialysis chronic kidney disease patients in Japan: a cross-sectional study. *Clin J Am Soc Nephrol* 2011;**6**(5):995–1000.
66. Nicholl DD, Ahmed SB, Loewen AH, Hemmelgarn BR, Sola DY, Beecroft JM, et al. Clinical presentation of obstructive sleep apnea in patients with chronic kidney disease. *J Clin Sleep Med* 2012;**8**(4):381–7.
67. Nicholl DD, Ahmed SB, Loewen AH, Hemmelgarn BR, Sola DY, Beecroft JM, et al. Declining kidney function increases the prevalence of sleep apnea and nocturnal hypoxia. *Chest* 2012;**141**(6):1422–30.
68. Canales MT, Lui LY, Taylor BC, Ishani A, Mehra R, Stone KL, et al. Renal function and sleep-disordered breathing in older men. *Nephrol Dial Transplant* 2008;**23**(12):3908–14.
69. Iseki K, Tohyama K, Matsumoto T, Nakamura H. High prevalence of chronic kidney disease among patients with sleep related breathing disorder (SRBD). *Hypertens Res* 2008;**31**(2):249–55.
70. Chou YT, Lee PH, Yang CT, Lin CL, Veasey S, Chuang LP, et al. Obstructive sleep apnea: a stand-alone risk factor for chronic kidney disease. *Nephrol Dial Transplant* 2011;**26**(7):2244–50.
71. Young T, Shahar E, Nieto FJ, Redline S, Newman AB, Gottlieb DJ, et al. Predictors of sleep-disordered breathing in community-dwelling adults: the Sleep Heart Health Study. *Arch Intern Med* 2002;**162**(8):893–900.
72. Chaudhary BA, Sklar AH, Chaudhary TK, Kolbeck RC, Speir Jr. WA. Sleep apnea, proteinuria, and nephrotic syndrome. *Sleep* 1988;**11**(1):69–74.
73. Faulx MD, Storfer-Isser A, Kirchner HL, Jenny NS, Tracy RP, Redline S. Obstructive sleep apnea is associated with increased urinary albumin excretion. *Sleep* 2007;**30**(7):923–9.
74. Tsioufis C, Thomopoulos C, Dimitriadis K, Amfilochiou A, Tsiachris D, Selima M, et al. Association of obstructive sleep apnea with urinary albumin excretion in essential hypertension: a cross-sectional study. *Am J Kidney Dis* 2008;**52**(2):285–93.
75. Casserly LF, Chow N, Ali S, Gottlieb DJ, Epstein LJ, Kaufman JS. Proteinuria in obstructive sleep apnea. *Kidney Int* 2001;**60**(4):1484–9.
76. Jordan AS, Wellman A, Edwards JK, Schory K, Dover L, MacDonald M, et al. Respiratory control stability and upper airway collapsibility in men and women with obstructive sleep apnea. *J Appl Physiol* 2005;**99**(5):2020–7.
77. Kimmel PL. Sleep apnea in end-stage renal disease. *Semin Dial* 1991;**4**(1):52–8.
78. Schwab RJ, Gupta KB, Gefter WB, Metzger LJ, Hoffman EA, Pack AI. Upper airway and soft tissue anatomy in normal subjects and patients with sleep-disordered breathing. Significance of the lateral pharyngeal walls. *Am J Respir Crit Care Med* 1995;**152**(5 Pt 1):1673–89.
79. Eckert DJ, McEvoy RD, George KE, Thomson KJ, Catcheside PG. Genioglossus reflex inhibition to upper-airway negative-pressure stimuli during wakefulness and sleep in healthy males. *J Physiol* 2007;**581**(Pt 3):1193–205.
80. Lavie L. Oxidative stress – a unifying paradigm in obstructive sleep apnea and comorbidities. *Prog Cardiovasc Dis* 2009;**51**(4):303–12.
81. Foster GE, Poulin MJ, Hanly PJ. Intermittent hypoxia and vascular function: implications for obstructive sleep apnoea. *Exp Physiol* 2007;**92**(1):51–65.
82. DiBona GF. Nervous kidney. Interaction between renal sympathetic nerves and the renin-angiotensin system in the control of renal function. *Hypertension* 2000;**36**(6):1083–8.
83. Fletcher EC, Orolinova N, Bader M. Blood pressure response to chronic episodic hypoxia: the renin-angiotensin system. *J Appl Physiol* 2002;**92**(2):627–33.
84. Bailey RR, Lynn KL, Burry AF, Drennan C. Proteinuria, glomerulomegaly and focal glomerulosclerosis in a grossly obese man with obstructive sleep apnea syndrome. *Aust N Z J Med* 1989;**19**(5):473–4.
85. Jennette JC, Charles L, Grubb W. Glomerulomegaly and focal segmental glomerulosclerosis associated with obesity and sleep-apnea syndrome. *Am J Kidney Dis* 1987;**10**(6):470–2.
86. Sklar AH, Chaudhary BA. Reversible proteinuria in obstructive sleep apnea syndrome. *Arch Intern Med* 1988;**148**(1):87–9.
87. Kinebuchi S, Kazama JJ, Satoh M, Sakai K, Nakayama H, Yoshizawa H, et al. Short-term use of continuous positive airway pressure ameliorates glomerular hyperfiltration in patients with obstructive sleep apnoea syndrome. *Clin Sci (Lond)* 2004;**107**(3):317–22.
88. Fassett RG, Venuthurupalli SK, Gobe GC, Coombes JS, Cooper MA, Hoy WE. Biomarkers in chronic kidney disease: a review. *Kidney Int* 2011;**80**(8):806–21.
89. Kovesdy CP, Kalantar-Zadeh K. Review article: Biomarkers of clinical outcomes in advanced chronic kidney disease. *Nephrology (Carlton)* 2009;**14**(4):408–15.
90. Somers VK, White DP, Amin R, Abraham WT, Costa F, Culebras A, et al. Sleep apnea and cardiovascular disease: an American Heart Association/American College of Cardiology Foundation Scientific Statement from the American Heart Association Council for High Blood Pressure Research Professional Education Committee, Council on Clinical Cardiology, Stroke Council, and Council on Cardiovascular Nursing. In collaboration with the National Heart, Lung, and Blood Institute National Center on Sleep Disorders Research (National Institutes of Health). *Circulation* 2008;**118**(10):1080–111.
91. Doonan RJ, Scheffler P, Lalli M, Kimoff RJ, Petridou ET, Daskalopoulos ME, et al. Increased arterial stiffness in obstructive sleep apnea: a systematic review. *Hypertens Res* 2011;**34**(1):23–32.
92. Peralta CA, Jacobs Jr DR, Katz R, Ix JH, Madero M, Duprez DA, et al. Association of pulse pressure, arterial elasticity, and endothelial function with kidney function decline among adults with estimated GFR >60 mL/min/1.73 m(2): the Multi-Ethnic Study of Atherosclerosis (MESA). *Am J Kidney Dis* 2012;**59**(1):41–9.
93. Young T, Finn L, Peppard PE, Szklo-Coxe M, Austin D, Nieto FJ, et al. Sleep disordered breathing and mortality: eighteen-year follow-up of the Wisconsin Sleep Cohort. *Sleep* 2008;**31**(8):1071–8.
94. Marshall NS, Wong KK, Liu PY, Cullen SR, Knuiman MW, Grunstein RR. Sleep apnea as an independent risk fac-

tor for all-cause mortality: the Busselton Health Study. *Sleep* 2008;**31**(8):1079–85.
95. Punjabi NM, Caffo BS, Goodwin JL, Gottlieb DJ, Newman AB, O'Connor GT, et al. Sleep-disordered breathing and mortality: a prospective cohort study. *PLoS Med* 2009;**6**(8):e1000132.
96. Peppard PE, Young T, Palta M, Skatrud J. Prospective study of the association between sleep-disordered breathing and hypertension. *N Engl J Med* 2000;**342**(19):1378–84.
97. Arzt M, Young T, Finn L, Skatrud JB, Bradley TD. Association of sleep-disordered breathing and the occurrence of stroke. *Am J Respir Crit Care Med* 2005;**172**(11):1447–51.
98. Munoz R, Duran-Cantolla J, Martinez-Vila E, Gallego J, Rubio R, Aizpuru F, et al. Severe sleep apnea and risk of ischemic stroke in the elderly. *Stroke* 2006;**37**(9):2317–21.
99. Mooe T, Rabben T, Wiklund U, Franklin KA, Eriksson P. Sleep-disordered breathing in women: occurrence and association with coronary artery disease. *Am J Med* 1996;**101**(3):251–6.
100. Peled N, Abinader EG, Pillar G, Sharif D, Lavie P. Nocturnal ischemic events in patients with obstructive sleep apnea syndrome and ischemic heart disease: effects of continuous positive air pressure treatment. *J Am Coll Cardiol* 1999;**34**(6):1744–9.
101. Mehra R, Benjamin EJ, Shahar E, Gottlieb DJ, Nawabit R, Kirchner HL, et al. Association of nocturnal arrhythmias with sleep-disordered breathing: The Sleep Heart Health Study. *Am J Respir Crit Care Med* 2006;**173**(8):910–6.
102. Gami AS, Howard DE, Olson EJ, Somers VK. Day-night pattern of sudden death in obstructive sleep apnea. *N Engl J Med* 2005;**352**(12):1206–14.
103. Shahar E, Whitney CW, Redline S, Lee ET, Newman AB, Javier Nieto F, et al. Sleep-disordered breathing and cardiovascular disease: cross-sectional results of the Sleep Heart Health Study. *Am J Respir Crit Care Med* 2001;**163**(1):19–25.
104. Bedard MA, Montplaisir J, Richer F, Malo J. Nocturnal hypoxemia as a determinant of vigilance impairment in sleep apnea syndrome. *Chest* 1991;**100**(2):367–70.
105. Bedard MA, Montplaisir J, Richer F, Rouleau I, Malo J. Obstructive sleep apnea syndrome: pathogenesis of neuropsychological deficits. *J Clin Exp Neuropsychol* 1991;**13**(6):950–64.
106. Naegele B, Thouvard V, Pepin JL, Levy P, Bonnet C, Perret JE, et al. Deficits of cognitive executive functions in patients with sleep apnea syndrome. *Sleep* 1995;**18**(1):43–52.
107. Berry DT, Webb WB, Block AJ, Bauer RM, Switzer DA. Nocturnal hypoxia and neuropsychological variables. *J Clin Exp Neuropsychol* 1986;**8**(3):229–38.
108. Budweiser S, Enderlein S, Jorres RA, Hitzl AP, Wieland WF, Pfeifer M, et al. Sleep apnea is an independent correlate of erectile and sexual dysfunction. *J Sex Med* 2009;**6**(11):3147–57.
109. Punjabi NM, Sorkin JD, Katzel LI, Goldberg AP, Schwartz AR, Smith PL. Sleep-disordered breathing and insulin resistance in middle-aged and overweight men. *Am J Respir Crit Care Med* 2002;**165**(5):677–82.
110. Broussard JL, Ehrmann DA, Van Cauter E, Tasali E, Brady MJ. Impaired insulin signaling in human adipocytes after experimental sleep restriction; a randomized, crossover study. *Ann Intern Med* 2012;**157**(8):549–57.
111. Reichmuth KJ, Austin D, Skatrud JB, Young T. Association of sleep apnea and type II diabetes: a population-based study. *Am J Respir Crit Care Med* 2005;**172**(12):1590–5.
112. Nangaku M. Mechanisms of tubulointerstitial injury in the kidney: final common pathways to end-stage renal failure. *Intern Med* 2004;**43**(1):9–17.
113. Nangaku M. Chronic hypoxia and tubulointerstitial injury: a final common pathway to end-stage renal failure. *J Am Soc Nephrol* 2006;**17**(1):17–25.
114. Ahmed SB, Ronksley PE, Hemmelgarn BR, Tsai WH, Manns BJ, Tonelli M, et al. Nocturnal hypoxia and loss of kidney function. *PLoS One* 2011;**6**(4):e19029.
115. Logan AG, Perlikowski SM, Mente A, Tisler A, Tkacova R, Niroumand M, et al. High prevalence of unrecognized sleep apnoea in drug-resistant hypertension. *J Hypertens* 2001;**19**(12):2271–7.
116. Friedman O, Bradley TD, Chan CT, Parkes R, Logan AG. Relationship between overnight rostral fluid shift and obstructive sleep apnea in drug-resistant hypertension. *Hypertension* 2010;**56**(6):1077–82.
117. Gaddam K, Pimenta E, Thomas SJ, Cofield SS, Oparil S, Harding SM, et al. Spironolactone reduces severity of obstructive sleep apnoea in patients with resistant hypertension: a preliminary report. *J Hum Hypertens* 2010;**24**(8):532–7.
118. Dharia SM, Brown LK, Unruh ML. Recognition and treatment of obstructive sleep apnea. *Semin Dial* 2013;**26**(3):273–7.
119. Ballester E, Badia JR, Hernandez L, Carrasco E, de Pablo J, Fornas C, et al. Evidence of the effectiveness of continuous positive airway pressure in the treatment of sleep apnea/hypopnea syndrome. *Am J Respir Crit Care Med* 1999;**159**(2):495–501.
120. Gay P, Weaver T, Loube D, Iber C. Positive Airway Pressure Task Force, Standards of Practice Committee, American Academy of Sleep Medicine. Evaluation of positive airway pressure treatment for sleep related breathing disorders in adults. *Sleep* 2006;**29**(3):381–401.
121. Zimmerman ME, Arnedt JT, Stanchina M, Millman RP, Aloia MS. Normalization of memory performance and positive airway pressure adherence in memory-impaired patients with obstructive sleep apnea. *Chest* 2006;**130**(6):1772–8.
122. Jing J, Huang T, Cui W, Shen H. Effect on quality of life of continuous positive airway pressure in patients with obstructive sleep apnea syndrome: a meta-analysis. *Lung* 2008;**186**(3):131–44.
123. Giles TL, Lasserson TJ, Smith BH, White J, Wright J, Cates CJ. Continuous positive airways pressure for obstructive sleep apnoea in adults. *Cochrane Database Syst Rev* 2006;**3**(3) CD001106.
124. Weaver TE, Maislin G, Dinges DF, Bloxham T, George CF, Greenberg H, et al. Relationship between hours of CPAP use and achieving normal levels of sleepiness and daily functioning. *Sleep* 2007;**30**(6):711–9.
125. Antic NA, Catcheside P, Buchan C, Hensley M, Naughton MT, Rowland S, et al. The effect of CPAP in normalizing daytime sleepiness, quality of life, and neurocognitive function in patients with moderate to severe OSA. *Sleep* 2011;**34**(1):111–9.
126. Bazzano LA, Khan Z, Reynolds K, He J. Effect of nocturnal nasal continuous positive airway pressure on blood pressure in obstructive sleep apnea. *Hypertension* 2007;**50**(2):417–23.
127. Kaneko Y, Floras JS, Usui K, Plante J, Tkacova R, Kubo T, et al. Cardiovascular effects of continuous positive airway pressure in patients with heart failure and obstructive sleep apnea. *N Engl J Med* 2003;**348**(13):1233–41.
128. Mansfield DR, Gollogly NC, Kaye DM, Richardson M, Bergin P, Naughton MT. Controlled trial of continuous positive airway pressure in obstructive sleep apnea and heart failure. *Am J Respir Crit Care Med* 2004;**169**(3):361–6.
129. Marin JM, Carrizo SJ, Vicente E, Agusti AG. Long-term cardiovascular outcomes in men with obstructive sleep apnoea-hypopnoea with or without treatment with continuous positive airway pressure: an observational study. *Lancet* 2005;**365**(9464):1046–53.
130. Koga S, Ikeda S, Yasunaga T, Nakata T, Maemura K. Effects of nasal continuous positive airway pressure on the glomerular filtration rate in patients with obstructive sleep apnea syndrome. *Intern Med* 2013;**52**(3):345–9.
131. Koyama T, Watanabe H, Terada S, Makabe S, Igarashi G, Nobori K, et al. Adaptive servo-ventilation improves renal function in patients with heart failure. *Respir Med* 2011;**105**(12):1946–53.
132. Pressman MR, Benz RL, Schleifer CR, Peterson DD. Sleep disordered breathing in ESRD: acute beneficial effects of treatment with nasal continuous positive airway pressure. *Kidney Int* 1993;**43**(5):1134–9.
133. Nicholl DD, Ahmed SB, Loewen AH, Hemmelgarn BR, Sola DY, Beecroft JM, et al. Diagnostic value of screening instruments for identifying obstructive sleep apnea in kidney failure. *J Clin Sleep Med* 2013;**9**(1):31–8.
134. Allen RP, Picchietti D, Hening WA, Trenkwalder C, Walters AS, Montplaisi J, et al. Restless legs syndrome: diagnostic criteria, special considerations, and epidemiology. A report

from the restless legs syndrome diagnosis and epidemiology workshop at the National Institutes of Health. *Sleep Med* 2003;**4**(2):101–19.
135. 2011 Revised IRLSSG Diagnostic Criteria for RLS. *International Restless Legs Syndrome Study Group* 2011.
136. Allen RP, Walters AS, Montplaisir J, Hening W, Myers A, Bell TJ, et al. Restless legs syndrome prevalence and impact: REST general population study. *Arch Intern Med* 2005;**165**(11):1286–92.
137. Takaki J, Nishi T, Nangaku M, Shimoyama H, Inada T, Matsuyama N, et al. Clinical and psychological aspects of restless legs syndrome in uremic patients on hemodialysis. *Am J Kidney Dis* 2003;**41**(4):833–9.
138. Unruh ML, Levey AS, D'Ambrosio C, Fink NE, Powe NR, Meyer KB. Choices for Healthy Outcomes in Caring for End-Stage Renal Disease (CHOICE) Study. Restless legs symptoms among incident dialysis patients: association with lower quality of life and shorter survival. *Am J Kidney Dis* 2004;**43**(5):900–9.
139. Gigli GL, Adorati M, Dolso P, Piani A, Valente M, Brotini S, et al. Restless legs syndrome in end-stage renal disease. *Sleep Med* 2004;**5**(3):309–15.
140. Plantinga L, Lee K, Inker LA, Saran R, Yee J, Gillespie B, et al. Association of sleep-related problems with CKD in the United States, 2005-2008. *Am J Kidney Dis* 2011;**58**(4):554–64.
141. Riar SK, Leu RM, Turner-Green TC, Rye DB, Kendrick-Allwood SR, McCracken C, et al. Restless legs syndrome in children with chronic kidney disease. *Pediatr Nephrol* 2013;**28**(5):773–95.
142. Winkelmann J, Stautner A, Samtleben W, Trenkwalder C. Long-term course of restless legs syndrome in dialysis patients after kidney transplantation. *Mov Disord* 2002;**17**(5):1072–6.
143. Molnar MZ, Novak M, Ambrus C, Szeifert L, Kovacs A, Pap J, et al. Restless Legs Syndrome in patients after renal transplantation. *Am J Kidney Dis* 2005;**45**(2):388–96.
144. Aritake-Okada S, Nakao T, Komada Y, Asaoka S, Sakuta K, Esaki S, et al. Prevalence and clinical characteristics of restless legs syndrome in chronic kidney disease patients. *Sleep Med* 2011;**12**(10):1031–3.
145. Quinn C, Uzbeck M, Saleem I, Cotter P, Ali J, O'Malley G, et al. Iron status and chronic kidney disease predict restless legs syndrome in an older hospital population. *Sleep Med* 2011;**12**(3):295–301.
146. Connor JR, Wang XS, Allen RP, Beard JL, Wiesinger JA, Felt BT, et al. Altered dopaminergic profile in the putamen and substantia nigra in restless leg syndrome. *Brain* 2009;**132** (Pt 9):2403–12.
147. Trenkwalder C, Hogl B, Winkelmann J. Recent advances in the diagnosis, genetics and treatment of restless legs syndrome. *J Neurol* 2009;**256**(4):539–53.
148. Kushida C, Martin M, Nikam P, Blaisdell B, Wallenstein G, Ferini-Strambi L, et al. Burden of restless legs syndrome on health-related quality of life. *Qual Life Res* 2007;**16**(4):617–24.
149. Winkelman JW, Shahar E, Sharief I, Gottlieb DJ. Association of restless legs syndrome and cardiovascular disease in the Sleep Heart Health Study. *Neurology* 2008;**70**(1):35–42.
150. Walters AS, Rye DB. Review of the relationship of restless legs syndrome and periodic limb movements in sleep to hypertension, heart disease, and stroke. *Sleep* 2009;**32**(5):589–97.
151. Winkelman JW, Finn L, Young T. Prevalence and correlates of restless legs syndrome symptoms in the Wisconsin Sleep Cohort. *Sleep Med* 2006;**7**(7):545–52.
152. Picchietti DL, Picchietti MA. Restless legs syndrome: what have we learned from prevalence studies and how will incidence studies further clinical knowledge? *J Clin Sleep Med* 2012;**8**(2):125–6.
153. Earley CJ, Silber MH. Restless legs syndrome: understanding its consequences and the need for better treatment. *Sleep Med* 2010;**11**(9):807–15.
154. Lee HB, Hening WA, Allen RP, Kalaydjian AE, Earley CJ, Eaton WW, et al. Restless legs syndrome is associated with DSM-IV major depressive disorder and panic disorder in the community. *J Neuropsychiatry Clin Neurosci* 2008;**20**(1):101–5.
155. Hornyak M. Depressive disorders in restless legs syndrome: epidemiology, pathophysiology and management. *CNS Drugs* 2010;**24**(2):89–98.
156. Winkelman JW, Redline S, Baldwin CM, Resnick HE, Newman AB, Gottlieb DJ. Polysomnographic and health-related quality of life correlates of restless legs syndrome in the Sleep Heart Health Study. *Sleep* 2009;**32**(6):772–8.
157. Pearson VE, Allen RP, Dean T, Gamaldo CE, Lesage SR, Earley CJ. Cognitive deficits associated with restless legs syndrome (RLS). *Sleep Med* 2006;**7**(1):25–30.
158. Szentkiralyi A, Molnar MZ, Czira ME, Deak G, Lindner AV, Szeifert L, et al. Association between restless legs syndrome and depression in patients with chronic kidney disease. *J Psychosom Res* 2009;**67**(2):173–80.
159. Molnar MZ, Szentkiralyi A, Lindner A, Czira ME, Szeifert L, Kovacs AZ, et al. Restless legs syndrome and mortality in kidney transplant recipients. *Am J Kidney Dis* 2007;**50**(5):813–20.
160. Lipford MC, Silber MH. Long-term use of pramipexole in the management of restless legs syndrome. *Sleep Med* 2012;**13**(10):1280–5.
161. Ausserwinkler M, Schmidt P. Successful clonidine treatment of restless leg syndrome in chronic kidney insufficiency. *Schweiz Med Wochenschr* 1989;**119**(6):184–6.
162. Zilberman M, Silverberg DS, Schwartz D, Oksenberg A. Restless legs syndrome (RLS) in anemic patients with congestive heart failure and chronic renal failure: lack of effect of anemia treatment. *Int J Cardiol* 2010;**143**(2):205–7.
163. Sakkas GK, Hadjigeorgiou GM, Karatzaferi C, Maridaki MD, Giannaki CD, Mertens PR, et al. Intradialytic aerobic exercise training ameliorates symptoms of restless legs syndrome and improves functional capacity in patients on hemodialysis: a pilot study. *ASAIO J* 2008;**54**(2):185–90.
164. Micozkadioglu H, Ozdemir FN, Kut A, Sezer S, Saatci U, Haberal M. Gabapentin versus levodopa for the treatment of Restless Legs Syndrome in hemodialysis patients: an open-label study. *Ren Fail* 2004;**26**(4):393–7.
165. Pellecchia MT, Vitale C, Sabatini M, Longo K, Amboni M, Bonavita V, et al. Ropinirole as a treatment of restless legs syndrome in patients on chronic hemodialysis: an open randomized crossover trial versus levodopa sustained release. *Clin Neuropharmacol* 2004;**27**(4):178–81.

第29章

29

慢性肾脏病患者的性功能障碍

Tavis Dancik, Gloria No and Kirsten Johansen
Department of Medicine, Division of Nephrology, University of California, San Francisco, CA, USA

CKD 男性中的性功能障碍

概述

在患有CKD的男性中，性功能障碍通常仅仅指的是勃起功能障碍(erectile dysfunction, ED)，但是也可以包括性冲动减少，唤醒困难，难以达到性高潮以及射精的异常[1]。性功能障碍在CKD患者中较一般人群更加常见，并且普遍的勃起功能障碍随GFR下降而加剧[2]。接近40%～50%的进展的尿毒症的患者(平均S[Cr] 13.0±1.0mg/dl)[3]和65%～70%[4]的透析男性报道有性功能障碍。性功能障碍在非透析依赖的CKD男性中有关的流行病调查以及影响的数据很少，因此调查可获得的ESRD患者的数据是十分有用的。在2010年，发表了一篇由50篇研究荟萃的Meta分析是关于性功能障碍在透析患者以及肾移植患者中发现性功能障碍发病率达到70%[4]。随后，一个多国家中心的横断面1611个男性的血液透析(hemodialysis, HD)的研究证实了有83%患有勃起功能障碍[5]。而且，这个问题或许比报道的更加广泛因为性功能障碍通常不被专业人士所知道。例如，一个关于HD患者的研究，只有24.1%的患者曾和医生谈起有关性生活的事情；并且只有55.4%是性生活活跃的，而同年龄人群是79%[6]。

ESRD患者的性功能障碍与健康相关生活质量(health-related quality of life, HRQOL)，焦虑以及抑郁相关[7-11]。ED的患者社会互动能力较差，幸福感下降，伴有由于情绪问题而带来的更多的角色限制，而且同患有ESRD但不患有ED的患者相比社会能力较差[11]。患有ESRD但不患有ED的患者无论是体格检查的综合评分，还是关于生活质量SF-12的心理评分都低于患有ED的患者，但是在校正了年龄，糖尿病以及其他伴随疾病之后，ED患者仅仅同降低的心理健康评分相关。在血液透析的患者中，沮丧和焦虑同样与性功能障碍相关[1,7,9,12,13]。抑郁的产生和ED的加重之间很可能是双向作用的，并且ED很可能导致并加重抑郁症状[14,15]。总的说来，在性功能障碍和HRQOL之间的强烈的相关性提高了对性功能障碍的治疗能够改善CKD人群的HRQOL的可能性[12]。考虑到较差的HRQOL同一些不良预后紧密相关，包括死亡[16]以及住院[17]，所以改善性功能障碍会是一个重要的影响因素。

病理生理学

性功能障碍是一个多层面问题，同激素、血管、神经以及社会心理学的因素息息相关(图29.1)[1]。CKD患者的有效数据显示性冲动和能力的下降伴随肾脏疾病的进展发生，在血液透析期间持续存在[3]，但在肾移植之后得到改善[18]，提示了尿毒症或者尿毒症毒素很可能扮演了一个直接的角色，能够导致睾丸损伤，以及干扰荷尔蒙的产生和新陈代谢。另外，药物作用，社会心理学的因素，血管疾病，以及神经系统疾病都是性功能障碍的常见原因或者说是共同的参与者[19]。

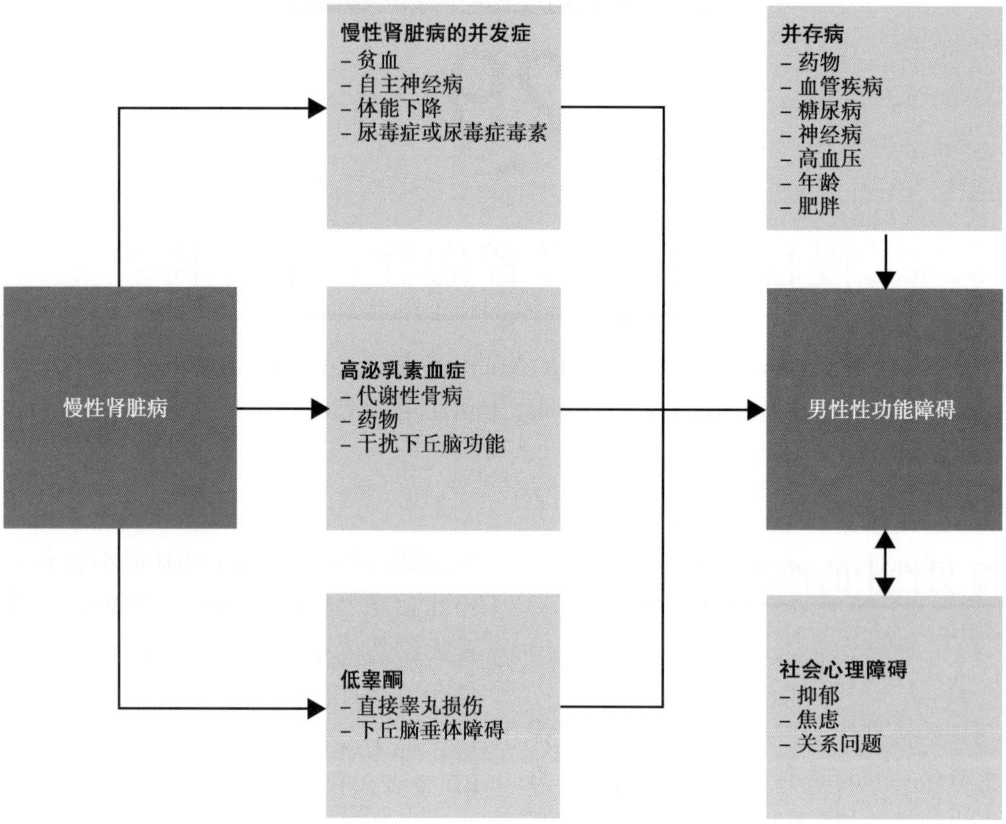

图 29.1 男性性功能障碍的影响因素

在尿毒症的状态下睾丸功能是不正常的。睾丸的损伤以及精子形成的受损在非透析依赖的 CKD 以及 ESRD 患者中已经有充分证据[18-20]。另外，睾酮水平在患有 CKD 的男性中偏低[18,21-23]。在一个 260 人的男性血液透析患者的研究中，患者年龄的中位值是 59 岁，仅仅 23% 睾酮水平正常[21]。游离的睾酮水平在非透析依赖的 CKD 男性中同样很低[18]，而且肾病综合征的患者有较少的性激素结合球蛋白（sex hormone binding globulin，SHBG）[24]。

是否睾丸功能障碍是低睾酮的主要原因或者是否下丘脑以及脑垂体的功能障碍也有参与成为了重要的研究和讨论点。在大多数关于 ESRD 男性患者的研究中促性腺激素都升高，但是很难确定足够高的促性腺激素水平能否够刺激正常的下丘脑的垂体功能，或因为它低于预期值，从而导致了下丘脑垂体功能障碍，引起了睾丸功能的异常[18]。高泌乳素血症在 CKD 患者中同样很普遍，很可能是因为干扰了下丘脑管理脑垂体分泌催乳素而引起的，并可被一些药物加剧。低睾酮和高泌乳素均同性功能障碍相关，包括性欲下降以及性功能障碍。

在 CKD 的患者中同样存在一些其他能增高 ED 发病率或加重 ED 症状的风险因素，但这些因素引起性欲下降的可能性较小，包括相对高龄，糖尿病，高血压以及神经病变[10]。勃起过程是外部刺激通过副交感神经活动来进行应答，释放氧化氮，以及平滑肌松弛导致血流进入阴茎[25]。因此，任何能够影响神经系统的输入，内皮细胞的功能，或者全身的血压的因素都有影响勃起功能的潜力。糖尿病和高血压都是 CKD 最常见的病因，他们都同血管疾病相关，这类疾病能够通过限制阴茎的血流来导致 ED 的发生[10,26]。另外，对高血压的治疗也能够引起或使 ED 加重，像是用中枢交感神经抑制药和 β 受体阻滞剂是最常见被牵涉在内的[19]。一个关于血液透析患者的研究发现，在没有用 ACEIs 药物治疗的患者中有很高的性功能障碍的发生率[10]。贫血和自主神经病变的 CKD 患者也有易于发生 ED。最后，抑郁、焦虑以及人际关系的障碍成为了性功能障碍的潜在因素[1]。

表 29.1　男性性功能障碍的病史和体格检查

性功能低下症状	医疗和手术史的风险因素	社会心理史的风险因素	潜在的引起 ED 的药物服用史	重点体格检查
性冲动下降 情绪抑郁 疲劳 肌肉萎缩	血管疾病 糖尿病 高血压 血脂异常 肥胖症 内分泌紊乱 神经病变 其他神经失调症 盆腔手术或外伤 盆腔辐射	吸烟 酗酒 其他物质滥用 抑郁症 焦虑 人际关系问题	抗高血压药物(β 受体阻滞剂,利尿剂,钙通道阻滞剂) SSRIs 抗雄激素(5-α 还原酶抑制剂,螺内酯,酮康唑,促性腺激素释放激素激动剂)	休息和直立时的体征 股骨远端脉冲和脉冲/杂音 骨盆和生殖器解剖异常(如睾丸萎缩,佩罗尼病的阴茎斑块) 神经系统检查(如提睾反射)

诊断

性功能障碍的诊断根据详细的医学和心理社会学病史以及体格检查(表 29.1)。病史能够最早确诊问题,鉴别 ED 和由于射精和性高潮的问题带来的性欲下降,并且确定症状的时间及严重性[27]。获取导致 ED 的潜在危险因素病史也是非常重要的,包括血管疾病、糖尿病、神经病变,或者其他的神经性的紊乱,血脂异常和高血压,这些因素在 CKD 患者中都是很常见的。其他的临床危险因素包括肥胖,吸烟,内分泌紊乱其中包括性腺功能障碍,同时也有创伤,手术,或者对盆腔器官的辐射[27]。社会心理因素也很重要,像是抑郁,焦虑,滥用酒精或者其他物质以及同配偶之间的关系问题[1]。全面的用药历史记录应该集中于抗高血压药、选择性 5-羟色胺再摄取抑制剂(selective serotonin reuptake inhibitors,SSRI)、抗抑郁药,以及抗睾酮类药物。体格检查应该排除骨盆和生殖器在解剖结构上的异常,并且评价血管和神经功能。特别是需要获得静止时的和直立时的重要指标以及需要检测下肢脉冲。

美国医师协会(American College of Physicians,ACP)不推荐甚至反对对 ED 患者进行常规检测血荷尔蒙水平,因为雄性激素缺乏的自然症状相对非特异,并且睾酮水平同性功能障碍的关系在总体研究中相关性很弱[28]。然而,在 ACP 指南发布后的一个大型的研究证实早晨勃起频率的降低[29,30],性爱冲动出现频率的降低,以及 ED 都和游离的以及总的睾酮水平相关,同低睾酮男性的症状也很可能高度相关[31]。这些作者提出了迟发性性功能减退综合征,需要存在至少三个性功能症状,并且总睾酮水平 ≤11nmol/L(约 320ng/dl),这个数值同报道过的许多 CKD 男性患者的失调非常相似。

美国内分泌学会的指南[24]以及一组来自联合国际男科学学会指南,国际老年学学会,欧洲泌尿外科学会,欧洲男科学会以及美国男科学的联合指南建议临床医生应该检测有临床表现患者的睾酮水平,这些症状包括性冲动和性活动的减少,以及自发勃起的减少[32]。特别的建议是关于性腺功能减退症的首次诊断性检查应该检测清晨的总睾酮水平,并用一个可靠的方法,确定诊断需要进行重复检测总睾酮水平[24]。但评估不应该在有急性或亚急性病变的情况进行。检测游离睾酮推荐人群包括总睾酮水平接近正常范围下限的人,以及某些分组人群可能 SHBG 蛋白浓度有改变,包括有肥胖者、糖尿病、肾病综合征,以及服用激素的患者,这些人群的 SHBG 蛋白可能会减低,以及年龄较大的患者,他们的 SHBG 水平可能会增高。在睾酮水平低的患者中,评估黄体生成素(luteinizing hormone,LH),卵泡刺激激素(follicle-stimulating hormone,FSH),以及催乳素也可能有帮助。总的来说,在 CKD 男性中性功能障碍和雄性激素的缺乏普遍存在,这提示了很大比例的有症状的男性很可能有低睾酮水平。在这些怀疑有器官功能障碍的患者中应进行常规的血管或者神经学的评估以及监测夜间的勃起[27]。

治疗

生活方式的调整

有一些证据表明生活方式的调整可以改善 ED。在勃起功能障碍的肥胖男性中,减肥以及增强体能运动可以改善三分之一患者中的勃起功能障碍[33]。生活方式的调整，例如地中海型饮食，减肥，运动在一些研究中可以改善诸如高血压，糖尿病，或者代谢综合征一类疾病的ED症状[34-36]。此外，不但一篇关于上述试验的荟萃分析，而且另外两篇关于阿伐他汀应用的试验发现降低胆固醇类药物和生活方式的调整对于改善ED男性患者都是有用的[37]。

磷酸二酯酶5抑制剂

磷酸二酯酶5抑制剂(phosphodiesterase-5 inhibitors，PDE5i)被美国泌尿外科学会和美国医师学会认定为治疗ED的一线药物，因为他不管造成ED的潜在病因是什么或者病情的严重程度如何都能够起作用(图29.2)[27,28]。在一个关于27个试验包括了6659个男性的Meta分析中，西地那非(sildenafil)同安慰剂组相比较更能够使性交成功。在西地那非治疗参与者中57%的性交尝试是成功的，而安慰剂组只有21%；83%的西地那非服用者中至少达到了一次性交成功，而安慰剂组为45%[38]。尽管有研究已经验证西地那非对于ESRD患者的安全性和功效，但是对于前期ESRD患者的评估还没有报道[39,40]。最近发表了一篇系统的包括6篇关于PDE5i在透析患者和移植后患者的回顾性研究。这些研究都是规模不大(13～60个参与者)并且时间较短(1～2个月)[39,41-45]。通常在75%～85%的服用PDE5i的患者同0～28%的服用安慰剂组的患者相比较，性功能都会有显著的提高。当然，尽管ED症状和整体性功能都有同步的和本质的改善，但是性欲和性渴望并没有提高。

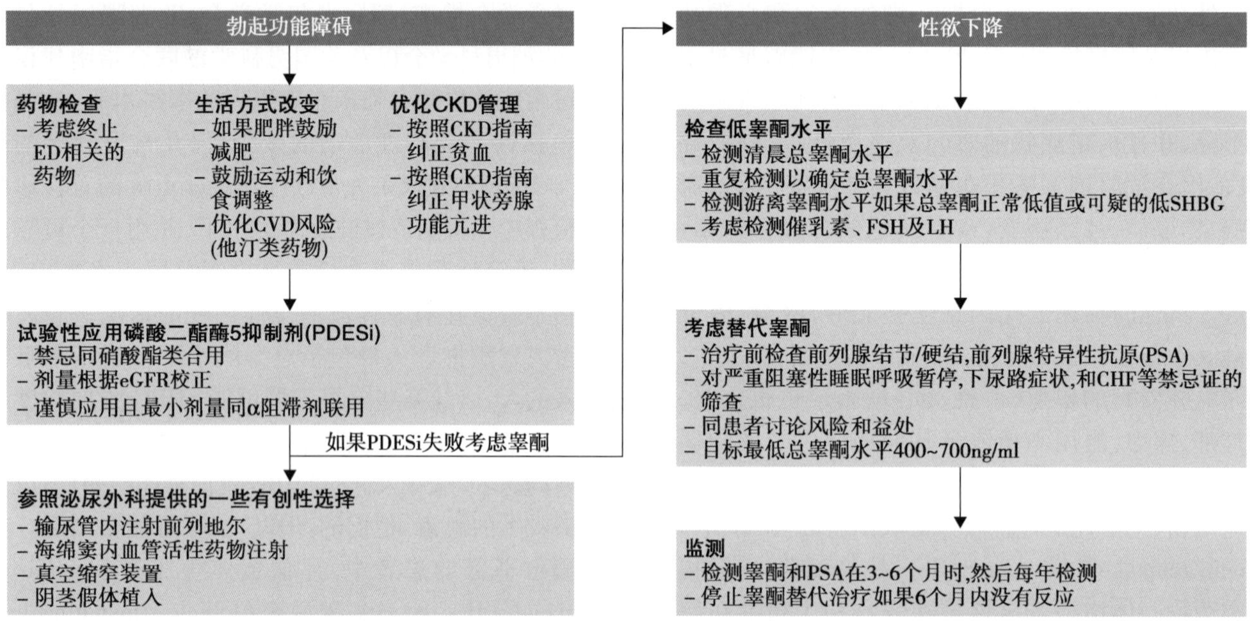

图29.2 男性性功能障碍的评估和管理。CHF，充血性心力衰竭；CVD，心血管疾病；ED，勃起功能障碍；eGFR，肾小球滤过率估计值；FSH，卵泡刺激激素；LH，黄体生成素；LUTS，下尿路症状；OSA，阻塞性睡眠呼吸暂停；PDE5i，磷酸二酯酶-5抑制剂；PSA，前列腺特异抗原；T，睾酮

PDE5抑制剂的作用主要是通过PDE5来抑制环鸟苷酸(guanosine monophosphate，GMP)的降解来发挥作用，GMP是一种存在于阴茎海绵体的酶。在勃起的过程中，血循环中的GMP引起血管平滑肌松弛导致阴茎海绵体内的血流增多。因此，抑制血循环中的GMP的降解能够引起血管舒张并导致低血压，这些在CKD的患者中都是特别关注的。然而，在一个HD患者中关于西地那非的药代动力学的研究发现，在透析前马上给予西地那非并没有增多透析低血压情况。但禁忌同时服用硝酸酯类药物，因为联合应用能够导致严重的低血压[46]。另外，服用α受体阻滞剂的患者，常用于良性前列腺肥大，同时用PDE5i也能够导致有症状的低血压。推荐用法是患者服用α受体阻滞剂需维持在一个稳定剂量后再开始服用PDE5i，并且PDE5i应该从最小剂量开始应用。另外，如果患者已经开始服用了PDE5i，起始的α受体阻滞剂的剂量应该从最小剂量开始。其他常见的副作用包括头疼，脸红，头晕，鼻充血，鼻炎以及消化不良。在一些关于血液透析或肾移植患者治疗的研究中，最常见的副作用是头痛，并且没有报道过关于PDE5i的严重的不良反应事

件发生[39,41-45]。

在美国，目前有四种 PDE5i 类的药物：西地那非、伐地那非、他达那非和阿伐那非。尽管西地那非主要通过肝脏代谢和排泄，但是在肌酐清除率（creatinine clearance，Cr Cl）<30ml/min 的患者中，其清除有所减少[46,47]。在这部分患者中推荐以每天 25mg 的低剂量开始[48]。有趣的是，西地那非的药代动力学在透析患者中同健康的没有 CKD 的人中几乎一样，提示了在进展性的 CKD 中所观察到的减少的清除率是由于尿毒症毒素对肝脏代谢造成抑制的结果，而这些能通过透析改善[46]。伐地那非和阿伐那非在 CKD 中不需要调整剂量，但是伐地那非在透析患者中不被推荐，并且阿伐那非对于 Cr Cl<30ml/min 的患者也不推荐使用，因为缺乏详细的药代动力学数据。他达那非的推荐剂量是每天 5mg 在 Cr Cl 为 30～50ml/min 的患者中。48 小时内的最大剂量为 10mg。Cr Cl<30ml/min 的患者或者 ESRD 用血液透析治疗的患者，最大的剂量为每 72 小时 5mg[49]。在接受肾移植的患者中，西地那非和伐他那非并没有改变他克莫司，环孢霉素，或者霉酚酸酯的药代动力学在临床上的重要作用[41,45,50]。

睾酮

睾酮替代治疗是适用低睾酮水平性功能障碍的男性，特别是性欲下降是一个主要症状，如果 PDE5i 治疗不成功，或者存在其他潜在的症状或者性功能低下的后遗症，例如肌肉萎缩或者骨质疏松症（图 29.2）。一篇包括了 16 个睾酮治疗 ED 试验的荟萃分析发现 6 个试验是关于低睾酮男性的，4 个试验主诉是对勃起功能满意，没有试验涉及 CKD 患者[51]。这些研究存在不确定的结果（效应值为 0.80，95% CI 0.10～1.60）且整个试验存在明显的前后矛盾。在招募的患者为年轻一些的试验中结果要相对好一些，但是研究设计也不同。5 个试验检测低睾酮的男性患者中睾酮对性欲的影响，显示存在显著的统计学意义（1.31，95% CI 0.40～2.35），但是在整个研究中又存在很大的不均匀性。睾酮水平在整体性满意度并没有意义，但这仅包括 3 个试验。Lawrence 等研究者介绍他们在一个 CKD 阳痿病的诊所中通过注射睾酮来治疗 27 个透析患者的经验。性功能仅仅在 3 个患者（11%）中得到了完全恢复，但是另外的 19 个（70%）有部分的响应。5 个患者（18.5%）没有反应[52]。

美国内分泌学会的临床指南建议临床医生应该“向低睾酮水平和性欲低下的男性提供睾酮治疗，用以改善性欲，并且患有 ED 的低睾酮男性在评估潜在导致 ED 的原因后，考虑对 ED 进行治疗[24]。”他们建议在乳腺癌患者中或是前列腺癌患者中反对睾酮治疗。在考虑使用睾酮治疗之前需要检测前列腺特异抗原（prostate-specific antigen，PSA）。美国内分泌学会建议谨慎并首先评估泌尿道在一些有前列腺结节或硬化的男性且考虑应用睾酮治疗之前，PSA>4ng/ml 或 PSA>3ng/ml 的男性有患有前列腺癌的高风险因素[24]。其他睾酮治疗的禁忌证包括血细胞比容大于 50%，未经治疗的严重的阻塞性睡眠呼吸暂停，严重的下尿路症状，或是不受控制的心功能衰竭。

有很多类型的睾酮可以获得，包括注射，透皮贴，凝胶剂，以及微丸，但是在他们之中还缺乏充足的数据来证明功效有何不同。因此，成本和患者的喜好应当用来决定治疗的选择。在 CKD 中没有必要调整剂量[53]。治疗的主要目标是缓和症状。研究中健康者或性功能减退男性的有效证据显示在睾酮水平阈值低下的时候，发生性功能障碍的症状在患者中是多样的，但是同年轻男性平均值的正常范围下限（约 300ng/dl）是一致的[31,54-56]。因此，把高睾酮水平作为目标是没有必要的。美国内分泌学会建议监测睾酮水平3～6个月在首次治疗之后，然后每年一次，把正常中值范围的睾酮水平作为目标[24]。在男性接受注射庚酸睾酮或环戊丙酸睾酮之中，建议目标的正常水平为注射后一周达到(400～700ng/dl)。同 PDE5i 不同，睾酮的效果不是马上发挥的。

最近发表了一篇回顾性文章对睾酮在症状上发挥作用的时间进程进行评估，发现性冲动和性满足的效果在开始应用睾酮治疗后接近 3 周的时候开始，在 6 周的时候达到高峰[57]。然而，在 ED 患者中发挥最大的效果需要花费更长的时间-通常是 3～6 个月，但是有些时候需要 1 年。

睾酮治疗的最大安全隐患是同前列腺癌和心血管疾病相关，但是增加的血细胞比容，痤疮，油性的皮肤以及乳腺增生也是常见的药物相关的副作用。在 CKD 患者中增长的血细胞比容所受到的关注度比较少，但是血细胞比容仍应该在睾酮治疗时进行监测。几乎没有证据显示内源性的雄激素同前列腺癌的发生和发展有联系[58]，或者是睾酮治疗增高了前列腺癌症或 BPH 发生的风险[32,58]。然而，有明确证据显示睾酮在局部进展期和前列腺癌的转移期男性中能刺激增长和症状恶化[32,58,59]。因此，在应用睾酮治疗前需要常规筛查前列腺癌，推荐定期的监测 PSA 的时间为在首次应用睾酮治疗的 3～6 个月，随后至少每年例行一次。如果 PSA 水平任何一年增长多于 1.4ng/ml 或在几年内以大于每年 0.4ng/ml 的速度增长则需要泌尿外科进行会诊[24,32]。

观察的数据和短期的研究经常依赖于较年轻的人群，这使得评估睾酮对心血管的影响很困难。在 CKD 人群中没有关于睾酮治疗的长期数据，年龄较大的男性伴有迟发性性功能减退，临床医生概括为 CKD 男性，这部分人的长期数据相对缺乏。观察性的研究发现有心血管疾病的男性睾酮水平较低[60-62]。CVD 的风险因子的横断面研究显示睾酮水平同甘油三酯，总胆固醇，低密度脂蛋白（LDL），和体重指数呈负相关。短期的应用睾酮能够在心血管危险因素方面发挥许多积极的作用，包括减少总胆固醇和 LDL，提高胰岛素的敏感性，减少内脏的脂肪含量和血清炎性标记物。另外，短期的应用睾酮显示在血管功能方面也有积极作用，缓解心绞痛和提高冠心病患者的血管反应性[61]。在一般男性中[62]以及 ESRD 患者中[22,23]，低睾酮水平同整体较高的心血管死亡率相关。但是，高密度脂蛋白（HDL）是例外，当应用睾酮时其通常不改变或者是减少，根据所得到的观察性的数据以及预后的数据显示睾酮替代治疗是一个潜在的有利的风险因素。

事实上，一些前瞻性研究的早期适应证中并没有报道睾酮伴随心血管风险因素的增高，包括一篇 51 个关于睾酮替代治疗的研究的荟萃分析，发现对死亡率、心肌梗死、冠状血管再生的需求或者心律失常没有重要影响[7]。然而，最近在年龄较大的男性中的随机对照试验因为伴有低睾酮和行走困难被停止进行，因为在接受睾酮治疗的参加者有较高的心血管事件发生率[63]。此外，一个新的 Meta 分析包括了 27 个试验，接近 3000 的患者，并且 280 个心血管事件说明了在指定接受睾酮的患者同安慰剂组比较发生心血管事件的风险因素增高（OR 1.54，95% CI 1.09～2.18）[64]。因此看起来似乎是因为低睾酮同肥胖和一些合并症相关[65]，他可以是总体健康不良的一个标志[62]，而本身不是一个风险因素，临床医生应谨慎行事，以确保其使用利大于弊[64]。最后，一个在退伍军人事务部（Veterans Affairs，VA）系统中针对低睾酮患者治疗大型的（n = 8709）回顾性分析研究发现，应用睾酮治疗的患者与没有接受睾酮替代治疗的人相比死亡、心肌梗死，或者脑卒中的风险明显增高，（HR 1.29，95% CI 1.04～1.58）[66]。根据这一新的信息，我们主张对于大多数 CKD 和性功能障碍的男性来说，睾酮应该成为二线治疗药物。睾酮如果用 6 个月仍无效建议终止治疗。

CKD 相关的因素

贫血同性欲的下降及 ED 相关，用促红细胞生成素治疗一些 ESRD 伴有 ED 的患者可改善其 ED、性表现及性渴望[1,67-70]。一些研究者提出这些有利的改善是基于纠正贫血而提高了激素水平[68,71]。然而，值得注意的是这些数据是在 ESRD 患者和严重贫血的患者中得出，在通过促红细胞生成素治疗后血细胞比容得到了很大的增长。我们没有数据能够证明是否血红蛋白在目前推荐的目标范围内小幅度的改变同性功能有关，但是根据指南建议治疗男性 CKD 和性功能障碍患者贫血是合情合理的。

甲状旁腺激素很可能在 CKD 的性功能障碍中起到作用，但目前机制不明。一篇关于 20 名 CKD 透析伴有继发性甲状旁腺功能亢进患者的研究证实[72]，继发性甲状旁腺功能亢进在甲状旁腺切除术后显示了性功能的改善，并且伴随着催乳素水平的降低。就促红细胞生成素的研究而论，类似的结论适用于这个研究-此研究并未涉及治疗甲状旁腺功能亢进更先进的治疗。

锌缺乏是公认的导致性腺功能减退的原因，并且已发现锌的水平在一些血液透析患者中较低。研究者们发现口服补充锌，以及透析液中加入锌能够治疗 ED[39]。在接受口服锌治疗的透析患者中，睾酮水平升高，并且性交的力量和频率增加。然而，透析液中的锌并没有提高睾酮、FSH 和 LH 水平。最近的一个研究关于口服锌能够使血清 LH 和睾酮水平增加，而对血清 FSH 和催乳素水平无任何影响。然而，这个研究并没有解决在透析患者中的性功能改变的问题[73]。

溴隐亭，一种用于治疗高泌乳素血症的多巴胺 D2 受体激动剂，过去在血液透析患者的性功能障碍中被使用。尽管性功能得到了改善,低血压是一种常见的和限制性的副作用[74],这个药物已经在治疗 ED 和高泌乳素血症的药物中被淘汰。

结论

性功能障碍在 CKD 的男性患者中很常见,并且同低 HRQOL 相关。性功能障碍的原因包括血管,激素的,神经病学的,社会心理学因素,多因素的存在是常见的,特别是老年 CKD 患者。男性性功能障碍的治疗指南没有提出一个统一的治疗方案,并且没有更新。因为最近的证据表明,睾酮的出现有潜在危害。我们建议大多数人应首先改变生活方式,并且有 CKD 相关并发症如贫血和甲状旁腺功能亢进应该与 CKD 相关治疗指南处理一致。如果有需要对性功能障碍进行额外治疗的,PDE5i 应该作为大多数患者治疗的一线药物。对于低血清睾酮且 PDE5i 治疗失败的患者或者有特别严重的性欲下降症状的患者,可以考虑睾酮治疗,但要患者意识到潜在的风险。另外,在 PDE5i 治疗之后低睾酮应该进行验证,因为 PDE5i 的应用可以增高睾酮水平[58]。因为 PDE5i 和睾酮通过不同的机制运作,并且副作用不相同,他们可以联合应用来治疗 ED 和性欲的下降[58]。对于 PDE5i 和(或)睾酮治疗失败的患者还有其他的选择,包括尿道内前列地尔给药,阴茎海绵体注射血管活性药物,真空收缩装置,和阴茎假体植入术[75]。患者应该参考泌尿科专家的意见来考虑和执行这些策略。

CKD 女性中的性功能障碍

概述

女性性功能障碍(female sexual dysfunction,FSD)在 CKD 患者中比较常见,但是他目前研究不充分并且可能治疗不足。FSD 能够分类为性欲紊乱、性唤醒失调、性高潮障碍和性疼痛[76]。这些诊断是根据相关症状的出现,并且有显著的苦恼或者人际关系的困难引起的[77]。对有或没有 CKD 女性 FSD 的评估时,根据个人痛苦出现的定义的不同而有差别[78]。美国最近的一项大型调查发现,44% 的女性至少有一个性功能的问题,性欲低下是最常见的,和性相关的个人困扰是 23%[78]。

在晚期 CKD 的女性患者中有 30% 到 80% 之间遭受 FSD 的困扰。曾有报道显示性功能障碍的频率随着肾功能下降而增加[1,4,39,79]。在 Basok 等的一项包括各种阶段的 CKD 患者和健康对照,小规模研究发现,对照组和肾移植组中按标准有一半的参加者达到了 FSD。女性 FSD 的比例在其他组更高:非透析依赖的 CKD 女性中有 81%,腹膜透析(peritoneal dialysis,PD)的女性有 66.7%,血液透析的女性有 75%[80]。最近一个针对女性血液透析患者的大型研究发现发生性功能障碍的比例高达 84%[81]。这些研究显示性功能障碍症状在进展更快的 CKD 患者中更加常见,并且移植后大多数的女性患者性功能障碍水平得到恢复。

病理生理学

女性 CKD 患者的性功能障碍的病因学是复杂的(图 29.3)。女性 CKD 患者的性功能障碍被归因于内分泌失调和心理社会的因素,并且也因为用了很多的药物和并发症的存在使其变得复杂或者加重(见图 29.1)[40]。大多数 CKD 女性患者都是绝经后的,这可能归因于部分发生过早绝经,CKD 女性平均绝经年龄大约早于正常肾功能女性发生 4.5 年(在 47 岁时)[82,83]。关于评估进展较慢的 CKD 女性的卵巢功能衰竭的研究很少,但是当女性患者到 ESRD 期的时候,其月经的频率在女性生育年龄中接近 8% ~10%,并常伴有排卵障碍周期发生[82]。性腺功能低下的影响包括 FSD。激素紊乱导致 CKD 女性患者卵巢功能衰竭,包括下丘脑-垂体-卵巢轴的异常和催乳素水平的升高[76]。卵巢衰竭的特点是低雌激素水平,这导致阴道和外阴的血流减少[1,82,83]。雌激素水平下降也会增加组织的脆性,干燥,刺激和敏感性,阴道组织损伤。卵巢衰竭的女性患者中,最终会导致阴道润滑下降和萎缩,性交时疼痛和性功能障碍。催乳素水平的增高同样在卵巢衰竭中发挥了作用,最终使 CKD 女性发生 FSD 的症状[1]。血清中的催乳素水平升高伴随下降的 GFR[84]。增高的催乳素水平被认为导致性欲下降症状的发生[1,85]。

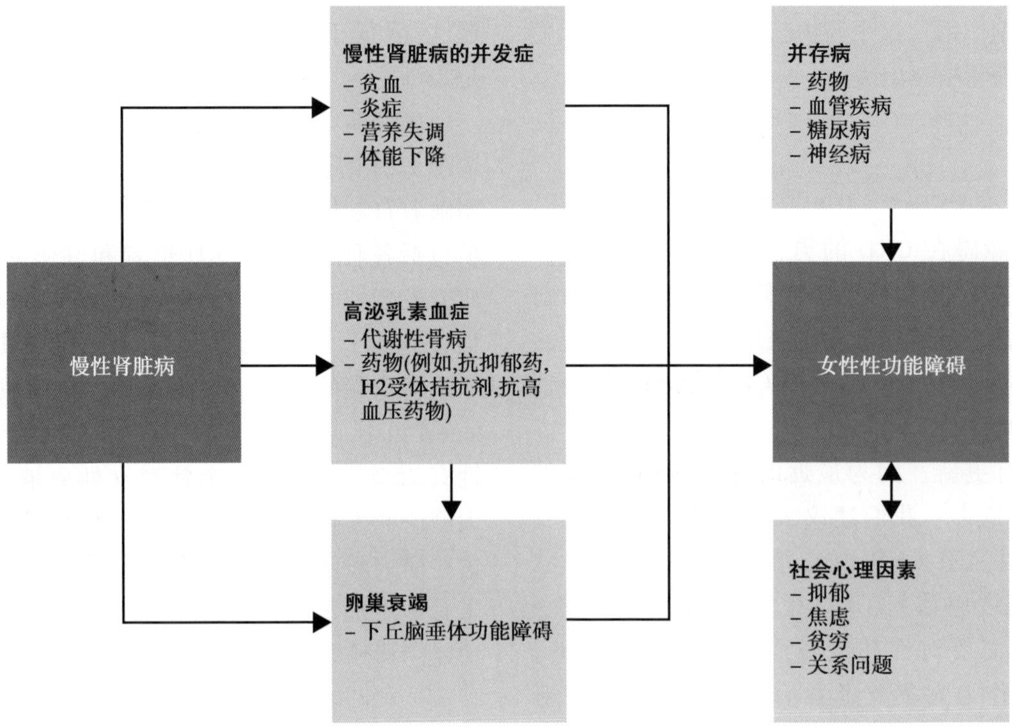

图 29.3 女性性功能障碍的影响因素。H2,组胺 2

社会心理因素,包括抑郁和贫困,在女性 CKD 患者中同 FSD 也存在相关性(图 29.3)。在大多数人群中,经济水平的恶化同 FSD 发生的风险增长相关,并且高教育水平同 FSD 的发生存在负相关[86]。抑郁和 FSD 的关系是复杂的。在 ESRD 患者中,抑郁是最常见的心理问题并且同性功能障碍和低生活质量相关。男性也是同样,抑郁可以干涉性欲并导致性活动下降[1,87,88]。另一方面,FSD 能够导致抑郁或使之前存在的抑郁恶化,致使在所有 FSD 分类中和低幸福感存在很强的相关性[86]。另外,对抑郁的治疗也能够影响这个问题,因为性功能障碍是抗抑郁药(SSRIs)的一个副作用,在女性中发生上升到 30% ~70%[89]。

其他合并发生的疾病包括血管疾病、糖尿病和自主神经病,同样在 CKD 患者中同 FSD 的发生相关[4,40]。因为阴道的性唤醒既是神经肌肉的,也是血管充血反应的结果,这些依赖于完整的副交感神经和抑制交感神经的输入,当患有性功能障碍时会使女性 CKD 患者和自主神经病痛苦[90]。最后,CKD 人群常用的药物,包括抗高血压药物,抗抑郁药物,和组胺受体阻滞剂也有助于性功能障碍频繁的发生[40]。

诊断

第一步诊断 FSD 始于获得一个详细的性史,通过问卷的方式会有助于完成[1]。尽管 FSD 的频繁发生,在一般女性人群中或 CKD 女性患者中没有标准的手段来评估它[91]。然而以前可获得的评估 FSD 的标准是单一的,最近,正常女性的性反应周期被认为一个复合的多种领域,使用多方位的手段更合适[91]。目前,FSD 定义用六个独立的领域,包括减弱的性欲障碍、性厌恶、性唤起障碍、性高潮障碍、性交疼痛和非性交疼痛[91]。

评价性功能的下一步就是要仔细检查所有的药物,因为 CKD 患者往往规定了多种药物可能导致性功能障碍。还应该考虑到在绝经前期妇女中获得其激素水平,包括 FSH 和 LH,以及所有女性的 TSH 和催乳素。虽然雄激素水平继续下降在绝经前期的妇女直到他们进入更年期,但监测雄激素水平没有确切的临床效用[76]。此外,甲状旁腺激素和血红蛋白浓度应进行评估,因为这些是常见的与 FSD 相关的异常物质。最后,尽管有很少的数据关于非透析依赖 CKD 患者抑郁的发生,筛选出抑郁患者还是非常必要的,因为在 ESRD 患者中发生抑郁的高频率和 FSD 同抑郁之间存在密切的关联[91]。

治疗

因为 FSD 在 CKD 人群中有很高的发病率,并且同抑郁和生活质量相关，FSD 有效的治疗非常重要，因为可以改善这些预后。不幸的是，没有随机对照试验评估 CKD 女性性功能障碍患者的干预措施[39]。根据评估中的发现对 FSD 的治疗应该采用一个系统的措施，并且应该遵循制定的一般女性人群的指南[1,76]。初步评估之后，治疗方可开始（图 29.4），或者根据舒适度和医师培训，可以推荐受过训练的专业人士，如医生，婚姻顾问或性治疗师[76]。

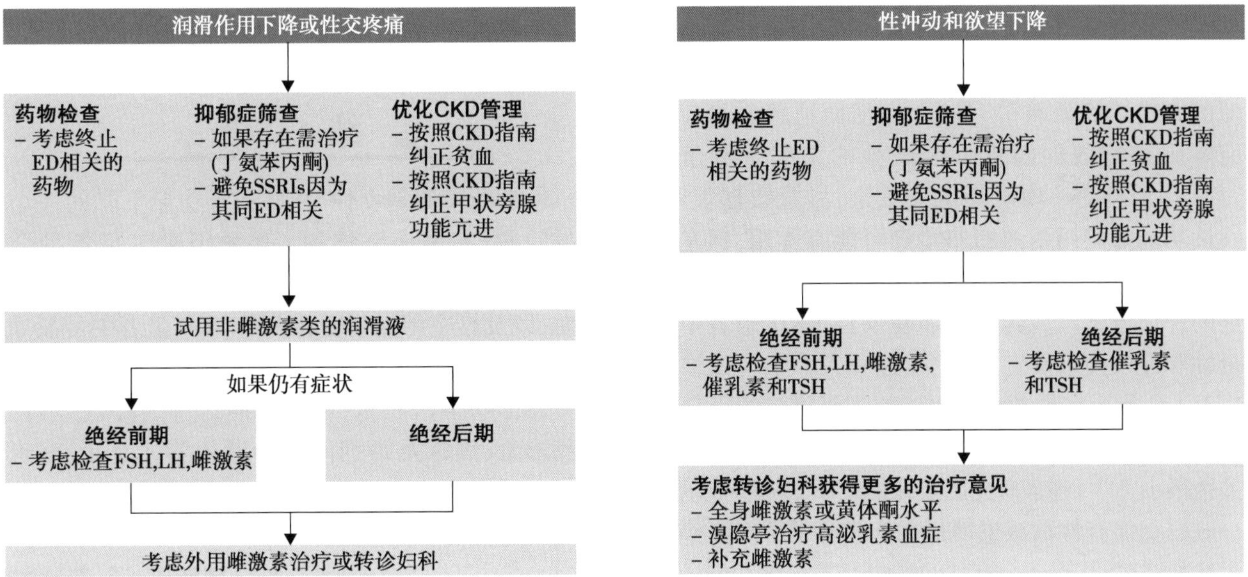

图 29.4　女性性功能障碍的评估和管理。FSH，卵泡刺激激素；LH，黄体生成素；PRL，催乳素；SSRIs：，选择性 5-羟色胺再摄取抑制剂；TSH，甲状腺刺激激素

许多 CKD 患者规定的药物都会影响性功能。在一个全面的药物回顾评论中，非必需的药物应该被终止使用。确切的抗高血压药物，组胺受体阻滞剂，以及 SSRI 类抗抑郁药在 CKD 人群中最为常见，并且很可能同 FSD 相关[40,76]。应该考虑转换为这类药物的替代药物作为治疗 FSD 的首选。研究显示高血压女性性功能要比正常血压的对照差[92,93]。一个研究发现在高血压女性中有接近 2 倍的发生率（42%），而没有高血压的相对较年轻的参与者组为 19%[92]。这两个较小的研究并没有报道治疗方面的差异，但是 Doumas 等的研究在 216 个高血压女性患者中，报道 β 受体阻滞剂的治疗同 FSD 的高发生率相关。然而，在 FSD 和用利尿剂，ACEI 类药物，ARB 类药物，或是钙拮抗剂[93]治疗是不相关的。抽烟[92]和严重的尼古丁[94]使用在女性中也同性功能障碍相关。

即使评估显示未经治疗的抑郁，经治疗抑郁症后能够改善性功能障碍。然而，因为 SSRI 类抗抑郁药本身能够引起性唤醒降低，下降的性欲，以及性高潮障碍在女性中，它们就不是治疗的选择药物。另外，如安非他酮或非药物治疗包括认知行为治疗是首选[64,76]。在 SSRIs 类药物治疗抑郁症的妇女中，减少 SSRI 的剂量可能有助于缓解症状。然而，如果这一疗法没有改善症状，或如果抑郁症恶化，SSRI 可能需要转换为另一个类的药物，并且应该考虑需要咨询精神健康服务提供者。安非他酮抑制多巴胺和去甲肾上腺素（去甲肾上腺素）的再摄取，具有非常低的药源性性功能障碍的发病率，甚至已经被证明可以改善性功能[95]。

在一个随机的双盲，并且安慰剂对照的试验中，研究 66 个绝经前期的女性伴有性欲减弱障碍。被指定服用安非他酮的女性报道有明显改善，因为在性功能问卷的总体评分有所提高，并且在性唤醒和性高潮部分也有所提高[95]。尽管安非他酮组在性渴望部分的评分有增加，但是这个改变没有达到统计学差异。有限的药代动力学数据表明，在中重度 CKD 的情况下，安非他酮或其活性代谢产物的消除可能会降低，所以药物应慎用，剂量间隔可能需要增加（即剂量频率减少）。

下一步在 CKD 患者的 FSD 的治疗是缓和其相应的症状包括阴道润滑的下降和性交疼痛（图 29.4）。局部阴道使用雌激素可以帮助润滑和改善绝经后萎缩，导致性交疼痛感下降。美国妇产科医师协会（The American College of Obstetricians and Gynecologists，ACOG）的实践公告关于女性性功能障碍声明使用片剂，凝胶，药膏和阴道环来治疗同样有效[76]。通过阴道外用雌性激素的全身吸收是有限的，但是应该用最小的有效剂量作用最少的时间来缓解症状。ACOG 推荐开始先常规治疗几周,然后根据症状来逐渐减少[76]。对于那些不能或不使用雌激素的女性,非雌激素的水性或硅酮润滑油也能帮助润滑和减少性交疼痛[76]。

在性高潮障碍的女性中,血管活性药物如西地那非被认为增加盆腔血流流向阴蒂和阴道,在男性中以类似的方式达到效果[76]。然而,评估西地那非治疗性唤醒障碍的疗效的随机临床试验的结果是有争议的[76,96-99]。最近的一项研究得出结论,尽管数据表明,女性性功能障碍用西地那非治疗可能有作用,但是信息应该谨慎的解读,因为许多研究很小,并且用未经验证的评估方式[100]。西地那非在女性 CKD 患者中的安全性和疗效尚未确定,因此在这一人群中应谨慎使用。ACOG 指出在推荐疗法生成前需要更多的研究[76]。

尽管循环中的雄性激素水平在女性中同性功能的相关性很小[101,102],许多研究已经评估使用睾酮补充治疗在一般妇女伴有性欲减退障碍的人群中[103-105]。已经测试了几种制剂,并有一个有益的影响是关于性功能的剂量-反应效果,特别是对经皮注射的睾酮[74,103,104]。然而,睾酮用于性欲减退的妇女的治疗并不受到美国食品和药物管理局批准,研究最多的配方,以基质贴片的形式给予经皮睾酮治疗,在美国是不可用的[76]。而且,因为缺乏长期安全的数据,无论是内分泌学会[104]还是 ACOG[76]都不推荐长期(长于 6 个月)应用睾酮。如果雄激素应用于短期治疗 FSD,那么监测雄激素水平也没有作用[76]。相反,监测应侧重于评估潜在的副作用包括痤疮和多毛症,以及血脂的不利变化。雄激素补充来治疗性功能障碍在女性 CKD 患者中还没有被研究,目前在 CKD 人群并没有建议或反对雄激素补充。

治疗激素的异常,包括催乳素水平升高和低雌激素和孕酮的水平,很可能在 CKD 的女性患者中也可以改善性功能障碍。高泌乳素血症与性欲减退有关,被认为导致排卵功能障碍,最后致性功能障碍。溴隐亭的使用会降低催乳素水平至正常范围,但促性腺激素浓度并不总是标准化并且这个药物的耐受性很差[1,82]。继发性甲状旁腺功能亢进症的矫正可以降低催乳素水平,而且在 CKD 患者中使用 1,25-二羟维生素 D3 能够使催乳素分泌减少[82,85]。

有一些证据表明,重组人促红细胞生成素(recombinant human erythropoietin,rHuEPO)治疗可改善垂体性腺轴功能和逆转荷尔蒙的改变见于降低 FSH,LH 和催乳素水平的女性 CKD 患者中[82]。鉴于贫血与下降的性功能的相关性,重要的是纠正贫血到指南建议的目标血红蛋白水平[85]。应考虑激素替代用雌激素或用黄体酮,应在病史的基础上对患者做出具体评估来决定[1]。最后肾移植是很重要的,因为已经报道了85% ~ 90% 的女性肾移植受者的性功能得到改善[82]。改善的性功能以性冲动增加和性交频率的增加为特点,并且联合肾移植后激素用量的标准化治疗[82]。

结　语

性功能障碍是女性 CKD 和肾功能下降的一个常见的问题,其患病率增加。多种因素包括各种合并症、激素障碍、心理因素、矿物质和骨代谢紊乱、药物、贫血,以及自主神经病变在女性 CKD 患者中可能导致性功能障碍的发生或加重。在女性 CKD 患者中,性功能障碍影响生活质量,由于其同自尊的降低、不良的自我形象、焦虑及婚姻的不和谐相关。因此,准确的诊断和适当的治疗这种常见的问题是非常重要的,迫切需要更多的研究。

(魏诗瑶 译,李冰 校)

参考文献

1. Finkelstein FO, Shirani S, Wuerth D, Finkelstein SH. Therapy Insight: sexual dysfunction in patients with chronic kidney disease. *Nat Clin Pract Nephrol* 2007;**3**:200–7.
2. Bellinghieri G, Santoro D, Mallamace A, Savica V. Sexual dysfunction in chronic renal failure. *J Nephrol* 2008;**21**(Suppl. 13):S113–7.
3. Procci W, Goldstein D, Adelstein J, Massry S. Sexual dysfunction in the male patient with uremia: a reappraisal. *Kidney Int* 1981;**19**:317–23.
4. Navaneethan SD, Vecchio M, Johnson DW, Saglimbene V, Graziano G, Pellegrini F, et al. Prevalence and correlates of self-reported sexual dysfunction in CKD: a meta-analysis of observational studies. *Am J Kidney Dis* 2010;**56**:670–85.
5. Collaborative Depression and Sexual Dysfunction in Hemodialysis Working Group, Vecchio M, Palmer S, De Berardis G, Craig J, Johnson D, Pellegrini F, et al. Prevalence and correlates of erectile dysfunction in men on chronic haemodialysis: a multinational cross-sectional study. *Nephrol Dial Transplant* 2012;**27**:2749–3488.
6. Lew-Starowicz M, Gellert R. The sexuality and quality of life of hemodialyzed patients – ASED multicenter study. *J Sex Med* 2009;**6**:1062–71.
7. Fernandes GV, dos Santos RR, Soares W, de Lima LG, de Macêdo BS, da Fonte JE, et al. The impact of erectile dysfunction on the quality of life of men undergoing hemodialysis and its association with depression. *J Sex Med* 2010;**7**:4003–10.
8. Turk S, Guney I, Altintepe L, Tonbul Z, Yildiz A, Yeksan M. Quality of life in male hemodialysis patients. Role of erectile dysfunction. *Nephron Clin Pract* 2004;**96**:c21–7.
9. Peng YS, Chiang CK, Hung KY, Chang CH, Lin CY, Yang CS, et al. The association of higher depressive symptoms and sexual dysfunction in male haemodialysis patients. *Nephrol Dial Transplant* 2007;**22**:857–61.
10. Rosas SE, Joffe M, Franklin E, Strom BL, Kotzker W, Brensinger C, et al. Prevalence and determinants of erectile dysfunction in hemodialysis patients. *Kidney Int* 2001;**59**:2259–66.
11. Rosas SE, Joffe M, Franklin E, Strom BL, Kotzker W, Brensinger

C, et al. Association of decreased quality of life and erectile dysfunction in hemodialysis patients. *Kidney Int* 2003;**64**:232–8.
12. Weisbord SD. Sexual dysfunction and quality of life in patients on maintenance dialysis. *Semin Dial* 2013;**26**:273–80.
13. Vecchio M, Palmer SC, Tonelli M, Johnson DW, Strippoli GF. Depression and sexual dysfunction in chronic kidney disease: a narrative review of the evidence in areas of significant unmet need. *Nephrol Dial Transplant* 2012;**27**:3420–8.
14. Seidman S. Exploring the relationship between depression and erectile dysfunction in aging men. *J Clin Psychiatry* 2002;**63**:5–12.
15. Seidman S, Roose S, Menza M, Shabsign R, Rosen RC. Treatment of erectile dysfunction in men with depressive symptoms: results of a placebo-controlled trial with sildenafil citrate. *Am J Psychiatry* 2001;**158**:1623–30.
16. Mapes DL, Lopes AA, Satayathum S, McCullough KP, Goodkin DA, Locatelli F, et al. Health-related quality of life as a predictor of mortality and hospitalization: the Dialysis Outcomes and Practice Patterns Study (DOPPS). *Kidney Int* 2003;**64**:339–49.
17. Lopes AA, Bragg J, Young E, Goodkin D, Mapes D, Combe C, et al. Depression as a predictor of mortality and hospitalization among hemodialysis patients in the United States and Europe. *Kidney Int* 2002;**62**:199–207.
18. Handelsman D. Hypothalamic-pituitary gonadal dysfunction in renal failure, dialysis and renal transplantation. *Endocr Rev* 1985;**6**:151–82.
19. Palmer BF. Sexual dysfunction in uremia. *Clin J Am Soc Nephrol* 1999;**10**:1381–8.
20. Holdsworth S, Atkins RC, de Kretser DM. The pituitary–testicular axis in men with chronic renal failure. *N Engl J Med* 1977;**296**:1245–9.
21. Rosen RC, Riley A, Wagner G, Osterloh I, Kirkpatrick J, Mishra A. The international index of erectile function (IIEF): a multidimensional scale for assessment of erectile dysfunction. *Urology* 1997;**49**:822–30.
22. Carrero JJ, Qureshi A, Parini P, Arver S, Lindholm B, Bárány P, et al. Low serum testosterone increases mortality risk among male dialysis patients. *Clin J Am Soc Nephrol* 2009;**20**:613–20.
23. Kyriazis J, Tzanakis I, Stylianou K, Katsipi I, Moisiadis D, Papadaki A, et al. Low serum testosterone, arterial stiffness and mortality in male haemodialysis patients. *Nephrol Dial Transplant* 2011;**26**:2971–7.
24. Bhasin S, Cunningham G, Hayes F, Matsumoto AM, Snyder PJ, Swerdloff RS, et al. Testosterone therapy in adults with androgen deficiency syndrome: An Endocrine Society Clinical Practice Guideline. *J Clin Endocrinol Metab* 2010;**95**:2536–59.
25. Tsertsvadze A, Yazdi F, Fink H, MacDonald R, Wilt TJ, Soares-Weiser K, et al. Diagnosis and treatment of erectile dysfunction. *Evidence report/technology assessment no. 171*. Rockville, MD: Agency for Healthcare Research and Quality; 2009.
26. Simonsen U, Garcia-Ascristan A, Prieto D. Penile arteries and erection. *J Vasc Res* 2002;**39**:283–303.
27. American Urological Society. The Management of Erectile Dysfunction (online). Available at: <http://www.auanet.org/education/guidelines/erectile-dysfunction.cfm>; 2005 [accessed December 2013].
28. Qaseem A, Snow V, Denberg TD, Casey DE Jr, Forciea MA, Owens DK, et al. Hormonal testing and pharmacologic treatment of erectile dysfunction: a clinical practice guideline from the American College of Physicians. *Ann Intern Med* 2009;**151**:639–49.
29. Kupelian V, Shabsigh R, Travison T, Page S, Araujo A, McKinlay J. Is there a relationship between sex hormones and erectile dysfunction? Results from the Massachusetts Male Aging Study. *J Urol* 2006;**176**:2584–8.
30. Araujo A, Esche G, Kupelian V, O'Donnell AB, Travison TG, Williams RE, et al. Prevalence of symptomatic androgen deficiency in men. *J Clin Endocrinol Metab* 2007;**92**:4241–7.
31. Wu F, Tajar A, Beynon J, Pye SR, Silman AJ, Finn JD, et al. Identification of late-onset male hypogonadism in middle-aged and elderly men. *N Engl J Med* 2010;**363**:123–35.
32. Wang C, Nieschlag E, Swerdloff R, Behre HM, Hellstrom WJ, Gooren LJ, et al. Investigation, treatment and monitoring of late-onset hypogonadism in males: ISA, ISSAM, EAU, EAA and ASA recommendations. *Eur J Endocrinol* 2008;**159**:507–14.
33. Esposito K, Giugliano F, Di Palo C, Giugliano G, Marfella R, D'Andrea F, et al. Effect of lifestyle changes on erectile dysfunction in obese men: a randomized controlled trial. *JAMA* 2004;**291**:2978–84.
34. Esposito K, Ciotola M, Giugliano F, De Sio M, Giugliano G, D'armiento M, et al. Mediterranean diet improves erectile function in subjects with the metabolic syndrome. *Int J Impot Res* 2006;**18**:405–10.
35. Lamina S, Okoye CG, Dagogo TT. Therapeutic effect of an interval exercise training program in the management of erectile dysfunction in hypertensive patients. *J Clin Hypertens* 2009;**11**:125–9.
36. Wing RR, Rosen RC, Fava JL, Bahnson J, Brancati F, Gendrano IN III, et al. Effects of weight loss intervention on erectile function in older men with type 2 diabetes in the Look AHEAD trial. *J Sex Med* 2010;**7**:156–65.
37. Gupta BP, Murad MH, Clifton MM, Prokop L, Nehra A, Kopecky SL. The effect of lifestyle modification and cardiovascular risk factor reduction on erectile dysfunction: a systematic review and meta-analysis. *Arch Intern Med* 2011;**171**:1797–803.
38. Fink HA, Mac Donald R, Rutks IR, Nelson DB, Wilt TJ. Sildenafil for male erectile dysfunction: a systematic review and meta-analysis. *Arch Intern Med* 2002;**162**:1349–60.
39. Vecchio M, Navaneethan SD, Johnson DW, Lucisano G, Graziano G, Querques M, et al. Treatment options for sexual dysfunction in patients with chronic kidney disease: a systematic review of randomized controlled trials. *Clin J Am Soc Nephrol* 2010;**5**:985–95.
40. Vecchio M, Navaneethan SD, Johnson DW, Lucisano G, Graziano G, Saglimbene V, et al. Interventions for treating sexual dysfunction in patients with chronic kidney disease. *Cochrane Database Syst Rev* 2010:CD007747.
41. Demir E, Balal M, Paydas S, Sertdemir Y, Erken U. Efficacy and safety of vardenafil in renal transplant recipients with erectile dysfunction. *Transplant Proc* 2006;**38**:1379–81.
42. Seibel I, Poli De Figueiredo C, Teloken C, Moraes J. Efficacy of oral sildenafil in hemodialysis patients with erectile dysfunction. *Clin J Am Soc Nephrol* 2002;**13**:2770–5.
43. Yang J, Ju W, Zeng F, Xiao Y, Zhang X, Xiao C. Efficacy and safety of vardenafil for kidney transplant recipients with erectile dysfunction. *Zhonghua Nan Ke Xue* 2008;**14**:911–3.
44. Mahon A, Sidhu P, Muir G, Macdougall I. The efficacy of sildenafil for the treatment of erectile dysfunction in male peritoneal dialysis patients. *Am J Kidney Dis* 2005;**45**:381–7.
45. Sharma R, Prasad N, Gupta A, Kapoor R. Treatment of erectile dysfunction with sildenafil citrate in renal allograft recipients: a randomized, double-blind, placebo-controlled, crossover trial. *Am J Kidney Dis* 2006;**48**:128–33.
46. Grossman EB, Swan SK, Muirhead GJ, Gaffney M, Chung M, DeRiesthal H, et al. The pharmacokinetics and hemodynamics of sildenafil citrate in male hemodialysis patients. *Kidney Int* 2004;**66**:367–74.
47. Muirhead GJ, Wilner K, Colburn W, Haug-Pihale G, Rouviex B. The effects of age and renal and hepatic impairment on the pharmacokinetics of sildenafil. *Br J Clin Pharmacol* 2002;**53**(Suppl. 1):21S–30S.
48. Pfizer Inc. Viagra product information (online). Available at: <http://www.pfizer.com/files/products/uspi_viagra.pdf>; [accessed December 2013].
49. Eli Lilly and Co. Cialis product information (online). Available at: <http://pi.lilly.com/us/cialis-pi.pdf>; [accessed December 2013].
50. Lasaponara F, Sedigh O, Pasquale G, Bosio A, Rolle L, Ceruti C, et al. Phosphodiesterase type 5 inhibitor treatment for erectile dysfunction in patients with end-stage renal disease receiving dialysis or after renal transplantation. *J Sex Med* 2013;**10**(11):2798–814.
51. Boloña ER, Uraga MV, Haddad RM, Tracz MJ, Sideras K, Kennedy CC, et al. Testosterone use in men with sexual

dysfunction: a systematic review and meta-analysis of randomized placebo-controlled trials. *Mayo Clin Proc* 2007; **82**:20–8.
52. Lawrence I, Price D, Howlett T, Harris K, Feehally J, Walls J. Correcting impotence in the male dialysis patient: experience with testosterone replacement and vacuum tumescence therapy. *Am J Kidney Dis* 1998;**31**:313–9.
53. Johansen KL. Treatment of hypogonadism in men with chronic kidney disease. *Adv Chronic Kidney Dis* 2004;**11**:348–56.
54. Kelleher S, Conway A, Handelsman D. Blood testosterone threshold for androgen deficiency symptoms. *J Clin Endocrinol Metab* 2004;**89**:3813–7.
55. Bhasin S, Woodhouse L, Casaburi R, Singh AB, Bhasin D, Berman N, et al. Testosterone dose-response relationships in healthy young men. *Am J Physiol Endocrinol Metab* 2001;**281**:E1172–81.
56. Finkelstein JS, Lee H, Burnett-Bowie SA, Pallais JC, Yu EW, Borges LF, et al. Gonadal steroids and body composition, strength, and sexual function in men. *N Engl J Med* 2013;**369**:1011–22.
57. Saad F, Aversa A, Isidori AM, Zafalon L, Zitzmann M, Gooren L. Onset of effects of testosterone treatment and time span until maximum effects are achieved. *Eur J Endocrinol* 2011;**165**:675–85.
58. Isidori AM, Buvat J, Corona G, Goldstein I, Jannini EA, Lenzi A, et al. A critical analysis of the role of testosterone in erectile function: from pathophysiology to treatment – a systematic review. *Eur Urol* 2014.;**65(1)**:99–112.
59. Fowler J, Whitmore W. Considerations for the use of testosterone with systemic chemotherapy in prostatic cancer. *Cancer* 1982;**49**:1373–7.
60. Yeksan M, Polat M, Turk S, Kazanci H, Akhan G, Erdogan Y, et al. Effect of vitamin E therapy on sexual functions of uremic patients in hemodialysis. *Int J Artif Organs* 1992;**15**:648–52.
61. Jones T, Saad F. The effects of testosterone on risk factors for, and the mediators of, the atherosclerotic process. *Atherosclerosis* 2009;**207**:318–27.
62. Corona G, Rastrelli G, Monami M, Guay A, Buvat J, Sforza A, et al. Hypogonadism as a risk factor for cardiovascular mortality in men: a meta-analytic study. *Eur J Endocrinol* 2011;**165**:687–701.
63. Basaria S, Coviello AD, Travison TG, Storer TW, Farwell WR, Jette AM, et al. Adverse events associated with testosterone administration. *N Engl J Med* 2010;**363**:109–22.
64. Xu L, Freeman G, Cowling B, Schooling C. Testosterone therapy and cardiovascular events among men: a systematic review and meta-analysis of placebo-controlled randomized trials. *BMC Med* 2013;**11**:108.
65. Wu FC, Tajar A, Pye SR, Silman AJ, Finn JD, O'Neill TW, et al. Hypothalamic-pituitary-testicular axis disruptions in older men are differentially linked to age and modifiable risk factors: the European male aging study. *J Clin Endocrinol Metab* 2008;**93**:2737–45.
66. Vigen R, O'Donnell CI, Barón AE, Grunwald GK, Maddox TM, Bradley SM, et al. Association of testosterone therapy with mortality, myocardial infarction, and stroke in men with low testosterone levels. *JAMA* 2013;**310**:1829–36.
67. Bommer J, Kugel M, Schwobel B, Ritz E, Barth H, Seelig R. Improved sexual function during recombinant erythropoietin therapy. *Nephrol Dial Transplant* 1990;**5**:204–7.
68. Schaefer R, Kokot F, Wernze H, Geiger H, Heidland A. Improved sexual function in hemodialysis patients on recombinant erythropoietin: a possible role for prolactin. *Clin Nephrol* 1989;**31**:1–5.
69. Evans R, Rader B, Manninen D. The quality of life of hemodialysis recipients treated with recombinant human erythropoietin. Cooperative Multicenter EPO Clincial Trial Group. *JAMA* 1990;**263**:825–30.
70. Beusterien K, Nissenson A, Port F, Kelly M, Steinwald B, Ware J. The effects of recombinant erythropoietin on functional health and well-being in chronic dialysis patients. *J Am Soc Nephrol* 1996;**7**:763–73.
71. Schaefer F, van Kaick B, Veldhuis JD, Stein G, Schärer K, Robertson WR, et al. Changes in the kinetics and biopotency of luteinizing hormone in hemodialyzed men during treatment with recombinant human erythropoietin. *J Am Soc Nephrol* 1994;**5**:1208–15.
72. Chou F, Lee C, Shu K, Yu T, Hsu K, Sheen-Chen S. Improvement in sexual function in male patients after parathyroidectomy for secondary hyperparathyroidism. *J Am Coll Surg* 2001;**193**:486–92.
73. Jalali GR, Roozbeh J, Mohammadzadeh A, Sharifian M, Sagheb MM, Hamidian Jahromi A, et al. Impact of oral zinc therapy on the level of sex hormones in male patients on hemodialysis. *Ren Fail* 2010;**32**:417–9.
74. Muir JW, Besser GM, Edwards CR, Rees LH, Cattell WR, Ackrill P, et al. Bromocriptine improves reduced libido and potency in men receiving maintenance hemodialysis. *Clin Nephrol* 1983;**20**:308.
75. Montague DK, Jarow JP, Broderick GA, Dmochowski RR, Heaton JP, Lue TF, et al. Chapter 1: the management of erectile dysfunction: an AUA update. *J Urol* 2005;**174**:230–9.
76. American College of Obstetricians and Gynecologists Committee on Practice Bulletins-Gynecology. ACOG Practice Bulletin No. 119: female sexual dysfunction. *Obstet Gynecol* 2011; **117**:996–1007.
77. American Psychiatric Association. In: *Diagnostic and statistical manual of mental disorders*, 4th ed. Washington, DC: APA; 2000.
78. Shifren JL, Monz BU, Russo PA, Segreti A, Johannes CB. Sexual problems and distress in United States women: prevalence and correlates. *Obstet Gynecol* 2010;**112**:970–8.
79. Holley JL, Schmidt RJ. Sexual dysfunction in CKD. *Am J Kidney Dis* 2010;**56**:612–4.
80. Basok EK, Atsu N, Rifaioglu MM, Kantarci G, Yildirim A, Tokuc R. Assessment of female sexual function and quality of life in predialysis, peritoneal dialysis, hemodialysis, and renal transplant patients. *Int Urol Nephrol* 2009;**41**:473–81.
81. Strippoli GF, Collaborative Depression and Sexual Dysfunction (CDS) in Hemodialysis Working Group. Vecchio M, Palmer S, De Berardis G, Craig J, et al. Sexual dysfunction in women with ESRD requiring hemodialysis. *Clin J Am Soc Nephrol* 2012;**7**:974–81.
82. Anantharaman P, Schmidt RJ. Sexual function in chronic kidney disease. *Adv Chronic Kidney Dis* 2007;**14**:119–25.
83. Weisinger JR, Bellorin-Font E. Outcomes associated with hypogonadism in women with chronic kidney disease. *Adv Chronic Kidney Dis* 2004;**11**:361–70.
84. Cowden EA, Ratcliffe WA, Ratcliffe JG, Dobbie JW, Kennedy AC. Hyperprolactinaemia in renal disease. *Clin Endocrinol (Oxf)* 1978;**9**:241–8.
85. Rathi M, Ramachandran R. Sexual and gonadal dysfunction in chronic kidney disease: pathophysiology. *Indian J Endocrinol Metab* 2012;**16**:214–9.
86. Laumann EO, Paik A, Rosen RC. Sexual dysfunction in the United States: prevalence and predictors. *JAMA* 1999;**281**:537–44.
87. Yazici R, Altintepe L, Guney I, Yeksan M, Atalay H, Turk S, et al. Female sexual dysfunction in peritoneal dialysis and hemodialysis patients. *Ren Fail* 2009;**31**:360–4.
88. Seethala S, Hess R, Bossola M, Unruh ML, Weisbord SD. Sexual function in women receiving maintenance dialysis. *Hemodial Int* 2010;**14**:55–60.
89. Nurnberg HG, Hensley PL, Heiman JR, Croft HA, Debattista C, Paine S. Sildenafil treatment of women with antidepressant-associated sexual dysfunction: a randomized controlled trial. *JAMA* 2008;**300**:395–404.
90. Giuliano F, Rampin O, Allard J. Neurophysiology and pharmacology of female genital sexual response. *J Sex Marital Ther* 2002;**28**(Suppl. 1):101–21.
91. Jones LR. The use of validated questionnaires to assess female sexual dysfunction. *World J Urol* 2002;**20**:89–92.
92. Duncan L, Lewis C, Jenkins P, Pearson T. Does hypertension and its pharmacotherapy affect the quality of sexual function in women? *Am J Hypertens* 2000;**13**:640–7.
93. Doumas M, Tsiodras S, Tsakiris A, Douma S, Chounta A,

Papadopoulos A, et al. Female sexual dysfunction in essential hypertension: a common problem being uncovered. *J Hypertens* 2006;**24**:2387–92.

94. Harte C, Meston C. The inhibitory effects of nictoine on physiological sexual arousal in nonsmoking women: results from a randomized, double-blind, placebo-controlled, cross-over trial. *J Sex Med* 2008;**5**:1184–97.
95. Segraves RT, Clayton A, Croft H, Wolf A, Warnock J. Bupropion sustained release for the treatment of hypoactive sexual desire disorder in premenopausal women. *J Clin Psychopharmacol* 2004;**24**:339–42.
96. Basson R, McInnes R, Smith M, Hodgson G, Koppiker N. Efficacy and safety of sildenafil citrate in women with sexual dysfunction associated with female sexual arousal disorder. *J Womens Health Gend Based Med* 2002;**11**:367–77.
97. Caruso S, Intelisano G, Lupo L, Angnello C. Premenopausal women affected by sexual arousal disorder treated with sildenafil: a double-blind, cross-over, placebo-controlled study. *BJOG* 2001;**108**:623–8.
98. Basson R, Brotto L. Sexual psychophysiology and effects of sildenafil citrate in oestrogenised women with acquired genital arousal disorder and impaired orgasm: a randomised controlled trial. *BJOG* 2003;**110**:1014–24.
99. Berman J, Berman L, Toler S, Gill J, Haughie S, Sildenafil Study Group. Safety and efficacy of sildenafil citrate for the treatment of female sexual arousal disorder: a double-blind, placebo controlled study. *J Urol* 2003;**170**:2333–8.
100. Brown DA, Kyle JA, Ferrill MJ. Assessing the clinical efficacy of sildenafil for the treatment of female sexual dysfunction. *Ann Pharmacother* 2009;**43**:1275–85.
101. Davis S, Davison S, Donath S, Bell R. Circulating androgen levels and self-reported sexual function in women. *JAMA* 2005;**294**:91–6.
102. Santoro N, Torrens J, Crawford S, Allsworth JE, Finkelstein JS, Gold EB, et al. Correlates of circulating androgens in mid-life women: the study of women's health across the nation. *J Clin Endocrinol Metab* 2005;**90**:4836–45.
103. Somboonporn W, Davis S, Seif M, Bell R. Testosterone for peri- and postmenopausal women. *Cochrane Database Syst Rev* 2005;**4**:CD004509.
104. Wierman ME, Basson R, Davis SR, Khosla S, Miller KK, Rosner W, et al. Androgen therapy in women: an Endocrine Society clinical practice guideline. *J Clin Endocrinol Metab* 2006;**91**:3697–710.
105. North American Menopause Society. The role of testosterone therapy in postmenopausal women: position statement of The North American Menopause Society. *Menopause* 2005;**12**:496–511.

第六篇

慢性肾脏病水电解质紊乱

第30章

30

慢性肾脏病的水代谢

Tomas Berl and Sara Combs

Division of Renal Diseases and Hypertension, Department of Medicine, University of Colorado, Aurora, CO, USA

CKD水紊乱的流行病学

低钠血症是临床最常见的电解质紊乱，其中门诊患者约占4%～8%，住院患者约占20%～35%[1-5]。低钠血症的出现增加了这些人群的发病率和死亡率[4,6,7]。目前尚未清楚低钠血症是否是疾病严重程度的标志，抑或经治疗钠恢复正常后可以改善患者状况。

高钠血症的研究相对较少，也没有低钠血症普遍，有一篇报道显示高钠血症约占全部住院患者的2%[8]。进住重症监护室(intensive care unit, ICU)时高S[Na]和进ICU后高血钠是病情不良的预兆[3,5,9,10]。但高血钠在病情不太严重的人群的临床意义尚需更多研究。

CKD血钠异常的患病率、发生率和意义尚远未阐明。理论上，随着CKD的不断发展，对尿稀释和浓缩功能的影响越来越大，血钠异常的患病率、发生率预期将高于肾功能正常人群[11]。有一报道研究了655 493名美国非透析依赖的慢性肾脏患者血钠异常的患病率、发生率及其与死亡率的相关性。调查起始阶段，13.5%的患者有低钠血症(S[Na]<136mEq/L)，仅2%的患者有高钠血症(S[Na]>145mEq/L)。这可能是CKD患者对渴的反应功能保持完好[12]。平均追踪五年半后，26%的患者至少出现一次低钠血症，7%的患者至少出现一次高钠血症[11]。S[Na]与死亡率的相关性呈U字形(图30.1)[13]。多变量调整分析显示，血钠高或者低均与高死亡率相关[S[Na]<130mEq/L时，95% CI危险率是1.93(1.83～2.03)，S[Na]130～135.9mEq/L时，是1.28(1.26～1.30)，145.1～149.9mEq/L时，是1.33(1.28～1.38)；≥150mEq/L时，是1.56(1.33～1.83)][11]。与起始阶段相比，血钠的急性变化与一年死亡率相关性很大。随着肾功能的衰减，高钠血症的患病率上升，但低钠血症的患病率在CKD的3～5期是相同的(图30.2)[13]。肾功能的状态不影响低血钠和死亡率的相关程度，但是随着肾脏疾病的发展，高血钠和死亡率的相关程度减弱。上述结果不受CHF的有无、肝脏疾病和癌症影响[11]。

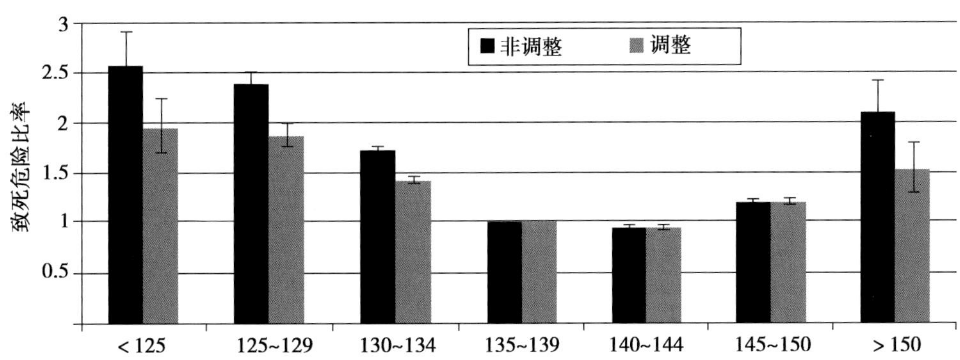

图30.1 不同血钠浓度的调整和非调整所有致死危险比率。来源：*Reference*[13] *with permission.*

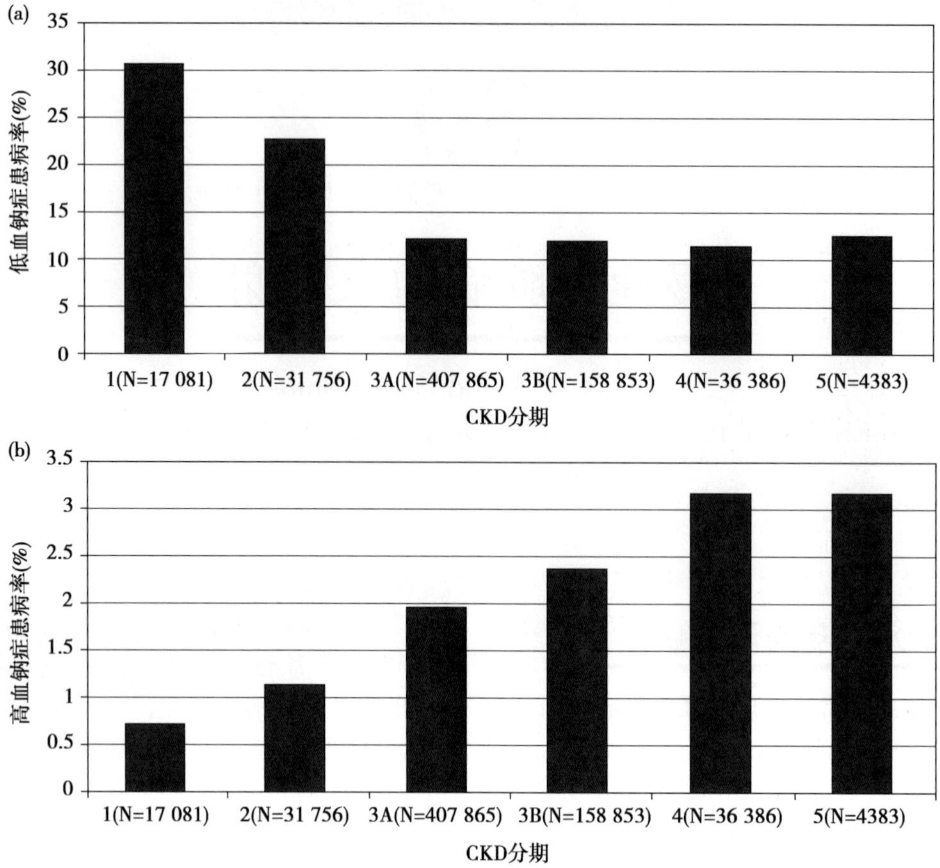

图 30.2 不同慢性肾病时期低钠血症(a)和高钠血症(b)的患病率。注意比例尺的差别。来源:*Reference*[13] *with permission.*

Kovesdy 等的研究表明[11],CKD 患者血钠异常与不良后果的相关性同其他无肾脏疾病的人群一致。有些 ICU 患者死亡率和血钠异常的关系也是呈 U 字形。但是 ICU 人群中高钠血症与死亡率的相关性高于低钠血症[3,10]。临床上血钠异常和死亡率相关性的机制尚未完全阐明。关于该 CKD 患者人群的研究结果与已知的 CKD 患者水处理生理功能受损一致:肾脏的水浓缩能力与稀释能力相比更易受损。因此,和低钠血症相比,高钠血症与 CKD 疾病发展的相关性更大。但是,CKD 患者血钠异常的基础患病率与非肾脏疾病流动患者比较没有很大变化。死亡率与血钠异常的相关机制以及这些机制是否是某个疾病发展过程所特有的需要进一步探讨研究。

CKD 尿浓缩和稀释能力不足病理生理

CKD 患者肾脏尿浓缩机制

在缺水条件下,哺乳动物肾单位可以非常有效地保护体液渗透张力。肾脏通过排出比血浆浓度高的尿保存机体水分,该过程对于适应干旱陆地环境非常关键。因此,一个健康的年轻人可以排出比血浆高 4 倍的浓缩尿,可以达到 1200mOsm/kg 水。即,每天摄入大约 600mOsm 溶质而仅排出 500ml 尿液。通过测量尿的特殊重力,人们很早就知道肾功能衰减,最大尿浓缩也降低。1952 年,Platt 在 Lumleian 演讲中提到“有一个肾脏功能衰竭很稳定的标志是肾无法形成浓缩尿。众所周知,尿的特殊重力基本是 1.010,即大概和血液的相似”,这就是所谓的等渗尿[14]。

CKD 患者肾脏尿浓缩不足的可能机制

溶质排出的作用

虽然尿渗透压可以衡量尿浓缩功能,但是不能定量整个肾脏重吸收水的能力。用无溶质水重吸收(TcH_2O)来测量更加合适。在尿浓缩过程中,肾小管从肾小球等张滤过液重吸收无溶质水,TcH_2O 等于需要排出的等张尿容积(Isotonic urine,Cosm)和实际排出的尿容积之差。

即：

$$TcH_2O = Cosm - V$$
$$Cosm = UosmV/Posm$$
$$TcH_2O = UosmV/Posm - V$$

根据该公式，溶质的排出量（Solute excretion，UosmV，即上面等式的分子）也影响 TcH_2O。将肾脏暴露在梯度逐渐增加的溶质中同时加入超生理剂量的血管升压素，可以测出最大 TcH_2O，但是尿的渗透压实际上是降低的，接近却不会低于血浆渗透压[15]。

肾疾病发展过程中，摄取的电解质不变，功能性肾单位数量的降低导致滤过的电解质排出率增加。剩余的肾单位受非常明显的渗透性利尿的影响。研究者们想通过实验证实最大尿浓缩功能的限制是否是降低肾排出的一种功能适应性机制，或者这些剩余肾单位的某种病理过程与尿浓缩缺陷相关。

Baldwin 等[16]研究了 25 位不同类型肾脏病患者，他们发现，大多数轻度或中度肾功能缺陷患者的通过剩余肾小球滤过率（glomerular filtration rate，GFR）校正的水重吸收（用菊粉清除率计算，TcH_2O/Cin），等于甚至高于正常对照。表明剩余肾单位中肾小管功能是正常的。随后的动物实验也证实了上述结论。

Bricker 等[17]利用狗肾盂肾炎模型造成单侧 GFR 降低，其他的利用氨基糖苷类（Aminoglycoside）处理。这样可以通过单独检测两侧肾甘露醇多尿 TcH_2O 直接比较非尿毒症环境中受影响和不受影响肾脏的水重吸收能力。对照组和实验组肾脏的 TcH_2O/GFR 无明显差别，该结果证实存活下来的肾单位可以正常重吸收水。但是，Dorhout-Mees[18,19]观察了 19 位肾脏疾病患者，通过利用甘露醇增加溶质清除，他发现通过渗透性利尿不能充分体现 TcH_2O 的降低。Kleeman 等[20]在研究 27 位不同原因肾脏疾病的患者的水平衡时也得出相同的结论。使用血管升压素，这些患者的平均尿渗透浓度是 359mOsm/kg 水。不管对照人群排泄了多少溶质，这些患者的尿渗透压均低于正常对照，所以可能还存在其他直接影响肾小管功能的病理机制。Tannen 等[21]的观察进一步强调除了增加单个肾单位溶质负荷以外，还存在其他因素。他们发现，13 个晚期肾衰竭患者中，有 11 个人尽管使用了最大剂量的血管升压素，肌酐清除率低于 15mL/min，尿渗透浓度低于血浆（平均 17mOsm/kg 水）。既然肾间质渗透压从未低于血浆，集合管内在功能也有可能异常。需要注意的是这些血管升压素耐受的尿浓缩不足患者的疾病已经是肾病晚期。该现象的出现可能也因为尚有功能的肾单位有限，肾小管流量和溶质排泄太高，肾小管液及其周围间质组织无足够时间达到渗透平衡有关。

肾髓质间质张力的作用

尿浓缩的中心环节是产生高张间质。皮质髓质渗透梯度的保持即依赖于髓袢升支粗端重吸收 NaCl 而不是水，又与内髓部尿素的积累相关。Gilbert 等[22]检测了啮齿动物肾盂肾炎模型肾脏切片的总溶质，结果发现，与单侧肾切除对照比较患病肾脏的皮质髓质梯度丧失。显微穿刺研究表明，在肾盂肾炎模型动物丧失浓度梯度影响最大尿浓缩、降低 TcH_2O。这些研究中，髓袢升支细端的功能以及向早期远端小管输送钠的功能显示是正常的；而尿素含量及其再循环明显降低导致整个间质张力下降。该过程如果可以推广到其他肾脏病理，不管什么机制，将会降低 CKD 患者的最大尿浓缩能力。最后，肾疾病模型中也有肾血流量的改变：更多重新分配到髓质[22]。这种重新分配可以冲洗髓质中的溶质，因此降低其张力。

内髓解剖病理的作用

内髓解剖完整是正常尿浓缩所必需的。Finkelstein 和 Hayslett[23]的研究证实了该观点。他们观察了肾乳头切除和 65% 肾切除大鼠，两种模型大鼠的菊粉清除功能适中但等量递减。与正常对照比较，肾切除大鼠尿浓缩水平无明显差异，而肾乳头切除大鼠则明显有尿浓缩缺陷。影响肾髓质比例的肾脏疾病降低肾功能也说明了髓质结构的重要性。在镰状细胞贫血病[24]、多囊肾[25]、肾髓质囊肿[26]等患者中，轻微肾功能缺陷会有明显尿浓缩障碍。

集合管对水通透性不足的作用

集合管对水通透使尿液与周围组织间液张力平衡，若出现低张尿（低于血浆）可能集合管对水的通透受损伤。血管升压素不足可出现上述情况，但无证据说明 CKD 患者会出现血管升压素不足。事实上，有研究发现这些患者的血管升压素是上升的[27]。有人研究了 8 位晚期 CKD 患者血管升压素分泌对高张性的反应，发现患者的敏感性增加，但激素分泌的阈值和对渴的敏感性是正常的[12]。尿浓缩不足患者对血管升压素的摄入耐受与对激素的反应功能受损相关。对该现象最可能的解释是晚期肾疾病患者积累了某种血管升压素抑制因子。有人用 1 个月时间比较了某患者血液透析前后的状况，患者没有出现该缺陷的改变[21]，尿毒症不可能存在可透析的抑制因子。

利用孵育在正常或尿毒症血清的尿毒症兔残余肾，离体灌注皮质集合管来研究尿毒症对水重吸收的单独影响。在同样的浓度梯度下，无论孵育在正常介质还是尿毒症介质中，尿毒症兔的皮质集合管对血管升压素水通透的反应与对照比均明显迟钝[28]（图 30.3）。进一步研究了反应迟钝的细胞机制，在尿毒症动物集合管中，血管升压素刺激的腺苷酸环化酶活性同样降低。后 cAMP（post-cAMP）产生缺陷也存在，因为类似物 8-溴 cAMP 并没有使这些集合管渗透系数增加[28]。培养的内髓集合管细胞实验进一步补充了该实验。与对照大鼠的细胞比较，5/6 肾切除大鼠（慢性肾衰模型）内髓细胞血管升压素刺激不产生 cAMP。其他腺苷酸环化酶激动剂如 β 肾上腺素激动剂或前列腺素 E2 并没有观察到上述现象。对血管升压素反应丧失的机制又指向其受体，受体的数量明显降低，很可能是受体合成的信息降低的结果[29]。

上面注意到的后 cAMP 缺陷可能与肾功能减退导致的水通道蛋白（aquaporins，AQPs）表达降低相关[30]。在肾功能减退模型大鼠，尿流量增加、最大尿浓缩降低、AQP1、AQP2 和 AQP3 的表达减少（图 30.4）。所有这 3 种水通道蛋白都参与浓缩机制。AQP1 在髓袢降支细段，AQP2 和 AQP3 分别在集合管主细胞腔侧和基底侧膜[31]。cAMP 形成与 AQP2 表达的急性和慢性调节都密切相关，这些观察无法明确水通道的影响是 cAMP 降低的后继效应还是肾缺陷对这些通道合成的直接影响。双侧输尿管结扎后再放松、另一个多尿模型、血管升压素赖受尿浓缩缺陷 AQP2 的表达也会降低。

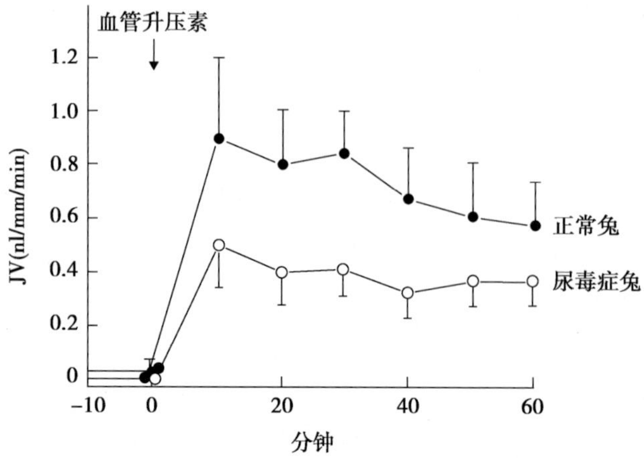

图 30.3 尿毒症兔灌注肾皮质集合管对血管升压素的静水渗透反应降低。来源：*Reference*[28] *with permission.*

综上所述，引起水最大重吸收和最大尿浓缩异常的因素很多。上述讨论的任何单因素或多因素的结合均可能导致尿浓缩紊乱。有些数据来自实验动物，如，常用的 5/6 肾切除模型，这不可能完全代表人类疾病病理，缺陷的程度差别很大，其表达也会随肾疾病的特性发生变化。

CKD 的尿稀释

关于 CKD 水平衡的研究大多集中在评价尿浓缩机制。但也有一些肾功能减退对尿稀释影响的研究。Bricker 等[17]通过胃内灌注 40～70ml/kg 水研究狗单侧肾功能异常。在一系列实验中，为增加溶质清除率，同时给水和等张氯化钠，与对侧对照相比，受损肾的自由水清除率（C[H_2O]）较低。然而，当用 GFR（CH_2O/GFR×100）校正时，受损肾的比值反而较高，

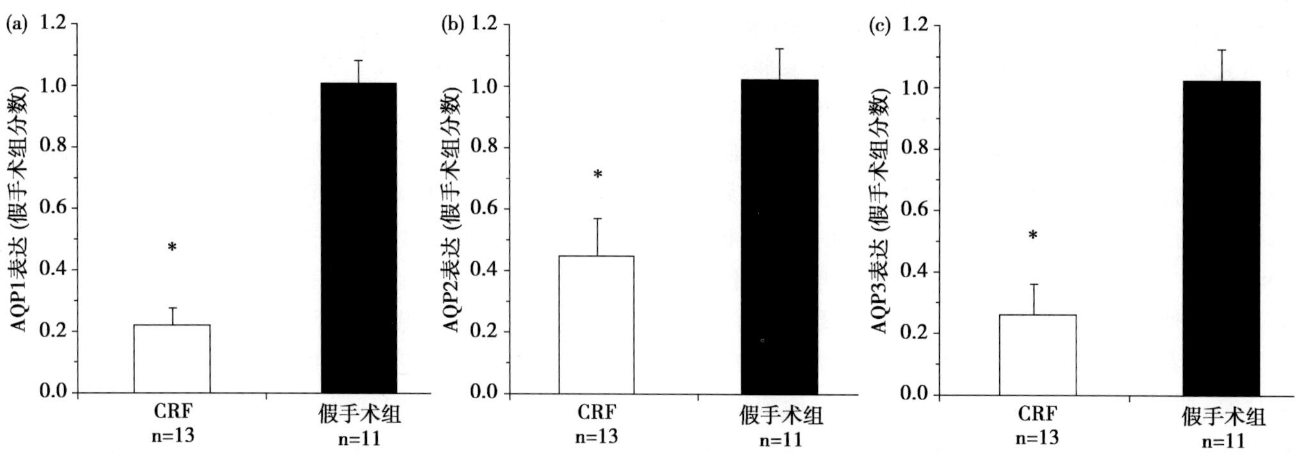

图 30.4 肾功能衰减（chronic renal failure，CRF）模型和假手术大鼠，免疫印迹样本 AQP1（左）、AQP2（中）和 AQP3（右）的密度分析。* *P*<0.05。来源：*Reference*[30] *with permission.*

提示残余肾单位可以正常稀释尿，整体水排泄受限与GFR下降相关。因此，在肾功能异常进程中，尿稀释不足出现于浓缩不足之后。

Kleeman等[20]比较了27位氮质血症患者和肾疾病患者摄入1000ml水后的水排泄，肾疾病患者自由水清除率较低。与对照组的最低尿渗透压（Urine osmolality，Uosm）66mOsm/kg相比，肾疾病患者最低尿渗透压是174mOsm/kg，只有1个CKD患者的Uosm低于100mOsm/kg。然而用狗做上述试验，若CH_2O用每100ml GFR表示，CKD的值实际上比较高。Tannen等报道，晚期CKD患者尿渗透压会更低，即使增加外源性血管升压素依然不会增加[21]。当8位患者给予水负荷，Uosm降低了50达到112mOsm/kg，但是没有1个患者Uosm低于100mOsm/kg。

CKD患者水稳态失衡的临床启示

正常人的尿浓缩和稀释功能正常时，尿渗透压高达1200mOsm/kg H_2O或低至50mOsm/kg H_2O，而肾功能进行性丧失患者可选择范围如图30.5描述变窄[17]。正常人只需0.5L最大浓缩尿便可以排除600mOsm的溶质（600mOsm/1200mOsm/kg = 0.5L）或者可以排出高达12L的稀释尿（600mOsm/50mOsm/kg = 12L）。这样在不明显影响S[Na]和体液张力的情况下，可以最大限度调控体液容量。

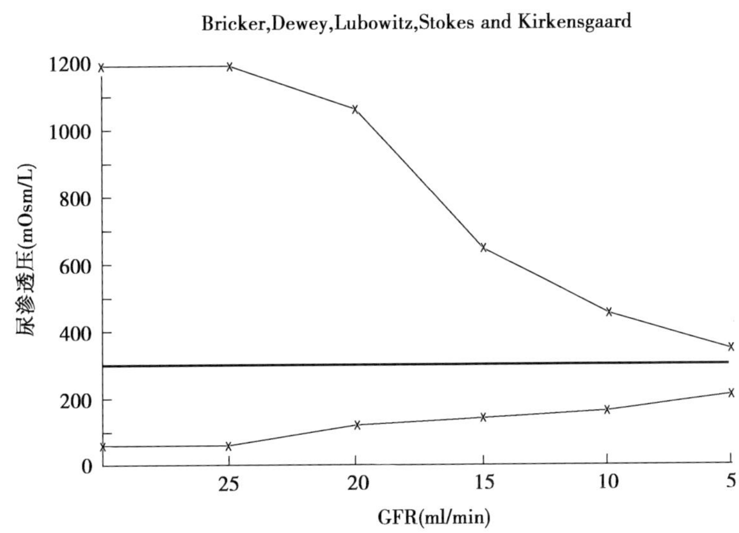

图30.5 理论上进行性肾疾病最大和最小尿渗透压（假设溶质排泄：600mOsm/24小时）。注意，功能越差，可获得的渗透压范围越窄

一个只能浓缩300mOsm/kg的晚期CKD患者，若排出600mOsm/kg溶质需形成2L尿。摄入的液体量若低于2L将会导致进行性负水平衡而出现高钠血症。同样，若该患者的最小尿渗透压为200mOsm/kg，排出600mOsm/kg溶质不超过3L尿液。若液体摄入超过3L，尿不能被进一步稀释将导致水阻滞而出现低钠血症。因此，CKD的进一步发展以及伴随的对尿浓缩和稀释的影响，使很小的摄入液体量影响了可承受的液体摄入量范围。

假如溶质摄入不变，上述例子中的患者每天摄入2或3L液体，任何降低或增加将会分别导致S[Na]增加或降低。CKD进程中由于尿浓缩和稀释的局限性，导致患者摄入更多液体而出现遗尿症，这是早期肾功能降低的临床表现。

CKD钠异常的治疗

治疗CKD低钠血症的方法和肾功能正常患者相同[32]，包括限制摄水量、停用导致低钠血症的药物、治疗内在的内分泌紊乱、纠正可能导致低钠血症的其他疾病状况，如肝脏疾病、心衰。然而，CKD患者还需考虑其局限和治疗干预。

补充生理盐水

低血容量低钠血症可以选择生理盐水治疗。但是必须注意图30.5的描述，排水的局限也适用于排钠的局限。因为CKD倾向于钠和液体潴留而增加了治疗的复杂程度。因此利用正常生理盐水治疗低血容量低钠血症 CKD 患者时,必须严格监控以防形成容量超负荷。

抑制抗利尿激素

有几种药剂用于治疗正常血容量低钠血症。去甲基氯四环素(demeclocycline,地美环素)治疗抗利尿激素(antidiuretic hormone,ADH)分泌过多综合征,因为该药作用于集合管细胞降低其对 ADH 的反应,本质上引发肾源性尿崩症。但是,和其他四环类抗生素一样,几乎一半去甲基氯四环素通过肾脏排出体外。去甲基氯四环素可导致 CKD 患者恶心和呕吐,增加了容量消耗风险。另外,有肝脏疾病的 CKD 患者,去甲基氯四环素会明显增加肾毒性。该药物不适于 CKD 患者。锂具有抗血管紧张素作用,由于从肾脏排出也被禁止用于 CKD 患者。CKD 患者摄入锂通常导致血液水平毒性及相关神经毒性和肾毒性。

血管升压素 V2 受体阻断剂增加很多临床状态下的 S[Na],但是不包括中度到重度肾功能衰减患者[33,34]。初步药动力学实验表明,单独口服 60mg 托伐普坦(tolvaptan,血管加压素 V2 受体拮抗药),即使肌酸酐清除率在 15 ~ 30ml/min 之间的正常血钠者,也会出现自由水清除。这种效应是滞后的但同样可以增加肾功能正常患者 S[Na]。然而血管紧张素 V2 受体阻断剂对肌酸酐清除低于 15mL/min 的患者无效,因其作用机制依赖肾脏的功能。

限制摄水

限制摄水可能是治疗 CKD 患者低钠血症的最好途径。肾脏浓缩尿功能减退有 2 种潜在影响:一方面摄水可以限制到可忍受的程度;另一方面,若摄水限制过度,可能造成 S[Na]增加而导致高血钠水平。和一般人群相比,这些患者更需频繁控制 S[Na]。

髓袢利尿剂

除了限制摄水,高浓度的髓畔利尿剂也可单独或联合用于 CKD 患者来促进水排泄。很多肾功能不全患者即使高浓度髓畔利尿剂也有可能耐受。对于髓畔利尿剂不耐受的患者,和肾功能正常患者比较,容积缩减的危险性增加,因此,小心控制血容量和血清电解质,使其保持在正常基础状态,防止容量明显缩减、低血钾症或低血镁症。

CKD 患者表现高钠血症是因为尿浓缩功能异常、水吸收减少而体内缺乏水,需通过肠道或非肠道摄入水分以恢复丧失的水分。另外,单位肾单位的高溶质排出率和集合管水平血管升压素的耐受使 CKD 患者有高钠血症的危险,因为他们会排出不可替代的无电解质水。

结 语

血钠异常是临床上最常见的电解质紊乱。近期研究表明 CKD 患者也受这些电解质紊乱的困扰。这并不奇怪,因为随着肾功能的减退,首先尿浓缩、随后尿稀释功能明显受损。此外,血钠异常的出现增加死亡危险。随着肾脏疾病的发展,患者对水摄取和耗减的忍受量明显降低。由于生理调节的局限,有必要防止 CKD 患者的血钠异常,同时要进行必要的特异性处理。

(谢冬萍 译,鲁华 校)

参考文献

1. Kumar S, Berl T. Diseases of water metabolism. In: Schrier R.W, editor. *Atlas of diseases of the kidney*, 1999. Wiley-Blackwell Vol. 1, p. 1.1–1.19.
2. Schrier RW, Sharma S, Shchekochikhin D. Hyponatraemia: more than just a marker of disease severity? *Nat Rev Nephrol* 2013;**9**(3):124.
3. Funk GC, Lindner G, Druml W, Metnitz B, Schwarz C, Bauer P, et al. Incidence and prognosis of dysnatremias present on ICU admission. *Intensive Care Med* 2010;**36**(2):304–11.
4. Liamis G, Rodenburg EM, Hofman A, Zietse R, Stricker BH, Hoorn EJ. Electrolyte disorders in community subjects: prevalence and risk factors. *Am J Med* 2013;**126**(3):256–63.
5. Stelfox HT, Ahmed SB, Khandwala F, Zygun D, Shahpori R, Laupland K. The epidemiology of intensive care unit-acquired hyponatraemia and hypernatraemia in medical-surgical intensive care units. *Crit Care* 2008;**12**(6):R162.
6. Gankam-Kengne F, Ayers C, Khera A, de Lemos J, Maalouf NM. Mild hyponatremia is associated with an increased risk of death in an ambulatory setting. *Kidney Int* 2013;**83**(4):700–6.
7. Wald R, Jaber BL, Price LL, Upadhyay A, Madias NE. Impact of hospital-associated hyponatremia on selected outcomes. *Arch Intern Med* 2010;**170**(3):294–302.
8. Arampatzis S, Frauchiger B, Fiedler GM, Leichtle AB, Buhl D, Schwarz C, et al. Characteristics, symptoms, and outcome of severe dysnatremias present on hospital admission. *Am J Med* 2012;**125**(11):1125.e1–e7.
9. Darmon M, Timsit JF, Francais A, Nguile-Makao M, Adrie C, Cohen Y, et al. Association between hypernatraemia acquired in the ICU and mortality: a cohort study. *Nephrol Dial Transplant* 2010;**25**(8):2510–5.
10. Stelfox HT, Ahmed SB, Zygun D, Khandwala F, Laupland K. Characterization of intensive care unit acquired hyponatremia and hypernatremia following cardiac surgery. *Can J Anaesth* 2010;**57**(7):650–8.
11. Kovesdy CP, Lott EH, Lu JL, Malakauskas SM, Ma JZ, Molnar MZ, et al. Hyponatremia, hypernatremia, and mortality in

patients with chronic kidney disease with and without congestive heart failure. *Circulation* 2012;**125**(5):677–84.
12. Argent NB, Burrell LM, Goodship TH, Wilkinson R, Baylis PH. Osmoregulation of thirst and vasopressin release in severe chronic renal failure. *Kidney Int* 1991;**39**(2):295–300.
13. Kovesdy CP. Significance of hypo- and hypernatremia in chronic kidney disease. *Nephrol Dial Transplant* 2012;**27**(3):891–8.
14. Platt R. Structural and functional adaptation in renal failure. *Br Med J* 1952;**1**(4772):1313–7.
15. Rapoport S, Brodsky WA, West CD. Urinary flow and excretion of solutes during osmotic diuresis in hydropenic man. *Am J Physiol* 1949;**156**(3):433–42.
16. Baldwin DS, Berman HJ, Heinemann HO, Smith HW. The elaboration of osmotically concentrated urine in renal disease. *J Clin Invest* 1955;**34**(6):800–7.
17. Bricker NS, Dewey RR, Lubowitz H, Stokes J, Kirkensgaard T. Observations on the concentrating and diluting mechanisms of the diseased kidney. *J Clin Invest* 1959;**38**(3):516–23.
18. Dorhout Mees EJ. Role of osmotic diuresis in impairment of concentrating ability in renal disease. *Br Med J* 1959;**1**(5130):1156–8.
19. Dorhout Mees EJ. Relation between maximal urine concentration, maximal water reabsorption capacity, and mannitol clearance in patients with renal disease. *Br Med J* 1959;**1**(5130):1159–60.
20. Kleeman CR, Adams DA, Maxwell MH. An evaluation of maximal water diuresis in chronic renal disease. I. Normal solute intake. *J Lab Clin Med* 1961;**58**:169–84.
21. Tannen RL, Regal EM, Dunn MJ, Schrier RW. Vasopressin-resistant hyposthenuria in advanced chronic renal disease. *N Engl J Med* 1969;**280**(21):1135–41.
22. Gilbert RM, Weber H, Turchin L, Fine LG, Bourgoignie JJ, Bricker NS. A study of the intrarenal recycling of urea in the rat with chronic experimental pyelonephritis. *J Clin Invest* 1976;**58**(6):1348–57.
23. Finkelstein FO, Hayslett JP. Role of medullary structures in the functional adaptation of renal insufficiency. *Kidney Int* 1974;**6**(6):419–25.
24. Hatch FE, Culbertson JW, Diggs LW. Nature of the renal concentrating defect in sickle cell disease. *J Clin Invest* 1967;**46**(3):336–45.
25. Gabow PA, Kaehny WD, Johnson AM, Duley IT, Manco-Johnson M, Lezotte DC, et al. The clinical utility of renal concentrating capacity in polycystic kidney disease. *Kidney Int* 1989;**35**(2):675–80.
26. Guay-Woodford L, et al. Cystic diseases. In: Floege J, Johnson R, Feehally J, editors. *Comprehensive clinical nephrology*, 4th ed. Saunders/Elsevier; 2010. p. 543–59.
27. Jawadi MH, Ho LS, Dipette D, Ross DL. Regulation of plasma arginine vasopressin in patients with chronic renal failure maintained on hemodialysis. *Am J Nephrol* 1986;**6**(3):175–81.
28. Fine LG, Schlondorff D, Trizna W, Gilbert RM, Bricker NS. Functional profile of the isolated uremic nephron. Impaired water permeability and adenylate cyclase responsiveness of the cortical collecting tubule to vasopressin. *J Clin Invest* 1978;**61**(6):1519–27.
29. Teitelbaum I, McGuinness S. Vasopressin resistance in chronic renal failure. Evidence for the role of decreased V2 receptor mRNA. *J Clin Invest* 1995;**96**(1):378–85.
30. Kwon TH, Frokiaer J, Knepper MA, Nielsen S. Reduced AQP1, -2, and -3 levels in kidneys of rats with CRF induced by surgical reduction in renal mass. *Am J Physiol* 1998;**275**(5 Pt 2):F724–41.
31. Nielsen S, Agre P. The aquaporin family of water channels in kidney. *Kidney Int* 1995;**48**(4):1057–68.
32. Thurman J, Berl T. Therapy of dysnatremic disorders. In: Wilcox C, editor. *Therapy in nephrology and hypertension*, 3rd ed. Elsevier; Philadelphia, PA, 2008. p. 337–52.
33. Rozen-Zvi B, Yahav D, Gheorghiade M, Korzets A, Leibovici L, Gafter U. Vasopressin receptor antagonists for the treatment of hyponatremia: systematic review and meta-analysis. *Am J Kidney Dis* 2010;**56**(2):325–37.
34. Schrier RW, Gross P, Gheorghiade M, Berl T, Verbalis JG, Czerwiec FS, et al. Tolvaptan, a selective oral vasopressin V2-receptor antagonist, for hyponatremia. *N Engl J Med* 2006;**355**(20):2099–112.
35. Shoaf S, Bricmont P, Mallikaarjun S. Pharmacokinetics and pharmacodynamics of oral tolvaptan in subjects with varying degrees of renal function. *Kidney Int* 2014;**85**(4):953–61.

第31章

31

慢性肾脏病的钠代谢

Mark S. Paller
University of Minnesota Medical School, Minneapolis, MN, USA

钠的体内平衡和代谢

相对于水平衡和酸碱平衡，机体更加充分地维持钠的平衡。即使对于慢性肾脏病患者，除非肾功能严重衰退，钠的平衡也能很好地被维持，这一点不足为奇。正常个体以及慢性肾脏病患者都是通过协调肾脏传入感受器和传出反应来维持钠平衡。

机体总钠的可调控部分(也就是被感知的部分)在于血管内液体流量。传入感受器感知血管内液流量包括动脉循环、主动脉弓和颈动脉窦中的压力感受器；心房中的心脏受体；以及肾动脉中的传入感受器。交感神经对于肾脏，相当于循环的去甲肾上腺素，是动脉压力感受器和肾脏之间主要的传导模式[1]。肾脏的压力感受器也介导肾素的释放，并且随后产生的血管紧张素Ⅱ，对肾脏形成了附加的循环信号。血管紧张素Ⅱ刺激醛固酮增加，进一步影响肾脏集合管对钠的调控。心脏的压力感受器释放尿钠肽来调节远端肾单位对钠的转运[2]。

肾脏内部的因素变化也可以影响钠排泄，包括肾小球滤过，醛固酮，肾小管周围的物理力量，肾脏交感神经活性，利钠肽，前列腺素和其他血管活性的物质，包括抗利尿激素，内皮素和一氧化氮[2-8]。

自20世纪60年代以来，人们认识到肾小球滤过率和醛固酮不是肾钠排泄的最重要的控制因素，并且科学家寻求所谓的第三个因子。心房利钠因子是人们发现的一个“第三因子”，但是事实上几种其他的激素、内分泌物和内部的血管活性物也参与调控钠的排泄[9]。

慢性肾脏病钠的改变和适应

体液间隙

对于大多数慢性肾脏病的患者，患者机体的总水分含量是增加的[10]。因为整个人体水分可以通过单位体重表示，单位体重的增加表示水分的绝对增加、人体脂肪的下降或者两者的混合情况。因为水分分布在人体瘦肌组织中，所以脂肪组织的减少也可表现出单位体重水分的上升。因为慢性肾脏病经常伴有营养不良和脂肪组织损耗性减少，所以真实的机体水分的增加不易被精准地察觉。

细胞外液量的测量也通过单位体重来表示，有报道显示，当测量可交换的溴化物和硫酸盐时，细胞外液量上升。细胞外液量也可以通过可交换钠来测量。然而，不像溴化物、硫酸盐或氯化物，钠是可以进入细胞的。对于慢性肾脏病患者，可交换的钠通常是上升的。另一方面，体内总钾和细胞内钾通常是正常或减少的，提示钠可以与细胞内钾进行交换。在慢性肾脏病中，钠/钾 ATP 酶的循环抑制剂，包括内源性哇巴因，这在体内聚集后可能是电解质转移的主要原因[11]。因此，在慢性肾脏病中，可交换钠的测定不能准确预测细胞外液量。在慢性肾脏病患者中，用铬标记红细胞或放射性碘标记白蛋白测定血容量，通常是正常的。总之，虽然在慢性肾脏病中，细胞内钠和体内总钠水平异常，但是除非肾功能进一步降低，至少细胞外液体积通常是正常的。

表 31.1　肾脏排钠的影响因素

肾小球滤过率
醛固酮
管周物理因素
肾交感神经活性
利钠肽
前列腺素
其他(抗利尿激素,内皮素,一氧化氮)

控制系统

一些生理因素参与调控肾脏钠的代谢。当肾功能下降时,这些维持钠平衡的因素必然会有一定的改变。

增加钠的排泄分数

患者发展成慢性肾脏疾病是一个缓慢的过程,他们通常不会出现水肿或低钠血症。如果钠摄入量保持不变,而功能肾单位的数量减少,那么每个肾单位钠排泄必然增加。

Slatopolsky 和他的团队研究了一些慢性肾脏病的受试者,他们的膳食钠为 1400 ~ 2800mg/d[12],肾小球滤过率 3 ~ 25ml/min。受试者在肾小球滤过率(GFR)不改变的情况下,能够维持外部钠平衡。计算结果显示从低钠饮食到高钠饮食转换后,钠排泄有两倍的上升,肾小球滤过率仅有细微的上升,所以肾小球滤过率的变化不是钠排泄上升的原因。因此,机体必然在肾小管重吸收减少或增加排泄。

盐皮质激素的作用

在慢性肾病中,醛固酮水平往往升高。然而,醛固酮本身与机体钠摄入量的变化无关。在上述 Slatopolsky 和他的团队研究中,半数受试者在增加饮食钠时,都保持了高稳定量的外源盐皮质激素以及很好的钠平衡[4]。在慢性肾脏病中,相对于钠平衡,醛固酮分泌增加对钾的体内平衡更重要[13]。

利钠肽

三种类型的利钠肽:心房利钠肽(ANP)、b 型利钠肽(BNP)和 c 型利钠肽都参与体内的钠平衡。这些利钠肽通过心房和心室壁延伸被释放,与集合管的钠排泄有关。因此,当肾功能下降时,为了维持钠的体内平衡,机体钠尿肽的分泌会增加。

在心力衰竭时,评估利钠肽系统状态最有用的生物标志是 BNP 和 n 末端 b 型利钠肽前体(NT-proBNP)。心室肌细胞合成 proBNP 的前体(pre-proBNP),proBNP 的前体为一个 134 氨基酸肽,会被裂解成 proBNP 和 26 氨基酸片段。proBNP,分泌肽,被丝氨酸蛋白酶裂解形成 BNP 和一个 n 末端 76 个氨基酸部分的 NT-proBNP。NT-proBNP 有一个比 BNP 更长时间的循环半衰期,往往选择其作为生物标记物。然而,NT-proBNP 只有通过肾脏被清除,所以当 GFR 下降时,NT-proBNP 聚集。实际上,在大多数情况下,相对于反映左心室的功能,NT-proBNP 能更好地反映 GFR[14]。在终末期肾病患者研究中,基本上所有患者 ANP、BNP、NT-proBNP 都会升高[15]。血液透析后,ANP、BNP、NT-proBNP 都会下降,这种情况取决于血液透析时所用的透析膜,但与透析期间透析液量的变化无关。而且,Sommerer 等人发现等容量的血液透析的患者中,NT-proBNP 水平为 3247pg/ml,但在容量负荷过重的患者中,NT-proBNP 水平为 11 988pg/ml[16]。BNP 可能不应该作为慢性肾病患者中左心室功能障碍的筛查标记物,但当 GFR 相对稳定时,可以连续地监测患者。

放大现象

为了解释在慢性肾脏病中,功能肾单位数量降低,肾脏怎样维持钠或其他溶质,以及在体内的平衡,Bricker 和他的同事们提出了"放大现象"理论。

在尿毒症中,肾元功能的转变构成了放大现象中关键的特点,定义如下:通过肾脏,引起排泄反应调控细胞外液的增加或损失,与残存的肾单位的数量成反比[17]。

Epstein 等人提供了一个很好的"放大现象"的实例,他们用热中性水浸到脖子,能快速地促进血液循环[18]。这个操作与用 2L 生理盐水浸泡后体积突发膨胀是具有可比性的。正常受试者钠分次排泄率(FENa)为 0.5%,慢性肾脏病受试者当 GFR 在 3 到 65ml/min 之间时,FENa 为 2.8%,水浸了 4 个小时后,慢性肾脏病受试者的 FENa 上升到 6.9%,而正常受试者,FENa 仅上升到 1.4%。因此,应对急性扩张血容量,尿钠排泄是放大的。然而,在这个时间内,尿钠排泄是不充分的。慢性肾脏病受试者在 4 小时内仅仅排出了 28mEq 钠,而正常组在 4 小时内排出了 51mEq 钠。

适应钠摄入量的变化

慢性肾脏疾病长期以来被认为是一个“盐排泄浪费”状况。与正常个体不同，当钠盐摄入量被严格限制时，慢性肾脏病患者无法使尿钠浓度降低到接近零。1966 年，Coleman 等人仔细研究 14 位 GFR 在 3 ~ 20ml/min 之间受试者，并严格限钠和利尿[19]。他们试图探讨“盐排泄浪费”是否是由于“远端肾单位重吸收钠能力不足”或“无法使远端肾小管液中的钠浓度低于相对较高的固定最小值”的结果。在钠限制期间，尿钠浓度（U_{Na}）相对较高，在 9 ~ 27mEq/L 之间，并且慢性肾脏病的受试者每日最低的钠尿排泄（$U_{Na}V$）在 12mEq/d。在 2 ~ 3 周研究期间，14 个慢性肾脏病的受试者中有 11 个处于净负钠平衡。相比之下，正常受试组的 U_{Na} 降低到了 2 ~ 8mEq/L 之间。在不改变 U_{Na} 时，利尿使尿流动增加，所以钠排泄与尿流成正比。慢性肾脏病患者的盐排泄浪费是由于他们不能使 U_{Na} 降低到一个相对高的固定值。

Danovitch，Bourgoignie 和 Bricker 质疑“慢性肾脏病是一种内在的盐排泄浪费状态”这个概念，相反的，他们假定面对不断的钠摄入和 GFR 下降，增加每个肾单位的钠排泄是一种适应性反应[20]。他们研究了五个慢性肾脏病受试者，并且持续性地降低钠摄入。在一个半月或更长时间，这些受试者的 GFR 在 16ml/min 之间，并且膳食钠摄入量慢慢降低。初始钠损失不见了，他们最终的 U_{Na} 小于 10mEq/L 和 $U_{Na}V$ 小于 10mEq/d。

这些观察看似矛盾但可如下述解释：在面对高盐饮食时，肾小球滤过率（GFR）下降的适应性反应是增加钠分次排泄率 FE_{Na}。反过来，这需要减少每个肾单位的钠的重吸收。在慢性肾脏病中，钠重吸收减少时，细胞和肾脏机制尚未完全明确，但很可能与正常肾脏中的机制类似。肾脏应答是在远端肾小管功能受损时出现。在大多数情况下，这是具有保护作用的，并且保护或限制钠潴留和细胞外液容量扩张。然而，如果膳食钠突然或大大地减少，肾脏不能迅速调整，进而出现净负钠平衡（表 31.2）或者盐排泄浪费。远端肾小管功能不会永久受损，因为如果变化发生得足够缓慢，肾脏可以充分适应来减少钠的摄入。

表 31.2 维持慢性肾脏病中钠平衡的临床指南

限制膳食钠摄入量在 2.0 ~ 2.4g/d 内
用利尿剂来控制水肿和高血压
不要突然或大量改变钠摄入量或排泄，相反，要逐步改变以达到肾适应程度

临床意义

改变钠摄入或排泄率

在稳态条件下，除非 GFR 严重下降（慢性肾脏病阶段 5），不然钠潴留和盐排泄都不是慢性肾脏病的一个重要的临床问题。钠摄入量突然增加确实可以导致体积膨胀和水肿，但体积膨胀和水肿产生时，钠摄入量并不是相似地增加。相应地，当钠摄入量逐渐减少或利尿剂逐步使用时，体积损耗不会发生。然而，晚期的慢性肾脏病患者，钠摄入量突然减少或钠损失增加不能完全被保护。这也许可以解释，在慢性肾脏病中由呕吐或腹泻引起胃肠道液损失，进而引发肾功能（肾前的氮血症）极速下降的临床表现。

慢性肾脏病中的钠和高血压

高血压（HTN）是慢性肾脏病中常见的表现，60% ~ 100% 的患者都会有高血压[21]。在终末期肾病患者中，通过饮食和透析控制细胞外液量（体积状态）是控制血压（BP）最有效的手段。对于慢性肾脏病评级较差的患者，高血压也被认为是钠潴留的结果。

Vasavada 和 Agarwal 对 2 期和 3 期的慢性肾脏病受试者研究了钠平衡和高血压的关系[22]。在一个恒定的钠饮食中，他们发现肾小球滤过率（GFR）和细胞外容积[通过电阻抗测量细胞外液（ECW）/去脂体重（LBW）]之间具有相反的关系。单独使用速尿灵或托拉塞米利尿，造成细胞外液下降 8%，并增加血浆肾素活性。在利尿剂治疗 3 周期间，部分细胞外液回到基线水平，BNP 下降 45%，血压显著下降。收缩压平均下降 9mmHg。尽管这些研究并未超出 3 周，但做出了一些合理的推断。在慢性肾脏病中，肾小球滤过率（GFR）恶化，细胞外液蓄积与血压（BP）增加有关。利尿剂治疗可以部分逆转钠潴留，降低血压。

钠的摄入也是进行抗高血压药物治疗的高血压患者中一个重要的调节因素。Heeg 等人研究了在非糖尿病，蛋白尿肾病中，血管紧张素转换酶抑制剂赖诺普利的影响[23]。当受试者钠摄入量从 50mmol/d 上升到 200mmol/d，血压上升了 3%。重要的是，高盐饮食也减弱了赖诺普利导致的蛋白尿减少。

慢性肾脏病的进展

高血压和慢性肾脏病进展之间的联系以及钠与高血压之间的联系是有目共睹的。高血压和慢性肾脏病进展密切相关[24-26]。当慢性肾脏病恶化时，患者出现高血压的比例会更高[27]。因此，在慢性肾脏病中限制钠似乎是明智的。一些作者还建议，钠可直接影响微循环（即肾小球），而这对于慢性肾脏病是有害的[28,29]。

蛋白尿是研究慢性肾脏病风险的一个公认的中间产物的终点。如上所述，高钠摄入可以消除赖诺普利减少蛋白尿的作用。高钠摄入也可以消除钙通道拮抗剂地尔硫䓬的抗蛋白尿影响，这显然是不依赖于血压的任何影响的[30]。在非糖尿病和蛋白尿肾脏疾病的一个重要研究中，Vogt 等人观察到了洛沙坦减少了约 30% 蛋白尿，并且低钠饮食（1200mg）减少了 22% 蛋白尿[31]。联合饮食和血管紧张素抑制剂降低了 55% 蛋白尿，导致限制钠并辅助血管紧张素抑制剂。氢氯噻嗪（25mg/d）可以代替低盐饮食，两者有着等效的好处。

临床指南

在慢性肾脏病中，高血压和降压药的 NKF KDOQI（国家肾脏基金会肾脏疾病预后质量倡议）临床实践指南建议膳食钠摄入量应该限制在 2.4g/d（100mmol/d）内[32]。这个建议是建立在强有力的证据下的，在慢性肾脏病中改变钠处理对于调节高血压具有很重要的作用。基于 DASH-钠试验的结果（停止高血压的饮食方法-钠），提出了摄入钠少于 100mmol/d 的建议[33]。

在慢性肾脏病中，血压管理的 KDIGO（肾脏疾病：改善全球的结果）临床实践指南建议小于 2g/d（90mmol/d）钠摄入量，跟 KDOQI 建议没有什么不同[34]。这些指南的作者引用了一些观察结果，在普通人群中降低钠摄入量来降低血压，并且慢性肾脏患者钠潴留与升高的血压相关。这两个指南警告了具有肾小管间质疾病的一些患者可能有真正的盐消耗，需要仔细观察膳食钠被限制时，体液容积损耗的迹象。

人们越来越重视纠正代谢性酸中毒，代谢性酸中毒通常与慢性肾脏病并发，纠正代谢性酸中毒会防止骨骼和肌肉疾病。2003 年，KDOQI 指南指出，慢性肾脏病患者的二氧化碳总的血清水平应维持在大于 22mEq/L（22mmol/L）。如有必要，应给予辅助碱以实现这一目标[35]。KDIGO 指南做出了几乎相同的建议[34]。碳酸氢钠的使用导致细胞外液扩张。而几乎所有的食用的钠如氯化钠都被保留在细胞外，大约 75% 碳酸氢钠被保留在细胞外空间[36,37]。实际上，NaCl 和 $NaCO_3$ 几乎没有区别[38]。因此，如果规定每日服用 3 个 650mg 的碳酸氢钠片来治疗低血清碳酸氢盐水平，这意味着钠负荷大约为 500mg。

利尿剂的使用

除了限制膳食钠，利尿剂在治疗慢性肾脏病中的高血压和水肿中有重要的作用。在慢性肾脏病中，高血压和抗高血压药的 KDOQI 临床实践指南规定，利尿剂在大多数慢性肾脏病患者中非常有用。它们减少细胞外液量，降低血压，协同血管紧张素转换酶抑制剂，血管紧张素受体拮抗剂以及其他抗高血压剂的影响，并减少慢性肾脏病中心血管疾病的风险[25]。临床指南推荐对于那些肾小球滤过率（GFR）超过 30ml/min 患者，每天给予一次噻嗪类利尿剂。对于低于 30ml/min 的患者，每天给予一次或两次髓袢利尿剂。髓袢利尿剂和噻嗪类利尿剂一起使用可以治疗细胞外液扩张和水肿的患者。

其他药物的影响

高血压时，使用血管扩张剂可导致水肿，甚至导致 GFR 升高。在晚期慢性肾脏病患者中可以观察到这一效果。同样，在正常受试者中，通过非甾体抗炎药（NSAID）抑制环氧化酶经常导致钠潴留和水肿。这种效果也发生在慢性肾脏病中。如果非甾体抗炎药导致肾小球滤过率显著降低，那么在慢性肾脏病中的效果可能被放大[39]。

结　语

除非肾功能严重减退，否则在慢性肾脏病患者中，钠平衡都能被很好地维持。慢性肾脏病患者通常不会发展成水肿或缺钠。在面对恒定的（或高的）膳食钠时，肾小球滤过率下降的适应性反应是增加钠的分次排泄（FENa）。FENa 的增加，反过来，又要求每个肾单位的重吸收钠下降。在大多数情况下这是具有保护作用的，并且预防或限制钠潴留和细胞外液体积扩张。然而，如果膳食钠是突然或大大减少，肾脏不能立即调整。远端肾小管功能不会永久受损，因为如果远端肾小管功能尚可无永久性损伤，肾脏可以充分适应来减少钠摄入量。

在慢性肾脏病患者中，高血压是很常见的。通过饮食控制细胞外液体积，并且在终末期肾脏病的情况下采取透析，是最有效的控制血压的方法。KDOQI 临床实践指南推荐膳食钠摄入应限制不超过 2.4g/d。

（梁秀彬 译）

参考文献

1. McDonald KM, Rosenthal A, Schrier RW, Galicich J, Lauler DP. Effect of interruption of neural pathways on renal response to volume expansion. *Am J Physiol* 1970;**218**(2):510–7.
2. Brenner BM, Stein JH, editors. *Atrial natriuretic peptide contemporary issues in nephrology (vol. 21)*. Churchill Livingstone; 2007.
3. Lindheimer MD, Lalone RC, Levinsky NG. Evidence that an acute increase in glomerular filtration has little effect on sodium excretion in the dog unless extracellular volume is expanded. *J Clin Invest* 1974;**46**:256–65.
4. Davis JO. A critical evaluation of the role of receptors in the control of aldosterone secretion and sodium excretion. *Prog Cardiovasc Dis* 1961;**4**:27–46.
5. Wright FS. Flow-dependent transport processes: filtration, absorption, secretion. *Am J Physiol* 1982;**243**(1):F1–11.
6. Kirschenbaum MA, Stein JH. The effect of inhibition of prostaglandin synthesis on urinary sodium excretion in the conscious dog. *J Clin Invest* 1976;**57**(2):517–21.
7. Zeidel ML, Brady HR, Kone BC, Brenner BM. Endothelin, a peptide inhibitor of Na^+-K^+-ATPase in intact renal tubular cells. *Am J Physiol* 1989;**257**(6 Pt 1):C1101–7.
8. Stoos BA, Carretero OA, Farhy RD, Scicli G, Garvin JL. Endothelium-derived relaxing factor inhibits transport and increases cGMP content in cultured mouse cortical collecting duct cells. *J Clin Invest* 1992;**89**(3):761–5.
9. de Wardener HE, Mills IH, Clapham WF, Hayter CJ. Studies on the efferent mechanism of the sodium diuresis which follows the administration of intravenous saline in the dog. *Clin Sci* 1961;**21**:249–58.
10. Mitch WE, Wilcox CS. Disorders of body fluids, sodium and potassium in chronic renal failure. *Am J Med* 1982;**72**(3):536–50.
11. Stella P, Manunta P, Mallamaci F, Melandri M, Spotti D, Tripepi G. Endogenous ouabain and cardiomyopathy in dialysis patients. *J Intern Med* 2008;**263**(3):274–80.
12. Slatopolsky E, Elkan IO, Weerts C, Bricker NS. Studies on the characteristics of the control system governing sodium excretion in uremic man. *J Clin Invest* 1968;**47**(3):521–30.
13. Keane WF, Anderson S, Aurell M, de Zeeuw D, Narins RG, Povar G. Angiotensin converting enzyme inhibitors and progressive renal insufficiency: current experience and future directions. *Ann Intern Med* 1989;**111**(6):503–16.
14. Mark PM, Stewart GA, Gansevoort RT, Petrie CJ, McDonagh TA, Dargie HJ, et al. Diagnostic potential of circulating natriuretic peptides in chronic kidney disease. *Nephrol Dial Transplant* 2006;**21**(2):402–10.
15. Khalifeh N, Haider D, Horl WH. Natriuretic peptides in chronic kidney disease and during renal replacement therapy: an update. *J Invest Med* 2009;**57**(1):33–9.
16. Sommerer C, Beimler J, Schwenger V, Heckele N, Katus HA, Giannitsis E, et al. Cardiac biomarkers and survival in haemodialysis patients. *Eur J Clin Invest* 2007;**37**(5):339–434.
17. Bricker NS, Fine LG, Mark Kaplan, Epstein M, Bourgoignie J, Light A. "Magnification phenomenon" in chronic renal disease. *N Engl J Med* 1978;**299**(23):1287–93.
18. Epstein M, Hoffman D, DeNunzio AG. Evidence for operation of the magnification phenomenon in patients with chronic renal insufficiency. *Miner Electrolyte Metab* 1983;**9**(2):62–8.
19. Coleman AJ, Arias M, Carter NW, Rector Jr FC, Seldin DW. The mechanism of salt wastage in chronic renal disease. *J Clin Invest* 1966;**45**(7):1116–25.
20. Danovitch GM, Bourgoignie J, Bricker NS. Reversibility of the "salt-losing" tendency of chronic renal failure. *N Engl J Med* 1977;**296**(1):14–19.
21. Buckalew Jr VM, Berg RL, Wang SR, Porush JG, Rauch S, Schulman G, et al. Prevelance of hypertension in 1,795 subjects with chronic renal disease: The Modification of Diet in Renal Disease Study baseline cohort. Modification of Diet in Renal Disease Study Group. *Am J Kidney Dis* 1996;**28**(6):811–21.
22. Vasavada N, Agarwal R. Role of excess volume in the pathophysiology of hypertension in chronic kidney disease. *Kidney Int* 2003;**64**(5):1772–9.
23. Heeg JE, de Jong PE, van der Hem G, de Zeeuw D. Efficacy and variability of the antiproteinuric effect of ACE inhibition by lisinopril. *Kidney Int* 1989;**36**(2):272–9.
24. Klag MJ, Whelton PK, Randall BL, Neaton JD, Brancati FL, Ford CE, et al. Blood pressure and end-stage renal disease in men. *N Engl J Med* 1996;**334**(1):13–18.
25. Whelton PK, Klag MJ. Hypertension as a risk factor for renal disease. Review of clinical and epidemiological evidence. *Hypertension* 1989;**13**(5 Suppl):I19–I27.
26. Klahr S, Levey AS, Beck GJ, Caggiula AW, Hunsicker L, Kusek JW, et al. The effects of dietary protein restriction and blood-pressure control on the progression of chronic renal disease. Modification of Diet in Renal Disease Study Group. *N Engl J Med* 1994;**330**(13):877–84.
27. Blythe WB. Natural history of hypertension in renal parenchymal disease. *Am J Kidney Dis* 1985;**5**(4):A50–6.
28. Weir MR, Fink JC. Salt intake and progression of chronic kidney disease: and overlooked modifiable exposure? A commentary. *Am J Kidney Dis* 2005;**45**(1):176–88.
29. Krikken JA, Laverman GD, Navis G. Benefits of dietary sodium restriction in the management of chronic kidney disease. *Curr Opin Nephrol Hypertens* 2009;**18**(6):531–8.
30. Bakris GL, Smith A. Effects of sodium intake on albumin excretion in patients with diabetic nephropathy treated with long-acting calcium antagonists. *Ann Intern Med* 1996;**125**(3):201–4.
31. Vogt L, Waanders F, Boomsma F, de Zeeuw D, Navis G. Effects of dietary sodium and hydrochlorothiazide on the antiproteinuric efficacy of losartan. *J Am Soc Nephrol* 2008;**19**(5):999–1007.
32. KDOQI Clinical Practice Guidelines on Hypertension and Antihypertensive Agents in Chronic Kidney Disease. Available at: <http://www.kidney.org/professionals/KDOQI/guidelines_bp/index.htm> [accessed 16.05.13].
33. Sacks FM, Svetkey LP, Vollmer WM, Appel LJ, Bray GA, Harsha D, et al. Effects on blood pressure of reduced dietary sodium and the dietary approaches to stop hypertension (DASH) diet. DASH-Sodium Collaborative Research Group. *N Engl J Med* 2001;**344**(1):3–10.
34. KDIGO clinical practice guideline for the management of blood pressure in chronic kidney disease. *Kidney Intl Supplements* 2012; 2(5):337–414.

35. KDOQI Clinical Practice Guidelines for Bone Metabolism and Disease in Chronic Kidney Disease. Available at: <http://www.kidney.org/professionals/KDOQI/guidelines_bone/index.htm> [accessed 22.10.13].
36. Ernest D, Belzberg AS, Dodek PM. Distribution of normal saline and 5% albumin infusions in septic patients. *Crit Care Med* 1999;**27**(1):46–50.
37. Swan RC, Axelrod DR, Seip M, Pitts RF, Madiso H. Distribution of sodium bicarbonate infused into nephrectomized dogs. *J Clin Invest* 1955;**34**(12):1795–801.
38. Lorenz JM, Kleinman LI, Disney TA. Lack of anion effect on volume expansion natriuresis in developing canine kidney. *J Dev Physiol* 1986;**8**(5):395–410.
39. Toto RD, Anderson SA, Brown-Cartwright D, Kokko JP, Brater DC. Effects of acute and chronic dosing of NSAIDs in patients with renal insufficiency. *Kidney Int* 1986;**30**(5):760–8.

第32章

32

慢性肾脏病的钾代谢

Biff F. Palmer

Department of Internal Medicine, University of Texas Southwestern Medical Center, Dallas, Texas, USA

简　介

本章讨论了慢性肾脏病(CKD)患者钾的代谢。包括了问题的范围、正常肾脏的钾稳态和 CKD 中钾代谢的适应性改变。CKD 患者钾紊乱的发展、治疗以及何时采用肾脏替代疗法。

问题范围

由于 CKD 患者肾单位群的减少与余下肾单位钾离子分泌率的适应性增高相抵消,因此,在肾小球滤过率(GFR)低于 15～20ml/min 之前,钾稳态通常是较好地维持着的[1]。更加严重的肾脏功能紊乱定会造成钾潴留和高钾血症,除非饮食中钾摄入率降低。在一项随机的研究中,300 名血清肌酐在 1.5～6.0mg/dl 范围的 CKD 患者,排除糖尿病和服用影响血管紧张素Ⅱ合成与发挥作用的药物的干扰,高钾血症的发生率是 55%($K^+ \geq 5.5$mmol/L)[2]。

尽管肾脏功能的降低是唯一的最重要的导致高钾血症的原因,但是在临床上,这种电解质紊乱通常是肾脏 K^+ 的排泌限制与肾功能障碍共同结果(表 32.1)。例如糖尿病患者,由于低肾素性低醛固酮血症,很早就出现盐皮质激素活性降低。又如晚期心衰患者,运输到远端肾单位 Na^+ 进行性减少并伴有服用对肾素-血管紧张素-醛固酮系统(RAAS)有影响的药物。在这些情况下,高钾血症很常见。只要有轻到中度的 GFR 下降,就会发展为高血钾。

有研究试图通过 CKD 患者的一次单独门诊就诊来确定所有已知的同时干扰钾稳态的因素[3]。然后这些患者接受规律的经过特殊设计和规划过的门诊随访,通过门诊随访能给晚期 CKD 患者治疗的优化。尽管有这种门诊治疗,54.2% 的患者的 S[K^+]上升了 5.1mmol/L,整体研究人群的平均 GFR 估算值(eGFR)为 14.4ml/(min · 1.73m^2),然而有高血钾的患者的 eGFR 明显低于血钾正常的患者[14.8ml/(min · 1.73m^2) vs 13.5ml/(min · 1.73m^2)]。除了更差的肾功能之外,高钾血症患者的血清碳酸氢盐浓度也明显低于血钾正常的患者(22.5mmol/L vs 24.1mmol/L)。

尽管 CKD 患者的适应机制可能降低上升的钾离子,从而减弱心脏毒性,但是高钾血症仍然与这个群体上升的死亡风险息息相关[4]。从高钾血症患者的心电图可以看到从正常进展到室速与停搏的急剧变化的过程[5]。CKD 患者高血钾的频繁发生为这些病患早转诊,早治疗这种常见的电解质紊乱提供了一个强有力的论点[6]。

表 32.1　高钾血症的病因

假性高钾血症
细胞重分布
矿物性酸中毒
细胞皱缩(高渗)
胰岛素不足
B 受体阻滞药
高钾血症周期性麻痹
细胞损伤
摄入过多(罕见)
肾脏排出减少
远端钠离子转运减少(肾衰竭少尿)
盐皮质激素不足
皮质集合管缺陷

正常钾稳态

钾在维持细胞功能中起重要作用。所有细胞都

有 Na^+-K^+-ATP 酶，该酶将 Na^+泵至细胞外，将 K^+泵入细胞内。产生 K^+跨细胞膜浓度梯度（K^+胞内>K^+胞外），在维持细胞内外差异中起部分作用。这种细胞内外的差异对维持细胞功能至关重要，尤其是对应激性组织，例如神经和肌肉。据此原因，机体有多个保护血浆 K^+浓度稳定的机制。

机体总体 K^+约为 50mEq/kg，一个 70kg 的成年人约含 3500mEq 的 K^+，K^+主要存在于细胞内（98%），少部分存在于细胞外液中（2%）。细胞外液中正常 K^+浓度为 3.5～5.3mEq/L。这些值的偏差会造成机体异常。经典美式饮食每日含有 K^+50～100mEq，每日摄取的 K^+约 90% 从尿中排出，10% 从消化道排泄。当 K^+的摄取增加或减少时，尿液和粪便排泄率会相应改变。

正常肾脏钾的调节

钾被肾小球自由滤过，大部分滤过的 K^+在近段肾小管和亨氏袢被重吸收，仅 10% 到达远端肾单位。在近端肾小管，K^+的重吸收是主动的，并且与 Na^+和水的重吸收呈正比。亨氏袢升支粗段，K^+通过膜顶端 Na^+-K^+-$2Cl^-$协同转运子运输而重吸收。远端肾单位分泌 K^+，主要集合管起始段和皮质集合管。在大多数生理和病理情况下，到达远端肾单位的 K^+很少，并且保持着稳定的数量。相反，远端肾单位分泌 K^+受到生理需要的调节常常变化。远端肾小管 K^+的排泄占尿中 K^+的大部分。

主细胞是一种特殊的细胞，负责集合管起始段和皮质集合管 K^+的排泄（图 32.1）。细胞对 K^+的分泌取决于细胞内 K^+的浓度、管腔内 K^+的浓度、跨膜势能差、管腔和细胞膜对 K^+的通透性。最重要的两项生理影响因素为盐皮质激素及运输到远端肾小管的 Na^+和水。

醛固酮与主细胞内盐皮质激素受体结合，通过影响上述途径，从而促进 K^+的分泌。首先，醛固酮增加顶端膜上皮钠离子通道（ENaC）开放的概率，促进 Na^+通过管膜腔重吸收，增加管腔的负电势，因此电梯度增加，促进 K^+的分泌。其次，醛固酮增加基底膜外侧 Na^+-K^+-ATP 酶的活性，从而增加细胞间隙 K^+的浓度。第三，醛固酮增加细胞内 K^+的浓度，增加管腔膜 K^+的通透性，使管腔负电性增加，从而促进 K^+的分泌。

运输到远端的 Na^+增加，使管腔电位负性增加，从而增加 K^+分泌。当 K^+分泌到集合管，管腔内 K^+浓度增加，降低浓度梯度，可减慢 K^+进一步分泌。管腔液

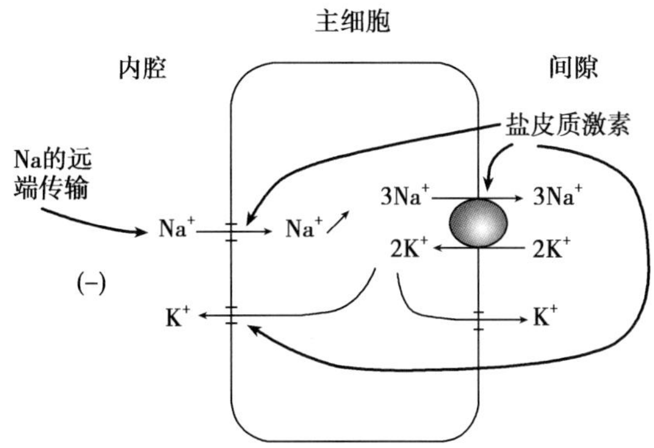

图 32.1 集合管主细胞 K^+分泌的肾调节细胞模型

流速增加后，同样数量的 K^+被大量小管液稀释，管腔内 K^+浓度增加减少。因此，刺激 K^+不断分泌。

现已证实，皮质集合管的细胞有两条重要的 K^+通道[1]。肾脏外髓 K^+通道（ROMK）是主要的 K^+分泌通路。生理情况下，该通道具有低传导性和易开放性的特点。这条 maxi-K^+或者 BK 通道特点为单向性，在基础状态下相对静止。管腔液增加的情况下，正是该通道被激活之处。除了增加 Na^+运输和稀释管腔内 K^+浓度外，maxi-K^+通道的补充在流量依赖的 K^+分泌增加时起重要作用[2]。

急性肾损伤的钾稳态

高钾血症在急性肾损伤（AKI）的患者中非常常见，这是多种特征性因素的结果。由于急性肾小管坏死或肾小管间质疾病，负责钾分泌的远端肾小管和集合管产生了广泛的损伤。AKI 通常有 GFR 低于 10ml/min，限制钾的排泌速度。肾功能的迅速下降导致没有足够时间调整正常肾脏和肾外的适应机制。临床上，少尿或无尿患者远端肾单位的水盐转运量显著减少，导致了钾的分泌降低。非少尿型 AKI 患者，远端肾小管水钠转运很充分，高钾血症不常见。AKI 患者常伴有严重酸中毒、组织分解和坏死增多，使释放到胞外的钾增加。在肾脏钾分泌受损的情况下，钾释放到胞外，常出现危及生命的高钾血症。

CKD 的肾脏钾稳态

对于钾平衡来说，CKD 比 AKI 更复杂。除了 GFR 降低和继发性远端转运减少外，CKD 时还伴有肾单位丢失和更少部分集合管分泌 K^+。然而，残余肾单位适应性泌 K^+能力增强，抵消了部分作用。高钾血症（S[K^+]大于 5.5mEq/L）在 CKD 患者中并不常见，直至

GFR 低于 15～20ml/min。

动物与人体实验使我们对钾分泌适应性增加的本质和定位有了更深的了解。在摘除一侧完整肾后，清醒的单侧肾犬的肾单位钾分泌量在 18 小时内上升了四倍，7 天后达到对照组分泌量的 85%[7]。工作的肾单位数量显著降低，要维持尿液排钾量，单位 GFR 的 K^+排泄量（钾的排泄分数）就要显著升高。

研究表明，血钾正常的 4 期 CKD 患者钾排泄分数为 126%，正常对照组为 26%[8]。两组的钠排泄分数分别为 2.3% 和 15%。阿米洛利静脉给药后，CKD 患者钾排泄分数降低到 87%，对照组是 19.5%。这结果表明，CKD 患者通过肾脏分泌钾的适应性增加来维持正常血清钾浓度的现象，肾脏钾的排泄是对阿米洛利敏感的。

尽管有适应机制，CKD 患者在有外源性钾负荷的情况下，钾分泌增加就显得极其有限。因此，轻微的钾摄入增加都会造成高钾血症。给单侧肾犬急性静脉输注钾盐，钾分泌的增加量大约比对照组的少 50%，高钾血症大量增加[9]。实验组和对照组中，钾的排泄量都和 S[K^+]有关，但是这种联系在单侧肾犬实验组中显著减弱。在输注 K^+后的前五个小时，对照组排出了 65% 的钾负荷，实验组排出 35%。将近 24 小时后，实验组的犬重建了钾平衡。重建过程中，血浆 K^+和醛固酮水平比对照组显著提高。在对 CKD 患者的研究中也发现了相似的排泄钾负荷能力减弱的现象。在钾负荷增加的情况下，CKD 患者的高钾血症更严重也更持久[10,11]。

CKD 患者钾排泄能力增强的适应机制与正常人高钾饮食后排钾增多的适应机制相似[12]。动物慢性钾负荷增加导致远端肾单位分泌能力增强，因此给予任何血浆钾浓度，肾脏钾排泄都显著增加。这些情况下，K^+分泌增多与细胞结构特征性的变化相关，细胞肥大、线粒体密度增高、远端肾单位细胞和集合管主细胞上基底侧膜的增殖。增加的 S[K^+]和盐皮质激素可单独使动这一增大过程，并且这一过程伴随着 Na^+-K^+-ATP 酶活性增加。动物模型研究表明，动物肾单位减少，单存活肾单位的皮质集合管是钾分泌适应机制的重要位点。给予尿毒症期兔子正常饮食，研究发现钾分泌在皮质集合管灌注时上升[13]。然而，如果膳食钾摄取与肾脏组织按相同比例减少，适应现象就消失了，钾的分泌率维持在正常范围。肾脏组织的减少导致基侧膜增殖，Na^+-K^+-ATP 酶活性增加，这与有完整肾脏的动物，膳食钾摄入上升时的反应相似[14-16]。肾脏组织的减少也导致这段的 Na^+运输和顶端膜 Na^+转运增加[17]。升高的顶端膜 Na^+转运量进一步刺激了 Na^+-K^+-ATP 酶的活性。血清钾浓度和盐皮质激素的变化各自调节了适应性的结构和功能变化。

CKD 中醛固酮对钾分泌增加起了很大作用。剩余肾脏组织集合管的小管肥大、基底外膜折叠增加、Na^+-K^+-ATP 酶活性增高与慢性盐皮质激素干预实验模型相似[18]。研究表明，CKD 患者醛固酮水平有很大差异，增高正常或者降低都有可能。造成这种差异的部分原因是没有考虑广泛存在的血浆 K^+浓度和 Na^+摄入的差异。此外，很多 CKD 患者血浆肾素活性较低。因此，造成了醛固酮分泌受损和醛固酮减少症。血浆肾素活性正常时，当 GFR 大于 50～60ml/min，醛固酮水平基本在正常范围内[19]。然而，肾脏功能严重降低时，血浆醛固酮水平显著增高。

CKD 的肾外钾稳态

正常情况下，钾摄入增加，K^+转移入胞内以待通过肾脏排泄，这种生理机制使血浆 K^+浓度的增加量被最小化。体内 K^+平衡的维持主要和儿茶酚胺、胰岛素以及很少程度的醛固酮的调节。病理情况下，血液 pH 和血浆渗透压的变化也会影响体内 K^+的分布。

肾脏功能降低时，细胞摄取 K^+成为高钾血症的重要防御机制。对人体和肾脏组织减少的实验动物模型进行研究，对于体外 K^+代谢障碍是否是 CKD 中的特征性特点产生了争议性结果[20]。在一定程度上 K^+稳态受损缺陷不能归因于细胞内或全身 K^+容量，因为这些都是正常的或经常减少[21,22]。到细胞内钾容量减少已被归因于 Na^+-K^+-ATP 酶活性下降，这是尿毒症的特征发现[23,24]。尿毒症患者的红细胞研究显示泵活性的减少，当细胞在正常血浆中培养时这种情况可以逆转。随着透析，泵的活性显示出增长[23,25-27]。另一方面，取自正常人的红细胞，在尿毒症患者血浆中培养可获得缺陷。对尿毒症患者的骨骼肌进行研究，结果表明 K^+浓度降低，Na^+浓度升高，静息膜电位降低[28]。经过 7 周的血液透析，这些生理参数可以恢复正常，表明尿毒症患者的循环系统中有 Na^+-K^+-ATP 酶拮抗剂的存在[29]。其他患者是泵的数目降低，而不是活性降低。降低的泵的数目和活性可能是一些尿毒症患者肾外 K^+处理功能受损的原因。

和正常对照组相比，晚期 CKD 患者的血浆去甲肾上腺素、肾上腺素和交感神经活性（至少是腿部肌肉）升高[30,31]。此外，由于肾脏功能降低，胰岛素代谢清除率降低[32]。尿毒症诱导正常情况下负责 K^+隔离的胞内结构产生改变，循环中胰岛素和儿茶酚胺水平的增高能减弱这种改变[33]。

在病患发展为终末期肾病（ESRD）之前，肾外钾稳态受损变得越来越明显[34]。Fernandez 等比较了一组透析患者和对照组的口服钾盐（0.25mEq/kg）后钾的分布[35]。正常对照组在 3 个小时内排泄了 67% 的钾负荷，剩下的钾中的 51% 被转运入细胞内。相反，透析患者没有排泄任何钾，只有 21% 的钾被转运入细胞内。两组的血浆 K^+ 浓度的增量显著不同。透析患者的血浆 K^+ 浓度增加了 1.06mEq/L。对照组只增加了 0.39mEq/L。即使钾负荷和口服葡萄糖一起服用，葡萄糖诱导胰岛素升高，减弱了钾上升的最大值，钾处理能力受损的情况依然存在[3]。

CKD 的消化道钾排泄

CKD 患者消化道排钾是日常 K^+ 排泄重要的组成部分。慢性透析患者的消化道清除 K^+ 对于维持 K^+ 平衡很重要。每次血液透析只可清除掉约 80 ~ 100mEq（300mEq/周），而每周饮食摄钾量为 400 ~ 500mEq。对腹膜透析的患者进行钾平衡的研究发现，每日饮食摄钾量 25% 经过排泄物排出体外。排钾量与湿粪便的重量直接相关[36,37]，因此要避免便秘，以免降低消化道排钾量，而提高高钾血症的倾向。

消化道排钾量增高的机制还不清楚。可能与分泌活跃有关，与血浆 K^+ 或者机体总钾量无关[38,39]。血液透析患者在透析后，血浆 K^+ 浓度低于对照组，直肠泌钾仍然增多。近期有学者通过直肠透析技术研究了 ESRD 患者大肠的钾转运[40]。结果表明，ESRD 患者的直肠泌钾量是正常对照组的三倍。当使用钡剂（K^+ 通道抑制剂）时，ESRD 患者的结肠泌钾量减少 45%，但在对照组无变化。对高电导钾通道 α 亚单位蛋白使用抗体进行免疫染色，ESRD 患者结肠细胞表面与隐窝细胞的钾通道 α 亚单位蛋白的表达明显高于对照组。以上数据结果与 ESRD 患者钾通道表达增加，结肠泌钾适应性增加一致。

升高的醛固酮水平对刺激 ESRD 患者消化道泌钾，细胞摄入 K^+ 起到一定作用。服用盐皮质激素，降低无尿透析患者血钾浓度，可能与结肠泌钾增多有关[41]。一项前瞻性研究显示，随机将 21 名进行血透的高钾血症患者分为氟氢可的松 0.1mg/d 组和不干预组[42]，干预 10 个月，两组 S[K^+]无统计学差异。但给药组的血清 K^+ 浓度低于对照组。

最近有研究解释了补充含甘草次酸的食物对血透患者 S[K^+]的影响[43]。该物质抑制 11-β 羟类固醇脱氢酶Ⅱ的活性，此酶存在于肾脏集合管主细胞和结肠上皮细胞。它催化皮质醇转化皮质酮，皮质酮与盐皮质激素受体无亲和力，以此保证该受体只与醛固酮结合。给了食物补充的 10 名患者中有 9 名透析前 S[K^+]有持续降低，严重高钾血症的发生率也有显著降低。而且这些有益影响的发生并未伴随体重增加或者血压增高。因此，补充甘草次酸可能有利于提高结肠泌钾量，降低透析患者高钾血症风险。

血管紧张素转化酶抑制剂（ACEIs）与血管紧张素受体阻滞剂（ARBs）都被报道过会引起血透及腹透患者高钾血症[44,45]。这两种药物降低血液中醛固酮水平或降低血管紧张素Ⅱ活性，使结肠泌钾减少，由此引发高钾血症。肾衰竭患者的结肠 K^+ 排泄升高归因于结肠血管紧张素Ⅱ受体的上调，提示血管紧张素Ⅱ对刺激结肠 K^+ 排泄有直接作用[46]。血透患者每日给予 25mg 螺内酯，阻断盐皮质激素受体，S[K^+]并不升高[47]。

合并 CKD 高钾血症的处理

假性高钾血症是由于采血过程或留置标本过程中，K^+ 从细胞内机械性释放造成的体外现象。当血清 K^+ 浓度超过血浆 K^+ 浓度 >0.5mmol/L 时，可诊断为假性高钾血症。造成假性高钾血症的常见原因包括采血过程中握拳、使用止血带、使用小号采血针。假性高钾血症的病理因素最常见于血小板增多症或显著白细胞增多等血液疾病。冬季假性高钾血症的发生率会增高，因为标本运输途中，室温较低，较高的室温会降低假性高钾血症的发生率。在血浆 K^+ 浓度假性增加时应考虑到伴随着一个非常低的血浆钙浓度。乙二胺四乙酸钾（K-EDTA）作为一种采样管中抗凝剂，在体外因其污染时，可以通过钙螯合作用和 K^+ 同时释放而产生假性高钾血症。排除假性高钾血症后，饮食 K^+ 摄取增多也是高钾血症的一种潜在原因。富含 K^+ 的食物包括甜瓜、柑橘汁、盐替代品。另一种隐匿 K^+ 源，报道引起致命高钾血症的物质包括生椰子汁（K^+ 浓度 44.3mmol/L）和诺丽果汁（56mEq/L）。而黏土摄入由于在胃肠道黏合会造成胃肠道低钾血症，河床黏土含 K^+ 丰富（100g 黏土中含 K^+ 100mEq），对于 CKD 患者可引起危及生命的高钾血症。烧焦火柴头（cautopyreiophagia）也是隐匿的 K^+ 源。这项活动发现每日增加一个透析患者额外的 80mmol 的 K^+ 摄入量，则其产生的血浆 K^+ 浓度为 8mmol/L。

A. 肾脏排泄功能受损

在没有假性高钾血症和饮食摄钾量增多时，原本稳定的 CKD 患者出现高钾血症可以考虑以下三种类型异常中的一种或多种：原发性远端钠水转运减少、原发性盐皮质激素减少、皮质集合管功能异常[48]。

B. 远端钠盐转运减少

轻中度肾脏灌注减少通常不会引起远端转运钠盐减少而引起 K^+ 分泌功能异常，最终导致临床上显著的高钾血症。未经治疗的充血性心衰患者，远端钠盐转运减少，只要心脏功能及肾灌注受损不严重，S[K^+]通常正常或稍高。服用 ACEIs 或 ARBs，血液中醛固酮水平降低，减轻心脏后负荷，提高心脏输出量及肾灌注量，增加远端钠盐转运，这通常与远端转运钠盐减少相抵消，S[K^+]保持稳定。

当肾灌注变得更加严重地减少，如顽固性充血性心脏病患者，近端小管 Na^+ 重吸收增多，转运至肾单位远端的 Na^+ 很少，则 K^+ 分泌减少，尤其见于醛固酮基线水平较低，尿量增多时容量受限的 CKD 患者。

老年人摄钠量低，肾脏保钠功能异常，易出现循环血量减少。同时由于年龄原因，易有反应性肾素及醛固酮释放减少。以上因素造成远端 Na^+ 转运减少，高钾血症风险增加[49]。运用 RAAS 阻滞剂后，高钾血症发生率进一步增高。

C. 原发性盐皮质激素活性降低

肾素-血管紧张素-醛固酮系统轴上任何一处发生紊乱，均可导致盐皮质激素活性降低。这种干扰可以是一种疾病状态的结果，或是由于各种药物的影响（图 32.2）。

低肾素醛固酮减少症是一种 GFR 在 20 ~ 60ml/min 时 CKD 患者的一种常见特征，特别是在糖尿病或肾间质性疾病的背景下。低醛固酮症是血浆肾素血管紧张素Ⅱ活性降低的原发性结果。某些患者血浆肾素活性正常，但注射血管紧张素Ⅱ后，反应性分泌醛固酮减少，表明肾上腺功能缺陷[50]。研究糖尿病动物模型发现，球状带细胞对血管紧张素Ⅱ反应性降低

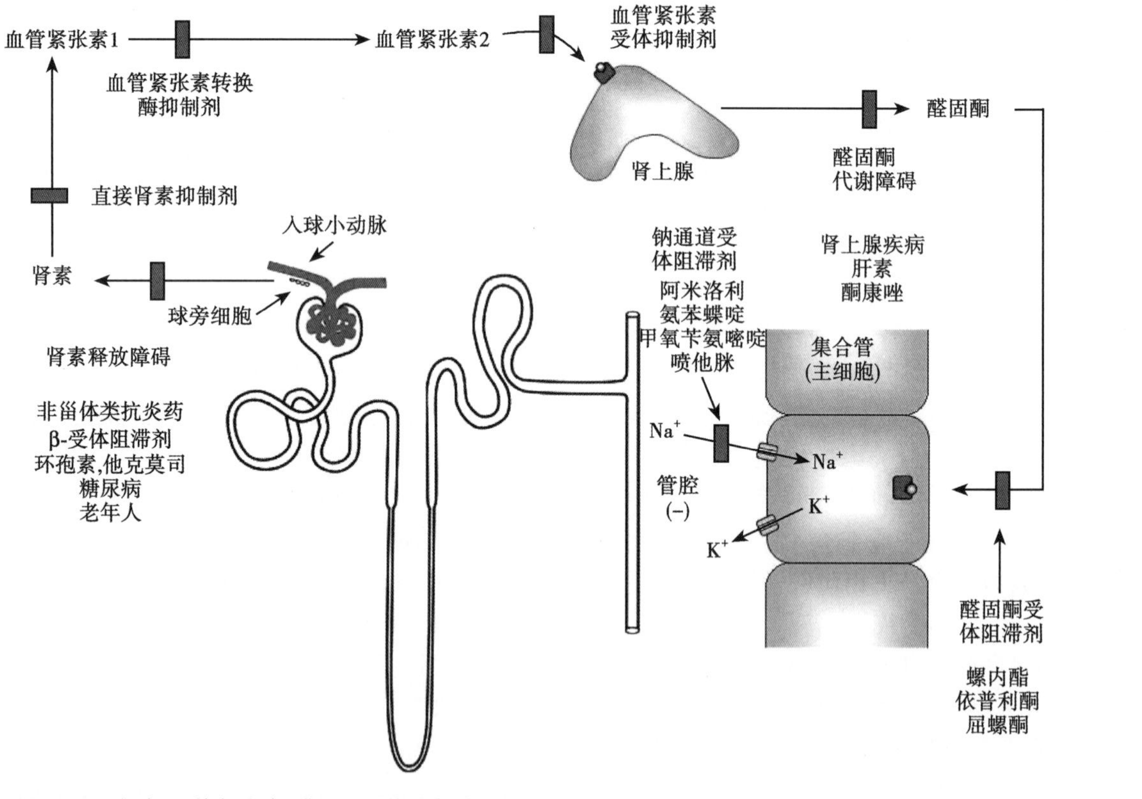

图 32.2 肾素-血管紧张素-醛固酮系统及肾脏排钾的调节。醛固酮与主细胞上的细胞溶质受体结合，促进 Na^+ 通过管膜腔重吸收，增加管腔的负电势，跨膜势能差增加，促进 K^+ 的分泌。与 Na^+ 协同转运的阴离子渗透性也会影响 K^+ 的分泌。渗透性阴离子越少，K^+ 的分泌越多。药物或疾病导致肾素-血管紧张素-醛固酮系统轴上任何一处发生紊乱，均会引起钾离子分泌减少，高钾血症风险增加。患者大多是不止一处的紊乱，高血钾风险放大

是由于受体后缺陷,并且只对血管紧张素Ⅱ反应性降低,促肾上腺皮质激素(ACTH)刺激醛固酮分泌反应正常[51]。

对于肾功能正常患者,低醛固酮症不会引起显著的高钾血症,S[K^+]的轻微升高都会引起远端小管泌钾增加。CKD 患者这种反应性泌钾增高则不明显,表明低醛固酮症与肾功能降低协同作用,导致肾小管泌钾功能异常。

已经提出的几个因素,导致肾和肾上腺功能改变。这些因素包括前列腺素生成缺陷与血容量增加能引起肾脏与肾上腺功能改变。前列腺素主要刺激肾脏球旁细胞分泌肾素,同时增强肾上腺释放的血管紧张素Ⅱ及醛固酮的刺激作用[52]。血容量扩张促使心房肽释放,依次抑制肾素及醛固酮分泌[53]。

ACEIs 及 ARBs 减弱血管紧张素Ⅱ和醛固酮的刺激作用,减少尿液排钾量。盐皮质激素水平已低于用药前的水平,仍有高钾血症发生,这可以是疾病引起的或药物产生的作用(表 32.2)。

表 32.2 使用肾素-血管紧张素-醛固酮系统的药物发生高钾血症的危险因素

慢性肾脏病:发病风险与肾小球滤过率呈负相关,且在 GFR <30ml/min 时风险增加
糖尿病
充血性心力衰竭
容量不足
老年
合并使用影响肾脏钾排泄的药物
非甾体类抗炎药
β 受体阻滞药
钙神经素抑制剂:环孢素、他克莫司
肝素
保钾利尿药:螺内酯、依普利酮、阿米洛利、氨苯蝶啶
甲氧苄啶
喷他脒
钾补充剂,包括盐替代物和某些草药

43% ~73% 的肾移植患者用了免疫抑制剂环孢素、他克莫司后,出现高钾血症[54]。这些药物抑制肾素释放,直接干扰集合管的 K^+ 分泌[55]。肾上腺素 β 受体阻滞剂可能有 2 个潜在机制促进高钾血症的形成[56]。其一,为阻滞肾素对交感神经系统的刺激作用。其二,降低 Na^+-K^+-ATP 酶活性,减少细胞的 K^+ 摄取[57]。

远端肾小管缺陷

某些肾间质疾病可特异性影响远端肾单位,并导致 GFR 轻微降低且醛固酮水平正常时,出现高钾血症。阿米洛利和螺内酯通过抑制 Na^+ 吸收,使管腔电势正性升高,继发性抑制 K^+ 分泌。甲氧苄啶具有类似效应,也说明了使用抗生素甲氧苄啶-磺胺甲噁唑患者产生高钾血症的原因[58]。螺内酯和依普利酮与醛固酮竞争,可阻断其盐皮质激素效应。

CKD 患者高钾血症的治疗

首先,应当回顾患者的用药,立刻停止损伤肾脏排钾功能的药物。详细询问患者是否使用非处方非甾体类抗炎药或草药治疗,因为草药可能是饮食钾摄入的隐匿来源。咨询专家后,进行低钾饮食,不可使用含钾量很高的食盐替代品。利尿剂提高集合管 Na^+ 转运量,增加肾脏排钾量,降血钾的效果很好。若 eGFR>30ml/(min · 1.73m^2),使用噻嗪类利尿剂,肾脏功能更差的患者,使用袢利尿剂。

伴有代谢性酸中毒的 CKD 患者,使用碳酸氢钠降低 S[K^+]效果较好。碳酸氢钠提高远端钠离子转运量,增加肾脏排钾量,同时转运 K^+ 至胞内,纠正酸中毒。用药前,首先保证利尿治疗有效,以减小出现容量超负荷的可能性。

使用 RAAS 阻滞剂会引起高钾血症,这点也要特别注意,因为该并发症高风险者往往恰好是从 RAAS 阻滞剂中心血管受益最多的一群人(表 32.3)。除了上表所阐述的方法,以小剂量开始用药也可减少高钾血症的发生。用药一周后检查 S[K^+],若正常,轻微上调剂量。调整剂量一周后,应再次检查 S[K^+],当 S[K^+]上升至 5.5mEq/L,减小剂量。某些情况下,减小剂量后允许继续用药。有高钾血症的患者,ARBs 和肾素抑制剂应当和 ACEIs 一样谨慎使用。

表 32.3 有高钾血症风险的患者使用影响肾素-血管紧张素-醛固酮系统药物的方法

准确评估肾功能水平以更好定义风险
停用影响肾脏钾排泄的药物,询问药物使用史,停用非甾体类抗炎药包括选择性环氧化酶 2 抑制药
低钾饮食,询问含钾的盐替代物
给予噻嗪类利尿药或袢利尿药(EGFR 是小于 30ml/(min · 1.73m^2)时的必需利尿剂)
给予慢性肾脏病患者碳酸氢钠纠正代谢性酸中毒
起始治疗予以低剂量 ACEI 或 ARB
开始治疗或剂量增加 1 周后检测血钾浓度
血钾升高到 5.5mmol/L,减少药物剂量,若 ACEI、ARB 和醛固酮受体阻滞药联合应用,则要停止其中一个药物,复查血钾
当使用 ACEI 或 ARB 时,螺内酯剂量不超过 25mg/L。当肾小球滤过率<30ml/min 时,应避免联合用药
当血钾≥5.6mEq/L 时,应停药

紧急情况下，大多使用聚苯乙烯治疗高钾血症。但不可长期使用，因为在使用山梨糖醇诱导渗透性腹泻时，肾素分泌受到抑制。除此之外，长期使用会导致消化道黏膜受损。

结 语

GFR 大于 15～20ml/min，CKD 患者肾脏及消化道排泄 K^+适应性增高来预防高钾血症。一旦 GFR 低于上述值，破坏钾稳态因素的影响被显著放大。远端 Na^+转运受限、盐皮质激素水平及活性降低、远端小管功能障碍等因素造成肾脏排钾量降低。在临床上，高钾血症通常是肾功能障碍的叠加因素组合的结果。

（梁秀彬 译）

参考文献

1. van Ypersele, de Strihou C. Potassium homeostasis in renal failure. *Kidney Int* 1977;**11**:491–504.
2. Gennari FJ, Segal AS. An adaptive response in chronic renal insufficiency. *Kidney Int* 2002;**62**:1–9.
3. Sarafidis PA, Blacklock R, Wood E, Rumjon A, Simmonds S, Fletcher-Rogers J, et al. Prevalence and factors associated with hyperkalemia in predialysis patients followed in a low-clearance clinic. *Clin J Am Soc Nephrol* 2012;**7**:1234–41.
4. Einhorn LM, Zhan M, Hsu VD, Walker LD, Moen MF, Seliger SL, et al. The frequency of hyperkalemia and its significance in chronic kidney disease. *Arch Intern Med* 2009;**169**:1156–62.
5. Montague BT, Ouellette JR, Butler GK. Retrospective review of the frequency of ECG changes in hyperkalemia. *Clin J Am Soc Nephrol* 2008;**3**:324–30.
6. Palmer BF. Hyperkalemia in predialysis patients. *Clin J Am Soc Nephrol* 2012;**7**:1201–2.
7. Schultze RG, Taggart DD, Shapiro H, Pennell JP, Caglar S, Bricker NS. On the adaptation in potassium excretion associated with nephron reduction in the dog. *J Clin Invest* 1971;**50**:1061–8.
8. Levy YN, Fellet A, Arranz C, Balaszczuk AM, Adrogué HJ. Amiloride-sensitive and amiloride-insensitive kaliuresis in advanced chronic kidney disease. *J Nephrol* 2008;**21**:93–8.
9. Bourgoignie JJ, Kaplan M, Pincus J, Gavellas G, Rabinovitch A. Renal handling of potassium in dogs with chronic renal insufficiency. *Kidney Int* 1981;**20**:482–90.
10. Gonick HC, Kleeman CR, Rubini ME, Maxwell MH. Functional impairment in chronic renal disease. 3. Studies of potassium excretion. *Am J Med Sci* 1971;**261**:281–90.
11. Perez GO, Pelleya R, Oster JR, Kem DC, Vaamonde CA. Blunted kaliuresis after an acute potassium load in patients with chronic renal failure. *Kidney Int* 1983;**24**:656–62.
12. Stanton BA. Renal potassium transport: morphological and functional adaptations. *Am J Physiol* 1989;**257**:R989–97.
13. Fine LG, Yanagawa N, Schultze RG, Tuck M, Trizna W. Functional profile of the isolated uremic nephron: potassium adaptation in the rabbit cortical collecting tubule. *J Clin Invest* 1979;**64**:1033–43.
14. Zalups RK, Stanton BA, Wade JB, Giebisch G. Structural adaptation in initial collecting tubule following reduction in renal mass. *Kidney Int* 1985;**27**:636–42.
15. Scherzer P, Wald H, Czaczkes JW. Na-K-ATPase in isolated rabbit tubules after unilateral nephrectomy and Na^+ loading. *Am J Physiol* 1985;**248**:F565–73.
16. Mujais SK, Kurtzman NA. Regulation of renal Na-K-ATPase in the rat: effect of uninephrectomy. *Am J Physiol* 1986;**251**:F506–12.
17. Vehaskari VM, Hering-Smith KS, Klahr S, Hamm LL. Increased sodium transport by cortical collecting tubules from remnant kidneys. *Kidney Int* 1989;**36**:89–95.
18. Stanton B, Pan L, Deetjen H, Guckian V, Giebisch G. Independent effects of aldosterone and potassium on induction of potassium adaptation in rat kidney. *J Clin Invest* 1987;**79**:198–206.
19. Hené RJ, Boer P, Koomans HA, Mees EJ. Plasma aldosterone concentrations in chronic renal disease. *Kidney Int* 1982;**21**:98–101.
20. Salem MM, Rosa RM, Batlle DC. Extrarenal potassium tolerance in chronic renal failure: implications for the treatment of acute hyperkalemia. *Am J Kidney Dis* 1991;**18**:421–40.
21. Montanari A, Graziani G, Borghi L, Cantaluppi A, Simoni I, Lorenzano E, et al. Skeletal muscle water and electrolytes in chronic renal failure: effects of long-term regular dialysis treatment. *Nephron* 1985;**39**:316–20.
22. Bergstrom J, Alvestrand A, Furst P, Hultman E, Widstam-Attorps U. Muscle intracellular electrolytes in patients with chronic uremia. *Kidney Int* 1983;**24**(Suppl. 16):S153–60.
23. Cheng J-T, Kahn T, Kaji DM. Mechanism of alteration of sodium potassium pump of erythrocytes from patients with chronic renal failure. *J Clin Invest* 1984;**74**:1811–20.
24. Zannad F, Royer RJ, Kessler M, et al. Cation transport in erythrocytes of patients with renal failure. *Nephron* 1982;**32**:347–50.
25. Quarello F, Boero R, Guarena C, Rosati C, Giraudo G, Giacchino F, et al. Acute effects of hemodialysis on erythrocyte sodium fluxes in uremic patients. *Nephron* 1985;**41**:22–5.
26. Kramer HJ, Gospodinov D, Kruck D. Functional and metabolic studies on red blood cell sodium transport in chronic uremia. *Nephron* 1976;**16**:344–58.
27. Izumo H, Izumo S, DeLuise M, Flier JS. Erythrocyte Na,K pump in uremia: acute correction of a transport defect by hemodialysis. *J Clin Invest* 1984;**74**:581–8.
28. Cotton JR, Woodard T, Carter NW, Knochel JP. Resting skeletal muscle membrane potential as an index of uremic toxicity. *J Clin Invest* 1979;**63**:501–6.
29. Kaji D, Kahn T. Na^+-K^+ pump in chronic renal failure. *Am J Physiol* 1987;**252**:F785–93.
30. Darwish R, Elias AN, Vaziri ND, Pahl M. Plasma and urinary catecholamines and their metabolites in chronic renal failure. *Arch Intern Med* 1984;**144**:69.
31. Converse Jr RL, Jacobsen TN, Toto RD, Jost CM, Cosentino F, Fouad-Tarazi F, et al. Sympathetic overactivity in patients with chronic renal failure. *N Engl J Med* 1992;**327**:1912.
32. Adrogué HJ. Glucose homeostasis and the kidney. *Kidney Int* 1992;**42**:1266.
33. Alvestrand A, Wahren J, Smith D, DeFronzo RA. Insulin-mediated potassium uptake is normal in uremic and healthy subjects. *Am J Physiol* 1984;**246**:E174–80.
34. Alvo M, Krsulovic P, Fernandez V, Espinoza AM, Escobar M, Marusic ET, et al. Effect of a simultaneous potassium and carbohydrate load on extrarenal K homeostasis in end-stage renal failure. *Nephron* 1989;**53**:133–7.
35. Fernandez J, Oster JR, Perez GO. Impaired extrarenal disposal of an acute oral potassium load in patients with endstage renal disease on chronic hemodialysis. *Miner Electrolyte Metab* 1986;**12**:125–9.
36. Hayes Jr CP, Robinson RR. Fecal potassium excretion in patients on chronic intermittent hemodialysis. *Trans Am Soc Artif Intern Organs* 1965;**11**:242.
37. Hayes Jr CP, McLeod ME, Robinson RR. An extrarenal mechanism for the maintenance of potassium balance in severe chronic renal failure. *Trans Assoc Am Phys* 1967;**80**:207.
38. Sandle GI, Gaiger E, Tapster S, Goodship TH. Enhanced rectal potassium secretion in chronic renal insufficiency: evidence for large intestinal potassium adaptation in man. *Clin Sci (Lond)* 1986;**71**:393–401.
39. Martin RS, Panese S, Virginillo M, Gimenez M, Litardo M, Arrizurieta E, et al. Increased secretion of potassium in the rectum of humans with chronic renal failure. *Am J Kidney Dis*

1986;**8**:105–10.
40. Mathialahan T, Maclennan KA, Sandle LN, Verbeke C, Sandle GI. Enhanced large intestinal potassium permeability in end-stage renal disease. *J Pathol* 2005;**206**:46–51.
41. Imbriano LJ, Durham JH, Maesaka JK. Treating interdialytic hyperkalemia with fludrocortisone. *Semin Dial* 2003;**16**:5–7.
42. Dong-Min K, Chung J, Yoon S, Kim H. Effect of fludrocortisones acetate on reducing serum potassium levels in patients with end-stage renal disease undergoing haemodialysis. *Nephrol Dial Transplant* 2007;**22**:3273–6.
43. Farese S, Kruse A, Pasch A, Dick B, Frey BM, Uehlinger DE, et al. Glycyrrhetinic acid food supplementation lowers serum potassium concentration in chronic hemodialysis patients. *Kidney Int* 2009;**76**:877–84.
44. Knoll GA, Sahgal A, Nair RC, Graham J, van Walraven C, Burns KD. Renin-angiotensin system blockade and the risk of hyperkalemia in chronic hemodialysis patients. *Am J Med* 2002;**112**:110–4.
45. Prakdeekitcharoen B, Leelasa-nguan P. Effects of an ACE inhibitor or angiotensin receptor blocker on potassium in CAPD patients. *Am J Kidney Dis* 2004;**44**:738–46.
46. Hatch M, Freel RW, Vaziri ND. Local up-regulation of colonic angiotensin II receptors enhances potassium excretion in chronic renal failure. *Am J Physiol Renal Physiol* 1998;**274**(43):F275–82.
47. Saudan P, Mach F, Perneger T, Schnetzler B, Stoermann C, Fumeaux Z, et al. Safety of low-dose spironolactone administration in chronic haemodialysis patients. *Nephrol Dial Transplant* 2003;**18**:2359–63.
48. Palmer BF. A physiologic based approach to the evaluation of a patient with hyperkalemia. *Am J Kidney Ds* 2010;**56**:387–93.
49. Weidmann P, De Myttenaere-Bursztein S, Maxwell M, de Lima J. Effect of aging on plasma renin and aldosterone in normal man. *Kidney Intl* 1975;**8**:325–33.
50. Kigoshi T, Morimoto S, Uchida K, Hosojima H, Yamamoto I, Imaizumi N, et al. Unresponsiveness of plasma mineralocorticoids to angiotensin II in diabetic patients with asymptomatic normoreninemic hypoaldosteronism. *J Lab Clin Med* 1985;**105**:195–200.
51. Azukizawa S, Kaneko M, Nakano S, Kigoshi T, Uchida K, Morimoto S. Angiotensin II receptor and postreceptor events in adrenal zona glomerulosa cells from streptozotocin-induced diabetic rats with hypoaldosteronism. *Endocrinology* 1991;**129**:2729–33.
52. Nadler JL, Lee FO, Hsuch W, Horton R. Evidence of prostacyclin deficiency in the syndrome of hyporeninemic hypoaldosteronism. *N Engl J Med* 1986;**314**:1015–20.
53. Clark BA, Brown RS, Epstein F. Effect of atrial natriuretic peptide on potassium-stimulated aldosterone secretion: potential relevance to hypoaldosteronism in man. *J Clin Endocrinol Metab* 1992;**75**:399–403.
54. Kaplan B, Wang Z, Abecassis M, Fryer J, Stuart F, Kaufman D. Frequency of hyperkalemia of simultaneous pancreas and kidney transplants with bladder drainage. *Transplantation* 1996;**62**:1174–5.
55. Kamel K, Ethier J, Quaggin S, Levin A, Albert S, Carlisle EJ, et al. Studies to determine the basis for hyperkalemia in recipients of a renal transplant who are treated with cyclosporine. *J Am Soc Nephrol* 1992;**2**:1279–84.
56. McCauley J, Murray J, Jordan M, Scantlebury V, Vivas C, Shapiro R. Labetalol-induced hyperkalemia in renal transplant recipients. *Am J Nephrol* 2002;**22**:347–51.
57. Castellino P, Simonson D, DeFronzo R. Adrenergic modulation of potassium metabolism during exercise in normal and diabetic humans. *Am J Physiol* 1987;**252**:E68–76.
58. Perazella MA. Trimethoprim is a potassium-sparing diuretic like amiloride and causes hyperkalemia in high-risk patients. *Am J Ther* 1997;**4**:343–8.

33

钙、磷和镁在慢性肾脏疾病中的病理生理学

Arnold J. Felsenfeld and Barton S. Levine
Departments of Medicine, VA Greater Los Angeles Healthcare System, Los Angeles, CA, USA,
David Geffen School of Medicine at UCLA, Los Angeles, CA, USA

钙

钙在血液循环中以三种形式存在：离子形式(50%)，白蛋白结合形式(40%)，以及柠檬酸盐、磷酸盐、碳酸氢盐络合形式(10%)。离子形式和络合的钙可被肾脏滤过。甲状旁腺激素(parathyroid hormone，PTH)是S[Ca]的主要调节激素。PTH与S[Ca]之间的关系呈S曲线。低血钙可以诱导PTH分泌，而高血钙抑制PTH分泌。正常的S[Ca]水平条件下，PTH大约为低血钙诱导分泌的PTH最大值的25%。S[Ca]对PTH分泌的调节是通过位于甲状旁腺细胞表面上的钙敏感受体(calcium-sensing receptor，CaSR)实现的。由于S[Ca]与PTH的关系呈S曲线，S[Ca]的小幅下降导致PTH的大量增加。PTH通过以下几种方式使S[Ca]恢复到正常水平：①增加骨骼钙外流；②通过促进高磷酸盐尿产生使S[P]下降，进而增强骨骼内PTH促进钙外流作用；③促进远曲小管钙重吸收；④刺激1,25维生素D(1,25vitamin D，1,25D)产生，从而增加肠道钙的吸收、骨骼钙外流，以及远曲小管(distal convoluted tubule，DCT)钙重吸收。相反地，高钙血症抑制PTH分泌，增加Henle髓袢升支粗段(thick ascending limb of Henle，TALH)CaSR活性从而促进肾内钙排泄。

正常人每天通过肾小球滤过的钙约为10 000mg，但是只有200mg通过尿液排泄(图33.1)。滤过的钙60%~70%在近曲小管被动重吸收，而20%~30%在TALH重吸收，另外10%在DCT重吸收。在TALH，钙重吸收是由位于基底膜的CaSR调节的。而在DCT，钙重吸收由位于顶膜的钙离子通道TRPV5调节(图33.2)。TALH与DCT的相互作用调控肾内钙排泄。最近研究表明，CaSR激活通过以下几方面防止高钙血症进展：①增加TALH钙排泄；②促进甲状腺降钙素分泌，从而减少骨骼钙外流[1-3]。

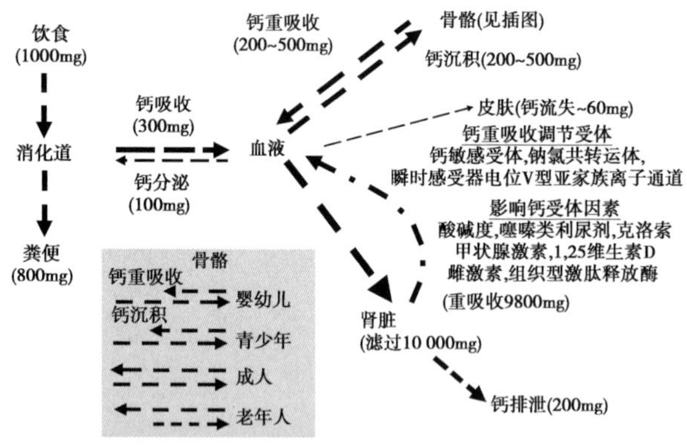

图33.1 日均饮食摄入1000mg钙年轻成人钙平衡示意图。图表中，以初始钙平衡为基准(零)，通过皮肤流失的钙较少，忽略不计。插图显示了骨骼内钙平衡情况，婴幼儿和青少年时期骨骼内钙含量逐渐增加，成年期骨骼内钙含量保持稳定，老年期骨骼内钙流失增多。图中的数值单位为日均结果。Ca，钙。来源：*Adapted from Reference*[138]*. Published with permission from the Clinical Journal of the American Society of Nephrology.*

钙平衡的传统观念是，肠道钙吸收，骨骼内钙内流与外流，肾钙排泄相互平衡使得肠钙吸收与肾钙排泄相等(见图33.1)。但是在生长和老化过程中，骨骼中钙内流与外流并不处于平衡状态。在三十岁以前，由于骨形成大于骨吸收所以骨量增加(见图33.1)。因此，肠道钙吸收多于肾钙排泄，导致骨生长和维持正钙平衡。三十或四十岁后，骨吸收超过骨形成，导致骨质流失和负钙平衡。其他因素如由高膳食蛋白

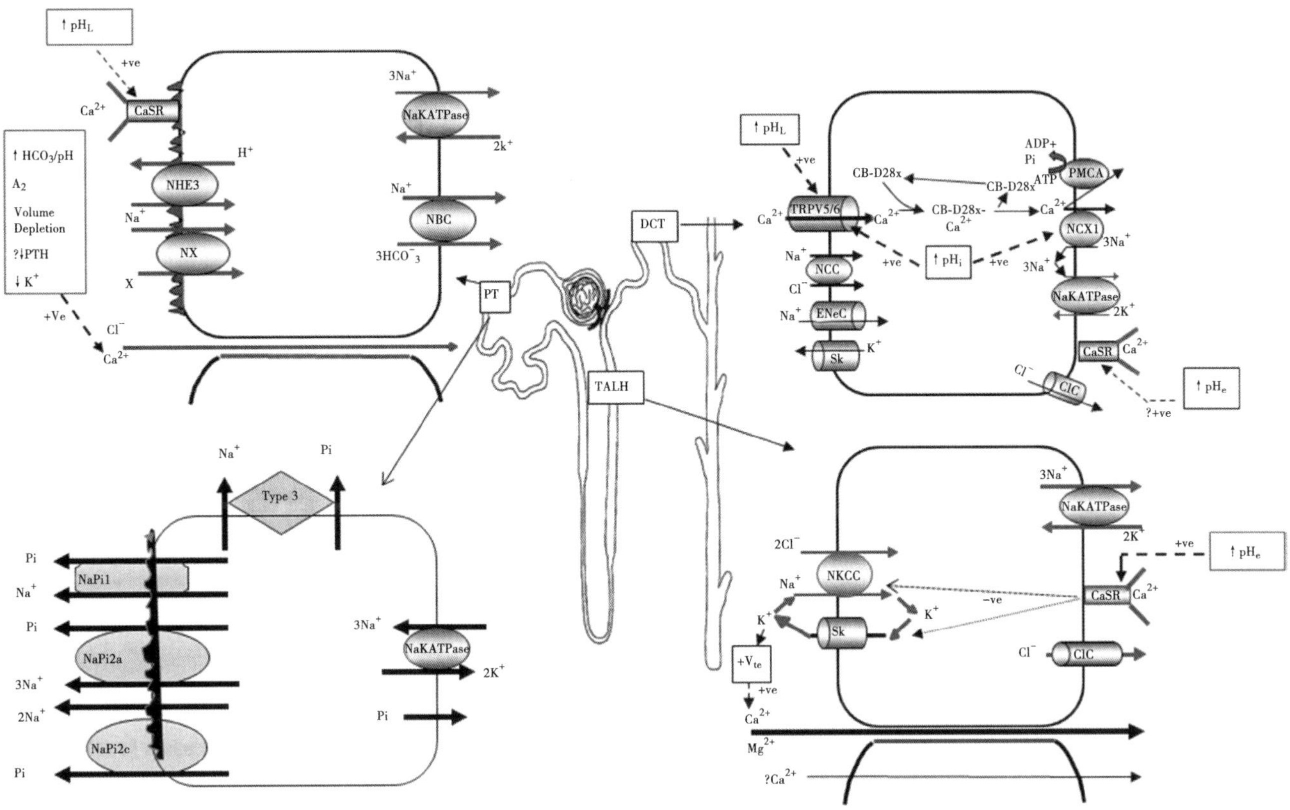

图 33.2　肾内近曲小管(PT)、Henle 小管升支粗段(TALH)、远曲小管(DCT)钙重吸收和近曲小管磷吸收示意图。+ve:正向作用(实线);-ve:负向作用(虚线)。图 33.1 中展示了一系列影响肾内钙重吸收的因素,其中酸碱度是主要影响因素。本图以代谢性碱中毒为例进行说明。pH_L,管腔内酸碱度;pH_i,细胞内酸碱度;pH_e,细胞外酸碱度;NHE3,钠氢交换体 3;NX,钠 X 共转运体;X=葡萄糖、氨基酸、有机酸、磷酸盐和硫酸盐;NaKATPase,钠钾 ATP 酶;NBC,钠碳酸盐共转运体;NKCC,钠钾二氯共转运体;Sk,分泌型钾离子通道;ClC,氯离子通道;$+V_{te}$,经上皮正向电压;NCC,钠氯共转运体;ENaC,上皮型钠离子通道;PMCA,质膜钙 ATP 酶泵;NCX1,钠钙共转运体 1;CB-D28k,钙结合蛋白 28k。代谢性碱中毒时升高的 pH 会激活 Henle 小管升支粗段的钙敏感受体看似违背常规,因为该变化会导致钙分泌增加,而当代谢性碱中毒时,集合管处通过瞬时感受器电位 V 型亚家族离子通道重吸收的钙增多,总体钙分泌会减少。这可能是代谢性碱中毒降低了可以掩盖 pH 作用的离子形式的钙。近曲小管处的钙敏感受体对于液体重吸收,酸的分泌十分重要,不仅仅限于钙的调节。图中左下角展示了近曲小管内磷的重吸收通路,近曲小管也是体内磷调节的主要场所。位于管腔膜上的钠磷共转运体 2a 和 2c 主要负责维持磷的稳态。钠磷共转运体 1 和广泛分布于近曲小管的 3 型钠磷共转运体的作用仍不清楚。钠钾 ATP 酶介导部分磷的跨膜转运。*Adapted from Reference*[138]. *Published with permission from the Clinical Journal of the American Society of Nephrology.*

摄入或老化、肾病引起的肾功能降低导致的轻微代谢酸中毒,也能影响体内钙平衡[4-8]。

在老年,肠道钙吸收效率降低[9],PTH 水平升高[10,11],S[P]发生改变。然而有趣的是,S[P]的改变具有性别差异[12,13]。老年男性的 S[P]降低。而女性更年期后 S[P]升高。对于离子形式的 S[Ca],健康老年男性 PTH 水平大约是健康青年男性的 2 倍[12,13]。老年男性中,较高的 PTH 水平也导致较低的 S[P],表明 PTH 既是血钙调节激素也是高磷酸盐尿调节激素[10]。老年男性 PTH 升高两倍以维持正常的 S[Ca]以及较低的 S[P],而 S[P]增加 PTH 对骨骼的调节作用,表明骨骼内存在 PTH 抵抗作用。此外,除了老年男性中 PTH 值较高和 S[P]较低外,两者血中 1,25D 浓度相似,表明 1,25D 生成能力下降。在绝经女性中,更年期后 PTH 浓度未升高,归因于雌激素减少。雌激素具有独立的促高磷酸盐尿产生的作用[14]。此外,绝经后女性原发性甲状旁腺功能亢进的发生率是同龄男性的 4～6 倍。高发生率的可能原因为,绝经后增加的 S[P]导致 PTH 的需求增加,从而刺激甲状旁腺增长。

在 CKD 中,继发甲状旁腺功能亢进的发展可以防止低血钙症的发展。大规模代表性研究表明当肾小球滤过率(glomerular filtration rate,GFR)低于 60mL/min[15]或者 2 期 CKD 时,PTH 水平增加(图 33.3)。即使当 GFR 低于 30ml/min 时,S[Ca]一般只有轻微地下降。其他在 CKD 进展中改变钙代谢的因素,包括 S

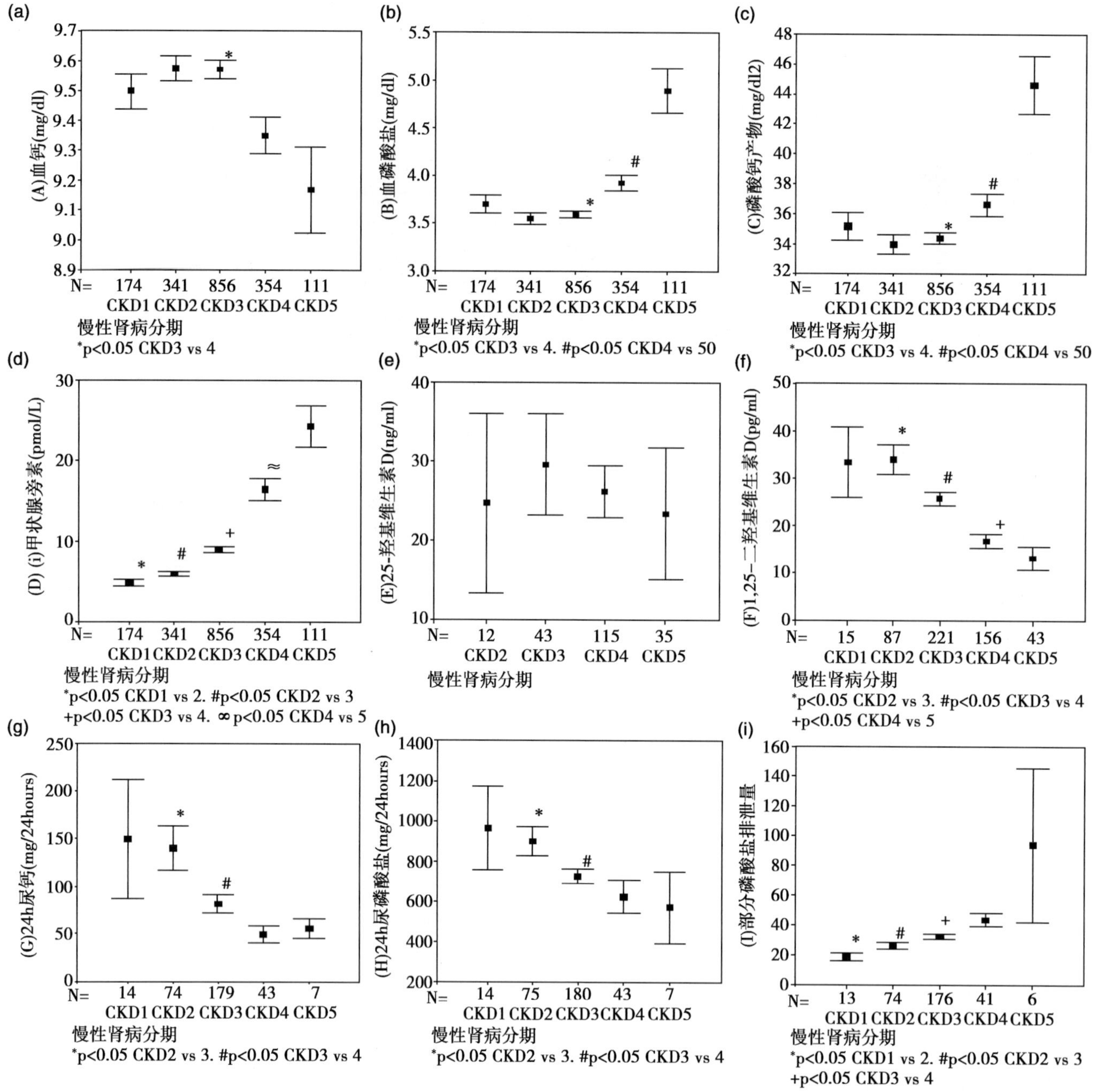

图 33.3 慢性肾病 1～5 期患者代表性的临床值。a,血钙;b,血磷酸盐;c,磷酸钙产物;d,甲状腺旁素;e,25-羟基维生素 D;f,1,25-二羟基维生素 D;g,值尿钙;h,尿磷酸盐;i,部分磷酸盐排泄量统计图[16]。*Published with permission from Nephrology, Dialysis and Transplantation.*

[P]、FGF23、1,25D 和 Klotho,影响磷代谢。

在进展的 CKD 中,未降低饮食中磷酸盐以及低 25D 水平可以影响矿物质代谢。例如,给予切除甲状旁腺大鼠替代剂量的 PTH 足以维持正常的 S[Ca]、S[P]及 1,25D 水平,而在手术诱导的肾衰后,即使饮食中磷酸盐含量不变,给予同样替代剂量的 PTH 也不能维持正常的 S[Ca]、S[P]及 1,25D 水平(图 33.4)[17]。但在具有完整甲状旁腺的肾衰大鼠中,PTH 分泌增加 2 倍可以维持正常的 S[Ca]、S[P]及 1,25D 水平。因此,当食物中含有相同的磷酸盐,肾衰时需要更多的 PTH 以维持正常的 S[Ca]水平。相反地,当给予氮血症动物磷酸盐限制饮食,PTH 水平下降而 S[Ca]得以维持[18,19]。最后,一些临床研究表明由于继发甲状旁腺功能亢进,CKD 患者常见低 25D 水平[20,21]。

当肾功能正常时,维生素 D 缺乏继发性甲状旁腺功能亢进继续发展,因此比较 CKD 继发性与维生素 D 缺乏继发性甲状旁腺功能亢进是有意义的。给予犬

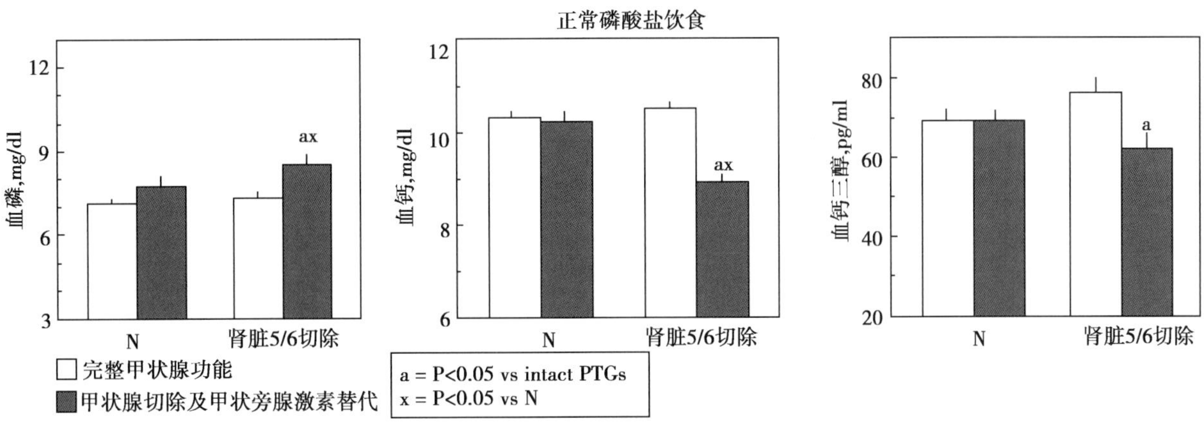

图 33.4 正常(N)以及肾脏 5/6 切除(Nx)大鼠血磷、血钙、血钙三醇统计图。空白柱表示大鼠拥有完整甲状腺功能(PTGs)。深灰色柱表示大鼠接受甲状腺切除(PTX),0.022 微克/小时/100 克体重)甲状旁腺激素替代(PTHR),所有实验用鼠均给予正常饮食(磷酸盐含量:0.6%)。数值表示为:平均值±方差。A,与 Nx 伴 PTGs 组相比,P 值小于 0.05。x,与正常大鼠伴 PTX-PTHR 相比,P 值小于 0.05。[17] *Published with permission from Kidney International.*

维生素 D 及钙缺乏饮食,PTH 增加了 4 倍。除了 25D 显著降低,1,25D 在 24 周时显著增加,而离子形式的钙在 24 周仍维持正常水平。正常肾功能时,高水平 PTH 导致 S[P]下降 50%。因此,在维生素 D 缺乏的初级阶段,PTH 的升高伴随着 S[P]的显著降低以及 1,25D 的升高。S[P]的降低以及 1,25D 的升高增强 PTH 对钙的调控。相反,在 CKD 中,PTH 不能降低 S[P]及升高1,25D水平时,将减弱对钙的调控,最终导致 PTH 需求不断增加,以保持 S[Ca]正常。

在两项以 CKD 分期进行分类的大型横向研究中,CKD 从 2 期进展至 5 期,PTH 升高 4 倍[15,16](图 33.3)。GFR 高于 30ml/min 时,低钙血症和高磷血症是罕见的。少于 20% 的 CKD 2 期患者出现 1,25D 降低,但是 3 期到 5 期 CKD 患者中 1,25D 降低的比例增加。随着 CKD 进展,需要更多的 PTH 以维持正常的 S[Ca]及 S[P]水平。升高的 PTH 不能降低 S[P]及升高 1,25D将加剧 PTH 对血钙调节的抵抗作用。有趣的是,与同样肾功能下降的西班牙裔、亚裔和白种人相比,非洲裔美国人中的 CKD 患者 PTH 水平更高[23,24]。然而,由于非洲裔美国人的骨量更大以及骨对 PTH 的敏感性下降使得 PTH 升高并没有临床意义[25,26]。

对全段 PTH 的标准检测,除了检测出 1-84PTH(全段 PTH),也检测非 1-84 PTH 氨基末端片段。7-84PTH 是其中一种[27]。正常人非 1-84 PTH 片段大约占检测出的完整 PTH 的 20%。但在 CKD 中,这一比例大约为 50%[27]。由于 7-84PTH 能够减弱 1-84PTH 升高血钙的作用,7-84PTH 片段开始受到关注[28,29]。7-84PTH 可能通过与骨细胞及骨表面的细胞系等其他成骨细胞谱系细胞的羰基 PTH 受体结合从而发挥作用[30,31]。最终 7-84PTH 减少 CKD 中骨化三醇的产生[32]。因此,在 CKD 中 7-84PTH 增加有助于低钙血症的发展,从而导致对 PTH 的需求增加,并伴随甲状旁腺增生。

PTH 和 1,25D 是主要的血钙激素。CKD 中,降低的 1,25D 水平导致:①肠道钙吸收减少;②减弱对 PTH 分泌的抑制作用;1,25D 通过甲状旁腺维生素 D 受体(vitamin D receptor,VDR)作用降低 PTH mRNA 水平;③减弱 PTH 对骨骼的作用。CKD 中,1,25D 及 PTH 调节血钙的作用减弱,因此对 PTH 的需求增多,导致甲状旁腺增生。甲状旁腺增生的过程中,甲状旁腺分泌细胞数目首先增加[33](图 33.5)。随着对 PTH 的需求持续增加,以 VDR 及 CaSR 丢失为特点的细胞增加,甲状旁腺弥漫增生进一步发展。而 VDR 及 CaSR 分别抑制 PTH 的合成及分泌。在下一阶段,许多结节在甲状旁腺形成。这些结节的特点为由特定增生能力的甲状旁腺细胞形成的单个克隆。严重的结节性增生一般只在透析治疗时间较长的患者(图 33.5)。甲状旁腺切除手术实验表明甲状旁腺重量超过 500mg(正常小于 40mg)时,腺体中结节超过 90%[34]。

在 CKD 中,早期肾内钙排泄减少是一个重要但是经常被忽略的特点。在一项研究中,24 小时尿中钙排泄量在 1 期和 2 期 CKD 时平均值大为 150mg,而 3 期时下降至 80mg,并且持续下降,至 4 期及 5 期时大约为 50mg[16](图 33.3)。CKD 中需要预防低钙血症。不过,虽然 CKD 中肾小球滤过的钙减少有助于减少肾钙排泄量,滤过的钙减少同样可能促进钙负荷时高钙血症的发展。CKD 中 CaSR 活性减弱是否为钙排泄减少

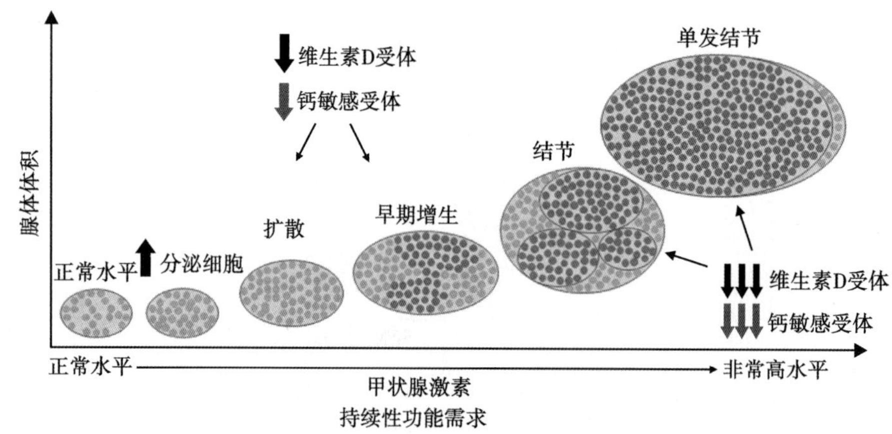

图 33.5 慢性肾衰竭功能性需求下,甲状腺肥大增生进展示意图。VDR,维生素 D 受体;CaSR,钙敏感受体[33]。*Published with permission from Current Opinion in Nephrology and Hypertension.*

的重要因素仍需进一步研究。一些因素包括 1,25D、Klotho 及碱中毒,可以通过激活 TRPV5 增加钙重吸收。但是这些因素在 CKD 中减少或不存在。PTH 可以增强 TRPV5,并且在 CKD 中增加。PTH 在调节 CKD 患者尿钙排泄量方面具有重要作用。也有文献报道,雌激素和组织激肽释放酶通过 TRPV5 增加钙的重吸收。

即使是功能正常的肾移植,仍然存在 2 期或 3 期 CKD[35]。由于结节性的甲状旁腺增生已存在[33,34],移植前的高 PTH 水平逐渐下降。大约 20% 肾移植患者在移植后一年内,PTH 维持高水平。升高的移植后 PTH 水平与升高的 FGF23 水平共同引起磷酸盐尿。磷酸盐尿常导致低磷血症。升高的 FGF23 水平在一年内逐渐恢复到相应的 CKD 分期水平。因持续甲状旁腺功能亢进和 PTH-及 FGF23-诱导的低磷血症存在,高钙血症可能在移植后 1 ~ 3 个月之间出现。移植后高血钙症一年内通常可以解决,但能持续得更久。最后,在移植后一年骨质流失往往是一个主要问题。

磷

磷酸盐平衡是至关重要的。磷酸盐在细胞代谢、细胞内信号转导、骨结构和蛋白质的合成等多种生理过程中发挥重要作用。大约 85% 的磷酸盐在骨骼内,另外的大部分位于细胞内池,只有不到 1% 位于细胞外池。一些器官如肠道、甲状旁腺和肾脏调节磷酸盐平衡以维持 S[P]在正常范围内(图 33.6)。

美国人每天从饮食中正常摄入约 1000 ~ 1500mg 磷酸盐。肠道吸收的磷酸盐约占饮食中磷酸盐的 60% ~80%。尽管饮食中摄入的磷酸盐改变,但磷酸盐的吸收量保持相对恒定。小肠是磷酸盐吸收的主要部位[36-38]。小肠内磷酸盐吸收形式主要为主动跨细胞转运和细胞旁被动转运。跨细胞转运与细胞旁转运的比例随着饮食中磷酸盐摄入量不同而发生改变[36,39]。磷酸盐跨细胞转运活性在空肠内最高,其次在十二指肠,而在回肠内的活性最低[37]。跨肠刷状缘膜(brush border membrane,BBM)的磷酸盐转运是磷酸盐吸收的限速步骤,它是由管腔 Na 依赖性磷酸盐转运子 NaPi2b 介导的[39,40]。PIT-1 是Ⅲ型钠依赖性磷酸盐转运子,存在于小肠,但是一般情况下在磷酸盐吸收中并不能起到显著的作用[36,39,41]。

NaPi2b 是主要由饮食中的磷酸盐和 1,25D 调控[39-41]。FGF23 是由骨细胞和成骨细胞产生的磷酸盐调节激素。它通过直接增加 NaPi2b 降解,间接抑制 1,25D 合成和促进 1,25D 降解来下调 NaPi2b[42]。在 NaPi2b 失活突变的个体中,S[P]发生了最低限度的改变。这一现象的可能原因为肾磷酸盐转运子 NaPi2a 上调[43]。肠道在维持磷酸盐平衡中也发挥重要作用。它产生某种磷酸盐调节激素以应对饮食中磷酸盐负荷[44]。

骨骼是内部磷酸盐平衡调节的重要器官[45]。它可以储存磷酸盐,并且根据需要吸收或释放磷酸盐。PTH、1,25D 以及酸中毒增加骨骼磷酸盐释放。而在某些情况下,PTH 和 1,25D 可能会增加磷酸盐的骨沉积。PIT-1 存在于成骨细胞和软骨细胞,可能在骨骼磷酸盐平衡中发挥重要作用[40,46]。骨骼产生的 FGF23 在磷酸盐平衡中也发挥重要作用。

磷酸盐平衡的主要调节器官为肾脏,它可以根据饮食负荷调节磷酸盐排泄量。近曲小管(proximal tubule,PT)重吸收约 60% ~70% 滤过的磷酸盐,而另外

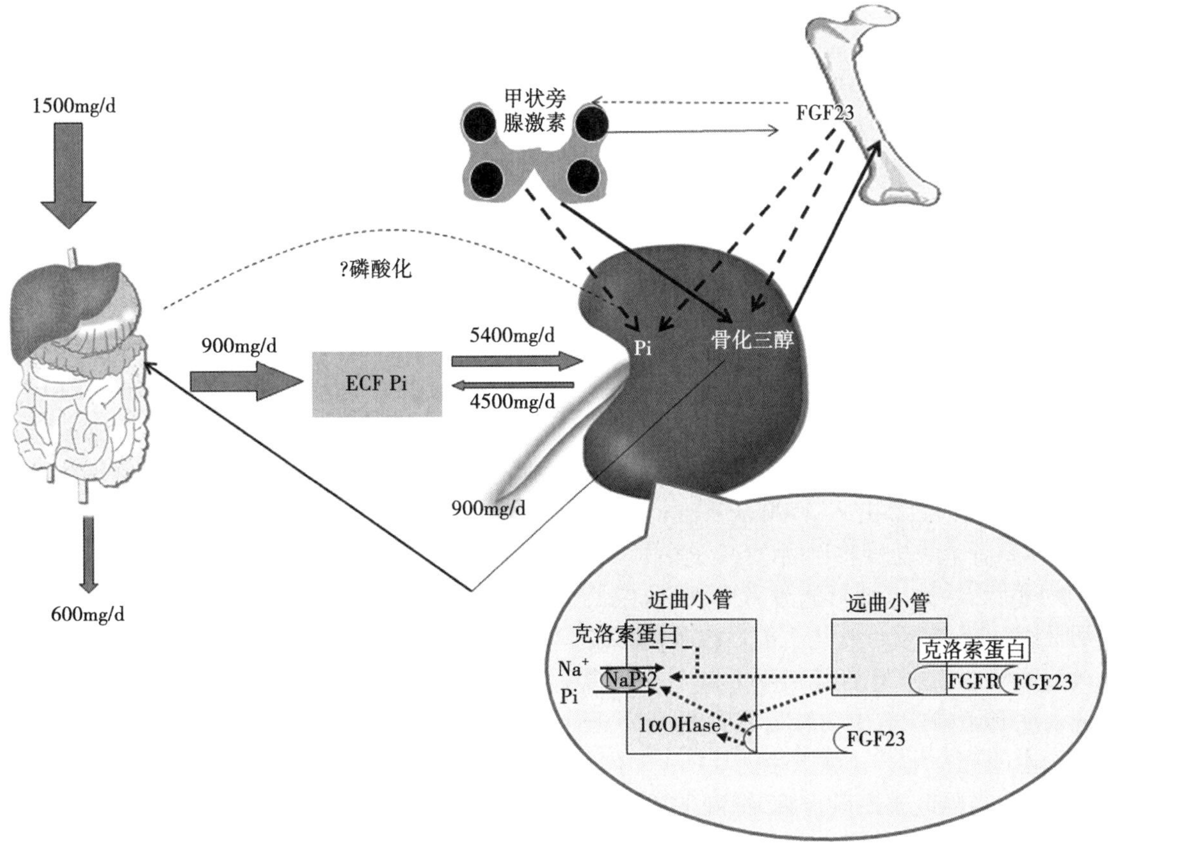

图 33.6　正常磷平衡。日常通过饮食每日摄取 1000～1500mg 磷，其中 60%～80% 被吸收。骨化三醇(1,25D)可以刺激肠道磷酸盐吸收，而纤维母细胞生长因子 23(FGF23)可以通过降低 1,25D 的水平，间接减少肠道磷酸盐吸收。体内器官也可以通过合成一种未知的磷酸盐来调节体内磷稳态。骨骼在体内调节磷平衡过程中主要起储存磷酸盐的作用。甲状旁腺激素(PTH)和 1,25D 可以调节骨骼储存和释放磷酸盐。骨骼也是体内合成 FGF23 的场所。肾脏通过调整每日磷酸盐的排泄实现磷稳态的初级调节。磷酸盐在近曲小管被初步重吸收。负责经上皮转运磷的钠磷共转运体 2a 和 2c 受磷摄取量、PTH、FGF23/克洛索蛋白(Klotho)调节。PTH 和 FGF23 均可以抑制近曲小管对磷酸盐的重吸收，FGF23 通过纤维母细胞生长因子受体(FGFR)系统及 Klotho 为辅助因子共同起作用。大量的 Klotho 主要表达于远曲小管，而 FGF23 的信号转运机制仍不清楚。一种可能是分泌 Klotho 作为远曲小管和近曲小管之间的桥梁。另外一种可能是少量表达于近曲小管的 Klotho 足够满足 FGF23 作用于近曲小管。FGF23 的合成及作用受很多因素影响，包括 1,25D、磷酸盐负荷、钙摄取及 PTH。FGF23 负反馈抑制甲状旁腺激素的合成，维生素 D 受体、钙敏受体在甲状腺的表达以及 1,25D 的合成。实线表示正向促进作用，虚线表示负向抑制作用

FGF23＝纤维母细胞生长因子 23　FGFR＝纤维母细胞生长因子受体

的 10%～20% 由 DCT 重吸收。跨越近曲小管刷状缘膜的吸收是磷酸盐重吸收的限速步骤。近曲小管刷状缘膜分布着 NAPI2a、NAPI2c 和 PIT-2 等磷酸盐转运子(图 33.2)[40,46]。NaPi2a and NaPi2c 主要负责磷酸盐跨上皮细胞转运。这些转运子的重要性在不同物种中作用也不尽相同。这些转运子主要由磷酸盐负荷、PTH、FGF23 及 Klotho 调控[40]。

PTH 和 FGF23 均抑制近曲小管磷酸盐重吸收，降低刷状缘膜 NaPi2a 和 NaPi2c 表达。当 FGF23 应答延迟，PTH 可以快速地应答磷酸盐负荷[48]。PTH 的长期作用更为重要。PTH 通过 FGF 受体(FGF receptor, FGFR)系统发挥作用。而抗衰老蛋白 Klotho 是 FGFR 系统的辅助因子(图 33.6)。目前尚不清楚 FGF23 通过哪种 FGFRs 发挥作用。但是 FGFR1 可能发挥主要作用[49]。肾脏内，Klotho 主要在 DCT 表达。DCT Klotho 特异性敲除表明 DCT 是 FGF23 作用的起始部位。然而 FGF 下游信号如何传导至近曲小管，这一机制尚不清楚[45,50,51]。

Klotho 是单次跨膜蛋白，显著增强 FGF23 对 FGFRs 的亲和力，并且提供 FGF23 作用组织特异性。Klotho 细胞外区域可以被裂解，形成可溶的或者裂解的 Klotho(cleaved Klotho, cKlotho)。cKlotho 存在于血液、尿液及脑脊髓液中。血液及尿液中 cKlotho 水平与肾 Klotho 表达水平相关[45]。cKlotho 直接抑制近曲小管

NaPi2a 和 NaPi2c 转运子[45]。

FGF23 的产生和作用受一些因素调节，如 1,25D、磷酸盐负荷、钙摄入量及 PTH[45,52]。FGF23 继而抑制 PTH 产生，甲状旁腺内 CaSR 及 VDR 表达，以及 1,25D 产生，因此形成一个闭合环（图 33.6）[45]。cKlotho 诱导骨骼 FGF23 产生，可能增加 PTH 分泌[45,53]。转染 cKlotho 的小鼠出现明显的磷酸盐虚损，显著的甲状旁腺功能亢进，低钙血症和佝偻病[53]。

CKD 肠道磷酸盐的吸收

CKD 患者肠道磷酸盐吸收降低（表 33.1），给予骨化三醇后升高[54]。每天摄入 1500mg 磷酸盐时，CKD3 期或 4 期患者磷酸盐吸收比例（50%）实际上比正常人（80%）低[38,55]。终末期肾病患者中，吸收空肠磷酸盐的活性组分减少，给予骨化三醇后改善磷酸盐吸收并不改变旁吸收[56]。5/6 肾脏切除大鼠中的肠道磷酸盐研究表明肠道磷酸盐主动转运或者 NaPi2b 表达降低或未发生改变[37,39,57,58]。腺嘌呤诱导的 CKD 小鼠模型中，NaPi2b 敲除改善高磷血症，抑制 FGF23 表达升高，提示肠道磷酸盐主动转运有助于 CKD 中高磷血症进展[59]。

表 33.1 慢性肾病患者小肠和肾脏磷调节

变化	因素
肠内磷吸收减少	纤维母细胞生长因子 23 增加
	1,25 二羟基维生素 D 减少
	24,25 二羟基维生素 D 减少
	钠磷共转运体 2b 减少
磷排泄分数增加	固有小管适应
	甲状旁腺激素增加
	纤维母细胞生长因子 23 增加
	钠磷共转运体 2a 减少
	钠磷共转运体 2c 减少

通常情况下，在饮食磷酸盐剥夺时，肠道磷酸盐吸收的活性组分水平升高。但是在 CKD 中，这一现象与正常情况下相矛盾[39,57,60]。如果 CKD 中肠道和肾脏能够根据饮食中磷酸盐不同而发生适应性改变，那么这些适应性改变将阻止通过饮食方法对 S[P]进行的调节[37]。

24,25-维生素 D3 在肠道磷酸盐吸收中也发挥着重要作用，它可以抑制肠道内 1,25D 快速反应系统，从而阻止 1,25D 诱导的肠道磷酸盐吸收。相反地，CKD 中低水平的 24,25-维生素 D3 可能导致肠道对 1,25D敏感性增加，促进高磷血症的发展[61]。

CKD 肾脏磷酸盐处理

早期 CKD 中，适应过程增加磷酸盐排泄分数（fractional excretion of phosphate，FEp），降低磷酸盐清除阈值（phosphate threshold clearance，TmP/GRP）以维持正常的 S[P][62,63]（图 33.7）。CKD 中近曲小管 Na 依赖的磷酸盐摄取减少，NaPi2a mRNA 及蛋白表达水平同样降低[57,58,64,65]。CKD 中 PTH 升高在适应过程中发挥核心作用[66]（表 33.1）。低血钙、高血磷、PTH 抵抗、低水平 1,25D 以及 FGF23/Klotho 轴抵抗等其他因素均能引起 PTH 升高[43,63,67-69]。透析前 CKD 患者使用 CaSR 激动剂西那卡塞后引起 S[P]升高，进一步证实 PTH 在肾磷酸盐排泄中的重要作用[70]。

其他维持 CKD 中磷酸盐平衡的另一个因素为 FGF23/Klotho 轴。随着 CKD 进展，FGF23 水平升高并且促进肾磷酸盐排泄[45,67]（表 33.1）。通常情况下，磷酸盐尿被 PTH 对 FGF23 的抑制作用抵消。但是随着 GFR 下降，甲状旁腺产生 FGF23 抵抗作用，使得甲状旁腺 Klotho 和 FGFR1 表达下降[45,71]。

在一个 87 例 1～5 期 CKD 患者的横向研究中，随着 eGFR 降低 cKlotho 与 1,25D 水平呈线性下降[72]。cKlotho 与 1,25D 早期下降后，FGF23 随后升高，提示 CKD 中 FGF23 的显著升高并不是 1,25D 的早期减少的原因。此外，由于肾内及尿液中 Klotho 水平降低可能使 FGF23 的抵抗作用在早期 CKD 发生。并且肾内及尿液中 Klotho 水平随着 GFR 下降进行性下调[4,5,73]。由于 1,25D 诱导 Klotho 表达，因此 CKD 中 1,25D 下降同样影响 FGF23 的调节磷酸盐尿作用。FGF23 抵抗作用也可能涉及尿毒症毒素的积累，如硫酸吲哚酚[74]。FGF23 抵抗作用可能导致晚期 CKD 极高的 FGF23 水平（>1000 倍）[67]。

当肾小球滤过率低于 30ml/（min · 1.73m^2）时，由于磷酸盐摄入和肾脏排泄能力不匹配，使得适应机制不能再维持 S[P]在正常范围内（图 33.6）。PTH 及 FGF23 对磷酸盐尿的调节作用减弱，显著升高的 PTH 水平及酸血症直接促进骨重吸收，释放更多的磷酸盐。由于 CaSR 是 pH 敏感性的，酸血症也可能促进 PTH 分泌[76,77]。

慢性肾病患者磷酸盐稳态破坏的后果

慢性肾病患者体内异常的磷酸盐稳态会导致

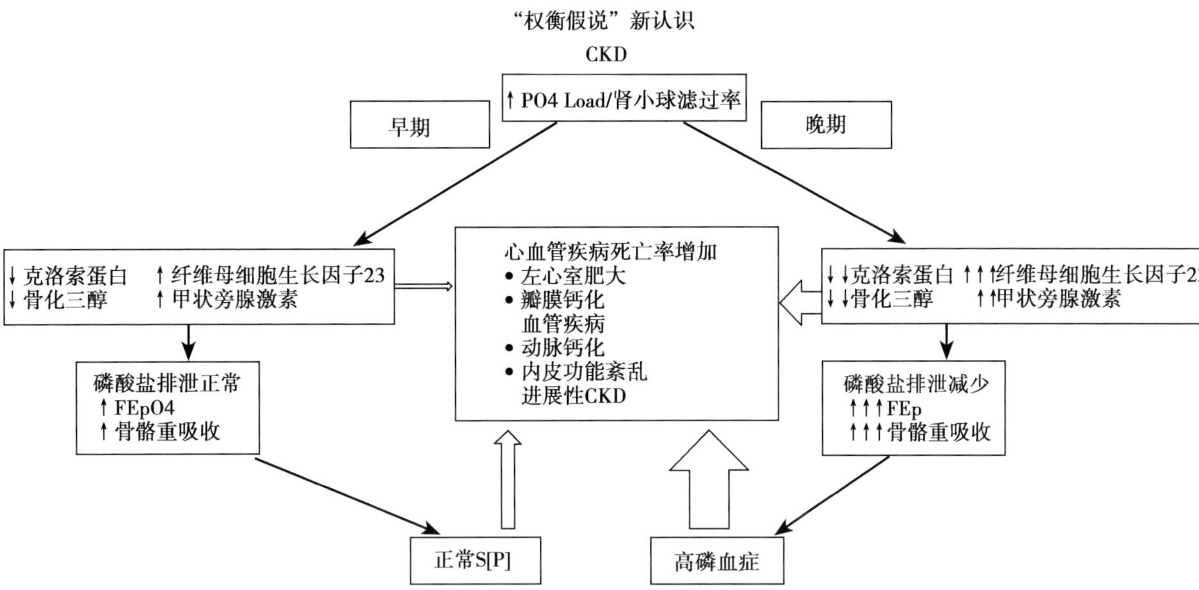

图 33.7　"权衡假说"新认识。随着肾小球滤过率(GFR)降低以及导致的磷负荷增加,许多调节矿物质稳态的因素受到影响。一些变化例如:甲状旁腺激素(PTH)和纤维母细胞生长因子 23(FGF23)增加是一种适应性改变,可以提高部分磷酸盐的排泄,保证血磷维持正常水平。其他因素,包括骨化三醇(1,25D)和克洛索蛋白(Klotho),本质上并不是适应性改变,但是分别促进 PTH 和 FGF23 的增加。当 GFR 降低严重时,PTH 和 FGF23 促进肾脏排泄磷酸盐的作用会减弱,这与肾脏严重的损伤以及自身限制有关。PTH 介导的骨骼磷酸盐吸收作用也参与到维持正常血磷水平过程中。高磷血症会导致 PTH 和 FGF23 水平升高,1,25D 和 Klotho 含量降低,这些原因增加了慢性肾病患者心血管事件的发生,导致血管/瓣膜钙化、左心室肥大、内膜功能紊乱及心血管事件发生和死亡率的增加

不利的影响,包括高磷血症的影响以及旨在维持磷酸盐平衡的适应[66,67]。磷酸盐堆积在慢性肾病矿物质紊乱(CKD-MBD)发病过程中起了重要作用[78]。磷酸盐堆积通过刺激 PTH 和 FGF23 的分泌,降低血钙水平,抑制 1,25D 合成,来促进肾源性骨发育不全[78]。磷酸盐的堆积也通过促进血管钙化来促进 CKD-MBD 的发病。流行病学研究发现,慢性肾病患者中高磷是一个独立的心血管疾病危险因素[79](表 33.2)。中内膜血管钙化在慢性肾病患者中十分普遍,促进了动脉粥样硬化及血管硬化的发生[80]。研究发现异常的磷酸盐稳态是心血管疾病发病的重要危险因素。血管钙化会导致血管硬化,这一过程和成骨很像[80,81]。在血管平滑肌细胞(VSMC)向成骨细胞样转化过程中,磷酸盐是一种早期刺激。当 VSMC 暴露于细胞外高磷环境时,通过 PIT-1 转运体,磷酸盐大量进入细胞,启动 VSMC 向成骨样细胞分化[81]。当 PIT-1 敲除时,这一现象并没有缓解,可能是上调了 PIT-2[71]。细胞外的高钙或高磷会抑制 Klotho 在人主动脉平滑肌细胞(HA-SMC)表达,这会进一步增加血管钙化的敏感性[82]。除此,高磷血症通过促进细胞凋亡,增加活性氧,减少一氧化氮合成,降低Ⅱ型钙磷脂结合蛋白的表达导致内皮功能紊乱[83,84]。

表 33.2　慢性肾病患者磷稳态异常与心血管事件

心血管异常	可能原因	参考文献
血管/瓣膜钙化	血磷增加	80,81,125
	洛索蛋白降低	45,82,92
	1,25 二羟基维生素 D 减少	126
内皮功能紊乱	血磷增加	83,84,127
	克洛索蛋白降低	45,128
左心室肥大	甲状旁腺激素增加	129-131
	纤维母细胞生长因子 23 增加	91
	克洛索蛋白降低	45
	1,25 二羟基维生素 D	132,133
心血管疾病/死亡	血磷增加	89,134,135
	纤维母细胞生长因子 23 增加	67
	克洛索蛋白降低	45
	甲状旁腺激素增加	136
	1,25 二羟基维生素 D 减少	137

高磷血症对于慢性肾病的快速发展是一个危险因素[85]，在许多动物模型中均发现，饮食中减少磷酸盐可以减慢 CKD 的进展[86]。磷酸盐可能会减弱血管紧张素转换酶抑制剂和低蛋白饮食的肾脏保护作用[45,85,87]。

对于 CVD 和死亡率，CKD 中 FGF23/Klotho 轴可能是比血磷更大的危险因素[88]（表 33.2）。高 FGF23 浓度往往伴随着高死亡率、动脉粥样硬化、左心室肥大（LVH）、血管硬化、CVD、及加速 CKD 的进程[67,87,89]。在“Heart and Soul”试验中，具有抗高磷酸盐尿作用的 FGF23 是心血管事件中的风险因素，与是否有 CKD 无关[89]。

正常情况下，FGF23 具有血管保护作用[82]，FGF23 在 Klotho 蛋白存在时，可以刺激 VSMC 增殖，并且抑制细胞外钙沉积[82]。Klotho 蛋白主要表达于脉管系统中层[82]。CKD 患者中 Klotho 和 FGFR 的表达降低，当 HA-SMC 接触“尿毒症”血清时，Klotho 和 FGFR 的表达也会降低[82]。炎症细胞因子、血管紧张素 2、以及 TGF-β 在 CKD 早期会升高，会抑制 Klotho 的表达[90]。较低水平的 Klotho 看似是对 FGF23 的一种抵抗[82]。维生素 D 受体激动剂可以使 HA-SMC 中 Klotho 和 FGFR 的表达正常化，逆转对 FGF23 的抵抗，并抑制钙化[45,82]。高水平的 FGF23 可以在没有 Klotho 的情况下，减轻 LVH[91]。因此 CKD 中低水平的 Klotho 会消除 FGF23 对脉管系统的有益作用，也可能导致 FGF23 水平的过快增长，特别是在 CKD 末期。反馈性的通过非 Klotho 依赖机制引起 LVH。

循环中和血管中的 Klotho，可以通过一系列机制防止血管钙化[45,92]。循环中的 Klotho 可以通过抑制钠依赖的磷酸盐摄入来抑制血管钙化[92]。CKD 患者中低水平的 Klotho 会增加对血管钙化的敏感性。尽管 Klotho 不在心脏里表达，Klotho 敲除鼠也会发生 LVH。LVH 的发生是否是由 Klotho 缺失直接引起的还是由于其他因素例如本模型中升高的 FGF23 导致的还不清楚[45]。

镁

正常成人体内镁含量为大约 24g，而钙的含量为 1000g[93,94]。镁离子是细胞内第二多的阳离子。不像钙受 PTH 调节，体内没有已知的激素调节镁离子。细胞外的镁离子只占全身镁的 1%，并不能反应全身镁的储备，其中 60% 电离，30% 与蛋白结合，10% 形成复合体。正常情况下，血镁稳定在 1.8～2.6mg/dl。70% 循环的镁经肾小球滤过。另外 99% 的镁，60%～65% 在骨骼中，25%～30% 在肌肉中，10%～15% 在其他软组织中。细胞内的镁只有 1%～5% 为离子形式，其余与蛋白质、阴离子、ATP 结合，镁作为辅助因子参与到 300 多种酶促反应[95]。镁的原子半径是钙的 16 倍大，这也就解释了为什么镁难以通过可以通透钙的生物通道[94]。镁也是已知的骨骼和软组织包括脉管系统中钙化的抑制剂。

和钙一样，镁的平衡由饮食摄入与吸收，骨骼及软组织的沉积流失、肾脏排泄决定。大量的镁在小肠通过被动的细胞旁路转运方式被吸收。结肠中，镁通过 TRPM6 主动跨膜转运。肠道内的镁吸收在 30%～60%[93]。通过细胞旁路吸收的镁可以被 1,25D 增强，可能是通过 Claudin 2 和 12 的调节[96]。骨骼和软组织中镁的沉积和流失仍不清楚，但随着成长，骨骼中镁的沉积增多。由于血镁并不能充分地反映全身镁的水平，一种镁负荷及储存的试验被设计，来检测是否存在镁缺乏[94]。

在过去的十年，肾脏调节镁离子的研究取得了显著进展，每天有 2400mg 的镁被滤过，90%～95% 被重吸收，近曲小管重吸收的镁只占 10%～25%[96]，而钙占 60%～70%，是否是镁离子半径导致的有待评估。Henle 小管升支粗段占镁离子重吸收的 70%。Claudin 蛋白 16 和 19，形成的阳离子选择性紧密连接，是重要的门控[96]。CaSR 可以被高钙血症激活，高镁血症可以通过调节经上皮的镁浓度梯度来促进钙镁的排泄[2]。10% 的镁重吸收在远曲小管进行，主要通过顶膜的 TRPM6 的主动跨膜运输。是否存在基底膜间的转运及相应转运体仍然不清楚。上皮生长因子可以调节 TRPM6 的活性，雌激素和血镁也可以改变 TRPM6 的表达。酸中毒、碱中毒、他克莫司和环保霉素也会调节 TRPM6 的表达和活性[97]。

有关镁与 CKD 之间的问题还有很多没有解决。CKD 患者低水平的 1,25D 也会降低肠道内的镁吸收[98,99]。Coburn 等人研究发现，当 GFR 降到少于 30ml/min 时，镁的排泄分数会大幅增加，但是高镁血症仍然会发生[100]。3 期 CKD 患者，升高的血镁并不常见，但是镁的排泄分数增加[101]。透析患者中，血镁可以通过改变透析液中镁离子的浓度来调节[95,101]。CKD 患者中轻到中度的高镁血症同时具有潜在的有益及有害影响（表 33.3）。包括：提高血管内皮功能，延迟血管钙化，激活 CaSR，降低 PTH[2,95,101-105]。血管钙化的减轻与激活 TRPM7 通道、刺激 CaSR、血管平滑肌抑制因子有关[2,103]。高镁血症一个不利影响是导致软骨病[95,106,107]。

表 33.3 慢性肾病患者镁含量变化的潜在影响

矿物质和骨骼(高镁血症的潜在影响)
矿物质减少 软骨病 甲状旁腺激素分泌增加
心血管(低镁血症的潜在影响)
心肌收缩受损 透析时血流动力学稳定性降低 低血压
动脉粥样硬化和血管钙化(高镁血症的潜在影响)
血管钙化减慢 颈动脉内中膜厚度减少

许多研究评估了镁在血管钙化中的保护作用，在主动脉移植的大鼠和钙化小鼠模型中补充镁可以减轻钙化[103,108,109]。所有评价 CKD 中镁的临床研究已经在透析患者中实现。透析患者中，高水平的血镁可以降低血管钙化[103,110,111]。有报道镁可以降低二尖瓣钙化[112]。在透析患者和健康人群中均发现高血镁与低颈动脉厚度有关[103,113,114]。一个介入治疗研究中发现，补充镁 2 个月后，颈动脉厚度降低[115]。

高镁血症可以激活甲状旁腺中的 CaSR，并抑制 PTH 的分泌。但是抑制作用比正常水平的血钙低 2 ~ 3 倍[105,116]。一个孕妇实验中发现，静脉输注镁可以抑制 PTH 分泌[117]。CKD 中，镁对 PTH 分泌的影响已经在透析患者中有所研究，许多研究发现，血镁和 PTH 呈相反关系，但进一步结果仍然缺失[95,118-120]。CKD 时，骨骼中的镁变化只在透析患者中研究过，稍早的研究中发现，骨骼中血镁升高，但这些患者大多经历了两年以上的高镁透析[99,121]。低镁浓度的透析液会促进软骨病的发生[107]。另外一个研究发现，肾脏骨发育不全时，总骨骼中的镁并没有增加。尽管透析患者骨骼中钙镁均与正常没有区别，但是镁和钙的比例有所增加[122]。最后，很多研究发现，对于透析患者来说，碳酸镁是一种有效，廉价的磷酸盐结合剂[123,124]。碳酸镁是否可以安全的用于透析前的患者还没有评估过。在 CKD 多年研究之后，有关镁在 CKD 发生和发展过程中，抑制血管钙化的作用仍需研究。

总 结

直到 CKD 晚期，才会出现低钙血症、高磷血症和高镁血症。因为经历了 CKD 2 和 3 期，血钙、血镁、血磷有代偿性的改变。通过增加 PTH，增加骨骼中钙的流出和肾脏钙的重吸收，血钙维持稳定，同时，会增加磷酸盐的排泄，降低血磷。CKD 发生发展过程中 PTH 和 FGF23 的增加会提高肾脏磷酸盐的排泄，进而维持血磷稳定，直到晚期 CKD。然而，随着 CKD 的进展，FGF23 的高磷酸盐尿作用被减弱通过下调 Klotho。而且，FGF23 和 1,25D 之间存在一种相反的关系，1,25D 会促进 FGF23 的合成，FGF23 会抑制 1,25D。CKD 早期，主要是 FGF23 的增加为主，伴随 1,25D 下降。不同于血钙和血磷，血镁并不受抑制激素调节。然而，随着 CKD 的进展，为了维持血镁水平，镁的排泄增加。由于60% ~70% 的镁的重吸收发生在 Henle 小管升支粗段，很有可能镁激活的 CaSR 在镁的分泌过程中起重要作用。除异常骨形态和血管钙化外，矿物质代谢异常还与心血管疾病风险增加、死亡率增加，CKD 进展有关。

(杨宝学 译)

参考文献

1. Toka HR, Al-Romaih K, Koshy JM, DiBartolo III S, Kos CH, Quinn SJ, et al. Deficiency of the calcium-sensing receptor in the kidney causes parathyroid hormone-independent hypocalciuria. *J Am Soc Nephrol* 2012;**23**(11):1879–90.
2. Ferre S, Hoenderop JGJ, Bindels RJM. Sensing mechanisms involved in Ca^{2+} and Mg^{2+} homeostasis. *Kidney Int* 2012;**82**(11):1157–66.
3. Davey RA, Findlay DM. Calcitonin: Physiology or Fantasy? *J Bone Miner Res* 2013;**28**(5):973–9.
4. Frassetto LA, Morris Jr. RC, Sebastian A. Effect of age on acid-base composition in adult humans: role of age-related renal functional decline. *Am J Physiol Renal Physiol* 1996;**271**(6): F1114–22.
5. Frassetto L, Sebastian A. Age and systemic acid-base equilibrium: Analysis of published data. *J Gerontol* 1996;**51A**(1):B91–9.
6. Lemann Jr. J. Relationship between urinary calcium and net acid excretion as determined by dietary protein and potassium: a review. *Nephron* 1999;**81**(Suppl. 1):18–25.
7. Lemann Jr. J, Bushinsky DA, Hamm LL. Bone buffering of acid and base in humans. *Am J Physiol Renal Physiol* 2003;**285**(5):F811–32.
8. Moseley KF, Weaver CM, Appel L, Sebastian A, Sellmeyer DE. Potassium citrate supplementation results in sustained improvement in calcium balance in older men and women. *J Bone Miner Res* 2013;**28**(3):497–504.
9. Ireland P, Fordtran JS. Effect of dietary calcium and age on jejunal calcium absorption in humans studied by intestinal perfusion. *J Clin Invest* 1973;**52**(11):2672–81.
10. Portale AA, Lonergan ET, Tanney DM, Halloran BP. Aging alters calcium regulation of serum concentration of parathyroid hormone in healthy men. *Am J Physiol Endo Metab* 1997;**272**(1):E139–46.
11. Khosla S, Atkinson EJ, Melton III LJ, Riggs BL. Effects of age and estrogen status on serum parathyroid hormone levels and biochemical markers of bone turnover in women: A population-based study. *J Clin Endocrinol Metab* 1997;**82**(5):1522–7.
12. Keating Jr. FR, Jones JD, Elveback LR, Randall RV. The relation of age and sex to distribution of values in healthy adults of serum calcium, inorganic phosphorus, magnesium, alkaline phosphatase, total proteins, albumin, and blood urea. *J Lab Clin Med* 1969;**73**(5):825–34.
13. Cirillo M, Ciacci C, De Santo NG. Age, renal tubular phosphate

reabsorption, and serum phosphate levels in adults. *N Engl J Med* 2008;**359**(8):864–6.
14. Faroqui S, Levi M, Soleimani M, Amlal H. Estrogen downregulates the proximal tubule type IIa sodium phosphate cotransport causing phosphate wasting and hypophosphatemia. *Kidney Int* 2008;**73**(10):1141–50.
15. Levin A, Bakris GL, Molitch M, Smulders M, Tian J, Williams LA, et al. Prevalence of abnormal serum vitamin D, PTH, calcium, and phosphorus in patients with chronic kidney disease: Results of the study to evaluate early kidney disease. *Kidney Int* 2007;**71**(1):31–8.
16. Craver L, Marco MP, Martinez I, Rue M, Borras M, Martin ML, et al. Mineral metabolism parameters throughout chronic kidney disease stages 1-5 – achievement of K/DOQI target ranges. *Nephrol Dial Transplant* 2007;**22**(4):1171–6.
17. Tallon S, Berdud I, Hernandez A, Concepcion MT, Almaden Y, Torres A, et al. The relative effects of PTH and dietary phosphorus on calcitriol production in normal and azotemic rats. *Kidney Int* 1996;**49**(5):1441–6.
18. Slatopolsky E, Bricker NS. The role of phosphorus restriction in the prevention of secondary hyperparathyroidism in chronic renal disease. *Kidney Int* 1973;**4**(2):141–5.
19. Lopez-Hilker S, Dusso AS, Rapp NS, Martin KJ, Slatopolsky E. Phosphorus restriction reverses secondary hyperparathyroidism independent of changes in calcium and calcitriol. *Am J Physiol Renal Physiol* 1990;**259**(3):F432–7.
20. Al-Aly Z, Qazi RA, Gonzalez EA, Zeringue A, Martin KJ. Changes in serum 25-hydroxyvitamin D and plasma intact PTH levels following treatment with ergocalciferol in patients with CKD. *Am J Kidney Dis* 2007;**50**(1):59–68.
21. Kandula R, Dobre M, Schold JD, Schreiber Jr. MJ, Mehrotra R, Navaneethan SD. Vitamin D supplementation in chronic kidney disease: A systematic review and meta-analysis of observational studies and randomized controlled trials. *Clin J Am Soc Nephrol* 2011;**6**(1):50–62.
22. Cloutier M, Gascon-Barre M, D'Amour P. Chronic adaptation of dog parathyroid function to a low-calcium-high-sodium-vitamin D-deficient diet. *J Bone Miner Res* 1992;**7**(9):1021–8.
23. De Boer IH, Gorodetskaya I, Young B, Hsu C-Y, Chertow GM. The severity of secondary hyperparathyroidism in chronic renal insufficiency is GFR-dependent, race-dependent, and associated with cardiovascular disease. *J Am Soc Nephrol* 2002;**13**(11):2762–9.
24. Gutierrez OM, Isakova T, Andress DL, Levin A, Wolf M. Prevalence and severity of disordered mineral metabolism in Blacks with chronic kidney disease. *Kidney Int* 2008;**73**(8):956–62.
25. Sawaya BP, Butros B, Naqvi S, Geng Z, Mawad H, Friedler R, et al. Differences in bone turnover and intact PTH levels between African American and Caucasian patients with end-stage renal disease. *Kidney Int* 2003;**64**(2):737–42.
26. Malluche HH, Mawad HW, Monier-Faugere M-C. Renal osteodystrophy in the first decade of the new millenium: Analysis of 630 bone biopsies in black and white patients. *J Bone Miner Res* 2011;**26**(6):1368–76.
27. Brossard JH, Cloutier M, Roy L, Lepage R, Gascon-Barre M, D'Amour P. Accumulation of a non-(1-84) molecular form of parathyroid hormone (PTH) detected by intact PTH assay in renal failure: Importance in the interpretation of PTH values. *J Clin Endocrinol Metab* 1996;**81**(11):3923–9.
28. Slatopolsky E, Finch J, Clay P, Martin D, Sicard G, Singer G, et al. A novel mechanism for skeletal resistance in uremia. *Kidney Int* 2000;**58**(2):753–61.
29. Nguyen-Yamamoto L, Rousseau L, Brossard J-H, Lepage R, D'Amour P. Synthetic carboxyl-terminal fragments of parathyroid hormone (PTH) decrease ionized calcium concentrations in rats by acting on a receptor different from the PTH/PTH-related peptide receptor. *Endocrinology* 2001;**142**(4):1386–92.
30. Divieti P, John MR, Juppner H, Bringhurst FR. Human PTH-(7-84) inhibits bone resorption in vitro via actions independent of the type 1 PTH/PTHrP receptor. *Endocrinology* 2002;**143**(1):171–6.
31. Murray TM, Rao LG, Divieti P, Bringhurst FR. Parathyroid hormone secretion and action: Evidence for discrete receptors for the carboxyl-terminal region and related biological actions of carboxy-terminal ligands. *Endocr Rev* 2005;**26**(1):78–113.
32. Usatii M, Rousseau L, Demers C, Petit J-L, Brossard J-H, Gascon-Barre M, et al. Parathyroid hormone fragments inhibit active hormone and hypocalcemia-induced 1,25(OH)$_2$D synthesis. *Kidney Int* 2007;**72**(11):1330–5.
33. Tominaga Y, Takagi H. Molecular genetics of hyperparathyroid disease. *Curr Opin Nephrol Hypertens* 1996;**5**(4):336–41.
34. Tominaga Y, Tanaka Y, Sato K, Nagasaka T, Takagi H. Histopathology, pathophysiology, and indications for surgical treatment of renal hyperparathyroidism. *Semin Surg Oncol* 1997;**13**(2):78–86.
35. Alshayeb HM, Josephson MA, Sprague SM. CKD-mineral and bone disorder management in kidney transplant recipients. *Am J Kidney Dis* 2013;**61**(2):310–25.
36. Sabbagh Y, O'Brien SP, Song W, Boulanger JH, Stockmann A, Arbeeny C, et al. Intestinal Npt2b plays a major role in phosphate absorption and homeostasis. *J Am Soc Nephrol* 2009;**20**(11):2348–58.
37. Loghman-Adham M. Adaptation to changes in dietary phosphorus intake in health and in renal failure. *J Lab Clin Med* 1997;**129**(2):176–88.
38. Hill KM, Martin BR, Wastney ME, McCabe GP, Moe SM, Weaver CM, et al. Oral calcium carbonate affects calcium but not phosphorus balance in stage 3-4 chronic kidney disease. *Kidney Int* 2013;**83**(5):959–66.
39. Marks J, Debnam ES, Unwin RJ. Phosphate homeostasis and the renal-gastrointestinal axis. *Am J Physiol Renal Physiol* 2010;**299**(2):F285–96.
40. Forster IC, Hernando N, Biber J, Murer H. Phosphate transporters of the SLC20 and SLC34 families. *Mol Aspects Med* 2013;**34**(2-3):386–95.
41. Giral H, Caldas Y, Sutherland E, Wilson P, Breusegem S, Barry N, et al. Regulation of rat intestinal Na-dependent phosphate transporters by dietary phosphate. *Am J Physiol Renal Physiol* 2009;**297**(5):F1466–75.
42. Miyamoto K, Ito M, Kuwahata M, Kato S, Segawa H. Inhibition of intestinal sodium-dependent inorganic phosphate transport by fibroblast growth factor 23. *Ther Apher Dialy* 2005;**9**(4):331–5.
43. Yanagawa N, Nissenson RA, Edwards B, Yeung P, Trizna W, Fine LG. Functional profile of the isolated uremic nephron: intrinsic adaptation of phosphate transport in the rabbit proximal tubule. *Kidney Int* 1983;**23**(5):674–83.
44. Berndt T, Thomas LF, Craig TA, Sommer S, Li X, Bergstralh EJ, et al. Evidence for a signaling axis by which intestinal phosphate rapidly modulates renal phosphate reabsorption. *Proc Natl Acad Sci (USA)* 2007;**104**(26):11085–90.
45. Hu M-C, Shiizaki K, Kuro-o M, Moe OW. Fibroblast growth factor 23 and pathophysiology of an endocrine network of mineral metabolism. *Annu Rev Physiol* 2013;**75**:503–33.
46. Lederer E, Miyamoto K-I. Clinical consequences of mutations in sodium phosphate cotransporters. *Clin J Am Soc Nephrol* 2012;**7**(7):1179–87.
47. Segawa H, Onitsuka A, Kuwuhata M, Hanabusa E, Furutani J, Kaneko I, et al. Type IIc sodium-dependent phosphate transporter regulates calcium metabolism. *J Am Soc Nephrol* 2009;**20**(1):104–13.
48. Vervloet MG, van Ittersum FJ, Buttler RM, Heijboer AC, Blankenstein MA, ter Wee PM. Effects of dietary phosphate and calcium intake on fibroblast growth factor-23. *Clin J Am Soc Nephrol* 2011;**6**(2):383–9.
49. Liu S, Vierthaler L, Tang W, Zhou J, Quarles LD. FGFR3 and FGFR4 do not mediate renal effects of FGF23. *J Am Soc Nephrol* 2008;**19**(12):2342–50.
50. Olauson H, Lindberg K, Amin R, Jia T, Wernerson A, Andersson G, et al. Targeted deletion of Klotho in kidney distal tubule disrupts mineral metabolism. *J Am Soc Nephrol* 2012;**23**(10):1641–51.
51. Farrow EG, Davis SI, Summers LJ, White KE. Initial FGF23-mediated signaling occurs in the distal convoluted tubule. *J Am Soc Nephrol* 2009;**20**(5):955–60.

52. Rodriguez-Ortiz ME, Lopez I, Munoz-Castaneda J, Martinez-Moreno JM, Ramirez AP, Pineda C, et al. Calcium deficiency reduces circulating levels of FGF23. *J Am Soc Nephrol* 2012;**23**(7):1190–7.
53. Smith RC, O'Bryan LM, Farrow EG, Summers LJ, Clinkenbeard EL, Roberts JL, et al. Circulating αKlotho influences phosphate handling by controlling FGF23 production. *J Clin Invest* 2012;**122**(12):4710–5.
54. Coburn JW, Hartenbower DL, Brickman AS, Massry SG, Kopple JD. Intestinal absorption of calcium, magnesium and phosphorus in chronic renal insufficiency. In: David DS, editor. *Calcium metabolism in renal failure and nephrolithiasis*. New York: John Wiley & Sons; 1977. p. 77–109.
55. Evenepoel P, Wolf M. A balanced view of calcium and phosphate homeostasis in chronic kidney disease. *Kidney Int* 2013;**83**(5):789–91.
56. Davis GR, Zerwekh JE, Parker TF, Krejs GJ, Pak CYC, Fordtran JS. Absorption of phosphate in the jejunum of patients with chronic renal failure before and after correction of vitamin D deficiency. *Gastroenterology* 1983;**85**(4):908–16.
57. Marks J, Churchill LJ, Srai SK, Biber J, Murer H, Jaeger P, et al. Intestinal phosphate absorption in a model of chronic renal failure. *Kidney Int* 2007;**72**(2):166–73.
58. Elhalel MD, Wald H, Rubinger D, Moscovici AG, Inoue M, Levi M, et al. Regulation of NaPi-IIa mRNA and transporter protein in chronic renal failure: Role of parathyroid hormone (PTH) and dietary phosphate (Pi). *Pflugers Arch* 2004;**449**(3):265–70.
59. Schiavi SC, Tang W, Bracken C, O'Brien SP, Song W, Boulanger J, et al. Npt2b deletion attenuates hyperphosphatemia associated with CKD. *J Am Soc Nephrol* 2012;**23**(10):1691–700.
60. Loghman-Adham M. Renal and intestinal Pi transport adaptation to low phosphorus diet in uremic rats. *J Am Soc Nephrol* 1993;**3**(12):1930–7.
61. Nemere I. The ins and outs of phosphate homeostasis. *Kidney Int* 2007;**72**(2):140–2.
62. Drueke TB, Massy ZA. Phosphate binders in CKD: Bad news or good news? *J Am Soc Nephrol* 2012;**23**(8):1277–80.
63. Baczynski R, Massry SG, Kohan R, Magott M, Saglikes Y, Brautbar N. Effect of parathyroid hormone on myocardial energy metabolism in the rat. *Kidney Int* 1985;**27**(5):718–25.
64. Loghman-Adham M, Konkel MS, Dousa TP. Phosphate transport in the brush border membranes from uremic rats. Response to phosphonoformic acid. *J Am Soc Nephrol* 1992;**3**(6):1253–9.
65. Hruska KA, Klahr S, Hammerman MR. Decreased luminal membrane transport of phosphate in chronic renal failure. *Am J Physiol* 1982;**242**(1):F17–22.
66. Bricker NS. On the pathogenesis of the uremic state. An exposition of the trade-off hypothesis. *N Engl J Med* 1972;**286**(20):1093–9.
67. Gutierrez O. Fibroblast growth factor 23 and disordered vitamin D metabolism in chronic kidney disease. Updating the "Trade-off" hypothesis. *Clin J Am Soc Nephrol* 2010;**5**(9):1710–6.
68. Estepa JC, Aguilera-Tejero E, Lopez I, Almaden Y, Rodriguez M, Felsenfeld AJ. Effect of phosphate on PTH secretion in vivo. *J Bone Miner Res* 1999;**14**(11):1848–54.
69. Drueke TB, Massy ZA. Circulating Klotho levels: clinical relevance and relationship with tissue Klotho expression. *Kidney Int* 2012;**83**(1):13–15.
70. Montenegro J, Cornago J, Gallardo I, Ledesman PG, Hernando A, Martinez I, et al. Efficacy and safety of cinacalcet for the treatment of secondary hyperparathyroidism in patients with advanced chronic kidney disease before intiation of regular dialysis. *Nephrology* 2012;**17**(1):26–31.
71. Drueke TB, Olgaard K. Report on 2012 ISN Nexus Symposium: bone and the kidney. *Kidney Int* 2013;**83**(4):557–62.
72. Pavik I, Jaeger P, Ebner L, Wagner CA, Petzold K, Spichtig D, et al. Secreted Klotho and FGF23 in chronic kidney disease stage 1 to 5: a sequence suggested from a cross-sectional study. *Nephrol Dial Transplant* 2013;**28**(2):352–9.
73. Koh N, Fujimori T, Nishiguchi S, Tamori A, Shiomi S, Nakatani T, et al. Severely reduced production of klotho in human chronic renal failure kidney. *Biochem Biophys Res Commun* 2001;**280**(4):1015–20.
74. Yu X, Sabbagh Y, Davis SI, Demay MB, White KE. Genetic dissection of phosphate- and vitamin D-mediated regulation of circulating FGF23 concentrations. *Bone* 2005;**36**(6):971–7.
75. Young GH, Wu VC. Klotho methylation is linked to uremic toxins and chronic kidney disease. *Kidney Int* 2012;**81**(7):611–2.
76. Lopez I, Aguilera-Tejero E, Felsenfeld AJ, Estepa JC, Rodriguez M. Direct effect of acute metabolic and respiratory acidosis on parathyroid hormone secretion in the dog. *J Bone Miner Res* 2002;**17**(9):1691–700.
77. Lopez I, Aguilera-Tejero E, Estepa JC, Rodriguez M, Felsenfeld AJ. Role of acidosis-induced increases in calcium on PTH secretion in acute metabolic and respiratory acidosis in the dog. *Am J Physiol Endocrinol Metab* 2004;**286**(5):E780–5.
78. Martin KJ, Gonzalez EA. Prevention and control of phosphate retention/hyperphosphatemia in CKD-MBD: What is normal, when to start, and how to treat? *Clin J Am Soc Nephrol* 2011;**6**(2):440–6.
79. Osuka S, Razzaque MS. Can features of phosphate toxicity appear in normophosphatemia? *J Bone Miner Metab* 2012;**30**(1):10–18.
80. Giachelli CM. Vascular calcification mechanisms. *J Am Soc Nephrol* 2004;**15**(1):2959–64.
81. Giachelli CM, Jono S, Shioi A, Nishizawa Y, Mori K, Morii H. Vascular calcification and inorganic phosphate. *Am J Kidney Dis* 2001;**38**(4 Suppl. 1):S34–7.
82. Lim K, Lu TS, Molostvov G, Lee C, Lam FT, Zender D, et al. Vascular klotho deficiency potentiates the development of human artery calcification and mediates resistance to fibroblast growth factor 23. *Circulation* 2012;**125**(3):2243–55.
83. Di Marco GS, Konig M, Stock C, Wiesinger A, Hillebrand U, Reiermann S, et al. High phosphate directly affects endothelial function by downregulating annexin II. *Kidney Int* 2013;**83**(2):213–22.
84. Burger D, Levin A. "Shedding" light on mechanisms of hyperphosphatemic vascular disease. *Kidney Int* 2013;**83**(2):187–9.
85. Zoccali C, Ruggenenti P, Perna A, Leonardis D, Tripepi R, Tripepi G, et al. Phosphate may promote CKD progression and attenuate renoprotective effect of ACE inhibition. *J Am Soc Nephrol* 2011;**22**(10):1923–30.
86. Lau K. Phosphate excess and progressive renal failure: the precipitation-calcification hypothesis. *Kidney Int* 1989;**36**(5):918–37.
87. Di Iorio BR, Bellizzi V, Bellasi A, Torraca S, D'Arrigo G, Tripepi G, et al. Phosphate attenuates the anti-proteinuric effect of very low-protein diet in CKD patients. *Nephrol Dial Transplant* 2013;**28**(3):632–40.
88. Kovesdy CP, Quarles LD. Fibroblast growth factor-23: what we know, what we don't know, and what we need to know. *Nephrol Dial Transplant.* 2013;**28**(9):2228–36.
89. Dominguez JR, Shiplak MG, Whooley MA, Ix JH. Fractional excretion of phosphorus modifies the association between fibroblast growth factor-23 and outcomes. *J Am Soc Nephrol* 2013;**24**(4):647–54.
90. Sanchez-Nino MD, Sanz AB, Ortiz A. Klotho to treat kidney fibrosis. *J Am Soc Nephrol* 2013;**24**(5):687–9.
91. Faul C, Amaral AP, Oskouei B, Hu M-C, Sloan A, Isakova T, et al. FGF23 induces left ventricular hypertrophy. *J Clin Invest* 2011;**121**(11):4393–408.
92. Hu M-C, Shi M, Zhang J, Quinones H, Griffith C, Kuro-o M, et al. Klotho deficiency causes vascular calcification in chronic kidney disease. *J Am Soc Nephrol* 2011;**22**(1):124–36.
93. Coburn JW, Levine BS. Disorders of magnesium homeostasis and magnesium therapy. In: Suki WN, Massry SG, editors. *Therapy of renal diseases and related disorders* Third ed. Boston/Dordrecht/London: Kluwer Academic Publishers; 1998. p. 115–41.
94. Jahnen-Dechent W, Ketteler M. Magnesium basics. *Clin Kidney J* 2012(5 Suppl. 1):i3–i14.
95. Navarro-Gonzales JF, Mora-Fernandez C, Garcia-Perez J. Clinical implications of disordered magnesium homeostasis in chronic renal failure and dialysis. *Semin Dial* 2009;**22**(1):37–44.
96. de Baaij JHF, Hoenderop JGJ, Bindels RJM. Regulation of mag-

nesium balance: lessons learned from human genetic disease. *Clin Kidney J* 2012;**5**(Suppl. 1):i15–24.

97. Alexander RT, Hoenderop JG, Bindels RJ. Molecular determinants of magnesium homeostasis: Insights from human disease. *J Am Soc Nephrol* 2008;**19**(8):1451–9.
98. Schmulen AC, Lerman M, Pak CYC, Zerwekh I, Morawaski SD, Fordtran JS, et al. Effect of 1,25-dihydroxyvitamin D3 therapy on jejunal absorption of magnesium in patients with chronic renal failure. *Am J Physiol* 1980;**238**(4):349G–355GG.
99. Kanbay M, Goldsmith D, Uyar ME, Turgut F, Covic A. Magnesium in chronic kidney disease: Challenges and opportunities. *Blood Purif* 2010;**29**(3):280–92.
100. Coburn JW, Popovtzer MM, Massry SG, Kleeman CR. The physicochemical state and renal handling of divalent ions in chronic renal failure. *Arch Intern Med* 1969;**124**(3):302–11.
101. Cunningham J, Rodriguez M, Messa P. Magnesium in chronic kidney disease Stages 3 and 4 and in dialysis patients. *Clin Kidney J* 2012;**5**(Suppl. 1):i39–51.
102. Maier JA, Bernardini D, Rayssiguier Y, Mazur A. High concentrations of magnesium modulate vascular endothelial cell behaviour in vitro. *Biochim Biophys Acta* 2004;**1689**(1):6–12.
103. Massy ZA, Drueke TB. Magnesium and outcomes in patients with chronic kidney disease: focus on vascular calcification, atherosclerosis and survival. *Clin Kidney J* 2012;**5**(Suppl. 1):i52–61.
104. Altura BM, Altura BT, Carella A, Gebrewold A, Murakawa T, Nishio A. Mg^{2+}-Ca^{2+} interaction in contractility of vascular smooth muscle: Mg^{2+} versus organic calcium channel blockers on myogenic tone and agonist-induced responsiveness of blood vessels. *Can J Physiol Pharmacol* 1987;**65**(4):729–45.
105. Vetter T, Lohse MJ. Magnesium and the parathyroid. *Curr Opin Nephrol Hypertens* 2002;**11**(4):403–10.
106. Brunner FP, Thiel G. The use of magnesium-containing phosphate binders in patients with end-stage renal disease on maintenance haemodialysis. *Nephron* 1982;**32**(3):266.
107. Gonella M, Ballanti B, Della Rocca C, Calabrese G, Pratesi G, Vagelli G, et al. Improved bone morphology by normalising serum magnesium in chronically hemodialysed patients. *Miner Electrolyte Metab* 1988;**14**(4):240–5.
108. Gorgels TG, Waarsing JH, de Wolf A, ten Brink JB, Loves WJ, Bergen AA. Dietary magnesium, not calcium, prevents vascular calcification in a mouse model for pseudoxanthoma elasticum. *J Mol Med* 2010;**88**(5):467–75.
109. Schwille PO, Schmiedl A, Schwille R, Brunner P, Kissler H, Cesnjevar R, et al. Media calcification, low erythrocyte magnesium, altered plasma magnesium, and calcium homeostasis following grafting of the throacic aorta to the infrarenal aorta in the rat – differential preventive effects of long-term oral magnesium supplementation alone and in combination with alkali. *Biomed Pharmacother* 2003;**57**(2):88–97.
110. Meema HE, Oreopoulos DG, Rapoport A. Serum magnesium and arterial calcification in end-stage renal disease. *Kidney Int* 1987;**32**(3):388–94.
111. Ishimura E, Okuno S, Kitatani K, Tsuchida T, Yamakawa T, Shioi A, et al. Significant association between the presence of peripheral vascular calcification and lower serum magnesium in hemodialysis patients. *Clin Nephrol* 2007;**68**(4):222–7.
112. Tzanakis I, Pras A, Kounali D, Mamali V, Kartsonakis V, Mayapoulos-Symvoulidou D, et al. Mitral annular calcifications in haemodialysis patients: a possible protective role of magnesium. *Nephrol Dial Transplant* 1997;**12**(9):2036–7.
113. Tzanakis I, Virvidakis K, Tsomi A, Mantakas E, Girousis N, Karefyllakis N, et al. Intra- and extracellular magnesium levels and atheromatosis in haemodialysis patients. *Magnes Res* 2004;**17**(2):102–8.
114. Hashimoto T, Hara A, Ohkubo T, Kikuya M, Shintani Y, Metoki H, et al. Serum magnesium, ambulatory blood pressure, and carotid artery alteration: the Ohasama study. *Am J Hypertens* 2010;**23**(12):1292–8.
115. Turgut F, Kanbay M, Metin MR, Uz E, Akcay A, Covic A. Magnesium supplementation helps to improve carotid intima media thickness in patients on hemodialysis. *Int Urol Nephrol* 2008;**40**(4):1075–82.
116. Brown EM, MacLeod RJ. Extracellular calcium sensing and extracellular calcium signaling. *Physiol Rev* 2001;**81**(1):240–97.
117. Cholst IN, Steinberg SF, Tropper PJ, Fox HE, Segre GV, Bilezikian JP. The influence of hypermagnesemia on serum calcium and parathyroid hormone levels in human subjects. *N Engl J Med* 1984;**310**(19):1221–5.
118. Saha H, Harmoinen A, Pietila K, Morsky P, Pasternack A. Measurement of serum ionized versus total levels of magnesium and calcium in hemodialysis patients. *Clin Nephrol* 1996;**46**(5):326–31.
119. Navarro J, Mora C, Macia M, Garcia J. Serum magnesium concentration is an independent predictor of parathyroid hormone levels in peritoneal dialysis patients. *Perit Dial Int* 1999;**19**(5):455–61.
120. Navarro J, Mora C, Jiminez A, Torres A, Macia M, Garcia J. Relationship between serum magnesium and parathyroid hormone levels in hemodialysis patients. *Am J Kidney Dis* 1999;**34**(1):43–8.
121. Contiguglia SR, Alfrey AC, Miller N, Butkus D. Total body magnesium excess in chronic renal failure. *Lancet* 1972;**299**(7764):1300–2.
122. D'Haese PC, Couttenye MM, Lamberts LV, Elseviers MM, Goodman WG, Schrooten I, et al. Aluminum, iron, lead, cadmium, copper, zinc, chromium, magnesium, strontium, and calcium content in bone of end-stage renal failure patients. *Clin Chem* 1999;**45**(9):1548–56.
123. Delmez JA, Kelber J, Norwood KY, Giles KS, Slatopolsky E. Magnesium carbonate as a phosphorus binder: a prospective, controlled, crossover study. *Kidney Int* 1996;**49**(1):163–7.
124. de Francisco AL, Leidig M, Covic AC, Ketteler M, Bendyk-Lorens E, Mircescu GM, et al. Evaluation of calcium acetate/magnesium carbonate as a phosphate binder compared with sevelamer hydrochloride in haemodialysis patients: a controlled randomized study (CALMAG study) assessing efficacy and tolerability. *Nephrol Dial Transplant* 2010;**25**(11):3707–17.
125. Adeney KL, Siscovick DS, Ix JH, Seliger SL, Shiplak MG, Jenny NS, et al. Association of serum phosphate with vascular and valvular calcification in moderate CKD. *J Am Soc Nephrol* 2009;**16**(2):520–8.
126. Razzaque MS. The dualistic role of vitamin D in vascular calcifications. *Kidney Int* 2011;**79**(7):708–14.
127. Shuto E, Taketani Y, Tanaka R, Harada N, Isshiki M, Sato M, et al. Dietary phosphorus acutely impairs endothelial function. *J Am Soc Nephrol* 2009;**20**(7):1504–12.
128. Rakugi H, Matsukawa N, Ishikawa K, Yang J, Imai M, Ikushima M, et al. Anti-oxidative effect of Klotho on endothelial cells through cAMP activation. *Endocrine* 2007;**31**(1):82–7.
129. Saleh FN, Schirmer H, Sundsfjord J, Jorde R. Parathyroid hormone and left ventricular hypertrophy. *Europ Heart* 2004;**24**(22):2054–60.
130. Ha SK, Park HS, Kim SJ, Park CH, Kim DS, Kim HS. Prevalence and patterns of left ventricular hypertrophy in patients with predialysis chronic renal failure. *J Korean Med Sci* 1998;**13**(5):488–94.
131. Strozecki P, Adamowicz A, Nartowicz E, Sypniewska GO, Wiodarczyk Z, Manitius J. Parathormone, calcium, phosphorus and left ventricular structure and function in normotensive hemodialysis patients. *Renal Fail* 2001;**23**(1):115–26.
132. Park CW, Oh YS, Shin YS, Kim C-M, Kim Y-S, Kim SY, et al. Intravenous calcitriol regresses myocardial hypertrophy in hemodialysis patients with secondary hyperparathyroidism. *Am J Kidney Dis* 1999;**33**(1):73–81.
133. Xiang W, Kong J, Chen X, Cao LP, Zheng QG, Zheng W, et al. Cardiac hypertrophy in vitamin D receptor knockout mice: role of the systemic and cardiac renin-angiotensin systems. *Am J Physiol Endocrinol Metab* 2004;**288**(1):E125–32.
134. Monge M, Shahapuni I, Oprisiu R, El Esper N, Moriniere Ph, Massy Z, et al. Reappraisal of 2003 NKF-K/DOQI guidelines for management of hyperparathyroidism in chronic kidney disease patients. *Nat Clin Pract Nephrol* 2006;**2**(6):326–36.

135. Kestenbaum B, Sampson JN, Rudser KD, Patterson DJ, Seliger SL, Young B, et al. Serum phosphate levels and mortality risk among people with chronic kidney disease. *J Am Soc Nephrol* 2005;**16**(2):520–8.
136. Block GA, Klassen PS, Lazarus JM, Ofsthun N, Lowrie EG, Chertow GM. Mineral metabolism, mortality, and morbidity in maintenance hemodialysis. *J Am Soc Nephrol* 2004;**15**(8):2208–18.
137. Shoben AB, Rudser KD, De Boer IH, Young B, Kestenbaum B. Association of oral calcitriol with improved survival in nondialyzed CKD. *J Am Soc Nephrol* 2008;**19**(8):1613–9.
138. Felsenfeld AJ, Levine BS. Milk alkali syndrome and the dynamics of calcium homeostasis. *Clin J Am Soc Nephrol* 2006;**1**(4):641–54.
139. Capasso G, Geibel PJ, Damiano S, Jaeger P, Richards WG, Geibel JP. The calcium sensing receptor modulates fluid reabsorption and acid secretion in the proximal tubule. *Kidney Int* 2013;**84**(2):277–84.

第34章

34

慢性肾脏病的酸碱代谢

Michael Emmett
Baylor University Medical Center, Dallas, Texas, USA

无论在正常或是病理情况下，机体代谢都会产生大量的强酸（强酸在机体细胞外液pH环境中几乎能完全解离）。这些酸性物质必须被排出和（或）清除掉，从而避免严重的代谢性酸中毒的发生。肾脏在这一过程中起着很重要的作用，肾脏功能异常会导致代谢性酸中毒的发生。

生物学上几种重要的酸性物质

在生物学中有重要意义的酸性物质可以被分为几类。每一种酸在体内的生成和代谢过程都不相同。体内重要的强酸可分为挥发酸和非挥发酸。

挥发酸可溶于体液，也可以转化成挥发性气体。体内主要的挥发酸是碳酸，可分解成水和二氧化碳，二氧化碳主要由肺排出。成年人每天产生并经肺排出的二氧化碳大约有15 000mmol。运动或患有败血症时，机体会产生并排出的二氧化碳会增多。

非挥发酸包括可代谢是有机酸类和不可代谢或难代谢的酸类物质。

可代谢有机酸包括丙酮酸、乳酸、丁酸、乙酸、乙酰乙酸和β-羟丁酸。这些酸由碳水化合物、蛋白质和脂肪不完全氧化生成。在体内，可代谢有机酸可以被完全氧化成二氧化碳和水，或者通过体内其他代谢途径转化为非解离性物质，如葡萄糖等。当代谢性酸完全氧化成水和二氧化碳时，会消耗体液中相同数量的H^+和OH^-。同样，当可代谢性酸变成葡萄糖等非解离物质时，也会消耗相同数量的H^+和OH^-。一个人每天产生大约1500mEq的乳酸，同时，相同数量的乳酸被氧化或代谢掉（转化成葡萄糖，或经三羧酸循环分解）。代谢性酸可经肾脏排出，在某些特定情况，肾脏也的确排出一些代谢性酸，但在正常情况下，这些酸类物质主要通过体内氧化代谢等过程被清除。有机酸也可由胃肠道中的细菌分解未被吸收的糖类，脂肪和蛋白质产生。这些酸可由粪便排出，也可被机体吸收。这是一个很复杂的过程，在这里我们不做深入的讨论，但是在临床上，的确有些酸代谢紊乱的病例，例如D-乳酸酸中毒时，由消化道产生并吸收的酸性物质起到非常重要的作用。

非代谢性酸和难代谢性酸包括在哺乳类动物体内不易代谢或代谢很慢的有机酸（如草酸，酒石酸等），以及所有的无机酸，比如硫磺酸，磷酸，盐酸和尿酸等。肾脏主要负责这些酸类物质的排出。当肾脏功能异常，这些酸性物质在体内累积会引起肾性酸中毒。

酸中毒的产生是因为酸性物质的产生速率大于代谢和排出速率，因此，酸中毒可以是体内酸的生成增加，或代谢利用（包括氧化）、排泄减少的结果，也可以是这些因素的共同作用的结果。例如，如果体内碳酸的产生速率增加，超过了肺二氧化碳排出能力，就会产生高碳酸血症和呼吸性酸中毒；但呼吸性酸中毒更常见的原因是心肺二氧化碳排泄出能力下降引起。这两种情况都可以使体内二氧化碳水平升高，被定义为呼吸性酸中毒。体内二氧化碳水平升高会使心肺系统排出二氧化碳的能力增强。体内二氧化碳分压升高，会使呼吸系统二氧化碳的排出速率增加，直到二氧化碳产生和排泄的重新达成平衡。任何不同程度的酸中毒，不管是代谢性或者呼吸性的，都是酸性物质的生成与利用和排出的失衡。

代谢性酸性物质引起的代谢性酸中毒

当体内代谢性有机酸的产生率超过了氧化和利用速率时，它们在体液中的浓度就会上升，在一个新的、更高水平上重新达成平衡。临床常见的乳酸性酸中毒和酮症酸中毒就是这类酸中毒的典型例子。严重的代谢性酸中毒有时是酸性物质生成的增加伴有利用的减少。在这些代谢紊乱中，肾脏排出的酸性物质通常是增加的，但是不能完全弥补有机酸在体内聚集。经适当的治疗后，体内升高了的酸性物质的生成率降低，同时，下降了的利用率会回升，于是体内有机酸的水平又重新恢复到正常水平。

所有代谢性有机酸中毒都有一明显的特征，即阴离子间隙增大。阴离子间隙增大是体内有机酸聚集的结果（比如乳酸或者乙酰乙酸）。阴离子间隙增大也代表了碳酸氢根的"分解"增加。每1mEq/L有机酸在细胞外液的积累会降低1mEq/L碳酸氢根的浓度。阴离子间隙的增加同样也代表了体液中"潜在的"碳酸氢根增加。因为这些"潜在的"碳酸氢根在经过氧化或代谢转化为非解离物质时，会重新产生等当量的碳酸氢根。酸性物质在肾脏通常以阴离子（主要与铵耦联）或是可滴定酸（主要是磷酸根）的形式排出，此外，肾脏还通过钠盐或钾盐的形式排除相当数量的此类有机酸。从这一角度看，阴离子间隙增大也意味着丢失了"潜在的"碳酸氢钠或碳酸氢钾。如果作进一步分析，阴离子间隙增大会引起机体钠、钾离子的缺失，使得代谢性酸中毒转变成高氯血症酸中毒。

另一方面，存在于体液中带负电荷的代谢性酸也可完全通过体内的代谢过程转变成碳酸氢根离子，而不需要通过肾脏进行纠正。

由非挥发性无机酸和（或）不可代谢、难代谢性有机酸引起的代谢性酸中毒

总体上，所有被摄取，注入或内源性代谢产生的非挥发性酸、不可代谢或难代谢性酸都需要通过肾脏排出。肾脏完成排出过程需要经过两个步骤。例如，体内生成硫酸后，硫酸分子中的两个氢离子迅速与硫酸根分离，分离出的氢离子随后会与其他缓冲离子结合，主要是碳酸氢根离子。两个氢离子与体内两个碳酸氢根离子形成了两分子碳酸，碳酸再迅速分解成水和二氧化碳。由此看出，通过HCO_3^-/CO_2缓冲系统，体内的氢离子被清除，1当量的氢离子消耗1当量的碳酸氢根，同时生成1当量的碳酸，进而生成二氧化碳。因此，如果有额外的硫酸根离子进入体液，为平衡过多的硫酸根离子，会使得阴离子间隙增加。而在此反应中，由HCO_3^-/CO_2缓冲系统产生的多余的二氧化碳则会经肺排出体外。

在一分子的硫酸被释放进入细胞外液后，机体为恢复基础状态，肾脏需要从尿液排出两个氢离子，与此同时，生成两分子的碳酸氢根。通常，氢离子和硫酸根会从尿液平行排出，但排出过程是相互独立的。硫酸根是以硫酸钠的形式滤出；在远曲小管，氢离子通过与钠离子或钾离子交换被分泌进入小管液。肾脏在处理酸平衡过程中，关键环节是碳酸氢根的生成和阴离子的排出。

正常肾脏酸的排出

正常成人的肾小球每天滤出约4000mEq的碳酸氢根（主要是碳酸氢钠）。一般来说，所有滤出的碳酸氢钠都会被重吸收，确切地说被回收再利用。在没有代谢性碱中毒症或体内性碱性物质过多的情况下，机体不再需要生成更多的碳酸氢根（注释：而实际上，尿中碳酸氢根的浓度永远不可能是零，尿液中始终存在少量溶解的二氧化碳，而这些溶解的二氧化碳就代表了一定量的碳酸氢根）。临床上，可以见到一些病例，尿中碳酸氢根几乎被完全重吸收，这多是由于这些患者摄取了代谢后能产生更多碳酸氢盐，而非酸性物质的食物（例如水果或者蔬菜）。这些患者由于代谢生成过多的碳酸氢盐，或其他的碱性物质，最终形成代谢性碱毒。这些人通过从尿液排出碳酸氢钠和碳酸氢钾以维持或恢复机体正常的酸碱平衡。然而，在西方人的典型的饮食结构中，有相对较多的肉和鱼类食物，这些食物的经过代谢产生更多的是酸，而不是碱。因此，这些人必须排出不可代谢的有机酸和所有的食物代谢（主要是蛋白质）以及肌肉分解代谢等产生的无机酸。当硫酸化氨基酸，主要是蛋氨酸，胱氨酸和半胱氨酸被氧化时，会使得蛋白质分解产生硫酸。除此之外，含有磷酸的物质，如核苷酸和磷酸化的氨基酸被氧化时会产生磷酸。

碳酸氢盐再利用（重吸收）

首先，肾脏每天必须重吸收出约4000mEq的碳酸氢根。这一过程在近端和远端小管完成并伴有氢离

子的分泌。肾脏分泌的氢离子大部分发生在近端小管，主要是通过管腔膜上的 Na^+-H^+交换体完成。血浆中的氯化钠和碳酸氢钠经肾小球过滤进入肾小管。在近端小管，滤过的钠离子顺电化学梯度由小管液进入小管上皮细胞被重吸收。另外，钠离子还可通过 Na^+-H^+交换进入细胞，钠离子经这一过程进入细胞时，将细胞中的氢离子排出到小管液中。需要注意的是，此时氢离子的排出是逆电化学梯度进行的，是利用钠离子从管腔液进入近端小管上皮细胞的顺性电化学梯度作为驱动力实现氢离子的逆电化学梯度转运。而细胞内低钠离子浓度依赖于基底膜上 Na^+/K^+-ATP 酶的作用。进入近端小管液中的氢离子可与滤液中的高浓度的碳酸氢根结合生成碳酸。

体内多种形式的碳酸酐酶在小管液酸化过程中起着重要的作用。细胞内的碳酸酐酶可以催化水和二氧化碳生成碳酸，接着碳酸迅速分解成氢离子和碳酸氢根。氢离子会被分泌到管腔液中，而碳酸氢根离子则从细胞的另一侧回到体液。

二氧化碳+水↔碳酸↔氢离子+碳酸氢根

碳酸氢根须从细胞排出到体液中，如果碳酸氢根留在细胞中，会使得胞内 pH 值升高，反过来会抑制碳酸酐酶的作用。如果碳酸氢根离开细胞进入小管液，就会中和小管液中的氢离子，因为排出的氢离子和碳酸氢根结合，产生碳酸，或者二氧化碳和水。

这类碳酸酐酶存在于所有能分泌氢离子和碳酸氢根离子的细胞中，包括远端小管上皮细胞、胃肠泌酸细胞、胰腺上皮细胞。另一种形式的碳酸酐酶存在于近端小管上皮细胞的管腔膜表面，可以逆向催化该反应，使得碳酸变成水和二氧化碳。

肾脏近端小管氢离子被分泌到小管液中，这一过程产生的最终效应是：一分子滤过的碳酸氢根会在管腔膜与氢离子转化成碳酸，碳酸再迅速分解成水和二氧化碳。小管液中少量一分子的碳酸氢根，与此同时，一分子的碳酸氢根（当一分子碳酸分解成一分子氢离子和二氧化碳时，近端小管细胞同时产生一分子碳酸）会被转移到细胞外液。碳酸氢根从小管液中消失，最终进入细胞外液的过程被称为碳酸氢根的重吸收。

通常，人每天滤出的碳酸氢根有 4000mEq，近端小管会重吸收其中的 85% ~90%。远端小管通过类似的过程重吸收剩余的 10% ~15%。但是，在远端小管中，氢离子的分泌通过直接水解 ATP 的质子泵来完成。大多数的氢离子的分泌通过生电性的质子泵 H^+-ATP 酶完成，小部分的由电中性的 H^+-K^+ ATP 酶泵完成。在此过程中，伴随氢离子转运的酸碱化学计量原则与前面的描述完全相同，即在管腔液中，一个分泌的氢离子与一个碳酸氢根结合产生一分子的碳酸，同时，一分子的碳酸氢根会从远端小管的基底膜进入细胞外液。大多数情况下（除过量碳酸氢盐产生利尿外）几乎所有滤过的碳酸氢根都被回收再利用。

碳酸氢根的生成和再生/氨根和可滴定酸的分泌

体液中产生额外的无机酸或有机酸都会导致碳酸氢根浓度降低和阴离子间隙的升高（除盐酸之外，盐酸会提高氯离子浓度而不是阴离子间隙）。在某种意义上，这一过程包括可以被体内的有机酸代谢过程所逆转。当机体代谢产生无机酸、不可代谢或难代谢的有机酸时，体液需要分泌阴离子（如硫酸盐、磷酸、尿酸盐和氯离子）和氢离子，以恢复机体的稳态。在健康个体，这一过程通过两条相互独立、平行工作的通路完成以实现酸碱水平和电解质平衡的调节。

向尿液中分泌和排出氢离子相当于等摩尔的碳酸氢根进入体液。如果体液中碳酸氢根的增加与管腔液中碳酸氢根的消失相耦联，这一过程成为碳酸氢根的重吸收；如果氢离子的分泌与管腔液中碳酸氢根的消失并不相关，这一过程是碳酸氢根的再生。

进入管腔的氢离子需要迅速与小管液中的各种缓冲分子相结合，否则小管液的 pH 值会迅速降低，甚至到 5.0（质子浓度 = 0.00001mm/L）以下。若细胞与管腔液之间的 pH 相差过大时，小管细胞的氢离子分泌过程会停止。在近端小管和远曲小管近起始段，与氢离子结合的缓冲分子是过滤碳酸氢根。当尿液中的碳酸氢根被完全清除后，远端小管中的氢离子将与两种其他缓冲分子结合。

1. 氨：$NH_3+H^+\rightarrow NH_4{}^+$

2. 滴定酸：$HPO_4{}^{2-}+H\rightarrow H_2PO_4{}^-$，以及少量肌酸酐和各种其他有机缓冲分子。

尿液中排出的铵盐主要来源于近端小管上皮细胞的谷氨酸盐。氨合成和代谢的生理过程是：小管液中的氨可被重吸收，它在肾脏髓质逆流过程中被浓缩，以及铵根形式，经非离子扩散原理被浓缩，具体的机制已超出了本篇综述的讨论范围，在此不作深入讨论。然而，无论铵根通过什么具体机制合成，并最终从尿液排出，其作用是随着铵根离子排出，等当量的氢离子也被排出，而体液中也就保留了等当量的碳酸氢根。(至于被保留的碳酸氢根是重吸收的碳酸氢根,还是机体新生成的碳酸氢根取决于碳酸氢根的生成过程。如果通过分解碳酸,那就是重吸收的碳酸氢根;如果是额外产生的,或是恢复分解碳酸所需碳酸氢根之外的,就是新生成的碳酸氢根)。

肾小球滤出的磷酸氢根也可以和小管分泌的氢离子结合,最后以磷酸的形式从尿液中排出,这一途径也会使肾脏排出大量氢离子,也相当于在细胞外液中产生了等摩尔的碳酸氢根。体内可滴定酸的主要形式是磷酸,此外,其他酸类,如肌酐酸也是可滴定酸。

正常情况下,西方人的饮食结构每天可以产生 70 ~ 100mEq 的不可代谢酸,如硫酸和磷酸等。因此,肾脏的远曲小管需要每天再生 70 ~ 100mEq 的碳酸氢根来替代分解的碳酸氢根,同时,肾脏也必须分泌等当量的阴离子来平衡进入体液阴离子。碳酸氢根的再生是由远曲小管通过 H^+-ATP 酶和 H^+-K^+ ATP 酶泵分泌氢离子来完成的。

体液中的无机酸和不可代谢的有机酸阴离子均以钠盐或钾盐的形式从肾小球滤出,然后再被肾小管重吸收或被排出,这个过程不依赖于氢离子的分泌。由于酸性阴离子的分泌机制和阳离子不同,而且相互之间并无直接联系,因此,各种肾脏疾病过程中所出现的酸的分泌紊乱,其产生机制各不相同。

当体内代谢产生硫酸根时,硫酸根会以硫酸钠的形式从肾小球滤出。硫酸根在体液中的存在形式也是硫酸钠,但机体不需要肾脏排出硫酸钠,除非尿液的 pH 值低到超出生理范围,因此,硫酸根是以硫酸铵,或者伴随两个滴定酸阳离子的形式被排出。肾小球伴随硫酸根滤出的两个钠离子通过与氨气或滴定酸分子相关的质子交换被重吸收,从而使体液 pH 得以稳定。

其他的无机酸,如硝酸,磷酸和盐酸,或者难代谢的有机酸,如乙二酸,苯甲酸,马尿酸或 D-乳酸的产生和排出和上述过程类似。在各种情况下,当酸进入体液时,管腔中会分解等当量的碳酸氢根,迅速增加阴离子间隙(或者是氯离子的浓度),接着,肾脏通过滤过作用逆转这些改变(如在一些情况下分泌马尿酸盐-阴离子),同时以氨或者可滴定酸的形式分泌等当量的阳离子。

慢性肾脏功能失调和代谢性酸中毒

轻度到中度的肾脏功能不全(S[Cr]>2.0mg/dl,通常为慢性肾脏功能不全 2 ~ 3 期)通常不伴随有明显的代谢性酸中毒。NHANES Ⅲ 数据库(1988—1994)对 14 722 个成年人进行观察,只有当肾小球滤过率低于 20ml/min,才会有明显的碳酸氢根浓度的降低。然而,与轻度到中度的肾脏功能不全一样,碳酸氢根浓度依然还在正常范围内;但若肾小球滤过率进一步下降,则会出现碳酸氢根浓度的降低(图 34.1)[4]。一些研究证实了肾脏功能(以 S[Cr]评价)和血液中的碳酸氢根离子浓度之间呈现线性关系。每 1mg/dl S[Cr]升高会出现约 0.6 ~ 1.6mEq/L 的碳酸氢根浓度下降(图 34.2)[5,6]。然而,当肾功能彻底衰竭时,血液中碳酸氢根浓度通常稳定在 15 ~ 18mEq/L 范围内,这不同于单纯因肾脏功能紊乱造成的代谢性酸中毒。关于这一问题,在一项最大规模研究中,患者被划分

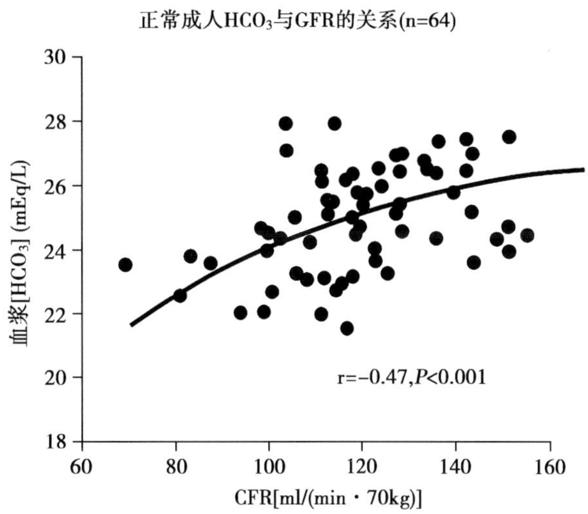

图 34.1　正常成年人血浆碳酸氢根浓度[HCO_3^-]p 和 GFR 的关系(n=64)。每一点代表一受试者在正常饮食时的平均值。两者之间的线性相关性存在统计学意义,GFR:[HCO_3^-]p=0.038GFR+19.9(r^2=0.21),但用非线性拟合的相关性更好:GFR=29.6$e^{-22.1/GFR}$(r^2=0.22)。*Redrawn from data in Figure 3B from Reference*[4].

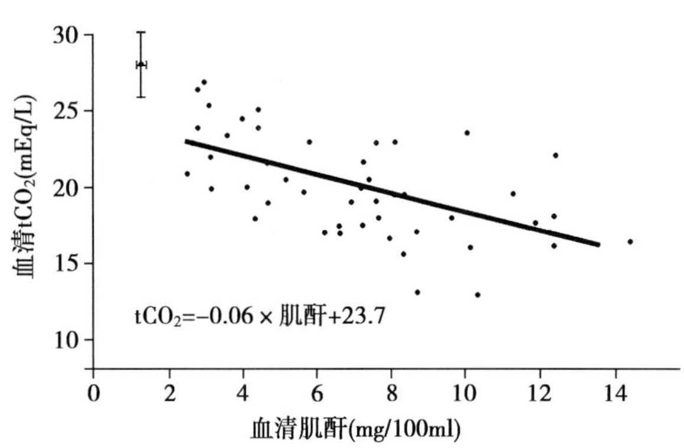

图 34.2　对照患者和不同程度肾衰患者血浆总 CO_2 和血浆肌酐(S[Cr])的关系。(数据以+/-SD 表示)。图中直线通过最小平方法获得,斜率为 0.6,有统计学差异(*P*<0.01)。*Redrawn from data in Figure 1 from Reference*[5].

为三个不同的S[Cr]水平：S[Cr]低于5mg/dl，S[Cr]在5～10mg/dl之间，以及S[Cr]高于10mg/dl（图34.3）[7]。通过计算每组患者的碳酸氢根的下降斜率时，结果显示，当S[Cr]低于5mg/dl，曲线倾斜度最大（约为-1.7），当S[Cr]在5～10mg/dl之间时，斜率变得平缓一些，当S[Cr]高于10mg/dl时，斜率最缓（约0.2）。这些患者都属于晚期患者。这些结果与在晚期患者血液中碳酸根水平一致。

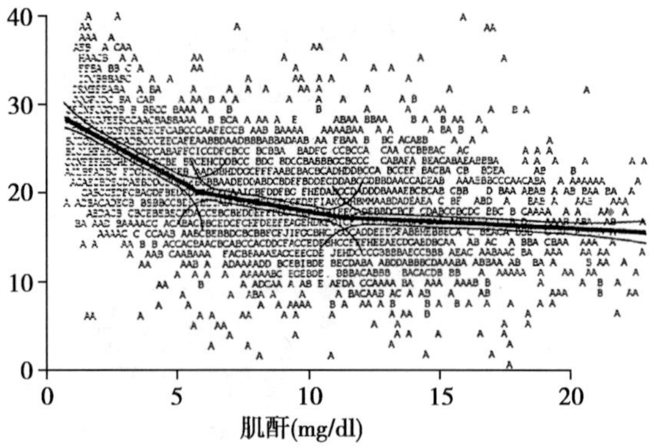

图34.3 总CO_2(mEq/L)和血浆肌酐(S[Cr])(mg/dl)之间的变化关系。图中有大约4000个数据。每一个字母可能代表一个或一个以上的数据（A=1个数据；B=2个数据，C=3个数据，以此类推）。图中直线代表血细胞比容与(S[Cr])之间的关系，按照S[Cr]<5mg/dl、S[Cr]在5～10mg/dl和S[Cr]>10mg/dl分三段绘制。直线斜率可信度下限为95%。*Redrawn from data in Figure 2 from Reference*[7].

肾脏酸中毒——高氯型与阴离子间隙型

在中度肾功能不全的患者（CKD 3～4期）中，早期的代谢性酸中毒通常为高氯型酸中毒。随着肾小球滤过率进一步下降，开始出现比较典型的“尿毒症性酸中毒”，并伴有阴离子间隙型增大。在相对早期慢性肾功能不全患者中会出现高氯型酸中毒这一现象在几十年前就已经被注意到。事实上，当Willoughby Lathem于1958年在《新英格兰医学杂志》上报道了高氯型酸中毒，多年以后这一现象即以他的名字命名为“Willoughby Lathem综合征”[8]。Ⅳ型肾小管性酸中毒（RTA）是高钾、高氯为特征的代谢性酸中毒，这与肾脏产氨作用的降低以及尿铵排泄的减少有关。在一部分Ⅳ型肾小管性酸中毒患者中，高血钾是酸中毒发生的关键，因为血钾过高可抑制肾脏产氨作用[9]。在这些患者中，通过抑制高钾可以减轻，甚至完全逆转代谢性酸中毒。然而在其他慢性肾功能不全或高氯性代谢性酸中毒的患者中，高钾可能并不是酸中毒的核心诱因，因为在这些患者中，即便没有高钾症状，仍会有酸中毒发生。如果有高氯性酸中毒发生，则意味着与排泄无机阴离子和不易代谢的有机酸相比，肾脏排出的氢离子能力受损更加严重。因为酸性阴离子，如SO_4^{2-}、PO_4^{3-}和NO_3^-等在肾脏过滤并以钠盐的形式排除后，远曲小管不能分泌足够量的氢离子使得这些阴离子以NH_4^-或可滴定酸盐的形式排出，因此引起高氯型酸中毒的发生[10]。

当肾小球滤过率下降时，与分泌氢离子相比，为什么阴离子的排泄能力相对保留较好？一种可能性是，滤出的$NaHPO_4^-$和SO_4^{2-}等阴离子80%～90%又被肾小管重吸收。随着肾小球滤过率的下降，这些阴离子的血浆浓度仅轻度增加或者根本不增加，因为，此时肾小管的重吸收也减少。这个理论已在磷酸盐上得到很好的证实。当肾小球滤过率下降时，由于甲状旁腺素（PTH）和phosphatonin的水平升高，肾小管对磷酸盐的重吸收率也从90%降至10%左右[11-13]。类似的机制可能也出现在其他无机阴离子，如SO_4^{2-}等。当然，有机阴离子主要是通过近端小管分泌的，因此，对不同阴离子，肾小球和肾小管功能障碍产生的影响还有所不同。

从更广泛的角度讲，在疾病的早期阶段，肾功能不全对远端肾小管酸分泌的影响较为明显。已有研究证实，每个残余的有功能的肾单位氢离子的分泌量都会有所增加，然而，相比肾小球滤过率的下降，残余肾单位的补偿效应并不能完全抵消肾小球滤过率下降的效应。

当肾小球滤过率下降更加明显时，开始发生阴离子潴留，代谢性酸中毒的类型也由高氯型转变为阴离子间隙型。这一现象最早是由Widmer等描述的（图34.4）[5]。Hakim和Lazarus进行的大型研究结果表明，在中度肾功能不全发生时，可出现高氯血症，而当肾功能不全更加严重时，则出现阴离子间隙型酸中毒（图34.5和图34.6）[7]。也有一种可能，即在一些轻中度肾功能不全的患者中，由于饮食结构的改变（摄入低蛋白饮食，机体代谢生成的无机酸较少），或通过胃肠道或其他途径排泄无机酸阴离子，使得这些患者的阴离子间隙相对正常。值得注意的是，在这些患者中，高氯模式可以贯穿在肾病进展到终末期的整个病程。

在轻度至中度肾功能不全患者中，虽然S[HCO_3^-]下降，但仍保持在相对正常范围内。与S[HCO_3^-]类似，随着肾小球滤过率的下降，即使在中度

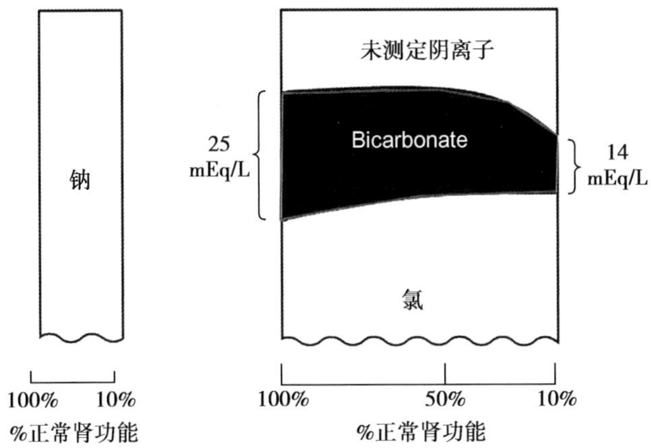

图 34.4　慢性、单纯性肾衰进展过程中血浆电解质组成变化模式示意图。纵坐标代表血浆浓度(mEq/L)。值得注意的是，随肾功能下降，血浆钠浓度出现明显改变；而血浆阴离子组成出现明显变化。在肾衰竭进展早期，血浆碳酸氢根浓度(S[HCO_3^-])的显著下降被血浆氯离子浓度(S[Cl^-])升高完全补偿，未测定阴离子浓度保持不变。只有当肾功能下降到 30% ~50%，高氯型酸中毒才逐渐转变成更为熟悉的“阴离子间隙型”氮质血症酸中毒。肾脏肾功能进一步下降后 S[Cl^-]仍维持在较高水平[14]。*Redrawn from data in Figure 3 from Reference*[5].

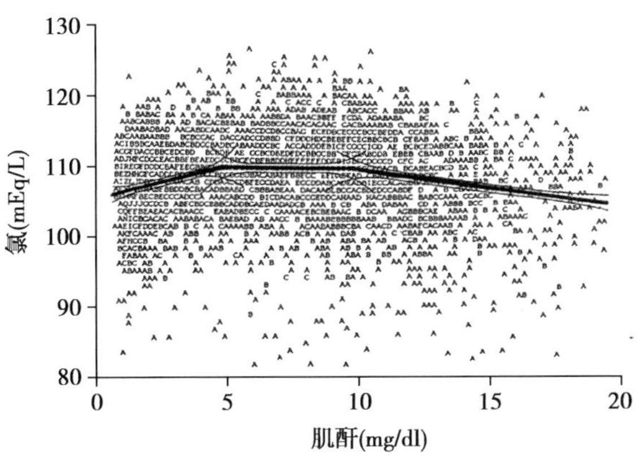

图 34.5　血浆氯离子浓度(S[Cl^-])随血浆肌酐(S[Cr])变化情况。其他标识与图 34.3 相似。*Redrawn from data in Figure 3 from Reference*[7].

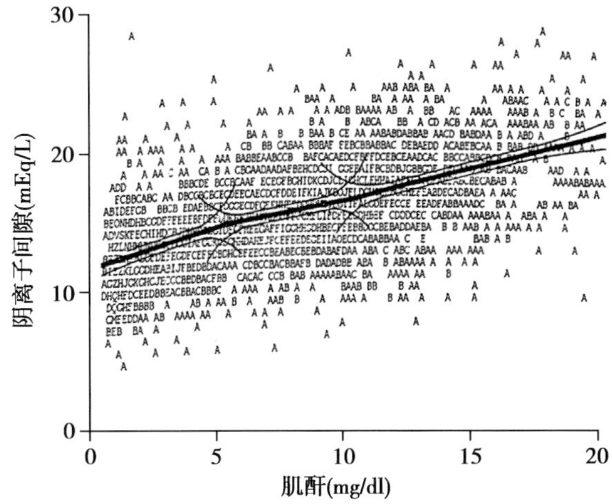

图 34.6　阴离子间隙计算值随血浆肌酐(S[Cr])(mg/dl)变化情况。其他标识与图 34.3 相似。值得注意的是直线斜率始终为正值。*Redrawn from data in Figure 4 from Reference*[7].

肾功能不全的患者中阴离子间隙也会增大，但一般情况下仍可保持在正常范围内，直到出现更晚期的肾功能不全，阴离子间隙才会有明显增大(图 34.6)。Abramowitz 等最近在 NHANES 1999—2004 数据库中分析了 11 957 例受试者，他们的分析结果为这一理论提供了确切证据。他们发现，当 GFR 低于 89ml/(min · 1.73m^2)时，阴离子间隙开始升高；研究结果还发现，阴离子间隙增量与死亡率的升高有关。

所有的肾性酸中毒都是“肾小管性的酸中毒”(renal tubular acidosis，RTAs)，因为肾脏排出氢离子完全依赖肾小管的功能。RTA 与代谢性酸中毒伴有肾功能不全之间的主要区别在于后者还保持有相对正常的阴离子排泄能力。很多病理性的功能紊乱也都可以导致远曲小管性 RTA，它们最终的效果是相似的：由无机酸产生的阴离子以相对正常的速率被滤出，但是以不当的形式，即 Na^+或 K^+盐的形式，而不是以 NH_4^+盐或可滴定酸盐的形式从尿液排出，因此，生成无机酸时所分解的 HCO_3^-不是由远端小管产生的。当肾功能和酸性阴离子排出能力(无论是通过肾小球滤过，肾小管分泌，或其他排出)下降的情况进一步恶化时，酸性阴离子清除减少，在细胞外液中的浓度升高，此时，典型的尿毒症，阴离子间隙代谢酸中毒随即出现。

肾功能异常对肾小管氢离子分泌的影响

肾功能的逐步下降可导致肾脏排泄酸的能力下降，而肾脏对 HCO_3^-的回收能力通常会保留较好，即便出现严重的肾功能障碍(当然明确的近端 RTA 患者除外)。因此，通过肾小球滤出的 HCO_3^-完全被重吸收，但是代谢过程中分解的 HCO_3^-不能在远端小管再生。偶尔有报道称 HCO_3^-的回收是正常的，但这些案例并不常见[16]。此外，大多数患者可以将尿液 pH 降至相对较低的水平，仅略高于正常水平[17-19]。因此，肾脏氢离子排出的减少主要是由于 NH_4^+的分泌能力下降，在一定程度上是由于滴定酸的排出减少。当影响尿酸排出的这两个因素受到 GFR 降低影响时，它们的浓度都会高于正常值,此时,每个肾单位会分泌超量以及高浓度的NH_4^+和可滴定酸[17]。

我们根据 Simpson 的综述的结果[17]绘制成图 34.7。需要注意的是,在晚期肾功能不全的患者中(平均肌酐清除率=14ml/min),可滴定酸的排泄量用 GFR 计算公式换算后大约是正常人的 6 倍。晚期肾功能不全患者的NH_4^+排泄量用 GFR 计算公式换算后大约是正常组的 4 倍。然而,用其他方式检测时会发现肾脏排酸增加是不够的。当数据以每日可滴定酸和NH_4^+总排出量来表示时,相对于正常人,肾功能不全的患者可滴定酸排出总酸量更少(见表 34.1)。而且,肾功能不全的患者有慢性代谢性酸中毒(S[HCO_3]平均 19mEq/L),可以刺激酸排泄,但若相似程度的代谢性酸中毒发生在正常人时,相较于肾功能不全患者,正常人可排除更多的NH_4^+。不管是绝对值还是经 GFR 计算公式换算,在正常人中给予酸负荷后,其滴定酸的增加量并不比肾功能不全患者高,这可能是由于患者每日的磷酸盐排泄量与正常人相似,其尿液 pH 值降低到接近正常水平的下限,因此,可滴定酸的排出是相似的。这些数据表明,在肾病患者,尽管每个肾单位的酸排出量增加,但总体上并不能抵消肾功能的整体下降。此外,肾小管和间质组织内长期高浓度的NH_4^+对肾脏也会有伤害作用(下面一节讨论了代谢性酸中毒的不利影响)。

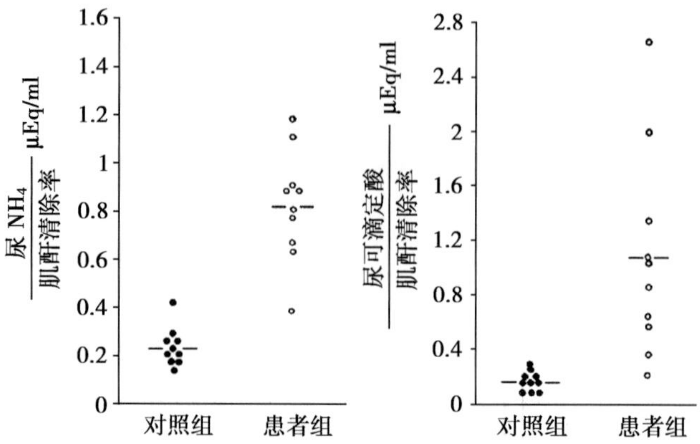

图 34.7 正常人和代谢性酸中毒伴肾功能不全患者肾小球滤出NH_4^+和可滴定酸情况。*Redrawn from data in Figure 10 from Reference*[17].

表 34.1 正常人和晚期肾衰患者肾脏氢离子分泌比较

	血浆 HCO_3^- mEq/L	血浆肌酐 mL/min	尿液 pH	可滴定酸 mEq/d	NH_4^+ mEq/d	总酸量 mEq/d
正常人 n=11	28.2±2.4	120±14.6	6.17±0.47	23±10.2	36.5±9.5	56 21.9
CKD 患者 n=10	18.9±1.9	14.1±7.9	5.99±0.42	17.5±7.2	17.1±9.5	32.7 13.2

慢性肾病时的酸平衡

目前在慢性肾功能不全患者中是否能实现酸碱平衡尚无清楚的答案。很明显,这些患者肾脏酸的排出能力不足以维持机体正常的酸碱平衡状态,不过,在这些患者中,持续的代谢性酸中毒刺激是否会通过增加肾脏氢离子和酸性物质的排泄水平,最终维持机体酸碱平衡?为回答这一问题,在 20 世纪 60 年代中期进行了两个经典的研究。研究慢性肾功能不全的患者中同时测定了酸的产生(用尿液无机酸阴离子排出量间接方法测得)和排出(直接法测定)[20,21]。在第一项研究中[20]使用了定制的饮食以简化测量和计算,而第二项研究则是让患者摄取标准的美式饮食[21]。研究结果显示,肾病患者每日的酸生成量比排出量大约高出 10~19mEq/天,而这些酸负荷最终被保留在了体内。他们还做出了推测,被保留的酸会被体内的缓冲性物质缓冲掉,主要是骨骼。根据这一理论,患者会出现骨的溶解和钙的负平衡,而研究也确实观察到了患者出现了钙的负平衡。然而,后续在对这些数据进行分析时,也出现了一些质疑[22,23]。有研究人员指出,如果依靠骨钙来缓冲潴留的酸,骨中的钙和碱的储存量会在几年内耗尽,但事实上并未发生。他们推测,在最初的研究中,在酸碱平衡测量上出现了系统性的误差才导致得出的结论是机体出现了酸的正平衡。随后,原来的研究者之一,J. Lemann 重新检查所有的原始数据并做出了反驳。他的结论是,最初计算的酸正平衡为 10~19mEq/day 确实太大,但在那些患者中确实存在大约 1~2mEq/d 的酸的正平衡[24]。与这一观点一致,这些患者往往出现进行性的骨质下降。

慢性代谢性酸中毒的有害作用

已证实,慢性代谢性酸中毒对多个器官系统都可产生多方面的不利影响。

骨骼

慢性酸性负荷增加可溶解骨骼(虽然关于这种作用的大小还存在争论),慢性肾功能不全患者全身钙平衡是负的[24,25]。代谢性酸中毒可以刺激破骨细胞的作用,而抑制成骨细胞的作用[26]。至少,肾性代谢性酸中毒是导致骨营养障碍的原因之一,扭转酸中毒可缓解骨骼疾病[27]。代谢性酸中毒也可刺激 PTH,降低活化维生素 D 的水平[28-30]。然而,这些影响都并不完全清楚,而且有些结果还有争议。但毫无疑问,代谢性酸中毒会损害儿童骨骼生长,而且影响很显著,可通过碱化治疗来逆转[31],碱化治疗部分原因是由于逆转了慢性代谢性酸中毒对骨骼的直接影响,同时,生长激素的分泌和有效性对此也有影响[32,33]。

肌肉和白蛋白

代谢性酸中毒会加速肌肉蛋白的分解代谢,在动物实验中已被证实这一效应与泛素-蛋白酶体蛋白降解途径有关[34,35]。代谢性酸中毒还与糖皮质激素共同作用,激活 ketoamino 酸脱氢酶,这是一个重要的水解必需支链氨基酸的催化酶[36]。纠正酸中毒可逆转蛋白质分解代谢加速现象。慢性肾功能不全患者中出现的低白蛋白血症也可能是代谢性酸中毒加速蛋白分解合并其他效应的又一结果。Eustace 在 NHANES Ⅲ 数据库(1988 和 1994)发现了血 HCO_3^- 浓度降低与低白蛋白血症之间有很强的关联性[37]。

内分泌作用

代谢性酸中毒的一个非常重要的效应是影响生长激素的生物效应,特别是在儿童。代谢性酸中毒还减弱组织对胰岛素的敏感性[38]。甲状腺激素轴的作用也可被代谢性酸中毒减弱,血液透析患者在纠正酸中毒后可提高血浆游离 T3 的浓度,甚至回到正常水平[39]。

对肾功能不全进展的影响

过去几年中,无论在实验动物或患者上的大量研究都表明,代谢性酸中毒可直接、间接地加速肾功能的恶化,这一情况在许多慢性肾功能不全患者中均有发生。也有证据表明,用碱纠正酸中毒可以减缓这种效应。慢性代谢性酸中毒是如何对肾脏产生损害的?

在上一节中讲过,在慢性肾功能不全患者的小管间质内 NH_4^+ 的浓度很高,这是 CKD 患者对慢性代谢性酸中毒的反应。Nath 等表明,在肾组织中,高浓度的 NH_3/NH_4^- 可能是有害的[40],他们提供的证据表明,这种情况可使补体级联反应(在肾组织中,氨可以切割、激活 C3 蛋白补体级联反应)激活[41]。大鼠 3/4 肾切除术后出现肾功能不全,和预期一致,在剩余的有功能的肾小管中,NH_4^+ 的浓度增加了;给予碳酸氢钠可减少肾氨合成,增加氨排泄和降低肾小管内的氨氮浓度。Nath 等还发现,碳酸氢钠治疗缓解了肾损害,包括尿蛋白排出,其他肾小管功能障碍标志物的改变都得到缓解[40]。随后,其他研究人员在囊性肾病模型中也报道了利用外源性碳酸氢钠纠正代谢性酸中毒可延缓肾功能恶化,而加剧代谢性酸中毒可加速肾功能的减退。除了 NH_3/NH_4^+ 补体激活机制以外,酸中毒的毒性作用也参与加速肾脏损伤[42]。例如,代谢性酸中毒可能与内皮素引起的组织损害有关[43,44]。然而,并非所有的动物研究结果都显示酸中毒加速肾功能进展,在一些动物模型中,代谢性酸中毒对肾功能减退没有明显作用,甚至,在某些特定的研究中还发现纠正酸中毒可加速肾损伤[45,46]。

2006 年,Mathur 等在轻度至中毒肾功能不全患者中进行了小样本研究(40 例)。他们使用了 1.2mEq/kg 的碳酸氢钠治疗,结果缓解了患者 BUN 和 PTH 的升高,但血铬、总钙、血磷、碱性磷酸酶、总蛋白及血白蛋白等没有变化[47]。

在 de Brito-Ashurst 等组织的在一项较为大型的研究中观察到了更好的效果[48]。他们把 134 例有慢性肾功能不全[肌酐清除率 15 ~ 30ml/(min · 1.73m^2)]合并代谢性酸中毒(血[HCO_3^-]16 ~ 20mEq/L)的成人患者进行了随机分组,一组接受为期两年的标准治疗并口服补充碳酸氢钠,另一组仅接受标准治疗。碳酸氢钠治疗组最后的口服剂量为 22mEq/d[47]。结果显示,两年后碳酸氢钠补充治疗组的肌酐值为[1.9ml/(min · 1.73m^2) vs 5.9ml/(min · 1.73m^2)],较单纯标准治疗组轻度下降;接受碳酸氢钠治疗组缓解 GFR 下降的效果更好(9% vs 45%),该组进展为终末期肾病的数量更少(6.5% vs 33.0%)。在碳酸氢钠治疗组,一些营养性指标也有所改善,包括食物蛋白质的摄入,标准化蛋白含氮量,血浆白蛋白水平和中臂肌围等。中等剂量的 $NaHCO_3$(最终剂量平均 1.82±0.80g/d,或大约 22mEq/d)治疗时患者耐受性良好。随后的几个小规模的研究也得出了相似结论,尽管如此,要得到明确答案还需要进行大型、多中心研究[44,49-51]。

慢性肾功能不全中代谢性酸中毒的治疗

没有大型研究表明，应该将血[HCO_3^-]恢复至正常或接近正常水平作为一个治疗目标，然而，大量的数据表明这可作为一个合理的治疗目标。有专家建议应将血浆[HCO_3^-]浓度恢复至 24～25mEq/L[52]，但目前有几项指南推荐的目标较为保守，是 22mEq/L 以上[53,54]。

碳酸氢钠可以直接使用，也可用其前体，如柠檬酸钠。碳酸氢钠的优点是价格低廉，使用方便。如果使用片剂，10 粒 648mg 的片剂相当于 7.7mEq；粉剂的碳酸氢钠，也就是小苏打，1 平茶匙约为 5g，或 60mEq。有些患者不喜欢碳酸氢钠会引起的胃胀和嗳气等。一般情况下，使用碳酸氢钠的最大剂量为半茶匙[55]。

初始剂量每日 0.5mEq/kg 即可使血 HCO_3^-浓度恢复到所需的浓度。对于一个 70 千克的成年人，这相当于起始剂量为两片 $NaHCO_3$ TID，或略少于半茶匙 BID，剂量可根据需要进行测定。如果由于 $NaHCO_3$味道咸，或无法忍受产气形成引起的不适，可用其前体盐，如柠檬酸钠，作为替代品。通常使用的是 Shohl 溶液或 Bicitra，这是柠檬酸钠和柠檬酸的混合物，后者有添加剂使药物更可口。体内柠檬酸代谢后成为二氧化碳和水，因此对酸碱没有影响。1mEq/ml 柠檬酸钠代谢后生成 1mEq/ml 的 $NaHCO_3$，起始剂量与上述相同，一个 70 公斤的成年人约为 35ml/d。在过去，磷酸铝盐被广泛用于临床，柠檬酸溶液能显著增加胃肠道对铝的吸收，因此，如果患者服用铝复合制剂时，要绝对禁忌使用柠檬酸溶液[56]。

无论使用碳酸氢钠还是前体盐，它们都能引起体内钠负荷增大，使水肿、心脏衰竭和（或）高血压加重。有一小范围的研究结果表明，在重症肾功能不全（肌酐清除率=2.5～16.8ml/min）的患者中，碳酸氢钠引起的体重增加和血压改变的小于摄入等当量的 NaCl[57]。然而，这些患者平时盐的摄入量非常低，如果患者的盐摄入量较高的话，在服用碳酸氢钠前应加以适当限制[58]。最近，有队列研究结果还关注了 HCO_3^-水平高于 24mEq/L 对肾功能不全患者的影响。他们分析了 3939 例 2～4 期 CKD 患者[平均 eGFR=44.8ml/(min·1.73m²)]，发现血清碳酸氢盐每升高 1mEq/L，肾脏功能丧失（无论是开始透析治疗、肾移植还是 eGFR 降低 50%）的风险降低 3%。但报告同时还指出，在血清碳酸氢盐水平超过 24mEq/L 的基础上，每增加 1mEq/L，心衰风险增加 14%[59]。

其他药物对酸碱平衡的影响也必须考虑。例如，碳酸钙磷酸钙复合制剂、钙乙酸盐等均为碱性药物。司维拉姆盐酸有酸化作用，司维拉姆碳酸盐有碱化作用[60,61]。

由于肾脏所排出的大部分酸都来源于饮食，因此，改变饮食结构应该也会有帮助，但这一点仅仅在一个小范围的研究中做过评估[51]。少摄入肉和谷物，摄入更多的水果和蔬菜会减少酸的产生，在理论上能降低代谢性酸中毒的程度。然而，关于饮食调整有几点需要注意：首先是不能加剧肾功能不全患者的营养不良状态；水果和蔬菜富含钾盐，对某些患者中可能也有风险。

总　结

肾脏在维持机体酸碱平衡中起到至关重要的作用。正常肾脏每天要滤过和重吸收 4000mEq HCO_3^-，这一过程需要伴随近端小管氢离子的分泌和远曲小管的 Na^+-H^+ 交换来完成。碳酸酐酶在催化细胞内 H_2O和 CO_2形成 H_2CO_3中起重要作用，H_2CO_3随后分解为氢离子和 HCO_3^-，氢离子被分泌，而 HCO_3^-被重吸收。氢离子可与氨结合，可滴定酸缓冲体系主要由磷酸盐系统组成。

肾功能不全会导致代谢性酸中毒。流行病学研究已经证明，当 GFR 小于 20ml/(min·1.73m²)时，会出现血[HCO_3^-]的下降。CKD 患者的代谢性酸中毒的病理生理特征具有病程特异性，并且与肾脏泌酸机制和伴随的血浆[HCO_3^-]下降程度有关。酸中毒可对多个器官系统产生有害影响。酸中毒可加速骨溶解，刺激肌肉分解，使甲状腺功能下降，并促进 CKD 进展。临床操作指南推荐的治疗目标为控制血浆[HCO_3^-]在 22mEq/L。治疗的首选药物为碳酸氢钠，因为它廉价且使用方便。柠檬酸钠可作为碳酸氢钠的替代制剂。治疗会改变机体的钠负荷，患者需要同时进行血容量状态的监测。

（沈阳、缪乃俊 译，陆利民 校）

参考文献

1. Emmett M, Narins RG. Clinical use of the anion gap. *Medicine (Baltimore)* 1977;**56**(1):38–54.
2. Weiner ID, Verlander JW. Renal ammonia metabolism and transport. *Compr Physiol* 2013;**3**(1):201–20.
3. Hsu CY, Chertow GM. Elevations of serum phosphorus and potassium in mild to moderate chronic renal insufficiency. *Nephrol Dial Transplant* 2002;**17**(8):1419–25.

4. Frassetto LA, Morris Jr. RC, Sebastian A. Effect of age on blood acid-base composition in adult humans: role of age-related renal functional decline. *Am J Physiol* 1996;**271**:F1114–22.
5. Widmer B, Gerhardt RE, Harrington JT, Cohen JJ. Serum electrolyte and acid base composition. The influence of graded degrees of chronic renal failure. *Arch Intern Med* 1979;**139**(10):1099–102.
6. Gennari FJ. Metabolic acidosis in chronic renal insufficiency. In: Gennari FJ, Adrogué JH, Galla JH, Madias NE, editors. *Acid-base disorders and their treatment*. CRC Press; 2005. pp. 469–85.
7. Hakim RM, Lazarus JM. Biochemical parameters in chronic renal failure. *Am J Kidney Dis* 1988;**11**(3):238–47.
8. Lathem W. Hyperchloremic acidosis in chronic pyelonephritis. *N Engl J Med* 1958;**258**:1031–6.
9. Szylman P, Better OS, Chaimowitz C, Rosler A. Role of hyperkalemia in the metabolic acidosis of isolated hypoaldosteronism. *N Engl J Med* 1976;**294**(7):361–5.
10. Emmett M, Seldin DW. Evaluation of acid-base disorders from plasma composition. In: Seldin DW, Giebisch G, editors. *The regulation of acid-base balance*. New York: Raven Press; 1989. pp. 213–63.
11. Bricker NS. On the pathogenesis of the uremic state. An exposition of the "trade-off hypothesis". *N Engl J Med* 1972; **286**(20):1093–9.
12. Slatopolsky E, Caglar S, Pennell JP, Taggart DD, Canterbury JM, Reiss E, et al. On the pathogenesis of hyperparathyroidism in chronic experimental renal insufficiency in the dog. *J Clin Invest* 1971;**50**(3):492–9.
13. Silver J, Rodriguez M, Slatopolsky E. FGF23 and PTH – double agents at the heart of CKD. *Nephrol Dial Transplant* 2012;**27**(5):1715–20.
14. Wallia R, Greenberg A, Piraino B, Mitro R, Puschett JB. Serum electrolyte patterns in end-stage renal disease. *Am J Kidney Dis* 1986;**8**(2):98–104.
15. Abramowitz MK, Hostetter TH, Melamed ML. The serum anion gap is altered in early kidney disease and associates with mortality. *Kidney Int* 2012;**82**(6):701–9.
16. Lameire N, Matthys E. Influence of progressive salt restriction on urinary bicarbonate wasting in uremic acidosis. *Am J Kidney Dis* 1986;**8**(3):151–8.
17. Simpson DP. Control of hydrogen ion homeostasis and renal acidosis. *Medicine (Baltimore)* 1971;**50**(6):503–41.
18. Schwartz WB, Hall PW, Hays RM, Relman AS. On the mechanism of acidosis in chronic renal disease. *J Clin Invest* 1959;**38**(1 Pt 1–2):39–52.
19. Seldin DW, Coleman AJ, Carter NW, Rector Jr FC. The effect of Na2SO4 on urinary acidification in chronic renal disease. *J Lab Clin Med* 1967;**69**(6):893–903.
20. Goodman AD, Lemann Jr J, Lennon EJ, Relman AS. Production, excretion, and net balance of fixed acid in patients with renal acidosis. *J Clin Invest* 1965;**44**(4):495–506.
21. Litzow JR, Lemann Jr J, Lennon EJ. The effect of treatment of acidosis on calcium balance in patients with chronic azotemic renal disease. *J Clin Invest* 1967;**46**(2):280–6.
22. Oh MS. Irrelevance of bone buffering to acid-base homeostasis in chronic metabolic acidosis. *Nephron* 1991;**59**(1):7–10.
23. Uribarri J, Douyon H, Oh MS. A re-evaluation of the urinary parameters of acid production and excretion in patients with chronic renal acidosis. *Kidney Int* 1995;**47**(2):624–7.
24. Lemann Jr J, Bushinsky DA, Hamm LL. Bone buffering of acid and base in humans. *Am J Physiol Renal Physiol* 2003;**285**(5):F811–32.
25. Bushinsky DA, Smith SB, Gavrilov KL, Gavrilov LF, Li J, Levi-Setti R. *Am J Physiol Renal Physiol* 2003;**285**(3):F532–9.
26. Bushinsky DA, Nilsson EL. Additive effects of acidosis and parathyroid hormone on mouse osteoblastic and osteoclastic function. *Am J Physiol* 1995;**269**(6 Pt 1):C1364–70.
27. Lefebvre A, de Vernejoul MC, Gueris J, Goldfarb B, Graulet AM, Morieux C. Optimal correction of acidosis changes progression of dialysis osteodystrophy. *Kidney Int* 1989;**36**(6):1112–8.
28. Coe FL, Firpo Jr JJ, Hollandsworth DL, Segil L, Canterbury JM, Reiss E. Effect of acute and chronic metabolic acidosis on serum immunoreactive parathyroid hormone in man. *Kidney Int* 1975;**8**(4):263–73.
29. Lu KC, Lin SH, Yu FC, Chyr SH, Shieh SD. Influence of metabolic acidosis on serum 1,25(OH)2D3 levels in chronic renal failure. *Miner Electrolyte Metab* 1995;**21**(6):398–402.
30. Graham KA, Hoenich NA, Tarbit M, Ward MK, Goodship TH. Correction of acidosis in hemodialysis patients increases the sensitivity of the parathyroid glands to calcium. *J Am Soc Nephrol* 1997;**8**(4):627–31.
31. McSherry E, Morris Jr. RC. Attainment and maintenance of normal stature with alkali therapy in infants and children with classic renal tubular acidosis. *J Clin Invest* 1978;**61**(2):509–27.
32. Brüngger M, Hulter HN, Krapf R. Effect of chronic metabolic acidosis on the growth hormone/IGF-1 endocrine axis: new cause of growth hormone insensitivity in humans. *Kidney Int* 1997;**51**(1):216–21.
33. Green J, Maor G. Effect of metabolic acidosis on the growth hormone/IGF-I endocrine axis in skeletal growth centers. *Kidney Int* 2000;**57**(6):2258–67.
34. Mitch WE, Goldberg AL. Mechanisms of muscle wasting. The role of the ubiquitin-proteasome pathway. *N Engl J Med* 1996;**335**(25):1897–905.
35. May RC, Kelly RA, Mitch WE. Mechanisms for defects in muscle protein metabolism in rats with chronic uremia: the influence of metabolic acidosis. *J Clin Invest* 1987;**79**(4):1099–103.
36. Reaich D, Channon SM, Scrimgeour CM, Daley SE, Wilkinson R, Goodship TH. Correction of acidosis in humans with CRF decreases protein degradation and amino acid oxidation. *Am J Physiol* 1993;**265**(2 Pt 1):E230–5.
37. Eustace JA, Astor B, Muntner PM, Ikizler TA, Coresh J. Prevalence of acidosis and inflammation and their association with low serum albumin in chronic kidney disease. *Kidney Int* 2004;**65**(3):1031–40.
38. DeFronzo RA, Beckles AD. Glucose intolerance following chronic metabolic acidosis in man. *Am J Physiol* 1979;**236**(4):E328–34.
39. Wiederkehr MR, Kalogiros J, Krapf R. Correction of metabolic acidosis improves thyroid and growth hormone axes in haemodialysis patients. *Nephrol Dial Transplant* 2004;**19**(5):1190–7.
40. Nath KA, Hostetter MK, Hostetter TH. Pathophysiology of chronic tubulo-interstitial disease in rats: interactions of dietary acid load, ammonia, and complement component C3. *J Clin Invest* 1985;**76**(2):667–75.
41. Tang Z, Sheerin N. Complement activation and progression of chronic kidney disease. *Hong Kong J Nephrol* 2009;**11**(2):41–6.
42. Torres VE, Mujwid DK, Wilson DM, Holley KH. Renal cystic disease and ammoniagenesis in Han:SPRD rats. *J Am Soc Nephrol* 1994;**5**(5):1193–200.
43. Wesson DE, Nathan T, Rose T, et al. Dietary protein induces endothelin-mediated kidney injury through enhanced intrinsic acid production. *Kidney Int* 2007;**71**(3):210–7.
44. Goraya N, Wesson DE. Does correction of metabolic acidosis slow chronic kidney disease progression? *Curr Opin Nephrol Hypertens* 2013;**22**(2):193–7.
45. Throssell D, Brown J, Harris KP, Walls J. Metabolic acidosis does not contribute to chronic renal injury in the rat. *Clin Sci (Lond)* 1995;**89**(6):643–50.
46. Jara A, Felsenfeld AJ, Bover J, Kleeman CR. Chronic metabolic acidosis in azotemic rats on a high phosphate diet halts the progression of renal disease. *Kidney Int* 2000;**58**(3):1023–32.
47. Mathur RP, Dash SC, Gupta N, Prakash S, Saxena S, Bhowmik D. Effects of correction of metabolic acidosis on blood urea and bone metabolism in patients with mild to moderate chronic kidney disease: a prospective randomized single blind controlled trial. *Ren Fail* 2006;**28**(1):1–5.
48. de Brito-Ashurst I, Varagunam M, Raftery MJ, Yaqoob MM. Bicarbonate supplementation slows progression of CKD and improves nutritional status. *J Am Soc Nephrol* 2009;**20**(9):2075–84.
49. Phisitkul S, Khanna A, Simoni J, Broglio K, Sheather S, Rajab MH, et al. Amelioration of metabolic acidosis in patients with low GFR reduced kidney endothelin production and kidney injury, and better preserved GFR. *Kidney Int* 2010;**77**(7):617–23.
50. Mahajan A, Simoni J, Sheather SJ, Broglio KR, Rajab MH, Wesson DE. Daily oral sodium bicarbonate preserves glomerular filtra-

tion rate by slowing its decline in early hypertensive nephropathy. *Kidney Int* 2010;**78**(3):303–9.

51. Goraya N, Simoni J, Jo CH, Wesson DE. A comparison of treating metabolic acidosis in CKD stage 4 hypertensive kidney disease with fruits and vegetables or sodium bicarbonate. *Clin J Am Soc Nephrol* 2013;**8**(3):371–81.
52. Kraut JA, Madias NE. Consequences and therapy of the metabolic acidosis of chronic kidney disease. *Pediatr Nephrol* 2011;**26**(1):19–28.
53. K/DOQI, National Kidney Foundation. Clinical practice guidelines for nutrition in chronic renal failure. *Am J Kidney Dis* 2000;**35**(Suppl. 2):S1–S140.
54. KDIGO 2012. Clinical practice guideline for the evaluation and management of chronic kidney disease. *Kidney Int Suppl* 2013;**3**(1):1–150.
55. Fordtran JS, Morawski SG, Santa Ana CA, Rector Jr FC. Gas production after reaction of sodium bicarbonate and hydrochloric acid. 1. *Gastroenterology* 1984;**87**(5):1014–21.
56. Molitoris BA, Froment DH, Mackenzie TA, Huffer WH, Alfrey AC. Citrate: a major factor in the toxicity of orally administered aluminum compounds. *Kidney Int* 1989;**36**(6):949–53.
57. Husted FC, Nolph KD, Maher JF. $NaHCO_3$ and NaCl tolerance in chronic renal failure. *J Clin Invest* 1975;**56**(2):414–9.
58. Husted FC, Nolph KD. $NaHCO_3$ and NaCl tolerance in chronic renal failure II. *Clin Nephrol* 1977;**7**(1):21–5.
59. Dobre M, Yang W, Chen J, Drawz P, Hamm LL, Horwitz E, et al. Association of serum bicarbonate with risk of renal and cardiovascular outcomes in CKD: a report from the Chronic Renal Insufficiency Cohort (CRIC) study. *Am J Kidney Dis* 2013;**62**(4):670–8.
60. Brezina B, Qunibi WY, Nolan CR. Acid loading during treatment with sevelamer hydrochloride: mechanisms and clinical implications. *Kidney Int* 2004;**September**(90):S39–45.
61. Gonzalez E, Schomberg J, Amin N, Salusky IB, Zaritsky J. Sevelamer carbonate increases serum bicarbonate in pediatric dialysis patients. *Pediatr Nephrol* 2010;**25**(2):373–5.

第35章

35

尿酸代谢与肾脏

Duk-Hee Kang[a] and Richard J. Johnson[b]

[a]Division of Nephrology, Department of Internal Medicine, Ewha Women's University School of Medicine, Seoul, Korea,

[b]Division of Renal Diseases and Hypertension, University of Colorado Anschutz Medical Campus, Aurora, CO, USA

引　　言

高尿酸血症和痛风在慢性肾脏病(CKD)患者中十分常见,人们从18世纪开始就已经注意到这种现象[1]。多年来,人们对高尿酸血症的生物学意义存在很大的争议,一些人认为,高尿酸血症是CKD的主要致病因素[2];另一些人则认为,尿酸的升高完全是一种附带现象[3]。直到最近10~15年,有研究发现,高尿酸血症能够预测CKD的进展[4,5],与CKD的发生发展存在着因果关系[6-9],再次燃起了人们对高尿酸血症研究的热忱。目前人们最关注的是:高尿酸血症是否是CKD患者需要干预的危险因素。我们把关于尿酸与肾脏病的最新研究提供给大家,尤其聚焦到尿酸代谢、尿酸作为CKD危险因素两方面。

尿酸代谢

尿酸的产生

尿酸是由外源性(来自饮食)或内源性嘌呤代谢产生,主要在肝脏和小肠中产生。尿酸的直接前体是黄嘌呤,它可通过黄嘌呤氧化酶或其同工酶(黄嘌呤脱氢酶)代谢产生。人体近三分之二的尿酸主要来自于内源性,其余三分之一来自饮食中的嘌呤[10]。富含嘌呤的食物包括啤酒、肉、家禽、海鲜、蘑菇、菠菜、芦笋和花菜[11],果糖也能产生尿酸,主要通过核苷酸代谢和氨基酸前体的合成而产生[12,13],酒精也能通过加快核苷酸代谢、减少尿酸分泌而使血尿酸水平升高[14,15]。健康男性中,尿酸池平均1200mg,尿酸更新率每天700mg[16]。

人体中,尿酸是体内嘌呤代谢酶解的最终产物。大多数哺乳动物存在一种称为尿酸酶的肝酶,可降解尿酸,生成5-羟基尿酸盐和尿囊素[17]。但是,在人类、大猿、小猿中,尿酸酶在1000万~1500万年前已经突变,因此,这些物种的高尿酸血症发生率较其他哺乳动物更高[18,19]。另外,人体内的部分尿酸可被分解代谢清除,尿酸是一种抗氧化剂,能够与多种物质结合,如在超氧化物作用下形成尿囊素、与过氧亚硝基结合形成缩三脲、或与一氧化氮结合形成6-氨基尿嘧啶[20,21],这些产物占总尿酸代谢产物的比例不超过1%,但是,在CKD和维持性透析患者中,这种代谢产物的比例有所增加。另外,大约三分之一的尿酸经由转运体(ABCG2和SLC2A9)进入肠道,经肠道的细菌分解代谢,以尿酸或尿酸下游产物的形式分泌入粪便中[22]。

尿酸的分泌

三分之一的尿酸是经肠道细菌代谢清除,其余三分之二则通过肾脏分泌排泄,成人每日尿酸排泄量在250~750mg之间[23]。尿酸在血液中以尿酸盐的形式存在,能够自由经肾小球滤过,再经近端小管重吸收、分泌。健康成人尿酸盐排泄分数为8%~10%,一些肾功能减退的患者,排泄分数可代偿性升高,达10%~20%[23]。

最近十年来，随着科学家发现和鉴定了尿酸盐转运蛋白，对尿酸盐在肾脏的转运方面也有了深刻的认识。膜囊泡研究提示肾脏通过两方面参与调节尿酸盐的重吸收和分泌，即电压敏感性通路和尿酸盐有机阴离子交换体[24,25]。最近，已经鉴定出一些新的转运蛋白（图 35.1），有机阴离子转运体 1-10（OAT1-10）和尿酸盐转运体-1（URAT-1）属于 *SLC22A* 基因家族，可促进一些化学上不相干的内源性和外源性有机阴离子的转运，其中就包括尿酸[26,27]。URAT-1 由 *SLC22A12* 基因编码，是尿酸在近端小管（管腔刷状缘）顶端转运的主要阴离子交换体[28]。在人类肾脏中，尿酸盐主要通过 URAT-1 转运，在近端小管细胞膜顶端与阴离子互相交换，然后分泌入小管管腔，以保持电荷平衡。URAT-1 与尿酸盐、乳酸盐、酮体、α-酮戊二酸盐和其相关复合物有很高的亲和力。吡嗪酰胺、丙磺酸、氯沙坦和苯溴马隆均可通过竞争尿酸盐交换体，抑制尿酸在细胞管腔侧与氯化物进行交换，从而抑制尿酸盐的重吸收。OAT-4 与 URAT1 有 53% 的氨基酸同源性。重吸收的尿酸盐进入细胞后，与其他有机阴离子交换体进行交换，通过细胞基底膜入血液，其中最重要的交换体是 *SLC2A9*（GLUT9）[29,30]，*SLC2A9* 在肾脏、肠道、肝脏中高表达，*URAT1* 或 *SLC2A9* 基因突变的人群存在严重的低尿酸血症，其尿液中的尿酸浓度明显升高[31,32]。

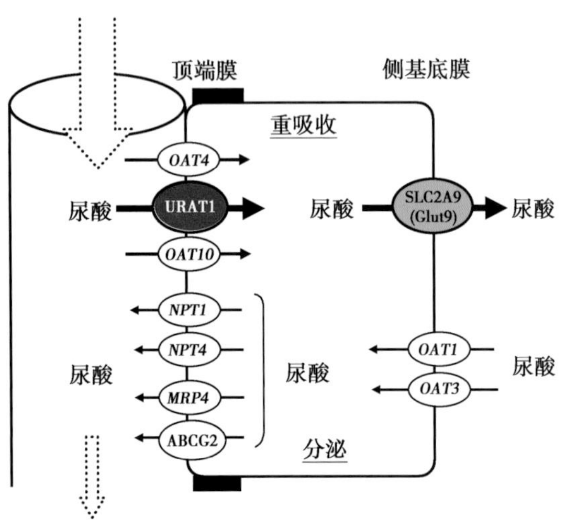

图 35.1 尿酸转运。一般认为尿酸转运主要发生在近曲肾小管。两个最重要的转运体 URAT1（位于小管顶端膜）和 SLC2A9（位于小管基底膜）涉及此过程。重要的尿酸分泌转运体包括 ABCG2、MRP4 及其他转运体。来源 Reference[26].

尿酸的分泌可能主要通过电压敏感性尿酸盐转运体介导，这种尿酸盐转运体十分常见，位于肾脏近端小管顶端侧[33]。MRP4 就是其中一种，它是一种新发现的有机阴离子转运体，是 ATP-结合转运体家族中的一员，主要介导尿酸盐和其他有机阴离子如 cAMP、cGMP 和甲氨蝶呤的分泌，使其经近端小管顶端入尿液[34]。另一种重要的电压敏感性转运体是 ABCG2，ABCG2 在近端小管和肠道中均有表达，可能在肠道分泌尿酸中起着重要的作用[22]。

另一种涉及尿酸转运的蛋白是 THP 蛋白，也称尿调蛋白。THP 仅在髓袢升支粗段的上皮细胞中表达和分泌[35]，有抗细菌的作用[35]。THP 也与钠钾氯转运体共定位在细胞膜顶侧的脂质筏中，提示存在功能方面的相互影响[36]。在 2 型髓质囊性肾脏病和家族性青少年高尿酸血症肾病中，存在 THP 基因突变[37,38]。由此可以看出，THP 的多态性也与高尿酸血症有关[39]，这点与传统观点认为尿酸仅在近端小管代谢这一论点不相一致；还有一些证据表明，大鼠部分尿酸的分泌可能发生在近端小管末端；而且，THP 基因突变也可导致钠盐丢失及多尿[40]，可能刺激邻近的远曲小管重吸收尿酸盐。

高尿酸血症和低尿酸血症的原因

高尿酸血症

高尿酸血症通常被定义为：男性血尿酸高于 7.0mg/dl，女性高于 6.5mg/dl[41]。普通人群血尿酸水平似乎在近 10 年有所上升，这可能是饮食结构改变的结果[42]。在一些人群（美国黑人及太平洋岛居民），血尿酸水平更高些，可能与一定表型（如肥胖和代谢综合征）和特殊的饮食有关。血尿酸也有一定的昼夜节律，往往清晨最高[43]。

血尿酸的浓度由尿酸产生和清除的平衡所决定，尿酸产生过多或清除下降均可能导致高尿酸血症。在同一个病患中，这两种情况可能同时存在。而且，同一个体由于饮食、饮水量和锻炼的影响，其血尿酸的水平在一天中可变化 1～2mg/dl。

基因突变导致的高尿酸血症，主要包括 HGPRT 缺乏或 PRPPS 的过度激活。X 染色体 *HGPRT* 基因突变导致 Lesch-Nyhan 综合征的患者，在幼儿时期可有神经系统方面的表现（智力低下、手足徐动症和肌张力障碍），患肾结石、肾衰竭和痛风的风险增加。HGPRT 基因部分缺陷的患者，成年可出现复发性痛风和（或）肾结石（Kelley-Seegmiller 综合征）[44]。尿调蛋白突变，可有高尿酸血症（由于分泌下降），并可伴有早期和进展期肾病。与高加索人群比较而言,一些生活在大洋洲的土著人群也有患高尿酸血症的高风险[45]。另外,非裔美国人也易患高尿酸血症,与高加索人或亚洲人群比较有 2 倍的患病风险[46],这是由于饮食中果糖含量过高而不是基因突变所致[47]。

含嘌呤、乙醇、果糖丰富的食物可导致高尿酸血症。酒精的代谢产物醋酸盐转换成乙酰辅酶 A 的过程中,ATP 产生增加,尿酸合成旺盛,血中浓度升高[14]。除此之外,急性过量饮酒可导致乳酸产生增加,乳酸是抑制尿酸分泌的,它能减少肾脏尿酸盐的排泄,可加重高尿酸血症[15]。果糖(蔗糖中的一种单糖,如调味糖、高果糖玉米糖浆、蜂蜜和水果)在肝脏细胞内快速磷酸化,导致 ATP 消耗、细胞内磷酸损耗,并在 AMP 脱氢酶作用下促进血尿酸浓度升高[48]。长期果糖摄入也可刺激氨基酸前体合成尿酸。大量果糖摄入和肥胖可能是全球血尿酸水平升高的主要原因[49]。

除此之外,尿酸水平可能受运动的影响,中度的运动可降低血尿酸水平(可能通过肾脏血流的上升引起),重度的运动可升高血尿酸水平(可能由于腺苷的消耗导致嘌呤产生增加)。血尿酸水平在性别之间存在差异,由于雌激素促进尿酸排泄,绝经前妇女比男性血尿酸水平低[50]。低血容量和(或)低盐饮食情况下,由于尿酸盐在近端小管重吸收增加导致血尿酸水平上升。高尿酸血症在肥胖、代谢综合征和一些未治疗的高血压患者(与减少的肾血流量有关)中尤其常见。噻嗪类利尿剂可促进近端小管对尿酸的重吸收,其机制与降低血容量以及与有机阴离子交换体直接作用有关。

其他药物,如环孢素、吡嗪酰胺和低剂量阿司匹林,能通过干扰肾脏尿酸盐的分泌导致血尿酸水平升高。除此之外,乳酸和 β-羟基丁酸代谢产生的有机阴离子,可干扰尿酸盐在近端小管的分泌,从而引起血尿酸水平的上升。慢性铅的摄入,可通过减少尿酸盐的分泌导致高尿酸血症。相对而言,极高浓度铅导致的急性中毒,可损伤近端小管、诱导范可尼综合征,致使血尿酸浓度下降[51,52]。

组织缺氧或细胞更新加快的情况下,血尿酸的浓度也可升高。在组织缺氧时,ATP 被消耗,黄嘌呤氧化酶被诱导,局部尿酸产生增加。在充血性心衰、急慢性高原缺氧、先天性发绀性心脏病和阻塞性睡眠暂停综合征患者中,血循环中的尿酸水平高于正常[53,54]。一些恶性肿瘤患者,如白血病、淋巴瘤患者中,可见血尿酸明显升高,尤其在化疗后可大幅度上升。在真性红细胞增多症和其他骨髓增殖性疾病中也可见高尿酸血症。

在肾功能降低的情况下,尿酸盐的排泄分数上升,但不足于完全代偿下降的 GFR,同时出现尿酸在胃肠道的分泌上升[55],因此,虽然 CKD 患者的血尿酸水平是上升的,但也是轻度升高,而且痛风的发生少见,但是,一半的 CKD 患者进入透析之前,都存在高尿酸血症[56,57]。

低尿酸血症

多种疾病可导致低尿酸血症(小于 2.0mg/dl),包括肝病(由于尿酸生成减少)、范可尼综合征(近端小管重吸收减少)和糖尿病(尿糖排泄的增加促进尿酸排泄)。药物如丙磺舒、高剂量的水杨酸盐、磺吡酮、苯碘达酮、苯溴马隆和氯沙坦,都是促尿酸排泄的药物;别嘌醇、非布司他、羟嘌呤醇可通过阻断黄嘌呤氧化酶抑制尿酸生成;一些他汀药物也能降低尿酸[58];重组的尿酸酶(尿酸氧化酶)能使血尿酸明显下降,在溶瘤综合征患者中使用效果显著。还有遗传的低尿酸综合征,在日本十分常见,是由于 *URAT-1* 基因突变[59],相似的低尿酸血症也能在 *SLC2A9* 突变中见到[31],有这些基因突变的人群在剧烈运动时更易发生急性肾损伤[32]。

尿酸和肾脏疾病

高尿酸血症是 CKD 的原因

高尿酸血症在 CKD 中十分常见,虽然某些高尿酸血症可由其他疾病所致,但 GFR 下降导致尿酸的分泌减少,是导致高尿酸血症的主要原因。因此,大多数患者的高尿酸血症可能是继发于 CKD 的,而高尿酸血症可能又加速 CKD 的进展[60]。

痛风可导致 CKD,可追溯到 19 世纪中叶。在降尿酸药物问世之前,研究报道,25% 的痛风患者发展为蛋白尿,50% 发展为肾功能不全,10% ~ 25% 发展成 ESRD[2]。痛风患者肾组织的变化包括:小动脉硬化、肾小球硬化和小管间质纤维化,常伴有单钠尿酸盐在间质的局灶沉积,尤其在外髓[61]。由此引发人们推测:痛风性肾病是尿酸晶体在肾脏沉积所致。但是,19 世纪 70 年代晚期的研究推翻了这个观点,因为肾内晶体的沉积是局灶的,不能解释这种弥漫性病变;除此之外,痛风患者的肾脏病变与高血压肾病(肾硬化)、或老年性肾病病理类似,提示高血压肾病或衰老可能是弥漫性肾脏纤维性瘢痕的原因。另外，降尿酸药物能否改善痛风性肾病患者肾功能的研究，得出的结果也不一致，致使人们对痛风性肾病是否存在有很大的质疑[3,62]。

关于原发性高尿酸性肾病的新见解

痛风和(或)无症状高尿酸血症在 CKD 发病中的作用近年又有了新的观点。因为大部分原发性高血压患者的肾功能基本正常，因此不能将每一例痛风患者的肾功能异常都归罪于高血压[63]；另外曾经认为痛风性肾病是由于晶体沉积导致，而没有考虑非晶体依赖发病机制的可能[63]。此外，这些分析也是基于高血压是肾脏疾病独立的致病因素、而与尿酸无关的这种假设[64]。这都促使大家重新审视尿酸在 CKD 患者中的作用。

随后的大量流行病学研究显示，高尿酸血症是 CKD 进展的独立预测因子(表 35.1)[60]。在一个日本的研究中，与血尿酸正常的人群比较而言，高尿酸血症使男性 CKD 患者进展风险增加 10.8 倍，女性增加 3.8 倍[5]。这种相对风险是独立于年龄、体重指数、收缩压、总胆固醇、血白蛋白、葡萄糖、吸烟史、饮酒、锻炼习惯、血尿甚至蛋白尿。在一项超过 49 000 名男性铁路工人研究发现，高尿酸水平的人群患 ESRD 的风险明显增加，呈独立相关[65]。

表 35.1 血清尿酸升高预测 CDK 进展

位置	人口	随访	类型	独立	作者，年限
日本	6403 例成人	2 年	CKD	是	Iseki,2001
日本	48 177 例成人	10 年	ESRD	妇女	Iseki,2004
泰国	3499 例成人	12 年	CKD	是	Domrong kitchaiporn,2005
美国	5808 例成人	5 年	CKD	否	Chonchol,2007
澳大利亚	21 457 例成人	7 年	CKD	是	Obermayr,2008
美国	13 338 例成人	8.5 年	CKD	是	Weiner,2008
澳大利亚	17 375 例成人	7 年	CKD	是	Obermayr,2008
美国	177 500 例成人	25 年	ESRD	是	Hsu,2009
美国	355 Ⅰ型糖尿病*	6 年	CKD	是	Ficociello,2010
意大利	900 例成人	5 年	CKD	是	Bellomo,2010
日本	7078 例成人	5 年	CKD	是	Sonoda,2011
中国台湾省	94 422 例成人	3.5 年	CKD	男性	Wang,2011
以色列	2449 例成人	26 年	ESRD	是	Ben-Dov,2011
日本	14 399 例成人	5 年	CKD	是	Yamada,2011
美国	488 肾移植	1 年	移植物丧失	是	Haririan,2011
中国	1410 例成人	4 年	CKD	是	Zhang,2012
韩国	14 939 例成人	10.2 年	CKD	男性	Mok,2012
意大利	1449 2 型糖尿病	5 年	CKD	是	Zoppini,2012

*有蛋白尿者。

源自 Johnson RJ, Nakagawa T, Jalal D, Sanchez-Lozada LG, Kang DH, Ritz E. Uric acid and chronic kidney disease: which is chasing which? Nephrol Dial Transplant. 2013;28(9):2221-2228. Reproduced with permission.

另一事实来自实验研究，诱导大鼠慢性高尿酸血症，可发展成为高血压和进展性肾病，却未见肾脏中晶体的沉积[6,8]。主要的致病机制似乎是高尿酸血症诱导肾小球高血压及血管收缩所致[66]。在这个过程的早期，可见肾小动脉增厚、入球小动脉透明变性，常伴随着肾小球肥大[7]。后期出现蛋白尿，血管疾病的加重、肾小球硬化和间质纤维化。这些病变在高血压肾小球硬化、年龄相关的肾小球硬化和痛风性肾病中基本类似，除了痛风性肾病可以有晶体沉积病变[6-9]。这项研究提示：慢性高尿酸血症导致肾脏疾病及高血压，可能与晶体沉积无关(图 35.2)。

进一步体外研究显示，尿酸能诱导内皮功能紊乱[67]。尿酸能够阻断一氧化氮对其底物 L-精氨酸的摄取，促进细胞内 L-精氨酸的降解，并通过尿酸或尿酸诱导的氧化剂来清除一氧化氮[67-70]。确实，尿酸抑制了内皮细胞释放一氧化氮，通过激活局部的 RAAS 系统、诱导氧化应激，来阻断内皮细胞增殖，促进其衰老[67,71,72]。尿酸在体外通过激活 MAPK 激酶、核转录因

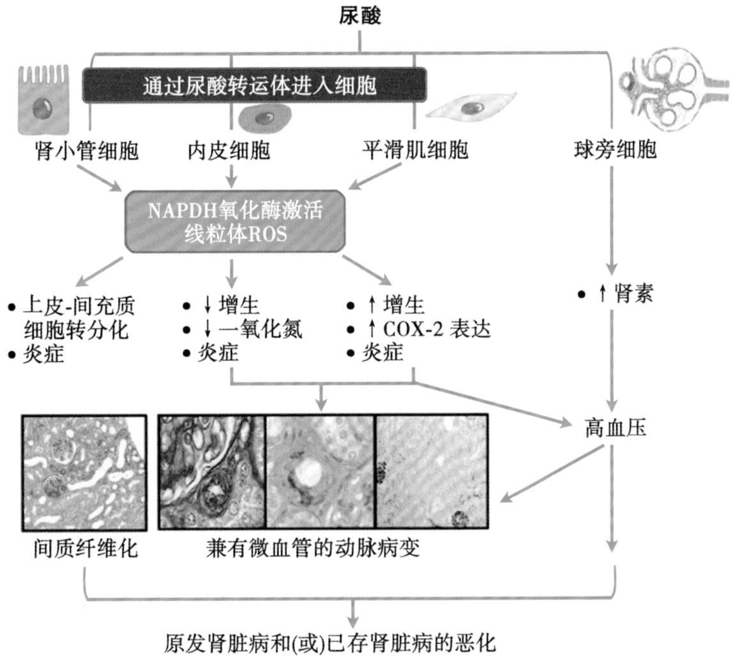

图 35.2 尿酸所致肾病的发病机制。尿酸对肾脏细胞具有直接作用,也可引起血流动力学改变。有些影响包括刺激细胞的氧化应激反应如线粒体的 NADPH 酶活性和氧化应激。氧化应激与 EMT 发生有关。内皮细胞表现为一氧化氮的生物利用度下降和增生减低。血管平滑肌细胞产生生长因子,血栓素,炎症因子。刺激肾素导致肾小球压力升高和肾血流量下降,继之血管发生改变(动脉硬化),肾小球硬化和小管间质纤维化。ROS,活性氧化物;COX,环氧合酶

子(包括 NF-κB 和 AP-1)和炎症介质(包括单核细胞趋化因子-1 和 C 反应蛋白)促进尿酸盐的摄取,从而刺激血管平滑肌细胞增殖[9,73-75]。尿酸也能抑制肾小管上皮细胞增殖和诱导肾小管细胞的上皮-间质转分化,从而促进细胞外基质的产生[76]。患高尿酸血症的大鼠,出现内皮功能紊乱(低硝酸盐水平反应低的 NO 水平)和肾内肾素的高表达[8,67]。体内实验发现,使用降尿酸药物如别嘌呤醇或非布司他,可逆转肾内病变[6,9,77-79]。除此之外,高尿酸血症大鼠的微穿刺研究显示,肾小球的高压伴随着肾血流量的减少[77]。所有这些均是尿酸肾病的致病机制。

诱导细胞内氧化应激和炎症是尿酸致病的关键机制之一[72,80-83],这种观点又是矛盾的,因为尿酸又是一种抗氧化剂,它能够结合并使过氧化物和过氧亚硝基失活[84,85]。而且,一些研究显示,尿酸也可能是循环系统中非常重要的抗氧化剂之一。然而,尿酸与过氧亚硝基的结合,可产生氧自由基(氨甲酰基和三脲羰基自由基),当过氧亚硝基处于失活状态时,尿酸盐与过氧亚硝基结合后,可产生烷基化产物[20,86]。另外,当尿酸进入内皮细胞时,可刺激 NADPH 氧化酶,导致细胞内和线粒体内氧化应激的发生。已经证实,尿酸可在多种细胞中诱导氧化应激,包括血管内皮细胞、血管平滑肌细胞、肾小管上皮细胞、肝脏细胞、胰岛细胞和脂肪细胞[72,80-83]。因此,尿酸可通过影响肾脏小血管、肾小管和间质,从而诱导肾脏损伤或促使 CKD 进展。

高尿酸血症肾病的临床表现

长期痛风的大多数患者,均有无症状性肾脏损害,伴有正常或轻度肾功能下降[2,87],且大部分人合并有高血压[88]。尿酸性肾病肾脏血流量的减少常常与肾功能降低的程度不成比例[89],尿酸的排泄分数常常低于 10%。少数病例可出现蛋白尿,即使有蛋白尿,也是少量的,并非肾病综合征范围内蛋白尿。尿沉渣也通常是正常的。但是,高血压十分常见,有 50% ~ 60% 的发生率,而且随着肾功能恶化,患病率逐步上升。肾组织活检提示为慢性病变,这种慢性病变很难与慢性高血压继发肾病相鉴别,均表现为慢性肾小球硬化、小管间质纤维化和肾脏微血管病变[2],肾内晶体沉积不常见。肾组织中晶体的存在与否,并不能说明尿酸是否参与肾脏的致病过程[63]。尽管如此,与肾功能受损不成比例的血尿酸的上升可能提示存在原发性高尿酸血症。

高尿酸血症在进展性 CKD 患者中的作用

大量循证医学证据显示,高尿酸血症是 CKD 发生的独立预测因子。而在已有 CKD 的患者中,高尿酸血症是否与 CKD 进展有关,还存在争议,这是因为,肾功能下降导致的尿酸分泌减少可导致高尿酸血症。另外,肾脏病患者饮食结构改变研究(MDRD)及轻至中度肾脏病研究(Mild to Moderate Kidney Disease Study),都不能证实尿酸是已有 CKD 患者进展的独立预测因子[90,91]。一项中国台湾老年人的近期研究发现,在校正其他代谢性因素如性别、BMI、胆固醇、甘油三酯、血压和血糖外,高尿酸血症可使肾脏疾病风险增加。这项研究的一个有趣的发现是,在 3 期 CKD 患者中,高尿酸血症与 eGFR 独立相关,但在 4 和 5 期中无相关性。

高尿酸血症不能预测已有 CKD 患者的肾病进展,一种可能的解释是:导致 GFR 下降的一些因素,本身就可能对肾脏病进展有很大影响,从而掩盖了高尿酸血症导致肾脏疾病加重的作用。例如,肾功能减退情况下,钠盐分泌减少,导致高血压;引起内皮功能紊乱及炎症反应[92];许多晚期 CKD 的患者同时合并有营养不良,他们的血尿酸水平不高,可能因为食物摄取的减少,也可能尿酸更多参与抗氧化作用,超过了其促炎症、促氧化作用。因此,还需要更多研究来认识尿酸作用的复杂性及其在已发生的 CKD 中的意义。

CKD 患者中降尿酸治疗的作用

降尿酸治疗与慢性肾脏疾病发生和进展之间关系的研究较少。Kanbay 等报道,治疗无症状性高尿酸血症可以改善肾功能[93]。Siu 等也报道在 CKD 3 期患者,经 12 个月别嘌醇治疗随访,发现治疗无症状性高尿酸血症可以延迟肾脏疾病的进展,血压的上升幅度也较小[94]。Shi 等评估了别嘌呤醇对 IgA 肾病合并轻度 CKD 患者的治疗效果,因为对照组病情无进展,因此无法判断别嘌呤醇是否有效[95]。在另一项 113 例 eGFR 小于 60ml/(min · 1.73m^2)的患者研究中,随访(23.4±7.8)个月,与对照组相比,Goicoechea 等证明,100mg/d 别嘌呤醇的治疗能明显延缓肾脏疾病的进展,虽然相对获益较小[GFR 差别 4.6ml/(min · 1.73m^2)][96],但是,两组之间的血压及蛋白尿无明显差别。目前正在进行的另外一项 NIH 资助的研究,评估降尿酸治疗在糖尿病和早期 CKD 患者中的获益。

虽然早期研究表明降低血尿酸在肾功能方面的潜在益处,而在心脏疾病方面的作用可能更为明显。在 Goicoechea 等的研究中,CKD 患者的心血管事件明显减少。Terawaki 等也表明[98],CKD 患者由于高血压导致的心血管事件降低将近 50%。而且,Kao 等证实,别嘌呤醇可以改善左心室质量和 CKD 患者的内皮功能[98]。这些研究提示降低血尿酸可能减少 CKD 患者的心血管事件。

尿酸和 ESRD

正常肾功能患者中,高尿酸血症与心血管疾病发生风险相关,较低尿酸水平患者中,心血管事件的发生率相对较低(死亡率成反 J 形曲线)[56,57]。然而,ESRD 患者中,高死亡率大多与低尿酸血症有关,其中原因不可而知,但需要注意到的是,在 ESRD 人群,即使是较低四分位数的尿酸水平仍高于肾功能正常者。可能的解释是,极低血尿酸的患者往往营养极差,如那些卧床或中风的患者[57]。高尿酸血症也许可以通过与肥胖或高血压相似的作用,改善 ESRD 患者的生存。我们需要更多的研究以更好地理解这些复杂的关系。

高尿酸血症、高血压和代谢综合征

高尿酸血症常与肥胖、代谢综合征、脂肪肝和高血压同时存在,数十年来,人们一直认为尿酸的升高是继发性的,因为高胰岛素血症和肥胖能影响尿酸的分泌和代谢。然而,一些近期研究得出了令人兴奋的结果,尿酸与这些疾病可能存在因果关系[99]。例如,实验诱导的高尿酸血症可导致血压升高[6];在各种代谢综合征、脂肪肝模型中,别嘌呤醇具有保护作用[100,101]。流行病学研究证实,高尿酸血症是高血压、代谢综合征、糖尿病、脂肪肝和肥胖的持续性独立预测危险因子[99,102]。临床干预研究也报道,降低血尿酸可降低血压、改善胰岛素抵抗和系统性炎症[103-105]。显然,需要更多的研究来证实它们之间的关系,然而,越来越多的证据表明,高尿酸血症不仅是 CKD,而且也是代谢综合征、高血压和肥胖的危险因素。

尿酸假说的挑战

尿酸假说一直存在争议。例如,一些人仍旧认为尿酸实际上是一种单纯的抗氧化剂,而别嘌醇降低尿酸的获益是,黄嘌呤氧化酶抑制剂阻断黄嘌呤生成尿酸过程中,也同时阻断了氧化剂的产生。还有研究发现，别嘌醇的治疗可以改善人的内皮功能，但促尿酸排泄药物没有类似作用[106]。尿酸可能通过细胞内效应导致CVD，别嘌醇阻断了尿酸在细胞内的合成，比促尿酸排泄药物更能保护心血管。另外，在一些细胞培养研究中，别嘌醇的保护作用可被加入培养介质中的尿酸所抑制，表明尿酸是其中的致病因素[107]。除此之外，在一项最近的临床研究中，别嘌醇和丙磺舒都可明显降低肥胖高血压前期青少年的血压[104]。

另一项主要的挑战是，GWAS研究已经发现，几种能够预测高尿酸血症和痛风的尿酸盐转运体的基因多态性，并不能预测高血压或糖尿病[108]。这意味着，高尿酸血症不是这些疾病的真正的危险因素。然而，基因多态性能同时改变细胞内外的尿酸转运，但细胞内的尿酸水平如何尚不清楚。我们需要更多的研究。

CKD合并高尿酸血症的患者需要治疗吗？

CKD患者中高尿酸血症十分常见，降尿酸治疗是否有益存在争议。当然，实验研究、流行病学和初步临床研究均提示，降尿酸治疗可保护肾功能和心血管，但在临床常规使用前，仍需要更大的随机对照试验来证实。我们也要记住，别嘌醇可导致Stevens-Johnson综合征及少部分AKI。虽然，我们可以检测患者的HLA，HLA-B58阳性的患者不要使用[109]，从而可把这种严重的副作用降到最低，我们仍然要小心，不要给患者带来伤害。因此，我们推荐仅在严重的高尿酸血症（男性血尿酸高于10mg/dl，女性高于9mg/dl）患者中进行治疗，之前还需要同患者讨论治疗的利弊。

结　论

血尿酸水平是由尿酸的产生及肾脏对尿酸排泄两方面共同决定的，GFR降低和肾小管对尿酸转运分泌的改变均可导致血尿酸升高。流行病学研究显示，高尿酸血症与AKI的高风险相关，实验研究认为，尿酸在AKI起病中起着促进作用。越来越多的证据包括最近的流行病学研究和临床、实验观察，均表明高尿酸血症是CKD真正的风险因子。然而，尿酸在肾脏病中的致病作用仍存在一些争议。因此，在临床常规使用降尿酸治疗之前，我们建议更大的随机临床试验来证实，降尿酸治疗有益于合并高尿酸血症的CKD患者。

（彭燕 译，郝传明 校）

参考文献

1. Johnson G. *On the diseases of the kidney*. London: John W Parker and Son; 1852.
2. Talbott JH, Terplan KL. The kidney in gout. *Medicine (Baltimore)* 1960;**39**:405–67.
3. Beck LH. Requiem for gouty nephropathy. *Kidney Int* 1986;**30**:280–7.
4. Iseki K, Ikemiya Y, Inoue T, Iseki C, Kinjo K, Takishita S. Significance of hyperuricemia as a risk factor for developing ESRD in a screened cohort. *Am J Kidney Dis* 2004;**44**:642–50.
5. Iseki K, Oshiro S, Tozawa M, Iseki C, Ikemiya Y, Takishita S. Significance of hyperuricemia on the early detection of renal failure in a cohort of screened subjects. *Hypertens Res* 2001;**24**:691–7.
6. Mazzali M, Hughes J, Kim YG, Jefferson JA, Kang DH, Gordon KL, et al. Elevated uric acid increases blood pressure in the rat by a novel crystal-independent mechanism. *Hypertension* 2001;**38**:1101–6.
7. Mazzali M, Kanellis J, Han L, Feng L, Xia YY, Chen Q, et al. Hyperuricemia induces a primary renal arteriolopathy in rats by a blood pressure-independent mechanism. *Am J Physiol Renal Physiol* 2002;**282**:F991–7.
8. Nakagawa T, Mazzali M, Kang DH, Kanellis J, Watanabe S, Sanchez-Lozada LG, et al. Hyperuricemia causes glomerular hypertrophy in the rat. *Am J Nephrol* 2003;**23**:2–7.
9. Kang DH, Nakagawa T, Feng L, Watanabe S, Han L, Mazzali M, et al. A role for uric acid in the progression of renal disease. *J Am Soc Nephrol* 2002;**13**:2888–97.
10. Schumacher Jr. HR. The pathogenesis of gout. *Cleve Clin J Med* 2008;**75**(Suppl. 5):S2–S4.
11. Choi HK, Atkinson K, Karlson EW, Willett W, Curhan G. Purine-rich foods, dairy and protein intake, and the risk of gout in men. *N Engl J Med* 2004;**350**:1093–103.
12. Raivio KO, Becker A, Meyer LJ, Greene ML, Nuki G, Seegmiller JE. Stimulation of human purine synthesis de novo by fructose infusion. *Metabolism* 1975;**24**:861–9.
13. Emmerson BT. Effect of oral fructose on urate production. *Ann Rheum Dis* 1974;**33**:276–80.
14. Faller J, Fox IH. Ethanol-induced hyperuricemia: evidence for increased urate production by activation of adenine nucleotide turnover. *N Engl J Med* 1982;**307**:1598–602.
15. Lieber CS, Jones DP, Losowsky MS, Davidson CS. Interrelation of uric acid and ethanol metabolism in man. *J Clin Invest* 1962;**41**:1863–70.
16. Scott JT, Holloway VP, Glass HI, Arnot RN. Studies of uric acid pool size and turnover rate. *Ann Rheum Dis* 1969;**28**:366–73.
17. Kahn K, Serfozo P, Tipton PA. Identification of the true product of the urate oxidase reaction. *J Am Chem Soc* 1997;**119**:5435–42.
18. Oda M, Satta Y, Takenaka O, Takahata N. Loss of urate oxidase activity in hominoids and its evolutionary implications. *Mol Biol Evol* 2002;**19**:640–53.
19. Keebaugh AC, Thomas JW. The evolutionary fate of the genes encoding the purine catabolic enzymes in hominoids, birds, and reptiles. *Mol Biol Evol* 2010;**27**:1359–69.
20. Gersch C, Palii SP, Imaram W, Kim KM, Karumanchi SA, Angerhofer A, et al. Reactions of peroxynitrite with uric acid: formation of reactive intermediates, alkylated products and triuret, and in vivo production of triuret under conditions of oxidative stress. *Nucleos Nucleot Nucleic Acids* 2009;**28**:118–49.
21. Gersch C, Palii SP, Kim KM, Angerhofer A, Johnson RJ, Henderson GN. Inactivation of nitric oxide by uric acid. *Nucleos Nucleot Nucleic Acids* 2008;**27**:967–78.
22. Ichida K, Matsuo H, Takada T, Nakayama A, Murakami K, Shimizu T, et al. Decreased extra-renal urate excretion is a common cause of hyperuricemia. *Nat Commun* 2012;**3**:764.
23. Maesaka JK, Fishbane S. Regulation of renal urate excretion: a critical review. *Am J Kidney Dis* 1998;**32**:917–33.
24. Roch-Ramel F, Guisan B, Diezi J. Effects of uricosuric and anti-uricosuric agents on urate transport in human brush-border membrane vesicles. *J Pharmacol Exp Ther* 1997;**280**:839–45.

25. Roch-Ramel F, Werner D, Guisan B. Urate transport in brush-border membrane of human kidney. *Am J Physiol* 1994;**266**:F797–805.
26. Anzai N, Jutabha P, Amonpatumrat-Takahashi S, Sakurai H. Recent advances in renal urate transport: characterization of candidate transporters indicated by genome-wide association studies. *Clin Exp Nephrol* 2012;**16**:89–95.
27. Hediger MA, Johnson RJ, Miyazaki H, Endou H. Molecular physiology of urate transport. *Physiology (Bethesda)* 2005;**20**:125–33.
28. Enomoto A, Kimura H, Chairoungdua A, Shigeta Y, Jutabha P, Cha SH, et al. Molecular identification of a renal urate anion exchanger that regulates blood urate levels. *Nature* 2002;**417**:447–52.
29. Anzai N, Ichida K, Jutabha P, Kimura T, Babu T, Jin CJ, et al. Plasma urate level is directly regulated by a voltage-driven urate efflux transporter URATv1 (SLC2A9) in humans. *J Biol Chem* 2008;**283**:26834–8.
30. Bibert S, Hess SK, Firsov D, Thorens B, Geering K, Horisberger JD, et al. Mouse GLUT9: evidences for a urate uniporter. *Am J Physiol Renal Physiol* 2009;**297**:F612–9.
31. Dinour D, Gray NK, Campbell S, Shu X, Sawyer L, Richardson W, et al. Homozygous SLC2A9 mutations cause severe renal hypouricemia. *J Am Soc Nephrol* 2010;**21**:64–72.
32. Ichida K, Hosoyamada M, Hisatome I, Enomoto A, Hikita M, Endou H, et al. Clinical and molecular analysis of patients with renal hypouricemia in Japan-influence of URAT1 gene on urinary urate excretion. *J Am Soc Nephrol* 2004;**15**:164–73.
33. Lipkowitz MS, Leal-Pinto E, Rappoport JZ, Najfeld V, Abramson RG. Functional reconstitution, membrane targeting, genomic structure, and chromosomal localization of a human urate transporter. *J Clin Invest* 2001;**107**:1103–15.
34. Van Aubel RA, Smeets PH, van den Heuvel JJ, Russel FG. Human organic anion transporter MRP4 (ABCC4) is an efflux pump for the purine end metabolite urate with multiple allosteric substrate binding sites. *Am J Physiol Renal Physiol* 2005;**288**:F327–33.
35. Scolari F, Caridi G, Rampoldi L, Tardanico R, Izzi C, Pirulli D, et al. Uromodulin storage diseases: clinical aspects and mechanisms. *Am J Kidney Dis* 2004;**44**:987–99.
36. Bachmann S, Mutig K, Bates J, Welker P, Geist B, Gross V, et al. Renal effects of Tamm-Horsfall protein (uromodulin) deficiency in mice. *Am J Physiol Renal Physiol* 2005;**288**:F559–67.
37. Hart TC, Gorry MC, Hart PS, Woodard AS, Shihabi Z, Sandhu J, et al. Mutations of the UMOD gene are responsible for medullary cystic kidney disease 2 and familial juvenile hyperuricaemic nephropathy. *J Med Genet* 2002;**39**:882–92.
38. Turner JJ, Stacey JM, Harding B, Kotanko P, Lhotta K, Puig JG, et al. Uromodulin mutations cause familial juvenile hyperuricemic nephropathy. *J Clin Endocrinol Metab* 2003;**88**:1398–401.
39. Han J, Liu Y, Rao F, Nievergelt CM, O'Connor DT, Wang X, et al. Common genetic variants of the human uromodulin gene regulate transcription and predict plasma uric acid levels. *Kidney Int* 2013;**83**:733–40.
40. Gersch MS, Sautin YY, Gersch CM, Henderson G, Bankir L, Johnson RJ. Does Tamm-Horsfall protein-uric acid binding play a significant role in urate homeostasis? *Nephrol Dial Transplant* 2006;**21**:2938–42.
41. Terkeltaub RA. Clinical practice. Gout. *N Engl J Med* 2003;**349**:1647–55.
42. Johnson RJ, Titte S, Cade JR, Rideout BA, Oliver WJ. Uric acid, evolution and primitive cultures. *Semin Nephrol* 2005;**25**:3–8.
43. Kanabrocki EL, Third JL, Ryan MD, Nemchausky BA, Shirazi P, Scheving LE, et al. Circadian relationship of serum uric acid and nitric oxide. *JAMA* 2000;**283**:2240–1.
44. Augoustides-Savvopoulou P, Papachristou F, Fairbanks LD, Dimitrakopoulos K, Marinaki AM, Simmonds HA. Partial hypoxanthine-guanine phosphoribosyltransferase deficiency as the unsuspected cause of renal disease spanning three generations: a cautionary tale. *Pediatrics* 2002;**109**:E17.
45. Merriman TR, Dalbeth N. The genetic basis of hyperuricaemia and gout. *Joint Bone Spine* 2011;**78**:35–40.
46. Alderman MH, Cohen H, Madhavan S, Kivlighn S. Serum uric acid and cardiovascular events in successfully treated hypertensive patients. *Hypertension* 1999;**34**:144–50.
47. Johnson RJ, Segal MS, Sautin Y, Nakagawa T, Feig DI, Kang DH, et al. Potential role of sugar (fructose) in the epidemic of hypertension, obesity and the metabolic syndrome, diabetes, kidney disease, and cardiovascular disease. *Am J Clin Nutr* 2007;**86**:899–906.
48. Van den Berghe G. Fructose: metabolism and short-term effects on carbohydrate and purine metabolic pathways. *Prog Biochem Pharmacol* 1986;**21**:1–32.
49. Johnson RJ, Perez-Pozo SE, Sautin YY, Manitius J, Sanchez-Lozada LG, Feig DI, et al. Hypothesis: could excessive fructose intake and uric acid cause type 2 diabetes? *Endocr Rev* 2009;**30**:96–116.
50. Nicholls A, Snaith ML, Scott JT. Effect of oestrogen therapy on plasma and urinary levels of uric acid. *Br Med J* 1973;**1**:449–51.
51. Wilson VK, Thomson ML, Dent CE. Amino-aciduria in lead poisoning; a case in childhood. *Lancet* 1953;**265**:66–8.
52. Inglis JA, Henderson DA, Emmerson BT. The pathology and pathogenesis of chronic lead nephropathy occurring in Queensland. *J Pathol* 1978;**124**:65–76.
53. Jefferson JA, Escudero E, Hurtado ME, Kelly JP, Swenson ER, Wener MH, et al. Hyperuricemia, hypertension, and proteinuria associated with high-altitude polycythemia. *Am J Kidney Dis* 2002;**39**:1135–42.
54. Hare JM, Johnson RJ. Uric acid predicts clinical outcomes in heart failure: insights regarding the role of xanthine oxidase and uric acid in disease pathophysiology. *Circulation* 2003;**107**:1951–3.
55. Sorensen LB. Role of the intestinal tract in the elimination of uric acid. *Arthritis Rheum* 1965;**8**:694–706.
56. Suliman ME, Johnson RJ, Garcia-Lopez E, Qureshi AR, Molinaei H, Carrero JJ, et al. J-shaped mortality relationship for uric acid in CKD. *Am J Kidney Dis* 2006;**48**:761–71.
57. Lee SM, Lee AL, Winters TJ, Tam E, Jaleel M, Stenvinkel P, et al. Low serum uric acid level is a risk factor for death in incident hemodialysis patients. *Am J Nephrol* 2009;**29**:79–85.
58. Athyros VG, Elisaf M, Papageorgiou AA, Symeonidis AN, Pehlivanidis AN, Bouloukos VI, et al. Effect of statins versus untreated dyslipidemia on serum uric acid levels in patients with coronary heart disease: a subgroup analysis of the GREek Atorvastatin and Coronary-heart-disease Evaluation (GREACE) study. *Am J Kidney Dis* 2004;**43**:589–99.
59. Iwai N, Mino Y, Hosoyamada M, Tago N, Kokubo Y, Endou H. A high prevalence of renal hypouricemia caused by inactive SLC22A12 in Japanese. *Kidney Int* 2004;**66**:935–44.
60. Johnson RJ, Nakagawa T, Jalal D, Sanchez-Lozada LG, Kang DH, Ritz E. Uric acid and chronic kidney disease: which is chasing which? *Nephrol Dial Transplant* 2013;**28**:2221–8.
61. Bluestone R, Waisman J, Klinenberg JR. The gouty kidney. *Semin Arthritis Rheum* 1977;**7**:97–113.
62. Nickeleit V, Mihatsch MJ. Uric acid nephropathy and end-stage renal disease – review of a non-disease. *Nephrol Dial Transplant* 1997;**12**:1832–8.
63. Johnson RJ, Kivlighn SD, Kim YG, Suga S, Fogo AB. Reappraisal of the pathogenesis and consequences of hyperuricemia in hypertension, cardiovascular disease, and renal disease. *Am J Kidney Dis* 1999;**33**:225–34.
64. Johnson RJ, Tuttle KR. Much ado about nothing, or much to do about something? The continuing controversy over the role of uric acid in cardiovascular disease. *Hypertension* 2000;**35**:E10.
65. Tomita M, Mizuno S, Yamanaka H, Hosoda Y, Sakuma K, Matuoka Y, et al. Does hyperuricemia affect mortality? A prospective cohort study of Japanese male workers. *J Epidemiol* 2000;**10**:403–9.
66. Sanchez-Lozada LG, Tapia E, Rodriguez-Iturbe B, Johnson RJ, Herrera-Acosta J. Hemodynamics of hyperuricemia. *Semin Nephrol* 2005;**25**:19–24.
67. Khosla UM, Zharikov S, Finch JL, Nakagawa T, Roncal C, Mu W, et al. Hyperuricemia induces endothelial dysfunction. *Kidney Int* 2005;**67**:1739–42.
68. Park JH, Jin YM, Hwang S, Cho DH, Kang DH, Jo I. Uric acid attenuates nitric oxide production by decreasing the interaction between endothelial nitric oxide synthase and calmodulin in human umbilical vein endothelial cells: a mechanism for uric acid-induced car-

diovascular disease development. *Nitric Oxide* 2013;**32C**:36–42.

69. Zharikov S, Krotova K, Hu H, Baylis C, Johnson RJ, Block ER, et al. Uric acid decreases NO production and increases arginase activity in cultured pulmonary artery endothelial cells. *Am J Physiol Cell Physiol* 2008;**295**:C1183–90.
70. Schwartz IF, Grupper A, Chernichovski T, Hillel O, Engel A, Schwartz D. Hyperuricemia attenuates aortic nitric oxide generation, through inhibition of arginine transport in rats. *J Vasc Res* 2011;**48**:252–60.
71. Kang DH, Park SK, Lee IK, Johnson RJ. Uric acid-induced C-reactive protein expression: implication on cell proliferation and nitric oxide production of human vascular cells. *J Am Soc Nephrol* 2005;**16**:3553–62.
72. Yu MA, Sanchez-Lozada LG, Johnson RJ, Kang DH. Oxidative stress with an activation of the renin-angiotensin system in human vascular endothelial cells as a novel mechanism of uric acid-induced endothelial dysfunction. *J Hypertens* 2010;**28**:1234–42.
73. Kang DH, Han L, Ouyang X, Kahn AM, Kanellis J, Li P, et al. Uric acid causes vascular smooth muscle cell proliferation by entering cells via a functional urate transporter. *Am J Nephrol* 2005;**25**:425–33.
74. Watanabe S, Kang DH, Feng L, Nakagawa T, Kanellis J, Lan H, et al. Uric acid, hominoid evolution, and the pathogenesis of salt-sensitivity. *Hypertension* 2002;**40**:355–60.
75. Kanellis J, Watanabe S, Li JH, Kang DH, Li P, Nakagawa T, et al. Uric acid stimulates monocyte chemoattractant protein-1 production in vascular smooth muscle cells via mitogen-activated protein kinase and cyclooxygenase-2. *Hypertension* 2003;**41**:1287–93.
76. Ryu ES, Kim MJ, Shin HS, Jang YH, Choi HS, Jo I, et al. Uric acid-induced phenotypic transition of renal tubular cells as a novel mechanism of chronic kidney disease. *Am J Physiol Renal Physiol* 2013;**304**:F471–80.
77. Sanchez-Lozada LG, Tapia E, Santamaria J, Avila-Casado C, Soto V, Nepomuceno T, et al. Mild hyperuricemia induces vasoconstriction and maintains glomerular hypertension in normal and remnant kidney rats. *Kidney Int* 2005;**67**:237–47.
78. Sanchez-Lozada LG, Tapia E, Soto V, Avila-Casado C, Franco M, Wessale JL, et al. Effect of febuxostat on the progression of renal disease in 5/6 nephrectomy rats with and without hyperuricemia. *Nephron Physiol* 2008;**108**:p69–78.
79. Sanchez-Lozada LG, Tapia E, Soto V, Avila-Casado C, Franco M, Zhao L, et al. Treatment with the xanthine oxidase inhibitor febuxostat lowers uric acid and alleviates systemic and glomerular hypertension in experimental hyperuricaemia. *Nephrol Dial Transplant* 2008;**23**:1179–85.
80. Sautin YY, Nakagawa T, Zharikov S, Johnson RJ. Adverse effects of the classic antioxidant uric acid in adipocytes: NADPH oxidase-mediated oxidative/nitrosative stress. *Am J Physiol Cell Physiol* 2007;**293**:C584–96.
81. Corry DB, Eslami P, Yamamoto K, Nyby MD, Makino H, Tuck ML. Uric acid stimulates vascular smooth muscle cell proliferation and oxidative stress via the vascular renin-angiotensin system. *J Hypertens* 2008;**26**:269–75.
82. Roncal-Jimenez CA, Lanaspa MA, Rivard CJ, Nakagawa T, Sanchez-Lozada LG, Jalal D, et al. Sucrose induces fatty liver and pancreatic inflammation in male breeder rats independent of excess energy intake. *Metabolism* 2011;**60**:1259–70.
83. Lanaspa MA, Sanchez-Lozada LG, Choi YJ, Cicerchi C, Kanbay M, Roncal-Jimenez CA, et al. Uric acid induces hepatic steatosis by generation of mitochondrial oxidative stress: potential role in fructose-dependent and -independent fatty liver. *J Biol Chem* 2012;**287**:40732–44.
84. Nieto FJ, Iribarren C, Gross MD, Comstock GW, Cutler RG. Uric acid and serum antioxidant capacity: a reaction to atherosclerosis? *Atherosclerosis* 2000;**148**:131–9.
85. Ames BN, Cathcart R, Schwiers E, Hochstein P. Uric acid provides an antioxidant defense in humans against oxidant- and radical-caused aging and cancer: a hypothesis. *Proc Natl Acad Sci U S A* 1981;**78**:6858–62.
86. Imaram W, Gersch C, Kim KM, Johnson RJ, Henderson GN, Angerhofer A. Radicals in the reaction between peroxynitrite and uric acid identified by electron spin resonance spectroscopy and liquid chromatography mass spectrometry. *Free Radic Biol Med* 2010;**49**:275–81.
87. Yu TF, Berger L. Impaired renal function gout: its association with hypertensive vascular disease and intrinsic renal disease. *Am J Med* 1982;**72**:95–100.
88. Wallace SL. Gout and hypertension. *Arthritis Rheum* 1975;**18**:721–4.
89. Yu TF, Berger L, Dorph DJ, Smith H. Renal function in gout. V. Factors influencing the renal hemodynamics. *Am J Med* 1979;**67**:766–71.
90. Madero M, Sarnak MJ, Wang X, Greene T, Beck GJ, Kusek JW, et al. Uric acid and long-term outcomes in CKD. *Am J Kidney Dis* 2009;**53**:796–803.
91. Sturm G, Kollerits B, Neyer U, Ritz E, Kronenberg F. Uric acid as a risk factor for progression of non-diabetic chronic kidney disease? The Mild to Moderate Kidney Disease (MMKD) Study. *Exp Gerontol* 2008;**43**:347–52.
92. Stenvinkel P, Ketteler M, Johnson RJ, Lindholm B, Pecoits-Filho R, Riella M, et al. IL-10, IL-6, and TNF-alpha: central factors in the altered cytokine network of uremia – the good, the bad, and the ugly. *Kidney Int* 2005;**67**:1216–33.
93. Kanbay M, Huddam B, Azak A, Solak Y, Kadioglu GK, Kirbas I, et al. A randomized study of allopurinol on endothelial function and estimated glomerular filtration rate in asymptomatic hyperuricemic subjects with normal renal function. *Clin J Am Soc Nephrol* 2011;**6**:1887–94.
94. Siu YP, Leung KT, Tong MK, Kwan TH. Use of allopurinol in slowing the progression of renal disease through its ability to lower serum uric acid level. *Am J Kidney Dis* 2006;**47**:51–9.
95. Shi Y, Chen W, Jalal D, Li Z, Chen W, Mao H, et al. Clinical outcome of hyperuricemia in IgA nephropathy: a retrospective cohort study and randomized controlled trial. *Kidney Blood Press Res* 2012;**35**:153–60.
96. Goicoechea M, de Vinuesa SG, Verdalles U, Ruiz-Caro C, Ampuero J, Rincón A, et al. Effect of allopurinol in chronic kidney disease progression and cardiovascular risk. *Clin J Am Soc Nephrol* 2010;**5**:1388–93.
97. Terawaki H, Nakayama M, Miyazawa E, Murata Y, Nakayama K, Matsushima M, et al. Effect of allopurinol on cardiovascular incidence among hypertensive nephropathy patients: the Gonryo study. *Clin Exp Nephrol* 2013;**17**(4):549–53.
98. Kao MP, Ang DS, Gandy SJ, Nadir MA, Houston JG, Lang CC, et al. Allopurinol benefits left ventricular mass and endothelial dysfunction in chronic kidney disease. *J Am Soc Nephrol* 2011;**22**:1382–9.
99. Johnson RJ, Nakagawa T, Sanchez-Lozada LG, Shafiu M, Sundaram S, Le M, et al. Sugar, uric acid, and the etiology of diabetes and obesity. *Diabetes* 2013;**62**(10):3307–15.
100. Baldwin W, McRae S, Marek G, Wymer D, Pannu V, Baylis C, et al. Hyperuricemia as a mediator of the proinflammatory endocrine imbalance in the adipose tissue in a murine model of the metabolic syndrome. *Diabetes* 2011;**60**:1258–69.
101. Nakagawa T, Hu H, Zharikov S, Tuttle KR, Short RA, Glushakova O, et al. A causal role for uric acid in fructose-induced metabolic syndrome. *Am J Physiol Renal Physiol* 2006;**290**:F625–31.
102. Feig DI, Madero M, Jalal DI, Sanchez-Lozada LG, Johnson RJ. Uric acid and the origins of hypertension. *J Pediatr* 2013;**162**:896–902.
103. Feig DI, Soletsky B, Johnson RJ. Effect of allopurinol on blood pressure of adolescents with newly diagnosed essential hypertension: a randomized trial. *JAMA* 2008;**300**:924–32.
104. Soletsky B, Feig DI. Uric acid reduction rectifies prehypertension in obese adolescents. *Hypertension* 2012;**60**:1148–56.
105. Ogino K, Kato M, Furuse Y, Kinugasa Y, Ishida K, Osaki S, et al. Uric acid-lowering treatment with benzbromarone in patients with heart failure: a double-blind placebo-controlled crossover preliminary study. *Circ Heart Fail* 2010;**3**:73–81.
106. George J, Carr E, Davies J, Belch JJ, Struthers A. High-dose allopurinol improves endothelial function by profoundly reducing vascular oxidative stress and not by lowering uric acid. *Circulation* 2006;**114**:2508–16.

107. Lanaspa MA, Sanchez-Lozada LG, Cicerchi C, Li N, Roncal-Jimenez CA, Ishimoto T, et al. Uric acid stimulates fructokinase and accelerates fructose metabolism in the development of fatty liver. *PLoS One* 2012;**7**:e47948.
108. Yang Q, Kottgen A, Dehghan A, Smith AV, Glazer NL, Chen MH, et al. Multiple genetic loci influence serum urate levels and their relationship with gout and cardiovascular disease risk factors. *Circ Cardiovasc Genet* 2010;**3**:523–30.
109. Jung JW, Song WJ, Kim YS, Joo KW, Lee KW, Kim SH, et al. HLA-B58 can help the clinical decision on starting allopurinol in patients with chronic renal insufficiency. *Nephrol Dial Transplant* 2011;**26**:3567–72.

第36章

36

慢性肾脏病患者体内的微量元素

Andrew Davenport

UCL Centre for Nephrology, Royal Free Hospital, University College London Medical School, London, UK

简　　介

必需微量元素缺乏或过多均危害人体健康[1,2]。表36.1列出了维持人体健康的几种必需微量元素的每天合理摄入量,而表36.2则列出了血液中必需和非必需微量元素含量的参考范围,用以判断必需微量元素缺乏或非必需微量元素中毒。CKD患者可能更容易表现出微量元素不足或积累的症状:一方面是由于饮食限制和不断加重的尿液中微量元素流失(尤其是与重度蛋白尿相关的结合蛋白损失),导致CKD患者更容易缺乏微量元素;另一方面由于肾排泄功能的衰竭,可导致病患者体内微量元素累积。

不同地区表层土壤化学成分的差异,决定了微量元素进入生命体的难易程度。矿物质和其他元素经过水的冲刷,从地表层进入河流,最终有可能进入到饮用水系统。植物可从地表层土壤中汲取营养与元素,微量元素从而进入人类食物链。在工业化地区,

表36.1　维持健康所必需的微量元素的每天合理摄入量

元素	每天摄入量
铋	25~50μg
铬	男30μg;女20μg
钴	0.006μg
铜	0.9mg
氟化物	男4mg;女3mg
碘	0.1~0.15μg
镁	男300mg;女270mg
锰	≤4mg但老年受试者≤0.5mg
钼	45μg
镍	0.4~0.6mg
硒	男0.075mg;女0.06mg
硅	<700mg
锶	未定
硫	未定
锌	男5.6~9.5mg;女4~7mg

表36.2　监测必需元素缺乏和非必需元素毒性的建议含量参考范围

元素	样本类型	国际标准化参考范围	传统参考范围
铝	血清	<0.3μmol/L	<8μg/L
		>7.4μmol/L有毒*	>200μg/L有毒*
砷	全血†	0.03~0.08μmol/L	0.2~6.2μg/dl
	24小时尿液	>0.67μmol/L有毒	>50μg/L有毒
溴化物	血清	≤0.15mmol/L	<11mg/L
		>20mmol/L有毒	>1500mg/L有毒
镉	全血	2.7~10.7‡mmol/L	0.3~1.2‡μg/L
		5.6~37§mmol/L	0.6~3.9§μg/L

续表

元素	样本类型	国际标准化参考范围	传统参考范围
铬	血清	<10nmol/L	<0.25μg/L
钴	血清	1.7～6.8nmol/L	0.1～0.4μg/L
铜	血浆	11～22μmol/L	72～164μg/dl
氟化物	血清	0.3～2.2μmol/L	0.57～4.2μg/dl
钆	血清	<1.0nmol/L	<0.5μg/L
镧	血清	<10nmol/L	<1.0μg/L
铅	全血	<0.98μmol/L >2.4¶ μmol/L	<20μg/dl >50¶ μg/dl
锰	血清	9～24nmol/L	0.5～1.3μg/dl
汞	全血	<20nmol/L	<4μg/L
		>500nmol/L 有毒	>100μg/L 有毒
硒	血浆	0.89～1.65μmol/L	70～130μg/L
银	全血	<0.28nmol/L	<0.3μg/L
铊	全血	<5nmol/L	<1μg/L
铀	血清	<10nmol/L	<20ng/L
锌	血清	11～24μmol/L	0.7～1.6μg/L

注意：有些样品需在专门准备的样品管中进行处理，防止污染环境。

* 血清和全血样本的数据可能与组织样本的相应数据不一致。在怀疑可能具有毒性的情况下，应该考虑使用激发试验进行分析，例如怀疑铝中毒的情况下使用去铁胺

† 取全血溶于 EDTA 溶液

‡ 非吸烟者

§ 吸烟者

¶ 从职业性接触人群中去除的工业工人

人们生活在弥漫着化学物质的空气中；工业废物造成的土壤污染，使得有害物质浸滤到地下水中，污染生活用水。虽然供水公司致力于"净化"家庭用水，但在世界范围内还没有得到普及。遗憾的是，目前大多数努力集中在清除低污染源，而不是阻止大型工业废物的排放。以前，人们用铅管输送生活用水，铅便会浸滤到水中导致铅污染。因此，供水公司在生活用水中添加化学物质，防止细菌增长并沉淀各种元素，从而提高饮用水的纯净度。在有些国家，在饮用水中添加氟化物用以减少龋齿的发生率，已经成为一项公共卫生政策。

微量金属和 CKD

元素周期表中的每一种元素并非都对维持人类生命至关重要，某些元素甚至可能导致病变。肾是人体代谢废物排泄的主要途径之一，也是人体中最可能会受到非必需金属（包括汞、铅、镉、铬、铂以及类金属如砷等）危害的器官。针对非必需金属中毒程度、急性或慢性中毒对肾脏的影响，以及肾脏如何代谢这些金属离子等科学问题，人们开展了广泛深入的肾脏病理研究，包括急性肾损伤（AKI）、范可尼状（Fanconi-like）近端肾小管综合征、慢性肾间质纤维化、CKD 以及由此导致的死亡。这些研究表明，非必需金属的积累可逐渐导致 CKD，而 CKD 患者可能对这些元素的毒性更加敏感。

肾脏中金属阳离子的转运

生物体中比较重要的二价金属离子，如锌、铜和铁，均是以微摩尔或毫摩尔浓度水平存在的。通过胃肠吸收以及肾脏与胃肠的排泄等机制，这些离子在体内的水平受到严格的调控，使其在细胞内和体液中的浓度维持恒定，从而避免由于细胞内浓度过高或过低而引起的病变。

目前，二价金属阳离子在肾脏中的转运机制还需

进一步研究阐明。但是,我们已经知道大约有 70% 的这些离子是通过位于近端小管表皮细胞[3]的二价阳离子转运蛋白 DMT1(divalent metal transporter 1;图 36.1)进行转运的。DMT1 也位于十二指肠表皮细胞顶端,负责包括铁离子在内的必需二价金属阳离子的吸收转运。DMT1 也参与高毒性二价阳离子的运输,如镉、铅、钴、镍和铂。非必需和必需二价金属离子对 DMT1 的竞争,可导致肾小管细胞吸收并积累毒性金属离子,阻碍必需金属离子的重吸收。DMT1 并不是肾脏二价阳离子重吸收的唯一途径。锌离子可与半胱氨酸或组氨酸结合,通过位于近端小管表皮细胞的钠离子偶联氨基酸协同转运蛋白被重吸收[4]。但是,毒性金属离子,尤其是能与半胱氨酸结合的汞和镉离子,可与锌竞争半胱氨酸,从而干扰锌离子的重吸收。

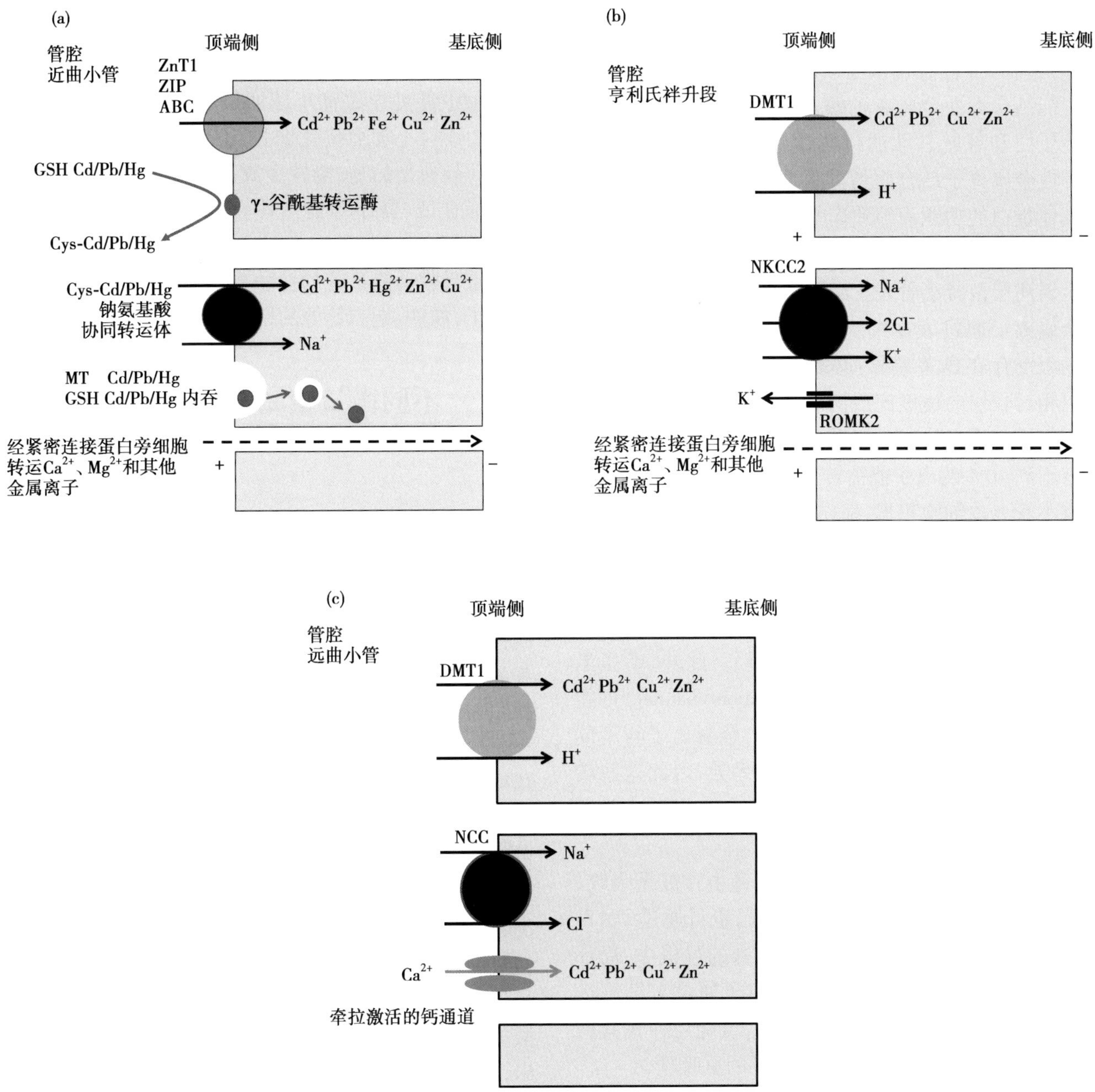

图 36.1　金属离子在近端小管(a)、亨利袢升支(b)和远端小管(c)的重吸收。(a)除二价阳离子转运体(DMT1),近端小管还表达多种金属离子转运蛋白,包括锌转运 1(Znt1)、ZRT/IRT 样蛋白(ZIP)和 ATP 结合盒转运体(ABC)。谷胱甘肽结合的金属离子经近端小管表皮细胞微绒毛膜顶端的 γ-谷氨酰转运酶剪切后,产生金属离子-半胱氨酸复合物,后者通过钠-氨基酸(αα)协同转运体被重吸收进入细胞。此外,金属离子也可通过金属硫蛋白(MT)和谷胱甘肽(GSH)-金属离子复合物的内吞机制以及旁细胞转运方式被重吸收。(b)在亨利氏袢升支,金属离子通过 DMT1 和旁细胞转运完成。由于旁细胞转运是由钠钾 2 氯转运体(NKCC2)和内向整流钾通道(ROMK2)产生的电化学梯度驱动的,因此其转运效率更高。(c)在远端小管,金属离子可通过 DMT1 和牵引激活阳离子通道被再吸收。钠钾协同转运体(NCC)

不论血液中的重金属离子对人体有益还是有害，它们在血清中要么以蛋白结合态的形式存在，要么以非蛋白结合态或离子的形式存在。金属中毒通常导致胃肠道对这些毒性离子的吸收。大多数二价金属离子进入血液后与血清蛋白结合（主要是白蛋白），只有少量（<10%）以游离形式存在。一些白蛋白经过肾小球过滤进入近端小管，而滤液中既有与白蛋白结合的二价金属离子，也有游离二价金属离子。因此，急性中毒后，近端小管的重吸收对象就包括白蛋白结合的和游离的毒性金属离子。轻度慢性中毒可导致血清中能结合毒性金属离子的血清蛋白、肝肾细胞内金属硫蛋白和谷胱甘肽的代偿性升高。这些蛋白通过与毒性金属离子结合而将其束缚在细胞内，防止其干扰其他蛋白的功能而导致病变[5]。

动物实验研究表明，肾小球过滤后，99%的游离二价金属离子被肾小管表皮细胞重吸收[6]。但是，不同二价金属离子通过表皮细胞基底细胞膜再循环进入血液的程度存在显著差异：必需金属离子如铁、锌和铜可以相对较快的速度完成跨基底细胞膜转运，而毒性金属离子如汞、铅、镉由于跨基底细胞膜的转运较慢，只有不到10%的离子能被转运到细胞外，导致其在近端肾小管上皮细胞积累，损伤细胞[7]。

除DMT1外，还有一系列的重金属离子转运蛋白已经被发现，包括锌离子转运蛋白1（ZnT1，SLC30A1；锌、铁、铜和镉离子）和ATP结合盒转运体（ATP binding cassette transporter；镍、锰、铁、钼离子）。此外，牵张激活的阳离子通道（stretch-activated cation channel）可能也参与了重金属离子的转运。但是，金属离子与不同转运蛋白或离子通道的亲和力存在差异，因此这些转运蛋白和离子通道在金属离子转运中的相对功能和作用还需进一步研究阐明。

虽然大多数金属离子是在近端肾小管被重吸收，但是在亨利氏袢、远端小管和集合管，也可通过DMT1被重吸收。在金属离子通过亨利氏袢的过程中，局部产生的电离子梯度也可导致金属离子通过旁细胞途径被重吸收。在远端小管和集合管，可能还存在其他的金属离子转运蛋白，参与金属离子的重吸收。

在慢性重金属离子中毒的情况下，损伤的肝细胞会释放出金属离子-金属硫蛋白和金属离子-谷胱甘肽复合物。在实验动物模型中，这些复合物经肾小球过滤后，约50%在近端小管通过内吞方式被重吸收[8]。此外，酶裂解释放出的半胱氨酸-金属离子复合物，则通过钠-氨基酸协同转运蛋白被重吸收（图36.1）。

金属离子的肾毒性

与白蛋白和其他蛋白结合的重金属离子不会直接导致肾中毒，但一旦以游离形式被释放出来，则会导致肾小管上皮病变。金属离子导致的病理损伤严重程度主要取决于三个方面：金属种类、肾脏内积累的金属离子量、急性还是慢性。例如，一次性镉中毒可能会导致尿钙和多尿，但是如果近端肾小管出现大范围坏死则可能会导致获得性范可尼综合征（Fanconi-like syndrome）。在实验动物模型中，一次性铅或汞中毒可导致肾小球滤过率降低、糖尿、蛋白尿以及由于肾小管细胞脱落引起的肾小管阻塞。

比较典型的是，慢性金属离子中毒导致获得性范可尼综合征、肾小球滤过率降低、尿流量增加、蛋白尿、糖尿和氨基酸尿。此外，由于毒性金属离子对肾小管重吸收功能系统的竞争，可导致患者体内必需金属离子，如铁、铜和锌等的持续流失。

不同微量金属离子和CKD

锌

锌是人体必需的微量元素之一，是多种金属酶和蛋白质功能所需的辅助因子。这些酶和蛋白质参与细胞新陈代谢、神经递质的合成以及氧化应激通路的调控[1]。据报道，在发展中国家，锌离子缺乏是导致疾病的主要原因之一[9]，与伤口延迟愈合、巨噬细胞吞噬缺陷与淋巴细胞功能异常等免疫缺陷相关[10,11]。已有报道认为这可能是导致的CKD患者预防疫苗接种成功率较低的原因之一[12]。锌缺乏也可导致一些机制相对不明确的病理情况，像味觉障碍、厌食症等，另外还可能加重贫血[13]。

膳食中锌的来源广泛，含锌量较高的食物有肉类、谷物类、豆类和贝类。但是，锌离子可与肠道内的植酸和草酸结合并形成不溶性复合物，阻碍其吸收[14]。另外，锌离子也可结合临床上用于治疗CKD患者的磷酸盐结合剂离子交换树脂。锌离子主要通过粪便排出，因此尿液流失对体内锌的稳态影响不大。锌离子主要由白蛋白运输，严重肾病综合征患者由于并发的低白蛋白血症，血浆锌离子的浓度可能会比较低。血浆锌离子浓度是体内锌营养状况的直接反应，而红细胞和头发中的锌浓度则可反映出长期锌离子营养状况。

一般来说，CKD患者的血浆锌离子浓度与正常人持平或略有降低。由于锌主要通过消化道排出,因此 CKD 患者的锌中毒风险与普通人群相比未见有明显增高[15]。已有报道指出,锌离子毒性与含锌的假牙胶粘剂的使用有一定关系。锌中毒可逐渐导致神经病变和骨髓衰竭,在体内血清铜浓度降低时尤为明显[16]。由于凝血反应中的几种丝氨酸蛋白酶活性都是锌离子依赖的,因此已有报道指出血清中锌离子水平升高可增加形成血栓的风险。相反地,锌离子缺乏可导致血小板功能紊乱,从而增加出血的风险[17]。

铜

铜也是人体必需的微量元素之一,是许多金属酶和蛋白质的辅助因子,而这些酶和蛋白质参与调控细胞新陈代谢以及氧化应激[18]。由于其从食物中来源广泛和较低的日需求量,获得性铜缺乏在人群中并不常见。铜主要分泌至胆汁中,并通过肠道排出体外,因此 CKD 患者罹患铜相关疾病的风险与常人相比没有明显差异[19]。人体内铜主要与循环系统中铜蓝蛋白和白蛋白结合,因此中毒蛋白尿患者可出现经尿液铜离子的排泄增加。此外,患有范可尼综合征的儿童,在接受半胱胺治疗时会消耗体内大量的铜并表现出铜缺乏,其严重程度仅次于患有胱氨酸症的患者[20]。获得性铜缺乏表现为典型的渐进性脊髓病,具体症状为痉挛性截瘫、感觉异常和步态失调[21],这些表型与维生素 B_{12} 缺乏引起的组织器官亚急性综合退化相似。铜缺乏与中枢神经系统髓鞘脱落、视神经炎以及神经病变的相关性鲜有报道[21]。为减肥做过胃旁路手术的人可能会表现出铜缺乏。CKD 和肥胖症患者由于蛋白尿引起铜蓝蛋白丢失,从而使得铜缺乏的风险增高。这些患者出现的蛋白尿和病态肥胖与糖尿病导致的局灶节段性硬化密切相关。

铜的急性释放(如威尔逊氏病)或急性铜中毒可导致高铁血红蛋白血症和伴随血红素尿的红细胞溶血症,最终导致急性肾损伤[22]。由于铜通过近端肾小管上皮细胞表达的 Ctr1 进行重吸收,慢性铜中毒可导致肾近端管损伤[23]。

锰

锰是锰超氧化物歧化酶(MnSOD)的重要辅助因子。MnSOD 是防御线粒体内活性氧的主要机制之一,因此锰缺乏可导致酶活性降低[24]。由于 MnSOD 编码基因的单核苷酸多态性导致的结构和功能差异及其对线粒体氧化还原状态平衡的影响,轻度锰缺乏能否使心血管疾病(CVD)中发生的氧化应激损伤恶化目前还不清楚。氧化应激可能是促进 2 型糖尿病、CVD 和 CKD 的发生发展的重要原因。

肉鱼类、坚果以及干果均含有含锰离子,但只有不到 5% 的锰离子被小肠吸收。食物中大量的纤维、钙或磷酸盐均可降低锰离子的吸收。锰离子主要储存于机体骨骼内和线粒体内[24]。

锰中毒来源于水及工业污染,可引起神经损伤,最终导致记忆丧失、运动失调及类似帕金森综合征的神经紊乱[25]。在慢性锰中毒的情况下,血清和尿中锰含量显著升高,但无肾脏损伤。膳食控制和离子交换树脂的结合使用可能导致体内锰含量有所降低,但目前还没有锰缺乏直接与 CKD 相关的研究报道。

镉

人们可通过食用贝类、动物肝脏、肾或含镉水域中的鱼类摄入镉。绝大多数的镉中毒来源于工业污染。烟草植物中含有微量镉,因此吸烟人群体内镉的含量比不吸烟者高出两倍左右。矿工和金属工作相关的工人是镉中毒的最主要人群,但是由于涂料往往含有镉氧化物,建筑工人等其他人群镉中毒的风险也相当高。镉与钙在胃肠道内被竞争吸收,并最终进入肝脏、肾脏和骨骼。急性肝功能衰竭导致镉释放,进而可能会导致急性肾小管损伤[26]。慢性镉摄入最开始主要影响近端小管的曲部,之后导致肾小管毒性和近端小管细胞坏死。这种损伤进而发展至肾小管的远端区域,并导致慢性肾小管间质纤维化和肾小球脱落[27],以及伴有骨代谢疾病的渐进型 CKD[28]。

钴

钴是维生素 B_{12} 的一个重要组成部分,是血红蛋白合成必需的辅助因子。钴的膳食来源包括鱼类、坚果和叶类绿色蔬菜,如花椰菜和菠菜,和谷物类,如燕麦。膳食性钴缺乏比较少见,但近年来钴中毒引起了人们的广泛关注。人造的金属髋关节内释放出的毒性钴,可导致神经性疾病(手震颤、共济失调、认知能力下降、抑郁、眩晕、听力丧失以及视觉变化)、心脏疾病(心律失常和心肌病)和内分泌疾病(甲状腺功能减退)。钴与白蛋白结合紧密,因此极易随尿液排出体外。据已有研究显示,CKD 患者罹患 APC(arthroprosthetic cobaltism)病的风险较常人高[29]。

钆

钆是磁共振成像技术中一种常用的造影剂。与铝相似，肾小球过滤后，钆被近端小管上皮细胞重吸收、储存和再循环进入体内。早期临床研究发现，在放射程序中如果使用高剂量的钆可导致肝肾损伤[30,31]。因此，临床上目前钆的使用剂量比以前已经被显著降低了。4 和 5 期 CKD 患者[肾小球过滤率<30ml/(min·1.73m^2)]和由肝肾综合征或肝移植手术期间引起肾功能丧失[32]的 CKD 患者，由于任何其他危险因素均可促进肾功能丧失，因此造影剂在这些患者中使用导致肾源系统性纤维化的风险已经引起了人们的严重关注[33]。

大多数的研究报道钆的毒性与线性钆螯合物有关，但是这些造影剂在新型环状螯合物发现之前就已经被应用于临床实践中。目前尚不清楚不同类型钆造影剂是否对进程中的肾源系统性纤维化有着不同促进风险[33]。

锶

锶不是机体必需的元素。通过胃肠道吸收的锶绝大多数由肾脏排出体外。锶在 CKD 患者体内有积累现象，骨骼中锶沉积可导致骨软化症。据报道，生活在饮用水和地表含锶地理区域内的 CKD 患者[34]以及服用治疗骨质疏松症的锶补充剂的人群会出现上述症状。

铂

铂类药物常用于治疗实体恶性肿瘤，如睾丸癌、卵巢癌、膀胱移行细胞癌和小细胞肺癌[35]。顺铂对胃肠道和骨髓具有急性毒性副作用。另外，虽然在治疗过程中通常会进行预防性增强保湿和利尿，20% ~30% 的患者仍会出现不可逆转的肾小球滤过率(GFR)降低症状[36]。铂类药物对肾小管功能通常没有持续性影响，但是由于其对远端肾小管的毒性可导致高尿镁症和继发的典型低血镁症[36]。在治疗过程中，铂类药物还具有神经毒性，主要引起外周神经病变，但是对大多数患者而言，这一副作用会随化疗结束而消失。但是，有研究显示 20% ~60% 的患者仍会出现持续性感觉异常。此外，约 50% 的患者会出现音频在 4 ~8kHz 区域的双侧听力损失。

一些研究表明，顺铂使用的累积剂量和神经与肾毒性程度直接相关[36]。由于大多数化疗方案不断重复治疗周期，已有相关研究试图论证改变使用剂量和频率是否能减少顺铂肾毒性。不幸的是，单天输液化疗方案已被证实与高神经和肾脏毒性直接相关，原因可能是由于血浆内顺铂的浓度达到了更高峰值。动物实验表明，去铁敏(DFO)及其他化合物能够降低铂的肾毒性；然而，由于去铁敏可能会影响顺铂对肿瘤的细胞毒性，因此它们并没有用于临床。由于铂毒性与累积程度相关，因此人们提出在治疗过程中应该监测体内顺铂浓度[37]。随着化疗周期次数增加，患者罹患永久性肾毒性的风险也随之上升。

铀

在动物模型中，铀诱发的急性肾损伤与肾外皮质血流减少及肾小球灌注降低密切相关[38]。在肾血流量不减少的情况下，低肾小球灌注仍可发生，这可能是由于肾小管内的细胞碎片阻断了电解质和液体的重吸收以及小管本身、而导致的肾小管内液压上升所致。在急性铀毒性动物模型中，肾小球内皮细胞也会被损伤。在人体中，慢性铀中毒导致的肾小管损伤，对肾小管升支造成典型损伤。肾损伤是一个累积的过程，与矿山和采石工人的慢性铀中毒相关。蛋白尿通常与肾小管损伤并发，但其并不能作为判断肾损伤的可靠指标。

镍

工业镍污染导致镍颗粒进入人体。镍也会进入地表，污染植物和水资源。已有相关研究表明，饮用镍污染的水可导致溶血、血红素尿及肾损伤[39]。研究显示，CKD 患者的血清镍浓度有显著升高。但是是高血清镍浓度引发了 CKD，还是 CKD 导致血清镍浓度升高，或是二者兼有，还有待进一步研究论证[40]。

铊

铊常用作杀鼠剂或被加入到草药中用于治疗皮肤疾病。虽然体内的铊主要通过粪便排出，但 35% 左右是通过肾脏排出体外。铊中毒通常表现为腹痛。急性铊中毒在几个小时内就会表现出恶心、呕吐等症状。几天后，通常会出现脱发，并伴随疼痛感觉神经病变(一般发生在脚掌和手掌神经)，随着暴露时间的继续延长，患者可能会出现腿部无力、共济失调、混乱、精神病、抽搐、甚至昏迷等。另外,患者的肝功能将会受到显著影响,且有罹患 AKI 的风险[41]。慢性低浓度的铊暴露可引发 CKD。

镧

镧被用于治疗 CKD 患者的磷酸盐结合剂。虽然镧主要通过胆道系统排出体外,但无论是在动物实验中,还是 CKD 患者体内,相关报告都表明镧在骨骼内有一定累积[42]。

铋

除工业用途外,含铋的化合物也被用于制作外科绷带、化妆品,以及用于胃溃疡、十二指肠溃疡和癌症的治疗。在铋盐摄入导致的急性中毒情况下,患者会出现恶心、呕吐、腹痛,进而发展成 AKI 及神经中毒。慢性铋中毒通常会引发脑病(encephalopathy),该病从运动失调、记忆力衰退和一些精神症状逐渐发展而来。其他一些慢性铋中毒的表征包括 CKD、血小板减少症、胸椎自发性骨折及麻痹性肠梗阻综合征。铋可与一些酶的巯基解毒位点结合,从而抑制酶活性,也可通过影响甲基化,破坏细胞膜的稳定性,最终导致近端肾小管细胞死亡[43]。

CKD 患者体内金属的毒性

铅

铅是地球上排名第 19 位的常见元素,但并不是人体的必需元素。虽然几个世纪来铅中毒严重危害人体健康,但铅管曾长期被用作家庭用水输送管道,直到近年才停止使用。另外,现在政府立法机关也出台了有关法律法规来限制汽油发动机汽车的铅排放量。尽管如此,目前铅中毒的主要来源依旧是空气污染和职业暴露。吸入的无机铅中有 40% 是通过肺吸收的,仅有 10% 到 15% 是通过胃肠道吸收的,但相关吸收比例还取决于其与其他二价阳离子的竞争。汽油中的有机铅也可通过皮肤吸收。许多其他金属阳离子都可与血浆蛋白和白蛋白结合,但铅和铝则主要是在红细胞内被转运的。铅离子主要经由肾小球过滤,被近端肾小管重吸收。由于跨基底细胞膜转运活性很低,铅会被锁定在近端小管细胞内,造成铅逐步累积,促进自由基的产生,引发肾小管细胞损伤,最终导致细胞死亡。

慢性铅中毒会使全血的铅水平轻微上升,从而导致认知功能障碍、贫血症(因为铅会争夺δ-氨基乙酰丙酸脱水酶和血红素合成酶,因此会影响血红素合成)、高血压和 CKD[44,45]。目前关于铅累积是 CKD 的表征、还是加剧 CKD 进程的原因,还存在争议[46,47]。这可能与铅中毒程度有关。铅中毒程度比较高的区域,可为研究铅在 CKD 进程中的作用提供更为清晰的证据[47]。除肾损伤外,铅积累也会影响神经和心血管系统[48]。急性或慢性铅中毒可能会导致腹痛、恶心、便秘、关节疼痛、肌肉痛、头痛及注意力集中难。此外,值得注意的是,铅会引发外周运动神经病变,造成手腕下垂。高血压也可导致中风风险明显增高。

有学者提出,即使低水平的铅中毒,特别是儿童期铅中毒,也可导致婴儿和儿童发育迟缓和大脑损伤[49]。

由于铅是由红细胞运载的,因此铅含量测定应根据血细胞比容进行相应校正。即使如此,全血铅含量评估依旧无法准确反映全身铅含量[47,50]。为了预防过度接触工业铅,工人们通常会进行旨在清除组织铅的激发试验,并定期收集尿液检测尿铅量。其他新的检测方式还包括体内 X 射线荧光。扫描筛查指南可用于检测儿童铅中毒[51]。此外,每周静脉输送 CaNa2EDT 的新型铅螯合方案可安全地用于铅中毒的 CKD 患者[52]。

汞

汞元素、汞有机和无机化合物均可导致汞中毒。有机汞中毒可能源于工业用的甲基和乙基汞化合物。虽然无机汞中毒或许与职业接触有关,但也有报道指出医药产品(如牙粉、皮肤美白霜和泻药)的使用也可导致无机汞中毒。另外,人体吸入元素汞释放的汞蒸气后,也将引发汞中毒。

汞与硒具有很强的亲和性,而硒是一系列胞内酶的关键成分。含硒的酶可预防和修复氧化损伤[53],汞却能不可逆的抑制其活性。例如,汞硫氧还蛋白还原酶是恢复维生素 C 和 E 及其他一些重要抗氧化分子的还原状态的一种关键酶,从而使它们在细胞内具有抗氧化损伤的活性。近端肾小管上皮细胞对能量需求大,易受汞毒性危害。由于汞毒性会减缓肾小管对自由水和钠的重吸收,因此曾被用作利尿剂[54,55]。

有机汞中毒通常表现为渐进性神经系统疾病,其特征是精神衰退,并伴有感觉异常、共济失调、痉挛、耳聋、昏迷,严重可导致死亡[56]。无机汞中毒表征不明显,在长期中毒的情况下才会显现出来,如慢性肾损伤、胃肠炎、皮炎,后期会出现老年痴呆症和震颤[57]。

虽然汞中毒通常会损伤肾小管上皮细胞,导致细胞死亡和慢性间质纤维化,但其引起的获得性范可尼综合征也偶有报道[58]。有研究指出汞会引发肾小球病变,如微小病变引发的肾病综合征[59]、膜性肾病[60]以及局灶节段性肾小球硬化[61]。

铝

铝虽为地球上排名第三位的常见元素,但在人体中并没有生物学功能。尽管铝被滤过后会进入肾小管上皮细胞,且由于跨基底细胞膜转运慢,铝会在细胞中逐步累积,促进多种氧自由基的产生[62],然而铝却不会引发肾毒性。但是,由于肾清除率降低,铝会在CKD患者体内累积。家庭水污染处理过程中使用的铝盐是铝中毒的成因之一,铝盐可促进颗粒物的沉淀,改善水的外观清晰度[63]。此外,铝涂层炊具的滤取也可导致铝中毒[64]。另外,部分CKD患者会被服用一些含铝药物,作为体内磷酸盐结合剂和抗酸剂。铝的累积导致的骨中铝沉积,会减缓骨矿化和骨软化[65,66]。铝可参与竞争结合血红蛋白合成关键酶(δ-氨基乙酰丙酸脱水酶和血红素合成酶),引发贫血[67,68]。在铝中毒严重的情况下,患者表现为记忆丧失、类帕金森步态、震颤,严重也导致癫痫发作、痴呆和死亡[69]。铝如若进入到巨噬细胞和白细胞内,则可影响CKD患者的免疫功能[70-72]。

慢性肾脏病与非金属元素

砷

地下水砷污染在全世界范围内影响了上百万人。砷的其他来源有职业接触及传统医药[73]。砷中毒常引起头痛、混晕、严重腹泻、嗜睡等,严重时可引起抽搐。慢性中毒可导致白甲病及手部色素沉着。急性砷中毒表现为腹痛、上吐下泻、血尿、肌痛、脱发、抽搐,严重时可致死亡[74]。

砷可抑制克雷布斯循环(Kreb cycle)中的丙酮酸脱氢酶(PDH),阻抑细胞的能量合成,引发细胞凋亡。慢性低水平砷中毒会抑制内皮型一氧化氮合成酶的活性,使体内一氧化氮合成和利用降低,促进自由基生成,增强氧化应激反应。另外,慢性砷中毒引发的高强度氧化应激,可能会损伤心血管系统的结构及功能。此外,砷中毒可能会影响电压门控钾通道的活性,导致心律失常、增加QT间期、加速细胞内钙超载[75]。

低水平的砷中毒和高血压与外周血管疾病有一定的潜在联系[76]。人口研究报告称血液和尿液中砷含量与高血压之间存在一定的联系。但是,因为砷含量的增加和收缩性高血压之间未见明显相关[77],慢性砷中毒是否会引发高血压仍有待论证。慢性砷中毒不会导致慢性肾损伤和蛋白尿,但慢性肾损伤却可导致高血压。在极个别案例中,砷会引发AKI[78]。

钋

钋是一种放射性类金属,钋的摄入可引发AKI和多器官功能衰竭[79]。钋与铀的毒性相似,但低水平的钋中毒是否会引发CKD还有待进一步研究。

CKD患者体内的其他微量元素

其他可能引发继发性肾小管损伤CKD的微量元素有硼[80]、铬[81]及吸入的二氧化硅粉尘[82]。

氟

氟在地下水中是最常见的一种化学元素,并已成为全世界最严重的环境毒理学危害之一[83]。少量的氟摄入可预防龋齿,但较高的氟浓度(>1.5mg/L)则会引发氟中毒。氟中毒已被证实与慢性肾小管间质性肾炎的发生发展相关[85],因此有人曾质疑斯里兰卡部分地区高水平的氟是否与这一地区CKD的高发率有关[84]。据研究报道,麻醉气体如甲氧氟烷内的氟能够有效减少肾脏尿酸排泄[86]。

在全世界范围内,部分国家和地区的生活用水中会添加一定量的氟,以预防龋齿。CKD患者更容易进行氟累积[87],并伴有氟中毒的风险[84]。

硒

尽管CKD患者体内低血硒的生物学意义[88,89]并不清楚,但在普通人群中,硒缺乏严重时会引发猝死和心肌病[90,91]。硒对一系列调控自由基代谢的硒代蛋氨酸酶的活性至关重要。硒缺乏会增强自由基活性,导致细胞损伤。虽非严重硒缺乏,低浓度的血清硒已被证实与普通人群中高血压[89]、心脏衰竭[91]和冠状动脉疾病[92]及透析患者中心肌病的发生相关[89]。

总 结

CKD 患者更易受微量元素缺乏及其毒性的影响。理论上,细胞内和血浆中微量元素的浓度受胃肠道和肾脏的调节,以维持机体内平衡。肾脏精确调控的缺失通常不仅导致关键微量元素的缺乏,如锌和硒,还可导致无生理功能的元素及其毒性累积,如铅和砷。由于世界不同地区地表和饮用水化学成分的差异,微量元素侵入的程度也不尽相同。在工业社会中,采矿及其生产过程会增加工人接触微量元素的几率,另外,污染的水和气体如若排放到环境中,其毒性也将侵入生活在邻近地区的人群。

(沈梦妮 译,邱安东 校)

参考文献

1. Prasad AS. Zinc in growth and development and spectrum of human zinc deficiency. *J Am Coll Nutr* 1988;**7**:377–84.
2. Moon K, Guallar E, Navas-Acien A. Arsenic exposure and cardiovascular disease: an updated systematic review. *Curr Atheroscler Rep* 2012;**14**(6):542–55.
3. Leazer TM, Liu Y, Klaassen CD. Cadmium absorption and its relationship to divalent metal transporter-1 in the pregnant rat. *Toxicol Appl Pharmacol* 2002;**185**:18–24.
4. Gachot B, Tauc M, Morat L, Poujeol P. Zinc uptake by proximal cells isolated from rabbit kidney: Effects of cysteine and histidine. *Pflügers Arch* 1991;**419**:583–7.
5. Zalups RK. Molecular interactions with mercury in the kidney. *Pharmacol Rev* 2000;**52**:113–43.
6. Barbier O, Jacquillet G, Tauc M, Poujeol P, Cougnon M. Acute study of interaction between cadmium, calcium and zinc transport along the rat nephron in vivo. *Am J Physiol Renal Physiol* 2004;**287**:F1067–75.
7. Fujishiro H, Yano Y, Takada Y, Tanihara M, Himeno S. Roles of ZIP8, ZIP14, and DMT1 in transport of cadmium and manganese in mouse kidneyproximal tubule cells. *Metallomics* 2012;**4**(7):700–8.
8. Hayashi T, Terui J, Sudo J. Clearance study for the estimation of glomerular filtration of Cd following the intravenous bolus of CdCl2 and Cd saturated metallothionein-II in rats. *Biol Pharm Bull* 1994;**17**:557–8.
9. Shrimpton R, Gross R, Hill I, Young M. Zinc deficiency: what are the most appropriate interventions? *BMJ* 2005;**330**:347–9.
10. Rink L, Gabriel P. Zinc and the immune system. *Proc Nutr Soc* 2000;**59**:541–52.
11. Shankar AH, Prasad AS. Zinc and immune function: the biological basis of altered resistance to infection. *Am J Clin Nutr* 1998;**68**(Suppl. 2):447S–63S.
12. Neu AM. Immunizations in children with chronic kidney disease. *Pediatr Nephrol* 2012;**27**(8):1257–63.
13. Foote JW, Hinks LJ. Zinc absorption in haemodialysis patients. *Ann Clin Biochem* 1988;**25**:398–402.
14. Saaka M. Combined iron and zinc supplementation improves hematologic status of pregnant women in upper west region of Ghana. *Ghana Med J* 2012;**46**(4):225–33.
15. Mafra D, Cuppari L, Cozzolino SM. Iron and zinc status of patients with chronic renal failure who are not on dialysis. *J Ren Nutr* 2002;**12**(1):38–41.
16. Crown LA, May JA. Zinc toxicity: denture adhesives, bone marrow failure and polyneuropathy. *Tenn Med* 2012;**105**(2):39–40.
17. Tubek S, Grzanka P, Tubek I. Role of zinc in hemostasis: a review. *Biol Trace Elem Res* 2008;**121**(1):1–8.
18. Tapiero H, Townsend DM, Tew KD. Trace elements in human physiology and pathology. Copper. *Biomed Pharmacother* 2003;**57**:321–5.
19. Tonelli M, Wiebe N, Hemmelgarn B, Klarenbach S, Field C, Manns B, for the Alberta Kidney Disease Network. Trace elements in hae modialysis patients: a systematic review and meta-analysis.*BMC Medicine* 2009;**7**:25.
20. Besouw MT, Schneider J, Janssen MC, Greco M, Emma F, Cornelissen EA, et al. Copper deficiency in patients with cystinosis with cysteamine toxicity. *J Pediatr* 2013; **163**(3):754–60.
21. Kumar N, McEvoy KM, Ahlskog JE. Myelopathy due to copper deficiency produces a clinical picture like subacute combined degeneration. *Neurol* 2004;**63**:33–9.
22. Zhuang XH, Mo Y, Jiang XY, Chen SM. Analysis of renal impairment in children with Wilson's disease. *World J Pediatr* 2008;**4**(2):102–5.
23. EL-Safty IA, Gadallah M, Shouman AE. Effect of silica exposure on urinary excretion of copper and zinc. *Am J Med Sci* 2003; **326**(3):122–7.
24. Horsburgh MJ, Wharton SJ, Karavolos M, Foster SJ. Manganese: elemental defence for a life with oxygen. *Trends Microbiol* 2002; **10**:496–501.
25. Koksal A, Baybas S, Sozmen V, Koksal NS, Altunkaynak Y, Dirican A, et al. Chronic manganese toxicity due to substance abuse in Turkish patients. *Neurol India* 2012;**60**(2):224–7.
26. Hoet P, Haufroid V, Deumer G, Dumont X, Lison D, Hantson P. Acute kidney injury following acute liver failure: potential role of systemic cadmium mobilization? *Intensive Care Med* 2012; **38**(3):467–73.
27. Barbier O, Jacquillet G, Tauc M, Cougnon M, Poujeol P. Effect of heavy metals on, and handling by, the kidney. *Nephron Physiol* 2005;**99**(4):105–10.
28. Kim Y, Lee BK. Associations of blood lead, cadmium, and mercury with estimated glomerular filtration rate in the Korean general population: analysis of 2008-2010 Korean National Health and Nutrition Examination Survey data. *Environ Res* 2012; **118**:124–9.
29. Paustenbach DJ, Tvermoes BE, Unice KM, Finley BL, Kerger BD. A review of the health hazards posed by cobalt. *Crit Rev Toxicol* 2013;**43**(4):316–62.
30. Giozzet M, Cavagna E, De Dea M, Tarroni G, Casol D, De Silvestro L, et al. Gadolinium for DSA in two patients with azotemia: Images of suitable quality and risk of acute renal failure. *G Ital Nefrol* 2003;**20**(3):298–301.
31. Haley TJ, Raymond K, Komesu N, Upham HC. Toxicological and pharmacological effects of gadolinium and samarium chlorides. *Br J Pharmacol Chemother* 1961;**17**:526–32.
32. Grobner T. Gadolinium – a specific trigger for the development of nephrogenic fibrosing dermopathy and nephrogenic systemic fibrosis? *Nephrol Dial Transplant* 2006;**21**(4):1104–8.
33. Thomsen HS, Morcos SK, Almén T, Bellin MF, Bertolotto M, Bongartz G, ESUR Contrast Medium Safety Committee. Nephrogenic systemic fibrosis and gadolinium-based contrast media: updated ESUR Contrast Medium Safety Committee guidelines. *Eur Radiol* 2013;**23**(2):307–18.
34. Cohen-Solal M. Strontium overload and toxicity; impact on renal osteodystrophy. *Nephrol Dial Transplant* 2002;**17**(Suppl. 2):30–4.
35. Skinner R. Nephrotoxicity – what do we know and what don't we know? *J Pediatr Hematol Oncol* 2011;**33**(2):128–34.
36. Hartmann JT, Kollmannsberger C, Kanz L, Bokemeyer C. Platinum organ toxicity and possible prevention in patients with testicular cancer. *Int J Cancer* 1999;**83**(6):866–9.
37. Salas S, Mercier C, Ciccolini J, Pourroy B, Fanciullino R, Tranchand B, et al. Therapeutic drug monitoring for dose indi-

vidualization of cisplatin in testicular cancer patients based upon total platinum measurement in plasma. *Ther Drug Monit* 2006;**28**(4):532–9.
38. Diamond GL, Zalups RK. Understanding renal toxicity of heavy metals. *Toxicol Pathol* 1998;**26**:92–103.
39. U.S. Department of Health and Human Services. Public Health Service *Agency for Toxic Substances and Disease Registry*. Nickle; 1993.
40. Drazniowsky M, Parkinson IS, Ward MK, Channon SM, Kerr DN. Raised serum nickel concentrations in chronic renal failure. *Proc Eur Dial Transplant Assoc Eur Ren Assoc* 1985;**21**:241–6.
41. Misra UK, Kalita J, Yadav RK, Ranjan P. Thallium poisoning: emphasis on early diagnosis and response to hemodialysis. *Postgrad Med J* 2003;**79**(928):103–5.
42. Bronner F, Slepchenko BM, Pennick M, Damment SJ. A model of the kinetics of lanthanum in human bone, using data collected during the clinical development of the phosphate binder lanthanum carbonate. *Clin Pharmacokinet* 2008;**47**(8):543–52.
43. Leussink BT, Nagelkerke JF, van de Water B, Slikkerveer A, van der Voet GB, Srinivasan A, et al. Pathways of proximal tubular cell death in bismuth nephrotoxicity. *Toxicol Appl Pharmacol* 2002;**180**(2):100–9.
44. Ekong EB, Jaar BG, Weaver VM. Lead-related nephrotoxicity: a review of the epidemiologic evidence. *Kidney Int* 2006; **70**:2074–84.
45. Schauder A, Avital A, Malik Z. Regulation and gene expression of heme synthesis under heavy metal exposure – review. *J Environ Pathol Toxicol Oncol* 2010;**29**(2):137–58.
46. Muntner P, He J, Vupputuri S, Coresh J, Batuman V. Blood lead and chronic kidney disease in the general United States population: results from NHANES III. *Kidney Int* 2003;**63**(3):1044–50.
47. Yu CC, Lin JL, Lin-Tan DT. Environmental exposure to lead and progression of chronic renal diseases: a four-year prospective longitudinal study. *J Am Soc Nephrol* 2004;**15**(4):1016–22.
48. Cheng Y, Schwartz J, Sparrow D, Aro A, Weiss ST, Hu H. Bone lead and blood lead levels in relation to baseline blood pressure and the prospective development of hypertension. The Normative Aging Study. *Am J Epidemiol* 2000;**153**(2):164–71.
49. Jedrychowski W, Perera F, Jankowski J, Rauh V, Flak E, Caldwell KL, et al. Prenatal low-level lead exposure and developmental delay of infants at age 6 months (Krakow inner city study). *Int J Hyg Environ Health* 2008;**211**(3–4):345–51.
50. Josephson J. Measuring lead effects: Blood and bone together are better. *Environ Health Perspect* 2004;**112**(11):A636.
51. Burke MG, Miller MD. Practical guidelines for evaluating lead exposure in children with mental health conditions: molecular effects and clinical implications. *Postgrad Med* 2011;**123**(1):160–8.
52. Sears ME. Chelation: harnessing and enhancing heavy metal detoxification – a review. *Scientific World Journal* 2013;**18**:219840.
53. Farina M, Avila DS, da Rocha JB, Aschner M. Metals, oxidative stress and neurodegeneration: a focus on iron, manganese and mercury. *Neurochem Int* 2013;**62**(5):575–94.
54. Cohn I. Cause and prevention of some untoward reactions from mercurial diuretics. *N Y State J Med* 1950;**50**(12):1489–90.
55. Nigrovic V, Cho KC, Cafruny EJ. Diuretic response to mercuric cysteine: dependency on urinary pH. *J Pharmacol Exp Ther* 1970;**175**(3):741–8.
56. Park JD, Zheng W. Human exposure and health effects of inorganic and elemental mercury. *J Prev Med Public Health* 2012;**45**(6):344–52.
57. Syversen T, Kaur P. The toxicology of mercury and its compounds. *J Trace Elem Med Biol* 2012;**26**(4):215–26.
58. Wands JR, Weiss SW, Yardley JH, Maddrey WC. Chronic inorganic mercury poisoning due to laxative abuse. A clinical and ultrastructural study. *Am J Med* 1974;**57**(1):92–101.
59. Tang HL, Mak YF, Chu KH, Lee W, Fung SK, Chan TY, et al. Minimal change disease caused by exposure to mercury-containing skin lightening cream: a report of 4 cases. *Clin Nephrol* 2013;**79**(4):326–34.
60. Amaz S, Gross O, Krakamp B, Ortmann M, Dienes HP, Weber M. Membranous nephropathy from exposure to mercury in the fluorescent-tube-recycling industry. *Nephrol Dial Transplant* 2001;**16**(11):2253–5.
61. Miller S, Pallan S, Gangji AS, Lukic D, Clase CM. Mercury-associated nephrotic syndrome: A case report and systematic review of the literature. *Am J Kid Dis* 2013;**62**(1):135–8.
62. Han S, Lemire J, Appanna VP, Auger C, Castonguay Z, Appanna VD. How aluminum, an intracellular ROS generator promotes hepatic and neurological diseases: the metabolic tale. *Cell Biol Toxicol* 2013;**29**(2):75–84.
63. Willhite CC, Ball GL, McLellan CJ. Total allowable concentrations of monomeric inorganic aluminium and hydrated aluminium silicates in drinking water. *Crit Rev Toxicol* 2012; **42**(5):358–442.
64. Matsushima F, Meshitsuka S, Funakawa K, Nose T. Effects of sodium chloride, acetic acid and citric acid on the dissolution of aluminum from aluminum cooking utensils. *Nihon Eiseigaku Zasshi* 1990;**45**(5):964–70.
65. Davis K, Pejović-Milić A, Chettle DR. In vivo measurement of bone aluminum in population living in southern Ontario, Canada. *Med Phys* 2008;**35**(11):5115–23.
66. Clarkson EM, Luck VA, Hynson WV, Bailey RR, Eastwood JB, Woodhead JS, et al. The effect of aluminium hydroxide on calcium, phosphorus and aluminium balances, the serum parathyroid hormone concentration and the aluminium content of bone in patients with chronic renal failure. *Clin Sci* 1972;**43**(4):519–31.
67. Davenport A, Newton KE, Toothill C, Will EJ, Davison AM. Effect of aluminum mobilization on hemoglobin during the first six months after transplantation. *Kidney Int* 1993;**43**(6):1313–8.
68. Lin CY, Hsiao WC, Huang CJ, Kao CF, Hsu GS. Heme oxygenase-1 induction by the ROS-JNK pathway plays a role in aluminum-induced anemia. *J Inorg Biochem* 2013;**128C**:221–8.
69. Shaw CA, Tomljenovic L. Aluminum in the central nervous system (CNS): toxicity in humans and animals, vaccine adjuvants, and autoimmunity. *Immunol Res* 2013;**56**(2–3):304–16.
70. Zhu YZ, Liu DW, Liu ZY, Li YF. Impact of aluminum exposure on the immune system: a mini review. *Environ Toxicol Pharmacol* 2013;**35**(1):82–7.
71. Davenport A, Williams PS, Roberts NB, Bone JM. Sepsis: a cause of aluminum release from tissue stores associated with acute neurological dysfunction and mortality. *Clin Nephrol* 1988; **30**(1):48–51.
72. Davenport A, Davison AM, Newton KE, Toothill C, Will EJ. Aluminium mobilization following renal allograft transplantation may have an immunomodulatory role by reducing the incidence of graft rejection. *Nephrol Dial Transplant* 1993;**8**(3):244–9.
73. Abhyankar LN, Jones MR, Guallar E, Navas-Acien A. Arsenic exposure and hypertension: a systematic review. *Environ Health Perspect* 2012;**120**(4):494–500.
74. Bolt HM. Arsenic: an ancient toxicant of continuous public health impact, from Iceman Ötzi until now. *Arch Toxicol* 2012; **86**(6):825–30.
75. Chen Y, Graziano JH, Parvez F, Liu M, Slavkovich V, Kalra T, et al. Arsenic exposure from drinking water and mortality from cardiovascular disease in Bangladesh: prospective cohort study. *BMJ* 2011;**342**:d2431.
76. James K, Meliker JR. Is arsenic a contributor to CKD? *Am J Kidney Dis* 2013;**61**(3):364–5.
77. Zheng LY, Umans JG, Tellez-Plaza M, Yeh F, Francesconi KA, Goessler W, et al. Urine arsenic and prevalent albuminuria: evidence from a population-based study. *Am J Kidney Dis* 2013; **61**(3):385–94.
78. Lee JY, Eom M, Yang JW, Han BG, Choi SO, Kim JS. Acute kidney injury by arsine poisoning: the ultra-structural pathology of the kidney. *Ren Fail* 2013;**35**(2):299–301.
79. Rubin GJ, Amlôt R, Page L. The London polonium incident: lessons in risk communications. *Health Phys* 2011;**101**(5):545–50.

80. Pahl MV, Culver BD, Vaziri ND. Boron and the kidney. *J Ren Nutr* 2005;**15**(4):362–70.
81. Wang T, Jia G, Zhang J, Ma Y, Feng W, Liu L, et al. Renal impairment caused by chronic occupational chromate exposure. *Int Arch Occup Environ Health* 2011;**84**(4):393–401.
82. Ibrahim KS, Ahmed SB, Amer NM. Study of kidney dysfunction in non-silicotic Egyptian workers. *Int J Hyg Environ Health* 2011;**214**(1):53–8.
83. Jha SK, Singh RK, Damodaran T, Mishra VK, Sharma DK, Rai D. Fluoride in groundwater: toxicological exposure and remedies. *J Toxicol Environ Health B Crit Rev* 2013;**16**(1):52–66.
84. Chandrajith R, Nanayakkara S, Itai K, Aturaliya TN, Dissanayake CB, Abeysekera T, et al. Chronic kidney diseases of uncertain etiology (CKDue) in Sri Lanka: geographic distribution and environmental implications. *Environ Geochem Health* 2011;**33**(3):267–78.
85. Chandrajith R, Dissanayake CB, Ariyarathna T, Herath HM, Padmasiri JP. Dose-dependent Na and Ca in fluoride-rich drinking water – another major cause of chronic renal failure in tropical arid regions. *Sci Total Environ* 2011;**409**(4):671–5.
86. Samuelson PN, Merin RG, Taves DR, Freeman RB, Calimlim JF, Kumazawa T. Toxicity following methoxyflurane anaesthesia. IV. The role of obesity and the effect of low dose anaesthesia on fluoride metabolism and renal function. *Can Anaesth Soc J* 1976; **23**(5):465–79.
87. Ludlow M, Luxton G, Mathew T. Effects of fluoridation of community water supplies for people with chronic kidney disease. *Nephrol Dial Transplant* 2007;**22**(10):2763–7.
88. Chen B, Lamberts LV, Behets GJ, Zhao T, Zhou M, Liu G, et al. Selenium, lead, and cadmium levels in renal failure patients in China. *Biol Trace Elem Res* 2009;**131**(1):1–12.
89. Salonen JT, Alfthan G, Huttunen JK, Pikkarainen J, Puska P. Association between cardiovascular death and myocardial infarction and serum selenium in a matched-pair longitudinal study. *Lancet* 1982;**2**:175–9.
90. Burk RF. Selenium in nutrition. *World Rev Nutr Diet* 1978;**30**:88–106.
91. Suadicani P, Hein HO, Gyntelberg F. Serum selenium concentration and risk of ischaemic heart disease in a prospective cohort study of 3000 males. *Atherosclerosis* 1992;**96**:33–42.
92. Moore JA, Noiva R, Wells IC. Selenium concentrations in plasma of patients with arteriographically defined coronary atherosclerosis. *Clin Chem* 1984;**30**:1171–3.

第七篇

慢性肾脏病与系统性疾病:临床注意事项

第 37 章

37

慢性肾小球疾病的治疗

Scott D. Cohen[a] and Gerald B. Appel[b]

[a]Division of Renal Diseases and Hypertension, Department of Medicine, George Washington University, Washington, DC, USA,

[b]Division of Nephrology, Columbia University Medical Center, New York, USA

简 介

肾小球疾病是美国第三大常见的终末期肾脏疾病(end-stage renal disease, ESRD)的病因[1]。目前,急性肾小球肾炎(glomerulonephritis, GN)的治疗上已取得显著进展[2,3]。然而,由 GN 病情发展所致的慢性肾病(chronic kidney disease, CKD)的情况仍缺乏关注。即使 GN 在急性期得到成功诊治或肾病综合征得到部分缓解,各种发病机制引发的肾小球疾病仍可转化为慢性肾功能不全。其组织学表现为继发性局灶节段性肾小球硬化(secondary focal segmental glomerulosclerosis, FSGS)和增生性肾小管间质纤维化[4,5]。肾小球损害及其引起的相关症状如高血压和高滤过(图 37.1)可能是这阶段病程中病情进展的因素。

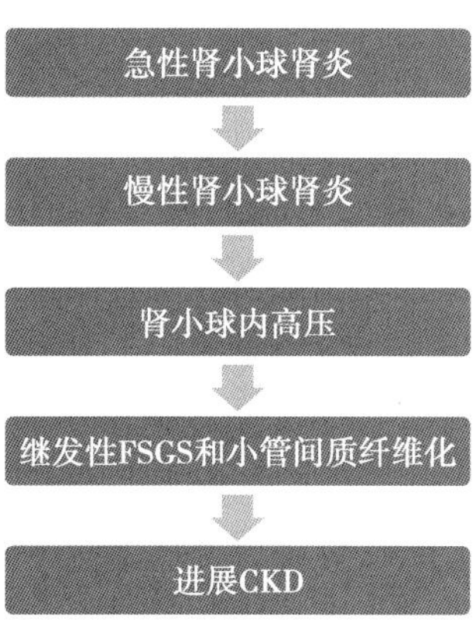

图 37.1 肾小球疾病继发性 CKD 的进展

有令人信服的证据表明,控制高血压是延缓肾小球疾病及其继发性病症在内的所有类型 CKD 病情进展的关键。此外,对于肾小球疾病患者,血压升高的控制应使用临床耐受的抑制 RAAS 的抑制剂治疗,以改善高滤过造成的慢性影响。RAAS 抑制剂对肾小球血流动力学的作用显示该类药物对慢性肾小球肾炎非常有效。RAAS 的抑制导致出球动脉血管扩张,随后引起肾小球滤过性下降,醛固酮分泌减少,抗纤维化效果,肾小球的氧化应激降低和肾小球滤过屏障保护。对于肾小球疾病和 CKD 患者,目前没有合适的血压指数作为治疗的判定标准,但较低的血压如不超过 125/75mmHg 毫米汞柱的血压及蛋白尿指标低于 1g/d 应作为这些患者的治疗参考值[6,7]。在治疗高危心血管病患者时,使用 ACEI/ARB(血管紧张素转换酶抑制剂/血管紧张素受体阻滞剂)会诱发急性肾损伤和更多心血管疾病[8,9]。目前,就是否应该对有较高可能会发生进行性肾损伤而较低可能会有心血管疾病的年轻患者禁止使用 RAAS 抑制剂组合的问题上尚未有定论。

目前,关于限制日常饮食中的蛋白质是否对减缓肾小球疾病继发性 CKD 有作用的研究结果互相之间存在冲突[7,10,11]。越来越多的数据支持可以使用碳酸氢钠补充剂治疗代谢性酸中毒 CKD。在一些小型试验中,对患有慢性肾脏病和低碳酸血症(hypobicarbonatemia)的患者采用碳酸氢钠进行治疗,与不采用碳酸氢钠组相比,采用碳酸氢钠进行治疗的患者的 eGFR 的降低比例有减少[12-14]。新的临床实验也注重防止肾小管间质纤维化和患者肾病进展的治疗策略,对有肾小球疾病的 CKD 患者进行治疗。值得注意的是,有研究显示转化生长因子 β(TGF-β)的抑制剂,如吡非尼酮(pirfenidone)和 fresolimumb,可减少肾小球硬化和肾小管间质纤维化[15,16]。

本章旨在回顾慢性肾小球疾病研究的结果和诱导其进展为 CKD 的风险因素,并将重点讨论阻止慢性肾小球肾炎进展为 ESRD 的治疗策略。

肾病综合征及慢性肾脏病

肾病综合征是由以下临床特征定义的:蛋白尿超过每日 3.0~3.5g、水肿和低蛋白血症[17]。如果不进行干预治疗,肾病综合征会进展成 CKD 和 ESRD。该疾病的并发症包括高脂血症、蛋白质营养不良、急性肾损伤(acute kidney injury,AKI)、血栓栓塞、感染、维生素 D 缺乏软骨病、甲状腺素结合球蛋白降低[17-19]。三种常见的原发型成人肾病包括微小病变肾病(minimal change disease,MCD)、膜性肾病(membranous nephropathy,MN)和局灶节段性肾小球硬化症(focal segmental glomerulosclerosis,FSGS)。

微小病变

一般认为微小病变有相当好的长期预后,及较低可能进展为 CKD。但是,当肾损伤情况进一步恶化明显时,应考虑重复进行肾活检,并考虑可能转为到 FSGS 或其他肾脏疾病的变体,如 IgM 和 C1Q 肾病[20,21]。以往认为 MCD 和 FSGS 是相同的病变的进程。然而,近期进展证实 MCD 和 FSGS 分别是两种发病形式。大约 25% 患有 MCD 的成人患者会同时患有或进展为 AKI[21]。AKI 是已知的可进展为 CKD 的主要危险因素[22],同时患有 MCD 的 AKI 患者应首先使用类固醇治疗[21]。对于并发较为严重 AKI 的患者,可能会因肾功能损伤导致 CKD[21,22]。一旦判定为 AKI,应首选血管紧张素转化酶抑制剂(ACEI)或血管紧张肽受体拮抗剂(ARB)作为抗高血压药物,以发挥抗蛋白尿的作用和减缓进一步对肾功能的损伤。由于 MCD 病情发展过程往往有复发和缓解的现象,MCD 病情应被持续监测[2,20,21]。

膜性肾病

尽管流行病学统计结果不尽相同,但可以确定的是,约三分之一的膜性肾病患者 10 年后会进展为 ESRD[23-26]。大于 8g/d 的蛋白尿持续超过 6 个月,年龄的增长,男性,高血压和 S[Cr]基准线的升高都是 MN 继发性 CKD 进展的危险因素[23-26]。肾小球硬化及肾小管间质纤维化的出现也与 CKD 进展有关。不过,除上述临床特征外,MN 并不会产生额外的病理风险[27]。同样,基于电子致密物沉积位置(location of electron dense deposits)的 MN 病理分期,也与临床结果不相关[27]。

MN 和 CKD 患者的临床管理应首先侧重"保守疗法",包括:利尿剂治疗水肿,低钠饮食和蛋白质的适量摄入,治疗高脂血症,以及适时通过 RAAS 抑制剂控制血压[23-26](图 37.2)。对 MN 患者使用 ACEI 或 ARBs 可减慢 CKD 病程进展[23-27]。近期的一项研究也显示,使用他汀类药物也有助减缓 MN 患者进展为 ESRD 的风险。然而,这些发现还有待进一步研究证实[27]。当 CKD 患者有肾功能恶化和肾活检结果显示持续性的免疫损伤或抗磷脂酶 A2(antiphospholipase A2)受体抗体的抗体效价升高时,应由其临床治疗医师决定是否接受免疫调节疗法。

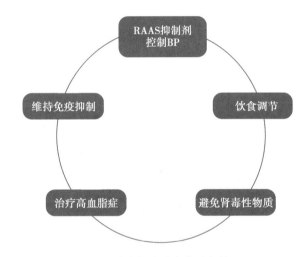

图 37.2 治疗肾小球疾病继发性 CKD

在"自发性"MN 患者中,约 70% 患者存在不同程度的抗磷脂酶酶 A2 受体的抗体[28]。检测 MN 患者的此类抗体水平有可能彻底改变治疗方法。现在的临床实验证实,检测到此类抗体效价的持续升高可协助临床决策配合使用免疫抑制疗法,以缓解病情[29]。

对 MN 患者的免疫抑制疗法包括配合类固醇使用烷化剂,选择性配合类固醇使用钙调磷酸酶抑制剂,霉酚酸酯/麦考酚酸酯(mycophenolate mofetil,MMF),利妥昔单抗(rituximab,RTX)和促肾上腺皮质激素(adrenocorticotropic hormone,ACTH)[25,26,30]。没有显示免疫活性的 CKD 患者,不论是肾活检检测为晚期肾小球硬化和严重的间质纤维化,或是否无法检测抗磷脂酶 A2 受体抗体效价,都不应该接受免疫调节疗法[29]。

MD 继发性晚期 CKD 患者使用免疫抑制疗法的风险大于远期疗效。

eGFR 小于 20ml/(min·1.73m²)的晚期 CKD 兼 MN 患者可作为为肾移植的候选者。此类患者群体的复发风险为 10% ~44%[31,32]。目前,对复发性膜性肾病的行之有效的治疗方法的研究一直很缺乏。近期的研究显示,在维持标准型免疫抑制疗法基础上增加 RTX 可以控制复发性 MN 患者的蛋白尿。

局灶节段性肾小球硬化

FSGS 是指由多种病因引发的一类组织学肾小球损伤模式。引起损伤的病因包括循环渗透因子、遗传变异、病毒(包括 HIV 和细小病毒 B19)、药物(包括干扰素、双膦酸盐、西罗莫司和锂)和适应性结构功能响应引起的继发性病变[33-35]。FSGS 是最常见的导致进行性 CKD 和 ESRD 的一种肾小球疾病。由于基于不同亚型 FSGS 的 CKD 和 ESRD 的进展速度和风险有很大不同,对于原发性或继发性 FSGS 的治疗手段也不同。因而,确定 FSGS 的病因,包括病变是属于原发性的还是继发性,是非常必要的[34,35]。近期有研究证实,可溶性尿激酶受体(suPAR)的循环水平在 FSGS 患者中升高[36,37]。然而其他研究显示,FSGS 情况下,suPAR 的水平都有升高,没有原发性或继发性的区别。此外,在一些其他 CKD 疾病状态下,suPAR 的水平也有升高。因此,检测 suPAR 循环水平对于区分 FSGS 与其他蛋白尿肾小球疾病类 CKD 的价值不大[38]。

未治疗的原发性 FSGS 在大多数情况下会进展为 CKD 和 ESRD[39],与 MN 不同的是,FSGS 的自缓解率非常低[39]。约 50% 对有完全或部分缓解的治疗无反应的患者,在 10 年后其病情由 CKD 进展为 ESRD[34,39,40]。以下 FSGS 患者存在进展为 CKD 的更大风险:同时有蛋白尿水平在肾病检测范围和完整的肾病综合征,eGFR 低于基线水平,非裔美国人,小球毛细血管束塌陷(以下简称"塌陷型"),间质纤维化。这些 FSGS 患者的病情将很难完全或部分缓解[34,35,39,40]。

直到最近,导致非裔美国人比白种人更易进展为 CKD 和 ESRD,以及非裔美国人具有更高 FSGS 患病比率的原因仍不清楚。遗传学研究对 22 号染色体上载脂蛋白(APOL1)位点变异的鉴定解释了这一原因[41-43]。由于 APOL1 的等位基因变体的个体能够裂解布氏罗得西亚锥虫[41-43]。在自然选择过程中,非裔个体有约 35% 的比例携带 APOL1 的等位基因变体[41]。与仅有一个或没有 APOL1 突变等位基因的个体相比,同时拥有两个 APOL1 突变等位基因的个体患 FSGS 及进展为 ESRD 的比率更高[41-43]。目前导致 APOL1 突变个体易患 FSGS 和肾脏疾病的确切机制还不清楚,进一步的研究正在进行[41-43]。

对于 FSGS 和 CKD 患者应选择保守治疗,包括使用最大临床耐受量的 RAAS 抑制剂对血压进行控制,使用他汀类药物的治疗高脂血症,低钠饮食,节制动物蛋白摄入量和根据情况使用利尿剂控制水肿[2,34]。在 FSGS 的动物模型中,限制膳食蛋白质摄入能够减少包括 TGF-β 和血小板衍生的生长因子(PDGF)在内的纤维化细胞因子,进而减少肾小球损伤。而目前对于人类重症肾病综合征是否适宜长期限制蛋白质摄入仍存在争议。不同研究数据的争议主要在于饮食蛋白的限制对于延缓肾小球疾病——如 FSGS——的进一步进展,是否会产生有益的影响[10,11]。

目前尚不清楚,一旦出现晚期肾小管间质损伤和整体肾小球硬化,增加额外的免疫抑制剂是否会减缓疾病的进展。对于免疫抑制治疗的潜在利益应与其风险进行平衡。然而,eGFR 水平已严重降低的患者是不可能从额外增加的免疫抑制治疗中受益的。继发性 FSGS 治疗应针对发病的根本原因,而非使用类固醇的免疫抑制疗法。例如,有研究显示,患有 HIV 相关 FSGS 的患者,在接受抗反转录病毒治疗(ART)的过程中,CKD 进展被减缓[44-47]。同样,因肥胖引发肾小球肥大(lomerulomegaly)的患者和适应性高滤过引发的继发性 FSGS 的患者,可以从减轻体重中获益[48]。

当原发性 FSGS 尚处于轻度或中等程度的间质纤维化和最轻微程度的肾小球硬化时,应选用包括试用糖皮质激素在内的免疫抑制方案。如果经过足够长时间的试疗后患者仍对治疗没有响应,则应考虑第二种治疗方案[33,34]。对于低肾小球滤过率(GFR),使用类固醇无效或对类固醇疗法有依赖的患者,钙调神经磷酸酶抑制剂可以作为一项选择[33]。环孢素直接作用即可稳定足细胞的肌动蛋白细胞骨架,从而减少蛋白尿[49]。然而,由于肾小球入球小动脉的收缩会加剧 GFR 的下降,因而在中度到晚期 CKD 阶段应该禁用环孢素。近期研究显示对耐皮质类固醇的 FSGS 患者使用霉酚酸酯具有与使用环孢菌素介导缓解相当的同样效果[50]。同时最近的文献显示利妥昔单抗和促肾上腺皮质激素对肾小球足细胞有直接的作用,进而可能通过其他机制来减少蛋白尿[51,52]。为治疗耐类固醇型患者,进一步研究以确定包括钙调神经磷酸酶抑制剂、霉酚酸酯、利妥昔单抗和促肾上腺皮质激素在内的药物的作用是必需的。

肾炎综合征和慢性肾脏病

肾病综合征的特征是高血压,通常每天超过 3.5g 的蛋白尿,活性尿沉淀含畸形红细胞(红细胞)和 RBC 各型,可能伴随 AKI,水肿。一些与肾病综合征相关的肾小球疾病最终可以进展为慢性肾脏病和终末期肾病。除此之外,还包括感染后肾小球肾炎、IgA 肾病、微量免疫新月体肾小球肾炎(pauci-immune glomerulonephritis),抗肾小球基底膜(anti-glomerular basement membrane,抗 GBM)病和全身性红斑狼疮(systemic lupus erythematosus,SLE)肾炎。另一肾小球疾病模式是膜增生性肾炎(membranoproliferative glomerulonephritis,MPGN)。膜增生性肾炎可表现为肾病综合征,或尿液检测无异常。MPGN 可以是特发性或继发于多种病因和发病机制,如免疫复合物肾病、丙型肝炎病毒感染、系统性红斑狼疮,异性蛋白血症(paraproteinemias)和淋巴细胞增生性疾病(lymphoproliferative disorders),血栓性微血管病(thrombotic microangiopathies)及补体旁路系统疾病(disorders of the alternative complement pathway system)。很明显,肾病综合征是肾小球疾病进展为 CKD 的重要因素。

感染后肾小球肾炎

以往观点认为,链球菌感染后的肾小球肾炎(post-streptococcal glomerulonephritis,PSGN)是一种相对良性的疾病,特别是对儿童,一般在临床上给予适当抗菌治疗后极少临床后遗症[53,54]。然而,在对生活在农村社区的 1519 位澳大利亚土著居民的一项最新研究发现显著,200 名至少有过一次 PSGN 发病史的村民检测到较高水平的蛋白尿和低于 60ml/(min·1.73m^2)的 eGFR[55]。这项研究凸显了对曾患感染后肾小球肾炎患者定期随访,对评估 CKD 的临床病情的重要性。这批患者可能是由残余肾小球损伤导致继发性 FSGS,随后发生肾小球超滤和肾小球肥大,并最终进展为 CKD。对这类患者的治疗,重点应放在减缓 CKD 进展,减少蛋白尿的发生率,如选用 RAAS 抑制剂在内的临床可行的抗高血压药物进行治疗。

在美国和其他发达国家,金黄色葡萄球菌感染相关的 GN(伴随或不伴随心内膜炎),现已超过 PSGN,成为感染后肾小球肾炎的最常见的原因[56]。这在很大程度上归因于普遍有效的抗链球菌的抗菌治疗。目前,对葡萄球菌感染后患病人群继续进展为 CKD 的发病风险的研究还很缺乏。肾脏预后很大程度上取决于感染早期是否痊愈,彻底消除感染有助于改善的免疫复合物介导的肾小球损伤。对于患有 IgA 显性的感染后肾小球肾炎的这一特定群体,由于多见于糖尿病患者,对于治疗期的用药限制性较高,因而产生渐进肾功能损伤的比率较高[57]。

IgA 肾病

在全球范围内 IgA 肾病是肾小球肾炎中最常见的形式[2,58]。早起研究认为 IgA 肾病有较低进展为 CKD 的风险。而较新的流行病学研究表明,在 10 年内,约 25% 的患者病程进展为 ESRD;而 25 年内,ESRD 发病率更是高达 50%[59-61]。因此,对于此类患者的治疗策略应着重放在减缓 CKD 发病进程上。基于组织学标准的 IgA 肾病牛津分类法(oxford classification),肾脏病理学会(the Renal Pathology Society)开发和提供了独立于临床指标(clinical variables)的肾功能预后的评估标准[62]。肾脏组织学病理检查结果显示,肾脏病的进展与肾小球系膜细胞增多,节段性肾小球硬化,毛细血管内细胞增多,和小管萎缩/间质纤维化高度相关[62]。IgA 肾病进展的临床风险因素除以上与其他肾脏病进展类似的因素,还包括 eGFR 的基准值下降,更高程度的蛋白尿和并发高血压[2,59,61]。需留意的是,虽然在 FSGS 或膜性肾病临床上,蛋白尿从每日 500mg 增加到每天 1g 并非显著变化,在 IgA 肾病情况下这种变化却也预示疾病进展。而当蛋白尿检测量从较高水平降到每日小于 1g 时,这种情况被认为与改善预后相关[63-65]。

对于 IgAN 患者,若 eGFR 减少,或在 CKD 早期或病情观察期间内,都有较高进展至 ESRD 的风险。Wakai[60]等人的研究评估了 2270 例日本的 IgA 肾病患者,其中 S[Cr]>1.68mg/dl 的患者 7 年后 ESRD 发病率达到约 70%。多项研究表明尿蛋白排泄水平增加与肾功能恶化相关。IgA 肾病患者中 CKD 发病率最高的情况是每日蛋白尿≥3.5g。预后最好的情况是每日尿蛋白排泄量低于 1000mg 的患者[2,59-65]。此外,高血压也与 IgA 患者的肾功能恶化相关。Berthoux[61]等前瞻性评估了 332 例 IgA 肾病患者,发现那些在初次诊断时即为高血压的患者(血压>140/90mm/Hg)与血压正常的患者相比,高血压患者 ESRD 患病率和死亡率显著增高。初诊血压>140/90mmHg 的患者 10 年后进行血液透析的发生率为 15%,而血压控制良好的患者为 3%。由于控制高血压对减缓 CKD 进展至关重要,因而同时具有减少蛋白尿和控制血压双重作用的

RAAS 抑制剂格外受关注。有关 RAAS 抑制剂对 IgA 肾病患者的影响的研究非常有限。除了它们的抗高血压作用外，这类药物被认为具有降低的肾小球超滤和增强肾小球滤过屏障大小的选择性的作用[66]。已有一些试验显示使用 RAAS 抑制剂对治疗 IgA 肾病病情有益[67-70]。对所有蛋白尿超过每日 500mg 的 IgA 肾病患者使用 ACE 抑制剂或 ARB 类药物已成为护理标准。

采用包括 ACEI，ARB 和直接肾素拮抗剂在内的 RAAS 抑制剂类联合药物治疗原则显然仍存在众多的争议。在近期研究中，对非 IgA 肾病患者实行双 RAAS 抑制剂疗法，如 ONTARGET[8] 和 ALTITUDE[9] 的试验，表现出包括心血管疾病增加，AKI 和高钾血症在内的一些由 RAAS 抑制剂引起的不良结果。然而，这些研究的样本人群主要是本身就存在心血管疾病发病高风险的老年患者人群，而不是主要目的在于减少蛋白尿和减缓肾脏疾病进展的年轻患者人群。目前，似乎最安全的个性化组合是，仅对非糖尿病患者且低心血管风险患者使用 ACE 抑制剂和 ARB。

其他减少蛋白尿并可能减缓 CKD 进展的治疗选择包括使用非二氢吡啶钙通道阻断剂，如地尔硫䓬（diltiazem）或维拉帕米（verapamil），盐皮质激素受体拮抗剂，如螺内酯（spironolactone）或依普利酮（eplerenone），配合利尿剂的低钠饮食，以及使用他汀类药物的治疗高脂血症（表 37.1）[71]。有越来越多的证据支持他汀类药物的多效性，一些研究证据显示他汀类药物具有减少蛋白尿和延缓 eGFR 下降的作用[72-75]。基于已有研究证据，仅应在患者的高脂血症难以控制的情况下启用他汀类药物，而非其他情况下试图延缓 CDK 进程而使用他汀类药物。

表 37.1　继发于 IgA 肾病的慢性肾脏病可选择的治疗方法

肾素-血管紧张素-醛固酮抑制剂
非二氢吡啶类钙通道阻断剂
治疗高脂血症的他汀类药物
低钠饮食+/-利尿剂
鱼油
扁桃体切除术
免疫抑制剂[对于晚期 CKD，eGFR<30ml/(min · 1.73m²)可能无效]

部分学者一直有兴趣使用鱼油来延缓继发于 IgA 肾病的 CKD 的疾病进展。Donadio 等曾对 106 名 IgA 肾病患者进行一项每天服用 12g 鱼油或安慰剂的随机对照试验。随访 4 年之后，观察到鱼油治疗组的患者死亡发生率和进展为终末期肾病的比例明显下降[76]。然而，目前暂没有发现鱼油对血压和蛋白尿有治疗作用。之后的研究也没有发现鱼油对 IgA 肾病存在治疗作用[77-79]。尽管如此，近期的 KDIGO 指南仍建议疾病进展风险较大的患者使用鱼油治疗[2]。但鱼油的使用不能替代例如 RAAS 阻滞剂等其他治疗方案。与此相同，尽管有证据支持扁桃体切除术也能延缓 IgA 肾病的进展，但因为这些研究多为回顾性研究，且组间 ACEI 和糖皮质激素的使用不平衡[80-83]，因此在标准规范的治疗过程中，扁桃体切除术是否对延缓 IgA 肾病的进展有帮助仍存在争议。

晚期 CKD 的 IgA 肾病患者通常对免疫抑制治疗耐受。这些晚期 CKD 患者肾组织活检可见广泛肾小球硬化或肾小管间质纤维化，不再适用免疫调节疗法治疗。免疫抑制治疗可选择的药物有糖皮质激素、环磷酰胺联用糖皮质激素、MMF、ACTH 和利妥昔单抗。其中糖皮质激素是研究最深入的免疫抑制药，在 IgA 肾病早期（CKD2-3 期）且尿蛋白大于 1g 的患者中效果显著[84-87]。对于疾病呈进展性且肾活检可观察到新月体性肾小球肾炎表现的患者，应考虑烷化剂结合激素治疗。MMF 治疗 IgA 肾病的效果不确定[88]。对于晚期 CKD 的 IgA 肾病患者，使用免疫抑制剂的风险常大于其疗效。

狼疮性肾炎

大约 1/3 ~ 1/2 的新发系统性红斑狼疮患者会发生肾小球肾炎[92]。ISN/RPS 将系统性红斑狼疮性肾炎分为 6 种类型，包括 Ⅰ ~ Ⅵ 型[93,94]。其中，Ⅲ 型和 Ⅳ 型的组织学特点分别表现为局灶性和弥漫性增生的肾小球肾炎。临床上，Ⅲ 型和 Ⅳ 型系统性红斑狼疮性肾炎表现为肾病综合征或肾炎。Ⅴ 型系统性红斑狼疮，即膜性肾病，通常仅表现为蛋白尿和（或）肾病综合征。Ⅰ 型和 Ⅱ 型，即系膜增生性狼疮性肾炎，通常只有轻微的临床表现，不与最终发展为晚期 CKD 的进展性肾病相关联[94]。Ⅵ 型狼疮性肾炎则为广泛肾小球硬化，且最终会进展为 ESRD。

在狼疮性肾炎的患者中，有 5% 到 50% 的患者会表现为进展性 CKD，最终发展为 ESRD[95-97]。肾活检所见的疾病活动度和慢性程度（肾小球硬化百分比和肾小管间质纤维化程度）对于治疗方案的决策有重要作用[94]。狼疮性肾炎经常会从一种分型转变为另一种分型[93,94]。因此，在加大免疫抑制治疗之前，需考虑重复肾活检。如果增生性狼疮性肾炎患者的大多数肾小球硬化且无炎症活动,免疫抑制剂诱导治疗将弊大于利[94]。

系统性红斑狼疮患者基线 eGFR 水平下降及尿蛋白增多通常与 CKD 进展有关。在系统性红斑狼疮的发病过程中,非裔美国人、西班牙裔、男性、发病年龄小以及社会经济地位较低群体的预后较差[98-100]。若 SLE 患者使用临床可行的 RAAS 阻滞剂将血压控制在最佳水平,其蛋白尿可得到改善。跟引起 CKD 的其他疾病一样,狼疮性肾炎患者的心血管事件发生风险增大。Reich 等研究发现狼疮性肾炎患者的血脂异常也是 CKD 进展的危险因素[101],因此对这部分患者推荐使用他汀类药物调节血脂水平。

狼疮肾炎为复发-缓解型自身免疫病,为了预防复发,慢性狼疮性肾炎患者的免疫抑制治疗应将重点放在维持治疗。将疾病维持在缓解期能够控制炎症以及减慢 CKD 的发生和发展,目前狼疮肾炎维持治疗一线用药是 MMF[92,97]。Aspreva 的狼疮管理研究(ALMS)是一个多中心试验,分别对 227 名患者使用 36 个月的硫唑嘌呤(AZA)或 MMF,比较两种药物的治疗效果。该研究发现,MMF 比硫唑嘌呤更能维持患者的缓解状态[97]。然而,另一个纳入 105 名患者的 MAINTAIN 研究结果表明,使用环磷酰胺诱导治疗后,分别使用 MMF 和 AZA 维持治疗的患者 4 年复发率未见明显异常[102]。这两个实验设计的不同也许可以很好地解释其结果间的差别。ALMS 试验是一个多种族、多洲际的研究,其研究终点为肾衰竭和血肌酐加倍。而 MAINTAIN 实验主要研究对象为高加索人,其终点事件为肾病复发的时间。缓解期维持治疗所需要的治疗时间仍不清楚,但许多临床医生在至少 3 ~5 年或更久的时间会继续使用 MMF 伴或不伴糖皮质激素的低剂量免疫抑制治疗。狼疮性肾炎复发率波动于 35% ~60%[103,104]。肾移植依旧是 SLE 尿毒症患者切实可行的选择,其治疗效果与其他非继发于 SLE 的 ESRD 患者相同[105]。

寡免疫型肾小球肾炎

寡免疫型肾小球肾炎是一种与急进性肾小球肾炎(RPGN)相关的小血管炎,其肾活检在光学显微镜下可见新月体和节段性坏死,在免疫荧光显微镜下未见免疫沉积物,其临床通常表现为复发-缓解型疾病。这种类型的肾小球肾炎若不进行治疗通常会快速进展为 ESRD。根据疾病进展情况,可能出现包括上下呼吸道、神经、皮肤、肌肉骨骼系统病变的肾外表现。部分患者长期没有明显的临床表现,仅在尿液分析出现异常,比如镜下血尿和大量白蛋白尿,这些患者通常在疾病复发时才有症状。

寡免疫型肾小球肾炎包括显微镜下多血管炎(MPA)、血管炎性肉芽肿(GPA)、Churg-Strauss 综合征以及药物诱导的 ANCA 相关性血管炎。而专门研究这种疾病的慢性肾脏病管理的研究甚为缺乏。寡免疫型肾小球肾炎急性发作的诱导治疗已经研究成熟,其中包括至少使用 3 个月的环磷酰胺,糖皮质激素逐渐减量,并使用硫唑嘌呤或 MMF 维持长达 2 年。近期的 RAVE[107] 和 RITUXIVAS[108] 研究表明,利妥昔单抗诱导治疗寡免疫型 ANCA 相关性肾小球肾炎的效果与环磷酰胺相当,而前者对疾病复发的患者效果明显。对于延缓患者从 CKD 进展到 ESRD,预防疾病复发和保持其缓解状态至关重要,现有一些临床试验重点探讨以 4 ~6 个月为间期重复多次使用利妥昔单抗或其他药物以预防疾病的复发。

提示 ANCA 相关性血管炎可能复发的事件包括以最初临床表现为上下呼吸道症状以及可检测出 PR3-ANCA[109]。近期 IMPROVE[110] 前瞻随机试验结果表明,在 ANCA 相关性血管炎这种特定疾病中,硫唑嘌呤相较于 MMF 维持疾病缓解状态的效果更佳,而在其他类型的肾小球肾炎中则 MMF 的维持疾病缓解期作用更明显[97]。来自 RAVE 研究的长期数据则显示[111],分别以利妥昔单抗或者环磷酰胺为初始用药,随后都使用硫唑嘌呤以维持疾病缓解状态,经过 18 个月的随访调查后发现,两者的治疗效果相当。然而,两个治疗组都存在不可接受的疾病复发率,因此才有上述许多研究缓解期维持期治疗的试验。

进展为 ESRD 的危险因素包括基线血肌酐增高或 eGFR 水平下降、年龄增大、肺出血和需透析治疗的急性肾损伤[112,113]。肾活检发现肾小球硬化、肾小管间质纤维化和萎缩通常提示临床预后不良[112,113]。与其他形式的 CKD 一样,eGFR 低于正常水平且保持稳定的患者通常可以通过长期使用 RAAS 抑制剂以降低肾小球滤过率来控制血压,低钠饮食和适量摄入蛋白质的方法改善其肾功能。

抗肾小球基底膜病

抗肾小球基底膜病(anti-GBM)是急进性肾小球肾炎的另一种表现形式,如果没有进行治疗,会迅速进展为 ESRD。跟 ANCA 相关性血管炎不同,抗肾小球基底膜病治愈后通常不会复发，因此没有使用长期维持免疫抑制治疗策略的必要。但如果患者的 ANCA 和抗肾小球基底膜抗体都为阳性，那么他们也存在与 ANCA 相关性寡免疫肾小球肾炎相类似的复发-缓解过程，因此有必要进行长期免疫抑制维持治疗[114]。

膜增生性肾小球肾炎

膜增生性肾小球肾炎新的分类体系已经改变了这种疾病的诊断方法。既往的分类方法是以电镜下免疫沉积物的位置来决定的，而以 IgG 和补体 C3 的免疫荧光染色作为依据的新分类体系更能代表膜增生性肾小球肾炎多样性的本质[115]。膜增生性肾小球肾炎与局灶节段性肾小球硬化和膜性肾病相似，它们都代表着不同病因所导致的肾小球损伤的组织学类型。当 IgG 和补体 C3 免疫荧光染色均为阳性时，膜增生性肾小球肾炎可能是继发于伴有感染的免疫复合物损害，如丙肝病毒感染、心内膜炎、单克隆免疫球蛋白血症、淋巴细胞增生性疾病或像系统性红斑狼疮等的自身免疫性疾病。如果仅仅是 C3 免疫荧光阳性，这表明存在补体旁路途径的紊乱。电镜能帮助区分致密物沉积病和 C3 肾小球病。光镜下 IgG 和 C3 免疫荧光均阴性的一种膜增生性肾小球肾炎病理类型最符合慢性血栓性微血管病。

慢性肾脏病（CKD）的预防管理是针对膜增生性肾小球肾炎的潜在病因。如果是丙肝病毒感染导致的膜增生性肾小球肾炎，那么就应该考虑抗病毒治疗，尤其是那些处在 CKD1～2 期联合使用干扰素和利巴韦林并不冲突的患者。已有越来越多的证据表明具有直接作用的抗病毒药物对于这部分患者治疗的有效性，如 bocepravir，telapravir 和最近新上市的 sofosbuvir[116]。利妥昔单抗可能也在伴冷球蛋白血症的丙肝感染患者的治疗中发挥作用[117]。选用合适的抗生素治疗心内膜炎也许可以帮助延缓膜增生性肾小球肾炎的进展。对于潜在的淋巴细胞增殖性疾病的治疗，无论是否与慢性淋巴细胞性白血病或浆细胞病相关，都可能可以改善膜增生性肾小球肾炎患者的肾脏预后[118]。意义未明的单克隆免疫球蛋白血症逐渐被认识到与膜增生性肾小球肾炎相关[117]。针对 MGUS 的早期治疗，有利于减慢患者进展至慢性肾脏病的速度，这非常具有临床意义[118]。最近的研究表明使用针对补体 C5 的人源化单克隆抗体对于因补体旁路途径紊乱所致的仅有补体 C3 沉积的膜增生性肾小球肾炎患者具有良好疗效[119]。

尽管膜增生性肾小球肾炎的预后取决于其潜在的发病机制，但疾病的许多类型预后均较差，多达 50% 以上的未经治疗的患者在 5～10 年内进展至终末期肾脏病。预后差的影响因素包括存在慢性肾脏病伴基线时就已经下降的肾小球滤过率，肾综范围的蛋白尿，严重未控制的高血压，新月体肾炎（新月体 > 50%）及严重的肾小管间质纤维化[120]。能耐受 RAAS 系统阻断剂的血压控制和包括低盐和适量蛋白摄入的饮食疗法也许可以延缓继发于膜增生性肾小球肾炎的慢性肾脏病进展。

其他肾小球疾病

血栓性微血管病

许多肾小球和血管疾病与凝血反应的病理生理介质相关。在过去两者是联合诊断，但现在两者因为不同的病理生理机制而被分开定义[121]。因此，血栓性血小板减少性紫癜是一种严重的 ADAMTS 13 缺乏的疾病，ADAMTS 13 是一种 vW 因子裂解酶。志贺毒素的存在明确了产志贺毒素大肠杆菌溶血尿毒综合征，抗磷脂抗体明确了抗心磷脂抗体综合征。最近有研究表明非典型的溶血尿毒综合征是由于补体旁路途径缺陷所致[121]。每种疾病应根据具体的凝血功能障碍去治疗以防止进展至慢性肾脏病。依库丽单抗，一种人源化单克隆补体 C5 阻断剂的使用，极大地减少了肾衰的发生和这部分患者对血浆置换的需求[122]。

遗传性肾小球病

Alport 综合征可以表现为与性染色体有关的或常染色体显性遗传或常染色体隐性遗传等不同的遗传方式[123]。Alport 综合征是由于影响 4 型胶原蛋白的基因突变所致的紊乱性疾病。男性患者的临床表现通常比女性患者重。与性染色体遗传有关的男性 Alport 综合征患者是由于 4 型胶原 α5 链的基因缺失突变所致，通常在 20～30 岁左右进展至终末期肾脏病。同样地，常染色体隐性遗传的 Alport 综合征患者是由于 4 型胶原的 α3 或 α4 链基因突变所致，这类患者通常在 30 岁前进展至终末期肾脏病。伴有 *COL4A3* 或 *COL4A4* 杂合突变的常染色体显性遗传的 Alport 综合征患者慢性肾脏病的进展稍缓。慢性肾脏病的治疗集中在适时选用 RAAS 阻断剂控制血压[123]。环孢素对于那些 CKD1-2 期伴显性蛋白尿的患者也许有帮助。

对于所有处于慢性肾脏病进展期的患者需谨慎使用钙调磷酸酶抑制剂，这主要是由于其潜在的肾毒性[123]。

薄基底膜肾病是一种由于 *COL4A3* 或 *COL4A4* 基因突变所致的常染色体显性或常染色隐性遗传的肾小球疾病[123]。薄基底膜肾病既往被认为是“良性家族性血尿”，因为它被认为没有进展至慢性肾脏病或终末期肾脏病的风险。薄基底膜肾病目前在某些个案中被认为与慢性肾脏病相关，并且可以导致继发性局灶节段硬化[123,124]。薄基底膜肾病的治疗非常保守，包括必要时使用 RAAS 阻断剂控制血压。

法布里病是一种半乳糖苷酶 A 缺失的性染色体遗传紊乱性疾病。中性鞘脂酶在细胞内的聚集导致了肾小球的损伤，这种损伤可以是肾小球脏层上皮受损或增生的血管内皮细胞阻断了肾小球毛细血管血流所致缺血。法布里病的患者在 30 岁前可形成蛋白尿或镜下血尿。在 40～50 岁左右，慢性肾脏病进展至终末期肾脏病明显减慢。有研究表明，重组半乳糖苷酶 A 能稳定肾小球滤过率并可能延缓慢性肾脏病的进展[125]。

总 结

肾病综合征和急性肾小球肾炎患者在诊断和治疗方法上取得了显著的进步。目前关于减缓慢性肾小球肾炎患者进展至慢性肾脏病的最佳策略的数据仍较少。最大化的保守治疗应该被用于继发于肾小球疾病的慢性肾脏病患者，这包括使用 RAAS 阻断剂控制血压，低盐饮食，使用/不使用利尿剂控制水肿，降脂药治疗高脂血症，适量动物蛋白的摄入，避免使用肾毒性药物等（表 37.2）。对于继发于肾小球疾病的慢性肾脏病患者，最佳的免疫抑制治疗方案仍需随机对照试验来确定。拥有更多有效的手段来诊断和治疗急性肾小球肾炎，那么继发于肾小球疾病的慢性肾脏病患者的发生率就该开始下降。未来一个主要挑战就是防止肾小球疾病患者进行性的肾小管间质纤维化。

表 37.2 肾小球疾病、进展至终末期肾脏病的风险及治疗方式选择概要

肾小球疾病	进展至终末期肾脏病的风险	治疗方式
微小病变型肾病	风险较小	糖皮质激素 激素抵抗型的疾病可选择环孢素、霉酚酸酯、CYC、利妥昔单抗 对于有高血压但没有急性肾损伤的稳定肾功能患者可考虑选用 ACEI/ARB
膜性肾病	10 年内大约有 1/3 的患者	首选 ACEI/ARB 降压 有明显高脂血症时考虑降脂治疗 低盐饮食 必要时使用利尿剂控制水肿 适量的蛋白摄入 免疫调节治疗仅在患者有肾脏活检证据表明存在持续的免疫活动时才考虑使用
局灶节段性肾小球硬化	大约有 50% 对治疗没反应的患者在 10 年内进展至终末期肾脏病	临床能耐受时使用 RAAS 阻断剂控制血压 降脂药治疗高脂血症 低盐饮食和适量动物蛋白摄入 必要时使用利尿剂控制水肿 对于慢性和严重降低的 eGFR 患者谨慎使用免疫抑制方案（具体细节见文章）
感染后肾小球肾炎	成年人和 IgA 为主的患者进展风险高	治疗潜在感染 对那些进展至慢性肾脏病和蛋白尿的患者使用 RAAS 控制血压
IgA 肾病	10 年内有 25% 风险进展至终末期肾脏病	见表 37.1
狼疮性肾炎	大概 5%～50% 的狼疮性肾炎患者进展至终末期肾脏病	选用 RAAS 阻断剂控制血压 选择包括霉酚酸酯和硫唑嘌呤的持续免疫抑制治疗 降脂药治疗高脂血症 低盐、低蛋白饮食

续表

肾小球疾病	进展至终末期肾脏病的风险	治疗方式
寡免疫复合物性肾小球肾炎	未治疗的急进性肾小球肾炎可迅速进展至终末期肾脏病	预防复发和维持缓解对于减慢慢性肾脏病的进展十分重要 对于接受环磷酰胺诱导治疗病情缓解的患者，硫唑嘌呤至少应使用两年预防复发 临床必要时使用 RAAS 阻断剂控制血压
抗肾小球基底膜病	未治疗的急进性肾小球肾炎可迅速进展至终末期肾脏病	对急性疾病即刻开始诱导治疗，包括使用环磷酰胺、糖皮质激素及血浆置换
膜增生性肾小球肾炎	大约 50% 未治疗的患者在 5 ~ 10 年内进展至终末期肾脏病	对潜在病因的治疗，包括感染、自身免疫性疾病或淋巴细胞增殖性疾病

（文琼、黄娜娅 译，余学清 校）

参考文献

1. United States Renal Data System 2012. Homepage. Available at: <http://www.usrds.org>.
2. KDIGO. KDIGO Clinical Practice Guidelines for Glomerulonephritis. *Kidney Int Suppl* 2012;**2**:209–605.
3. Vincente F, Cohen SD, Appel GB. Novel B cell therapeutic targets in transplantation and immune mediated glomerular disease. *Clin J Am Soc Nephrol* 2010;**5**:142–51.
4. D'Agati V. Pathologic classification of focal segmental glomerulosclerosis. *Sem Nephrol* 2003;**23**:117–34.
5. Rennke HG, Klein PS. Pathogenesis and significance of nonprimary focal and segmental glomerulosclerosis. *Am J Kidney Dis* 1989;**13**:443–56.
6. Chobanian AV, Bakris GL, Black HR, Cushman WC, Green LA, Izzo JL Jr, et al. The Seventh Report of the Joint National Committee on Prevention, Detection, Evaluation, and Treatment of High Blood Pressure: The JNC 7 report. *JAMA* 2003;**289**:2560–72.
7. Klahr S, Levey AS, Beck GJ, Caggiula AW, Hunsicker L, Kusek JW, et al. The effects of dietary protein restriction and blood pressure control on the progression of chronic renal disease. *N Engl J Med* 1994;**330**:877–84.
8. Mann JF, Schmieder RE, McQueen M, Dyal L, Schumacher H, Pogue J, et al. Renal outcomes with telmisartan, ramipril or both, in people at high vascular risk (the ONTARGET study): a multicenter, randomized, double-blind, controlled trial. *Lancet* 2008;**372**:547–53.
9. Parving H-H, Brenner BM, McMurray JJ, de Zeeuw D, Haffner SM, Solomon SD, et al. Cardiorenal end points in a trial of aliskiren for type 2 diabetes. *N Engl J Med* 2012;**367**:2204–13.
10. Fukui M, Nakamura T, Ebihara I, Nagaoka I, Tomino Y, Koide H. Low-protein diet attenuates increased gene expression in platelet-derived growth factor and transforming growth factor-beta in experimental glomerular sclerosis. *J Lab Clin Med* 1993;**121**:224–34.
11. Nakamura T, Fukui M, Ebihara I, Tomino Y, Koide H. Low protein diet blunts the rise in glomerular gene expression in focal glomerulosclerosis. *Kidney Int* 1994;**45**:1593–605.
12. Phisitkul S, Khanna A, Simoni J, Broglio K, Sheather S. Rajab MH, et al. Amelioration of metabolic acidosis in patients with low GFR reduced kidney endothelin production and kidney injury, and better preserved GFR. *Kidney Int* 2010;**77**:617–23.
13. Mahajan A, Simoni J, Sheather SJ, Broglio KR, Rajab MH. Wesson DE. Daily oral sodium bicarbonate preserves glomerular filtration rate by slowing its decline in early hypertensive nephropathy. *Kidney Int* 2010;**78**:303–9.
14. de Brito-Ashurst I, Varagunam M, Raftery MJ, Yaqoob MM. Bicarbonate supplementation slows progression of CKD and improves nutritional status. *J Am Soc Nephrol* 2009;**20**:2075–84.
15. Cho ME, Smith DC, Branton MH, Penzak SR, Kopp JB. Pirfenidone slows renal function decline in patients with focal segmental glomerulosclerosis. *Clin J Am Soc Nephrol*2007;**2**:906–13.
16. Trachtman H, Fervenza FC, Gipson DS, Heering P, Jayne DR, Peters H, et al. A phase 1 single dose study of fresolimumab, an anti-TGF-β antibody in treatment-resistant primary focal segmental glomerulosclerosis. *Kidney Int* 2011;79:1236–43.
17. Orth SR, Ritz E. The nephrotic syndrome. *N Engl J Med* 1998;**338**:1201–12.
18. Siddall EC, Radhakrishnan J. The pathophysiology of edema formation in the nephrotic syndrome. *Kidney Int* 2012;**82**:635–42.
19. Loscalzo J. Venous thrombosis in the nephrotic syndrome. *N Engl J Med* 2013;**368**:956–8.
20. Mak SK, Short CD, Mallick NP. Long-term outcome of adult-onset minimal-change nephropathy. *Nephrol Dial Transplant* 1996;**11**:2192–201.
21. Waldman M, Crew RJ, Valeri A, Wagoner RD, Holley KE, Okamura M, et al. Adult minimal-change disease: clinical characteristics, treatment, and outcomes. *Clin J Am Soc Nephrol* 2007;**2**:445–53.
22. Chawla LS, Kimmel PL. Acute kidney injury and chronic kidney disease: an integrated clinical syndrome.*Kidney Int* 2012;**82**:516–24.
23. Cattran DC. Idiopathic membranous glomerulonephritis. *Kidney Int* 2001;**59**:1983–94.
24. Donadio Jr JV, Torres VE, Velosa JA, Wagoner RD, Holley KE, Okamura M, et al. Idiopathic membranous nephropathy: the natural history of untreated patients. *Kidney Int* 1988;**33**:708–15.
25. Cattran D. Management of membranous nephropathy: when and what for treatment. *J Am Soc Nephrol* 2005;**16**:1188–94.
26. Waldman M, Austin HA. Treatment of idiopathic membranous nephropathy. *J Am Soc Nephrol* 2012;**23**:1617–30.
27. Sprangers B, Bomback AS, Cohen SD, Radhakrishnan J, Valeri A, Markowitz GS, et al. Idiopathic membranous nephropathy: Clinical and histologic prognostic features and treatment patterns over time at a tertiary referral center. *Am J Nephrol* 2012;**36**:78–89.
28. Beck Jr LH, Bonegio RG, Lambeau G, Beck DM, Powell DW, Cummins TD, et al. M-type phospholipase A2 receptor as target antigen in idiopathic membranous nephropathy. *N Engl J Med* 2009;**361**:11–21.
29. Ronco P, Debiec H. Pathogenesis of membranous nephropathy: recent advances and future challenges. *Nat Rev Nephrol* 2012;**8**:203–13.
30. Bomback AS, Tumlin JA, Baranski J, Bourdeau JE, Besarab A, Appel AS, et al. Treatment of nephrotic syndrome with adrenocorticotropic hormone (ACTH) gel. *Drug Des Devel Ther* 2011;**5**:147–53.
31. Briganti EM, Russ GR, McNeil JJ, Atkins RC, Chadban SJ. Risk of renal allograft loss from recurrent glomerulonephritis. *N Engl J Med* 2002;**347**:103–9.
32. Sprangers B, Lefkowitz G, Cohen SD, Stokes MB, Valeri A, Appel GB, et al. Beneficial effect of rituximab in the treatment of recurrent idiopathic membranous nephropathy after kidney transplantation. *Clin J Am Soc Nephrol* 2010;**5**:790–7.
33. D'Agati VD, Kaskel FJ, Falk RJ. Focal segmental glomerulosclerosis. *N Engl J Med* 2011;**365**:2398–411.

34. Korbet SM. Treatment of primary FSGS in adults. *J Am Soc Nephrol* 2012;**23**:1769–76.
35. D'Agati VD. Pathobiology of focal segmental glomerulosclerosis: new developments. *Curr Opin Nephrol Hypertens* 2012;**21**:243–50.
36. Shankland SJ, Pollak MR. A suPAR circulating factor causes kidney disease. *Nat Med* 2011;**17**:926–7.
37. Wei C, El Hindi S, Li J, Fornoni A, Goes N. Sageshima J, et al. Circulating urokinase receptor as a cause of focal segmental glomerulosclerosis. *Nat Med* 2011;**17**:952–60.
38. Bock ME, Price HE, Gallon L, Langman CB. Serum soluble urokinase-type plasminogen activator receptor levels and idiopathic FSGS in children: a single-center report. *Clin J Am Soc Nephrol* 2013;**8**:1304–11.
39. Stirling CM, Mathieson P, Bolton-Jones JM, Feehally J, Jayne D. Murray HM, et al. Treatment and outcome of adult patients with primary focal segmental glomerulosclerosis in five UK renal units. *Q J Med* 2005;**98**:443–9.
40. Chun MJ, Korbet SM, Schwartz MM, Lewis EJ. FSGS in nephrotic adults: Presentation, prognosis, and response to therapy of the histologic variants. *J Am Soc Nephrol* 2004;**15**:2169–77.
41. Genovese G, Friedman DJ, Ross MD, Lecordier L, Uzureau P. Freedman BI, et al. Association of trypanolytic APOL1 variants with kidney disease in African Americans. *Science* 2010;**329**:841–5.
42. Freedman BI, Kopp JB, Langefeld CD, Genovese G, Friedman DJ. Nelson GW, et al. The Apolipoprotein L1 (APOL1) gene and nondiabetic nephropathy in African Americans. *J Am Soc Nephrol* 2010;**21**:1422–6.
43. Kopp JB, Nelson GW, Sampath K, Johnson RC, Genovese G. An P, et al. APOL1 genetic variants in focal segmental glomerulosclerosis and HIV-associated nephropathy. *J Am Soc Nephrol* 2011;**22**:2129–37.
44. Wyatt CM, Morgello S, Katz-Malamed R, Johnson RC, Genovese G. An P, et al. The spectrum of kidney disease in patients with AIDS in the era of antiretroviral therapy. *Kidney Int* 2009;**75**:428–34.
45. Szczech LA, Edwards EJ, Sanders LL, van der Horst C, Bartlett JA. Heald AE, et al. Protease inhibitors are associated with a slowed progression of HIV-related renal diseases. *Clin Nephrol* 2002;**57**:336–41.
46. Lucas GM, Eustace JA, Sozio S, Mentari EK, Appiah KA. Moore RD. Highly active antiretroviral therapy and the incidence of HIV-1 associated nephropathy: a 12-year cohort study. *AIDS* 2004;**18**:541–6.
47. Szczech LA, Gupta SK, Habash R, Guasch A, Kalayjian R, Appel R, et al. The clinical epidemiology and course of the spectrum of renal diseases associated with HIV infection. *Kidney Int* 2004;**66**:1145–52.
48. Praga M, Morales E. Weight loss and proteinuria. *Contrib Nephrol* 2006;**151**:221–9.
49. Faul C, Donnelly M, Merscher-Gomez S, Chang YH, Franz S. Delfgaauw J, et al. The actin cytoskeleton of kidney podocytes is a direct target of the antiproteinuric effect of cyclosporine A. *Nat Med* 2008;**14**:931–8.
50. Gipson DS, Trachtman H, Kaskel FJ, Greene TH, Radeva MK, Gassman JJ, et al. Clinical trial of focal segmental glomerulosclerosis in children and young adults. *Kidney Int* 2011;**80**:868–78.
51. Fornoni A, Sageshima J, Wei C, Merscher-Gomez S, Aguillon-Prada R, Jauregui AN, et al. Rituximab targets podocytes in recurrent focal segmental glomerulosclerosis. *Sci Transl Med* 2011;**3**:85ra46.
52. Lindskog A, Ebefors K, Johansson ME, Stefánsson B, Granqvist A, Arnadottir M, et al. Melanocortin 1 receptor agonists reduce proteinuria. *J Am Soc Nephrol* 2010;**21**:1290–8.
53. Baldwin DS. Poststreptococcal glomerulonephritis. A progressive disease? *Am J Med* 1977;**62**:1–11.
54. Rodriguez-Iturbe B. Postinfectious glomerulonephritis. *Am J Kidney Dis* 2000;**35**:XLVI–XLVIII.
55. Hoy WE, White AV, Dowling A, Sharma SK, Bloomfield H, Tipiloura BT, et al. Post-streptococcal glomerulonephritis is a strong risk factor for chronic kidney disease in later life. *Kidney Int* 2012;**81**:1026–32.
56. Rodriguez Iturbe B, Musser JM. The current status of poststreptococcal glomerulonephritis. *J Am Soc Nephrol* 2008;**19**:1855–64.
57. Nasr SH, D'Agati VD. IgA-dominant postinfectious glomerulonephritis: a new twist on an old disease. *Nephron Clin Pract* 2011;**119**:c18–25.
58. Boyd JK, Cheung CK, Molyneux K, Feehally J, Barratt J. An update on the pathogenesis and treatment of IgA nephropathy. *Kidney Int* 2012;**81**:833–43.
59. D'Amico G. Natural history of idiopathic IgA nephropathy: role of clinical and histological prognostic factors. *Am J Kidney Dis* 2000;**36**:227–37.
60. Wakai K, Kawamura T, Endoh M, Kojima M, Tomino Y, Tamakoshi A, et al. A scoring system to predict renal outcome in IgA nephropathy: from a nationwide prospective study. *Nephrol Dial Transplant* 2006;**21**:2800–8.
61. Berthoux F, Mohey H, Laurent B, Mariat C, Afiani A, Thibaudin L. Predicting the risk for dialysis or death in IgA nephropathy. *J Am Soc Nephrol* 2011;**22**:752–61.
62. Working Group for the International IgA Nephropathy Network and the Renal Pathology Society Cattran DC, Coppo R, Cook HT, Feehally J, Roberts IS, et al. The Oxford classification of IgA nephropathy: rationale, clinicopathological correlations, and classification. *Kidney Int* 2009;**76**:534–45.
63. Reich HN, Royanov S, Scholey JW, Cattran DC; Toronto Glomerulonephritis Registry. Remission of proteinuria improves prognosis in IgA nephropathy. *J Am Soc Nephrol* 2007;**18**:3177–83.
64. Donadio JV, Bergstralh EJ, Grande JP, Rademcher DM. Proteinuria patterns and their association with subsequent end-stage renal disease in IgA nephropathy. *Nephrol Dial Transplant* 2002;**17**:1197–203.
65. Moriyama T, Tanaka K, Iwasaki C, Oshima Y, Ochi A, Kataoka H, et al. Prognosis in IgA nephropathy: 30-year analysis of 1,012 patients at a single center in Japan. *PLoS One* 2014;**9**(3):e91756.
66. Remuzzi A, Perticucci E, Ruggenenti P, Mosconi L, Limonta M, Remuzzi G. Angiotensin converting enzyme inhibition improves glomerular size-selectivity in IgA nephropathy. *Kidney Int* 1991;**39**:1267–73.
67. Li PK, Leung CB, Chow KM, Cheng YL, Fung SK, Mak SK, et al. Hong Kong study using valsartan in IgA nephropathy (HKVIN): a double-blind, randomized, placebo-controlled study. *Am J Kidney Dis* 2006;**47**:751–60.
68. Coppo R, Peruzzi L, Amore A, Piccoli A, Cochat P, Stone R, et al. IgACE: a placebo-controlled, randomized trial of angiotensin-converting enzyme inhibitors in children and young people with IgA nephropathy and moderate proteinuria. *J Am Soc Nephrol* 2007;**18**:1880–8.
69. Praga M, Gutierrez E, Gonzalez E, Morales E, Hernández E. Treatment of IgA nephropathy with ACE inhibitors: a randomized and controlled trial. *J Am Soc Nephrol* 2003;**14**:1578–83.
70. Appel GB, Waldman M. The IgA nephropathy treatment dilemma. *Kidney Int* 2006;**69**:1939–44.
71. Floege J, Eitner F. Current therapy for IgA nephropathy. *J Am Soc Nephrol* 2011;**22**:1785–94.
72. Douglas K, O'Malley PG, Jackson JL. Meta-analysis: the effect of statins on albuminuria. *Ann Intern Med* 2006;**145**:117–24.
73. Atthobari J, Brantsma AH, Gansevoort RT, Visser ST, Asselbergs FW, van Gilst WH, et al. The effect of statins on urinary albumin excretion and glomerular filtration rate: results from both a randomized clinical trial and observational cohort study. *Nephrol Dial Transplant* 2006;**21**:3106–14.
74. Ruggenenti P, Perna A, Tonelli M, Loriga G, Motterlini N, Rubis N, et al. Effects of add-on fluvastatin therapy in patients with chronic proteinuric nephropathy on dual renin-angiotensin system blockade: the ESPLANADE trial. *Clin J Am Soc Nephrol* 2010;**51**:928–38.
75. Strippoli G, Navaneethan SD, Johnson DW, Perkovic V, Pellegrini F, Nicolucci A, et al. Effects of statins in patients with chronic kidney disease: meta-analysis and meta-regression of randomized controlled trials. *BMJ* 2008;**336**:645–51.
76. Donadio Jr JV, Bergstralh EJ, Offord KP, Spencer DC, Holley KE. A controlled trial of fish oil in IgA nephropathy. Mayo Nephrology Collaborative Group. *N Engl J Med* 1994;**331**:1194–9.
77. Alexopoulos E, Stangou M, Pantzaki A, Kirmizis D, Memmos D. Treatment of severe IgA nephropathy with omega-3 fatty acids:

the effect of a "very low dose" regimen. *Ren Fail* 2004;**26**:453–9.
78. Bennett WM, Walker RG, Kincaid-Smith P. Treatment of IgA nephropathy with eicosapentanoic acid (EPA): a two-year prospective trial. *Clin Nephrol* 1989;**31**:128–31.
79. Hogg RJ, Lee J, Nardelli N, Julian BA, Cattran D, Waldo B, et al. Clinical trial to evaluate omega-3 fatty acids and alternate day prednisone in patients with IgA nephropathy: report from the Southwest Pediatric Nephrology Study Group. *Clin J Am Soc Nephrol* 2006;**1**:467–74.
80. Xie Y, Nishi S, Ueno M, Imai N, Sakatsume M, Narita I, et al. The efficacy of tonsillectomy on long-term renal survival in patients with IgA nephropathy. *Kidney Int* 2003;**63**:1861–7.
81. Akagi H, Kosaka M, Hattori K, Doi A, Fukushima K, Okano M, et al. Long-term results of tonsillectomy as a treatment for IgA Nephropathy. *Acta Otolaryngol* 2004;(555):38–42.
82. Komatsu H, Fujimoto S, Hara S, Sato Y, Yamada K, Kitamura K. Effect of tonsillectomy plus steroid pulse therapy on clinical remission of IgA nephropathy: a controlled study. *Clin J Am Soc Nephrol* 2008;**3**:1301–7.
83. Maeda I, Hayahsi T, Sato KK, Shibata MO, Hamada M, Kishida M, et al. Tonsillectomy has beneficial effects on remission and progression of IgA nephropathy independent of steroid therapy. *Nephrol Dial Transplant* 2012;**27**:2806–16.
84. Lv J, Xu D, Perkovic V, Ma X, Johnson DW, Woodward M, et al. Corticosteroid therapy in IgA nephropathy. *J Am Soc Nephrol* 2012;**23**:1108–16.
85. Pozzi C, Bolasco PG, Fogazzi GB, Andrulli S, Altieri P, Ponticelli C, et al. Corticosteroids in IgA nephropathy: a randomized controlled trial. *Lancet* 1999;**353**:883–7.
86. Pozzi C, Andrulli S, Del Vecchio L, Melis P, Fogazzi GB, Altieri P, et al. Corticosteroid effectiveness in IgA nephropathy: long-term results of a randomized, controlled trial. *J Am Soc Nephrol* 2004;**15**:157–63.
87. Manno C, Torres DD, Rossini M, Pesce F, Schena FP. Randomized controlled clinical trial of corticosteroids plus ACE-inhibitors with long-term follow-up in proteinuric IgA nephropathy. *Nephrol Dial Transplant* 2009;**24**:3694–701.
88. Ballardie FW, Roberts IS. Controlled prospective trial of prednisolone and cytotoxics in progressive IgA nephropathy. *J Am Soc Nephrol* 2002;**13**:142–8.
89. Frisch G, Lin J, Rosenstock J, Markowitz G, D'Agati V, Radhakrishnan J, et al. Mycophenolate mofetil (MMF) vs placebo in patients with moderately advanced IgA nephropathy: a double-blind randomized controlled trial. *Nephrol Dial Transplant* 2005;**20**:2139–45.
90. Maes BD, Oyen R, Claes K, Evenepoel P, Kuypers D, Vanwalleghem J, et al. Mycophenolate mofetil in IgA nephropathy: results of a 3-year prospective placebo-controlled randomized study. *Kidney Int* 2004;**65**:1842–9.
91. Tang S, Leung JC, Chan LY, Lui YH, Tang CS, Kan CH, et al. Mycophenolate mofetil alleviates persistent proteinuria in IgA nephropathy. *Kidney Int* 2005;**68**:802–12.
92. Appel GB, Waldman M. Update on the treatment of lupus nephritis. *Kidney Int* 2006;**70**:1403–12.
93. Markowitz GS, D'Agati VD. The ISN/RPS classification of lupus nephritis: an assessment at 3 years. *Kidney Int* 2007;**71**:491–5.
94. Giannico G, Fogo AB. Lupus nephritis: is the kidney biopsy currently necessary in the management of lupus nephritis? *Clin J Am Soc Nephrol* 2013;**8**:138–45.
95. Houssiau FA, Vasconcelos C, D'Cruz D, Sebastiani GD, de Ramon Garrido E, Danieli MG, et al. The 10-year follow-up data of the Euro-Lupus Nephritis Trial comparing low-dose versus high-dose intravenous cyclophosphamide. *Ann Rheum Dis* 2010;**69**:61–4.
96. Appel GB, Contreras G, Dooley MA, Aspreva Lupus Management Study Group. Mycophenolate mofetil versus cyclophosphamide for induction treatment of lupus nephritis. *J Am Soc Nephrol* 2009;**20**:1103–12.
97. Dooley MA, Jayne D, Ginzler EM, Isenberg D, Olsen NJ, Wofsy D, et al. Mycophenolate versus azathioprine as maintenance therapy for lupus nephritis. *N Engl J Med* 2011;**365**:1886–95.
98. Korbet SM, Schwartz MM, Evans J, Lewis EJ. Severe lupus nephritis: Racial differences in presentation and outcome. *J Am Soc Nephrol* 2007;**18**:244–54.
99. Barr RG, Selgier S, Appel GB, Zuniga R, D'Agati V, Salmon J, et al. Prognosis in proliferative lupus nephritis: the role of socioeconomic status and race/ethnicity. *Nephrol Dial Transplant* 2003;**18**:2039–46.
100. Contreras G, Lenz O, Pardo V, Borja E, Cely C, Iqbal K, et al. Outcomes in African Americans and Hispanics with lupus nephritis. *Kidney Int* 2006;**69**:1846–51.
101. Reich HN, Gladman DD, Urowitz MB, Bargman JM, Hladunewich MA, Lou W, et al. Persistent proteinuria and dyslipidemia increase the risk of progressive chronic kidney disease in lupus erythematosus. *Kidney Int* 2011;**79**:914–20.
102. Morris HK, Canetta PA, Appel GB. Impact of the ALMS and MAINTAIN trials on the management of lupus nephritis. *Nephrol Dial Transplant* 2013;**28**:1371–6.
103. Illei GG, Takada K, Parkiin D, Austin HA, Crane M, Yarboro CH, et al. Renal flares are common in patients with severe proliferative lupus nephritis treated with pulse immunosuppressive therapy: Long-term followup of a cohort of 145 patients participating in randomized controlled studies. *Arthritis Rheum* 2002;**46**:995–1002.
104. Mosca M, Bencivelli W, Neri R, Pasquariello A, Batini V, Puccini R, et al. Renal flares in 91 SLE patients with diffuse proliferative glomerulonephritis. *Kidney Int* 2002;**61**:1502–9.
105. Ward MM. Outcomes of renal transplantation among patients with ESRD caused by lupus nephritis. *Kidney Int* 2000;**57**:2136–43.
106. Jayne D, Rasmussen N, Andrassy K, Bacon P, Tervaert JW, Dadoniené J, et al. Randomized trial of maintenance therapy for vasculitis associated with antineutrophil cytoplasmic autoantibodies. *N Engl J Med* 2003;**349**:36–44.
107. Stone JH, Merkel PA, Spiera R, RAVE-ITN Research Group. Rituximab versus cyclophosphamide for ANCA-associated vasculitis. *N Engl J Med* 2010;**363**:221–32.
108. Jones RB, Tervaert JW, Hauser T, European Vasculitis Study Group. Rituximab versus cyclophosphamide in ANCA-associated renal vasculitis. *N Engl J Med* 2010;**363**:211–20.
109. Hogan SL, Falk RJ, Chin H, Cai J, Jennette CE, Jennette JC, et al. Predictors of relapse and treatment resistance in ANCA small vessel vasculitis. *Ann Intern Med* 2005;**143**:621–31.
110. Hiemstra TF, Walsh M, Mahr A, Savage CO, de Groot K, Harper L, et al. Mycophenolate mofetil vs azathioprine for remission maintenance in antineutrophil cytoplasmic antibody-associated vasculitis: a randomized controlled trial. *JAMA* 2010;**304**:2381–8.
111. Specks U, Merkel PA, Seo P, Spiera R, Langford CA, Hoffman GS, et al. Efficacy of remission-induction regimens for ANCA-associated vasculitis. *N Engl J Med* 2013;**369**:417–27.
112. Little MA, Pusey CD. Glomerulonephritis due to antineutrophil cytoplasm antibody-associated vasculitis: an update on approaches to management. *Nephrology* 2005;**10**:368–76.
113. Bajema IM, Hagen EC, Hermans J, Noël LH, Waldherr R, Ferrario F, et al. Kidney biopsy as a predictor for renal outcome in ANCA-associated necrotizing glomerulonephritis. *Kidney Int* 1999;**56**:1751–8.
114. Levy JB, Hammad T, Coulthart A, Dougan T, Pusey CD. Clinical features and outcome of patients with both ANCA and anti-GBM antibodies. *Kidney Int* 2004;**66**:1535–40.
115. Sethi S, Fervenza FC. Membranoproliferative glomerulonephritis – a new look at an old entity. *N Engl J Med* 2012;**366**:1119–31.
116. Gane EJ, Stedman CA, Hyland RH, Ding X, Svarovskaia E, Symonds WT, et al. Nucleotide polymerase inhibitor sofosbuvir plus ribavirin for hepatitis C. *N Engl J Med* 2013;**368**:34–44.
117. De Vita S, Quartuccio L, Isola M, Mazzaro C, Scaini P, Lenzi M, et al. A randomized controlled trial of rituximab for the treatment of severe cryoglobulinemic vasculitis. *Arthritis Rheum* 2012;**64**:843–53.
118. Leung N, Bridoux F, Hutchison CA, Nasr SH, Cockwell P, Fermand JP, et al. Monoclonal gammopathy of renal significance: when MGUS is no longer undetermined or insignificant.

Blood 2012;**120**:4292–5.

119. Herlitz LC, Bomback AS, Markowitz GS, Stokes MB, Smith RN, Colvin RB, et al. Pathology after eculizumab in dense deposit disease and C3 GN. *J Am Soc Nephrol* 2012;**23**:1229–37.
120. Schmitt H, Bohle A, Reincke T, Mayer-Eichberger D, Vogl W. Long-term prognosis of membranoproliferative glomerulonephritis type I: significance of clinical and morphological parameters: an investigation of 220 cases. *Nephron* 1990;**55**:242–52.
121. Tsai HM. Untying the knot of thrombotic thrombocytopenic purpura and atypical hemolytic uremic syndrome. *Am J Med* 2013;**126**:200–9.
122. Legendre CM, Licht C, Muus P, Greenbaum LA, Babu S, Bedrosian C, et al. Terminal complement inhibitor eculizumab in atypical hemolytic-uremic syndrome. *N Engl J Med* 2013;**368**:2169–81.
123. Savige J, Gregory M, Gross O, Kashtan C, Ding J, Flinter F. Expert guidelines for the management of Alport syndrome and thin basement membrane nephropathy. *J Am Soc Nephrol* 2013;**24**:364–75.
124. Savige J, Rana K, Tonna S, Buzza M, Dagher H, Wang YY. Thin basement membrane nephropathy. *Kidney Int* 2003;**64**:1169–78.
125. Jain G, Warnock DG. Blood pressure, proteinuria and nephropathy in Fabry disease. *Nephron Clin Pract* 2011;**118**:c43–8.

第 38 章

38

高血压性肾硬化的治疗

Aldo J. Peixoto[a] and George L. Bakris[b]

[a]Section of Nephrology, Yale University School of Medicine and VA Connecticut Healthcare System, West Haven, CT, USA,

[b]ASH Comprehensive Hypertension Center, Department of Medicine, The University of Chicago, Chicago, IL, USA

简　介

"肾硬化"是一个形态学诊断，而高血压性肾硬化(hypertensive nephrosclerosis, HN)则泛指由非恶性原发性高血压(non-malignant primary hypertension, HTN)引起的慢性肾脏病(chronic kidney disease, CKD)。由于这类患者中很少有人行肾活检，因此高血压肾硬化的诊断通常用于有长期高血压病史、伴少量白蛋白尿(<300mg/d)并排除其他病因的 CKD 患者[1,2]。鉴于诊断的局限性和不确定性，"高血压性肾脏病"常被用来代替 HN 作为疾病的诊断。尽管只有少数病例被证实组织学特征，在这一章节当中，我们仍将用"HN"来指代广义的高血压性肾脏病。我们讨论的内容将不包括由恶性高血压引起的急性或亚急性肾损伤。

问题概况及公共卫生意义

据世界卫生组织调查，全球年龄超过 25 岁的人群中约 40% 患有 HTN。HTN 是最重要的、可控的心血管疾病危险因素，全世界大约有 54% 的卒中及 47% 的冠状动脉疾病的发生与之有关[3]。事实上，HTN 对于致死、致残的总体影响是巨大的，大约 13.5% 的死亡及 6% 的伤残调整生命年(disability-adjusted life year, DALY)缩短应归因于 HTN[3]。虽然高血压引起的终末器官损伤主要表现在脑(卒中、短暂性脑缺血发作)、心脏(冠心病、左室肥厚、充血性心力衰竭)及周围动脉系统，高血压性血管损伤也可能危及肾脏，导致 CKD 的发生。

关于非恶性高血压是否会引起 CKD 的争论持续了很多年，许多观点在文献中都可以看到。而这种争论的产生，主要是由于缺少相关随机临床试验数据，以证明治疗非复杂性高血压可减少 CKD 终点事件的发生[4]。其他考虑因素还包括：可能同时存在某种原发性肾脏疾病，或肾脏微血管损伤作为主要的推动因素导致了随访过程中 HTN 的发生和肾功能的下降[5]，以及可能将其他患者误诊为 HN，如缺血性肾病、动脉粥样硬化栓塞性肾病或慢性间质性肾炎[2,6]。

尽管恶性高血压患者的肾脏损伤最为显著，但是我们认为，目前的证据支持非恶性高血压才是 3 期和 4 期 CKD 的主要致病因素。一线证据来源于一项单中心队列研究，以 500 名未接受治疗的高血压患者作为研究对象，随访终止时间为患者死亡，结果显示 42% 的患者出现了蛋白尿，18% 的患者发生了"氮质潴留"相关的并发症[7]。随后进行的一系列小型队列研究则得出了不同的结论[8,9]，其中一些研究显示，血压越高则肾功能降低的风险越大，而另一些则无法证实血压与 CKD 之间的联系[10]。值得一提的是，有一项关于治疗非恶性高血压的安慰剂对照临床试验报道了其肾脏结局，分析发现无肾脏事件发生。在这些跟踪随访了 7 年以上的患者中几乎没有人发生"肾脏事件"，即研究者定义的血清尿素氮、血清肌酐(serum creatinine, S[Cr])的升高，或终末期肾病(end-stage renal disease, ESRD)的发生。超过 90% 的患者血清生化指标出现了中度改变,积极治疗组和安慰剂组间没有显著差异[4]。但是需要意识到的是,ESRD 的发生率较低,以上所有研究最终均未能解决这个问题。事实上,由于降压治疗在其他方面的显著获益,旨在检验高血压治疗能否阻止 CKD 或 ESRD 发生的确切的临床试验在伦理上可能是不道德的。

因此,我们需要依靠观察性试验来解决 HTN 与 CKD 之间"鸡生蛋还是蛋生鸡"的关系。且实际上,最近有很多大型队列研究更确切地将 HTN 及其严重性与肾脏病风险联系起来。表 38.1 总结了这些研究的突出特征[8,9,11-22]。总的来说,这些研究表明,尽管严重肾功能不全的发生率与非复杂性 HTN 的相关性很低(例如,高血压病史超过 10 ~25 年,ESRD 的发生率约 0.2%),但血压水平的高低能极大地影响肾功能不全的发生率,这种现象在非裔美国人群中尤为显著,这种整体风险的提升很可能与遗传易感性有关(见下节"病理生理"部分)。基于在大型队列研究中对肾脏疾病进行系统筛查(肾功能检查及尿液分析)的观察性试验,我们相信有足够证据支持非恶性高血压是进行性 CKD[11-13] 和 ESRD[20] 的一个病因。

表 38.1 评估高血压与进行性肾病相关性的研究总结

作者,年份	国家	样本量	随访年数	人群	评价
Lindeman,1984[17]	美国	446	>8	一般人群	10 年连续监测 MAP 与 CCr 下降有关($r=0.32$,$P<0.001$)。MAP 每高出基线水平 10mmHg,CCr 下降增加 0.52ml/(min · year)。这一相关性在 MAP<107mmHg 人群中不明显
Rostand,1989[9]	美国	94	4.9	HTN 患者	研究对象为正在接受治疗且肾功能保持在基线水平的 HTN 患者。随访中 15% 患者 S[Cr]升高≥0.4mg/dl,大多数(10/14)发生在 DBP 控制良好的患者中(<90mmHg,平均 84mmHg)。AA 患者(32%)S[Cr]升高速率是白种人的 2 倍(23% vs 11%)
Shulman,1989[21]	美国	8683	5	HTN 患者	高血压监测和随访项目(HDFP)。2.3% 患者 S[Cr]≥2mg/dl 且升高超过基线值的 25%。黑人男性 5 年 S[Cr]平均升高值(0.67mg/dl)比白人男性(0.14mg/dl)和所有女性(0.0mg/dl)都高。随访中发现 DBP 和 S[Cr]基线值是预测 S[Cr]浓度升高的最有效指标
Rosansky,1990[8]	美国	115	9.8	伴或不伴 HTN 男性老兵	肾功能基线水平正常患者的回顾性队列研究中,49% 为 HTN 患者。HTN 患者 S[Cr]的升高速率为 0.02mg/dl/year($P=0.03$)。有 13% 的 HTN 患者和 7% 正常血压者出现 S[Cr]>1.4mg/dl(P=NS)
Perneger,1993[19]	美国	1399	12 ~15	一般人群	随访中 16% 的男性和 11% 的女性出现 S[Cr]浓度异常(男性>1.3mg/dl,女性>1.1mg/dl)。对于男性,$OR=1.6$(每 20mmHg SBP)和 2.1(每 20mmHg DBP),两者均有显著性。对于女性,$OR=1.5$ 和 1.6,只有 SBP 具有显著性。S[Cr]浓度异常只与血压基线水平显著相关,与随访 BP 无关
Perry,1995[20]	美国	11 912	9.4 ~14.2	患有 HTN 的男性老兵	2.1% 的患者进展为 ESRD。SBP 为 165 ~180mmHg(校正 $RR=1.9$)和 SBP>180/118mmHg(校正 $RR=4.6$)的患者,ESRD 风险显著增加。随访中 SBP 的下降与 ESRD 风险的降低相关,尤其是当 SBP 下降>20mmHg(校正 $RR=0.39$)

续表

作者,年份	国家	样本量	随访年数	人群	评价
Madhavan,1995[18]	美国	2125	5.3	HTN 男性患者	所有患者均接受治疗。2% 患者出现 S[Cr]>2mg/dl。基线值(非治疗后 DBP)与最终的 S[Cr]浓度独立相关。黑色人种也是最终 S[Cr]浓度的独立预测因素
Iseki,1996[14]	日本	104 331	10	一般人群	0.18% 患者进展为 ESRD。DBP 为其独立预测因素(每 10mmHg,校正 *OR*=1.39)
Klag,1996[15]和 Klag,1997[16]	美国	33 2554	16	男性一般人群	多重危险因素干预试验(MRFIT)筛查。0.22% 的人群发生 ESRD。ESRD *RR*=2.0,每 SBP 标准偏差(16mmHg),*RR*=1.6,每 DBP 标准偏差(11mmHg)。相比血压正常者,*RR* 按高血压分级进行性增加(血压 159/90~99mmHg,校正 *RR*=3.1;血压 160~179/100~109mmHg,*RR*=6.0;血压 180~219/110~119mmHg,*RR*=11.2;血压>220/120mmHg,*RR*=22.1)。非裔美国人的风险几乎是白种人的 2 倍(校正 *RR*=1.87)
Siewert-Delle,1998[22]	瑞典	686	20	HTN 男性患者	所有患者均接受治疗。随访中 8.9% 患者出现 S[Cr]>1.45mg/dl,其中 1.7% 可能由高血压引起。检测到最高的 S[Cr]为 2.1mg/dl;无 ESRD 病例。伴有 S[Cr]升高的患者与不伴者无临床差异
Hsu,2005[13]	美国	316 675	25	一般人群	北加尼福利亚 Kaiser Permanente。所有研究对象基础 eGFR 和尿液分析均正常。0.4% 人群发生 ESRD。相比血压正常者(BP<120/80mmHg),BP 基线水平升高导致 ESRD 的 *RR* 进行性增加(高血压前期患者为 1.62,血压 180~219/110~119mmHg 的患者为 4.25)。在非裔美国人中这种相关性更强,在白种人中也同样呈显著相关
Hanratty,2010[12]	美国	528	3.8	一般人群	Denver Health 队列研究的一小部分(5%):关于基线 BP。BP 对于新发 CKD[eGFR<60mL/(min·1.73m^2)或白蛋白尿>30mg/g]无独立影响。线性分析提示,基础 BP 越高,eGFR 下降越快[0.58mL/(min·year),每 10mmHg SBP,*P*=0.09]
Hanratty,2011[11]	美国	43 305	3.7	HTN 患者	科罗拉多 Kaiser Permanente。新发 CKD[eGFR<60mL/(min·1.73m^2)或白蛋白尿>30mg/g]患者所占比例为 12%。对于新发 CKD,SBP 的校正 *HR* 是显著的(1.06,每 10mmHg,基线值和时变模型均如此)

AA,非裔美国人;CCr,血肌酐清除率;CKD,慢性肾脏病;DBP,舒张压;ESRD,终末期肾病;F/U,随访;eGFR,估测的肾小球滤过率;HTN,高血压;HR,危险比;MAP,平均动脉压;OR,优势比;SBP,收缩压;SD,标准差

前文推定的 HTN 相关的 CKD 给全球带来的负担是巨大的。尽管存在显著的地理差异,HN 作为主要诊断依然占据了需要透析治疗的进展性 CKD 患者的 10%~30%(见表 38.2)[23-29]。在美国,非裔美国透析患者中 HN 的比例很高[29]。尽管非裔美国人占全美 ESRD 透析治疗人数的近三分之一,但是全美被诊断为 HN 的患者却有约 46% 为非裔美国人[29]。在透析患者中其他种族被诊断为 HN 的比例并没有这么大。然而不幸的是,想要将这些观察性研究推广到世界其他地区并不容易。

表 38.2 HN 在 ESRD 患者中的相对频率

登记处(参考文献)	HN 频率
澳大利亚[24]	14%
奥地利[23]	8%
比利时[23]	11% ~20%
巴西[27]	24%
丹麦[23]	13%
芬兰[23]	4%
法国[23]	23%
希腊[23]	11%
冰岛[23]	24%
印度尼西亚[28]	9%
印度[25]	3%
意大利[23]	19%
新西兰[24]	12%
荷兰[23]	11%
挪威[23]	37%
巴基斯坦[25]	33%
罗马尼亚[23]	6%
南非[26]	21%
西班牙[23]	7% ~18%
瑞典[23]	13%
英国[24]	6%
美国[29]	28%

在非洲,CKD 的主要病因是肾小球肾炎,但由于缺乏有组织的登记,我们很难确定 HN 的发生与种族是否直接相关[26]。即使是在有少量非裔人口的西欧地区,HN 的患病率也存在显著差异[23]。

病理生理

高血压造成肾损伤的机制

非恶性高血压造成肾损伤的机制目前尚未完全清楚。最近有详细的综述就此问题做出了阐述[30-35]。图 38.1 的示意图概括了接下来讨论的各种机制。

造成肾实质损伤的关键因素在于入球小动脉应对压力(肌源性反应)和钠排出(球-管反射)时血管的弹性调节[30,32,36]。调节功能的异常可以产生相反效应,引起不同类型的血管和肾小球损伤。例如,肌源性反应过于敏感将导致小动脉过度收缩和缺血性肾脏损伤,反应正常的小动脉可能产生轻度增生但不会发生玻璃样变[37]。相反,敏感性减弱将导致小动脉压力负荷直接作用于肾小球,导致肾小球内高压、肾小球肥大及进行性肾小球硬化[37,38],而与上述肾小球改变相关的小动脉则发生扩张并呈现明显的玻璃样变。这一形态学表现在高血压动物模型中得到进一步证实,

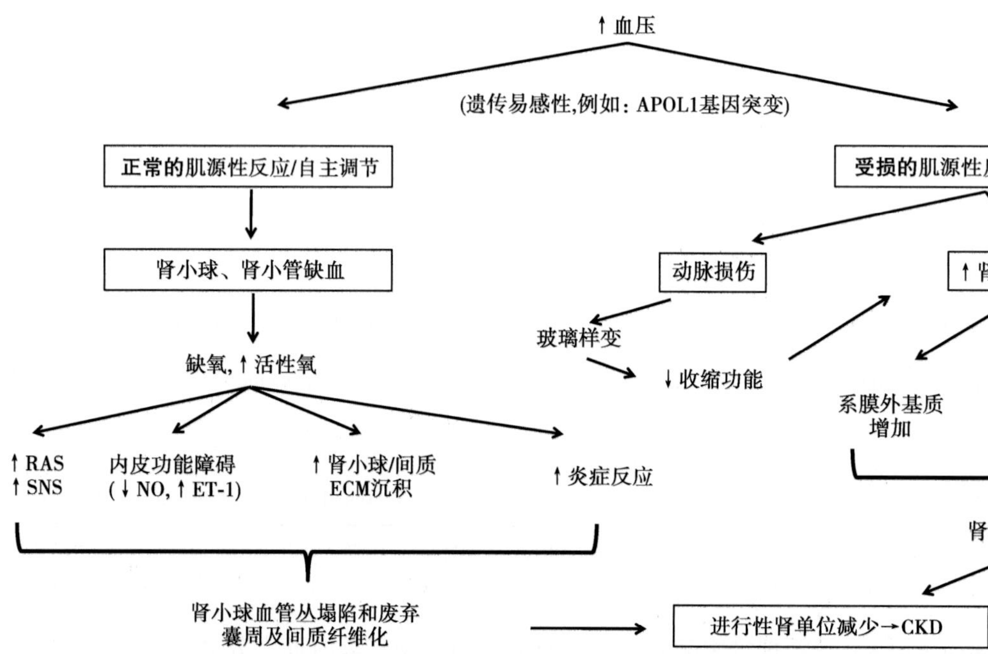

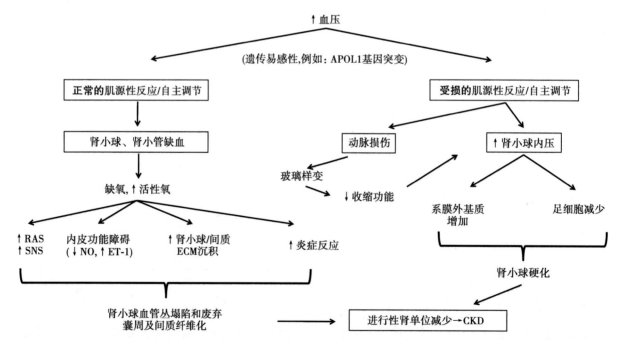

图 38.1 高血压中血压诱导肾损伤的机制。入球小动脉肌源性反应(即自主调节)是否完好决定了不同的损伤模式。若自主调节正常,肾小球和肾小管缺血将激活损伤途径,引起肾小球废弃和肾间质纤维化。若自主调节被破坏,动脉损伤和肾小球高压将导致肾小球硬化(或称"肾小球固缩")。两种损伤过程可同时发生在一个患者身上,共同导致肾单位进行性丢失和肾脏疾病。APOL1,载脂蛋白 L1;ECM,细胞外基质;ET-1,内皮素-1;NO,一氧化氮;RAS,肾素血管紧张素系统;ROS,活性氧簇;SNS,交感神经系统

表明肾小球损伤在自身调节失衡后才会发生[36]。在肌源性反应正常的动物模型中，如自发性高血压大鼠模型，即使在血压显著升高时，肾损伤也很少发生。然而在其他自身调节失衡的模型中，如肾脏切除模型、Dahl 盐敏感大鼠模型及 fawn-hooded 高血压大鼠模型，相对较低的血压水平即可发生肾脏损伤[30]。类似地，施加一些干预措施，如高蛋白饮食或给予钙通道阻滞剂，使入球小动脉张力降低，也可导致在相对较低的血压水平时即发生肾小球损伤[30]。目前导致肌源性反应异常的相关机制尚不清楚。血管对苯肾上腺素等外源性缩血管物质有反应性，这说明肌源性反应异常可能与收缩的组织器官无关，而与压力刺激的机械传导水平有关[39]。最后，动脉硬化可能是血压诱导肾损伤的另一机制，其可放大压力波动向肾脏微血管的传导作用[36]。

在肾小球缺血病例中，血流减少本身会导致肾小球毛细血管丛收缩。而慢性肾小球缺血引起活性氧和缺氧诱导因子的产生，从而促进很多促炎症、促纤维化因子的表达[40]。同时，慢性肾小球缺血也可以激活肾素-血管紧张素系统，血管紧张素Ⅱ上调促炎症因子（MCP-1、骨桥蛋白、血管内皮素-1）和促纤维化趋化因子（TGF-β、血管内皮素-1）的表达，导致了血管紧张素Ⅱ介导的炎症的发生、氧化应激、细胞外基质产生以及纤维化形成[32,34]。交感神经系统的激活和内皮细胞功能异常（一氧化氮可用性降低，血管内皮素-1 增加）进一步加重了这一损伤[34,35]。

相反，非缺血性肾损伤则是由压力相关和非压力相关机制共同介导的。肾小球内压力增加将导致肾小球内皮细胞损伤和毛细血管袢塌陷，伴随足细胞损伤和节段硬化性病变[34,41]。内皮细胞损伤过程进一步触发了非血压介导的肾单位损伤，相关机制与缺血性损伤过程相似[31]。有趣的是，在损伤模式中存在显著的肾单位异质性。同一肾脏中缺血性和非缺血性损伤经常同时存在[5,37,42]，且两者不是相互转化而来[5]，另外，与硬化性、非缺血性损伤相比，缺血性损伤进展为肾小球结构破坏的速度更快[32]。

遗传易感性

美国肾脏数据系统的原始资料显示，在非裔美国人中因高血压导致的 ESRD 的发生率是白种人的 2.5～20 倍[33]。在对多种相关性因素进行校正后的模型中，其危险性高出 2 倍[16]。最近有研究发现了载脂蛋白 L1（apolipoprotein-L1，APOL1）的基因变异及其与非裔美国人发生 ESRD 的关系，这对于理解遗传与疾病的关系来说是一项令人振奋的进展。前期的全基因组分析已表明在 22 号染色体上存在编码 APOL1 的基因。在探究局灶节段性肾小球硬化（focal and segmental glomerulosclerosis，FSGS）与非裔美国人关系时，Genovese 等人发现 APOL1 基因中存在两个紧密相关又相互独立的突变子（G1 和 G2），它们可使非裔美国人发生 FSGS 和“高血压性 ESRD”的风险分别增加 10.5 倍和 7.3 倍[43]。进一步研究表明这些人发生 HIV 肾病、白蛋白尿及更早年龄发生 ESRD 的风险均有增加[33]。近期有文献报道了 APOL1 基因突变与非裔美国人肾脏疾病研究（African American Study of Kidney Disease，AASK）终点的关系[44]。对比来自其他队列研究的无肾脏病的非裔美国人，APOL1 两个等位基因的突变使得临床诊断为 HN 的几率总体增加了 2.3 倍。当 HN 表型定义为随机尿蛋白大于 0.6g/g 时，其几率则增加到 6.3 倍，而当表型定义为基线 S[Cr]大于 3mg/dl 时，其几率增加到 4.6 倍[44]。

APOL1 是一种溶锥虫性血清因子，可保护机体免受多种引起昏睡症的锥虫的侵害。携带 G1 和 G2 突变基因的患者血清中含有溶解 *T. rhodesiensis* 的活性物质。这些突变在西非人中很常见，可能是他们的一种生存要素，但同时也增加了肾脏病的风险[45]。遗憾的是，APOL1 与肾损伤机制上的联系仍不明朗。

APOL1 通常在肾小球、肾小管及血管内皮中表达，在 FSGS 和 HIV 肾病患者中表达异常：肾脏血管中表达增加，肾小球中表达下降[46]。因此，APOL1 突变可能介导了肾脏的血管病变，但目前还没有足够的证据来支持这一假设。

HN 的形态学特征

虽然在实际工作中是以临床表现定义疾病，但是肾活检对于可疑 HN 患者的确诊是必需的[47]。活检结果包括典型的血管增生性改变、间质纤维化和肾小球硬化（见图 38.2）。在肾活检中很少见到小叶间动脉和弓状动脉，但如果检查中看到明显的动脉粥样硬化，如纤维内膜增厚，同时结合常见的中膜增厚，管腔将变得狭窄[35]。小叶间动脉和入球小动脉扭曲，并表现出玻璃样变、纤维弹性内膜增厚以及动脉内弹力板肥厚。在一些慢性病例中，可见动脉壁黏液样变性[32,47,48]。这是典型的恶性高血压的表现，慢性期可见，即使患者从没出现过恶性高血压的临床表现。小

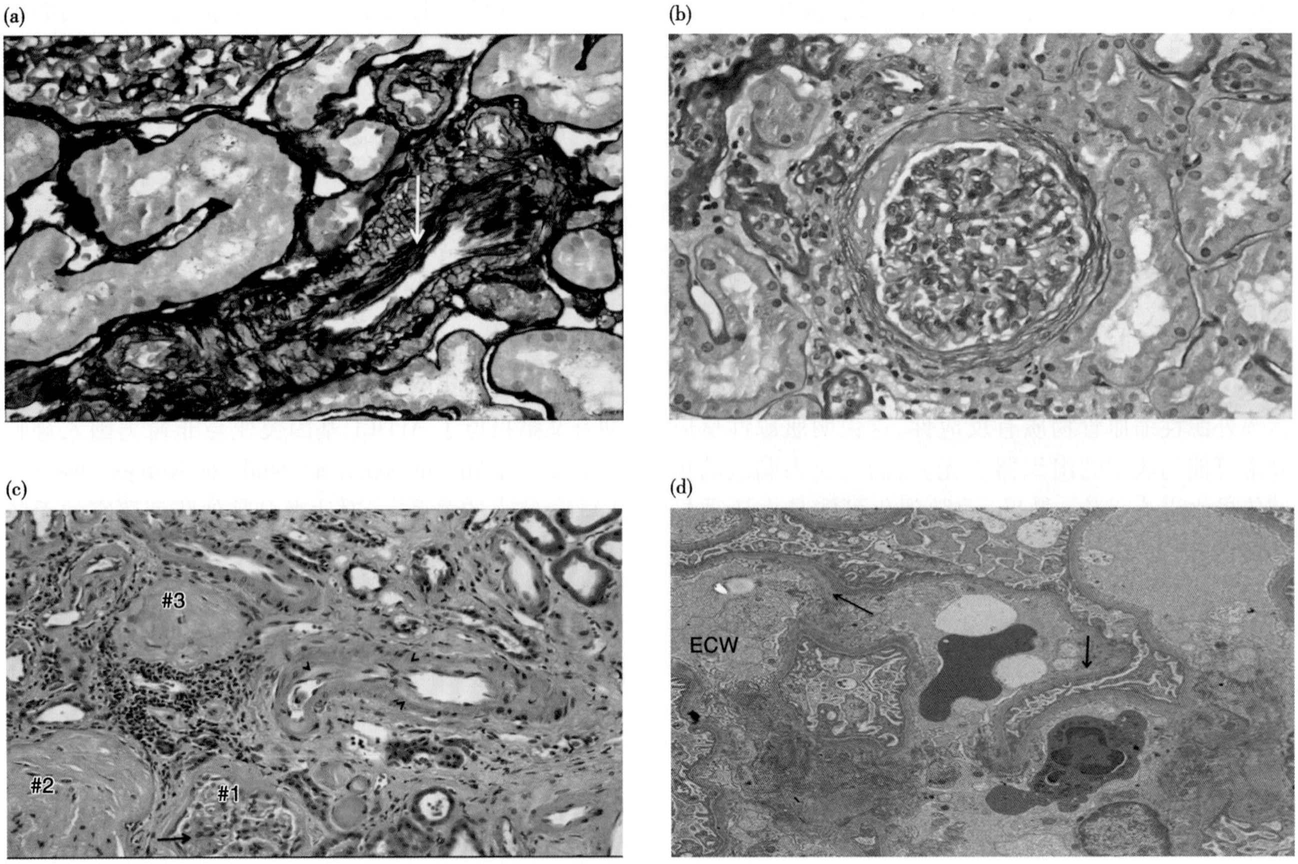

图 38.2 高血压肾硬化的组织学表现。(a)小动脉横断面显示血管扭曲,内膜纤维化(箭头处)。Jones 银染,×400。(b)肾小球囊周纤维化,包曼氏囊内胶原物质积聚。毛细血管壁弥漫性增厚,肾小球基底膜皱缩,管腔塌陷。PAS 染色,×400。(c)小动脉壁增厚,内膜-中膜黏液样变性(小箭头处),弥漫性间质纤维化,以及肾小管萎缩。图中有 3 个不同阶段的肾小球:均表现为囊周纤维化和一定程度的包曼氏囊内胶原沉积。#1 早期毛细血管袢增厚和系膜硬化(箭头处);#2 进展的全肾小球硬化,毛细血管腔显著减少;#3 完全废弃。H&E 染色,×200。(d)典型的电镜表现:内皮细胞肿胀(endothelial cell swelling,ECW),弥漫性肾小球基底膜皱缩,内皮下间隙(内层板)(箭头处)增宽,局部足突塌陷。*Slides courtesy of Gilbert Moeckel, MD, PhD(Department of Pathology, Yale University School of Medicine).*

动脉病变严重程度与大血管异常程度一致,且微血管病变程度与肾功能之间呈逆相关关系,但是与血压水平并没有一致性[32,37,47,49]。缺血性小管萎缩导致了弥漫的间隙增宽[35]。间质萎缩程度与小动脉及肾小球病变直接相关(见下文)[47]。

约 3/4 病例显示肾小球血管丛塌陷,证明存在肾小球缺血[35,48]。肾小球毛细血管袢表现为管壁增厚、管腔狭窄,这一变化是由肾小球基底膜皱缩引起的[35]。肾小球囊周纤维化及包曼氏囊增厚较常见[32]。病变长期发展,可见进行性肾小球向血管极皱缩,表现为一个嗜酸性的“粉色球”[35]。除此之外,也可见包曼氏囊内胶原积聚,填充了皱缩的肾小球血管丛间的空隙,导致肾小球废弃[50]。约 1/4 的病例,光镜下观察到的损伤模式不同,包括节段性或全球肾小球硬化、系膜增宽,包曼氏囊内无胶原沉积[35,48]。这种模式不同于肾小球废弃,被称为肾小球固缩[50]。与肾小球废弃患者相比,病变以肾小球固缩为主的患者表现为血压基线水平更高,蛋白尿更严重,肾功能下降更明显[48]。在美国,这种模式在活检结果提示为 HN(53%)的非裔美国人中更常见[42],而在美国[42]和其他国家[48,51]的非黑色种人中占有不同的比例(通常约 20% ~25%)。此外,非裔美国人中固缩性肾小球的比例(25%)比白种人(8%)高出 3 倍,而废弃肾小球的数目与年龄相关,种族差异不明显[42]。

对于大多数病例,免疫荧光和电镜检查对良性 HN 的病理诊断意义不大。光镜下,可见肾小球基底膜明显皱缩和增厚,伴有因轻度的内皮细胞损伤引起的内皮下间隙增宽[35]。在节段性肾小球硬化的患者中,足突融合的辨识是区分 HTN 相关的继发性肾小球硬化与原发性 FSGS 的关键因素,原发性 FSGS 表现为弥漫性足突融合,HTN 相关的继发性肾小球硬化则表现为局部足突融合[42]。

诊 断

HN 诊断的确立

CKD 被定义为肾脏结构或功能的异常，且持续时间大于 3 个月，对健康产生影响。对于诊断有 HTN 的 CKD 患者，尤其是不伴白蛋白尿、血尿或明显的肾脏影像学异常的患者，应高度怀疑 HN 的存在。长期 HTN 病史，血压持续控制不佳，但肾脏功能仍正常，是该疾病的重要特征。由于 90% 的进展期 CKD 患者有高血压，因此有必要阐明是先有未控制的高血压，继而才发生肾功能下降。但往往这一先后关系不能确定，这种情况在临床上很常见[2]，那么 HN 的诊断就会存在疑问。但如果发现有高血压导致的其他靶器官的损伤，尤其是心脏损伤，将可以进一步支持诊断[52]。由于高血压常常可导致左心室肥厚(left ventricular hypertrophy，LVH)，如果心电图或超声心动图结果显示 LVH，则有助于诊断高血压性肾损伤，因为这一结果反映了血压持续控制不佳。在早前的研究中发现，视网膜损伤也与肾脏损伤相关，但这种相关性主要表现在恶性高血压导致的视网膜病变患者中[53]。目前证据显示，HN 患者视网膜异常与肾损伤程度相关性较低[51,54-56]。

对于怀疑 HN 的患者，肾脏的影像学检查在其诊断评估中是十分必要的，通常是超声检查，有时也会用到 CT 和 MR。影像学检查有助于排除其他引起无蛋白尿 CKD 的疾病，如多囊肾和尿路梗阻。HN 患者常常出现肾脏体积缩小、分叶状外形和皮质萎缩，皮质萎缩在 B 超上表现为高回声区。这些是与慢性小血管损伤相关的非特异性改变。由于高血压和 CKD 患者通常被诊断为肾血管疾病和缺血性肾病，需通过多普勒超声、CT 血管造影或 MR 血管造影得到肾血管影像来鉴别两者。

恶性高血压中常见的蛋白尿、白蛋白尿和血尿在 HN 患者中并不多见。HN 的传统定义为少量蛋白尿(即 24 小时尿蛋白定量不超过 500～2000mg，或随机尿蛋白/肌酐值小于 0.5～2mg/g)且不伴有血尿[50,52]。当这些临床参数用于非裔美国患者时，大于 90% 的患者肾活检结果符合 HN 组织学表现[47]，但是在其他种族群体中没有类似的研究报道。

在 AASK 临床试验中被怀疑 HN 的非裔美国人中，约 70% 患者 24 小时尿蛋白低于 300mg[57]。尽管大多数患者都表现为少量蛋白尿，一些系列研究表明，活检证实的 HN 患者蛋白尿水平是不定的，其中很多为肾性蛋白尿[51,55,56,58-61]。在其中最大的一项系列研究中，Innes 等人分析了英国 185 例活检证实为良性肾硬化患者的标本，发现约 70% 患者每天至少排出 300mg 尿蛋白，22% 患者每天排出的尿蛋白大于 3g。这些患者表现出较大量的蛋白尿，提示可能存在原发性肾小球疾病。然而，我们必须认识到，有一小部分活检证实为单纯性 HN 的患者也可表现为大量蛋白尿。

活检证实为 HN 的患者中约 25% 伴有频发血尿[59]。就像同样适用于蛋白尿，迹象的混淆可能是导致出现这一高比例的原因。尤其是患者同时伴有较大量蛋白尿时，血尿出现的比例可升高至 50%[60]。然而，大部分 HN 患者仅有少量或没有蛋白尿和血尿。伴有长期高血压或其他靶器官损害表现的患者，尤其是非裔美国人，HN 的诊断通常可以确立[47]。少数患者有时可见肾性蛋白尿和(或)血尿，这种情况下，可考虑通过肾活检来进一步确立诊断。

对于不伴蛋白尿、血尿及肾脏影像学未见明显异常的病例，HN 的鉴别诊断主要包括某些致病因素(如药物、感染、自身免疫等)引起的慢性间质性肾炎、动脉粥样硬化栓塞性肾病、肾血管性疾病或缺血性肾病，以及慢性肾脏低灌注，如心肾综合征或肝肾综合征等。通过临床表现、实验室检查和影像学特征可鉴别这些疾病，尽管其临床相关性的评估往往让人疑惑：比如肾动脉狭窄，尤其是单侧肾动脉狭窄，被认为是引起慢性肾脏疾病的病因之一。

高血压的评估

HN 患者通常表现为长期高血压，并进行过高血压继发病因的详细评估。为了更好地处理这些患者，肾脏科医师需要关注一些常见的或能被特殊治疗影响的情况如原发性醛固酮增多症、肾血管疾病、睡眠呼吸暂停、甲状腺疾病和嗜铬细胞瘤等。根据怀疑的病因安排适当的检查方法来确立诊断。

在 HN 患者的管理中，需同时评估肾外器官的损伤情况。这种评估有助于对可疑 HN 的进一步确诊，并帮助识别可能影响治疗方案选择的合并症，这些治疗方案涉及高血压和心血管危险因素的管理，肾脏替代治疗方式的选择及必要时血管通路的建立。我们需要详细询问心血管系统、神经系统和周围血管系统的相关病史并进行全面的检查，了解是否存在冠心病、充血性心力衰竭、卒中以及周围动脉疾病。除了“肾脏特异性”检查，如血清生化指标、尿液分析、尿白蛋白和(或)随机尿蛋白/肌酐，以及相关影像学检查，我们同时需要对心脏进行评估,除了常规心电图,还需要做心脏彩超检查更精确地测量左心室肥厚程度、心脏收缩和舒张功能,这有助于预后的判断和治疗方案的选择。

血压的测量和监测

在美国,医疗机构内(院内)血压的测量需按照美国心脏病协会(AHA)指南的要求进行。考虑到直立性低血压的频繁发生,尤其对于老年人,直立血压测量需纳入常规[62,63]。大量证据表明,对于原发性高血压患者,院外血压监测相比院内对心血管事件和死亡的预测更可靠[64]。家庭自测血压和24小时动态血压监测可以更好地全面评估平均血压水平(即更接近患者的"真实血压")和血压的变异性。血压变异性是环境变化时血压的一个特性,同时也是使用24小时动态血压监测(ABPM)、睡眠血压监测或其他对危险预测更可靠的监测方法时发现的血压的一个特征[65]。英国NICE(National Institute for Health and Care Excellence)血压指南[64]建议使用24小时ABPM作为原发性高血压的首要诊断手段。这种举措可以节省医疗开支,约有15%的患者存在白大衣效应(即血压值在医院测量时偏高,在家里时正常),他们实际上并不需要治疗,而约有10%患者可能存在隐匿效应(即血压在医院测量时正常,在家时偏高),他们需要接受更严格的治疗。如果ABPM无法获得,家庭自测血压是一个很好的备选[64,65]。

CKD患者中,隐匿效应和白大衣效应的发生率很高。在6个独立的有关院外血压的研究中(4个关于家庭自测血压,2个关于ABPM),共计有960名患者,其研究结果发现,约40%院内血压正常的患者家庭自测血压高于正常值,约31%院内血压升高的患者动态血压监测显示控制良好[66]。这些观察结果对于高血压控制与治疗监测的评估意义重大,并证明了在常规高血压管理中ABPM和家庭自测血压的联合应用是适用的。除此之外,在AASK队列研究一项关于ABPM的子研究中,约36%院内血压在可接受范围的患者存在隐匿性高血压。

同样,如原发性高血压一样,目前已有研究结果支持对于CKD患者实施ABPM或家庭自测血压有助于病情的预测[67-69]。所有这些研究显示,使用24小时动态血压监测、日间和夜间血压监测的方法可更好地评估肾脏和心血管事件的风险[68]。然而,也有不一致的研究结果显示,血压下降状态(不论是否睡眠,血压下降幅度大于10%)提供了额外的独立于平均血压水平的预后信息。对于HN,对参与AASK队列研究的617名患者的5年随访观察发现,ABPM对于心血管事件和肾脏事件起到了重要的预测作用。在包含了临床基线血压水平的校正模型中,24小时血压监测结果表明,收缩压每升高10mmHg,心血管事件(心肌梗死住院治疗、血管重建、心衰或卒中)的风险增加26%(12%~41%,$P<0.001$),上述情形在临床血压控制不佳的患者中更明显。当对整个队列进行CKD终点(包括血肌酐加倍、ESRD或死亡)的分析时发现,ABPM相对于临床血压值并没有独立的预测优势。然而,在267名临床收缩压控制良好(<130mmHg)的患者中,24小时动态监测收缩压值每升高10mmHg,CKD终点事件的风险增加33%(4%~70%,$P=0.02$)。这种对比临床血压测量的优势对于临床血压控制不佳的患者并不明显。在此研究中,血压的下降状态对于任何可能的临床结局没有独立的预测作用。然而,这一阴性结果的产生可能与隐匿性高血压的高发生率有关。

在AASK队列研究中,研究者根据617名HN的非裔美国患者的基线数据,评估了HN患者夜间高血压的严重程度[70]。根据夜间血压下降<10%的定义,参与该队列研究的80%患者为非杓型血压。然而,令人惊讶的是,在377名院内血压控制良好的患者中,70%被诊断为隐匿性高血压,主要表现为夜间高血压(院内血压正常,小于135/85mmHg,院内日间血压也正常,小于140/90mmHg,但夜间血压高,大于120/70mmHg)。夜间血压水平与大量蛋白尿、左室肥厚等靶器官损害程度密切相关[70]。夜间给药治疗的潜在价值将在下文讨论。

治　疗

在全面评价HN的治疗时,我们需要认识到一般治疗的价值,即生活方式干预的重要性,包括控制每日钠的摄入量应小于2400mg,少饮酒以及加强有氧锻炼,这些是高血压治疗的基础[71]。评估4期CKD患者限制钠摄入对血压控制效果的研究发现,在每日3000mg基础量之上,每增加约400mg钠摄入,就需要添加一种额外的降压药物来保持血压在理想范围[72]。另外,除了有氧锻炼,没有证据支持患者采取的其他替代治疗可以获益[73]。

血压控制目标

KDIGO(Kidney Disease Improving Global Outcome)

指南最新推荐的对于任何病因引起的肾脏病患者，血压控制目标值为<140/90mmHg[63]。这一目标值的数据支持来源于三个前瞻性临床试验，将患者根据不同的血压控制目标值随机分组，将 CKD 的进展作为试验终点[74]。三个临床试验分别为：MDRD（Modification of Dietary Protein in Renal Disease）[75]、AASK[57] 和 REIN-2（Ramipril Efficacy in Nephropathy）[76]。这三个临床试验都没能证明较低血压目标值组的 eGFR 下降更缓慢。

尽管只有 AASK 试验主要研究 HN，但是这三项研究关于血压控制目标的数据是一致的。AASK 研究与 MDRD 研究的血压目标值接近（分别为平均血压［MAP］<92mmHg 和 102～107mmHg），但随访 5 年后均发现 eGFR 的下降速率没有差异[57]。考虑到随访时间可能太短，AASK 试验又增加了 5 年时间进行队列研究，保持血压水平<130/80mmHg。然而，即使将血压控制在这个范围内，仍有高达 65% 的研究对象肾脏病进行性发展[77]。一个可能的解释是，如 AASK 关于 ABPM 的子研究所提示的，研究对象中可能存在隐匿性高血压或夜间高血压，在常规院内血压测量中没有被发现[70]。

在 HTN 中，我们评估了针对夜间高血压及昼夜血压波动异常，睡前给予降压药处理的效果。在 21 项一共包含了 1993 名高血压患者的随机临床试验中，夜间（下午 6 点到凌晨 12 点）给予降压药相比于晨间（上午 6 点到中午 12 点）给药对 24 小时血压的降低（1.7/1.2mmHg）具有较小但有统计学意义的优势[78]。更重要的是，在一项针对 2156 名高血压患者进行了 5.6 年治疗的随机临床试验中，夜间给药相比于晨间给药患者，发生心血管事件的风险显著下降了 67%[79]。这些研究者在 2 期 CKD 患者中也发现了类似的心血管保护效应[80]。在另一项对 32 名非杓型血压的 CKD 患者（其中 22 名诊断为 HN）的研究中，将至少一种降压药的给药时间由晨间调整到夜间后，32 名患者中有 28 名由非杓型血压转变为杓型血压，夜间血压下降了 7/4mmHg（$P<0.001$），而日间血压升高 3/1mmHg（P 值未报道），研究同时发现夜间血压下降程度与蛋白尿的减少相关联[81]。

大多数降压药对于降低夜间血压都是有效的，其中肾素-血管紧张素系统阻滞剂、钙通道阻滞剂和 α 受体阻滞剂的降压效果最明显，而 β 受体阻滞剂对于除睡眠呼吸暂停患者以外的其他患者，降夜间血压的效果不明显[82]。尽管一些研究表明这一策略对于降低非杓型血压 CKD 患者的夜间血压有显著疗效，但在最近的一项针对 HN（4 期）的非裔美国患者的研究中，睡前服药的方法并不能有效降低夜间血压[84]。因此，尽管这一策略很有前景，但是为了降低夜间血压，我们仍需要进一步的数据支持来推出一套更为完善的治疗策略，包括我们应该如何确定需要进行 ABPM 的患者，是否只有非杓型血压的患者需要进行降压策略的调整，以及每次治疗方案调整后是否需要随访 ABPM。

总的来说，前瞻性研究结果支持将降压目标控制在<140/90mmHg 可以延缓 HN 的进程[74]。另外，长期（10 年）的临床试验证据表明，即使肾脏病的进程有所延缓，仍需继续控制血压[78]。

总体治疗原则及药物选择

在过去十年里，基于新的证据支持，肾脏病患者的血压管理指南进行了更新。一些原来的观念被新的数据推翻。表 38.3 的内容反映了最新的指南建议，这将会在后面的部分讨论到。美国高血压学会（ASH）推出的最新流程，提供了 HN 患者控制血压达标的方法（图 38.3）。

表 38.3　CKD 患者高血压处理指南总结

变量	以前（2012 年之前）	现在（2013）
目标血压	<130/80mmHg	<140/90mmHg
对所有肾脏病* 首选 RAS	是	否
血压控制范围内接受 S［Cr］的增加≤30%	是	是
使用 ACEI+ARB	是	否
重视非肾病患者白蛋白尿的大量减少	是	可能
重视 MAU 的下降	是	否

*肾脏病是指 CKD 1～3 期患者，并且尿蛋白水平不高（即每天<300～1000mg）。MAU，微量白蛋白尿；ACEI，血管紧张素转化酶抑制剂；ARB，血管紧张素受体拮抗剂

血管紧张素转换酶抑制剂

AASK 的试验结果显示，在延缓高血压肾硬化患者病情进展方面，雷米普利（ramipril）的疗效优于氨氯地平（amlodipine）和美托洛尔（metoprolol），因此，血管紧张素转换酶抑制剂会被优先用于高血压肾硬化患者的治疗[57]。然而，目前还没有其他的 ACEI 用于治疗 HN 的试验。Cochrane 的一篇系统综述和 meta 分析发

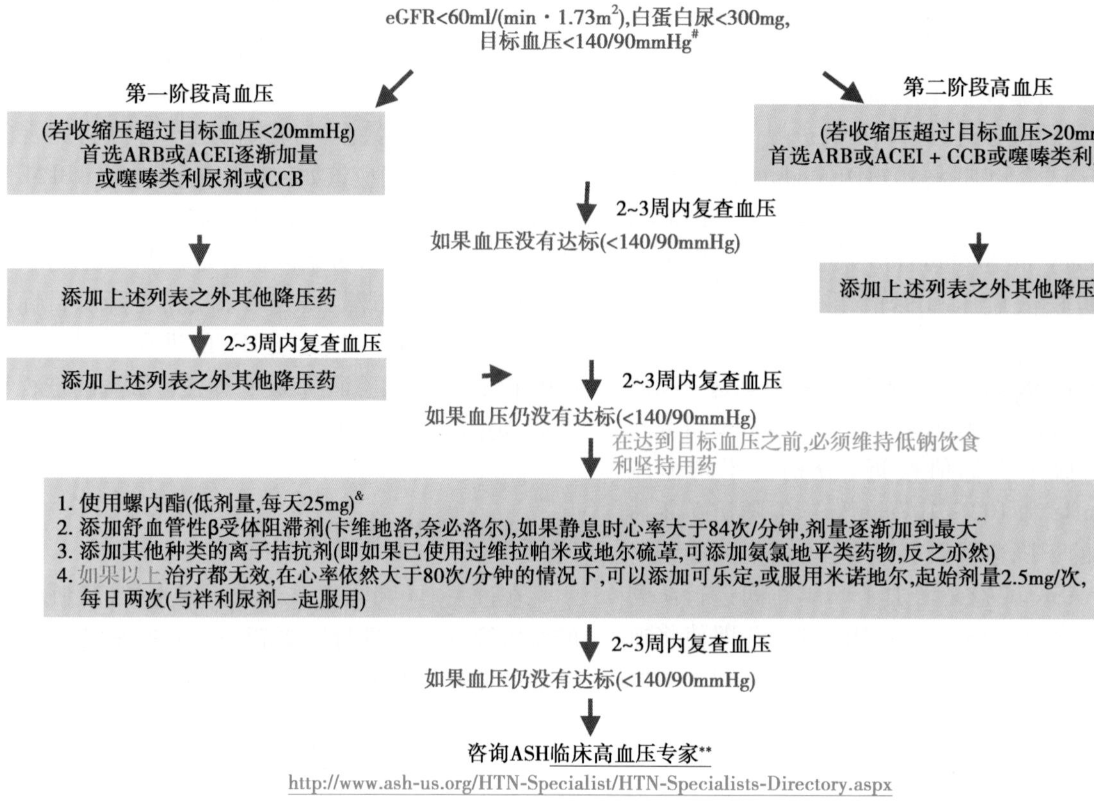

图 38.3 CKD 患者高血压的治疗流程。#对于第一阶段高血压,即<160/100mmHg,治疗前需先评估和实施生活方式的干预。或者,生活方式干预需与治疗同步。*噻嗪类利尿剂(氯噻酮或吲达帕胺)。^若 eGFR<30ml/(min · 1.73m²),或大量白蛋白尿排出,强烈推荐使用长效袢利尿剂(托塞米或一日 2 次呋塞米)。SPC 单片复方制剂。&醛固酮受体拮抗剂对于睡眠呼吸暂停和肥胖患者特别有效,对于其他患者降压效果则不明显。^^可以使用琥珀酸美托洛尔或阿替洛尔等其他降压药,但副作用更大,且不能阻断 α 受体或扩张血管。拉贝洛尔(7:1)与卡维地洛(3:1)的 β:α 受体阻滞比例不同

现,还没有足够的数据证明,在 CKD 的早期阶段(1 期或 2 期),ACEI 能阻止或推迟肾脏病变[85]。

血管紧张素Ⅱ受体拮抗剂

目前仅有血管紧张素Ⅱ受体拮抗剂(angiotensin Ⅱ receptor blocker,ARB)用于糖尿病肾病治疗的试验数据,而没有用于高血压肾硬化治疗的试验数据。鉴于在糖尿病肾病患者中 ARB 的作用机制和疗效,我们相信这类药物对于 HN 患者同样有效。另外,目前尚无足够权威的临床试验直接比较 ARB 和 ACEI 两类药物对 CKD 进展的影响。通常,两者的一个主要区别在于,使用 ARB 发生咳嗽、神经性水肿和味觉障碍的几率较低,因而比 ACEI 耐受性更好[86,87]。

需要注意的是,对于晚期肾病患者,开始服用 ARB 或 ACEⅠ类降压药的 1 到 2 周内,S[Cr]升高 30% 是很常见的[88-90]。尤其是之前血压控制不佳、服药后才达标的患者,这种血肌酐升高的现象很明显。然而,对于年龄低于 66 周岁,基础 S[Cr]水平超过 3.5mg/dl 的患者,开始服药的前 4 个月如果 S[Cr]升高>30%,在平均 3 年以上的随访时间内,被发现与患者肾功能的持续缓慢下降有关[88]。对于急性持续性 S[Cr]升高大于 35% 的患者,需要评估如下几点:①血容量不足(最主要的病因);②失代偿性充血性心力衰竭;③双侧肾动脉狭窄。出现高血钾时需立即处理,避免食用高钾食物,合理使用利尿剂,停用如非甾体抗炎药等升高血钾的药物。

尽管有人认为联用 ARB 和 ACEI 有助于减少蛋白尿,但临床试验数据资料表明对于伴有或不伴早期 CKD 的高血压患者,联合用药并没有心肾方面的获益[91,92]。考虑到这些数据资料和最近被叫停的 VA NEPHRON-D 临床试验(ClinicalTrials. gov Identifier NCT00555217),我们不推荐在 CKD 患者中联合应用 ARB 和 ACEI,因为蛋白尿的减少并不是一个被接受或被公认的可以代表临床结局的指标。

直接肾素抑制剂

阿利吉仑(aliskiren)是目前首选的和唯一被批准的口服直接肾素抑制剂类降压药。尚没有可用的试

验数据阐明阿利吉仑对于高血压肾硬化患者的作用。然而,目前已有 24 小时动态血压监测研究评估了这类药物单独作用和联合用药的降压效果。让高血压导致的 2 期 CKD 患者,分别单独服用阿利吉仑和与缬沙坦(valsartan)联合用药,来检测和评估其控制血压的疗效[93]。24 小时动态血压监测结果显示,联合用药降压效果更好,且有助于改善 2 期 CKD 患者的夜间低血压。联合用药组,患者肾功能和血钾水平保持稳定[93]。然而,由于阿利吉仑副作用会引起高血钾和低血压,且在大型随机临床试验中,糖尿病患者与 3b ~ 4 期 CKD 患者联合应用阿利吉仑和 ARB 类降压药并无获益,因此不提倡在这些患者中使用阿利吉仑[94]。

醛固酮受体拮抗剂

螺内酯(spironolactone)和依普利酮(eplerenone)等醛固酮受体拮抗剂被推荐用于治疗伴有严重心衰和心梗后的高血压患者[71],但他们对肾脏病的疗效还不清楚。值得注意的是,肥胖在高血压患者中较常见,而醛固酮受体拮抗剂对于同时伴有睡眠呼吸暂停和肥胖症的患者降压效果最为显著[95,96],很显然这是由于脂肪细胞有助于醛固酮的产生[97]。

利尿剂

噻嗪类利尿剂,氯噻酮(chlorthalidone)和吲达帕胺(indapamide),已被证实有降低心血管事件发生风险的作用,甚至对 1 ~ 3b 期 CKD 患者也有效。然而,它们在 CKD 结局中所起的作用尚不清楚。对 ALLHAT(Antihypertensive and Lipid-Lowering Treatment to Prevent Heart Attack Trial)研究的事后分析表明,氯噻酮在延缓 3 期 CKD 进程中具有与 ACEI 相似的疗效[98]。但是该分析中同时包括了 HN 患者和糖尿病肾病患者,因此所得数据并不确切。

两个最新的国际指南明确提出,将噻嗪类利尿剂归为继 RAAS 阻断剂和钙离子通道拮抗剂之后,对心血管高风险患者和高血压患者同样有效的药物[64,99]。氯噻酮、吲达帕胺和氢氯噻嗪(hydrochlorothiazide)之间存在明显差异。氯噻酮相对于氢氯噻嗪半衰期更长(氯噻酮为 44 小时,氢氯噻嗪为 12 小时),而吲达帕胺的作用效果是它们的 10 倍[100,101]。这种作用时间的差异使得氯噻酮相比于氢氯噻嗪,使患者收缩压多下降了 7mmHg[100]。

虽然只要合理给药,噻嗪类利尿剂,特别是氯噻酮、吲达帕胺和美托拉宗(metolazone)可以有效降低血压和改善尿钠排泄,袢利尿剂对于较晚期的 CKD 患者[eGFR<30ml/(min · 1.73m^2)]或伴有严重蛋白尿的患者可能仍是必需的,如托塞米(torsemide)、呋塞米(furosemide)或布美他尼(bumetanide)[102]。目前尚没有研究分别评估任何一种利尿剂对于进展期 CKD 患者的特殊价值。

钙通道阻滞剂

当应用于 HN 患者时,二氢吡啶类(dihydropyridine,DHP)和非二氢吡啶类(non-dihydropyridine,NDHP)钙离子通道阻滞剂(CCB)对于降低高风险人群的血压和心血管事件发生率均有效[103]。通过 ACCOMPLISH(Avoiding Cardiovascular Events through Combination Therapy in Patients Living with Systolic Hypertension)研究显示,这些药物与 ACEI 联用,可显著降低心血管事件的发生[104]。这项临床试验中,心血管事件高风险患者和进展期 CKD 患者给予贝那普利(benazepril)和氨氯地平单片复方制剂,与使用贝那普利、氢氯噻嗪联合用药的对照组相比,心血管事件的相对风险下降了 20%,并延缓了 CKD 进展。

除此之外,对 ACCOMPLISH 临床试验中的 CKD 结局进行事后分析表明,DHP CCB 与 ACEI 联用相比较于 ACEI 与利尿剂的联用,可以更大限度地延缓 CKD 的进程(风险比值为 0.52,$P<0.001$)[104]。这项子研究中约 60% 的患者被诊断患有 HN。

DHP CCB 作为降压药,降低蛋白尿的效果不如 NDHP CCB 明显[105]。产生两者差异的机制在于进展期肾病患者肾小球滤过压的改变[106],相比于使用 RAAS 阻滞剂类降压药的患者,使用 DHP CCB 更易发生不良的 CKD 结局[107]。当 DHP CCB 与 RAAS 阻滞剂类降压药联用时,则不会出现这一副作用[104,108]。总之,DHP 与 NDHP CCB 两类降压药对于 CKD 和少量白蛋白尿患者的降压效果都很明显。然而,对于进展期 CKD 和严重白蛋白尿患者,应优先考虑 NDHP CCB。对于这一类患者,DHP CCB 需要与 RAAS 阻滞剂联用来延缓 CKD 进展。

β 肾上腺素受体阻滞剂

在大部分最新的治疗指南中,β 受体阻滞剂不再是降压的一线药物[64,99]。然而,β 受体阻滞剂对于一些同时伴有交感活性增加和心血管事件风险增加的高血压肾硬化患者仍是有效的[109]。尽管其降压效果明显,但由于致心动过缓和代谢方面的明显副作用,内科医生已不倾向使用这类药物。

有扩张血管作用且无代谢影响的 β 受体阻滞剂

扩大了此类药物的应用,尤其对于糖尿病和高血压性肾病的患者。α、β受体阻滞剂卡维地洛(carvedilol),和具有扩血管作用的β1受体阻滞剂奈必洛尔(nebivolol)对糖脂水平也无影响[110,111]。拉贝洛尔(labetolol)和卡维地洛存在明显的药理学差异以及疗效差异。拉贝洛尔和卡维地洛的β:α受体阻滞比例分别为7:1和3:1,因此口服拉贝洛尔的效果与典型的β受体阻滞剂相似[112]。拉贝洛尔半衰期更短,每日最好服用3~4次。另外,卡维地洛可减低ESRD患者和扩张型心肌病患者心血管事件的发生率和死亡率,而拉贝洛尔尚无此结论[113]。因此,对于HN患者,具有扩血管活性的β受体阻滞剂被推荐使用,且可作为降低心血管事件风险和控制血压达标的辅助用药。

其他类别的降压药,如α肾上腺素拮抗剂,扩血管药,如肼苯哒嗪(hydralazine)和米诺地尔(minoxidil),以及中枢性α受体激动剂,因其在HN患者中尚无心血管或CKD疗效相关的研究结果,这里将不予讨论。

时间疗法

尚无确切的数据肯定3b期及以上的进展期CKD患者夜间服用降压药的效益,因为这种疗法不能改变血压控制情况和疾病结局。相反,对于非杓型血压和伴有睡眠呼吸暂停的早期CKD患者(2期和3a期),夜间服药可能可有效地将患者转变为杓形血压[81,83],尽管没有明确的试验来证实这一假设。

治疗流程

图38.3重点提供了3期或以上CKD患者的治疗方法,而不论其白蛋白尿水平。图中建议的方法代表了一种最新的整合模式,该模式来自以前的治疗指南和ASH的建议,以及KDIGO[63]、NICE[64]和JNC 7[71]中提供的指南。我们推荐将它用在因HN导致的CKD患者的高血压治疗管理中。

结　　语

HN是指由高血压导致的CKD。形态学上,主要表现为小动脉硬化、肾小球硬化和间质纤维化。临床上,以前血压控制不佳的HN患者主要表现为肾功能进行性下降,伴有少量蛋白尿,尿沉渣检查和肾影像学检查正常。HN约占美国ESRD病例的30%,而在非裔美国人中则更常见,这可能是由APOL1基因突变相关的遗传易感性决定的,机制尚不明确。基于AASK临床试验和一些观察研究的数据,治疗上推荐将RAAS阻滞剂(ACEI或ARB)作为一线用药,将血压控制在<140/90mmHg的目标范围。

(陈未来、万程 译,张春 校)

参考文献

1. Skorecki KL, Wasser WG. Hypertension-misattributed kidney disease in African Americans. *Kidney Int* 2013;**83**(1):6–9.
2. Zarif L, Covic A, Iyengar S, Sehgal AR, Sedor JR, Schelling JR. Inaccuracy of clinical phenotyping parameters for hypertensive nephrosclerosis. *Nephrol Dial Transplant* 2000;**15**(11):1801–7.
3. Lawes CM, Vander Hoorn S, Rodgers A. Global burden of blood-pressure-related disease, 2001. *Lancet* 2008;**371**(9623):1513–8.
4. Hsu CY. Does treatment of non-malignant hypertension reduce the incidence of renal dysfunction? A meta-analysis of 10 randomised, controlled trials. *J Hum Hypertens* 2001;**15**(2):99–106.
5. Tracy RE. Renal vasculature in essential hypertension: a review of some contrarian evidence. *Contrib Nephrol* 2011;**169**:327–36.
6. Zucchelli P, Zuccala A. Can we accurately diagnose nephrosclerosis? *Nephrol Dial Transplant* 1995;**10**(Suppl 6):2–5.
7. Perera GA. Hypertensive vascular disease; description and natural history. *J Chronic Dis* 1955;**1**(1):33–42.
8. Rosansky SJ, Hoover DR, King L, Gibson J. The association of blood pressure levels and change in renal function in hypertensive and nonhypertensive subjects. *Arch Intern Med* 1990;**150**(10):2073–6.
9. Rostand SG, Brown G, Kirk KA, Rutsky EA, Dustan HP. Renal insufficiency in treated essential hypertension. *N Engl J Med* 1989;**320**(11):684–8.
10. Magee JH, Unger AM, Richardson DW. Changes in renal function associated with drug or placebo therapy of human hypertension. *Am J Med* 1964;**36**:795–804.
11. Hanratty R, Chonchol M, Havranek EP, Powers JD, Dickinson LM, Ho PM, et al. Relationship between blood pressure and incident chronic kidney disease in hypertensive patients. *Clin J Am Soc Nephrol* 2011;**6**(11):2605–11.
12. Hanratty R, Chonchol M, Miriam Dickinson L, Beaty BL, Estacio RO, Mackenzie TD, et al. Incident chronic kidney disease and the rate of kidney function decline in individuals with hypertension. *Nephrol Dial Transplant* 2010;**25**(3):801–7.
13. Hsu CY, McCulloch CE, Darbinian J, Go AS, Iribarren C. Elevated blood pressure and risk of end-stage renal disease in subjects without baseline kidney disease. *Arch Intern Med* 2005;**165**(8):923–8.
14. Iseki K, Iseki C, Ikemiya Y, Fukiyama K. Risk of developing end-stage renal disease in a cohort of mass screening. *Kidney Int* 1996;**49**(3):800–5.
15. Klag MJ, Whelton PK, Randall BL, Neaton JD, Brancati FL, Ford CE, et al. Blood pressure and end-stage renal disease in men. *N Engl J Med* 1996;**334**(1):13–18.
16. Klag MJ, Whelton PK, Randall BL, Neaton JD, Brancati FL, Stamler J. End-stage renal disease in African-American and white men. 16-year MRFIT findings. *JAMA* 1997;**277**(16):1293–8.
17. Lindeman RD, Tobin JD, Shock NW. Association between blood pressure and the rate of decline in renal function with age. *Kidney Int* 1984;**26**(6):861–8.
18. Madhavan S, Stockwell D, Cohen H, Alderman MH. Renal function during antihypertensive treatment. *Lancet* 1995;**345**(8952):749–51.
19. Perneger TV, Nieto FJ, Whelton PK, Klag MJ, Comstock GW, Szklo M. A prospective study of blood pressure and serum creatinine. Results from the "Clue" Study and the ARIC Study. *JAMA* 1993;**269**(4):488–93.
20. Perry Jr. HM, Miller JP, Fornoff JR, Baty JD, Sambhi MP, Rutan G, et al. Early predictors of 15-year end-stage renal disease in hypertensive patients. *Hypertension* 1995;**25**(4 Pt 1):587–94.
21. Shulman NB, Ford CE, Hall WD, Blaufox MD, Simon D,

Langford HG, et al. Prognostic value of serum creatinine and effect of treatment of hypertension on renal function. Results from the hypertension detection and follow-up program. The Hypertension Detection and Follow-up Program Cooperative Group. *Hypertension* 1989;**13**(5 Suppl):I80–93.

22. Siewert-Delle A, Ljungman S, Andersson OK, Wilhelmsen L. Does treated primary hypertension lead to end-stage renal disease? A 20-year follow-up of the Primary Prevention Study in Goteborg, Sweden. *Nephrol Dial Transplant* 1998;**13**(12):3084–90.
23. EDTA-ERA. ERA-EDTA Registry <(http://www.era-edta-reg.org)>. Amsterdam; 2012.
24. Grace B, Hurst K, McDonald S. Australia & New Zealand Dialysis and Transplant Registry: New patients commencing treatment in 2010 <(http://www.anzdata.org.au/v1/)>. <http://www.anzdata.org.au/v1/ >; 2012.
25. Jha V. Current status of end-stage renal disease care in South Asia. *Ethn Dis* 2009;**19**(1 Suppl 1):S1–27–32.
26. Naicker S. End-stage renal disease in sub-Saharan Africa. *Ethn Dis* 2009;**19**(1 Suppl 1):S1–13–5.
27. Oliveira MB, Romao Jr. JE, Zatz R. End-stage renal disease in Brazil: epidemiology, prevention, and treatment. *Kidney Int Suppl* 2005;**97**:S82–6.
28. Prodjosudjadi W, Suhardjono A. End-stage renal disease in Indonesia: treatment development. *Ethn Dis* 2009;**19**(1 Suppl 1):S1–33–6.
29. USRDS–United States Renal Data System. Annual Data Report 2012: Incidence and Prevalence tables <(http://www.usrds.org/adr.aspx)>. Bethesda, MD: National Institutes of Health; 2012.
30. Bidani AK, Griffin KA, Williamson G, Wang X, Loutzenhiser R. Protective importance of the myogenic response in the renal circulation. *Hypertension* 2009;**54**(2):393–8.
31. Bidani AK, Polichnowski AJ, Loutzenhiser R, Griffin KA. Renal microvascular dysfunction, hypertension and CKD progression. *Curr Opin Nephrol Hypertens* 2013;**22**(1):1–9.
32. Hill GS. Hypertensive nephrosclerosis. *Curr Opin Nephrol Hypertens* 2008;**17**(3):266–70.
33. Kopp JB. Rethinking hypertensive kidney disease: arterionephrosclerosis as a genetic, metabolic, and inflammatory disorder. *Curr Opin Nephrol Hypertens* 2013;**22**(3):266–72.
34. Mennuni S, Rubattu S, Pierelli G, Tocci G, Fofi C, Volpe M. Hypertension and kidneys: unraveling complex molecular mechanisms underlying hypertensive renal damage. *J Hum Hypertens* 2014;**28**(2):74–9.
35. Olson JL. Renal disease caused by hypertension. In: Jennette JC, Olson JL, Schwartz MM, Silva FG, editors. *Heptinstall's pathology of the kidney*. Philadelphia: Lippincott, Williams & Wilkins; 2007. p. 937–90.
36. Loutzenhiser R, Griffin K, Williamson G, Bidani A. Renal autoregulation: new perspectives regarding the protective and regulatory roles of the underlying mechanisms. *Am J Physiol Regul Integr Comp Physiol* 2006;**290**(5):R1153–67.
37. Hill GS, Heudes D, Jacquot C, Gauthier E, Bariety J. Morphometric evidence for impairment of renal autoregulation in advanced essential hypertension. *Kidney Int* 2006;**69**(5):823–31.
38. Hill GS, Heudes D, Bariety J. Morphometric study of arterioles and glomeruli in the aging kidney suggests focal loss of autoregulation. *Kidney Int* 2003;**63**(3):1027–36.
39. Vavrinec P, Henning RH, Goris M, Landheer SW, Buikema H, van Dokkum RP. Renal myogenic constriction protects the kidney from age-related hypertensive renal damage in the Fawn-Hooded rat. *J Hypertens* 2013;**31**(8):1637–45.
40. Heyman SN, Khamaisi M, Rosen S, Rosenberger C. Renal parenchymal hypoxia, hypoxia response and the progression of chronic kidney disease. *Am J Nephrol* 2008;**28**(6):998–1006.
41. Wang G, Lai FM, Kwan BC, Lai KB, Chow KM, Li PK, et al. Podocyte loss in human hypertensive nephrosclerosis. *Am J Hypertens* 2009;**22**(3):300–6.
42. Marcantoni C, Ma LJ, Federspiel C, Fogo AB. Hypertensive nephrosclerosis in African Americans versus Caucasians. *Kidney Int* 2002;**62**(1):172–80.
43. Genovese G, Friedman DJ, Ross MD, Lecordier L, Uzureau P, Freedman BI, et al. Association of trypanolytic ApoL1 variants with kidney disease in African Americans. *Science* 2010;**329**(5993):841–5.
44. Lipkowitz MS, Freedman BI, Langefeld CD, Comeau ME, Bowden DW, Kao WH, et al. Apolipoprotein L1 gene variants associate with hypertension-attributed nephropathy and the rate of kidney function decline in African Americans. *Kidney Int* 2013;**83**(1):114–20.
45. Friedman DJ, Pollak MR. Genetics of kidney failure and the evolving story of APOL1. *J Clin Invest* 2011;**121**(9):3367–74.
46. Madhavan SM, O'Toole JF, Konieczkowski M, Ganesan S, Bruggeman LA, Sedor JR. APOL1 localization in normal kidney and nondiabetic kidney disease. *J Am Soc Nephrol* 2011;**22**(11):2119–28.
47. Fogo A, Breyer JA, Smith MC, Cleveland WH, Agodoa L, Kirk KA, et al. Accuracy of the diagnosis of hypertensive nephrosclerosis in African Americans: a report from the African American Study of Kidney Disease (AASK) Trial. AASK Pilot Study Investigators. *Kidney Int* 1997;**51**(1):244–52.
48. Bohle A, Wehrmann M, Greschniok A, Junghans R. Renal morphology in essential hypertension: analysis of 1177 unselected cases. *Kidney Int Suppl* 1998;**67**:S205–6.
49. Tracy RE. Blood pressure related separately to parenchymal fibrosis and vasculopathy of the kidney. *Am J Kidney Dis* 1992;**20**(2):124–31.
50. Fogo AB. Hypertensive risk factors in kidney disease in African Americans. *Kidney Int Suppl* 2003;**83**:S17–21.
51. Caetano ER, Zatz R, Saldanha LB, Praxedes JN. Hypertensive nephrosclerosis as a relevant cause of chronic renal failure. *Hypertension* 2001;**38**(2):171–6.
52. Schlessinger SD, Tankersley MR, Curtis JJ. Clinical documentation of end-stage renal disease due to hypertension. *Am J Kidney Dis* 1994;**23**(5):655–60.
53. Keith NM, Wagener HP, Barker NW. Some different types of essential hypertension: their course and prognosis. *Am J Med Sci* 1974;**268**(6):336–45.
54. Coll de Tuero G, Foguet Boreu Q, Vargas Vila S, Saez Zafra M, Barcelo Rado MA. The usefulness of ophthalmoscopy in risk evaluation of hypertensive patients. *Blood Press* 2002;**11**(5):263–9.
55. Mujais SK, Emmanouel DS, Kasinath BS, Spargo BH. Marked proteinuria in hypertensive nephrosclerosis. *Am J Nephrol* 1985;**5**(3):190–5.
56. Narvarte J, Prive M, Saba SR, Ramirez G. Proteinuria in hypertension. *Am J Kidney Dis* 1987;**10**(6):408–16.
57. Wright Jr. JT, Bakris G, Greene T, Agodoa LY, Appel LJ, Charleston J, et al. Effect of blood pressure lowering and antihypertensive drug class on progression of hypertensive kidney disease: results from the AASK trial. *JAMA* 2002;**288**(19):2421–31.
58. Dasgupta I, Porter C, Innes A, Burden R. "Benign" hypertensive nephrosclerosis. *QJM* 2007;**100**(2):113–9.
59. Innes A, Johnston PA, Morgan AG, Davison AM, Burden RP. Clinical features of benign hypertensive nephrosclerosis at time of renal biopsy. *Q J Med* 1993;**86**(4):271–5.
60. Morduchowicz G, Boner G, Ben-Bassat M, Rosenfeld JB. Proteinuria in benign nephrosclerosis. *Arch Intern Med* 1986;**146**(8):1513–6.
61. Takebayashi S, Kiyoshi Y, Hisano S, Uesugi N, Sasatomi Y, Meng J, et al. Benign nephrosclerosis: incidence, morphology and prognosis. *Clin Nephrol* 2001;**55**(5):349–56.
62. Low PA. Prevalence of orthostatic hypotension. *Clin Auton Res* 2008;**18**(Suppl 1):8–13.
63. Wheeler DC, Becker GJ. Summary of KDIGO guideline. What do we really know about management of blood pressure in patients with chronic kidney disease? *Kidney Int* 2013;**83**(3):377–83.
64. National Institute for Health and Clinical Excellence. NICE Clinical Guideline 127. Hypertension: clinical management of primary hypertension in adults. Newcastle; 2011:36.
65. Sheikh S, Sinha AD, Agarwal R. Home blood pressure monitoring: how good a predictor of long-term risk? *Curr Hypertens Rep*

2011;**13**(3):192–9.
66. Bangash F, Agarwal R. Masked hypertension and white-coat hypertension in chronic kidney disease: a meta-analysis. *Clin J Am Soc Nephrol* 2009;**4**(3):656–64.
67. Agarwal R, Andersen MJ. Prognostic importance of clinic and home blood pressure recordings in patients with chronic kidney disease. *Kidney Int* 2006;**69**(2):406–11.
68. Gabbai FB, Rahman M, Hu B, Appel LJ, Charleston J, Contreras G, et al. Relationship between ambulatory BP and clinical outcomes in patients with hypertensive CKD. *Clin J Am Soc Nephrol* 2012;**7**(11):1770–6.
69. Minutolo R, Agarwal R, Borrelli S, Chiodini P, Bellizzi V, Nappi F, et al. Prognostic role of ambulatory blood pressure measurement in patients with nondialysis chronic kidney disease. *Arch Intern Med* 2011;**171**(12):1090–8.
70. Pogue V, Rahman M, Lipkowitz M, Toto R, Miller E, Faulkner M, et al. Disparate estimates of hypertension control from ambulatory and clinic blood pressure measurements in hypertensive kidney disease. *Hypertension* 2009;**53**(1):20–7.
71. Chobanian AV, Bakris GL, Black HR, Cushman WC, Green LA, Izzo Jr. JL, et al. Seventh report of the Joint National Committee on Prevention, Detection, Evaluation, and Treatment of High Blood Pressure. *Hypertension* 2003;**42**(6):1206–52.
72. Boudville N, Ward S, Benaroia M, House AA. Increased sodium intake correlates with greater use of antihypertensive agents by subjects with chronic kidney disease. *Am J Hypertens* 2005;**18**(10):1300–5.
73. Brook RD, Appel LJ, Rubenfire M, Ogedegbe G, Bisognano JD, Elliott WJ, et al. Beyond medications and diet: alternative approaches to lowering blood pressure: a scientific statement from the American Heart Association. *Hypertension* 2013;**61**(6):1360–83.
74. Upadhyay A, Uhlig K. Is the lower blood pressure target for patients with chronic kidney disease supported by evidence? *Curr Opin Cardiol* 2012;**27**(4):370–3.
75. Klahr S, Levey AS, Beck GJ, Caggiula AW, Hunsicker L, Kusek JW, et al. The effects of dietary protein restriction and blood-pressure control on the progression of chronic renal disease. Modification of Diet in Renal Disease Study Group. *N Engl J Med* 1994;**330**(13):877–84.
76. Ruggenenti P, Perna A, Loriga G, Ganeva M, Ene-Iordache B, Turturro M, et al. Blood-pressure control for renoprotection in patients with non-diabetic chronic renal disease (REIN-2): multicentre, randomised controlled trial. *Lancet* 2005; **365**(9463):939–46.
77. Appel LJ, Wright Jr. JT, Greene T, Agodoa LY, Astor BC, Bakris GL, et al. Intensive blood-pressure control in hypertensive chronic kidney disease. *N Engl J Med* 2010;**363**(10):918–29.
78. Zhao P, Xu P, Wan C, Wang Z. Evening versus morning dosing regimen drug therapy for hypertension. *Cochrane Database Syst Rev* 2011(10) CD004184.
79. Hermida RC, Ayala DE, Mojon A, Fernandez JR. Influence of circadian time of hypertension treatment on cardiovascular risk: results of the MAPEC study. *Chronobiol Int* 2010;**27**(8):1629–51.
80. Hermida RC, Ayala DE, Mojon A, Fernandez JR. Bedtime dosing of antihypertensive medications reduces cardiovascular risk in CKD. *J Am Soc Nephrol* 2011;**22**(12):2313–21.
81. Minutolo R, Gabbai FB, Borrelli S, Scigliano R, Trucillo P, Baldanza D, et al. Changing the timing of antihypertensive therapy to reduce nocturnal blood pressure in CKD: an 8-week uncontrolled trial. *Am J Kidney Dis* 2007;**50**(6):908–17.
82. Vij R, Peixoto AJ. Management of nocturnal hypertension. *Expert Rev Cardiovasc Ther* 2009;**7**(6):607–18.
83. Crespo JJ, Pineiro L, Otero A, Castineira C, Rios MT, Regueiro A, et al. Administration-time-dependent effects of hypertension treatment on ambulatory blood pressure in patients with chronic kidney disease. *Chronobiol Int* 2013;**30**(1-2):159–75.
84. Rahman M, Greene T, Phillips RA, Agodoa LY, Bakris GL, Charleston J, et al. A trial of 2 strategies to reduce nocturnal blood pressure in blacks with chronic kidney disease. *Hypertension* 2013;**61**(1):82–8.
85. Strippoli GF, Craig M, Craig JC. Antihypertensive agents for preventing diabetic kidney disease. *Cochrane Database Syst Rev* 2005(4): CD004136.
86. Elliott WJ, Basu S, Meyer PM. Network meta-analysis of heart failure prevention by antihypertensive drugs. *Arch Intern Med* 2011;**171**(5):472–3.
87. Mangrum AJ, Bakris GL. Angiotensin-converting enzyme inhibitors and angiotensin receptor blockers in chronic renal disease: safety issues. *Semin Nephrol* 2004;**24**(2):168–75.
88. Bakris GL, Weir MR. Angiotensin-converting enzyme inhibitor-associated elevations in serum creatinine: is this a cause for concern? *Arch Intern Med* 2000;**160**(5):685–93.
89. Hirsch S, Hirsch J, Bhatt U, Rovin BH. Tolerating increases in the serum creatinine following aggressive treatment of chronic kidney disease, hypertension and proteinuria: pre-renal success. *Am J Nephrol* 2012;**36**(5):430–7.
90. Ruggenenti P, Remuzzi G. Dealing with renin-angiotensin inhibitors, don't mind serum creatinine. *Am J Nephrol* 2012; **36**(5):427–9.
91. Mann JF, Schmieder RE, McQueen M, Dyal L, Schumacher H, Pogue J, et al. Renal outcomes with telmisartan, ramipril, or both, in people at high vascular risk (the ONTARGET study): a multicentre, randomised, double-blind, controlled trial. *Lancet* 2008;**372**(9638):547–53.
92. Tobe SW, Clase CM, Gao P, McQueen M, Grosshennig A, Wang X, et al. Cardiovascular and renal outcomes with telmisartan, ramipril, or both in people at high renal risk: results from the ONTARGET and TRANSCEND studies. *Circulation* 2011; **123**(10):1098–107.
93. Bakris GL, Oparil S, Purkayastha D, Yadao AM, Alessi T, Sowers JR. Randomized study of antihypertensive efficacy and safety of combination aliskiren/valsartan vs valsartan monotherapy in hypertensive participants with type 2 diabetes mellitus. *J Clin Hypertens (Greenwich)* 2013;**15**(2):92–100.
94. Parving HH, Brenner BM, McMurray JJ, de ZD, Haffner SM, Solomon SD, et al. Cardiorenal end points in a trial of aliskiren for type 2 diabetes. *N Engl J Med* 2012;**367**(23):2204–13.
95. Flynn C, Bakris GL. Interaction between adiponectin and aldosterone. *Cardiorenal Med* 2011;**1**(2):96–101.
96. Sim JJ, Yan EH, Liu IL, Rasgon SA, Kalantar-Zadeh K, Calhoun DA, et al. Positive relationship of sleep apnea to hyperaldosteronism in an ethnically diverse population. *J Hypertens* 2011; **29**(8):1553–9.
97. Briones AM, Nguyen Dinh CA, Callera GE, Yogi A, Burger D, He Y, et al. Adipocytes produce aldosterone through calcineurin-dependent signaling pathways: implications in diabetes mellitus-associated obesity and vascular dysfunction. *Hypertension* 2012;**59**(5):1069–78.
98. Rahman M, El-Meanawy A, Romanello J. The African American Study of Kidney Disease: do these results indicate that 140/90 mmHg is good enough? *Curr Hypertens Rep* 2005; **7**(5):363–6.
99. Mancia G, Fagard R, Narkiewicz K, Redon J, Zanchetti A, Bohm M, et al. 2013 ESH/ESC Guidelines for the management of arterial hypertension: The Task Force for the management of arterial hypertension of the European Society of Hypertension (ESH) and of the European Society of Cardiology (ESC). *J Hypertens* 2013;**31**(7):1281–357.
100. Ernst ME, Carter BL, Goerdt CJ, Steffensmeier JJ, Phillips BB, Zimmerman MB, et al. Comparative antihypertensive effects of hydrochlorothiazide and chlorthalidone on ambulatory and office blood pressure. *Hypertension* 2006;**47**(3):352–8.
101. Mroczek WJ. Indapamide: clinical pharmacology, therapeutic efficacy in hypertension, and adverse effects. *Pharmacotherapy* 1983;**3**(2 Pt 1):61–7.
102. Agarwal R, Sinha AD. Thiazide diuretics in advanced chronic kidney disease. *J Am Soc Hypertens* 2012;**6**(5):299–308.
103. Turnbull F, Neal B, Ninomiya T, Algert C, Arima H, Barzi F, et al. Effects of different regimens to lower blood pressure on major cardiovascular events in older and younger adults: meta-analysis of randomised trials. *BMJ* 2008;**336**(7653):1121–3.
104. Bakris GL, Sarafidis PA, Weir MR, Dahlof B, Pitt B, Jamerson

K, et al. Renal outcomes with different fixed-dose combination therapies in patients with hypertension at high risk for cardiovascular events (ACCOMPLISH): a prespecified secondary analysis of a randomised controlled trial. *Lancet* 2010; **375**(9721):1173–81.

105. Bakris GL, Weir MR, Secic M, Campbell B, Weis-McNulty A. Differential effects of calcium antagonist subclasses on markers of nephropathy progression. *Kidney Int* 2004;**65**(6):1991–2002.
106. Boero R, Rollino C, Massara C, Vagelli G, Gonella M, Berto IM, et al. Verapamil versus amlodipine in proteinuric non-diabetic nephropathies treated with trandolapril (VVANNTT study): design of a prospective randomized multicenter trial. *J Nephrol* 2001;**14**(1):15–18.
107. Agodoa LY, Appel L, Bakris GL, Beck G, Bourgoignie J, Briggs JP, et al. Effect of ramipril vs amlodipine on renal outcomes in hypertensive nephrosclerosis: a randomized controlled trial. *JAMA* 2001;**285**(21):2719–28.
108. Bakris GL, Weir MR, Shanifar S, Zhang Z, Douglas J, van Dijk DJ, et al. Effects of blood pressure level on progression of diabetic nephropathy: results from the RENAAL study. *Arch Intern Med* 2003;**163**(13):1555–65.
109. Kalaitzidis R, Bakris G. Should nephrologists use beta-blockers? A perspective. *Nephrol Dial Transplant* 2009;**24**(3):701–2.
110. Bakris GL, Fonseca V, Katholi RE, McGill JB, Messerli FH, Phillips RA, et al. Metabolic effects of carvedilol vs metoprolol in patients with type 2 diabetes mellitus and hypertension: a randomized controlled trial. *JAMA* 2004;**292**(18):2227–36.
111. Deedwania P, Shea J, Chen W, Brener L. Effects of add-on nebivolol on blood pressure and glucose parameters in hypertensive patients with prediabetes. *J Clin Hypertens (Greenwich)* 2013;**15**(4):270–8.
112. Bakris GL, Hart P, Ritz E. Beta blockers in the management of chronic kidney disease. *Kidney Int* 2006;**70**(11):1905–13.
113. Cice G, Ferrara L, D'Andrea A, D'Isa S, Di BA, Cittadini A, et al. Carvedilol increases two-year survival in dialysis patients with dilated cardiomyopathy: a prospective, placebo-controlled trial. *J Am Coll Cardiol* 2003;**41**(9):1438–44.

第 39 章

39

肾血管病相关慢性肾脏病的治疗

Stephen C. Textor and Lilach O. Lerman

Division of Nephrology and Hypertension, Mayo Clinic, College of Medicine, Rochester, MN, USA

简　介

20 世纪 80 年代，肾动脉主干闭塞性血管病作为一种重要的引起肾功能不全的病因引起了人们的关注，这种肾功能损害具有潜在的可逆性。既往肾血管疾病主要被看作高血压的"继发"病因，至今为止大多数诊断性研究都集中在甄别可通过血管重建"治愈"的肾血管性高血压。尽管血管重建并非普遍适用，但有选择地对某些慢性肾脏病（chronic kidney disease，CKD）和肾血管病（renovascular disease，RVD）患者进行血管重建，确实可以恢复其肾小球滤过率（glomerular filtration rate，GFR），从而减轻患者对肾脏替代治疗（renal replacement therapy，RRT）的需求，因此这种治疗手段可使患者临床获益并改善患者预后。

临床上大多数 RVD 均由动脉粥样硬化引起，因此往往合并相关的心血管疾病（cardiac vascular disease，CVD）和原有的微血管损伤。GFR 降低、进行性高血压和动脉粥样硬化的共同作用使治疗变得格外复杂。整个治疗过程需要心血管医师、内科医师和血管外科医师等多方参与。肾内科医师通常面对的是疾病已进展到晚期的患者，这些患者往往需要考虑使用 RRT 或其他方法来减轻液体潴留。近期有前瞻性临床试验评估了血管内支架植入术在 RVD 治疗中的作用。研究指出，对大多数药物治疗的患者来说，辅以血管重建治疗并没有显著的额外获益。这些临床试验存在争议且饱受批评，目前在许多国家中肾血管重建的临床应用持续减少，其导致的后果是某些患者出现了由血管闭塞引起的肾实质损伤。

本章将对 RVD 在 CKD 进展中所起作用的现有观点和展望进行归纳和总结。肾内科医师应知道虽然肾脏中的血流量超过其基础需求，但肾脏血流灌注的大量减少是一个重要且可逆的过程。必要时，临床医师要有明确的计划去识别和治疗 RVD。

定义和流行病学

"缺血性肾病（ischemic nephropathy）"是指 RVD 相关的 GFR 下降。这一术语基于假设：肾血流量的降低引起供氧不足，从而导致肾损伤[1]。在美国，超过 80% 的闭塞性 RVD 患者患有动脉粥样硬化。其他疾病，包括血管炎，如大动脉炎（Takayasu's arteritis），在缺血性肾病患者中也较为常见，其发病率在东南亚患者中高达 60%[2]。部分患者表现为肾功能进行性丧失伴有显著进展的 RVD，有的甚至出现血管的完全闭塞。然而何种程度的血管闭塞能够导致这样的后果仍有争议。有关血管闭塞分级的生理学研究显示，管腔闭塞至少要达到 60%，通常要达到 75%～80% 才能产生可测量的血压梯度、血流量减少以及肾素等升压物质的释放（图 39.1）[3]。因此，利用双平面成像评估约 50% 血管狭窄的患者通常是"偶然"患病或者病情轻微而无法测得血流动力学效应。一些学者认为即使较轻程度闭塞造成的影响也可能是重要的，但这种说法很难被证实。

美国一项利用高分辨率多普勒超声对社区人群进行筛查研究的结果表明，65 周岁以上人群中高达 6.8% 的个体存在闭塞程度超过 60% 的 RVD[4]。另外 CT 血管成像检查显示，大约 5% 的潜在肾脏捐献个体可见肾血管病变，其患病率和年龄高度相关，进一步支持了上述结论[5]。其中大多数病变为偶然发现，并且多年来仅有极小的血流动力学或临床意义。当然，动

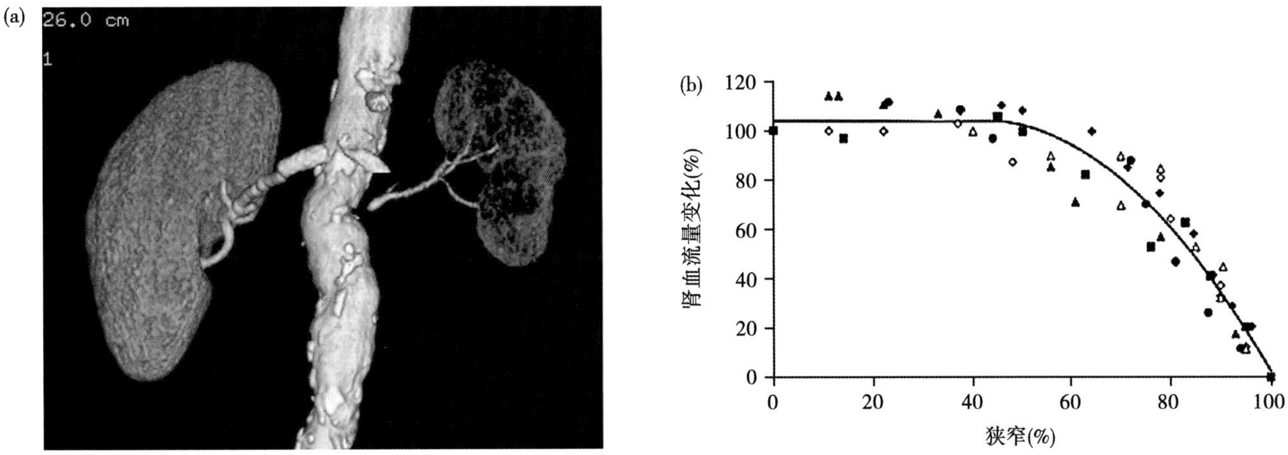

图 39.1　(a)动脉粥样硬化性 RVD 存在血流量和血容量的显著减少。CT 血管成像证实缺血性肾病时血管闭塞导致血容量丧失、皮质和髓质灌注减少及肾功能减退。(b)与狭窄程度相关的血流量改变。对血流量及代谢功能的研究表明,管腔闭塞低于 60% ~70% 的,对肾脏血流动力学影响甚微。而超过此程度的狭窄则会引起血流量锐减,最终导致灌注量不足以维持正常肾功能

脉粥样硬化性 RVD 和其他血管疾病紧密相关,例如冠状动脉、主动脉及周围血管疾病。过去十年的大量研究提示,对这类患者进行 RVD 筛查,14% ~20% 接受冠脉造影者被证实合并 RVD,而具有主动脉及周围血管疾病表现的患者中合并 RVD 的比例高达 35%[6]。一项关于国家老年人医疗保险制度(Medicare)索赔数据的研究显示,患有 RVD 的个体,其 CVD 并发症的风险大幅增加,包括卒中(stroke)、新发冠心病、充血性心力衰竭(congestive heart failure,CHF)以及在随后数年内死亡(图 39.2)[7]。同时,这类个体也存在肾功能进行性减退的高风险,以及出现其他心血管临床表现的高风险。因此,几个最近的临床试验都被高发的非肾脏事件干扰了研究结果,例如为探究血管重建在维持肾功能方面的作用而进行的肾动脉病变血管成形术和血管支架植入术(Angioplasty and Stenting for Renal Artery Lesions,ASTRAL)试验[8]。

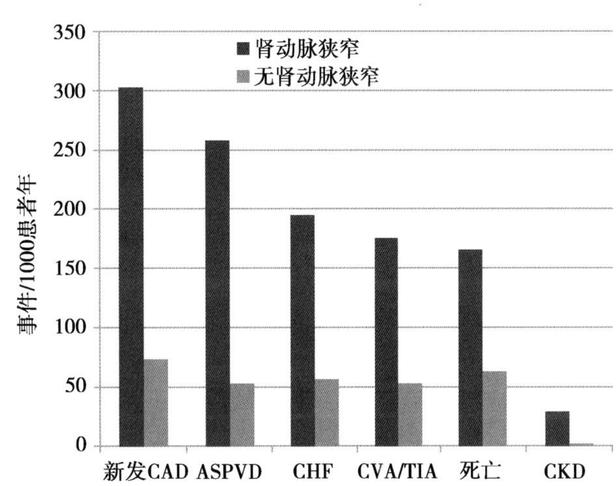

图 39.2　Medicare 中被确认患有 RAS 的患者发生心血管病的相对危险度。索赔数据:Medicare 索赔群体中被确认患有动脉粥样硬化性 RAS 的初诊患者较未患 RAS 的患者在随后 2 年内申请的医疗理赔明显增多。这些数据着重强调了 RAS 相关的心血管风险,包括卒中、充血性心力衰竭和死亡。尽管相比非 RAS 患者,RAS 患者进展为肾衰竭更为常见,但其肾脏事件的发生率远小于心血管事件。CAD,冠心病;ASPVD,动脉粥样硬化性周围血管病;CHF,充血性心力衰竭;CVA,脑血管意外;TIA,短暂性脑缺血发作;CKD,慢性肾脏病。来源:*After Kalra*[7] *reproduced with permission from Macmillan Publishers Ltd.* ,© *2005.*

动脉粥样硬化性 RVD 的高发是否是导致老年人终末期肾病(end-stage renal disease,ESRD)发病率不断攀升的元凶呢? 众所周知,由美国肾脏数据系统(United States Renal Data System,USRDS)公布的 ESRD“病因”主观性较大,很难确切反映出决定性的病因。有小范围研究显示,在新近开始透析治疗且无其他疾病的患者中,确诊 RVD 的患者比例达 20% ~40%[6]。Medicare 超过 16 万人的索赔数据表明,高达 9.7% 的新诊断 ESRD 患者患有动脉粥样硬化性 RVD,但 RVD 只在其中不到半数的患者中被认为是肾脏病的主要病因。因此一些人估计,在美国大约有 5% 病因不明的 ESRD 可能由闭塞性 RVD 引起[9]。散在的病例报道证实,一些个体在肾脏恢复血供之后,肾功能、血压稳定性以及心血管状态都能得到很大程度的恢复,但是这并不常见。一系列关于接受肾血管重建的氮质血症患者的回顾性研究表明,25% 到 30% 的患者肾功能显著恢复,其中一项研究将血清肌酐(serum creatinine,S[Cr])下降超过 1.0mg/dl 界定为

有意义[10]。随访中,相比于肾功能不断恶化的患者,血管重建后 GFR 改善的患者生存率显著提高,发病率明显降低[11]。然而,肾血管重建并未得到广泛运用,一方面由于其副作用,另一方面由于至今仍没有可靠的前瞻性临床试验能够证实其降低了肾脏或心血管终点事件的发生率。

RVD 相关 CKD 的病理生理

一般认为,动脉粥样硬化性 RVD 能够通过多种机制加快高血压的进展,包括肾素-血管紧张素-醛固酮系统(renin-angiotensin-aldosterone system,RAAS)和交感肾上腺系统的激活,而 GFR 的下降可能并不参与。RVD 还能通过减少钠离子排泄而破坏钠平衡,导致对降压药的抵抗,加重心衰相关的循环充血。这些特点导致患者出现了除肾功能减退以外广泛的临床表现[12]。在这一疾病中还有一些特殊机制也参与了肾功能的改变。

肾脏特殊血流动力学特征

肾脏血管系统复杂多样,这与皮质肾小球的滤过功能以及深部髓质溶质的主动转运功能是协调一致的。对于整个肾脏,用于维持其代谢所必需的血流量不超过 10%[13]。肾皮质作为滤过区,其血流量是髓质的数倍。肾髓质主要由迂回的小管结构构成,负责跨上皮电解质转运,以及形成 ATP 依赖的浓度梯度。因此,从皮质到髓质,氧合程度逐渐降低,使得髓质深部处于一种近乎“缺氧”的状态[13]。正常肾脏能够很好地耐受这种氧合梯度,各处肾组织含氧量能够在一定范围内维持恒定,不随血流变化而波动(图 39.3)[14]。

近期一些使用血氧水平依赖性(blood oxygen level dependent,BOLD)磁共振成像技术的人体研究表明,在狭窄病变远端,单侧肾脏血流缓慢减少,平均减少量约为 25% ~30%,但皮质和髓质内组织氧合几乎不受影响,与患有原发性高血压(essential hypertension)的受试者无异[15]。血氧供应得以维持可能一部分应归因于肾小球滤过率的降低使得髓质主动转运耗氧减少。这些发现再次证实了,应用能够引起狭窄后肾组织灌注压及血流量降低的降压药物,可能并不会直接导致缺氧性损伤。因此,患者可以很好地耐受肾血管性高血压的药物治疗,有时长达数年都不会出现明显的肾损伤。然而对患有快速进展性肾血管闭塞性疾病(多普勒彩超显示血管严重狭窄以及 GFR 的快速下降)的患者进行的类似研究却得到了不同的结果,动

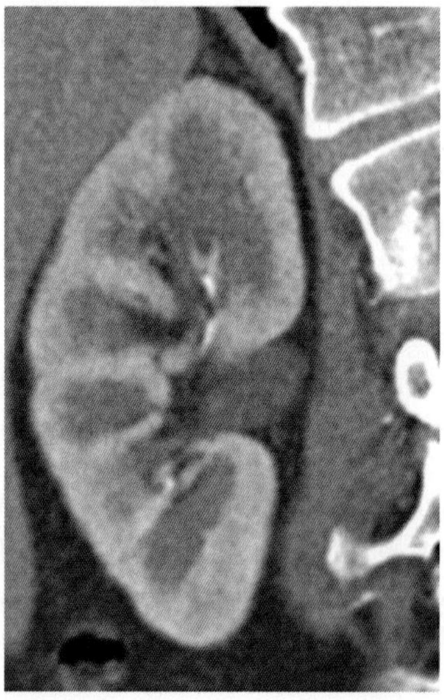

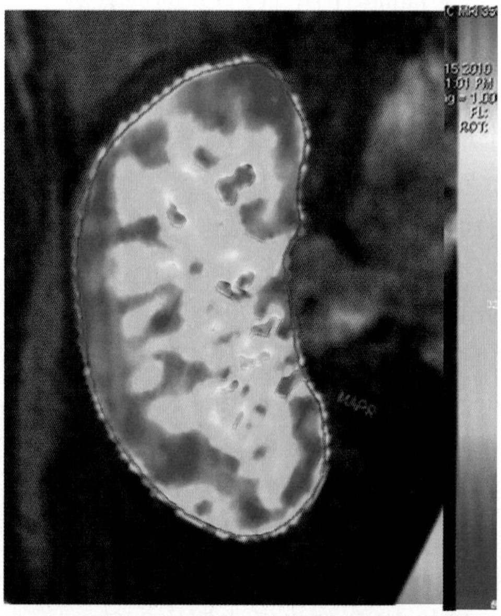

图 39.3 CT 血管成像正常肾脏冠状面(左图)显示造影剂随皮质、髓质的血供相应分布。右图是血氧水平依赖性(BOLD)MR 成像的 $R2^*$ 参数图像,显示了去氧血红蛋白的水平(比例尺位于图像最右端)。皮质的去氧血红蛋白水平较低,反映了其较高的血流量以及丰富的氧合。去氧血红蛋白水平在内髓呈梯度增加,表明髓质血流量较低、耗氧较高(详见正文)。这些特点反映了肾脏复杂、连续的毛细血管网结构,血液首先进入皮质及肾小球滤过区,之后流入球后毛细血管进入髓质

脉的严重闭塞最终导致了皮质和髓质血流量以及组织氧合水平的降低[16,17]。因此，肾脏通过调节血流和氧合以"适应"动脉闭塞的能力非常有限，即使其血供充足也无济于事。

动脉闭塞性疾病以外的肾脏损伤机制

大血管病理

因其血管丰富，肾脏很容易受到血管内皮功能改变的影响，这种改变被认为是系统性动脉粥样硬化疾病的前驱期。胆固醇升高、衰老和吸烟使得一氧化氮的合成下降以及肾脏局部内皮素的生成增多[18]。这些变化与整个脉管系统内血管内皮炎症介质、趋化因子及核因子-kappa B 的调节有关。近期对人体肾动脉段的研究发现，在肾功能异常发生之前，促炎性变化已相当明显[19]。这些变化引起了 T 细胞功能和循环淋巴细胞分布的改变。尸检时可见肾动脉主干内膜的炎性变化是肾脏近端动脉粥样硬化性病变的一部分。肾动脉壁的组织学变化类似于其他血管床的动脉粥样硬化形成过程，其终末斑块成分和冠状动脉病变类似[20]。

小血管病变

肾脏的独特之处在于其具有两套延续的毛细血管网，出球小动脉移行为直小血管，与肾小管伴行入髓质。这些血管对微血管环境的变化尤其敏感，可被血管活性介质影响，包括一氧化氮、前列腺素、内皮素、血管内皮生长因子（vascular endothelial growth factor，VEGF）和其他调节血管内皮功能的系统。与血脂异常、吸烟、糖尿病和衰老相关的血管内皮功能的改变引起了血管直径变化及局部纤维化等血管重塑过程[21]。短期的缺血往往会引起生长因子表达上调以及新生血管形成，然而慢性缺血时，尤其在肾脏，这种代偿机制就会丧失。而且新生血管大多较脆，渗透性较高，容易破裂。反复叠加的灌注减少会加重这些血管的功能性稀疏（functional rarefaction），影响局部血供（图 39.4a）[21]。一些学者强调，这些微血管的"功能性稀疏"不同于"结构性稀疏"，前者灌注降低但结构完整，后者的血管结构因进行性纤维化而减少[22]。这种区别可能十分重要，因为"功能性稀疏"在活化的局部修复机制的作用下有可能被恢复，尤其是在髓质[23]。例如，有实验研究证实，在注射 VEGF 后，猪 RVD 模型的肾脏微血管功能性灌注能得以恢复[24]。

转变为炎性损伤的过程

动脉粥样硬化性 RVD 实验动物以及人体的显著病理特征是炎症的存在（图 39.4b）。肾血管完全闭塞患者的肾切除标本显示，其中许多都存在丛集的 T 细胞及升高的 TGF-β，而在接受他汀类药物治疗的受试者中，结果则没那么明显[25]。实验研究表明，哪怕血管高度闭塞，通过敲除动物的 Smad3 基因使其失去 TGF-β 下游效应通路，仍能很大程度上阻止肾小管萎缩及肾间质纤维化的发生[26]。相比正常肾脏供体的移植活检（implantation biopsy）标本，患者经颈静脉肾脏活检标本呈现出广泛的 TGF-β 组织免疫染色，以及 T 细胞和巨噬细胞（CD68+细胞）的增多[27]。RVD 动物模型和人体研究均提示，肾动脉狭窄后细胞因子大量释放，包括肿瘤坏死因子（tumor necrosis factor，TNF）-alpha 和 IL-6 的净分泌，这和活化的炎症通路相一致[28]。一旦这些损伤通路被激活，即使恢复血管通畅肾功能的恢复也将是有限的。在成功施行血管重建 3 个月内反复监测肾静脉血中细胞因子水平以及用 BOLD MR 监测缺氧信号分辨率，结果显示体内存在炎性细胞因子的持续释放，提示单纯恢复血管通畅并不能逆转该损伤过程[29]。另有实验研究表明，猪 RVD 模型中肾静脉内高水平的细胞因子预示着血管重建后肾功能恢复不理想[30]。

纤维化形成

最终，促纤维化通路激活，引起肾实质内的间质纤维化。随后，微血管进一步闭塞导致肾小管结构破坏。即使纤维化被逆转，肾单位构成成分的丢失使得肾小球滤过功能难以恢复。总而言之，RVD 相关性 CKD 经历了血流障碍引起的血流动力学紊乱（肾脏能部分适应），逐渐进展至最终不再受血流动力学变化影响的组织炎症和纤维化。因此，恢复血管通畅和血流灌注非常关键，在某些时候能恢复肾脏功能，但当 CKD 不再主要是血流动力学问题时，单纯的血管重建将失去效用。肾内科医师应当认识到，提高诊断手段和辅助治疗都是非常必需的。

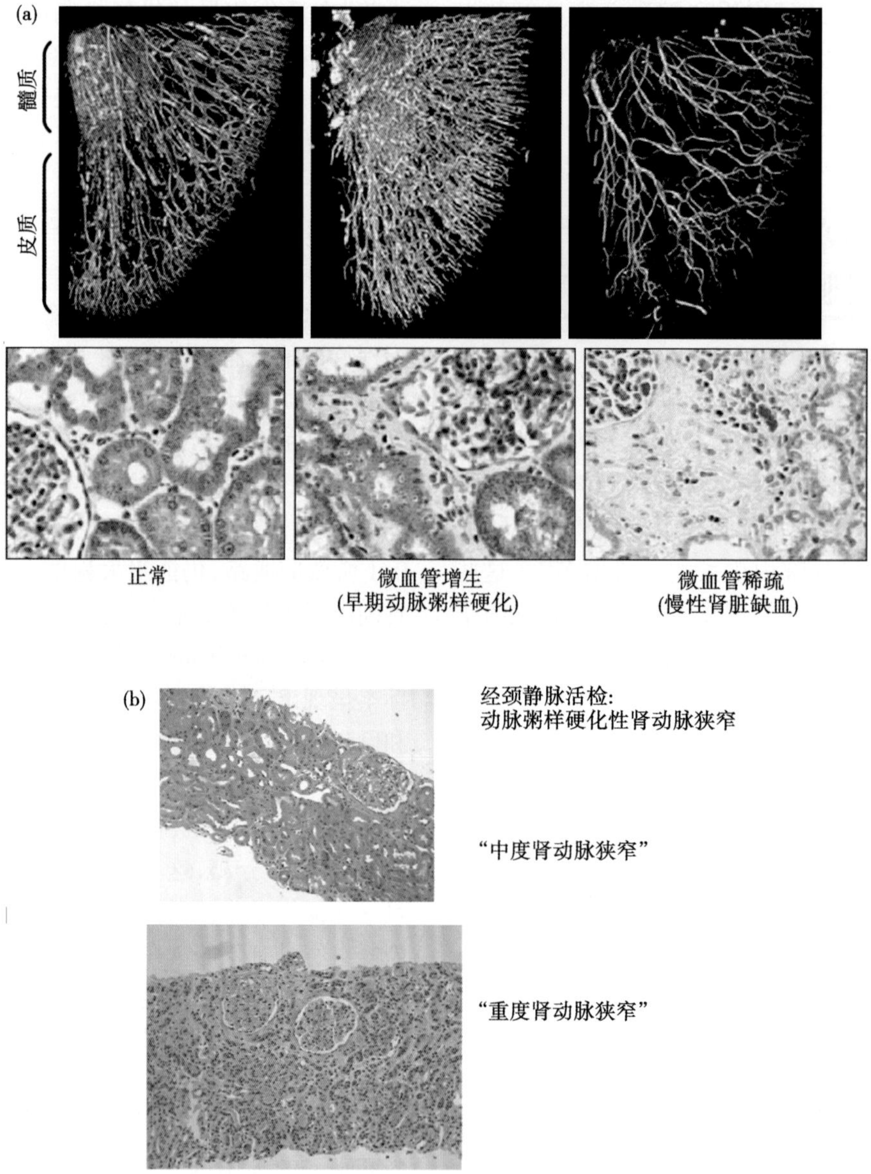

图 39.4　(a)实验性动脉粥样硬化性 RAS 肾脏标本显微 CT(micro-CT)成像显示，狭窄病变远端出现了血管稀疏。皮质和髓质内复杂的血管排布在灌注持续性减少，尤其合并微血管损伤时，极易发生功能性以及结构性“血管稀疏”(详见正文)。(b)来自“中度”RAS 以及“重度”RAS 的活检组织。重度 RAS 定义为管腔高度闭塞(收缩期流速峰值大于 400cm/s)、肾脏体积缩小以及 BOLD MR 提示皮质明显缺血。尽管中度 RAS 肾组织氧合能够维持(详见正文)，肾实质结构完整，但闭塞进一步加重便会引起肾血管和肾小管塌陷，这与炎性细胞因子释放、T 细胞和巨噬细胞浸润有关。狭窄达到一定程度时，即使恢复主干血管通畅也不再能终止这一过程，组织完整性及功能将无法恢复

RVD 和 CKD 的临床综合征

表 39.1 总结了动脉粥样硬化性 RVD 患者最常见的临床表现。其中大多数临床表现和其他原因导致的 CKD 的临床表现相同。因此，识别 RVD 特异性的临床表现需要依靠临床诊断标准，而如果诊断高风险 RVD，最重要的则是需要依赖于医生的治疗性干预决策。这些决策主要取决于每位患者风险与效益的平衡。因此，除了估计 RVD 特异性干预措施的有效性之外，明确以下各症状的实际严重程度，是评估 RVD 的第一步。

除少数血压正常外，几乎所有 RVD 患者均患有高血压。大多数患者已有原发性高血压及其他心血管危险因素，包括吸烟和血脂异常[31]。作为一种常见的临床综合征，原有的高血压有时会进一步恶化并迅速引起靶器官损伤(比如卒中和脑病)。这种快速或新

表 39.1　动脉粥样硬化性肾血管病(RVD)临床表现

偶发的肾动脉狭窄:肾功能和血压正常
肾血管性高血压:初治或经治原发性高血压加速期
慢性肾脏病:“缺血性肾病”
单侧不对称或萎缩的肾脏
双侧 RVD 和(或)孤立肾
降血压药治疗期间 GFR 不断恶化
ACEI/ARB 治疗期间发生功能性急性肾衰竭
循环充血伴水、钠平衡紊乱
难治性充血性心力衰竭
快速进展型(“闪烁性”)肺水肿

发的病情变化有助于 RVD 的诊断。RVD 的病程长短以及它对血压变化的直接影响程度通常难以确定。此前关于肾血管性高血压的研究主要集中于重症、难治性高血压患者,这类患者不能耐受药物治疗或者药物治疗无效[32]。随着 RAAS 阻断剂及其他高效降压药的广泛使用,RVD 引起的难治性高血压较以前少见。而其他因素包括肥胖、睡眠呼吸暂停、药物依从性差,以及其他类型的 CKD 则更有可能引发难治性高血压。20 世纪 90 年代,一些小型的前瞻性临床试验比较了药物治疗和肾血管重建(主要运用血管成形术)的效果,除了个别病例,大部分肾血管性高血压患者中并未提示二者有明显差异[33]。在这些为期 6 个月到 2 年的试验中,药物治疗转为肾血管重建治疗的比例为 26% ~44%[34-36],但在最近的一些前瞻性试验中该比例大幅下降,例如 ASTRAL 试验中转换率仅有 6%[8]。许多患者能够适应血流量的减少而不发生明显的肾功能丧失或组织缺氧。基于这一发现,许多人认为,伴有高血压的 RVD 患者应主要采取药物治疗。如果血压和肾功能稳定,且血管闭塞的程度维持恒定,进行进一步诊断性研究和特殊的血管介入治疗作用不大。

快速进展型或者难治性循环充血——有时也被叫做“一过性肺水肿(flash pulmonary edema)”,是一种逐渐为人们所认识到的、多数情况下与双侧 RVD 相关的综合征[37]。其发病机制较为复杂,它不仅和 RVD 以及灌注不足引起的水、钠排泄障碍有关,也和血压急剧升高导致的突发左心室功能障碍有关[37]。治疗上也存在矛盾,患者有高血压合并 CHF,但强化利尿却容易引起血容量不足和氮质血症。一些研究表明,比起单纯 CHF 患者,同时患有 CHF 和 RVD 的患者死亡率更高[38]。肾脏血管重建与 CHF 症状的显著改善和住院率的降低有关,但能否提高长期生存率则尚无定论。

患者与医生面临的主要问题是与 RVD 相关的肾功能减退。健康的肾脏能够适应中度的血流减少。对 RVD 患者,甚至某些长期 GFR 降低的患者来说,恢复血管通畅能够增加 GFR,使其从 CKD 中“恢复”过来。有学者认为,对于所有其他原因无法解释的 GFR 降低的患者,都应当进行评估以排除一些可逆的疾病,如梗阻性尿路疾患或 RVD。这类诊断性研究常常能够发现某种程度的血管闭塞。目前仍面临的挑战在于明确:①何种程度的狭窄能决定 RVD 是 GFR 降低的主要原因;②恢复肾血管通畅是否能恢复或维持肾功能稳定。

GFR 下降与 RAAS 阻断的关系应引起特别关注。对狗进行的生理学研究发现,在钠离子摄入及血流量正常的情况下,血管紧张素并不参与肾小球滤过压的维持[39]。然而,当灌注压和入球血流量降低时,RAAS 的激活将增加出球小动脉阻力以维持肾小球内滤过压[40]。阻断这一过程将引起跨毛细血管滤过压的突然下降以及 GFR 显著降低——哪怕血流量足够维持肾实质的供给。因此,所谓“功能性”急性肾损伤(acute renal injury,AKI),最早与血管紧张素转换酶抑制剂(angiotensin-converting enzyme inhibitors,ACEI)临床相关,后来发现几乎所有能够阻断 RAAS 的物质都能引起,包括血管紧张素受体阻滞剂(angiotensin receptor blocker,ARB)[41]。这一现象最早的临床报告来自于双侧肾动脉狭窄或孤立肾(solitary functioning kidney)发生动脉狭窄的患者。之后的报告提示,微血管病变患者也会发生类似的变化,特别是在血容量不足和(或)应用利尿剂的情况下。因此,开始使用 ACEI 或 ARB 治疗之后出现的 GFR 急剧下降应引起重视,提示可能发生了 RVD,或已接近临界水平。一些学者建议常规停用 RAAS 阻断剂,因为患者会由于同样的原因导致 CKD 的进展[42]。

患者近期发生其他原因无法解释的进行性 CKD 时也应考虑 RVD。老年患者的 CKD 可由多种原因引起,其中一些进展速率比较缓慢,如肾硬化和糖尿病。在非裔美国人肾脏疾病研究(African American Study of Kidney Disease,AASK)的临床试验中,CKD 进展速率为 GFR 平均每年下降 2ml/(min · 1.73m^2)。在肾脏病膳食改良(Modification of Diet in Renal Disease,MDRD)临床试验中,GFR 平均每年下降约 4ml/(min · 1.73m^2)。RVD 患者 GFR 的下降水平不一,尤其当这种变化与血压调控及治疗措施密切相关时[41,43,44]。有前瞻性研究显示,接受肾血管重建治疗的患者可能的肾功能变化,尤其是术后 GFR 能否逐渐上升,与手术前数月内 GFR 的下降速率直接相关(图 39.5)。

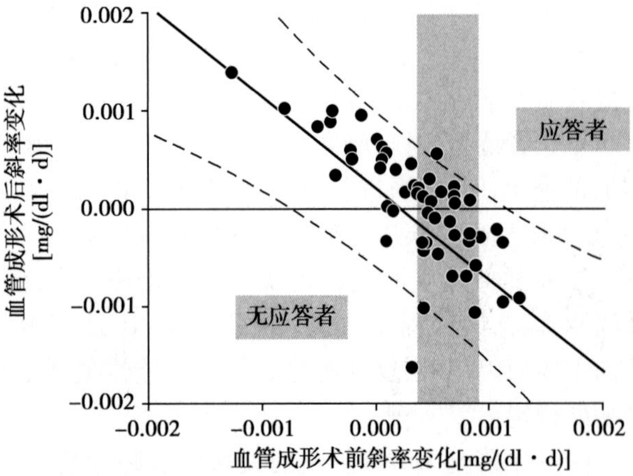

图 39.5　肾脏血管重建前后的 GFR 变化速率(斜率)图。斜率为正的可能性(反映肾功能恢复情况)与术前肾功能减退的速率高度相关。其他标准,如肾阻力指数、活检特征以及组织氧合,也可能作为了解肾功能可逆程度的指标,但从未在大样本人群中进行过前瞻性研究。*Data from Muray et al.*,[45] *reproduced with permission from Elsevier*,© *2002.*

血管内支架植入术后患者肾功能的下降应引起关注。最近几年,血管内支架植入术在腹主动脉瘤治疗领域应用广泛。这些主动脉瘤通常与一支或多支肾动脉毗邻。最新使用的支架当中,有的被特意设计成可放置在肾动脉开口处,而一些早期放置的支架容易移动到肾动脉开口处,引起医源性肾动脉闭塞[46]。肾功能下降是血管内支架植入术一公认的治疗相关风险,将会显著增加发病率和死亡率[47,48]。术后早期发现并恢复肾血流量能够减少肾功能损失,极大地改善患者生存结局,避免 CKD 发生。

RVD 相关性 CKD 的诊断注意事项

围绕 RVD 的问题很复杂,其中包括确定血管状态和肾脏状态两方面。这些问题既涉及血流动力学障碍,又涉及血管狭窄后肾脏的活性,尤其重点强调了恢复血流量是否能带来益处。

大多数情况下,肾脏大血管需通过一些非侵袭性成像技术进行评估,如肾动脉多普勒超声(renal artery duplex ultrasound,RADUS)、计算机断层扫描血管成像(computerized tomographic angiography,CTA)和磁共振血管成像(magnetic resonance angiography,MRA)等。对大多数临床医生而言,侵袭性血管造影成像仍是疾病诊断的“金标准”,但常常只适用于进行经皮肾血管成形术(percutaneous renal angioplasty,PTRA)介入治疗的患者。

RADUS 目前是最便宜的评估肾血管的手段,主要通过评估多普勒流速。收缩期峰流速(peak systolic velocities,PSV)超过 180 ~ 200cm/s 和(或)肾动脉与腹主动脉收缩期峰流速比值(renal-aortic-ratio,RAR)超过 3.5 者,通常反映了“显著的”闭塞性病变。然而,PSV 与闭塞严重程度的关系仍不明确,其临床意义随着流速的增快而变大。一项名为“肾动脉粥样硬化性病变患者的心血管结局(Cardiovascular Outcomes for Renal Atherosclerotic Lesions,CORAL)”的临床试验将 RADUS 标准的阈值设置为 300cm/s,对人群进行随机抽样。这项技术的施行取决于操作者和医疗中心,对超声检测专业技术和时间有较高要求。在我们中心,当结果为“阳性”时,这些影像学数值十分有用,因为有时副血管可能被遗漏,如果肾动脉未全程显像,有的高流速区域可能被忽视。在收缩期(收缩末期速度,或 ESV)和舒张期(舒张末期速度,或 EDV)进行节段血管成像后,可计算出“阻力指数”,即(1-EDV/ESV)×100%。较高的阻力指数(大于 80%)与肾实质纤维化有关,并且在血管成形术成功实施后 GFR 仍较难恢复[49]。也有其他研究对此提出了疑问[50],但学界一致认为阻力指数较低时,肾功能更有可能保留[51]。另外,肾脏超声还能测量肾脏大小、肾实质厚度,发现囊性病变以及流出道梗阻。

CTA(图 39.1)分辨率较高,除了能够确定血管钙化、肾实质厚度、血流灌注以及肾脏结构的完整性,还能准确地显示肾血管主干的解剖以及小血管畸变,包括纤维肌性发育不良、肾动脉血管瘤等。由于多重探测器及快速采集技术的运用,射线暴露及造影剂暴露持续减少。

MRA 能够避免射线暴露,并以钆作为造影剂提供清晰的血管影像。但之前有报告指出,GFR 下降的患者反复暴露在造影剂中,发生了肾纤维化,故其在 CKD 患者中的应用急剧减少。因此,新一代成像技术试图不使用造影剂检测血管及其灌注。BOLD MR 利用去氧血红蛋白的顺磁性特征作为局部磁偶极子极化的顺磁性修饰剂[52,53],之前一直被用来评估皮质和髓质的组织氧合。对去氧血红蛋白分布图进行解读的分析手段仍有待进一步研究,但这些工具显然非常适合用来确定严重 RVD 患者广泛的肾缺氧范围[54,55]。由于无造影剂及射线暴露,并且能够识别肾脏缺氧以及“实时”评估血流量和(或)耗氧量的变化,BOLD 技术无疑有着广阔前景。其他 MR 技术,如弥散加权成像或 MR 弹性成像,在检测活体肾纤维化方面有巨大潜力。

肾脏状态

当论及 RVD 相关 CKD 时,肾实质损伤程度和恢复潜能极少被关注到。一般认为,动脉粥样硬化性 RVD 患者通常年龄较大,并长期暴露在动脉粥样硬化危险因素下,往往有高血压、肥胖病史和吸烟史。这类患者肾实质损伤的组织学特征与功能的减退及进行性 CKD 有关[56],与狭窄程度无紧密联系[44]。对肾切除术标本的纤维化和动脉粥样硬化病变程度进行病理学评价,其结果变异很大[25]。肾供体移植物活检显示存在大量原有的间质纤维化以及年龄相关性"肾硬化"所致的改变,这种改变与血压无紧密联系[57,58]。许多患者(36%)的肾血管成形术术中活检标本可检出动脉粥样硬化栓子,提示长期生存率不佳[59]。这些患者间质性炎症和纤维化改变同时存在,提示血管闭塞性疾病是引起 CKD 的危险因素之一[60]。

最近研究强调了肾血管和肾实质炎性改变的重要性。Kotliar 等发现早期动脉粥样硬化性 RVD 患者血管壁内出现 T 细胞浸润,这与外周血 T 细胞群变化相一致[19]。多组尸检标本发现,这些 T 细胞群大量扩增,提示肾血管内的早期炎性改变,其发生先于严重的血管闭塞和 CKD。通过研究动脉粥样性 RVD 患者狭窄后的经颈静脉活检肾脏标本,Gloviczki 等[27]发现相比正常肾脏供体移植活检或完全闭塞的 RVD 肾切除标本,中度 RVD 患者肾脏 TGF-β 水平显著增高。更严重的血管闭塞患者显示出更多的 T 细胞和巨噬细胞(CD68+细胞)浸润。肾静脉血中,除循环中性粒细胞明胶酶相关脂质运载蛋白(neutrophil gelatinase-associated lipocalin,NGAL)升高外,炎症因子也大量释放,包括巨噬细胞趋化蛋白-1(macrophage chemotactic protein-1,MCP-1)、IL-6 和 TNF-α[28]。重要的是,对于患有高度动脉粥样硬化性 RVD 的患者,尽管肾血管重建显著改善了皮质的血液灌注,纠正了低氧状态,但并不能阻止炎症因子的大量释放或恢复 GFR[29]。总而言之,我们认为血管闭塞性疾病可能始动和(或)引发 CKD 及炎症损伤,且疾病一旦进展,单纯的血管重建便不再能逆转这一进程。

RVD 相关 CKD 的治疗

RVD 相关 CKD 的内科治疗

RVD 相关 CKD 的主要治疗方法和其他原因导致的 CKD 一样,只是更加强调控制血压、减少动脉粥样硬化风险和并发症、治疗贫血和电解质紊乱以及监测疾病进展。正常情况下,不管采取何种治疗措施,这些手段都是初始及后续治疗的基础。使用 RAAS 阻断剂类降压药治疗 RVD,功能性降低了肾脏的血流滤过,容易使得原"近临界"的血管闭塞暴露出来。值得注意的是,即便被确诊双侧 RVD,临床上也通常检测不出这类患者 S[Cr]升高[61]。英国一项前瞻性研究显示,621 位接受治疗超过十年的患者中,357/378(92%)服用过 RAAS 阻断剂,且未曾发生不良事件,其中 54/69(78%)确诊患有 RVD 且闭塞程度超过 60%。统计分析表明,使用 ACEI/ARB 治疗的患者经随访死亡率降低,其他研究也报道了类似的结果[62,63]。在 21 位无法耐受 RAAS 阻断剂的患者中,有 16 位在血管重建后再次给予 ACEI 类药物治疗并获得了良好疗效。因此,在这种情况下,RAAS 阻断剂的使用应成为内科治疗的一部分,哪怕有可能导致 S[K]和 S[Cr]的改变。这种改变通常在治疗最初的几天内较为明显,建议临床医师第一周内多次复查实验室指标。为了降低动脉粥样硬化风险、减少肾实质炎症损伤,治疗还应包括戒烟以及他汀类药物的应用[25,64]。

和其他血管闭塞疾病一样,对血供进行周期性再评估尤其重要。在 20 世纪 90 年代,有前瞻性 RADUS 研究表明,动脉粥样硬化疾病引起的高度血管闭塞者(>60%),其中超过一半狭窄不断进展(即流速增加超过 100cm/s)[65]。值得注意的是,这些改变在临床上通常很难被检测到,只有 5.5%～20% 的患者肾脏长度减少超过 1cm,其主要取决于疾病开始发生时的严重程度,另外只有不超过 10% 的患者检出了 S[Cr]的升高[66]。实际上,首要的临床问题在于进行性疾病目前是否影响了整个有功能的肾组织(即双肾),或血管狭窄是否影响了孤立肾。

一些学者提出,几乎所有原因导致的 GFR 进行性恶化者,均应停止使用 RAAS 阻断剂[42]。这一措施尤其适用于 RVD 相关 CKD 患者,可以在血流动力学基础上恢复其肾脏功能。这一发现可能提示了血管重建的潜在益处。

RVD 相关 CKD 的肾血管重建

显然,解除血管闭塞是 RVD 治疗的必需步骤。尽管大量的病例研究和前瞻性试验至今未证实其能一贯、显著地恢复肾脏功能,介入医师和血管外科医师认为该方法有直接效果。讨论的重点在于不同类型的血管重建(如血管成形术、血管内支架植入术以及旁路再通术）的结局并不相同。300 例氮质血症患者（治疗前 S[Cr]>2.0mg/dl）接受血管重建后的结果显示，接近 28% 的患者 S[Cr]显著降低（即下降超过 1.0mg/dl）[10]。大多数患者（52%）病情无明显变化，甚至有 20% 的患者出现了肾功能严重下降（S[Cr]升高超过 1.0mg/dl）。因此，患者总体平均 S[Cr]水平无变化。不论采取何种血管重建方法或定义何等水平的肾功能变化为"有价值的"，许多研究都得出了类似的结果。毫无疑问，在本系列研究中肾功能改善组患者获得了较好的临床效益，包括其后多年的肾功能改善和血压的良好控制。而对于肾功能无变化组患者，有人认为他们不太可能发展成进展性肾脏病。然而，肾功能恶化组患者通常在数年内进展为 ESRD，甚至死亡。来自 Wake Forest 的外科系列研究也报道了类似的结果，只有血管重建手术成功实施后 eGFR 升高的患者才能获得长期生存率的改善[69]。

最近，血管内支架植入术成为了动脉粥样硬化性 RVD 患者血管重建的首选，而外科重建则主要局限于经支架植入术失败者以及复杂的主动脉外科重建[48]。外科系列研究在相对较短的时间里，扩充了前瞻性试验范畴的结果。在 STAR 临床试验中，16% ~22% 的患者肌酐清除率降低，接受支架植入的患者与单纯药物治疗的患者疗效没有差异[70]。ASTRAL 临床试验结果显示，5 年后有 20% 到 22% 的患者进展到"肾脏终点事件"，接受支架植入的患者与未接受支架植入的患者之间没有差异。US CORAL 试验也报道了类似的结果[71]。这种组内求均值的方法掩盖了肾功能改善者与疾病进展者之间的差异。另外，随后的一项试验报道了心血管终点事件的发生率是肾脏的 2 到 3 倍。因此，由于患者及其合并症的异质性极大，使得恢复 RVD 患者肾脏血供的临床获益不可预知。

这些临床试验的阴性结果是否说明肾血管重建没有获益呢？图 39.6 表明，一例确诊进行性 CKD 的女性孤立肾患者，另一侧肾脏因多发囊肿而失去功能。随着血清肌酐的升高，患者建立了透析通路、做好了肾脏替代治疗的准备。随后，患者高血压、氮质血症不断加重，主治医生确认其孤立肾出现了重度 RVD。停用 ACEI 后，患者肾功能轻度改善。肾动脉支架植入术降低了患者的血压，将其肾功能恢复至孤立肾的基线水平。目前这位患者行血管重建术两年多了，身体状况一直很好。在此病例中，RVD 的认识和治疗为患者带来了不容忽视的临床效益。

表 39.2 和表 39.3 总结了一篇最近发表的关于肾动脉支架植入术以及选择单纯药物治疗并监测或药

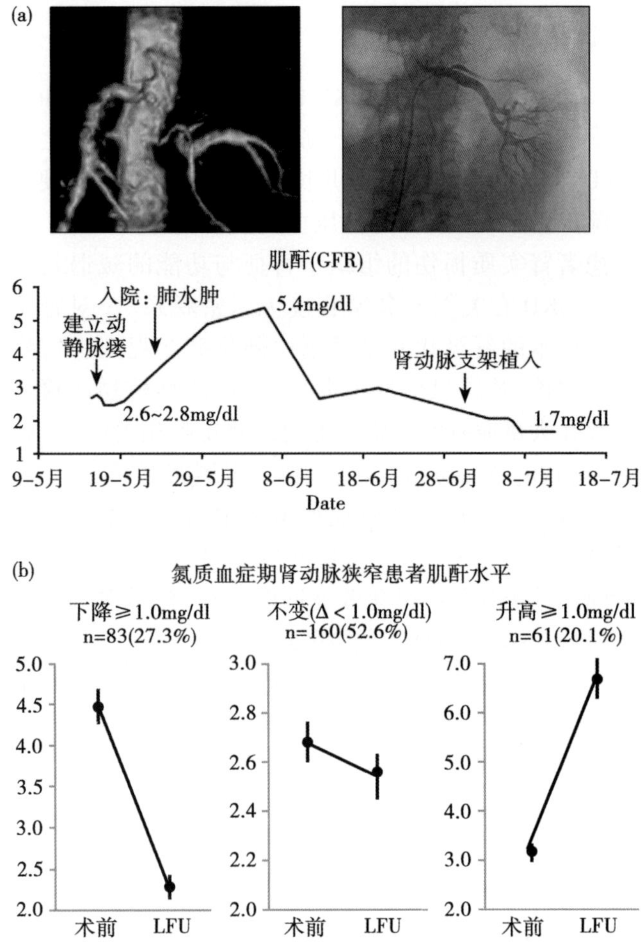

图 39.6　(a)一位 62 岁女性孤立肾患者 RVD 病情进展过程中 S[Cr]的变化。其氮质血症逐渐加重，医生建议患者建立动静脉瘘进行透析治疗。患者一度发生肺水肿、重度高血压以及肾功能恶化，影像学结果证实其存在重度 RVD 病变。暂时停用 RAAS 阻断剂并行肾动脉支架植入术，其肾功能得以恢复。随访 2 年，患者血压、肾功能均控制良好，未行透析治疗。(b)随访超过 300 位 S[Cr]高于 2.0mg/dl 的患者接受肾血管重建后血清肌酐的变化。尽管有 27% 的患者出现明显的 GFR 改善，但仍有 20% 的患者术后出现肾功能急剧恶化，结果整体均值并未改变。该结果与其他许多的报告和临床试验相一致，表明迄今所有类型的血管重建的临床结局具有异质性。LFU，上次随访。来源：*Reproduced from Reference*[10]*，with permission.*

表 39.2　动脉粥样硬化性肾动脉狭窄的功能学分级

分级	临床表现
Ⅰ级	存在肾动脉狭窄，但无临床表现（血压及肾功能均正常）
Ⅱ级	存在肾动脉狭窄，但患者高血压及肾功能药物控制良好
Ⅲ级	存在肾动脉狭窄，且患者有肾功能异常、难治性高血压或容量负荷过重的指征

来源：*Reference*[77]*，reproduced with permission，© 2008 American Heart Association，Inc.*

表 39.3 闭塞性肾血管病选择血管重建或监测治疗的主要影响因素

肾动脉狭窄时支持血管重建联合药物治疗的指征
高血压治疗期间 GFR 进行性下降
最佳药物治疗时血压控制不满意
与全身性血压降低相关的 GFR 迅速或反复下降
应用 ACEI 或 ARB 时 GFR 下降
无法解释原因的左心室衰竭患者反复发生的充血性心力衰竭
肾动脉狭窄时支持药物治疗及监测的指征
血压控制良好、肾功能稳定
监测(如双功能超声)显示肾动脉狭窄稳定、无进展
高龄和(或)预期寿命较短
广泛的合并症使血管重建的风险增加
曾患动脉粥样栓塞疾病或发生的风险较高
合并其他肾脏实质疾病导致肾功能进行性下降(如糖尿病肾病)

来源:*Reference*[77], *reproduced with permission*, © *2008 American Heart Association, Inc.*

物联合血管重建治疗建议的综述。寻找新的手段以识别能从血管重建和 GFR 恢复中获益的肾脏显得尤为重要。

辅助治疗:细胞治疗及其他保护措施的作用

此前提到的临床数据表明,对 RVD 相关 CKD 患者,单纯恢复肾血管通畅一般不能逆转其结局。肾损伤是一动态过程,从血流动力学紊乱逐渐进展为炎症反应,最终发生纤维化。肾脏长期缺血后突然灌注富氧血液也可能会引起类似于肌肉和其他组织的“缺血-再灌注”损伤[72,73]。在这种情况下,组织内含氧量较高,线粒体电子传递链被破坏,产生大量毒性的活性氧。近来利用猪模型的实验性研究显示,预先注射线粒体转运孔稳定剂后再行肾血管成形术,微血管显著恢复,GFR 明显升高[74]。

另外一种恢复肾功能的策略来自对肾脏血流灌注恢复后微血管稀疏、炎性损伤通路持续存在的临床观察。血管内皮前体细胞的相关实验结果表明,针对新生血管的肾内细胞疗法可以修复这些血管,甚至不需要血管重建。进一步研究提示,将自体脂肪来源的间充质干细胞(mesenchymal stromal cell, MSC)转入肾脏,可以修复微血管,并减少炎症信号、氧化应激及巨噬细胞活化(图 39.7)[37]。这些研究表明,针对局部损伤机制的辅助性细胞疗法可以为微血管的修复提供重要的补充途径。进一步的转化研究将实现这些干预措施在临床人群中的应用,对推进领域发展起到至关重要的作用。

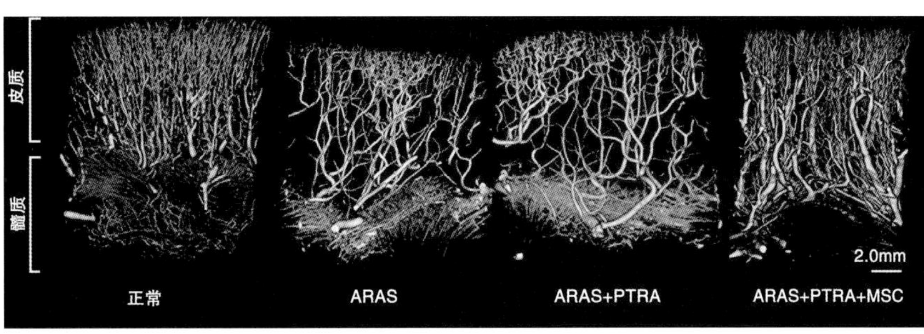

图 39.7 细胞疗法为肾血管重建的辅助措施。脉粥样硬化性 RVD 疾病模型,肾脏内给予或未予脂肪来源的间充质干细胞(MSC),经皮腔内肾血管成形术(percutaneous transluminal renal angioplasty, PTRA)后的显微 CT 成像。血管狭窄的肾脏中减少的微血管经单纯的 PTRA 后仅能部分恢复,然而 MSC 联合 PTRA 能近乎完全恢复微血管并改善血流量及 GFR。ARAS=动脉粥样硬化性肾动脉狭窄 PTRA=经皮腔内肾血管成形术 MSC=间充质干细胞。来源:*Reproduced from Reference*[76], *with permission*, © *2012 Alpha Med Press.*

结 语

大血管 RVD 是动脉粥样硬化的常见表现,尤其是在老年人群中。在某些情况下,RVD 是导致肾脏血流量减少,并最终因血管稀疏而加重肾脏缺氧的关键原因。这些过程通过细胞因子释放、TGF-β 激活、T 细胞和巨噬细胞炎性浸润、聚集激活组织损伤通路,最终组织纤维化形成。这些过程时间长短不一,与年龄、动脉粥样硬化微环境、糖尿病、吸烟等其他因素相关。虽然恢复血管通畅、改善组织灌注可能是一个非常合理的方法,但是单纯血管重建的获益有限,而且还要取决于狭窄后肾脏持续炎性损伤的状态。肾脏血管重建时间的选择和最后的获益,取决于有经验的临床医师能否认识到 RVD 的血流动力学严重程度以及功能恢复的决定因素,包括肾脏大小、血管闭塞的持续时间、血管稀疏及炎性损伤程度。对这些因素进行更加精确的评估有利于未来 RVD 的成功处理,并且很可能还需要辅助手段来逆转缺血-再灌损伤和诱导修复过程。

(陈露 译,张春 校)

参考文献

1. Jacobson HR. Ischemic renal disease: an overlooked clinical entity. *Kidney Int* 1988;**34**:729–43.
2. Chugh KS, Sakhula V. Takayasu's arteritis as a cause of renovascular hypertension in Asian countries. *Am J Nephrol* 1992;**12**:1–8.
3. Lemoine S, Papillard M, Belloi A, Rognant N, Fouque D, Laville M, et al. Renal perfusion: noninvasive measurement with multidetector CT versus flourescent microspheres in a pig model. *Radiology* 2011;**260**:414–20.
4. Hansen KJ, Edwards MS, Craven TE, Cherr GS, Jackson SA, Appel RG, et al. Prevalence of renovascular disease in the elderly: a population based study. *J Vasc Surg* 2002;**36**:443–51.
5. Lorenz EC, Vrtiska TJ, Lieske JC, Dillon JJ, Stegall MD, Li X, et al. Prevalence of renal artery and kidney abnormalities by computed tomography among healthy adults. *Clin J Am Soc Nephrol* 2010;**5**:431–8.
6. de Mast Q, Beutler JJ. The prevalence of atherosclerotic renal artery stenosis in risk groups: a systematic literature review. *J Hypertens* 2009;**27**:1333–40.
7. Kalra PA, Guo H, Kausz AT, Gilbertson DT, Liu J, Chen SC, et al. Atherosclerotic renovascular disease in United States patients aged 67 years or older: risk factors, revascularization and prognosis. *Kidney Int* 2005;**68**:293–301.
8. The ASTRAL Investigators. Revascularization versus medical therapy for renal-artery stenosis. *N Engl J Med* 2009;**361**:1953–62.
9. Guo H, Kalra PA, Gilbertson DT, Liu J, Chen SC, Collins AJ, et al. Atherosclerotic renovascular disease in older US patients starting dialysis, 1996-2001. *Circulation* 2007;**115**:50–8.
10. Textor SC, Wilcox CS. Renal artery stenosis: a common, treatable cause of renal failure? *Annu Rev Med* 2001;**52**:421–42.
11. Hansen KJ, Cherr GS, Craven TE, Motew SJ, Travis JA, Wong JM, et al. Management of ischemic nephropathy: Dialysis-free survival after surgical repair. *J Vasc Surg* 2000;**32**:472–82.
12. Textor SC, Lerman LO. Renovascular hypertension and ischemic nephropathy: State of the Art. *Am J Hypertens* 2010;**23**:1159–69.
13. Heyman SN, Khamaisi M, Rosen S, Rosenberger C. Renal parenchymal hypoxia, hypoxia response and the progression of chronic kidney disease. *Am J Nephrol* 2008;**28**:998–1006.
14. Evans RG, Gardiner BS, Smith DW, O'Connor PM. Intrarenal oxygenation: unique challenges and the biophysical basis of homeostasis. *Am J Physiol Renal Physiol* 2008;**295**(5):F1259–70.
15. Gloviczki ML, Glockner JF, Lerman LO, McKusick MA, Misra S, Grande JP, et al. Preserved oxygenation despite reduced blood flow in poststenotic kidneys in human atherosclerotic renal artery stenosis. *Hypertension* 2010;**55**(4):961–6.
16. Gloviczki ML, Glockner JF, Crane JA, McKusick MA, Misra S, Grande JP, et al. BOLD magnetic resonance imaging identifies cortical hypoxia in severe renovascular disease. *Hypertension* 2011;**999**:999.
17. Saad A, Crane J, Glockner JF, Herrmann SMS, Friedmann H, Ebrahimi B, et al. Human Renovascular Disease: Estimating fractional tissue hypoxia to analyze Blood Oxygen Level Dependent (BOLD) MR. *Radiology* 2013;**268**:770–8.
18. Chade AR, Rodriguez-Porcel M, Grande JP, Krier JD, Lerman A, Romero JC, et al. Distinct renal injury in early atherosclerosis and renovascular disease. *Circulation* 2002;**106**:1165–71.
19. Kotliar C, Juncos L, Inserra F, de Cavanagh EMV, Chuluyan E, Aquino JB, et al. Local and systemic cellular immunity in early renal artery atherosclerosis. *Clin J Am Soc Nephrol* 2012;**7**:224–30.
20. Kataoka T, Mathew V, Rubinstein R, Rihal CS, Lennon R, Lerman LO, et al. Association of plaque composition and vessel remodeling in atherosclerotic renal artery stenosis: a comparison with coronary artery disease. *JACC Cardiovasc Imaging* 2009;**2**:327–38.
21. Maric-Bilkan C, Flynn ER, Chade AR. Microvascular disease precedes the decline in renal function in the streptozotocin-induced diabetic rat. *Am J Physiol Renal Physiol* 2012;**302**:F308–15.
22. Antonios TF, Singer DR, Markandu ND, Mortimer PS. MacGregor GA. Structural skin capillary rarefaction in essential hypertension. *Hypertension* 1999;**33**:998–1001.
23. Levy BI, Schiffrin EL, Mourad JJ, Agostini D, Vicaut E, Safar ME, et al. Impaired tissue perfusion: a pathology common to hypertension, obesity, and diabetes mellitus. *Circulation* 2008;**118**:968–76.
24. Chade AR, Kelsen S. Reversal of renal dysfunction by targeted administration of VEGF into the stenotic kidney: a novel potential therapeutic approach. *Am J Physiol Renal Physiol* 2012;**302**(10):F1342–50.
25. Keddis M, Garovic V, Bailey K, Wood C, Raissian Y, Grande J. Ischemic nephropathy secondary to atherosclerotic renal artery stenosis: Clinical and histopathological correlates. *Nephrol Dial Transplant* 2010;**25**:3615–22.
26. Warner GM, Cheng J, Knudsen BE, Gray CE, Deibel A, Juskewitch JE, et al. Genetic deficiency of Smad3 protects the kidneys from atrophy and interstitial fibrosis in 2K1C hypertension. *Am J Physiol Renal Physiol* 2012;**302**(11):F1455–64.
27. Gloviczki ML, Keddis MT, Garovic VD, Friedman H, Herrmann S, McKusick MA, et al. TGF expression and macrophage accumulation in atherosclerotic renal artery stenosis. *Clin J Am Soc Nephrol* 2013;**8**(4):546–53.
28. Eirin A, Gloviczki ML, Tang H, Gossl M, Jordan KL, Woollard JR, et al. Inflammatory and injury signals released from the poststenotic human kidney. *Europ Heart J* 2013;**34**(7):540–8.
29. Saad A, Herrmann SMS, Crane J, Glockner JF, McKusick MA, Misra S, et al. Stent revascularization restores cortical blood flow and reverses tissue hypoxia in atherosclerotic renal artery stenosis, but fails to reverse inflammatory pathways or GFR. *Circulation: Cardiovasc Interv* 2013;**6**:428–35.
30. Eirin A, Ebrahimi B, Zhang X, Zhu XY, Tang H, Crane JA, et al. Changes in glomerular filtration rate after renal revascularization correlate with microvascular hemodynamics and inflammation in swine renal artery stenosis. *Circ Cardiovasc Interven* 2012;**5**:720–8.
31. Chrysochou C, Kalra PA. Epidemiology and natural history of atherosclerotic renovascular disease. *Prog Cardiovasc Dis* 2009;**522**:184–95.
32. Garovic V, Textor SC. Renovascular hypertension and ischemic nephropathy. *Circulation* 2005;**112**:1362–74.
33. Ives NJ, Wheatley K, Stowe RL, Krijnen P, Plouin PF, van Jaarsveld BC, et al. Continuing uncertainty about the value of percutaneous revascularization in atherosclerotic renovascular disease: a meta-analysis of randomized trials. *Nephrol Dial Transplant* 2003;**18**:298–304.
34. van Jaarsveld BC, Krijnen P, Pieterman H, Derkx FHM, Deinum J, Postma CT, et al. The effect of balloon angioplasty on hypertension in atherosclerotic renal-artery stenosis. *N Engl J Med* 2000;**342**:1007–14.
35. Webster J, Marshall F, Abdalla M, Dominiczak A, Edwards R, Isles CG, et al. Randomised comparison of percutaneous angioplasty vs continued medical therapy for hypertensive patients with atheromatous renal artery stenosis. *J Hum Hypertens* 1998;**12**:329–35.
36. Plouin PF, Chatellier G, Darne B, Raynaud A. Blood pressure outcome of angioplasty in atherosclerotic renal artery stenosis: a randomized trial. *Hypertension* 1998;**31**:822–9.
37. Messerli FH, Bangalore S, Makani H, Rimoldi SF, Alleman Y, White CJ, et al. Flash pulmonary oedema and bilateral renal artery stenosis: the Pickering Syndrome. *Eur Heart J* 2011;**32**(18):2231–7.
38. Kane GC, Xu N, Mistrik E, Roubicek T, Stanson AW, Garovic VD. Renal artery revascularization improves heart failure control in patients with atherosclerotic renal artery stenosis. *Nephrol Dial Transplant* 2010;**25**:813–20.
39. Hall JE, Guyton AC, Jackson TE, Coleman TG, Lohmeier TE, Trippodo NC. Control of glomerular filtration rate by renin-angiotensin system. *Am J Physiol* 1977;**233**:F366–72.
40. Palmer BF. Renal dysfunction complicating the treatment of hypertension. *N Engl J Med* 2002;**347**:1256–61.
41. Schoolwerth AC, Sica DA, Ballermann BJ, Wilcox CS. Renal considerations in angiotensin converting enzyme inhibitor therapy. *Circulation* 2001;**104**:1985–91.
42. Onuigbo MAC, Onuigbo NTC. Late onset renal failure from angio

tensin blockade (LORFFAB): a prospective thirty month Mayo Health System clinic experience. *Med Sci Monit* 2005;**11**:CR462–9.
43. Ahmed A. Use of angiotensin-converting enzyme inhibitors in patients with heart failure and renal insufficiency: how concerned should we be by the rise in serum creatinine? *J Am Geriatr Soc* 2003;**50**:1297–300.
44. Cheung CM, Wright JR, Shurrab AE, Mamtora H, Foley RN, O'Donoghue DJ, et al. Epidemiology of renal dysfunction and patient outcome in atherosclerotic renal artery occlusion. *J Am Soc Nephrol* 2002;**13**:149–57.
45. Muray S, Martin M, Amoedo ML, Garcia C, Jomet AR, Vera M, et al. Rapid decline in renal function reflects reversibility and predicts the outcome after angioplasty in renal artery stenosis. *Am J Kidney Dis* 2002;**39**:60–6.
46. Brown LC, Brown EA, Greenhalgh RM, Powell JT, Thompson SG, et al. Renal function and abdominal aortic aneurysm. The impact of different management strategies on long-term renal function in the UK endovascular aneurysm repair trials. *Ann Surg* 2010;**251**:966–75.
47. Greenberg RK, Chuter TA, Lawrence-Brown M, Haulon S, Nolte L. Analysis of renal function after aneurysm repair with device using suprarenal fixation (Zenith AAA endovascular graft) in contrast to open repair. *J Vasc Surg* 2004;**39**:1219–28.
48. Textor SC, Misra S, Oderich G. Percutaneous revascularization for ischemic nephropathy: the past, present and future. *Kidney Int* 2013;**83**(1):28–40.
49. Radermacher J, Chavan A, Bleck J, Vitzthum A, Stoess B, Gebel MJ, et al. Use of Doppler ultrasonography to predict the outcome of therapy for renal-artery stenosis. *N Engl J Med* 2001;**344**:410–7.
50. Zeller T, Frank U, Muller C, Burgelin K, Sinn L, Bestehorn HP, et al. Predictors of improved renal function after percutaneous stent-supported angioplasty of severe atherosclerotic ostial renal artery stenosis. *Circulation* 2003;**108**:2244–9.
51. Herrmann SMS, Textor SC. Diagnostic criteria for renovascular disease: where are we now? *Nephrol Dial Transplant* 2012;**27**(7):2657–63.
52. Epstein FH, Prasad P. Effects of furosemide on medullary oxygenation in younger and older subjects. *Kidney Int* 2000;**57**:2080–3.
53. Textor SC, Glockner JF, Lerman LO, Misra S, McKusick MA, Riederer SJ, et al. The use of magnetic resonance to evaluate tissue oxygenation in renal artery stenosis. *J Am Soc Nephrol* 2008;**19**:780–8.
54. Ebrahimi B, Gloviczki M, Woollard JR, Crane JA, Textor SC, Lerman LO. Compartmental analysis of renal BOLD MRI data: Introduction and validation. *Invest Radiol* 2012;**47**:175–82.
55. Chrysochou C, Mendichovszky IA, Buckley DL, Cheung CM, Jackson A, Kalra PA. BOLD imaging: a potential predictive biomarker of renal functional outcome following revascularization in atheromatous renovascular disease. *Nephrol Dial Transplant* 2012;**27**(3):1013–9.
56. Wright JR, Duggal A, Thomas R, Reeve R, Roberts IS, Kalra PA. Clinicopathological correlation in biopsy-proven atherosclerotic nephropathy: implications for renal functional outcome in atherosclerotic renovascular disease. *Nephrol Dial Transplant* 2001;**16**:765–70.
57. Rule AD, Amer H, Cornell LD, Taler SJ, Cosio FG, Kremers WK, et al. The association between age and nephrosclerosis on renal biopsy among healthy adults. *Ann Int Med* 2010;**152**:561–7.
58. Meyrier A, Hill GW, Simon P. Ischemic renal diseases: New insights into old entities. *Kidney Int* 1998;**54**:2–13.
59. Krishnamurthi V, Novick AC, Myles JL. Atheroembolic renal disease: effect on morbidity and survival after revascularization for atherosclerotic renal artery stenosis. *J Urol* 1999;**161**:1093–6.
60. Cheung CM, Hegarty J, Kalra PA. Dilemmas in the management of renal artery stenosis. *Br Med Bull* 2005;**73-74**:35–55.
61. Chrysochou C, Foley RN, Young JF, Khavandi K, Cheung CM, Kalra PA. Dispelling the myth: the use of renin-angiotensin blockade in atheromatous renovascular disease. *Nephrol Dial Transplant* 2012;**27**(4):1403–9.
62. Hackam DG, Duong-Hua ML, Mamdani M, Li P, Tobe SW, Spence JD, et al. Angiotensin inhibition in renovascular disease: a population-based cohort study. *Am Heart J* 2008;**156**:549–55.
63. Hackam DG, Spence JD, Garg AX, Textor SC. The role of renin-angiotensin system blockade in atherosclerotic renal artery stenosis and renovascular hypertension. *Hypertension* 2007;**50**:998–1003.
64. Cheung CM, Patel A, Shaheen N, Cain S, Eddington H, Hegarty J, et al. The effects of statins on the progression of atherosclerotic renovascular disease. *Nephron Clin Pract* 2007;**107**:c35–42.
65. Caps MT, Perissinotto C, Zierler RE, Poissar NL, Bergelin RO, Tullis MJ, et al. Prospective study of atherosclerotic disease progression in the renal artery. *Circulation* 1998;**98**:2866–72.
66. Caps MT, Zierler RE, Polissar NL, Bergelin RO, Beach KW, Cantwell-Gab K, et al. Risk of atrophy in kidneys with atherosclerotic renal artery stenosis. *Kidney Int* 1998;**53**:735–42.
67. Textor SC. Ischemic nephropathy: Where are we now? *J Am Soc Nephrol* 2004;**15**:1974–82.
68. Textor SC, McKusick MA, Misra S, Glockner J. Timing and selection for renal revascularization in an era of negative trials: what to do? *Prog Cardiovasc Dis* 2009;**52**:220–8.
69. Oskin TC, Hansen KJ, Deitsch JS, Craven TE, Dean RH. Chronic renal artery occlusion: nephrectomy versus revascularization. *J Vasc Surg* 1999;**29**:140–9.
70. Bax L, Woittiez AJ, Kouwenberg HJ, Mali PTM, Buskens E, Beek FJA, et al. Stent placement in patients with atherosclerotic renal artery stenosis and impaired renal function. *Ann Int Med* 2009;**150**:840–8.
71. Cooper CJ, Murphy TP, Cutlip DE, Jamerson K, Henrich W, Reid DM, et al. Stenting and medical therapy for atherosclerotic renal artery stenosis. *N Engl J Med* 2014;**370**:13–22.
72. Weight SC, Bell PRF, Nicholson ML. Renal ischaemia-reperfusion injury. *Br J Surg* 1996;**83**:162–70.
73. Chen YT, Sun CK, Lin YC, Chang LT, Chen YL, Tsai TH, et al. Adipose-derived mesenchymal stem cell protects kidneys against ischemia-reperfusion injury through suppressing oxidative stress and inflammatory reaction. *J Transl Med* 2011;**9**:51.
74. Eirin A, Li Z, Xhang X, Krier JD, Woollard JR, Zhu XY, et al. A mitochondrial permeability transition pore inhibitor improves renal outcomes after revascularization in experimental atherosclerotic renal artery stenosis. *Hypertension* 2012;**60**:1242–9.
75. Chade AR, Zhu X, Lavi R, Krier JD, Pislaru S, Simari RD, et al. Endothelial progenitor cells restore renal function in chronic experimental renovascular disease. *Circulation* 2009;**119**:547–57.
76. Eirin A, Zhu XY, Krier JD, Tang H, Jordan KL, Grande JP, et al. Adipose tissue-derived mesenchymal stem cells improve revascularization outcomes to restore renal function in swine atherosclerotic renal artery stenosis. *Stem Cells* 2012;**30**(5):1030–41.
77. Rocha-Singh KJ, Eisenhauer AC, Textor SC, Cooper CJ, Tan WA, Matsumoto AH, et al. Atherosclerotic peripheral vascular disease symposium II: Intervention for renal artery disease. *Circulation* 2008;**118**:2873–8.

第40章

40

多囊肾病

Gregory G. Germino[a] and Lisa M. Guay-Woodford[b]

[a]Johns Hopkins University School of Medicine, National Institutes of Health, Bethesda, MD, USA,

[b]Center for Translational Science, Children's National Health System, Washington DC, USA

简　介

多囊肾病(polycystic kidney disease,PKD)是一组由单基因缺陷引起的遗传性疾病,以常染色体显性或常染色体隐性遗传为特点。尽管PKD的共同特征是双肾出现液性囊肿和肾功能逐渐受损,但这些异常主要是根据不同的发病年龄、疾病进展速度以及肾外表现的差异来进行区分。

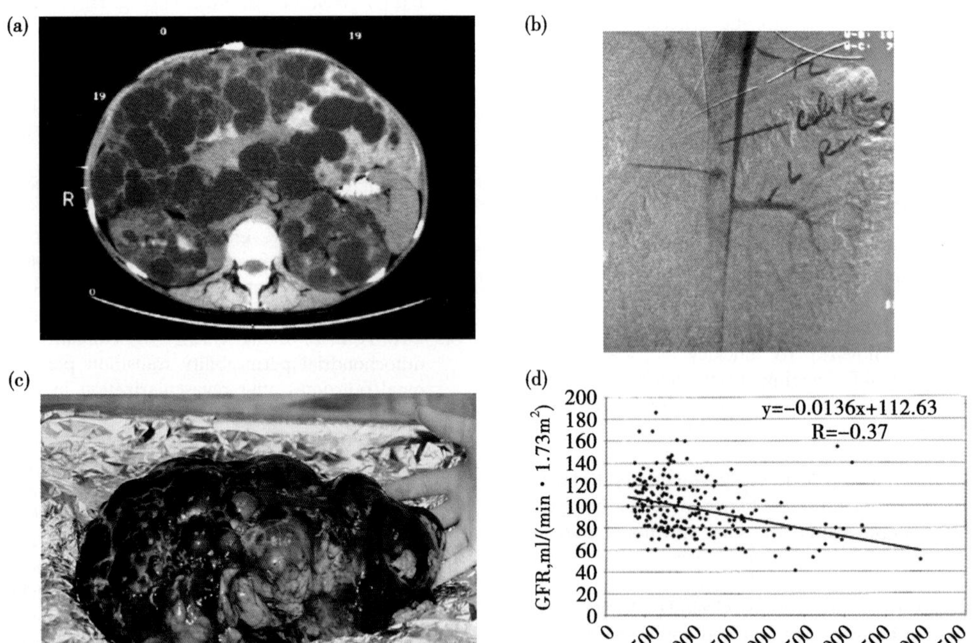

图40.1　ADPKD的临床特点。(a)患有严重多囊肝和多囊肾的40岁女性CT扫描图像。此病例强调女性多囊肝患者的病情比男性严重。(b)27岁男性患者的动脉造影图。该患者出现胸背部剧烈疼痛并发现有夹层动脉瘤,之前有ADPKD、高血压及蛛网膜下腔出血史。造影剂位于假腔中(箭头所指处)。这是个可能与ADPKD有关的血管异常的极端病例。(c)典型的ADPKD肾脏。膨出的液性囊肿使肾脏结构严重变形,并且有多个囊肿出血。正常的肾脏大小约200g,长10.2~12.7cm。作者见过的最大ADPKD肾脏重达20kg。(d)ADPKD中GFR与体积的关系。CRISP研究中241例参与者的基线GFR与年龄校正的平均肾脏体积间的关系。来源:(*C*)*Adapted from Reference*[3] *and used with the permission of Elsevier.* (*D*)*From Reference*[12] *and used with permission from Elsevier*

常染色体显性多囊肾病(autosomal dominant polycystic kidney disease,ADPKD;MIM 173900)的特点是与年龄相关的双肾多个囊肿形成,同时伴有多种肾外表现。后者不仅包括肝胆管、胰腺管、精囊及蛛网膜囊肿,还存在非囊肿性表现,如颅内动脉瘤和扩张、主动脉根瘤和扩张、二尖瓣脱垂以及腹壁疝[1](图40.1)。不伴有肾囊肿的常染色体显性多囊肝病(autosomal dominant polycystic liver disease without kidney cysts,ADPLD;MIM 174050)是一种遗传不同但病理生理相关的疾病[4]。

常染色体隐性多囊肾病(autosomal recessive polycystic kidney disease,ARPKD;MIM 263200)是一种严重的、典型早期发病的囊肿性疾病,主要累及肾脏和胆道。受累患者出现的一系列临床表现取决于发病年龄[5]。观察发现,ARPKD的基本缺陷为肾脏集合管和肝内胆管异常(图40.2和图40.3)。

人类多囊性疾病发病机制方面取得的重大进展包括:突变基因的发现,并通过定位克隆方法表达出其新型蛋白产物[7];多重体细胞突变与ADPKD分子发病机制有关[8],且发现多种类似ARPKD肾脏表现的隐性遗传性疾病;随着研究重点不仅仅局限于肾脏囊肿性疾病,而是整个广泛的生物进程,曾被忽视的细胞器——初级纤毛进入人们的眼帘[9]。这些特殊进展再加上科学领域上更广泛的兴趣和研究,提高了对临床疾病及其变化的理解,并对患者进行了早期靶向治疗的临床试验。然而,延缓或阻止疾病进展的靶向治疗仍在进行中。

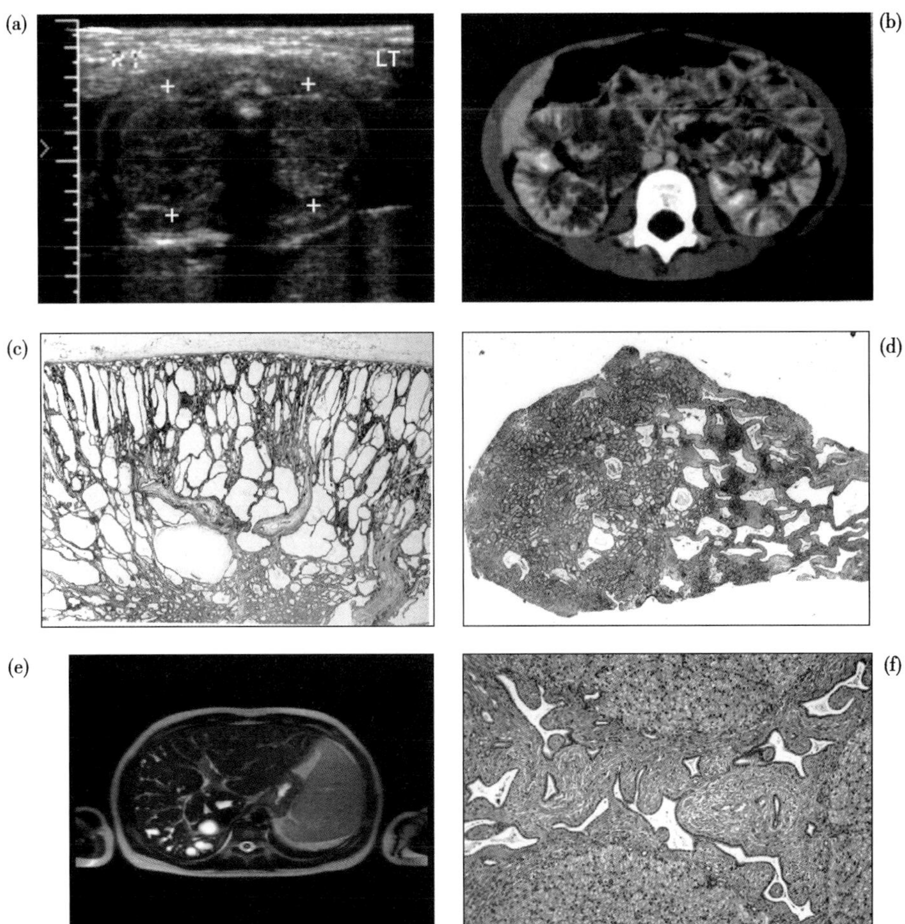

图40.2 ARPKD相关的影像学检查结果及病理特点。(a)新生儿超声检查显示肾脏肿大及回声增强。(b)增强CT显示有症状的4岁女孩肾脏条纹状改变以及皮髓质对比剂停留时间延长。(c)光镜:来自1岁ARPKD患儿的肾脏显示髓质个别囊肿形成和集合管扩张,H&E×10。(d)光镜:迟发性ARPKD肾脏伴有明显的髓质导管扩张,H&E×10。(e)8岁男孩的腹部冠状位T2加权成像显示肝内胆道系统呈囊状或梭形明显扩张。(f)光镜:先天性肝纤维化伴门脉区广泛纤维化,胆管扩张、迂曲,以及门静脉发育不全,H&E×40

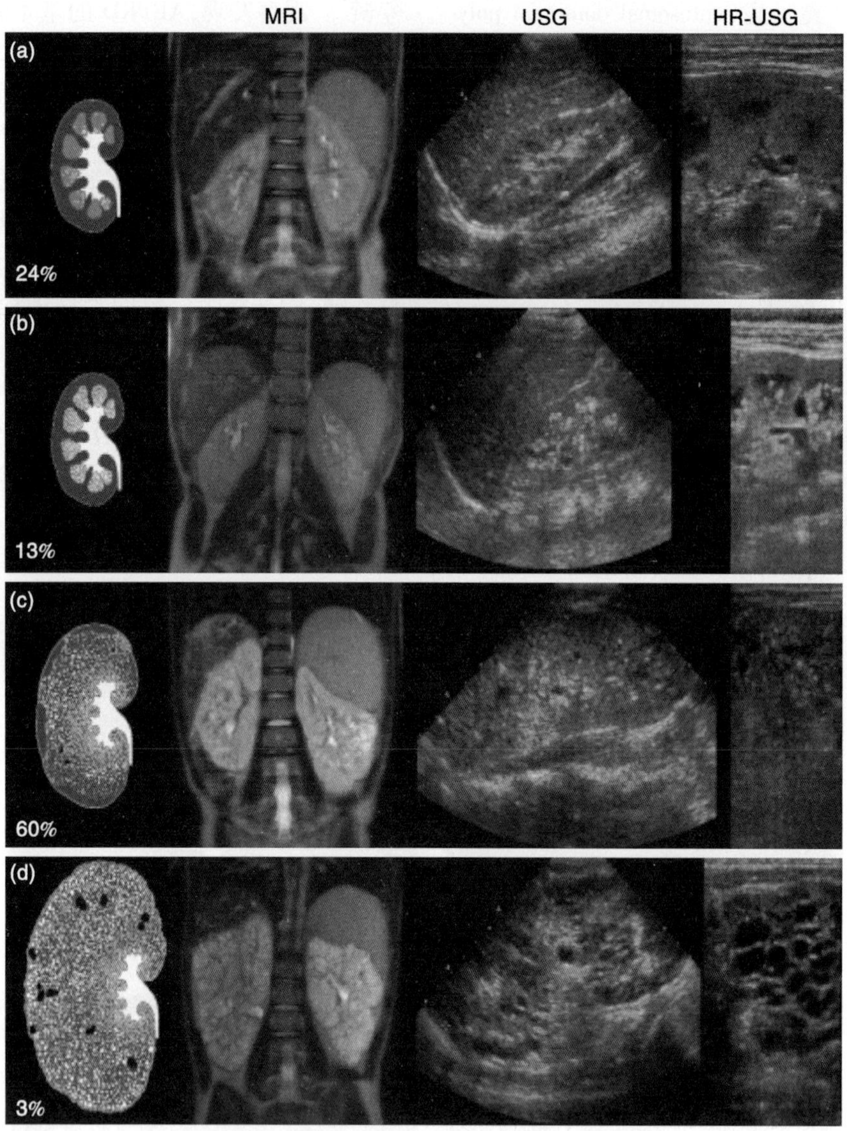

图 40. 3　ARPKD 的异常肾脏影像图。通过艺术表现、MRI、标准超声（standard ultrasound, USG）和高分辨率超声（high-resolution ultrasound, HR-USG）影像显示了 62 例 ARPKD 患者的异常肾脏情况。百分比代表每种类型在人群中所占的比例。（a）肾脏大小正常但伴有髓质高回声影和一些可见的扩张导管。（b）肾脏轻度增大，合并更大范围的髓质高回声影和扩张导管，皮质保留。（c）肾脏增大合并弥漫性高回声影和导管扩张，只有部分皮质保留和少数巨大囊肿

病 理 生 理

ADPKD

疾病的分子基础

ADPKD 中 *PKD1* 突变约占 85%，*PKD2* 突变占 15%[7]。其中 *PKD1* 突变更常见，这是由于 *PKD1* 比 *PKD2* 基因大得多且其序列更易突变。DNA 检测方法能识别出多达 85% 的受累患者[10]。在所有病例中新生突变占 10%，然而不止一项研究认为这个比例应更低[11]。*PKD1* 的高突变性可能解释了为何 *PKD1* 新生突变比 *PKD2* 更频繁、为何 *PKD1* 独家突变（即独特的单一家族）比 *PKD2* 更丰富[13,14]。

ADPKD 的一个特点是其临床差异性。即使是在同一个家族里，肾外表现形式及肝囊肿和肾脏病的严重程度可显著不同。个体差异可能是最具戏剧性的，这是由于有的 PKD 患者肾脏及胆道只有一小部分形成囊肿（图 40. 4）。正是这个特性为疾病的分子基础提供了线索。尽管该疾病以常染色体显性遗传为特

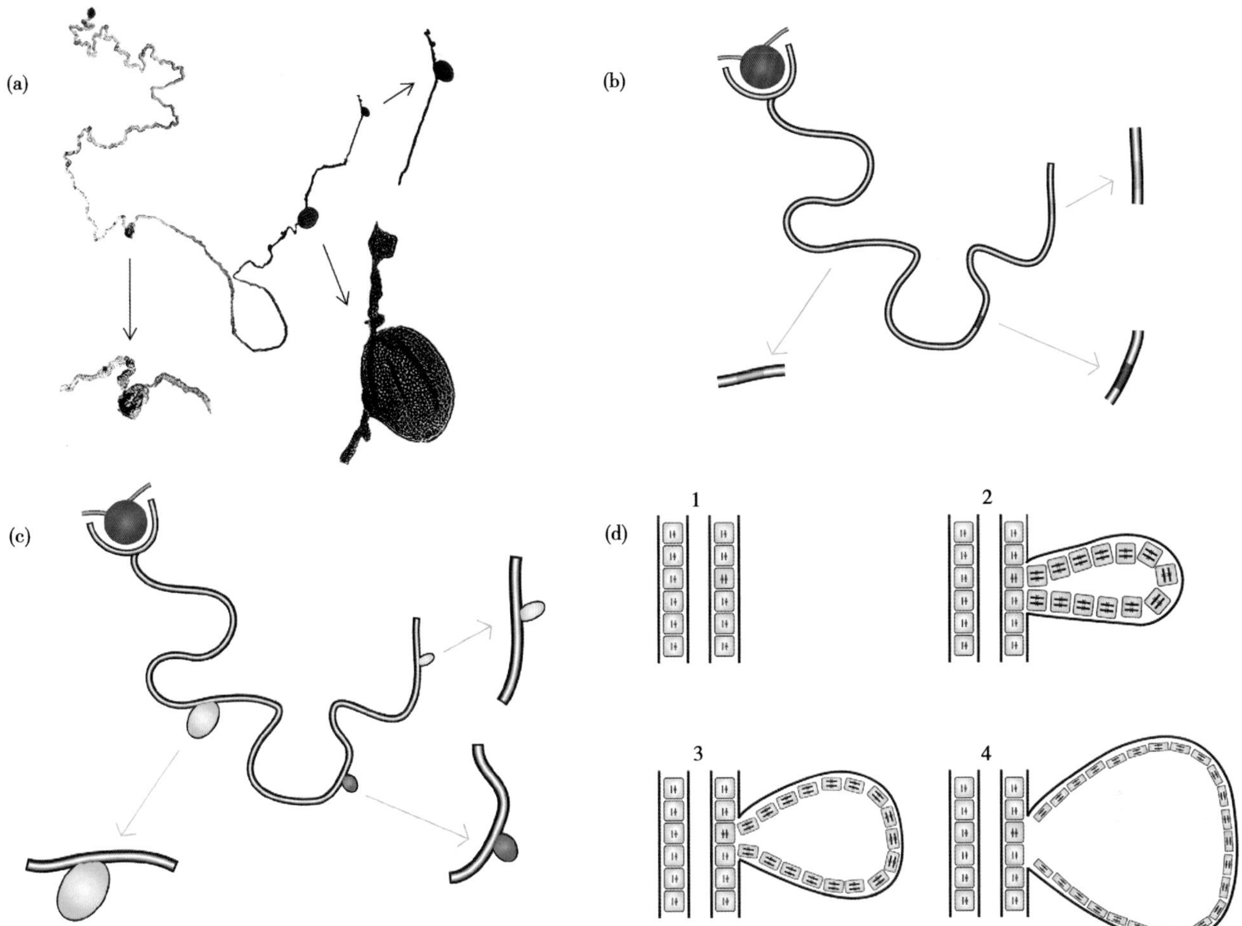

图 40.4 ADPKD 囊肿为局灶性。对 30 岁 ADPKD 早期女性患者的肾单位进行显微切割。(a)组织切片包含一个肾小球、近端小管和髓襻,并发现有三个小囊肿。该精致的研究清楚显示所有部位的肾单位和集合管局部突起形成囊肿(但最初是与肾单位相连[14])。(b)相同肾单位在囊肿形成前的示意图。彩色区域表示将会发生体细胞突变及出现囊肿的小管上皮细胞位置。(c)遭受"二次打击"的肾单位细胞开始出现克隆性扩增。(d)图示预测了"二次打击"后囊肿出现和生长的不同阶段。首先是体细胞突变,导致之前正常的等位基因活性下降(1)。"二次打击"激活了克隆性扩增的生长通路(2)。随着克隆性扩增,细胞开始变得扁平,最后这些细胞从小管上夹断,并丢失一些肾单位节段的特殊组分(3,4)。来源:*Adapted from Reference*[14] *and used with the permission of Macmillan Publishers Ltd.*

点,但它在细胞水平上是隐性遗传的[8]。换句话说,ADPKD 是一种遗传性"二次打击"疾病,类似于抑癌基因如 *Rb*(视网膜母细胞瘤)。只有当两个基因副本均发生突变时才会形成囊肿。

ADPKD 的分子隐性性质表明 *PKD1* 和 *PKD2* 突变使两者各自的基因功能降低。这个观察结果可通过一个阈值模型来解释囊肿的发生[16-18](图 40.5)。种系突变及获得性突变降低了 PKD 基因的活力,使其低于阈值,在这些作用的共同影响下囊肿形成。目前,细胞的阈值尚不清楚,但可能随肾单位节段的不同而不同,甚至可能因不同发展阶段、其他基因或细胞因素的作用而随着时间发生变化。通过改变上游或下游关键因子的活力、基因修饰或其他刺激亦能使阈值变化[18]。

根据这些信息,可以解释很多临床观察到的差异性。发生个体内差异是因为只有 PKD 基因功能低于阈值的这些细胞才能形成囊肿。在某种程度上,家族内差异也能用同样的机制来解释。体细胞突变是一个随机的过程,并根据二次打击的时间、部位及频率来决定疾病的严重程度。一旦突破阈值,家族内其他基因修饰位点的随机隔离也能改变囊肿发生的阈值、囊肿生长或囊液分泌的速度[18]。家族内差异一般能通过种系突变特性来解释。特别严重的种系突变家族更有可能出现更加严重的临床疾病。相反地,*PKD2* 种系突变的家族发生严重疾病通常比 *PKD1* 突变少,这可能是因为 *PKD2* 较不容易发生突变[19]。修饰位点的变异体可能也发挥了作用[20]。

随着年龄的增加,普通人群单纯性肾囊肿的发病因素中,相同"二次打击"过程所占比例较高。然而并

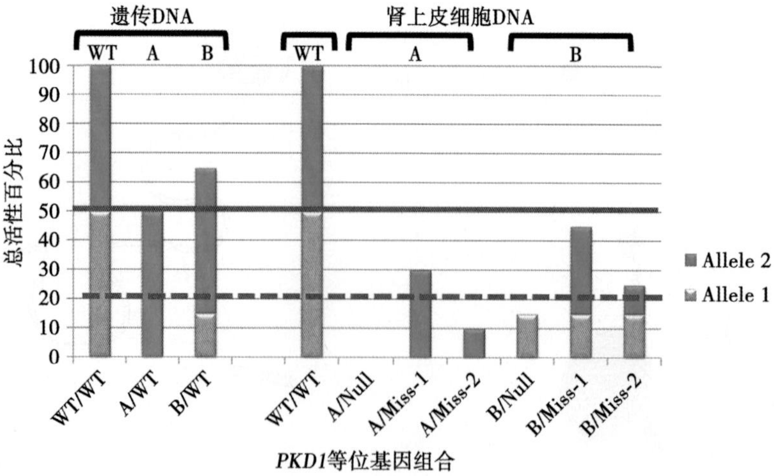

图 40.5 通过阈值模型预测抑制囊肿形成所必需的 PC1(或 PC2)临界水平。研究认为 A、B 两个体种系、遗传突变的不同对各自突变的 *PKD1* 亲代等位基因的影响不同。A. 种系突变可导致来自亲代等位基因(等位基因 1)的 *PKD1* 功能完全缺失。这使得突变型和野生型 *PKD1* 基因的结合活性起点为 50%(基因组 DNA)。B. 种系突变是一种错义改变,能使突变的亲代 *PKD1* 等位基因(等位基因 1)活性减少 70%,最终导致细胞总的 *PKD1* 活性降为 65%。在此例中,实线表示携带未突变的 *PKD1* 杂合基因的个体,其 *PKD1* 功能活性的最大值为 50%,而刺激囊肿形成的阈值低于 20%(虚线处)。图右边的样品来自同一人群的肾小管上皮细胞。A、B 两个体展示了三种获得性特异突变的"细胞"。"Miss1"和"Miss2"分别代表等位基因功能减少至正常(NL)的 60% 和 20% 的两种获得性错义突变。"Null"代表获得性完全失活突变(等位基因 2)。在此例中,A 有两个样品低于 20% 阈值。相比之下,B 只有 1 个样品低于 20%。综上所示,多个种系突变的人群更可能出现严重的囊肿性疾病,因为较多获得性突变类型将使总基因活性减少至阈值之下

没有研究能直接证明以下理论:多数细胞长期(一生)处于危险之中(所有肾小管上皮细胞)、明确的体细胞基因位点的不稳定性使 *PKD1* 或 *PKD2* 二次体细胞打击的可能性增大。

病理

对疾病病理学的充分了解,可以在从确诊到进入终末期肾脏病(end-stage renal disease,ESRD)的几十年间,为治疗提供充足的机会。可以确定的是,细胞增殖及囊液分泌的增加、正常肾实质的减少是导致肾功能减退的共同关键因素。疾病的遗传起源提供了一个独特的机会来确定这些特性相关的信号通路变化,因此近二十年来的研究重点大多是了解 *PKD1* 或 *PKD2* 缺失是如何引起这些变化的。有了这两个基因,研究者们从组织和细胞培养水平描绘了蛋白的特性,并且已经建立了可靠的基因小鼠模型,该模型概括了疾病很多方面,同时也发现了新的、未知的蛋白功能。关于该主题是一个飞速发展的学科,比较全面的综述超出了此章节的范畴,对具体内容感兴趣的读者请参考近期的综述[16,21-23]。

PKD1 基因编码的蛋白产物称为多囊蛋白 1(polycystin-1,PC1),是一种膜受体,而 *PKD2* 编码的多囊蛋白 2(polycystic-2,PC2)是一种非选择性钙离子通道,两者共同组成细胞表面的受体-通道复合物[16,21-24]。该复合物定位于初级纤毛,后者是一种突出于多数细胞顶端表面、由微管构成的细胞器,其主要功能是作为细胞环境感受器及信号细胞器官。初级纤毛是参与囊肿形成的一个重要角色。几乎每个囊肿蛋白(在人类或其他种属中能导致肾囊肿性疾病发生的突变基因所编码的蛋白)均位于初级纤毛,或相关蛋白可调节初级纤毛的结构和功能(图 40.5)。

直到近期才通过标准模型发现初级纤毛抑制囊肿形成的正常信号通路,且纤毛上的 PC1/PC2 复合物在此过程中发挥了重要作用。一般认为多囊蛋白复合物的功能是作为一种液流感受器,促进细胞内钙离子库的释放并调控其他信号通路[25,26]。近期一项小鼠研究发现了纤毛功能与 PC1/PC2 复合物间意外的错综复杂关系。特别是,随着环境的不同初级纤毛相关信号通路既能抑制又能促进囊肿生长[27],这可能将使得初级纤毛信号相关的治疗途径复杂化。

PC1/PC2 复合物被认为在调控细胞生长、囊液分泌及小管形态等相关信号通路上起着级联放大的作

用。一些通路与 PC1 或 PC2 直接结合，如 mTORC1、经典和非经典 WNT、JAK-STAT 及异三聚体 G 蛋白，但在功能的重要性方面尚未达成共识。通常认为钙离子第二信使通路是多囊蛋白重要的下游直接靶标，然而这将如何与囊肿性疾病的病理生理联系尚不清楚。

不与 PC1 及 PC2 直接结合的其他多条信号通路也参与疾病的发生。这些通路包括 SRC 激酶、丝裂原活化蛋白激酶/细胞外信号调节激酶（mitogen-activated protein kinase/extracellular regulated kinase，MAPK/ERK）级联以及 cAMP[21,22]。PC1/PC2 活性降低导致的细胞内钙离子浓度改变，可能激活以上这些系统发挥作用。目前已有美国食品与药物管理局（Food and Drug Administration，FDA）批准的靶向治疗药物，因此人们对这些通路相当感兴趣。

cAMP 信号通路具有特别有趣的性质。囊肿上皮细胞中其活性的增高，可能通过 B-Raf/MEK/细胞内信号调控激酶通路促进 CFTR 依赖的囊液分泌及细胞增殖[28,29]。细胞内钙离子活性改变（尤其是囊肿上皮细胞内）可能对 B-Raf 产生影响。当钙离子相关信号通路失调时，通过负反馈作用于对钙离子敏感的磷酸二酯酶和腺苷酸环化酶（分别参与降解和产生 cAMP）以增加 cAMP 水平。

上述观察结果有助于研究者们评估干预 cAMP 使其活性降低后对囊肿生长是否有影响。他们发现，在遗传、饮食及药物的作用下血管加压素-2 受体（vasopressin-2 receptor，V2R）活性降低，囊肿生长减少[22]。由于 cAMP 活性增加也能促进胆管囊肿形成，但无 V2R 表达，因此研究者们推测这可能得益于生长抑素受体的激活，其中生长抑素受体能增加 β 活性、降低 cAMP。一项关于奥曲肽（生长抑素受体激动剂）治疗严重多囊肝患者的初步研究显示，该药物的治疗效果不明显[30]。

最后，近期许多研究表明，代谢相关信号通路的失调在囊肿形成和生长中发挥了一定作用。据报道，PC1 与 tuberin 结合，后者为结节性硬化症基因 2（tuberous sclerosis 2，TSC2）的相关产物，并且是 mTOR 信号通路中已知的一个调控子[31,32]。Menezes 等人在正常及囊肿性小鼠肾脏中进行基因表达和代谢分析发现，代谢相关信号通路可能在囊肿形成的早期阶段发挥重要作用。*Hnf4a* 是代谢相关通路的一个关键调控子，对其进行基因操控能延缓囊肿进展[33]。第三组研究团队在 PKD 小鼠模型的细胞中以及 ADPKD 患者的肾脏组织中发现了糖酵解增加的证据[34]。给予囊肿小鼠 2-脱氧葡萄糖（一种糖酵解抑制剂）治疗后获得了一定效果。

ARPKD

疾病的分子基础

所有典型的 ARPKD 均由 *PKHD1* 基因突变所致，*PKHD1* 定位于 6 号染色体短臂 2 区 1 带 1 亚带至 1 区 2 带之间（p21.1～p12），是一个大小约 500kb 的具有复杂剪接模式的基因[35,36]。目前已确定 ARPKD 是沿 *PKHD1* 基因全长突变的，且发现了多种致病突变类型。至今，ARPKD 突变体数据库（http://www.humgen.rwth-aachen.de）里有超过 300 种致病突变体，其中将近一半是错义突变。所有突变中最常见的是第 3 外显子 c.107C>T（第 36 位蛋氨酸变为苏氨酸）错义突变，约占全部突变位点的 20%[38]。除了在大量无亲属关系的患者上可观察到这种突变外，似乎没有任何突变热点。实际上，大部分突变体都是独一无二的谱系[39]。

目前已开展多项潜在的基因型-基因型相关的 ARPKD 队列研究。鉴于 *PKHD1* 突变多样性，大多数患者是混合杂合子，且很难分辨出任何特定突变位点的功能性作用。尽管如此，一些广义角度的研究已经出现。值得注意的是，带有两种典型截短突变的患者会出现严重表型，导致新生儿死亡。但也有明显例外，比如一例 *PKHD1* 大量缺失的纯合子患儿安全度过了新生儿期[40]。此外，并不是所有错义突变均会有良好结果。合并截短突变或纯合子的大量错义突变会导致严重表型[39]。基因修复可能在疾病表达中发挥重要作用。通过一组存在显著表型变化的家庭得以说明。例如，在 126 个无亲属关系家庭中进行的一项研究发现，20 例亲属的表型广泛不一致（亲属间的围产期死亡率以及能存活至儿童期的比例）[41]。

病理

PKHD1 基因编码的蛋白产物称为纤囊素/多管蛋白（fibrocystin/polyductin，FPC），是一种单次跨膜蛋白，由较长的氨基端胞外段和较短的羧基端胞内段组成，可能拥有多种亚型[36]。在成人组织中，FPC 主要表达于肾脏（集合管和髓袢升支粗段为主）、肝脏（位于胆管）以及胰腺[42]。有趣的是，在胎儿发育过程中发现，*PKHD1* 在神经管、支气管、原肠、早期输尿管芽、中肾小管、肾上腺皮质及未成熟肝细胞中广泛表达。在肾小管和胆管上皮细胞中，FPC 定位于顶膜、初级纤

毛、基体[36,42,43]以及有丝分裂纺锤体。整合膜蛋白 FPC 亚型可能是经过 Notch 样蛋白水解过程后产生,其胞外段脱落形成小管腔,羧基端核转位,这可能在下游信号通路中发挥一定作用[45]。

FPC 确切的功能尚不清楚。然而,与其他肝肾纤维囊性疾病[如常染色体显性多囊肾病(autosomal dominant polycystic kidney disease, ADPKD)、常染色体显性小管间质性肾脏病、Meckel、Joubert 及 Bardet-Biedl 综合征]相关的许多蛋白同样定位于初级纤毛或基体(图 40.6)。这提示初级纤毛可能通过一些途径在肾小管结构的发育和维持过程中起重要作用,例如液流感受或平面细胞极性的建立等。ADPKD 相关的多囊蛋白 1 和多囊蛋白 2 相互作用,通过共同的信号通路发挥功能[46]。相反地,FPC 与多囊蛋白 2 相互作用并调控其表达和功能。在 *Pkhd1* 和 ADPKD 基因(*Pkd1* 或 *Pkd2*)均突变的动物研究中发现,该小鼠的囊肿表型比单个基因突变的表型更严重,这表明体内基因之间发生相互作用[47]。

同 ADPKD 一样,在 ARPKD 中 cAMP 信号系统与 mTOR 通路一样被激活[49,50]。然而,将这些研究发现的结果转换到人类临床试验中是很复杂的。但已有研究显示,在 *pck* 小鼠(直系同源的 ARPKD 模型)中靶向激活 cAMP 对延缓囊肿性疾病的进展有一定作用[51],给予 mTOR 抑制剂治疗后并不能影响肾脏和肝脏的疾病进展[52]。而且,有效的人类临床试验设计缺乏非侵入性标记来示踪疾病进展以及评估结果。因此,当前的工作重点是在监管机构可接受的情况下,对实验模型中靶向治疗相关的临床前研究进行优化,以及在人类临床试验中开展非侵入性标记用以评估进展终点。

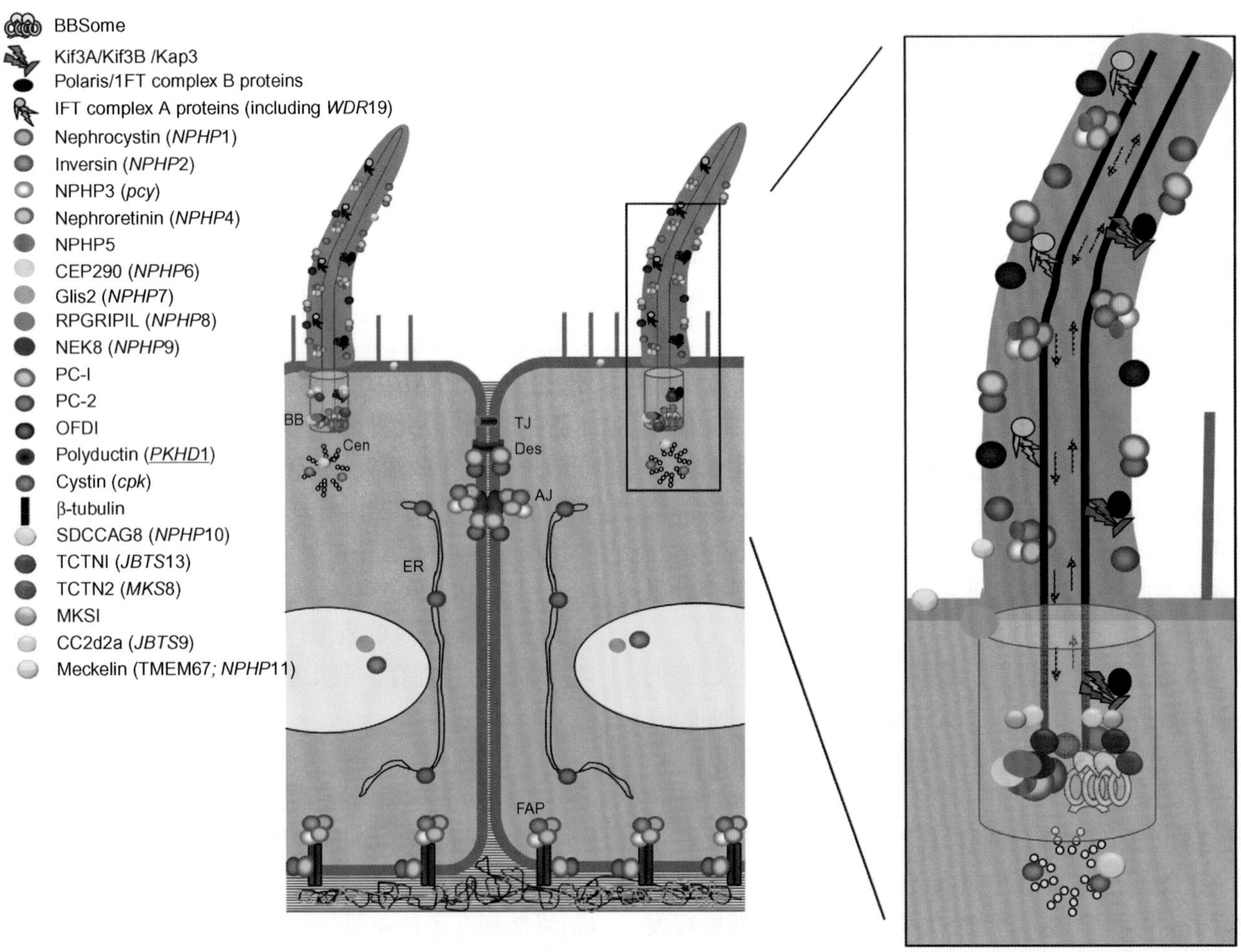

图 40.6 囊肿相关蛋白的亚细胞定位。超过 30 种囊肿相关蛋白定位于初级纤毛-基体复合物(对应图示左上角),但也有很多是位于其他亚细胞区域。据报道,大多数编码这些蛋白的基因突变时可引起人类或啮齿类动物出现纤毛病或囊肿表型。一些基因突变可导致各种条件相关的不同结果[nephronopthisis(NPHP)、Senor-Loken 综合征、Joubert(JBTS)及 Meckel-Gruber(MKS)]。AJ,黏附连接;BB,基体;Cen,中心粒;ER,内质网;FAP,黏着斑;TJ,紧密连接。来源:*Adapted from Reference[17] and used with permission of Elsevier.*

诊 断

ADPKD

ADPKD的诊断主要依赖于肾脏超声检查。超声广泛使用,价格相对经济、患者耐受性好且无毒性。在基因诊断明确的家系中进行大规模队列研究后,制定了疾病的诊断标准(如肾囊肿的数量等)(见表40.1)。诊断阈值与年龄相关,反映了年龄相关的疾病外显率。20世纪90年代确立的最早Ravine标准中,诊断患有典型轻度*PKD2*连锁性疾病的部分已被修改[53,54]。

表40.1 有ADPKD家族史但基因型未知个体的超声诊断及排除标准

年龄分组	诊断标准	阳性预测值(敏感性)	阴性预测值(特异性)
15~29	≥1个肾囊肿	0.966(89.3%)	0.908(97.1%)
	≥2个肾囊肿[a]	0.992(84.8%)	0.877(99.4%)
	≥3个肾囊肿[a]	1.00(81.7%)	0.855(100%)
	每侧肾脏≥2个囊肿	1.00(82.8%)	0.875(100%)
	≥1个肾囊肿	0.94(98%)	0.983(94.8%)
30~39	≥2个肾囊肿[a]	0.979(96.4%)	0.970(98.3%)
	≥3个肾囊肿[a]	1.00(95.5%)	0.964(100%)
	每侧肾脏≥2个囊肿	1.00(90%)	0.948(100%)
	≥1个肾囊肿	0.897(100%)	1.00(93.9%)
40~59	≥2个肾囊肿[a]	0.967(100%)	1.00(98.2%)
	≥3个肾囊肿[a]	0.965(97%)	0.984(98.1%)

改编自Pei等[53]。
PPV,阳性预测值;NPV,阴性预测值;SEN,敏感性;SPEC,特异性。
[a]单侧或双侧肾脏

需要一份详细的家族史对肾囊肿性疾病患者进行评估,指导判断过程并提醒临床医生出现并发症的风险,如颅内动脉瘤。一旦ADPKD家族史被确立,就有了明确的临床管理标准[53,54]。即使临床上有增强影像技术,但相当一部分患者诊断仍不明确。目前,临床医生有两种选择:周期性重复影像检查的临床管理或DNA检测。

ADPKD鉴别诊断

ADPKD最常见的诊断挑战是对缺少家族史的患者进行判断,究竟是单纯性囊肿还是遗传的原因。单纯性囊肿患者的比例随年龄的增大而增加,从小于30岁的百分之几到大于等于70岁的25%。大于等于70岁的这部分人中,通常每个肾脏至少有一个囊肿,但很少超过3个。

偶尔发现个别患者很少或没有肾脏囊肿,但肝囊肿性疾病显著。在许多病例中,其家族史符合常染色体显性遗传特性。这些患者存在常染色体显性多囊肝病,至少是两种不同基因(*PRKCSH*[55]和*SEC63*[56])突变导致的遗传性疾病。然而在临床上难以辨别肝囊肿性疾病与ADPKD,尤其是那些没有发展成为显著肾囊肿性疾病的ADPKD患者。

尽管ADPKD和ARPKD的临床表现常不同,但ARPDK中有一个亚群是儿童晚期成年时期才出现明显的肝病和局灶性肾囊肿性疾病[57]。此外,ADPKD中偶尔也会有先天性肝纤维化的表现[58]。如果影像学检查显示亲生父母临床上均未发病,应怀疑为ARPKD。

许多其他疾病与肾囊肿有关,包括非遗传性和遗传性疾病。那些显性遗传性疾病的肾外表现通常有别于ADPKD(表40.2)。其他肾囊肿性疾病大多数为隐性遗传,因此通过其遗传方式能与ADPKD区分开(表40.3)。

ADPKD基因检测

随着测序技术的进步及成本大幅下跌,DNA检测可能很快成为最有效、明确的诊断方法。但目前仍有

表 40.2 类似 ADPKD 的肾囊肿性疾病

疾病	MIM	基因蛋白	遗传方式	临床特点
单纯性肾囊肿		无	无	肾脏大小正常;孤立性囊肿,60 岁时每侧肾脏的囊肿数通常不超过 4 个
获得性肾囊肿		无	无	其他原因导致 CKD 的患者中常见;肾脏缩小;可进展为肾细胞癌
结节性硬化症	191 100 613 254	*TSC1*,*TSC2* Tuberin 样蛋白 1,Tuberin 样蛋白 2	AD	临床特征多样化:肾脏(血管平滑肌脂肪瘤、肾细胞癌),皮肤(色素脱失斑、面部血管纤维瘤、鲨鱼皮斑、面部纤维样斑块、甲床下纤维瘤),脑(皮质结节、室管膜下结节、室管膜下巨细胞星形细胞瘤、癫痫、智力低下),心(横纹肌瘤、心律失常),肺(淋巴管肌瘤病)
口-面-指综合征Ⅰ型	311 200 300 170	*OFD1* OFD1	X 连锁显性遗传	男性致死;母系遗传。特征性畸形:面部(眼距宽、鼻翼发育不全、小颌畸形、唇裂),口腔(舌裂、舌错构瘤或舌脂肪瘤、牙齿异常、腭裂),指/趾(拇指/趾重复、多指/趾、短指/趾、手指弯曲),脑(智力低下、颅内囊肿、胼胝体发育不全、小脑发育不全伴或不伴 Dandy-Walker 畸形)
常染色体隐性多囊肾病	263 200 606 702	*PKHD1* 纤囊素/多管蛋白	AR	先天性肝纤维化伴脾功能亢进及其他门脉高压表现。很早发病的 ADPKD(1% ~2% 患儿)临床上可能很难与 ARPKD 区分
多囊肝	174 050 608 648 177 060	*PRKCSH*,*SEC63* Ⅱ型糖苷酶,β 亚基 Sec63	AD	年龄相关的无数肝囊肿形成;肾囊肿少见
肾囊肿糖尿病综合征(5 型成人发病型糖尿病)	137 920	*TCF2* HNF1β	AD	胰腺外分泌功能不全和胰腺萎缩;成人发病型糖尿病;泌尿生殖系统异常;高尿酸血症常见;与广泛肾脏畸形相关
Von Hippel Lindau 综合征	193 300 608 537	*VHL* VHL	AD	嗜铬细胞瘤、乳头状囊腺瘤、肾脏肿瘤及肾细胞癌、视网膜及中枢神经系统血管母细胞瘤

MIM,人类孟德尔遗传;AD,常染色体显性;AR,常染色体隐性

表 40.3 肝肾纤维囊性病

疾病名称	致病基因	肾脏疾病	肝脏疾病	相关特点
ARPKD	*PKHD1*	集合管扩张	先天性肝纤维化;Caroli 病	发育迟缓
ADPKD	*PKD1*;*PKD2*	全部肾单位出现囊肿	胆管囊肿;先天性肝纤维化	儿童病变轻
常染色体显性小管间质性肾脏病	*NPHP1-NPHP15*	皮髓质交界处囊肿形成	先天性肝纤维化	毯层-视网膜变性;内脏反位
Joubert 综合征	*JBTS1-JBTS20*	囊肿性发育不良;NPHP	先天性肝纤维化;Caroli 病	小脑蚓部发育不全合并间歇性喘息;眼球运动异常;智力低下

续表

疾病名称	致病基因	肾脏疾病	肝脏疾病	相关特点
Bardet-Biedl 综合征	*BBS1-BBS15*	囊肿性发育不良;NPHP	先天性肝纤维化	视网膜变性;肥胖;轴后多指(趾)症;男性性腺功能减退;智力低下
Meckel-Gruber 综合征	*MKS1-MKS10*	囊肿性发育不良	先天性肝纤维化	枕部脑膨出;多指(趾)畸形
口-面-指综合征Ⅰ型	*OFD1*	肾小球囊肿	先天性肝纤维化(少见)	面部、口腔及手指畸形
肾小球囊性病	*PKD1*;*HNF1B*(*TCF2*);*UMOD*	肾脏增大、正常或发育不良	先天性肝纤维化(合并 *PKD1* 突变)	糖尿病;高尿酸血症
Jeune 综合征(窒息性胸骨发育不良)	*IFT80*(*ATD2*),*DYNC2H1*(*ATD3*),*ATD1*,*ATD4*,*ATD5*	囊肿性发育不良	先天性肝纤维化;Caroli 病	身材矮小;骨骼发育不良;胸廓狭窄;四肢短小;多指(趾)畸形;骨盆发育不全
肾-肝-胰发育不良	*NPHP3*	囊肿性发育不良	肝内胆管发育不全	胰腺囊肿、发育不良和(或)纤维化;脾脏异常;内脏反位
Zellweger 综合征	*PEX1-3*;*5-6*;*10-11*;*13*;*14*;*16*;*19*;*26*	肾皮质小囊肿形成	肝内胆管发育不全	张力减退;癫痫;髌骶体发育不全;特殊面容;骨骼异常;新生儿死亡

Adapted from Somlo and Guay-Woodford[23].

许多问题需要注意。多种 *PKD1* 同源基因(如假基因)的序列与 *PKD1* 几乎相同。必须从其实际基因中区分出这些序列[10]。因此,在测序之前需通过多个浓缩步骤分离出 *PKD1* 特异性基因片段[59]。在可预见的未来,这将使得 *PKD1* 的 DNA 检测更具技术挑战性。

其次,更具临床相关性的是通过 DNA 检测来识别感兴趣的突变基因序列,这是一种可靠的方法,但它对这些序列变化引起的致病潜能预测效果较差。而分子诊断技术在预测突变产生的截短蛋白或蛋白缺失方面较为容易。然而根据预测,约半数病例的错义突变是由氨基酸改变、小的框内缺失或无突变体产生所导致[13,14]。即使是利用现在的生物信息技术仍不清楚这些突变体的致病性,且最终的 DNA 诊断也不可能做到。

当前的 DAN 检测技术面临的最后一个挑战是此方法并不是一种很好的预测工具。虽然确定的突变类型与更严重的疾病有统计相关性(例如 *PKD1* 突变;截短突变,尤其是在 *PKD1* 的 5'端附近),但仍有相当大的异质性,并且这些信息作为咨询用途具有局限性[60]。

虽然有局限性,但在一些情况下 DNA 诊断可能是最佳的方法,特别是在移植过程中。对于年轻捐献者,影像学研究可能产生非诊断性结果。因此,一些移植中心利用 DNA 检测技术帮助其指导决策[61]。在此种情况下,首先检测接受者明确突变,如为阳性,就直接检测捐献者以确定是否有突变存在。

此外,1% ~2% ADPKD 患儿发病很早,临床上可能很难与 ARPKD 区分[62]。这些严重的 ADPKD 病例可因 *PKD1* 和其他导致囊肿性肾脏病的亚效等位基因(限制性功能缺失)共同突变导致[63]。因此,应考虑利用基因检测来评估其他"致囊基因"对疾病临床表现的影响。

ADPKD 高危个体的诊断性筛查

在缺乏 PKD 靶向治疗的情况下,开发一项特异性诊断并不能带来直接效益,因此对无症状性高危个体通常采取保守的方法。但该方法因不同健康医疗体系而有所不同。相比之下,美国临床医生只有在高危个体出现症状后才会开始监测血压和开展诊断性研究。然而,对无症状性个体进行诊断性筛查时仍有一些问题需要注意。特殊情况包括:参加高强度的接触性运动、有 ADPKD 和动脉瘤家族史的个体，以及有兴趣为患病家人捐献器官的人。

对无症状性儿童（尤其是年龄小于 5 岁）进行诊断性筛查具有争议性，这是由于超声检查的灵敏度有限[64]，而且筛查无症状性未成年人可能引起论理问题。肾脏影像学检查主要用于合并高血压、血尿和（或）蛋白尿的高危儿童。但不建议在儿童期对疾病的肾外表现进行筛查。

必须根据个体或家族的特异性状况来决定何时及如何对无症状性个体进行筛查。对绝大多数人而言，早期诊断的利大于弊，因此有效的针对性治疗可能会改变这一决策过程。

ARPKD

影像学

ARPKD 通常是在常规产前超声检查时发现的。胎儿的表征包括肾脏对称性增大并出现回声（由多个微小囊肿引起），以及皮髓质分化异常导致的髓质回声增强[65]（图 40.2 和图 40.3）。有时也能看到个别囊肿[66]。因胎儿尿液排出减少，可能会出现羊水过少[5,65]。然而值得注意的是，可能由于妊娠中晚期才能观察到异常，有的胎儿甚至到出生后才出现严重的表型，因此超声检查结果正常并不能完全排除 ARPKD 诊断[5,65,67]。此外，是否存在羊水过少并不总是与疾病严重性或肺功能不全程度相关[67]。ARPDK 属于肝肾纤维囊性病中的一种[68]（见图 40.3）。然而大多数这些疾病的特点都是在胎儿和新生儿中出现肾脏增大及回声，并能通过超声检查出来[64]。子宫里 ARPKD 肾脏回声增强，并出现皮髓质分化减少的高回声现象。利用高分辨率超声可能会发现扩张的集合管。相反地，子宫里 ADPKD 肾脏表现为轻度增大、皮质回声增强，以及皮髓质分化增加导致的髓质相对低回声[69]。与 ADPKD 不同，ARPKD 患儿的肾脏大小通常在 1 ~2 岁时达到峰值，接着相对于体型逐渐变小，4 ~5 岁时保持稳定[23]。随着患者的年龄增大，弥漫性小囊肿（直径小于 2cm）导致髓质区回声增强。这些囊肿及进行性纤维化能引起正常肾脏轮廓发生改变，使得较为年长的 ARPKD 患儿误诊为 ADPKD[70]。增强 CT 能有效描绘出这些患儿的肾脏结构。据报道，分别有 25% 和 50% 的 ARPKD 患者出现双侧肾盂肾盏扩张及肾脏钙化[57,71]。若成人患者仅表现为髓质扩张，这种囊性改变可能易与髓质海绵肾相混淆（见图 40.3）。

肝脏大小可能正常或增大，回声通常低于肾脏。显著的肝内胆管扩张提示可能伴有 Caroli 综合征。随着年龄的增长肝门纤维化逐渐进展，并且稍年长儿童的超声检查常显示肝脾肿大及肝回声增强[72,73]。

ARPKD 基因检测

20 世纪 90 年代中期 ARPKD 基因位点的映射带来了单体型（连锁）基因诊断分析，DNA 由先前的一例患儿提供，并且其父母的 DNA 亦可供使用。

可以通过直接 DNA 测序识别 *PKHD1* 来进行诊断。近期研究发现[23]，突变等位基因的检出率为 42% ~87%。约 95% 患者被检测出至少有一种 *PKHD1* 突变。然而，根据测序结果来提供明确的预后信息仍是个挑战。同时存在两种截短突变一般不能存活，而其他突变类型的临床结果很难预测。值得注意的是，*PKHD1* 突变中约 42% ~45% 为错义突变。临床基因检测实验室（GeneTests 有总结，www. genetests. org）提供全部编码区直接测序，且预期突变检出率与近期研究报道相似（约 80%）。但直接测序并不能检测出所有突变体（例如，非编码外显子、启动子或调控区）。一些实验室也能通过多重连接依赖式探针扩增（multiplex ligation-dependent probe amplification，MLPA）检测大片段缺失或基因组重排[40]。对超过一例患儿的家庭而言，没有或只有一种 *PKHD1* 突变时，单体型分析仍是个有价值的方法[74]。

多种其他疾病的临床表现与 ARPKD 类似，是 ARPKD 分子诊断的另一难题。例如，ADPKD 基因（*PKD1* 和 *PKD2*）突变的患者也能出现很难与 ARPKD 辨别的早发性肾囊肿。此外，许多其他肝肾纤维性疾病（表 40.3）的临床表现与 ARPKD 重叠。

因此，临床医生首先应考虑是否采用单基因检测技术来检测 ARPKD 或与之临床相似的其他疾病。可能由于技术问题导致约 15% ARPKD 患者未发现突变，若 ARPKD 检查结果阴性或不确定，则该患者可能属于此类患者，或可能为表型相似但遗传学完全不同的疾病。

随着下一代 DNA 测序技术的进步，该检测难题可能很快就会被解决，它能在一次检测中同时评估多个感兴趣的基因。对肾囊肿患者而言，这是一种强有力的诊断和鉴别诊断方法，可以进行推广[75]。

胚胎植入前遗传学诊断

胚胎植入前遗传学诊断（pre-implantation genetic diagnosis，PGD）可为之前已怀有一个严重 ARPKD 患

儿的家庭提供另一种产前诊断方法。首先需要明确*PKHD1*突变来自父母,接着夫妻双方进行体外受精。然后将形成的胚胎组织活检,取1~2个胚胎细胞进行基因检测[76]。PGD能指导高危家庭生育不患病胎儿[77,78]。

管理和治疗

最好是采取一种双管齐下的方法对PKD患者进行临床管理。一方面旨在延缓或抑制囊肿生长,另一方面是对疾病并发症的管理。虽然正在进行的临床试验主要针对有效的治疗靶标,但目前的标准管理侧重于后者。本章节首先考虑可能改变疾病进程的治疗现状,接着回顾ADPKD和ARPKD患者的症状管理。

延缓疾病进展

PKD基因的发现以及可靠的基因小鼠模型的建立,为了解疾病病理学提供了重要依据。有确凿证据表明,细胞增殖是疾病发生的关键步骤。因此,如果能让囊肿上皮细胞停止分裂,也许就能抑制囊肿增大。但ADPKD进展缓慢的特性为其治疗带来了真正挑战。虽然ARPKD早期发病情况各不相同,但病情变化同样令人苦恼。由于可能需要几十年的时间来治疗,因此治疗上必须能够选择性抑制囊肿上皮细胞并且具有最小脱靶效应。

除了生理方面的障碍,设计一项测量临床显著变化结果的药效量表相关的临床试验研究同样具有挑战性。通常可接受的PKD研究终点(S[Cr]或ESRD)发生非常晚,一般在大部分肾脏结构被破坏之后。普遍认为,在疾病进展过程中需尽早评估治疗方案。目前面临的主要挑战是明确临床试验的研究终点。

根据NIH赞助的CRISP研究结果,肾脏总体积(total kidney volume,TKV)作为ADPKD进展的早期预测指标目前已被广泛接受,然而合适的预测ARPKD的标记物尚不清楚[2,79]。通过重复性好的MRI成像和肾功能相关指标,使这个正在进行的纵向研究能更好地描绘出肾脏体积及其增长速度[2]。研究发现虽然肾脏(或囊肿)体积与基线肾功能之间的变化呈不完全反比关系(图40.1),但能表明与最大肾囊体积相关的功能进展变化。近期许多试验将TKV作为疾病进展的指标。

两项随机、对照、盲法研究检测了雷帕霉素类似物在ADPKD中的作用[80,81]。第一项研究是在肾功能良好的患者中使用该药物,另一项研究则是针对肾功能恶化的患者,两项研究中出现药物副作用的几率均较高。第一项研究表明,雷帕霉素类似物对肾脏体积或肾功能无改善作用。第二项研究发现试验组的肾脏体积维持较好,但肾功能则没有维持好,这意味着体积与功能间的变化可能不相关[81]。

近期一项大规模随机、对照、盲法研究是在肾功能良好但有疾病进展风险的预选患者中应用托伐普坦,这是一种血管加压素受体拮抗剂[82]。托伐普坦能减缓囊肿生长速度,且对肾功能有一定的积极作用,服用托伐普坦后患者严重疼痛的程度和次数减少。这些鼓舞人心的结果是研究随访满3年后才观察到的,然而并不确定这些获益是否能维持多年,尤其是在近期的啮齿类动物模型研究发现,这些获益随着时间逐渐减少[83,84]。另一个情况是,少数但相当一部分服用托伐普坦的患者出现肝酶异常。最后由于药物副作用的关系,试验组(安慰剂比率的两倍)有将近四分之一的患者退出研究。根据这些数据,FDA最近未批准托伐普坦用于治疗PKD,需等待进一步评估[85]。

虽然这些初步结果并不满意,但研究数据表明设计良好的进一步靶向治疗研究可能会对疾病产生积极影响。

对症处理:ADPKD

大多数ADPKD患者在生活中并无症状,仅有间断性临床问题。疾病管理重在五大方面处理。

高血压和心血管健康

大部分PKD患者伴有高血压,但更多患者将进展为ESRD。心血管疾病(cardiovascular disease,CVD)是导致患者死亡的主要因素。因此,PKD患者的处理首要是控制血压及标准心血管危险因素的管理。目前尚无预防或治疗CVD的相关建议。ACEIs或ARBs是治疗ADPKD高血压患者的主要药物,其治疗目标与其他高血压患者一致[19]。

感染

虽然大部分感染容易治疗,但囊肿感染的诊断和治疗特别困难。影像学检查有时能帮助诊断,但通常情况下持续性发热或高度临床怀疑是囊肿感染存在的唯一线索[86]。能很好渗透囊壁的抗生素包括复方新诺明、氟喹诺酮类、克林霉素、万古霉素及甲硝唑。

腰腹部疼痛

腰腹部疼痛的评估及管理可能是个挑战[87,88]。急性发作的诊断除考虑与一般人群引起的原因一致外，还包括囊肿破裂、囊肿感染、肾结石、囊肿出血、憩室炎。治疗上主要针对潜在因素。但更令人苦恼的是慢性疼痛，其发生与肾脏大小的相关性较弱。如同大多数其他类型的慢性疼痛一样，ADPKD 患者中此种症状难以处理。排除急性事件后，优先考虑使用非麻醉性治疗方法。多组研究报道，针刺法及其他非药物疗法可以缓解痛苦。尽早将患者转诊给疼痛管理专家可能也有一定的帮助。

动脉瘤筛查

据报道，ADPKD 患者中颅内动脉瘤（intracranial aneurysms，ICA）发生率是一般人群的 2～5 倍甚至更高，是最可怕的肾外表现之一[23]。其发病年龄较一般人群早，并且在动脉瘤直径较小的时候便可发生破裂。有时无症状患者只有在 ICA 破裂时才会出现症状[89]。幸运的是，只有一小部分（约 8%）PKD 患者存在这个问题。标准做法是对一小部分人群进行筛查。这些人包括有 ICA 相关症状、有 ICA 和 PKD 家族史、曾有 ICA 破裂史、突发灾难性事件可能影响很多人生命的高危职业（如商用飞机飞行员）或那些因不确定因素影响生活质量的人。

咨询

对患者及其医疗人员而言，遗传性疾病具有特殊挑战性。另一方面，他们为无症状的早期诊断提供了机会，在并发症出现之前进行干预。然而对一些人来说，患遗传性疾病后，未来都是不幸的。部分健康医疗人员的角色是对患者和家属进行疾病及其自然史宣教，并提供治疗。必须根据具体情况提供咨询，但共同主题一般包括解释遗传风险和基因检测、何时检测、分享其他家族成员的信息及预后。

对症处理：ARPKD

预估的 ARPKD 患儿围产期死亡率约 30%，主要原因是呼吸系统损伤。据报道第一个月能存活下来的患儿，其一年存活率高达 92%～95%[5,41]。临床管理主要集中在关键方面的处理。

新生儿肺发育不全

虽然需要机械通气的这部分婴儿不能明确，但新生儿肺发育不全是导致呼吸系统损伤及新生儿死亡的主要原因[90]。气胸也是一种相对常见并发症。积极的管理措施包括单侧或双侧肾脏切除以改善通气及营养。单侧肾脏切除能避免立即进行透析。然而，单侧肾切除未必能让肾脏明显增大的婴儿充分减压。目前并没有最佳的治疗方法，只是有些个案报道及个案系列能提供有限证据。

肾功能

大多数 ARPKD 患者进展为终末期肾脏病（ESRD），但是进入的年龄大不相同，这取决于首次发病的年龄。一项队列研究显示，围产期发病的患者中有 25% 在 11 年后需进行肾脏替代治疗（RRT），相比之下，围产期之后发病的患者中只有 25% 直到 32 岁才需进行 RRT[6]。

系统性高血压

多项队列研究显示，ARPKD 患者的高血压发生率为 55%～75%，且在 GFR 下降之前便出现高血压。有趣的是，随着肾功能减退血压也会下降。ARPKD 引起高血压的发病机制尚不清楚，且数据仍存在争议（尤其是关于 RAAS 系统激活的作用）[91]。这一发现也许能解释为什么之前的人类研究中未发现血浆肾素水平增高。ACEI 和 ARBs 是最常使用的治疗药物，并且常需要多种药物联合治疗。

其他肾脏并发症

新生儿中低钠血症的发生率高达 25%，这可能是因为不能最大限度稀释尿液。ARPKD 患儿尿路感染（urinary tract infections，UTI）的风险更高，可能由于尿液淤积在囊泡和扩张的集合管所致。UTIs 在不同队列研究中报道的发病率为 20%～50%，且女性更常见。据报道，稍年长的 ARPKD 患儿中常出现肾脏钙化，可能与低枸橼酸尿症及肾衰竭导致的尿液酸化功能障碍有关[92]。

肝胆系统表现

ARPKD 常伴有先天性肝纤维化，这是胆管板发育缺陷所致。在一部分患者中，进行性门管区纤维化可引起门静脉高压和脾功能亢进、静脉曲张等相关并发症[72]。血小板计数、凝血酶时间以及脾脏体积均与门脉高压严重程度相关[73]。通常肝脏转氨酶正常，而血清碱性磷酸酶及γ-谷氨酰转移酶异常仅见于少部分患者。进行性胆管炎是另一个重要并发症，是导致ARPKD患者尤其是在肾和(或)肝移植术后发病及死亡的主要原因[93]。在一项队列研究中，约7%的长期生存患者需要进行肝脏移植，其主要适应证是严重的门脉高压及复发性胆管炎[5]。ARPKD中肾脏和肝脏疾病严重程度的关系尚不清楚，而大部分研究表明两者之间无显著相关。部分迟发性ARPKD患者仅表现出肝脏相关的疾病表型，而没有或几乎没有肾脏疾病的临床表现。

结　语

多囊肾病是一种多方面的遗传性疾病。2014年春天是*PKD1*基因发现的20周年，并在接下来的几年陆续发现了*PKD2*及*PKHD1*基因。这些发现开启了我们探索PKD发病机制的新纪元，加速了评估疾病与追踪进展的临床工具的发展，并促进了预测预后因素的发现。因此，目前进入了下一个衡量治疗药物的有效性阶段，即通过人类临床试验对关键性致病途径进行严格评估。虽然在最初研究中产生的结果有点好坏参半，但从中建立了令人振奋的理论。在这个理论的基础上，运用新的研究设计方法、更多预测指标，并可能结合靶向治疗药物，未来的临床试验将可能实现明确疾病特异性治疗方法这一最终目的，从而延缓甚至阻止PKD相关的不可阻挡的疾病进程。

(林鹭 译，郁胜强 校)

参考文献

1. Torres VE, Harris PC, Pirson Y. Autosomal dominant polycystic kidney disease. *Lancet* 2007;**369**(9569):1287–301.
2. Chapman AB, Guay-Woodford LM, Grantham JJ, Torres VE, Bae KT, Baumgarten DA, et al. Renal structure in early autosomal-dominant polycystic kidney disease (ADPKD): the Consortium for Radiologic Imaging Studies of Polycystic Kidney Disease (CRISP) cohort. *Kidney Int* 2003;**64**(3):1035–45.
3. Boletta A, Germino GG. Role of polycystins in renal tubulogenesis. *Trends Cell Biol* 2003;**13**(9):484–92.
4. Strazzabosco M, Somlo S. Polycystic liver diseases: congenital disorders of cholangiocyte signaling. *Gastroenterology* 2011;**140**(7):1855–1859.e1.
5. Guay-Woodford LM, Desmond RA. Autosomal recessive polycystic kidney disease: the clinical experience in North America. *Pediatrics* 2003;**111**(5 Pt 1):1072–80.
6. Gunay-Aygun M, Font-Montgomery E, Lukose L, Tuchman M, Graf J, Bryant JC, et al. Correlation of kidney function, volume and imaging findings, and PKHD1 mutations in 73 patients with autosomal recessive polycystic kidney disease. *Clin J Am Soc Nephrol* 2010;**5**(6):972–84.
7. Harris PC. 2008 Homer W. Smith Award: insights into the pathogenesis of polycystic kidney disease from gene discovery. *J Am Soc Nephrol* 2009;**20**(6):1188–98.
8. Qian F, Watnick TJ, Onuchic LF, Germino GG. The molecular basis of focal cyst formation in human autosomal dominant polycystic kidney disease type I. *Cell* 1996;**87**(6):979–87.
9. Pazour GJ, Witman GB. The vertebrate primary cilium is a sensory organelle. *Curr Opin Cell Biol* 2003;**15**(1):105–10.
10. Harris PC, Rossetti S. Molecular diagnostics of ADPKD coming of age. *Clin J Am Soc Nephrol* 2008;**3**(1):1–2.
11. Reed B, McFann K, Kimberling WJ, Pei Y, Gabow PA, Christopher K, et al. Presence of de novo mutations in autosomal dominant polycystic kidney disease patients without family history. *Am J Kidney Dis* 2008;**52**(6):1042–50.
12. Fick-Brosnahan GM, Belz MM, McFann KK, Johnson AM, Schrier RW, Relationship between renal volume growth and renal function in autosomal dominant polycystic kidney disease: a longitudinal study. *Am J Kidney Dis* 2002;**39**(6):1127–34.
13. Garcia-Gonzalez MA, Jones JG, Allen SK, Palatucci CM, Batish SD, Seltzer WK, et al. Evaluating the clinical utility of a molecular genetic test for polycystic kidney disease. *Mol Genet Metab* 2007;**92**(1-2):160–7.
14. Rossetti S, Consugar MB, Chapman AB, Torres VE, Guay-Woodford LM, Grantham JJ, et al. Comprehensive molecular diagnostics in autosomal dominant polycystic kidney disease. *J Am Soc Nephrol* 2007;**18**(7):2143–60.
15. Baert L. Hereditary polycystic kidney disease (adult form): a microdissection study of two cases at an early stage of the disease. *Kidney Int* 1978;**13**:519–25.
16. Gallagher AR, Germino GG, Somlo S. Molecular advances in autosomal dominant polycystic kidney disease. *Adv Chronic Kidney Dis* 2010;**17**(2):118–30.
17. Hopp K, Ward CJ, Hommerding CJ, Nasr SH, Tuan HF, Gainullin VG, et al. Functional polycystin-1 dosage governs autosomal dominant polycystic kidney disease severity. *J Clin Invest* 2012;**122**(11):4257–73.
18. Rossetti S, Kubly VJ, Consugar MB, Hopp K, Roy S, Horsley SW, et al. Incompletely penetrant PKD1 alleles suggest a role for gene dosage in cyst initiation in polycystic kidney disease. *Kidney Int* 2009;**75**(8):848–55.
19. Tkachenko O, Helal I, Shchekochikhin D, Schrier RW. Renin-Angiotensin-aldosterone system in autosomal dominant polycystic kidney disease. *Curr Hypertension Rev* 2013;**9**(1):12–20.
20. Bergmann C, von Bothmer J, Ortiz Bruchle N, Venghaus A, Frank V, Fehrenbach H, et al. Mutations in multiple PKD genes may explain early and severe polycystic kidney disease. *J Am Soc Nephrol* 2011;**22**(11):2047–56.
21. Menezes LF, Germino GG. Polycystic kidney disease, cilia, and planar polarity. *Methods Cell Biol* 2009;**94**:273–97.
22. Torres VE, Harris PC. Polycystic kidney disease in 2011: connecting the dots toward a polycystic kidney disease therapy. *Nat Rev Nephrol* 2012;**8**(2):66–8.
23. Somlo S, Guay-Woodford L. Polycystic kidney disease. In: Lifton RP, Somlo S, Giebisch GH, Seldin DW, editors. *Genetic diseases of the kidney*. Elsevier; 2009. p. 393–424.
24. Hanaoka K, Qian F, Boletta A, Bhunia AK, Piontek K, Tsiokas L, et al. Co-assembly of polycystin-1 and -2 produces unique cation-permeable currents. *Nature* 2000;**408**(6815):990–4.
25. Nauli SM, Alenghat FJ, Luo Y, Williams E, Vassilev P, Li X, et al. Polycystins 1 and 2 mediate mechanosensation in the primary cilium of kidney cells. *Nat Genet* 2003;**33**(2):129–37.
26. Low SH, Vasanth S, Larson CH, Mukherjee S, Sharma N, Kinter MT, et al. Polycystin-1, STAT6, and P100 function in a pathway that transduces ciliary mechanosensation and is activated in polycystic kidney disease. *Dev Cell* 2006;**10**(1):57–69.
27. Ma M, Tian X, Igarashi P, Pazour GJ, Somlo S. Loss of cilia suppresses cyst growth in genetic models of autosomal dominant polycystic kidney disease. *Nat Genet* 2013;**45**(9):1004–12.
28. Belibi FA, Reif G, Wallace DP, Yamaguchi T, Olsen L, Li H, et al. Cyclic AMP promotes growth and secretion in human polycystic kidney epithelial cells. *Kidney Int* 2004;**66**(3):964–73.

29. Yamaguchi T, Nagao S, Wallace DP, Belibi FA, Cowley BD, Pelling JC, et al. Cyclic AMP activates B-Raf and ERK in cyst epithelial cells from autosomal-dominant polycystic kidneys. *Kidney Int* 2003;**63**(6):1983–94.
30. Hogan MC, Masyuk TV, Page LJ, Kubly VJ, Bergstralh EJ, Li X, et al. Randomized clinical trial of long-acting somatostatin for autosomal dominant polycystic kidney and liver disease. *J Am Soc Nephrol* 2010;**21**(6):1052–61.
31. Shillingford JM, Murcia NS, Larson CH, Low SH, Hedgepeth R, Brown N, et al. The mTOR pathway is regulated by polycystin-1, and its inhibition reverses renal cystogenesis in polycystic kidney disease. *Proc Natl Acad Sci U S A* 2006;**103**(14):5466–71.
32. Kleymenova E, Ibraghimov-Beskrovnaya O, Kugoh H, Everitt J, Xu H, Kiguchi K, et al. Tuberin-dependent membrane localization of polycystin-1: a functional link between polycystic kidney disease and the TSC2 tumor suppressor gene. *Mol Cell* 2001;**7**(4):823–32.
33. Menezes LF, Zhou F, Patterson AD, Piontek KB, Krausz KW, Gonzalez FJ, et al. Network analysis of a Pkd1-mouse model of autosomal dominant polycystic kidney disease identifies HNF4alpha as a disease modifier. *PLoS Genet* 2012;**8**(11):e1003053.
34. Rowe I, Chiaravalli M, Mannella V, Ulisse V, Quilici G, Pema M, et al. Defective glucose metabolism in polycystic kidney disease identifies a new therapeutic strategy. *Nat Med* 2013;**19**(4):488–93.
35. Onuchic LF, Furu L, Nagasawa Y, Hou X, Eggermann T, Ren Z, et al. PKHD1, the polycystic kidney and hepatic disease 1 gene, encodes a novel large protein containing multiple immunoglobulin-like plexin-transcription-factor domains and parallel beta-helix 1 repeats. *Am J Hum Genet* 2002;**70**(5):1305–17.
36. Menezes LF, Cai Y, Nagasawa Y, Silva AM, Watkins ML, Da Silva AM, et al. Polyductin, the PKHD1 gene product, comprises isoforms expressed in plasma membrane, primary cilium, and cytoplasm. *Kidney Int* 2004;**66**(4):1345–55.
37. Aachen University R. Mutation Database Autosomal Recessive Polycystic Kidney Disease (ARPKD/PKHD1); 2013.
38. Bergmann C, Kupper F, Dornia C, Schneider F, Senderek J, Zerres K. Algorithm for efficient PKHD1 mutation screening in autosomal recessive polycystic kidney disease (ARPKD). *Hum Mutat* 2005;**25**(3):225–31.
39. Rossetti S, Harris PC. Genotype-phenotype correlations in autosomal dominant and autosomal recessive polycystic kidney disease. *J Am Soc Nephrol* 2007;**18**(5):1374–80.
40. Zvereff V, Yao S, Ramsey J, Mikhail FM, Vijzelaar R, Messiaen L. Identification of PKHD1 multiexon deletions using multiplex ligation-dependent probe amplification and quantitative polymerase chain reaction. *Genet Test Mol Biomark* 2010;**14**(4):505–10.
41. Bergmann C, Senderek J, Windelen E, Kupper F, Middeldorf I, Schneider F, et al. Clinical consequences of PKHD1 mutations in 164 patients with autosomal-recessive polycystic kidney disease (ARPKD). *Kidney Int* 2005;**67**(3):829–48.
42. Bakeberg JL, Tammachote R, Woollard JR, Hogan MC, Tuan HF, Li M, et al. Epitope-tagged Pkhd1 tracks the processing, secretion, and localization of fibrocystin. *J Am Soc Nephrol* 2011;**22**(12):2266–77.
43. Ward CJ, Yuan D, Masyuk TV, Wang X, Punyashthiti R, Whelan S, et al. Cellular and subcellular localization of the ARPKD protein; fibrocystin is expressed on primary cilia. *Hum Mol Genet* 2003;**12**(20):2703–10.
44. Zhang J, Wu M, Wang S, Shah JV, Wilson PD, Zhou J. Polycystic kidney disease protein fibrocystin localizes to the mitotic spindle and regulates spindle bipolarity. *Hum Mol Genet* 2010;**19**(17):3306–19.
45. Kaimori JY, Nagasawa Y, Menezes LF, Garcia-Gonzalez MA, Deng J, Imai E, et al. Polyductin undergoes notch-like processing and regulated release from primary cilia. *Hum Mol Genet* 2007;**16**(8):942–56.
46. Bertuccio CA, Caplan MJ. Polycystin-1C terminus cleavage and its relation with polycystin-2, two proteins involved in polycystic kidney disease. *Medicina (B Aires)* 2013;**73**(2):155–62.
47. Kim I, Fu Y, Hui K, Moeckel G, Mai W, Li C, et al. Fibrocystin/polyductin modulates renal tubular formation by regulating polycystin-2 expression and function. *J Am Soc Nephrol* 2008;**19**(3):455–68.
48. Yamaguchi T, Hempson SJ, Reif GA, Hedge AM, Wallace DP. Calcium restores a normal proliferation phenotype in human polycystic kidney disease epithelial cells. *J Am Soc Nephrol* 2006;**17**(1):178–87.
49. Fischer DC, Jacoby U, Pape L, Ward CJ, Kuwertz-Broeking E, Renken C, et al. Activation of the AKT/mTOR pathway in autosomal recessive polycystic kidney disease (ARPKD). *Nephrol Dial Transplant* 2009;**24**(6):1819–27.
50. Becker JU, Opazo Saez A, Zerres K, Witzke O, Hoyer PF, Schmid KW, et al. The mTOR pathway is activated in human autosomal-recessive polycystic kidney disease. *Kidney Blood Press Res* 2010;**33**(2):129–38.
51. Wang X, Gattone 2nd V, Harris PC, Torres VE. Effectiveness of vasopressin V2 receptor antagonists OPC-31260 and OPC-41061 on polycystic kidney disease development in the PCK rat. *J Am Soc Nephrol* 2005;**16**(4):846–51.
52. Renken C, Fischer DC, Kundt G, Gretz N, Haffner D. Inhibition of mTOR with sirolimus does not attenuate progression of liver and kidney disease in PCK rats.*Nephrol Dial Transplant*2011;**26**(1):92–100.
53. Pei Y, Obaji J, Dupuis A, Paterson AD, Magistroni R, Dicks E, et al. Unified criteria for ultrasonographic diagnosis of ADPKD. *J Am Soc Nephrol* 2009;**20**(1):205–12.
54. Ravine D, Gibson RN, Donlan J, Sheffield LJ. An ultrasound renal cyst prevalence survey: specificity data for inherited renal cystic diseases. *Am J Kidney Dis* 1993;**22**(6):803–7.
55. Li A, Davila S, Furu L, Qian Q, Tian X, Kamath PS, et al. Mutations in PRKCSH cause isolated autosomal dominant polycystic liver disease. *Am J Hum Genet* 2003;**72**(3):691–703.
56. Davila S, Furu L, Gharavi AG, Tian X, Onoe T, Qian Q, et al. Mutations in SEC63 cause autosomal dominant polycystic liver disease. *Nat Genet* 2004;**36**(6):575–7.
57. Adeva M, El-Youssef M, Rossetti S, Kamath PS, Kubly V, Consugar MB, et al. Clinical and molecular characterization defines a broadened spectrum of autosomal recessive polycystic kidney disease (ARPKD). *Medicine (Baltimore)* 2006;**85**(1):1–21.
58. O'Brien K, Font-Montgomery E, Lukose L, Bryant J, Piwnica-Worms K, Edwards H, et al. Congenital hepatic fibrosis and portal hypertension in autosomal dominant polycystic kidney disease. *J Pediatr Gastroenterol Nutr* 2012;**54**(1):83–9.
59. Phakdeekitcharoen B, Watnick TJ, Germino GG. Mutation analysis of the entire replicated portion of PKD1 using genomic DNA samples. *J Am Soc Nephrol* 2001;**12**(5):955–63.
60. Cornec-Le Gall E, Audrezet MP, Chen JM, Hourmant M, Morin MP, Perrichot R, et al. Type of PKD1 mutation influences renal outcome in ADPKD. *J Am Soc Nephrol* 2013;**24**(6):1006–13.
61. Huang E, Samaniego-Picota M, McCune T, Melancon JK, Montgomery RA, Ugarte R, et al. DNA testing for live kidney donors at risk for autosomal dominant polycystic kidney disease. *Transplantation* 2009;**87**(1):133–7.
62. Boyer O, Gagnadoux MF, Guest G, Biebuyck N, Charbit M, Salomon R, et al. Prognosis of autosomal dominant polycystic kidney disease diagnosed in utero or at birth. *Pediatr Nephrol* 2007;**22**(3):380–8.
63. Bergmann C, Bruchle NO, Frank V, Rehder H, Zerres K. Perinatal deaths in a family with autosomal dominant polycystic kidney disease and a PKD2 mutation. *N Engl J Med* 2008;**359**(3):318–9.
64. Reed B, Nobakht E, Dadgar S, Bekheirnia MR, Masoumi A, Belibi F, et al. Renal ultrasonographic evaluation in children at risk of autosomal dominant polycystic kidney disease. *Am J Kidney Dis* 2010;**56**(1):50–6.
65. Reuss A, Wladimiroff JW, Niermeyer MF. Sonographic, clinical and genetic aspects of prenatal diagnosis of cystic kidney disease. *Ultrasound Med Biol* 1991;**17**(7):687–94.
66. Chaumoitre K, Brun M, Cassart M, Maugey-Laulom B, Eurin D, Didier F, et al. Differential diagnosis of fetal hyperechogenic cystic kidneys unrelated to renal tract anomalies: A multicenter study. *Ultrasound Obstet Gynecol* 2006;**28**(7):911–7.
67. Luthy DA, Hirsch JH. Infantile polycystic kidney disease: observations from attempts at prenatal diagnosis. *Am J Med Genet* 1985;**20**(3):505–17.
68. Kerkar N, Norton K, Suchy FJ. The hepatic fibrocystic diseases.

Clin Liver Dis 2006;**10**(1):55–71. v–vi.
69. Brun M, Maugey-Laulom B, Eurin D, Didier F, Avni EF. Prenatal sonographic patterns in autosomal dominant polycystic kidney disease: a multicenter study. *Ultrasound Obstet Gynecol* 2004;**24**(1):55–61.
70. Nicolau C, Torra R, Badenas C, Perez L, Oliver JA, Darnell A, et al. Sonographic pattern of recessive polycystic kidney disease in young adults. Differences from the dominant form. *Nephrol Dial Transplant* 2000;**15**(9):1373–8.
71. Capisonda R, Phan V, Traubuci J, Daneman A, Balfe JW, Guay-Woodford LM. Autosomal recessive polycystic kidney disease: outcomes from a single-center experience. *Pediatr Nephrol* 2003;**18**(2):119–26.
72. Srinath A, Shneider BL. Congenital hepatic fibrosis and autosomal recessive polycystic kidney disease. *J Pediatr Gastroenterol Nutr* 2012;**54**(5):580–7.
73. Gunay-Aygun M, Font-Montgomery E, Lukose L, Tuchman Gerstein M, Piwnica-Worms K, Choyke P, et al. Characteristics of congenital hepatic fibrosis in a large cohort of patients with autosomal recessive polycystic kidney disease. *Gastroenterology* 2013;**144**(1):112–121.
74. Consugar MB, Anderson SA, Rossetti S, Pankratz VS, Ward CJ, Torra R, et al. Haplotype analysis improves molecular diagnostics of autosomal recessive polycystic kidney disease. *Am J Kidney Dis* 2005;**45**(1):77–87.
75. Bergmann C. Autosomal-recessive polycystic kidney disease gets more complex. *Gastroenterology* 2013;**144**(5):1155–6.
76. Thornhill AR, de Die-Smulders CE, Geraedts JP, Harper JC, Harton GL, Lavery SA, et al. ESHRE PGD Consortium "Best practice guidelines for clinical preimplantation genetic diagnosis (PGD) and preimplantation genetic screening (PGS)". *Hum Reprod* 2005;**20**(1):35–48.
77. Gigarel N, Frydman N, Burlet P, Kerbrat V, Tachdjian G, Fanchin R, et al. Preimplantation genetic diagnosis for autosomal recessive polycystic kidney disease. *Reprod Biomed Online* 2008;**16**(1):152–8.
78. Lau EC, Janson MM, Roesler MR, Avner ED, Strawn EY, Bick DP. Birth of a healthy infant following preimplantation PKHD1 haplotyping for autosomal recessive polycystic kidney disease using multiple displacement amplification. *J Assist Reprod Genet* 2010;**27**(7):397–407.
79. Grantham JJ, Chapman AB, Torres VE. Volume progression in autosomal dominant polycystic kidney disease: the major factor determining clinical outcomes. *Clin J Am Soc Nephrol* 2006;**1**(1):148–57.
80. Serra AL, Poster D, Kistler AD, Krauer F, Raina S, Young J, et al. Sirolimus and kidney growth in autosomal dominant polycystic kidney disease. *N Engl J Med* 2010;**363**(9):820–9.
81. Walz G, Budde K, Mannaa M, Nurnberger J, Wanner C, Sommerer C, et al. Everolimus in patients with autosomal dominant polycystic kidney disease. *N Engl J Med* 2010;**363**(9):830–40.
82. Torres VE, Chapman AB, Devuyst O, Gansevoort RT, Grantham JJ, Higashihara E, et al. Tolvaptan in patients with autosomal dominant polycystic kidney disease. *N Engl J Med* 2012;**367**(25):2407–18.
83. Meijer E, Gansevoort RT, de Jong PE, van der Wal AM, Leonhard WN, de Krey SR, et al. Therapeutic potential of vasopressin V2 receptor antagonist in a mouse model for autosomal dominant polycystic kidney disease: optimal timing and dosing of the drug. *Nephrol Dial Transplant* 2011;**26**(8):2445–53.
84. Roix J, Saha S. TNF-alpha blockade is ineffective in animal models of established polycystic kidney disease. *BMC Nephrol* 2013;**14**(1):233.
85. Committee CaRDA. Minutes for the August 5, 2013, Meeting 2013.
86. Suwabe T, Ubara Y, Sumida K, Hayami N, Hiramatsu R, Yamanouchi M, et al. Clinical features of cyst infection and hemorrhage in ADPKD: new diagnostic criteria. *Clin Exp Nephrol* 2012;**16**(6):892–902.
87. Bajwa ZH, Sial KA, Malik AB, Steinman TI. Pain patterns in patients with polycystic kidney disease. *Kidney Int* 2004;**66**(4):1561–9.
88. Hogan MC, Norby SM. Evaluation and management of pain in autosomal dominant polycystic kidney disease. *Adv Chronic Kidney Dis* 2010;**17**(3):e1–e16.
89. Kanne JP, Talner LB. Autosomal dominant polycystic kidney disease presenting as subarachnoid hemorrhage. *Emerg Radiol* 2004;**11**(2):110–2.
90. Beaunoyer M, Snehal M, Li L, Concepcion W, Salvatierra Jr. O, Sarwal M. Optimizing outcomes for neonatal ARPKD. *Pediatr Transplant* 2007;**11**(3):267–71.
91. Goto M, Hoxha N, Osman R, Dell KM. The renin-angiotensin system and hypertension in autosomal recessive polycystic kidney disease. *Pediatr Nephrol* 2010;**25**(12):2449–57.
92. Lucaya J, Enriquez G, Nieto J, Callis L, Garcia Pena P, Dominguez C. Renal calcifications in patients with autosomal recessive polycystic kidney disease: prevalence and cause. *Am J Roentgenol Radium* 1993;**160**(2):359–62.
93. Telega G, Cronin D, Avner ED. New approaches to the autosomal recessive polycystic kidney disease patient with dual kidney-liver complications. *Pediatr Transplant* 2013;**17**(4):328–35.

第41章

41

狼疮性肾炎

Brad Rovin[a], Andrew Bomback[b] and Jai Radhakrishnan[c]

[a]Ohio State University Wexner Medical Center, Columbus, OH, USA,

[b]Columbia University Medical Center, New York, NY, USA,

[c]Columbia University College of Physicians and Surgeons, New York, NY, USA

简　介

系统性红斑狼疮(systemic lupus erythematosus, SLE)是一种累及多器官的慢性自身免疫性疾病,皮肤、关节、脑、周围神经系统、心脏、胃肠道以及肾脏均可受累。累及肾脏时,通常称之为狼疮性肾炎(LN),是SLE发病和死亡的主要原因。高达50%的SLE患者起病时表现为明显的肾脏疾病。在随访过程中,更有高达75%的患者会出现肾脏受累,在儿童和年轻患者中的比例更高。狼疮性肾炎的靶器官损害和治疗相关并发症可直接和间接的影响患者预后。

狼疮性肾炎的发病机制

肾小球免疫复合物沉积是LN致病的第一步,并由此引发一系列反应导致肾脏炎症和肾损伤。肾小球免疫复合物可能来源于预先形成的循环免疫复合物在肾脏沉积,或抗肾小球基底膜(GBM)特异性自身抗体(抗层粘连蛋白和抗α辅肌动蛋白抗体)的形成,或循环中的抗染色质抗体与来源于凋亡肾脏细胞的细胞外肾小球染色质形成原位免疫复合物。人类肾小球免疫复合物中尚未发现肾脏特异性自身抗体,且循环免疫复合物的水平与狼疮性肾炎临床活动度不相关[1-4]。肾小球的免疫沉积物中观察到一种带切口DNA的细胞外染色质,提示其可能源自凋亡细胞[1,5],且狼疮小鼠模型已证实存在肾脏细胞的凋亡[1]。小鼠肾脏凋亡细胞的染色质沿肾小球基底膜分布,其主要原因为降解染色质的核酸内切酶(Dnase1)表达下调,且染色质中的组蛋白带正电荷,与带负电荷的基底膜呈高亲和力结合[5,6]。虽然通常认为循环免疫复合物在肾脏沉积引起LN肾损害,此外,T、B细胞形成聚合体,有些还可以在肾间质形成生发中心,肾间质浆细胞产生单克隆抗体,这些均提示肾脏可能产生自身抗体[7,8]。

狼疮性肾炎患者自身抗体的表达和免疫复合物的清除受基因调控。例如,HLA DR3的等位基因(DRB1 * 0301)跟抗双链DNA抗体和狼疮性肾炎有关[9,10]。清除免疫复合物蛋白的编码基因变异对狼疮性肾炎的患者具有保护作用,比如免疫球蛋白重链受体编码基因的变异能提高与IgG的亲和性,从而有利于抗体的清除[11,12]。

人体抗双链DNA抗体主要是IgG1和IgG3[13,14]。这两种亚型可以活化补体、与白细胞的IgG Fc受体(FcγR)结合,是最常见的IgG促炎亚型。在狼疮性肾炎的实验模型中可以直接观察到补体介导的肾损伤[15-21]。由于旁路途径能够很大程度放大补体活化作用,提示它可能是主要的补体效应途径,人体狼疮性肾炎肾损伤也可能存在这种损伤机制[22]。在MRL/lpr小鼠模型中,敲除C3基因阻断补体旁路,可加重狼疮性肾炎[18]。可能的原因是虽然经典通路的C3活化程度较低,但对于调理作用以及免疫复合物、凋亡碎片的清除具有重要作用[23,24]。因此,如果把补体作为治疗人类狼疮性肾炎的靶点,通过抑制旁路途径减弱补体活化可能有效[25]。

正如肾活检所见,补体介导的肾损伤可由攻膜复合物C5b-9[26]直接导致细胞损伤,或由趋化性补体片段

C3a 和 C5a 募集白细胞至肾脏造成间接损伤。这些补体片段和与结合白细胞 FcγR 的免疫复合物配体一起活化浸润白细胞，进而产生促炎因子和趋化因子[27,28]。同时，免疫复合物和补体能够诱导肾脏固有细胞（intrinsic kidney cell）产生细胞因子和趋化因子。狼疮性肾炎患者肾脏中一些细胞因子表达上调，包括单细胞趋化蛋白-1（MCP-1）、巨噬细胞炎症蛋白-1-α（MIP-1α）、IL-6、IL-12、IL-17、IL-18、IFN-γ、TNF-α 及 Eta-1/骨桥蛋白[29-36]。通过观察基因敲除或中和某一特定细胞因子引起的疾病活动度和肾脏病理的改变，可分析该细胞因子在狼疮性肾炎中的作用[37-41]。把某些细胞因子和趋化因子作为治疗靶点的理论依据基于基础实验的结果。由于细胞因子的效应繁杂，寻找具有显著作用的单个细胞因子作为治疗靶点存在挑战。

干扰素 α（IFN-α）则是一个例外[42]。浆细胞样树突状细胞（pDC）通过溶酶体 toll 样受体 7 和 9（TLR7、TLR9）识别内源性核酸，诱导产生干扰素 α[43,44]。pDC 离开循环并聚积在肾小球的过程部分由 IL-18 和 IL-18 受体介导[45,46]。IL-18 基因启动子区域多态性导致 IL-18 表达增多，与人类弥漫增生性狼疮性肾炎相关[47]。干扰素 α 在免疫反应中作用包括促进树突状细胞转变为有效应的抗原呈递细胞[48]，诱导 B 细胞分化成为浆细胞[49]，以及促进 CD4 辅助 T 细胞[50]和 CD8 中心记忆 T 细胞[51]的形成。外周血细胞诱发 IFN-α 的基因水平与狼疮性肾炎相关[52,53]。一种可增加 STAT4 的遗传变异体是干扰素-α 通路中的二级信使，在狼疮性肾炎中过度表达[54,55]。肾小球免疫复合物能够驱动浆细胞样树突状细胞产生干扰素 α，放大对肾脏原位抗原的免疫应答，促进原位生发中心的形成。对小鼠模型的研究也支持干扰素 α 在狼疮性肾炎的发病机理中的作用。实验模型中，敲除干扰素 α 或加入 TLR、TLR9 拮抗剂可以缓解狼疮性肾炎的病情，而加入干扰素 α 生产载体或 TLR7、TLR9 的激动剂可以加重狼疮性肾炎的病情[56]。有关干扰素 α 拮抗剂的人体临床实验仍在进行。

肾内细胞因子和趋化因子可以放大肾脏对炎症的应答，驱使白细胞向肾脏聚集。中性粒细胞和单核细胞/巨噬细胞细胞可以释放氧自由基和蛋白水解酶直接损伤肾脏。中性粒细胞坏死或凋亡后释放出中性粒细胞胞外杀菌网络（NETS），其染色质结构可与自身抗原结合，从而引起狼疮性肾炎[57-59]。NETS 刺激树突状细胞分泌干扰素 α[57]，加大了肾脏内自身免疫反应。

肾脏浸润的 T 细胞趋向于表达 Th1 细胞因子表达谱，包括 IL-12、IL-18 和干扰素 γ，但这并不是其独有的特点，某些 Th2 细胞因子，如 IL-10，水平也同样升高了。狼疮性肾炎患者活检结果发现 Th1/Th2 比例总体升高[31,34,35,60]，其与组织学活动度相关。Th1 细胞因子还跟巨噬细胞活化以及可活化补体和 FcγR 通路的免疫球蛋白产生有关，从而加重肾脏炎症。在狼疮性肾炎中还可以发现由 Th17 和 CD4-CD8-T 细胞产生的 IL-17[36]。IL-17 除了能介导炎症发生[61-63]，还具有从自然调节性 T 细胞转变而来的抑制炎症应答的能力[64]。

人类调节性 T 细胞（Tregs）可减弱免疫应答，特别是减少自身抗体的产生[65-68]。在狼疮小鼠模型中，Tregs 的过继转移可以抑制狼疮性肾炎[69,70]。研究发现 SLE 患者中的 Tregs 循环水平低[66,71]，其在狼疮性肾炎中的作用还有待探讨。

狼疮性肾炎的临床表现

临床症状

多数系统性红斑狼疮患者能在疾病的某个阶段找到肾脏受累的实验室检查证据。约三分之一的系统性红斑狼疮患者肾脏受累首先表现为蛋白尿和（或）微量血尿，并最终可以进展为肾功能下降。然而，病程初期的患者通常不表现出肾功能不全，除了病情凶险的狼疮性肾炎，其可以表现为急进型肾小球肾炎（RPGN）。相反，多数患者首发症状并不涉及肾脏，比如面颊红斑、关节炎和口腔溃疡。以实验室检查诊断的系统性红斑狼疮，通常在确诊后 3 年间会出现肾脏症状[72-74]。

肾脏受累的症状通常与实验室检查异常相关。比如，有蛋白尿的患者通常会出现双下肢末端水肿，若情况严重，还会出现晨起眼睑水肿。进展性 LN 患者肾功能受损时，常会出现血压升高。出现黑尿或浓茶样尿的患者较少，一旦出现则提示大量血尿。有多种方法用于评估狼疮系统症状的严重程度，例如系统性红斑狼疮疾病活动评分（SLEDAI）和大不列颠岛狼疮评估组（BILAG）评分。最初设计这些问卷的目的是为临床试验评估症状提供统一的标准，也有助于了解 SLE 患者的详细病史[75]。

实验室检查

美国风湿病学会（the American College of Rheumatology,ACR)制定了系统性红斑狼疮的 11 条诊断标准,包括抗核抗体(ANA)、关节炎、免疫学异常(包括抗双链 DNA 抗体、抗磷脂抗体、抗 Smith 抗体)、颧部红斑、盘状红斑、光敏感、口腔溃疡、浆膜腔炎、血液学异常、神经系统异常和肾脏病变。理论上,有 4 条及以上符合诊断标准就可以确诊系统性红斑狼疮,包括实验室检查发现 ANA 和(或)抗双链 DNA 抗体阳性。无论是否怀疑肾脏受累及,除了检查 ANA 和抗 dsDNA 抗体,还应检查血清补体(C3、C4、CH50)水平,因为每个严重的增生性狼疮性肾炎病例中均可发现在疾病活动时补体水平通常较低。抗磷脂和抗心磷脂抗体有助于评估伴随 SLE 发生凝血障碍的风险。

实验室检查可用于诊断肾脏是否受累,也可以用于评估 SLE 患者对治疗的反应。传统检查项目(traditional parameters)包括血肌酐和尿蛋白(24 小时定量蛋白尿或晨尿中的尿蛋白:肌酐比值)等,还可以补充进行一系列显微镜下尿沉渣项目、血清补体水平的改变、ANA 和抗双链 DNA 抗体滴定浓度的检查。由于 SLE 活动时常可出现白细胞和血小板减少,所以应定期进行全血细胞计数检查。近期一些研究致力于在尿液和血液学检查中寻找 SLE 的生物标记物,明确地说是狼疮性肾炎疾病活动度的标记物[76],包括了狼疮特有的分子(比如抗 C1-q 抗体)、慢性炎症调节子(比如肿瘤坏死因子样细胞凋亡诱导剂,TWEAK)和肾损伤的广泛标记物(中性粒细胞明胶酶相关载脂蛋白,NGAL)[77]。然而,这些标记物的临床作用仍未被证实,并且没有哪一种血清或尿液的疾病标记物能够提供肾活检同样多的信息。因此,几乎所有怀疑有肾脏受累的 SLE 患者需要在病程的各个阶段接受一次或多次的肾活检。

肾组织活检表现

狼疮性肾炎典型的病理表现是免疫复合物介导的肾小球肾炎。然而,狼疮性肾炎的病理表现可发生变化,有时会跟其他免疫复合物介导的肾小球肾炎混淆。狼疮性肾炎肾活检的结果具有明显特点,其中包括:①免疫荧光染色可见肾小球的免疫沉积物主要为 IgG,并出现 IgA、IgM、C3 和 C1q 共沉积,被称为"满堂亮"现象;②在肾小管基底膜、肾间质和血管中可见肾小球外免疫复合物沉积;③在超微结构可见系膜区、内皮下、上皮下共同存在电子致密物沉积;④在超微结构可见管状包涵体(TRIs),代表肾小球内皮细胞胞质中的"干扰素印记"。

狼疮性肾炎可以影响肾脏的各种结构,其中研究最彻底的部分是肾小球。肾小球的受累通常与该病的临床表现、病程和治疗密切相关,因此,主要通过光学显微镜、免疫荧光、电子显微镜检查发现的肾小球改变对疾病进行分型。2004 年国际肾脏病学会(ISN)与肾脏病理学会(RPS)修订了狼疮性肾炎的分型标准,对之前的 WHO 分型进行改善和阐述[78]。目前狼疮性肾炎治疗方案的选择和新治疗手段的研究方向大多由组织学结果(如 ISN 分型)确定,需要综合考虑临床指标检查结果和肾脏受损的程度。

ISN/RPS 的分型标准是基于肾活检的结果将免疫复合物介导的狼疮性肾小球肾炎分为 6 种不同的类型(表 41.1,图 41.1)[79]。狼疮性肾炎的分型并非静止不变,可以或自发或经治疗后从一种类型转变为另一种类型。Ⅰ型表现为轻微的肾小球病变——免疫沉积物局限在系膜区,没有系膜细胞的增生。在Ⅱ型中,免疫荧光和(或)电子显微镜可发现免疫沉积物,并伴随不同程度的系膜细胞增生。Ⅲ型中少于 50% 的肾小球出现局灶和节段性毛细血管内增生和(或)硬化。毛细血管内典型的活动病变包括浸润性单核细胞和中性粒细胞,也可以有坏死的表现。Ⅳ型可有超过 50% 的肾小球受累,出现毛细血管内病变,典型地呈弥漫性和全肾小球性分布。Ⅲ型和Ⅳ型的毛细血管内病变特点为内皮下免疫复合物的沉积,Ⅲ型主要沉积在病灶和节段内,Ⅳ型则表现为弥漫性和全肾小球性分布。Ⅲ型和Ⅳ型都可有毛细血管外增生,形成细胞性新月体,与临床病程的快速进展密切相关。Ⅴ型又被称为膜性狼疮性肾炎,其特有的表现是上皮下免疫复合物沉积,通常还可见系膜细胞增生和(或)系膜区免疫复合物沉积。Ⅴ型狼疮性肾炎典型表现是上皮下钉突形成。同时有膜性及毛细血管内病变的患者可诊断为Ⅴ型+Ⅲ型或Ⅴ型+Ⅳ型,存在多种分型诊断的病情预后较单纯Ⅴ型狼疮性肾炎差。Ⅵ型确认为一种晚期慢性病,有超过 90% 肾小球硬化,已无残留活动病变。

系统性红斑狼疮患者肾活检可有一些特别的表现,其中包括"狼疮足细胞病",表现为弥漫性足突融合且周围毛细血管壁没有免疫沉积物的肾病综合征[80]。这种病例的组织病理学表现跟微小病变疾病或局灶性节段性肾小球硬化相似,对糖皮质激素有反应。一些罕见的狼疮性肾炎可出现明显的肾小管间质性炎症,在肾小管间质中有大量免疫复合物沉积,而肾小球未见明显病变。有些病例出现坏死和新月

表 41.1　狼疮肾炎 ISN/RPS 分型及其相关治疗策略

LN 分型	治疗策略
Ⅰ型 轻微病变型 LN	对 LN 无特殊治疗，治疗主要针对肾外 SLE 症状
Ⅱ型 系膜增生型 N	尿蛋白≤1g/d 无特殊治疗，治疗主要针对肾外 SLE 症状 尿蛋白>1g/d 可考虑给予口服激素短程治疗，并逐渐减量
Ⅲ型 节段增生型 LN：肾小球累及<50% Ⅲ(A)：活动性病变 Ⅲ(A/C)：活动性及慢性病变 Ⅲ(C)：慢性病变	详见图 41.1
Ⅳ型 弥漫增生型 LN 弥漫节段增生(Ⅳ-S)或弥漫球性增生(Ⅳ-G) Ⅳ(A)：活动性病变 Ⅳ(A/C)：活动性及慢性病变 Ⅳ(C)：慢性病变	详见图 41.1
Ⅴ型 膜型 LN	患者出现大量蛋白尿时，予激素联用钙调素抑制剂，麦考酚吗乙酯或是静脉注射 CTX
Ⅵ型 晚期硬化型 LN(≥90% 的肾小球硬化无活动性病变残余)	保守治疗并做好治疗 ESRD 的准备

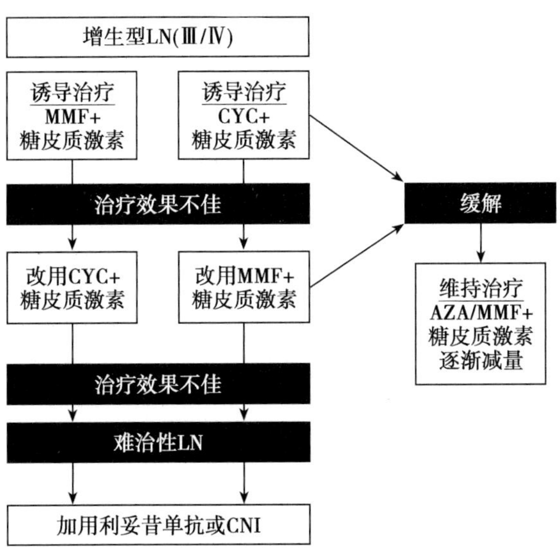

图 41.1　增殖性狼疮肾炎推荐治疗方案。CYC：环磷酰胺(静脉或口服)，MMF：霉酚酸酯，AZA：硫唑嘌呤，CNI：钙调神经磷酸酶抑制剂

体形成，同时外周毛细血管壁的免疫沉积物较少，其与循环中的 ANCA 和 ANA 有关[81]。这种“寡免疫”变异体在狼疮性肾炎Ⅳ-S 型中特别常见，病变表现为弥漫性节段内坏死和新月体形成。每一位出现肾小球和(或)血管内血栓性微血管病的 SLE 都应该检查其循环内是否存在狼疮抗凝剂或抗磷脂抗体。

肾活检对于确定狼疮性肾炎的分型、活动度、严重程度和慢性程度具有至关重要的作用。蛋白尿和血尿的定量通常不与肾脏受累的严重程度相关，比如仅有轻微的血尿和蛋白尿的患者可能肾活检诊断Ⅳ型狼疮性肾炎，提示有必要进行积极治疗(aggressive therapy)。活检的另一个目的是判断在出现严重免疫抑制的狼疮性肾炎患者或有进展性蛋白尿和肾功能不全的患者上是否可以进行积极的治疗。如果这种患者的晚期硬化性病变呈现轻微活动性，此时应减轻其免疫抑制，并按照 ESRD 进行治疗和管理。最后，若治疗反应性不良或肾脏病情指标恶化则应考虑在改变治疗方案前先进行肾脏活检。

例如，有持续肾综范围蛋白尿的患者，首次肾活检提示Ⅳ+Ⅴ型狼疮肾炎，可在随后的活检中诊断为单纯Ⅴ型狼疮性肾炎。对这种患者用钙调磷酸酶抑制剂降低蛋白尿，其毒性比环磷酰胺小，当病变以增生性改变为主时可优先考虑使用。

治　疗

一般治疗

2003 年 ISN/RPS(国际肾脏病学会/肾脏病理学会)关于狼疮性肾炎(LN)的分类(表 41.1)已被广泛认可,并已成为选择 LN 治疗方案的依据。Ⅰ型和Ⅱ型 LN 一般情况下不需要特殊治疗,必要时可针对狼疮肾外表现进行治疗。目前进展性 LN(Ⅲ型和Ⅳ型)的治疗方案,在有效性和安全性方面都不理想。大量对照试验资料显示,活动性 LN 的治疗需使用激素联合细胞毒性药物或抗代谢药物进行初始的"诱导治疗"。诱导期治疗的基本原理是:疾病早期加用免疫抑制剂较单用激素的长期效果好。疾病缓解后进入"维持期",即使用小剂量激素维持治疗,如果在诱导期加用了细胞毒性药物,维持期应使用抗代谢药物替代细胞毒性药物以预防复发,即便如此,仍有约 1/3 的患者发生 LN 复发。Ⅴ型 LN 的治疗与原发性膜性肾病的治疗相似,但缺乏来自大型的对照研究的证据。LN 的高复发率与高发病率(甚至病死率),均与治疗有关。因此,对 LN 患者狼疮活动性,实验室指标(血肌酐、尿蛋白、尿沉渣和狼疮血清学)、副作用(血细胞减少、感染、恶性肿瘤)的密切监测尤其重要。

增生性狼疮肾炎:诱导治疗

近期许多关于 SLE 合并肾脏疾病患者的临床研究,包括随机对照试验(RCT),都阐明了各种免疫抑制剂在增生性 LN 和膜性 LN 中的治疗作用。这些研究都达到了缓解肾炎,同时减少毒副作用的临床效果。其中,关于增生性 LN 诱导期治疗的 RCT 证据最多。

大部分急性增生性 LN 患者的初始治疗方案为糖皮质激素(通常静脉使用激素冲击治疗后,口服大剂量的糖皮质激素,并在第 8 周后逐渐减量)联合免疫抑制剂。在过去的十年中,一些临床试验表明,在重型 LN(ISN 分型ⅢA、ⅢA/C、ⅣA 和ⅣA/C)的诱导期治疗中,吗替麦考酚酯(MMF)可作为静脉注射环磷酰胺的替代用药。

环磷酰胺(CTX)仍是诱导 LN 缓解疗效可靠的药物之一。口服与静脉注射 CTX 对于 LN 的疗效优劣尚无定论,但是静脉使用 CTX 的累积用量较少,发生白细胞和血小板减少的概率较低,可减少膀胱毒性,提高患者的依从性。美国国立卫生研究院(NIH)开展的一项随机对照试验中,对重型增生性 LN 患者给予静脉 CTX 冲击治疗(0.5 ~ 1g/m^2),每月 1 次,连续使用 6 个月后改为每 3 个月 1 次,同时口服小剂量糖皮质激素,结果表明,与只用 6 次 CTX 冲击的短期治疗方案相比,长疗程治疗方案更为有效并可减少狼疮复发[82]。随后进行的另一对照实验表明,每月 1 次甲泼尼龙联合静脉注射 CTX 冲击治疗,相较于任何单一治疗方案,对长期维持患者肾功能更为有效[83]。然而,这项研究中的各治疗方案均有较明显的副作用,包括脑缺血发作,心脏瓣膜病,缺血性坏死,骨质疏松和绝经期提前。单用 CTX 的受试者中有 33% 发生感染,CTX 加用激素的受试者中有 45% 发生感染。因此,近期临床试验主要关注新型治疗方案在取得同"NIH 方案"一样的高诱导缓解率的同时,其副作用是否更少。

欧洲一项狼疮肾炎的临床试验将 90 名Ⅲ型、Ⅳ型或 V+Ⅲ/V+Ⅳ型 LN 患者随机分组,一组使用标准的长疗程治疗方案,静脉注射 CTX(0.5 ~ 1g/m^2)冲击治疗,每月 1 次,连用 6 个月后改为每 3 个月 1 次;另一组使用短疗程治疗方案,静脉注射 CTX 500mg 冲击治疗,每 2 周 1 次,共 6 次,随后口服硫唑嘌呤(AZA)[2mg/(kg·d)]维持治疗。比较两组患者各种肾脏和肾外病变的结局,无明显差异。其中,短疗程治疗方案毒副作用发生较少,治疗相关并发症中严重感染与总感染的发生率均减少[84]。这项研究主要在白种人中进行,因此狼疮肾炎治疗的"欧洲方案"可能不适用于所有不良肾脏结局的高危人群。经过 10 年的随访观察,该研究发现,尽管约 75% 的患者在整个随访过程中始终维持一定剂量的激素治疗,但两组患者的结局并无明显差异[85]。

近期对多个随机对照试验的 Meta 分析显示,MMF 应作为重型活动性增生性 LN 缓解治疗的首选推荐用药。最初的报道来源于一项中国的研究,将 42 名患者随机分组,一组给予 MMF 口服治疗 12 个月(2g/d,共 6 个月,随后改为 1g/d,共 6 个月);另一组给予 CTX 口服 6 个月(2.5mg/(kg·d)),随后改为 AZA 口服 6 个月(1.5mg/(kg·d))。两组均同时给予口服小剂量糖皮质激素。第 12 个月时,两组患者的完全缓解率(81% vs 76%),部分缓解率(14% vs 14%)和复发率(15% vs 11%)均无明显差异,但是 MMF 治疗组的感染发生率明显低于 CTX-AZA 治疗组,且患者死亡情况仅见于 CTX 治疗组(0% vs 10%)[86]。对此人群进行长期的随访观察,定义基线血肌酐翻倍为肾脏病进展,结果显示两组患者肾脏疾病进展率相似,MMF 治疗组和 CTX-AZA 治疗组分别为 6.3% 和 10%,两组的复发率与无复发生存率也无差别。但是，MMF 治疗组的感染发生率较低（13% vs 40%），且患者死亡情况也仅见于 CTX-AZA 治疗组[87]。

此后 5 年，美国开展了一项更大规模的关于诱导期治疗的临床试验，纳入了不同种族的受试者（超过 50% 为非裔美国人），将 140 名增生性或膜性 LN 患者随机分组，一组给予静脉注射 CTX 冲击治疗，每月 1 次，另一组给予口服 MMF，3g/d，两组均加用小剂量激素治疗 6 个月诱导缓解。虽然这是一项非劣性试验，但是从 6 个月内完全缓解和完全加部分缓解率来看，MMF 治疗组（52%）明显高于 CTX 治疗组（30%）[88]。此外，MMF 治疗组副作用发生率更低，随访 3 年后，两组患者发生肾衰竭、ESRD 的人数或病死率并无明显差别。最近开展的一项国际多中心研究，纳入了 370 名患者，分别给予 MMF（3g/d）或每月 1 次静脉注射环磷酰胺冲击治疗诱导缓解，研究结果显示，6 个月治疗后，两组患者的完全缓解与部分缓解率几乎相同（MMF 治疗组 56.2% vs 环磷酰胺治疗组 53.0%，P=0.58）[89]。两组患者肾功能的改善情况（以 eGFR，血肌酐，尿蛋白和尿沉渣评估）与非肾脏指标（抗 dsDNA 抗体滴度减少，血清补体正常化，血清白蛋白增加）的差异均无显著性。值得注意的是，370 名患者中共 14 人死亡，但两组患者的病死率无差异。一个亚组分析结果显示，在肾功能显著降低的患者中（GFR<30ml/min），MMF 的疗效不比环磷酰胺差[90]。关于 LN 患者诱导期治疗的各项重要实验总结如下表所示（表 41.2）[91]。

表 41.2　Ⅲ型和Ⅳ型 LN 诱导期治疗方案

治疗方案	A. NIH	B. Euro-Lupus	C. 口服环磷酰胺	D. MMF
环磷酰胺	静注 CTX 0.5~1g/m²，每月 1 次，共 6 个月	静注 CTX 500mg，每 2 周 1 次，共 3 个月	口服 CTX 1.0~1.5mg/(kg·d)（最大剂量为 150mg/d）2~4 个月	—
MMF	—	—	—	MMF 3g/d，共 6 个月
RCT 表明对增生性 LN 有效	是	是	是	是
RCT 表明对重型增生性 LN 有效	是	未试验	未试验	未试验
评价	对白人，黑人，西班牙人，中国人有效	对白人有效。黑人，西班牙人，中国人未参加试验	对白人，黑人，中国人有效；较静注 CTX 方便，费用低	对白人，黑人，西班牙人，中国人有效；费用高

改编自参考文献[91]

LN，狼疮性肾炎；MMF，吗替麦考酚酯；RCT，随机对照研究。所有治疗方案均含有激素。

- 口服泼尼松，起始剂量为 0.5~1mg/(kg·d)，6~12 个月时根据临床反应逐渐减量
- 重型 LN 起始治疗可加用甲泼尼龙静注

一些其他药物也被探索用于诱导期治疗，主要联合 MMF 与/或激素使用。利妥昔单抗是抗 CD20 的单克隆抗体，可以耗竭 B 细胞，虽然缺乏随机对照试验的证据，但是已有研究证实该药物对一些重症 LN 患者，包括使用 CTX 或 MMF 治疗无效的患者，有诱导缓解的作用。评估利妥昔单抗治疗 LN 有效性和安全性的试验（LUNAR），将 140 名重症 LN 患者随机分组，两组患者分别给予利妥昔单抗或安慰剂，并加用足量的 MMF（3g/d）和逐渐减量的激素治疗[92]。虽然利妥昔单抗治疗组有更多的受试者达到完全或部分缓解，但是两组患者在第 52 周时的主要临床终点比较无显著性差异。利妥昔单抗在 LN 治疗中的作用仍不明确，但是在治疗耐药患者、防止复发、合用时减少其他免疫抑制剂的数量或剂量等方面有一定作用[93]。例如，对 LUNAR 试验进行亚组分析，结果显示在非裔和西班牙裔美国人中，接受利妥昔单抗治疗患者较安慰剂治疗的患者有更高的缓解率，提示利妥昔单抗对这些高风险人群尤其是初治使用 MMF 而未达到持续缓解的患者可能有益。

另一项关于诱导期治疗方案的小规模研究，使用钙调神经磷酸酶抑制剂+MMF 或硫唑嘌呤+激素治疗。这种多靶点免疫抑制剂治疗方案与肾移植患者的治疗方案相似。例如，Bao 等将 40 名弥漫性增生性+膜性 LN（ISN Ⅳ+Ⅴ型）患者随机分组，分别给予 MMF+他克莫司+激素（多靶点治疗）和静脉注射 CTX+激素诱导治疗[94]。意向处理分析显示多靶点治疗组

在6个月和9个月时完全缓解率(分别为50%和65%)均高于CTX治疗组(分别为5%和15%)。多靶点治疗组不良事件的发生率也较CTX治疗组低。

另有研究评估了血浆置换联用其他诱导期药物(例如CTX)的治疗方案,但尚无证据表明血浆置换可以改善肾脏或患者生存[95]。因此,不推荐血浆置换作为LN的常规治疗方案。尽管如此,血浆置换可能对于某些特定人群仍是有益的,例如抗磷脂抗体持续阳性但存在抗凝治疗禁忌的患者,以及狼疮和ANCA血清抗体双阳性的患者。对于药物治疗无效且病情危及生命的患者,一些小规模的实验研究采用了全身淋巴组织放射治疗,联用高剂量CTX和抗胸腺细胞球蛋白,加用或不加用重构自体干细胞治疗的方法[96,97]。尽管这些治疗方法可以达到持续缓解,但存在潜在的毒性,治疗相关的高病死率,限制了其大样本研究,因此也没有用作LN的常规治疗。

增生性狼疮肾炎:维持治疗

维持治疗的两个目标是:稳定病情及防止复发。用于维持期治疗的主要药物有MMF和AZA。这两种药物都不可用时,钙调神经磷酸酶抑制剂也是一个备选药物。

在目前的LN维持期治疗方案确立之前经历了一系列的演变。有研究指出CTX加激素较单用激素对肾脏功能的长期维持疗效好,此后又有研究发现CTX长期维持治疗(30个月 vs 6个月)肾脏预后较好且复发率减低[98]。但是,长期维持使用CTX治疗的毒副作用很大。为了探索毒副作用更小的长期免疫抑制治疗方案进行了很多研究,一些临床研究发现,MMF和AZA与CTX的疗效相似但发病率和死亡率明显减低,可作为CTX的替代用药[99]。这些研究对当前维持期治疗的用药有指导意义。

近期有两项RCT将MMF和AZA进行对比,以确定应用哪种药物更适合用于维持期治疗。其中一项名为ALMS的维持期治疗试验,用MMF或CTX进行诱导治疗后,将治疗有效的患者重新随机分组,分别给予MMF或AZA维持治疗3年[100]。研究结果发现,在预防发生治疗失败的终点事件,即死亡、复发,ESRD,基线血肌酐水平翻倍等方面,MMF的效果优于AZA。与此相反,在另一项维持治疗的临床试验中,低剂量(欧洲狼疮指南)CTX诱导治疗后,分别用MMF和AZA维持治疗,随访观察结果4年余,结果显示两种药物在预防狼疮复发方面疗效相同[101,102]。虽然ALMS研究和后者的结果似乎是矛盾的,但后者在欧洲白种人中进行,而ALMS研究是一个包含了多种族人群的试验,所以从严格意义上来说,这两个研究不具有可比性。

总之,MMF是大部分LN患者维持期免疫抑制的首选药[103];但是,对MMF不耐受的患者,或某些应避免使用MMF的特殊人群,例如近期准备怀孕的患者,可以选用AZA治疗。

钙调神经磷酸酶抑制剂如环胞素和他克莫司,是LN维持期治疗的第三类选择用药。有两项随机试验将钙调神经磷酸酶抑制剂与AZA的疗效进行了比较,结果均表明环孢素和他克莫司与AZA在预防LN复发方面疗效相似[104,105]。但是这两项试验的证据强度都不高,且随访时间较短。目前还没有研究将钙调神经磷酸酶抑制剂与MMF维持治疗的疗效进行比较[103]。当前,对于不能使用MMF或AZA治疗的患者,可以选用钙调神经磷酸酶抑制剂。

还没有任何前瞻性的RCT提出最合适的维持期治疗期限。大部分患者维持治疗持续多年。一项综合多个RCT研究结果的调查显示,维持治疗的平均持续时间为3.5年(1.5~7年)[84,87,98,99,106-109]。LN指南推荐,在肾炎完全缓解后的一年开始缓慢减少维持治疗期的药物剂量,但是对只达到部分缓解的患者,应长期维持原有剂量治疗[91]。两项小规模的回顾性研究发现,长期维持治疗后LN复发减少或不再发生。其中一项研究发现,停止维持治疗后再随访观察平均17年,将有复发和无复发的患者分为两组[110]。无复发的患者整个治疗周期较复发患者长(57个月 vs 30个月),缓解后维持治疗周期也更长(24个月 vs 12个月)。另一项调查研究LN完全缓解后MMF减量的时间,研究发现,如果在完全缓解后18个月内开始减量,LN复发的风险是MMF剂量维持不变或18个月后开始减量的数倍[111]。鉴于长期应用免疫抑制剂有较大毒性,对临床反应较好的患者应尝试逐渐减量。对于没有达到完全缓解的患者,应该重复肾脏活检,验证这些临床表现是否由于LN活动或肾脏瘢痕形成所致,在这些情况下可以考虑逐渐减小免疫抑制剂的剂量。

最近有研究提出这种可能性,如果诱导期应用了正确的治疗方案,维持期治疗可能是没有必要的。在8名难治性狼疮患者中,有5名合并有LN,诱导缓解期给予利妥昔单抗、静注甲泼尼龙和CTX,口服短效激素并逐渐减量[112]。这些患者没有给予免疫抑制剂进行维持治疗。平均随访了36个月,只有两名患者发生复发(一例在36个月时LN复发,另一例在41个月时发生肾外狼疮复发)。

总之,在诱导期治疗中,MMF或CTX(静脉注射或口服)在使用6个月时疗效相似。因此,决定选用哪种药物是非常困难的,需要考虑很多因素,这些因素包括:患者是否准备怀孕,一般情况,治疗费用,依从性以及之前是否使用过CTX等。推荐在6个月内将CTX加至最大剂量,之后换成硫唑嘌呤或MMF(如果达到完全缓解可以提前)。完全缓解后,维持治疗的持续时间至少为1年,如果只是达到部分缓解,维持治疗时间应适当延长。激素的减量应根据临床反应及狼疮的肾外临床表现来确定。

膜性狼疮肾炎

膜性Ⅴ型LN相对罕见,在所有类型的LN中被研究最少。针对膜性LN的最佳治疗方案仍未确立。其治疗方案与增生性LN的治疗相似,多采用联合治疗。一项回顾性研究发现,联合应用苯丁酸氮芥及甲泼尼龙较单用激素的治疗效果好[113]。研究还发现环孢素可以改善蛋白尿情况(6个月内从6g/d减至1~2g/d)[114]。虽然重复的肾活检不能反映环孢素的毒性,但是对两名使用环孢素治疗的患者进行肾脏活检,发现在Ⅴ型LN的基础上出现了增生性的肾损伤。42名Ⅴ型LN患者参与了一项随机试验,研究发现使用环孢素和CTX联合治疗较单用泼尼松治疗的缓解率更高,但是停止使用环孢素后复发率也增高[115]。另一项研究显示,联合应用泼尼松和硫唑嘌呤治疗的缓解率很高而复发率低,观察12年后有67%的患者达到完全缓解,22%部分缓解,而3年复发率为12%,5年复发率为16%[116]。将两项相似的对照研究进行meta分析,共纳入了84名患者,比较使用MMF和静注CTX治疗的患者在6个月时的缓解情况[117]。研究结果与原发性膜性肾病相似。

对于膜性LN应提倡个体化治疗。对预后较好的患者(非肾综范围蛋白尿,肾功能较好),可以使用RASS抑制剂,他汀类,或者加用短疗程钙调神经磷酸酶抑制剂和小剂量激素保守治疗。对于高疾病进展风险的患者(肾综范围蛋白尿,肾功能较差),可以选择环孢素,每月1次CTX静脉冲击,MMF或硫唑嘌呤(加用激素,激素逐渐减量)治疗。治疗过程中应严密监测钙调磷酸酶抑制剂的水平,以避免出现并发症(特别是肾功能不全)。膜性+增生性LN患者的治疗与增生性LN患者相同。

结　语

LN是导致SLE患者死亡和进展为ESRD的重要原因。LN的发病机制复杂,但近年来在这方面的研究已经有了很大的突破。在所有肾小球疾病中,对LN的研究最为透彻。一系列RCT已经为这一疾病的诱导和维持期治疗提供了证据支持,使LN的治疗有了很大的进步,降低了死亡率以及减少了进展为ESRD的人数。然而,很多LN患者经过免疫抑制治疗后仍不能达到有效缓解。复发是长期应用免疫抑制治疗的常见副作用。目前LN治疗仍面临极大的挑战,需要进一步研究新的靶向治疗药物,并与现有的免疫抑制剂结合,希望能够改善患者的长期预后。

(陈葳 译,余学清 校)

参考文献

1. Kalaaji M, Mortensen E, Jorgensen L, Olsen R, Rekvig OP. Nephritogenic lupus antibodies recognize glomerular basement membrane-associated chromatin fragments released from apoptotic intraglomerular cells. *Am J Pathol* 2006;**168**(6):1779–92.
2. Kalaaji M, Sturfelt G, Mjelle JE, Nossent H, Rekvig OP. Critical comparative analyses of anti-alpha-actinin and glomerulus-bound antibodies in human and murine lupus nephritis. *Arthritis Rheum* 2006;**54**(3):914–26.
3. Kalaaji M, Fenton KA, Mortensen ES, Olsen R, Sturfelt G, Alm P, et al. Glomerular apoptotic nucleosomes are central target structures for nephritogenic antibodies in human SLE nephritis. *Kidney Int* 2007;**71**(7):664–72.
4. Manson JJ, Ma A, Rogers P, Mason LJ, Berden JH, van der Vlag J, et al. Relationship between anti-dsDNA, anti-nucleosome and anti-alpha-actinin antibodies and markers of renal disease in patients with lupus nephritis: a prospective longitudinal study. *Arthritis Res Ther* 2009;**11**(5):R154.
5. Fenton K, Fismen S, Hedberg A, Seredkina N, Fenton C, Mortensen ES, et al. Anti-dsDNA antibodies promote initiation, and acquired loss of renal Dnase1 promotes progression of lupus nephritis in autoimmune (NZBxNZW)F1 mice. *PLoS One* 2009;**4**(12):e8474.
6. Zykova SN, Tveita AA, Rekvig OP. Renal Dnase1 enzyme activity and protein expression is selectively shut down in murine and human membranoproliferative lupus nephritis. *PLoS One* 2010;**5**:8.
7. Steinmetz OM, Velden J, Kneissler U, Marx M, Klein A, Helmchen U, et al. Analysis and classification of B-cell infiltrates in lupus and ANCA-associated nephritis. *Kidney Int* 2008;**74**(4):448–57.
8. Chang A, Henderson SG, Brandt D, Liu N, Guttikonda R, Hsieh C, et al. In situ B cell-mediated immune responses and tubulointerstitial inflammation in human lupus nephritis. *J Immunol* 2011;**186**(3):1849–60.
9. Marchini M, Antonioli R, Lleo A, Barili M, Caronni M, Origgi L, et al. HLA class II antigens associated with lupus nephritis in Italian SLE patients. *Hum Immunol* 2003;**64**(4):462–8.
10. Taylor KE, Chung SA, Graham RR, Ortmann WA, Lee AT, Langefeld CD, et al. Risk alleles for systemic lupus erythematosus in a large case-control collection and associations with clinical subphenotypes. *PLoS Genet* 2011;**7**(2):e1001311.
11. Karassa FB, Trikalinos TA, Ioannidis JP. Role of the Fcgamma receptor IIa polymorphism in susceptibility to systemic lupus erythematosus and lupus nephritis: a meta-analysis. *Arthritis*

Rheum 2002;**46**(6):1563–71.

12. Karassa FB, Trikalinos TA, Ioannidis JP. The Fc gamma RIIIA-F158 allele is a risk factor for the development of lupus nephritis: a meta-analysis. *Kidney Int* 2003;**63**(4):1475–82.
13. Winkler TH, Henschel TA, Kalies I, Baenkler HW, Skvaril F, Kalden JR. Constant isotype pattern of anti-dsDNA antibodies in patients with systemic lupus erythematosus. *Clin Exp Immunol* 1988;**72**(3):434–9.
14. Devey ME, Lee SR, Le Page S, Feldman R, Isenberg DA. Serial stud ies of the IgG subclass and functional affinity of DNA antibodies in systemic lupus erythematosus. *J Autoimmun* 1988;**1**(5):483–94.
15. Watanabe H, Garnier G, Circolo A, Wetsel RA, Ruiz P, Holers VM, et al. Modulation of renal disease in MRL/lpr mice genetically deficient in the alternative complement pathway factor. *B J Immunol* 2000;**164**(2):786–94.
16. Elliott MK, Jarmi T, Ruiz P, Xu Y, Holers VM, Gilkeson GS. Effects of complement factor D deficiency on the renal disease of MRL/lpr mice. *Kidney Int* 2004;**65**(1):129–38.
17. Bao L, Haas M, Quigg RJ. Complement factor H deficiency accelerates development of lupus nephritis. *J Am Soc Nephrol* 2011;**22**(2):285–95.
18. Sekine H, Reilly CM, Molano ID, Garnier G, Circolo A, Ruiz P, et al. Complement component C3 is not required for full expression of immune complex glomerulonephritis in MRL/lpr mice. *J Immunol* 2001;**166**(10):6444–51.
19. Wenderfer SE, Ke B, Hollmann TJ, Wetsel RA, Lan HY, Braun MC. C5a receptor deficiency attenuates T cell function and renal disease in MRLlpr mice. *J Am Soc Nephrol* 2005;**16**(12):3572–82.
20. Sekine H, Ruiz P, Gilkeson GS, Tomlinson S. The dual role of complement in the progression of renal disease in NZB/W F(1) mice and alternative pathway inhibition. *Mol Immunol* 2011;**49**(1-2):317–23.
21. Wang Y, Hu Q, Madri JA, Rollins SA, Chodera A, Matis LA. Amelioration of lupus-like autoimmune disease in NZB/WF1 mice after treatment with a blocking monoclonal antibody specific for complement component C5. *Proc Natl Acad Sci USA* 1996;**93**(16):8563–8.
22. Birmingham DJ, Irshaid F, Nagaraja HN, Zou X, Tsao BP, Wu H, et al. The complex nature of serum C3 and C4 as biomarkers of lupus renal flare. *Lupus* 2010;**19**(11):1272–80.
23. Korb LC, Ahearn JM. C1q binds directly and specifically to surface blebs of apoptotic human keratinocytes: complement deficiency and systemic lupus erythematosus revisited. *J Immunol* 1997;**158**(10):4525–8.
24. Pickering MC, Botto M, Taylor PR, Lachmann PJ, Walport MJ. Systemic lupus erythematosus, complement deficiency, and apoptosis. *Adv Immunol* 2000;**76**:227–324.
25. Sekine H, Kinser TT, Qiao F, Martinez E, Paulling E, Ruiz P, et al. The benefit of targeted and selective inhibition of the alternative complement pathway for modulating autoimmunity and renal disease in MRL/lpr mice. *Arthritis Rheum* 2011;**63**(4):1076–85.
26. Biesecker G, Katz S, Koffler D. Renal localization of the membrane attack complex in systemic lupus erythematosus nephritis. *J Exp Med* 1981;**154**(6):1779–94.
27. Anderson CL. Human IgG Fc receptors. *Clin Immunol Immunopathol* 1989;**53**(2 Pt 2):S263–71.
28. Li X, Ptacek TS, Brown EE, Edberg JC. Fcgamma receptors: structure, function and role as genetic risk factors in SLE. *Genes Immun* 2009;**10**(5):380–9.
29. Rovin BH. The chemokine network in systemic lupus erythematosis nephritis. *Front Biosci* 2007;**13**:904–22.
30. Peterson KS, Huang JF, Zhu J, D'Agati V, Liu X, Miller N, et al. Characterization of heterogeneity in the molecular pathogenesis of lupus nephritis from transcriptional profiles of laser-captured glomeruli. *J Clin Invest* 2004;**113**(12):1722–33.
31. Chan RW, Lai FM, Li EK, Tam LS, Chow KM, Lai KB, et al. Intrarenal cytokine gene expression in lupus nephritis. *Ann Rheum Dis* 2007;**66**(7):886–92.
32. Malide D, Russo P, Bendayan M. Presence of tumor necrosis factor alpha and interleukin-6 in renal mesangial cells of lupus nephritis patients. *Hum Pathol* 1995;**26**(5):558–64.
33. Herrera-Esparza R, Barbosa-Cisneros O, Villalobos-Hurtado R, Avalos-Diaz E. Renal expression of IL-6 and TNFalpha genes in lupus nephritis. *Lupus* 1998;**7**(3):154–8.
34. Uhm WS, Na K, Song GW, Jung SS, Lee T, Park MH, et al. Cytokine balance in kidney tissue from lupus nephritis patients. *Rheumatology (Oxford, England)* 2003;**42**(8):935–8.
35. Masutani K, Akahoshi M, Tsuruya K, Tokumoto M, Ninomiya T, Kohsaka T, et al. Predominance of Th1 immune response in diffuse proliferative lupus nephritis. *Arthritis Rheum* 2001;**44**(9):2097–106.
36. Crispin JC, Oukka M, Bayliss G, Cohen RA, Van Beek CA, Stillman IE, et al. Expanded double negative T cells in patients with systemic lupus erythematosus produce IL-17 and infiltrate the kidneys. *J Immunol* 2008;**181**(12):8761–6.
37. Tesch GH, Maifert S, Schwarting A, Rollins BJ, Kelley VR. Monocyte chemoattractant protein 1-dependent leukocytic infiltrates are responsible for autoimmune disease in MRL-faslpr mice. *J Exp Med* 1999;**190**:1813–24.
38. Perez de Lema G, Maier H, Franz TJ, Escribese M, Chilla S, Segerer S, et al. Chemokine receptor CCR2 deficiency reduces renal disease and prolongs survival in MRL/lpr lupus-prone mice. *J Am Soc Nephrol* 2005;**16**:3592–601.
39. Hasegawa H, Kohno M, Sasaki M, Inoue A, Ito MR, Terada M, et al. Antagonist of monocyte chemoattractant protein 1 ameliorates the initiation and progression of lupus nephritis and renal vasculitis in MRL/lpr mice. *Arthritis Rheum* 2003;**48**(9):2555–66.
40. Kiberd BA. Interleukin-6 receptor blockage ameliorates murine lupus nephritis. *J Am Soc Nephrol* 1993;**4**(1):58–61.
41. Liang B, Gardner DB, Griswold DE, Bugelski PJ, Song XY. Anti-interleukin-6 monoclonal antibody inhibits autoimmune responses in a murine model of systemic lupus erythematosus. *Immunology* 2006;**119**(3):296–305.
42. Ronnblom L, Alm GV, Eloranta ML. The type I interferon system in the development of lupus. *Semin Immunol* 2011;**23**(2):113–21.
43. Diebold SS, Kaisho T, Hemmi H, Akira S, Reis e Sousa C. Innate antiviral responses by means of TLR7-mediated recognition of single-stranded RNA. *Science* 2004;**303**(5663):1529–31.
44. Hemmi H, Takeuchi O, Kawai T, Kaisho T, Sato S, Sanjo H, et al. A Toll-like receptor recognizes bacterial DNA. *Nature* 2000;**408**(6813):40–5.
45. Kaser A, Kaser S, Kaneider NC, Enrich B, Wiedermann CJ, Tilg H. Interleukin-18 attracts plasmacytoid dendritic cells (DC2s) and promotes Th1 induction by DC2s through IL-18 receptor expression. *Blood* 2004;**103**(2):648–55.
46. Tucci M, Quatraro C, Lombardi L, Pellegrino C, Dammacco F, Silvestris F. Glomerular accumulation of plasmacytoid dendritic cells in active lupus nephritis: role of interleukin-18. *Arthritis Rheum* 2008;**58**(1):251–62.
47. Chen DY, Hsieh CW, Chen KS, Chen YM, Lin FJ, Lan JL. Association of interleukin-18 promoter polymorphisms with WHO pathological classes and serum IL-18 levels in Chinese patients with lupus nephritis. *Lupus* 2009;**18**(1):29–37.
48. Gao Y, Majchrzak-Kita B, Fish EN, Gommerman JL. Dynamic accumulation of plasmacytoid dendritic cells in lymph nodes is regulated by interferon-beta. *Blood* 2009;**114**(13):2623–31.
49. Jego G, Palucka AK, Blanck JP, Chalouni C, Pascual V, Banchereau J. Plasmacytoid dendritic cells induce plasma cell differentiation through type I interferon and interleukin 6. *Immunity* 2003;**19**(2):225–34.
50. Gallagher KM, Lauder S, Rees IW, Gallimore AM, Godkin AJ. Type I interferon (IFN alpha) acts directly on human memory CD4+ T cells altering their response to antigen. *J Immunol* 2009;**183**(5):2915–20.
51. Ramos HJ, Davis AM, Cole AG, Schatzle JD, Forman J, Farrar JD. Reciprocal responsiveness to interleukin-12 and interferon-alpha specifies human CD8+ effector versus central memory T-cell fates. *Blood* 2009;**113**(22):5516–25.
52. Baechler EC, Batliwalla FM, Karypis G, Gaffney PM, Ortmann WA, Espe KJ, et al. Interferon-inducible gene expression signature in peripheral blood cells of patients with severe lupus. *Proc Natl Acad Sci USA* 2003;**100**(5):2610–5.
53. Feng X, Wu H, Grossman JM, Hanvivadhanakul P, FitzGerald JD,

Park GS, et al. Association of increased interferon-inducible gene expression with disease activity and lupus nephritis in patients with systemic lupus erythematosus. *Arthritis Rheum* 2006; **54**(9):2951–62.
54. Taylor KE, Remmers EF, Lee AT, Ortmann WA, Plenge RM, Tian C, et al. Specificity of the STAT4 genetic association for severe disease manifestations of systemic lupus erythematosus. *PLoS Genet* 2008;**4**(5):e1000084.
55. Sigurdsson S, Nordmark G, Garnier S, Grundberg E, Kwan T, Nilsson O, et al. A risk haplotype of STAT4 for systemic lupus erythematosus is over-expressed, correlates with anti-dsDNA and shows additive effects with two risk alleles of IRF5. *Hum Mol Genet* 2008;**17**(18):2868–76.
56. Anders HJ, Lichtnekert J, Allam R. Interferon-alpha and-beta in kidney inflammation. *Kidney Int* 2010;**77**(10):848–54.
57. Garcia-Romo GS, Caielli S, Vega B, Connolly J, Allantaz F, Xu Z, et al. Netting neutrophils are major inducers of type I IFN production in pediatric systemic lupus erythematosus. *Sci Translat Med* 2011;**3**(73) 73ra20.
58. Villanueva E, Yalavarthi S, Berthier CC, Hodgin JB, Khandpur R, Lin AM, et al. Netting neutrophils induce endothelial damage, infiltrate tissues, and expose immunostimulatory molecules in systemic lupus erythematosus. *J Immunol* 2011;**187**(1):538–52.
59. Avantaggiato V, Orlandini M, Acampora D, Oliviero S, Simeone A. Embryonic expression pattern of the murine figf gene, a growth factor belonging to platelet-derived growth factor/vascular endothelial growth factor family. *Mech Dev* 1998;**73**(2):221–4.
60. Tucci M, Lombardi L, Richards HB, Dammacco F, Silvestris F. Overexpression of interleukin-12 and T helper 1 predominance in lupus nephritis. *Clin Exp Immunol* 2008;**154**(2):247–54.
61. Ge D, You Z. Expression of interleukin-17RC protein in normal human tissues. *Int Arch Med* 2008;**1**(1):1–19.
62. Weaver CT, Hatton RD, Mangan PR, Harrington LE. IL-17 family cytokines and the expanding diversity of effector T cell lineages. *Annu Rev Immunol* 2007;**25**:821–52.
63. Qiu Z, Dillen C, Hu J, Verbeke H, Struyf S, Van Damme J, et al. Interleukin-17 regulates chemokine and gelatinase B expression in fibroblasts to recruit both neutrophils and monocytes. *Immunobiology* 2009;**214**(9-10):835–42.
64. Bettelli E, Carrier Y, Gao W, Korn T, Strom TB, Oukka M, et al. Reciprocal developmental pathways for the generation of pathogenic effector TH17 and regulatory T cells. *Nature* 2006;**441**(7090):235–8.
65. Baecher-Allan C, Brown JA, Freeman GJ, Hafler DA. CD4+ CD25+ high regulatory cells in human peripheral blood. *J Immunol* 2001;**167**(3):1245–53.
66. Kuhn A, Beissert S, Krammer PH. CD4(+)CD25(+) regulatory T cells in human lupus erythematosus. *Arch Dermatol Res* 2009;**301**(1):71–81.
67. Lim HW, Hillsamer P, Banham AH, Kim CH. Cutting edge: direct suppression of B cells by CD4+ CD25+ regulatory T cells. *J Immunol* 2005;**175**(7):4180–3.
68. Iikuni N, Lourenco EV, Hahn BH, La Cava A. Cutting edge: Regulatory T cells directly suppress B cells in systemic lupus erythematosus. *J Immunol* 2009;**183**(3):1518–22.
69. Scalapino KJ, Tang Q, Bluestone JA, Bonyhadi ML, Daikh DI. Suppression of disease in New Zealand Black/New Zealand White lupus-prone mice by adoptive transfer of ex vivo expanded regulatory T cells. *J Immunol* 2006;**177**(3):1451–9.
70. Scalapino KJ, Daikh DI. Suppression of glomerulonephritis in NZB/NZW lupus prone mice by adoptive transfer of ex vivo expanded regulatory T cells. *PLoS One* 2009;**4**(6):e6031.
71. Gerli R, Nocentini G, Alunno A, Bocci EB, Bianchini R, Bistoni O, et al. Identification of regulatory T cells in systemic lupus erythematosus. *Autoimmun Rev* 2009;**8**(5):426–30.
72. Hahn BH, McMahon MA, Wilkinson A, Wallace WD, Daikh DI, Fitzgerald JD, et al. American College of Rheumatology guidelines for screening, treatment, and management of lupus nephritis. *Arthritis Care Res* 2012;**64**(6):797–808.
73. Tsokos GC. Systemic lupus erythematosus. *N Engl J Med* 2011;**365**(22):2110–21.
74. Rahman A, Isenberg DA. Systemic lupus erythematosus. *N Engl J Med* 2008;**358**(9):929–39.
75. Yee CS, McElhone K, Teh LS, Gordon C. Assessment of disease activity and quality of life in systemic lupus erythematosus – New aspects. *Best Pract Res* 2009;**23**(4):457–67.
76. Rovin BH, Zhang X. Biomarkers for lupus nephritis: the quest continues. *Clin J Am Soc Nephrol* 2009;**4**(11):1858–65.
77. Rovin BH, Birmingham DJ, Nagaraja HN, Yu CY, Hebert LA. Biomarker discovery in human SLE nephritis. *Bull NYU Hosp Jt Dis* 2007;**65**(3):187–93.
78. Markowitz GS, D'Agati VD. The ISN/RPS 2003 classification of lupus nephritis: an assessment at 3 years. *Kidney Int* 2007;**71**(6):491–5.
79. Weening JJ, D'Agati VD, Schwartz MM, Seshan SV, Alpers CE, Appel GB, et al. The classification of glomerulonephritis in systemic lupus erythematosus revisited. *J Am Soc Nephrol* 2004;**15**(2):241–50.
80. Dube GK, Markowitz GS, Radhakrishnan J, Appel GB, D'Agati VD. Minimal change disease in systemic lupus erythematosus. *Clin Nephrol* 2002;**57**(2):120–6.
81. Nasr SH, D'Agati VD, Park HR, Sterman PL, Goyzueta JD, Dressler RM, et al. Necrotizing and crescentic lupus nephritis with antineutrophil cytoplasmic antibody seropositivity. *Clin J Am Soc Nephrol* 2008;**3**(3):682–90.
82. Gourley MF, Austin III HA, Scott D, Yarboro CH, Vaughan EM, Muir J, et al. Methylprednisolone and cyclophosphamide, alone or in combination, in patients with lupus nephritis. A randomized, controlled trial. *Ann Intern Med* 1996; **25**(7):549–57.
83. Illei GG, Austin HA, Crane M, Collins L, Gourley MF, Yarboro CH, et al. Combination therapy with pulse cyclophosphamide plus pulse methylprednisolone improves long-term renal outcome without adding toxicity in patients with lupus nephritis.*Ann Intern Med* 2001;**135**(4):248–57.
84. Houssiau FA, Vasconcelos C, D'Cruz D, Sebastiani GD, Garrido Ed Ede R, Danieli MG, et al. Immunosuppressive therapy in lupus nephritis: the Euro-Lupus Nephritis Trial, a randomized trial of low-dose versus high-dose intravenous cyclophosphamide. *Arthritis Rheum* 2002;**46**(8):2121–31.
85. Houssiau FA, Vasconcelos C, D'Cruz D, Sebastiani GD, de Ramon Garrido E, Danieli MG, et al. The 10-year follow-up data of the Euro-Lupus Nephritis Trial comparing low-dose and high-dose intravenous cyclophosphamide. *Ann Rheum Dis* 2011;**69**(1):61–4.
86. Chan TM, Li FK, Tang CS, Wong RW, Fang GX, Ji YL, et al. Efficacy of mycophenolate mofetil in patients with diffuse proliferative lupus nephritis. Hong Kong-Guangzhou Nephrology Study Group. *N Engl J Med* 2000;**343**(16):1156–62.
87. Chan TM, Tse KC, Tang CSO, Mok M-Y, Li FK. Long-term study of mycophenolate mofetil as continuous induction and maintenance treatment for diffuse proliferative lupus nephritis. *J Am Soc Nephrol* 2005;**16**:1076–84.
88. Ginzler EM, Dooley MA, Aranow C, Kim MY, Buyon J, Merrill JT, et al. Mycophenolate mofetil or intravenous cyclophosphamide for lupus nephritis. *N Engl J Med* 2005;**353**(21):2219–28.
89. Appel GB, Contreras G, Dooley MA, Ginzler EM, Isenberg D, Jayne D, et al. Mycophenolate mofetil versus cyclophosphamide for induction treatment of lupus nephritis. *J Am Soc Nephrol* 2009;**20**(5):1103–12.
90. Walsh M, Solomons N, Lisk L, Jayne D. Mycophenolate mofetil or intravenous cyclophosphamide for lupus nephritis with poor kidney function: a subgroup analysis of the Aspreva Lupus Management trial. *Am J Kidney Dis* 2013.
91. Kidney Disease: Improving Global Outcomes (KDIGO) Glomerulonephritis Work Group. KDIGO Clinical Practice Guideline for Glomerulonephritis. *Kidney Int Suppl* 2012;**2**:221–32.
92. Rovin BH, Furie R, Latinis K, Looney RJ, Fervenza FC, Sanchez-Guerrero J, et al. Efficacy and safety of rituximab in patients with active proliferative lupus nephritis: the Lupus Nephritis Assessment with Rituximab study. *Arthritis Rheum* 2012;**64**(4):1215–26.
93. Weidenbusch M, Rommaie C, Schrottie A, Anders HJ. Beyond the LUNAR trial: Rituximab for refractory lupus nephritis. *Nephrol Dial Transplant* 2013;**28**(1):106–11.

94. Bao H, Liu ZH, Xie HL, Hu WX, Zhang HT, Li LS. Successful treatment of class V+IV lupus nephritis with multitarget therapy. *J Am Soc Nephrol* 2008;**19**(10):2001–10.
95. Flanc RS, Roberts MA, Strippoli GF, Chadban SJ, Kerr PG, Atkins RC. Treatment of diffuse proliferative lupus nephritis: a meta-analysis of randomized controlled trials. *Am J Kidney Dis* 2004;**43**(2):197–208.
96. Jayne D, Passweg J, Marmont A, Farge D, Zhao X, Arnold R, et al. Autologous stem cell transplantation for systemic lupus erythematosus. *Lupus* 2004;**13**(3):168–76.
97. Burt RK, Traynor A, Statkute L, Barr WG, Rosa R, Schroeder J, et al. Nonmyeloablative hematopoietic stem cell transplantation for systemic lupus erythematosus. *JAMA* 2006;**295**(5):527–35.
98. Boumpas DT, HAr Austin, Vaughn EM, Klippel JH, Steinberg AD, Yarboro C, et al. Controlled trial of pulse methylprenisolone versus two regimens of pulse cyclophosphamide in severe lupus nephritis. *Lancet* 1992;**340**:741–5.
99. Contreras G, Pardo V, Leclercq B, Lenz O, Tozman E, O'Nan P, et al. Sequential therapies for proliferative lupus nephritis. *N Eng J Med* 2004;**350**:971–80.
100. Dooley MA, Jayne D, Ginzler EM, Isenberg D, Olsen NJ, Wofsy D, et al. Mycophenolate versus azathioprine as maintenance therapy for lupus nephritis. *N Engl J Med* 2011;**365**(20):1886–95.
101. Houssiau FA, D'Cruz D, Sangle S, Remy P, Vasconcelos C, Petrovic R, et al. Azathioprine versus mycophenolate mofetil for long-term immunosuppression in lupus nephritis: results from the MAINTAIN Nephritis Trial. *Ann Rheum Dis* 2010;**69**(12):2083–9.
102. Stoenoiu MS, Aydin S, Tektonidou M, Ravelingien I, le Guern V, Fiehn C, et al. Repeat kidney biopsies fail to detect differences between azathioprine and mycophenolate mofetil maintenance therapy for lupus nephritis: data from the MAINTAIN Nephritis Trial. *Nephrol Dial Transplant* 2012;**27**(5):1924–30.
103. Henderson LK, Masson P, Craig JC, Roberts MA, Flanc RS, Strippoli GF, et al. Induction and maintenance treatment of proliferative lupus nephritis: a meta-analysis of randomized controlled trials. *Am J Kidney Dis* 2013;**61**(1):74–87.
104. Moroni G, Doria A, Mosca M, Alberighi ODC, Ferraccioli G, Todesco S, et al. A randomized pilot trial comparing cyclosporine and azathioprine for maintenance in diffuse lupus nephritis over four years. *Clin J Am Soc Nephrol* 2006;**1**:925–32.
105. Chen W, Liu Q, Tang X, Fu P, Liu F, Liao Y, et al. Outcomes of maintenance therapy with tacrolimus versus azathioprine for active lupus nephritis: a multicenter randomized clinical trial. *Lupus* 2012;**21**(9):944–52.
106. Austin HA, Klippel JH, Balow JE, le Riche WG, Steinberg AD, Plotz PH, et al. Therapy of lupus nephritis. Controlled trial of prednisone and cytotoxic drugs. *N Eng J Med* 1986;**314**:614–9.
107. Houssiau FA, Vasconcelos C, D'Cruz D, Sebastiani GD, de Ramon Garrido E, Danieli MG, et al. The 10-year follow-up data of the Euro-Lupus Nephritis Trial comparing low-dose versus high-dose intravenous cyclophosphamide. *Ann Rheum Dis* 2010;**69**:61–4.
108. Mok CC, Ho CTK, Siu YP, Chan KW, Kwan TH, Lau CS, et al. Treatment of diffuse proliferative lupus glomerulonephritis: A comparison of two cyclophosphamide-containing regimens. *Am J Kidney Dis* 2001;**38**:256–64.
109. Venkataseshan VS, Marquet E. Heat shock protein 72/73 in normal and diseased kidneys. *Nephron* 1996;**73**:442–9.
110. Moroni G, Gallelli B, Quaglini S, Banfi G, Rivolta E, Messa P, et al. Withdrawal of therapy in patients with proliferative lupus nephritis: long-term follow-up. *Nephrol Dial Transplant* 2006;**21**(6):1541–8.
111. Laskari K, Tzioufas AG, Antoniou A, Moutsopoulos HM. Longterm followup after tapering mycophenolate mofetil during maintenance treatment for proliferative lupus nephritis. *J Rheumatol* 2011;**38**(7):1304–8.
112. Roccatello D, Sciascia S, Rossi D, Alpa M, Naretto C, Baldovino S, et al. Intensive short-term treatment with rituximab, cyclophosphamide and methylprednisolone pulses induces remission in severe cases of SLE with nephritis and avoids further immunosuppressive maintenance therapy. *Nephrol Dial Transplant* 2011;**26**(12):3987–92.
113. Moroni G, Maccario M, Banfi G, Quaglini S, Ponticelli C. Treatment of membranous lupus nephritis. *Am J Kidney Dis* 1998;**31**(4):681–6.
114. Radhakrishnan J, Kunis CL, D'Agati V, Appel GB. Cyclosporine treatment of lupus membranous nephropathy. *Clin Nephrol* 1994;**42**(3):147–54.
115. Austin III HA, Illei GG, Braun MJ, Balow JE. Randomized, controlled trial of prednisone, cyclophosphamide, and cyclosporine in lupus membranous nephropathy. *J Am Soc Nephrol* 2009;**20**(4):901–11.
116. Mok CC, Ying KY, Lau CS, Yim CW, Ng WL, Wong WS, et al. Treatment of pure membranous lupus nephropathy with prednisone and azathioprine: an open-label trial. *Am J Kidney Dis* 2004;**43**(2):269–76.
117. Radhakrishnan J, Moutzouris DA, Ginzler EM, Solomons N, Siempos II, Appel GB. Mycophenolate mofetil and intravenous cyclophosphamide are similar as induction therapy for class V lupus nephritis. *Kidney Int* 2010;**77**(2):152–60.

第 42 章

42

慢性肾脏病和镰状细胞病

Phuong-Thu T. Pham[a]、Phuong-Chi T. Pham[b] and Susie Q. Lew[c]

[a]Department of Medicine, Nephrology Division, David Geffen School of Medicine at UCLA, Kidney Transplant Program, Los Angeles, CA, USA

[b]Department of Medicine, Nephrology and Hypertension Division, David Geffen School of Medicine at UCLA, UCLA-Olive View Medical Center, Sylmar, CA, USA

[c]Division of Renal Diseases and Hypertension, Department of Medicine, George Washington University Medical Center, Washington, DC, USA

简　　介

镰状细胞病(sickle cell disease, SCD)是一种常染色体隐性血红蛋白异常性疾病,由 β 珠蛋白链第 6 位氨基酸上的谷氨酸被缬氨酸替代所引起[1]。该突变可导致难溶性血红蛋白四聚体形成。因此当细胞或组织出现低氧、脱水或氧化应激时,四聚体聚合增加,使红细胞变形能力减弱,从而导致红细胞出现镰状畸形、成熟前破坏以及广泛的血管闭塞性事件,并且可能引起急性或慢性器官损伤[1]。慢性镰状化和溶血可产生多种肾脏并发症。一个多世纪前,人们首次认识到"低比重尿增多"或等渗尿等肾脏异常与 SCD 相关[2]。现在知道的镰状细胞肾病(sickle cell nephropathy, SCN)包括大范围的肾小管和肾小球结构及功能异常。随着 SCD 患者寿命的延长,进展性 CKD 导致的终末期肾脏疾病(end-stage renal disease, ESRD)报道增多。SCN 的早期发现以及恰当的干预措施可改善其发病率和死亡率。

下面讨论 SCD 相关的多种肾脏综合征、组织病理学发现、潜在的病理生理学机制以及建议的治疗措施。

SCD 相关的肾脏综合征

SCD 患者中能观察到一系列肾脏异常(表 42.1),已报道的肾脏表现包括血尿、尿浓缩功能障碍、肾脏酸化功能和泌钾功能受损,导致不完全性远端肾小管酸中毒和近端小管功能超常。在婴儿期或儿童早期,SCD 患者的肾脏血流量和 GFR 增加明显,但随着年龄的增长逐渐下降。GFR 进行性下降与蛋白尿增多有关,可能造成肾小球损伤、明显的 CKD 或 ESRD。当存在一些诱发因素时,可能会引起急性肾损伤。虽然肾髓质癌几乎只存在于镰状细胞特征患者中,但除此之外 SCD 的肾脏表现一般不太常见或不严重。

血尿

1948 年首次报道称,血尿是镰状细胞特征或镰状细胞病的常见表现[3]。出现镜下血尿或肉眼血尿的患者描述该症状为无痛性和自限性。由于左肾静脉被邻近的主动脉和肠系膜上动脉压迫、缠绕,造成其静脉压较高,因此血尿常来源于左肾。镰状细胞特征患者的血尿情况比伴有纯合 HbSS 的患者更明显[4],并且与年龄无关。无论有无血块,一旦出现侧腹或腹部疼痛、持续性肉眼血尿时,应及时行膀胱镜或输尿管镜进一步检查,以排除肾髓质肿瘤以及其他引起血尿的常见因素,包括肾结石。

浓缩功能障碍

几乎所有 SCD 患者早期就会出现低比重尿或尿

表 42.1 镰状细胞病(SCD)的肾脏表现

异常表现	注解
血尿	10% 双侧病变，由于左侧肾静脉压高于右侧，因此左侧病变是右侧的 4 倍
肾小管疾病	
1. 远端肾单位功能异常	
尿浓缩功能下降	
不完全性肾小管酸中毒	正常情况下临床表现不明显，当 GFR 轻度下降时便会出现
钾分泌异常	肾素-血管紧张素系统完整
2. 近端小管功能超常	
钠、磷、β_2微球蛋白重吸收增加	
尿酸、肌酐分泌增加	
肾脏血流动力学	
肾小球高滤过、微量白蛋白尿、蛋白尿	肾小球选择性滤过增加，超滤系数改变 超滤的病理生理学： 1. 黏性血管闭塞表型 2. 溶血-内皮功能障碍表型 3. 激肽-激肽释放酶系统(见正文)
肾脏损伤	
急性肾损伤	急性胸部综合征和肺动脉高压的发病率增加
慢性肾损伤	随着年龄患病率增加
病理表现	(见表 42.2)

浓缩功能受损。低比重尿引起的尿量增多使患者的脱水风险增加。在 SCD 患儿中，尿浓缩功能障碍可表现为遗尿或夜尿症，其中 20% ~69% 出现遗尿，而夜尿症发病率可达 68%[5]。对于年龄较小的儿童，可通过多次输血来提高最大尿渗透压。但由于重复性沉积会引起血栓形成、进行性梗死、肾乳头和髓质内带坏死，因此通过输血来提高肾脏浓缩功能的效果随着年龄的增长逐渐下降。15 岁后，功能障碍通常为不可逆性[6-8]。SCD 成年患者中，缺水状态下的最大尿渗透压通常在 400 ~450mOsm/kg。杂合子患者的受损程度较小，疾病进展也较平缓。由于肾单位中稀释段受镰状红细胞的影响较小，因此 SCD 患者的尿稀释功能正常。

肾小管酸中毒

SCD 患者除尿液浓缩功能障碍外，其他肾功能也会受损(主要在肾髓质)，包括肾脏酸化功能和泌钾功能。酸化功能异常主要表现为不完全性远端肾小管酸中毒(renal tubular acidosis，RTA)。H^+排泄依赖于远端肾单位细胞对基底外侧与管腔膜之间氢离子分泌梯度维持的能力，这是一个耗能、需氧的过程。此外有研究证实，与对照组相比，SCD 患者尿液中可滴定酸的排泄略微增高[9-11]，而铵的分泌可正常或降低[9-11]。结果因为氯化铵的负荷，SCD 患者的尿液 pH 不能降至 5.3 以下[9-10]。正常情况下，这种异常的酸处理情况在临床上并不明显，但在高氯性酸中毒引起的轻度肾功能不全的情况下便会出现[12]。而镰状细胞特征患者中不会出现上述异常[13]。

除非肾功能受损或应激(如发生镰状细胞危象时体积收缩)，SCD 患者不会出现高钾血症。与尿酸化功能障碍一样，正常情况下钾分泌功能受损在临床上并不明显。由于 RASS 轴正常，这说明患者存在原发性肾脏泌钾功能障碍，可能是由于远端肾单位的泌钾部位缺血所致[9]。然而有研究发现，SCD 患者中也存在选择性醛固酮缺乏症和低肾素性醛固酮减少症[12,14]。尽管泌钾功能受损，但在钾负荷过程中 SCD 患者的血钾不会升高，这表明可能是通过刺激 β_2 肾上腺素能受体使细胞内钾离子交换增加[15]。

近端小管功能异常

SCD 患者近端小管的重吸收能力增强，导致 β_2 微球蛋白、磷酸盐等溶质的重吸收增加，SCD 患者容易频繁发生高磷酸血症可以证明[15]。由于近端小管对钠离子和磷酸盐的重吸收是平行的，因此当磷酸盐重吸收增多时钠离子也相应增多。SCD 患者的近端肾小管分泌尿酸和肌酐增加，导致尿液中这些物质含量明显增多[15]。由于肾小管的分泌，导致高达 30% 的总尿肌酐从体内排泄[16]。因此，SCD 患者的血肌酐可能呈假性降低。根据肌酐公式来评估肾功能可能会导致 GFR 偏高[16-17]。

肾小球高滤过、微量白蛋白尿和蛋白尿

SCD 患者在出生后 1 年后肾血流量和 GFR 明显增加，接着随着年龄的增长逐渐降低。早在十岁之前肾小球就开始出现变化，其特点为高肾血流量、肾小球高滤过与肥大、肾小球滤过膜选择通透性逐渐降低，从而导致微量白蛋白尿和大量白蛋白尿发生、超滤系数下降[19-22]。其中，超滤系数下降与肾功能不全有关。此外超滤系数与肾小球选择通透性呈负相关，后者是通过对白蛋白和 IgG 的部分清除来估算。GFR 正常但有白蛋白尿的 SCD 患者，其超滤系数低于白蛋白尿正常的对照组。而 GFR 降低的患者，肾小球超滤系数显著减低，这说明了白蛋白尿是预测早期肾小球损伤的一个敏感指标[22]。

随着病程进展 SCD 患者白蛋白尿的发生率不断增加，并且通常在血肌酐升高之前出现[23,24]。一项单中心研究（184 例合并 HbSS 病的成人患者）发现，18～30 岁患者的白蛋白尿发生率为 61%[24]。30～50 岁，合并大量蛋白尿的 SCD 患者的比例翻倍。40 岁以上有微量白蛋白尿的患者多达 79%[24]。白蛋白尿与年龄、血肌酐相关，但与血压和血红蛋白水平无关，这提示镰状细胞肾小球病并不完全与慢性贫血引起的血流动力学适应有关。尽管如此，关于 SCD 患儿的研究显示溶血指标（低血红蛋白、高乳酸脱氢酶）和蛋白尿具有显著相关性[25]。

随着年龄的增加，SCD 患者中 CKD 的发生率逐渐增加，这与白蛋白尿类似[18,24]。一项关于 SCD 儿童患者的单中心、横断面观察性研究显示，10 年间白蛋白尿异常的患者占 20.7%（HbSC/HbSβ^0 地中海贫血组中为 23%，HbSC/HbSβ^+ 组中达 16.8%）[18]。CKD1 期和 2 期的发生率分别为 14.8% 和 11.6%。多因素分析结果提示，年龄及 HbSC/HbSβ^+ 基因型与 CKD 相关[18]。虽然白蛋白尿主要见于 HbSS/HbSβ^0 基因型，但 HbSC/HbSβ^+ 患者发生 CKD2 期更常见。但在儿童早期，HbSS/HbSβ^0 基因组的平均 GFR 高于 HbSC/HbSβ^+ 组［分别为（148±39）ml/（min·1.73m^2）和（115±29）ml/（min·1.73m^2），$P<0.0001$］，提示前者在 GFR 到达 CKD2 期之前可能需要更长的随访时间[18]。

青春期 SCD 患者的 GFR 和肾血浆流量（renal plasma flow，RPF）正常，但 40 岁后通常低于正常。一项关于 SCD 成年患者的纵向队列研究发现，40～60 岁的患者中有 44% 血肌酐增加超过 50%，43% 年龄大于 60 岁的患者的主要死因为 CKD[26]。

急性与慢性肾损伤

5%～18% 的 SCD 患者 GFR 下降，并可能出现 AKI 或 CKD[27-31]。161 例 SCD 患者中共发生 254 起血管闭塞事件，其中 4.3% 发生血管闭塞相关性 AKI。这些事件中 174 例发生疼痛危象，58 例中度急性胸部综合征，22 例为严重急性胸部综合征[32]。加拿大的一项关于 SCD 患者的大型研究报道称，超过 4% 急诊留观原因是“脱水”[28]。SCD 患者通常在 30～40 岁时发生 CKD，其中约 11% 发展为终末期肾病[29]。全球 SCD 合并 CKD 的发生率不同，塞内加尔为 2.6%、巴西为 4.3%、古巴 5.9%、美国 11.6%、沙特阿拉伯 22.5%[28,34]，这些差异可能与 CKD 的定义、随访时间、研究人群的年龄、医院与诊所设施，以及遗传因素或遗传修饰等有关。

肾髓质癌

慢性缺血性损伤诱发远端集合管上皮细胞的不断退化和再生，可能刺激肾髓质癌的形成，这是一种镰状血红蛋白病患者特有的恶性肿瘤[35,36]。肾髓质癌几乎只发生于镰状细胞特征患者，且发病年龄相对较轻（平均 21 岁）[35,36]。患者可能出现肉眼血尿、侧腹疼痛，较少发生腹部肿块或体重减轻。因此肾髓质癌必须与血红蛋白病相关的肾小管异常进行区分。然而确诊时通常已出现转移，提示预后不佳。

SCD 相关的肾脏解剖和病理表现

SCD 患者存在许多主要的肾脏解剖和病理（形态学）改变（表 42.2）。由于直小血管堵塞引起 SCD 患

者出现肾髓质和乳头异常性改变,可能导致其坏死和纤维化[5]。肾乳头坏死(renal papillary necrosis,RPN)是SCD或镰状细胞特征的一种常见并发症,发生率为15%~50%。由于肾髓质反复发生亚急性镰变,因此RPN通常无临床表现且进展缓慢。无症状患者或为了评估血尿在进行肾脏影像学检查时偶然发现。肾皮质梗死后可能有肾皮质瘢痕形成。但梗死的影响范围较小,因此肾功能通常可以维持正常。

表42.2 镰状细胞贫血的病理学改变

异常表现	注解
肾乳头坏死	通常无临床症状
肾皮质梗死	梗死范围通常较小,肾功能一般不受影响
含铁血黄素沉积	沉积量与肾脏病无关
肾小球增大和充血	大多数为髓旁肾小球
肾小球损伤	
局灶节段性肾小球硬化(FSGS)	SCD最常见的肾小球损伤与肾小球肥大明显相关
膜增生性肾小球肾炎(MPGN)	MPGN常无免疫复合物沉积
Ⅰ型MPGN	不确定是否由于SCD引起
SCD肾小球病	无论有无系膜细胞增生均定义为肾小球肥大,
血栓性微血管病	与视网膜炎病史有关
肾小管萎缩、间质纤维化	
肾髓质癌	几乎只在镰状细胞特征患者中可见

1923年首次发现,SCD中肾小球明显充血扩张,同时发现小管细胞坏死和色素沉着[37]。随后发现了其他涉及肾小球和小管的病理损伤,包括肾小球增大和充血(大多数为髓旁肾小球)、肾髓质局部疤痕形成、间质纤维化、小管萎缩、淋巴细胞浸润和多种小球组织病理学改变。SCD患者的小管中普遍存在含铁血黄素沉积[16]。

SCD患者存在肾小球结构异常,但杂合子中通常不出现。多年来发现了SCD患者中存在广泛的肾小球损伤,其中以肾小球肥大相关的局灶节段性肾小球硬化(focal segmental glomerulosclerosis,FSGS)最常见[23]。SCD患者中塌陷型和扩张型FSGS均有报道[38,39]。HbSS患者肾小球肥大比特发性FSGS患者更明显。在有或无SCN临床证据的患者之间,其肾小球大小无差异[39]。髓质纤维化显著表明了SCD相关的FSGS主要影响直小血管供血近髓肾单位[39]。

存在进行性肾功能不全、尿蛋白增多(>0.3g/d)或两者均有的18例SCD患者中进行的肾活检中发现,以发病率从高到低排列肾小球损伤包括FSGS(39%)、膜增生性肾小球肾炎(menbranoproliferative glomerulonephritis,MPGN)(28%)、血栓性微血管性肾小球病(17%)以及特异性SCD肾小球病(17%)。后者表现为伴或不伴系膜细胞增生的肾小球肥大[40]。所有患者均存在白蛋白尿,但肾活检时只有30%的患者出现肾功能异常。肾活检后平均随访28个月,50%的患者发展为CKD,21%发展至ESRD并需要透析治疗。急性胸部综合征和慢性器官损伤病史与SCD肾小球病的发生有关,而视网膜炎病史与血栓性微血管病(thrombotic microangiopathy,TMA)有关。

SCD患者中确切临床表现与特异性肾小球损伤间具有的潜在联系仍需进一步研究。然而最初认为MPGN是由于免疫复合物损伤所引起,但随后有研究证实MPGN通常不发生免疫复合物沉积[23]。虽然在SCD患者中发现有明确的免疫复合物沉积或Ⅰ型MPGN,但仍不能确定是否与SCD有关。SCD患者的肾活检显示,毛细血管扩张性肾小球肥大是由镰状红细胞所致,与肾小球病的类型无关。因此,SCD特异性肾小球病这一术语描述了这些病变。在无CKD临床证据的SCD患者中也能发现这样的肾小球病理改变[4]。

通过观察合并肾病或肾病综合征的SCD患者肾脏超微结构特征,并用含糖氧化铁持续静脉注射兔子来推测铁超载和循环铁蛋白复合物是否会导致SCN患者肾小球损伤[41]。在β-地中海贫血患者中尽管铁超载水平相似,但未发现有与SCN患者相似的肾小球损伤,并且在其他铁超载情况中也未发现,如特发性含铁血黄素沉着症或大量红细胞输注后的铁超载。因此,单独铁超载不能解释SCD相关肾病综合征的病理生理机制。

肾脏病理生理机制

血尿

肾髓质环境的低氧分压、低 pH 以及高渗透性易使直小血管中的红细胞发生镰变，从而引起血液黏度增加、微血栓形成和缺血坏死[20]。

后者能够引起结构改变，导致红细胞外渗和血尿形成。SCD 患者因长期血尿而摘除的肾脏中可以见到小管周毛细血管严重淤积（大部分位于髓质）以及血液外渗（主要在集合管）[42]。肾髓质严重缺血会引起肾乳头坏死及梗塞，临床表现为无痛性肉眼血尿。有时脱落的乳头可能会阻塞尿液流出而导致 AKI 及尿路感染。

肾小球高滤过

SCD 患者肾小球高滤过的病理生理机制与血黏度增大导致的血管闭塞和溶血相关性内皮功能紊乱有关。

黏性血管闭塞的表型

肾髓质内带相对低氧、高渗及酸中毒环境，红细胞更易发生镰变。当红细胞反复镰变造成血管闭塞时，髓质血流明显降低。具有扩血管作用的前列腺素代偿性分泌增多导致 GFR 和 RPF 升高，而镰状细胞相关的肾髓质内缺氧、缺血造成一氧化氮合成酶增加。给予吲哚美辛后，SCD 患者 GFR 和 RPF 明显下降，而对照组无上述变化[27]。在 SCN 实验模型中，镰状细胞转基因小鼠的肾小球和远端肾单位分泌诱导型 NO 合酶（NOS Ⅱ）增多，而对照组中未出现该现象[43-44]。而且，转基因小鼠经尿液排泄的 NO 产物（NO_2S 和 NO_3）与 GFR 较对照组明显增多，NOS Ⅱ可能引起 NO 合成增加使血管舒张，从而导致肾脏高灌注[45]。镰状细胞转基因小鼠在慢性缺氧的情况下会激活诱导型 NO 合酶（inducible NO synthase，iNOS），生成超氧自由基和过氧亚硝酸盐（$ONOO^-$）[46]。这些反应可能导致一些肾脏蛋白的酪氨酸残基发生硝化，并加速细胞凋亡，最终引起肾脏结构损伤。

溶血-内皮功能障碍的表型

长期以来人们一直认为，SCD 患者肾小球高滤过是因慢性缺血（继发于重复性血管阻塞事件）引起的前列腺素分泌过多和一氧化氮合酶增加所致，但近期越来越多研究表明，高滤过的病理生理学中慢性溶血相关性血管病变起一定作用，而不是黏性血管阻塞[47]。一项对 280 例 HbSS 纯合子成年患者的横断面研究发现，血管内溶血的标记物（包括血红蛋白、血红蛋白 F 降低以及网织红细胞计数较高）是无白蛋白尿患者中肾小球高滤过的独立危险因素。为了避免引入另一变量，该研究排除了白蛋白尿患者[47]。相反有高滤过和无高滤过组之间，典型血管闭塞的并发症（如视网膜病、骨坏死、阴茎异常勃起、肺动脉高压和腿部溃疡）发病率无明显差异。

溶血通常使血管处于收缩状态，而 HbSS 能清除 NO 使其生物利用率降低，这看似与溶血导致的高滤过相矛盾，但由于 HbSS 的不稳定特性，溶血也能引起局部或系统性血管舒张[48]。这种不稳定性导致亚铁血红素释放以及血红素氧合酶$^{-1}$（heme oxygenase^{-1}，HO^{-1}）产生（图 42.1），HO^{-1}使亚铁血红素分解成一氧化碳（CO），而 CO 具有血管舒张及抗氧化作用，促进高滤过。

$$\text{亚铁血红素}+O_2+HO^{-1}\longrightarrow\text{胆绿素}+Fe^{2+}+CO$$

虽然亚铁血黄素的细胞毒性可能会引起肾小球损伤和蛋白尿，但 HO^{-1}可以减轻其不良反应。

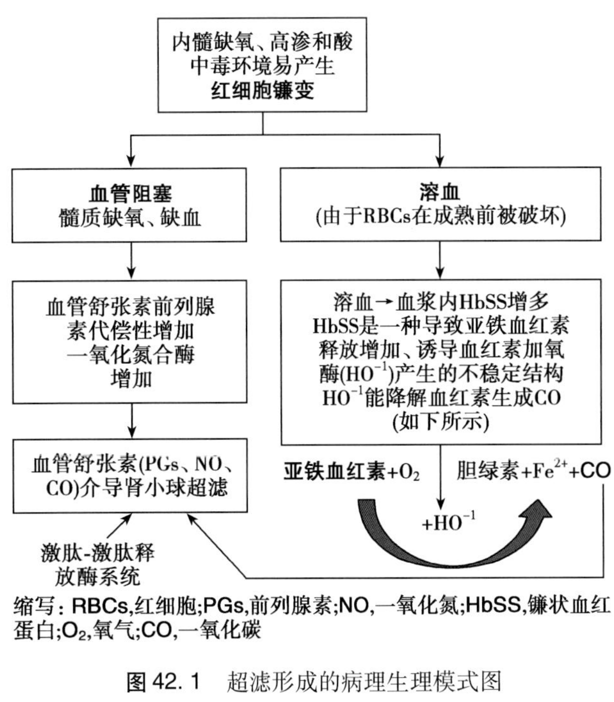

图 42.1　超滤形成的病理生理模式图

溶血-内皮功能障碍或黏性血管阻塞的 SCD 表型，是否在 SCD 患者肾小球高滤过中起主要作用尚未阐明[49]。但溶血和血管阻塞形成的多种程度是 SCN 的特点看似合理。有趣的是,关于探索 SCD 患者溶血的新标志物并寻找这些标志物在并发症与溶血程度间关系的一项研究中发现,溶血和白蛋白尿有关[50]。成熟红细胞血红蛋白与网织红细胞血红蛋白间的比值(RBC-Hb/RET-Hb)与红细胞存活率有关。用 log(RBC-Hb/RET-Hb)来描述溶血要优于乳酸脱氢酶和总胆红素。此外,log(RBC-Hb/RET-Hb)和乳酸脱氢酶与白蛋白尿高度相关。

激肽-激肽释放酶系统和高滤过

有限的研究显示,与糖尿病患者类似,激肽-激肽释放酶系统可能对 SCD 患者的高滤过中起促进作用[51]。合并高滤过的糖尿病患者和链脲菌霉素诱导的糖尿病大鼠的血清中均发现激肽释放酶浓度增高。在肾脏激肽释放酶的慢性抑制下,链脲霉素诱导的糖尿病大鼠中 GFR 和 RPF 均下降[51]。为评估肾脏激肽释放酶作为 SCN 危险标记物的作用,一项纳入了 73 例 SCD 患儿的横断面研究发现,经尿排泄的活化的激肽释放酶与尿白蛋白排泄率 log 值存在显著正相关。在此研究中,激肽释放酶像白蛋白一样可能成为肾病的标记物[52]。但该研究也存在一些缺陷,包括缺少肾功能的衡量指标(eGFR 或肌酐清除率)、混杂因素(通过频繁输血来减少镰状血红蛋白超载对预期年龄肾功能的损伤)[53]。SCD 患儿通过早期输血可防止微量白蛋白尿产生[54]。而激肽释放酶激肽系统是否对 SCN 的超滤起促进作用仍需进一步研究。

进展性 CKD

在相对缺氧的髓质内带,反复镰变可能导致缺血性损伤和微梗塞、髓质血流量减少以及代偿性超滤发生。后者可引起微量白蛋白尿、蛋白尿、肾小球硬化症和进行性 CKD,这类似于其他肾脏病中所见,如糖尿病肾病[16]。而且超滤相关的钠滤过负荷和小管钠重吸收增多可使增加肾脏耗氧增加。这种高代谢状态会促进小管间质损伤,部分则是通过氧化应激引起[48]。最近,持续性血管内溶血引起的 NO 慢性消耗相关性肾血管病理被认为在 SCN 的进展中发挥了作用。实验动物模型中,慢性 NO 合酶(NO synthase,NOS)的抑制引起系统性和肾小球性高血压、肾小球缺血、肾小球硬化、小管间质损伤和蛋白尿[55]。对未患有 SCD 的普通人群进行研究,同样发现 CKD 引起的 NO 缺乏促进慢性肾损伤的进展[56]。

慢性 SCN 的缺血模型

在双侧肾动脉阻塞引起缺血的小鼠模型中,镰状细胞转基因小鼠(非野生型)出现的肾小球改变包括内皮炎和肾小球系膜溶解。伴随修饰反应,肾小球系膜溶解可能会导致慢性肾小球病的发生,特别是在反复出现肾脏缺血时[57]。野生型小鼠缺血后在管周毛细血管出现轻度充血。相反,镰状细胞小鼠的皮髓质及小球微循环中出现广泛充血。尤其是在伴有 AKI 的 SCD 患者中观察到的肾小球和皮质表现为显著性小球充血和皮质梗塞。与野生型小鼠相比,镰状细胞小鼠中淀粉样蛋白 P(鼠类 C 反应蛋白的同源物)明显增多。管周微循环反复充血会引起管周毛细血管减少、慢性缺氧,最终导致慢性 SCN。由于缺血引起基质相关基因(如 TGF-β、MCP-1 和胞外基质蛋白)上调,结果造成小管间质疤痕形成。缺血使镰状细胞小鼠血管、小球和小管间质损伤加重,可能加速 SCN 进展[57]。

遗传因素

许多非洲患者对 FSGS[58]和高血压性肾动脉硬化[59]的发生具有遗传易感性。最初认为引起 FSGS 的主要危险因素是肌球蛋白重链 9(myosin heavychain 9,MYH9)的突变。随后对患有 FSGS 风险的人群进行基因评估后发现是载脂蛋白 L-1(apolipoprotein L-1,APOL1)基因而不是 MYH9,其中 APOL1 是 FSGS 和慢性高血压性肾动脉硬化的主要危险基因。APOL1 与 MYH9 连锁不平衡,且均位于 22 号染色体。一项关于 SCD 患者的基因研究认为,MYH9 与 APOL1 基因座上分别有 7 个和 1 个单核苷酸多态性与蛋白尿有关。该研究进一步证实 GFR 与蛋白尿呈负相关,GFR 每减少一个单位,蛋白尿的风险增加 3%[31]。

基因修饰

SCD 肾功能不全主要受到两种基因修饰的影响——胎儿血红蛋白(fetal hemoglobin,HbF)水平和 α-球蛋白基因型[60]。

HbF 调控 SCD 的血液系统和临床表现。SCD 患者中 HbF 在镰状红细胞的表达水平和分布大不相同。HbF 水平较下的 SCD 患者易引起肾衰竭和血管阻塞并发症，如急性疼痛、下肢溃疡、骨坏死和急性胸部综合征[16]。一项纳入 725 例 HbSS 患者的队列研究显示，所有“镰状肾衰竭”患者的 HbF≤10%[21]。而且中非共和国（Central African Republic，CAR）发生肾衰竭的 SCD 患者中，β^s CRA 单体型明显多于未发生肾衰竭的患者，这可能是 β^s CRA 单体型相关的 HbF 偏低所致。

SCD 患者的 α-地中海贫血共遗传能避免发生蛋白尿和 SCN[16]，α-地中海贫血和 SCD 同时发生使红细胞内血红蛋白 S 浓度和红细胞体积降低，减少溶血的发生。

一项纳入 424 例非洲和英国 SCD 成人患者的研究中发现，溶血标记物与蛋白尿程度、患病率均存在显著相关[61]。进一步分析证实，α 基因缺失数量与白蛋白尿程度、微量白蛋白尿发生率之间呈负相关，这说明 α-地中海贫血的共遗传对蛋白尿具有保护作用[61]。

治 疗

SCN 的临床表现包括低比重尿、血尿、肾小球高滤过、白蛋白尿、肾病综合征以及进行性 CKD，最终进入 ESRD。然而 SCN 的发病机制和治疗效果还未完全阐明。由于镰状危象发生的频率及贫血的严重性均无法很好预测白蛋白尿或 CKD 的发生，因此减少镰状危象发生的治疗意义仍不明确[23]。尽管如此，出现并发症时应进行对症处理。适量液体摄入可防止因低渗性尿引起的脱水。

始终未发现非甾体抗炎药（non-steroidal anti-inflammatory drugs，NSAIDS）对任何肾小球高滤过患者的理论效益。SCD 患者应避免使用 NSAID，因为该药可能导致血流动力学相关的肾功能恶化、乳头坏死以及 NSAID 相关性间质性肾炎和肾小球肾炎的潜在可能。输血可能恢复 SCD 患儿的尿浓缩能力，但不能忽视其引起铁超载的风险。

尽管还需进一步阐明镰状细胞相关性肾小球疾病的确切发病机制，但微量白蛋白尿和蛋白尿仍被认为是肾小球损伤的标记物以及随后发生 CKD 的预测指标。

强有力的证据表明 ACEI 和（或）ARB 类药物能有效减少糖尿病或非糖尿病肾病的蛋白尿，并延缓其肾功能进展。但 ACEI 或 ARB 类药物是否对 SCN 患者的蛋白尿和 CKD 进展有影响，相关研究数据还是非常有限。一项小型单中心研究在依那普利治疗 2 周后发现，合并轻度肾功能不全、肾活检表现为肾小球增大和门周型 FSGS 的 SCD 患者中蛋白尿减少。然而停止 ACEI 药物治疗后，蛋白尿回升[62]。SCD 儿童患者的相关研究同样发现，经 ACEI 治疗后 56% 患儿的白蛋白排泄正常[63]。目前为止只有一项随机对照试验对伴有微量白蛋白尿或蛋白尿的 SCD 患者进行了 ACEI 和安慰剂的对比。22 例研究患者服用卡托普利 6 个月，6 个月时卡托普利组的白蛋白排泄率较基线值平均每天减少（45±23）mg，而安慰剂组平均每天升高（18±45）mg。尽管如此，仍需要具有不良结局的大型随机对照试验对有 CKD 进展风险的 SCD 患者进行研究。事实报道称，无论是否联合 ACEI 类药物，羟基脲治疗 SCD 患者还是很有希望[63-65]。

虽然缺乏循证研究建议，但由于 ACEI 或 ARB 类药物具有明确的肾脏保护作用，因此这些药物对伴有微量白蛋白尿或蛋白尿的 SCD 患者的治疗看似合理。据报道，ACEI 类药物还具有改善遗尿症的附加效益，这可能是由于 GFR 降低所致[16]。出现低血压和高钾血症时应限制使用 ACEI 或 ARB 类药物进行治疗，尤其是当存在肾功能受损情况。

结 语

当 SCD 患者出现慢性红细胞镰变和溶血后，会产生许多肾脏并发症。所有肾单位节段均有受累，包括血管床、肾小球、小管间质结构和集合管。功能方面可表现为低比重尿、等渗尿、血尿、高滤过、蛋白尿和 GFR 下降的相关症状。临床方面，患者可能发展为急慢性肾损伤、肾小球肾炎、高钾血症、肾乳头坏死，最终进入 ESRD。肾损伤的潜在机制主要与缺氧和缺血有关。减少红细胞镰变的治疗手段以及检测肾损伤的更好诊断工具（如生物标记物），可防止 SCD 患者发生慢性肾损伤。

（申媛文 译，郁胜强 校）

参考文献

1. Bunn HF. Pathogenesis and treatment of sickle cell disease. *N Engl J Med* 1997;**337**(11):762–9.
2. Herrick JB. Peculiar elongated and sickle-shaped red blood corpuscules in a case of severe anemia. *Arch Intern Med* 1910;**6**:517–21.
3. Abel MS, Brown CR. Sickle cell disease with severe hematuria simulating renal neoplasms. *J Am Med Assoc* 1948;**136**(9):624.
4. Lopez Revuelta K, Ricard Andres MP. Kidney abnormalities in sickle cell disease. *Nefrologia* 2011;**31**(5):591–601.
5. De Gracia-Nieto AE, Samper AO, Rojas-Cruz C, Gascon LG, Sanjuan JB, Mavrich HV. Genitourinary manifestations of sickle cell disease. *Arch Esp Urol* 2011;**64**(7):597–604.

6. Statius van Eps LW, De Jong PE. Sickle cell disease. In: Schrier RW, Gottschalk C, editors. *Diseases of the kidney*, 6th ed. Boston: Little Brown; 1997. p. 2201–19.
7. Statius van Eps LW, Schouten H, Harr Romeny-Wachter CC, La Porte-Wijsman LW. The relation between age and renal concentrating capacity in sickle cell disease and hemoglobin C disease. *Clin Chim Acta* 1970;**27**(3):501–11.
8. Statius van Eps LW. Sickle cell disease and the kidney. In: Cameron S, Davison AM, Grunfeld JP, Kerr D, Ritz E, editors. *Oxford textbook of clinical nephrology*. New York: Oxford University Press; 1992. p. 700–20.
9. DeFronzo RA, Taufield PA, Black H, McPhedran P, Cooke CR. Impaired renal tubular potassium secretion in sickle cell disease. *Ann Intern Med* 1979;**90**(3):310–6.
10. Goosens JP, Statius van Eps LW, Schouten H, Giterson AL. Incomplete renal tubular acidosis in sickle cell disease. *Clin Chim Acta* 1972;**41**:149–56.
11. Kong HH, Alleyne GA. Studies on acid excretion in adults with sickle cell anemia. *Clin Sci* 1971;**41**(6):505–18.
12. Batlle D, Itsarayoungyuen K, Arruda JA, Kurtzman NA. Hyperkalemic hyperchloremic metabolic acidosis in sickle cell hemoglobinopathies. *Am J Med* 1982;**72**(2):188–92.
13. Oster JR, Lee SM, Lespier LE, Pellegrini EL, Vaamonde CA. Renal acidification in sickle cell trait. *Arch Intern Med* 1976;**136**:30–5.
14. Yoshino M, Amerian R, Brautbar N. Hyporeninemic hypoaldosteronism in sickle cell disease. *Nephron* 1982;**31**(3):242–4.
15. Allon M. Renal abnormalities in sickle cell disease. *Arch Intern Med* 1990;**150**(3):501–4.
16. Sharpe CC, Thein SL. Sickle cell nephropathy – a practical approach. *Br J Haematol* 2011;**155**(3):287–97.
17. Ataga KI, Orringer EP. Renal abnormalities in sickle cell disease. *Am J Hematol* 2000;**63**(4):205–11.
18. McPherson Yee M, Jabbar SF, Osunkwo I, Clement L, Lane PA, Eckman JR, et al. Chronic kidney disease and albuminuria in children with sickle cell disease. *Clin J Am Nephrol* 2011;**6**:2628–33.
19. Tejani A, Phadke K, Adamson O, Nicastri A, Chen CK, Sen D. Renal lesions in sickle cell nephropathy in children. *Nephron* 1985;**39**:352–5.
20. de Jong PE, Statius van Eps LW. Sickle cell nephropathy: new insights into its pathophysiology. *Kidney Int* 1985;**27**:711–7.
21. Powars DR, Elliot-Mills DD, Chan L, Niland J, Hiti AL, Opas LM, et al. Chronic renal failure in sickle cell disease: risk factors, clinical course, and mortality. *Ann Intern Med* 1991;**115**:614–20.
22. Guasch A, Cua M, Mitch WE. Early detection and the course of glomerular injury in patients with sickle cell anemia. *Kidney Int* 1996;**49**:786–91.
23. Scheinman JI. Sickle cell disease and the kidney. *Nat Clin Pract Nephrol* 2009;**5**(2):78–88.
24. Guasch A, Navarrete J, Nass K, Zayas CF. Glomerular involvement in adults with sickle cell hemoglobinopathies: prevalence and clinical correlates of progressive renal failure. *J Am Soc Nephrol* 2006;**17**:2228–35.
25. Becton LJ, Kalpatthi RV, Rackoff E, Disco D, Orak JK, Jackson SM, et al. Prevalence and clinical correlates of microalbuminuria in children with sickle cell disease. *Pediatr Nephrol* 2010;**25**(8):1505–11.
26. Searjeant GR, Searjeant BE, Mason KP, Hambleton IR, Fisher C, Higgs DR. The changing face of homozygous sickle cell disease: 102 patients over 60 years. *Int J Lab Hematol* 2009;**31**:585–96.
27. Pham PT, Pham PC, Wilkinson AH, Lew SQ. Renal abnormalities in sickle cell disease. *Kidney Int* 2000;**57**:1–8.
28. Da Silva Jr GB, Liborio AB, Daher Ede F. New insights on pathophysiology, clinical manifestations, diagnosis, and treatment of sickle cell nephropathy. *Ann Hematol* 2011;**90**(12):1371–9.
29. Powars DR, Chan LS, Hiti A, Ramicone E, Johnson C. Outcome of sickle cell anemia: a 4-decade observational study of 1056 patients. *Medicine* 2005;**84**(6):363–76.
30. Saborio P, Scheinman JI. Sickle cell nephropathy. *J Am Soc Nephrol* 1999;**10**:187–92.
31. Ashley-Koch AE, Okocha EC, Garrett ME, Soldano K, De Castro LM, Jonassaint JC, et al. MYH9 and APOL1 are both associated with sickle cell disease nephropathy. *Br J Haematol* 2011;**155**(3):386–94.
32. Audard V, Homs S, Habibi A, Galacteros F, Bartolucci P, Godeau B, et al. Acute kidney injury in sickle patients with painful crisis or acute chest syndrome and its relation to pulmonary hypertension. *Nephrol Dial Transplant* 2010;**25**:2524–9.
33. Wolfson JA, Schrager SM, Coates TD, Kipke MD. Sickle cell disease in California: a population based description of emergency department utilization. *Pediatr Blood Cancer* 2011;**56**:413–9.
34. Diop S, Diop D, Seck M, Gueye Y, Faye A, Dieye TN, et al. Predictive factors of chronic complications in adult sickle cell anemia patients in Dakar, Senegal. *Med Trop (Mars)* 2010;**70**:471–4.
35. Kiryluk K, Jadoon A, Gupta M, Radhakrishnan J. Sickle cell trait and hematuria. *Kidney Int* 2007;**71**:706–10.
36. De Gracia-Nieto AE, Samper AO, Rojas-Cruz C, Gascon LG, Sanjuan JB, Mavrich HV. Genitourinary manifestations of sickle cell disease. *Arch Esp Urol* 2011;**64**(7):597–604.
37. Sydenstricker VP, Mulherin WA, Houseal RW. Report of two cases in children with necropsy in one case. *Am J Dis Child* 1923;**26**:132–54.
38. Nasr SH, Markowitz GS, Sentman RL, D'Agati VD. Sickle cell disease, nephrotic syndrome, and renal failure. *Kidney Int* 2006;**69**(7):1276–80.
39. Bhathena DB, Sondheimer JH. The glomerulopathy of homozygous sickle hemoglobin (SS) disease: morphology and pathogenesis. *J Am Soc Nephrol* 1991;**1**(11):1241–52.
40. Maigne G, Ferlicot S, Galacteros F, Belenfant X, Ulinski T, Niaudet P, et al. Glomerular lesions in patients with sickle cell disease. *Medicine* 2010;**89**(1):18–27.
41. McCoy RC. Ultrastructural alterations in the kidney of patients with sickle cell disease and the nephrotic syndrome. *Lab Invest* 1969;**21**(2):85–95.
42. Mostofi FK, Vorder Bruegge CF, Diggs LW. Lesions in kidneys removed for unilateral hematuria in sickle-cell disease. *Arch Pathol* 1957;**63**(4):336–51.
43. Allon M, Lawson L, Eckman JR, Delaney V, Bourke E. Effects of nonsteroidal anti-inflammatory drugs on renal function in sickle cell anemia. *Kidney Int* 1988;**34**(4):500–6.
44. De Jong PE, De Jong-van Den Berg TW, Sewrajsingh GS, Schouten H, Donker AJ, Statius van Eps LW. The influence of indomethacin on renal hemodynamics in sickle cell anemia. *Clin Sci* 1980;**59**(4):245–50.
45. Bank N, Aynedjian HS, Qiu JH, Osei SY, Ahima RS, Fabry ME, et al. Renal nitric oxide synthases in transgenic sickle cell mice. *Kidney Int* 1996;**50**(1):184–9.
46. Bank N, Kiroycheva M, Ahmed F, Anthony GM, Fabry ME, Nagel RM, et al. Peroxynitrite formation and apoptosis in transgenic sickle cell mouse kidneys. *Kidney Int* 1998;**54**(5):1520–8.
47. Haymann JP, Stankovic K, Levy P, Avellino V, Tharaux PL, Letavernier E, et al. Glomerular hyperfiltration in adult sickle cell anemia: a frequent hemolysis associated feature. *Clin J Am Soc Nephrol* 2010;**5**(5):756–61.
48. Nath KA, Katusic ZS. Vasculature and kidney complications in sickle cell disease. *J Am Soc Nephrol* 2012;**23**(5):781–4.
49. Hirschberg R. Glomerular hyperfiltration in sickle cell disease. *Clin J Am Soc Nephrol* 2010;**5**(5):748–9.
50. Maier-Redelsperger M, Levy P, Lionnet F, Stankovic K, Hayman JP, Lefevre G, et al. Strong association between a new marker of hemolysis and glomerulopathy in sickle cell anemia. *Blood Cells, Mol Dis* 2010;**45**(4):289–92.
51. Jaffa AA, Rust PF, Mayfield RK. Kinin, a mediator of diabetes-induced glomerular hyperfiltration. *Diabetes* 1995;**44**(2):156–60.
52. Bergmann S, Zheng D, Barredo J, Abboud MR, Jaffa AA. Renal kallikrein: a risk marker of nephropathy in children with sickle cell disease. *J Pediatr Hematol Oncol* 2006;**28**(3):147–53.
53. Schwartz GJ, Lerner NB. The kallikrein-kinin system in sickle cell nephropathy: does it play a role? *J Pediatr Hematol Oncol* 2006;**28**(3):111–4.
54. Alvarez O, Montane B, Lopez G, Wilkinson J, Miller T. Early blood transfusions protect against microalbuminuria in children with sickle cell disease. *Pediatr Blood Cancer* 2006;**47**(1):71–6.
55. Zatz R, Baylis C. Chronic nitric oxide inhibition model six years

on. *Hypertension* 1998;**32**(6):958–64.
56. Baylis C. Nitric oxide deficiency in chronic kidney disease. *Am J Physiol Renal Physiol* 2008;**294**(1):F1–F9.
57. Nath KA, Grande JP, Croatt AJ, Frank E, Caplice NM, Hebbel RP, et al. Transgenic sickle mice are markedly sensitive to renal ischemia-reperfusion injury. *Am J Pathol* 2005;**166**(4):963–72.
58. Kitiyakara C, Eggers P, Kopp JB. Twenty-one-year trend in ESRD due to focal segmental glomerulosclerosis in the United States. *Am J Kidney Dis* 2004;**44**(5):815–25.
59. Toto RD. Proteinuria and hypertensive nephrosclerosis in African Americans. *Kidney Int Suppl* 2004;**92**:S102–4.
60. Akinsheye I, Alsultan A, Solovieff N, Ngo D, Baldwin CT, Sebastiani P, et al. Fetal hemoglobin in sickle cell anemia. *Blood* 2011;**118**(1):19–27.
61. Day TG, Drasar ER, Fulford T, Sharpe CC, Thein SL. Association between hemolysis and albuminuria in adults with sickle cell anemia. *Haematologica* 2012;**97**(2):201–5.
62. Falk RJ, Scheinman J, Phillips G, Orringer E, Johnson A, Jennette JC. Prevalence and pathologic features of sickle cell nephropathy and response to inhibition of angiotensin-converting enzyme. *N Engl J Med* 1992;**326**(14):910–5.
63. McKie KT, Hanevold CD, Hernandez C, Waller JL, Ortiz L, McKie KM. Prevalence, prevention, and treatment of microalbuminuria and proteinuria in children with sickle cell disease. *J Pediatr Hema Oncol* 2007;**29**(3):140–4.
64. Sasongko TH, Nagalla S, Ballas SK. Angiotensin-converting enzyme (ACE) inhibitors for proteinuria and microalbuminuria in people with sickle cell disease. *Cochrane Database Syst Rev* 2013:3.
65. Fitzhugh CD, Wigfall DR, Ware RE. Enalapril and hydroxyurea therapy for children with sickle nephropathy. *Pediatr Blood Cancer* 2005;**45**(7):982–5.

第43章

43

糖尿病患者并发慢性肾脏病的治疗

Farsad Afshinnia[a] and Frank C. Brosius, 3rd[b]

[a]Division of Nephrology, Department of Internal Medicine, University of Michigan, Ann Arbor, MI, USA,
[b]Division of Nephrology, Departments of Internal Medicine and Molecular and Integrative Physiology, University of Michigan, Ann Arbor, MI, USA

简　　介

糖尿病已成为美国和世界其他地区终末期肾病的主要病因[1]。在美国，超过44%的终末期肾病是由糖尿病引起的，2012年美国肾脏系统数据表明：尽管校正后的发病率相对稳定，但因糖尿病进展至终末期肾病的患者数量逐年增加[1]，同时由于近20年来糖尿病的治疗没有取得实质性的进展，导致越来越多的终末期肾病是由糖尿病所致。近年来2型糖尿病患者逐渐增多，尤其是儿童和青少年，因此糖尿病肾病的发生率将会进一步升高，未来二十年的肾病发生率也会增加[2]。目前，糖尿病肾病的诊断及预测指标如肌酐、胱抑素、尿白蛋白排泄率缺乏敏感性和特异性。但是，在过去的几年中，对发病机制信号通路的广泛研究使人们对糖尿病肾病有了进一步的认识[3]。在糖尿病肾病发病机制中，不同分子信号通路的阐明为未来发现更好的诊断指标，实施更加有效的预防及治疗方案提供了理论依据[3]。

糖尿病肾病的自然发展史及诊断

1型糖尿病很快出现高滤过，但随着血糖的控制，高滤过可以改善甚至消失[4]。高滤过也常出现在2型糖尿病的早期[5]，但和病情发展却不完全一致。虽然糖尿病中高滤过频发，但却没有证据表明高滤过是糖尿病进展为糖尿病肾病的危险因素。1型糖尿病患者发展为糖尿病肾病最常见指标是蛋白尿，即白蛋白排泄量大于30mg/d。异常的尿白蛋白排泄通常会发生在1型糖尿病肾病患者被诊断为糖尿病后的5～15年，而并不发生在其早期[6]。相反，超过20%的2型糖尿病患者在确诊时就会出现尿白蛋白增多。既往的数据表明，如果不给予治疗，超过80%合并蛋白尿的1型糖尿病患者会出现更严重的蛋白尿（大于300mg/24h，传统上称作大量蛋白尿）。在这些患者中，有50%～75%会在10～20年内进展成为终末期肾病。相反，在2型糖尿病患者中，有近40%合并白蛋白尿的患者会发展为更为严重的蛋白尿，而仅有20%的患者在相同时间里进展为终末期肾病[7]。

在过去的十年中，上述自然病程和糖尿病肾病的进展过程并不完全一致。实际上，大约20%的1型糖尿病肾病患者会出现短暂的蛋白尿或永远不出现蛋白尿，然而肾脏病变程度和蛋白尿和糖尿病肾病的进展是一致的[8]。同样，在2型糖尿病进展至终末期肾病的患者中，有30%以上的患者虽然有肾小球滤过率的下降，但并不伴有蛋白尿的进展[9]。这些进展变化发生率的显著增加，表明血管紧张素转换酶抑制剂ACEI或血管紧张素受体阻断剂ARB药物虽然可以在一定程度上减轻尿蛋白，但不能阻止疾病的进展。另外，加强糖尿病患者的血压控制可以减少尿白蛋白，可能也对总体降低糖尿病肾病患者的蛋白尿有益。与有蛋白尿的患者相比，无蛋白尿的糖尿病肾病患者可能有不同的发病机制或者另一种病理改变。最后，相关研究表明，2型糖尿病患者中也存在着非糖尿病肾病的CKD患者，也占非蛋白尿患者中的一部分比例。但是因为缺乏完善的糖尿病肾病肾活检的数据，目前这些可能性只是假设。

诊断糖尿病肾病需要基本病史，完整的体格检查（包括坐位血压的正确测量，视网膜病变的评估）和实验室检查（包括蛋白尿的测定、肾小球滤过率的评估）。糖尿病也可伴泌尿系统并发症，较常见的如神经源性膀胱、乳头坏死、肾盂积水等。因此，双肾 B 超检查很有益处。在 1 型糖尿病患者中，糖尿病肾病的诊断主要依赖临床表现，例如一个患者有糖尿病病史超过 10 年并伴有蛋白尿，糖尿病视网膜病变，则这个患者有超过 90% 的可能性是糖尿病肾病[10]。但是对于伴有肾小球滤过率下降，但不合并有进展性蛋白尿的 1 型糖尿病患者，这种诊断尚不明确。尽管如此，据可靠数据分析显示，这些患者绝大多数也合并有糖尿病肾病，且没有找到可以支持另一类肾脏病的诊断依据或肾活检病理证据。

相反，在 2 型糖尿病中这种情况并不明确。一些 2 型糖尿病患者在罹患糖尿病之前就有蛋白尿。而另外一些患者仅表现为内皮细胞功能障碍而不是肾小球病变[11]。越来越多的证据表明肾脏病变直接源于肥胖，胰岛素抵抗及代谢综合征[12-15]，而这些都比 2 型糖尿病提早出现。这种类型的病变在某些方面不同于糖尿病肾病[13,14]，而这些不合并糖尿病的患者，人们对其肾脏病变知之甚少。另外，2 型糖尿病肾病早期的患者出现视网膜病变的几率不大[16]。最后，一些报道表明，2 型糖尿病患者常常会出现非糖尿病型的肾小球疾病。某些报道发现，30% ~63% 的 2 型糖尿病患者除了糖尿病肾病外还合并有其他肾脏损害[17,18]。但这些报道并不是随机实验，也不能代表全部 2 型糖尿病肾病患者，并且绝大多数是欧洲或东亚地区。我们发现，在北美地区，2 型糖尿病患者出现非糖尿病肾脏损害的概率比这些报道的概率低。尽管如此，确诊 2 型糖尿病肾病需要关键及细微的方法，尤其是这些糖尿病患者早期表现出肾功能不全，早期进展为肾性蛋白尿，表现为实质性肾小球血尿（如出现异形红细胞或红细胞管型），或者合并有肾小球滤过率的下降，更加频繁的肾活检变得十分必要。

美国糖尿病协会推荐：1 型糖尿病患者在确诊后的 5 年里和 2 型糖尿病患者确诊的开始阶段，可以每年测试尿白蛋白排泄率[19]。在这两组人群中，尿白蛋白的含量和慢性肾脏病的进展、心血管事件的发生率及死亡密切相关[20,21]。尿白蛋白排泄率有很大的个体差异，原因有很多，比如：高强度的运动，难以控制的高血糖，充血性心力衰竭及其他肾脏疾病。因为这种差异，永久蛋白尿的诊断需要在 3 ~6 个月中进行 3 次测试，并且两次均能检测出蛋白尿后才能诊断。对于尿蛋白的检测，尽管一些开拓者更倾向于收集 24h 尿或定期收集的尿液，但随机尿白蛋白/肌酐的测试却是最方便的。这样可以监测肌酐清除率，24 小时或定时的尿蛋白排泄率。一旦永久蛋白尿的诊断明确，则患者需每年甚至更加频繁的监测尿白蛋白/肌酐，以便监测慢性肾脏病的进展及临床表现。

在 1 型糖尿病中，高血压通常伴随糖尿病肾病而出现，而在 2 型糖尿病中，高血压先发于糖尿病肾病，通常源于肥胖或代谢综合征[7]。许多国际学会推荐高血压患者进行家庭血压测量。这不仅可以通过更多测量结果来更好地控制血压，同时也避免了“白大衣效应”[22,23]。家庭血压测量需要患者有合适的袖带尺寸及良好的教育，还需要患者进行申请。但许多研究表明，在糖尿病患者中，家庭血压测定比较可靠且较常规的临床血压测定有一定优越性[24,26]。另外，糖尿病患者好发自主神经功能紊乱，因此立位血压同样需要测量。

肌酐及肾小球滤过率的估算非常重要，应该至少每年测定一次。大多数肾小球滤过率的估算是根据肌酐水平，结合患者的年龄、性别和种族等，再通过公式计算得出。MDRD 公式[27]和 CKD-EPI 公式[28]都可以反映肾小球滤过率低于正常人的患者实际肾小球滤过率情况。而当肾小球滤过率大于 60ml/min[27,28]，或者是肌酐因恶病质时肌肉质量的下降而受到影响时，这种以肌酐为基础的公式就越来越不精确了。在这种情况下，以半胱氨酸蛋白酶抑制剂为基础的 eGFR 公式就会有所帮助[29]。尽管这个公式并没有证实能比以肌酐为基础的 CKD-EPI 公式更加精确的反映肾小球滤过率[30]，但纵向数据分析显示通过 eGFR 公式测得的肾小球滤过率，会低估糖尿病患者肾小球滤过率的下降程度[31]。

糖尿病肾病的管理

血糖的控制

ADA 协会推荐，糖化血红蛋白需控制在 7% 以下，从而预防糖尿病微血管病变的发生[19]。在两个里程碑的实验中，我们发现严格控制血糖可以阻止糖尿病肾病的进展[32,33]。糖尿病控制和并发症实验（DCCT）及糖尿病干预和并发症的后期流行病学调查显示，在 1 型糖尿患者群中，控制血糖可以使尿白蛋白<300mg/d 的患者尿蛋白减少 39%，尿白蛋白>300mg/d 的患者尿蛋白减少 54%[32]。美国前瞻性糖尿病研究组（UKPDS）

表示，在19世纪80年代及90年代初期，在2型糖尿病患者中，严格控制血糖的患者的微血管病变发生率比标准控制血糖的患者减少了25%[33]。相似的熊本实验表示，尿白蛋白<300mg/d的2型糖尿病患者在严格控制血糖后，蛋白尿可减少60%[34]。DCCT和UKPDS实验表示，控制血糖有差别的两组，早期积极控制血糖可使得十年后微血管病变发生率显著减少。这种所谓的"代谢记忆"可减慢糖尿病肾病的进展[35,36]。严格控制血糖可能延缓糖尿病肾病的发生，但并不能改变最终发生糖尿病肾病的人数或者是减慢并发症发展的速度[37]。

早期严格控制血糖对于糖尿病患者是最有益的。但是随着糖尿病肾病的进展，尤其是高龄患者(>65岁)，合并长期糖尿病和心血管系统疾病，并不适合严格的血糖控制[38,39]。实际上，一些证据表明，2型糖尿病患者严格控制血糖会带来一定负面的影响。ACCORD实验表明，将糖化血红蛋白控制在6%以下较传统的控制在7%～7.9%并没有减少心血管事件的发生率，反而增加了死亡率[40]。目前并没有明确的糖化血红蛋白控制的分割点来表示在低于这个值时控制血糖带来的益处开始下降。但是，更低水平的糖化血红蛋白带来的低血糖和死亡率的增大，会产生副效应。因此，最合适的糖化血红蛋白目标值应该是根据患者特点如年龄，CKD分期和并发症等而进行个体化控制。比如不合并有其他并发症的年轻患者可使HbA1C<7%，而CKD患者或合并有心血管并发症的老年患者，HbA1C可以控制在7%以上。

根据ADA推荐，二甲双胍是治疗2型糖尿病的一线药物[19]。二甲双胍对代谢有益，不会造成低血糖，也没有严重的并发症[41]，同时也有数据表明它可以阻止糖尿病肾病的进展[42]。鉴于苯乙双胍使用时发生乳酸酸中毒几率较高，1978年后这种化学药物就从市场上消失了[43]。也有很多人担心，合并有晚期心脏病或者是心力衰竭的患者在使用二甲双胍后会更频繁的出现乳酸性酸中毒。但2006年，美国食品药品管理局已将心力衰竭从二甲双胍的禁忌证中移除[44]。另外，一项关于2型糖尿病合并心衰的系统回归分析表示，二甲双胍和其他降糖药物的安全性是相当的[45]。在另外一项研究中，科克兰数据库回归分析，通过对347例临床实验，共70490例使用二甲双胍的2型糖尿病患者和55451例使用其他降糖药物的2型糖尿病患者进行前瞻性研究发现，二甲双胍相较于其他降糖药物并没有增加乳酸酸中毒的发生率或者升高乳酸的水平[46]。这些研究表明，最近建议男性肌酐水平超过1.5mg/dl，女性肌酐水平超过1.4mg/dl而停止使用二甲双胍的治疗是不可取的，因为对于这些患者，其益处远远多于被报道的坏处。确实，许多专家包括ADA欧洲联合糖尿病研究小组也同样建议二甲双胍可以被慎重使用，直到eGFR降低到30ml/(min·1.73m^2)为止[47,48]。

血压控制及糖尿病肾病ACEI和ARB的治疗

对于糖尿病肾病合并高血压的患者，降低血压被一致认为可以减少终末期心血管系统疾病的发生率[38,49-53]。几项观察研究及临床实验表示，糖尿病合并高血压的患者血压需控制在最佳水平。ADA推荐糖尿病患者需控制坐位血压在140/80mmHg左右[19]。KDIGO指南推荐，糖尿病患者如果24小时尿白蛋白排泄量<30mg，需使用降压药物将血压需控制在140/90mmHg；如果24小时尿白蛋白排泄量>30mg，则血压需控制在130/80mmHg以下[54]。流行病学研究表示，在糖尿病患者中，当血压高于115/75mmHg时，死亡率和心血管事件发生率会稳定上升[55-57]。然而，随机对照实验显示，在伴或不伴慢性肾脏病的1型或2型糖尿病患者中，血压降低到140/80mmHg并没有带来持久的益处。更早前的临床研究，如HOT和ABCD研究认为正常肾功能(Scr大于1mg/dl或稍微低一些或是肌酐清除率在80ml/min以上)的糖尿病患者，将舒张压降低到80mmHg以下，可以减少心血管疾病的发生率[50,51]。最近，更多的研究(如ACCORD实验)表明，积极地将收缩压降低到120mmHg以下并没有带来持久的好处[38]。另外，ACCORD实验运用收缩压的标准来定义最佳的血压波动范围，发现收缩压小于120mmHg较收缩压小于140mmHg并没有减少严重或者非严重心血管事件发生率。虽然严格控制血压可以减少中风发生率，但同样也会带来其他严重的不良后果包括死亡，危害生命，永久的或严重的残疾，住院治疗或是住院时间延长等。这些事件的发生率比中风更高[38]。在获得其他的随机试验结果之前，糖尿病肾病患者将血压降低到140/90mmHg或130/80mmHg是合理的选择。

难以控制的高血压是影响糖尿病肾病的最重要因素之一[58]。随机对照实验表明，在糖尿病肾病合并高血压，蛋白尿>300mg/d时，相较于其他降压药物，使用ACEI或ARB可以更好的延缓糖尿病肾病的进展[49,52,53]。在合作研究组实验中，研究者将1型糖尿病肾病患者随机分成两组，一组服用甲硫丙脯酸(25mg，每天3次)，另一组服用安慰剂，结果显示服用甲硫丙脯酸组比安慰剂组的肌酐翻倍几率减少了56%，死亡率、透析率及肾移植率减少了50%[52]。然而在1型糖尿病肾病患者中，ACEI是最先被使用的，而ARB药物多数使用在2型糖尿病肾病的临床试验研究中。总体来说，ARB药物对于2型糖尿病肾病的作用较ACEI对1型糖尿病肾病的作用要稍弱一点。例如，厄贝沙坦糖尿病肾病试验（IDNT）将糖尿病肾病合并高血压的患者随机分为3个组（厄贝沙坦300mg/d组，氨氯地平10mg/d组及安慰剂组），随访2.6年，结果显示，使用ARB药物治疗组相较于安慰剂组，可使不良事件的几率减少20%，如肌酐数值的翻倍，进展到终末期肾病甚至死亡，而较氨氯地平组可减少23%[53]。RENAAL研究将2型糖尿病患者随机分为两组：氯沙坦组，安慰剂组。与安慰剂组相比，氯沙坦组肌酐翻倍的几率减少了25%，终末期肾病发生率减少28%[49]。1型糖尿病肾病这种治疗效果的差异可能是由患者数量的差异造成的。尽管没有对ACEI和ARB药物进行直接比较，且没有证据显示1型或2型糖尿病肾病患者中，使用哪种药物更占优势。因为价位较低，ACEI药物往往更受欢迎，并且有更广泛的追踪记录。但是，治疗药物的选择还取决于患者的耐受性、药物价格以及内科医生的喜好程度。

虽然使用RAAS阻断剂能使肌酐水平预期增加30%左右，但长期来看仍然对肾功能有保护作用。然而对于更加严重的，尤其是与一过性肺水肿相关的肾功能减退，可能存在肾动脉狭窄等罕见情况，这时，ACEI或ARB药物应该立刻叫停。在晚期肾脏病患者中，ACEI或ARB药物可能会加速终末期肾病的进展，因为它们可降低肾小球滤过率。因此，这些药物的停止有时候可以延缓CKD4期或CKD5期患者进入肾脏替代治疗的时间。

联合使用ACEI和ARB药物可更完整的阻止血管紧张素Ⅱ信号通路，降压效果更好，降低蛋白尿效果也更佳，人们期待在糖尿病肾病患者中联合使用ACEI和ARB药物比单独使用其中任意一种可以获得更好的收益。然而，并没有长期的随机对照试验显示这种联合治疗可以带来更多的益处，甚至有证据表明联合治疗带来的弊端可能会超过预期的益处。在替米沙坦单独和联合雷米普利的治疗试验中（ONTARGET），将联合使用雷米普利（10mg/d）和替米沙坦（80mg/d）与单独使用任一种药物对比，来测试联合治疗对心血管死亡率、心肌梗死、中风或心衰的影响。该实验的研究对象是55岁以上的合并有动脉粥样硬化疾病或是糖尿病末梢神经病变，但并没有确诊肾脏疾病的糖尿病患者。研究结果显示联合治疗并没有更多的益处，反而使肾功能受损、低血压以及高钾血症发生率增加[59]。由于这项实验针对的只是一小部分糖尿病肾病的人群，因此观察者认为这项实验并没有明确联合治疗在严重或进展性糖尿病肾病中的地位，并建议更多的侧重对这类人群的研究[60]。在NEPHRON-D研究中，研究者对2型糖尿病肾病患者ACEI和ARB的联合治疗进行了调查分析[61]。但该研究因为安全问题被很早叫停，因此各组间结果无明显差异，但反映了联合治疗有治疗二次终点的趋势（第一次出现在肾小球滤过率下降或发生终末期肾病时）。联合治疗并没有使死亡率或心血管事件发生率降低，反而显著增加了高钾血症和急性肾衰竭的风险，这也是为什么这项实验被很早叫停的原因。因此，对于绝大多数糖尿病肾病的患者，并不推荐联合使用ACEI和ARB药物。

控制糖尿病患者的高血压通常需要两种及两种以上的降压药物。噻嗪类利尿剂联合使用ACEI或ARB可更好地控制血压，降低高钾血症风险，增大RAAS阻断剂降低尿蛋白的效应，带来额外的益处[62]。在ALLHAT研究中，尽管噻嗪类药物常导致胰岛素抵抗和高钾血症，但相较于接受氨氯地平或赖诺普利治疗的糖尿病患者而言，接受氯噻酮治疗的糖尿病患者的血管病变更轻，提示这种代谢副作用比利尿剂带来的保护作用更多[63]。噻嗪类利尿剂联合袢利尿剂可以更好地利尿，控制血压，尤其是对晚期肾脏病合并有盐性或容量复合型高血压的患者更为有效。

盐皮质激素受体拮抗剂（MRAs）如安体舒通、依普利酮并没有在糖尿病肾病中广泛应用。醛固酮对肾功能有直接的损害，这可能与MAP激酶活性增加，TGF-β表达增多有关。这些过程与肾小管间质纤维化的发展有关[64,65]。在ACEI或ARB治疗的初期，患者在数星期到数月间，醛固酮水平会有反弹性升高，称为“醛固酮逃逸”[66,67]。合并有醛固酮逃逸的患者肾功能似乎减退得更快[68]。一些小型的随机对照实验研究了盐皮质激素受体拮抗剂对ACEI或ARB药物的作用。总体来说，研究结果表明盐皮质激素受体拮抗剂可以更为持久的降低蛋白尿，更好地控制血压及肾功能[69-72]。尽管开始使用盐皮质激素受体拮抗剂的早期，eGFR会有明显的下降，但之后eGFR可维持稳定，这和接受安慰剂治疗的患者肾功能持续下降截然相反[71,73]。低剂量盐皮质激素受体拮抗剂的应用可以减少如高钾血症和男性乳房发育等副作用,并维持这种益处。尽管短时间的研究是有意义的,并且糖尿病肾病患者使用 ACEI 或 ARB 联合盐皮质激素受体拮抗剂也被证明是安全的,但是目前缺乏长期有力度的随机对照实验来进一步评估盐皮质激素受体拮抗剂对肾功能的影响。

糖尿病肾病患者常使用钙通道阻滞剂,联合或不联合 ACEI 或 ARB 控制血压。最近的一项荟萃分析表示,非二氢吡啶类钙通道阻滞剂(比如地尔硫䓬和异搏定)和 ACEI、ARB 效果一样,可以降低尿蛋白。而二氢吡啶类钙通道阻滞剂(如尼索地平和氨氯地平)不联合 ACEI 或 ARB 时则不会有降低尿蛋白的效果[74]。然而,BENEDICT 实验发现,使用异搏定降低尿蛋白并没有额外的益处,这提示了联合使用非二氢吡啶类钙通道阻滞剂和 ACEI 并没有优于单独使用 ACEI[75]。几个随机对照实验证明,钙通道阻滞剂在降低心血管死亡率,心血管事件和中风发生率方面与 β 受体阻滞剂、利尿剂或复合剂型有着相同的安全性及有效性[63,76,77]。ABCD 实验发现,2 型糖尿病高血压患者合并或不合并糖尿病肾病时,相较于 ACEI 或 ARB,使用尼索地平有着更高的致死或非致死心急梗死发生率[78]。同样的,在 IDNT 研究中,中度糖尿病肾病患者使用氨氯地平较使用厄贝沙坦发生混合型结果的几率越大,如肌酐翻倍,终末期肾病甚至死亡,但这种几率并不比应用安慰剂治疗的患者多[53]。最近一项对心血管事件高危人群(即 11 000 例高血压患者,其中 1100 例是慢性肾脏病患者,大概 60% 合并糖尿病)的随机对照实验显示,使用最大剂量 ACEI 联合氨氯地平的患者与联合氢氯噻嗪的患者相比,无论是心血管事件还是终末期肾病都有明显的改善[79,80]。因此,在慢性肾脏病患者中,包括合并有糖尿病的患者,使用二氢吡啶类钙通道阻滞剂配合最大剂量的 ACEI 或 ARB 治疗可能更有益。

β 受体阻滞剂是一种不太受欢迎的降压药物,这可能是因为它有着不良代谢的副作用如血脂异常,不易发觉的低血糖以及勃起功能障碍等。他们可减少 CKD 患者交感神经过度兴奋,因此,其可能是已经接受最大剂量 RAAS 阻断剂患者[81]或心脏病二级预防的患者,或需要额外增加一种降压药物的糖尿病肾病患者的有效降压选择。

在评估糖尿病肾病患者应用(AVOID)的 2 期随机对照研究中,第一次提出了肾素阻断剂-阿利吉仑可减少 2 型糖尿病患者的蛋白尿的观点[82]。为了证明它对心脏和肾脏的有效作用,一项将阿利吉仑应用于有心血管或肾脏损伤终点的 2 型糖尿病患者的(ALTITUDE)3 阶段多通道的随机对照实验将有高危因素的糖尿病患者分为三个亚组,比较口服阿利吉仑 300mg/d 组与安慰剂组的作用效果[83]。但这个研究终止较早,因为阿利吉仑组中低血压、高血钾,肾脏并发症以及非致命的中风的发生率较高。因此,FDA 指南推荐糖尿病肾病患者联合应用阿利吉仑和 ACEI 或 ARB。

若干实验表明血压正常不合并蛋白尿的糖尿病患者提前使用 ACEI 或 ARB 并不能减少糖尿病肾病的发生或减轻糖尿病肾病的症状。因此,ACEI 和 ARB 不推荐作为一级预防[54,84]。然而,在合并蛋白尿,但血压正常的糖尿病患者,ACEI 或 ARB 可能会对糖尿病肾病的高危人群有益。这种高危条件包括蛋白尿增加、GFR 减少、血压升高、视网膜病变增加、血脂异常、尿酸增高、家族遗传性高血压、大血管疾病或者是糖尿病肾病等[84]。

控制血脂

ADA 建议低危的糖尿病患者改变生活方式以及药物控制低密度脂蛋白(LDL)<100mg/dl,甘油三酯<150mg/dl。男性高密度脂蛋白应>40mg/dl,女性应>50mg/dl[19]。合并有明确的心血管系统疾病的高危患者,推荐低密度脂蛋白<70mg/dL。KDOQI 指南推荐慢性肾脏病合并糖尿病患者应使用降低 LDL 的药物,如他汀类或合并依泽替米贝[84]。在糖尿病肾病或慢性肾脏病患者中,降血脂药物可以减少糖尿病患者心血管事件发生的说法一直未被证实[85-90]。直到最近,心肾保护研究(SHARP),唯一一项证明调脂药物对糖尿病肾病或慢性肾脏病患者有降低心血管疾病发生作用的研究,表明了他汀类药物较依泽替米贝有更持久的治疗效果。虽然我们的假想是任何可以改善血脂谱的药物都是有利的,但是现在并不确定单用他汀类药物可以减少糖尿病肾病患者罹患心血管疾病的风险。尽管一些小的实验表示降低血脂可以延缓糖尿病肾病的进展,但 AHARP 实验并没有证明联合使用他汀类药物和依泽替米贝对糖尿病肾病的进展有保护作用。另外,CARDS 实验表明,使用阿托伐他汀 10mg/d 与安慰剂比较,并没有减少尿白蛋白的发生率,也不能使尿白蛋白从阳性转变成阴性[89]。在糖尿病肾病中,吉非罗齐和非诺贝特也经常被使用。DAIS 实验和 FIELD 实验显示使用非诺贝特可以降低尿蛋白,或使

尿白蛋白转为阴性[91,92]。VA-HIT 实验证实吉非罗齐可以减少冠状动脉的死亡率以及非致死性心肌梗死的发生率,但是并不能减少血管重塑以及降低全因死亡率[93]。因此,吉非罗齐并不推荐使用于 GFR 严重减低的患者。

饮食中蛋白的控制

大量摄取动物蛋白可能会加速肾功能的减退[94]。19 世纪 80 或 90 年代的一些研究,根据 1 型和 2 型糖尿病患者中 GFR 的减少,蛋白尿增加以及终末期肾病的出现,发现中度的限制蛋白可以延缓糖尿病肾病的进展[95-97]。通常食物蛋白应限制在 1g/(kg・24h),甚至更少。正如普通的糖尿病肾病患者控制血压以及应用 ACEI 或 ARB 治疗一样,现在并不能确定控制饮食中的蛋白可以带来更多的好处。一些小规模的研究表示,2001 年后,控制饮食中的蛋白并没有带来明显的获益[98]。然而,控制饮食中的蛋白含量对于一部分糖尿病肾病患者是可能是有益的。美国糖尿病协会推荐早期的糖尿病肾病患者每日蛋白摄入量需控制在 0.8 ~ 1g/kg。终末期糖尿病肾病(CKD4 期或 5 期)的患者,蛋白摄入量需控制在 0.8g/kg 及以下。这个推荐是有证据支持的。

其他生活方式的改变

饮食评估除了控制卡路里和蛋白摄入量之外,同样需要重视糖尿病肾病合并高血压患者的钠摄入量。另外,当慢性肾脏病进展时,还需控制钾和磷的摄入量。锻炼身体也可以作为改变生活方式的一部分。戒烟和减肥是改变生活方式重要的部分,因为戒烟可以延缓早期糖尿病肾病的进展[99]。减肥可降低轻中度 CKD,伴或不伴糖尿病患者的蛋白尿和血压,因此,同样对肾功能有保护作用[100,101]。

终末期糖尿病肾病

终末期肾病患者的死亡率从 1989 年的 27.5% 降低到 2010 年的 20%[102,103]。死亡率的减少反映了终末期患者的关怀逐渐增多。除了这种趋势,糖尿病患者在开始透析后的第一年死亡率高达 24%,5 年生存率亦仅有 32%[103],糖尿病肾病患者是所有终末期肾病患者中死亡率最高的。终末期肾病患者需在开始肾脏替代治疗前的半年开始做准备。这包括对患者及其家属宣教肾脏替代治疗的过程,预后和不同的类型,以及可能造成的生活方式的改变。但是,在晚期糖尿病肾病患者中,肾病的加速进展以及缺乏肾脏病专家的介入,人们可能会忽略这种准备。选择哪种肾脏替代治疗方式和其他终末期肾病一样。肾移植的生存率明显高于其他透析方式[104,105]。

总　　结

在美国和其他发达国家,糖尿病肾病是终末期肾病最重要的原因之一。表 43.1 提供了糖尿病肾病预防,诊断和治疗的途径。较好的控制血糖,将糖化血红蛋白控制在 7% 以下可阻止或延缓糖尿病肾病的进展。将收缩压控制在 140mmHg 也可延缓肾病的进展。ACEI 或 ARB 对于血压正常的糖尿病肾病患者,不推荐作为一级预防药物使用,因为它不仅不能延缓肾病的进展(1 型糖尿病),还与其他的不良事件有关(2 型糖尿病)。

糖尿病患者应该警惕糖尿病肾病的发展。当 1 型糖尿病确诊 5 年或 2 型糖尿病确诊开始时,每年应定期复查肌酐和尿白蛋白含量(尿白蛋白/肌酐>30)。在消除尿白蛋白的假阳性后,连续 3 ~ 6 个月里 2 次阳性结果可诊断为持续性蛋白尿。持续的尿白蛋白和升高的肌酐(减少的 eGFR)始终伴随着 1 型糖尿病肾病出现。持续的尿白蛋白和升高的肌酐(减少的 eGFR)合并糖尿病视网膜病变始终伴随着 2 型糖尿病肾病的出现。2 型糖尿病患者罹患非糖尿病肾病的肾脏疾病的几率更高。因此,当出现急性或者亚急性尿白蛋白升高或者是 eGFR 下降时,应考虑其他诊断。当诊断除外糖尿病肾病的其他肾损伤时,需行肾穿刺。

在糖尿病肾病的治疗中,坐位血压控制在 140/85mmHg 时,有利于延缓糖尿病肾病的进展和减少重要心血管事件发生。如果可以耐受且不合并其他禁忌时,血压需控制在 130/80mmHg 以下。ACEI 或 ARB 作为糖尿病肾病合并高血压的非妊娠患者的一线降压药物,可以减少重要心血管事件发生,延缓糖尿病肾病进展,但不推荐 ACEI 和 ARB 联合使用。非妊娠的血压正常的糖尿病肾病患者,如果可以耐受,也可以使用 ACEI 或 ARB,来延缓糖尿病肾病进展。利尿剂、盐皮质激素受体拮抗剂、钙通道阻滞剂及 β 受体阻滞剂可以和 ACEI 或 ARB 联合使用来降低血压。

表 43.1 糖尿病肾病管理的推荐

管理条目	推荐
预防	控制血糖，糖化血红蛋白≤7% 控制血压，收缩压<140mmHg ACEI 或 ARB 对于血压正常的糖尿病肾病患者不作为一级预防药物推荐使用，因为既不能延缓肾病进展（1 型糖尿病），还和其他的不良事件有关（2 型糖尿病）
诊断	在 1 型糖尿病确诊 5 年或 2 型糖尿病确诊初期，每年定期复查肌酐和尿白蛋白含量（尿白蛋白/肌酐>30） 在消除尿白蛋白的假阳性后，连续 3～6 个月里 2 次阳性结果可诊断为持续性白蛋白尿 1 型糖尿病：持续的尿白蛋白和升高的肌酐（减少的 eGFR）始终伴随着糖尿病肾病出现 2 型糖尿病：持续的尿白蛋白和升高的肌酐（减少的 eGFR）合并糖尿病视网膜病变始终伴随着 2 型糖尿病肾病的出现。2 型糖尿病患者中罹患非糖尿病肾病的肾脏疾病的几率更高。因此，当出现急性或者亚急性尿白蛋白升高或者是 eGFR 下降时，应考虑其他诊断。当需诊断除外糖尿病肾病的其他肾损伤时，需行肾穿刺
治疗	坐位血压控制在 140/85mmHg，有利于延缓糖尿病肾病的进展和减少重要心血管事件发生。推荐血压控制在 130/80mmHg ACEI 或 ARB 作为糖尿病肾病合并高血压的非妊娠患者的一线降压药物，可以减少重要心血管事件发生和延缓糖尿病肾病进展。但 ACEI 和 ARB 联合使用不被推荐 血压正常的非妊娠的糖尿病肾病患者，如果可以耐受，可以使用 ACEI 或 ARB，来延缓糖尿病肾病进展 利尿剂，盐皮质激素受体拮抗剂，钙通道阻滞剂及 β 受体阻滞剂可以联合 ACEI 或 ARB 降低血压 糖尿病肾病，eGFR>30ml/（min・1.73m²），每日蛋白摄入量需控制在 0.8～1.0g/kg，当慢性肾脏病进展到 4 期或 5 期时，每日蛋白摄入量需控制在 0.8g/kg 以下 生活方式的改变包括锻炼，减肥，戒烟和饮食咨询 当慢性肾脏病进展到 4 期时，需为肾脏替代治疗做准备：找一位资深的肾脏病专家，有充足的时间接受必要的教育以及选择肾脏替代治疗的方案，包括肾移植、透析的分类

糖尿病肾病患者，eGFR>30ml/（min・1.73m²）时，每日蛋白摄入量需控制在 0.8～1.0g/kg。当慢性肾脏病进展到 4 期或 5 期时，每日蛋白摄入量需控制在 0.8g/kg 以下。生活方式的改变包括锻炼、减肥、戒烟和饮食控制。当慢性肾脏病进展到 4 期时，应为肾脏替代治疗做准备：找一位资深的肾脏病专家，有充足的时间接受必要的教育，以及选择肾脏替代治疗方案（包括肾移植、透析的分型）。

（何俐、范瑛 译，汪年松 校）

参考文献

1. U.S. Renal Data System. 2012 USRDS Annual Data Report: 2012 Atlas of ESRD. Bethesda, MD: National Institutes of Health, National Institute of Diabetes and Digestive and Kidney Diseases. Available at: http://www.usrds.org/2012/pdf/v2_ch1_12.pdf. 2012.
2. Brosius FC, Saran R. Do we now have a prognostic biomarker for progressive diabetic nephropathy? *J Am Soc Nephrol* 2012; **23**:376–7.
3. Brosius FC, Khoury CC, Buller CL, Chen S. Abnormalities in signaling pathways in diabetic nephropathy. *Expert Rev Endocrinol Metab* 2010;**5**:51–64.
4. Tuttle KR, Bruton JL, Perusek MC, Lancaster JL, Kopp DT, DeFronzo RA. Effect of strict glycemic control on renal hemodynamic response to amino acids and renal enlargement in insulin-dependent diabetes mellitus. *N Engl J Med* 1991;**324**:1626–32.
5. Vora JP, Dolben J, Dean JD, Thomas D, Williams JD, Owens DR, et al. Renal hemodynamics in newly presenting non-insulin dependent diabetes mellitus. *Kidney Int* 1992;**41**:829–35.
6. Mogensen CE. How to protect the kidney in diabetic patients: with special reference to IDDM. *Diabetes* 1997;**46**(Suppl 2): S104–11.
7. Molitch ME, DeFronzo RA, Franz MJ, Keane WF, Mogensen CE, Parving HH. Diabetic nephropathy. *Diabetes Care* 2003;**26**(Suppl 1): S94–8.
8. Perkins BA, Ficociello LH, Roshan B, Warram JH, Krolewski AS. In patients with type 1 diabetes and new-onset microalbuminuria the development of advanced chronic kidney disease may not require progression to proteinuria. *Kidney Int* 2010;**77**:57–64.
9. Kramer HJ, Nguyen QD, Curhan G, Hsu CY. Renal insufficiency in the absence of albuminuria and retinopathy among adults with type 2 diabetes mellitus. *JAMA* 2003;**289**:3273–7.
10. Parving HH, Hommel E, Mathiesen E, Skøtt P, Edsberg B, Bahnsen M, et al. Prevalence of microalbuminuria, arterial hypertension, retinopathy and neuropathy in patients with insulin dependent diabetes. *Br Med J (Clin Res Ed)* 1988; **296**:156–60.
11. Lim SC, Caballero AE, Smakowski P, LoGerfo FW, Horton ES, Veves A. Soluble intercellular adhesion molecule, vascular cell adhesion molecule, and impaired microvascular reactivity are early markers of vasculopathy in type 2 diabetic individuals without microalbuminuria. *Diabetes Care* 1999;**22**:1865–70.
12. Chen J, Muntner P, Hamm LL, Jones DW, Batuman V, Fonseca V, et al. The metabolic syndrome and chronic kidney disease in U.S. adults. *Ann Intern Med* 2004;**140**:167–74.
13. Praga M, Hernandez E, Morales E, Campos AP, Valero MA, Martínez MA, et al. Clinical features and long-term outcome of obesity-associated focal segmental glomerulosclerosis. *Nephrol Dial Transplant* 2001;**16**:1790–8.
14. Kambham N, Markowitz GS, Valeri AM, Lin J, D'Agati VD.

Obesity-related glomerulopathy: an emerging epidemic. *Kidney Int* 2001;**59**:1498–509.
15. Liao MT, Sung CC, Hung KC, Wu CC, Lo L, Lu KC. Insulin resistance in patients with chronic kidney disease. *J Biomed Biotechnol* 2012:691369.
16. Straub RH, Zietz B, Palitzsch KD, Scholmerich J. Impact of disease duration on cardiovascular and pupillary autonomic nervous function in IDDM and NIDDM patients. *Diabetes Care* 1996;**19**:960–7.
17. Lee EY, Chung CH, Choi SO. Non-diabetic renal disease in patients with non-insulin dependent diabetes mellitus. *Yonsei Med J* 1999;**40**:321–6.
18. Gambara V, Mecca G, Remuzzi G, Bertani T. Heterogeneous nature of renal lesions in type II diabetes. *J Am Soc Nephrol* 1993; **3**:1458–66.
19. Executive Summary: Standards of Medical Care in Diabetes – 2013 *Diabetes Care* 2013;**36** (Suppl 1):S4-10.
20. Hemmelgarn BR, Manns BJ, Lloyd A, James MT, Klarenbach S, Quinn RR, et al. Relation between kidney function, proteinuria, and adverse outcomes. *JAMA* 2010;**303**:423–9.
21. Ninomiya T, Perkovic V, de Galan BE, Zoungas S, Pillai A, Jardine M, et al. Albuminuria and kidney function independently predict cardiovascular and renal outcomes in diabetes. *J Am Soc Nephrol* 2009;**20**:1813–21.
22. Pickering TG, Miller NH, Ogedegbe G, Krakoff LR, Artinian NT, Goff D. Call to action on use and reimbursement for home blood pressure monitoring: executive summary: a joint scientific statement from the American Heart Association, American Society of Hypertension, and Preventive Cardiovascular Nurses Association. *Hypertension* 2008;**52**:1–9.
23. Parati G, Stergiou GS, Asmar R, Bilo G, de Leeuw P, Imai Y, et al. European Society of Hypertension guidelines for blood pressure monitoring at home: a summary report of the Second International Consensus Conference on Home Blood Pressure Monitoring. *J Hypertens* 2008;**26**:1505–26.
24. Kamoi K, Ito T, Miyakoshi M, Minagawa S. Usefulness of home blood pressure measurement in the morning in patients with type 2 diabetes: long-term results of a prospective longitudinal study. *Clin Exp Hypertens* 2010;**32**:184–92.
25. Palmas W, Pickering TG, Teresi J, Schwartz JE, Field L, Weinstock RS, et al. Telemedicine home blood pressure measurements and progression of albuminuria in elderly people with diabetes. *Hypertension* 2008;**51**:1282–8.
26. Masding MG, Jones JR, Bartley E, Sandeman DD. Assessment of blood pressure in patients with Type 2 diabetes: comparison between home blood pressure monitoring, clinic blood pressure measurement and 24-h ambulatory blood pressure monitoring. *Diabet Med* 2001;**18**:431–7.
27. Rule AD, Larson TS, Bergstralh EJ, Slezak JM, Jacobsen SJ, Cosio FG. Using serum creatinine to estimate glomerular filtration rate: accuracy in good health and in chronic kidney disease. *Ann Intern Med* 2004;**141**:929–37.
28. Levey AS, Stevens LA, Schmid CH, Zhang YL, Castro III AF, Feldman HI, et al. A new equation to estimate glomerular filtration rate. *Ann Intern Med* 2009;**150**:604–12.
29. Shlipak MG, Matsushita K, Arnlov J, Inker LA, Katz R, Polkinghorne KR, et al. Cystatin C versus creatinine in determining risk based on kidney function. *N Engl J Med* 2013;**369**:932–43.
30. Iliadis F, Didangelos T, Ntemka A, Makedou A, Moralidis E, Gotzamani-Psarakou A, et al. Glomerular filtration rate estimation in patients with type 2 diabetes: creatinine- or cystatin C-based equations? *Diabetologia* 2011;**54**:2987–94.
31. Gaspari F, Ruggenenti P, Porrini E, Motterlini N, Cannata A, Carrara F, et al. The GFR and GFR decline cannot be accurately estimated in type 2 diabetics. *Kidney Int* 2013;**84**(1):164–73.
32. The effect of intensive treatment of diabetes on the development and progression of long-term complications in insulin-dependent diabetes mellitus. The Diabetes Control and Complications Trial Research Group. *N Engl J Med* 1993;**329**:977–86.
33. Intensive blood-glucose control with sulphonylureas or insulin compared with conventional treatment and risk of complications in patients with type 2 diabetes (UKPDS 33). UK Prospective Diabetes Study (UKPDS) Group. *Lancet* 1998;**352**:837–53.
34. Shichiri M, Kishikawa H, Ohkubo Y, Wake N. Long-term results of the Kumamoto Study on optimal diabetes control in type 2 diabetic patients. *Diabetes Care* 2000;**23**(Suppl 2):B21–9.
35. Writing Team for the Diabetes Control and Complications Trial/ Epidemiology of Diabetes Interventions and Complications Research Group. Sustained effect of intensive treatment of type 1 diabetes mellitus on development and progression of diabetic nephropathy: the Epidemiology of Diabetes Interventions and Complications (EDIC) study. *JAMA* 2003;**290**:2159-67.
36. Holman RR, Paul SK, Bethel MA, Matthews DR, Neil HA. 10-year follow-up of intensive glucose control in type 2 diabetes. *N Engl J Med* 2008;**359**:1577–89.
37. Krolewski AS, Bonventre JV. High risk of ESRD in type 1 diabetes: new strategies are needed to retard progressive renal function decline. *Semin Nephrol* 2012;**32**:407–14.
38. Cushman WC, Evans GW, Byington RP, Goff Jr DC, Grimm Jr RH, Cutler JA, et al. Effects of intensive blood-pressure control in type 2 diabetes mellitus. *N Engl J Med* 2010;**362**:1575–85.
39. Patel A, MacMahon S, Chalmers J, Neal B, Billot L, Woodward M, et al. Intensive blood glucose control and vascular outcomes in patients with type 2 diabetes. *N Engl J Med* 2008;**358**:2560–72.
40. Gerstein HC, Miller ME, Byington RP, Goff Jr DC, Bigger JT, Buse JB, et al. Effects of intensive glucose lowering in type 2 diabetes. *N Engl J Med* 2008;**358**:2545–59.
41. Scheen AJ, Paquot N. Metformin revisited: A critical review of the benefit-risk balance in at-risk patients with type 2 diabetes. *Diabetes Metab* 2013;**39**:179–90.
42. Gomes MB, Cailleaux S, Tibirica E. Metformin prevents the impairment of endothelium-dependent vascular relaxation induced by high glucose challenge in rabbit isolated perfused kidneys. *Naunyn Schmiedebergs Arch Pharmacol* 2005;**372**:24–30.
43. Romankiewicz JA. Phenformin-associated lactic acidosis; a review. *Am J Hosp Pharm* 1975;**32**:502–7.
44. Inzucchi SE, Masoudi FA, McGuire DK. Metformin in heart failure. *Diabetes Care* 2007;**30**:e129.
45. Eurich DT, Weir DL, Majumdar SR, Tsuyuki RT, Johnson JA, Tjosvold L, et al. Comparative safety and effectiveness of Metformin in patients with diabetes and heart failure: Systematic review of observational studies involving 34000 patients. *Circ Heart Fail* 2013;**6**(3):395–402.
46. Salpeter SR, Greyber E, Pasternak GA, Salpeter EE. Risk of fatal and nonfatal lactic acidosis with metformin use in type 2 diabetes mellitus. *Cochrane Database Syst Rev* 2010:CD002967.
47. Lipska KJ, Bailey CJ, Inzucchi SE. Use of metformin in the setting of mild-to-moderate renal insufficiency. *Diabetes Care* 2011;**34**:1431–7.
48. Nathan DM, Buse JB, Davidson MB, Ferrannini E, Holman RR, Sherman R, et al. Medical management of hyperglycemia in type 2 diabetes: a consensus algorithm for the initiation and adjustment of therapy: a consensus statement of the American Diabetes Association and the European Association for the Study of Diabetes. *Diabetes Care* 2009;**32**:193–203.
49. Brenner BM, Cooper ME, de Zeeuw D, Keane WF, Mitch WE, Parving HH, et al. Effects of losartan on renal and cardiovascular outcomes in patients with type 2 diabetes and nephropathy. *N Engl J Med* 2001;**345**:861–9.
50. Estacio RO, Jeffers BW, Gifford N, Schrier RW. Effect of blood pressure control on diabetic microvascular complications in patients with hypertension and type 2 diabetes. *Diabetes Care* 2000;**23**(Suppl 2):B54–64.
51. Hansson L, Zanchetti A, Carruthers SG, Dahlof B, Elmfeldt D, Julius S, et al. Effects of intensive blood-pressure lowering and low-dose aspirin in patients with hypertension: principal results of the Hypertension Optimal Treatment (HOT) randomised trial. HOT Study Group. *Lancet* 1998;**351**:1755–62.
52. Lewis EJ, Hunsicker LG, Bain RP, Rohde RD. The effect of angiotensin-converting-enzyme inhibition on diabetic nephropathy. The Collaborative Study Group. *N Engl J Med* 1993; **329**:1456–62.

53. Lewis EJ, Hunsicker LG, Clarke WR, et al. Renoprotective effect of the angiotensin-receptor antagonist irbesartan in patients with nephropathy due to type 2 diabetes. *N Engl J Med* 2001;**345**:851–60.
54. KDIGO. KDIGO Clinical Practice Guideline for the Management of Blood Pressure in Chronic Kidney Disease. *Kidney Int Suppl* 2012;**2**:363–9.
55. Lewington S, Clarke R, Qizilbash N, Peto R, Collins R. Age-specific relevance of usual blood pressure to vascular mortality: a meta-analysis of individual data for one million adults in 61 prospective studies. *Lancet* 2002;**360**:1903–13.
56. Stamler J, Vaccaro O, Neaton JD, Wentworth D. Diabetes, other risk factors, and 12-yr cardiovascular mortality for men screened in the Multiple Risk Factor Intervention Trial. *Diabetes Care* 1993;**16**:434–44.
57. Chobanian AV, Bakris GL, Black HR, Cushman WC, Green LA, Izzo JL, et al. The Seventh Report of the Joint National Committee on Prevention, Detection, Evaluation, and Treatment of High Blood Pressure: the JNC 7 report. *JAMA* 2003;**289**:2560–72.
58. Van Buren PN, Toto R. Hypertension in diabetic nephropathy: epidemiology, mechanisms, and management. *Adv Chronic Kidney Dis* 2011;**18**:28–41.
59. Yusuf S, Teo KK, Pogue J, Dyal L, Copland I, Schumacher H, et al. Telmisartan, ramipril, or both in patients at high risk for vascular events. *N Engl J Med* 2008;**358**:1547–59.
60. Ram CV. ONTARGET Study of Telmisartan, Ramipril, or both in high-risk patients. *Curr Hypertens Rep* 2008;**10**:345–8.
61. Fried LF, Emanuele N, Zhang JH, Brophy M, Conner TA, Duckworth W, et al. Combined Angiotensin inhibition for the treatment of diabetic nephropathy. *N Engl J Med* 2013;**369**:1892–903.
62. Palmer BF. Improving BP control with combined renin-angiotensin system blockade and thiazide diuretics in hypertensive patients with diabetes mellitus or kidney disease. *Am J Cardiovasc Drugs* 2008;**8**:9–14.
63. ALLHAT Officers and Coordinators for the ALLHAT Collaborative Research Group. Major outcomes in high-risk hypertensive patients randomized to angiotensin-converting enzyme inhibitor or calcium channel blocker vs diuretic: The Antihypertensive and Lipid-Lowering Treatment to Prevent Heart Attack Trial (ALLHAT). *JAMA* 2002;**288**:2981–97.
64. Terada Y, Kobayashi T, Kuwana H, Tanaka H, Inoshita S, Kuwahara M, et al. Aldosterone stimulates proliferation of mesangial cells by activating mitogen-activated protein kinase 1/2, cyclin D1, and cyclin A. *J Am Soc Nephrol* 2005;**16**:2296–305.
65. Fujisawa G, Okada K, Muto S, Fujita N, Itabashi N, Kusano E, et al. Spironolactone prevents early renal injury in streptozotocin-induced diabetic rats. *Kidney Int* 2004;**66**:1493–502.
66. Rump LC. Secondary rise of albuminuria under AT1-receptor blockade–what is the potential role of aldosterone escape? *Nephrol Dial Transplant* 2007;**22**:5–8.
67. McKelvie RS, Yusuf S, Pericak D, Avezum A, Burns RJ, Probstfield J, et al. Comparison of candesartan, enalapril, and their combination in congestive heart failure: randomized evaluation of strategies for left ventricular dysfunction (RESOLVD) pilot study. The RESOLVD Pilot Study Investigators. *Circulation* 1999;**100**:1056–64.
68. Sato A, Hayashi K, Naruse M, Saruta T. Effectiveness of aldosterone blockade in patients with diabetic nephropathy. *Hypertension* 2003;**41**:64–8.
69. Mehdi UF, Adams-Huet B, Raskin P, Vega GL, Toto RD. Addition of angiotensin receptor blockade or mineralocorticoid antagonism to maximal angiotensin-converting enzyme inhibition in diabetic nephropathy. *J Am Soc Nephrol* 2009;**20**:2641–50.
70. Saklayen MG, Gyebi LK, Tasosa J, Yap J. Effects of additive therapy with spironolactone on proteinuria in diabetic patients already on ACE inhibitor or ARB therapy: results of a randomized, placebo-controlled, double-blind, crossover trial. *J Investig Med* 2008;**56**:714–9.
71. van den Meiracker AH, Baggen RG, Pauli S, Lindemans A, Vulto AG, Poldermans D, et al. Spironolactone in type 2 diabetic nephropathy: Effects on proteinuria, blood pressure and renal function. *J Hypertens* 2006;**24**:2285–92.
72. Epstein M, Williams GH, Weinberger M, Lewin A, Krause S, Mukherjee R, et al. Selective aldosterone blockade with eplerenone reduces albuminuria in patients with type 2 diabetes. *Clin J Am Soc Nephrol* 2006;**1**:940–51.
73. Morales E, Millet VG, Rojas-Rivera J, Huerta A, Gutierrez E, Gutierrez-Solis E, et al. Renoprotective effects of mineralocorticoid receptor blockers in patients with proteinuric kidney diseases. *Nephrol Dial Transplant* 2013;**28**:405–12.
74. Vejakama P, Thakkinstian A, Lertrattananon D, Ingsathit A, Ngarmukos C, Attia J. Reno-protective effects of renin-angiotensin system blockade in type 2 diabetic patients: a systematic review and network meta-analysis. *Diabetologia* 2012;**55**:566–78.
75. Ruggenenti P, Fassi A, Ilieva AP, Bruno S, Iliev IP, Brusegan V, et al. Preventing microalbuminuria in type 2 diabetes. *N Engl J Med* 2004;**351**:1941–51.
76. Black HR, Elliott WJ, Grandits G, Grambsch P, Lucente T, White WB, et al. Principal results of the Controlled Onset Verapamil Investigation of Cardiovascular End Points (CONVINCE) trial. *JAMA* 2003;**289**:2073–82.
77. Brown MJ, Palmer CR, Castaigne A, de Leeuw PW, Mancia G, Rosenthal T, et al. Morbidity and mortality in patients randomised to double-blind treatment with a long-acting calcium-channel blocker or diuretic in the International Nifedipine GITS study: Intervention as a Goal in Hypertension Treatment (INSIGHT). *Lancet* 2000;**356**:366–72.
78. Estacio RO, Schrier RW. Antihypertensive therapy in type 2 diabetes: implications of the appropriate blood pressure control in diabetes (ABCD) trial. *Am J Cardiol* 1998;**82**:9R–14R.
79. Bakris GL, Sarafidis PA, Weir MR, Dahlof B, Pitt B, Jamerson K, et al. Renal outcomes with different fixed-dose combination therapies in patients with hypertension at high risk for cardiovascular events (ACCOMPLISH): a prespecified secondary analysis of a randomised controlled trial. *Lancet* 2010;**375**:1173–81.
80. Jamerson K, Weber MA, Bakris GL, Dahlof B, Pitt B, Shi V, et al. Benazepril plus amlodipine or hydrochlorothiazide for hypertension in high-risk patients. *N Engl J Med* 2008;**359**:2417–28.
81. Ritz E, Rump LC. Do beta-blockers combined with RAS inhibitors make sense after all to protect against renal injury? *Curr Hypertens Rep* 2007;**9**:409–14.
82. Parving HH, Persson F, Lewis JB, Lewis EJ, Hollenberg NK. Aliskiren combined with losartan in type 2 diabetes and nephropathy. *N Engl J Med* 2008;**358**:2433–46.
83. Parving HH, Brenner BM, McMurray JJ, Lewis EJ, Hollenberg J. Aliskiren Trial in Type 2 Diabetes Using Cardio-Renal Endpoints (ALTITUDE): rationale and study design. *Nephrol Dial Transplant* 2009;**24**:1663–71.
84. KDOQI Clinical Practice Guideline for Diabetes and CKD: 2012 Update. *Am J Kidney Dis* 2012;**60**:850–86.
85. Collins R, Armitage J, Parish S, Sleigh P, Peto R. MRC/BHF Heart Protection Study of cholesterol-lowering with simvastatin in 5963 people with diabetes: a randomised placebo-controlled trial. *Lancet* 2003;**361**:2005–16.
86. Tonelli M, Keech A, Shepherd J, Sacks F, Tonkin A, Packard C, et al. Effect of pravastatin in people with diabetes and chronic kidney disease. *J Am Soc Nephrol* 2005;**16**:3748–54.
87. Chonchol M, Cook T, Kjekshus J, Pedersen TR, Lindenfeld J. Simvastatin for secondary prevention of all-cause mortality and major coronary events in patients with mild chronic renal insufficiency. *Am J Kidney Dis* 2007;**49**:373–82.
88. Shepherd J, Kastelein JJ, Bittner V, Deedwania P, Breazna A, Dobson S, et al. Intensive lipid lowering with atorvastatin in patients with coronary heart disease and chronic kidney disease: the TNT (Treating to New Targets) study. *J Am Coll Cardiol* 2008;**51**:1448–54.
89. Colhoun HM, Betteridge DJ, Durrington PN, Hitman GA, Neil HA, Livingstone SJ, et al. Effects of atorvastatin on kidney outcomes and cardiovascular disease in patients with diabetes:

an analysis from the Collaborative Atorvastatin Diabetes Study (CARDS). *Am J Kidney Dis* 2009;**54**:810–9.
90. Baigent C, Landray MJ, Reith C, Emberson J, Wheeler DC, Tomson C, et al. The effects of lowering LDL cholesterol with simvastatin plus ezetimibe in patients with chronic kidney disease (Study of Heart and Renal Protection): a randomised placebo-controlled trial. *Lancet* 2011;**377**:2181–92.
91. Ansquer JC, Foucher C, Rattier S, Taskinen MR, Steiner G. Fenofibrate reduces progression to microalbuminuria over 3 years in a placebo-controlled study in type 2 diabetes: results from the Diabetes Atherosclerosis Intervention Study (DAIS). *Am J Kidney Dis* 2005;**45**:485–93.
92. Davis TM, Ting R, Best JD, Donoghoe MW, Drury PL, Sullivan DR, et al. Effects of fenofibrate on renal function in patients with type 2 diabetes mellitus: the Fenofibrate Intervention and Event Lowering in Diabetes (FIELD) Study. *Diabetologia* 2011;**54**:280–90.
93. Tonelli M, Collins D, Robins S, Bloomfield H, Curhan GC. Gemfibrozil for secondary prevention of cardiovascular events in mild to moderate chronic renal insufficiency. *Kidney Int* 2004;**66**:1123–30.
94. KDIGO 2012 Clinical Practice Guideline for the Evaluation and Management of Chronic Kidney Disease. *Kidney Int Suppl* 2013; **3**:73–90.
95. Zeller K, Whittaker E, Sullivan L, Raskin P, Jacobson HR. Effect of restricting dietary protein on the progression of renal failure in patients with insulin-dependent diabetes mellitus. *N Engl J Med* 1991;**324**:78–84.
96. Hansen HP, Tauber-Lassen E, Jensen BR, Parving HH. Effect of dietary protein restriction on prognosis in patients with diabetic nephropathy. *Kidney Int* 2002;**62**:220–8.
97. Pijls LT, de Vries H, Donker AJ, van Eijk JT. The effect of protein restriction on albuminuria in patients with type 2 diabetes mellitus: a randomized trial. *Nephrol Dial Transplant* 1999;**14**: 1445–53.
98. Wheeler ML, Dunbar SA, Jaacks LM, Karmally W, Mayer-Davis EJ, Wylie-Rosett J, et al. Macronutrients, food groups, and eating patterns in the management of diabetes: a systematic review of the literature, 2010. *Diabetes Care* 2012;**35**:434–45.
99. Phisitkul K, Hegazy K, Chuahirun T, Hudson C, Simoni J, Rajab H, et al. Continued smoking exacerbates but cessation ameliorates progression of early type 2 diabetic nephropathy. *Am J Med Sci* 2008;**335**:284–91.
100. Afshinnia F, Wilt TJ, Duval S, Esmaeili A, Ibrahim HN. Weight loss and proteinuria: systematic review of clinical trials and comparative cohorts. *Nephrol Dial Transplant* 2010;**25**:1173–83.
101. Navaneethan SD, Yehnert H, Moustarah F, Schreiber MJ, Schauer PR, Beddhu S. Weight loss interventions in chronic kidney disease: a systematic review and meta-analysis. *Clin J Am Soc Nephrol* 2009;**4**:1565–74.
102. Collins AJ, Foley RN, Gilbertson DT, Chen SC. The state of chronic kidney disease, ESRD, and morbidity and mortality in the first year of dialysis. *Clin J Am Soc Nephrol* 2009;**4**(Suppl 1): S5–11.
103. U.S. Renal Data System; Mortality. 2012 USRDS Annual Data Report. Bethesda, MD: National Institutes of Health, National Institute of Diabetes and Digestive and Kidney Diseases. Available at: http://www.usrds.org/2012/pdf/v2_ch5_12.pdf.
104. Wolfe RA, Ashby VB, Milford EL, et al. Comparison of mortality in all patients on dialysis, patients on dialysis awaiting transplantation, and recipients of a first cadaveric transplant. *N Engl J Med* 1999;**341**:1725–30.
105. Rabbat CG, Thorpe KE, Russell JD, Churchill DN. Comparison of mortality risk for dialysis patients and cadaveric first renal transplant recipients in Ontario, Canada. *J Am Soc Nephrol* 2000;**11**:917–22.

第44章

44

人免疫缺陷病毒感染和慢性肾脏病

Scott D. Cohen[a], Jeffrey B. Kopp[b], Helen Cathro[c] and Paul L. Kimmel[a]

[a]Division of Renal Diseases and Hypertension, Department of Medicine, George Washington University Medical Center, Washington, DC, USA,

[b]Kidney Disease Section, National Institute of Diabetes, Digestive, and Kidney Diseases, National Institutes of Health, Bethesda, MD, USA,

[c]Department of Pathology, University of Virginia Medical Center, Charlottesville, VA, USA

简　介

在过去的二十年中，抗反转录病毒联合疗法(cART)给人免疫缺陷病毒(HIV)感染患者带来了革命性的变化[1-4]。当HIV患者预期寿命得到延长后，其并发症的发病率也随之增高了，如糖尿病、高血压和慢性肾脏病(CKD)等[5-8]。在20岁至64岁的黑人中，HIV相关性肾脏病(HIVAN)是导致终末期肾病的第三常见病因[3,9,10]。据推测10%～15%的HIVAN患者合并CKD或蛋白尿[11-13]。HIVAN也称为塌陷型肾小球病，一种塌陷型局灶硬化性肾小球肾炎，仍就是HIV阳性的非洲裔美国人中导致肾衰竭的最常见病因，且人们逐渐认识到还有其他类型的HIVAN存在，也许在白种人和其他种族人群中更为常见[4,14,15]。在HIVAN之外，HIV感染对肾脏的影响也可表现为多种肾脏病综合征(表44.1)，如急性肾损伤(AKI)、免疫复合物介导的肾小球肾炎、肾小管间质损伤，特别是与抗病毒药物相关的肾小管间质损伤、血栓性微血管病，以及水、电解质和酸碱平衡紊乱[14-17]。本章中将讨论HIV感染和CKD进展，及CKD的筛查、诊断和治疗之间的关系。

表44.1　HIV感染中导致CKD的肾脏综合征

HIV相关肾脏病
HIV免疫复合物介导肾脏病
肾小管间质损伤，包括cART相关肾脏病
急性肾损伤
血栓性微血管病

历　史

美国疾病预防与控制中心(CDC)在1981年报道了第一例获得性免疫缺陷综合征。1983年分离出HIV病毒，并确定为获得性免疫缺陷综合征的病因。1984年开始在迈阿密、佛罗里达和纽约市陆续报道了HIV感染相关性肾损伤的病例[18,19]。这些地方性医疗中心报道，HIV感染患者合并蛋白尿，并在2～4个月内快速进展到ESRD。尽管SUNY州南部医疗中心报道强调了单独诊断，但是迈阿密大学的文章突出了一系列的肾脏疾病，包括系膜病变、肾小球硬化和免疫复合物肾病。在两个研究中患者都有明确的临床综合征，现在命名为HIVAN，塌陷型局灶节段性肾小球硬化或塌陷型肾小球病，是HIVAN患者肾活检中最常见的一种肾脏组织学病变类型，特别是当现代cART疗法还没有应用于临床时。随后发现HIV感染患者还存在其他类型的肾脏病，如HIV相关性免疫复合物肾脏疾病(HIVICK)[4,14-16]。cART疗法的出现及其相关代谢副作用改变了HIV感染者的肾活检疾病谱，涵盖了其他经典类型的CKD，如糖尿病肾病、高血压性肾病、乙肝和丙肝病毒共感染相关疾病，和一种独特的cART肾毒性相关的肾小管间质损伤[20]。

HIV 患者中导致 CKD 的肾脏病

急性肾损伤

HIV 患者发生 AKI 的风险非常高[21]，而后者是进展为 CKD 的主要危险因素[17,22,23]。因为 AKI 入院的 HIV 感染患者非常容易进展为 ESRD[21,23]。HIV 患者合并 AKI 需要透析治疗时，将来发展为 ESRD 危险增高近 20 倍[23]。在这些高危人群中早期诊断和诊疗 AKI 显得非常重要。

HIV 感染患者中发生 AKI 的病因与普通患者中 AKI 的病因类似，且肾前性氮质血症和急性肾小管坏死(ATN)占前两位[17]。因为同时存在的胃肠道疾病和胃纳变差使 HIV 患者容易发生血容量不足[17,21]。HIV 感染患者发生肾后性 AKI 的病因有高度恶性淋巴瘤导致的后腹膜淋巴结病和茚地那韦、磺胺嘧啶、阿昔洛韦等药物引起肾小管堵塞导致的结晶性肾病[17,24]。除 ATN 之外，HIV 患者发生 AKI 的其他内在因素还有急性肾小管损伤和急性间质性肾炎，这可能与 cART 药物和治疗机会性感染的抗生素有关。特别当 CD4 细胞计数非常低时，HIV 感染可以并发血栓性微血管病而需要血浆置换治疗[17,24]。HIV 病毒可直接产生肌肉毒性，故容易引起横纹肌溶解[17,24]。HIVAN、HIVICK 和其他类型的肾小管间质疾病(包括 cART 相关性肾病)都可以导致 AKI 或 CKD。

HIV 相关性肾病

临床表现及治疗

HIVAN 是 HIV 感染者中最常见的肾病类型，特别在非洲族裔中常见，与遗传学背景密切相关。近年来研究显示导致这种遗传学易感性的是编码脂蛋白 L1 的 *APOL1* 基因变异。*APOL1* 基因家族在灵长类动物中经历了快速进化，可能因为其编码的蛋白参与了先天免疫。ApoL1 存在于血浆中，是 HDL 中的一种，可以杀布氏锥虫(导致牛昏睡病，因缺乏 ApoL1)。布氏锥虫罗得西亚亚种与血清抵抗抗原有关，后者与 ApoL1 结合并使其失活，阻止杀死锥虫。APOL1 有两个异构体，G1 和 G2，可以杀死布氏锥虫罗得西亚亚种，并且基因变异已经非常广泛，特别是在非洲西部。这些变异体与肾小球疾病相关，通常呈隐性遗传方式(例如基因型 G1/G1、G2/G2 或 G1/G2)。因此，具有两个 *APOL1* 致病等位基因者患有原发性 FSGS 的 OR 值为 17，而患有 HIVAN 的 OR 值为 29。两组中都有接近四分之三的携带两个致病等位基因[25,26]。*APOL1* 致病等位基因还与 FSGS 和高血压肾病相关[27]。看来随着 cART 的出现，与两个 *APOL1* 致病等位基因相关的肾脏疾病谱由 HIVAN 转为 FSGS 和肾小动脉硬化。*APOL1* 致病等位基因引起肾脏病的机制不明，可能与打乱了足细胞生物功能有关。

HIVAN 的特征为肾小球塌陷伴有足细胞肥大增生(图 44.1)。这些细胞曾经被认为是异常的足细胞，但是研究发现这些细胞更像是来源于壁层上皮细胞。壁层上皮细胞过度增生和不能分化成足细胞的机制至今未明[28]。HIVAN 的其他特征包括肾小管微囊泡改变、蛋白管型，及电镜观察偶见肾小球内皮细胞内管网状包涵体(图 44.2)[9,10]。HIVAN 临床特点包括蛋白尿(通常可达肾病综合征范围)和 GFR 下降。水肿较其他肾病综合征少见，原因为耗盐性肾病、肾小管损伤或营养不良。肾脏超声检查可见肾脏体积增大。肾活检是确诊 HIVAN 的“金标准”[29]。HIV 感染者合并肾脏损害但未行肾活检者很容易被轻率的诊断为 HIVAN。然而一系列的肾活检研究发现 HIV 感染患者肾脏损害还存在其他病理类型。

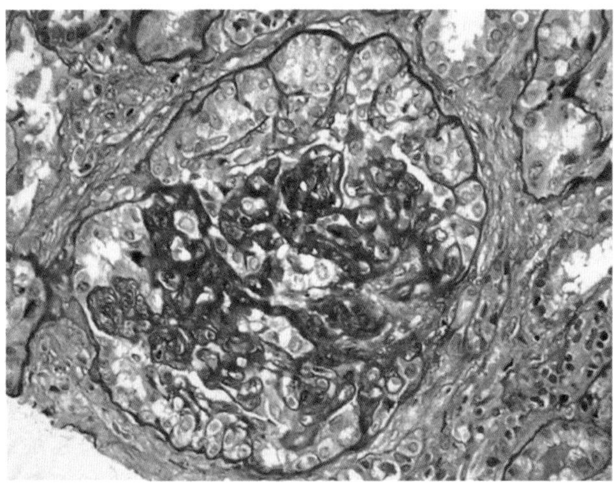

图 44.1　HIVAN 的光学显微镜表现：HIV 感染患者的肾小球和塌陷型 FSGS。(过碘酸希夫碱染色，放大 200 倍)。来源：*Courtesy of Dr. Helen Cathro, University of Virginia Medical Center.*

cART 疗法仍然是 HIVAN 治疗的基石，且是开始抗反转录病毒疗法的象征[2,6,9,10,30]。cART 可能延缓 HIVAN 进展为 ESRD[9,10]，尽管这个假设还没有被随机对照试验证实。还有些资料也显示对 HIV 感染患者较早开始 cART 治疗可以改善肾脏预后。有病例报道提示开始 cART 疗法可以改善 GFR 和 HIVAN 病理改变[31,32]。延缓 CKD 进展的一般疗法也适用于这种情况。如果临床需要也鼓励应用 RAAS 抑制剂控制血压[33,34,35]。在这些患者中的血压靶目标还没有确定,在等待其他的随机临床试验结果的同时应该致力于将血压控制低于 130/80mmHg。只有非常有限的资料支持对于 HIVAN 患者应用糖皮质激素[36]。在这些免疫系统受损的患者中应用糖皮质激素和其他免疫抑制剂需谨慎考虑。

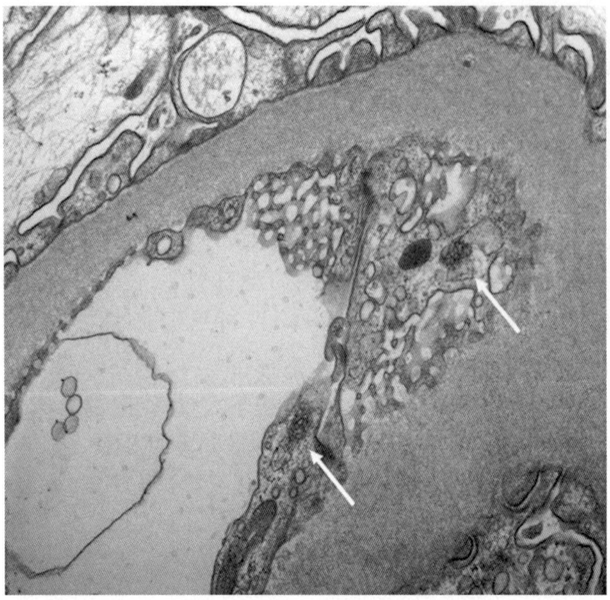

图 44.2 HIVAN 电子显微镜表现:HIV 感染患者的肾小球和肾小球内皮细胞中的管网包涵体(箭头处)(放大 12 000 倍)

发病机制

HIVAN 的病理特征是分化的足细胞丢失,并被增生的壁层上皮细胞替代。这种病理改变是由病毒和宿主两方面因素共同造成的。当把 HIV-1 基因 Nef 和 Vpr 表达于转基因小鼠足细胞后,两者均能引起足细胞损伤和肾小球硬化[37,38]。目前我们对这些基因发挥作用的分子通路还知之甚少。HIV 感染损坏足细胞,促进肾小球中异常的壁层上皮细胞增生需要 *APOL1* 基因突变参与其中,或至少 APOL1 强烈地促进了上述过程,因为所有的 HIVAN 病例均有 1 或 2 个 *APOL1* 致病等位基因。变形的壁层上皮细胞和小管上皮细胞中可检出 HIV-1 核酸,后者是 HIVAN 病理改变的最基本特征。*APOL1* 在 HIVAN 中所起的重要作用还未清楚。遗传效应具有强烈的隐性遗传特点,最常见的是功能丧失突变。另一方面,一些证据显示 ApoL1 在足细胞生物学中并没有起到关键的作用,因此不支持功能丧失突变。这些证据包括 APOL1 出现在灵长类进化中,还有 *APOL1* 表达缺失的人其肾功能可以完全正常。因此,可能是基因突变获得了某些功能。基因突变的效果也许微不足道,除非有两个等位基因突变同时存在(此争论可用来解释主要隐性遗传效应)。这个假定如何改变功能获得突变则需要进一步研究。

HIV 相关性免疫复合物肾病

临床表现和治疗

HIV 感染合并 CKD 患者进行肾活检的病例中有近 50% 是 HIVAN 以外的其他肾脏病[39]。这些病例中很多都是 HIVICK。典型的表现有尿沉渣改变、肾功能受损、高血压和蛋白尿。血清学检查也可有补体下降。HIVICK 肾脏病理改变多样,包括狼疮样肾小球肾炎伴有免疫荧光染色"满堂亮"、IgA 肾病(图 44.3 和图 44.4)、感染后肾小球肾炎伴有"弥漫性毛细血管内增生"、系膜增生(图 44.5 和图 44.6)和膜增殖性肾小球肾炎、膜性肾病、冷球蛋白血症性肾小球肾炎、纤维素样和免疫触须样肾小球肾病[14-16,40]。

不像 cART 对于经典的 HIVAN 有效,目前还不清楚 cART 是否会延缓 HIVICK 进程。一项 HIVAN 和其他非 HIVAN 患者的临床观察试验并没有显示 cART 对于非 HIVAN 的 HIV 感染患者有效[15]。最近的一项来自巴尔地摩的 751 例 HIV 患者的巢式病例对照研究肯定了前面研究的结果。Foy 等[41]研究显示 cART

HIV硬化性IgAN(IgG染色)

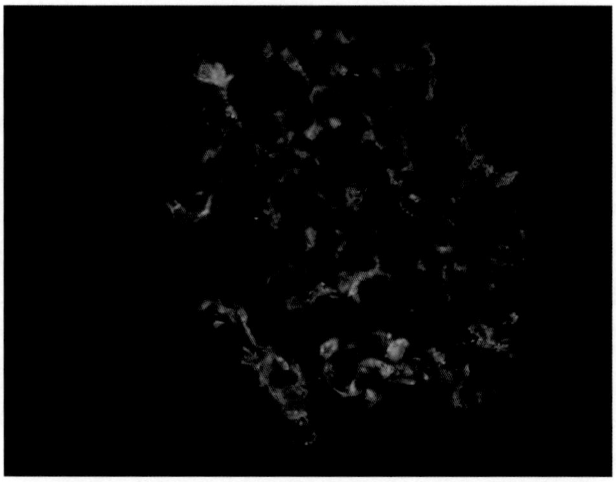

图 44.3 HIVICK 的免疫荧光染色:HIV 感染患者的肾小球和 IgA 肾病,显示了系膜区以 IgA 沉积(未图示)为主的 IgG 共沉积。(强度 2+;刻度追踪 3+,放大 400 倍)

HIV硬化性IgAN

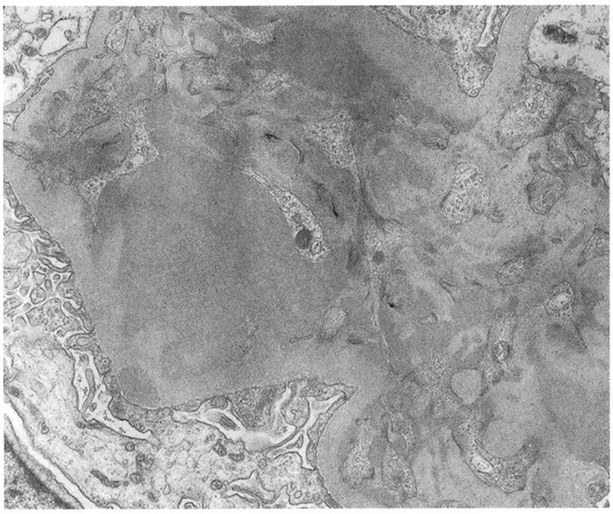

图 44.4　HIVICK 的电子显微镜表现：HIV 感染患者的肾小球和 IgA 肾病，显示系膜区沉积。（放大 7000 倍）

HIV系膜增殖性GN(IgM染色)

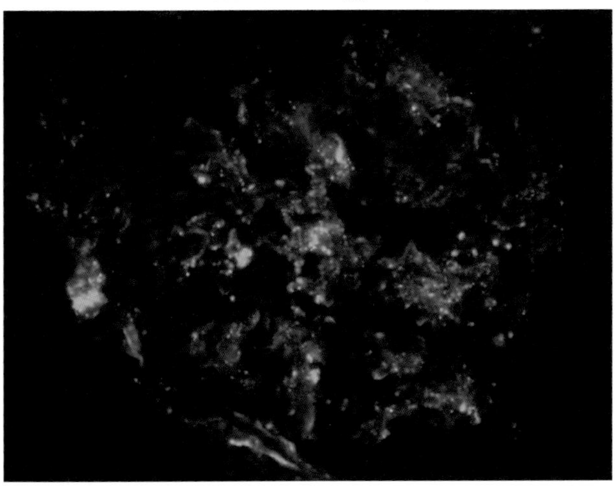

图 44.5　HIVICK 的免疫荧光染色：HIV 感染患者的肾小球和系膜增生性肾小球肾炎，显示了系膜区的 IgM 沉积。（强度 2+，放大 400 倍）

不能减少 HIVICK 引起的 ESRD 发病率。免疫复合物相关性肾病的治疗通常考虑免疫抑制疗法，但鉴于其免疫系统受损状态，在 HIV 感染患者中则需要十分慎重的考虑。所以在开始免疫抑制剂治疗前需仔细地权衡免疫调节疗法的风险和获益[16]。

HIVICK 患者可以同时合并其他病原体感染，如乙肝病毒（HBV）和丙肝病毒（HCV）。抗肝炎病毒治疗可以改善免疫复合物肾病[16]。包括糖皮质激素的免疫疗法可以促进病毒复制。因此，HIVICK 患者在开始另外的治疗前应该筛查肝炎病毒感染[16]。与其他类型 CKD 一样，当临床需要时推荐应用 RAAS 阻滞剂来控制血压。

HIV系膜增殖性GN

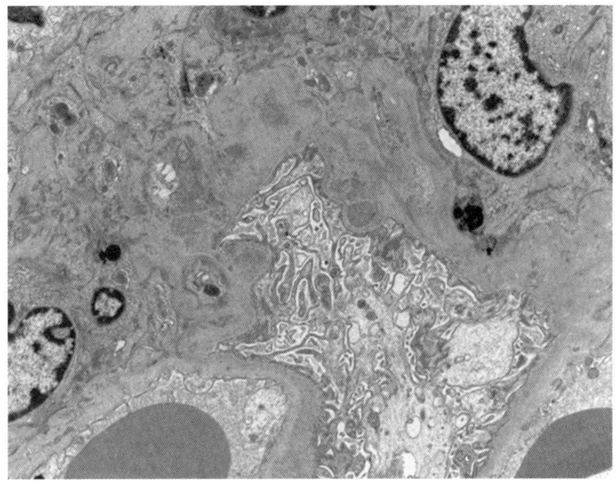

图 44.6　HIVICK 的电子显微镜表现：HIV 感染患者的肾小球和系膜增生性肾小球肾炎，显示了系膜区电子致密物沉积。（放大 8000 倍）

发病机制

HIV 感染经常并发多克隆高 γ 球蛋白血症[16]，后者容易生成循环免疫复合物。Kimmel 等研究提示循环免疫沉积物（由 HIV 抗原和机体产生的抗体构成）可导致肾小球肾炎[14,16,42]。也许是包含 HIV 抗原的免疫复合物的“被动捕获”[4,14,16,42]，也可能是循环中的预存抗体与肾小球固有细胞上的 HIV 抗原结合，形成的免疫复合物“原位”沉积[4,14,16,42]。免疫复合物在 HIVICK 中发挥主导作用的机制究竟是“被动捕获”还是“原位沉积”至今尚不清楚[16]。与其他类型的肾小球肾炎一样，细胞介导的免疫损伤也可能导致进展性疾病[14,16,42]。

血栓性微血管病和 HIV 感染

自从 cART 应用于临床，HIV 感染者中血栓性微血管病（TMA）发病率明显下降[43-45]。TMA 是一种相互关联的临床病理综合征，包括一系列不同疾病，有血栓性血小板减少性紫癜（TTP）、溶血性尿毒症综合征（HUS）、补体调节蛋白紊乱（不典型 HUS）、弥散性血管内凝血（DIC）、恶性高血压和抗磷脂抗体综合征。TMA 临床特征有微血管性溶血性贫血、血小板减少和肾脏损害。也可出现神经损害和发热。TMA 更容易发生在 HIV 感染的晚期患者中，包括 CD4 细胞计数较低和 HIV 病毒高度复制的患者[43]。

HIV 感染患者发生内皮细胞损伤而导致 TMA 的危险因素包括 HIV 的直接细胞毒性、机会感染相关病原体、抗反转录病毒药物，或其他并发症（如恶性肿瘤）[4]。HIVp[24]抗原已从TTP和HIV感染患者的内皮细胞分离出来[46]。HIV包膜蛋白gp120能促使动脉平滑肌细胞产生促凝血因子进而导致TMA[47]4。HIV感染合并TMA者中vW因子裂解蛋白酶ADAMTS 13活性下降[48,49]。TMA可出现AKI或反复发作的亚急性疾病可最终导致CKD。

HIV相关性TMA的治疗方法包括抗反转录病毒和血浆置换[4]。如果TMA是难治性，应该在这些免疫系统受损的患者中仔细权衡利弊后再决定是否应用免疫抑制剂。关于免疫调节剂治疗HIV相关TMA的疗效还有争议，包括糖皮质激素、免疫球蛋白、利妥昔单抗和脾脏切除[4]。还需要随机对照临床试验去证实哪种疗法最有效。

肾小管间质疾病和HIV感染

HIV感染对肾脏的影响不仅限于肾小球疾病。人们逐渐认识到有一部分肾小管间质肾炎（TIN）患者可继发AKI和CKD[20]。Parkhie等[50]研究发现在262名HIV感染进行肾活检的患者中有11%发生急性间质性肾炎导致的AKI。而法国巴黎的一个单研究中心报道HIV感染肾活检患者中有26.6%合并TIN[20]。这些结果突出了只要有可能就应该进行肾活检获得病理诊断的重要性，特别是当临床病史与经典的HIVAN进程不相符时。与普通人群一样，HIV感染患者的TIN也可能是继发于药物、自身免疫性疾病、感染或特发性因素。

cART肾病

cART是导致HIV感染患者发生肾小管间质损伤的主要原因[2,20]。替诺福韦是一种核苷酸逆转录酶抑制剂（NRTI），通常用于HIV感染的初治。替诺福韦是抗逆转录病毒药物单联合用药（依法韦仑/恩曲他滨/替诺福韦）的一部分。替诺福韦被近端肾小管细胞基底外侧膜通过吸收有机阴离子转运蛋白1和3（OAT1，3），进而通过多药耐药相关蛋白4（MRP4）被分泌到肾小管腔内[51,52]。替诺福韦可以在近端肾小管聚集导致Fanconi综合征，其中一部分ATN可发展成AKI。替诺福韦相关肾损伤的危险因素包括CKD基础疾病、ABCC2基因（编码近端肾小管顶缘通道MRP2）多态性、老年和体重指数下降[53,54]。与替诺福韦一起服用蛋白酶抑制剂的肾毒性也有越来越多的报道[55]。

替诺福韦肾毒性的临床表现与经典的肾小管肾病一样，为低磷酸盐血症、正常血糖性糖尿、低尿酸血症、非间隙性代谢性酸中毒和蛋白尿[56]。这可导致肾源性尿崩症和弥散性肾小管损伤导致的ATN。长期以来，关于服用替诺福韦的HIV感染患者发生CKD的风险还有争议。如果及时发现Fanconi综合征或ATN，通常会在发生不可逆性肾损伤之前停止用药。而AKI是CKD一个重要的危险因素。因此，我们推断替诺福韦治疗可能导致CKD。

有两个研究评估了长期应用替诺福韦可使eGFR平均值下降情况。在两个独立的队列研究中，与无替诺福韦的cART治疗方案相比，接收以替诺福韦为基础的cART疗法的HIV感染患者的平均eGFR下降没有显著差别[57,58]。然而，近年来一些研究结果与之相反。约翰霍普金斯临床队列招募的服用替诺福韦的HIV阳性患者在随访3年后肾功能较未服用替诺福韦的患者显著下降[59,60]。旧金山退伍军人医学中心的一项研究表明，10 841名长期服用替诺福韦的HIV阳性患者发展成CKD的风险明显增高[59]。不同的研究设计和研究对象的特征可导致不同的结果。

其他抗反转录病毒疗法也有潜在的肾毒性[2]。茚地那韦可形成肾小管内结晶沉积而导致急性肾小管损伤。阿扎那韦也可导致肾结石[2]。其他cART也可导致肾间质肾炎和CKD[20,56]。

一些包括蛋白酶抑制剂在内的抗反转录病毒疗法可引起HIV阳性患者代谢紊乱，如容易引起糖尿病、高脂血症和高血压[2]。糖尿病肾病和高血压性肾小动脉硬化逐渐成为HIV患者发展为CKD主要病因。

肾小管间质肾炎的其他原因

药物是导致HIV患者和普通人群发生TIN的常见病因，此外还应该考虑其他HIV感染的独特因素。HIV感染患者可以发展成为免疫重建炎性综合征（IRIS）和弥漫浸润性淋巴细胞综合征（DILS），这两者都可引起TIN，都需要糖皮质激素治疗[17]。与免疫系统紊乱相关的机会性感染也可导致TIN，如CMV感染和其他细菌感染[17]。

HIV患者合并CKD的流行病学

在1994年到2011年之间一共有7个试验均报道HIV感染患者合并微量白蛋白尿的发病率稳定在10%～15%之间[61]。最新的研究发现，在6～9个月之间连续收集 3 份尿样，用样品的几何均数来判断一过性微量白蛋白尿发病率为 14%[61]。单样本对于一过性微量白蛋白尿的阴性预测值为 98%，而阳性预测值仅仅为 74%。因此，如果定期筛查结果是阴性结果可以暂不处置，但是阳性结果则需要重复检查。微量白蛋白尿在 HIV 感染患者中的意义还不明确，但是可能的原因包括肾小球肾炎、肾小管肾炎和代谢综合征。

约有 2% ~10% 的 HIV 感染患者会发生 eGFR 下降[62-64]。蛋白尿和 eGFR 下降与 HIV 死亡率升高相关[65,66]。因此，需要密切关注 HIV 感染合并 CKD 患者。HIV 感染患者合并 CKD 的潜在危险因素包括老龄、黑人、糖尿病、高血压、低 CD4 计数、HIV 病毒大量复制、乙肝和丙肝病毒共感染，以及既往 AKI 病史[64]。

HIV 感染合并 CKD 患者的筛查

在 HIV 感染患者中进行 CKD 筛查非常重要。对于 CKD 的筛查包括蛋白尿和白蛋白尿，尿沉渣镜检和 GFR 评估。美国传染病学会（IDSA）的治疗指南推荐对所有新诊断的 HIV 感染患者都要检查肾功能和筛查蛋白尿。目前还没有适用于 HIV 感染患者的精确 GFR 计算公式。因此，在这些患者中使用 CKD-EPI 和 MDRD 公式评估 eGFR 必须要考虑到这一点。在使用基于肌酐的 GFR 计算公式评估肾功能时需要注意，因为 HIV 感染患者肌肉量减少，以及潜在的可以影响肾小管分泌肌酐的药物（如甲氧苄氨嘧啶）可能引起偏差。需要大型临床试验来进一步验证这些适用 HIV 感染患者的评估公式效用。最近一项针对 99 名应用 cART 的肯尼亚土著患者研究提示，CKD-EPI 公式计算结果最能精确的评估碘海醇清除率[68]。

蛋白尿是肾脏损伤的重要预示因子之一，也是 HIV 感染者筛查试验的常用指标。通常应用尿试纸、随机尿蛋白或白蛋白/尿肌酐比值来筛查蛋白尿。一项 166 名 HIV 感染患者的研究对比了尿试纸检测和随机蛋白尿/尿肌酐比值两种方法评估蛋白尿的效果[69]。结果显示蛋白尿波动在 300 ~999mg/g 肌酐范围内的患者中有接近 20% 的尿试纸检测正常[69]。因此，尿白蛋白或蛋白/肌酐比值是用来筛查临床显性蛋白尿的较好指标。KDIGO 指南推荐在 CKD 患者分期中使用尿白蛋白/肌酐比值[71]。

胱抑素 C 也逐渐被用来在 CKD 患者中评估 GFR，特别是在那些应用 CKD-EPI 和 MDRD 公式计算 eGFR 低至边缘值的患者中。这个半胱氨酸蛋白酶抑制剂的优点是所有的有核细胞均可分泌，且不受肌肉质量影响，且完全可被肾小球滤过并被肾小管全部重吸收和代谢[64]。但已知感染可以影响循环中胱抑素 C 浓度[64]，这一点需在慢性感染患者中特别注意，如 HIV 患者中感染可对胱抑素 C 产生显著影响。胱抑素 C 评估公式在 HIV 感染患者中的意义还需要进一步研究来证实。在过渡时期，用以血清肌酐为基础的估算公式（如 CKD-EPI）仍然是筛查 HIV 感染合并 CKD 者的首选方法[64]。

研究还发现了其他的潜在 HIV 感染合并肾损伤的生物标志物，如中性粒细胞明胶酶相关脂质运载蛋白（NGAL）、肾损伤因子 1（KIM-1）、白细胞介素 18（IL-18）、非对称性二甲基精氨酸（ADMA），和肝型脂肪酸结合蛋白（L-FABP）[64,71]。肾小管损伤的尿检标志物也用来筛查 cART 的早期肾毒性，包括 N-乙酰-β-D-氨基葡萄糖苷酶、β2 微球蛋白和 α1 微球蛋白[64]。这些生物标志物在应用于临床之前还需要进一步研究认证。

HIV 感染患者合并慢性肾脏病的治疗

早期诊断 CKD 对于包括 HIV 感染者在内的所有患者都非常重要。在制定这些 HIV 感染患者中 CKD 的治疗方案时需要特别的考虑，尤其是众多的抗反转录病毒药物及其潜在的肾毒性。在 HIV 患者的治疗中多学科治疗团队的合作非常重要，其中就需要传染病专科和肾病专科之间密切联系会诊。cART 治疗剂量会影响肾功能和肝功能，需经常监测。

肾活检证实的 HIVAN 是开始 cART 治疗的指征，无论 CD4 绝对细胞数计数和 HIV PCR 病毒复制量多少[73]。HIVAN 的其他潜在治疗方法包括 RAAS 抑制剂和糖皮质激素[33,39,74]。像其他类型的 CKD 一样，治疗并发症（如高血压和糖尿病）对于延缓病程也非常重要。

HIV 感染者中约有 12% ~20% 合并高血压[75]。从普通人群的文献资料推断，HIV 感染合并 CKD 患者的理想血压靶目标值一般应该低于 140/90mmHg，尤其是对于那些伴有显性蛋白尿的患者[6,72]。血糖控制应包括 HbA1c 靶目标值应小于 7%。另一个治疗需控制高脂血症。HIV 患者同时应用他汀类药物和蛋白酶抑制剂时需要小心，因两者都通过共同的细胞色素酶 P450 肝酶系统进行代谢。HIV 和乙肝病毒或丙肝病毒共感染的患者应该考虑抗病毒治疗[72]。关于 HIV 感染患者中的抗 HBV 和 HCV 病毒治疗研究资料还很少。

HIV 感染患者的肾移植

肾移植已经成为 HIV 感染合并 CKD 患者的治疗方案之一。肾移植后的急性排斥反应的发病率比其他受者略高[78,79]，但患者的中期存活率在一般肾移植患者和年龄大于 64 岁患者之间[78]。选择合适的肾移植受者非常重要。那些血浆可检测出 HIV RNA、CD4 细胞计数<100 个/μl、恶性肿瘤和机会感染的患者应该排除。免疫抑制疗法通常采用白介素 2 抑制剂（巴利昔单抗）诱导治疗（避免 T 细胞耗竭剂），给予强的松、钙调神经蛋白抑制剂（或雷帕霉素）和霉酚酸酯三药联合治疗[80]。免疫抑制剂和 cART，以及可能需要的抗高血压药和抗生素等多种药物之间的相互作用形成了一个挑战，需要药学专家和治疗药物监测。HIV 感染患者和肾移植中的恶性肿瘤发病率都很高。因此推荐进行肿瘤监控。近来有报道显示，HIV 感染患者接受 HIV 阴性患者的肾脏移植后，甚至当血浆中监测不到 HIV RNA 时，移植肾仍可感染 HIV 病毒。在一些病例中，在足细胞和肾小管上皮细胞中可检测到 HIV RNA，那些足细胞感染患者在移植后肾功能下降较快[81]。在器官移植中，去世的 HIV 感染者的器官通常被弃用，但是在移植资源有限的地区存在争议，当慢性透析在经济上不可行，应该考虑将 HIV 感染者的肾脏移植给另一个 HIV 感染患者。在非洲南部曾采用过这一策略，报道称 14 例接受 HIV 阳性供肾的 HIV 感染患者在肾移植后血浆 HIV 病毒水平仍保持在不复制状态[82]。

结 语

cART 疗法已经显著的降低 HIV 感染患者的死亡率并改善了临床预后。cART 的成功导致了 HIV 感染者中包括 CKD 在内的慢性并发症的发病率逐渐增高。在 HIV 感染患者中导致 CKD 的疾病包括但不仅限于 HIVAN、HIVICK、TMA、包括 cART 相关性肾病在内的 TIN、糖尿病、高血压，以及 HBV 和 HCV 共感染。长期 cART 治疗引起的代谢性紊乱包括糖尿病、高血压和高脂血症的发病率增高，这些都进一步加重了 HIV 感染合并 CKD 患者的负担。需要进一步的临床研究验证对于 HIV 感染合并 CKD 患者最佳的诊断和治疗方法。对于 HIV 感染患者早期进行 CKD 筛查非常重要，以便确保及时的诊断和治疗。

（李雪竹 译，庄守纲 校）

参考文献

1. Lucas GM, Lau B, Atta MG, Fine DM, Keruly J, Moore RD, et al. Chronic kidney disease incidence, and progression to end-stage renal disease, in HIV-infected individuals: a tale of two races. *J Infect Dis* 2008;**197**:1548–57.
2. Estrella MM, Fine DM, Atta MG. Recent developments in HIV-related kidney disease. *HIV Ther* 2010;**4**:589–603.
3. Naicker S, Thin Maung Han. HIV/AIDS-dominant player in chronic kidney disease. *Ethn Dis* 2006;**16**:S2–S56.
4. Rachakonda AK, Kimmel PL. CKD in HIV-infected patients other than HIV-associated nephropathy. *Adv Chron Kidney Dis* 2010;**17**:83–93.
5. Mocroft A, Ledergerber B, Katlama C, Kirk O, Reiss P, d'Arminio Montforte A, et al. Decline in the AIDS and death rates in the Euro SIDA study: an observational study. *Lancet* 2003;**362**:22–9.
6. Gupta SK, Eustace JA, Winston JA, Boydstyn II, Ahuja TS, Rodriguez RA, et al. Guidelines for the management of chronic kidney disease in HIV-infected patients: recommendations of the HIV Medicine Association of the Infectious Diseases Society of America. *Clin Infect Dis* 2005;**40**:1559–85.
7. Schwartz EJ, Szczech LA, Ross MJ, Klotman ME, Winston JA, Klotman PE. Highly active antiretroviral therapy and the epidemic of HIV+ end-stage renal disease. *J Am Soc Nephrol* 2005;**16**:2412–20.
8. Eggers PW, Kimmel PL. Is there an epidemic of HIV infection in the US ESRD program? *J Am Soc Nephrol* 2004;**15**:2477–85.
9. Wyatt CM, Meliambro K, Klotman PE. Recent progress in HIV-associated nephropathy. *Annu Rev Med* 2012;**63**:147–59.
10. Ross MJ, Klotman PE. Recent progress in HIV-associated nephropathy. *J Am Soc Nephrol* 2002;**13**:2997–3004.
11. Szczech LA, Grunfeld C, Scherzer R, Canchola JA, van der Horst C, Sidney S, et al. Microalbuminuria in HIV infection. *AIDS* 2007;**21**:1003–9.
12. Fernando SK, Finkelstein FO, Moore BA, Weissman S. Prevalence of chronic kidney disease in an urban HIV infected population. *Am J Med Sci* 2008;**335**:89–94.
13. Jones CY, Jones CA, Wilson IB, Knox TA, Levey AS, Spiegelman D, et al. Cystatin C and creatinine in an HIV cohort: the Nutrition for Healthy Living Study. *Am J Kidney Dis* 2008;**51**:914–24.
14. Kimmel PL, Phillips TM, Ferreira-Centeno A, Farkas-Szalli T, Abraham AA, Garrett CT, et al. HIV-associated immune-mediated renal disease. *Kidney Int* 1993;**44**:1327–40.
15. Szczech LA, Gupta SK, Habash R, Guasch A, Kalayjian R, Appel R, et al. The clinical epidemiology and course of the spectrum of renal diseases associated with HIV infection. *Kidney Int* 2004;**55**:1145–52.
16. Cohen SD, Kimmel PL. Immune complex renal disease and human immunodeficiency virus infection. *Semin Nephrol* 2008;**28**:535–44.
17. Cohen SD, Chawla LS, Kimmel PL. Acute kidney injury in patients with human immunodeficiency virus infection. *Curr Opin Crit Care* 2008;**14**:647–53.
18. Rao TK, Fillipone EJ, Nicastri AD, Landesman SH, Frak E, Chen CK, et al. Associated focal and segmental glomerulosclerosis in the acquired immunodeficiency syndrome. *N Engl J Med* 1984;**310**:669–73.
19. Pardo V, Aldana M, Colton RM, Fischl MA, Jaffe D, Moskowitz L, et al. Glomerular lesions in the acquired immunodeficiency syndrome. *N Engl J Med* 1984;**310**:669–73.
20. Zaidan M, Lescure FX, Brocheriou I, Dettwiler S, Guiard-Schmid JB, Pacanows J, et al. Tubulointerstitial nephropathies in HIV-infected patients over the past 15 years: a clinic-pathological study. *Clin J Am Soc Nephrol* 2013;**8**:930–8.
21. Franceschini N, Napravnik S, Eron Jr JJ, Szczech LA, Finn WF. Incidence and etiology of acute renal failure among ambulatory HIV-infected patients. *Kidney Int* 2005;**64**:1526–31.
22. Chawla LS, Kimmel PL. Acute kidney injury and chronic kidney disease: an integrated clinical syndrome. *Kidney Int* 2012;**82**:516–24.
23. Choi AI, Li Y, Parikh C, Volberding PA, Shlipak MG. Long-term

clinical consequences of acute kidney injury in the HIV-infected. *Kidney Int* 2010;**78**:478–85.
24. Kalim S, Szczech LA, Wyatt CM. Acute kidney injury in HIV-infected patients. *Semin Nephrol* 2008;**28**:556–62.
25. Kopp JB, Nelson GW, Sampath K, Johnson RC, Genovese G, An P, et al. APOL1 genetic variants in focal segmental glomerulosclerosis and HIV-associated nephropathy. *J Am Soc Nephrol* 2011;**22**:2129–37.
26. Atta MG, Estrella MM, Kuperman M, Foy MC, Fine DM, Racusen LC, et al. HIV-associated nephropathy patients with and without apolipoprotein L1 gene variants have similar clinical and pathological characteristics. *Kidney Int* 2012;**82**:338–43.
27. Fine DM, Wasser WG, Estrella MM, Atta MG, Kuperman M, Shemer R, et al. APOL1 risk variants predict histopathology and progression to ESRD in HIV-related kidney disease. *J Am Soc Nephrol* 2012;**23**:343–50.
28. Dijkman HB, Weening JJ, Smeets B, Verrijp KC, van Kuppevelt TH, Assmann KK, et al. Proliferating cells in HIV and pamidronate-associated collapsing focal segmental glomerulosclerosis are parietal epithelial cells. *Kidney Int* 2006;**70**:338–44.
29. Cohen SD, Kimmel PL. Renal biopsy is necessary for the diagnosis of HIV-associated renal diseases. *Nat Clin Pract Nephrol* 2009;**5**:22–3.
30. Lucas GM, Eustace JA, Sozio S, Mentari EK, Appiah KA, Moore RD. Highly active antiretroviral therapy and the incidence of HIV-1-associated nephropathy: a 12-year cohort study. *AIDS* 2004;**18**:541–6.
31. Wali RK, Drachenberg CI, Papdimitriou JC, Keay S, Ramos E. HIV-1-associated nephropathy and response to highly-active antiretroviral therapy. *Lancet* 1998;**352**:783–4.
32. Winston JA, Bruggeman LA, Ross MD, Jacobson J, Ross L, D'Agati VD, et al. Nephropathy and establishment of a renal reservoir of HIV type 1 during primary infection. *N Engl J Med* 2001;**344**:1979–84.
33. Kimmel PL, Mishkin GJ, Umana WO. Captopril and renal survival in patients with human immunodeficiency virus nephropathy. *Am J Kidney Dis* 1996;**28**:202–8.
34. Wei A, Burns GC, Williams BA, Mohammed NB, Visintainer P, Sivak SL. Long-term renal survival in HIV-associated nephropathy with angiotensin-converting enzyme inhibition. *Kidney Int* 2003;**64**:1462–71.
35. Bird JE, Durham SK, Giancarli MR, Gitlitz PH, Pandya DG, Dambach DM, et al. Captopril prevents nephropathy in HIV-transgenic mice. *J Am Soc Nephrol* 1998;**9**:1441–7.
36. Eustace JA, Nuermberger E, Choi M, Scheel Jr PJ, Moore R, Briggs WA. Cohort study of the treatment of severe HIV-associated nephropathy with corticosteroids. *Kidney Int* 2000;**58**:1253–60.
37. Zuo Y, Matsusaka T, Zhong J, Ma J, Ma LJ, Hanna Z, et al. HIV-1 genes vpr and nef synergistically damage podocytes, leading to glomerulosclerosis. *J Am Soc Nephrol* 2006;**17**:2832–43.
38. Ideura H, Hiromura K, Hiramatsu N, Shioehara T, Takeuchi S, Tomioka M, et al. Angiot ensin II provokes podocyte injury in murine model of HIV-associated nephropathy. *Am J Physiol Renal Physiol* 2007;293:F1214–1221.
39. Weiner NJ, Goodman JW, Kimmel PL. The HIV-associated renal diseases: current insight into pathogenesis and treatment. *Kidney Int* 2003;**63**:1618–31.
40. Haas M, Kaul S, Eustace JA. HIV-associated immune complex glomerulonephritis with "lupus-like" features: a clinicopathologic study of 14 cases. *Kidney Int* 2005;**67**:1381–90.
41. Foy MC, Estrella MM, Lucas GM, Tahir F, Fine DM, Moore RD, et al. Comparison of risk factors and outcomes in HIV immune complex kidney disease and HIV-associated nephropathy. *Clin J Am Soc Nephrol* 2013;**8**:1524–32.
42. Kimmel PL, Phillips TM, Ferreira-Centeno A, Farkas-Szallasi T, Abraham AA, Garrett CT, Brief report: idiotypic IgA nephropathy in patients with human immunodeficiency virus infection. *N Engl J Med* 1992;**327**:702–6.
43. Becker S, Fusco G, Fusco J, Balu R, Gangjee S, Brennan C, et al. HIV-associated thrombotic microangiopathy in the era of highly active antiretroviral therapy: An observational study. *Clin Infect Dis* 2004;**39**(Suppl. 5):S267–75.
44. Berliner AR, Fine DM, Lucas GM, Rahman MH, Racusen LC, Scheel PJ, et al. Observations on a cohort of HIV-infected patients undergoing native renal biopsy. *Am J Nephrol* 2008;**28**:478–86.
45. Gervasoni C, Ridolfo AL, Vaccarezza M, Parravicini C, Gonzalez JJ, Barbado FJ, et al. Thrombotic microangiopathy in patients with acquired immunodeficiency syndrome before and during the era of introduction of highly active antiretroviral therapy. *Clin Infect Dis* 2002;**35**:1534–40.
46. Del Arco A, Martinez MA, Pena JM, Gamallo C, Gonzalez JJ, Barbado FJ, et al. Thrombotic thrombocytopenic purpura associated with human immunodeficiency virus infection: demonstration of p24 antigen in endothelial cells. *Clin Infect Dis* 1993;**17**:360–3.
47. Schecter AD, Berman AB, Yi L, Mosoian A, YMcManus CM, Berman JW, et al. HIV envelope gp120 activates human arterial smooth muscle cells. *Proc Natl Acad Sci USA* 2001;**98**:10142–7.
48. Franchini M, Montagnana M, Targher G, Lippi G. Reduced von Willebrand factor-cleaving protease levels in secondary thrombotic microangiopathies and other diseases. *Semin Throm Hemost* 2007;**33**:787–97.
49. Sahud MA, Claster S, Liu L, Ero M, Harris K, Furlan M. Von Willebrand factor-cleaving protease inhibitor in a patient with human immunodeficiency syndrome-associated thrombotic thrombocytopenic purpura. *Br J Haematol* 2002;**116**:909–11.
50. Parkhie SM, Fine DM, Lucas GM, Atta MG. Characteristics of patients with HIV and biopsy-proven acute interstitial nephritis. *Clin J Am Soc Nephrol* 2010;**5**:798–804.
51. Cihlar T, Ho ES, Lin DC, Mulato AS. Human renal organic anion transporter 1 (hOAT1) and its role in the nephrotoxicity of antiviral nucleotide analogs. *Nucleosides Nucleotides Nucleic Acids* 2001;**20**:641–8.
52. Ray AS, Cihlar T, Robinson KL, Rong L, Vela JE, Fuller MD, et al. Mechanism of active renal tubular efflux of tenofovir. *Antimicrob Agents Chemother* 2006;**50**:3297–304.
53. Rodriguez-Novoa S, Labarga P, Soriano V, Egan D, Albalater M, Morello J, et al. Predictors of kidney tubular dysfunction in HIV-infected patients treated with tenofovir: a pharmacogenetic study. *Clin Infect Dis* 2009;**48**:e108–16.
54. Young B, Buchacz K, Moorman A, Wood KC, Brooks JT, Renal function in patients with preexisting renal disease receiving tenofovir-containing highly active antiretroviral therapy in the HIV outpatient study. *AIDS Patient Care* 2009;**23**:589–92.
55. Kiser JJ, Carten ML, Aquilante CL, Anderson PL, Wolfe P, King TM, et al. The effect of lopinavir/ritonavir on the renal clearance of tenofovir in HIV-infected patients. *Clin Pharmacol Ther* 2008;**83**:265–72.
56. Kalyesubula R, Perazella MA. Nephrotoxicity of HAART. *AIDS Res* 2011;**2012**:562790.
57. Izzedine H, Hulot JS, Vittecoq D, Gallant JE, Staszewski S, Launay-Vacher V, et al. Long-term renal safety of tenofovir disoproxil fumarate in antiretroviral-naïve HIV-1 infected patients. data from a double-blind randomized active controlled multicenter study. *Nephrol Dial Transplant* 2005;**20**:743–6.
58. Arribas JR, Pozniak AL, Gallant JE, Dejesus E, Gazzard B, Campo RE, et al. Tenofovir disproxil fumarate, emtricitabine, and efavirenz compared with zidovudine/lamivudine and efavirenz in treatment-naïve patients: 144 week analysis. *J Acquir Immune Defic Syndr* 2008;**47**:74–8.
59. Gallant JE, Parish MA, Keruly JC, Moore RD. Changes in renal function associated with tenofovir disoproxil fumarate treatment, compared with nucleoside reverse-transcriptase inhibitor treatment. *Clin Infect Dis* 2005;**40**:1194–8.
60. Scherzer R, Estrella M, Li Y, Choi AI, Deeks SG, Grunfeld C, et al. Association of tenofovir exposure with kidney disease risk in HIV infection. *AIDS* 2012;**26**:867–75.
61. Hadigan C, Edwards E, Rosenberg A, Purdy JB, Fleischman E, Howard L, et al. Microalbuminuria in HIV disease. *Am J Nephrol* 2013;**37**:443–51.
62. Fernando SK, Finkelstein FO, Moore BA, Weissman S. Prevalence

of chronic kidney disease in an urban HIV infected population. *Am J Med Sci* 2008;**355**:89–94.
63. Overton ET, Nurutdinova D, Freeman J, Seyfried W, Mondy KE. Factors associated with renal dysfunction within an urban HIV-infected cohort in the era of highly active antiretroviral therapy. *HIV Med* 2009;**10**:343–50.
64. Estrella MM, Fine DM. Screening for chronic kidney disease in HIV-infected patients. *Adv Chronic Kidney Dis* 2010;**17**:26.
65. Gardner LI, Holmberg SD, Williamson JM, Szczech LA, Carpenter CC, Rompalo AM, et al. Development of proteinuria or elevated serum creatinine and mortality in HIV-infected women. *J Acquir Immune Defic Syndr* 2003;**32**:203–9.
66. Szczech LA, Hoover DR, Feldman JG, Cohen MH, Gange SJ, Gooze L, et al. Association between renal disease and outcomes among HIV-infected women receiving or not receiving antiretroviral therapy. *Cin Infect Dis* 2004;**39**:1199–206.
67. Rule AD, Cohen SD, Kimmel PL. Editorial comment: screening for chronic kidney disease requires creatinine reference ranges not equations. *AIDS Read* 2007;**17**:262–3.
68. Wyatt CM, Schwartz GJ, Ong'or WO, et al. Estimating kidney function in HIV-infected adults in Kenya: comparison to a direct measure of glomerular filtration rate by iohexol clearance. *PLoS One* 2013;**8**(8):e69601.
69. Siedner MJ, Atta MG, Lucas GM, Perazella MA, Fine DM. Poor validity of urine dipstick as a screening tool for proteinuria in HIV-positive patients. *J Acquir Immune Defic Syndr* 2008;**47**:261–3.
70. KDOQI Clinical Practice Guideline for Diabetes and CKD: 2012 Update. *Am J Kidney Dis* 2012;**60**:850–86.
71. Shlipak MG, Scherzer R, Abraham A, Tien PC, Grunfeld C, Peralta CA, et al. Urinary markers of kidney injury and kidney function decline in HIV-infected women. *J Acquir Immune Defic Syndr* 2012;**61**:565–73.
72. Ando M, Tsuchiya K, Nitta K. How to manage HIV-infected patients with chronic kidney disease in the HAART era. *Clin Exp Nephrol* 2012;**16**:363–72.
73. Hammer SM, Eron Jr JJ, Reiss P, et al. Antiretroviral treatment of adult HIV infection: 2008 recommendations of the International AIDS Society-USA panel. *JAMA* 2008;**300**:555–70.
74. Kimmel PL, Barisoni L, Kopp JB. Pathogenesis and treatment of HIV-associated renal diseases: lessons from clinical and animal studies, molecular, pathologic correlations, and genetic investigations. *Ann Intern Med* 2003;**139**:214–226.
75. Gazzaruso C, Bruno R, Gazaniti A. Hypertension among HIV patients: prevalence and relationships to insulin resistance and metabolic syndrome. *J Hypertens* 2003;**21**:1377–82.
76. Lacombe K, Rockstroh J. HIV and viral hepatitis co-infections: advances and challenges. *Gut* 2012;**61**:i47–58.
77. Rockstroh JK, Bhagani S. Managing HIV/hepatitis C co-infection in the era of direct acting antivirals. *BMC Med* 2013;**11**:234.
78. Stock PG, Barin B, Murphy B, Hanto D, Diego JM, Light J, et al. Outcomes of kidney transplantation in HIV-infected recipients. *N Engl J Med* 2010;**363**:2004–14.
79. Malat GE, Ranganna KM, Sikalas N, Liu L, Jindal RM, Doyle A, High frequency of rejections in HIV-positive recipients of kidney transplantation: a single center prospective trial. *Transplantation* 2012;**94**:1020–4.
80. Harbell J, Terrault NA, Stock P. Solid organ transplants in HIV-infected patients. *Curr HIV/AIDS Rep* 2013;**10**:217–25.
81. Canaud G, Dejucq-Rainsford N, Avettand-Fenoel V, Viard JP, Anglicheau D, Bienaime F, et al. The Kidney as a reservoir for HIV-1 after renal transplantation. *J Am Soc Nephrol* 2014;**25**(2):407–19.
82. Muller E, Barday Z, Mendelson M, Kahn D. Renal transplantation between HIV-positive donors and recipients justified. *S Afr Med J* 2012;**102**:497–8.

第45章

45

慢性肾脏病和肝脏疾病

Milind Y. Junghare and Hassan N. Ibrahim

Division of Renal Diseases and Hypertension, Department of Medicine, University of Minnesota Medical School, Minneapolis, MN, USA

肾脏与肝脏间的复杂关系逐渐被人所知，但远未被完全阐明。进行性肝硬化时，外周血管极度扩张，肾脏血管强烈收缩，此时出现的肾脏病极为复杂。肝肾相关疾病可分为两类：失代偿性肝硬化因肝肾生理异常而出现的肾脏病，以及同时累及肾脏和肝脏的全身性疾病。肝脏疾病时出现的肾脏病临床表现多变。为充分了解该领域，人们必须认识到目前肾功能检测方法的局限性，以及在临床症状严重的肝病患者中仍缺少详细的肾脏组织学研究。临床医生必须关注肝硬化合并肾脏病的患者，其治疗方法可能包括肝移植，甚至肝肾联合移植。

肝脏疾病相关的肾脏病

概述

肝硬化患者出现肾小球滤过率（GFR）下降并不一定都是肝肾综合征（HRS）。临床诊断为 HRS 并进行肾穿刺活检的患者中，大多数存在病理学异常[1,2]。常表现为缺血性改变，包括肾小球硬化、间质纤维化和小管萎缩等，可能提示由于循环功能异常，长期低灌注所致持续性缺血或肾毒性药物导致的损伤未能显著修复[2,3]。因此，HRS，尤其是 2 型 HRS，可被认为是一种慢性肾脏病（CKD），以及一种表现为伴或不伴肝肾生理改变的急性肾损伤（AKI）反复发作的综合征。

肝硬化患者中肾小球疾病较常见，肾脏疾病常与其肝脏疾病的病因相关。IgA 异常糖基化后沉积所致的系膜增生性病变，常见于酒精相关肝硬化患者[4]。肝炎病毒感染常合并肾小球疾病，包括丙肝病毒（HCV）相关免疫复合物介导的伴或不伴冷球蛋白血症膜增生性肾小球肾炎（MPGN）、乙肝病毒（HBV）相关膜性肾病[5-8]。Wilson 病或原发性胆汁性肝硬化患者中，慢性小管间质性疾病更常见[3,5]。与普通人群相似，高血压和糖尿病所致的肾脏微血管病变可单独存在，也可与非酒精性脂肪肝相关[5]。与肝病相关的肾脏病的详细列表见表 45.1。

不伴肝脏疾病的 CKD 患者的治疗方法，理论上可以应用于合并肝脏疾病的 CKD 患者，例如使用血管紧张素转换酶抑制剂（ACEI）治疗蛋白尿和高血压。但必须认识到，传统治疗方法对于发展至失代偿性肝硬化的患者可能有害。例如，CKD 合并肝硬化患者若使用 ACEI，可能加重循环衰竭，进而诱发 HRS。临床决策需个体化，合理的治疗需兼顾肝脏疾病的严重性以及肾脏疾病的活动情况。尤其是病毒性肝炎相关肾脏病患者的治疗，这类患者最终往往需要针对病毒进行治疗。

肝脏疾病合并 CKD 时，需针对患者情况个体化治疗。为明确诊断通常需要进行肾活检，除此之外，在制定治疗方案和评估预后时也应考虑肾活检，肾活检结果甚至可能影响肝肾联合移植的决策。

乙型肝炎病毒（HBV）和 CKD

在全球范围内，超过 3.5 亿人感染 HBV，是引发肝硬化和肝细胞癌的最常见感染性病因，每年可导致高达 100 万人死亡。尽管美国属于 HBV 感染低流行区，但仍有约 125 万人受感染，是发病和死亡的重要原

表 45.1 肝脏疾病相关肾脏病

原发性肝脏疾病合并的肾脏病	
肝病	肾脏病变
肝硬化(合计)	肝肾综合征,低血容量/缺血、脓毒症或肾毒性药物导致的急性肾损伤,胆汁酸毒性作用导致的肾病,慢性肾脏病(CKD),合并间质纤维化和小管萎缩的肾小球硬化
酒精性肝硬化	IgA 肾病
乙肝	膜性肾病(MN),膜增生性肾小球肾炎(MPGN),IgA 肾病,局灶节段性肾小球硬化(FSGS),微小病变(MC),新月体性肾小球肾炎,结节性多动脉炎,冷球蛋白血症
丙肝	伴或不伴冷球蛋白血症的 MPGN,MN,IgA 肾病,糖尿病肾病,FSGS,纤维样肾小球肾炎,小管间质性肾炎
非酒精性脂肪肝	糖尿病肾病
原发性硬化性胆管炎	MN,MPGN,抗中性粒细胞胞浆抗体(ANCA)相关性血管炎,小管间质性肾炎
α1 抗胰蛋白酶缺乏	MPGN,抗肾小球基底膜肾病
自身免疫性肝炎	肾小管酸中毒,免疫复合物相关肾小球肾炎
原发性胆汁性肝硬化	肾小管酸中毒,间质性肾炎,MN,ANCA 相关性血管炎,抗肾小球基底膜肾病
肝豆状核变性	肾小管酸中毒,范可尼综合征(继发于铜沉积)

同时影响肝和肾的全身性疾病		
系统性疾病	肝病	肾脏病
妊娠	急性脂肪肝,肝内胆汁淤积,HELLP(溶血,肝酶升高,低血小板)综合征,肝破裂	先兆子痫,血栓性微血管病(TMA)
糖尿病(代谢综合征)	脂肪肝	糖尿病肾病
纤毛类疾病	多囊肝	多囊肾
结节病	肝肉芽肿,门脉高压	肉芽肿性间质性肾炎,肾结石,肾小管酸中毒
淀粉样变性	肝脏肿大	肾病综合征
1 型原发性高草尿酸症	肝过氧化物酶丙氨酸突变:乙酰酸氨基转移酶(AGT)导致系统性草酸沉积。肝硬化不是疾病特征,但治疗需要进行肝移植	草酸肾病,肾结石,肾钙质沉着症
镰状细胞病	肝缺血,胆汁淤积,胆结石,胆囊炎,输血所致的铁超负荷和丙型肝炎	肾脏梗死,肾乳头坏死,血尿,蛋白尿,FSGS
阵发性睡眠性血红蛋白尿	布加综合征,门静脉血栓	血红蛋白尿,AKI,含铁血黄素沉积和间质纤维化
自身免疫性疾病(如系统性红斑狼疮,干燥综合征,IgG4 相关疾病)	肝炎,胆汁性肝硬化,硬化性胆管炎	免疫复合物相关肾小球肾炎,小管间质性肾炎,肾小管酸中毒,尿崩症
休克,心衰	缺血性肝炎,充血性肝病	AKI,心肾综合征,慢性肾脏病
非乙肝和丙肝的感染性疾病(如水痘,巨细胞病毒,梅毒,麻风,血吸虫病,沙门菌,弓形体病,EB 病毒,钩端螺旋体病,球孢子菌)	肝炎,门静脉血栓,肝纤维化,肝胆并发症	MN,MPGN 和各种免疫复合物相关肾小球疾病,梗阻性肾病,肾盂肾炎
药物毒性(如对乙酰氨基酚,阿司匹林,其他非甾体类消炎药,喹诺酮类,磺胺类,甲氨蝶呤,麻醉药等)	急性肝炎,瑞氏(Reye)综合征,胆汁淤积性肝炎,脂肪变性,高敏反应导致的肉芽肿性肝炎,肝纤维化,急性肝坏死	AKI,MC,MN,肾小管间质性肾炎,肾乳头坏死,晶体尿,小管性肾病,急性梗阻

因。垂直感染在流行区常见，但在美国，血制品输注、黏膜接触或共用针头是更常见的传播途径。HBV 相关肾脏病并不少见，在世界范围内是肾脏病的一个重要原因。HBV 相关肾脏病的诊断常为临床诊断，诊断依据包括患者临床情况、丙氨酸氨基转移酶升高、乙肝病毒表面抗原（HBsAg）检测阳性，以及传染性和活动性病毒复制的标志物检测阳性（如 HBV DNA），乙肝病毒 e 抗原（HBeAg）可为阳性或阴性。

若病毒活动性复制且具高传染性、标志物检测阳性，同时存在典型的肾小球损伤，尤其是肾脏病理显示内皮小管网状包涵体、肾小球内检测 HBV 抗原阳性时，应考虑 HBV 相关肾小球疾病。

慢性 HBV 感染是继发性肾小球疾病的病因之一[6-8]。HBV 相关肾小球疾病的主要致病机制是血液中病毒抗原导致抗体产生，形成的免疫复合物在肾小球内沉积，引起炎症反应，最终导致肾小球损伤[6,8]。HBV 相关肾小球疾病中，膜性肾病最常见，典型临床表现为肾病范围蛋白尿和镜下血尿，肾功能相对正常。病毒抗原（尤其是 HBeAg）沉积在上皮下，抗病毒治疗后，HBsAg 清除继之出现的蛋白尿缓解，均提示肾脏损伤由抗原血症导致免疫复合物所介导[7,8]。

另一种常见的 HBV 相关肾小球疾病是 MPGN，病理特征为系膜插入（毛细血管壁呈“假双轨”或“撕裂”征）的系膜毛细血管增生性肾小球肾炎，系膜插入显现为免疫复合物沉积于内皮下、系膜区、系膜旁所造成，该免疫复合物也可能沉积于上皮下。MPGN 临床表现更为严重，镜下血尿（常伴有异形红细胞和（或）红细胞管形）、不同程度的蛋白尿、高血压和肾功能不全。与丙型肝炎病毒相关肾脏病相比，HBV 相关肾脏病中冷球蛋白血症不常见，且补体水平（尤其是 C4）通常正常[5,6]。

尽管发病机制未明，慢性 HBV 感染可引起 IgA 肾病和局灶节段性肾小球硬化（FSGS）[6,8]。HBV 相关结节性多动脉炎（PAN），一种累及中、小血管的坏死性血管炎，可导致临床表现各异的肾脏病[5,6]。严格来讲 PAN 并不是一种肾小球疾病，但累及较大肾血管的坏死性血管炎可以引起缺血性肾实质改变，也可见到与寡免疫复合物肾小球肾炎类似的肾小球毛细血管壁内皮下损伤表现。

HBV 相关肾小球疾病的病程与患者年龄相关。儿童膜性肾病患者的自发缓解率高。成人膜性肾病和 MPGN 患者病情重，进展至肾衰可占 30%，5 年内需行肾脏替代治疗（RRT）的患者可达 10%[7]。

HBV 相关肾脏疾病的治疗策略主要是针对病毒感染，治疗包括短程的长效干扰素（具有免疫调节和抗病毒效果）或常需终生用药的核苷/核苷酸类药物（现有药物包括拉米夫定、恩替卡韦、阿德福韦酯、替诺福韦和替比夫定）。由于儿童和青年患者的自发缓解率高，应谨慎治疗。若确需用药，建议应用长效干扰素诱导持续缓解，不推荐优先选择长疗程抗病毒药物治疗。由于成年患者常出现较严重的肾脏损伤，同时合并症较多，常导致无法耐受长效干扰素，应用核苷/核苷酸类药物更为常见[9,10]。

现有治疗手段并不能清除 HBV，治疗目标为停止病毒复制和达到持续性病毒缓解，包括 HBeAg 转阴（血清转化为抗 HBeAg）、HBV DNA 和 HBsAg 转阴。核苷/核苷酸类药物治疗时间长，达到缓解后常仍需维持至少 1 年。许多患者可能需要终生用药，尤其是 HBsAg 持续阳性时。长效干扰素和核苷/核苷酸类药物均需根据肾功能调整用药剂量，同时这些药物均可能存在肾毒性[9,10]。例如，替诺福韦具有肾小管毒性，可导致急性肾小管坏死（ATN）或范可尼综合征。糖皮质激素和（或）环磷酰胺的免疫抑制治疗可能有使病毒复制增强和肝病复发，与丙型肝炎病毒感染相同，HBV 相关快速进展性肾小球肾炎（RPGN）一般不应用此类药物。在治疗伴严重全身症状和多器官衰竭的 PAN 时，血浆置换、抗病毒治疗时加用糖皮质激素或许有益[6,9,10]。

丙型肝炎病毒（HCV）和 CKD

慢性丙肝病毒感染是一个公共健康问题，影响全球大约 2 亿人，其中美国约有 350 万人受累。丙肝病毒感染的肝外表现复杂多变，但常累及肾脏。长期慢性 HCV 感染患者中蛋白尿比肾功能下降［eGFR < 60ml/(min · 1.73m^2)］更为常见。在大于 40 岁的成年患者中，HCV 与蛋白尿独立相关，与糖尿病无关[11]。

HCV 与 2 型糖尿病的发生相关。近期一项纳入 35 项观察性研究的荟萃分析显示，与未感染 HCV 者相比，感染 HCV 的男性患者发生 2 型糖尿病的风险增加 26%，而大于 40 岁的患者中，发生 2 型糖尿病的可能性是非感染人群的 7.39 倍[12]。感染 HBV 患者发生 2 型糖尿病的风险并不增加，造成这种差异的原因目前并不明确，可能因为 HBV 比 HCV 感染进展稍快。HCV 导致糖尿病的相关机制得到了广泛的研究。主要研究结果显示 HCV 核心蛋白引起胰岛素受体底物 1 通路的信号改变，从而诱导肝胰岛素抵抗[12]。

HCV 与肾小球疾病

HCV 感染可引起各类肾小球疾病,包括伴或不伴冷球蛋白血症的 MPGN、膜性肾病、糖尿病肾病,以及相对少见的 PAN、FSGS、感染后肾小球肾炎、血栓性微血管病、IgA 肾病和免疫触须样肾小球疾病和纤维样肾小球病[10,13]。

HCV 相关肾脏病最常见的是免疫复合物介导的 MPGN(1 型),常与冷球蛋白血症相关,但也可单独发生[13]。冷球蛋白可能沉积在毛细血管腔内(形成微血栓)和内皮下,进而引起肾小球损伤。或许称之为冷球蛋白血症性 MPGN 更为合适。HCV 感染患者中约 30% 可出现冷球蛋白血症。然而,Ⅱ型混合性冷球蛋白血症患者中,约 90% 为 HCV 感染患者,被诊断为免疫复合物介导的 1 型 MPGN 的患者中绝大多数由这些患者组成。

Ⅱ型混合性冷球蛋白血症是一种系统性血管炎,由单克隆 IgM 和多克隆 IgG 结合形成的免疫复合物所引起的,其中的 IgM 具有类风湿因子活性,可与 IgG 的 Fc 段特异性结合,最终导致免疫复合物形成。淋巴细胞中可检出 HCV,同时 HCV 病毒本身也是一类 B 淋巴细胞激活剂。B 淋巴细胞异常克隆可生成多种自身抗体,尤其是这类具有类风湿因子活性的单克隆 IgM,是Ⅱ型混合性冷球蛋白血症的关键[13,14]。MPGN 起病缓慢,可长达数十年。女性较男性更易受累。在不同基因型 HCV 感染的患者中,MPGN 发生率无差异。

HCV 感染相关的 MPGN,其重要临床表现包括低补体血症(通常为 C3 降低,C4 极低)、冷球蛋白血症和转氨酶升高[13]。低补体血症和冷球蛋白血症并非 HCV 相关 MPGN 发生过程中所必需。肾脏内免疫复合物的沉积主要在内皮下(提示其来自循环系统),偶尔呈纤维样或触须样,冷球蛋白组成时尤为明显,电镜下呈现“指纹”样表现。

HCV 相关肾小球疾病的治疗极为困难,目前暂无定论,冷球蛋白血症性 MPGN 治疗尤其困难。在干扰素治疗后,冷球蛋白血症可达到长期缓解。使用干扰素和利巴韦林可以达到更好的缓解。目前,合用细胞毒药物和类固醇被认为无效,反而可能加重肝炎,应谨慎使用。现有应用利妥昔单抗进行 B 细胞清除治疗的研究结果。一项纳入 13 项应用利妥昔单抗治疗的研究结果分析显示,冷球蛋白血症所致肾脏表现对治疗反应最佳,皮肤表现或关节痛的治疗反应稍差[15]。一项纳入 7 例肾移植受者的小型研究显示,不论患者 HCV 阳性或阴性,应用利妥昔单抗治疗新发冷球蛋白血症性 MPGN 存在可行性[16]。

综上资料显示,若存在治疗基础 HCV 感染的强指征,大多数情况下,目前针对 HCV 的治疗方案对 HCV 相关肾小球疾病应该足够有效。但若疗效欠佳或暂无抗 HCV 治疗指征,则可考虑使用利妥昔单抗。血浆置换辅助性治疗的目标尚不完全明确,在此类患者中一般不推荐使用。

总之,HCV 相关肾小球疾病的治疗应着眼于根除病毒感染。随着蛋白酶抑制剂(如 boceprevir 和 telaprevir)和核苷酸聚合酶抑制剂(如 sofosbuvir)等新药的诞生,HCV 治疗的前景正在迅速改变。治疗方案中加入这些药物可显著增加病毒的清除率,尤其是对标准治疗方案抗性更强的病毒株。目前,标准的初始治疗仍是聚乙二醇干扰素和利巴韦林。但就感染了 HCV 基因 1 型等抵抗性更高病毒株的患者而言,更推荐使用聚乙二醇干扰素、利巴韦林和蛋白酶抑制剂(telaprevir 或 boceprevir)三联药物治疗[17]。由于肾脏药物清除能力下降,eGFR 小于 15ml/(min·1.73m^2)的患者禁用聚乙二醇干扰素;eGFR 小于 50ml/(min·1.73m^2)时,囤积的利巴韦林可能导致严重的溶血性贫血。使用干扰素和利巴韦林之外药物进行治疗正在逐渐进入临床,前景乐观。血浆置换、利妥昔单抗联合泼尼松或环磷酰胺联合泼尼松以期降低抗体负荷的治疗方法一般仅用于严重的急性疾病,通常可表现为新月体肾小球肾炎合并全身性累及,如 HCV 相关冷球蛋白血症性血管炎[10,13,14,17]。

肝硬化相关肾脏疾病

肝硬化患者通常存在内脏血管扩张、动脉灌注不足和肾脏血管收缩等一系列肝肾异常生理表现,对这类患者合并的肾脏病进行诊断极为困难。不仅由于基于血清肌酐的肾功能评估方法不能精确评价 GFR 下降,同时此类情况下难以对功能性肾损伤和实质性肾损伤进行鉴别。此外,这类患者多为重症患者,合并的肾脏血管强烈收缩,可以引起其他类型的 AKI。脓毒症、缺血或肾毒性药物对脆弱肾脏的二重打击,可能引起急性肾小管坏死(ATN),最终可能进展至 CKD。部分肾脏实质疾病与肝脏病相关,但又不依赖于肝肾的异常生理,使得问题进一步复杂化。肝脏疾病患者合并肾功能不全极为复杂,必须考虑到所有可能引起 AKI 的原因。对于同患肝肾疾病的住院患者,需考虑到所有相关肾脏疾病的可能性,包括肝肾综合征(HRS)在内的 AKI、CKD 以及 CKD 基础上的

AKI 等。

病理生理

在肝硬化的早期阶段,门静脉高压激发局部一氧化氮的产生,使门脉循环增强,从而引起腹水产生[18]。随着肝硬化的进展,过多的一氧化氮进入全身循环,导致内脏和全身血管扩张,神经体液系统代偿性激活(图 45.1)[3,19-23]。肾素血管紧张素醛固酮系统(RAAS)和交感神经系统的激活,以及疾病晚期精氨酸加压素(抗利尿激素)非渗透性过度分泌均可维持动脉压和有效动脉容量,但同时出现的肾脏血管收缩、主要由钠潴留导致的水肿以及腹水加重[20,23]。血管加压素的释放除了导致肾脏血管收缩之外,还引起低钠血症。病初心输出量增加,但随着肝硬化的进展,代偿能力无法维持肾脏、大脑等重要器官的关注,导致肾衰的进展和脑病的恶化[24,25]。此外,有证据表明,肝硬化晚期,持续存在的心功能异常也常被称为肝硬化性心肌病,为疾病恶化的重要标志,此时心输出量无法维持,循环衰竭随即发生[26,27]。

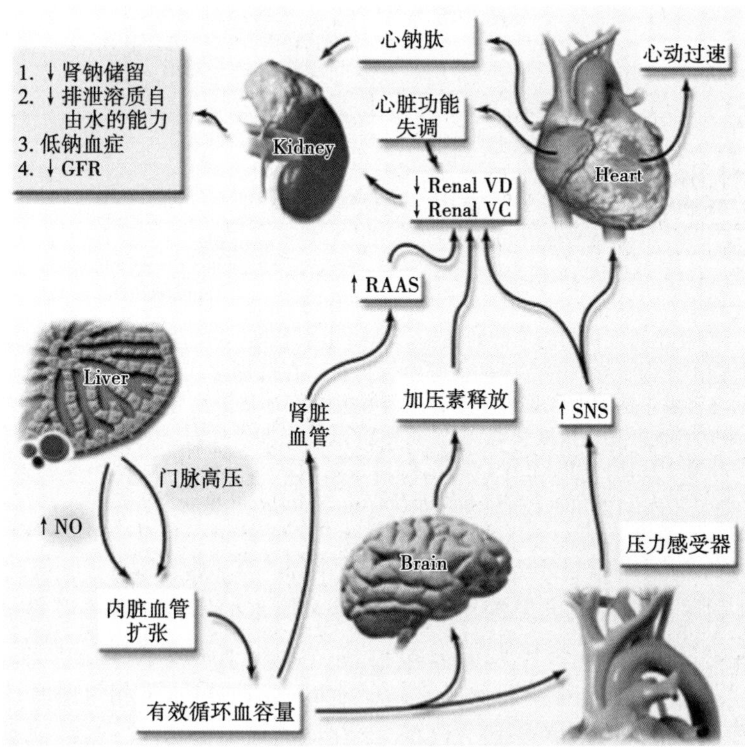

图 45.1　肝肾综合征的病理生理(HRS)。GFR,肾小球滤过率;Renal VD,肾扩血管药;Renal VC,肾收血管药;SNS,交感神经系统;RAAS,肾素-血管紧张素-醛固酮系统;NO,一氧化氮。来源:*Adapted with permission from Wadei et al*[22].

这种"肝肾异常生理"可理解为一系列持续加重的异常生理反应以及临床表现。逐渐加重的内脏血管和全身血管扩张、神经激素激活和肾脏血管收缩,同时患者从代偿性肝硬化进展至合并腹水的失代偿性肝硬化,腹水治疗起始时利尿剂有效最终进展为利尿剂抵抗的难治性腹水(图 45.2)[22,28-30]。最终出现 HRS,肝硬化患者出现的容量无反应性肾衰,特点是功能性肾血管收缩显著,但肾实质损伤轻微[21]。

HRS 的确切发病机制不详,现有的研究有助于阐明肝硬化状态下肾功能不全的异常生理机制。多项研究提示,细菌自肠腔至肠系膜淋巴结的移位激发了炎症反应,表现为内脏血管床内舒血管物质(主要为一氧化氮)和促炎症细胞因子(如 IL-6 和 TNF-α)产生增加[23,31-33]。内脏血管扩张之后出现的动脉灌注不足,其主要原因是交感神经系统激活增强以及肾内缩血管物质(如血管紧张素Ⅱ和内皮素)增加,最终导致肾血管收缩,同时可能导致系膜收缩,进一步降低 GFR[20,21,25]。

促发或加重细菌移位、炎症反应、动脉灌注不足或肾脏血管收缩的事件均可激发肝硬化患者肾功能的迅速恶化。常见的诱发加重的事件包括感染(尤其是自发性细菌性腹膜炎 SBP)、胃肠道出血、无白蛋白

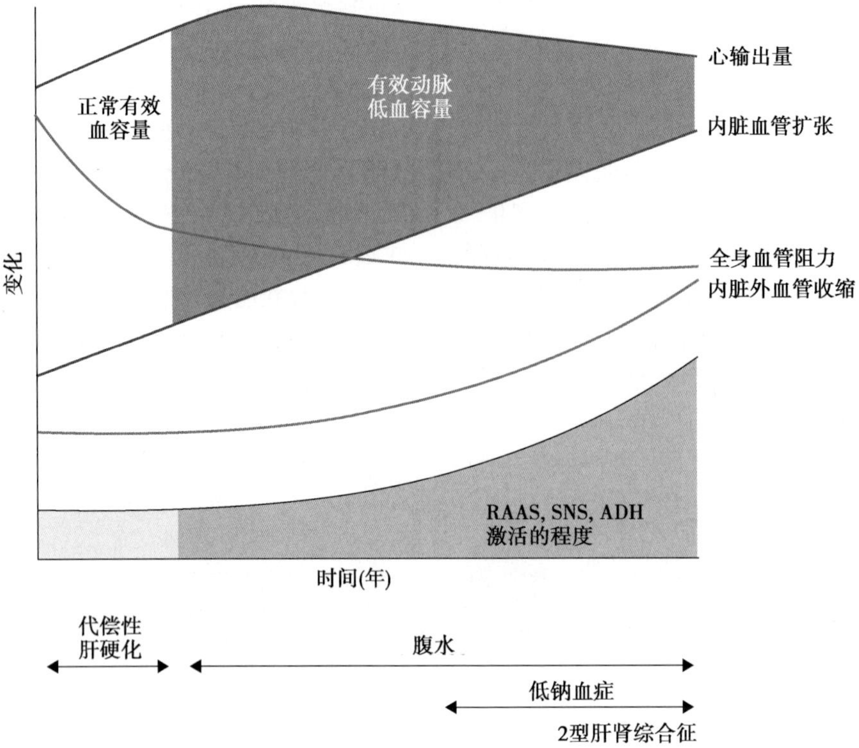

图 45.2　肝硬化导致肾功能降低的机制。肝硬化患者第 GFR 发生的主要机制是由于过量产生血管扩张因子导致的持续的内脏血管扩张。在肝硬化代偿初期期间,如血管系统中度激活患者发生钠潴留和腹水。随后抗利尿激素(ADH)激活导致稀释性低钠血症。最后,在最晚期当循环功能极度失调,肾脏扩血管系统不能承受时,患者发生严重肾血管收缩和Ⅱ型肝肾综合征(HRS)。RAAS,肾素-血管紧张素-醛固酮系统;SNS,交感神经系统。来源:*Adapted with permission by Macmillan Publishers Ltd from Arroyo et al.* [29]© 2011.

输注支持的大量腹水引流、血管内容量不足(常与前述的情况相关,也可能与利尿剂应用或乳果糖所致腹泻相关)、慢性肝脏疾病急性加重、非甾体类消炎药(NSAID)等肾毒性药物(抑制肾内前列腺素合成,增强肾血管收缩)[34-36]。尽管大量的基础和临床研究已提高了我们对肝硬化时肾功能不全的理解,但事实上目前所提出的导致循环衰竭的肝肾异常生理机制仍过于简单,无法全面描述不同患者、不同临床情况下涉及许多相互作用的内源性通路的复杂过程。

诊断

肝硬化时肾功能的评估

血清肌酐并不是理想的生物标志物,以血清肌酐为基础的肾功能评估方式常导致肝硬化患者的肾功能被高估。肌酸主要在肝内合成,不需酶的辅助可转化为肌酐,在转化前通常储存于肌肉内[37]。肝硬化患者肌酸合成减少、肌肉萎缩、蛋白摄入减少和小管分泌肌酐增加,一系列因素协同作用,最终血清肌酐水平降低[37-40]。此外,随着肝病的进展,外周水肿、胸腔积液和腹水的发生导致体液总量和细胞外液容量增加,血清肌酐被稀释,使结果偏低[3]。总而言之,肝硬化患者的血清肌酐水平相对偏低,以此为基础估算的 eGFR 往往高估了肾功能。与其他类型的 AKI 相比,血清肌酐同样增加 0.3mg/ml(AKIN 中 AKI1 期的诊断标准),肝硬化患者肾功能恶化情况更为严重[37]。

尽管肝硬化患者中血清肌酐与 GFR 不完全一致,但其仍是评估肾功能最实用和最为广泛接受的方法。同位素和放射性对比剂法被认为是评估肾功能最精确的方法,但在肝硬化患者中进行肾功能评估时,同位素测定法与菊粉清除法相比,仍显示高估了肾功能,其原因在于同位素或对比剂重分布进入腹水和细胞外液[37]。由于外源性标志物的肾外清除,GFR 被高估的数值可高达 $20ml/(min \cdot 1.73m^2)$[41]。

胱抑素 C 是有核细胞产生的一种小肽,其可经肾小球自由滤过,不被肾小管重吸收或分泌,与肌酐相比,受饮食、肌肉量和炎症影响较少,或许是一种理想的肾功能生物标志物。但胱抑素 C 的水平受甲状腺疾病、糖皮质激素治疗、吸烟、HIV 感染、恶性肿瘤和肝硬化等情况影响[42]。随着肝病进展,胱抑素 C 生成增加,导致显著的患者间差异[43]。虽然肝硬化患者胱抑素 C 产生增多,但基于胱抑素 C 的肾功能评估方法仍会高估此类患者的 GFR[40,44]。尽管一些研究显示基于胱抑素 C 的 eGFR 更精准,但评估肝硬化患者肾功能方面,是否胱抑素 C 较血清肌酐更具临床优势暂无定论[37,44]。此外,胱抑素 C 更贵,未得到广泛应用,且每日监测的可行性差。如今,其他提示肾实质损伤的生物标志物(如 NGAL、KIM-1 等)的应用可能存在相似的争议。有望通过同时测定新、旧生物标志物,以尽早发现肾功能不全,及时预防和治疗。

目前,肝硬化患者中基于血清肌酐进行的肾功能评估仍然意义重大。GFR 较高时,肾功能的巨大改变可能仅引起血清肌酐的微小变化[45],因此肾功能不全常发现较晚且其严重性常被低估。此外,可用于治疗肾功能不全的缩血管药物等应用于肝硬化患者时,常无法准确调整用药剂量,甚至可能并不被考虑应用。

更令人关注的是基于血清肌酐的肾功能评估方法使部分终末期肝病(ESLD)患者的肝移植治疗受限[45]。终末期肝病评分模型(MELD)可用于评估短期生存率和确定慢性肝病患者接受肝移植优先权,此评分方法中血清肌酐权重很大[46]。开始使用 MELD 评分标准后,美国接受肝移植的女性患者数量减少,而且在等待肝移植过程中,具有相同 GFR 数值的女性患者死亡率高于男性患者[47]。很明显,寻找更精确的方法评估肾功能有助于尽早以及准确的诊治,也可能使肝移植分配更为合理。

肝硬化时的肾脏病:如何定义?

过去对肝硬化时肾脏病的认识不足,缺少明确的定义,文献信息也难以对相关疾病准确描述和分类[48]。既往 HRS 定义为血清肌酐大于 1.5mg/dl(表 45.2)[21]。考虑到肝硬化患者应用基于血清肌酐的 eGFR 的局限性,使用传统方法可能导致此类患者难以早期诊断,可能直至患者肾功能严重恶化时才被发现。现在,急性肾损伤网络(AKIN)提出的 AKI 分类标准得到了肾脏科医师和重症医学医师的广泛认可,并被用于肝硬化患者[49,50]。

AKI 的定义为 48 小时内血清肌酐升高≥0.3mg/dl 或 7 天内血清肌酐升高较基础值≥1.5 倍。AKI 严重程度可根据血清肌酐升高程度进一步进行分期。AKI-1 期定义为血清肌酐升高为基础值的 1.5～1.9 倍,2 期为基础值的 2～2.9 倍,3 期为≥基础值的 3 倍或血清肌酐升高>4mg/dl 或开始肾脏替代治疗(RRT)[50]。也可根据尿量减少情况进行分期。若两者不一致,AKI 分期倾向于更严重的分期判断结果[3]。在肾功能显著改变时,尽管血清肌酐变化极小,但 AKI 分期标准可以帮助早期发现并诊断肾脏病。但是对于肾功能不全的慢性进展,此分期标准帮助有限。

表 45.2　国际腹水俱乐部(IAC)提出的肝肾综合征诊断标准

合并腹水的肝硬化或暴发性肝衰竭
血清肌酐(Scr)>1.5mg/dl
2 型——Scr 逐渐升高至>1.5mg/dl
1 型——Scr 在 2 周内快速升高至>2.5mg/dl
在停用利尿剂且使用白蛋白扩容至少 2 天后,血清肌酐无改善(下降至<1.5mg/dl)。白蛋白推荐剂量为 1g/(kg·d),不超过 100g/d
无休克
当前或近期无肾毒性药物应用
无肾实质疾病依据,蛋白尿<500mg/d,镜下血尿(<50 个红细胞/HP)和(或)肾脏超声检查无异常

2010 年急性透析质量倡议小组(ADQI)和国际腹水俱乐部(IAC)成立工作组,目的在于准确定义肝硬化患者的肾功能不全。ADQI-IAC 工作组综合了 AKIN 标准和美国肾脏病基金会肾脏病预后质量倡议(NKF-KDOQI)的 CKD 标准,提出肝硬化患者肾功能不全的诊断标准,定义为根据 MDRD6 公式估算的 eGFR<60ml/(min·1.73m^2)超过 3 个月。尽管肝硬化患者中基于血清肌酐估算 GFR 的方法存在局限性,但该诊断方法的可取之处在于完善了肝硬化相关肾脏病的疾病诊断,并尝试对 AKI、CKD、CKD 基础上的 AKI 进行鉴别。ADQI-IAC 工作组提出了新的专业术语,建议这类患者统称为肝肾疾病(HRD),包括肝硬化时的所有肾脏疾病,包括满足 AKI、CKD 或 HRS 诊断标准的患者,希望有助于流行病学等研究得进一步开展。事实上 AKI 和 HRD 的称谓仍令人困惑,并且缺乏有关疾病逆转可能、病因学和肾脏组织学的相关信息[49,51]。另一方面,几项有关肝硬化患者 AKI 的研究已证实,此类患者的死亡率随 AKI 分期严重程度的增加而增加[52-54]。

肝硬化患者的肾功能不全是随着肝功能恶化出现的一系列复杂综合征的部分表现,AKI 分期过于简单,不足以全面描述。事实上,HRS 患者的预后远差于肝硬化及其他类型 AKI 的患者[28,55]。肝硬化患者使

肝硬化致肾功能失调诊断标准　　(a)

诊断	定义
急性肾损伤	血肌酐由基线水平上升≥50%或血肌酐在48小时内升高至≥26.4μmol(≥0.3mg/dl) Ⅰ型肝肾综合征是一特除类型的急性肾损伤
慢性肾脏病	根据MDRD公式计算结果，肾小球滤过率下降<60ml/(min·1.73m²)超过3个月。 Ⅱ型肝肾综合征是一特除类型的慢性肾脏病
慢性肾脏病急性化	根据MDRD公式计算结果，在肝硬化肾小球滤过率下降<60ml/(min·1.73m²)超过3个月的患者，血肌酐由基线水平上升≥50%或血肌酐在48小时内升高至≥26.4μmol(≥0.3mg/dl)

晚期肝硬化患者合并肝肾疾病的类型　　(b)

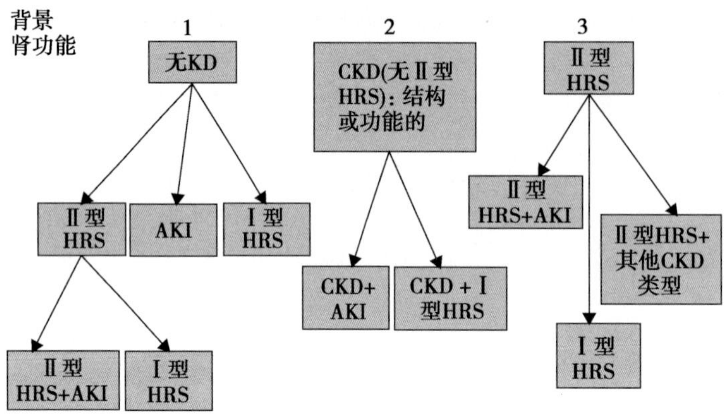

图 45.3　急性透析质量倡议(ADQI)和国际腹水俱乐部(IAC)工作组肝肾病变分类。(a)肝硬化肾功能失调的诊断标准。(b)晚期肝硬化患者合并肝肾综合征的类型。AKI，急性肾损伤；CKD，慢性肾脏病；KD，肾脏病；HRS，肝肾综合征。来源：*Modified by permission from BMJ Publishing Group Ltd. from Wong et al*[49].

用序贯性器官衰竭评分(SOFA)分层，能更好地揭示失代偿性肝硬化和其他重要器官间的异常生理关系，目前是预测此类患者短期死亡率最准确的方法[51,56-58]。

总之，ADQI-IAC 工作组修订的分类标准，有助于诊断不符合传统诊断标准的肝肾疾病患者，扩展了肝硬化时肾功能不全的疾病谱，尽管不能区别不同类型的 AKI，对于预后和治疗仍具重要意义。

肝硬化时肾脏病的鉴别诊断：HRS 和其他

根据 IAC 诊断标准，HRS 定义为晚期肝硬化患者出现的可逆的肾功能不全，表现为排除其他致肾衰的诱因时出现的 GFR 下降和肾血流减少[21,59]。肾小管功能正常，无蛋白尿或明显的肾脏组织学改变。HRS 的特征为肾脏血管强烈收缩，同时内脏和全身动脉血管显著扩张[20,23]。传统意义上，血清肌酐>1.5mg/dl，且扩容无反应可诊断为 HRS[59]。

HRS 可分为两种临床类型(表 45.2)。1 型 HRS 是一种快速进展性肾衰，特征为 2 周内血清肌酐倍增，超过 2.5mg/dl[59]。1 型 HRS 常有特殊诱因，可见于循环衰竭和严重多器官衰竭，未经治疗者中位生存期 2～4 周[21,28,60]。2 型 HRS 发展较缓慢，随着伴随难治性腹水的失代偿肝硬化的进展逐渐加重，中位生存期 6 个月[60]。

诊断肝硬化合并肾功能不全患者中的 AKI 时，AKIN 标准的使用不仅限于 1 型 HRS。但由于许多 2 型 HRS 患者的血清肌酐升高缓慢，许多患者不满足 AKIN 诊断标准对于时间的要求。某种程度上，2 型 HRS 是一种 CKD，但仅在肾功能显著降低时可经 KDOQI 标准诊断，其原因在于肝硬化患者使用基于血清肌酐的评估方法通常无法早期肾功能不全，也无法评估其严重程度。未满足 2 型 HRS 诊断标准的肝硬化患者也可能存在实质性 CKD[49]。为了更有效地评估预后和指导治疗，急需更好的诊断标准用于早期发现肝硬化患者的肾功能不全、鉴别肾脏轻微损伤、敏感性高，并且能够提示肾脏损伤的严重程度和病程长短。ADQI-IAC 工作组分类标准补充了既往对 AKI 和 HRS 定义的不足，将肝肾疾病区分为 AKI(包括 1 型 HRS)、CKD(包括 2 型 HRS)和 CKD 基础上的 AKI(表 45.3)。

表 45.3　肝肾综合征的治疗

治疗	治疗剂量和评价
白蛋白	白蛋白(lg/kg,最大 100g)静滴 2 天,用于补充血容量 白蛋白与血管收缩药物同时静滴(第 1 天 1g/kg,然后 20~40g/d) 肝肾综合征的预防: 大量腹水穿刺术后输注白蛋白(每升腹水对应 8g 白蛋白) 自发性细菌性腹膜炎感染后给予第三代头孢菌素联合白蛋白静滴(诊断明确时给予 1.5g/kg,第 3 天给予 1g/kg)
血管收缩药物	
特利加压素	每 4~6 小时静脉注射 0.5~2.0mg(最大 12mg/d),如果血清肌酐没有改善,每隔几天逐步增加剂量(靶目标<1mg/d);同时监测副作用。通常治疗持续时间为 5~15 天
血管加压素	以 0.01~0.8U/min 连续滴注,以使平均动脉压(MAP)从基线值增加 10mmHg 或使 MAP>70mmHg
去甲肾上腺素	0.5~3.0mg/h 连续滴注,使 MAP 增加 10Hg
米多君+奥曲肽	米多君:7.5~125mg 口服,每日 3 次。奥曲肽:100~200μg 皮下注射,每日 3 次或 25μg 静脉注射,然后静脉滴注 25μg/h,使 MAP 从基线值升高 15mmHg
经颈静脉肝内注射	选择合适的病人是有效的。禁用于严重心肺疾病,肝性脑病或严重肝病患者(血清胆红素>5mg/dl,INR>2 或 Child-Pugh 评分>11) 可考虑与血管收缩药物联合使用,但需是血管收缩起始治疗有效甚至是已行透析的患者
肾脏替代治疗	考虑用于血管收缩治疗无反应而把其作为肝移植的过渡方案 连续肾脏替代疗法(CRRT)首选用于存在脑水肿高风险,暴发性肝功能衰竭(如对乙酰氨基酚毒性)和慢性肝功能衰竭急性加重的患者
肝移植	如不进行肝移植,肝肾综合征是致命的 UNOS 指南上建议同时进行肝肾移植。但是现有的文献不足以支撑其制定标准

修改经得 Nadiam 等的允许

治　　疗

为指导肝硬化患者肾功能不全的治疗,需要充分认识各类疾病,包括 AKI(包括 1 型 HRS)、CKD(包括 2 型 HRS)和 CKD 基础上的 AKI(图 45.4)。不幸的是,肝硬化合并 CKD 的患者,无论是功能性还是实质性 CKD,各期 CKD 的预后均显著差于无肝硬化患者。结果,大多数患者存活不长,除非并发 AKI 需急诊透

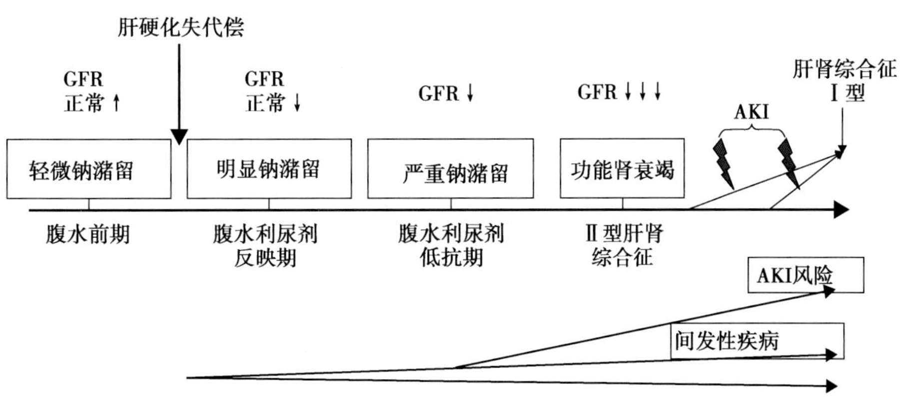

图 45.4　肝硬化肾衰的自然病程:急性突发事件。随着肝硬化的失代偿,加重的肝肾病理生理使患者对肾脏损害易感,类似于第二次打击。突发事件可导致低血容量,感染或肾中毒相关的 AKI 或Ⅰ型肝肾综合征(HRS)。临床上,倾向根据肾实质损害的可逆性和程度,将这些病状加以区分。肝硬化肾衰患者的鉴别诊断常分为低血容量,HRS 或急性肾小管坏死(ATN),尽管这种分类也有较大的重叠。闪样带,急性突发事件;AKI,急性肾损伤;GFR,肾小球滤过率。来源:*Modified by permission from BMJ Publishing Group Ltd. from Wong et al.*[49]

析,通常在其所患 CKD 进展至需要进行透析前死亡[49]。因此,应注重疾病的早期识别、避免加重因素、预防和治疗功能性肾脏疾病,尤其是 HRS(表 45.3)。必须同时考虑治疗肝病病因以及相关的实质性肾脏病(如 HCV 相关肾小球肾炎等)。

预防

随着肝功能恶化,以循环衰竭为标志的肝肾生理异常变得更加明显,最终出现 2 型 HRS[22,59]。1 型 HRS 是一类特殊的 AKI,在肝肾疾病的任何阶段均可发生,常由加重循环衰竭的特殊事件诱发(表 45.2)[49]。1 型 HRS 常与其他形式的 AKI 重叠,需注意纠正各类可能加重病情的诱因,诸如细菌性腹膜炎(SBP)、胃肠道出血、过度使用利尿剂或乳果糖、无白蛋白输注的大量腹水引流和肾毒性药物等。许多因素无法完全避免,但仍应采取措施尽可能减少 HRS 发生的风险。

研究表明,有胃肠道出血史或 SBP 史的高危患者中,预防性抗生素治疗可减少反复性 SBP 等感染风险,降低 HRS 发生可能,改善生存率[60-65]。若患者发生 SBP,在充分治疗的情况下,HRS 发生风险仍可增高 20% ~30%[64]。另有研究显示,与单用抗生素相比,SBP 患者同时合用抗生素和白蛋白(起始剂量 1.5g/kg,48 小时后减为 1g/kg)可降低 HRS 发生风险,并改善生存率[65]。

利尿剂使用需谨慎,如注意不可过快利尿,利尿速率建议不超过体液自"第三"间隙回流入血管的速率,或许有助于避免血管内容量不足,阻止缺血性 ATN 和 HRS 的发生。一般外周水肿的肝硬化患者更能耐受积极的利尿(大于 2L/d)。由于腹水循环效率较低,若合并腹水的肝硬化患者无外周水肿,尿量超过 1L/d 可能使循环容量不足加重[66]。随着肝硬化的进展,若患者出现利尿剂抵抗,此时的张力性腹水须进行大量腹水引流[67]。若行大量腹水引流(引流量>5L),与其他血浆扩容剂相比,白蛋白输注对于预防循环衰竭以及与之相关的肾功能不全更有效[28,68]。大量腹水引流时,建议每引流 1L 腹水,至少静脉输注补充 8g 白蛋白[67,68]。尽管存在争议,肝硬化患者输注白蛋白除恢复有效血容量之外,可能还能发挥其他作用。白蛋白可能具有清除作用和抗氧化特性,有助于减少内源性物质介导的引发循环衰竭的一系列肝肾异常生理级联反应[69]。与此相似,高危患者予以预防性抗生素治疗,除了预防细菌移位,或许同时可以减少促炎症细胞因子的释放,从而改善循环功能[23,61-63]。研究发现己酮可可碱(肿瘤坏死因子抑制剂)应用于急性酒精性肝炎患者,可降低 HRS 发生风险,并可改善生存率,或许与其抗炎特性相关[28,70]。

一般治疗

肝硬化患者常为重症,其 GFR 下降的程度可提示其临床严重程度。若患者出现 AKI(尤其是 1 型 HRS),常需要收住 ICU 进一步治疗。CKD 患者(包括 2 型 HRS)通常在门诊接受治疗。两者的治疗目标均着重于预防加重循环衰竭的诱因,同时维持有效的循环容量和肾脏灌注压[41,67]。

肝硬化合并肾功能不全的患者一旦收住入院,应暂停利尿剂,并尝试静脉应用白蛋白恢复容量(给药 2 天,起始剂量 1g/kg,不超过 100g)[41,59]。但此状态的患者 GFR 下降明显,钠的重吸收显著增强,极可能发生容量超负荷。因此建议同时监测血流动力学,以评估对白蛋白输注的反应,避免静脉输液过量,可利用连续中心静脉压直接监测或测定全心舒张末期容积等心脏指标间接监测[41]。应尽早发现并治疗胃肠道出血和感染(尤其是 SBP),推荐首选三代头孢和白蛋白输注(起始剂量 1.5g/kg×3 天,其后 1g/kg)[23,65,67]。

高容量性低钠血症的治疗一般包括限水、避免低肾溶液输注。脓毒症患者治疗应注意积极评估,同时静脉使用氢化可的松治疗相对性肾上腺功能不全[28,71]。张力性腹水所致高腹腔内压治疗方法为反复大量腹水引流,辅以白蛋白输注支持[67,68]。鉴别诊断后决定进一步的治疗决策,包括鉴别 HRS 与其他类型的 AKI,以及鉴别功能性或实质性肾功能损伤。对肝硬化时的肾功能不全进行鉴别,可指导临床医师对于治疗措施的选择,包括缩血管药物、经颈静脉肝内门体分流术(TIPS)、RRT、肝移植或肝肾联合移植(表 45.3)。

药物治疗

对 HRS 发病机制的认识逐渐加深,指导产生了一些新的治疗策略。其中,缩血管药物的应用显著增长,在多数情况下被常规应用。小样本研究显示,1 型 HRS 患者合用盐酸米多君(α1 肾上腺受体激动剂)和奥曲肽(胰高血糖素抑制剂,可介导内脏血管扩张),同时输注白蛋白,可改善多向神经体液及血流动力学参数,改善肾功能和生存率[72]。现阶段应用缩血管药物治疗内脏和全身血管扩张,改善动脉灌注不足、恢复循环功能的方法已引起关注。尽管该研究规模小、非随机分组，但这是最早进行的通过阻断基础肝肾生理异常，进而改善预后的研究之一。其他研究显示，全身血管收缩药物（包括去甲肾上腺素、血管加压素和特利加压素）作用与其相似[73-76]。

缩血管收药物的另一选择是特利加压素，一种合成的血管加压素（V1）受体类似物，使用方便，不需要维持输注。目前，特利加压素尚未在美国获批使用于HRS患者的临床治疗。但其在HRS患者中的作用已有充分研究。几项RCT研究和荟萃分析显示，特利加压素联合白蛋白治疗不仅可改善肾功能，还可使约40%的HRS病情逆转[77-80]。尽管治疗有效患者中约50%结束疗程后复发，但再次使用特利加压素时仍有效[28,81]。这些试验纳入的患者多为1型HRS，但特利加压素对2型HRS患者也可有效[79,80]。特利加压素逆转HRS是否有效最重要的预测指标是起始治疗时血清肌酐水平不高。若起始治疗时患者血清肌酐水平≥5.6mg/dl，则特利加压素治疗无效[28]。

第8版国际共识中，ADQI工作组推荐1型HRS患者联合使用白蛋白（1g/kg×2天，不超过100g/d，其后20～40g/d）和特利加压素。治疗4天后，若无反应则应停用特利加压素；如有部分反应，血清肌酐轻度下降，但未降至1.5mg/dl以下，建议继续使用[41]。尽管目前缺乏最佳治疗时程和给药频率的资料，但完整疗程常为15天，治疗有效但结束疗程后复发的HRS患者可予以重复治疗。特利加压素并非绝对安全，外周血管疾病、心血管疾病和脑血管疾病的患者慎用[41,80]。大多数试验并未纳入高危患者，结果显示药物相关的心率失常、缺血性并发症（可累及肠道、足趾和手指）发生率约为12%[23,41,80]。特利加压素暂未全面普及，也未被证实优于其他血管收缩药物。可考虑合用去甲肾上腺素、血管加压素、奥曲肽和米多君、联合输注白蛋白[41]。缩血管药物治疗的生存获益暂不明确，若患者无条件接受肝移植治疗，预后仍差。其治疗措施可能使患者不需透析，延长生存时间直至接受肝移植。此外，逆转HRS可改善肝移植受者预后，包括移植肝和患者的存活时间均与无移植前肾功能正常的患者相似[28,82]。

TIPS术

ADQI工作组建议2型HRS患者的治疗可考虑TIPS（肝内门体分流术，可降低门脉高压）合用缩血管药物[41]。研究显示，肝硬化合并肾功能不全的患者行TIPS术，可显著减少腹水并改善肾功能，同时随着血浆肾素活性、醛固酮和去甲肾素水平下降，HRS常得以逆转[83-85]。一项令人振奋的研究纳入了7例需透析治疗的1型HRS患者，这些被认为不适合施行肝移植患者实行了TIPS术。其后4例患者脱离透析，2例患者持续存活，分别在TIPS术后7个月和24个月后行肝移植术[28,84]。与缩血管药物相比，TIPS治疗的患者肾功能恢复缓慢，可能需2～4周。TIPS术也具一定风险，不应用于病情严重患者，包括严重心肺疾病、肝性脑病或严重肝病（血清胆红素>5mg/dl，INR>2或Chlid-Pugh评分>11分）[41]。

门体循环的分流可致血氨水平升高，肝脏相对缺血，从而加重肝性脑病和肝衰竭。难以判断患者是否可能通过TIPS改善生活质量和生存率。一项特殊的研究纳入2型HRS患者，通过特利加压素试验后肾功能是否得到改善，来判断缓则的肾功能不全是否可逆。这一治疗判断流程，不仅可以鉴别肝肾病理状态下的治疗反应，评估肾功能是否可逆，辨别可能自TIPS获益的人群，并且有助于肝移植的治疗决策。其最终生存获益暂不确切[86]。但一项纳入1型和2型HRS患者的研究显示，使用缩血管药物治疗难治性腹水有效患者施行TIPS，可改善短期生存率，使肝移植成为可能。

肝移植与肝肾联合移植

终末期肝病（ESLD）时常见肾功能不全，随着等待肝移植时间延长，肾功能不全的发生率逐渐升高。研究显示，原位肝移植（OLT）时的肾功能不全是肝移植预后的极强的独立危险因素[87,88]。肝移植受者的CKD5年累计发生率为22%，高于心或肺移植受者（CKD定义为GFR<30ml/(min·1.73m^2)持续3个月，已开始透析或开始等待肾移植）[89]。MELD评分系统中血清肌酐权重极大，自2002年开始应用以来，肝肾联合移植（SLK）数量较前增长了3倍[90]。作为HRS独立适应证，单因HRS而进行的肝肾联合移植由使用前的9%升高至16%（使用MELD评分系统5年）[91]。

肝肾联合移植的决策需综合考虑继术前肾功能不全之后发生的术后ESRD、生活质量、移植物生存率和患者生存率。若移植前需透析的肾功能不全可逆，那么该策略就是合理的。即便是需要透析，在肝移植时存在的肾功能不全常常是可逆的。现阶段器官供体极度缺乏，如何预测肾功能不全的可逆性、如何确定合适的肝肾联合移植人选的争议持续存在[92]。

移植整体预后最优化,同时尽可能避免进行不必要的移植,需要标准化的决策方法。共识会议促使UNOS肾移植委员会和肝与肠器官移植委员会罗列出了肝肾联合移植的要求(UNOS政策3.5.10)。正如指南推荐,若肝硬化患者合并不可逆的CKD,肝肾联合移植可使其获益。指南同时建议,包括HRS在内的AKI患者,若透析超过6周或eGFR低于25ml/(min·1.73m^2)超过6周,应考虑肝肾联合移植[90,93,94]。尽管诊断标准中未锐减,但若诊断尚不明确,可考虑肾活检以确定慢性肾损伤的程度(肾小球硬化>40%或间质纤维化>30%显示显著的CKD病程),从而判断是否适合进行肝肾联合移植[90,93,94]。

结　论

肝硬化若并发肾脏疾病,无论是功能性、实质性或两者并存,均使患者死亡率升高。肝硬化患者伴发肾脏病的情况复杂,需考虑其可能出现的各种类型肾脏疾病,包括AKI(包括1型HRS或ATN)、CKD(包括2型HRS)、CKD基础上的AKI等。失代偿性肝硬化和肾脏病患者的治疗措施包括避免或治疗诱因、维持血管内容量稳定、必要时缩血管药物治疗、TIPS和透析支持。若无条件进行肝移植,即使使用所有可能的治疗手段,合并肾脏病的肝病患者死亡率仍较高。认识肝脏疾病时可能发生的肾脏疾病,不仅可使治疗个体化,有助于提示肾脏病的可逆性,指导肝移植或肝肾联合移植的决策。目前需要进一步研发治疗基础肝肾异常生理的相关药物、开展新型透析治疗的对照研究、完善肝肾联合移植的适应证及指南。

(杜慧 译,钱琪 校)

参考文献

1. Wadei HM, Geiger XJ, Cortese C, Mai ML, Kramer DJ, Rosser BG, et al. Kidney allocation to liver transplant candidates with renal failure of undetermined etiology: role of percutaneous renal biopsy. *Am J Transplant* 2008;**8**(12):2618–26.
2. Trawale JM, Paradis V, Rautou PE, Francoz C, Escolano S, Sallee M, et al. The spectrum of renal lesions in patients with cirrhosis: a clinicopathological study. *Liver Int* 2010;**30**(5):725–32.
3. Davenport A. AKI in a patient with cirrhosis and ascites. *Clin J Am Soc Nephrol* 2012;**7**(12):2041–8.
4. Tissandie E, Morelle W, Berthelot L, Vrtovsnik F, Daugas E, Walker F, et al. Both IgA nephropathy and alcoholic cirrhosis feature abnormally glycosylated IgA1 and soluble CD89-IgA and IgG-IgA complexes: common mechanisms for distinct diseases. *Kidney Int* 2011;**80**(12):1352–63.
5. Wong F. Renal diseases and the liver. *Clin Liver Dis* 2011; **15**(1):39–53.
6. Johnson RJ, Couser WG. Hepatitis B infection and renal disease: clinical, immunopathogenetic and therapeutic considerations. *Kidney Int* 1990;**37**(2):663–76.
7. Lai KN, Li PK, Lui SF, Au TC, Tam JS, Tong KL, et al. Membranous nephropathy related to hepatitis B virus in adults. *N Engl J Med* 1991;**324**(21):1457–63.
8. Lai KN, Ho RT, Tam JS, Lai FM. Detection of hepatitis B virus DNA and RNA in kidneys of HBV related glomerulonephritis. *Kidney Int* 1996;**50**(6):1965–77.
9. Pipili CL, Papatheodoridis GV, Cholongitas EC. Treatment of hepatitis B in patients with chronic kidney disease. *Kidney Int* 2013;**84**(5):880–5.
10. Improving Global Outcomes (KDIGO) Glomerulonephritis Work Group. KDIGO clinical practice guideline for glomerulonephritis. *Kidney Int* 2012;**2**(suppl.):139–274.
11. Tsui JI, Vittinghoff E, Shlipak MG, O'Hare AM. Relationship between hepatitis C and chronic kidney disease: results from the third National Health and Nutrition Examination Survey. *J Am Soc Nephrol* 2006;**17**(4):1168–74.
12. Naing C, Mak JW, Ahmed SI, Maung M. Relationship between hepatitis C virus infection and type 2 diabetes mellitus: meta-analysis. *World J Gastroenterol* 2012;**18**(14):1642–51.
13. Fabrizi F, Plaisier E, Saadoun D, Martin P, Messa P, Cacoub P. Hepatitis C virus infection, mixed cryoglobulinemia, and kidney disease. *Am J Kidney Dis* 2013;**61**(4):623–37.
14. Dammacco F, Sansonno D. Therapy for hepatitis C virus-related cryoglobulinemic vasculitis. *N Engl J Med* 2013;**369**(11): 1035–45.
15. Saadoun D, Delluc A, Piette JC, Cacoub P. Treatment of hepatitis C-associated mixed cryoglobulinemia vasculitis. *Curr Opin Rheumatol* 2008;**20**(1):23–8.
16. Basse G, Ribes D, Kamar N, Mehrenberger M, Sallusto F, Esposito L, et al. Rituximab therapy for mixed cryoglobulinemia in seven renal transplant patients. *Transplant Proc* 2006;**38**(7):2308–10.
17. Liang TJ, Ghany MG. Current and future therapies for hepatitis C virus infection. *N Engl J Med* 2013;**368**(20):1907–17.
18. Martell M, Coll M, Ezkurdia N, Raurell I, Genesca J. Physiopathology of splanchnic vasodilation in portal hypertension. *World J Hepatol* 2010;**2**(6):208–20.
19. Hecker R, Sherlock S. Electrolyte and circulatory changes in terminal liver failure. *Lancet* 1956;**271**(6953):1121–5.
20. Schrier RW, Arroyo V, Bernardi M, Epstein M, Henriksen JH, Rodes J. Peripheral arterial vasodilation hypothesis: a proposal for the initiation of renal sodium and water retention in cirrhosis. *Hepatology* 1988;**8**(5):1151–7.
21. Arroyo V, Gines P, Gerbes AL, Dudley FJ, Gentilini P, Laffi G, et al. Definition and diagnostic criteria of refractory ascites and hepatorenal syndrome in cirrhosis. International Ascites Club. *Hepatology* 1996;**23**(1):164–76.
22. Wadei HM, Mai ML, Ahsan N, Gonwa TA. Hepatorenal syndrome: pathophysiology and management. *Clin J Am Soc Nephrol* 2006;**1**(5):1066–79.
23. Gines P, Schrier RW. Renal failure in cirrhosis. *N Engl J Med* 2009;**361**(13):1279–90.
24. Moore K. The hepatorenal syndrome. *Clin Sci (Lond)* 1997;**92**(5):433–43.
25. Stadlbauer V, Wright GA, Banaji M, Mukhopadhya A, Mookerjee RP, Moore K, et al. Relationship between activation of the sympathetic nervous system and renal blood flow autoregulation in cirrhosis. *Gastroenterology* 2008;**134**(1):111–9.
26. Ruiz-del-Arbol L, Urman J, Fernandez J, Gonzalez M, Navasa M, Monescillo A, et al. Systemic, renal, and hepatic hemodynamic derangement in cirrhotic patients with spontaneous bacterial peritonitis. *Hepatology* 2003;**38**(5):1210–8.
27. Moller S, Hove JD, Dixen U, Bendtsen F. New insights into cirrhotic cardiomyopathy. *Int J Cardiol.* 2013;**167**(4):1101–8.
28. Arroyo V, Fernandez J. Management of hepatorenal syndrome in patients with cirrhosis. *Nat Rev Nephrol* 2011;**7**(9):517–26.
29. Wadei HM, Gonwa TA. Hepatorenal syndrome in the intensive care unit. *J Intensive Care Med* 2013;**28**(2):79–92.
30. Gonwa TA, Wadei HM. Kidney disease in the setting of liver failure: core curriculum 2013. *Am J Kidney Dis* 2013;**62**(6):1198–212.

31. Wiest R, Das S, Cadelina G, Garcia-Tsao G, Milstien S, Groszmann RJ. Bacterial translocation in cirrhotic rats stimulates eNOS-derived NO production and impairs mesenteric vascular contractility. *J Clin Invest* 1999;**104**(9):1223–33.
32. Albillos A, de la Hera A, Gonzalez M, Moya JL, Calleja JL, Monserrat J, et al. Increased lipopolysaccharide binding protein in cirrhotic patients with marked immune and hemodynamic derangement. *Hepatology* 2003;**37**(1):208–17.
33. Frances R, Zapater P, Gonzalez-Navajas JM, Munoz C, Cano R, Moreu R, et al. Bacterial DNA in patients with cirrhosis and noninfected ascites mimics the soluble immune response established in patients with spontaneous bacterial peritonitis. *Hepatology* 2008;**47**(3):978–85.
34. Cardenas A, Gines P, Uriz J, Bessa X, Salmeron JM, Mas A, et al. Renal failure after upper gastrointestinal bleeding in cirrhosis: incidence, clinical course, predictive factors, and short-term prognosis. *Hepatology* 2001;**34**(4 Pt 1):671–6.
35. Watt K, Uhanova J, Minuk GY. Hepatorenal syndrome: Diagnostic accuracy, clinical features, and outcome in a tertiary care center. *Am J Gastroenterol* 2002;**97**(8):2046–50.
36. Wong F, Bernardi M, Balk R, Christman B, Moreau R, Garcia-Tsao G, et al. Sepsis in cirrhosis: report on the 7th meeting of the International Ascites Club. *Gut* 2005;**54**(5):718–25.
37. Davenport A. Difficulties in assessing renal function in patients with cirrhosis: potential impact on patient treatment. *Intensive Care Med* 2011;**37**(6):930–2.
38. Cocchetto DM, Tschanz C, Bjornsson TD. Decreased rate of creatinine production in patients with hepatic disease: implications for estimation of creatinine clearance. *Ther Drug Monit* 1983; **5**(2):161–8.
39. Sherman DS, Fish DN, Teitelbaum I. Assessing renal function in cirrhotic patients: problems and pitfalls. *Am J Kidney Dis* 2003;**41**(2):269–78.
40. Proulx NL, Akbari A, Garg AX, Rostom A, Jaffey J, Clark HD. Measured creatinine clearance from timed urine collections substantially overestimates glomerular filtration rate in patients with liver cirrhosis: a systematic review and individual patient meta-analysis. *Nephrol Dial Transplant* 2005;**20**(8):1617–22.
41. Nadim MK, Kellum JA, Davenport A, Wong F, Davis C, Pannu N, et al. Hepatorenal syndrome: the 8th International Consensus Conference of the Acute Dialysis Quality Initiative (ADQI) group. *Crit Care* 2012;**16**(1):R23.
42. Knight EL, Verhave JC, Spiegelman D, Hillege HL, de Zeeuw D, Curhan GC, et al. Factors influencing serum cystatin C levels other than renal function and the impact on renal function measurement. *Kidney Int* 2004;**65**(4):1416–21.
43. Reinhard M, Erlandsen EJ, Randers E. Biological variation of cystatin C and creatinine. *Scand J Clin Lab Invest* 2009;**69**(8):831–6.
44. Xirouchakis E, Marelli L, Cholongitas E, Manousou P, Calvaruso V, Pleguezuelo M, et al. Comparison of cystatin C and creatinine-based glomerular filtration rate formulas with ^{51}Cr-EDTA clearance in patients with cirrhosis. *Clin J Am Soc Nephrol* 2011;**6**(1):84–92.
45. Davenport A, Cholongitas E, Xirouchakis E, Burroughs AK. Pitfalls in assessing renal function in patients with cirrhosis-potential inequity for access to treatment of hepatorenal failure and liver transplantation. *Nephrol Dial Transplant* 2011;**26**(9):2735–42.
46. Kamath PS, Wiesner RH, Malinchoc M, Kremers W, Therneau TM, Kosberg CL, et al. A model to predict survival in patients with end-stage liver disease. *Hepatology* 2001;**33**(2):464–70.
47. Mindikoglu AL, Regev A, Seliger SL, Magder LS. Gender disparity in liver transplant waiting-list mortality: the importance of kidney function. *Liver Transpl* 2010;**16**(10):1147–57.
48. Weber ML, Ibrahim HN, Lake JR. Renal dysfunction in liver transplant recipients: evaluation of the critical issues. *Liver Transpl* 2012;**18**(11):1290–301.
49. Wong F, Nadim MK, Kellum JA, Salerno F, Bellomo R, Gerbes A, et al. Working party proposal for a revised classification system of renal dysfunction in patients with cirrhosis. *Gut* 2011;**60**(5): 702–9.
50. Kellum JA, Lameire N, for the KDIGO AKI Guideline Work Group Diagnosis, evaluation, and management of acute kidney injury: a KDIGO summary (part 1). *Crit Care* 2013;**17**(1):204.
51. Arroyo V. Acute kidney injury (AKI) in cirrhosis: should we change current definition and diagnostic criteria of renal failure in cirrhosis? *J Hepatol.* 2013;**59**(3):415–7.
52. Belcher JM, Garcia-Tsao G, Sanyal AJ, Bhogal H, Lim JK, Ansari N, et al. Association of AKI with mortality and complications in hospitalized patients with cirrhosis. *Hepatology* 2013;**57**(2):753–62.
53. Tsien CD, Rabie R, Wong F. Acute kidney injury in decompensated cirrhosis. *Gut* 2013;**62**(1):131–7.
54. de Carvalho JR, Villela-Nogueira CA, Luiz RR, Guzzo PL, da Silva Rosa JM, Rocha E, et al. Acute kidney injury network criteria as a predictor of hospital mortality in cirrhotic patients with ascites. *J Clin Gastroenterol* 2012;**46**(3):e21–6.
55. Martin-Llahi M, Guevara M, Torre A, Fagundes C, Restuccia T, Gilabert R, et al. Prognostic importance of the cause of renal failure in patients with cirrhosis. *Gastroenterology* 2011;**140**(2):488–496.e4.
56. Pan HC, Jenq CC, Tsai MH, Fan PC, Chang CH, Chang MY, et al. Risk models and scoring systems for predicting the prognosis in critically ill cirrhotic patients with acute kidney injury: a prospective validation study. *PLoS One* 2012;**7**(12):e51094.
57. Jenq CC, Tsai MH, Tian YC, Lin CY, Yang C, Liu NJ, et al. RIFLE classification can predict short-term prognosis in critically ill cirrhotic patients. *Intensive Care Med* 2007;**33**(11):1921–30.
58. Cholongitas E, Calvaruso V, Senzolo M, Patch D, Shaw S, O'Beirne J, et al. RIFLE classification as predictive factor of mortality in patients with cirrhosis admitted to intensive care unit. *J Gastroenterol Hepatol* 2009;**24**(10):1639–47.
59. Salerno F, Gerbes A, Gines P, Wong F, Arroyo V. Diagnosis, prevention and treatment of hepatorenal syndrome in cirrhosis. *Gut* 2007;**56**(9):1310–8.
60. Gines P, Guevara M, Arroyo V, Rodes J. Hepatorenal syndrome. *Lancet* 2003;**362**(9398):1819–27.
61. Rasaratnam B, Kaye D, Jennings G, Dudley F, Chin-Dusting J. The effect of selective intestinal decontamination on the hyperdynamic circulatory state in cirrhosis. A randomized trial. *Ann Intern Med* 2003;**139**(3):186–93.
62. Fernandez J, Navasa M, Planas R, Montoliu S, Monfort D, Soriano G, et al. Primary prophylaxis of spontaneous bacterial peritonitis delays hepatorenal syndrome and improves survival in cirrhosis. *Gastroenterology* 2007;**133**(3):818–24.
63. Wiest R, Garcia-Tsao G. Bacterial translocation (BT) in cirrhosis. *Hepatology* 2005;**41**(3):422–33.
64. Follo A, Llovet JM, Navasa M, Planas R, Forns X, Francitorra A, et al. Renal impairment after spontaneous bacterial peritonitis in cirrhosis: incidence, clinical course, predictive factors and prognosis. *Hepatology* 1994;**20**(6):1495–501.
65. Sort P, Navasa M, Arroyo V, Aldeguer X, Planas R, Ruiz-del-Arbol L, et al. Effect of intravenous albumin on renal impairment and mortality in patients with cirrhosis and spontaneous bacterial peritonitis. *N Engl J Med* 1999;**341**(6):403–9.
66. Pockros PJ, Reynolds TB. Rapid diuresis in patients with ascites from chronic liver disease: the importance of peripheral edema. *Gastroenterology* 1986;**90**(6):1827–33.
67. European Association for the Study of the Liver EASL clinical practice guidelines on the management of ascites, spontaneous bacterial peritonitis, and hepatorenal syndrome in cirrhosis. *J Hepatol* 2010;**53**(3):397–417.
68. Gines A, Fernandez-Esparrach G, Monescillo A, Vila C, Domenech E, Abecasis R, et al. Randomized trial comparing albumin, dextran 70, and polygeline in cirrhotic patients with ascites treated by paracentesis. *Gastroenterology* 1996;**111**(4):1002–10.
69. Quinlan GJ, Martin GS, Evans TW. Albumin: Biochemical properties and therapeutic potential. *Hepatology* 2005;**41**(6):1211–9.
70. Akriviadis E, Botla R, Briggs W, Han S, Reynolds T, Shakil O. Pentoxifylline improves short-term survival in severe acute alcoholic hepatitis: a double-blind, placebo-controlled trial. *Gastroenterology* 2000;**119**(6):1637–48.

71. Tsai MH, Peng YS, Chen YC, Liu NJ, Ho YP, Fang JT, et al. Adrenal insufficiency in patients with cirrhosis, severe sepsis and septic shock. *Hepatology* 2006;**43**(4):673–81.
72. Angeli P, Volpin R, Gerunda G, Craighero R, Roner P, Merenda R, et al. Reversal of type 1 hepatorenal syndrome with the administration of midodrine and octreotide. *Hepatology* 1999;**29**(6):1690–7.
73. Wong F, Pantea L, Sniderman K. Midodrine, octreotide, albumin, and TIPS in selected patients with cirrhosis and type 1 hepatorenal syndrome. *Hepatology* 2004;**40**(1):55–64.
74. Duvoux C, Zanditenas D, Hezode C, Chauvat A, Monin JL, Roudot-Thoraval F, et al. Effects of noradrenalin and albumin in patients with type I hepatorenal syndrome: a pilot study. *Hepatology* 2002;**36**(2):374–80.
75. Kiser TH, Fish DN, Obritsch MD, Jung R, MacLaren R, Parikh CR. Vasopressin, not octreotide, may be beneficial in the treatment of hepatorenal syndrome: a retrospective study. *Nephrol Dial Transplant* 2005;**20**(9):1813–20.
76. Sharma P, Kumar A, Shrama BC, Sarin SK. An open label, pilot, randomized controlled trial of noradrenaline versus terlipressin in the treatment of type 1 hepatorenal syndrome and predictors of response. *Am J Gastroenterol* 2008;**103**(7):1689–97.
77. Martin-Llahi M, Pepin MN, Guevara M, Diaz F, Torre A, Monescillo A, et al. Terlipressin and albumin vs albumin in patients with cirrhosis and hepatorenal syndrome: a randomized study. *Gastroenterology* 2008;**134**(5):1352–9.
78. Sanyal AJ, Boyer T, Garcia-Tsao G, Regenstein F, Rossaro L, Appenrodt B, et al. A randomized, prospective, double-blind, placebo-controlled trial of terlipressin for type 1 hepatorenal syndrome. *Gastroenterology* 2008;**134**(5):1360–8.
79. Fabrizi F, Dixit V, Messa P, Martin P. Terlipressin for hepatorenal syndrome: a meta-analysis of randomized trials. *Int J Artif Organs* 2009;**32**(3):133–40.
80. Gluud LL, Christensen K, Christensen E, Krag A. Terlipressin for hepatorenal syndrome. *Cochrane Database Syst Rev* 2012; **9**:CD005162.
81. Colle I, Durand F, Pessione F, Rassiat E, Bernuau J, Barriere E, et al. Clinical course, predictive factors and prognosis in patients with cirrhosis and type 1 hepatorenal syndrome treated with terlipressin: a retrospective analysis. *J Gastroenterol Hepatol* 2002;**17**(8):882–8.
82. Restuccia T, Ortega R, Guevara M, Gines P, Alessandria C, Ozdogan O, et al. Effects of treatment of hepatorenal syndrome before transplantation on posttransplantation outcome. a case-control study. *J Hepatol* 2004;**40**(1):140–6.
83. Guevara M, Gines P, Bandi JC, Gilabert R, Sort P, Jimenez W, et al. Transjugular intrahepatic portosystemic shunt in hepatorenal syndrome: effects on renal function and vasoactive systems. *Hepatology* 1998;**28**(2):416–22.
84. Brensing KA, Textor J, Perz J, Schiedermaier P, Raab P, Strunk H, et al. Long term outcome after transjugular intrahepatic portosystemic stent-shunt in non-transplant cirrhotics with hepatorenal syndrome: a phase II study. *Gut* 2000; **47**(2):288–95.
85. Testino G, Ferro C, Sumberaz A, Messa P, Morelli N, Guadagni B, et al. Type-2 hepatorenal syndrome and refractory ascites: role of transjugular intrahepatic portosystemic stent-shunt in eighteen patients with advanced cirrhosis awaiting orthotopic liver transplantation. *Hepatogastroenterology* 2003;**50**(54):1753–5.
86. Alessandria C, Venon WD, Marzano A, Barletti C, Fadda M, Rizzetto M. Renal failure in cirrhotic patients: role of terlipressin in clinical approach to hepatorenal syndrome type 2. *Eur J Gastroenterol Hepatol* 2002;**14**(12):1363–8.
87. Gonwa TA, McBride MA, Anderson K, Mai ML, Wadei H, Ahsan N. Continued influence of preoperative renal function on outcome of orthotopic liver transplant (OLTX) in the US: where will MELD lead us? *Am J Transplant* 2006;**6**(11):2651–9.
88. Nair S, Verma S, Thuluvath PJ. Pretransplant renal function predicts survival in patients undergoing orthotopic liver transplantation. *Hepatology* 2002;**35**(5):1179–85.
89. Ojo AO, Held PJ, Port FK, Wolfe RA, Leichtman AB, Young EW, et al. Chronic renal failure after transplantation of a nonrenal organ. *N Engl J Med* 2003;**349**(10):931–40.
90. Davis CL, Feng S, Sung R, Wong F, Goodrich NP, Melton LB, et al. Simultaneous liver-kidney transplantation: evaluation to decision making. *Am J Transplant* 2007;**7**(7):1702–9.
91. Ruiz R, Barri YM, Jennings LW, Chinnakotla S, Goldstein RM, Levy MF, et al. Hepatorenal syndrome: a proposal for kidney after liver transplantation (KALT). *Liver Transpl* 2007;**13**(6):838–43.
92. Junghare M, Ibrahim HN. Not all types of acute kidney injury are equal in the setting of liver transplantation. *Liver Transpl* 2012; **18**(5):507–8.
93. Eason JD, Gonwa TA, Davis CL, Sung RS, Gerber D, Bloom RD. Proceedings of consensus conference on simultaneous liver kidney transplantation (SLK). *Am J Transplant* 2008;**8**(11):2243–51.
94. Nadim MK, Sung RS, Davis CL, Andreoni KA, Biggins SW, Danovitch GM, et al. Simultaneous liver-kidney transplantation summit: current state and future directions. *Am J Transplant* 2012;**12**(11):2901–8.

第 46 章

46

慢性肾脏病和心衰

Andrew A. House[a], Claudio Ronco[b] and Charles A. Herzog[c]

[a]Western University Division of Nephrology, London Health Sciences Centre, University Hospital, London, Ontario, Canada,

[b]Department of Nephrology Dialysis and Transplantation, International Renal Research Institute, San Bortolo Hospital, Vicenza, Italy,

[c]Division of Cardiology, Department of Medicine, Hennepin County Medical Center, University of Minnesota, Minneapolis, MN, USA

背　　景

由于慢性肾脏病(CKD)患者心脏病患病率高，肾脏病医师必须善于在此类人群中识别并治疗心脏疾病。4 型心肾综合征，或者慢性肾-心综合征，被定义为"导致心脏病的慢性肾功能异常"[1]。在此类患者中，由于严重的心血管事件和心律失常，导致心衰的发生率和患病率显著较高[2]。心肾综合征的定义和分类见表 46.1[1]。

表 46.1　心肾综合征的定义和分类
(第七届 ADQI 会议工作小组专家共识)

心肾综合征(CRS)的一般定义
心、肾两者中一个器官对另一个器官的功能损害不能进行代偿诱发的急或慢性功能失调
心肾综合征(1 型)
急性心功能恶化导致的肾功能不全
慢性心肾综合征(2 型)
长期慢性心功能异常导致的慢性肾功能不全
急性肾心综合征(3 型)
急性肾功能急性恶化导致的急性心功能不全
慢性肾心综合征(4 型)
慢性肾功能异常导致的心脏病
继发性心肾综合征(5 型)
急性或慢性全身性疾病所致的心肾功能不全

前述定义是基于能在时间顺序上鉴别出肾脏病的发生先于心衰。一个亟待解决的临床难题是，究竟是什么因素导致了此类人群的充血性心衰。例如，CKD5 期患者摄入大量盐以后，可能发生"心源性肺水肿"，出现心衰的所有临床和影像学特征(包括血清钠尿肽升高)，但主要的病因实际上是循环充血。再者，无尿透析患者(对透析间期容量状态改变极度敏感)，可能在摄入大量食盐后，因纽约心脏病学会分级(NYHA)的Ⅳ级心衰或加拿大心脏病学会定义的充血性心衰而住院，而一次单纯的超滤治疗就可能使该患者重新被分级为"Ⅰ级心衰"。因此，目前的心衰分类方式难以对透析患者的心衰进行充分、有效地临床评估。很明显，并非总是能辨别出晚期 CKD 和心衰的时间顺序。对于 CKD 和心衰的观察性研究通常基于这两种疾病之一的出现纳入一群患者，然后观察另一种疾病的患病率。例如，急性失代偿性心衰国家注册研究(ADHERE)对超过 10 万名失代偿性心衰住院患者评估了伴发 CKD 的证据[3]，而另一项标志性研究则对新进入透析患者评估了伴发心衰的证据[4,5]。这种研究方法导致对共存 CKD 和心衰的评估与真实情况存在高度差异性。对于许多同时存在 CKD 和心衰两种疾病的患者，很难确定哪种疾病是原发的，哪种又是继发的，或者两种疾病均由共同的病理生理或者危险因素(例如糖尿病)所致。因此，有学者建议使用 2/4 型心肾综合征这一

称谓[6],作为2型(慢性心功能异常导致肾功能障碍[1])和4型心肾综合征的混合体。图46.1显示了老年CKD患者中存在着巨大的心血管疾病负担,尤其是充血性心衰[7]。

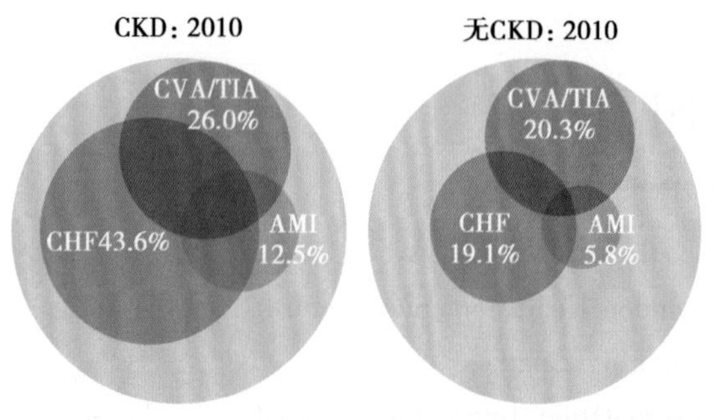

图46.1 老年心血管病患者合并CKD与否的联邦医疗保险负担情况。注意心衰人群是CKD人群的两倍。AMI,急性心肌梗死;CKD,慢性肾脏病;CHF,充血性心力衰竭;CVA,脑血管事件;TIA,短暂性缺血。资料来源于参考文献[7]。*The data reported here have been supplied by the United States Renal Data System(USRDS). The interpretation and reporting of these data and those of subsequent figures from USRDS are the responsibility of the author(s) and in no way should be seen as an official policy or interpretation of the US government.*

尽管这些区分似乎有些太过人为或者武断,但确实有助于解释流行病学研究结果,并有助于促进对CKD患者心衰的病理生理和治疗的临床及基础研究。CKD与心衰二者之间的流行病学相关性相当复杂。从改善心血管预后和改善肾脏预后的角度,预防和治疗CKD患者心衰的策略都需要改进。

流行病学

长期以来,人们已经认识到CKD与心血管(CVD)事件和死亡率之间的独立相关性。早期研究提示,CKD与心血管事件之间的风险关系可以用合并症和心血管危险因素来解释[8]。但随后更大规模和更高统计效能的观察性研究发现,虽然统计校正已知的危险因素在某种程度上减弱肾功能与心血管事件之间的相关性,但二者之间仍然存在明显的独立相关性。例如,一项纳入接近140万研究对象的荟萃分析发现,随着GFR的下降,全因死亡率上升;与GFR为100ml/min的对照组相比,GFR为80、60和40ml/min组的估算死亡相对比值逐渐增加至1.9、2.6和4.4[9]。Go等研究发现,随着GFR逐渐下降,不但患者的全因死亡率上升,而且包括心衰、冠脉疾病、卒中和外周血管病在内的心血管事件住院率也显著增加[10]。经过复杂的多因素校正各种潜在的混杂因素或影响变量后,这种相关性依然存在。晚期CKD患者,无论是接受血透、腹透或者肾移植,心血管患病率和死亡率明显增加(图46.2和图46.3[11])。目前认为,虽然主要的CVD事件是缺血性或心律失常性,大约50%的CKD患者死亡可归因于CVD,且与年龄无关[12]。

在肾脏早期评估项目(KEEP)研究中,对超过10万人进行肾脏病筛查发现,eGFR>120ml/(min·1.73m^2)的受访者中存在许多合并症,其中有充血性心衰者达1.6%,随着eGFR下降,充血性心衰发生率逐渐升高,eGFR<30ml/(min·1.73m^2)者达14.9%[13]。

在慢性肾功能不全队列(CRIC)研究亚组分析中,

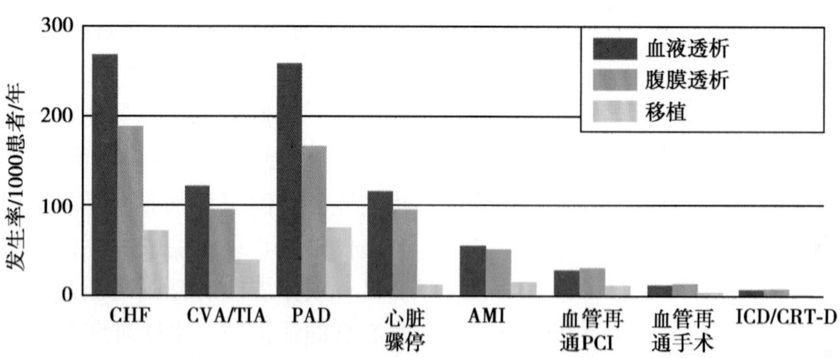

图46.2 20及20岁以上ESRD血透,腹透或移植患者合并心血管病的诊断和处置情况。AMI,急性心肌梗死;CHF,充血性心力衰竭;CRT-D,心脏再同步化疗法;CVA,心血管事件;ESRD,终末期肾病;ICD,植入式心律去颤器;PAD,外周动脉病;PCI,经皮冠状动脉干预;TIA,短暂性缺血发作。来源:*USRDS*,*Reference*[11].

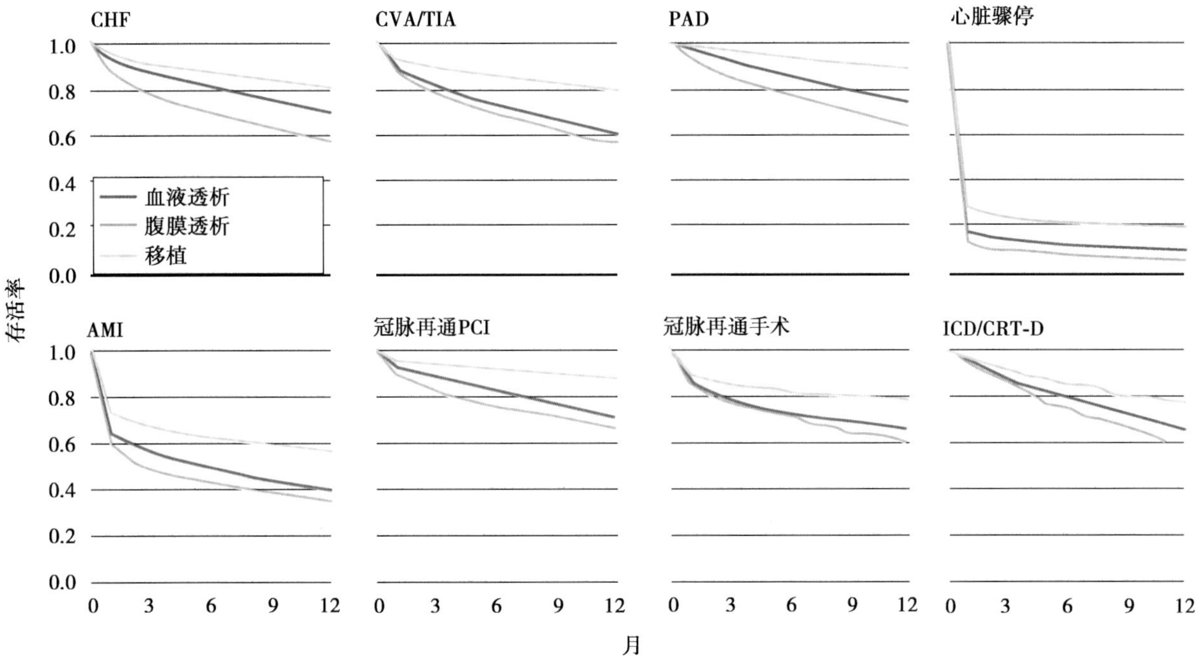

图 46.3　20 及 20 岁以上 ESRD 血透，腹透或移植患者合并心血管病或处置后的存活率。AMI，急性心肌梗死；CHF，充血性心力衰竭；CRT-D，心脏再同步化疗法；CVA，心血管事件；ESRD，终末期肾病；ICD，植入式心律去颤器；PAD，外周动脉病；PCI，经皮冠状动脉干预；TIA，短暂性缺血发作。来源：*USRDS*，*Reference*[11].

研究者关注于 190 例自中度 CKD 进展至 ESRD 并且连续接受超声心动图检查的患者[14]。在大约 2 年间，这部分患者由晚期 CKD 进展至 ESRD，其平均射血分数由 53% 降至 50%（$P=0.002$），射血分数≤50% 的患者比例由 29% 上升至 48%（$P<0.001$）。在此期间，自我报告的充血性心衰发生率几乎倍增。

较轻程度的 CKD 也与心衰的发生相关。社区动脉粥样硬化风险（ARIC）研究的研究者，对一项纳入约 15 000 例研究人群的大规模、以人群为基础的成人研究进行了资料分析，该部分人群均连续进行了 GFR 评估[15]。该研究排除了已知患有心衰者，意味着研究中所出现的心衰均为新发病例。GFR<60ml/min 者，心衰发生率显著增加。尤其当以 GFR>90ml/min 者作为参照时，Cox 比例风险模型显示，GFR 为 60～89ml/min 和<60ml/min 者新发心衰的校正相对风险分别为 1.10（95% CI 0.97～1.26）和 1.94（95% CI 1.49～2.53）。尽管多因素校正许多 CVD 的已知危险因素，CKD3 期及以上者新发心衰发生风险几乎倍增。

在 ARIC 的后续分析中，研究者不仅使用血清肌酐（SCr），而且使用了血清胱抑素 C（GFRcys）估算 GFR；使用白蛋白/肌酐比值（ACR）对白蛋白尿进行了定量[16]。将这些生物标志物加入肾脏病的分类标准强化了 CKD 与全因死亡率、心血管事件与新发心衰发生率之间的相关性。在每一级 GFR 水平，ACR 增加与较高的心衰校正风险比相关；同样，在每一级 ACR 水平，GFR 下降（尤其是以血清胱抑素 C 估算 GFR 时）与较高的心衰校正风险相关。对于估算 GFRcys 为 45～59ml/(min·1.73m^2)、ACR 为 30～299mg/g 的患者，其心衰的校正风险比为 5.6；而估算 GFRcys 为 30～44ml/(min·1.73m^2)、ACR≥300mg/g 者，其心衰的校正风险比则高达 14.0。这种相关性变化见图 46.4[16]。

这些观察结果均支持以下假设，即 CKD 通过许多假定机制，导致心脏出现显著的功能和结构改变，最终导致充血性心衰的临床表型。CKD 患者不仅心衰发生率更高；而且一旦出现包括心衰在内的 CVD，其死亡风险也更高。如图 46.5 所示[7]，心衰死亡率与 CKD 分期之间存在一种紧密的分级关系。最近，慢性心衰全球荟萃分析小组（MAGGIC）的研究者进行了一项共计纳入约 4 万例心衰患者、30 项队列研究的荟萃分析，其结果进一步支持这种相关性[17]。在多因素模型中，血清肌酐（SCr）是患者死亡的最强预测因素，其他的预测因素包括年龄、射血分数、纽约心脏病学会

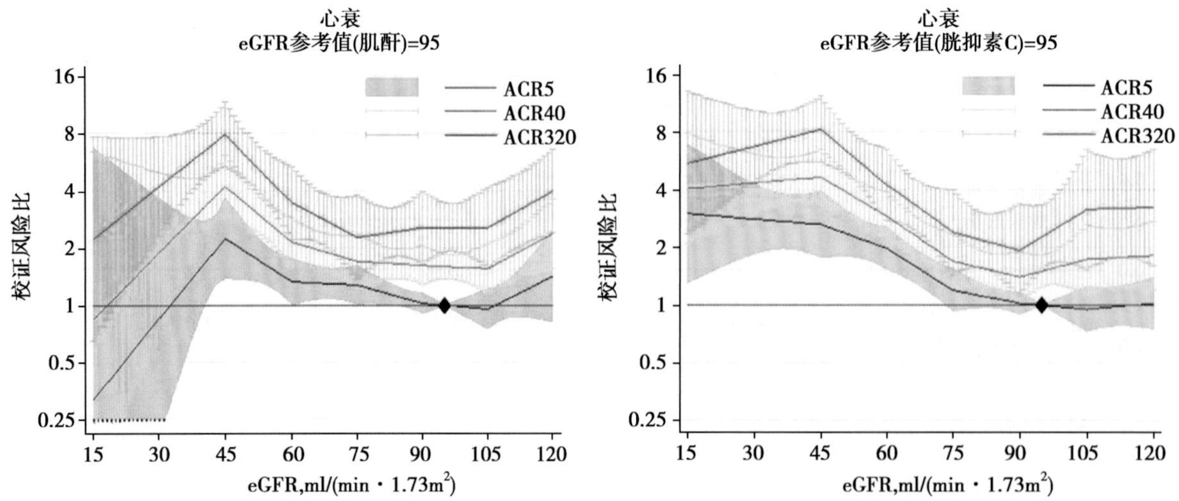

图 46.4　社区动脉粥样硬化风险(ARIC)研究,利用血清肌酐或血清胱抑素 C 估算 95% 可信区间的 eGFR 与心衰的风险比。ACR,白蛋白/肌酐比值;eGFR,估算的肾小球滤过率。来源:*Adapted from Reference*[16] *with permission from Elsevier.*

分级以及糖尿病。当血清肌酐水平低于 1.25mg/dl 时,这种相关性变得明显。

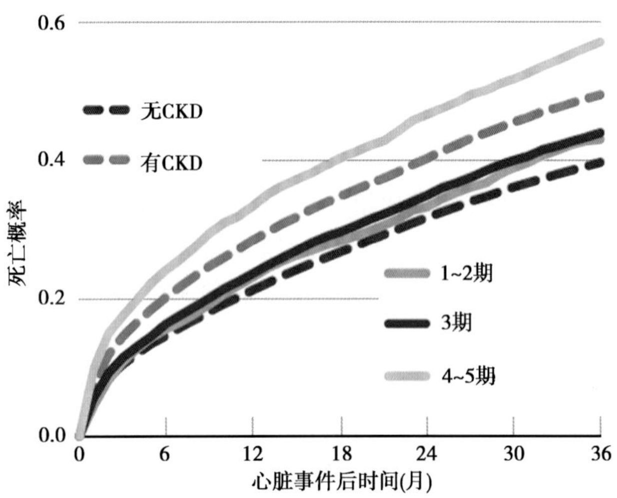

图 46.5　老年享受联邦医疗保险的 CKD 患者充血性心衰诊断后的死亡概率。CKD,慢性肾脏病;CHF,充血性心力衰竭。来源:*From USRDS,Reference*[7].

CKD 患者心衰的病理生理机制

心血管疾病和心衰的各种假定机制见图 46.6[18]。不同程度的 CKD 通过加重缺血性心脏病的间接作用,或者通过压力和容量超负荷的直接作用(随着肾功能下降,上述超负荷呈比例增加并促进心室肥大),导致心衰的发生[19]。当患者进展至 ESRD 时,心室肥大发生率明显增加,且心室肥大是随后发生心衰住院的一个常见前驱因素[20]。并且,CKD 和心脏病/心衰间的相关性也体现在二者存在共同的危险因素如糖尿病、高血压,或者反映了体内存在广泛的血管疾病和内皮功能紊乱[21,22]。压力超负荷是高血压、心脏瓣膜钙化等因素的结果,在 CKD 和长期透析患者中十分常见。包括磷潴留、甲状旁腺功能亢进及相关异常在内的慢性肾脏病-矿物质骨代谢异常(CKD-MBD),导致血管和心脏瓣膜出现从骨化开始的进行性改变。由慢性高血压和 CKD-MBD 相关血管钙化所致的血管顺应性改变,进一步促进压力超负荷。贫血和钠潴留导致细胞外液过多和高血压,促进慢性容量超负荷和心室肥大[19]。动静脉内瘘或者人造血管可能进一步加重容量超负荷[23]。

随着压力和容量超负荷的持续存在,心脏工作负荷增加进而导致代偿性心室肥大。正如在许多其他疾病状态下已经呈现的,这种状况最终导致心肌供氧不足[24]。心肌细胞死亡和心脏纤维化最终导致心室扩张和心脏泵衰竭[12,25]。心衰反过来激活 RAAS 系统、交感神经系统及其他神经体液轴,进一步加重容量和压力超负荷[26],并且进行性肾小球硬化和进行性肾损伤中发挥作用[27,28]。最后,部分透析患者肾移植后,其严重心肌病得到改善,提示可能存在未知的尿毒症性心肌抑制因素[29,30]。

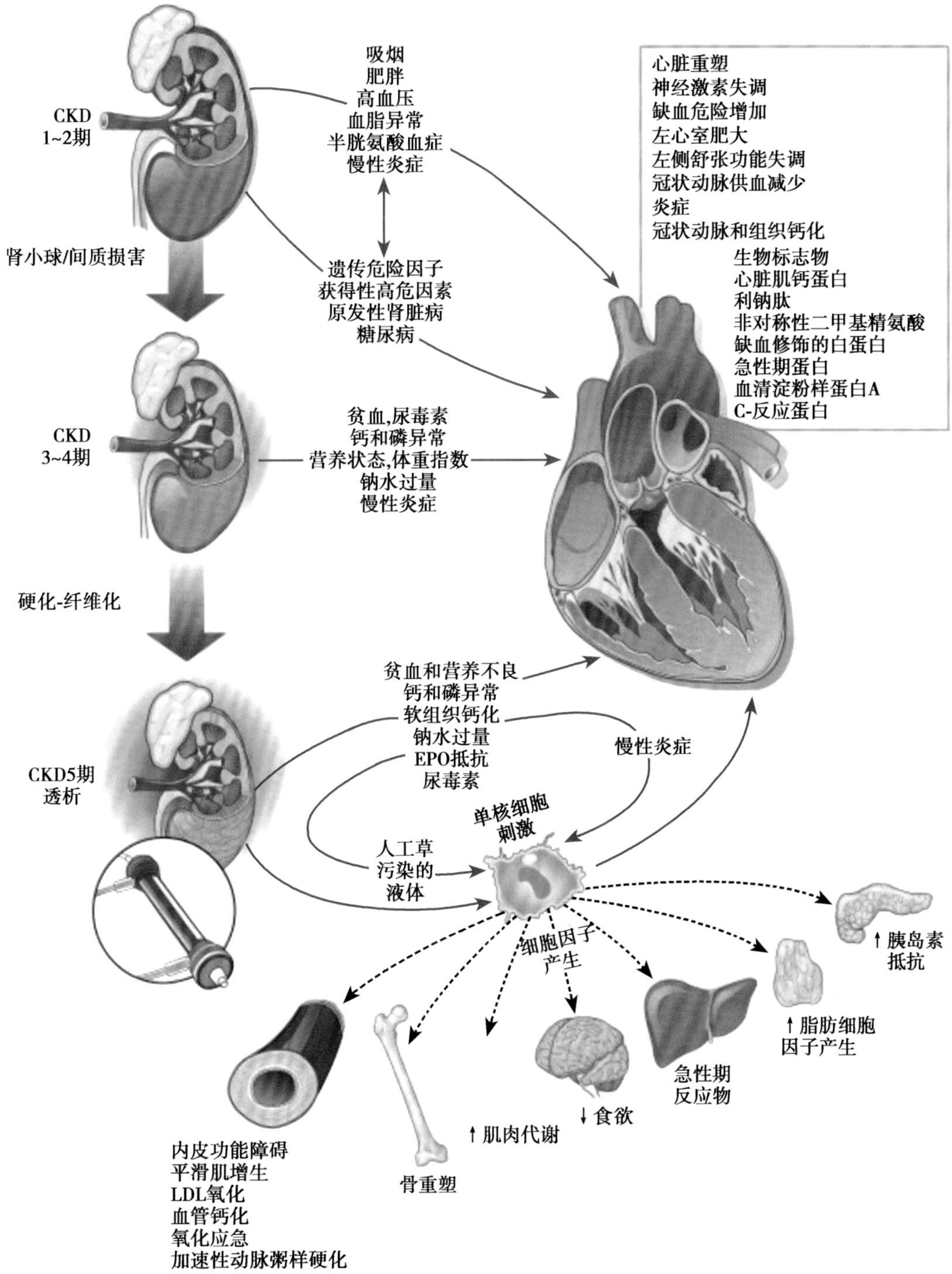

图 46. 6　心肾综合征 4 型或“慢性肾心综合征”心与肾之间的交互病理生理作用。BMI,体重指数;CKD,慢性肾脏病;EPO,促红细胞生成素;LDL,低密度脂蛋白。来源:*From Reference*[18] *with permission*.

CKD 患者心衰的预防和治疗

由于缺乏大样本的 RCT 研究,CKD 患者心衰的管理策略是有限的。许多以心衰或心肌梗死患者作为对象、以死亡或心衰加重作为主要研究终点的重要试验研究都专门排除了有明显 CKD 的患者。大多数对于 CKD 患者的试验研究通常将复合心血管终点作为主要研究终点,而心衰本身作为次要研究终点。尽管这些局限性,但一些代表性试验研究,无论其研究结果是阴性还是阳性、以预防新诊断心衰或者治疗已有心衰为目的,仍可提供一些关于治疗策略的证据。这些研究通常关注于 CKD 患者心衰发病机制中所描述的因素。

CKD 患者心衰的治疗策略包括阻断 RAAS 系统,

预防高危 CKD 人群心衰的发生。血管紧张素Ⅱ受体拮抗剂氯沙坦减少非胰岛素依赖型糖尿病(NIDDM)终点(RENAAL)研究是一项双盲、随机、安慰剂对照研究,目的是在 1513 例 2 型糖尿病伴肾脏病的患者中评估氯沙坦的肾脏保护作用,这些患者在基线时均无心衰[31]。氯沙坦治疗使血清肌酐倍增、ESRD 或死亡等主要复合终点的风险降低 16%($P=0.02$)。与安慰剂组相比,氯沙坦组患者的心衰首次住院率显著下降(11.9% vs 16.7%),减少 32%($P=0.005$)。

厄贝沙坦糖尿病肾病试验(IDNT)是一项双盲、随机、对照研究,目的是在 1715 例 2 型糖尿病伴肾病的患者中评估 ARB 药物厄贝沙坦与氨氯地平或安慰剂相比的肾脏保护作用[32]。厄贝沙坦组达到血清肌酐倍增、ESRD 或死亡等主要复合终点的未校正相对风险较安慰剂组降低 20%($P=0.02$)、较氨氯地平组降低 23%($P=0.006$)。该文中未描述基线时的心衰情况,但与安慰剂组或氨氯地平组相比,厄贝沙坦组充血性心衰发生率显著较低,风险比分别为 0.72(95% CI 0.52~1.00,$P=0.048$)、0.65(95% CI 0.48~0.87,$P=0.004$)[33]。

福辛普利透析(FOSIDIAL)研究,是一项在 397 例伴左心室肥大的 HD 患者中评估 ACEI 药物福辛普利对心血管临床转归的安全性和有效性的随机试验[34]。包括心衰在内的复合研究终点,在福辛普利组和对照组间无显著统计学差异。该研究未单独报告心衰情况。

RAAS 系统也是 CKD 患者心衰的治疗靶点。缬沙坦心衰试验(Val-HeFT)中,5010 例Ⅱ、Ⅲ或Ⅳ级心衰患者被随机分配接受 ARB 药物缬沙坦或安慰剂治疗,所有患者均接受最佳心衰治疗(其中 93% 的患者使用 ACEI)[35]。该研究将血清肌酐>2.5mg/dl 的患者排除在外,但大约 60% 的患者 eGFR<60ml/(min·1.73m^2),8% 的患者蛋白尿试纸阳性,使得可以对缬沙坦在 CKD 患者中的有效性进行二次分析。GFR 降低且蛋白尿阳性的患者发病率和死亡率最高,GFR 正常且蛋白尿阴性的患者最低,其余患者居中。尽管加用缬沙坦对总体死亡率无影响,但被随机分配到接受缬沙坦治疗的 CKD 患者其首次发病事件(该研究终点包括死亡、心衰住院或静脉内使用血管活性药物)的发病率显著较低。另一项研究在 332 例 HD 患者中,对左心室射血分数≤40% 的患者在 ACEI 治疗的基础上加用 ARB 药物替米沙坦,3 年随访发现,患者的全因死亡率和心衰住院率显著下降[36]。与对照组 54.4% 的全因死亡率相比,替米沙坦组降至 35.1%($P<0.001$)。与对照组 55.1% 的心衰住院率相比,替米沙坦组降至 33.9%($P<0.0001$)。

晚期 CKD 患者中,以交感神经系统为治疗靶点。一项小样本研究纳入 114 例伴扩张性心肌病的透析患者,除了标准治疗外,患者被随机分配接受卡维地洛或安慰剂治疗。1 年时进行首次分析且研究采用盲法。接着进行为期 12 个月的非盲法随访研究[37]。主要研究终点包括左室舒张末期容积、收缩末期容积、射血分数的改变和随机分组后 24 个月的临床状态。基线时,两组的射血分数均为 26%。2 年后,尽管安慰剂组射血分数基本未改变(24%),但卡维地洛组射血分数出现了早期且持续的改善(37%,$P<0.05$)。其他心脏超声指标也出现了相似的改变。卡维地洛组心衰症状显著改善。2 年时,卡维地洛组 30 例患者死亡(51.7%),而安慰剂组为 41 例(73.2%,$P<0.01$)。与安慰剂组相比,卡维地洛组总体心血管死亡率(29.3% vs 67.9%,$P<0.0001$)和心衰住院率(13.8% vs 57.1%,$P<0.0001$)均显著较低。

SENIORS(奈必洛尔对老年心衰患者预后和再住院的影响)研究中患者 CKD 程度较轻[38]。大约 10% 的患者肾功能正常[eGFR≥90ml/(min·1.73m^2)];48% 的患者轻度肾功能受损[eGFR 为 60~89ml/(min·1.73m^2)];39% 的患者中度肾功能受损[eGFR 为 30~59ml/(min·1.73m^2)]。与安慰剂组相比,奈必洛尔组的主要研究终点(包括全因死亡率、心血管住院率)显著下降[31.1% vs 35.3%;风险比(HR)0.86,95% CI 0.74~0.99,$P=0.039$]。CKD 严重程度与更高的不良心血管事件相关,但奈必洛尔在较低 GFR 患者中依然具有保护作用,对主要研究终点的风险比改善可达到相似的程度,且没有证据表明肾功能与奈必洛尔作用间存在相互作用。

在 CKD 患者中通过阻断 RAAS 系统和交感神经系统获益的观察性研究资料的结果是一致的。在老年心衰患者(包括伴发 CKD 者)使用 β 受体阻断剂和 ACEI 或 ARB 与更好的临床预后相关(图 46.7)[7]。

一个经常会遇见的问题是,由于肾功能出现显著(如>30%)且持续性恶化或频繁出现高钾血症,导致患者(尤其是更晚期 CKD 患者)不能耐受 RAAS 系统阻断。北斯堪的纳维亚依那普利生存合作研究(CONSENSUS)中,与安慰剂组相比,被随机分配至依那普利组患者的死亡率显著降低、症状明显改善[39]。事后分析发现,依那普利组患者血清肌酐较基线值升高约 10%~15%(通常在用药后 2 周内),这与已知的 ACEI 对 GFR 的血流动力学影响相一致,此后血清肌酐达到

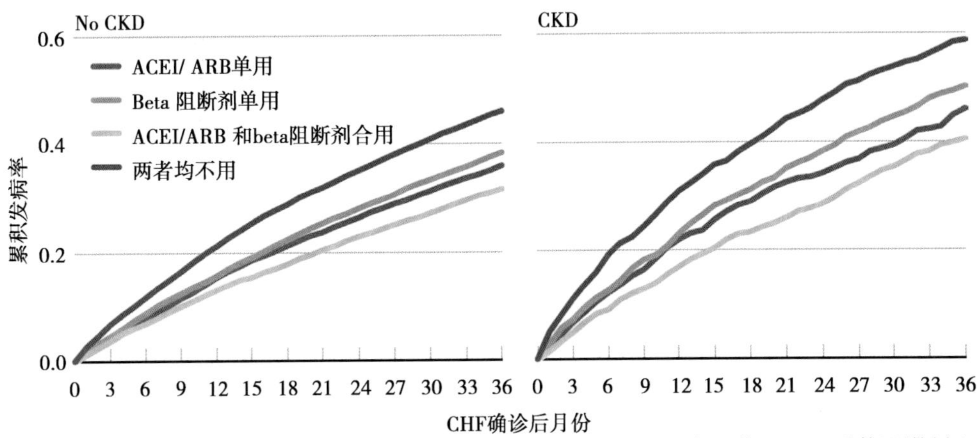

图 46.7　享受联邦医疗保险的 CKD 或非 CKD 患者诊断为充血性心衰后使用 beta 受体阻滞剂和 RAAS 抑制剂的调查。ACEI,血管紧张素转换酶抑制剂;ARB,血管紧张素受体抑制剂;CHF,充血性心衰;CKD,慢性肾脏病。来源:*USRDS*, *Reference*[7].

与安慰剂组相似的水平[40]。虽然并发疾病或低血压可以解释大多数情况下的血清肌酐倍增,但依那普利组更多地出现血清肌酐倍增。大多数患者包括许多可以继续较低剂量使用 ACEI 的患者,血清肌酐水平最终恢复至 30% 基线水平以内。

尽管目前尚无以真正不能耐受 ACEI 和 ARB 治疗的心衰患者亚组为研究对象的专门研究,但在临床上这类患者的治疗仍是一个很大的挑战。在不能排除 CKD 患者的人群中进行了关于固定剂量硝酸异山梨酯联合肼屈嗪治疗的临床研究。其中一项研究,即非洲裔美国人心衰试验,该研究共纳入超过 1000 例组约心脏病学会分级为Ⅲ或Ⅳ级的黑人心衰患者,其结果显示在标准治疗基础上加用上述联合治疗具有早期且持续的获益[41]。研究者发现无事件生存率提高 37% ($P<0.001$),因心衰而首次住院的风险降低 39% ($P<0.001$)。在包含或无 CKD 的各亚组分析中,风险降低的点估计值相似。该研究中 CKD 患者大约占 17%。尽管就改善死亡率和发病率而言,肼屈嗪与硝酸异山梨酯联合治疗不如 ACEI 药物依那普利有效,扩血管药-心衰试验(V-HeFT Ⅰ 和 Ⅱ)显示,与安慰剂相比,上述联合治疗显著降低死亡率,并且高钾血症、BUN 及血清肌酐升高的风险低于依那普利[42,43]。因此,在临床实践中,当 RAAS 系统阻断被证实不安全时,上述联合治疗似乎是一个合理的治疗策略。

以前的观察性研究和前瞻性试验提示 3-羟基-3-甲基戊二酰辅酶 A(HMG-CoA)还原酶抑制剂(他汀类药物)在治疗和预防充血性心衰中可能发挥作用。与许多心脏预防试验不同,TNT(新靶点治疗)研究没有根据血清肌酐水平对患者进行排除,因而可以对 CKD 患者中进行大剂量阿托伐他汀强化降脂治疗进行事后分析[44]。该研究纳入了约 1 万例冠心病患者,其中有超过 3000 例患者 eGFR<60ml/(min·1.73m^2)。该亚组患者平均年龄 65.5 岁,2/3 为男性,9% 目前仍在吸烟,主要为白人(95.2%),体重指数为 28.5kg/m^2。在这些 CKD 患者中,约 12% 在基线时存在心衰。经中位时间为 5 年的随访后,接受阿托伐他汀 80mg/d 或 10mg/d 治疗患者的首次主要心血管事件发生率分别为 9.3% 和 13.4%,强化降脂治疗使发生风险降低 32% (HR 0.68, 95% CI 0.55 ~ 0.86, $P<0.0003$)。与非强化治疗组相比,强化降脂组患者的充血性心衰住院率下降 46% (HR 0.54, 95% CI 0.38 ~ 0.77),这种治疗效果在 CKD 亚组患者中比 GFR 正常组患者更明显(异质性检验 $P=0.011$)。该研究不能确定对心衰的影响是归功于降脂治疗本身,还是他汀治疗的其他多效性作用。

IDEAL(早期和晚期起始透析)试验通过比较早期和晚期起始常规透析,了解对尿毒症毒素和容量超负荷的控制情况[45]。IDEAL 试验中的一项亚组研究基于 eGFR 将 182 例患者随机分为早期起始透析组[eGFR 为 10 ~ 14ml/(min·1.73m^2)]或晚期起始透析组[eGFR 为 5 ~ 7ml/(min·1.73m^2)],并在基线和 12 个月随访超声心动图检查。基线时左心室质量指数升高,但在 12 个月时,该指数在组内或组间无显著改变。此外,基线时存在明显舒张功能障碍的心脏超声特征。但在 12 个月时,两组间没有明显差异,左室容积、左室射血分数、心搏量和其他心脏超声指标没有明显改变。该研究的阴性结果提示等到透析后才开始预防左室心肌肥厚的进展可能已经太迟了,但将这些数据直接推演至非透析 CKD 人群是不合适的。

大量观察性研究已经证实 CKD 患者中贫血和左

心室质量之间存在相关性,治疗贫血是该类人群治疗试验研究时的一个明显治疗靶目标[19,46]。在一项为期24个月、共纳入172例非透析CKD患者的随机试验中,比较即时或延迟使用促红素治疗贫血的可能不同效应。Levin等发现,尽管在整个试验过程中两组间始终存在平均血红蛋白水平的差异,但左室质量指数平均改变这一主要研究终点在两组间无明显统计学差异[47]。一项纳入多项相关研究、超过1700例CKD患者(包括透析前和透析患者)的荟萃分析中,虽然纳入的研究缺乏随机、对照,分析结果提示使用促红素治疗重度贫血达到传统血红蛋白靶目标值(<12g/dl)与左室质量指数减少相关[48]。对中度贫血患者的研究发现,血红蛋白靶目标值大于12g/dl并未显示出对左心室质量有显著有益的影响[49-52]。这些数据以及源于RCT的证据(即较高的血红蛋白靶目标与较差的预后相关)不支持使用红细胞生成刺激剂预防或治疗CKD患者的心衰。

总　结

充血性心衰和CKD常常同时存在,CKD伴心衰患者存在巨大的发病和死亡风险。对心肾综合征重要性的认识推动了对CKD患者心衰处理的最新进展,该患者人群既往被排除在临床试验之外。尽管在部分案例中,CKD或心衰两者中的一种先出现,导致另一种的发生;但在另一些案例中,两者之间的关系不是如此明确,可能代表了具有共同病理生理和危险因素的共存疾病进程。然而,鉴于容量和压力超负荷以及神经体液激活的重要作用,现有的临床试验证据支持阻断RAAS系统作为预防和治疗心衰的最重要初始目标。其他证据支持使用β受体阻滞剂;同时,间接证据提示肼苯哒嗪与硝酸异山梨酯联合治疗在特定患者中可能有效。有限的证据提示,CKD-MBD和血脂管理也可能影响CKD患者的心衰过程。尽管观察性研究数据和生理学原理提示使用红细胞生成刺激剂治疗贫血以治疗或推迟心血管并发症似乎是合理的,但在临床试验中并未得到证实,反而提示可能存在潜在有害的作用。

作者同意肾脏病改善全球预后组织(KDIGO)关于评估和管理CKD的2012临床实践指南推荐,其强调了改善危险因素以预防CKD患者CVD的重要性[53]。尤其是,我们推荐所有CKD患者戒烟、锻炼、减轻体重至理想目标、调脂、控制糖尿病(HbA1C<7%)、将血压控制至<140/90mmHg或者在糖尿病和(或)白蛋白尿的患者中<130/80mmHg、使用阿司匹林进行二级预防以及纠正贫血至个体化靶目标。我们当然支持使用ACEI或ARB,尤其是对存在白蛋白尿的CKD患者。预计这些措施将不仅降低心血管事件风险和CKD进展,而且在一定程度上降低心衰的发生风险。

对于存在充血性心衰症状和体征的患者,KDIGO建议对其心衰的照护级别应该与无CKD的患者相同[53]。我们同意该观点;另外,我们建议无论CKD分期,均应该使用ACEI或ARB,只要肾功能未出现持续且显著的下降(如△GFR>30%)、对血钾水平进行密切监测并始终使其水平低于5.0mmol/L。一旦出现上述情况,需要减少药物剂量并密切监测或者联合使用肼屈嗪和硝酸异山梨酯作为替代治疗方法。对于充血性心衰的CKD患者,如果能够耐受,我们推荐使用β阻滞剂。将利尿剂作为控制肺水肿症状和达到血压控制目标的保留手段。由于水肿是多因素的结果且可能不能反映中央性高血容量,如果仅有下肢水肿无其他容量超负荷或皮肤完整性受到危及的情况,则无需增加利尿剂剂量。在CKD人群中,基于效果和效力,优先选用襻利尿剂。类似于临床试验如随机螺内酯评估研究(RALES),该研究中排除了中度CKD(血清肌酐≥2.5mg/dl或220μmol/L)或高钾血症(>5.0mmol/L)的患者。在CKD伴心衰的特定患者中也可考虑使用醛固酮阻滞剂[54]。

(杜慧 译,钱琪 校)

参考文献

1. House AA, Anand I, Bellomo R, Cruz D, Bobek I, Anker SD, Acute Dialysis Quality Initiative Consensus Group. Definition and classification of cardio-renal syndromes: workgroup statements from the 7th ADQI consensus conference. *Nephrol Dial Transplant* 2010;**25**(5):1416–20.
2. House AA. Cardio-renal syndrome type 4: epidemiology, pathophysiology and treatment. *Semin Nephrol* 2012;**32**(1):40–8.
3. Heywood JT, Fonarow GC, Costanzo MR, Mathur VS, Wigneswaran JR, Wynne J, ADHERE Scientific Advisory Committee and Investigators. High prevalence of renal dysfunction and its impact on outcome in 118,465 patients hospitalized with acute decompensated heart failure: a report from the ADHERE database. *J Card Fail* 2007;**13**(6):422–30.
4. Foley RN, Parfrey PS, Harnett JD, Kent GM, Murray DC, Barre PE. The prognostic importance of left ventricular geometry in uremic cardiomyopathy. *J Am Soc Nephrol* 1995;**5**(12):2024–31.
5. Harnett JD, Foley RN, Kent GM, Barre PE, Murray D, Parfrey PS. Congestive heart failure in dialysis patients: prevalence, incidence, prognosis and risk factors. *Kidney Int* 1995;**47**(3):884–90.
6. Bagshaw SM, Cruz DN, Aspromonte N, Daliento L, Ronco F, Sheinfeld G, Acute Dialysis Quality Initiative Consensus Group. Epidemiology of cardio-renal syndromes: Workgroup statements from the 7th ADQI consensus conference. *Nephrol Dial Transplant* 2010;**25**(5):1406–16.
7. U.S. Renal Data System. USRDS 2012 Annual Data Report: Atlas of End-Stage Renal Disease in the United States. National

Institutes of Health, National Institute of Diabetes and Digestive and Kidney Diseases, Bethesda, USA.
8. Garg AX, Clark WF, Haynes RB, House AA. Moderate renal insufficiency and the risk of cardiovascular mortality: results from the NHANES I. *Kidney Int* 2002;**61**(4):1486–94.
9. Tonelli M, Wiebe N, Culleton B, House A, Rabbat C, Fok M, et al. Chronic kidney disease and mortality risk: a systematic review. *J Am Soc Nephrol* 2006;**17**(7):2034–47.
10. Go AS, Chertow GM, Fan D, McCulloch CE, Hsu CY. Chronic kidney disease and the risks of death, cardiovascular events, and hospitalization. *N Engl J Med* 2004;**351**(13):1296–305.
11. U.S. Renal Data System. USRDS 2009 Annual Data Report: Atlas of End-Stage Renal Disease in the United States. National Institutes of Health, National Institute of Diabetes and Digestive and Kidney Diseases, Bethesda, USA.
12. Shastri S, Sarnak MJ. Cardiovascular disease and CKD: core curriculum 2010. *Am J Kidney Dis* 2010;**56**(2):399–417.
13. Stevens LA, Li S, Wang C, Huang C, Becker BN, Bomback AS, et al. Prevalence of CKD and comorbid illness in elderly patients in the United States: results from the Kidney Early Evaluation Program (KEEP). *Am J Kidney Dis* 2010;**55**(3 Suppl 2):S23–33.
14. Bansal N, Keane M, Delafontaine P, Dries D, Foster E, Gadegbeku CA, CRIC Study Investigators. A longitudinal study of left ventricular function and structure from CKD to ESRD: the CRIC study. *Clin J Am Soc Nephrol* 2013;**8**(3):355–62.
15. Kottgen A, Russell SD, Loehr LR, Crainiceanu CM, Rosamond WD, Chang PP, et al. Reduced kidney function as a risk factor for incident heart failure: the Atherosclerosis Risk in Communities (ARIC) study. *J Am Soc Nephrol* 2007;**18**(4):1307–15.
16. Waheed S, Matsushita K, Sang Y, Hoogeveen R, Ballantyne C, Coresh J, et al. Combined association of albuminuria and cystatin C-based estimated GFR with mortality, coronary heart disease, and heart failure outcomes: the Atherosclerosis Risk in Communities (ARIC) study. *Am J Kidney Dis* 2012;**60**:207–16.
17. Pocock SJ, Ariti CA, McMurray JJ, Maggioni A, Kober L, Squire IB, Meta-Analysis Global Group in Chronic Heart Failure (MAGGIC). Predicting survival in heart failure: a risk score based on 39, 372 patients from 30 studies. *Eur Heart J* 2013; **34**(19):1404–13.
18. Ronco C, Haapio M, House AA, Anavekar N, Bellomo R. Cardiorenal syndrome. *J Am Coll Cardiol* 2008;**52**(19):1527–39.
19. Levin A, Singer J, Thompson CR, Ross H, Lewis M. Prevalent left ventricular hypertrophy in the predialysis population: identifying opportunities for intervention. *Am J Kidney Dis* 1996; **27**(3):347–54.
20. Parfrey PS, Harnett JD, Griffiths SM, Taylor R, Hand J, King A, et al. The clinical course of left ventricular hypertrophy in dialysis patients. *Nephron* 1990;**55**(2):114–20.
21. Lezaic V, Tirmenstajn-Jankovic B, Bukvic D, Vujisic B, Perovic M, Novakovic N, et al. Efficacy of hyperphosphatemia control in the progression of chronic renal failure and the prevalence of cardiovascular calcification. *Clin Nephrol* 2009;**71**(1):21–9.
22. Raggi P, Bellasi A, Gamboa C, Ferramosca E, Ratti C, Block GA, et al. All-cause mortality in hemodialysis patients with heart valve calcification. *Clin J Am Soc Nephrol* 2011;**6**(8):1990–5.
23. MacRae JM, Pandeya S, Humen DP, Krivitski N, Lindsay RM. Arteriovenous fistula-associated high-output cardiac failure: a review of mechanisms. *Am J Kidney Dis* 2004;**43**(5):e17–22.
24. De Boer RA, Pinto YM, Van Veldhuisen DJ. The imbalance between oxygen demand and supply as a potential mechanism in the pathophysiology of heart failure: the role of microvascular growth and abnormalities. *Microcirculation* 2003;**10**(2):113–26.
25. Foley RN, Parfrey PS, Sarnak MJ. Clinical epidemiology of cardiovascular disease in chronic renal disease. *Am J Kidney Dis* 1998;**32**(5 Suppl. 3):S112–9.
26. Ichikawa I, Pfeffer JM, Pfeffer MA, Hostetter TH, Brenner BM. Role of angiotensin II in the altered renal function of congestive heart failure. *Circ Res* 1984;**55**(5):669–75.
27. Entin-Meer M, Ben-Shoshan J, Maysel-Auslender S, Levy R, Goryainov P, Schwartz I, et al. Accelerated renal fibrosis in cardiorenal syndrome is associated with long-term increase in urine neutrophil gelatinase-associated lipocalin levels. *Am J Nephrol* 2012;**36**(2):190–200.
28. Lekawanvijit S, Kompa AR, Zhang Y, Wang BH, Kelly DJ, Krum H. Myocardial infarction impairs renal function, induces renal interstitial fibrosis, and increases renal KIM-1 expression: implications for cardiorenal syndrome. *Am J Physiol Heart Circ Physiol* 2012;**302**(9):H1884–93.
29. Horl WH, Riegel W. Cardiac depressant factors in renal disease. *Circulation* 1993;**87**(Suppl. 5):IV77–82.
30. Weisensee D, Schnaars Y, Schoeppe W, Bereiter-Hahn J, Low-Friedrich I. Potential uremic toxins modulate energy metabolism of cardiac myocytes in vitro. *Exp Nephrol* 1997;**5**(3):194–200.
31. Brenner BM, Cooper ME, de Zeeuw D, Keane WF, Mitch WE, Parving HH, RENAAL Study Investigators. Effects of losartan on renal and cardiovascular outcomes in patients with type 2 diabetes and nephropathy. *N Engl J Med* 2001;**345**(12):861–9.
32. Lewis EJ, Hunsicker LG, Clarke WR, Berl T, Pohl MA, Lewis JB, Collaborative Study Group. Renoprotective effect of the angiotensin-receptor antagonist irbesartan in patients with nephropathy due to type 2 diabetes. *N Engl J Med* 2001;**345**(12):851–60.
33. Berl T, Hunsicker LG, Lewis JB, Pfeffer MA, Porush JG, Rouleau JL, Irbesartan Diabetic Nephropathy Trial. Collaborative Study Group. Cardiovascular outcomes in the irbesartan diabetic nephropathy trial of patients with type 2 diabetes and overt nephropathy. *Ann Intern Med* 2003;**138**(7):542–9.
34. Zannad F, Kessler M, Lehert P, Grunfeld JP, Thuilliez C, Leizorovicz A, et al. Prevention of cardiovascular events in end-stage renal disease: results of a randomized trial of fosinopril and implications for future studies. *Kidney Int* 2006;**70**(7):1318–24.
35. Anand IS, Bishu K, Rector TS, Ishani A, Kuskowski MA, Cohn JN. Proteinuria, chronic kidney disease, and the effect of an angiotensin receptor blocker in addition to an angiotensin-converting enzyme inhibitor in patients with moderate to severe heart failure. *Circulation* 2009;**120**(16):1577–84.
36. Cice G, Di Benedetto A, D'Isa S, D'Andrea A, Marcelli D, Gatti E, et al. Effects of telmisartan added to angiotensin-converting enzyme inhibitors on mortality and morbidity in hemodialysis patients with chronic heart failure a double-blind, placebo-controlled trial. *J Am Coll Cardiol* 2010;**56**(21):1701–8.
37. Cice G, Ferrara L, D'Andrea A, D'Isa S, Di Benedetto A, Cittadini A, et al. Carvedilol increases two-year survival in dialysis patients with dilated cardiomyopathy: a prospective, placebo-controlled trial. *J Am Coll Cardiol* 2003;**41**(9):1438–44.
38. Cohen-Solal A, Kotecha D, van Veldhuisen DJ, Babalis D, Bohm M, Coats AJ, SENIORS Investigators. Efficacy and safety of nebivolol in elderly heart failure patients with impaired renal function: insights from the SENIORS trial. *Eur J Heart Fail* 2009;**11**(9):872–80.
39. Effects of enalapril on mortality in severe congestive heart failure. Results of the Cooperative North Scandinavian Enalapril Survival Study (CONSENSUS). *N Engl J Med* 1987;**316**(23):1429–1435.
40. Ljungman S, Kjekshus J, Swedberg K. Renal function in severe congestive heart failure during treatment with enalapril (the COoperative North Scandinavian Enalapril SUrvival Study [CONSENSUS] trial). *Am J Cardiol* 1992;**70**(4):479–87.
41. Taylor AL, Ziesche S, Yancy CW, Carson P, Ferdinand K, Taylor M, African-American Heart Failure Trial Investigators. Early and sustained benefit on event-free survival and heart failure hospitalization from fixed-dose combination of isosorbide dinitrate/hydralazine: consistency across subgroups in the African-American Heart Failure Trial. *Circulation* 2007;**115**(13):1747–53.
42. Cohn JN, Archibald DG, Ziesche S, Franciosa JA, Harston WE, Tristani FE, et al. Effect of vasodilator therapy on mortality in chronic congestive heart failure. Results of a veterans administration cooperative study. *N Engl J Med* 1986;**314**(24):1547–52.
43. Cohn JN, Johnson G, Ziesche S, Cobb F, Francis G, Tristani F, et al. A comparison of enalapril with hydralazine-isosorbide dinitrate in the treatment of chronic congestive heart failure. *N Engl J Med* 1991;**325**(5):303–10.
44. Shepherd J, Kastelein JJ, Bittner V, Deedwania P, Breazna A, Dobson S, et al. Intensive lipid lowering with atorvastatin in patients with coronary heart disease and chronic kidney disease:

the TNT (Treating to New Targets) Study. *J Am Coll Cardiol* 2008; **51**(15):1448–54.
45. Whalley GA, Marwick TH, Doughty RN, Cooper BA, Johnson DW, Pilmore A, et al. Effect of early initiation of dialysis on cardiac structure and function: results from the echo substudy of the IDEAL trial. *Am J Kidney Dis* 2013;**61**(2):262–70.
46. Matsumoto M, Io H, Furukawa M, Okumura K, Masuda A, Seto T, et al. Risk factors associated with increased left ventricular mass index in chronic kidney disease patients evaluated using echocardiography. *J Nephrol* 2012;**25**(5):794–801.
47. Levin A, Djurdjev O, Thompson C, Barrett B, Ethier J, Carlisle E, et al. Canadian randomized trial of hemoglobin maintenance to prevent or delay left ventricular mass growth in patients with CKD. *Am J Kidney Dis* 2005;**46**(5):799–811.
48. Parfrey PS, Lauve M, Latremouille-Viau D, Lefebvre P. Erythropoietin therapy and left ventricular mass index in CKD and ESRD patients: a meta-analysis. *Clin J Am Soc Nephrol* 2009; **4**(4):755–62.
49. Singh AK, Szczech L, Tang KL, Barnhart H, Sapp S, Wolfson M, et al. Correction of anemia with epoetin alfa in chronic kidney disease. *N Engl J Med* 2006;**355**(20):2085–98.
50. Drueke TB, Locatelli F, Clyne N, Eckardt KU, Macdougall IC, Tsakiris D, CREATE Investigators. Normalization of hemoglobin level in patients with chronic kidney disease and anemia. *N Engl J Med* 2006;**355**(20):2071–84.
51. Besarab A, Goodkin DA, Nissenson AR. Normal Hematocrit Cardiac Trial Authors. The normal hematocrit study – follow-up. *N Engl J Med* 2008;**358**(4):433–4.
52. Pfeffer MA, Burdmann EA, Chen CY, Cooper ME, de Zeeuw D, Eckardt KU, TREAT Investigators. A trial of darbepoetin alfa in type 2 diabetes and chronic kidney disease. *N Engl J Med* 2009;**361**(21):2019–32.
53. Kidney Disease: improving Global Outcomes (KDIGO) CKD Work Group. KDIGO clinical practice guideline for the evaluation and management of chronic kidney disease. *Kidney Int Suppl* 2013;**3**:1–150.
54. Pitt B, Zannad F, Remme WJ, Cody R, Castaigne A, Perez A, et al. The effect of spironolactone on morbidity and mortality in patients with severe heart failure. Randomized Aldactone Evaluation Study Investigators. *N Engl J Med* 1999;**341**(10):709–17.

第 47 章

47

癌症和慢性肾脏病

Kenar D. Jhaveri[a], Mitchell H. Rosner[b]

[a]Division of Kidney Diseases and Hypertension, North Shore University Hospital and Long Island Jewish Medical Center, Hofstra North Shore-LIJ School of Medicine, Great Neck, New York, USA,

[b]Division of Nephrology, University of Virginia, Charlottesville, VA, USA

简　　介

美国癌症发病率正逐年上升[1]。而癌症患者中 AKI 和 CKD 的总发病率仍不清楚。值得注意的是，老年患者罹患癌症相关 CKD 的风险更高，并且已经存在的 CKD 往往也会影响癌症治疗的策略和结果[2]。

AKI 在癌症患者中较为常见。一项丹麦人口研究表明，癌症患者发生 AKI（S[Cr]升高大于 50%）的 1 年风险为 17.5%，5 年风险为 27%[3]。另一项在美国 MD Anderson 癌症中心完成的研究显示，癌症患者发生 AKI 的比率要高于非癌症患者[4]。这需要引起重视，因为 AKI 后的 CKD 将影响癌症患者的长期预后[4]。

目前，很少有研究关注癌症患者中 CKD 的发病率和流行情况。近期一项回顾性研究随访了超过 700 名儿童期癌症幸存者，并监测他们的肾小球滤过率（GFR），以此评估癌症患者发生 CKD 的病因[5]。结果显示，儿童期癌症治疗后引起 GFR 降低的主要因素有肾切除术、腹部放疗、大剂量异环磷酰胺或顺铂治疗。另外，严重肾前性损伤导致的缺血、急性肾小管坏死（ATN）（肾毒性或缺血或感染所致）、肾实质肿瘤浸润和（或）化疗药物对血管、小管、间质或小球的毒性作用都可导致癌症后 CKD 的发生。其中，化疗的毒性作用是最常见的发病原因。此外，随着存活时间的延长，患者也有可能因高血压和糖尿病等常见病因罹患 CKD。

调查结果提示，CKD 对癌症的治疗和预后有显著影响。CANcer 和 DialYsis（CANDY）研究回顾性分析了长期透析而后罹患癌症的患者，通过比较他们的治疗模式和临床结局，发现不少病例未接受化疗或化疗时间及剂量不足，而该队列中患者的生存时间较短[6]。此研究指出了肿瘤科医师在治疗长期透析的癌症患者时存在的问题。然而目前仍没有非透析 CKD 患者的相关研究。法国的一项研究表明，早期诊断为 CKD 的患者很少接受化疗药物剂量调整；来自比利时的研究则显示癌症患者 eGFR<90ml/(min · 1.73m^2)的比例为 64%[7,8]。这些研究都提示我们需要重视癌症患者的 GFR 水平。此外，许多化疗方案在 GFR 下降时的剂量调整并不明确，也缺少循证证据。

CKD 患者罹患癌症的风险比一般人群更高，并具有较高的癌症相关死亡率[9,10]。Wong 等分析了一组超过 3000 名患者，平均长达 10 年的队列，发现 3 期及以上 CKD 男性患者罹患恶性肿瘤的风险增加[9]。风险的增加始于 GFRs 低于 55ml/(min · 1.73m^2)，并且 GFR 每下降 10ml/(min · 1.73m^2)，风险相应增加 29%[9]。与 CKD 相关的恶性肿瘤主要是泌尿系统癌症和肺癌。女性患者风险较低的原因并不清楚。迄今，Weng 等人发表了关于 CKD 患者癌症特异性死亡率的最大研究[11]，提示 CKD 与肝癌、肾癌和尿道肿瘤显著相关。在肾脏和泌尿系统癌症中，死亡率的增加与 GFR 降低相关[11]。以上数据提示，CKD 患者罹患某些癌症的风险增高。并且，CKD 可能是影响癌症预后的一个危险因素。潜在的促炎状态，宿主免疫力的改变及营养不良可能起了主要作用，但该结论尚未得到证实。此外,CKD 状态可能还会限制肿瘤治疗方案的效果。

肾脏淋巴瘤浸润与 CKD

目前发现许多肿瘤的肾脏浸润可导致 AKI 和 CKD。其中,淋巴瘤和白血病的风险最高。尸检发现这些疾病中肾实质浸润的发生率为 13% ~40%[12,13]。同样,肾小球疾病也与肿瘤肾脏浸润有关,膜增生性肾小球肾炎(MPGN)和膜性肾病(MN)是最常见的两种[14]。此类患者的癌症治疗是重中之重,GFR 的改善将有益于预后[15]。

化疗与 CKD

许多化疗药物都具有肾毒性。年龄、CKD 病史、其他肾毒性药物(如氨基糖苷类抗生素和碘造影剂)暴露及容量不足等因素都将增加患者发生肾毒性的风险。通常,化疗药物最常导致电解质紊乱或 AKI,但有些药物也会显著增加 CKD 风险。表 47.1 列举了一些常见的肾毒性化疗药[16,17]。

表 47.1 化疗相关的肾功能障碍

部位	毒性	化疗药物
小球	膜增生性肾小球肾炎	吉西他滨,雷帕霉素
	微小病变性肾病	干扰素 α、β、γ,帕米膦酸二钠,多柔比星(阿霉素),柔红霉素,雷帕霉素
	局灶性节段性肾小球硬化	雷帕霉素,替西罗莫司,依维莫司,多柔比星(阿霉素),柔红霉素
	塌陷性肾小球病	干扰素 α、β、γ,帕米膦酸二钠,吉非替尼,雷帕霉素,多柔比星(阿霉素),柔红霉素,氯法拉滨
	膜性肾病	雷帕霉素
	狼疮样肾炎	依匹木单抗
	IgA 肾病	雷帕霉素
血管	血栓性微血管病	抗血管生成药物(贝伐单抗和酪氨酸激酶抑制剂),吉西他滨,顺铂,丝裂霉素和干扰素
肾前性氮质血症	毛细血管渗漏综合征	白细胞介素-2,地尼白介素
小管/间质	急性肾小管坏死	白金,唑来膦酸,异环磷酰胺,光辉霉素,喷司他丁,伊马替尼,二氮化合物,培美曲塞,氯法拉滨,三氧化二砷
	范可尼综合征	顺铂,异环磷酰胺,阿扎胞苷,二氮化合物,伊马替尼,培美曲塞
	盐消耗	顺铂,阿扎胞苷
	镁消耗	顺铂,西妥昔单抗,帕尼单抗
	肾性尿崩症	顺铂,异环磷酰胺,培美曲塞
	抗利尿激素分泌失调综合征	环磷酰胺,长春新碱
	急性间质性肾炎	索拉非尼,舒尼替尼(任何化疗)
	晶体性肾病	氨甲蝶呤

顺铂具有潜在的肾小管毒性,与多种小管病变相关[18,19]。超过 3 个月的随访发现,多数患者在接受适量顺铂治疗后肾脏病变短暂而轻微,并且 S[Cr]的持续增高也不常见,54 名患者中仅 1 名发生迟发性氮质血症[20]。而长期随访研究表明,尽管随着时间的推移,患者肾功能保持稳定或得到改善,S[Cr]水平正常,但一些患者的肌酐清除率可能会明显降低[21]。

烷化剂如环磷酰胺、异环磷酰胺、美法仑等广泛用于癌症治疗。其中,异环磷酰胺的肾毒性最为显著[22]。剂量高于 $100g/m^2$ 将导致中至重度肾损伤。并且,异环磷酰胺可能会引起 GFR 长期降低。Farry 等[23]随访了异环磷酰胺治疗的成年患者,发现治疗后 1 年 GFR 降低 15ml/min,随后 4 年降低了 22ml/min。

亚硝脲类的致 CKD 作用也值得关注。司莫司汀,卡莫司汀和洛莫司汀是脂溶性烷化剂，用于治疗脑肿瘤[24,25]。三种药物的肾毒性均呈剂量依赖性，可导致CKD进展。研究表明，超过150名患者接受了司莫司汀和(或)卡莫司汀治疗，其中接受10倍剂量治疗的患者都发生了CKD[25]。这些患者通常尿沉渣较少且蛋白尿程度不重。并且治疗后的几个月里S[Cr]也不会上升。而肾活检则显示广泛的肾小球和间质纤维化以及肾小管萎缩[24]。

酪氨酸激酶抑制剂与血栓性微血管病(TMA)密切相关。病例分析表明，该类药物可引起间质慢性损伤从而导致CKD[26]。舒尼替尼和索拉非尼等都可引起急性间质损伤，并最终发展为慢性间质损伤[26]。

许多抗血管生成药物和酪氨酸激酶抑制剂可导致肾局限性或系统性TMA[27](表47.1)。研究显示，54名患者接受索拉非尼治疗后6天，有93%出现血压升高，治疗后24小时出现血压升高的则更多[28]。当治疗中止后血压得到改善[28]。高血压若不及时治疗，严重者可导致CKD进展。肾局限性TMA诊断难度较大，但早期诊断可显著缓解病情。不幸的是，发展为CKD的此类患者通常是难治性的[29]。此外，如果损伤持续存在，化疗药物的小球毒性可以成为CKD的潜在原因。因此，对于那些接受具有潜在肾毒性药物治疗的患者，检测GFR和尿液指标是必需的。

副肿瘤性肾小球疾病与 CKD

多种类型肿瘤与肾小球疾病的发生有关。但其中的病理生理机制仍不清楚。实体和血液系统的恶性肿瘤可产生异常肿瘤细胞产物，进而导致副肿瘤性肾小球疾病。表47.2总结了现有报道中与肾小球损伤有关的恶性肿瘤。

膜性肾病(MN)是实体肿瘤患者中最常见的肾小球疾病[30,31]。经肾活检证实为MN的240名患者中，恶性肿瘤的患病率约为10%[32]。其中，有一半恶性肿瘤患者在肾活检时就有肿瘤相关症状。而大多数则在活检1年后确诊患有癌症[32]。因此，肿瘤患者出现大量蛋白尿，或是确诊后数月内蛋白尿进行性进展，需要特别警惕肾小球疾病，尤其是MN。

对于肾科医生和肾科病理医生来说，区分原发性MN还是继发性肿瘤相关MN是一大挑战。许多研究探讨了不同指标来帮助进行鉴别。这些指标可以是临床或病史线索、血清学标志物、或是肾活检的组织病理学结果。

表 47.2　肾小球病相关的实体性和血液系统恶性肿瘤

恶性肿瘤	肾小球病
肺癌*	MN, MCD, MPGN, IgAN, FSGS, CGN, TMA
结肠癌	MN, MCD, CGN
腹部肿瘤	MN
胰腺癌	MN, MCD, IgAN
膀胱癌	MCD
肾细胞癌	AAA, CGN, IgAN, MCD, FSGS, MPGN
前列腺癌	MN, CGN
乳腺癌	MN, FSGS, MPGN, TMA
食管癌	MPGN, FSGS
胃肠间质瘤	AAA
胃癌	MPGN, CGN, TMA
脾肉瘤	AAA
头颈部肿瘤	MN, IgAN
肾母细胞瘤	MN, MPGN
畸胎瘤	MN
卵巢癌	MN, MCD
宫颈癌	MN
子宫内膜癌	MN
舌癌	IgAN
间皮瘤	MCD
黑色素瘤	MN, MPGN
皮肤癌(基底细胞、鳞状细胞)	MN
嗜铬细胞瘤	MN
胸腺瘤	MCD, FSGS, CGN, MPGN
霍奇金淋巴瘤	MCD, MN, MPGN, IgAN, FSGS, CGN, AAA, 抗 GBM
非霍奇金淋巴瘤	MN, MCD, MPGN, IgAN, FSGS
慢性淋巴细胞白血病	MN, MCD, MPGN, FSGS, CGN
急性髓细胞白血病	MN, FSGS
慢性髓细胞白血病	MN, MCD, MPGN
意义未明的单克隆丙种球蛋白病	MPGN
T 细胞白血病	FSGS

Adapted from reference[16].

MN，膜性肾病；MCD，微小病变；MPGN，膜增生性肾小球肾炎；FSGS，局灶节段性硬化；CGN，新月体性肾小球肾炎；IgAN，IgA 肾病；TMA，血栓性微血管病；AAA，AA 淀粉样变；GBM，肾小球基底膜。

* 包括小细胞、非小细胞、鳞状上皮细胞和支气管肺癌

2009 年 Beck 等首次在 MN 患者中检测到足细胞跨膜糖蛋白 M 型磷脂酶 A2 受体(PLA2R)的自身抗体[33]。并推测这些循环抗体主要存在于原发性 MN 患者。同时,肾活检提示小球 IgG4 沉积也主要发生于原发性 MN 患者[33]。另一研究分析了患有实体肿瘤和 MN 的 10 位患者,有 3 位出现抗 PLA2R 抗体水平增高及中度小球 IgG4 沉积,提示他们可能是原发性 MN[34]。当肿瘤切除后,这 3 位患者的蛋白尿仍持续存在或旧病复发,进一步证实为原发性 MN。此外,Hoxha 等发现原发性 MN 患者小球 PLA2R 染色比肿瘤相关 MN 强[35]。Ohani 等则发现肿瘤相关 MN 患者小球的 IgG1、IgG2 沉积要比原发性 MN 多[36]。总之,当患者循环中出现抗 PLA2R 抗体、小球 PLAR2R 染色增强或小球 IgG4 沉积明显,即便患有肿瘤,也提示是原发性 MN。但是,美国食品和药物管理局(FDA)并未批准临床检测抗 PLA2R 自身抗体,在欧洲则被允许。

研究表明,小球炎症细胞增多(每个小球超过 8 个)更加提示肿瘤相关 MN[32]。表 47.3 列举了原发性 MN 和继发性肿瘤相关 MN 的鉴别要点。

表 47.3 原发性膜性肾病和实体肿瘤相关膜性肾病鉴别要点

	原发性膜性肾病	实体瘤相关膜性肾病
临床线索	年龄小;无吸烟史	>65 岁;吸烟史:>20 包/年
血清学	循环存在抗 PLA2R 自身抗体	循环无抗 PLA2R 自身抗体
组织病理学/肾活检发现	1. 小球 IgG4 沉积明显	1. 小球 IgG1/IgG2 沉积明显
	2. 小球 PLA2R 染色增强	2. 小球 PLA2R 染色正常
	3. 每个肾小球炎症细胞<8 个	3. 每个肾小球炎症细胞>8 个

微小病变(minimal change disease,MCD)与血液系统恶性肿瘤相关,如霍奇金淋巴瘤、非霍奇金淋巴瘤及其他白血病。在所有淋巴组织恶性肿瘤中,MCD 与霍奇金淋巴瘤最为相关,大约有 1% 霍奇金淋巴瘤患者发生 MCD。其中,混合细胞型与结节硬化型患者更常见。据一回顾性研究报道,71% 的霍奇金淋巴瘤和 MCD 患者有全身症状(如发热、体重减轻和盗汗)。实验室检查提示 90% 的患者出现炎症反应(通过 C 反应蛋白、血沉速度和纤维蛋白原水平来评估)。其中,部分患者 MCD 的诊断要早于淋巴瘤几个月[37]。并且,该部分患者通常高发类固醇激素抵抗(50%)和环孢霉素耐药[37]。当 MCD 治疗效果不佳时,医生需要考虑患者是否存在淋巴瘤。另外,对于同时诊断为霍奇金淋巴瘤和 MCD 的患者,化疗后其蛋白尿可以完全缓解[37]。通常,MCD 相关肾病综合征与血液系统恶性肿瘤同时复发,并对肿瘤的特异性治疗高度敏感。需要注意的是,即便起病时无 MCD,肿瘤复发时同样可以出现,因此霍奇金淋巴瘤患者在随访时需要监测蛋白尿。

一项病例报道描述了 5 位淋巴细胞性白血病和(或)非霍奇金淋巴瘤患者肾活检的小球病理改变[38]。其中,有 2 例 MPGN,1 例 MN,1 例弥漫性增生性肾小球疾病,1 例浸润性疾病。作者通过文献回顾,还发现了 42 例与慢性淋巴细胞白血病相关的肾小球疾病[38]。其中 36 位患者具有大量蛋白尿。最常见的小球损伤是 MPGN(35.7%)和 MN(19%)。

MPGN 或许可以成为诊断淋巴浆细胞性恶性肿瘤的线索之一。最近有项研究提示,MPGN 与意义未明的单克隆丙种球蛋白病(monoclonal gammopathy of uncertain significance,MGUS)相关联[39]。本研究共纳入 28 位单克隆丙种球蛋白病患者,并进行了骨髓和肾活检。其中有 16 位患者骨髓活检正常而被归为 MGUS。但这些患者的肾活检均有颗粒状免疫沉积。现有证据提示,单克隆蛋白与 MPGN 发展可能存在关联,但需要更多研究来证实这一因果关系。该研究同时也发现,在多种淋巴浆细胞性疾病中都可观察到单克隆丙种球蛋白病并发 MPGN,包括低度恶性 B 细胞淋巴瘤、慢性淋巴细胞性白血病和多发性骨髓瘤[39]。

造血干细胞移植与 CKD

CKD 已经成为造血干细胞移植术(hematopoietic stem cell transplantation,HSCT)后的常见并发症。Hingorani 等发现在 HSCT 后 3 个月有 23% 的患者发生 CKD[40]。AKI 和移植物抗宿主病(graft versus host disease,GVHD)被认为是 CKD 的危险因素。另一研究发现[41],约 16.6% 的患者在 HSCT 后发展为 CKD,他们的 GFR 平均下降了 24.5ml/(min · 1.73m^2)。其中绝大多数人接受了非清髓性治疗。由于老年患者合并症较多,非清髓性治疗往往是首选方案,但该治疗方案可能会增加 CKD 风险。

钙调磷酸酶抑制剂(calcineurininhibitors,CNIs)可以用来预防和治疗 GVHD,但其具有肾毒性。与之相关的高血压和 TMA 两种并发症促进 CKD 进展[42]。

清髓性异基因造血干细胞移植可导致低度恶性TMA，并随着时间的推移发展为CKD。这也被称为骨髓移植肾病或放射性肾病，类似于溶血性尿毒症综合征(hemoltic-uremic syndrome，HUS)或血栓性血小板减少性紫癜[43]。HSCT相关TMA的诊断标准包括：血涂片中裂红细胞>4%；新发持续或进行性血小板减少；突发性或持久性乳酸脱氢酶水平增加；血红蛋白浓度下降；血清结合珠蛋白浓度降低[44]。对于临床上的多数患者，若出现非肾病性蛋白尿、高血压恶化和肾功能障碍就足以诊断为TMA。血小板减少症往往是这类患者行肾活检的一大障碍。通常认为，HSCT后发生TMA的相关危险因素有：使用CNIs、异基因移植、全身放射、老龄、女性、急性GVHD和大剂量化疗[44]。新数据则表明，发生TMA的可能危险因素包括：2～4级急性GVHD、肝脏GVHD和静脉闭塞性疾病、病毒感染、老龄、女性以及高于12Gy的全身放射[45,46]。此外，免疫耗竭(T细胞耗竭)患者并不存在GVHD，也不需要CNIs治疗，但仍可能发生TMA，不过只出现在全身放射组中[47]。

HSCT相关的TMA需要积极治疗，包括控制血压和蛋白尿。目前，由于缺乏随机对照研究，血浆置换还不能作为HSCT相关TMA的标准治疗。虽然许多情况下血浆置换并未被证明有效，但临床上仍较常使用[48,49]。

HSCT后的肾小球疾病也可以引起CKD。而导致此类患者发生CKD的原因还有AKI、TMA和CNIs毒性。据报道，HSCT后出现大量蛋白尿的患者其肾活检结果包括MN，MCD，FSGS[50]。HSCT相关肾小球疾病的主要病理类型为MN，其次是MCD[50]。除了宿主淋巴细胞遗存，宿主和供体骨髓嵌合也可能是HSCT后MN的危险因素[51]。Brukamp等荟萃分析了46位接受HSCT并患有肾小球病的患者[50]，发现中断免疫抑制治疗后不久出现的肾病综合征与慢性GVHD存在密切的时序关系。这些患者中61%患有MN，22%患有MCD[42]。其他病例包括FSGS、IgA肾病和系膜增生性疾病。

接受低强度HSCT的患者发生肾小球GVHD的机会更高[52,53]。一项队列研究提示，非清髓性HSCT是肾病综合征的危险因素[52]。163例接受非清髓性HSCT治疗的患者中有7位出现肾病综合征，而118例清髓性HSCT队列中则无人发生。

Luo等通过对比257例异体基因HSCT后出现和未出现肾病综合征的患者，阐明了术后发生肾病综合征的病因和发病机制[52]。他们提出，异体基因HSCT后的肾病综合征与慢性GVHD有关。

与其他研究报道不同，近期一项研究回顾性分析了95例HSCT患者，发现慢性GVHD的发生率在HSCT后肾小球疾病组及所有HSCT患者中并无明显差别[54]。值得注意的是，自体HSCT患者不发生GVHD但同样也出现肾小球疾病[54]。可能是诱导剂引起的免疫失调导致了该部分患者发生肾病综合征。此外，随着预期寿命的延长，这些肾小球疾病可能是原发的而与HSCT无关。而T细胞耗竭HSCT患者则很少出现肾小球疾病，目前为止还没有实例报道。

肾细胞癌与 CKD

据估计，2012年美国肾细胞癌(renal cell carcinoma，RCC)的发病病例有64 770起，与之相关的死亡病例有13 700起[55]。考虑到RCC患者的年龄和并发症情况，25%的RCC患者并发CKD不足为奇[56]。肿瘤切除标本显示，约10%表现为糖尿病肾病特征，2%～9%表现为局灶性节段性肾小球硬化，20%表现为高血压性肾硬化[57]。在过去，孤立性RCC或孤立性肾肿块(solitary renal masses，SRM)常考虑根治性肾切除术治疗。但是，现在人们日益认识到根治性肾切除术具有较高的CKD风险，因此部分肾切除术逐渐成为RCC的治疗选择[58-60]。

Huang等报道部分肾切除和全肾切除术后5年GFR>60ml/(min·1.73m^2)的概率分别为67%和23%，并且与肿瘤预后无关[61]。此外，部分肾切除术的低CKD风险可以改善局限性RCC患者的总体存活率[59,60,62,63]。对41 010位患者的汇总分析显示，部分肾切除术患者的CKD风险降低61%，全因死亡率降低19%[64]。2009年美国泌尿协会发布声明，部分肾切除术(保留肾单位手术)是T1期(肿瘤大小<7cm)患者的首选治疗，因为其治疗效果与全肾切除术相似，并且还具有保护肾功能的作用[65]。

需注意，部分肾切除术中的热缺血时间是一重要变量，应尽量减少。热缺血时间每增加1分钟，相应发生AKI的风险将增加6%，Ⅳ期CKD风险增加4%，理想的缺血时间应控制在25分钟以内[66]。新的“无缺血”技术也已使用，该技术可能具有卓越的肾功能保护作用[67]。

浆细胞病和副蛋白与肾脏病

浆细胞疾病是一系列疾病的总称，包括多发性骨髓瘤、免疫球蛋白(Ig)介导的淀粉样变、浆细胞瘤、MGUS 癌前状态等。肾脏为该类疾病最常累及的器官，高达一半的多发性骨髓瘤患者伴有异常 GFR[68]。而且，肾功能异常将显著增加多发性骨髓瘤患者死亡率，并影响全身性治疗和干细胞移植的临床结局[69]。

浆细胞肿瘤的肾损伤机制可以分为 Ig 依赖性和非 Ig 依赖性。在某些患者中，多种机制可能同时存在[70]。几乎所有典型肾脏病理特征在 Ig 依赖性肾损伤中均能观察到(表 47.4)。其中有 3 种形式最为常见：首先是管型肾病，表现为肾小管被滤过的单克隆免疫球蛋白及其他尿蛋白(如 Tamm-Horsfall 蛋白)组成的蛋白沉积物所阻塞，并伴有能导致 AKI 的小管间质肾炎。其次是单克隆免疫球蛋白沉积病(monoclonal Ig deposition disease，MIDD)，其特点是肾小球及小管基底膜中单克隆蛋白沉积，进而导致局部组织损伤。最后是轻链型淀粉样变(AL)，具有特殊理化特性的单克隆轻链形成 β 折叠结构并在小球中沉积，导致局部组织损伤。

表 47.4　浆细胞病相关肾损伤

免疫球蛋白依赖性	非免疫球蛋白依赖性
管型肾病	高钙血症
单克隆免疫球蛋白沉积病	肿瘤溶解综合征
AL 淀粉样变	药物相关毒性：二膦酸盐类、其他
膜增生性、弥漫增生性、新月体性、冷球蛋白血症性肾炎	肾浆细胞浸润
微小病变肾病	肾盂肾炎
膜性肾小球肾炎	
免疫触须样和纤维性肾小球肾炎	
IgA 肾病	
肾小管间质肾炎	
血栓性微血管病	

非 Ig 依赖性肾损伤机制主要包括：容量减少、脓毒症、肾盂肾炎、高钙血症、尿酸性肾病、肿瘤溶解综合征、横纹肌溶解症、浆细胞直接浸润肾实质，以及某些药物，如非甾体类抗炎药、二膦酸盐类和 RAAS 阻断剂[70]。

通常 Ig 依赖性损伤过程呈慢性表现，并与主要的肾小球病变相关。但管型肾病除外，其主要表现为急性肾损伤。

由于浆细胞病相关性肾疾病较为广泛，在病因未明时建议行肾活检帮助诊断。诊断需要依据患者的临床表现，如疲劳、体重减轻、骨疼痛、体位性低血压、自主神经病变等。还需要依据实验室检查，如贫血、高钙血症、蛋白尿、范可尼综合征或低阴离子间隙(由于阳离子轻链蛋白过量)。尿干化学分析通常检测不到轻链，但尿总蛋白检查是异常的。因此，若尿干化学检测蛋白呈阴性而尿总蛋白明显升高则强烈提示轻链蛋白尿，并需进一步检查。值得注意的是，单克隆免疫球蛋白沉积病和 AL 淀粉样变出现肾病范围蛋白尿和白蛋白尿则提示全肾小球损伤。

单克隆免疫球蛋白检测

以前，单克隆免疫球蛋白主要通过蛋白电泳和免疫固定来检测，但其在诊断和预测力方面有很大局限性[71]。而新型游离轻链(free light chain，FLC)检测方法在检测血清 κ 轻链和 λ 轻链时灵敏度更高，并可与传统检测方法互补[72]。尽管许多炎症性疾病 FLCs 都有升高，但 κ/λ 比值异常则间接提示浆细胞疾病特异的单克隆扩增[72]。此外，对于新诊断的多发性骨髓瘤患者，较高的血清 FLCs 水平与肾损伤风险增高相关联[73]。

单克隆免疫球蛋白沉积病

多发性骨髓瘤是与 MIDD 最为相关的潜在疾病(40% ~50% 的病例)。活检证实 15% ~30% 的病例中 MIDD 的出现要先于副蛋白[74]。MIDD 的发生主要与 κ 轻链的沉积有关，异常糖基化或氨基酸置换使之发生错误折叠并沉积[75]。虽然绝大多数 MIDD 是由轻链沉积导致，但重链沉积、轻链重链沉积也可见[74]。光镜显示，小管和肾小球基底膜增厚，并伴有与糖尿病肾病 Kimmelstein-Wilson 病变非常相似的肾小球结节。通常，多数 MIDD 只累及肾脏，循环和肝脏受累偶见。患者年龄常较多发性骨髓瘤或淀粉样变患者年轻，而且男性多于女性。MIDD 临床表现为 GFR 降低，高血压和肾病范围的蛋白尿，并且不化疗时进展迅速。研究表明，化疗后可稳定或改善三分之二 MIDD 患者的肾功能(S[Cr]<5.0mg/dl)，因此要强调早期诊断早期治疗的重要性[74]。此外，初始 S[Cr]是 MIDD 患者生存及肾脏预后的最强预测因子[74]，因而肾脏受累情况会显著影响预后。

轻链型淀粉样变

AL 淀粉样变由纤维形成单克隆免疫球蛋白轻链（通常是 λ 轻链，由一个小浆细胞克隆分泌）沉积所致[76]。常见于孤立性单克隆免疫球蛋白病或冒烟型骨髓瘤。而有症状的多发性骨髓瘤患者发生 AL 淀粉样变则不常见。AL 男性患者要稍多于女性患者。确诊时患者的平均年龄为 65 岁，约 10% 的患者<50 岁[77]。发病的关键原因在于单克隆轻链二级或三级结构异常，形成单体后堆积导致淀粉样原纤维沉积。

AL 累及组织和器官较多，临床表现多样。其中，肾脏受累最为常见，就诊时就有 2/3 患者发现肾损伤。典型表现是大量蛋白尿（主要是白蛋白及尿液单克隆免疫球蛋白轻链），伴肾病综合征和 GFR 下降[78]。与 MIDD 不同，高血压和血尿通常不发生[79]。虽然肾体积增大是 AL 淀粉样变肾病的特征之一，但不是所有患者都会出现[80]。肾淀粉样变的诊断主要依靠病理证据——肾活检示淀粉样变，若未行肾活检，其他组织的组织学证据也可辅助诊断，并伴随有蛋白尿≥0.5g/d，主要是白蛋白[81]。另外，有 50% 的患者心脏受累，出现限制型心肌病。

淀粉样蛋白的诊断主要依据光镜检查，细胞外出现不定型刚果红阳性沉积，偏振光下呈典型的双色性和苹果绿色双折光现象。一般先进行非侵入性的腹部脂肪和小唾液腺活检[82]。若这些检查还不足以诊断淀粉样蛋白沉积或不能确定其类型，则需要考虑受累器官活检。对于肾受累患者，其肾活检提示超过 80% 患者出现 Ig 轻链淀粉样蛋白沉积[78]。主要出现在系膜和沿肾小球基底膜区。间质和血管沉积也经常可见。电镜则提示排列紊乱的超微细纤维状结构，外径 7～10nm[78]。

系统性 AL 淀粉样变的治疗以化疗为主，目的是抑制浆细胞克隆分泌异常轻链。而严重的心脏受累则强烈提示远期预后不佳[83]。

意义未明的单克隆球蛋白病与 CKD

研究表明，50 岁以上患者发生 CKD 与 MGUS 通常互不相关。此类患者 FLCs 的出现与 ESRD 风险似乎也无关联[84]。但是，当单克隆免疫球蛋白水平持续升高，并伴有原因未明的 CKD 恶化时，肾活检观察肾内是否有 Ig 沉积是必要的。该综合征也被称为肾脏意义的单克隆球蛋白病（monoclonal gammopathy of renal significance，MGRS）[85]。据报道，AKI 和进展性 CKD 是多发性骨髓瘤的前驱症状[85]。但 CKD 患者常规筛查多发性骨髓瘤的意义有限。而是当出现多发性骨髓瘤典型症状时，我们才进行轻链的特异性检查[86]。

CKD 患者的治疗问题

鉴于单克隆球蛋白诱导的肾损伤进展迅速，一旦确诊就应立即使用快反应化疗药物治疗。早期有效的治疗能最大可能的保护肾功能。

蛋白酶体抑制剂硼替佐米联用地塞米松是基础治疗，能有效治疗浆细胞病诱导的肾损伤[87]。硼替佐米能抑制 NF-κB 和 MAPK 通路，强大的抗炎作用对减轻肾损伤有益[88]。研究表明，硼替佐米联合地塞米松、美法仑、阿霉素或沙利度胺治疗后，几周内 40%～50% 患者的肾功能明显改善[89-91]。并且硼替佐米的剂量调整不受 GFR 影响。

另一种有益的化疗药物是沙利度胺，及其新型衍生物雷利度胺，通常联合地塞米松使用。当肾功能不全时，雷利度胺需降低剂量，沙利度胺则不受影响。但接受沙利度胺或雷利度胺治疗的 CKD 患者常会出现骨髓抑制[92]。此外，沙利度胺、雷利度胺及地塞米松与血栓事件风险增高有关，肾病综合征和（或）使用促红细胞生成素将使风险进一步增高，并且使得透析患者的动静脉通路位置选择变得更加复杂[80]。

血浆置换治疗单克隆球蛋白相关性肾病仍存在争议。由于浆细胞生成轻链迅速，并且分布广泛，因而血浆置换效果有限。一小样本随机对照试验提示血浆置换治疗未获益[93]，但另一回顾性分析显示管型肾病患者在血浆置换后轻链水平降低超过 50%[94]。

HSCT 是治疗多发性骨髓瘤并发肾衰竭的选择之一，但需要根据治疗中的毒性风险进行剂量调整[95]。研究显示，有一小部分多发性骨髓瘤并发终末期肾病患者在接受 HLA 相合同胞肾-异基因造血干细胞联合移植后，而不需要免疫抑制治疗[96]。

大多数治疗中心要求，多发性骨髓瘤患者必须达到并维持至少 3～5 年的持续缓解才可进行移植[97]。通常 HSCT 后只有 MIDD 或 AL 淀粉样变患者达到血液学缓解才进行肾移植[98]。对于 MGUS 并发 ESRD 的患者，肾移植数据有限，但值得注意的是，免疫抑制将加速多发性骨髓瘤进展[99]。因此，移植前需密切监视 Ig 水平，并使之保持稳定。

CKD 和癌症患者的贫血管理

促红细胞生成素（erythropoiesis-stimulating agents，

ESAs)已被广泛运用于癌症和CKD患者，以此来降低输血要求，提高生活质量[100,101]。但是，这两种疾病对ESAs的治疗反应和持续时间是不同的。对于肾性贫血患者，ESAs作为激素替代治疗来弥补内源性促红细胞生成素生成减少，因此是长期治疗的一部分。而肿瘤患者的贫血主要是化疗造成的，炎症介质的释放仅在一定程度上抑制内源性促红细胞生成素。因此ESAs仅是一种短期支持治疗。相比于CKD患者，肿瘤患者ESAs治疗反应更加缓慢和不确定[102]。早期研究表明，当两种疾病同时存在时，纠正严重贫血可显著改善患者生活质量[100,101]。但是，随后的研究表明，使血红蛋白正常的治疗反而会恶化结局，包括生存率[103-107]。可能原因是恶性肿瘤细胞上有促红细胞生成素受体，使用ESAs会加速肿瘤生长。此外，肿瘤患者接受ESAs治疗更易形成静脉血栓[108]。

美国临床肿瘤学会和血液学会综合了近年来发表的实践指南，概要见表47.5[109]。使用ESAs前，临床医生需确定贫血是潜在的CKD导致还是与化疗诱导的骨髓抑制相关。在任一情况下，都需制定个性化治疗方案来尽可能降低ESAs风险，并达到预期血红蛋白水平而减少输血。CKD并发相关骨髓抑制患者对ESA治疗可能无反应，还需进一步进行详细的监测研究。对于化疗诱导的贫血患者，只需接受短期ESA治疗。而严重CKD患者则需长期使用ESA。

表47.5 癌症患者使用ESA治疗建议

1. 化疗相关性贫血且血红蛋白浓度<10g/dl的患者推荐使用促红细胞生成素或新型重组促红细胞生成素darbepoetin治疗，以减少输血。根据贫血程度和临床情况，择情选择红细胞输血。应告知患者使用ESA的益处及风险
2. 血红蛋白浓度在10~12g/dl的贫血患者何时开始ESA治疗仍不清楚。在这种情况下，应由临床判断决定，充分考虑ESAs的利弊及患者的选择
3. 临床医生应仔细权衡促红细胞生成素或darbepoetin治疗的血栓栓塞风险
4. 建议根据FDA指南调整ESA剂量
5. 若促红细胞生成素或darbepoetin治疗超过6~8周仍无明显效果(如血红蛋白浓度增高<1~2g/dl或输血要求未减)，继续治疗则无益
6. 血红蛋白能否升高至避免输血的最低浓度，视患者和病情而定。最佳的目标血红蛋白浓度仍不清楚。当血红蛋白浓度升至足以避免输血的水平或任何2周内血红蛋白增高超过1g/dl时，需降低ESA剂量

Adapted from Reference[109] with permission of the publisher.

CKD患者的化疗剂量

由于多数化疗药物都是经肾脏代谢，CKD患者在使用这些药物时应格外注意剂量调整。但是这些药物的治疗指征都非常狭窄。通常化疗药物试验都将严重CKD患者排除在外，因此CKD患者接受的化疗剂量可能并不合适。目前CKD患者的化疗剂量还没有依据。此外，依据药代动力学数据推断的剂量调整计算方法可能也不符合临床实践。CKD和尿毒症状态还会影响药物的肝脏代谢[110]。鉴于以上问题，CKD患者化疗药物的使用急需规范。一些常见化疗药物的剂量调整见表47.6[111-113]。

表47.6 CKD患者化疗剂量调整

化疗药物	剂量调整 eGFR 10~15ml/(min·1.73m²)(%)	剂量调整 eGFR<10ml/min(%)	证据水平
卡培他滨	75	50~75	B
顺铂	75	50(可能的话避免使用)	A
卡铂	50(基于AUC)	50	D
苯丁酸氮芥	75	50	B
异环磷酰胺	100	75	B
环磷酰胺	100	75	D
阿糖胞苷	50	10	D
达卡巴嗪	75[eGFR 60~45ml/(min·1.73m²)]	70	D

续表

化疗药物	剂量调整 eGFR 10 ~ 15ml/(min · 1.73m²)(%)	剂量调整 eGFR<10ml/min(%)	证据水平
多柔比星	100	100	D
道诺霉素	100	100	D
表柔比星	100	100	D
依托泊苷	75	50	B
卡莫斯汀	75[eGFR 30 ~ 60ml/(min · 1.73m²)]	eGFR<30ml/(min · 1.73m²)避免使用	D
洛莫司汀	70[eGFR 30 ~ 60ml/(min · 1.73m²)]	eGFR<30ml/(min · 1.73m²)避免使用	B
司莫司汀	70[eGFR 30 ~ 60ml/(min · 1.73m²)]	eGFR<30ml/(min · 1.73m²)避免使用	B
链脲霉素	75	50	D
丝裂霉素 C	100	75	B
光神霉素	75	50	B
阿扎胞苷	100	100	B
吉西他滨	100	100	B
阿糖胞苷	100	100	D
甲氨蝶呤	50	避免使用	A
喷司他丁	60[eGFR 30 ~ 60ml/(min · 1.73m²)]	eGFR<30ml/(min · 1.73m²)避免使用	B
氟达拉滨	75	50	D
克拉屈滨	75	50	D
5-氟尿嘧啶	100	100	B
美法仑	75	50	B
奥沙利铂	100	50	A
紫杉醇	100	100	A
培美曲塞	100[eGFR 45 ~ 79ml/(min · 1.73m²)] 口服叶酸和维生素 B_{12}	eGFR<45ml/(min · 1.73m²)避免使用	B
替莫唑胺	100	100	B
拓扑替康	75	50	A
长春新碱	100	100	B
长春花碱	100	100	B
舒尼替尼	100	100	B
索拉菲尼	50	50	D
埃罗替尼	100	100	B
吉非替尼	100	100	B
伊马替尼	100	50	A

Adapted from Reference[111].
证据水平：A，人体试验；B，人类病例研究；C，体外数据；D，临床观点

结 语

肿瘤性肾病学——肾脏病新热点

几乎所有的肾脏科医生都会遇到伴有肾脏病的癌症患者。肾脏病可能预先存在，影响化疗剂量；肾脏病也可以是恶性肿瘤或其治疗所致。在任何情况下，肾科医生都需要理解恶性肿瘤相关性肾脏病。肾科医生也应关注 CKD 和癌症患者，为他们调整药物剂量，检测 GFR 和电解质。有人将肾脏病与癌症的交集称为肿瘤性肾病（包括血液及肿瘤相关肾病）。肿瘤性肾病医生将帮助癌症护理团队预防或处理肾脏病，改善患者预后。

（汤涛涛、周乐汀 译，刘必成 校）

参考文献

1. American Cancer Society *Cancer Facts and Figures*, **2012**. Atlanta, GA: American Cancer Society; 2012.
2. Feest TG, Round A, Hamad S. Incidence of severe acute renal failure in adults: results of a community based study. *BMJ* 1993; **306**:481–3.
3. Christiansen CF, Johansen MB, Langeberg WJ, Feyzek JP, Sorensen HT. Incidence of acute kidney injury in cancer patients. A Danish population based cohort study. *Eur J Intern Med* 2011;**22**:399–406.
4. Salahudeen AK, Doshi SM, Pawar T, Nowshad G, Lahoti A, Shah P. Incidence rate, clinical correlates, and outcomes of AKI in patients admitted to a comprehensive cancer center. *Clin J Am Soc Nephrol* 2013;**8**(3):347–54.
5. Dekkers IA, Blijdorp K, Cransberg K, Pluijm SM, Pieters R, Neggers SJ, et al. Long-term nephrotoxicity in adult survivors of childhood cancer. *Clin J Am Soc Nephrol* 2013;**8**(6):922–9.
6. Janus N, Launay-Vacher V, Thyss A, Boulanger H, Moranne O, Islam MS, et al. Management of anticancer treatment in patients under chronic dialysis: results of the multicentric CANDY (CANcer and DialYsis) study. *Ann Oncol* 2013;**24**(2):501–7.
7. Launay-Vacher V, Oudard S, Janus N, Gligorov J, Pourrat X, Rixe O, et al. Prevalence of renal insufficiency in cancer patients and implications for anticancer drug management: the renal insufficiency and anticancer medications (IRMA) study. *Cancer* 2007;**110**(6):1376–84.
8. Janus N, Launay-Vacher V, Byloos E, Machiels JP, Duck L, Kerger J, et al. Cancer and renal insufficiency results of the BIRMA study. *Br J Cancer* 2010;**103**(12):1815–21.
9. Wong G, Hayen A, Chapman JR, Webster AC, Wang JJ, Mitchell P, et al. Association of CKD and cancer risk in older people. *J Am Soc Nephrol* 2009;**20**(6):1341–50.
10. Na SY, Sung JY, Chang JH, Kim S, Lee HH, Park YH, et al. Chronic kidney disease in cancer patients: an independent predictor of cancer-specific mortality. *Am J Nephrol* 2011;**33**(2):121–3.
11. Weng PH, Hung KY, Huang HL, Chen JH, Sung PK, Huang KC. Cancer-specific mortality in chronic kidney disease: longitudinal follow-up of a large cohort. *Clin J Am Soc Nephrol* 2011;**6**(5):1121–8.
12. Tomroth T, Heiro M, Marcussen N, Franssila K. Lymphomas diagnosed by percutaneous kidney biopsy. *Am J Kidney Dis* 2003;**42**:960–71.
13. Schwartz JB, Shamsuddin AM. The effects of leukemic infiltrates in various organs in chronic lymphocytic leukemia. *Hum Pathol* 1981;**12**:432–40.
14. Kowalewska J, Nicosia RF, Smith KD, Kats A, Alpers CE. Patterns of glomerular injury in kidneys injury in kidneys infiltrated by lymphoplasmacytic neoplasms. *Hum Pathol* 2011; **42**:896–903.
15. Obrador GT, Price B, O'Meara Y, Salant DJ. Acute renal failure due to lymphomatous infiltration of the kidneys. *J Am Soc Nephrol* 1997;**8**:1348–54.
16. Jhaveri KD, Shah HH, Calderon K, Campenot E, Radhakrishnan J. Glomerular diseases seen with cancer and chemotherapy: a narrative review. *Kidney Int* 2013;**84**(1):34–44.
17. Perazella MA. Onco nephrology: renal toxicities of chemotherapy agents. *Clin J Am Soc Nephrol* 2012;**7**:1713–21.
18. Madias N, Harrington J. Platinum nephrotoxicity. *Am J Med* 1987;**65**:307–14.
19. Blachley JD, Hill JB. Renal and electrolyte disorders associated with cisplatin. *Ann Intern Med* 1981;**95**:628–32.
20. Chiuten D, Vogl S, Kaplan B, Camacho F. Is there cumulative or delayed toxicity from cis-platinum? *Cancer* 1983;**52**:211–4.
21. Hansen S, Groth S, Daugaard G, Rossing N, Rorth M. Long term effects on renal function and blood pressure of treatment with cisplatin, vinblastine and bleomycin in patients with germ cell cancer. *J Clin Oncol* 1998;**6**:1728–31.
22. Skinner R, Sharkley IM, Pearson AD, Craft AW. Ifosfamide, mesna and nephrotoxicity in children. *J Clin Oncol* 1993;**11**:173–90.
23. Farry JK, Flombaum CD, Latcha S. Long term renal toxicity of ifosfamide in adult patients-a 5 year data. *Eur J Cancer* 2012;**48**:1326–31.
24. Schacht RG, Feiner HD, Gallo GR, Lieberman A, Baldwin DS. Nephrotoxicity of nitrosoureas. *Cancer* 1981;**48**:1328–34.
25. Micetich KC, Jensen-Akula M, Mandard JC, Fisher RI. Nephrotoxicity of semustine in patients with malignant melanoma receiving adjuvant chemotherapy. *Am J Med* 1981; **71**:967–72.
26. Jhaveri KD, Flombaum CD, Kroog G, Glezerman IG. Nephrotoxities associated with the use of tyrosine kinase inhibitors: a single center experience and review of the literature. *Nephron Clin Pract* 2011;**117**(4):c312–9.
27. Izzedine H, Brocheriou I, Deray G, Rixe O. Thrombotic microangiopathy and anti VEGF agents. *Nephrol Dial Transplant* 2007; **22**:1481–2.
28. Maitland ML, Kasza KE, Karrison T, Moshier K, Sit L, Black HR, et al. Ambulatory monitoring detects sorafenib-induced blood pressure elevations on the first day of treatment. *Clin Cancer Res* 2009;**15**:6250–7.
29. Ermina V, Jefferson V, Kowalewska J, Hochster H, Haas M, Weisstuch J, et al. VEGF-inhibition and renal thrombotic microangiopathy. *N Eng J Med* 2008;**358**:1129–36.
30. Ronco PM. Paraneoplastic glomerulonephritis: new insights into an old entity. *Kidney Int* 1999;**56**(1):355–77.
31. Bacchetta J, Juillard L, Cochat P, Droz JP. Paraneoplastic glomerular diseases and malignancies. *Crit Rev Oncol Hematol* 2009; **70**(1):39–58.
32. Lefaucheur C, Stengel B, Nochy D, Martel P, Hill GS, Jacquot C, et al. Membranous nephropathy and cancer: Epidemiologic evidence and determinants of high-risk cancer association. *Kidney Int* 2006;**70**(8):1510–7.
33. Beck Jr LH, Bonegio RG, Lambeau G, Beck DM, Powell DW, Cummins TD, et al. M-type phospholipase A2 receptor as target antigen in idiopathic membranous nephropathy. *N Engl J Med* 2009;**361**(1):11–21.
34. Qin W, Beck Jr LH, Zeng C, Chen Z, Li S, Zuo K, et al. Anti phospholipase A2 receptor antibody in membranous nephropathy. *J Am Soc Nephrol* 2011;**22**:1137–43.
35. Hoxha E, Kneißler U, Stege G, Zahner G, Thiele I, Panzer U, et al. Enhanced expression of the M-type phospholipase A2 receptor in glomeruli correlates with serum receptor antibodies in primary membranous nephropathy. *Kidney Int.* 2012;**82**(7):797–804.
36. Ohtani H, Wakui H, Komatsuda A, Okuyama S, Masai R, Maki N, et al. Distribution of glomerular IgG subclass deposits in malignancy-associated membranous nephropathy. *Nephrol Dial Transplant* 2004;**19**(3):574–9.
37. Audard V, Larousserie F, Grimbert P, Abtahi M, Sotto JJ,

Delmer A, et al. Minimal change nephrotic syndrome and classical Hodgkin's lymphoma: report of 21 cases and review of the literature. *Kidney Int* 2006;**69**:2251–60.
38. Da'as N, Pollack A, Cohen Y, Amir G, Darmon D, Kleinman Y, et al. Kidney involvement and renal manifestations in non-Hodgkin's lymphoma and lymphocytic leukemia: a retrospective study in 700 patients. *Eur J Haematol* 2001;**67**:158–64.
39. Sethi S, Zand L, Leung N, Smith RJ, Jevremonic D, Herrmann SS, et al. Membranoproliferative glomerulonephritis secondary to monoclonal gammopathy. *Clin J Am Soc Nephrol* 2010; **5**(5):770–82.
40. Hingorani S, Guthrie KA, Schoch G, Weiss NS, McDonald GB. Chronic kidney disease in long term survivors of hematopoietic cell transplant. *Bone Marrow Transplant* 2007;**39**:223–9.
41. Ellis MJ, Parikh CR, Inrig JK, Kanbay M, Patel UD. Chronic kidney disease after hematopoietic stem cell transplantation: a systemic review. *Am J Transplant* 2008;**8**:2378–90.
42. Troxell M, Pilapil M, Miklos D, Higgins JP, Kambhan N. Renal pathology in hematopoietic cell transplantation recipients. *Mod Pathol* 2008;**21**:396–406.
43. Cohen EP. Renal failure after bone marrow transplantation. *Lancet* 2001;**357**:6–7.
44. Ruutu T, Barosi G, Benjamin RJ, Clark RE, George JN, Gratwohl A, et al. Diagnostic criteria for hematopoietic stem cell transplant-associated microangiopathy: results of a consensus process by an international working group. *Haematologica* 2007;**92**(1):95–100.
45. Chang A, Hingorani S, Kowalewska J, Flowers ME, Aneja T, Smith KD, et al. Spectrum of renal pathology in hematopoietic cell transplantation: A series of 20 patients. *Clin J Am Soc Nephrol* 2007;**2**(5):1014–23.
46. Changsirikulchai S, Myerson D, Guthrie KA, McDonald GB, Alpers CE, Hingorani SR. Renal thrombotic microangiopathy after hematopoietic cell transplant: role of GVHD in pathogenesis. *Clin J Am Soc Nephrol* 2009;**4**(2):345–53.
47. Glezeman I, Jhaveri KD, Watson TH, Edwards AM, Papadopoulos EB, Young JW, et al. Chronic kidney disease, thrombotic microangiopathy, and hypertension following T cell depleted hematopoietic stem cell transplantation. *Biol Blood Marrow Transplant* 2010;**16**(7):976–84.
48. Ho VT, Cutler C, Carter S, Martin P, Adams R, Horowitz M, et al. Blood and marrow transplant clinical trials network toxicity committee consensus summary: thrombotic microangiopathy after stem cell transplantation. *Biol Blood Marrow Transplant* 2005;**11**(8):571–5.
49. Hahn T, Alam AR, Lawrence D, Ford L, Baer MR, Bambach B, et al. Thrombotic microangiopathy after allogeneic blood and marrow transplantation is associated with dose-intensive myeloablative conditioning regimens, unrelated donor and methylprednisolone T cell depletion. *Transplantation* 2004; **78**(10):1515–22.
50. Brukamp K, Dolye A, Bloom R, Bunin N, Tomaszewski JE, Cizman B. Nephrotic syndrome after hematopoietic stem cell transplantation: Do glomerular lesions represent renal graft versus host disease? *Clin J Am Soc Nephrol* 2006;**1**(14):685–94.
51. Srinivasan R, Balow JE, Sabnis S, Lundqvist A, Igarashi T, Takahashi Y, et al. Nephrotic syndrome: An under-recognised immune-mediated complication of non-myeloablative allogeneic hematopoietic cell transplantation. *Br J Haematol* 2004;131:74–9.
52. Luo XD, Liu QF, Zhang Y, Sun J, Wang GB, Fan ZP, et al. Nephrotic syndrome after allogenic hematopoietic stem cell transplantation: etiology and pathogenesis. *Blood Cells Mol Dis* 2011;**46**(2):182–7.
53. Wang HH, Yang AH, Yang LY, Hung GY, Chang LW, Wang CK, et al. Chronic graft versus host disease complicated by nephrotic syndrome. *J Chin Med Assoc* 2011;**74**(9):419–22.
54. Hu S. The role of graft versus host disease in hematopoietic cell transplantation-associated glomerular disease. *Nephrol Dial Transplant* 2011;**26**(6):2025–31.
55. Siegel R, Naishadham D, Jernal A. Cancer statistics, 2012. *CA Cancer J Clin* 2012;**62**:10–29.
56. Henriksen KJ, Meehan SM, Chang A. Nonneoplastic kidney diseases in adult tumor nephrectomy and nephroureterectomy specimens. Common, harmful, yet underappreciated. *Arch Pathol Lab Med* 2009;**133**:1012–25.
57. Henriksen KJ, Meehan SM, Chang A. Non-neoplastic renal diseases are often unrecognized in adult tumor nephrectomy specimens. A review of 246 cases. *Am J Surg Pathol* 2007;**31**:1703–8.
58. Kim SP, Thompson RH. Kidney function after partial nephrectomy: current thinking. *Curr Opin Urol* 2013;**23**:105–11.
59. Tan HJ, Norton EC, Ye Z, Hafex KS, Gore JL, Miller DC. Long-term survival following partial vs. radical nephrectomy among older patients with early stage kidney cancer. *J Am Med Assoc* 2012;**307**:1629–35.
60. Miller DC, Schoniau M, Litwin MS, Lai J, Saigal CS. Renal and cardiovascular morbidity after partial or radical nephrectomy. *Cancer* 2008;**112**:511–20.
61. Huang WC, Levey AS, Seno AM, Snyder M, Vickers AJ, Raj GV, et al. Chronic kidney disease after nephrectomy in patients with renal cortical tumors: a retrospective cohort study. *Lancet Oncol* 2006;**7**:735–40.
62. MacLennan S, Imamura M, Lapitan MC, Omar MI, Lam TB, Hilvano-Cabungcal AM, et al. Systematic review of oncological outcomes following surgical management of localized renal cancer. *Eur Urol* 2012;**61**:972–93.
63. MacLennan S, Imamura M, Lapitan MC, Omar MI, Lam TB, Hilvano-Cabungcal AM, et al. Systematic review of perioperative and quality-of-life outcomes following surgical management of localized renal cancer. *Eur Urol* 2012;**61**:1097–117.
64. Kim SP, Thompson RH, Boorjian SA, Weight CJ, Han LC, Murad MH, et al. Comparative effectiveness for survival and renal function of partial and radical nephrectomy for localized renal tumors: a systematic review and meta-analysis. *J Urol* 2012; **188**:51–7.
65. Campbell SC, Novick AC, Belldegrun A, Bllute ML, Chow GK, Denweesh IH, et al. Guideline for management of the clinical T1 renal mass. *J Urol* 2009;**182**:1271–9.
66. Thompson RH, Lane BR, Lohse CM, Leibovich BC, Fergany A, Frank I, et al. Every minute counts when the renal hilum is clamped during partial nephrectomy. *Eur Urol* 2010;**58**:340–5.
67. Gill IS, Patti MB, Abreu AL, Ng C, Cai J, Berger A, et al. Zero ischemia anatomical partial nephrectomy: a novel approach. *J Urol* 2012;**187**:807–14.
68. Knudsen LM, Hippe E, Hjorth M, Holmberg E, Westin J. Renal function in newly diagnosed multiple myeloma: a demographic study of 1353 patients. The Nordic Myeloma Study Group. *Eur J Hematol* 1994;**53**:207–12.
69. Knudsen LM, Hjorth M, Hippe E. Renal failure in multiple myeloma: reversibility and impact on the prognosis. Nordic Myeloma Study Group. *Eur J Hematol* 2000;**65**:175–81.
70. Heher E, Goes NB, Spitzer TR, Raje NS, Humphreys BD, Anderson KC, et al. Kidney disease associated with plasma cell dyscrasias. *Blood* 2010;**116**:1397–404.
71. International Myeloma Working Group. Criteria for the classification of monoclonal gammopathies, multiple myeloma, and related disorders: a report of the International Myeloma Working Group. *Br J Hematol* 2003;**121**:749–57.
72. Bradwell AR, Carr-Smith HD, Mead GP, Tang LX, Showell PJ, Drayson MT, et al. Highly sensitive, automated immunoassay for immunoglobulin free light chains in serum and urine. *Clin Chem* 2001;**47**:673–80.
73. van Rhee F, Bolejack V, Hollmig K, Pineda-Roman M, Anaissie E, Epstein J, et al. High serum-free light chain levels and their rapid reduction in response to therapy define an aggressive multiple myeloma subtype with poor prognosis. *Blood* 2007;**110**:827–32.
74. Lin J, Markowitz GS, Valeri AM, Kambham N, Sherman WH, Appel GB, et al. Renal monoclonal immunoglobulin deposition disease: the disease spectrum. *J Am Soc Nephrol* 2001;**12**:1482–92.
75. Vidal R, Goni F, Stevens F, Aucouturier P, Kumar A, Frangione B, et al. Somatic mutations of the L12a gene in V-kappa(1) light chain deposition disease: potential effects on aberrant protein conformation and deposition. *Am J Pathol* 1999;**155**:2009–11.

76. Merlini G, Bellotti V. Molecular mechanisms of amyloidosis. *N Engl J Med* 2003;**349**:583–96.
77. Desport E, Bridoux F, Sirac C, Delbes S, Bender S, Fernandez B, et al. AL amyloidosis. *Orphanet J Rare Dis* 2012;**7**:1750–4.
78. Obici L, Perfetti V, Palladini G, Moratti R, Merlini G. Clinical aspects of systemic amyloid diseases. *Biochim Biophys Acta* 2005; **1753**:11–22.
79. Kyle RA, Gertz MA. Primary systemic amyloidosis: clinical and laboratory features in 474 cases. *Semin Hematol* 1995;**32**:45–59.
80. Ekelund L. Radiological findings in renal amyloidosis. *Am J Roentgenol* 1977;**129**:851–3.
81. Gertz MA, Merlini G. Definition of organ involvement and response to treatment in AL amyloidosis: an updated consensus opinion. *Amyloid* 2010;**17**(Suppl. 1):48–9.
82. Libbey CA, Skinner M, Cohen AS. Use of abdominal fat tissue aspirate in the diagnosis of systemic amyloidosis. *Arch Intern Med* 1983;**143**:1549–52.
83. Bergesio F, Ciciani AM, Manganaro M, Palladini G, Santostefano M, Brugnano R, et al. Renal involvement in systemic amyloidosis: an Italian collaborative study on survival and renal outcome. *Nephrol Dial Transplant* 2008;**23**:941–51.
84. Haynes R, Hutchinson CA, Emberson J, Dasqupta T, Wheeler DC, Townend JN, et al. Serum free light chains and the risk of ESRD and death in CKD. *Clin J Am Soc Nephrol* 2011;**6**:2829–37.
85. Prakash J, Mandal AK, Vohra R, Wani IA, Hota JK, Raja R, et al. Renal disease is a prodrome of multiple myeloma: An analysis of 50 patients from Eastern India. *Renal Failure* 2009;**31**:267–71.
86. Doyle A, Soutar R, Geddes CC. Multiple myeloma in chronic kidney disease. *Nephron Clin Pract* 2009;**111**:c7–c11.
87. Richardson PG, Sonneveld P, Schuster MW, Irwin D, Stadtmauer EA, Facon T, et al. Bortezomib or high-dose dexamethasone for relapsed multiple myeloma. *N Engl J Med* 2005; **352**:2487–98.
88. Sarkozi R, Perco P, Hoichegger K, Enrich J, Weisinger M, Pirkbauer M, et al. Bortezomib-induced survival signals and genes in human proximal tubular cells. *J Pharmacol Exp Ther* 2008;**327**:645–56.
89. Jagannath S, Barlogie B, Berenson JR, Singhal S, Alexanian R, Srkalovic G, et al. Bortezomib in recurrent and/or refractory multiple myeloma: initial clinical experience in patients with impaired renal function. *Cancer* 2005;**103**:1195–200.
90. Chanan-Khan AA, Kaufman JL, Mehta J, Richardson PG, Miller KC, Lonial S, et al. Activity and safety of bortezomib in multiple myeloma patients with advanced renal failure: a multicenter retrospective study. *Blood* 2007;**109**:2604–6.
91. Roussou M, Kastritis E, Migkou M, Psimenou E, Grapsa I, Matsouka C, et al. Treatment of patients with multiple myeloma complicated by renal failure with bortezomib-based regimens. *Leuk Lymphoma* 2008;**49**:890–5.
92. Dimopoulos MA, Kastritis E, Rajkumar SV. Treatment of plasma cell dyscrasias with lenalidomide. *Leukemia* 2008;**22**:1343–53.
93. Clark WF, Stewart AK, Rock GA, Sternach M, Sutton DM, Barrett BJ, et al. Plasma exchange when myeloma presents as acute renal failure: a randomized controlled trial. *Ann Intern Med* 2005;**143**:777–84.
94. Leung N, Gertz MA, Zeidenrust SR, Rajkumar SV, Dispenzieri A, Fervenza FC, et al. Improvement of cast nephropathy with plasma exchange depends on the diagnosis and on reduction of serum free light chains. *Kidney Int* 2008;**73**:1282–8.
95. Knudsen LM, Nielsen B, Gimsing P, Geisler C. Autologous stem cell transplantation in multiple myeloma: outcome in patients with renal failure. *Eur J Hematol* 2005;**75**:27–33.
96. Fudaba Y, Spitzer TR, Shaffer J, Kawai T, Fehr T, Delmonico F, et al. Myeloma responses and tolerance following combined kidney and nonmyeloablative marrow transplantation: in vivo and in vitro analyses. *Am J Transplant* 2006;**6**:2121–33.
97. Kasiske BL, Cangro CB, Hariharan S, Hricik DE, Kerman RH, Roth D, et al. The evaluation of renal transplant candidates: clinical practice guidelines. Recommendations for outpatient surveillance of renal transplantation. *Am J Transplant* 2001(Suppl. 2):5–95.
98. Leung N, Griffith MD, Dispenzieri A, Haugen EN, Gloor JM, Schwab TR, et al. Living donor kidney and autologous stem cell transplantation for primary systemic amyloidosis (AL) with predominant renal involvement. *Am J Transplant* 2005;**5**:1660–70.
99. Rostaing L, Modesto A, Abbai M, Durand D. Long-term follow-up of monoclonal gammopathy of undetermined significance in transplant patients. *Am J Nephrol* 1994;**14**:187–91.
100. Canadian Erythropoietin Study Group. Association between recombinant human erythropoietin and quality of life and exercise capacity of patients receiving haemodialysis. *BMJ* 1990;**300**:573–8.
101. Littlewood TJ, Bajetta E, Nortier JW, Vercammen E, Rapoport B, Epoetin Alfa Study Group. Effects of epoetin alfa on hematologic parameters and quality of life in cancer patients receiving nonplatinum chemotherapy: Results of a randomized, double-blind, placebo controlled trial. *J Clin Oncol* 2001;**19**:2865–74.
102 Locatelli F, Gascon P. Is nephrology more at ease than oncology with erythropoiesis-stimulating agents? Treatment guidelines and an update on benefits and risks. *Oncologist* 2009;**14**(Suppl. 1):57–62.
103. Singh AK, Szczech L, Tang KL, Barnhart H, Sapp S, Wolfson M, et al. Correction of anemia with epoetin alfa in chronic kidney disease. *N Engl J Med* 2006;**355**:2085–98.
104. Drueke TB, Locatelli F, Clyne N, Eckardt KU, Macdougall IC, Tsakiris D, et al. Normalization of hemoglobin level in patients with chronic kidney disease and anemia. *N Engl J Med* 2006;**355**:2071–84.
105. Bennett CL, Silver SM, Djulbegovic B, Samaras AT, Blau CA, Gleason KJ, et al. Venous thromboembolism and mortality associated with recombinant erythropoietin and darbepoetin administration for the treatment of cancer-associated anemia. *JAMA* 2008;**299**:914–24.
106. Ludwig H, Crawford J, Osterborg A, Vansteenkiste J, Henry DH, Fleishman A, et al. Pooled analysis of individual patient-level data from all randomized, double-blind, placebo-controlled trials of darbepoetin alfa in the treatment of patients with chemotherapy-induced anemia. *J Clin Oncol* 2009;**27**:2838–47.
107. Bohlius J, Schmidlin K, Brillant C, Schwarzer G, Trelle S, Seidenfeld J, et al. Recombinant human erythropoiesis-stimulating agents and mortality in patients with cancer: a meta-analysis of randomised trials. *Lancet* 2009;**373**:1532–42.
108. Henke M, Mattern D, Pepe M, Bézay C, Weissenberger C, Werner M, et al. Do erythropoietin receptors on cancer cells explain unexpected clinical findings? *J Clin Oncol* 2006;**24**:4708–13.
109. Rizzo JD, Brouwers M, Hurley P, Seidenfeld J, Somerfield MR, Temin S. American Society of Clinical Oncology/American Society of Hematology clinical practice guideline update on the use of epoetin and darbopoetin in adult patients with cancer. *J Clin Oncol* 2010;**28**:4996–5010.
110. Leblond F, Guevin C, Demers C, Pellerin I, Gascon-Barre M, Pichette V. Downregulation of hepatic cytochrome P450 in chronic renal failure. *J Am Soc Nephrol* 2001;**12**:326–32.
111. Sahni V, Chaudhary D, Ahmed Z. Chemotherapy associated renal dysfunction. *Nat Rev Nephrol* 2009;**5**:450–62.
112. Kintzel PE, Dorr RT. Anticancer drug renal toxicity and elimination: Dosing guidelines for altered renal function. *Cancer Treat Rev* 1995;**21**:33–64.
113. Flombaum C. Nephrotoxicity of chemotherapy agents and chemotherapy administration in patients with renal disease. In: Cohen EP, Cohen EP, editors. *Cancer and the kidney: the frontier of nephrology and oncology*. Oxford, UK: Oxford University, Press; 2011. p. 115–75.

第八篇

治疗注意事项

第48章

48

多学科联合慢性肾脏病门诊

Carolyn A. Bauer[a], Jerry Yee[b] and Ruth C. Campbell[c]

[a]Division of Nephrology, Montefiore Medical Center, Albert Einstein College of Medicine, Bronx, NY, USA,

[b]Henry Ford Hospital, Division of Nephrology and Hypertension, Detroit, MI, USA,

[c]Medical University of South Carolina, Department of Medicine/Division of Nephrology, Charleston, SC, USA

概　　述

肾脏病学目前面临诸多棘手问题，包括慢性肾脏病(CKD)患病率持续增加，患者构成愈加复杂，延缓疾病进展至终末期肾脏病(ESRD)及改善肾脏替代治疗(RRT)预后的需求日益增大，而从事肾脏病学服务的医护工作者日益短缺等。这些问题迫切要求每位医生及医疗机构认真思考目前我们是如何为CKD患者诊疗的。在CKD门诊实行多学科联合诊疗(interdisciplinary care, IDC)将是解决这些紧迫问题的替代策略。该门诊有可能解决CKD诊治中四个关键的问题：即质量改进、多学科联合诊疗、危险因素管理和宣教(图48.1)。

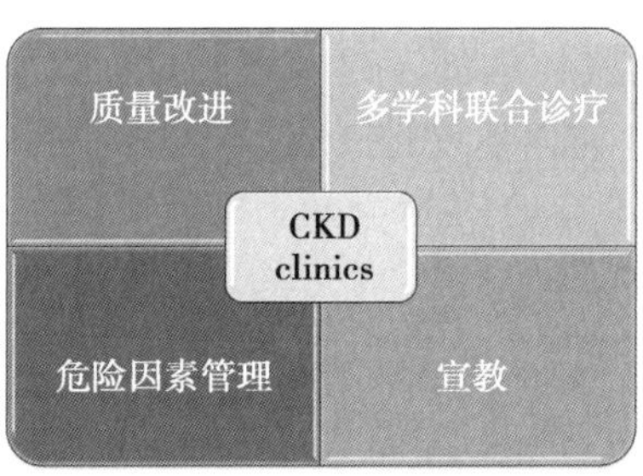

图48-1　CKD门诊诊疗要点。改进质量、多学科联合诊疗、危险因素处理及CKD患者教育，需综合平衡四者

CKD的统计学结果已广为人知。美国有2600万CKD患者，约占总人口的13%。且由于糖尿病、高血压及肥胖的患病率增加，该数字仍在不断增长[1]。对于执业肾脏科医师来说最需关注是其中7.7%的CKD3期及0.47% CKD 4期患者[1]。ESRD的终生罹患风险在白人女性、白人男性、黑人女性及黑人男性中分别为2.2%、3.3%、7.8%及8.5%[2]。此外，改善ESRD患者生存以及患者群体复杂性也是对肾脏病学从业者的挑战[3]。CKD患者罹患多种合并症，非常容易发生心血管病死亡[4-7]。31%的CKD患者同时患有糖尿病，而这一比例从CKD1期的3.6%攀升至CKD4期的44.7%[5]。该群体有较重的心血管病负担，在CKD4期患者中，27%患有充血性心力衰竭，30%有卒中病史，而且36.5%的患者有冠状动脉疾病[5]。这些患者中只有小部分会进展为ESRD，但大多数会死于心血管疾病(CVD)[8]。此外，CKD人群中存在的贫困、健康认识水平较低等社会经济领域问题也会促成不良结局。

尽管人们认识到永久性透析血管通路的重要性已达数十年之久，但目前仍有近80%的新进入透析患者通过导管开始透析[3]。因此有必要将患者早期转诊至肾脏专科。即便如此，许多在RRT前即由肾脏科医师随诊的患者仍会通过临时通路开始透析，原因之一可能是缺乏宣教[11,12]，并且宣教不够通俗易懂。此外，健康认识水平较低会减少ESRD患者建立永久血管通路的比例[13]，说明传统的宣教方式可能并不理想。

肾脏病学一方面需要应对工作量增长及改善疾病结局，另一方面还存在着从业人员短缺的困扰[14]。而且这种情况会持续相当长一段时间。因而招募愿意从事肾脏病诊疗事业的新人乃是当务之急。

这些问题迫使我们需要对每个医保患者如何提供服务并随访其结果进行认真评估。与初级保健(primary care)相比，哪些患者才能从肾脏科医师的特别诊疗中获益最多？究竟什么才是肾脏科诊疗的目标，是处理 CKD 并发症,延缓疾病进展至 ESRD,为 ESRD 做相关准备,降低 CVD 死亡率,还是以上所有这些医疗措施应该如何实施并且由谁来实施?如何更有效地实施?初级保健人员在其中应扮演何种角色?哪种模式才最具备成本效益?

为应对上述种种问题,CKD 门诊/IDC 模式应运而生。虽然 IDC 已普遍应用于 ESRD 诊疗中且有确切的定义,但它在透析前 CKD(pre-dialysis CKD)诊疗中的实行及定义仍存在混乱,需要进一步明确。

CKD 门诊的定义:开展 IDC 的模式

IDC 在 CKD 中尚缺乏统一定义。IDC 的含义是一个团队中来自不同学科的成员,包括内科医师、资深执业医生(advanced practice professionals, APPs,以前被称为 physician extenders 或 mid-level providers)、药剂师、社工及营养师等团结一致、交流合作为患者提供医疗保健。改善全球肾脏病预后组织(The Kidney Disease Improving Global Outcomes, KDIGO)2012 版指南明确,肾脏科的 IDC 需要包含营养咨询、针对不同 RRT 模式的宣教及咨询、移植选择方案、血管通路手术以及伦理学、精神及社会关怀[15]。经济状况拮据可能会影响诊疗的完整性。另外,在美国不是所有的保险商都会为 IDC 提供补偿。因而在肾脏科工作中应分清哪些结局最需要改善,哪些措施对患者最重要,然后再拓展门诊的相关业务。为此,CKD 门诊团队应能够监测质量改进过程中结果的变化,以使患者最大获益。

CKD 宣教是许多门诊的首要目标。另一共同目标则是处理 KDIGO 指南中的 CKD 并发症,如高血压、贫血、矿物质及骨代谢紊乱、酸中毒等。选择指南需遵循的基本原则是该指南应以延缓疾病进展、改善尿毒症症状为诊治目标。通常资深执业医师(APPs)和肾脏科医师合作执行指南方案。据报道,美国有 83% 的 APPs 具有肾脏病学专业相关背景,由他们来负责 CKD 或贫血门诊[16]。来自其他慢性疾病门诊的数据则表明,资深执业者(advanced practitioner)参与及方案主导模式(protocol driven model)可能在疾病处理中有效[17]。

但该方法的一大挑战是:当团队中肾脏科医师众多时,如何在具体遵循哪个指南的问题上达成一致。一些 CKD 门诊和普通肾脏科门诊并驾齐驱,而患者在两者之间奔波就诊。应将 IDC 门诊和专科随访医师视为伙伴而非对手。肾脏科医师可以通过给患者制定清楚的治疗清单,然后由 CKD 门诊告知接诊人员。

第三个问题是目前由谁来转诊患者。有的 CKD 门诊会直接接收初级保健医师转诊的患者并进行肾脏专科评估,而有的仅提供宣教及方案主导诊疗[18]。初级保健医师可能在不明就里的情况下将患者转至不提供 CKD 病因评估的门诊,此提示明确 CKD 门诊目标的重要性。目前 CKD 门诊的架构多种多样,且诊疗效果难以确定,但统一方案可能并不能应对多样化的实际情况。即便如此,多数方案仍应提供以患者为中心的合理诊疗,包括优质 CKD 宣教,RRT 过渡及针对性的监测、治疗 CKD 并发症(表 48.1)。

表 48.1 多学科联合诊疗 CKD 门诊的主要目标

目标	评论
医疗协作	与初级保健医师及肾脏专科医生建立合作/伙伴关系
确定 CKD 的进展风险及速率	估计 GFR 下降;确定有无蛋白尿及其程度
减少 CKD 并发症及心血管风险	高血压、矿物质及骨代谢紊乱、酸中毒、贫血、高脂血症
CKD 宣教	多元/人员利用,MIPPA
过渡至 ESRD	探讨预后;RRT 模式/方案选择;移植及血管通路评估

CKD,慢性肾脏病;ESRD,终末期肾脏病;GFR,肾小球滤过率;RRT,肾脏替代治疗;MIPPA,医患 Medicare 改善法案

谁将从 IDC 中获益?

哪些是肾脏科 IDC 最理想的患者?由于美国 CKD 患者数量庞大,肾脏科 IDC 团队不可能随访其中每一位患者。那些最可能进展为 ESRD 或有 CKD 并发症(如尿毒症)的患者是合理的目标人群。2012 版 KDIGO CKD 指南建议进展期 CKD 患者在 IDC 模式下治疗,但并没有给出相应的 GFR 临界值(cut-off)[15]。为了准确的界定这一人群,人们开发了一些模型来辅助估计疾病进展为 ESRD 的风险[19]。Tangri 等报道了一个使用年龄、性别、eGFR、尿白蛋白/肌酐比值、钙、磷、白蛋白及碳酸氢盐来预测进展风险的模型。另外尚有网络计算器及智能手机 App 可供选用[21]。下述影响 CKD 进展的关键因素可有助于为 IDC 选定人群。

蛋白尿

2002 版肾脏病预后质量倡议(Kidney Disease Outcomes Quality Initiative, K/DOQI)指南[19]所面临的挑战

之一即是CKD进展风险的异质性，这在CKD3期患者中尤为突出[15]。此后，2012版KDIGO指南中又对这个问题进行了广泛的讨论。无论在糖尿病还是非糖尿病患者中，蛋白尿依然是强有力的预测因子[22-24]。多个分期指南在所有eGFR范围中将蛋白尿存在与否及其程度作为独立危险因素，并且推荐尿白蛋白/肌酐比值>300mg/g或蛋白/肌酐比值>500mg/g的患者至肾脏专科就诊。

GFR改变速率

GFR下降速率有助于发现那些易进展为ESRD的高危患者。2012版KDIGO指南将快速进展（rapid progression）定义为GFR每年下降超过5ml/(min·1.73m²)或者25%[15]。该患者群体可能需要更严格地控制危险因素，并接受包括移植在内的RRT相关宣教。2012版KDIGO指南并没有明确需建立通路的GFR绝对水平，但建议将一年内开始RRT预期风险大于10%的患者转至相关部门制定通路方案。

年龄

年龄无法改变但需要着重考虑，特别是对于那些CKD宣教的早期转诊患者。2010年，24.8%的新发ESRD患者超过75岁[3]。以永久性通路开始透析对老年患者有利[25]。然而，超过80岁且有多种合并症的患者进行透析的生存获益极小[26]，而且透析也无法改善养老院人群的功能状态[27]。因此有必要对RRT及支持性非透析治疗进行深入探讨[15]。

另外还有许多促进肾脏病进展的可变性危险因素（modifiable factor），包括基础肾脏疾病、糖尿病、高血压、高脂血症以及吸烟史。其中初级保健也会干预糖尿病、高血压、高脂血症及吸烟。加拿大的一项研究表明，肾脏科IDC模式和初级保健在控制GFR下降方面无明显差异[28]。但本研究存在的一个问题是病例eGFR基线水平进展风险不高，仅提示低危群体可能无法从IDC中获益。随着初级保健居家模式（the primary care medical home mode）的发展，肾脏科医师与其进行初级处理，不如做好患者的“医疗之邻”（medical neighbor）。

CKD门诊的治疗目标

CKD门诊的最终目标是改善CKD患者的病情并减少死亡。CKD门诊对易患群体进行宣教并改善他们的健康。门诊应确立基于最新国内国际CKD诊疗指南的治疗方案，如国家肾脏病基金会（National Kidney Foundation，NKF）的K/DOQI指南及国际上的KDIGO指南等[15,19]。治疗方案也应该综合大型RCT的研究成果为这一高危群体提供最佳医疗。为达到上述目标，CKD门诊应致力于处理CVD风险、延缓CKD进展以及使患者安全过渡到ESRD。另外还应控制CKD的基础病因如糖尿病、高血压等，必须诊断及治疗代谢性骨病、尿毒症、水电解质紊乱等CKD并发症。考虑到进展期CKD患者普遍存在免疫抑制，应预防接种流感、链球菌肺炎及乙肝疫苗[29,30]。

患者宣教

透析前宣教是目前肾脏科IDC中研究最多的。它会使更多的患者选择家庭透析模式，增加永久性通路比例以及降低死亡率[11,12,31]。研究表明，为期一天的宣教也能带来明显的获益[31,32]。2010年，根据医患医保改善法案（the Medicare Improvement of Patients and Providers Act，MIPPA），医保可以给医师、APP或临床护理专家支付至多六次的CKD宣教费用（为CKD4、5期参保患者提供），授课方式不限，可以是办班门诊一对一进行[33]。课程必须涵盖合并症处理、尿毒相关并发症预防及RRT选择方案（包括血液透析、腹膜透析、家庭治疗、通路选择及移植）。近期一项的调查显示美国60%的肾脏病医疗服务提供CKD宣教课程，而其中的87%由资深执业医师讲授[34]。教材则是自编、NKF的CKD教学系列《您的治疗您做主》（*Your Treatment，Your Choice*）或是两者结合。

CKD宣教必须考虑健康认知水平的影响。健康认知水平较低，或者说患者对相关知识理解吸收程度较低并影响其自身判断的情况，在美国和CKD患者中普遍存在[35]。这与透析中死亡率增加[36]及肾移植后门诊随访率低等相关[37]。上述情况表明，我们有必要对患者接受宣教后的理解程度进行评估。NKF《您的治疗您做主》即提供了一个辅助评估工具。MIPPA仅惠及多数的门诊CKD宣教，但宣教也可以在住院患者有效推广。Rioux等向需要立即开始透析的住院患者进行宣教，结果其中31%的患者在出院之前选择了家庭透析模式[38]。

心血管风险管理

CKD患者CVD负担沉重[4]。CKD3、4期患者更可能死于 CVD 而非进展至 ESRD[8]。这种倾向随着老年 CKD 人群增加而尤为显著[39]。除做好 ESRD 准备外，CKD 门诊的目标还包括改善患者心血管健康、减少心脏病发作、卒中及充血性心力衰竭。CVD 的传统危险因素如年龄增长、高血压、糖尿病及高脂血症在 CKD 患者中相当普遍[40]。另外，研究也发现了 CKD 患者 CVD 的其他非传统危险因素如贫血[41,42]、容量负荷、血管钙化、炎症、营养不良及氧化应激增加[43,44]。即便非糖尿病的白蛋白尿也与心血管事件增加相关[45,46]。CKD 门诊需致力于干预 CVD 的可变性因素。吸烟与 CVD 相关，并且观察性资料提示吸烟也可能影响肾脏病进展。因此应劝告每一位患者戒烟[47,48]。阿司匹林治疗可能在高危人群中有心血管保护作用。一项大型 RCT 的后续分析证明阿司匹林虽然会增加潜在出血风险，但能降低舒张性高血压并减少主要心脏事件及 eGFR<45ml/(min · 1. 73m^2)患者的死亡率[49]。一项大型 RCT 的后续分析及另一项关于 CKD 患者的 RCT 则表明，在 ESRD 前(pre-ESRD)患者中积极降脂可以改善心血管结局[50,51]。国际治疗指南目前推荐所有 50 岁以上 ESRD 前患者开始他汀治疗，这也同样适用于 50 岁以下但有高风险发生冠状动脉疾病及卒中的 ESRD 前患者[52]。控制 CKD 患者高血压对降低心脏病发作、卒中及心力衰竭风险至关重要[53]。CKD 门诊员工应鼓励患者改变生活方式、健康饮食、减轻体重及参与锻炼。

CKD 进展

不幸的是，目前仅有少数治疗被证明能延缓 CKD 进展至 ESRD。因此 CKD 门诊必须坚决实施那些可以延缓肾功能下降的干预措施。控制高血压，尤其是使用 ACEI 或 ARB，能够在糖尿病及非糖尿病肾病中延缓疾病进展[23,54-57]并能够降低心血管事件发生率[58]。ACEI 及 ARB 治疗同样能够减轻蛋白尿，而蛋白尿是 CVD 发病及 CKD 进展的危险因素[59]。最近的指南在 CKD 患者中血压控制的合理范围上意见不一。KDIGO 指南推荐有白蛋白尿的 CKD 患者目标血压应小于 130/80mmHg，在无白蛋白尿的患者则应小于 140/90mmHg[60]。而第八届联合国家委员会(Joint National Committee 8,JNC 8)高血压指南则推荐 18 岁至 70 岁的所有 CKD 患者目标血压均宜小于 140/90mmHg[61]。这些差异引起了肾脏病学界的广泛争论[25,62-65]。

其他可能延缓肾功能恶化的干预措施包括治疗代谢性酸中毒、避免接触肾毒性物质以及有效宣教。使用碳酸氢盐治疗酸中毒可能会减轻残余肾单位损伤[66]。几项小型 RCT 则提示碳酸氢盐治疗能改善 eGFR 并减少疾病进展至 ESRD 风险[67,68]。CKD 门诊应向患者宣教避免接触肾毒性物质，尤其是非甾体类抗炎药，并确保所有的药物剂量均根据患者 eGFR 做相应调整。

宣教可能有助于延缓疾病进展至 ESRD。一项对于进展期 CKD 患者的随机试验表明，一次宣教后并由护士进行随访可能会延缓开始 RRT 时间约 3 个月[69]。

ESRD 准备

应将进展期 CKD 患者平稳过渡至 ESRD。CKD 门诊应提供透析启动计划，协调肾移植有关事项。应为患者明确相应的诊疗目标，他们接受上述治疗模式的意愿不同，获益也不相同。个人和集体宣教是这个过程的基础。患者必须理解 RRT 的不同方案并在尿毒症状来临之前为肾衰竭做好准备。患者及其家属在权衡腹透、中心及家庭血透，以及肾移植的利弊后，更易做出最大程度上兼顾患者意愿及环境的知情决策(informed decision-making)。独立、爱好旅游及有充裕空间的患者可能会选择腹透或家庭血透。患者的 RRT 模式可能会有变化。透析准备与移植评估应同时开始。RRT 模式应在进展至 ESRD 前至少 6 个月到 1 年确定，以便及时造瘘及完善移植前检查。患者若知晓肾衰竭的症状及体征有助于医师确定透析时机。

血液透析

当血透能够改善健康及降低费用时才考虑开始本治疗。CKD 门诊旨在降低血透起始阶段的高发病率及死亡率。死亡率在透析开始后数月达到峰值。死亡风险在透析开始后第 2 月最高，2009 年的数据表明该月的死亡率为 43. 5%(435 例死亡患者/1000 例高危患者)[3]。根据一项大型的国际队列研究——透析结局及实践模式研究(the Dialysis Outcomes and Practice Patterns Study，DOPPS)——美国开始血透后 120 天内的死亡率为 33%，明显高于多数国家[70]。目前发现血透早期死亡的危险因素有老年、使用血透导管、低白蛋白血症、充血性心力衰竭及缺乏透析前治疗[71,72]。在 IDC 模式中营养师帮助患者预防、诊断及处理营养不良。患者将接受细胞外液负荷评估，并通过药物及限制水钠摄入治疗。

CKD 门诊应协调相关工作以及时建立目前推荐

的血管通路——动静脉内瘘(arteriovenous fistulas, AVFs),以减少血透导管植入。以血透导管开始透析的患者死亡风险明显高于以 AVF 开始透析的患者[73,74]。目前指南推荐当预计 1 年内透析风险在 10% 以上时需考虑建立 AVF[19]。eGFR 下降速率以及白蛋白尿程度可辅助判断哪些患者进展风险最大[11,21]。与经验丰富的血管外科医师合作对建立功能良好的 AVF 十分重要。不幸的是,那些动脉、静脉条件不好的患者可能并不适合建立 AVF。因此,患者必须认识到 40% 的 AVF 可能失败或需要额外促内瘘成熟措施(maturation procedure)[75]。

住院血透费用昂贵,多学科联合 CKD 门诊可安排透析单位(dialysis units)收治无需住院的患者。CKD 门诊须保证病史及检查准确完整,并确认透析中心是否准备接收患者。总之,门诊透析对患者更有利且更经济,目前多数医疗机构正在推广这种模式。

腹膜透析

对腹透感兴趣的患者应在做出 RRT 模式选择前约见腹透护士(PD nurse)。IDC 团队应确认患者所居住的环境是否有充足的空间来进行必要的无菌操作及储存相关物品。团队成员必须连续评估患者症状、体征及实验室检查以确定腹透时机,并与经验丰富的外科医师协调腹透管植入工作。应将患者收入腹透单位进行导管植入后的相关训练,并鼓励家庭成员一起学习以帮助患者。

移植

移植能为 ESRD 患者带来最大的生存获益。RRT 前移植与患者及异体肾生存改善相关[76-78]。CKD 门诊应向患者进行移植宣教,辅助移植评估转诊(transplant evaluation referrals)并鼓励患者及其家属商讨活体肾捐献事宜。在美国,一个尸体捐肾(deceased donor kidney)的中位等待时间为 4 年[79],并且在不同地区有所差别。患者应在 eGFR 小于 20ml/(min · 1.73m^2)时进入等待名单,这样可以在开始 RRT 前积累等待时间,也潜在地减少了透析治疗的持续时间。

诊疗预案

老年 ESRD 患者死亡及功能下降风险较高[28,80],因此 CKD 门诊有必要开展诊疗预案(advance care planning)服务。在美国,透析开始后 120 天内死亡的患者中有 20% 中止治疗[70]。在透析前知晓患者的意愿可能会减少过度昂贵的诊疗,这些措施可能并不符合一位垂死患者的利益。应向每位可能进展为 ESRD 患者提交关于预后、透析、移植利弊的讨论,以确保患者做出知情决策。另外,患者可以声明计划何时退出透析。患者家属通过计划可在 ESRD 前了解亲人的意愿。IDC 应向选择"不透析"("no dialysis")方案即药物治疗的 CKD5 期患者继续提供能使他们大体上健康和舒适的诊疗。

CKD 贫血

随着 CKD 进展,许多患者发生 CKD 贫血(anemia of CKD)。从前,CKD 门诊常以促红细胞生成素(erythropoietin-stimulating agents, ESAs)为 CKD 贫血的核心疗法。但是由于 TREAT[81]、CHOIR[82] 以及 CREATE[83] 等研究并不支持纠正血红蛋白(hemoglobin, Hb)能够获益,目前该类药物的使用及医保覆盖已大幅缩减。FDA 发布了关于 ESA 相关性血栓形成及肿瘤生长的"黑箱"("black box")警告,并要求供应者为每一位新接受治疗的患者分发一份用药指导(含风险评估及应对策略)[84]。目前,如果 Hb 降至 10g/dl 以下且患者在开始 ESA 治疗时存在铁耗减(iron replete),相关治疗费用可以得到医保报销。必须对所有贫血患者进行铁缺乏检查,如确诊则应予以静脉或口服铁剂。同样,必须在使用 ESA 前对隐性失血进行合理评估。FDA 目前仅推荐 ESA 用于需要避免输血的患者,尤其是需减少异体过敏反应的待移植者[84]。CKD 诊疗项目在开始使用 ESA 后也应同时密切监测患者血红蛋白水平,以避免其上升过快或超过 11g/dl[84]。

代谢性骨病

代谢性骨病(metabolic bone disease)是 CKD 的常见并发症。CKD 患者经常表现为血钙水平下降,血磷水平、甲状旁腺激素水平上升以及维生素 D 缺乏。CKD 的 IDC 项目须应用相关指南治疗上述异常。

基础疾病

CKD 门诊人员必须和初级卫生保健人员通力合作以保证对糖尿病、高血压等 CKD 的基础病因进行处理及治疗。与初级卫生保健人员进行有效沟通对于明确每一位成员在治疗时的职责至关重要。

CKD门诊改善预后

CKD门诊通过宣教、营养咨询及指南主导诊疗(guideline-driven care)为进展期CKD患者提供服务。大量文献提示其能减少住院、在RRT开始前增加动静脉通路建立、在ESRD前后降低死亡率并且具有成本效益。

CKD门诊旨在应用IDC、宣教及指南主导诊疗降低CVD风险及死亡率。在高危Medicare队列研究(high-risk Medicare cohort)中,Snyder和Collins发现每年采取更多的预防性措施,包括2次血清肌酐检查、1次血脂检查、1次A1c检查、血磷及甲状旁腺水平检查以及应用流感疫苗,可显著降低动脉硬化性心脏病风险[85]。Hemmelgarn等实施的一项透析前队列研究表明与倾向匹配的(propensity-matched)对照组相比,IDC组死亡风险较低[86]。一项台湾的前瞻性队列研究同样证明,接受IDC诊疗的患者死亡率较低[87]。另外两项队列研究则支持在开始透析后IDC诊疗能降低死亡率[88,89]。大型透析组织费森尤斯北美医疗(Fresenius Medical Care North America)研究表明,接受透析前宣教项目的患者更可能选择腹透作为RRT,更可能以AVF或移植物内瘘(arteriovenous graft,AVG)开始血透,并且他们在透析开始最初90天内死亡的可能性降低[90]。

然而,并不是所有数据都支持IDC能够降低CVD或死亡风险。一项纳入了788名eGFR从20~70ml/(min·1.73m^2)的荷兰患者的随机试验,比较了强化护师(intensive nurse practitioner)支持与标准肾脏科医师诊疗,发现前者CVD危险因素如高血压、LDL胆固醇、贫血及蛋白尿等能较好缓解,但在心肌梗死、中风及心血管疾病死亡等主要综合结局(primary composite outcome)与对照组无差异[91]。然而本研究存在一些不足,该研究提示标准诊疗模式中的肾脏科医师应用当前CKD指南,并且没有对他们实施盲法,这会导致沾染偏倚(contamination bias)。而且本研究预期事件较少,可能无法证明结局有显著差异。

尽管心血管结局并无显著差异,荷兰的这项研究在后续随访中表明护师支持会带来显著肾脏获益。护师组中死亡、ESRD及肌酐水平上升50%的综合结局发生率下降20%[92]。本研究同时显示干预组eGFR下降减慢。

研究还表明,应用宣教、IDC团队以及指南主导诊疗能增加动静脉通路的使用并减少住院率。来自加利福尼亚、中国台湾及加拿大的多项队列研究显示接受IDC的患者住院显著减少,AVF使用显著增加[33,93,94]。一项单中心研究则表明,APP实施指南主导医疗与永久性血管通路功能改善、透析开始后12个月内住院减少相关[95]。

荷兰的上述随机试验也显示宣教及IDC可能减少疾病进展至ESRD。一项随机试验证明,单个90分钟的宣教加上随访电话即可在预计6到18月内开始透析的患者中延缓透析开始时间约3个月[69]。英国的一项研究表明,eGFR小于30ml/(min·1.73m^2)的患者如能得到护理、宣教、药物处理以及营养咨询,那么其eGFR下降速率就会减慢,并且快速进展性CKD患者将得到最大获益[96]。IDC对早期CKD的效果仍存在争议。研究发现,在一个参加健康维护组织(health maintenance organization)的大样本人群中,IDC组患者较历史对照组eGFR下降速率减慢[97]。然而另一项加拿大的RCT则发现在缓慢进展性CKD[eGFR 25~60ml/(min·1.73m^2)]患者中增加护士协作模式(nurse-coordinated model)对GFR下降并无显著影响[29]。这些随机试验在肾脏是否获益上结论并不一致,仍需要进一步研究。

CKD门诊的经济学

CKD门诊往往由不同成员组成,至少包括高级护师、助理医师、营养师、护士、社会工作者、药剂师及行政工作人员。由于预算和办公空间不同,每一个CKD门诊也不相同。CKD门诊资金的募集在不同的国家可能有很大差别,这须视国家卫生保健系统的资源及卫生保健私有化程度而定。在美国,高级诊疗提供者(advanced practice providers)可直接向大多数保险公司开列账单,然而,团队中的其他成员可能无法从标准的服务性收费模式(fee-for-service model)中得到补偿。营养师可通过CKD4期患者的医保得到补偿,但可能不包括其他保险公司。根据MIPPA,如果由内科医师、高级诊疗提供者或临床护理专家来授课,医保会补偿6次宣教课程。只要为DSM-V诊断提供咨询,社工即可向保险公司开列账单。护理人员可收取使用注射剂及疫苗的费用,但药剂师服务无法得到补偿。高级行政人员须协调所有的医护人员及宣教服务。资金不足会影响IDC服务的提供。在美国,CKD门诊往往需要经费、奖金、捐款或其他来源的资金才能发展壮大成大型学术机构。医疗问责组织(accountable care organizations)是众多保健提供者组成的团队,他们需保障医疗服务质量与成本效益，并承担着美国医保受惠群众的一般卫生保健工作。该组织可能成为 IDC 倡议重要的资金来源。向其表明 CKD 门诊能够节约成本，有助于该组织为 IDC 模式募集资金。

CKD 门诊能使更多患者首选门诊透析、AVF 及腹透，其具备成本效益并且是可持续的。2007 年，美国住院患者第一个月透析平均费用为每位医保参保人 9846 美元，每位雇主团体健康计划（employer group health plan）参保人 22 841 美元[98]。增加首选门诊透析数量可以大幅减少该费用。AVF 使用率增加也将降低 ESRD 相关费用。与血透导管相比，AVF 的通路相关费用下降大约 3000 美元[98,99]。使用 AVF 的患者一年总费用也更低，为 64 701 美元，而使用血透导管的患者为 90 110 美元[98]。

提高首选 PD 的比例也同样具有成本效益。根据美国肾脏病数据系统（the United States Renal Data System），2010 年每位患者血透一年总费用为 87 561 美元，而每位腹透患者为 66 751 美元，相比每人每年节约了 20 000 美元[3]。尽管 IDC 团队会增加成本，但一项台湾的研究表明每位开始透析的患者仍可节约 1200 美元[94]。患者更好的过渡至 ESRD 所节约的成本很可能超过 IDC 团队所增加的成本。

结　　语

CKD 门诊作为一种 IDC 模式应运而生，它涵盖了宣教、CKD 并发症处理、危险因素以及管理及质量的改进。CKD 门诊团队由内科医师、高级诊疗提供者、护士、营养师、药剂师及社会工作者等组成。门诊的团队结构及目标应符合当地医疗实践的需要。一般的目标包括 CKD 宣教、RRT 计划以及根据国内/国际指南治疗 CKD 并发症。研究表明，CKD 门诊可改善 CKD 及 RRT 宣教质量，从而增加家庭透析及建立永久性血管通路的比例。目前仍需要开展长期研究以证明 CKD 门诊的肾功能保护作用。由于许多保险商并不支付 IDC 费用，为 CKD 门诊募集资金仍不容易。证明 CKD 门诊行之有效并能降低总体医疗成本可能才是这种模式长期生存的根本所在。

致谢

Stephanie Stebens 女士（MLIS）为本章稿件和参考文献做出了专业的贡献，作者向她致以诚挚的谢意。

（周乐汀、闻毅 译，刘必成 校）

参考文献

1. Coresh J, Selvin E, Stevens LA, Manzi J, Kusek JW, Eggers P, et al. Prevalence of chronic kidney disease in the United States. *JAMA* 2007;**298**(17):2038–47.
2. Grams ME, Chow EK, Segev DL, Coresh J. Lifetime incidence of CKD stages 3–5 in the United States. *Am J Kidney Dis* 2013;**62**(2):245–52.
3. U.S. Renal Data System. *USRDS 2012 annual data report: atlas of chronic kidney disease and end-stage renal disease in the United States.* Bethesda: National Institutes of Health, National Institute of Diabetes and Digestive and Kidney Diseases; 2012.
4. Go AS, Chertow GM, Fan D, McCulloch CE, Hsu CY. Chronic kidney disease and the risks of death, cardiovascular events, and hospitalization. *N Engl J Med* 2004;**351**(13):1296–305.
5. Kuznik A, Mardekian J, Tarasenko L. Evaluation of cardiovascular disease burden and therapeutic goal attainment in US adults with chronic kidney disease: an analysis of national health and nutritional examination survey data, 2001–2010. *BMC Nephrol* 2013;**14**:132.
6. Parikh NI, Hwang SJ, Larson MG, Meigs JB, Levy D, Fox CS. Cardiovascular disease risk factors in chronic kidney disease: overall burden and rates of treatment and control. *Arch Intern Med* 2006;**166**(17):1884–91.
7. Gullion CM, Keith DS, Nichols GA, Smith DH. Impact of comorbidities on mortality in managed care patients with CKD. *Am J Kidney Dis* 2006;**48**(2):212–20.
8. Keith DS, Nichols GA, Gullion CM, Brown JB, Smith DH. Longitudinal follow-up and outcomes among a population with chronic kidney disease in a large managed care organization. *Arch Intern Med* 2004;**164**(6):659–63.
9. Crews DC, Charles RF, Evans MK, Zonderman AB, Powe NR. Poverty, race, and CKD in a racially and socioeconomically diverse urban population. *Am J Kidney Dis* 2010;**55**(6):992–1000.
10. Devraj R, Gordon EJ. Health literacy and kidney disease: toward a new line of research. *Am J Kidney Dis* 2009;**53**(5):884–9.
11. Stehman-Breen CO, Sherrard DJ, Gillen D, Caps M. Determinants of type and timing of initial permanent hemodialysis vascular access. *Kidney Int* 2000;**57**(2):639–45.
12. Buck J, Baker R, Cannaby AM, Nicholson S, Peters J, Warwick G. Why do patients known to renal services still undergo urgent dialysis initiation? A cross-sectional survey. *Nephrol Dial Transplant* 2007;**22**(11):3240–5.
13. Cavanaugh KL, Wingard RL, Hakim RM, Elasy TA, Ikizler TA. Patient dialysis knowledge is associated with permanent arteriovenous access use in chronic hemodialysis. *Clin J Am Soc Nephrol* 2009;**4**(5):950–6.
14. Parker MG, Ibrahim T, Shaffer R, Rosner MH, Molitoris BA. The future nephrology workforce: will there be one? *Clin J Am Soc Nephrol* 2011;**6**(6):1501–6.
15. Kidney Disease: Improving Global Outcomes (KDIGO) CKD Work Group. KDIGO 2012 clinical practice guideline for the evaluation and management of chronic kidney disease. *Kidney Int Suppl* 2013;**3**(1):1–150.
16. Zuber K, Davis J, Rizk DV. Kidney disease education one year after the Medicare Improvement of Patients and Providers Act: a survey of US nephrology practices. *Am J Kidney Dis* 2012;**59**(6):892–4.
17. Litaker D, Mion L, Planavsky L, Kippes C, Mehta N, Frolkis J. Physician-nurse practitioner teams in chronic disease management: the impact on costs, clinical effectiveness, and patients' perception of care. *J Interprof Care* 2003;**17**(3):223–37.
18. Yee J, Faber MD, Soman SS. Chronic kidney disease: changing the mean by changing the mien. In: Harrington JT, Newman ED, editors. *Great health care: making it happen*. New York: Springer Science+Business Media; 2012. p. 143–57.
19. Tangri N, Kitsios GD, Inker LA, Griffith J, Naimark DM, Walker S, et al. Risk prediction models for patients with chronic kidney disease: a systematic review. *Ann Intern Med* 2013;**158**(8):596–603.
20. Tangri N, Stevens LA, Griffith J, Tighiouart H, Djurdjev O,

Naimark D, et al. A predictive model for progression of chronic kidney disease to kidney failure. *JAMA* 2011;**305**(15):1553–9.
21. Tangri N, Stevens LA, Griffith J, Tighiouart H, Djurdjev O, Naimark D, et al. *Kidney failure risk equation web calculator [Internet]*. Vancouver: QxMD Software Inc; 2011. [cited 2013 July 30]. Available from: <http://www.qxmd.com/calculate-online/nephrology/kidney-failure-risk-equation >.
22. Brenner BM, Cooper ME, de Zeeuw D, Keane WF, Mitch WE, Parving HH, et al. Effects of losartan on renal and cardiovascular outcomes in patients with type 2 diabetes and nephropathy. *N Engl J Med* 2001;**345**(12):861–9.
23. Ruggenenti P, Perna A, Gherardi G, Gaspari F, Benini R, Remuzzi G. Renal function and requirement for dialysis in chronic nephropathy patients on long-term ramipril: REIN follow-up trial. Gruppo Italiano di Studi Epidemiologici in Nefrologia (GISEN). Ramipril Efficacy in Nephropathy. *Lancet* 1998;**352**(9136):1252–6.
24. Klahr S, Levey AS, Beck GJ, Caggiula AW, Hunsicker L, Kusek JW, et al. The effects of dietary protein restriction and blood-pressure control on the progression of chronic renal disease. Modification of Diet in Renal Disease Study Group. *N Engl J Med* 1994;**330**(13):877–84.
25. Desilva RN, Patibandla BK, Vin Y, Narra A, Chawla V, Brown RS, et al. Fistula first is not always the best strategy for the elderly. *J Am Soc Nephrol* 2013;**24**(8):1297–304.
26. Murtagh FE, Marsh JE, Donohoe P, Ekbal NJ, Sheerin NS, Harris FE. Dialysis or not? A comparative survival study of patients over 75 years with chronic kidney disease stage 5. *Nephrol Dial Transplant* 2007;**22**(7):1955–62.
27. Kurella Tamura M, Covinsky KE, Chertow GM, Yaffe K, Landefeld CS, McCulloch CE. Functional status of elderly adults before and after initiation of dialysis. *N Engl J Med* 2009;**361**(16):1539–47.
28. Barrett BJ, Garg AX, Goeree R, Levin A, Molzahn A, Rigatto C, et al. A nurse-coordinated model of care versus usual care for stage 3/4 chronic kidney disease in the community: a randomized controlled trial. *Clin J Am Soc Nephrol* 2011;**6**(6):1241–7.
29. Dalrymple LS, Katz R, Kestenbaum B, de Boer IH, Fried L, Sarnak MJ, et al. The risk of infection-related hospitalization with decreased kidney function. *Am J Kidney Dis* 2012;**59**(3):356–63.
30. Dinits-Pensy M, Forrest GN, Cross AS, Hise MK. The use of vaccines in adult patients with renal disease. *Am J Kidney Dis* 2005;**46**(6):997–1011.
31. Devins GM, Mendelssohn DC, Barre PE, Taub K, Binik YM. Predialysis psychoeducational intervention extends survival in CKD: a 20-year follow-up. *Am J Kidney Dis* 2005;**46**(6):1088–98.
32. Levin A, Lewis M, Mortiboy P, Faber S, Hare I, Porter EC, et al. Multidisciplinary predialysis programs: quantification and limitations of their impact on patient outcomes in two Canadian settings. *Am J Kidney Dis* 1997;**29**(4):533–40.
33. Young HN, Chan MR, Yevzlin AS, Becker BN. The rationale, implementation, and effect of the Medicare CKD education benefit. *Am J Kidney Dis* 2011;**57**(3):381–6.
34. Davis JS, Zuber K. Implementing patient education in the CKD clinic. *Adv Chronic Kidney Dis* 2013;**20**(4):320–5.
35. Fraser SD, Roderick PJ, Casey M, Taal MW, Yuen HM, Nutbeam D. Prevalence and associations of limited health literacy in chronic kidney disease: a systematic review. *Nephrol Dial Transplant* 2013;**28**(1):129–37.
36. Cavanaugh KL, Wingard RL, Hakim RM, Eden S, Shintani A, Wallston KA, et al. Low health literacy associates with increased mortality in ESRD. *J Am Soc Nephrol* 2010;**21**(11):1979–85.
37. Grubbs V, Gregorich SE, Perez-Stable EJ, Hsu CY. Health literacy and access to kidney transplantation. *Clin J Am Soc Nephrol* 2009;**4**(1):195–200.
38. Rioux JP, Cheema H, Bargman JM, Watson D, Chan CT. Effect of an in-hospital chronic kidney disease education program among patients with unplanned urgent-start dialysis. *Clin J Am Soc Nephrol* 2011;**6**(4):799–804.
39. O'Hare AM, Choi AI, Bertenthal D, Bacchetti P, Garg AX, Kaufman JS, et al. Age affects outcomes in chronic kidney disease. *J Am Soc Nephrol* 2007;**18**(10):2758–65.
40. Muntner P, He J, Astor BC, Folsom AR, Coresh J. Traditional and nontraditional risk factors predict coronary heart disease in chronic kidney disease: results from the atherosclerosis risk in communities study. *J Am Soc Nephrol* 2005;**16**(2):529–38.
41. Jurkovitz CT, Abramson JL, Vaccarino LV, Weintraub WS, McClellan WM. Association of high serum creatinine and anemia increases the risk of coronary events: results from the prospective community-based atherosclerosis risk in communities (ARIC) study. *J Am Soc Nephrol* 2003;**14**(11):2919–25.
42. Vlagopoulos PT, Tighiouart H, Weiner DE, Griffith J, Pettitt D, Salem DN, et al. Anemia as a risk factor for cardiovascular disease and all-cause mortality in diabetes: the impact of chronic kidney disease. *J Am Soc Nephrol* 2005;**16**(11):3403–10.
43. Gosmanova EO, Le NA. Cardiovascular complications in CKD patients: role of oxidative stress. *Cardiol Res Pract* 2011;**2011**:156326.
44. Muntner P, Hamm LL, Kusek JW, Chen J, Whelton PK, He J. The prevalence of nontraditional risk factors for coronary heart disease in patients with chronic kidney disease. *Ann Intern Med* 2004;**140**(1):9–17.
45. van der Velde M, Matsushita K, Coresh J, Astor BC, Woodward M, Levey A, et al. Lower estimated glomerular filtration rate and higher albuminuria are associated with all-cause and cardiovascular mortality. A collaborative meta-analysis of high-risk population cohorts. *Kidney Int* 2011;**79**(12):1341–52.
46. Matsushita K, van der Velde M, Astor BC, Woodward M, Levey AS, de Jong PE, et al. Association of estimated glomerular filtration rate and albuminuria with all-cause and cardiovascular mortality in general population cohorts: a collaborative meta-analysis. *Lancet* 2010;**375**(9731):2073–81.
47. Hallan SI, Orth SR. Smoking is a risk factor in the progression to kidney failure. *Kidney Int* 2011;**80**(5):516–23.
48. Orth SR, Hallan SI. Smoking: a risk factor for progression of chronic kidney disease and for cardiovascular morbidity and mortality in renal patients - absence of evidence or evidence of – absence? *Clin J Am Soc Nephrol* 2008;**3**(1):226–36.
49. Jardine MJ, Ninomiya T, Perkovic V, Cass A, Turnbull F, Gallagher MP, et al. Aspirin is beneficial in hypertensive patients with chronic kidney disease: a post-hoc subgroup analysis of a randomized controlled trial. *J Am Coll Cardiol* 2010;**56**(12):956–65.
50. Tonelli M, Isles C, Curhan GC, Tonkin A, Pfeffer MA, Shepherd J, et al. Effect of pravastatin on cardiovascular events in people with chronic kidney disease. *Circulation* 2004;**110**(12):1557–63.
51. Baigent C, Landray MJ, Reith C, Emberson J, Wheeler DC, Tomson C, et al. The effects of lowering LDL cholesterol with simvastatin plus ezetimibe in patients with chronic kidney disease (Study of Heart and Renal Protection): a randomised placebo-controlled trial. *Lancet* 2011;**377**(9784):2181–92.
52. KDIGO. KDIGO clinical practice guideline for lipid management in chronic Kidney Disease. *Kidney Int Suppl* 2013;**3**(3):259–305.
53. Rahman M, Pressel S, Davis BR, Nwachuku C, Wright Jr. JT, Whelton PK, et al. Cardiovascular outcomes in high-risk hypertensive patients stratified by baseline glomerular filtration rate. *Ann Intern Med* 2006;**144**(3):172–80.
54. Wright Jr. JT, Bakris G, Greene T, Agodoa LY, Appel LJ, Charleston J, et al. Effect of blood pressure lowering and antihypertensive drug class on progression of hypertensive kidney disease: results from the AASK trial. *JAMA* 2002;**288**(19):2421–31.
55. Agodoa LY, Appel L, Bakris GL, Beck G, Bourgoignie J, Briggs JP, et al. Effect of ramipril vs amlodipine on renal outcomes in hypertensive nephrosclerosis: a randomized controlled trial. *JAMA* 2001;**285**(21):2719–28.
56. Lewis EJ, Hunsicker LG, Clarke WR, Berl T, Pohl MA, Lewis JB, et al. Renoprotective effect of the angiotensin-receptor antagonist irbesartan in patients with nephropathy due to type 2 diabetes. *N Engl J Med* 2001;**345**(12):851–60.
57. Hou FF, Zhang X, Zhang GH, Xie D, Chen PY, Zhang WR, et al. Efficacy and safety of benazepril for advanced chronic renal insufficiency. *N Engl J Med* 2006;**354**(2):131–40.

58. Solomon SD, Rice MM, K AJ, Jose P, Domanski M, Sabatine M, et al. Renal function and effectiveness of angiotensin-converting enzyme inhibitor therapy in patients with chronic stable coronary disease in the Prevention of Events with ACE inhibition (PEACE) trial. *Circulation* 2006;**114**(1):26–31.
59. Astor BC, Matsushita K, Gansevoort RT, van der Velde M, Woodward M, Levey AS, et al. Lower estimated glomerular filtration rate and higher albuminuria are associated with mortality and end-stage renal disease. A collaborative meta-analysis of kidney disease population cohorts. *Kidney Int* 2011;**79**(12):1331–40.
60. KDIGO. KDIGO clinical practice guideline for the management of blood pressure in chronic kidney disease. *Kidney Int Suppl* 2012;**2**(5):337–414.
61. James PA, Oparil S, Carter BL, Cushman WC, Dennison-Himmelfarb C, Handler J, et al. Evidence-based guideline for the management of high blood pressure in adults: report from the panel members appointed to the eighth Joint National Committee (JNC 8). *JAMA* 2014;**311**(5):507–20.
62. Appel LJ, Wright Jr. JT, Greene T, Agodoa LY, Astor BC, Bakris GL, et al. Intensive blood-pressure control in hypertensive chronic kidney disease. *N Engl J Med* 2010;**363**(10):918–29.
63. Cushman WC, Evans GW, Byington RP, Goff Jr. DC, Grimm Jr. RH, Cutler JA, et al. Effects of intensive blood-pressure control in type 2 diabetes mellitus. *N Engl J Med* 2010;**362**(17):1575–85.
64. Upadhyay A, Earley A, Haynes SM, Uhlig K. Systematic review: blood pressure target in chronic kidney disease and proteinuria as an effect modifier. *Ann Intern Med* 2011;**154**(8):541–8.
65. Ruggenenti P, Perna A, Loriga G, Ganeva M, Ene-Iordache B, Turturro M, et al. Blood-pressure control for renoprotection in patients with non-diabetic chronic renal disease (REIN-2): multicentre, randomised controlled trial. *Lancet* 2005;**365**(9463):939–46.
66. Gadola L, Noboa O, Marquez MN, Rodriguez MJ, Nin N, Boggia J, et al. Calcium citrate ameliorates the progression of chronic renal injury. *Kidney Int* 2004;**65**(4):1224–30.
67. Susantitaphong P, Sewaralthahab K, Balk EM, Jaber BL, Madias NE. Short- and long-term effects of alkali therapy in chronic kidney disease: a systematic review. *Am J Nephrol* 2012;**35**(6):540–7.
68. de Brito-Ashurst I, Varagunam M, Raftery MJ, Yaqoob MM. Bicarbonate supplementation slows progression of CKD and improves nutritional status. *J Am Soc Nephrol* 2009;**20**(9):2075–84.
69. Devins GM, Mendelssohn DC, Barre PE, Binik YM. Predialysis psychoeducational intervention and coping styles influence time to dialysis in chronic kidney disease. *Am J Kidney Dis* 2003;**42**(4):693–703.
70. Robinson BM, Zhang J, Morgenstern H, Bradbury BD, Ng LJ, McCullough KP, et al. Worldwide, mortality risk is high soon after initiation of hemodialysis. *Kidney Int* 2014;**85**(1):158–65.
71. Bradbury BD, Fissell RB, Albert JM, Anthony MS, Critchlow CW, Pisoni RL, et al. Predictors of early mortality among incident US hemodialysis patients in the Dialysis Outcomes and Practice Patterns Study (DOPPS). *Clin J Am Soc Nephrol* 2007;**2**(1):89–99.
72. McQuillan R, Trpeski L, Fenton S, Lok CE. Modifiable risk factors for early mortality on hemodialysis. *Int J Nephrol* 2012;**2012**:435736.
73. Astor BC, Eustace JA, Powe NR, Klag MJ, Fink NE, Coresh J. Type of vascular access and survival among incident hemodialysis patients: the Choices for Healthy Outcomes in Caring for ESRD (CHOICE) Study. *J Am Soc Nephrol* 2005;**16**(5):1449–55.
74. Xue JL, Dahl D, Ebben JP, Collins AJ. The association of initial hemodialysis access type with mortality outcomes in elderly Medicare ESRD patients. *Am J Kidney Dis* 2003;**42**(5):1013–9.
75. Huijbregts HJ, Bots ML, Wittens CH, Schrama YC, Moll FL, Blankestijn PJ. Hemodialysis arteriovenous fistula patency revisited: results of a prospective, multicenter initiative. *Clin J Am Soc Nephrol* 2008;**3**(3):714–9.
76. Liem YS, Weimar W. Early living-donor kidney transplantation: a review of the associated survival benefit. *Transplantation* 2009;**87**(3):317–8.
77. Meier-Kriesche HU, Kaplan B. Waiting time on dialysis as the strongest modifiable risk factor for renal transplant outcomes: a paired donor kidney analysis. *Transplantation* 2002;**74**(10): 1377–81.
78. Mange KC, Joffe MM, Feldman HI. Effect of the use or nonuse of long-term dialysis on the subsequent survival of renal transplants from living donors. *N Engl J Med* 2001;**344**(10):726–31.
79. Matas AJ, Smith JM, Skeans MA, Lamb KE, Gustafson SK, Samana CJ, et al. OPTN/SRTR 2011 annual data report: kidney. *Am J Transplant* 2013;**13**(Suppl. 1):11–46.
80. Kurella M, Covinsky KE, Collins AJ, Chertow GM. Octogenarians and nonagenarians starting dialysis in the United States. *Ann Intern Med* 2007;**146**(3):177–83.
81. Pfeffer MA, Burdmann EA, Chen CY, Cooper ME, de Zeeuw D, Eckardt KU, et al. A trial of darbepoetin alfa in type 2 diabetes and chronic kidney disease. *N Engl J Med* 2009;**361**(21):2019–32.
82. Singh AK, Szczech L, Tang KL, Barnhart H, Sapp S, Wolfson M, et al. Correction of anemia with epoetin alfa in chronic kidney disease. *N Engl J Med* 2006;**355**(20):2085–98.
83. Drueke TB, Locatelli F, Clyne N, Eckardt KU, Macdougall IC, Tsakiris D, et al. Normalization of hemoglobin level in patients with chronic kidney disease and anemia. *N Engl J Med* 2006;**355**(20):2071–84.
84. U.S. Food and Drug Administration. *FDA Drug Safety Communication: modified dosing recommendations to improve the safe use of Erythropoiesis-Stimulating Agents (ESAs) in chronic kidney disease [Internet].* Silver Spring (MD): U.S. Food and Drug Administration; 2011. [updated June 27, 2011]. Available from: <http://www.fda.gov/drugs/drugsafety/ucm259639.htm>.
85. Snyder JJ, Collins AJ. Association of preventive health care with atherosclerotic heart disease and mortality in CKD. *J Am Soc Nephrol* 2009;**20**(7):1614–22.
86. Hemmelgarn BR, Manns BJ, Zhang J, Tonelli M, Klarenbach S, Walsh M, et al. Association between multidisciplinary care and survival for elderly patients with chronic kidney disease. *J Am Soc Nephrol* 2007;**18**(3):993–9.
87. Wu IW, Wang SY, Hsu KH, Lee CC, Sun CY, Tsai CJ, et al. Multidisciplinary predialysis education decreases the incidence of dialysis and reduces mortality – a controlled cohort study based on the NKF/DOQI guidelines. *Nephrol Dial Transplant* 2009;**24**(11):3426–33.
88. Curtis BM, Ravani P, Malberti F, Kennett F, Taylor PA, Djurdjev O, et al. The short- and long-term impact of multi-disciplinary clinics in addition to standard nephrology care on patient outcomes. *Nephrol Dial Transplant* 2005;**20**(1):147–54.
89. Goldstein M, Yassa T, Dacouris N, McFarlane P. Multidisciplinary predialysis care and morbidity and mortality of patients on dialysis. *Am J Kidney Dis* 2004;**44**(4):706–14.
90. Lacson Jr. E, Wang W, DeVries C, Leste K, Hakim RM, Lazarus M, et al. Effects of a nationwide predialysis educational program on modality choice, vascular access, and patient outcomes. *Am J Kidney Dis* 2011;**58**(2):235–42.
91. van Zuilen AD, Bots ML, Dulger A, van der Tweel I, van Buren M, Ten Dam MA, et al. Multifactorial intervention with nurse practitioners does not change cardiovascular outcomes in patients with chronic kidney disease. *Kidney Int* 2012;**82**(6):710–7.
92. Peeters MJ, van Zuilen AD, van den Brand JA, Bots ML, van Buren M, Ten Dam MA, et al. Nurse practitioner care improves renal outcome in patients with CKD. *J Am Soc Nephrol* 2014;**25**(2):390–8.
93. Yeoh HH, Tiquia HS, Abcar AC, Rasgon SA, Idroos ML, Daneshvari SF. Impact of predialysis care on clinical outcomes. *Hemodial Int* 2003;**7**(4):338–41.
94. Wei SY, Chang YY, Mau LW, Lin MY, Chiu HC, Tsai JC, et al. Chronic kidney disease care program improves quality of pre-end-stage renal disease care and reduces medical costs. *Nephrology (Carlton, Vic)* 2010;**15**(1):108–15.
95. Lee W, Campoy S, Smits G, Vu Tran Z, Chonchol M. Effectiveness of a chronic kidney disease clinic in achieving K/DOQI guideline targets at initiation of dialysis – a single-centre experience. *Nephrol Dial Transplant* 2007;**22**(3):833–8.
96. Richards N, Harris K, Whitfield M, O'Donoghue D, Lewis R, Mansell M, et al. Primary care-based disease management of chronic kidney disease (CKD), based on estimated glomerular filtration rate (eGFR) reporting, improves patient outcomes. *Nephrol*

Dial Transplant 2008;**23**(2):549–55.
97. Bayliss EA, Bhardwaja B, Ross C, Beck A, Lanese DM. Multidisciplinary team care may slow the rate of decline in renal function. *Clin J Am Soc Nephrol* 2011;**6**(4):704–10.
98. U.S. Renal Data System *USRDS 2010 annual data report: atlas of chronic kidney disease and end-stage renal disease in the United States.* Bethesda: National Institutes of Health, National Institute of Diabetes and Digestive and Kidney Diseases, Division of Kidney, Urologic, and Hematologic Diseases; 2010.
99. Lee H, Manns B, Taub K, Ghali WA, Dean S, Johnson D, et al. Cost analysis of ongoing care of patients with end-stage renal disease: the impact of dialysis modality and dialysis access. *Am J Kidney Dis* 2002;**40**(3):611–22.

第 49 章

49

延缓慢性肾脏病进展

Paul Drawz[a], Thomas H. Hostetter[b] and Mark E. Rosenberg[a]

[a]Division of Renal Diseases and Hypertension, University of Minnesota Medical School, Minneapolis, MN, USA,

[b]Department of Medicine, Case Western Reserve University, Cleveland, OH, USA

简 介

慢性肾脏病(CKD)的发病率和患病率越来越高,带来巨大的疾病负担,使医疗保健系统越发不堪重负。筛查措施和估算的肾小球滤过率(estimated glomerular filtration rate, eGFR)使我们能更早的发现 CKD,这样能让我们专注于采取不同措施来延缓其进展。肾脏病进展是指 GFR 随时间下降,包括最终需要开始肾脏替代治疗(RRT)。肾病进展有一些共同的机制,这些成为治疗干预 CKD 的基础。已有的及新兴的治疗方法应该是合理的并具有可靠的证据支撑,能在不同人群中应用且花费不多。

流行病学数据

进展速度

CKD 一经诊断,通过监测 GFR 和蛋白尿来评估有无进展十分重要。这些指标的监测频率取决于疾病严重程度和 CKD 进展速度。通常情况下,当确知 CKD 进展时,需要更频繁的监测。CKD 进展速度在不同研究人群中有差异,且与基础疾病、治疗充分性、危险因素及其他未知因素有关。了解这些差异,对于全面认知 CKD 进展尤为重要。改善全球肾脏病预后组织(KDIGO)所推荐的 CKD 临床实践指南回顾了现有的纵向人群队列研究[1],结果显示在没有蛋白尿或合并症的人群中肾功能下降速度为 0.3 ~ 1.0ml/(min · 1.73m^2 · yr),有蛋白尿或严重合并症下降速度要快 2 ~ 3 倍。

确诊 CKD 的患者肾功能丧失进展速率会更快[1]。例如,在 MDRD 研究中进展速度为 2.3 ~ 4.5ml/(min · 1.73m^2 · yr)。另一个研究纳入了 4231 例 GFR<60ml/(min · 1.73m^2)的患者,其平均 GFR 下降速度为 2.65ml/(min · 1.73m^2 · yr)[3]。基于这些资料,KDIGO 将快速进展定义为持续 eGFR 下降超过 5ml/(min · 1.73m^2 · yr)。快速进展的患者发展为终末期肾病(ESRD)和发生心血管并发症的风险更高,所以这部分患者需要更积极地治疗干预。

心血管疾病的风险

不是所有的 CKD 患者都会进展到 ESRD。更多的患者会在到达 ESRD 之前死亡,主要是死于心血管系统疾病(CVD)。ESRD 和 CVD 之间的竞争风险因素取决于所研究的患者群体,普遍规律是罹患较轻 CKD 的年长患者更有可能死于 CVD,而有较重 CKD 的年轻患者更有可能进展到 ESRD[4-7]。应将重点放在降低心血管风险和延缓 CKD 进展这两方面。

CKD 进展的病理生理机制

大多数肾脏病有共同的进展机制,最初是对肾单位丢失的适应性改变,最终导致适应不良的结局。大多数肾脏病进展临床表现为 GFR 下降、高血压和蛋白尿。病理表现多为肾小球硬化、小管间质纤维化、小管萎缩和毛细血管丧失。这些共同机制为治疗干预提供了重要的靶点。有关 CKD 病理生理方面的精彩综述已有多篇[8-10]。

肾小球高滤过

共同进展机制中受研究最多的是肾小球高滤过，它改变了我们诊治 CKD 的规范[11-13]。肾单位数量减少引起残余肾单位滤过率增加。肾单位丧失越多，残余肾单位的功能性代偿增加就越明显。在这些看似肾小球功能适应性增加之后会出现病理性改变，导致肾小球硬化。不仅残余肾单位损伤与肾脏体积减小两者的程度成比例，而且肾切除也加速其他实验性肾脏病的损伤进程[13]。例如，糖尿病动物如果行单侧肾切除，肾小球硬化就会加重[14]。另外，饮食治疗能影响肾脏血流动力学，改变肾切除导致的肾小球硬化程度。特别是限制蛋白饮食会减轻肾脏单位减少后肾损伤程度。高蛋白饮食增加整个肾脏和单个肾小球的滤过率，在代偿性高滤过并存的情况下加重损伤，限制蛋白会减轻病情[15]。

肾实质减少似乎有一个临界点，超过这个临界点后高滤过就会引起不良后果。肾脏捐献者的单侧肾切除不足以导致进展性肾脏病[16]。另一方面，有人认为在发育易感期或某些易感人群中肾实质减少与肾损伤有关。例如，单侧肾发育不良是一种相对罕见的先天性疾病，但这种患者随着年龄增加会出现蛋白尿和孤立肾硬化病变[17]。可以设想在这种情况下孤立肾有轻微的发育缺陷，这种缺陷导致对损伤易感。与此相似的是，对侧病肾切除后另一侧肾的进行性损害也许与尚未认识到的双侧肾脏疾病有关[18]。但如果肾实质丧失更多就会直接导致人肾脏损伤。对侵袭性肾癌行接近全切除手术的研究表明，未受癌侵犯但肥大的肾小球有硬化性损伤的表现[19]。可能与动物实验结果一样，不同的人群存在变异性，一些个体对肾实质减少的敏感性更高。

如果单个肾单位高滤过导致损伤，那么是哪些影响滤过的因素介导肾损害？跨肾小球毛细血管壁的静水压和渗透压不平衡调节肾小球滤过，在肾实质减少导致单个肾单位高滤过的影响因素中，肾小球毛细血管压似乎在加重进行性硬化病变上起主要作用[13]。在大多数疾病模型，肾内入球血管阻力下降引起毛细血管高压，大多数情况伴随高血压及动脉压力过度传递到肾小球，而出球血管阻力经常保持在接近正常的水平。肾小球后血管阻力没有随入球阻力同时下降，因此推想接近正常的出球血管阻力也是维持肾小球高压的因素。

减少血管紧张素Ⅱ（AⅡ）水平或抑制其作用的药物在肾小球高压模型及临床研究中的显著疗效支持上述观点。同时，血管紧张素转换酶抑制剂（ACEIs）或血管紧张素受体阻断剂（ARBs）的疗效也提示 AⅡ可能以某种机制维持肾小球高压。选择性收缩出球小动脉是 AⅡ的主要作用。因此，在入球血管扩张时 AⅡ往往能够维持出球血管张力。导致入球血管扩张的介质尚不清楚。在这部分的肾脏循环中，前列腺素类和一氧化氮功能失调可能起作用。上述因素导致肾小球高压、微小血管高压和它们的肾内协同作用会使肾小球高压更严重。

肾小球毛细血管压力导致进行性硬化性损伤的作用看起来是明确的，但这种关联提出了如下问题，即升高的肾小球压力是如何导致细胞病理改变的。肾实质减少引起肾脏肥大包括肾小球增大。肾小球张力（用 Laplace 定律估测）增高可能是代偿性生长和（或）肾小球高压导致肾小球损伤的最终共同通路[20]。肾小球越大，肾小球毛细血管壁张力就越高，损伤就越重[20]。肾小球高压也可能会引起足细胞损伤和肾小球基底膜蛋白质漏出增多，这是肾小球硬化进展的起始因素[21]。肾小球高压引起的机械张力也会导致肾小球内皮细胞和系膜细胞损伤[22-24]。

肾纤维化

在所有类型的肾脏病中，小管间质病变都是疾病进展的主要危险和预测因素[25]。与肾小球损害相比，间质纤维化与 CKD 进展的关系更明显[26]。小管间质纤维化导致肾脏病进展的机制，是间质纤维化过程毁损健康肾单位还是作为小管损伤后修复过程的一部分，仍存在争议[27]。

肾小球疾病导致间质纤维化的机制方面已有精彩综述[25,28]。蛋白尿是导致小管间质损伤的主要因素，它通过激活促炎症分子如转化生长因子-β-1（TGF-β1）、RANTES、单核细胞趋化蛋白-1（MCP-1）和内皮素等起作用。其他潜在的原因包括小管缺氧、耐受打破导致免疫介导的肾小管损伤、炎症介质渗出以及肾功能减退后产氨适应性增加并激活小管间质补体[25,28]。在实验模型中使用霉酚酸酯或硫酸戊聚糖（一种具有抗炎作用的类肝素）抑制小管间质炎症浸润后，尽管高血压仍持续，但肾损伤和小血管病变减轻[29]。

足细胞丢失

足细胞丢失常见于进行性肾脏病，并与肾病加速进展有关[30]。足细胞损伤导致肾小球滤过屏障破坏和肾小球毛细血管丛与包曼氏囊融合[21]，出现局灶性肾小球硬化。如果伴随炎症反应，则增殖性新月体形成会导致肾小球闭塞或球管连接处阻塞，原尿停止滤过。特异性损伤的实验模型支持足细胞在肾病致病过程中起重要作用，足细胞特异性基因突变引起遗传性局灶节段性肾小球硬化（FSGS）的发现也支持足细胞损伤的作用[13,31]。最近又认识到包曼囊的壁层上皮细胞在肾病进展中起作用而且是潜在的治疗靶点[32]。

Notch 信号通路在肾脏发育过程中起重要作用，之后在成年肾脏中其作用下降[33]。在 FSGS、糖尿病肾病、HIV 相关性肾病（HIVAN）和狼疮性肾炎等疾病中，肾小球细胞 Notch 信号重新激活并可能在肾病进展中起促进作用，实验模型研究显示足细胞 Notch 信号的持续激活引起足细胞去分化、分离和凋亡，导致白蛋白尿、肾小球硬化甚至肾衰竭引起死亡[34,35]。抑制 Notch 信号改善实验性糖尿病肾病的进程，提示 Notch 信号是人类疾病的潜在治疗靶点[36,37]。

肾素-血管紧张素-醛固酮系统

在 CKD 进展中肾素-血管紧张素-醛固酮系统（RAAS）起重要的病理生理作用[25,38,39]。这些不良作用的机制包括选择性维持出球小动脉张力引起的肾小球高压、促进肾小球硬化及系统性和肾小球高压。AⅡ能直接促进系膜细胞增殖和系膜基质沉积，其促纤维化作用包括上调促纤维化细胞因子如碱性成纤维细胞生长因子（碱性 FGF）、TGF-β、血小板源性生长因子（PDGF）和纤溶酶原激活物抑制物-1（PAI-1）[40-44]。AⅡ其他促进肾损害的机制包括激活转录因子 NF-κB、上调细胞黏附分子表达、刺激促炎症因子、单核细胞激活和活性氧代谢产物生成等[9,25,27,28,44-47]。除了 AⅡ，醛固酮也通过增加血管压力和激活纤维化通路而导致损害[48-50]。

蛋白尿

在普通人群，蛋白尿是 ESRD 发生的危险因素；在 CKD 患者，它是预测肾脏结局和转归的一个有效的因子[51-53]。在临床试验中，蛋白尿减少与肾脏结构改善有关[54,55]。蛋白尿在大多数肾病中都与预后有关，因此有假设认为蛋白尿在肾小球损伤向小管间质转变中可能是直接致病因素[54]。可能的机制包括尿蛋白毒性分子的损害作用、小管细胞过度重吸收和降解蛋白质导致溶酶体酶溢出至胞浆对小管细胞的胞内毒性作用、蛋白尿引起小管细胞产生促纤维化和促炎症分子。近端小管细胞也可能产生细胞因子如 MCP-1 来募集炎症细胞。

不是所有研究都认为滤过的蛋白会对小管细胞产生有害作用，因此"蛋白尿假说"并没有被一致认同[27]。而且，微小病变性肾病有严重蛋白尿，但其小管间质损害却不明显[21]。有反驳观点认为蛋白尿的选择性也是重要因素，蛋白尿在微小病变性肾病中具有高选择性，因此小管和间质损害更少。

延缓 CKD 进展的治疗

我们诊断 CKD 及对其进展速度进行评估的最终目的是采取治疗措施延缓进展并预防其发展至 ESRD。如今有确定能延缓 CKD 进展的治疗方法，但一些新兴治疗在 CKD 患者中的效果有待检验（表 49.1）。

表 49.1　延缓 CKD 进展的干预措施

已有的治疗方法
控制血压
抑制肾素-血管紧张素-醛固酮系统
限制膳食蛋白质摄入
纠正代谢性酸中毒
系统的 CKD 专科治疗
新兴的治疗方法
内皮素拮抗剂——avosentan，atrasentan
抗炎制剂——己酮可可碱
抗纤维化制剂——吡非尼酮、舒洛地特、抗 TGF-β 抗体
针对糖尿病的治疗——B 族维生素和蛋白激酶 C 抑制剂
细胞治疗

血压控制

CKD 和高血压相互影响。CKD 中存在如钠潴留、交感张力增加和内皮功能紊乱等生理改变，这些会导致血压升高。大部分 CKD 患者都有高血压，中重度 CKD 患者中高血压发生率在 90% 以上[56]。另外，高血压可能是 CKD 进展及加速的原因之一[57,58]。鉴于 CKD 和高血压之间的紧密关系以及早期的前后治疗研究表明服用抗高血压药物有潜在延缓 CKD 进展的作用，因此一直有观点认为血压控制对延缓 CKD 进展至关重要[59]。实际上，美国和国际的指南都推荐 CKD 患者的治疗需达到血压靶目标<140/90mmHg（在有蛋白尿的患者甚至更低），原因是"在 CKD 患者中降低血压能延缓 CKD 进展速度"[60]。遗憾的是，虽然观察性研究显示更低的血压目标能减缓肾功能下降，但多中心随

机对照研究（RCTs）并不支持更低的血压目标减慢CKD进展这一观点。

延缓CKD进展的血压控制目标

5个RCT研究评估了标准和严格血压控制对CKD进展的不同影响，所有研究都显示更严格的血压目标并不能延缓CKD进展（表49.2）。肾脏病膳食改良（MDRD）研究中对840名受试者2.2年的随访表明，普通血压目标组[平均动脉压（MAP）107mmHg大约（140/90mmHg）]和更低血压目标组[MAP目标92mmHg大约（125/75mmHg）]的GFR下降没有差别[2]。在非裔美国人肾病和高血压（AASK）研究中，1094名有CKD但不合并糖尿病的非洲裔美国人被随机分为普通血压目标组（MAP 102～107mmHg）和更低血压目标组（MAP 92mmHg），如同MDRD研究，两组间GFR下降没有差别，GFR下降50%、ESRD、死亡或三者的复合终点在两组间均无差异[61]。三个较小的试验比较了标准和更低血压目标（REIN-2、Lewis等和Toto等）（表49.2）[62-64]，同样未观察到延缓CKD进展的作用。这些研究的主要结果未显示更低血压目标的益处，但对一些亚组如蛋白尿患者的二次分析还是揭示了其潜在的获益。

表49.2　更低的血压控制目标对延缓肾病的作用-临床试验评估结果

研究/患者	N	更低血压目标（mmHg）	标准血压目标（mmHg）	结果	二次分析
非糖尿病，高血压性，CKD[64]	77	DBP 6～80	DBP 85～95	GFR变化速率[ml/（min·1.73m²·年）] −0.31 vs −0.050 P>0.25	NR
1型糖尿病肾病[63]	129	MAP 92	MAP 100～107	iGFR变化[ml/（min·1.73m²）] 62～54 vs 64～58 P=0.62	中位蛋白尿535 vs 1723mg/24h P=0.02
Rein2非DM蛋白尿[62]	335	DBP<90	<130/80	ESRD HR 1.00（95% CI 0.61～1.64） P=0.99	尿蛋白排泄率无差异
MDRD（研究1）GFR 25～55ml/（min·1.73m²）[2]	585	MAP<92	MAP 107	GFR变化速率[ml/（min·3yrs）] 10.7vs 12.3 P=0.18	1. 更低血压目标在明显蛋白尿的患者中有益 2. 长期随访更低的血压目标组肾衰风险下降，HR 0.68（95% CI 0.57～0.82）[65]
MDRD（研究2）GFR 13～24ml/（min·1.73m²）[2]	255	MAP<92	MAP 107	GFR变化速率[ml/（min·yr）] 3.7vs 4.2 P=0.28	
AASK-有CKD的非糖尿病AA[61]	1094	MAP<92	MAP 102～107	GFR变化速率[ml/（min·1.73m²·yr）] −2.21 vs −1.95 P=0.24	长期随访 - 总的血清肌酐翻倍、ESRD或死亡无差异 - UP/C比>0.22的患者复合终点下降（HR 0.73）[71]

AA，非洲裔美国人；BP，血压；CKD，慢性肾脏病；DBP，舒张压；GFR，肾小球滤过率；HR，风险比；iGFR，iothalomate GFR；MAP，平均动脉压；NR，未报告；UP/C，尿蛋白肌酐比值。

Source：Adapted from Reference[67]，with kind permission from Springer Science and Business Media.

MDRD研究的二次分析显示，对于少部分有明显蛋白尿（>3gm/d）的患者，更低血压目标能够获益（图49.1）[2]。另外，对整个队列的长期被动随访表明更低血压控制靶标能减少ESRD发生[65]。与之类似，在AASK队列的长期随访中，对于少部分（33%）有蛋白尿（尿蛋白肌酐比值>0.22g/g）的患者，严格的血压控

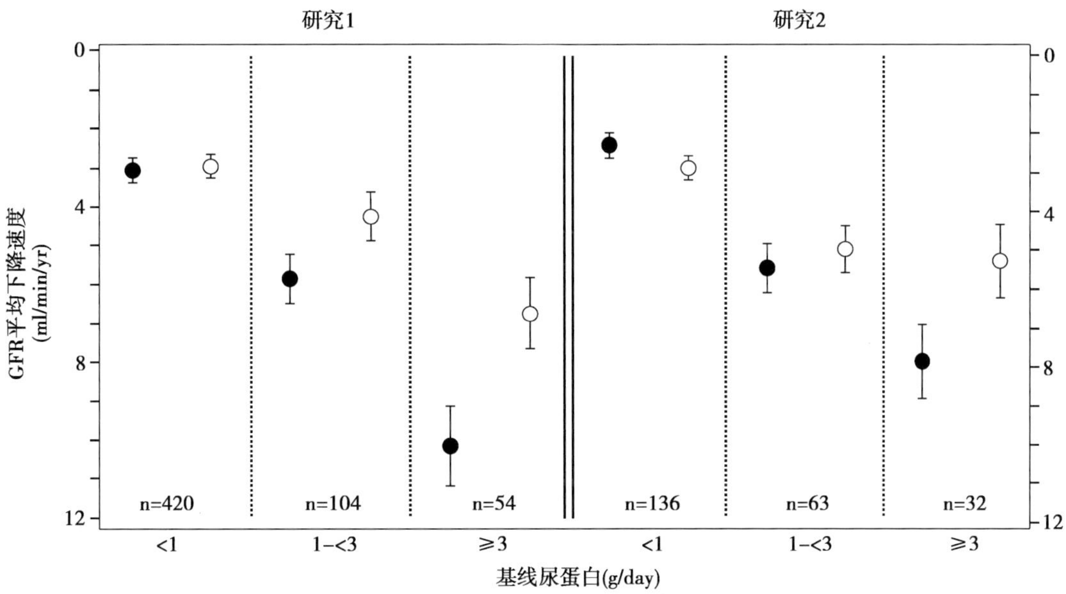

图 49.1　MDRD 研究中在不同基线尿蛋白水平肾功能下降速度。空心圆圈代表更低血压目标组(MAP 92mmHg),实心圆圈代表普通血压目标组(MAP 107mmHg)。*Source*:*Reproduced from Reference*[2] *with permission from Massachusetts Medical Society*,© *1994*.

制目标能减少血清肌酐翻倍、ESRD、或死亡复合终点。基于这些二次分析结果,一些专家推荐在有蛋白尿的 CKD 患者中设定更低的血压控制目标。

因为 CKD 患者血压目标研究的主要结果呈阴性,目前我们仍不清楚减慢 CKD 进展的适当血压目标值。虽然 KDIGO 还推荐(2D 级)尿白蛋白排泄率≥30mg/24h 的患者血压控制在≤130/80mmHg,但是目标血压≤140/90mmHg 是合理的,因为这个值对减少 CVD 风险有益,也与 KDIGO 指南设定的血压靶标一致。正在进行中的收缩压干预试验(SPRINT)将会进一步提供有关 CKD 患者血压目标的指南,这个试验已经纳入 9250 例受试者,大约 2700 例有 CKD(NCT01206062)。SPRINT 研究目标是评估与标准血压目标(收缩压<140mmHg)相比,强化血压控制(<120mmHg)对肾脏和心血管结局的影响。相关研究结果将在 2018 年公布,届时将会有助于确定延缓 CKD 进展的适当血压靶标。

其他血压测量方法

前面讨论了减慢 CKD 进展的血压目标值,这些血压均是指在诊所里测得的血压。诊所外的血压测量方法已经存在了 30 多年[66],这种方法能更准确和独立的评估 CVD 风险及高血压死亡率[68]。不论诊所内血压正常(隐匿性高血压)还是升高(持续性高血压),诊所外血压升高的患者不良临床结局的风险都会增高[69]。在 CKD 患者中,家中血压测量和动态血压监测(ABPM)值是预测 ESRD 更强且独立的危险因素[70,71]。ABPM 的优点是能够在整个白天和晚上都监测血压,夜间血压及从白天到夜间血压的相对下降,也就是我们所说的勺形,是心血管事件和全因死亡率的独立预测因子[72]。

家中及动态的血压监测与不良后果有潜在更强的相关关系,但是基于这些血压监测的降压治疗方案是否会减少不良临床事件,还需要进一步研究确定。

最后,在诊所里测量中心主动脉血压已成为现实[73],更新的仪器也已能够测量 24 小时动态中心血压[74]。与周围血压相比中心血压是否能更好地预测肾病进展目前仍不清楚。肾功能与主动脉僵硬度有相关性,因此对于 CKD 患者,中心血压很重要[75]。相对于临床血压目标而言,有关 CKD 患者动态的/新型的血压目标值方面,还没有随机试验来指导临床医生,因此需要进一步研究确定诊所外血压测量的临床价值。

抑制肾素-血管紧张素-醛固酮系统

抑制 RAAS 仍是延缓 CKD 进展的主要策略。现有几种不同的药物在多个环节抑制该系统,包括 ACEI 类、ARB 类、肾素抑制剂和醛固酮拮抗剂。包括最初在残余肾模型中进行的一些动物实验在内的研究显示 ACEI 类药物能减轻肾损伤[76]。进一步的动物研究显示，在收缩压同等下降的情况下，ACEI 类药物较之其他降压药保护肾功能的效果更好[77,78]。ACEI 抑制 AⅡ对出球小血管的选择性作用，出球小血管扩张，肾小球高压下降，ACEI 也能增加白细胞三烯水平[79]。在这些研究的基础上进行的第一个临床试验显示 ACEI 能延缓人类糖尿病肾病进展[80]。

近年大量证据显示抑制 RAAS 在减少蛋白尿和延缓 CKD 进展上较其他药物更为有效[12,55,80-85]，抑制 RAAS 估计能使危险度下降 20%。无论是在糖尿病或非糖尿病肾病、早期或晚期 CKD、使用 ACEⅠ类或 ARB 类，都较其他药物更优[80-86]。在糖尿病，多数研究显示抑制 RAAS 能延缓从正常进展到微量白蛋白尿、从微量白蛋白尿到显性糖尿病肾病以及临床糖尿病肾病的进展[81,83,87-89]。但是，在一项 1 型糖尿病研究中，患者血压、尿中白蛋白和 GFR 均正常，通过系膜/肾小球容积比或微量白蛋白尿发生率来评估肾病进展，ARB 类或 ACEI 类早期治疗并未起到延缓作用[90]。肾素抑制剂是干扰 RAAS 的另一途径，糖尿病肾病患者在 ARB 基础上使用肾素抑制剂可以减少蛋白尿[91-92]，但也会增加副作用[93]。

联合抑制 RAAS

一种 RAAS 抑制剂并不能完全抑制该系统。因此，在临床前期基础之上，已经有研究联合使用不同药物在多个位点抑制 RAAS 通路。ACEI 加 ARB 是最常见联合用法，最初的动物实验和临床研究显示联合治疗对蛋白尿替代终点有益处。一项荟萃分析也表明联合治疗能更显著降低蛋白尿，但此项研究未分析 GFR 终点[94]。令人费解的是，COOPERATE 研究显示联合治疗对长期肾功能随访结果有着显著效益，但因为数据不一致，该项研究最终被撤回[95]。长期单独使用替米沙坦及与雷米普利联合应用的全球终点试验（ONTARGET）发表后，对联合治疗研究的热情已不及从前[96,97]。该研究纳入 25 620 例确诊为动脉硬化血管病或糖尿病终末器官损害的患者，随机分组服用 ACEI 雷米普利、ARB 替米沙坦、或联合两种药物。联合治疗组到达透析、血肌酐倍增和死亡的复合主要终点的风险更大。有趣的是，联合治疗在降低蛋白尿方面优于单药，这与肾功能恶化的结局似有不同。

ALTITUDE 试验研究在 ACEI 或 ARB 基础上加用肾素抑制剂阿利吉仑的疗效[93]，但因为副作用如高钾血症、低血压和脑卒中等，该试验被提前终止。退伍军人管理部门的多中心试验以 2 型糖尿病肾病为研究对象，对比单独使用洛沙坦及与赖诺普利联合应用的疗效（NEPHRON-D）。该研究最近也被终止了，原因是联合治疗组 AKI 和高钾血症的发生率更高[98,99]。

在一项对比单药与联合治疗的系统综述和荟萃分析中，根据有无心衰将 33 项 RCT 研究分层并进一步分析[100]。这些研究专门针对 CKD 患者。与单药治疗相比，联合治疗并未改善全因死亡或心血管死亡率，但心衰导致的住院率下降了。同时，联合治疗组低血压、高钾血症、急性肾衰和因为副作用而退出等的发生率更高。最近的一项荟萃分析考察了联合抑制 RAAS 在 CKD 患者中的安全性，结果显示联合治疗组蛋白尿减少和 GFR 下降的风险均高于单药治疗组，联合治疗未带来在血肌酐倍增、住院率或死亡率等方面的任何益处[101]。与其他研究相似的是，联合治疗发生高钾血症和低血压的风险更大。基于以上这些研究，不推荐联合抑制 RAAS。

醛固酮抑制剂

在多种不同的肾病动物模型中，不论是单独使用还是联合其他 RAAS 抑制剂，醛固酮抑制剂都能获益[102,103]。在人体上，非选择性抑制剂如螺内酯和选择性抑制剂如依普利酮均有相关研究[104]。大多数仅观察了蛋白尿替代终点，结果显示与单独使用 ACEI 类或 ARB 类相比，联合醛固酮抑制剂能减少蛋白尿[104]。这些研究规模小、随访时间短、未涉及醛固酮抑制剂对 CKD 进展的影响。一些研究观察了醛固酮抑制剂对 GFR 的影响，但在研究结束时 GFR 并未改变。另有许多研究显示在降血压上有益处[104]。醛固酮抑制剂的副作用包括男性乳房发育、特别是高钾血症，限制了其临床应用。基于这些风险及缺乏治疗有效的结论性证据，现阶段不主张使用醛固酮抑制剂延缓 CKD 进展。

其他治疗方面的考虑

限制膳食蛋白质

在大多数实验性肾病中，增加蛋白质摄入与 GFR 进行性下降、蛋白尿增加和肾小球硬化加重有关[15,105]。不幸的是，限制蛋白质摄入延缓 CKD 进展的理念应用到临床实践的过程并非一帆风顺。在一项规模最大的 RCT 研究即 MDRD 研究中，并未观察到限制膳食蛋白质能延缓 CKD 进展[2]。但是，一项对 10 个随机试验的 Cochrane 系统综述涵盖了 2000 名非糖尿病患者，分析发现低蛋白饮食降低死亡或 ESRD 的复合终点的发生率[106]。另外，CKD 患者膳食蛋白质限制的效果似乎有剂量依赖性[106]，与更高蛋白质饮食相比，极低蛋白饮食[0.3～0.6g/(kg·d)]有显著获益(RR 0.63，95% CI 0.48～0.83)，而低蛋白饮食[0.6g/(kg·d)]的获益仅处于临界范围(RR 0.76，95% CI 0.54～1.05)[106]。这项研究未进行相关的二次分析来评估低蛋白饮食对ESRD单一结局的影响。虽然有这篇综述的分析结果，但是因为MDRD的阴性结果以及劝导患者执行低蛋白饮食的难度，临床上很少为CKD患者开低蛋白饮食处方。如果没有营养不良，推荐所有CKD患者避免高蛋白饮食。在适当监测和营养支持的基础上，将CKD患者的蛋白摄入靶目标设定在0.6g/(kg·d)是合理的。

补充碳酸氢盐

中度或重度CKD通过多种机制引起代谢性酸中毒，这些机制包括产氨下降、氢离子分泌减少和高钾血症。低血清[HCO_3]增加CKD进展的风险，甚至在普通人群中与肾功能下降也有关系[107,108]。两个RCT研究评估了治疗代谢性酸中毒是否会延缓CKD进展。其中一项134例患者的肌酐清除率为15～30ml/(min·1.73m^2)，血清[HCO_3]16～20mmol/L，随机入组给予口服碳酸氢钠600mg每日3次或安慰剂，2年后，碳酸氢钠治疗能延缓肌酐清除率的下降，ESRD发生率更低(6.5% vs 33%，P<0.001)[109]。另外一项研究纳入120例高血压CKD患者，GFR为60～90ml/(min·1.73m^2)，尿白蛋白/肌酐比值200～2000mg/g，随机给予碳酸氢钠、氯化钠[两者均为0.5mEq/(kg·d)]或安慰剂并随访5年，与氯化钠和安慰剂相比，碳酸氢钠治疗组GFR下降更慢且随访过程中尿白蛋白/肌酐比值下降[110]。补充碳酸氢盐在延缓CKD方面的获益也许与氨、内皮素和醛固酮激活补体减少及机体功能的改善有关[111-113]。因此，在碳酸氢盐水平低的CKD患者推荐补充来延缓肾功能进展。补充碳酸氢盐在无酸中毒的患者中可能也是有益的，但需要进一步研究确定其有效性。

补充维生素D

肾功能和1,25-二羟维生素D_3水平之间具有相关性[114]。另外，在普通人群中，低1,25-二羟维生素D_3与ESRD风险增高有关[115]。维生素D能抑制RAAS。在一项关于帕立骨化醇治疗能否减少尿白蛋白/肌酐比值的短期研究中，结果显示差异的显著性(P=0.07)在临界范围[116,117]。但是，还没有临床试验专门评估维生素D补充对CKD进展的影响。有两项较老的研究，其设计是为评价维生素D对骨病和甲状旁腺功能亢进的影响，但CKD的进展也有记录[118,119]。结果显示与安慰剂相比，阿法骨化醇或帕立骨化醇对CKD进展没有益处[118-119]。因此，除非有进一步试验完成，否则没有证据推荐使用维生素D来延缓CKD进展。

别嘌呤醇

肾功能不全患者的尿酸水平升高，高尿酸血症与内皮功能不良、RAAS激活和高血压等有关[120]。许多小型、短期的临床试验表明降尿酸对CKD患者有益。例如，有一项研究纳入113名eGFR<60ml/(min·1.73m^2)的患者，随机分配到别嘌呤醇100mg/d或普通治疗组，24个月后别嘌呤醇组血清尿酸显著下降、eGFR升高、心血管事件风险下降[121]。别嘌呤醇能降低CKD进展的风险，在一项糖尿病患者的研究中，患者尿蛋白>500mg/d，使用别嘌呤醇显著降低蛋白尿[122,123]。近期有一项对11个研究的荟萃分析，共包括753例患者，结果发现降尿酸治疗能延缓CKD进展[124]。除一项研究之外，该分析纳入的所有研究随访期均在12月之内[124]。别嘌呤醇的益处不仅在于能降低尿酸水平，或许它也能通过其他机制如抗炎、抗氧化和减少活性氧代谢产物等起作用[121,125]。在有更大型的长期随访的RCT研究结果之前，特别是考虑到该药严重过敏反应的发生率相对高，还不能推荐通过降尿酸来延缓CKD进展。

调脂治疗

高脂血症不是CKD的主要原因，还缺乏其与CKD快速进展相关的研究证据[126]。尽管如此，一项对39 704名患者的荟萃分析发现他汀类药物对合并CVD的CKD患者有轻度延缓肾功能下降的作用，差异具有显著性，但在糖尿病或高血压肾病患者中无效[127]。与之相似，他汀类能减少蛋白尿，特别是在那些基线尿蛋白排泄大于30mg/d的患者中[128]。但是，迄今为止最明确的临床试验研究，名称为心肾保护研究(SHARP)的结果显示降低LDL不能延缓CKD进展。在SHARP研究中，6247名非透析的CKD患者随机分配到辛伐他汀联合依折麦布组和安慰剂组，中位随访时间为4.9年，结果显示主要动脉硬化时间显著下降，但ESRD发生率(33.0% vs 34.6%，P=0.41)或者ESRD和血清肌酐翻倍的复合终点(38.2% vs 40.2%，P=0.09)在两组间无差异[129]。因此，他汀类和降LDL治疗推荐用于CKD患者以减少CVD风险。但是调脂治疗可能不会，亦或只能低限度延缓CKD进展。

血糖控制

糖尿病是导致 CKD 和 ESRD 的主要原因，血糖和糖化血红蛋白 A1c 升高与 CKD 进展相关[130]。无论是 1 型还是 2 型糖尿病，强化血糖控制均能减少异常白蛋白尿及其进展的发生率。对糖尿病控制和并发症研究（DCCT）的长期随访显示强化治疗可能延缓 1 型糖尿病患者 CKD 进展[135]。但是，在 ACCORD 研究中，2 型糖尿病强化血糖控制仅减少白蛋白尿，而不是 ESRD 或 CKD 进展（图 49. 2）[132]。最近一项对七个研究的荟萃分析涵盖 28 065 名 2 型糖尿病患者，结果显示强化血糖控制能减少白蛋白尿，但未减少血清肌酐翻倍或 ESRD[136]。上述大多数研究未纳入基线血清肌酐增高的患者。因此，我们确定强化血糖控制能防止白蛋白尿出现和增加，但关于糖尿病强化治疗能否延缓 CKD 进展仍不清楚。基于白蛋白尿减少及其他微血管和大血管方面的益处，将 CKD 和糖尿病患者的糖化血红蛋白 A1c 的控制目标设定在约 7% 是合理的。

CKD 患者的医疗服务

我们提供医疗服务的方式会影响到 CKD 患者的健康质量。例如，采用多学科 CKD 管理模式（CKD 诊所）能提高患者对 CKD 指南的依从性，透析开始时内瘘使用率更高，更多的患者从门诊开始透析治疗（对比急诊住院开始透析）[137]。早期转诊至肾病专家也能改善患者透析后的预后。KDIGO 推荐 eGFR<30ml/(min·1. 73m²)和（或）尿白蛋白肌酐比值>300mg/g 时开始转诊，一些特殊情况推荐更早转诊[1]。早期转诊有许多益处，包括死亡率下降、住院时间缩短、瘘管和移植血管合理使用率更高，从而避免一开始透析时就行置管术。

新兴治疗方法

内皮素拮抗剂

内皮素是一种有血管收缩功能的多肽，在人肾脏组织中，内皮素-1（ET-1）是主要的同种型。ET-1 对肾脏有很多潜在的不良影响如血管收缩、增加肾小球高压、导致蛋白尿以及动物模型的间质纤维化等。临床前研究显示 ET-1 拮抗剂能减少蛋白尿及改善 GFR[139,140]。但是，因为过多的心血管事件发生，一项对内皮素拮抗剂 avosentan 的多中心、随机、安慰剂对照的研究持续 4 个月后提前终止[141]，avosentan 组尿蛋白减少，但是到达血清肌酐翻倍、ESRD 或死亡终点的时间两组之间无差异。

Atrasentan 是另外一种对内皮素 A 受体具有更高选择性的内皮素拮抗剂。有一项对该药的研究纳入 2 型糖尿病患者，这些患者 eGFR>20ml/(min·1. 73m²)，尿白蛋白/肌酐比值 100～3000mg/g，随机分配到安慰剂组或 0. 25、0. 75、1. 75mg Atrasentan 组，随访 8 周[142]，Atrasentan 的两个更高剂量组显著减少白蛋白尿，水肿在 1. 75mg 剂量组的发生率最高。在西班牙裔的患者中，该药降蛋白尿的效果更好，提示药物作用具有种族差异性。需要进一步研究来明确内皮素拮抗剂在延缓 CKD 进展中的作用。

抗炎制剂

炎症和过多的氧自由基加速 CKD 进展，特别是在糖尿病患者中。Bardoxolone methyl 是一种合成的齐墩

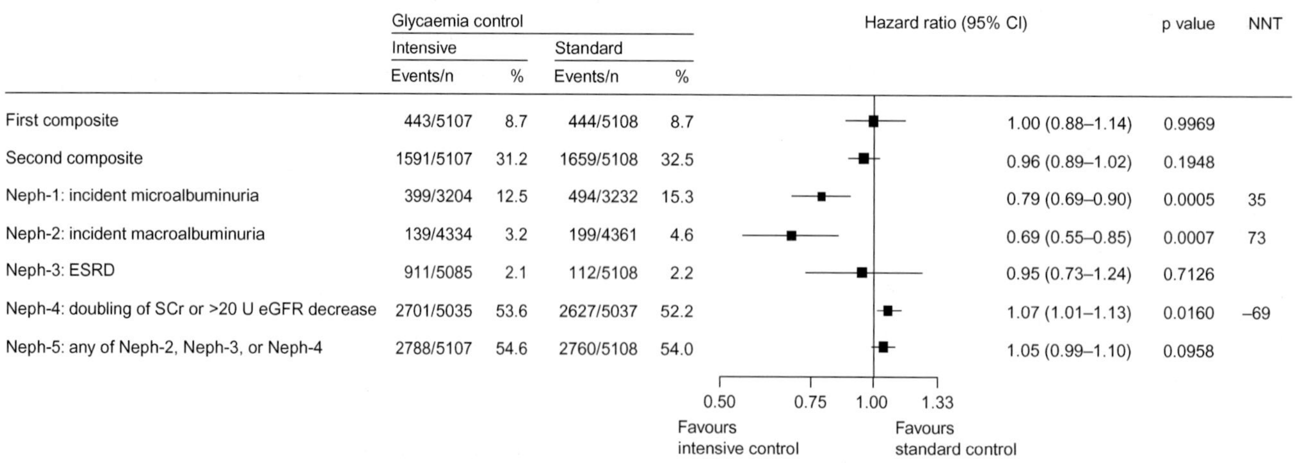

Glycaemia control
Intensive
Standard
Events/n
%
Events/n
%
Hazard ratio (95% CI)
p value
NNT
First composite 443/5107 8.7 444/5108 8.7 1.00 (0.88–1.14) 0.9969
Second composite 1591/5107 31.2 1659/5108 32.5 0.96 (0.89–1.02) 0.1948
Neph-1: incident microalbuminuria 399/3204 12.5 494/3232 15.3 0.79 (0.69–0.90) 0.0005 35
Neph-2: incident macroalbuminuria 139/4334 3.2 199/4361 4.6 0.69 (0.55–0.85) 0.0007 73
Neph-3: ESRD 911/5085 2.1 112/5108 2.2 0.95 (0.73–1.24) 0.7126
Neph-4: doubling of SCr or >20 U eGFR decrease 2701/5035 53.6 2627/5037 52.2 1.07 (1.01–1.13) 0.0160 –69
Neph-5: any of Neph-2, Neph-3, or Neph-4 2788/5107 54.6 2760/5108 54.0 1.05 (0.99–1.10) 0.0958
0.50
0.75
1.00
1.33
Favours intensive control
Favours standard control

图 49. 2 ACCORD 研究中强化血糖控制减少蛋白尿，但对 ESRD 或 CKD 进展无影响。*Source: Reproduced from Reference*[138] *with permission from Elsevier.*

果烷型三萜化合物，能激活NRF2，后者是调控抗氧化、抗炎和细胞保护基因表达的转录因子[143]。一项Ⅱ期RCT研究纳入了227例有中度或重度CKD的2型糖尿病成年患者，bardoxolone在24周和52周有改善eGFR的作用，但较高bardoxolone剂量组加重白蛋白尿[144]。一项Ⅲ期研究纳入2185名eGFR在15和30之间的2型糖尿病患者，评价bardoxolone对临床终点的影响，但因为治疗组过多的心血管事件该项研究被终止[145]。尽管目前尚无有关bardoxolone的后续研究，对于这类炎症调节药物将来还有可能用在治疗CKD患者身上。

己酮可可碱是另外一种具有抗纤维化作用的炎症抑制剂[146]。有一项对10个研究的荟萃分析，共包括476例糖尿病肾病患者，分析发现己酮可可碱显著降低蛋白尿[147]。还有一项初步的随机对照研究纳入了39例患者，平均基线eGFR约30ml/(min·1.73m^2)，蛋白尿大于1g/d，己酮可可碱治疗1年能减慢eGFR下降，但蛋白尿无差异[148]。目前一项更大的RCT正在进行当中，应该能明确其在CKD患者中的治疗作用[149]。

抗纤维化治疗

吡非尼酮是一种合成分子，其在细胞培养和糖尿病肾病动物模型实验中均显示出抗纤维化的效果[150]。人体试验也很有前景。在一项对18例FSGS患者的开放标签试验中，吡非尼酮的中位治疗时间为13个月，GFR的变化速率有25%的改善[151]。另外一项RCT研究纳入52例糖尿病肾病患者，在吡非尼酮1200mg/d治疗组eGFR上升，而安慰剂组GFR下降($P=0.026$ vs 吡非尼酮1200mg/d组)[152]，而吡非尼酮2400mg/d的第3组患者退出率高[152]。

另一种抗纤维化制剂舒洛地特在早期研究中也有希望，但最近更大的试验结果显示其在糖尿病肾病患者中并无益处[153-156]。需要更大的RCT研究来评估吡非尼酮是否和舒洛地特一样疗效可疑，抑或这种抗纤维化制剂确实能在延缓CKD进展上带来益处。

抗TGF-β抗体通过其抗纤维化作用或许也能延缓糖尿病肾病进展。血糖升高刺激肾皮质成纤维细胞分泌TGF-β，进一步增加胶原合成[157]。抗TGF-β抗体能减少糖尿病大鼠尿蛋白，防止Ⅲ型胶原在肾间质沉积[158]。在糖尿病(NCT01113801)和FSGS患者(NCT01665391)中都有初步试验正在进行以评价抗TGF-β抗体是否能延缓CKD进展。

针对糖尿病的B族维生素和蛋白激酶C抑制剂

在糖尿病肾病模型，B族维生素有多重益处，包括抑制晚期糖基化终产物、改善内皮功能及减少微血管并发症。遗憾的是，在临床试验中，B族维生素对蛋白尿并无显著效果，反而在一项迄今最大的研究当中其与GFR下降恶化有关[159-161]。

另外一个延缓糖尿病CKD进展的潜在靶点是抑制PKC-β活性，因为已确定蛋白激酶C-β(PKC-β)在糖尿病肾病过程中起作用。Ruboxistaurin能选择性抑制PKC-β。在一项随机对照的初步试验中，123名2型糖尿病患者尿白蛋白/肌酐比值在200~2000mg/g，平均基线eGFR70ml/(min·1.73m^2)，ruboxistaurin治疗一年后白蛋白尿下降、eGFR稳定[162]。对3项长期随访RCT研究的二次分析显示，肾功能基本正常的糖尿病视网膜病变患者ruboxistaurin治疗对eGFR、蛋白尿无影响[163]。需要进一步研究来明确该药是否能有效延缓糖尿病CKD进展。

细胞治疗和肾脏再生

很多原因促使我们试图使用细胞治疗和肾脏再生疗法来治疗CKD。已有间充质干细胞(MSCs)治疗非肾脏疾病、AKI和肾移植患者并取得初步成功[164,165]。再者，肾移植等待名单上的患者和可用肾源之间的缺口越来越大，寻找肾脏替代治疗的另外途径的兴趣越来越浓。在一些肾病动物模型中如肾小球肾炎、Alport综合征、FSGS、狼疮性肾炎、糖尿病肾病和残余肾模型等，MSC输注显示有效[166]。在肾小球肾炎模型中，肾小球内MSCs不良分化至脂肪细胞，引起肾小球硬化[167]。在CKD患者中有输注过MSCs，但是很难对这些研究数据进行解读。

已有设想研究可植入的生物人工肾装置，这种装置中有肾小管细胞并与肾小球膜相连接[168,169]。这些疗法的目标是恢复肾脏的代谢、免疫和转运功能。肾脏细胞也是生物人工肾的重要组成部分，生物人工肾的设计原理是将内皮和初生的肾脏细胞注射到去细胞的肾脏组织支撑结构上[170]，在体外及体内这种装置已显示出功能。这一邻域发展迅速，对CKD治疗的潜力巨大，成功的壁垒也很多，但工作在继续进行当中。

结　语

延缓肾病进展是CKD患者的主要治疗目标。降压治疗很重要，但是CKD患者的最适目标血压仍不明确。RAAS 抑制剂能延缓 CKD 进展,也是研究最多及应用最广泛的治疗方法。应该使用单一药物抑制 RAAS,因为双重抑制并没有带来更多益处,反而与更多的不良事件有关。其他一些干预措施或许也能延缓 CKD 进展。应考虑补充碳酸氢盐,低蛋白饮食对非糖尿病性肾病也许有效。尽管证据不充分但降尿酸治疗有可能延缓进展。提供更有效的 CKD 医疗服务也许是改善 CKD 结局的重要途径。未来针对内皮素、纤维化、氧化应激和炎症等的治疗策略现正在广泛研究之中,希望将来会有越来越多的治疗方法。

致谢

工作得到了 NIH 基金 K23DK087919(PD)的部分支持。

(胡成效 译,刘友华 校)

参考文献

1. Kidney Disease: Improving Global Outcomes (KDIGO) CKD Work Group. KDIGO 2012 Clinical Practice Guideline for the Evaluation and Management of Chronic Kidney Disease. *Kidney Inter Suppl* 2013;**3**:1–150.
2. Klahr S, Levey AS, Beck GJ, Caggiula AW, Hunsicker L, Kusek JW, et al. The effects of dietary protein restriction and blood-pressure control on the progression of chronic renal disease. Modification of Diet in Renal Disease Study Group. *N Engl J Med* 1994;**330**(13):877–84.
3. Levin A, Djurdjev O, Beaulieu M, Er L. Variability and risk factors for kidney disease progression and death following attainment of stage 4 CKD in a referred cohort. *Am J Kidney Dis* 2008;**52**(4):661–71.
4. Foley RN, Murray AM, Li S, Herzog CA, McBean AM, Eggers PW, et al. Chronic kidney disease and the risk for cardiovascular disease, renal replacement, and death in the United States Medicare population, 1998 to 1999. *J Am Soc Nephrol* 2005;**16**(2):489–95.
5. Forsblom C, Harjutsalo V, Thorn LM, Wadén J, Tolonen N, Saraheimo M, et al. Competing-risk analysis of ESRD and death among patients with type 1 diabetes and macroalbuminuria. *J Am Soc Nephrol* 2011;**22**(3):537–44.
6. Nicola LD, Minutolo R, Chiodini P, Borrelli S, Zoccali C, Postorino M, et al. The effect of increasing age on the prognosis of non-dialysis patients with chronic kidney disease receiving stable nephrology care. *Kidney Int* 2012;**82**(4):482–8.
7. Menon V, Wang X, Sarnak MJ, Hunsicker LH, Madero M, Beck GJ, et al. Long-term outcomes in nondiabetic chronic kidney disease. *Kidney Int* 2008;**73**(11):1310–5.
8. Fogo AB. Mechanisms of progression of chronic kidney disease. *Pediatr Nephrol* 2007;**22**(12):2011–22.
9. Schnaper HW. Remnant nephron physiology and the progression of chronic kidney disease. *Pediatr Nephrol* 2014;**29**(2):193–202.
10. Noone D, Licht C. Chronic kidney disease: a new look at pathogenetic mechanisms and treatment options. *Pediatr Nephrol* 2014;**29**(5):779–92.
11. Hostetter TH, Olson JL, Rennke HG, Venkatachalam MA, Brenner BM. Hyperfiltration in remnant nephrons: a potentially adverse response to renal ablation. *Am J Physiol* 1981;**241**(1):F85–93.
12. Brenner BM, Meyer TW, Hostetter TH. Dietary protein intake and the progressive nature of kidney disease: the role of hemodynamically mediated glomerular injury in the pathogenesis of progressive glomerular sclerosis in aging, renal ablation, and intrinsic renal disease. *N Engl J Med* 1982;**307**(11):652–9.
13. Hostetter TH. Hyperfiltration and glomerulosclerosis. *Semin Nephrol* 2003;**23**(2):194–9.
14. Steffes MW, Brown DM, Mauer SM. Diabetic glomerulopathy following unilateral nephrectomy in the rat. *Diabetes* 1978;**27**(1):35–41.
15. Hostetter TH, Meyer TW, Rennke HG, Brenner BM. Chronic effects of dietary protein in the rat with intact and reduced renal mass. *Kidney Int* 1986;**30**(4):509–17.
16. Ibrahim HN, Foley R, Tan L, Rogers T, Bailey RF, Guo H, et al. Long-term consequences of kidney donation. *N Engl J Med* 2009;**360**(5):459–69.
17. Kiprov DD, Colvin RB, McCluskey RT. Focal and segmental glomerulosclerosis and proteinuria associated with unilateral renal agenesis. *Lab Invest* 1982;**46**(3):275–81.
18. Zucchelli P, Cagnoli L, Casanova S, Donini U, Pasquali S. Focal glomerulosclerosis in patients with unilateral nephrectomy. *Kidney Int* 1983;**24**(5):649–55.
19. Novick AC, Gephardt G, Guz B, Steinmuller D, Tubbs RR. Long-term follow-up after partial removal of a solitary kidney. *N Engl J Med* 1991;**325**(15):1058–62.
20. Daniels BS, Hostetter TH. Adverse effects of growth in the glomerular microcirculation. *Am J Physiol* 1990;**258**(5 Pt 2):F1409–16.
21. Kriz W, LeHir M. Pathways to nephron loss starting from glomerular diseases-insights from animal models. *Kidney Int* 2005;**67**(2):404–19.
22. Becker BN, Yasuda T, Kondo S, Vaikunth S, Homma T, Harris RC. Mechanical stretch/relaxation stimulates a cellular renin-angiotensin system in cultured rat mesangial cells. *Exp Nephrol* 1998;**6**(1):57–66.
23. Riser BL, Cortes P, Zhao X, Bernstein J, Dumler F, Narins RG. Intraglomerular pressure and mesangial stretching stimulate extracellular matrix formation in the rat. *J Clin Invest* 1992;**90**(5):1932–43.
24. Durvasula RV, Petermann AT, Hiromura K, Blonski M, Pippin J, Mundel P, et al. Activation of a local tissue angiotensin system in podocytes by mechanical strain. *Kidney Int* 2004;**65**(1):30–9.
25. Nath KA. Tubulointerstitial changes as a major determinant in the progression of renal damage. *Am J Kidney Dis* 1992;**20**(1):1–17.
26. D'Amico G, Ferrario F, Rastaldi MP. Tubulointerstitial damage in glomerular diseases: its role in the progression of renal damage. *Am J Kidney Dis* 1995;**26**(1):124–32.
27. Kaissling B, Lehir M, Kriz W. Renal epithelial injury and fibrosis. *Biochim Biophys Acta* 2013;**1832**(7):931–9.
28. Meyer TW. Tubular injury in glomerular disease. *Kidney Int* 2003;**63**(2):774–87.
29. Sánchez-Lozada LG, Tapia E, Johnson RJ, Rodríguez-Iturbe B, Herrera-Acosta J. Glomerular hemodynamic changes associated with arteriolar lesions and tubulointerstitial inflammation. *Kidney Int Suppl* 2003;**86**:S9–14.
30. Shankland SJ. The podocyte's response to injury: role in proteinuria and glomerulosclerosis. *Kidney Int* 2006;**69**(12):2131–47.
31. Wharram BL, Goyal M, Wiggins JE, Sanden SK, Hussain S, Filipiak WE, et al. Podocyte depletion causes glomerulosclerosis: diphtheria toxin-induced podocyte depletion in rats expressing human diphtheria toxin receptor transgene. *J Am Soc Nephrol* 2005;**16**(10):2941–52.
32. Shankland SJ, Anders HJ, Romagnani P. Glomerular parietal epithelial cells in kidney physiology, pathology, and repair. *Curr Opin Nephrol Hypertens* 2014;**29**(5):779–92.
33. Kato H, Susztak K. Repair problems in podocytes: Wnt, Notch, and glomerulosclerosis. *Semin Nephrol* 2012;**32**(4):350–6.
34. Niranjan T, Murea M, Susztak K. The pathogenic role of Notch activation in podocytes. *Nephron Exp Nephrol* 2009;**111**(4):e73–9.
35. Waters AM, Wu MY, Onay T, Scutaru J, Liu J, Lobe CG, et al. Ectopic notch activation in developing podocytes causes glomerulosclerosis. *J Am Soc Nephrol* 2008;**19**(6):1139–57.

36. Ahn SH, Susztak K. Getting a notch closer to understanding diabetic kidney disease. *Diabetes* 2010;**59**(8):1865–7.
37. Lin CL, Wang FS, Hsu YC, Chen CN, Tseng MJ, Saleem MA, et al. Modulation of notch-1 signaling alleviates vascular endothelial growth factor-mediated diabetic nephropathy. *Diabetes* 2010;**59**(8):1915–25.
38. Rosenberg ME, Smith LJ, Correa-Rotter R, Hostetter TH. The paradox of the renin-angiotensin system in chronic renal disease. *Kidney Int* 1994;**45**(2):403–10.
39. Ruggenenti P, Cravedi P, Remuzzi G. Mechanisms and treatment of CKD. *J Am Soc Nephrol* 2012;**23**(12):1917–28.
40. Oikawa T, Freeman M, Lo W, Vaughan DE, Fogo A. Modulation of plasminogen activator inhibitor-1 in vivo: a new mechanism for the anti-fibrotic effect of renin-angiotensin inhibition. *Kidney Int* 1997;**51**(1):164–72.
41. Ketteler M, Noble NA, Border WA. Transforming growth factor-beta and angiotensin II: the missing link from glomerular hyperfiltration to glomerulosclerosis? *Annu Rev Physiol* 1995;**57**:279–95.
42. Floege J, Alpers CE, Burns MW, Pritzl P, Gordon K, Couser WG, et al. Glomerular cells, extracellular matrix accumulation, and the development of glomerulosclerosis in the remnant kidney model. *Lab Invest* 1992;**66**(4):485–97.
43. Floege J, Burns MW, Alpers CE, Yoshimura A, Pritzl P, Gordon K, et al. Glomerular cell proliferation and PDGF expression precede glomerulosclerosis in the remnant kidney model. *Kidney Int* 1992;**41**(2):297–309.
44. Rüster C, Wolf G. Angiotensin II as a morphogenic cytokine stimulating renal fibrogenesis. *J Am Soc Nephrol* 2011;**22**(7):1189–99.
45. Gómez-Garre D, Largo R, Tejera N, Fortes J, Manzarbeitia F, Egido J. Activation of NF-kappaB in tubular epithelial cells of rats with intense proteinuria: role of angiotensin II and endothelin-1. *Hypertension* 2001;**37**(4):1171–8.
46. Wolf G. Role of reactive oxygen species in angiotensin II-mediated renal growth, differentiation, and apoptosis. *Antioxid Redox Signal* 2005;**7**(9-10):1337–45.
47. LeBleu VS, Taduri G, O'Connell J, Teng Y, Cooke VG, Woda C, et al. Origin and function of myofibroblasts in kidney fibrosis. *Nat Med* 2013;**19**(8):1047–53.
48. Brown NJ. Contribution of aldosterone to cardiovascular and renal inflammation and fibrosis. *Nat Rev Nephrol* 2013;**9**(8):459–69.
49. Greene EL, Kren S, Hostetter TH. Role of aldosterone in the remnant kidney model in the rat. *J Clin Invest* 1996;**98**(4):1063–8.
50. Ibrahim HN, Rosenberg ME, Greene EL, Kren S, Hostetter TH. Aldosterone is a major factor in the progression of renal disease. *Kidney Int Suppl* 1997;**63**:S115–9.
51. Eddy AA. Proteinuria and interstitial injury. *Nephrol Dial Transplant* 2004;**19**(2):277–81.
52. Hsu CY, Iribarren C, McCulloch CE, Darbinian J, Go AS. Risk factors for end-stage renal disease: 25-year follow-up. *Arch Intern Med* 2009;**169**(4):342–50.
53. Peralta CA, Shlipak MG, Judd S, Cushman M, McClellan W, Zakai NA, et al. Detection of chronic kidney disease with creatinine, cystatin C, and urine albumin-to-creatinine ratio and association with progression to end-stage renal disease and mortality. *JAMA* 2011;**305**(15):1545–52.
54. Cravedi P, Remuzzi G. Pathophysiology of proteinuria and its value as an outcome measure in chronic kidney disease. *Br J Clin Pharmacol* 2013;**76**(4):516–23.
55. Jafar TH, Schmid CH, Landa M, Giatras I, Toto R, Remuzzi G, et al. Angiotensin-converting enzyme inhibitors and progression of nondiabetic renal disease. A meta-analysis of patient-level data. *Ann Intern Med* 2001;**135**(2):73–87.
56. Lash JP, Go AS, Appel LJ, He J, Ojo A, Rahman M, et al. Chronic Renal Insufficiency Cohort (CRIC) Study: baseline characteristics and associations with kidney function. *Clin J Am Soc Nephrol* 2009;**4**(8):1302–11.
57. Klag MJ, Whelton PK, Randall BL, Neaton JD, Brancati FL, Ford CE, et al. Blood pressure and end-stage renal disease in men. *N Engl J Med* 1996;**334**(1):13–18.
58. Bakris GL, Weir MR, Shanifar S, Zhang Z, Douglas J, van Dijk DJ, et al. Effects of blood pressure level on progression of diabetic nephropathy: results from the RENAAL study. *Arch Intern Med* 2003;**163**(13):1555–65.
59. Parving HH, Andersen AR, Smidt UM, Svendsen PA. Early aggressive antihypertensive treatment reduces rate of decline in kidney function in diabetic nephropathy. *Lancet* 1983;**1**(8335):1175–9.
60. Kidney Disease: Improving Global Outcomes (KDIGO) Blood Pressure Work Group. KDIGO Clinical Practice Guideline for the Management of Blood Pressure in Chronic Kidney Disease. *Kidney Inter Suppl* 2012;**2**:337–414.
61. Wright Jr. JT, Bakris G, Greene T, Agodoa LY, Appel LJ, Charleston J, et al. Effect of blood pressure lowering and antihypertensive drug class on progression of hypertensive kidney dis ease: results from the AASK trial. *JAMA* 2002;**288**(19):2421–31.
62. Ruggenenti P, Perna A, Loriga G, Ganeva M, Ene-Iordache B, Turturro M, et al. Blood-pressure control for renoprotection in patients with non-diabetic chronic renal disease (REIN-2): multicentre, randomised controlled trial. *Lancet* 2005;**365**(9463):939–46.
63. Lewis JB, Berl T, Bain RP, Rohde RD, Lewis EJ. Effect of intensive blood pressure control on the course of type 1 diabetic nephropathy. Collaborative Study Group. *Am J Kidney Dis* 1999;**34**(5):809–17.
64. Toto RD, Mitchell HC, Smith RD, Lee HC, McIntire D, Pettinger WA. "Strict" blood pressure control and progression of renal disease in hypertensive nephrosclerosis. *Kidney Int* 1995;**48**(3):851–9.
65. Sarnak MJ, Greene T, Wang X, Beck G, Kusek JW, Collins AJ, et al. The effect of a lower target blood pressure on the progression of kidney disease: long-term follow-up of the modification of diet in renal disease study. *Ann Intern Med* 2005;**142**(5):342–51.
66. Drawz PE, Abdalla M, Rahman M. Blood pressure measurement: clinic, home, ambulatory, and beyond. *Am J Kidney Dis* 2012;**60**(3):449–62.
67. Mehta R, Drawz PE. Is nocturnal blood pressure reduction the secret to reducing the rate of progression of hypertensive chronic kidney disease? *Curr Hypertens Rep* 2011;**13**(5):378–85.
68. Niiranen TJ, Hanninen MR, Johansson J, Reunanen A, Jula AM. Home-measured blood pressure is a stronger predictor of cardiovascular risk than office blood pressure: the Finn-Home study. *Hypertension* 2010;**55**(6):1346–51.
69. Pierdomenico SD, Cuccurullo F. Prognostic value of white-coat and masked hypertension diagnosed by ambulatory monitoring in initially untreated subjects: an updated meta analysis. *Am J Hypertens* 2011;**24**(1):52–8.
70. Agarwal R, Andersen MJ. Prognostic importance of ambulatory blood pressure recordings in patients with chronic kidney disease. *Kidney Int* 2006;**69**(7):1175–80.
71. Agarwal R, Andersen MJ. Prognostic importance of clinic and home blood pressure recordings in patients with chronic kidney disease. *Kidney Int* 2006;**69**(2):406–11.
72. Hansen TW, Li Y, Boggia J, Thijs L, Richart T, Staessen JA. Predictive role of the nighttime blood pressure. *Hypertension* 2011;**57**(1):3–10.
73. Townsend RR, Chirinos JA, Parsa A, Weir MA, Sozio SM, Lash JP, et al. Central pulse pressure in chronic kidney disease: a chronic renal insufficiency cohort ancillary study. *Hypertension* 2010;**56**(3):518–24.
74. Williams B, Lacy PS, Baschiera F, Brunel P, Düsing R. Novel description of the 24-hour circadian rhythms of brachial versus central aortic blood pressure and the impact of blood pressure treatment in a randomized controlled clinical trial: The Ambulatory Central Aortic Pressure (AmCAP) Study. *Hypertension* 2013;**61**(6):1168–76.
75. Townsend RR, Wimmer NJ, Chirinos JA, Parsa A, Weir M, Perumal K, et al. Aortic PWV in chronic kidney disease: a CRIC ancillary study. *Am J Hypertens* 2010;**23**(3):282–9.
76. Anderson S, Meyer TW, Rennke HG, Brenner BM. Control of glomerular hypertension limits glomerular injury in rats with reduced renal mass. *J Clin Invest* 1985;**76**(2):612–9.
77. Anderson S, Rennke HG, Brenner BM. Therapeutic advantage of converting enzyme inhibitors in arresting progressive renal disease associated with systemic hypertension in the rat. *J Clin*

Invest 1986;**77**(6):1993–2000.
78. Kakinuma Y, Kawamura T, Bills T, Yoshioka T, Ichikawa I, Fogo A. Blood pressure-independent effect of angiotensin inhibition on vascular lesions of chronic renal failure. *Kidney Int* 1992;**42**(1):46–55.
79. Kon V, Fogo A, Ichikawa I. Bradykinin causes selective efferent arteriolar dilation during angiotensin I converting enzyme inhibition. *Kidney Int* 1993;**44**(3):545–50.
80. Lewis EJ, Hunsicker LG, Bain RP, Rohde RD. The effect of angiotensin-converting-enzyme inhibition on diabetic nephropathy. The Collaborative Study Group. *N Engl J Med* 1993;**329**(20):1456–62.
81. Lewis EJ, Hunsicker LG, Clarke WR, Berl T, Pohl MA, Lewis JB, et al. Renoprotective effect of the angiotensin-receptor antagonist irbesartan in patients with nephropathy due to type 2 diabetes. *N Engl J Med* 2001;**345**(12):851–60.
82. Randomised placebo-controlled trial of effect of ramipril on decline in glomerular filtration rate and risk of terminal renal failure in proteinuric, non-diabetic nephropathy. The GISEN Group (Gruppo Italiano di Studi Epidemiologici in Nefrologia). *Lancet* 1997;**349**(9069):1857-63.
83. Brenner BM, Cooper ME, de Zeeuw D, Keane WF, Mitch WE, Parving HH, et al. Effects of losartan on renal and cardiovascular outcomes in patients with type 2 diabetes and nephropathy. *N Engl J Med* 2001;**345**(12):861–9.
84. Jafar TH, Stark PC, Schmid CH, Landa M, Maschio G, de Jong PE, et al. Progression of chronic kidney disease: the role of blood pressure control, proteinuria, and angiotensin-converting enzyme inhibition: a patient-level meta-analysis. *Ann Intern Med* 2003;**139**(4):244–52.
85. Casas JP, Chua W, Loukogeorgakis S, Vallance P, Smeeth L, Hingorani AD, et al. Effect of inhibitors of the renin-angiotensin system and other antihypertensive drugs on renal outcomes: systematic review and meta-analysis. *Lancet* 2005;**366**(9502):2026–33.
86. Hou FF, Zhang X, Zhang GH, Xie D, Chen PY, Zhang WR, et al. Efficacy and safety of benazepril for advanced chronic renal insufficiency. *N Engl J Med* 2006;**354**(2):131–40.
87. Ravid M, Lang R, Rachmani R, Lishner M. Long-term renoprotective effect of angiotensin-converting enzyme inhibition in non-insulin-dependent diabetes mellitus. A 7-year follow-up study. *Arch Intern Med* 1996;**156**(3):286–9.
88. Captopril reduces the risk of nephropathy in IDDM patients with microalbuminuria. The Microalbuminuria Captopril Study Group. *Diabetologia*. 1996;**39**(5):587-93.
89. Björck S, Mulec H, Johnsen SA, Nordén G, Aurell M. Renal protective effect of enalapril in diabetic nephropathy. *BMJ* 1992;**304**(6823):339–43.
90. Mauer M, Zinman B, Gardiner R, Suissa S, Sinaiko A, Strand T, et al. Renal and retinal effects of enalapril and losartan in type 1 diabetes. *N Engl J Med* 2009;**361**(1):40–51.
91. Parving HH, Persson F, Lewis JB, Lewis EJ, Hollenberg NK. Aliskiren combined with losartan in type 2 diabetes and nephropathy. *N Engl J Med* 2008;**358**(23):2433–46.
92. Persson F, Rossing P, Parving HH. Direct renin inhibition in chronic kidney disease. *Br J Clin Pharmacol* 2013;**76**(4): 580–6.
93. Parving HH, Brenner BM, McMurray JJ, de Zeeuw D, Haffner SM, Solomon SD, et al. Cardiorenal end points in a trial of aliskiren for type 2 diabetes. *N Engl J Med* 2012;**367**(23):2204–13.
94. Kunz R, Friedrich C, Wolbers M, Mann JF. Meta-analysis: effect of monotherapy and combination therapy with inhibitors of the renin angiotensin system on proteinuria in renal disease. *Ann Intern Med* 2008;**148**(1):30–48.
95. Retraction - Combination treatment of angiotensin-II receptor blocker and angiotensin-converting-enzyme inhibitor in non-diabetic renal disease (COOPERATE): a randomised controlled trial. *Lancet*. 2009;**374**(9697):1226.
96. Yusuf S, Teo KK, Pogue J, Dyal L, Copland I, Schumacher H, et al. Telmisartan, ramipril, or both in patients at high risk for vascular events. *N Engl J Med* 2008;**358**(15):1547–59.
97. Mann JF, Schmieder RE, McQueen M, Dyal L, Schumacher H, Pogue J, et al. Renal outcomes with telmisartan, ramipril, or both, in people at high vascular risk (the ONTARGET study): a multicentre, randomised, double-blind, controlled trial. *Lancet* 2008;**372**(9638):547–53.
98. Fried LF, Duckworth W, Zhang JH, O'Connor T, Brophy M, Emanuele N, et al. Design of combination angiotensin receptor blocker and angiotensin-converting enzyme inhibitor for treatment of diabetic nephropathy (VA NEPHRON-D). *Clin J Am Soc Nephrol* 2009;**4**(2):361–8.
99. Fried LF, Emanuele N, Zhang JH, Brophy M, Conner TA, Duckworth W, et al. Combined angiotensin inhibition for the treatment of diabetic nephropathy. *N Engl J Med* 2013;**369**(20):1892–903.
100. Makani H, Bangalore S, Desouza KA, Shah A, Messerli FH. Efficacy and safety of dual blockade of the renin-angiotensin system: meta-analysis of randomised trials. *BMJ* 2013;**346**:f360.
101. Susantitaphong P, Sewaralthahab K, Balk EM, Eiam-ong S, Madias NE, Jaber BL. Efficacy and safety of combined vs. single renin-angiotensin-aldosterone system blockade in chronic kidney disease: a meta-analysis. *Am J Hypertens* 2013;**26**(3):424–41.
102. Epstein M. Aldosterone blockade: an emerging strategy for abrogating progressive renal disease. *Am J Med* 2006;**119**(11):912–9.
103. Ponda MP, Hostetter TH. Aldosterone antagonism in chronic kidney disease. *Clin J Am Soc Nephrol* 2006;**1**(4):668–77.
104. Shavit L, Lifschitz MD, Epstein M. Aldosterone blockade and the mineralocorticoid receptor in the management of chronic kidney disease: current concepts and emerging treatment paradigms. *Kidney Int* 2012;**81**(10):955–68.
105. Nath KA, Kren SM, Hostetter TH. Dietary protein restriction in established renal injury in the rat. Selective role of glomerular capillary pressure in progressive glomerular dysfunction. *J Clin Invest* 1986;**78**(5):1199–205.
106. Fouque D, Laville M. Low protein diets for chronic kidney disease in non diabetic adults. *Cochrane Database Syst Rev* 2009(3).
107. Dobre M, Yang W, Chen J, Drawz P, Hamm LL, Horwitz E, et al. Association of serum bicarbonate with risk of renal and cardiovascular outcomes in CKD: a report from the Chronic Renal Insufficiency Cohort (CRIC) Study. *Am J Kidney Dis* 2013;**62**(4):670–8.
108. Shah SN, Abramowitz M, Hostetter TH, Melamed ML. Serum bicarbonate levels and the progression of kidney disease: a cohort study. *Am J Kidney Dis* 2009;**54**(2):270–7.
109. de Brito-Ashurst I, Varagunam M, Raftery MJ, Yaqoob MM. Bicarbonate supplementation slows progression of CKD and improves nutritional status. *J Am Soc Nephrol* 2009;**20**(9):2075–84.
110. Mahajan A, Simoni J, Sheather SJ, Broglio KR, Rajab MH, Wesson DE. Daily oral sodium bicarbonate preserves glomerular filtration rate by slowing its decline in early hypertensive nephropathy. *Kidney Int* 2010;**78**(3):303–9.
111. Goraya N, Simoni J, Jo C, Wesson DE. Dietary acid reduction with fruits and vegetables or bicarbonate attenuates kidney injury in patients with a moderately reduced glomerular filtration rate due to hypertensive nephropathy. *Kidney Int* 2012;**81**(1):86–93.
112. Wesson DE, Simoni J, Broglio K, Sheather S. Acid retention accompanies reduced GFR in humans and increases plasma levels of endothelin and aldosterone. *Am J Physiol Renal Physiol* 2011;**300**(4):F830–7.
113. Abramowitz MK, Melamed ML, Bauer C, Raff AC, Hostetter TH. Effects of oral sodium bicarbonate in patients with CKD. *Clin J Am Soc Nephrol* 2013;**8**(5):714–20.
114. Sterling KA, Eftekhari P, Girndt M, Kimmel PL, Raj DS. The immunoregulatory function of vitamin D: implications in chronic kidney disease. *Nat Rev Nephrol* 2012;**8**(7):403–12.
115. Melamed ML, Astor B, Michos ED, Hostetter TH, Powe NR, Muntner P. 25-hydroxyvitamin D levels, race, and the progression of kidney disease. *J Am Soc Nephrol* 2009;**20**(12):2631–9.
116. de Zeeuw D, Agarwal R, Amdahl M, Audhya P, Coyne D, Garimella T, et al. Selective vitamin D receptor activation with paricalcitol for reduction of albuminuria in patients with type 2 diabetes (VITAL study): a randomised controlled trial. *Lancet* 2010;**376**(9752):1543–51.

117. Zhang Y, Kong J, Deb DK, Chang A, Li YC. Vitamin D receptor attenuates renal fibrosis by suppressing the renin-angiotensin system. *J Am Soc Nephrol* 2010;**21**(6):966–73.
118. Hamdy NA, Kanis JA, Beneton MN, Brown CB, Juttmann JR, Jordans JG, et al. Effect of alfacalcidol on natural course of renal bone disease in mild to moderate renal failure. *BMJ* 1995;**310**(6976):358–63.
119. Coyne D, Acharya M, Qiu P, Abboud H, Batlle D, Rosansky S, et al. Paricalcitol capsule for the treatment of secondary hyperparathyroidism in stages 3 and 4 CKD. *Am J Kidney Dis* 2006;**47**(2):263–76.
120. Johnson RJ, Nakagawa T, Jalal D, Sánchez-Lozada LG, Kang DH, Ritz E. Uric acid and chronic kidney disease: which is chasing which? *Nephrol Dial Transplant* 2013;**28**(9):2221–8.
121. Goicoechea M, de Vinuesa SG, Verdalles U, Ruiz-Caro C, Ampuero J, Rincón A, et al. Effect of allopurinol in chronic kidney disease progression and cardiovascular risk. *Clin J Am Soc Nephrol* 2010;**5**(8):1388–93.
122. Siu YP, Leung KT, Tong MK, Kwan TH. Use of allopurinol in slowing the progression of renal disease through its ability to lower serum uric acid level. *Am J Kidney Dis* 2006;**47**(1):51–9.
123. Momeni A, Shahidi S, Seirafian S, Taheri S, Kheiri S. Effect of allopurinol in decreasing proteinuria in type 2 diabetic patients. *Iran J Kidney Dis* 2010;**4**(2):128–32.
124. Wang H, Wei Y, Kong X, Xu D. Effects of urate-lowering therapy in hyperuricemia on slowing the progression of renal function: a meta-analysis. *J Ren Nutr* 2013;**23**(5):389–96.
125. George J, Struthers AD. The role of urate and xanthine oxidase inhibitors in cardiovascular disease. *Cardiovasc Ther* 2008;**26**(1):59–64.
126. Fried LF. Effects of HMG-CoA reductase inhibitors (statins) on progression of kidney disease. *Kidney Int* 2008;**74**(5):571–6.
127. Sandhu S, Wiebe N, Fried LF, Tonelli M. Statins for improving renal outcomes: a meta-analysis. *J Am Soc Nephrol* 2006;**17**(7):2006–16.
128. Douglas K, O'Malley PG, Jackson JL. Meta-analysis: the effect of statins on albuminuria. *Ann Intern Med* 2006;**145**(2):117–24.
129. Baigent C, Landray MJ, Reith C, Emberson J, Wheeler DC, Tomson C, et al. The effects of lowering LDL cholesterol with simvastatin plus ezetimibe in patients with chronic kidney disease (Study of Heart and Renal Protection): a randomised placebo-controlled trial. *Lancet* 2011;**377**(9784):2181–92.
130. Yokoyama H, Kanno S, Takahashi S, Yamada D, Itoh H, Saito K, et al. Determinants of decline in glomerular filtration rate in nonproteinuric subjects with or without diabetes and hypertension. *Clin J Am Soc Nephrol* 2009;**4**(9):1432–40.
131. Effect of intensive therapy on the development and progression of diabetic nephropathy in the Diabetes Control and Complications Trial. The Diabetes Control and Complications (DCCT) Research Group. *Kidney Int* 1995;**47**(6):1703-20.
132. Patel A, MacMahon S, Chalmers J, Neal B, Billot L, Woodward M, et al. Intensive blood glucose control and vascular outcomes in patients with type 2 diabetes. *N Engl J Med* 2008;**358**(24):2560–72.
133. Ismail-Beigi F, Craven T, Banerji MA, Basile J, Calles J, Cohen RM, et al. Effect of intensive treatment of hyperglycaemia on microvascular outcomes in type 2 diabetes: an analysis of the ACCORD randomised trial. *Lancet* 2010;**376**(9739):419–30.
134. Intensive blood-glucose control with sulphonylureas or insulin compared with conventional treatment and risk of complications in patients with type 2 diabetes (UKPDS 33). UK Prospective Diabetes Study (UKPDS) Group. *Lancet* 1998;**352**(9131):837–53.
135. de Boer IH, Sun W, Cleary PA, Lachin JM, Molitch ME, Steffes MW, et al. Intensive diabetes therapy and glomerular filtration rate in type 1 diabetes. *N Engl J Med* 2011;**365**(25):2366–76.
136. Coca SG, Ismail-Beigi F, Haq N, Krumholz HM, Parikh CR. Role of intensive glucose control in development of renal end points in type 2 diabetes mellitus: systematic review and meta-analysis intensive glucose control in type 2 diabetes. *Arch Intern Med* 2012;**172**(10):761–9.
137. Turner JM, Bauer C, Abramowitz MK, Melamed ML, Hostetter TH. Treatment of chronic kidney disease. *Kidney Int* 2012;**81**(4):351–62.
138. Ismail-Beigi F, Craven T, Banerji MA, Basile J, Calles J, Cohen RM, et al. Effect of intensive treatment of hyperglycaemia on microvascular outcomes in type 2 diabetes: an analysis of the ACCORD randomised trial. *Lancet* 2010;**376**(9739):419–30.
139. Brochu E, Lacasse S, Moreau C, Lebel M, Kingma I, Grose JH, et al. Endothelin ET(A) receptor blockade prevents the progression of renal failure and hypertension in uraemic rats. *Nephrol Dial Transplant* 1999;**14**(8):1881–8.
140. Wolf SC, Brehm BR, Gaschler F, Brehm S, Klaussner M, Smykowski J, et al. Protective effects of endothelin antagonists in chronic renal failure. *Nephrol Dial Transplant* 1999;**14**(Suppl 4):29–30.
141. Mann JF, Green D, Jamerson K, Ruilope LM, Kuranoff SJ, Littke T, et al. Avosentan for overt diabetic nephropathy. *J Am Soc Nephrol* 2010;**21**(3):527–35.
142. Andress DL, Coll B, Pritchett Y, Brennan J, Molitch M, Kohan DE. Clinical efficacy of the selective endothelin A receptor antagonist, atrasentan, in patients with diabetes and chronic kidney disease (CKD). *Life Sci* 2012;**91**(13–14):739–42.
143. Abboud HE. Synthetic oleanane triterpenoids: magic bullets or not? *Kidney Int* 2013;**83**(5):785–7.
144. Pergola PE, Raskin P, Toto RD, Meyer CJ, Huff JW, Grossman EB, et al. Bardoxolone methyl and kidney function in CKD with type 2 diabetes. *N Engl J Med* 2011;**365**(4):327–36.
145. de Zeeuw D, Akizawa T, Audhya P, Bakris GL, Chin M, Christ-Schmidt H, et al. Bardoxolone methyl in type 2 diabetes and stage 4 chronic kidney disease. *N Engl J Med* 2013;**369**(26):2492–503.
146. Lin SL, Chen RH, Chen YM, Chiang WC, Lai CF, Wu KD, et al. Pentoxifylline attenuates tubulointerstitial fibrosis by blocking Smad3/4-activated transcription and profibrogenic effects of connective tissue growth factor. *J Am Soc Nephrol* 2005;**16**(9):2702–13.
147. McCormick BB, Sydor A, Akbari A, Fergusson D, Doucette S, Knoll G. The effect of pentoxifylline on proteinuria in diabetic kidney disease: a meta-analysis. *Am J Kidney Dis* 2008;**52**(3):454–63.
148. Perkins RM, Aboudara MC, Uy AL, Olson SW, Cushner HM, Yuan CM. Effect of pentoxifylline on GFR decline in CKD: a pilot, double-blind, randomized, placebo-controlled trial. *Am J Kidney Dis* 2009;**53**(4):606–16.
149. Navarro-González JF, Muros M, Mora-Fernández C, Herrera H, Meneses B, García J. Pentoxifylline for renoprotection in diabetic nephropathy: the PREDIAN study. Rationale and basal results. *J Diabetes Complications* 2011;**25**(5):314–9.
150. RamachandraRao SP, Zhu Y, Ravasi T, McGowan TA, Toh I, Dunn SR, et al. Pirfenidone is renoprotective in diabetic kidney disease. *J Am Soc Nephrol* 2009;**20**(8):1765–75.
151. Cho ME, Smith DC, Branton MH, Penzak SR, Kopp JB. Pirfenidone slows renal function decline in patients with focal segmental glomerulosclerosis. *Clin J Am Soc Nephrol* 2007;**2**(5):906–13.
152. Sharma K, Ix JH, Mathew AV, Cho M, Pflueger A, Dunn SR, et al. Pirfenidone for diabetic nephropathy. *J Am Soc Nephrol* 2011;**22**(6):1144–51.
153. Ceol M, Nerlich A, Baggio B, Anglani F, Sauer U, Schleicher E, et al. Increased glomerular alpha 1 (IV) collagen expression and deposition in long-term diabetic rats is prevented by chronic glycosaminoglycan treatment. *Lab Invest* 1996;**74**(2):484–95.
154. Gambaro G, Kinalska I, Oksa A, Pont'uch P, Hertlová M, Olsovsky J, et al. Oral sulodexide reduces albuminuria in microalbuminuric and macroalbuminuric type 1 and type 2 diabetic patients: the Di.N.A.S. randomized trial. *J Am Soc Nephrol* 2002;**13**(6):1615–25.
155. Lewis EJ, Lewis JB, Greene T, Hunsicker LG, Berl T, Pohl MA, et al. Sulodexide for kidney protection in type 2 diabetes patients with microalbuminuria: a randomized controlled trial. *Am J Kidney Dis* 2011;**58**(5):729–36.
156. Packham DK, Wolfe R, Reutens AT, Berl T, Heerspink HL, Rohde R, et al. Sulodexide fails to demonstrate renoprotection in overt type 2 diabetic nephropathy. *J Am Soc Nephrol* 2012;**23**(1):123–30.
157. Han DC, Isono M, Hoffman BB, Ziyadeh FN. High glucose stimulates proliferation and collagen type I synthesis in renal corti-

cal fibroblasts: mediation by autocrine activation of TGF-beta. *J Am Soc Nephrol* 1999;**10**(9):1891–9.
158. Benigni A, Zoja C, Corna D, Zatelli C, Conti S, Campana M, et al. Add-on anti-TGF-beta antibody to ACE inhibitor arrests progressive diabetic nephropathy in the rat. *J Am Soc Nephrol* 2003;**14**(7):1816–24.
159. Alkhalaf A, Klooster A, van Oeveren W, Achenbach U, Kleefstra N, Slingerland RJ, et al. A double-blind, randomized, placebo-controlled clinical trial on benfotiamine treatment in patients with diabetic nephropathy. *Diabetes Care* 2010;**33**(7):1598–601.
160. Lewis EJ, Greene T, Spitalewiz S, Blumenthal S, Berl T, Hunsicker LG, et al. Pyridorin in type 2 diabetic nephropathy. *J Am Soc Nephrol* 2012;**23**(1):131–6.
161. House AA, Eliasziw M, Cattran DC, Churchill DN, Oliver MJ, Fine A, et al. Effect of B-vitamin therapy on progression of diabetic nephropathy: a randomized controlled trial. *JAMA* 2010;**303**(16):1603–9.
162. Tuttle KR, Bakris GL, Toto RD, McGill JB, Hu K, Anderson PW. The effect of ruboxistaurin on nephropathy in type 2 diabetes. *Diabetes Care* 2005;**28**(11):2686–90.
163. Tuttle KR, McGill JB, Haney DJ, Lin TE, Anderson PW. PKC-DRS PKC-D, and PKC-DRS 2 Study Groups. Kidney outcomes in long-term studies of ruboxistaurin for diabetic eye disease. *Clin J Am Soc Nephrol* 2007;**2**(4):631–6.
164. Salem HK, Thiemermann C. Mesenchymal stromal cells: current understanding and clinical status. *Stem Cells* 2010;**28**(3):585–96.
165. Cantaluppi V, Biancone L, Quercia A, Deregibus MC, Segoloni G, Camussi G. Rationale of mesenchymal stem cell therapy in kidney injury. *Am J Kidney Dis* 2013;**61**(2):300–9.
166. Caldas HC, Hayashi AP, Abbud-Filho M. Repairing the chronic damaged kidney: the role of regenerative medicine. *Transplant Proc* 2011;**43**(10):3573–6.
167. Kunter U, Rong S, Boor P, Eitner F, Müller-Newen G, Djuric Z, et al. Mesenchymal stem cells prevent progressive experimental renal failure but maldifferentiate into glomerular adipocytes. *J Am Soc Nephrol* 2007;**18**(6):1754–64.
168. Fissell WH, Roy S, Davenport A. Achieving more frequent and longer dialysis for the majority: wearable dialysis and implantable artificial kidney devices. *Kidney Int* 2013;**84**(2):256–64.
169. Humes HD, Buffington D, Westover AJ, Roy S, Fissell WH. The bioartificial kidney: current status and future promise. *Pediatr Nephrol* 2014;**29**(3):343–51.
170. Song JJ, Guyette JP, Gilpin SE, Gonzalez G, Vacanti JP, Ott HC. Regeneration and experimental orthotopic transplantation of a bioengineered kidney. *Nat Med* 2013;**19**(5):646–51.
171. Appel LJ, Wright Jr. JT, Greene T, Agodoa LY, Astor BC, Bakris GL, et al. Intensive blood-pressure control in hypertensive chronic kidney disease. *N Engl J Med* 2010;**363**(10):918–29.

第50章

50

慢性肾脏病患者的营养管理

Nashat Imran[a], Sreedhar Mandayam[b] and William E. Mitch[b]

[a] University Physician Group, Detroit, MI, USA,

[b] Nephrology Division, Baylor College of Medicine, Houston, TX, USA

前　　言

慢性肾脏病(Chronic Kidney Diseases, CKD)患者体内多个代谢过程发生紊乱,引起电解质异常、嗜睡及其他多种尿毒症症状。改变营养因素以及营养摄入可以消除或减轻患者体内的这些代谢改变。因此,为了实现针对CKD的治疗目标,我们必须充分了解不同阶段CKD患者对特定营养要素需求的变化。例如,如果高血压患者盐的摄入得不到有效控制,则降压药物的疗效就比较差[1,2]。高蛋白饮食可造成慢性肾衰患者体内代谢废物的产生和蓄积,进而引起一系列尿毒症症状,控制CKD患者蛋白摄入可使患者许多症状得以改善[3-5]。当然饮食控制必须建立在患者能够获得足够卡路里、蛋白质和其他必需营养物质的基础上。我们需要持续监测患者肾功能,监测非排泄性代谢废物在体内的蓄积以及评估患者对饮食改变的依从性。

重视限制患者饮食蛋白质摄入主要有三方面的原因。第一,进展性CKD患者的蛋白质摄入量远远超过了维持机体健康所需要的蛋白量。例如,年龄大于75岁的CKD 4期患者饮食蛋白质摄入量超过1g/(kg体重·d)[6]。第二,限制饮食蛋白质摄入可以改善CKD患者的症状及代谢异常[3,7,8]。第三,限制饮食蛋白质摄入可以延缓患者肾功能减退的速度[8,9]。

尽管限制饮食蛋白质摄入延缓CKD患者肾功能减退的作用尚不确定,其不应成为阻碍医务人员干预CKD患者营养摄入的原因。大量证据表明忽视饮食控制对CKD患者非常有害。第一,高蛋白饮食可造成CKD患者体内产生大量有毒蛋白代谢产物。尿酸属于含氮代谢废物,高尿酸血症与CKD患者的不良预后密切相关[10,11]。第二,摄入过多磷酸盐和食盐可降低ACEIs延缓CKD进展的效果[12,13]。第三,高蛋白饮食可致CKD患者出现代谢性酸中毒[14-16]。代谢性酸中毒与CKD患者肾功能减退、体内蛋白存储减少以及骨功能的破坏有关联[17-20]。

简而言之,限制CKD患者饮食摄入有诸多益处。包括因代谢废物蓄积减少导致尿毒症症状的减轻,纠正酸中毒,防止或者减少蛋白质/能量消耗,减少尿毒症性骨病以及对抗高血压。反之,忽视饮食控制可导致CKD患者快速进入透析。目前知道早期透析并不能增加患者的存活率,也不会减少CKD并发症的发生[21,22]。

饮食因素及CKD造成的代谢紊乱

高蛋白膳食含有丰富的含氮化合物(例如尿酸)的前体。这些含氮化合物是引起尿毒症的重要因素。高蛋白饮食中还包含大量的钠、氯、钾、磷酸盐以及酸的前体。Folin在1905年就已经报道尿液尿素排泄的变化与饮食蛋白摄入量相平行[23]。该结论在健康成年人和CKD患者中都得到了验证[3,4,24]。我们通过检测尿素代谢可以对CKD患者的饮食蛋白摄入量进行评估。由于蛋白质和氨基酸降解产物以及高蛋白饮食造成的离子在体内的蓄积是CKD患者出现症状及并发症的主要原因,低蛋白饮食可以改善尿毒症症状及其并发症的发生[5,7]。我们必须评估CKD患者饮食蛋白含量,以期达到维持机体蛋白存储的同时并不摄入过多的蛋白质(图50.1)。在维持患者血尿素氮水平和体重恒定的条件下,可以通过检测患者24小时尿液尿素氮的排泄来反映该患者蛋白摄入的状况。对于仅仅因液体蓄积而造成的患者体重增加或者血尿素氮水平的变化,该方案同样适用。表 50.1 中比较了血透和非透析 CKD 患者的饮食需求情况。

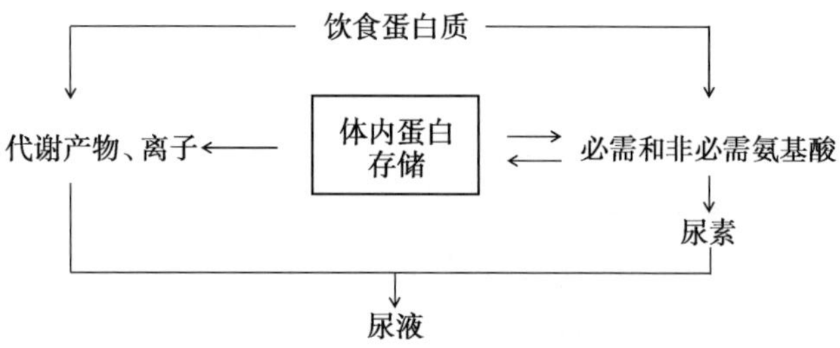

图 50.1 该图表明当肾功能受损时,增加饮食蛋白摄入可增高血液中尿素、代谢废物以及离子(如 H^+、K^+、Na^+及磷)的水平。此外,过度限制饮食将会减少必需氨基酸以及体内蛋白质存储

表 50.1 CKD 患者蛋白质、能量及矿物质的推荐摄入量

	非透析 CKD 患者	血液透析患者
蛋白质	0.6~0.8g/(kg·d) 系统性疾病 1.0g/kg[a]	>1.2g/(kg·d)
能量	30~35kcal/(kg·d)[b]	30~35kcal/(kg·d)[b]
盐	80~100mmol/d	80~100mmol/d
钾	<1mmol/kg(如果出现高钾)	<1mmol/kg(如果出现高钾)
磷	800~1000mg,出现高磷血症 使用磷结合剂	800~1000mg,出现高磷血症 使用磷结合剂

推荐摄入量是依据理想体重
[a]其中优质蛋白>50%(富含必需氨基酸)
[b]根据体力活动水平。对于久坐不活动的老年人,推荐的能量摄入量是 30kcal/(kg·d)

一种或者一组尿毒症毒素有可能引起尿毒症的特定症状和体征,但是几种毒素共同作用才可能造成 CKD 病症[3,4]。可引起尿毒症症状的单个化合物包括氨基酸代谢产物[25,26]。如果 CKD 患者蛋白质摄入不加控制,苯丙氨酸代谢产物苯乙酸会在患者体内集聚。除了苯乙酸,由苯丙氨酸生成的苯乙酸相关代谢产物,如对甲酚,有促进炎症反应、抑制诱导型 NO 合成酶生成以及引起动脉粥样硬化的作用[25]。

苯丙氨酸并不是唯一能够生成毒性物质的氨基酸[26]。在动物实验以及 CKD 患者中,色氨酸的代谢产物吲哚硫酸盐和多个病理生理过程有关(抑制内皮细胞增殖及延缓内皮损伤的修复)。有一项临床试验观察了可美净(Kremezin,一种可吸收型树脂)在延缓 CKD 肾功能减退中的作用。尽管受试患者在试验过程中感受到了症状的改善,但是尚无明确证据表明可美净可以减缓肾脏病进展。

其他潜在的尿毒症毒素如含胍类化合物是一种有机强碱,其会在非限制饮食的尿毒症患者的血清及组织液中蓄积起来[3]。有趣的是,其相关代谢化合物胍基琥珀酸在 CKD 患者中的增多与患者蛋白质的摄入无关,表明肾衰患者体内代谢非常复杂。其他胍类化合物具有神经毒性。胍或者甲基胍可以导致外周神经炎。γ-胍基丁酸、脒基牛磺酸、高精氨酸及 α-酮基-δ-胍基戊酸至少在动物实验中能够降低惊厥的阈值[3,4]。

精氨酸的衍生物如不对称二甲基精氨酸(ADMA)可影响 CKD 病症。AMDA 通过抑制 NO 合成酶造成 NO 产生降低[27]。在动物实验中发现 ADMA 可以浓度依赖性引起血压升高、心动过缓、血管收缩及血管反应受损。据推测 ADMA 可能通过升高血压来促进 CKD 的进展[27]。

肠道是代谢尿毒症毒素的重要场所。胃肠道菌群不仅可以代谢蛋白、肽类和氨基酸,还可以增加胃肠道黏膜的通透性进而引起毒性物质的吸收增加[28]。因此对胃肠道菌群基因组的分析可能对了解尿毒症毒素的代谢提供一些新思路[29]。近年来,Vaziri 等比较了 ESRD 患者和健康人结肠微生物菌群 DNA 分析结果,发现微生物组在两组人群中有差异。此项研究结果在动物实验中也得到重复证实[30]。血透患者行结肠切除术可降低血浆中的尿毒症毒素如硫酸吲哚和对甲酚硫酸盐的含量[31]。

总之,有关研究描述了尿毒症毒素的来源、生化特性及其作用机制。研究表明尿毒症毒素主要来源于饮食摄入的蛋白质[32]。蛋白在肠道中分解产生的肽类和氨基酸可经肠道菌群进一步代谢,其代谢产物可引起初级和继发细胞代谢和反应性改变(例如胍类化合物能够降低惊厥阈值)。除了胃肠道能够代谢蛋白质、肽类和氨基酸外,肝脏和其他器官对于尿毒症毒素的生成很重要。目前为止,没有证据表明单一一种或少数几种毒素可引起尿毒症系列症状。部分原因可能是由于识别和检测所认定的尿毒症毒素相当困难。除了检测方法的障碍,我们必须考虑是否有其他成分共同参与了毒性作用,以及细胞的毒性反应是毒素的直接作用还是由其他器官造成的继发效应。

CKD 患者对无机盐的需求

高蛋白饮食同样富含钠、氯、钾、磷酸盐、尿酸及其他酸性物质的前体[33]。需要强调的是摄入过量的盐不仅会降低 CKD 患者的降压效果,也有抑制 ACEI 延缓

CKD 病程进展的作用[1,2,13]。为了评估饮食盐摄入的影响，应改变 CKD 患者每日饮食钠摄入量使其 24 小时钠排泄量低于 100mEq/d（2～2.5g 盐）。CKD 患者出现高钾血症必须首先查找引起血钾升高的可能原因（例如代谢性酸中毒或者胰岛素抵抗）。同时也应该利用同份 24 小时尿标本检测每天尿液钾的排泄量[34]。使用该方法，可能得出患者出现高钾血症的病理生理原因。患者每天钾的摄入应该控制在 1.5g/d（39mEg/d）。幸运的是，由于机体对 CKD 的继发反应协助维持血钾水平（如胃肠道对钾排泌以及机体对醛固酮反应的变化），往往无需限制 CKD 患者饮食钾的摄取[34]。

由于 CKD 患者膳食中包含了大量富含钾的水果和蔬菜，机体对于钾的适应性调控显得尤为重要。机体对于钾排泄的适应性调控作用减少了患者发展为高钾血症的风险。而且，膳食中丰富的水果和蔬菜可以减少冠心病、糖尿病以及高血压的发生。比如，DASH（食疗防治高血压的研究）研究结果表明增加饮食中钾且减少钠的含量可显著降低受试者的收缩压和舒张压[35]。研究结果还表明 DASH 饮食方案对血压的影响存在种族差异，其中非洲裔美国人的降压效果要比高加索人好[36]。虽然目前尚没有 DASH 饮食疗法在 CKD 患者中的研究报道，但该饮食方案能限制钠摄入进而降低血压和减轻水肿，同时高钾血症的发生率也很低。

代谢性酸中毒是 CKD 患者经常面临的问题。同其他尿毒症毒素类似，低蛋白饮食会减少含硫化合物以及带正电荷氨基酸的摄入，进而减少酸的产生[14,15]。纠正酸中毒可以减少 CKD 患者肌肉蛋白和必需氨基酸的降解[18]。在正常人群中，代谢性酸中毒可抑制白蛋白的合成并且加重肾性骨营养不良[37,38]。在 CKD 患者中，酸中毒还可以促进肾功能的快速减退[14-16]。因此，在 CKD 患者及正常人群中，代谢性酸中毒可以改变体内激素和维生素的代谢，促进蛋白的丢失（表 50.2）。

表 50.2　代谢性酸中毒影响激素，维生素 D 活性以及引起肌肉消耗的证据

观察对象	数量	检测方法	检测结果
健康成人(17)	16	酸中毒前后葡萄糖耐受能力	酸中毒导致葡萄糖不耐受
健康成人(37)	8	检测甲状腺激素水平	酸中毒影响甲状腺激素发挥效应
健康成人(39)	6	检测生长激素效应	酸中毒影响生长激素发挥效应
健康成人(40)	4	检测维生素 D 的效应	酸中毒影响维生素 D 向 1,25 羟维生素 D3 转化
健康成人(37)	8	检测白蛋白合成和氮平衡	酸中毒影响白蛋白合成，造成负氮平衡
低体重婴儿(41)	282	酸中毒婴儿给予 $NaHCO_3$ 或 NaCl	补充 $NaHCO_3$ 促进患儿生长
儿童 CKD 患者(42)	10	检测 CKD 儿童蛋白质降解	HCO_3<16mmol/L 患儿蛋白质丢失是 HCO_3>22.6mmol/L 患儿的两倍以上
健康人(43)	7	酸中毒对于氨基酸以及蛋白质代谢的评估	酸中毒增加氨基酸和蛋白的降解
健康人(37)	8	酸中毒对于白蛋白合成以及氮平衡的影响	酸中毒导致负氮平衡并且抑制白蛋白合成
CKD 患者(44)	6	酸中毒纠正前后氮平衡的变化	$NaHCO_3$ 改善氮平衡
CKD 患者(16)	134	补充 $NaHCO_3$ 两年与标准化治疗相比较	延缓肌酐清除率降低，改善机体营养状态
CKD 患者(18)	9	纠酸前后必需氨基酸以及蛋白质的降解	$NaHCO_3$ 抑制必需氨基酸以及蛋白质的降解
CKD 患者(45)	9	检测肌肉蛋白降解与酸中毒	肌肉蛋白质降解与酸中毒以及血中皮质醇浓度成比例
CKD 患者(46)	6	纠酸治疗前后氮平衡状况	$NaHCO_3$ 减少尿素产生并且改善氮平衡

以上例子说明 CKD 患者存在“蛋白不耐受”。在晚期 CKD 患者中，高蛋白饮食可导致非排泌性蛋白代谢产物和无机离子的蓄积进而导致尿毒症。通过调控患者饮食方案应能够有效防止其发生。当然对饮食的有效合理调控需要营养师以及患者的共同参与。

CKD 患者对饮食组成的需求

CKD 患者的能量摄入

CKD 患者能量摄入不足可导致体重下降，但是评

估 CKD 患者能量缺乏的程度非常困难[47]。静息能量消耗(resting energy expenditure,REE)是指机体静息状态下 24 小时所需能量(以 kcal 作为单位)。1981 年,FAO/WHO/UNU 基于 11 000 次的测定结果确定了健康人的 REE[48]。但由于检测结果的变异巨大,所以在确定个体能量需求时要格外谨慎。如因能量摄入不足造成高分解状态(包括酸中毒、高 BUN 或高磷及胰岛素抵抗等)可以导致体内蛋白存储的丢失,因此除了 REE 外,评估运动以及健康状态下的能量需求也很有必要。一般而言,3 期及以上的 CKD 患者体力活动受限,但尿毒症增加了患者每日的能量消耗。事实上,当 CKD 患者卡路里摄入减少时,能量消耗并没有减少,说明 CKD 患者并不能适应低卡路里饮食[3]。此外,血肌酐超过 2.4mg/dl 或存在代谢性酸中毒的肥胖 CKD 患者可出现胰岛素抵抗进而破坏能量的利用[49]。不管是在糖尿病还是非糖尿病 CKD4 或 5 期患者中,低蛋白饮食都可以改善患者的胰岛素抵抗[5,50-52]。

低能量饮食在 CKD 患者营养不良中的作用尚不清楚。门诊 CKD 患者能量摄入在 22～55kcal/(kg·d),每日摄入蛋白质 16～20g,辅以必需氨基酸并不能改善体内蛋白质存储(氮平衡测定)状况[52]。另有学者提出,能量摄取在 35kcal/(kg·d)可以保证低蛋白饮食 CKD 患者能最大程度的利用饮食蛋白来维持机体的蛋白存储[53]。不幸的是,目前尚缺乏有关 CKD 患者能量需求的文献报道。依据现存资料,我们认为低于或者达到理想体重 CKD 患者的能量需求应是 35kcal/(kg·d)。由于肥胖能够引起胰岛素抵抗并且损害蛋白以及卡路里的利用,超重的患者仍然应该控制能量摄入[54]。反之,对于体重减轻的患者(特别是有低能量摄入史者),其饮食卡路里的量应增加。因为补充卡路里可能导致体脂的蓄积且不增加机体的蛋白存储,因此能量摄入的评估无论如何应根据患者体重、卡路里摄入以及肥胖情况予以综合考虑。例如,MDRD 研究发现体重减少在能量摄入低于 35kcal/(kg·d)的患者中并不常见,其中仅有几例患者因营养问题退出观察[55]。但是由于是依据饮食日志作出的能量摄入的评价,该方法错误率较高,因此该项研究的结论尚不确定[37]。

CKD 患者的蛋白质摄入

氮平衡(Bn)是评估患者饮食蛋白质需求的传统方法。零或者正氮平衡表明蛋白存储是恒定或是增高的,而负氮平衡表明蛋白存储是下降的。1981 年 FAO/WHO/UNU 建议正常成人摄入蛋白质量应为 0.6g/(kg·d),其中要包含高生物效价蛋白(含有必需和非必需氨基酸)。当然,蛋白摄入量为 0.75g/(kg·d)对于超过 97.5% 的健康人群来说都属于"安全摄入水平"[47,56]。

关于 1981 年 FAO/WHO/UNU 营养标准有三点需要说明。第一,所研究病患的数量较少。第二,有些正常成年人蛋白需求较低,而另外有些人则超过 0.75g/(kg·d)。第三,CKD 患者摄入超过安全水平的蛋白仅仅造成尿素及其他代谢废物的生成增加。

正常成人对于饮食蛋白质的低需求表明机体对饮食蛋白质限制产生了适应性代谢反应。明确来说,正常成人在低蛋白饮食时会减少氨基酸的不可逆降解和肌肉蛋白的分解。尤为重要的是,如果不伴有代谢性酸中毒、炎症或者其他分解代谢异常,CKD 患者同样能够有效地适应低蛋白饮食[57]。如果蛋白摄入量从 1g/(kg·d)下降到 0.6g/(kg·d),CKD 患者体内氨基酸氧化以及蛋白质降解减少的程度和正常成人一致。即使摄入只有 0.3g/(kg·d)的蛋白,如果补充酮酸或者必需氨基酸,CKD 患者同样也有有效的适应能力[58]。重要的是,CKD 患者即使持续摄入此类限制性饮食达 1 年以上,机体的营养指标依然能够得到保持[58]。当然监测并保证患者摄取足够的蛋白和卡路里是使患者达到有效适应性反应的重要保证。如果蛋白和卡路里摄入不足将会导致代偿不足并造成体重下降。由于胰岛素或者蛋白能量代谢的重要性,糖尿病患者可能不会像正常人或者非糖尿病 CKD 患者那样对低蛋白饮食产生有效的适应性变化。因此,糖尿病患者必须接受定期检查以防出现蛋白存储不足。最后,如果 CKD 患者合并酸中毒、炎症或者分解代谢性疾病,机体可能不会有效适应低蛋白饮食。对于这些患者,治疗上应该重点关注纠正酸中毒、炎症或者慢性病状态。

成功管理 CKD 患者饮食摄入的重点在于定期监测患者蛋白摄入量以及体内蛋白存储的状况。例如,当蛋白存储下降时,必须评估饮食蛋白质的供给是否充分。另外,如果蛋白摄入过多则会导致酸中毒或者厌食症。如果血尿素氮增加快于血肌酐增加的速度,则饮食蛋白质的量要根据机体尿素的产生来进行调整。

迄今为止,领域内尚未就有关监测 CKD 患者蛋白-能量消耗的标志物达成共识[59]。一般来说,一组反映机体健康的指标包括体重、血清白蛋白和前白蛋白水平、身体健康状况问卷以及人体测量数据可用于反映蛋白存储的状况。但是解释这些组合结果可能会有问题。例如,为了解释体重的变化,不仅应在穿着相同数量的衣物情况下测量体重,同时也要考虑到患者称重前的饮食情况以及蛋白质和卡路里的摄入情况。另外要了解患者是否自行控制饮食。患者血清白蛋白水平受到炎症反应的影响。患者在感染时出现血清白蛋白降低不仅仅归因于饮食限制或不平衡[60]。对血清前白蛋白的解释也是同样的道理。虽然前白蛋白半衰期较短,且对炎症反应的变化更迅速,但是其检测价格过高。最后,人体测量的数据依赖测量者个人判断,除非同一个人评定同一个指标(例如皮脂厚度和臂围),否则变异很大。

为了评估蛋白存储的变化,我们推荐使用标准化的体重测量和饮食蛋白摄入定量来评估患者是否摄入足量的蛋白质。也可以检测血清白蛋白水平,如果发现血清白蛋白水平降低应寻找体内是否存在感染的可能。

蛋白尿如果超过 5g/d,则患者蛋白存储丢失的风险增加。即使摄入大量蛋白也很难改变肾病性蛋白尿患者的体内蛋白存储状态。实际上高蛋白饮食会进一步加重 CKD 患者的蛋白尿[61]。此外,高蛋白饮食还会增加 CKD 患者发生并发症的风险,包括肾衰竭和心血管疾病[62]。幸运的是,同正常成人或非肾病性 CKD 患者一样,肾病范围蛋白尿的患者对低蛋白饮食也能产生类似的适应性改变[63]。这个发现使得对于蛋白存储有了正式的检测方法。肾病综合征患者给予蛋白 0.8 或者 1.6g/(kg・d)(尿中每丢失 1g,饮食中再补充 1g)及 35kcal/(kg・d)的能量可以维持正常蛋白存储(零氮或者正氮平衡)[63]。目前这种方案针对尿蛋白少于 10g/d 的患者,对于尿蛋白大于 10g/24h 的患者尚未建立有关的饮食需求数据。总之,无并发症 CKD 患者即使有肾病范围的蛋白尿对限制饮食仍能够激活其适应性反应。适应性反应包括抑制氨基酸氧化和蛋白质降解,使机体在长期低蛋白饮食中保持体重稳定。

调控体内蛋白质存储的机制

维生素、微量元素与肾脏病

维生素和微量元素在机体能量利用、器官功能、细胞生长及保护中(例如对抗氧自由基)发挥重要作用[64]。在制订 CKD 患者饮食计划时要包括对这类营养物质的评估。摄入不足、肠道对微量元素的吸收降低、尿毒症代谢反应或者循环维生素抑制物产生、营养元素与蛋白结合并以蛋白尿的形式丢失以及微量元素拮抗药物的使用都可能造成维生素以及微量元素的供给不足。迄今为止,CKD 患者对这些营养物质的每日最低需求量或推荐摄入量(RDA)尚未确定。一般来说,CKD 患者应常规补充水溶性维生素包括维生素 B 和 C,因为肉类和乳制品的限制会使体内缺乏这些维生素。核黄素是黄素单核苷酸和核黄素-5'-腺苷二磷酸二钠盐的辅助因子,其在能量利用中起重要作用。核黄素缺乏可以引起喉痛、胃炎、舌炎,常被误认为是尿毒症症状。另一种水溶性维生素是叶酸,其在水果和蔬菜中含量丰富。叶酸能够促进机体对促红素治疗的反应。此外,叶酸还能够促进核酸的合成以及抑制同型半胱氨酸的产生。维生素 B6 在肉类、蔬菜以及谷类食品中含量丰富。其参与氨基酸的代谢,特别是转氨酶催化反应。维生素 B_6 缺乏患者可出现尿毒症类似症状,例如周围性神经病变及免疫功能的改变。对于 CKD4 或 5 期的患者,维生素 B6 的推荐剂量是 5mg/d。维生素 B_{12}用于甲基的转运以及核酸的合成。可以从肉类和乳类中摄取维生素 B_{12},此外肝脏中也有大量储存。有专家建议 CKD 患者每日应额外补充维生素 B_{12}[63]。维生素 C 具有抗氧化效应并且参与胶原的合成。因为维生素 C 大量存在于肉类、乳制品及大多数蔬菜中,因此临床上维生素 C 缺乏并不常见。高剂量的维生素 C 代谢产生草酸并沉积在疏松组织(包括肾脏)中,因此不建议补充过量的维生素 C。

剩下的水溶性维生素包括生物素、烟酸及泛酸在 CKD 患者中尚无很好的研究。生物素是一种参与碳酸氢根依赖的羧基化反应的辅酶。生物素主要由肠道微生物产生,一般不会缺乏。烟酸是烟酰胺腺嘌呤二核苷酸磷酸盐辅酶,它由色胺素代谢产生。烟酸的缺乏会导致腹泻、皮炎和甘油三酯的增高。泛酸参与脂肪酸、甾体类激素以及胆固醇的代谢。和其他水溶性维生素一样,目前尚未就 CKD 患者对泛酸的需求进行过充分的研究。因此这些水溶性维生素在 CKD 患者中的功效及其缺乏对患者的影响还没有定论。鉴于每日补充推荐剂量的水溶性维生素比较安全,我们建议 CKD 患者每日摄入这些维生素[64]。

CKD 患者对于脂溶性维生素的需求尚没有充分研究。某些脂溶性维生素的过多摄入可能导致 CKD 并发症的发生。因此除非有证据表明此种维生素缺乏,一般不建议 CKD 患者服用含有脂溶性维生素的复合维生素。由于 CKD 患者体内含有大量的视黄醛结合蛋白,其血浆维生素 A 的水平常常是增高的[64]。过多的维生素 A 可造成维生素 A 中毒,其症状包括贫血、皮肤干燥、瘙痒、骨质重吸收以及肝功能异常[3]。CKD患者血浆维生素E水平往往正常。目前关于CKD患者对于维生素E的需求知之甚少。有关维生素E通过抑制脂质过氧化及氧化应激反应延缓动脉粥样硬化进展的作用尚存争议。总之,对于CKD患者是否要补充维生素E尚无定论[65]。

CKD患者对于微量元素的需求目前尚无充分研究。锌平衡主要取决于机体的胃肠功能。它在小肠吸收,主要通过胆汁和胰液分泌。此外锌在肾小管中被重吸收。可能因为锌可以结合不同的氨基酸,因此高蛋白饮食也可以增加锌的吸收[66]。这也解释了为什么没有限制饮食蛋白的CKD患者体内锌水平正常,而大量蛋白尿患者的锌是缺乏的[67]。大量报道表明锌在CKD患者血浆或者白细胞中浓度降低,这可能是导致体内高催乳素的原因。有部分报道指出给予CKD患者补充锌,可以改善患者味觉障碍及提高性功能[4,68]。一些CKD常用药物(钙、铁剂,磷结合剂)可以抑制肠道吸收锌。ACEIs、ARBs和噻嗪类利尿剂可以增加锌在尿液中的排泄,袢利尿剂的作用尚有争议[67,69]。相比于假手术锌缺乏的大鼠,肾切除锌缺乏的大鼠粪便中的锌含量更多[70],说明CKD患者锌缺乏可能是由于锌的摄取不足或者和胃肠道对锌的处理方式的变化有关。

硒参与拮抗包括肾衰等原因造成的组织氧化损伤[64]。但是其他微量元素之间的联系以及补充微量元素对于CKD患者的益处或副作用尚无充分研究。因此,除非有检验报告能够证明某种微量元素摄入不足或者缺乏,我们不推荐给CKD患者常规补充微量元素。

对于需要长期接受肠内或者肠外营养的CKD患者是个例外,需要细致监测这些患者循环微量元素的水平,并常规补充微量元素,并且。当遇到CKD患者出现皮疹、神经精神障碍或者其他不能解释的状况时,需要积极考虑是否存在微量元素的缺乏。

患者饮食依从性的评估

Forin的经典研究报告[23]表明改变饮食蛋白质摄入后患者尿液中含氮物质的变化主要体现在尿素排泄上。该结论历经多次证实,已成为评估CKD患者低蛋白饮食依从性的基石[24,71]。

尿素产生的速率超过稳定状态的尿素排泄率,归因于尿素的肾外清除途径。如胃肠道细菌产生的尿素酶能够将尿素分解为氨和二氧化碳[3,8]。即使被运输到肝脏中,氨中的氮元素也不用于合成氨基酸,而是再次参与尿素合成[72,73]。这些发现简化了对于患者饮食依从性的评估方式,主要是两方面原因。第一,尿素的净产生率(即尿素生成)和饮食含氮量相平行;第二,尿素在体液中均匀分布,因此尿素生成率很容易计算[24,34]。在非水肿的人体内,水占体重的60%。CKD患者体内尿素氮存量可以用无水肿患者60%的体重乘以血尿素氮的浓度来计算(表50.3)。

表50.3 依据尿素代谢情况估算饮食蛋白含量的实例

1. 一个60岁CKD女性患者,尿素清除率14ml/min,体重65kg。她摄入饮食蛋白量为0.8g/(kg·d)。她的血尿素氮以及体重是稳定的。24小时尿液尿素氮的含量是7g,那么她是否遵循了医嘱呢?
   因为蛋白质含16%的氮,她每天摄入氮为8.3g[65kg×0.8g/(kg·d)×0.16=8.3g/d],非尿素氮含氮量是65kg×0.031g/(kg·d)或2g/d,因此她每日氮的排泄量是7+2=9g/d。依据这个结果推算她每天摄入56g蛋白质,因推荐蛋白摄入量为52g/d,该患者饮食依从性较好。
2. 一个60岁男性CKD 5期患者在医院接受了整形外科手术。患者体重为60kg,推荐饮食标准是40g蛋白质/d(氮是6.4g,因为蛋白质含氮量为16%)。他排泄了4g尿素氮/d。但是第二天,他的血尿素氮从50mg/dl上升到了60mg/dl,尿素氮上升说明机体产生的尿素氮部分被排泄,部分储留在体液中(60kg×0.6×0.1g尿素氮/L=3.6g尿素氮/d)。它的非尿素氮含氮成分分泌量是60×0.031g/(kg·d)=1.86g/d,因此,每日氮产生总量为4g排泄的尿素氮+1.86g非尿素氮/d+3.6g尿素氮聚积=9.4g氮/d)。因此,他氮的排泄远远超过了饮食蛋白量推荐量,他需要咨询营养师并且需要排除是否是消化道出血而导致氮产生增多。

总之,尿素生成根据尿素氮存量变化(正氮或者负氮)以及尿液中尿素氮的排泄来计算。如果血尿素氮和体重是稳定的,尿素氮的增加为零,则氮的生成和尿液中氮的排泄一致。

非尿素氮

与尿素氮不同,非尿素氮的排泄(粪便中的氮、尿液中尿酸、肌酐以及未检测的氮类物质)不随饮食蛋白的变化而发生较大变化[24]。我们发现非尿素氮排泄量平均为0.031g/(kg·d)。这个结果由尿蛋白<5g/d的CKD患者分析得到。当蛋白尿超过5g/d,应补充经尿液丢失的蛋白量。

在超过70次的氮平衡测定中,我们检测了尿素生成及非尿素氮排泄。发现至少在低蛋白饮食的CKD

人群中，饮食中氮的含量和粪便氮或者非尿素氮的排泄没有明显的相关性[3]。该结果构建了评估低蛋白饮食依从性的方法学基础。第一，此方法要求机体在处于稳定状态（体重和血尿素氮保持稳定）下测定 24 小时尿液尿素氮的量。摄入蛋白质的量乘以 0.16 是饮食中含氮的水平（蛋白质中氮的含量是 16%）。第二，如果机体处于零氮平衡，氮的摄入量等于尿素氮生成量加上 0.031g/(kg·d)[24]。第三，尿素氮和非尿素氮的排泄量（总氮排泄量）与氮的摄入量相比较，如果发现排泄量与规定饮食中氮含量相一致（或在 20% 变化范围之内），说明此患者对于低蛋白饮食的依从性较好。如果总氮排泄量超过饮食含氮量 20%，表明患者饮食依从性较差。这些患者需要营养师的帮助以提高依从性。有两点需要引起注意，第一，24 小时尿液的收集可能不够准确。第二，非尿素氮 0.031g/(kg·d) 的平均水平并不适用于行完全肠外营养或者是接受完全消化食物（例如宇航员）的人群。

总之，总氮排泄量由体重、血清尿素氮水平以及尿素氮的排泄量计算得来。总氮排泄量和饮食蛋白量相比较，如果相差超过了 20%，那么就需要探寻患者饮食依从性差或者造成负氮平衡的原因[24]。

这个检测饮食蛋白摄入的方法也可用于评估患者的卡路里摄入情况。第一，经验丰富的营养师通过患者的饮食经历可以估算出该患者饮食中蛋白与卡路里的比值。第二，通过 24 小时尿素氮排泄可计算出患者的蛋白摄入量。第三，蛋白摄入量除以饮食中蛋白质与卡路里的比值即可得到患者摄入卡路里的量。对于饮食限制的患者，应常规计算其卡路里摄入量。因为足够的卡路里摄入才能够保证饮食蛋白质用于维持机体蛋白质存储。有研究发现肥胖的 CKD 患者常常低报他们的卡路里摄入量[37]。其他评估蛋白质摄取的方法，包括询问饮食史，但往往不够精确并且耗时。患者往往以一个貌似正确的回答来回应对于饮食习惯的提问。例如当我们把 CKD 患者的饮食记录和人体测量的数据相比较时，会发现依据饮食记录得到的能量数据往往是严重低估的。

CKD 患者低蛋白饮食的营养安全

CKD 患者长时间限制饮食的营养安全问题受到广泛的关注。MDRD 研究纳入了 840 名不同阶段的 CKD 患者。这是最大的样本量[55]。患者随访时间平均 2.2 年。期间收集了大量与营养相关的数据（包括了体重、人体测量数据、饮食依从性、血尿参数）。通过尿素排泄数据计算得到的蛋白摄取量在各组间有显著差异[24,55]。能量摄入是减少的，但是依赖饮食日志计算的卡路里摄入量并不准确[37]。出于安全考虑，840 名受试者中有两人由于营养问题退出试验。结果显示低蛋白饮食患者体重和臂围有轻度下降，而血清白蛋白水平显著增加。

与 MDRD 的研究结果相反，Menon 等根据美国肾脏病资料系统（USRDS）统计患者进入透析、移植或者死亡的时间。结果表明在 MDRD 研究启动 10 年后，随机分配到极低蛋白饮食及酮酸组的患者的死亡率增高。但是，在进入 MDRD 研究 2 年后的 8 年中，没有关于饮食依从性的报告。MDRD 研究中关于疾病、透析相关因素以及其他治疗的信息也缺如。因存在未补充酮酸的情况，因此这些患者似乎不太可能继续维持原有饮食，另外，有人报道患者进入透析以后，很快就增加蛋白质摄入。

Chauveau 等对于低蛋白饮食的安全性的研究得到了截然不同的结论。他们观察了 220 个 CKD4 或 5 期的患者，这些患者平均接受了 33 个月（从 4~230 个月）的低蛋白饮食［0.3g 蛋白质/(kg·d)］及酮酸（VLPD-KA）的补充。患者 1 年生存率是 97%，透析 5 年后的存活率是 60%。移植后的患者，5 年和 10 年生存率分别是 97% 和 95%。其预后明显好于法国注册信息以及 ESRDS 的结果。相比于 Menon 的研究，Chauveau 研究的一个优势在于他们对患者的饮食依从性进行了很好的监控。Chauveau 每月通过 24 小时尿液尿素氮的排泄量来评估患者的依从性。另外，Chauveau 等也报告了患者透析前后并发症的发生情况，而在 Menon 的研究中并未提及。根据这些结果，我们认为低蛋白饮食（包括 VLPD-KA 配方），是无害的，不会增加 CKD 患者向透析或者移植进展的危险。

结　语

CKD 患者可以通过调整饮食，改变饮食习惯来减轻尿毒症症状。在没有并发症的情况下，如酸中毒或感染等造成的高分解代谢状态，低蛋白饮食是安全的。低蛋白饮食的实行需要规律评估患者的饮食依从性。因为治疗上需要不断改变患者蛋白和能量的摄入，我们需要与营养师合作以提高患者的饮食依从性。我们建议应从患者出现尿毒症症状、血指标异常（例如高钾血症）或者是进展到 CKD3 期开始饮食控制。CKD 患者往往会自行减少饮食，但不能因此而增加饮食蛋白的摄入，因为增加蛋白质摄入会增加代谢废物的聚集(包括高磷血症的发展、恶化,代谢性酸中毒,以及高血压)。

尽管饮食是否对肾小球滤过率的下降产生影响尚且未知,但是低蛋白饮食可以通过减轻尿毒症症状及维持机体营养状态延缓 CKD 患者进入透析的时间。另外,饮食控制不佳可以减弱 ACEIs 药物减缓 CKD 进展的疗效[12,13]。虽然有证据表明 CKD 患者长期低蛋白饮食是安全的,但是低蛋白饮食能否取得疗效还需要医患双方的共同努力[3,76]。

(李建中 译,戴春笋 校)

参考文献

1. Wilcox CS. Dietary salt intake for patients with hypertension or kidney disease. In: Mitch WE, Ikizler TA, editors. *Handbook of nutrition and the kidney*, 6th ed. Philadelphia: Lippincott, Williams and Wilkins; 2009. p. 233–42.
2. Kotchen TA, Cowley Jr. AW, Frohlich ED. Salt in health and disease – a delicate balance. *N Engl J Med* 2013;**368**(13):1229–37.
3. Masud T, Mitch WE. Requirements for protein, calories and fat in the predialysis patient. In: Mitch WE, Ikizler TA, editors. *Handbook of nutrition and the kidney*, 6th ed. Philadelphia: Lippincott-Williams & Wilkins; 2010. p. 92–108.
4. Mitch WE, Fouque D. Dietary approaches to kidney disease. In: Brenner BM, editor. *Brenner and rector's the kidney*, 9th ed. Philadelphia: Elsevier; 2012. p. 2170–204.
5. Chauveau P, Couzi L, Vendrely B, de Précigout V, Combe C, Fouque D, et al. Long-term outcome on renal replacement therapy in patients who previously received a keto acid-supplemented very-low-protein diet. *Am J Clin Nutr* 2009;**90**:969–74.
6. Monzani G, Bergesio F, Ciuti R, Ciciani AM, Martinelli F, Rosati A, et al. Lp(a) levels - Effects of progressive chronic renal failure and dietary manipulation. *J Nephrol* 1997;**10**:41–5.
7. Mitch WE, Remuzzi G. Diets for patients with chronic kidney disease, still worth prescribing. *J Am Soc Nephrol* 2004;**15**:234–7.
8. Franch HA, Mitch WE. Navigating between the Scylla and Charybdis of prescribing dietary protein of chronic kidney diseases. *Ann Rev Nutr* 2009;**29**:341–64.
9. Levey AS, Adler S, Caggiula AW, England BK, Greene T, Hunsicker LG, et al. Effects of dietary protein restriction on the progression of advanced renal disease in the Modification of Diet in Renal Disease Study. *Am J Kid Dis* 1996;**27**:652–63.
10. Choi HK, Atkinson K, Karlson EW, Willett W, Curhan G. Purine-rich foods, dairy and protein intake and the risk of gout in men. *N Engl J Med* 2004;**350**:1093–103.
11. Bellomo G, Venanzi S, Verdura C, Saronio P, Esposito A, Timio M. Association of uric acid with change in kidney function in healthy normotensive individuals. *Am J Kid Dis* 2010;**56**:264–72.
12. Zoccali C, Ruggenenti P, Perna A, Leonardis D, Tripepi R, Tripepi G, et al. Phosphate may promote CKD progression and attenuate renoprotective effect of ACE inhibition. *J Am Soc Nephrol* 2011;**22**(10):1923–30.
13. Vegter S, Perna A, Postma MJ, Navis G, Remuzzi G, Ruggenenti P. Sodium intake, ACE inhibition, and progression to ESRD. *J Am Soc Nephrol* 2012;**23**(1):165–73.
14. Scialla JJ, Appel LJ, Astor BC, Miller III ER, Beddhu S, Woodward M, et al. Estimated net endogenous acid production and serum bicarbonate in African Americans with chronic kidney disease. *Clin J Am Soc Nephrol* 2011;**6**(7):1526–32.
15. Goraya N, Simoni J, Jo C, Wesson DE. Dietary acid reduction with fruits and vegetables or bicarbonate attenuates kidney injury in patients with a moderately reduced glomerular filtration rate due to hypertensive nephropathy. *Kidney Int* 2012;**81**(1):86–93.
16. de Brito-Ashurst I, Varagunam M, Raftery MJ, Yaqoob MM. Bicarbonate supplementation slows progression of CKD and improves nutritional status. *J Am Soc Nephrol* 2009;**20**(9):2075–84.
17. DeFronzo RA, Beckles AD. Glucose intolerance following chronic metabolic acidosis in man. *Am J Physiol* 1979;**236**:E328–34.
18. Reaich D, Channon SM, Scrimgeour CM, Daley SE, Wilkinson R, Goodship THJ. Correction of acidosis in humans with CRF decreases protein degradation and amino acid oxidation. *Am J Physiol* 1993;**265**:E230–5.
19. Bailey JL, Price SR, Zheng B, Hu Z, Mitch WE. Chronic kidney disease causes defects in signaling through the insulin receptor substrate/phosphatidylinositol 3-kinase/Akt pathway: implications for muscle atroply. *J Am Soc Nephrol* 2006;**17**:1388–94.
20. Lecker SH, Mitch WE. Proteolysis by the ubiquitin-proteasome system and kidney disease. *J Am Soc Nephrol* 2011;**22**(5):821–4.
21. Traynor JP, Simpson K, Geddes CC, Deighan CJ, Fox JG. Early initiation of dialysis fails to prolong survival in patients with end-stage renal failure. *J Am Soc Nephrol* 2002;**13**:2125–32.
22. Cooper BA, Branley P, Bulfone L, Collins JF, Craig JC, Fraenkel MB, et al. A randomized, controlled trial of early versus late initiation of dialysis. *N Engl J Med* 2010;**363**(7):609–19.
23. Folin O. Laws governing the clinical composition of urine. *Am J Physiol* 1905;**13**:67–115.
24. Maroni BJ, Steinman T, Mitch WE. A method for estimating nitrogen intake of patients with chronic renal failure. *Kidney Int* 1985;**27**:58–65.
25. Kalantar-Zadeh K, Horwich TB, Oreopoulos A, Kovesdy CP, Younessi H, Anker SD, et al. Risk factor paradox in wasting diseases. *Curr Opin Clin Nutr Metab Care* 2007;**10**(4):433–42.
26. Dou L, Bertrand E, Cerini C, Faure V, Sampol J, Vanholder R, et al. The uremic solutes p-cresol and indoxyl sulfate inhibit endothelial proliferation and wound repair. *Kidney Int* 2004;**65**(2):442–51.
27. Fleck C, Schweitzer F, Karge E, Busch M, Stein G. Serum concentrations of asymmetric (ADMA) and symmetric (SDMA) dimethylarginine in patients with chronic kidney diseases. *Clin Chim Acta* 2003;**336**(1–2):1–12.
28. Magnusson M, Magnusson K, Sundqvist T, Denneberg T. Increased intestinal permeability to differently sized polyethylene glycols in uremic rats: effects of low- and high-protein diets. *Nephron* 1990;**56**:306–11.
29. Ley RE, Peterson DA, Gordon JI. Ecological and evolutionary forces shaping microbial diversity in the human intestine. *Cell* 2006;**124**:837–48.
30. Vaziri ND, Wong J, Pahl M, Piceno YM, Yuan J, DeSantis TZ, et al. Chronic kidney disease alters intestinal microbial flora. *Kidney Int*. 2013;**83**(2):308–15.
31. Aronov PA, Luo FJ, Plummer NS, Quan Z, Holmes S, Hostetter TH, et al. Colonic contribution uremic solutes. *J Am Soc Nephrol* 2011;**22**(9):1769–76.
32. Meyer TW, Hostetter TH. Uremia. *N Engl J Med* 2007;**357**(13):1316–25.
33. Uribarri J, Calvo MS. Hidden sources of phosphorus in the typical American diet: does it matter in nephrology? *Semin Dial* 2003;**16**(3):186–8.
34. Mitch WE, Wilcox CS. Disorders of body fluids, sodium and potassium in chronic renal failure. *Am J Med* 1982;**72**:536–50.
35. Appel LJ, Moore TJ, Obarzanek E, Vollmer WM, Svetkey LP, Sacks FM, et al. A clinical trial of the effects of dietary patterns on blood pressure. DASH Collaborative Research Group. *N Engl J Med* 1997;**336**(16):1117–24.
36. Svetkey LP, Simons-Morton D, Vollmer WM, Appel LJ, Conlin PR, Ryan DH, et al. Effects of dietary patterns on blood pressure: subgroup analysis of the Dietary Approaches to Stop Hypertension (DASH) randomized clinical trial. *Arch Intern Med* 1999;**159**(3):285–93.
37. Ballmer PE, McNurlan MA, Hulter HN, Anderson SE, Garlick PJ, Krapf R. Chronic metabolic acidosis decreases albumin synthesis and induces negative nitrogen balance in humans. *J Clin Invest* 1995;**95**:39–45.
38. Bushinsky DA. The contribution of acidosis to renal osteodystro-

phy. *Kidney Int* 1995;**47**:1816–32.
39. Brungger M, Hulter HN, Krapf R. Effect of chronic metabolic acidosis on thyroid hormone homeostasis in humans. *Am J Physiol* 1997;**272**:F648–53.
40. Krapf R, Vetsch R, Vetsch W, Hulter HN. Chronic metabolic acidosis increases the serum concentration of 1,25-dihydroxyvitamin D in humans by stimulating its production rate. *J Clin Invest* 1992;**90**:2456–63.
41. Kalhoff H, Diekmann L, Kunz C, Stock GJ, Manz F. Alkali therapy versus sodium chloride supplement in low birthweight infants with incipient late metabolic acidosis. *Acta Paediatr* 1997;**86**:96–101.
42. Boirie Y, Broyer M, Gagnadoux MF, Niaudet P, Bresson J-L. Alterations of protein metabolism by metabolic acidosis in children with chronic renal failure. *Kidney Int* 2000;**58**:236–41.
43. Reaich D, Channon SM, Scrimgeour CM, Goodship THJ. Ammonium chloride-induced acidosis increases protein breakdown and amino acid oxidation in humans. *Am J Physiol* 1992;**263**:E735–9.
44. Papadoyannakis NJ, Stefanides CJ, McGeown M. The effect of the correction of metabolic acidosis on nitrogen and protein balance of patients with chronic renal failure. *Am J Clin Nutr* 1984;**40**:623–7.
45. Garibotto G, Russo R, Sofia A, Sala MR, Robaudo C, Moscatelli P, et al. Skeletal muscle protein synthesis and degradation in patients with chronic renal failure. *Kidney Int* 1994;**45**:1432–9.
46. Williams B, Hattersley J, Layward E, Walls J. Metabolic acidosis and skeletal muscle adaptation to low protein diets in chronic uremia. *Kidney Int* 1991;**40**:779–86.
47. Avesani CM, Kamimura MA, Draibe SA, Cuppari L. Is energy intake underestimated in nondialyzed chronic kidney disease patients?. *J Ren Nutr* 2005;**15**(1):159–65.
48. FAO/WHO/UNU *Energy and protein requirements. Technical Report Series 724*, 1st ed. Geneva: World Health Organization; 1985.
49. Kobayashi S, Maesato K, Moriya H, Ohtake T, Ikeda T. Insulin resistance in patients with chronic kidney disease. *Am J Kid Dis* 2005;**45**:275–80.
50. Gin H, Aparicio M, Potaux L, de Precigout V, Bouchet JL, Aubertin J. Low protein and low phosphorus diet in patients with chronic renal failure: influence on glucose tolerance and tissue insulin sensitivity. *Metabolism* 1987;**36**(11):1080–5.
51. Gin H, Aparicio M, Potaux L, Merville P, Combe C, et al. Low-protein, low-phosphorus diet and tissue insulin sensitivity in insulin-dependent diabetic patients with chronic renal failure. *Nephron* 1991;**57**(4):411–5.
52. Bergstrom J, Furst P, Ahlberg M, Noree L-O. The role of dietary and energy intake in chronic renal failure. In: Canzler VH, editor. *Topical questions in nutritional therapy in nephrology and gastroenterology*. Stuttgart: Georg Thieme Verlag; 1978. p. 1–16.
53. Kopple JD, Monteon FJ, Shaib JK. Effect of energy intake on nitrogen metabolism in nondialyzed patients with chronic renal failure. *Kidney Int* 1986;**29**:734–42.
54. Wang Y, Chen X, Song Y, Caballero B, Cheskin LJ. Association between obesity and kidney disease: a systematic review and meta-analysis. *Kidney Int* 2007;**73**:19–33.
55. Kopple JD, Levey AS, Greene T, Chumlea WC, Gassman J, Hollinger DL, et al. Effect of dietary protein restriction on nutritional status in the Modification of Diet in Renal Disease (MDRD) Study. *Kidney Int* 1997;**52**:778–91.
56. Carrero JJ, Stenvinkel P, Cuppari L, Ikizler TA, Kalantar-Zadeh K, Kaysen G, et al. Etiology of the protein-energy wasting syndrome in chronic kidney disease: a consensus statement from the International Society of Renal Nutrition and Metabolism (ISRNM). *J Ren Nutr* 2013;**23**(2):77–90.
57. Goodship THJ, Mitch WE, Hoerr RA, Wagner DA, Steinman TI, Young VR. Adaptation to low-protein diets in renal failure: leucine turnover and nitrogen balance. *J Am Soc Nephrol* 1990;**1**:66–75.
58. Tom K, Young VR, Chapman T, Masud T, Akpele L, Maroni BJ. Long-term adaptive responses to dietary protein restriction in chronic renal failure. *Am J Physiol* 1995;**268**:E668–77.
59. Fouque D, Kalantar-Zadeh K, Kopple JD, Cano N, Chauveau P, Cuppari L, et al. A proposed nomenclature and diagnostic criteria for protein–energy wasting in acute and chronic kidney disease. *Kidney Int* 2008;**73**:391–8.
60. Mitch WE. Malnutrition: a frequent misdiagnosis for hemodialysis patients. *J Clin Invest* 2002;**110**:437–9.
61. Yeun JY, Zakari M, Kaysen GA. Nephrotic syndrome: nutritional consequences and dietary management. In: Mitch WE, Ikizler TA, editors. *Handbook of nutrition and the kidney*, 6th ed. Philadelphia: Lippincott, Williams & Wilkins; 2010. p. 132–47.
62. Remuzzi G, Bertani T. Pathophysiology of progressive nephropathies. *N Engl J Med* 1998;**339**:1448–56.
63. Maroni BJ, Staffeld C, Young VR, Manatunga A, Tom K. Mechanisms permitting nephrotic patients to achieve nitrogen equilibrium with a protein-restricted diet. *J Clin Invest* 1997;**99**:2479–87.
64. Kopple JD. Trace elements and vitamins in renal disease. In: Mitch WE, Klahr S, editors. *Nutrition and the kidney*, 6th ed. Philadelphia: Lippincott, Williams and Wilkins; 2010. p. 163–76.
65. Lonn E, Bosch J, Yusuf S, Sheridan P, Pogue J, Arnold JM, et al. Effects of long-term vitamin E supplementation on cardiovascular events and cancer: a randomized controlled trial. *JAMA* 2005;**293**(11):1338–47.
66. Cousins RJ. Absorption, transport, and hepatic metabolism of copper and zinc: special reference to metallothionein and ceruloplasmin. *Physiol Rev* 1985;**65**(2):238–309.
67. Kimmel PL. Zinc and chronic renal disease. *Semin Dial* 1989;**2**(4):253–9.
68. Mahajan SK, Abbasi AA, Prasad AS, Rabbani P, Briggs WA, McDonald FD. Effect of oral zinc therapy on gonadal function in hemodialysis patients: a double-blind study. *Ann Intern Med* 1982;**97**:357–61.
69. Cohen N, Golik A. Zinc balance and medications commonly used in the management of heart failure. *Heart Fail Rev* 2006;**11**:19–24.
70. Kimmel PL, Watkins DW, Teller EB, Khanna R, Dosa S, Phillips TM. Zinc balance in combined zinc deficiency and uremia. *Kidney Int* 1988;**33**(6):1091–9.
71. Cottini EP, Gallina DL, Dominguez JM. Urea excretion in adult humans with varying degrees of kidney malfunction fed milk, egg or an amino acid mixture: assessment of nitrogen balance. *J Nutr* 1973;**103**:11–19.
72. Mitch WE, Lietman PS, Walser M. Effects of oral neomycin and kanamycin in chronic renal failure: I. Urea metabolism. *Kidney Int* 1977;**11**:116–22.
73. Mitch WE, Walser M. Effects of oral neomycin and kanomycin in chronic uremic patients. II. Nitrogen balance. *Kidney Int* 1977;**11**:123–7.
74. Menon V, Kopple JD, Wang X, Beck JB, Collins AJ, Kusek JD, et al. Effect of a very low-protein diet on outcomes: long-term follow-up of the Modification of Diet in Renal Disease (MDRD) Study. *Am J Kid Dis* 2008;**53**:208–17.
75. Vendrely B, Chauveau P, Barthe N, El Haggan W, Castaing F, de Precigout V, et al. Nutrition in hemodialysis patients previously on a supplemented very low protein diet. *Kidney Int* 2003;**63**(4):1491–8.
76. Aparicio M, Chauveau P, dePrecigout V, Bouchet J-L, Lasseur C, Combe C. Nutrition and outcome on renal replacement therapy of patients with chronic renal failure treated by a supplemented very low protein diet. *J Am Soc Nephrol* 2000;**11**:719–27.

第51章

51

慢性肾脏病中的贫血管理

Hilda Fernandez[a] and Ajay K. Singh[b]

[a]Renal, Electrolyte and Hypertension Division, Department of Medicine, University of Pennsylvania School of Medicine, Penn Presbyterian Medical Center, Philadelphia, PA, USA,

[b]Renal Division, Brigham and Women's Hospital and Harvard Medical School, Boston, MA, USA

简　介

贫血是慢性肾脏病最常见的并发症之一[1,2]。随着肾脏病变的进展，贫血的发生率随之上升。CKD 中贫血的发病原因很多，最常见的病因包括促红细胞生成素的缺乏、铁的缺乏以及炎症。观察性的研究认为低血红蛋白水平与心血管和肾脏并发症风险升高、生存质量下降以及死亡率上升有关[3-7]。然而，大型的 RCT 研究证明，用促红细胞生成素类药物(erythropoiesis stimulating agent, ESA)实现的贫血纠正与死亡和(或)心血管并发症发生的风险的升高无关，也没有明显获益[8-11]。贫血的纠正对肾脏病的进展没有影响，而且可能会升高终末期肾病的发生率。

近期研究发现，大剂量使用 ESA 会提高血红蛋白已经达标的 CKD 患者的相关不良风险[12,13]。现在贫血的治疗方法包括尽可能低剂量的 ESA 联合针对铁缺乏和炎症的治疗。对 CKD 合并贫血的患者，ESA 剂量越多越好这种看法已经不再被接受。相较于千篇一律的治疗模式，现在个性化的治疗已被接受。

CKD 患者贫血的诊断和评估

CKD 患者贫血的诊断依赖于周密的临床评估和详尽的实验室检查。从临床疗效和潜在病因两方面来评估贫血是十分必要的。近年来，出现了两篇非常好的指南来确定评估的细则，包括 KDIGO 和 ERBP[14,15]。

我们使用不同的血红蛋白标准来诊断贫血，然而现在普遍认同当 CKD 患者的血红蛋白水平低于 10g/dl 时，需要开始治疗贫血。CKD3 期的患者需要每年筛查一次贫血，而 CKD4 期和 5 期的患者则需要每年进行 2 次筛查。贫血的初步评估还应包括铁储备、维生素 B_{12}、叶酸水平的检测以及大便潜血的排查。虽然处在不同肾功能时期的患者存在较大的异质性，但是出现急剧的贫血程度恶化时，患者需要立即进行包括实验室检查在内的再次评估。

血清铁蛋白常被用来评估铁的储备水平。转铁蛋白饱和度(TSAT，血清铁乘以 100 除以总铁蛋白结合能力)可以评估循环铁中有多少能生成红细胞的可利用铁。血清铁蛋白是一种急性期反应物，且和炎症相关。因此当铁蛋白含量小于 100ng/ml 时具有参考价值，但升高时评估意义较为局限。近期研究指出，血清铁蛋白指标并不能很好的代表机体组织铁含量或者静脉补铁治疗的效果[16,17]。

虽然网织红细胞 Hb(cHR)水平曾被认为是一个有参考意义的指标，但其在临床上的应用却很少。随着肾功能的进展，患者会出现一系列炎症反应，并且需要频繁地检测炎症指标，例如 C 反应蛋白(CRP)水平[18]。绝大多数的患者因为红细胞生成素的缺乏而发生贫血，有推测认为这是由于没有检测红细胞生成素水平导致的。

CKD 患者贫血的一般治疗

在 ESA 问世之前(1989 年前)，CKD 患者贫血的治疗主要包括输血、铁剂治疗和促蛋白合成类固醇等。依靠输血来治疗贫血会带来很多风险，最主要的是铁过载和血源性的感染包括 HIV、丙肝以及对多种 HLA 抗原致敏。我们并不能期待完全纠正贫血，而是要达到提高血红蛋白水平的治疗目标，从而治愈或者改善相关症状，例如虚弱、乏力、生理功能下降和丧失基本的生活能力。1989 年阿法依伯汀（epoetin-alfa）的问世对 CKD 患者贫血的治疗具有划时代的意义。自 1990 年起，绝大多数接受透析治疗的患者都会联合阿法依伯汀治疗，且非透析的贫血患者接受 ESA 治疗的人数也在急剧上升。

1990 年起的观察性研究认为贫血和心血管事件以及 CKD 患者联合或不联合 ESA 治疗的死亡率之间都存在关联性[3-11]。调查发现低血红蛋白水平常和不良预后、高死亡风险以及住院率增加有关。例如 Regidor 调查了一个大型血透中心的 58 058 名血液透析患者，发现血红蛋白小于 11.5～12.0g/dl 的患者的全因死亡和心血管相关死亡的风险比逐步上升[7]；但对于血红蛋白超过 13.0g/dl 的患者，在死亡率方面却没有改善。相类似的还有 Locatelli 等调查了纳入透析结局和临床模式研究（Dialysis Outcomes and Practice Patterns Study）的 4591 名对象，发现血红蛋白水平是一个预测死亡率和住院率的重要因子[3]。一些小规模的研究还报道了左心室肥大和血红蛋白水平呈负相关[19,20]。此外还有研究发现 CKD 合并贫血的患者，其肾脏病进展的几率越高，不良心血管事件例如充血性心力衰竭发生风险越高，且其住院率也大幅增加[21-23]。相关文献也有相类似结论，同类型的研究使用不同的观察方法均发现低血红蛋白水平会引起不良预后。

虽然这些观察性的研究结果是清楚的，但其中的缘由却不太明确，尤其是贫血与 CKD 患者的不良预后是否有因果关系还尚未可知。随着 1998 年在血透患者中开展的 NHCT 试验[10]，以及 2006 年和 2009 年发表的在非透析患者中进行的 CREATE[9]、CHOIR[11] 和 TREAT[8] 研究，我们机械性地认为贫血会加重 CVD 和（或）肾功能进展的观念才得以改变。

既然这个章节的重点放在 CKD 患者透析前，那么我们就有必要讨论一下 NHCT 研究[10]，因为他的研究结果符合大部分的 CKD 人群。NHCT 研究是随机性地将血透合并心血管疾病的患者根据血细胞比容期望值分为 42% 和 30% 两组。这个研究最终为数据安全监测委员会叫停，因为他们担心高血细胞比容组的死亡率会有所增高。高血细胞比容组的患者发生非致死性的心肌梗死及死亡的风险明显增加。最近一个有完整资料的调查研究报道称，随机划分的高血红蛋白组发展为事件终点的几率增加（相对危险度为 1.28，95% CI＝1.06～1.56；P＝0.0112；99.92% CI＝0.92～1.78），死亡率增加（相对危险度为 1.27，95% CI＝1.04～1.54），非接触性血栓发生事件（P＝0.041）和住院率（P＝0.04）也都有所上升，然而其机体功能并未发生改善（P＝0.88）[24,25]。

早期使用促红细胞生成素-β 治疗降低贫血患者心血管风险（CREATE）的研究登记了大约 600 名透析前的 CKD 患者[9]。测试者被随机分成早期贫血纠正组和晚期贫血纠正组。早期贫血纠正组尽早地使用促红细胞生成素-β 治疗，且血红蛋白的目标水平是 13～15g/dl，而晚期贫血纠正组的血红蛋白下降到 10.5g/dl 以下时才开始接受治疗，其目标值为 10.5～11.5g/dl。这个研究发现“完全纠正”并没有在第一次心血管事件的发生概率上具有统计学差异（58 例在高血红蛋白组相较于 47 例在低血红蛋白组，相对危险度为 0.78，95% CI＝0.53～1.14，P＝0.20）。两个组的左心室质量指数基本持平，但是高血红蛋白组的患者相较于低血红蛋白组的需要更多透析治疗（127vs111，P＝0.03）。在 CREATE 研究中（与 CHOIR 研究不同）高血红蛋白组的一年的生存质量相较于低血红蛋白组被发现有所提高。

肾功能不全患者的血红蛋白纠正及疗效（CHOIR）研究是一项非盲、随机临床试验，包括了 1432 例尚未进行血透的 CKD 患者。分别有 715 个和 717 个患者被随机选择接受阿法依泊汀（epoetin-alfa）治疗以使血红蛋白水平达到 13.5g/L 和 11.3g/L[11]。中位治疗时间为 16 个月。主要终点包括死亡、心梗、充血性心衰、被收住院治疗（不包括住院期间有肾脏替代治疗）以及中风。最后共发生了 220 例复合事件。125 例事件发生在高 Hb 组，97 例发生在低 Hb 组（P＝0.03，HR＝1.34，95% CI＝1.03～1.74）。高的复合事件发生率被认为是由于死亡率（风险高 48%，P＝0.07）较高和充血性心衰入院治疗（41%，P＝0.07）较多。虽然高 Hb 组与低 Hb 组相比死亡和充血性心衰入院治疗都没有显著统计学差异，但这项研究不能有力地支持这个看法。在次级终点中，两个组中生活质量都有提高，但高 Hb 组并不显著优于低 Hb 组。值得注意的是，相对于低 Hb 组，高 Hb 组中有更加多的研究对象出现了至少一个严重的不良反应。

因此，CREATE 和 CHOIR 研究都显示对于未接受透析治疗的 CKD 患者，完全纠正 Hb 水平在心血管结局方面没有增加风险也没有获益。CHOIR 的研究规模更大，证明了在主要终点上存在统计学显著性差异。CREATE 研究说明了存在风险升高的趋势，但对主要事件说服力不够，也没有发现主要终点存在统计学上的显著性差异。在 CHOIR 研究中，高 Hb 组相比低 Hb 组没有明显生活质量的提高，但在 CREATE 研究中却是有提高的。对 CHOIR 的进一步分析显示，相对于

Hb 浓度本身，ESA 剂量与高 Hb 目标组升高的不良反应风险更为相关[26,27]。

在 TREAT 研究中（试验 Aranesp 治疗是否能减少心血管事件）[8]，4038 个 CKD［eGFR20～60ml/（min · 1.73m^2）］伴 2 型糖尿病的研究对象被随机分为实验组和对照组。实验组患者接受阿法依泊汀治疗以达到 HB 13g/dl。对照组则使用安慰剂，当 Hb 水平低于 9g/dl 时使用依泊汀进行挽救治疗。主要终点包括死亡或心血管事件（非致死性心梗、充血性心衰、中风或收入院治疗的心肌缺血）和死亡或 ESRD。这个研究的中位随访时间为 29 个月。各组间有相近的死亡或心血管事件（HR = 1.05；95% CI 0.94～1.17，P = 0.41）和死亡或 ESRD（HR = 1.06；95% CI 0.95～1.19；P=0.29）风险。TREAT 证明治疗组比对照组中

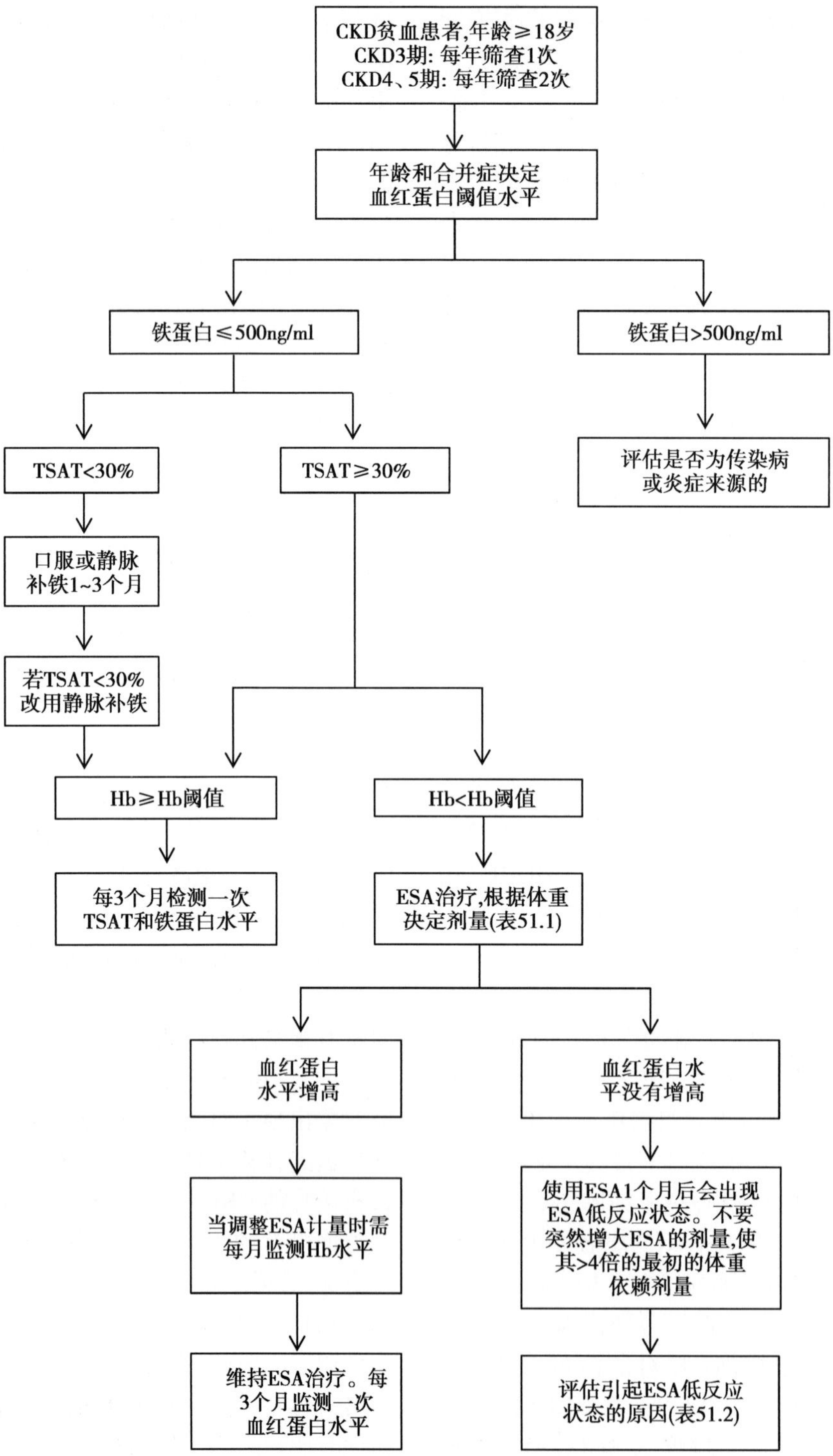

图 51.1 透析前 CKD 患者贫血治疗的流程。Hb，血红蛋白；TSAT，转铁蛋白饱和度；ESA，促红细胞生成剂

风的风险显著提高（HR = 1.06，95% CI = 1.38 ~ 2.68，$P<0.001$），特别是对于之前有中风病史的患者[28]。

TREAT 研究很重要，因为超过 4000 例的研究对象让我们大致可以断言零效应不太可能反映效力的缺乏。

ESA 用于 CKD 贫血治疗的指南

考虑到现有从观察性和 RCT 研究中获得的关于起始、Hb 目标水平以及 CKD 患者使用 ESA 剂量的证据，ESA 的初始和维持治疗必须考虑减少输血获得的潜在获益与贫血相关的症状之间的平衡，以减少每个具体患者受到损害的风险。

2013ERBP 意见书[14]、2012KDIGO 指南[15] 以及 KDOQI 对 KDIGO 的贫血注释[29]提供了对 CKD 贫血治疗的重要指导共识。这些指南都支持在 Hb<10g/dl 时开始使用 ESA，但现在很强调 ESA 治疗必须个体化，要综合考虑 Hb 浓度下降比例、之前对铁治疗的反应、需要进行输血的风险、贫血和 ESA 治疗相关的风险。

我们比较喜欢的一个方法是确定一个个体化的干预阈值—血红蛋白阈值（hemoglobin trigger）。这个阈值代表的是患者开始出现症状时的血红蛋白浓度。对年轻患者这个水平可能是 8 或 9g/dl，但对于年长患者则可能是 10 或 11g/dl（图 51.1）。铁剂治疗、ESA 以及某些病例输血的应用应该使患者的血红蛋白水平高于其自身个性化的血红蛋白阈值。比如，KIDGO 指南建议对活动期恶性肿瘤以及有中风和恶性肿瘤史的患者不要使用 ESA。由于个体差异的存在，患者对 ESA 的反应也各不相同，女性、有心血管病史、有铁缺乏表现、感染以及肥胖的患者可能疗效较差[30]。

ESA 治疗的类型

短效 ESA

美国食品药品监局（FDA）在 1989 年批准了阿法依泊汀的临床使用，可以皮下注射也可以静脉注射。阿法依泊汀现在在世界各地都有使用，它是一种短效 ESA。在美国之外还有 3 种短效 ESA 在使用，包括 epoeitin-beta、epoetin-omega（Repotin®，南非）和 epoetin-theta（Biopoin®，Eporatio®，Ratioepo®，欧洲）[31]。这些种类的 epoeitin 在剂量、安全性、耐受性及免疫原性方面都存在差异[32]。

重组人红细胞生成素这项专利于 2004 年欧洲期满后，出现了重组人红细胞生成素的生物仿制药。HX575 作为典型，于 2007 年成为首个通过欧洲药品管理局批准的生物仿制药。相对于重组人红细胞生成素，生物仿制药具有不同的碳水化合物构成。考虑到皮下注射 HX575 可能诱发纯红细胞再生障碍性贫血（pure red cell aplasia，PRCA），HX575 最初在 CKD 患者中只用于静脉注射。血红蛋白骤降时注射红细胞生成素后，极少出现抗体诱发型 PRCA。皮下注射 Erypo®/Eprex®（已经撤出市场的一种重组人红细胞生成素）则与 PRCA 的发生有关。在一项比较皮下注射 Erypo/Eprex 和 HX575 的研究中发现，尽管有两名受试者注射 HX575 后发生了 PRCA，但是就维持血红蛋白水平和红细胞生成素的剂量要求而言，二者是均等的[33,34]。蛋白聚体与继发于 Erypo/Eprex 和 HX575 的 PRCA 的病因有关[35]。蛋白聚体具有免疫原性是由于蛋白自身抗体聚集可以直接激活 B 细胞的自身抗原。蛋白聚体与含有大量聚山梨醇酯 80 的 Erypo/Eprex 的配体相结合，而 HX575 接触钨制造的注射器后，可能会引起蛋白聚集而增强免疫原性[35,36]。

长效红细胞生成素

达泊汀（Aranesp®，Amgen，Thousand Oaks，CA，USA）是一种糖基化 EPO 类似物，相较于促红细胞生成素可以在循环中停留更长时间，从而具有更高的生物利用度。达泊汀于 2001 年被 FDA 和 EMA 批准使用[31]。据估计达泊汀进入静脉后的最终半衰期是重组人红细胞生成素半衰期的三倍多（25.3 小时 vs 8.5 小时）。在透析患者中，皮下注射达泊汀达到血药浓度最高值的时间是重组人红细胞生成素的一倍以上（54 小时 vs 16 ~ 24 小时）[37]。对于一个处于稳定期的 CKD 患者，达泊汀的最适注射时间为每周一次或每两周一次[38]。静脉注射和皮下注射剂量相同。EXTEND 实验作为一项多中心、纵向的观察研究，包含了 4278 例 ESA 预处理和 ESA 初治的非透析 CKD 患者，这些患者每两周或每四周注射一定剂量的达泊汀以维持血红蛋白的浓度近似 11.5g/dl[39]。95% 的患者为皮下给药，5% 的患者为静脉给药。期中分析结果表明每两周或每四周一次达泊汀可以有效地部分纠正和（或）维持血红蛋白浓度，且无安全问题。

促红细胞生成素受体持续性激活剂

促红细胞生成素受体持续性激活剂（Continuous

erythropoietin receptor activator, CERA)(Mircera®, Roche, Basel, Switzerland)是一种添加到促红细胞生成素里的水溶性聚乙二醇基团。其静脉注射的半衰期为 134 小时,而皮下注射的半衰期为 139 小时。两种给药途径的给药剂量都是相同的[40]。CERA 的推荐使用方法为纠正贫血期每两周一次,维持期每月一次[41]。MERCUR 实验,对 184 例 ESA 初治的非透析 CKD 患者进行了分析研究,发现每月一次皮下注射 CERA 可以安全有效地纠正 CKD 患者的贫血症状[42]。尽管 CERA 已经被 FDA 批准使用,但在美国仍然不可以使用 CERA。

给药频率和给药途径

由于 ESA 治疗方法的多样性,ESA 的给药频率应基于 CKD 分期、治疗环境、疗效方面的考虑、患者的耐受性及偏好。对于非透析 CKD 患者,皮下给药不仅更加可行,而且作为短效 ESAs,相比于静脉给药可能会更有效[43]。表 51.1 对不同 ESA 的给药方案进行了比较[31,44]。

表 51.1 不同促红细胞生成素之间的区别

促红细胞生成素	半衰期(小时)静脉给药	皮下给药	初始剂量和给药频率	有效性
短效红细胞生成素	6~8	19~24	50~100U/kg 3 次/周	皮下>静脉
达泊汀	25	48	0.45μg/kg 每 4 周一次	皮下=静脉
CERA	134	139	0.6μg/kg 每两周一次	皮下=静脉

Adapted from Reference[31].

评估和纠正持续未能达到或维持目标水平血红蛋白

采用 ESA 方法治疗非透析 CKD 患者的过程中,Hb 水平检测至少每月一次,当患者处于 ESA 治疗的维持期时,Hb 水平检测至少每 3 个月一次。鉴于大多数的药物剂量调整起效需要有一个短暂的间歇期,调整 ESA 剂量时需要暂停两周,基于体重使用适当的 ESA 剂量治疗 1 个月但 Hb 水平未升高的病患会被归为 ESA 低反应组。对于这些患者,ESA 剂量增加不应超过初始剂量的两倍。KDIGO 工作组也建议药物最大剂量不应超过初始剂量的四倍。该考虑是基于 TREAT 实验的结果,TREAT 实验研究发现,相比于治疗效果好的患者,治疗 1 个月后 Hb 升高<2% 的患者更容易发生复杂心血管事件[30]。

对于那些先天或后天出现 ESA 低反应性的患者,应对 ESA 反应不佳的具体原因进行评估。表 51.2[15] 列出了最常见的导致 ESA 低反应性的因素。最常见的原因是缺铁;但是评估潜在的血液学疾病和肿瘤则需要采用特殊的检查方法。

表 51.2 与 CKD 贫血有关的因素

易纠正的	可能被纠正的	其他
绝对缺铁	感染/炎症	血红蛋白病
缺乏维生素 B_{12}/叶酸	透析不足	骨髓障碍性疾病
甲状腺功能减退	溶血	
ACEI/ARB	失血	
非依从性	甲状旁腺功能亢进	
	纯红细胞再生障碍性贫血	
	恶性肿瘤	
	营养不良	

ACEI,血管紧张素转换酶抑制剂;ARB,血管紧张素受体拮抗剂
Adapted from Reference[29].

PRCA 是抗体介导的罕见疾病,可导致患者出现严重的输血依赖性贫血。PRCA 的发生率于 2002 年达到高峰。据报道,PRCA 的发生与皮下注射一种重组人红细胞生成素剂型有关,该种剂型在美国是禁止使用的[45,46]。静脉注射其他剂型重组人红细胞生成素诱发 PRCA 的个案则很少见[47]。PRCA 被定义为 1 个月内 Hb 降至 4g/dl,且外周血中网织红细胞少于 10 000/μl。[48]骨髓活组织涂片显示缺少有核红细胞,虽然确切诊断依赖于对促红细胞生成素的中和抗体的鉴定。细小病毒感染作为 PRCA 的鉴别诊断同样也要被排除。一旦确诊为 PRCA,就必须终止 ESA 治疗,且不再使用同种 ESA 或其他促红细胞生成素来源的 ESA 进行治疗[49]。免疫抑制治疗可以帮助 78% 的患者恢复正常水平[48]。据报道,再次使用重组人红细胞生成素或达泊汀治疗,可以减少抗体的形成,减轻过敏反应[50,51]。一种人工合成的肽类促红细胞生成素激动剂(奈萨肽)可以有效治疗 PRCA,但在使用后出现严重超敏反应的相关报道发出后,该药撤出了美国市场[52]。

补铁治疗 CKD 贫血

CKD 患者需要定期检测铁营养状况(贮存铁和功能状态铁含量)以促进红细胞的生成。CKD 患者的铁吸收状况取决于铁蛋白水平。测量贮存铁含量的首选检测指标是血铁蛋白含量。测量贮存铁的金标准则是检测骨髓中染色铁的含量[53]。血铁蛋白同样也是一种急性期反应物。CKD 患者通常都有慢性炎症,因此铁蛋白的含量会受到这一因素的影响。转铁蛋白饱和度(TSAT;铁蛋白×100/总铁结合力)是最常见的用来评估铁的生物利用度的指标。由于铁蛋白可以预示骨髓贮存铁是否缺乏,因此当 CKD 患者的血铁蛋白≤30ng/ml(≤30μg/L)时,表明严重缺铁[54]。TSAT<20% 同样也表明 CKD 患者可利用铁的含量低。

缺铁在 CKD 患者中普遍存在[55-57]。由于 30% 的功能性缺铁患者和绝对铁缺乏患者一样对铁剂治疗有效,区别绝对铁缺乏和功能性缺铁变得有难度。绝对铁缺乏表现为没有贮存铁,且发生于转铁蛋白饱和度和铁蛋白水平低的情况下(二者分别低于 20% 和 449pmol/ml)。功能性缺铁是指在贮存铁充足的情况下,支持红细胞生成的铁释放不足。ESA 疗法可以诱导炎症患者发生功能性缺铁。功能性缺铁可能会出现血铁蛋白高而转铁蛋白饱和度低的情况。虽然透析患者因为贮存铁缺乏而存在低铁蛋白的情况,但是一些患者可能有高浓度的血铁蛋白,另外一部分人可能转铁蛋白饱和度大大高于 20%。同样也存在一部分 CKD 患者贮存铁充足,但是却表现为铁限制的红细胞生成,这一症状可以通过静脉给铁治疗[16,58]。

缺铁会降低 ESA 疗法的疗效,对于 CKD 患者铁剂治疗的同时不进行 ESA 治疗,铁剂治疗也是无效的。由于在 CHOIR 研究中发现,对目标 Hb 值>12g/dl 的患者使用高剂量的 ESA 会造成不利的后果,在贮存铁充足的前提下增加 ESA 的反应性才是关键。因此,在开始 ESA 疗法前,需要调整患者的铁营养状况。未经治疗的铁缺乏是引起 ESA 治疗低反应性的一个主要原因[59,60]。治疗方法的选择取决于 CKD 的分期,包括口服和静脉疗法。非透析 CKD 患者首选口服铁剂治疗。但是,一部分的食物和药物会影响口服铁剂的吸收。硫酸亚铁,可以受多种氨基酸的影响。因此推荐空腹口服铁剂。质子泵抑制剂会改变十二指肠的 pH,影响铁离子由 Fe^{3+} 转变为 Fe^{2+},从而影响铁剂的吸收。醋酸钙、碳酸镧和制酸剂同样也会减少铁的吸收。

虽然对于非透析 CKD 患者尽可能首选口服补铁,但是对于那些因为疾病和使用抗凝剂或抗血小板治疗而引起慢性血液流失的患者,可能需要静脉补铁[55]。使用低分子量铁右旋糖酐,葡萄糖亚铁和蔗糖铁进行静脉补铁是比较安全的。之前用高分子量铁右旋糖酐会诱发过敏反应。现在 FDA 已经批准了静脉注射铁剂的应用,因为相较于口服铁剂和对照组,静脉补铁升高 Hb 含量的效果更好。静脉给铁对于 Hb 的作用涉及铁的给药量,通常认为 1g 铁是铁反应的适宜剂量和测试量。与仅仅接受口服铁剂补铁的患者相比,那些定期静脉注射铁剂维持充足铁含量的患者,血铁蛋白都维持在一个较好的水平,且对 ESA 的需求量也比较低[61]。

CKD 患者铁剂给药剂量和给药频率

采用铁剂治疗需要考虑到补充铁剂的有利(避免输血和减少贫血的发生)和潜在的不利影响。2012 年 KDIGO 临床实践指南建议,贫血治疗是针对于那些需要升高 Hb 浓度而接受口服铁剂治疗了 1～3 个月或静脉补铁治疗的非透析 CKD 患者,他们的转铁蛋白饱和度≤30%,铁蛋白≤500ng/ml[15]。同样也对非透析 CKD 患者进行铁治疗的持续时间和转铁蛋白饱和度及铁蛋白的限制提出了建议。定期铁剂治疗需要考虑患者缺铁的严重程度,静脉通路的可用性,对于前期口服或静脉铁剂治疗的反应及对副作用的耐受力,患者的依从性和花费。是否继续铁剂治疗要取决于近期患者对铁剂治疗的反应、转铁蛋白饱和度和铁蛋白、Hb 浓度、ESA 反应、ESA 剂量、持续失血量和患者的临床状态。血红蛋白的目标值应该根据不同患者的症状和总体临床治疗目标来确定,包括避免输血、改善贫血相关症状及排除活动性感染。

口服铁剂给药每天约 200mg 铁,等同于硫酸亚铁 325mg 每天 3 次。每粒药提供 65mg 铁元素。如果口服铁剂 1～3 个月后体内铁含量仍未达到目标值,就需要考虑静脉补铁治疗。静脉补铁可以依据特定的静脉补铁制剂进行单一的大剂量或重复小剂量补铁治疗。静脉补铁的初始剂量约为 1000mg,如果使用初始剂量后 Hb 浓度未增高或 ESA 剂量未降低,则需要重复静脉补铁。

接受 ESA 治疗的患者需要每 3 个月测一次转铁蛋白饱和度和铁蛋白浓度,以确定体内铁营养状况。在持续失血或贮存铁不足的情况下,一旦开始 ESA 治疗或增加 ESA 的治疗剂量，就需要增加检测转铁蛋白饱和度和铁蛋白浓度次数。对于那些并发感染或炎症的 CKD 病患，经常性检测铁营养状况是有必要的。一旦患者对于铁剂和 ESA 治疗反应降低，就需要重新评估转铁蛋白饱和度和铁蛋白水平。

铁剂治疗 CKD 贫血的安全性

一旦患者开始接受静脉注射右旋糖酐铁治疗，医务人员需要观察患者在注射 60 分钟后是否会发生过敏反应。最常见的症状包括血压降低和呼吸困难，注射高分子量右旋糖酐铁的患者中有 0.7% 的病患会出现以上症状。上述症状在注射低分子量右旋糖酐铁的患者中相对少见。

有活动性全身感染的患者是禁止静脉注射铁剂的。真菌或细菌感染的动物模型会出现铁负荷过载的情况，然而，在 CKD 患者中则是情况相反的[62-68]。

CKD 贫血的辅助疗法

在 ESA 疗法前期会常规使用雄激素，但现在由于雄激素治疗和疗效的不确定性，已经不再推荐。

据报道，维生素 C 既可以促进铁从铁蛋白和网状内皮系统中释放出来，又可以在血红素生成过程中增加铁的利用率[69,70]。一项针对透析患者[71]维生素 C 所做的 meta 分析和随机对照试验[72]表明，维生素 C 可以在很大程度上增加 Hb 的浓度，且限制 ESA 的使用，但是缺乏数据证明静脉注射抗坏血酸 C 的安全性。

结 论

使用观察和随机对照试验对 CKD 患者的铁剂治疗进行评估。结果表明，试图使血红素的水平“正常化”，会导致不良反应的发生风险增高。因此透析前 CKD 患者的贫血治疗涉及个体化的血红素水平的测定，体内血红素低于某一水平时进行铁剂治疗。KDIGO ERBP 组指定的指南对于 CKD 患者开始治疗贫血的血红素水平给出了建议。CKD 患者贫血治疗包括评价铁储存含量，选择铁剂和红细胞生成素，刺激剂，对治疗的反应以及常规检测，以避免过高或过低血红素造成的不良影响。

（施映枫、徐柳青 译，刘娜、庄守纲 校）

参考文献

1. McClellan W, Aronoff SL, Bolton WK, Hood S, Lorber DL, Tang KL, et al. The prevalence of anemia in patients with chronic kidney disease. *Curr Med Res Opin* 2004;**20**(9):1501–10.
2. Hsu CY, McCulloch CE, Curhan GC. Epidemiology of anemia associated with chronic renal insufficiency among adults in the United States: results from the Third National Health and Nutrition Examination Survey. *J Am Soc Nephrol* 2002;**13**(2):504–10.
3. Locatelli F, Pisoni RL, Combe C, Bommer J, Andreucci VE, Piera L, et al. Anaemia in haemodialysis patients of five European countries: association with morbidity and mortality in the Dialysis Outcomes and Practice Patterns Study (DOPPS). *Nephrol Dial Transplant* 2004;**19**(1):121–32.
4. Robinson BM, Joffe MM, Berns JS, Pisoni RL, Port FK, Feldman HI. Anemia and mortality in hemodialysis patients: accounting for morbidity and treatment variables updated over time. *Kidney Int* 2005;**68**(5):2323–30.
5. Collins AJ, Ma JZ, Ebben J. Impact of hematocrit on morbidity and mortality. *Semin Nephrol* 2000;**20**(4):345–9.
6. Collins AJ, Li S, St Peter W, Ebben J, Roberts T, Ma JZ, et al. Death, hospitalization, and economic associations among incident hemodialysis patients with hematocrit values of 36 to 39%. *J Am Soc Nephrol* 2001;**12**(11):2465–73.
7. Regidor DL, Kopple JD, Kovesdy CP, Kilpatrick RD, McAllister CJ, Aronovitz J, et al. Associations between changes in hemoglobin and administered erythropoiesis-stimulating agent and survival in hemodialysis patients. *J Am Soc Nephrol* 2006;**17**(4):1181–91.
8. Pfeffer MA, Burdmann EA, Chen CY, Cooper ME, de Zeeuw D, Eckardt KU, et al. A trial of darbepoetin alfa in type 2 diabetes and chronic kidney disease. *N Engl J Med* 2009;**361**(21):2019–32.
9. Drueke TB, Locatelli F, Clyne N, Eckardt KU, Macdougall IC, Tsakiris D, et al. Normalization of hemoglobin level in patients with chronic kidney disease and anemia. *N Engl J Med* 2006;**355**(20):2071–84.
10. Besarab A, Bolton WK, Browne JK, Egrie JC, Nissenson AR, Okamoto DM, et al. The effects of normal as compared with low hematocrit values in patients with cardiac disease who are receiving hemodialysis and epoetin. *N Engl J Med* 1998;**339**(9):584–90.
11. Singh AK, Szczech L, Tang KL, Barnhart H, Sapp S, Wolfson M, et al. Correction of anemia with epoetin alfa in chronic kidney disease. *N Engl J Med* 2006;**355**(20):2085–98.
12. Singh AK. Is there a deleterious effect of erythropoietin in end-stage renal disease? *Kidney Int* 2011;**80**(6):569–71.
13. Singh AK. What is causing the mortality in treating the anemia of chronic kidney disease: erythropoietin dose or hemoglobin level? *Curr Opin Nephrol Hypertens* 2010;**19**(5):420–4.
14. Locatelli F, Barany P, Covic A, De Francisco A, Del Vecchio L, Goldsmith D, et al. Kidney Disease: Improving Global Outcomes guidelines on anaemia management in chronic kidney disease: a European Renal Best Practice position statement. *Nephrol Dial Transplant* 2013;**28**(6):1346–59.
15. Kidney Disease: Improving Global Outcomes (KDIGO) Anemia Work Group. KDIGO Clinical Practice Guideline for Anemia in Chronic Kidney Disease. *Kidney Int* 2012(2):279–355.
16. Stancu S, Barsan L, Stanciu A, Mircescu G. Can the response to iron therapy be predicted in anemic nondialysis patients with chronic kidney disease? *Clin J Am Soc Nephrol* 2010;**5**(3):409–16.
17. Singh AK, Coyne DW, Shapiro W, Rizkala AR. Predictors of the response to treatment in anemic hemodialysis patients with high serum ferritin and low transferrin saturation. *Kidney Int* 2007;**71**(11):1163–71.
18. Vidt DG. Inflammation in renal disease. *Am J Cardiol* 2006;**97**(2A):20A–7A.
19. Levin A, Singer J, Thompson CR, Ross H, Lewis M. Prevalent left ventricular hypertrophy in the predialysis population: identifying opportunities for intervention. *Am J Kidney Dis* 1996;**27**(3):347–54.
20. Levin A, Thompson CR, Ethier J, Carlisle EJ, Tobe S,

Mendelssohn D, et al. Left ventricular mass index increase in early renal disease: impact of decline in hemoglobin. *Am J Kidney Dis* 1999;**34**(1):125–34.

21. Foley RN, Parfrey PS, Harnett JD, Kent GM, Murray DC, Barre PE. The impact of anemia on cardiomyopathy, morbidity, and and mortality in end-stage renal disease. *Am J Kidney Dis* 1996; **28**(1):53–61.
22. Rigatto C, Parfrey P, Foley R, Negrijn C, Tribula C, Jeffery J. Congestive heart failure in renal transplant recipients: risk factors, outcomes, and relationship with ischemic heart disease. *J Am Soc Nephrol* 2002;**13**(4):1084–90.
23. Xue JL, St Peter WL, Ebben JP, Everson SE, Collins AJ. Anemia treatment in the pre-ESRD period and associated mortality in elderly patients. *Am J Kidney Dis* 2002;**40**(6):1153–61.
24. Coyne DW. The health-related quality of life was not improved by targeting higher hemoglobin in the Normal Hematocrit Trial. *Kidney Int* 2012;**82**(2):235–41.
25. Fishbane S, Wish JB. A physician's perseverance uncovers problems in a key nephrology study. *Kidney Int* 2012;**82**(2):135–7.
26. Inrig JK, Barnhart HX, Reddan D, Patel UD, Sapp S, Califf RM, et al. Effect of hemoglobin target on progression of kidney disease: a secondary analysis of the CHOIR (Correction of Hemoglobin and Outcomes in Renal Insufficiency) trial. *Am J Kidney Dis* 2012;**60**(3):390–401.
27. McCullough PA, Barnhart HX, Inrig JK, Reddan D, Sapp S, Patel UD, et al. Cardiovascular toxicity of epoetin-alfa in patients with chronic kidney disease. *Am J Nephrol* 2013;**37**(6):549–58.
28. Skali H, Parving HH, Parfrey PS, Burdmann EA, Lewis EF, Ivanovich P, et al. Stroke in patients with type 2 diabetes mellitus, chronic kidney disease, and anemia treated with Darbepoetin Alfa: the trial to reduce cardiovascular events with Aranesp therapy (TREAT) experience. *Circulation* 2011;**124**(25):2903–8.
29. Kliger AS, Foley RN, Goldfarb DS, Goldstein SL, Johansen K, Singh A, et al. KDOQI US commentary on the 2012 KDIGO Clinical Practice Guideline for Anemia in CKD. *Am J Kidney Dis* 2013;**62**(5):849–59.
30. Solomon SD, Uno H, Lewis EF, Eckardt KU, Lin J, Burdmann EA, et al. Erythropoietic response and outcomes in kidney disease and type 2 diabetes. *N Engl J Med* 2010;**363**(12):1146–55.
31. Horl WH. Differentiating factors between erythropoiesis-stimulating agents: an update to selection for anaemia of chronic kidney disease. *Drugs* 2013;**73**(2):117–30.
32. Gertz B, Kes P, Essaian A, Bias P, Buchner A, Zellner D. Epoetin theta: efficacy and safety of subcutaneous administration in anemic pre-dialysis patients in the maintenance phase in comparison to epoetin beta. *Curr Med Res Opin* 2012;**28**(7):1101–10.
33. Horl WH, Locatelli F, Haag-Weber M, Ode M, Roth K. Prospective multicenter study of HX575 (biosimilar epoetin-alpha) in patients with chronic kidney disease applying a target hemoglobin of 10--12g/dl. *Clin Nephrol* 2012;**78**(1):24–32.
34. Haag-Weber M, Eckardt KU, Horl WH, Roger SD, Vetter A, Roth K. Safety, immunogenicity and efficacy of subcutaneous biosimilar epoetin-alpha (HX575) in non-dialysis patients with renal anemia: a multi-center, randomized, double-blind study. *Clin Nephrol* 2012;**77**(1):8–17.
35. Macdougall IC, Roger SD, de Francisco A, Goldsmith DJ, Schellekens H, Ebbers H, et al. Antibody-mediated pure red cell aplasia in chronic kidney disease patients receiving erythropoiesis-stimulating agents: new insights. *Kidney Int* 2012; **81**(8):727–32.
36. Brinks V, Hawe A, Basmeleh AH, Joachin-Rodriguez L, Haselberg R, Somsen GW, et al. Quality of original and biosimilar epoetin products. *Pharm Res* 2011;**28**(2):386–93.
37. Macdougall IC, Gray SJ, Elston O, Breen C, Jenkins B, Browne J, et al. Pharmacokinetics of novel erythropoiesis stimulating protein compared with epoetin alfa in dialysis patients. *J Am Soc Nephrol* 1999;**10**(11):2392–5.
38. Locatelli F, Canaud B, Giacardy F, Martin-Malo A, Baker N, Wilson J. Treatment of anaemia in dialysis patients with unit dosing of darbepoetin alfa at a reduced dose frequency relative to recombinant human erythropoietin (rHuEpo). *Nephrol Dial Transplant* 2003;**18**(2):362–9.
39. Galle JC, Claes K, Kiss I, Winearls CG, Herlitz H, Guerin A, et al. An observational cohort study of extended dosing (once every 2 weeks or once monthly) regimens with darbepoetin alfa in patients with chronic kidney disease not on dialysis: the EXTEND study. *Nephrol Dial Transplant* 2012;**27**(6):2303–11.
40. Macdougall IC, Robson R, Opatrna S, Liogier X, Pannier A, Jordan P, et al. Pharmacokinetics and pharmacodynamics of intravenous and subcutaneous continuous erythropoietin receptor activator (C.E.R.A.) in patients with chronic kidney disease. *Clin J Am Soc Nephrol* 2006;**1**(6):1211–5.
41. Locatelli F, Covic A, Eckardt KU, Wiecek A, Vanholder R, Board E-EEA. Anaemia management in patients with chronic kidney disease: a position statement by the Anaemia Working Group of European Renal Best Practice (ERBP). *Nephrol Dial Transplant* 2009;**24**(2):348–54.
42. Koch M, Henrich D, Faust J, Nawka J, Rath T, Wanner C. Initial use of once-monthly administration of C.E.R.A. is effective and safe in correcting renal anemia in non-dialysis patients: the MERCUR trial. *Clin Nephrol* 2012;**78**(3):189–97.
43. Kaufman JS, Reda DJ, Fye CL, Goldfarb DS, Henderson WG, Kleinman JG, et al. Subcutaneous compared with intravenous epoetin in patients receiving hemodialysis. Department of Veterans Affairs Cooperative Study Group on Erythropoietin in Hemodialysis Patients. *N Engl J Med* 1998;**339**(9):578–83.
44. Macdougall IC, Walker R, Provenzano R, de Alvaro F, Locay HR, Nader PC, et al. C.E.R.A. corrects anemia in patients with chronic kidney disease not on dialysis: results of a randomized clinical trial. *Clin J Am Soc Nephrol* 2008;**3**(2):337–47.
45. Casadevall N, Nataf J, Viron B, Kolta A, Kiladjian JJ, Martin-Dupont P, et al. Pure red-cell aplasia and antierythropoietin antibodies in patients treated with recombinant erythropoietin. *N Engl J Med* 2002;**346**(7):469–75.
46. Rossert J, Casadevall N, Eckardt KU. Anti-erythropoietin antibodies and pure red cell aplasia. *J Am Soc Nephrol* 2004; **15**(2):398–406.
47. Shimizu H, Saitoh T, Ota F, Jimbo T, Tsukada Y, Murakami H, et al. Pure red cell aplasia induced only by intravenous administration of recombinant human erythropoietin. *Acta Haematol* 2011;**126**(2):114–8.
48. Verhelst D, Rossert J, Casadevall N, Kruger A, Eckardt KU, Macdougall IC. Treatment of erythropoietin-induced pure red cell aplasia: a retrospective study. *Lancet* 2004;**363**(9423):1768–71.
49. Macdougall IC. Antibody-mediated pure red cell aplasia (PRCA): epidemiology, immunogenicity and risks. *Nephrol Dial Transplant* 2005;**20**(Suppl 4): iv 9–15.
50. Andrade J, Taylor PA, Love JM, Levin A. Successful reintroduction of a different erythropoiesis-stimulating agent after pure red cell aplasia: relapse after successful therapy with prednisone. *Nephrol Dial Transplant* 2005;**20**(11):2548–51.
51. Weber G, Gross J, Kromminga A, Loew HH, Eckardt KU. Allergic skin and systemic reactions in a patient with pure red cell aplasia and anti-erythropoietin antibodies challenged with different epoetins. *J Am Soc Nephrol* 2002;**13**(9):2381–3.
52. Macdougall IC, Rossert J, Casadevall N, Stead RB, Duliege AM, Froissart M, et al. A peptide-based erythropoietin-receptor agonist for pure red-cell aplasia. *N Engl J Med* 2009;**361**(19):1848–55.
53. Lipschitz DA, Cook JD, Finch CA. A clinical evaluation of serum ferritin as an index of iron stores. *N Engl J Med* 1974; **290**(22):1213–6.
54. Fishbane S, Kowalski EA, Imbriano LJ, Maesaka JK. The evaluation of iron status in hemodialysis patients. *J Am Soc Nephrol* 1996;**7**(12):2654–7.
55. Besarab A, Coyne DW. Iron supplementation to treat anemia in patients with chronic kidney disease. *Nat Rev Nephrol* 2010; **6**(12):699–710.
56. Fernandez Rodriguez A, Guerra Prieto MF, Camino Calderon E, Solera Santos J. [Iron-deficiency anemia and adult celiac disease]. *An Med Interna* 1999;**16**(4):208–9.
57. Kalantar-Zadeh K, Hoffken B, Wunsch H, Fink H, Kleiner M, Luft FC. Diagnosis of iron deficiency anemia in renal failure patients during the post-erythropoietin era. *Am J Kidney Dis* 1995;

26(2):292–9.
58. Chung M, Chan JA, Moorthy D, Hadar N, Ratichek SJ, Concannon TW, et al. *Biomarkers for assessing and managing iron deficiency anemia in late-stage chronic kidney disease: future research needs: identification of future research needs from comparative effectiveness review no 83.* Rockville (MD); 2013.
59. Sunder-Plassmann G, Horl WH. Importance of iron supply for erythropoietin therapy. *Nephrol Dial Transplant* 1995;**10**(11):2070–6.
60. Fishbane S, Frei GL, Maesaka J. Reduction in recombinant human erythropoietin doses by the use of chronic intravenous iron supplementation. *Am J Kidney Dis* 1995;**26**(1):41–6.
61. Sepandj F, Jindal K, West M, Hirsch D. Economic appraisal of maintenance parenteral iron administration in treatment of anaemia in chronic haemodialysis patients. *Nephrol Dial Transplant* 1996;**11**(2):319–22.
62. Appelberg R. Macrophage nutriprive antimicrobial mechanisms. *J Leukoc Biol* 2006;**79**(6):1117–28.
63. Byrd TF, Horwitz MA. Interferon gamma-activated human monocytes downregulate transferrin receptors and inhibit the intracellular multiplication of Legionella pneumophila by limiting the availability of iron. *J Clin Invest* 1989;**83**(5):1457–65.
64. Hoen B, Paul-Dauphin A, Hestin D, Kessler M. EPIBACDIAL: a multicenter prospective study of risk factors for bacteremia in chronic hemodialysis patients. *J Am Soc Nephrol* 1998;**9**(5):869–76.
65. Hoen B, Paul-Dauphin A, Kessler M. Intravenous iron administration does not significantly increase the risk of bacteremia in chronic hemodialysis patients. *Clin Nephrol* 2002;**57**(6):457–61.
66. Mencacci A, Cenci E, Boelaert JR, Bucci P, Mosci P, Fe d'Ostiani C, et al. Iron overload alters innate and T helper cell responses to Candida albicans in mice. *J Infect Dis* 1997;**175**(6):1467–76.
67. Nairz M, Theurl I, Ludwiczek S, Theurl M, Mair SM, Fritsche G, et al. The co-ordinated regulation of iron homeostasis in murine macrophages limits the availability of iron for intracellular Salmonella typhimurium. *Cell Microbiol* 2007;**9**(9):2126–40.
68. Teehan GS, Bahdouch D, Ruthazer R, Balakrishnan VS, Snydman DR, Jaber BL. Iron storage indices: novel predictors of bacteremia in hemodialysis patients initiating intravenous iron therapy. *Clin Infect Dis* 2004;**38**(8):1090–4.
69. Bridges KR, Hoffman KE. The effects of ascorbic acid on the intracellular metabolism of iron and ferritin. *J Biol Chem* 1986;**261**(30):14273–7.
70. Lipschitz DA, Bothwell TH, Seftel HC, Wapnick AA, Charlton RW. The role of ascorbic acid in the metabolism of storage iron. *Br J Haematol* 1971;**20**(2):155–63.
71. Deved V, Poyah P, James MT, Tonelli M, Manns BJ, Walsh M, et al. Ascorbic acid for anemia management in hemodialysis patients: a systematic review and meta-analysis. *Am J Kidney Dis* 2009;**54**(6):1089–1097.
72. Shahrbanoo K, Taziki O. Effect of intravenous ascorbic acid in hemodialysis patients with anemia and hyperferritinemia. *Saudi J Kidney Dis Transpl* 2008;**19**(6):933–6.

第 52 章

52

慢性肾脏病患者的血压管理

Manuel T. Velasquez
Division of Renal Diseases and Hypertension, Department of Medicine, George Washington University Medical Center, Washington, DC, USA

简　介

高血压在 CKD 患者中十分常见,也是 CKD 治疗的主要挑战之一。CKD 患者血压升高的原因众多、发病机制复杂。然而,各种原因导致的血压升高都会使肾脏疾病的病程加速。CKD 本身会导致高血压;高血压进一步引发肾脏的持续损害、肾功能恶化,最终发展为终末期肾病。并且,高血压也是心血管疾病及心血管事件最强的独立危险因子之一[1,2]。更为重要的是,原发性高血压患者即使仅有轻微的肾功能下降[定义为 GFR<60 ~70ml/(min · 1.73m^2),或(和)有尿白蛋白增高],也意味着更高的心血管疾病相关的发病率及死亡率[3]。未控制的高血压无疑会加速靶器官的损害,进而使 CKD 及心血管疾病发病率升高;反过来,肾脏病和心血管疾病都会进一步加重高血压,又使肾功能恶化,心血管事件发生率升高。因此,高血压、CKD、心血管疾病构成了一个恶性循环三角(图 52.1)。大致来讲,三角的三边,也就是个体治疗的三大目标。

CKD 患者的血压管理不仅要求对高血压原因进行早期判断,还要理解 CKD 病程中血压升高的原因,以及它将造成的后果。在 CKD 患者的血压管理中,早期识别及移除使血压升高的致病因子,纠正高血压及 CKD 相关的潜在异常,是预防或延缓肾功能下降,降低相关的心血管疾病发病率及死亡率的重中之重。[4]

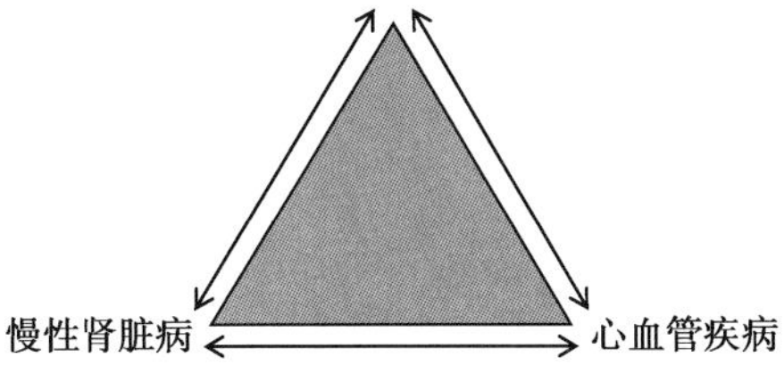

图 52.1　高血压、慢性肾脏病、心血管疾病构成的恶性循环三角

CKD 合并高血压的病因及病理生理学

CKD 患者发生高血压的原因众多,包括多种形式的内环境紊乱,以及药物直接或间接升高心脏和血管的张力,使机体内动脉血压升高(表 52.1)。无论何种原因引起的高血压,持续的高血压状态将引起进行性肾功能损害和肾单位硬化,最终发展为终末期肾病(ESRD)(图 52.2)。

表 52.1　CKD 患者发生高血压的相关因素

钠水潴留
肾素-血管紧张素-醛固酮系统激活
交感神经系统过度兴奋
肾血管疾病及肾动脉狭窄
肥胖及胰岛素抵抗
睡眠呼吸暂停综合征
甲状旁腺功能亢进
血管收缩/血管舒张剂失衡
内皮素,前列腺素,激肽,肾胺酶
外源性药物
拟交感药物,非甾体抗炎药(NSAIDs),皮质类固醇,钙调磷,酸酶抑制剂,重组促红细胞生成素
慢性移植物失功
遗传因素
基因组-单核苷酸多态
表观遗传

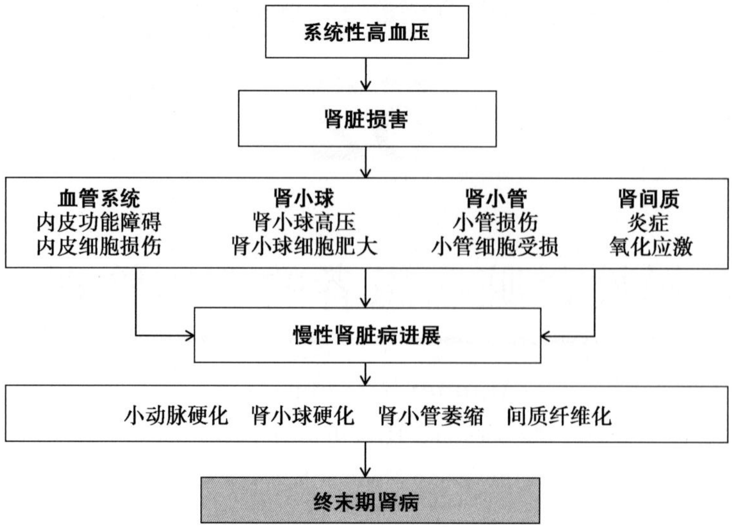

图 52.2　慢性肾脏病中高血压的病理生理机制

肾脏在血压及体内液体容量的长期调节中起决定性作用[5]。在正常情况下，肾脏的自身调节可使 GFR 和肾血流量在平均动脉压波动在 80～160mmHg 时维持在基本稳定的水平。然而，慢性高血压患者的肾脏自身调节能力受到损害，使得升高的体循环压力更直接地影响到肾小球毛细血管网[6]。由此造成的肾小球内压升高而引起肾小球损伤和进行性肾功能丧失[7,8]。由于进行性的肾损伤，体循环高压将进一步导致肾脏结构改变，继而发生小动脉硬化、肾小球硬化、肾小管萎缩、间质纤维化，最终发展为终末期肾病（图 52.2）。

CKD 患者发生高血压的病理生理学基础是多因素的，包括一系列相关因子和过程复杂的相互作用。各个因素的重要性由发病起因的性质、潜在的肾损伤和 CKD 演化的不同阶段决定。多种机制及介质被认为与 CKD 患者发生高血压的病理生理学及肾脏病的进展有关。

钠水潴留

体内过多的钠伴随细胞外液容量升高早已被认为是 CKD 患者发生高血压的病理生理学中最为重要的因素之一[9,10]。CKD 患者的钠潴留是由于衰竭的肾脏排钠能力的降低。钠潴留打破了血压和尿钠排泄调节的平衡关系，造成了体循环高压的发生和维持。在人体的高血压和各种类型的实验高血压研究里，体液容量的调节和血压与钠分泌的关系（即血压和尿钠排泄调节的关系）都是异常的[9]。增多的细胞外液对 CKD 患者高血压的影响已经得到证实。这一发现指出，有细胞外液增多的 CKD 患者口服袢利尿剂后，血压和细胞外液量都有显著的下降[10]。

体内过多的钠可能会对肾脏产生不良影响[11-13]。例如，在一项针对具有高血压基础疾病的患者的研究中，尿钠（作为反映饮食中钠摄入量的指标）显示出与尿蛋白直接相关，不受收缩压影响[11]。一项纳入 500 名接受 ACEI（雷米普利）治疗的非糖尿病性 CKD 患者的研究显示，高盐饮食（>14g/d）会削弱 ACEI 减少蛋白尿的效果，增加发展为终末期肾病的风险，且这一影响独立于血压控制[14]。

肾素-血管紧张素-醛固酮系统的激活

RAAS 系统激活是高血压及 CKD 的发病机制的中心环节[15-18]。肾内 RAAS 系统的异常激活，以及血管紧张素-Ⅱ分泌的增加，已被证实会加重 CKD 的进展[16]，但 RAAS 导致肾损伤的机制十分复杂，仍有待探讨。除外 Ang-Ⅱ的收缩血管活性，局部产生的 Ang-Ⅱ亦可广泛影响细胞功能、细胞间信号通路的传导，如促进细胞生长、增殖、凋亡，组织纤维化及炎症反应[15,18]，这些都是高血压与 CKD 发病机制中的关键事件。或许，证明活化的 RAAS 系统在 CKD 中所起作用最有力的证据，就是在大量的临床研究调查中显示的，使用 ACEI 以及 ARB 类等 RAAS 系统阻断剂有效地降低了糖尿病性或非糖尿病性肾脏病患者的血压，减少蛋白尿，改善了 GFR 的降低[19-25]。

交感神经兴奋性增高

大量证据显示 CKD 患者交感神经（SNS）兴奋性

增高[26-32]。CKD患者SNS兴奋性增高最先在早期的临床研究中得到证实。这些研究显示，CKD患者循环中的儿茶酚胺增多，对去甲肾上腺素（NE）升压作用的反应性增高[26-28]。短期或长期使用肾上腺素受体阻滞剂可乐定，使轻、中度肾衰竭患者血压和循环中的NE水平显著下降。直接的微观神经生物学研究显示使用长期HD治疗的高血压患者的肌肉交感神经活性（MSNA）增高[29]。这些患者中观察到的增高的MSNA在接受双侧肾切除术后又恢复了正常，提示交感活性的增高是可逆的，而且似乎由衰竭的肾脏产生的传入通路所介导。Klein等也指出，伴有CKD的高血压患者，其交感神经活性（由MSNA量化）的异常升高是由容量状态介导的，而肾单位减少本身并不影响交感活性[33]。最近，Ggassi等指出[34]，即使是在慢性肾衰竭的初始阶段，MSNA已经升高了，而且它与eGFR呈负相关，表明交感神经的过度激活程度与肾衰竭的严重程度平行，而且在CKD的进展中发挥作用。并且，长期使用血管紧张素转换酶抑制剂和血管紧张素Ⅱ受体拮抗剂可以减轻血容量正常的高血压并慢性肾衰竭患者的血压升高，降低交感活性[35]，提示AngⅡ相关的机制在CKD患者交感神经的激活过程中起作用。

最近肾胺酶的发现使得CDK患者中SNS活性被重视。肾胺酶是一种新发现的单胺氧化酶，在肾脏合成，可将儿茶酚胺降解，调节心功能和血压[36,37]。研究发现，终末期肾病患者的血浆肾胺酶浓度降低，表明肾胺酶功能不全也许是这部分患者循环中儿茶酚胺水平升高的原因[37]。肾胺酶在CKD患者高血压的发病原因中所扮演的角色有待更多研究的证实。

内皮功能紊乱及一氧化氮的作用

内皮功能紊乱长久以来被认为与高血压的发病有关，人们最初认为是由于特异的刺激，如乙酰胆碱和缓激肽，使动脉舒张能力受损[38]。确实，内皮功能紊乱被认为是高血压和其他心血管危险因素的特征性改变[39]。内皮功能紊乱的标志是内皮源性舒张因子（EDRF）或NO和内皮源性超级化因子的释放减少，内皮源性收缩因子的释放增多[40]。内皮功能紊乱也存在于透析前和透析患者中[41,42]。而且，甚至在无并发症性、未治疗的原发性高血压病中，内皮功能紊乱已表现出与肾功能下降有关，独立于动脉血压之外[43]。也有证据表明，CKD患者的NO释放减少，进一步造成肾脏的进行性损害和心血管事件的发生率增加[44]。

解释CKD患者NO不足的机制包括底物（L-精氨酸）有效性受限；循环中内源性NO合成抑制剂（NOS）增多，尤其是不对称二甲基精氨酸（ADMA）以及由肾神经元性NOS（nNOS）α蛋白过量/活性增高引起的肾NO产生减少[44]。

内皮素-1（ET-1），一种具有强大缩血管活性的多肽，亦被认为在CKD及高血压的发病中起作用[45,46]。在CKD患者及实验动物的肾脏中，都检测到了增多的ET-1[46]。在糖尿病肾病患者中，血浆ET-1与血肌酐和白蛋白尿的水平都有相关性[47]。相似的是，肾功能状况（eGFR）不同的高血压患者，血浆ET-1水平与eGFR相关，可以用来提示肾功能不全。

氧化应激

氧化应激是自由基产生和抗氧化系统降解自由基两者之间的不平衡状态，并由此导致的组织和器官中活性氧簇（ROS）的积聚增多。氧化应激是导致高血压和将高血压与CKD及其并发症联系在一起的重要病理生理过程[49-51]。氧化应激也越来越多地被用来解释CKD患者心血管事件发生率增加的现象[52,53]。

氧化应激的标志物，如蛋白氧化终产物[54]和F2异前列腺素[55,56]，在CKD患者中明显升高，且与GFR呈负相关，这提示，氧化应激在肾功能的下降中有着重要的影响；也可能是，肾功能的下降激活了氧化应激。CKD患者氧化应激增强的机制已经在许多回顾型文献中被详细描述，其中包括ROS的产生增多和若干抗氧化通路活性降低的联合作用。

降压治疗

大量的临床证据清楚地表明，不管是一般高血压患者[57]还是CKD合并高血压患者[58,59]，控制血压都可以获益。CKD患者治疗高血压的前提是升高的血压不仅会不断加快肾衰竭发展为终末期肾病的病程，也会使其他器官和系统（如脑、心脏和外周动脉）损害的风险增高，导致心血管疾病相关的发病率和死亡率升高。还有观点认为，降低血压会减少重要的不良预后，如肾病的进展和心血管疾病的发生，这也是建议控制血压的另一原因。因此，CKD患者的血压管理有三大目标：降低血压、延缓肾脏病的进展和减少心血管疾病的风险。

目标血压值

达成这三大目标的首要治疗策略就是定义目标血

压值。CKD 患者的血压应降到多少?

大量针对 CKD 患者的随机对照临床试验积累的数据清晰地显示血压降低和蛋白尿的减少会延缓肾脏病的进展[58,59]。然而,这些改善仅在尿蛋白>1g/d 的患者中观察到[59]。在 MDRD 研究中,将 CKD 患者随机分为平均动脉压(MAP)为 92mmHg(相当于 125/75mmHg)和 107mmHg(相当于 140/90mmHg)的两组,结果显示严格的血压控制能显著延缓尿蛋白>1g/d 的患者肾脏病的进展[60]。基于这些研究,不少 CKD 的指南建议,相对于普通人群低于 140/90mmHg 的目标血压,CKD 人群要求达到小于 130/80mmHg 的目标血压值[61,62]。

然而,其他评估血压严格控制和一般控制对肾和心血管病变影响的随机对照控制实验却产生了不同的结论[63-65]。例如,"非洲裔美国人的肾脏疾病和高血压研究"(AASK)发现,与仅将血压控制在 141/85mmHg 的患者相比,将血压严格地控制在平均 128/78mmHg 的患者的高血压性肾小球硬化进展并未额外延缓[63]。然而,AASK 研究的长期随访数据显示较低的目标血压与某些患者肾病进展延缓有关,但是这一现象只在尿蛋白/肌酐比大于 220mg/g 的患者中被观察到。"肾病中雷米普利的功效"(REIN-2)研究显示,使用 ACEIs 治疗有蛋白尿的非糖尿病肾病患者,和使用钙通道阻滞剂非洛地平控制血压,其肾脏的预后并未得到改善[64]。与之相似,以具有发生心血管事件高风险的 2 型糖尿病患者为研究对象的"控制糖尿病的心血管风险研究"(ACCORD)也显示,相较于将目标收缩压维持在 140mmHg 以下,将收缩压控制在 120mmHg 以下的患者并没有降低致死或非致死性心血管事件的发生率[65]。基于这些数据,全球改善肾脏病预后工作组(KDIGO)发布的临床实践指南建议,无论糖尿病性还是非糖尿病性 CKD 患者,当尿蛋白小于 30mg/d 时,其目标血压应保持在 140/90mmHg 以下;当尿蛋白在 30~300mg/d 时,其目标血压应降至 130/80mmHg[66]。到目前为止,还没有足够的证据证明是否更低的目标血压能比目前的目标血压能更进一步降低肾脏病变和心血管事件的风险。国立健康研究院资助的收缩压介入实验(SPRINT)将会对尿蛋白小于 1g/d 的高风险非糖尿病患者,分别随机分入目标血压低于 140mmHg 组和低于 120mmHg 组后,对其肾脏和心血管事件的最终结果进行评估。

尿蛋白或尿白蛋白水平

尿蛋白或尿白蛋白的水平不仅作为判断 CKD 患者肾功能下降程度的替代标志,也作为心血管事件的独立预测因素[67-69]。由于通过降压治疗进而降低蛋白尿明显显示出可以减缓 CKD 病情进展,所以尿蛋白水平通常被认为是 CKD 患者治疗的靶目标,且其独立于血压控制目标。针对服用 ACEI 的非糖尿病成年 CKD 患者的 11 个 RCT 研究进行的一项 Meta 分析显示了蛋白尿和血压控制水平之间的关系[59]。在尿蛋白>1g/d 的患者中,收缩压大于 120mmHg 显示出更高的病情进展相关风险。当收缩压小于 110mmHg 或大于 130mmHg 时,病情进展的风险增加。相反,在尿蛋白<1g/d的患者中,收缩压介于 130~160mmHg 时,未见不良肾脏结局风险增加。

非药物治疗

对于所有伴随或不伴随 CKD 的高血压患者,非药物治疗均是降压治疗整体中不可或缺的一部分,包括饮食及生活方式的调整及其他可以降低特殊人群血压、心血管及其他疾病风险的措施。

限制钠盐摄入

经证实,限制膳食中钠盐含量大约 2g/d(100mmol/d)具有温和但有效的降压作用[70]。该降压效果在高血压患者中相比在血压正常人群中更明显,且降压程度与减少钠盐摄入的程度相关。限制钠盐摄入也许在有钠水潴留的高血压合并 CKD 患者中有更大的降压效果。在一些对 CKD 患者的研究中已经证实,限制钠盐摄入可以降低血压和减少蛋白尿[71-73]。一项对 34 名尿蛋白平均在 3.8g/d 的非糖尿病 CKD 患者的研究显示,每日摄入钠盐量由 196mmol 减少至 92mmol,使尿蛋白明显减少了 22%。[73]而且,低盐饮食的同时服用氯沙坦,血压更大幅度的下降且蛋白尿减少了 77%。类似一项包含 52 名非糖尿病肾病的 CKD 患者的多中心、交叉、随机对照试验中,Slagman 及其同事发现在非糖尿病肾病患者中,适量的限制钠盐摄入(指南中推荐的钠盐摄入剂量)的同时应用 ACEI 类药物相比仅应用双重 RAAS 阻滞剂(ACEI 和 ARB 联用)在减少蛋白尿及降低血压方面效果更显著[74]。

减肥

经证实,减轻体重进而将 BMI 尽可能控制在正常范围可以降低一般人群中超重个体的血压。一项对

13 个研究(包括 11 个观察性研究及 2 个随机对照研究)的系统性回顾分析评价了存在肾小球高滤过及不依赖透析治疗的 CKD 患者减肥的效果,结果显示,非手术减重干预起到了减少蛋白尿及降低血压的作用并能防止肾功能的进一步减退。存在肾小球高滤过的病态肥胖个体,手术减重干预可降低血压,减少微量白蛋白尿并使 GFR 达到正常标准[75]。尚需更大规模的长期临床试验来评估减肥疗法对于 CKD 患者肾病转归的影响。

其他饮食及生活方式调整

许多临床试验已对限制蛋白摄入对 CKD 病情进展的影响进行过研究[76-78]。大多数试验结果指出,低蛋白饮食对于延缓 CKD 进展有益[78]。也有很少一部分报告建议,改变摄入蛋白质或碳水化合物的种类也许会降低 CKD 患者的血压及蛋白尿[79-81]。Bellizzi 等的研究[79]结果显示,对于 CKD 4～5 期患者,摄入更高比例的蔬菜、蛋白以及补充必需氨基酸[酮酸 0.35g/(kg·d)]的极低蛋白饮食方案(VLPD),对于降压治疗有效。另一个小型临床研究显示,对于 CKD 2～3 期患者,6 周的低果糖饮食使表现为夜间低血压的血压波动型患者表现出显著的降压效果[80]。类似的,最近一项对于正在服用 ACEI 类药物的高血压性肾病 1 期或 2 期患者的临床研究显示,食用富含碱性的水果和蔬菜会使尿白蛋白明显减少,尿 N-乙酰-β-D-氨基葡萄糖苷酶以及转化生长因子-β 水平也明显下降,其效果可与口服碳酸氢钠相提并论[81]。

肾交感神经去除术——一种治疗 CKD 高血压的新型非药物疗法

近几年,经皮肾去交感神经导管射频消融术在药物抵抗性高血压患者中的应用日益增加,且可降低难治性高血压患者的血压水平及交感活性[82]。经导管射频消融去肾交感神经术已经成功运用于 CKD 3～4 期患者及难治性高血压患者,且发现可以有效地降低这些患者的血压[83]。尚待更多研究判断该疗法对于高血压合并 CKD 患者的长期预后是否有改善。

药 物 治 疗

药物治疗仍然是所有阶段 CKD 患者降压治疗的基石。许多 CKD 患者通常需要两种或更多种类的降压药物才能有效控制并维持目标血压。目前针对 CKD 高血压的治疗,指南提出,为了达到预期血压控制目标,推荐多种降压药物联合应用。

利尿剂

利尿剂是治疗无并发症高血压传统、有效的一线降压药物。利尿剂在有钠水潴留的高血压合并 CKD 患者的治疗策略中愈加重要,其功效大部分程度依赖于它在肾单位不同部位抑制钠和氯化物重吸收的能力。可用于降压治疗的利尿剂的药理作用及副作用已经被充分评估[84]。

袢利尿剂,包括呋塞米、布美他尼、托拉塞米及依他尼酸等,由于它们能使钠排泄分数增加 20%,且不论 GFR 为多少,它们均有效,所以它们被认为是 CKD 患者优先选用的利尿剂[84]。然而,一方面,由于所谓的"反弹"钠潴留或"刹车"现象;另一方面,由于袢利尿剂的半衰期较短,当其作用随着代谢而渐弱时,远端肾单位对于钠的重吸收会适应性增加。这些现象导致袢利尿剂的功效随着时间而逐渐减小[85]。这种代偿性的钠水潴留现象在高盐饮食的患者中尤为明显。

噻嗪类利尿剂,例如氢氯噻嗪(HCTZ),以及类噻嗪类利尿剂,例如氯噻酮和吲达帕胺,由于在 eGFR 小于 50ml/(min·1.73m^2)时,这些药物的常用剂量(12.5～50mg)通常无效,所以较少应用于 CKD 患者[84]。然而,Dussol 及其同事的研究报告[86]指出,25mg 的氢氯噻嗪(HCTZ)在降压作用上与 60mg 呋塞米等效,而且在高血压合并 CKD4 或 5 期患者中,也能有效增加钠和氯化物的排泄分数。噻嗪类利尿剂能提高其他降压药物(例如 ACEI 类和 ARB 类药物)的疗效[72,73]。噻嗪类利尿剂也具有类似于袢利尿剂的促进钾排泄的作用。晚期的 CKD 患者由于其 GFR 很低以及使用 ACEI 和 ARB 类药物,经常出现高钾血症,所以含有促进钾排泄功能的利尿剂往往能发挥优势。关于"非洲裔美国人的肾脏疾病和高血压研究"(AASK)的临床试验结果显示,利尿剂的应用与高钾血症(S[K]>5.5mEq/L)的风险下降 59% 有关[87]。

醛固酮拮抗剂

醛固酮受体拮抗剂,即螺内酯及依普利酮,越来越多地应用于高血压及心衰患者的治疗中。最近关于 CKD 患者的研究显示,螺内酯或依普利酮与 ACEI 或 ARB 类药物联合应用时,可以减少尿白蛋白排泄率[88-91]。在一个关于CKD合并2型糖尿病及白蛋白尿患者的大型随机对照试验中,选择性醛固酮拮抗剂依普利酮(50mg/d或100mg/d)与ACEI类药物依那普利(20mg/d)联合应用时,可使尿白蛋白排泄率明显减少40%~50%[91]。

一项包含15个针对CKD合并蛋白尿的成年患者的随机对照试验的系统性回顾发现,当醛固酮受体拮抗剂与ACEI类和(或)ARB类药物合用时,可在40%的患者中产生显著的降压效果,且可使蛋白尿含量相比基线下降15%~54%[92]。对纳入911名均已使用ACEI或ARB类药物的CKD1~4期成年患者的11项关于选择性及非选择性醛固酮受体拮抗剂的随机对照试验进行的Meta分析结果表明,在与RAAS抑制剂联用的情况下,两者均能显著减少蛋白尿并降低血压,但此种疗法对GFR没有显著影响[93]。然而与单用RAAS抑制剂相比,联合应用非选择性醛固酮拮抗剂时,高钾血症(S[K]>5.5mEq/L)的发生率明显升高。在一个关于糖尿病肾病患者的小型随机、双盲、安慰剂对照试验中,在最大剂量赖诺普利(80mg/d)的治疗方案基础上联合应用螺内酯(25mg/d)而不是氯沙坦(100mg/d)的疗法尽管对血压影响较原方案变化不大,但在很大程度上减少了蛋白尿[94]。另一个小型研究显示,在长期服用ACEI治疗的原发性高血压患者及已经存在靶器官损害的肥胖患者中,加用固定低剂量的螺内酯(12.5mg/d),可以降低血压及尿白蛋白排泄,停用螺内酯后,血压及尿白蛋白量又回升[95]。类似的,在CKD 3期相关难治性高血压已有的降压治疗方案的基础上,长期小剂量服用螺内酯或依普利酮,可以明显降低血压[96]。然而,在这项研究中,一些患者本身存在高钾血症及肾功能的日益恶化。尚待大规模的前瞻性研究来验证CKD患者使用醛固酮拮抗剂对于改善肾脏疾病进展及心血管结局的安全性及长期有效性。

肾素-血管紧张素-醛固酮系统抑制剂

RAAS抑制剂,即ACEI类和ARB类药物,是慢性肾脏病中研究最多的降压药物,且被推荐为高血压合并CKD患者的首选。许多研究已经显示,包括ACEI或ARB类药物的降压方案比包含其他降压药物的方案能更有效的降低蛋白尿及延缓CKD病情进展[19-22]。RAAS抑制剂的这些肾脏保护作用归功于其通过选择性扩张肾小球出球小动脉来降低肾小球内压,从而减少肾小球损伤及减少蛋白质泄露至肾小管[97]。RAAS抑制剂的其他公认的非血流动力学保护作用包括:保护足细胞的结构与功能,减少炎症细胞浸润,抗氧化及抗纤维化作用。非血流动力学保护作用机制可能与RAAS抑制剂可以直接抑制血管紧张素Ⅱ的细胞作用有关[98-101]。

ACEI和ARB类药物的联合应用

对存在肾脏风险的患者,通过ACEI与ARB类药物的联合应用作为二联疗法来增加额外的RAAS抑制剂的剂量,是否可以进一步改善肾脏和心血管结局,这引起了专家们极大的兴趣。一项针对高血压合并糖尿病肾病及微量白蛋白尿患者的大型研究中,坎地沙坦及赖诺普利的联合疗法较单药疗法降压效果更好[102]。日本的一项研究也指出,联合应用ACEI及ARB类药物相比单药疗法能减少蛋白尿,并减缓GFR下降的速率[103]。针对关于ACEI和ARB类药物联合疗法的临床试验的一项系统性回顾结果也表明,二联疗法降低蛋白尿的效果更强且不良反应未见明显增加[104]。Kunz等对49个随机临床试验进行了一项meta分析[105],这些随机试验包含6181名存在微量白蛋白尿或蛋白尿,合并或不合并糖尿病的患者,分析结果显示,ARB类药物降低尿蛋白的作用不依赖于蛋白尿的程度及是否有潜在肾脏疾病。无论与安慰剂还是与钙离子通道阻断剂相比较,ACEI类及ARB类药物减少蛋白尿的功效相当[105]。然而,常用剂量的ACEI与ARB联用比单药疗法可进一步降低蛋白尿[105]。

然而,另一些研究发现,在CKD患者中ACEI与ARB的二联疗法相比单药疗法并没有额外的益处[106-108]。例如,在一项研究"厄贝沙坦治疗存在高危血管事件的蛋白尿患者"(IMPROVE)的试验中发现,对合并微量白蛋白尿的CKD1期或2期患者单独使用雷米普利治疗,其减少蛋白尿的作用相比雷米普利与厄贝沙坦联用效果相当,但联合疗法使更多患者达到了血压控制目标值[106]。类似的,"单用替米沙坦或与雷米普利联合应用改善总体终点指标试验"(ONTARGET)以及"在不能耐受血管紧张素转换酶抑制剂的心血管病患者中随机评价替米沙坦的试验"(TRANSCEND),这两大试验的研究结果表明,联合应用ACEI和ARB类药物的二联疗法较单药疗法未见额外益处,甚至在那些存在最大肾脏风险(例如低GFR及大量白蛋白尿)的高血压患者中也是如此[107,108]。在ONTARGET研究中,总的说来,二联疗法可减缓白蛋白尿的病情进展,但不能改善主要肾脏及心血管结局。[107]在TRANSCEND研究中,ARB类药物的应用可以改善“心脏后果预防评价”（即 HOPE 研究）的次级终点，但不能改善包括充血性心力衰竭在内的主要心血管终点[108]。实验中，相对于安慰剂，ARB 的应用也能降低日益恶化的蛋白尿的风险，但不能改善肾脏结局[108]。总的来看，这些研究并未提供证据证明 ACEI 与 ARB 类药物联合应用相比单药疗法对肾脏及心血管有额外益处。

其他联合疗法

ACEI 类药物贝那普利与氢氯噻嗪联合应用时相对于贝那普利与 CCB 类药物氨氯地平联合应用时能更大程度上降低尿蛋白，但后者较前者降压效果更显著[109]。中枢性 α 受体阻滞剂可乐定经常作为附加药物应用于急性高血压发作时的降压治疗，然而，由于其中枢神经系统的副作用及易造成反跳性高血压，所以对大多数 CKD 患者不选择此类药物。β 受体阻滞剂通常作为心血管事件的二级预防用药，例如应用于心肌梗死后患者以及充血性心力衰竭伴快速性心律失常的患者。α-β 肾上腺素受体阻断药拉贝洛尔与卡维地洛，因其较少的代谢副作用，所以相对于 α 肾上腺素受体阻断药作为优先选择药物。卡维地洛已经被报道具有减少 CKD 患者蛋白尿的作用。[110]奈比洛尔还具有附加的扩血管活性[111]。

直接肾素抑制剂

直接肾素抑制剂（DRIs）越来越多的应用于高血压的治疗。阿利吉仑是第一种口服直接肾素抑制剂，其通过阻断肾素催化位点，减少血管紧张素 Ⅰ 向血管紧张素 Ⅱ 的转化并减少血管紧张素 Ⅰ 的产生，从而起到降低血压的作用。然而，因血管紧张素 Ⅱ 减少引起反应性肾素分泌增加，导致其降压作用受限[112]。阿利吉仑与氯沙坦合用时可明显降低 2 型糖尿病合并高血压患者的蛋白尿[113]。约 4.7% 应用阿利吉仑治疗的患者发生短暂高血钾（S[K] 6.0mEq/L 或更高）。

扩血管药物

扩血管药物肼屈嗪及米诺地尔，由于此类药物会造成反射性心动过速及继发性钠潴留，当用于降压单独使用时，其在许多高血压患者中作用甚小。因此，此类药物不应该单独应用于已经存在钠潴留的 CKD 合并高血压患者。此外，当米诺地尔与 ACEI 或 ARB 类药物联合应用时，虽然可降低血压，但会导致蛋白尿增加[114]。

钙通道阻滞药物

CCB 类药物通常作为三线降压药物，经证实，其在一般人群中降低血压的疗效肯定。在 CKD 合并高血压患者中，相比二氢吡啶类衍生物（如氨氯地平或硝苯地平），非二氢吡啶类钙通道阻滞药物（如地尔硫䓬）因具有较强减少蛋白尿的作用而作为优选药物[115]。经证实，CCB 类药物与 ACEI 类药物合用时也有效。例如，当非二氢吡啶类钙通道阻滞剂与 ACEI 类药物联合应用时，会使血压明显降低，发挥肾脏保护作用[116]。

CKD 患者降压治疗的不良反应

慢性肾脏病患者使用任何降压治疗方案均可能发生一些潜在的严重不良反应事件（SAEs）。

严重钠盐缺乏偶尔导致严重低血压及急性肾衰竭（AKI），尤其易发生于老年个体及肾脏反应性保钠功能受损的患者。低钾血症及糖耐量损害是利尿剂常见副作用。在糖尿病合并 CKD 患者中使用利尿剂应谨慎。

高钾血症是 CKD 患者饮食及降压药物治疗的最严重副作用之一。在 CKD 晚期患者及使用保钾利尿剂与 RAAS 抑制剂治疗的患者中，存在发生高钾血症的风险。对不合并糖尿病的 CKD 患者服用 3.0～6.4 年的 ACEI 类或其他降压药物进行的 AASK 试验数据分析显示，GFR 小于或等于 40ml/（min · 1.73m^2）的患者其高钾血症（S[K]>5.5mEq/L）的风险随 GFR 下降而逐渐增加[87]。而 GFR 在 41～50ml/（min · 1.73m^2）的患者中其高钾血症发生风险未见增加。使用 ACEI 类药物与使用 β 肾上腺素受体阻滞剂或二氢吡啶类 CCB 药物相比，高钾血症的发生率更高。相反，使用利尿剂可使高钾血症的发生率下降 59%。使用 ACEI 治疗的患者，尤其是基线 eGFR 及后续的 eGFR 均大于 40ml/（min · 1.73m^2）的患者其出现高钾血症的风险减小。

在 ONTARGET 研究中，在患有血管疾病及高风险糖尿病患者中，与单药疗法相比，ACEI 与 ARB 类药物联合应用与更多的不良事件有关，例如低血压，晕厥及肾功能不全[117]。一项关于 33 个 RCT 研究的 meta 分析显示，RAAS 阻滞剂的二联疗法相比单药疗法在全因死亡率及心血管疾病死亡率方面未见任何明显的改善[118]。然而,二联疗法却与下列不良事件有关:高钾血症发生风险增加55%;低血压发生风险增加66%($P<0.001$);肾衰竭发生风险增加41%;因不良事件而停药的发生风险增加27%。阿利吉仑与ACEI或ARB类药物联合应用时,也与高钾血症发生风险增加有关[119]。

结 语

高血压是CKD患者常见的临床表现,因此类患者高血压的病因及发病机制复杂多样,控制血压成为今后面对的主要挑战。另外,高血压不仅促进肾脏疾病进展,而且也对其他靶器官产生结构性损害,从而导致肾功能恶化,并增加心血管疾病(CVD)的发病率和死亡率。早期识别并移除使血压升高的致病因子,纠正与血压升高相关的潜在病理生理异常,是CKD患者成功控制血压至关重要的一步。CKD患者的降压治疗需要制定、特殊的血压控制靶目标及尿蛋白水平标准。应该高度重视大量随机对照试验提供的证据,判断各种降压药物治疗方案在降低血压,减少蛋白尿及延缓肾脏疾病进展的益处。

(孙妍 译,胡昭 校)

参考文献

1. Lewington S, Clarke R, Qizilbash N, Peto R, Collins R. Age-specific relevance of usual blood pressure to vascular mortality: a meta-analysis of individual data for one million adults in 61 prospective studies. *Lancet* 2002;**360**:1903–13.
2. Leoncini G, Viazzi F, Parodi D, Ratto E, Vettoretti S, Vaccaro V, et al. Mild renal dysfunction and cardiovascular risk in hypertensive patients. *J Am Soc Nephrol* 2004;**15**(Suppl 1):S88–90.
3. Segura J, Campo C, Gil P, Roldán C, Vigil L, Rodicio JL, et al. Development of chronic kidney disease and cardiovascular prognosis in essential hypertensive patients. *J Am Soc Nephrol* 2004;**15**(6):1616–22.
4. Couser WG, Remuzzi G, Mendis S, Tonelli M. The contribution of chronic kidney disease to the global burden of major noncommunicable diseases. *Kidney Int* 2011;**80**(12):1258–70.
5. Guyton AC. Blood pressure control – special role of the kidneys and body fluids. *Science* 1991;**252**(5014):1813–6.
6. Mori T, Polichnowski A, Glocka P, Kaldunski M, Ohsaki Y, Liang M, et al. High perfusion pressure accelerates renal injury in salt-sensitive hypertension. *J Am Soc Nephrol* 2008;**19**(8):1472–82.
7. Anderson S, Brenner BM. The role of intraglomerular pressure in the initiation and progression of renal disease. *J Hypertens Suppl* 1986;**4**(5):S236–8.
8. Ruggenenti P, Cravedi P, Remuzzi G. Mechanisms and treatment of CKD. *J Am Soc Nephrol* 2012;**23**(12):1917–28.
9. Hall JE, Brands MW, Shek EW. Central role of the kidney and abnormal fluid volume control in hypertension. *J Hum Hypertens* 1996;**10**(10):633–9.
10. Vasavada N, Agarwal R. Role of excess volume in the pathophysiology of hypertension in chronic kidney disease. *Kidney Int* 2003;**64**(5):1772–9.
11. du Cailar G, Ribstein J, Mimran A. Dietary sodium and target organ damage in essential hypertension. *Am J Hypertens* 2002;**15**:222–9.
12. Verhave JC, Hillege HL, Burgerhof JG, Janssen WM, Gansevoort RT, Navis GJ, et al. Sodium intake affects urinary albumin excretion especially in overweight subjects. For the Prevend Study Group. *J Intern Med* 2004;**256**:324–30.
13. Jones-Burton C, Mishra SI, Fink JC, Brown J, Gossa W, Bakris GL, et al. An in-depth review of the evidence linking dietary salt intake and progression of chronic kidney disease. *Am J Nephrol* 2006;**26**(3):268–75.
14. Vegter S, Perna A, Postma MJ, Navis G, Remuzzi G, Ruggenenti P. Sodium intake, ACE inhibition, and progression to ESRD. *J Am Soc Nephrol* 2012;**23**(1):165–73.
15. Touyz RM. Intracellular mechanisms involved in vascular remodelling of resistance arteries in hypertension: role of angiotensin II. *Exp Physiol* 2005;**90**(4):449–55.
16. Navar LG, Prieto MC, Satou R, Kobori H. Intrarenal angiotensin II and its contribution to the genesis of chronic hypertension. *Curr Opin Pharmacol* 2011;**11**(2):180–6.
17. Remuzzi G, Perico N, Macia M, Ruggenenti P. The role of renin-angiotensin-aldosterone system in the progression of chronic kidney disease. *Kidney Int Suppl* 2005;**99**:S57–65.
18. Ruster C, Wolf G. Renin-angiotensin-aldosterone system and progression of renal disease. *J Am Soc Nephrol* 2006;**17**:2985–91.
19. Lewis EJ, Hunsicker LG, Bain RP, Rohde RD. The effect of angiotensin-converting-enzyme inhibition on diabetic nephropathy. The Collaborative Study Group. *N Engl J Med* 1993;**329**:1456–62.
20. GISEN Group. Randomised placebo-controlled trial of effect of ramipril on decline in glomerular filtration rate and risk of terminal renal failure in proteinuric, non-diabetic nephropathy. The GISEN Group (Gruppo Italiano di Studi Epidemiologici in Nefrologia). *Lancet* 1997; **349**:1857–63.
21. Lewis EJ, Hunsicker LG, Clarke WR, Berl T, Pohl MA, Lewis JB, et al. Renoprotective effect of the angiotensin-receptor antagonist irbesartan in patients with nephropathy due to type 2 diabetes. *N Engl J Med* 2001;**345**:851–60.
22. Brenner BM, Cooper ME, de Zeeuw D, Keane WF, Mitch WE, Parving HH, et al. Effects of losartan on renal and cardiovascular outcomes in patients with type 2 diabetes and nephropathy. *N Engl J Med* 2001;**345**:861–9.
23. Hou FF, Xie D, Zhang X, Chen PY, Zhang WR, Liang M, et al. Renoprotection of Optimal Antiproteinuric Doses (ROAD) Study: a randomized controlled study of benazepril and losartan in chronic renal insufficiency. *J Am Soc Nephrol* 2007;**18**:1889–98.
24. Wolf G, Ritz E. Combination therapy with ACE inhibitors and angiotensin II receptor blockers to halt progression of chronic renal disease: pathophysiology and indications. *Kidney Int* 2005;**67**(3):799–812.
25. MacKinnon M, Shurraw S, Akbari A, Knoll GA, Jaffey J, Clark HD, et al. Combination therapy with an angiotensin receptor blocker and an ACE inhibitor in proteinuric renal disease: a systematic review of the efficacy and safety data. *Am J Kidney Dis* 2006;**48**(1):8–20.
26. Ishii M, Ikeda T, Takagi M, Sugimoto T, Atarashi K, Igari T, et al. Elevated plasma catecholamines in hypertensives with primary glomerular diseases. *Hypertension* 1983;**5**(4):545–51.
27. Beretta-Piccoli C, Weidmann P, Schiffl H, Cottier C, Reubi FC. Enhanced cardiovascular pressor reactivity to norepinephrine in mild renal parenchymal disease. *Kidney Int* 1982;**22**(3):297–303.
28. Levitan D, Massry SG, Romoff M, Campese VM. Plasma catecholamines and autonomic nervous system function in patients with early renal insufficiency and hypertension: effect of clonidine. *Nephron* 1984;**36**(1):24–9.
29. Converse RL, Jacobson TN, Toto RD, Jost CM, Cosentino F, Fouad-Tarazi F, et al. Sympathetic overactivity in patients with chronic renal failure. *N Engl J Med* 1992;**327**:1912–8.
30. Augustyniak RA, Tuncel M, Zhang W, Toto RD, Victor RG. Sympathetic overactivity as a cause of hypertension in chronic

renal failure. *J Hypertens* 2002;**20**:3–9.
31. Neumann J, Ligtenberg G, Klein II, Koomans HA, Blankestijn PJ. Sympathetic hyperactivity in chronic kidney disease: pathogenesis, clinical relevance, and treatment. *Kidney Int* 2004;**65**:1568–76.
32. Klein IH, Ligtenberg G, Oey PL, Koomans HA, Blankestijn PJ. Sympathetic activity is increased in polycystic kidney disease and is associated with hypertension. *J Am Soc Nephrol* 2001;**12**:2427–33.
33. Klein IH, Ligtenberg G, Neumann J, Oey PL, Koomans HA, Blankestijn PJ, et al. Sympathetic nerve activity is inappropriately increased in chronic renal disease. *J Am Soc Nephrol* 2003;**14**(12):3239–44.
34. Grassi G, Quarti-Trevano F, Seravalle G, Arenare F, Volpe M, Furiani S, et al. Early sympathetic activation in the initial clinical stages of chronic renal failure. *Hypertension* 2011;**57**(4):846–51.
35. Klein IH, Ligtenberg G, Oey PL, Koomans HA, Blankestijn PJ. Enalapril and losartan reduce sympathetic hyperactivity in patients with chronic renal failure. *J Am Soc Nephrol* 2003;**14**(2):425–30.
36. Xu J, Li G, Wang P, Velazquez H, Yao X, Li Y, et al. Renalase is a novel, soluble monoamine oxidase that regulates cardiac function and blood pressure. *J Clin Invest* 2005;**115**:1275–80.
37. Li G, Xu J, Wang P, Velazquez H, Li Y, Wu Y, et al. Catecholamines regulate the activity, secretion, and synthesis of renalase. *Circulation* 2008;**117**:1277–82.
38. Panza JA, Quyyumi AA, Brush Jr JE, Epstein SE. Abnormal endothelium dependent vascular relaxation in patients with essential hypertension. *N Engl J Med* 1990;**323**(1):22–7.
39. Munzel T, Sinning C, Post F, Warnholtz A, Schulz E. Pathophysiology, diagnosis and prognostic implications of endothelial dysfunction. *Ann Med* 2008;**40**:180–96.
40. Endemann DH, Schiffrin EL. Endothelial dysfunction. *J Am Soc Nephrol* 2004;**15**(8):1983–92.
41. Bolton CH, Downs LG, Victory JG, Dwight JF, Tomson CR, Mackness MI, et al. Endothelial dysfunction in chronic renal failure: Roles of lipoprotein oxidation and pro-inflammatory cytokines. *Nephrol Dial Transplant* 2001;**16**:1189–97.
42. Thambyrajah J, Landray MJ, McGlynn FJ, Jones HJ, Wheeler DC, Townend JN. Abnormalities of endothelial function in patients with predialysis renal failure. *Heart* 2000;**83**:205–9.
43. Perticone F, Maio F, Tripepi G, Zoccali C. Endothelial dysfunction and mild renal insufficiency in essential hypertension. *Circulation* 2004;**110**:821–5.
44. Baylis C. Nitric oxide deficiency in chronic kidney disease. *Am J Physiol Renal Physiol* 2008;**294**(1):F1–F9.
45. Dhaun N, Goddard J, Kohan DE, Pollock DM, Schiffrin EL, Webb DJ. Role of endothelin-1 in clinical hypertension: 20 years on. *Hypertension* 2008;**52**:452–9.
46. Kohan DE. Endothelin, hypertension, and chronic kidney disease: new insights. *Curr Opin Nephrol Hypertens* 2010;**19**(2):134–9.
47. Zanatta CM, Gerchman F, Burttet L, et al. Endothelin-1 levels and albuminuria in patients with type 2 diabetes mellitus. *Diabetes Res Clin Pract* 2008;**80**:299–304.
48. Cottone S, Mule G, Guarneri M, Palermo A, Lorito MC, Riccobene R, et al. Endothelin-1 and F2-isoprostane relate to and predict renal dysfunction in hypertensive patients. *Nephrol Dial Transplant* 2009;**24**:497–503.
49. De Champlain J, Wu R, Girouard H, El Midaoui A, Laplante MA, et al. Oxidative stress in hypertension. *Clin Exp Hypertens* 2004;**26**(7-8):593–601.
50. Modlinger PS, Wilcox CS, Aslam S. Nitric oxide, oxidative stress, and progression of chronic renal failure. *Semin Nephrol* 2004;**24**(4):354–65.
51. Manning Jr RD, Tian N, Meng S. Oxidative stress and antioxidant treatment in hypertension and the associated renal damage. *Am J Nephrol* 2005;**25**(4):311–7.
52. Cachofeiro V, Goicochea M, de Vinuesa SG, Oubiña P, Lahera V, Luño J. Oxidative stress and inflammation, a link between chronic kidney disease and cardiovascular disease. *Kidney Int Suppl* 2008;**74**(111):S4–S9.
53. Cottone S, Lorito MC, Riccobene R, Nardi E, Mulè G, Buscemi S, et al. Oxidative stress, inflammation and cardiovascular disease in chronic renal failure. *J Nephrol* 2008;**21**(2):175–9.
54. Witko-Sarsat V, Friedlander M, Khoa T, Capeillère-Blandin C, Nguyen AT, Canteloup S, et al. Advanced oxidation protein products as novel mediators of inflammation and monocyte activation in chronic renal failure. *J Immunol* 1998;**161**(5):2524–32.
55. Dounousi E, Papavasiliou E, Makedou A, Ioannou K, Katopodis KP, Tselepis A, et al. Oxidative stress is progressively enhanced with advancing stages of CKD. *Am J Kidney Dis* 2006;**48**(5):752–60.
56. Annuk M, Zilmer M, Lind L, Linde T, Fellstrom B. Oxidative stress and endothelial function in chronic renal failure. *J Am S Nephrol* 2001;**12**:2747–52.
57. Law MR, Morris JK, Wald NJ. Use of blood pressure lowering drugs in the prevention of cardiovascular disease: meta-analysis of 147 randomised trials in the context of expectations from prospective epidemiological studies. *BMJ* 2009;**338**:b1665.
58. Maki DD, Ma JZ, Louis TA, Kasiske BL. Long-term effects of antihypertensive agents on proteinuria and renal function. *Arch Intern Med* 1995;**155**(10):1073–80.
59. Jafar TH, Stark PC, Schmid CH, Landa M, Maschio G, de Jong PE, et al. Progression of chronic kidney disease: the role of blood pressure control, proteinuria, and angiotensin-converting enzyme inhibition: a patient-level meta-analysis. *Ann Intern Med* 2003;**139**(4):244–52.
60. Peterson JC, Adler S, Burkart JM, Greene T, Hebert LA, Hunsicker LG, et al. Blood pressure control, proteinuria, and the progression of renal disease. The Modification of Diet in Renal Disease Study. *Ann Intern Med* 1995;**123**:754–62.
61. Chobanian AV, Bakris GL, Black HR, Cushman WC, Green LA, Izzo Jr JL, et al. Seventh report of the Joint National Committee on Prevention, Detection, Evaluation, and Treatment of High Blood Pressure. *Hypertension* 2003;**42**:1206–52.
62. Kidney Disease Outcomes Quality Initiative (K/DOQI). *Am J Kidney Dis* 2004;**43**(5 Suppl 1):S1–290.
63. Appel LJ, Wright Jr JT, Greene T, Agodoa LY, Astor BC, Bakris GL, et al. Intensive blood-pressure control in hypertensive chronic kidney disease. *N Engl J Med* 2010;**63**(10):918–29.
64. Ruggenenti P, Perna A, Loriga G, Ganeva M, Ene-Iordache B, Turturro M, et al. Blood-pressure control for renoprotection in patients with non-diabetic chronic renal disease (REIN-2): multicentre, randomised controlled trial. *Lancet* 2005;**365**(9463):939–46.
65. ACCORD Study Group, Cushman WC, Evans GW, Byington RP, Goff Jr DC, Grimm Jr RH, Cutler JA, et al. Effects of intensive blood-pressure control in type 2 diabetes mellitus. *N Engl J Med* 2010;**362**(17):1575–85.
66. KDIGO Clinical Practice Guidelines for the Management of Blood Pressure in Chronic Kidney Disease. *Kidney Int Suppl* 2012;**2**:337–414.
67. Astor BC, Matsushita K, Gansevoort RT, van der Velde M, Woodward M, Levey AS, et al. Lower estimated glomerular filtration rate and higher albuminuria are associated with mortality and end-stage renal disease. A collaborative meta-analysis of kidney disease population cohorts. *Kidney Int* 2011;**79**:1331–40.
68. Gansevoort RT, Matsushita K, van der Velde M, Astor BC, Woodward M, Levey AS, et al. Lower estimated GFR and higher albuminuria are associated with adverse kidney outcomes. A collaborative meta-analysis of general and high-risk population cohorts. *Kidney Int* 2011;**80**:93–104.
69. Matsushita K, van der Velde M, Astor BC, Woodward M, Levey AS, de Jong PE, et al. Association of estimated glomerular filtration rate and albuminuria with all-cause and cardiovascular mortality in general population cohorts: a collaborative meta-analysis. *Lancet* 2010;**375**:2073–81.
70. He FJ, MacGregor GA. How far should salt intake be reduced? *Hypertension* 2003;**42**(6):1093–9.
71. De Nicola L, Minutolo R, Bellizzi V, Zoccali C, Cianciaruso B, Andreucci VE, et al. Achievement of target blood pressure levels in chronic kidney disease: a salty question? *Am J Kidney Dis*

2004;**43**(5):782–95.

72. Esnault VL, Ekhlas A, Delcroix C, Moutel MG, Nguyen JM. Diuretic and enhanced sodium restriction results in improved antiproteinuric response to RAS blocking agents. *J Am Soc Nephrol* 2005;**16**:474–81.
73. Vogt L, Waanders F, Boomsma F, Boomsma F, de Zeeuw D, Navis G. Effects of dietary sodium and hydrochlorothiazide on the antiproteinuric efficacy of losartan. *J Am Soc Nephrol* 2008;**19**:999–1007.
74. Slagman MC, Waanders F, Hemmelder MH, Woittiez AJ, Janssen WM, Lambers Heerspink H, et al. Moderate dietary sodium restriction added to angiotensin converting enzyme inhibition compared with dual blockade in lowering proteinuria and blood pressure: randomised controlled trial. *BMJ* 2011;**343**:d4366.
75. Navaneethan SD, Yehnert H, Moustarah F, Schreiber MJ, Schauer PR, Beddhu S. Weight loss interventions in chronic kidney disease: a systematic review and meta-analysis. *Clin J Am Soc Nephrol* 2009;**4**:1565–74.
76. Klahr S. Role of dietary protein and blood pressure in the progression of renal disease. *Kidney Int* 1996;**49**(6):1783–6.
77. Levey AS, Greene T, Beck GJ, Caggiula AW, Kusek JW, Hunsicker LG, et al. Dietary protein restriction and the progression of chronic renal disease: what have all of the results of the MDRD study shown? Modification of Diet in Renal Disease Study group. *J Am Soc Nephrol* 1999;**10**(11):2426–39.
78. Pedrini MT, Levey AS, Lau J, Chalmers TC, Wang PH. The effect of dietary protein restriction on the progression of diabetic and nondiabetic renal diseases: a meta-analysis. *Ann Intern Med* 1996;**124**(7):627–32.
79. Bellizzi V, Di Iorio BR, De Nicola L, Minutolo R, Zamboli P, Trucillo P, et al. Very low protein diet supplemented with ketoanalogs improves blood pressure control in chronic kidney disease. *Kidney Int* 2007;**71**(3):245–51.
80. Brymora A, Flisiński M, Johnson RJ, Goszka G, Stefańska A, Manitius J. Low-fructose diet lowers blood pressure and inflammation in patients with chronic kidney disease. *Nephrol Dial Transplant* 2012;**27**(2):608–12.
81. Goraya N, Simoni J, Jo C, Wesson DE. Dietary acid reduction with fruits and vegetables or bicarbonate attenuates kidney injury in patients with a moderately reduced glomerular filtration rate due to hypertensive nephropathy. *Kidney Int* 2012;**81**(1):86–93.
82. Krum H, Schlaich M, Whitbourn R, Sobotka PA, Sadowski J, Bartus K, et al. Catheter-based renal sympathetic denervation for resistant hypertension: a multicentre safety and proof-of-principle cohort study. *Lancet* 2009;**373**(9671):1275–81.
83. Hering D, Mahfoud F, Walton AS, Krum H, Lambert GW, Lambert EA, et al. Renal denervation in moderate to severe CKD. *J Am Soc Nephrol* 2012;**23**(7):1250–7.
84. Ernst ME, Moser M. Use of diuretics in patients with hypertension. *N Engl J Med* 2009;**361**:2153–64.
85. Stanton BA, Kaissling B. Adaptation of distal tubule and collecting duct to increased sodium delivery. II. Na^+ and K^+ transport. *Am J Physiol* 1988;**255**:F1269–75.
86. Dussol B, Moussi-Frances J, Morange S, Somma-Delpero C, Mundler O, Berland Y. A pilot study comparing furosemide and hydrochlorothiazide in patients with hypertension and stage 4 or 5 chronic kidney disease. *J Clin Hypertens (Greenwich)* 2012;**14**(1):32–7.
87. Weinberg JM, Appel LJ, Bakris G, Gassman JJ, Greene T, Kendrick CA, et al. Risk of hyperkalemia in nondiabetic patients with chronic kidney disease receiving antihypertensive therapy. *Arch Intern Med* 2009;**169**(17):1587–94.
88. Rossing K, Schjoedt KJ, Smidt UM, Boomsma F, Parving HH. Beneficial effects of adding spironolactone to recommended antihypertensive treatment in diabetic nephropathy: A randomized, double-masked, cross-over study. *Diabetes Care* 2005;**28**:2106–12.
89. Bianchi S, Bigazzi R, Campese VM. Long-term effects of spironolactone on proteinuria and kidney function in patients with chronic kidney disease. *Kidney Int* 2006;**70**:2116–23.
90. Chrysostomou A, Pedagogos E, MacGregor L, Becker GJ. Double-blind, placebo-controlled study on the effect of the aldosterone receptor antagonist spironolactone in patients who have persistent proteinuria and are on long-term angiotensin-converting enzyme inhibitor therapy, with or without an angiotensin II receptor blocker. *Clin J Am Soc Nephrol* 2006;**1**:256–62.
91. Epstein M, Williams GH, Weinberger M, Lewin A, Krause S, Mukherjee R, et al. Selective aldosterone blockade with eplerenone reduces albuminuria in patients with type 2 diabetes. *Clin J Am Soc Nephrol* 2006;**1**:940–51.
92. Bomback AS, Kshirsagar AV, Amamoo MA, Klemmer PJ. Change in proteinuria after adding aldosterone blockers to ACE inhibitors or angiotensin receptor blockers in CKD: A systematic review. *Am J Kidney Dis* 2008;**51**(2):199–211.
93. Navaneethan SD, Nigwekar SU, Sehgal AR, Strippoli GF. Aldosterone antagonists for preventing the progression of chronic kidney disease: a systematic review and meta-analysis. *Clin J Am Soc Nephrol* 2009;**4**(3):542–51.
94. Mehdi UF, Adams-Huet B, Raskin P, Vega GL, Toto RD. Addition of angiotensin receptor blockade or mineralocorticoid antagonism to maximal angiotensin-converting enzyme inhibition in diabetic nephropathy. *J Am Soc Nephrol* 2009;**20**:2641–50.
95. Bomback AS, Muskala P, Bald E, Chwatko G, Nowicki M. Low-dose spironolactone, added to long-term ACE inhibitor therapy, reduces blood pressure and urinary albumin excretion in obese patients with hypertensive target organ damage. *Clin Nephrol* 2009;**72**(6):449–56.
96. Pisoni R, Acelajado MC, Cartmill FR, Dudenbostel T, Dell'Italia LJ, Cofield SS, et al. Long-term effects of aldosterone blockade in resistant hypertension associated with chronic kidney disease. *J Hum Hypertens* 2012;**26**(8):502–6.
97. Remuzzi G, Ruggenent P, Remuzzi G, Ruggenenti P, Perico N. Chronic renal diseases: renoprotective benefits of renin-angiotensin system inhibition. *Ann Intern Med* 2002;**136**(8):604–15.
98. Lassila M, Cooper ME, Jandeleit-Dahm K. Antiproteinuric effect of RAS blockade: new mechanisms. *Curr Hypertens Rep* 2004;**6**(5):383–92.
99. Reiser J, Mundel P. Dual effects of RAS blockade on blood pressure and podocyte function. *Curr Hypertens Rep* 2007;**9**(5): 403–8.
100. Izuhara Y, Nangaku M, Inagi R, Tominaga N, Aizawa T, Kurokawa K, et al. Renoprotective properties of angiotensin receptor blockers beyond blood pressure lowering. *J Am Soc Nephrol* 2005;**16**(12):3631–41.
101. Mezzano SA, Ruiz-Ortega M, Egido J. Angiotensin II and renal fibrosis. *Hypertension* 2001;**38**(3 Pt 2):635–8.
102. Mogensen CE, Neldam S, Tikkanen I, Oren S, Viskoper R, Watts RW, et al. Randomised controlled trial of dual blockade of renin–angiotensin system in patients with hypertension, microalbuminuria, and non-insulin dependent diabetes: the Candesartan and Lisinopril Microalbuminuria (CALM) study. *BMJ* 2000;**321**(7274):1440–4.
103. Nakao N, Yoshimura A, Morita H, Takada M, Kayano T, Ideura T. Combination treatment of angiotensin-II receptor blocker and angiotensin-converting-enzyme inhibitor in non-diabetic renal disease (COOPERATE): a randomised controlled trial. *Lancet* 2003;**361**:117–24.
104. MacKinnon M, Shurraw S, Akbari A, Knoll GA, Jaffey J, Clark HD. Combination therapy with an angiotensin receptor blocker and an ACE inhibitor in proteinuric renal disease: a systematic review of the efficacy and safety data. *Am J Kidney Dis* 2006;**48**:8–12.
105. Kunz R, Friedrich C, Wolbers M, Mann JF. Meta-analysis: effect of monotherapy and combination therapy with inhibitors of the renin angiotensin system on proteinuria in renal disease. *Ann Intern Med* 2008;**148**(1):30–48.
106. Bakris GL, Ruilope L, Locatelli F, Ptaszynska A, Pieske B, de Champlain J, et al. Treatment of microalbuminuria in hypertensive subjects with elevated cardiovascular risk: results of the IMPROVE trial. *Kidney Int* 2007;**72**(7):879–85.
107. Mann JF, Schmieder RE, McQueen M, Dyal L, Schumacher H, Pogue J, et al. Renal outcomes with telmisartan, ramipril, or both, in people at high vascular risk (the ONTARGET study): a

multicentre, randomised, double-blind, controlled trial. *Lancet* 2008;**372**(9638):547–53.

108. Yusuf S, Teo K, Anderson C, Pogue J, Dyal L, Copland I, et al. Effects of the angiotensin-receptor blocker telmisartan on cardiovascular events in high-risk patients intolerant to angiotensin-converting enzyme inhibitors: a randomised controlled trial. *Lancet* 2008;**372**:1174–83.
109. Bakris GL, Toto RD, McCullough PA, Rocha R, Purkayastha D, Davis P. Effects of different ACE inhibitor combinations on albuminuria: results of the GUARD study. *Kidney Int* 2008;**73**(11):1303–9.
110. Bakris GL, Hart P, Ritz E. Beta blockers in the management of chronic kidney disease. *Kidney Int* 2006;**70**(11):1905–13.
111. Ignarro LJ. Different pharmacological properties of two enantiomers in a unique beta-blocker, nebivolol. *Cardiovasc Ther* 2008;**26**(2):115–34.
112. Sealey JE, Laragh JH. Aliskiren, the first renin inhibitor for treating hypertension: reactive renin secretion may limit its effectiveness. *Am J Hypertens* 2007;**20**(5):587–97.
113. Parving HH, Persson F, Lewis JB. Aliskiren combined with losartan in type 2 diabetes and nephropathy. *N Engl J Med* 2008;**358**(23):2433–46.
114. Diskin CJ, Stokes TJ, Dansby LM, Radcliff L, Carter TB. Does the hyperfiltration of minoxidil result in increased proteinuria and loss of renoprotection conferred by angiotensin inhibition? *Kidney Blood Press Res* 2006;**29**(1):54–9.
115. Bakris GL, Weir MR, Secic M, Campbell B, Weis-McNulty A. Differential effects of calcium antagonist subclasses on markers of nephropathy progression. *Kidney Int* 2004;**65**(6):1991–2002.
116. Ruggenenti P, Perna A, Benini R, Remuzzi G. Effects of dihydropyridine calcium channel blockers, angiotensin-converting enzyme inhibition, and blood pressure control on chronic, nondiabetic nephropathies. Gruppo Italiano di Studi Epidemiologici in Nefrologia (GISEN). *J Am Soc Nephrol* 1998;**9**(11):2096–101.
117. ONTARGET Investigators, Yusuf S, Teo KK, Pogue J, Dyal L, Copland I, et al. Telmisartan, ramipril, or both in patients at high risk for vascular events. *N Engl J Med* 2008;**358**(15):1547–59.
118. Makani H, Bangalore S, Desouza KA, Shah A, Messerli FH. Efficacy and safety of dual blockade of the renin-angiotensin system: meta-analysis of randomised trials. *BMJ* 2013;**346**:f360.
119. Harel Z, Gilbert C, Wald R. The effect of combination treatment with aliskiren and blockers of the renin-angiotensin system on hyperkalaemia and acute kidney injury: systematic review and meta-analysis. *BMJ* 2012;**344**:e42.

第53章

53

慢性肾脏病患者的矿物质和骨代谢异常管理

Kristen L. Jablonski and Michel Chonchol
Division of Renal Diseases and Hypertension, University of Colorado Denver
Anschutz Medical Campus, Aurora, CO, USA

CKD-MBD 的定义和及其对公众健康的影响

随着肾功能的丧失，矿物质代谢逐渐失去平衡，包括钙、磷、甲状旁腺素和 FGF-23 血清浓度的变化[1]。这些生化异常与心血管钙化和病理性骨钙流失有着紧密联系（图 53.1）[2]。2005 年，改善全球肾脏病预后组织（KDIGO），作为致力于发展慢性肾脏病（Chronic Kidney Disease, CKD）临床治疗指南的国际组织，正式将这种临床综合征命名为慢性肾脏病-矿物质和骨代谢异常（Chronic Kidney Disease-Mineral and Bone Disorder, CKD-MBD）[3]，取代了"肾性骨营养不良"，更好地描述了慢性肾脏病在矿物质代谢、骨和心血管系统的并发症所导致的后果[1]。现在，"肾性骨营养不良"特指慢性肾脏病所导致的骨形态学及病理学改变，而 CKD-MBD 则更好地反映了肾脏病的系统性后果[1]。

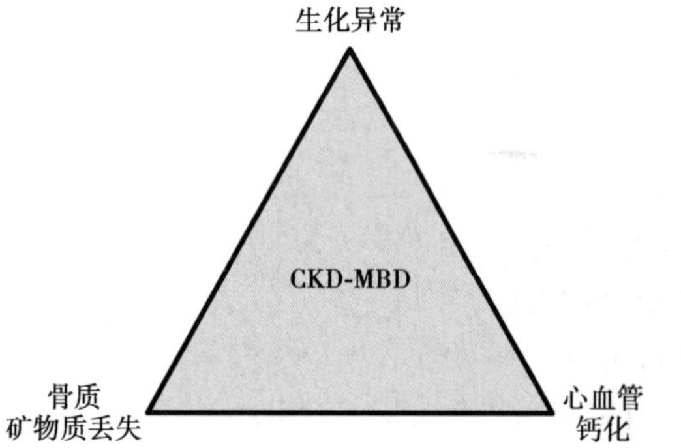

图 53.1　CKD-MBD 的组成。2005 年 KDIGO 指南将 CKD-MBD 的临床症状进行系统分类以反映 CKD 患者矿物质代谢紊乱、骨骼矿物质丢失和骨外心血管钙化等并发症

CKD-MBD 是慢性肾脏病的常见并发症，可以发生于病变早期，并持续疾病的整个过程。矿物质代谢异常、异位钙化和骨吸收可能会增加慢性肾脏患者的死亡率，因此 CKD-MBD 的管理对临床预后非常重要。然而，这一领域仍存在许多未知，也缺乏大型随机对照试验（randomized control tests, RCTs）为临床实践提供指导。本文主要依据 KDIGO 在 2009 年发布的 CKD-MBD 指南[1] 以及 2013 年"慢性肾脏病的评估与管理"指南中的更新内容所编纂[4]。发布于 2010 年的"美国肾脏病与透析患者生存质量指导指南"改编自 2009 年 KDIGO 的指南并应用于美国[5]，除特殊标明之外，都与 KDIGO 的指南相一致。

CKD-MBD 病理生理学

CKD-MBD 患者可以出现多项生化指标和激素的异常，钙、磷、维生素 D、甲状旁腺激素（parathyroid hormone, PTH）和成纤维生长因子-23（fibroblastic growth factor-23, FGF-23）的代谢均受到影响，同时也可以出现骨骼改变和血管钙化。

血钙

CKD 常伴有中度的低钙血症，而大多数非透析患者血钙浓度相对稳定（图 53.2）[6,7]。CKD 患者低钙血症受多种因素影响，包括肠道吸收减少和 $1,25(OH)_2D_3$ 水平降低（图 53.3）[8]。需要注意的是，CKD 患者（尤其是透析患者）常出现药物引起的血钙浓度上升，例如

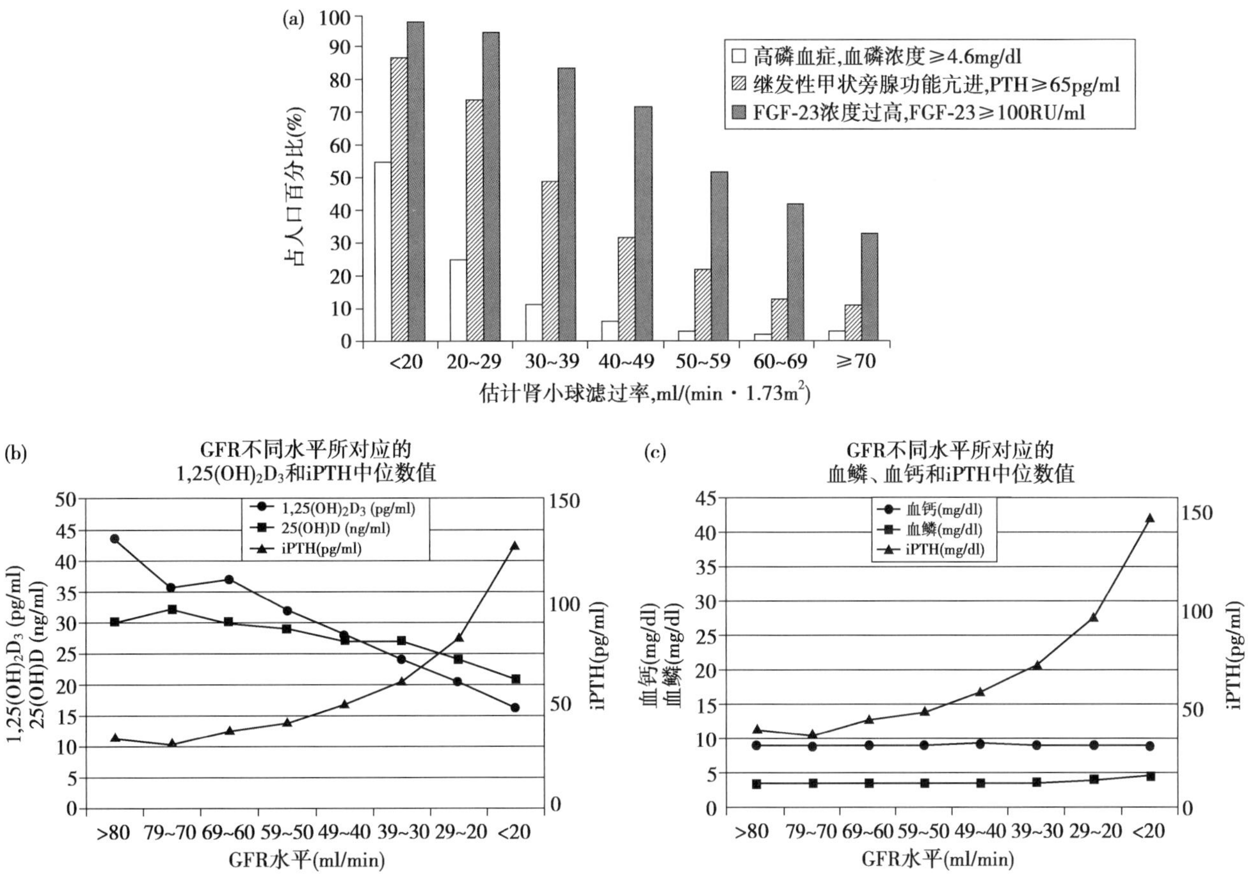

图 53.2　CKD 患者随 GFR 下降血生化指标和激素水平的变化。当 eGFR 下降至 70ml/(min·1.73m²)或持续下降时,在 CKD-MBD 各项指标中 FGF-23 水平最先出现异常升高(如图 A 右侧竖条表示 FGF-23,左侧竖条表示高磷血症,中间竖条表示继发性甲状旁腺功能亢进)。升高的 FGF-23 通过抑制 1α-羟化酶活性以及提高 24-羟化酶活性导致 $1,25(OH)_2D_3$ 水平下降(如图 B)。iPTH 也随 eGFR 下降而升高,但在 eGFR 降低到 45ml/(min·1.73m²)之前都不显著(如图 B 和 C)。相反,血钙浓度在大多数非透析 CKD 患者中保持相对稳定(如图 C)。血磷浓度在 eGFR 降至 40ml/(min·1.73m²)之前都保持正常,且在 eGFR 降至 20L/(min·1.73m²)之前依然相对稳定(如图 A 和 C)。(*Reprinted by permission from Macmillan Publishers Ltd*:[*Kidney International*](*6*),*copyright*(*2011*)[*Panel A*] *and Macmillan Publishers Ltd*:[*Kidney International*](*13*),*copyright*(*2007*)[*Panels B and C*].)

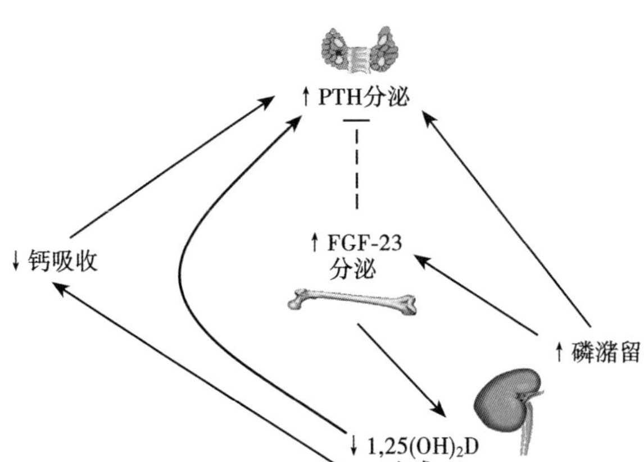

图 53.3　CKD-MBD 生化和激素异常。CKD-MBD 情况下,调磷因子 FGF-23 分泌增加以降低升高的血磷,同时 FGF-23 通过减少肾脏 1α-羟化酶和增加 24-羟化酶的表达,抑制 $1,25(OH)_2D_3$ 的合成。FGF-23 也抑制 PTH 的释放和分泌,但是后期甲状旁腺可能发生 FGF-23 抵抗,且甲状旁腺和 FGF-23 两者的作用可能随着肾脏病的进展而改变。低血钙症、高磷血症和(或)$1,25(OH)_2D_3$ 降低均促进 PTH 释放和分泌,$1,25(OH)_2D_3$ 降低可以减少肠道对钙的吸收,加重低钙血症

使用钙磷结合剂等。观察性研究表明高钙血症可能增加长期透析患者的死亡风险[9-11]，但没有证据表明3～5期的CKD患者血钙浓度升高会增加骨折和死亡的风险[1]。一项基于正常人群的荟萃分析显示，补充钙剂可能增加心血管事件的风险[12]，但这一结论是否适用于CKD患者还不确定。

血磷

在CKD 3～5期患者中，肾小球滤过率（eGFR）大于40ml/（min·1.73m²）时，血磷保持正常，且在eGFR下降到20ml/（min·1.73m²）前保持相对稳定[6,7]（图53.2）。由于FGF-23促进肾脏排磷，CKD早期血磷可以维持在正常范围内[13]。血磷浓度升高是继发性甲状旁腺功能亢进的诱因并会导致心血管钙化[14]。

观察性研究证实，即使是在正常范围内的血磷，其浓度的增高也与非CKD患者[15,16]、CKD非透析患者[17,18]以及维持性透析患者[18,19]全因死亡率息息相关。另外，处于正常高值的血磷浓度也与CKD患者心血管疾病和血管钙化的发生率有关[20]。

维生素D

一般认为使用25（OH）D_3反映体内维生素D代谢水平最为合适，因为其半衰期较长（接近三周）。25（OH）D_3主要在肾脏1α-羟化酶的作用下转化为有活性的1,25（OH）$_2D_3$（calcitriol，骨化三醇）。1,25（OH）$_2D_3$除了具有多重细胞生物学作用外，还是体内矿物质代谢平衡和骨骼肌功能的重要调节因子。

CKD患者早期开始出现1,25（OH）$_2D_3$的水平下降[1,21]，随疾病进展而明显减少[6,22]（图53.2）。传统观念认为1,25（OH）$_2D_3$的降低是由于肾单位的丧失，现在认为CKD早期血清FGF-23浓度上升，抑制1α-羟化酶、刺激24-羟化酶，也是导致1,25（OH）$_2D_3$降低的原因之一[23]（图53.3）。

一些研究表明，在健康人群及CKD患者中，维生素D水平和人群的不良预后之间存在负相关。血清25（OH）D_3浓度降低是全因死亡率的独立预测因子，在非透析CKD患者、透析患者[24,25]和普通人群中[26,27,28]皆是如此。1,25（OH）$_2D_3$的水平也与非透析CKD患者的死亡率呈负相关。在CKD[24]及非CKD[26,28,29]患者中，25（OH）D_3和（或）1,25（OH）$_2D_3$的水平下降是心血管事件和死亡的独立影响因子。另外，25（OH）D_3和1,25（OH）$_2D_3$水平随着肾脏病进程逐渐下降[27,30]，而且低25（OH）D_3水平还与健康人群中冠心病风险的增加相关[31]。

甲状旁腺激素

在生理情况下，PTH可以维持血钙浓度、增加尿磷排泄以及刺激1,25（OH）$_2D_3$的生成。在低钙血症、高磷血症和1,25（OH）$_2D_3$降低的情况下PTH会反应性升高（图53.3）[1]。FGF-23能抑制PTH的生成，而随着肾脏病的进展，甲状旁腺会对FGF-23的抑制作用产生抵抗[23,32]。

当GFR降低时iPTH会上升，但在eGFR降低到45ml/（min·1.73m²）之前升高并不明显[6]（图53.2），此时其上升是机体为了维持体内钙、磷和1,25（OH）$_2D_3$平衡而产生的适应性反应。血钙降低曾被认为是继发性甲旁亢的核心变化，但现在发现FGF-23在这个过程中起关键作用。肾病早期FGF-23可抑制PTH合成，但随着疾病进展其抑制作用减弱[13]。

大多数关于PTH与CKD临床表现之间关系的观察性研究证据都来自维持性血液透析人群，当iPTH升高超过480～600pg/ml时，患者死亡风险将明显增加[10,33,34]。但这个发现并非在所有患者群体中保持一致，而且两者的关系可能呈U型相关、负相关或无显著性意义。在维持性血液透析患者中，iPTH的升高也可能与心血管事件的发生相关[35,36,37]。一般来说，iPTH与骨折风险并无相关关系，而且PTH水平与成骨活动水平之间的关系也因人而异[1]。

成纤维细胞生长因子-23

FGF-23发现于2000年[38]，它的发现也引起了人们对继发性甲旁亢发生机制的重新思考[13]。当骨质形成及血磷变化时，骨细胞可分泌FGF-23（图53.3），但尚不明确FGF-23的调节机制[39]。FGF-23是机体磷代谢的主要调节激素，主要通过抑制肾小管上皮细胞钠-磷转运子的表达和活性而促进肾脏排磷，并且在一定程度上抑制1,25（OH）$_2D_3$和PTH的生成[23,32]，这些抑制作用可能是通过减少肠道对磷的吸收、降低1α-羟化酶的表达以及增加24-羟化酶的表达而实现[23,32]。FGF-23通过与其受体（属于酪氨酸激酶超家族）[40]和klotho共受体结合而发挥作用[32]，但动物实验也表明，至少在心脏方面，FGF-23可以独立于klotho受体发挥作用[41]。

FGF-23 的升高或许是 CKD-MBD 最早可检测的生化指标之一，FGF-23 在 eGFR 接近 70ml/(min·1.73m²)时即开始升高，并且随 eGFR 的下降而逐步上升(图 53.2)[13,42]。CKD 早期适度升高的 FGF-23 浓度可以增加肾脏对磷的排泄，维持血磷在正常范围内。随着 CKD 进展至晚期，循环中 FGF-23 浓度持续升高，但促排磷作用降低，最终血磷浓度升高。目前有关在 CKD 患者中 FGF-23 先于血磷升高的机制仍是未解之谜。

研究表明在非透析的 CKD 患者中，血 FGF-23 水平与患者死亡率[43,44]、心血管事件[43,44,45]和 CKD 进展[43,44,46]独立相关。巨大的风险比提示 FGF-23 是一个关键的终点预测指标。在非透析 CKD 患者、维持性透析患者以及一般人群中，血 FGF-23 水平还与左心室肥厚的发生独立相关[41,47-49]。动物实验表明，阻断 FGF-23 可以阻止左心室肥厚的进展[41]，故 FGF-23 与心血管事件和死亡率的相关性可能与 FGF-23 导致左心肥厚相关。

骨

在传统概念中，肾性骨营养不良表现为不同程度的骨质转化和矿化异常，CKD 情况下骨转化波动可以从非常低到非常高，骨矿化甚至可能消失。一项针对 CKD3～5 期患者骨活检的系统性回顾研究发现，32%的患者患有纤维性骨炎(骨转化增加伴矿化正常)，18%的患者患有无动力性骨病(骨转化降低伴细胞丢失)，16%的患者正常，8%的患者有骨软化(骨转化降低伴矿化异常)，还有 20%的患者患有混合型骨病(骨转化增加伴矿化异常)[1]。

骨质改变在 CKD 患者中是非常重要的，因为这可导致骨质疏松和骨折。CKD3～4 期的老年患者髋部骨折的发生率是正常老年人的 2～3 倍。尽管 CKD 早期骨折的风险还不清楚，但患有骨软化症和无动力性骨病的慢性透析患者骨折的风险较之正常人大大提高[50,51]。

心血管钙化

CKD 患者心血管系统的钙化随着 eGFR 的降低而逐步进展，而且比正常人更广泛、更严重、更迅速[14]。CKD 时钙化在血管的内膜和中膜皆可发生，但普遍认为中膜的钙化更常见，而且常常是心血管钙化的主要形式[52]。中膜钙化以遍及整个循环系统的广泛钙质沉积为特征[53]，并与大动脉的硬化有密切联系。大动脉硬化可提高收缩压，降低舒张压，增加心脏后负荷，进而引发冠状动脉缺血和左心室重构[54,55]。因此，心血管钙化是 CKD 患者心血管疾病发生的主要诱发因素，正如观察研究所表明的那样，心血管钙化在一定程度上预示了心血管事件和死亡的发生[14,52]。尽管如此，对于 CKD 患者，目前尚无证据证明减缓心血管钙化的进展可以改善患者预后[1]。

诊　断

这些诊断意见大多基于 KDIGO 指南[1,4]。各种生化指标是诊断、识别药物靶点和 CKD-MBD 治疗的主要标准。对于生化指标而言，所有治疗的决策都应建立在其动态变化上，不应一成不变。

CKD-MBD 的临床生化异常从 CKD3 期开始出现[eGFR 接近 40～50ml/(min·1.73m²)][6]，但这些变化很大程度上因人而异，病情评估的频率必须根据患者的个体情况考虑。最新版 KDIGO 指南建议将血钙、血磷、iPTH、ALP 纳入测量范围，对 eGFR 低于 45ml/(min·1.73m²)的患者至少进行一次测量以确定基准值[4]，诊断 CKD-MBD 至少需要一项生化指标的异常[1]。然而，目前大多数观察性研究的结果都是来自透析患者而不是非透析患者，更不用说是 CKD 3～5 各期的患者了，这就使得在 CKD 非透析阶段对于 CKD-MBD 诊断标准和治疗规范的建立变得十分困难。另外，现在尚无证据证明在 CKD 全病程中定期测量 CKD-MBD 相关的生化指标可以改善患者预后[1]。

血钙

KDIGO 指南建议从 CKD 3 期开始监测血钙。根据患者个体情况，CKD 3 期以每 6 周～12 个月监测一次为佳，CKD 4 期每 3～6 个月监测一次，CKD 5 期每 1～3 个月监测一次(表 53.1)[1]。由于血浆中发挥生理作用的是离子钙，所以理想状态下应测量血浆离子钙浓度。然而，考虑实用性与经济效益，临床上通常不测量离子钙，而是测量血浆总钙含量。

血磷

CKD 患者监测血钙的同时，也应监测血磷水平(表 53.1)[1]。CKD 患者血磷随昼夜节律变化较少[56]。

维生素 D

一般认为，评价维生素 D 代谢状况最好的指标是

表 53.1 CKD-MBD 生化诊断指标*

指标	正常范围(血清)	生理诱因和结果	CKD 改变	KDIGO 指南推荐监测频率
钙*	8.5~10.5mg/dl#	诱因:$1,25(OH)_2D_3$ 降低、肠道吸收减少和磷潴留	轻度低钙血症(常见),高钙血症(也可出现,少见)	3 期:每 6~12 个月†
		结果:促进继发性甲状旁腺增生	eGFR<40ml/(min·1.73m^2)前维持正常	4 期:每 3~6 个月†
			eGFR 降至 20ml/(min·1.73m^2)前维持相对稳定	5 期:每 1~3 个月†
磷*	2.5~4.5mg/dl	诱因:肾脏排磷受限致血磷升高	eGFR<40ml/(min·1.73m^2)前维持正常,eGFR 下降至 20ml/(min·1.73m^2)前维持相对稳定	3 期:每 6~12 个月†
		结果:血磷升高促进继发性甲状旁腺增生和血管钙化	早期正常,晚期上升,早期 FGF-23 的促排磷作用足以维持血磷正常	4 期:每 3~6 个月† 5 期:每 1~3 个月†
维生素 D*	缺乏:$25(OH)D_3$<20ng/ml 不足:20~30ng/ml 充足>30ng/ml	诱因:肾脏受损导致 $1,25(OH)_2D_3$ 合成受限 结果:可能是 PTH 升高的原因之一	不足和缺乏常见,约占 CKD 人群 50%	3~5 期每隔一段时间测定一次,确定基线水平,决定干预方式
PTH*	eGFR<45ml/(min·1.73m^2),iPTH 超过上限且持续性升高时认为 PTH 异常	诱因:低血钙、高血磷和(或)$1,25(OH)_2D_3$ 降低导致 PTH 上升 结果:高血钙、高 $1,25(OH)_2D_3$ 和 FGF-23 可抑制 PTH 上升	eGFR<60ml/(min·1.73m^2)的患者约 60% 存在 iPTH 升高	3 期:根据基线水平和 CKD 进展情况决定† 4 期:每 6~12 个月† 5 期:每 3~6 个月†
FGF-23	一项小型研究:健康成年人:17.8~197.0RU/ml(中位数 76.5RU.ml)	诱因:骨形成及血磷变化时刺激骨细胞分泌,是最主要的调磷激素	CKD 早期开始上升[eGFR70ml/(min·1.73m^2)],随着 GFR 降低而进行性升高	无推荐
	非透析依赖性 CKD 患者:63.6~5592.0RU/ml(中位数 188.0RU/ml)	结果:升高的 FGF-23 抑制 $1,25(OH)_2D_3$,进而促进 PTH 升高		
	维持型血透患者:150~115 000RU/ml(中位数 4715.0RU/ml)			

所有治疗应基于生化指标的变化趋势,而非一次化验结果。$1,25(OH)_2D_3$=1,25 二羟维生素 D_3,eGFR=估计肾小球滤过率,$25(OH)D_3$=25 羟基维生素 D_3,PTH=甲状旁腺激素,FGF-23=成纤维细胞生长因子-23。

*下列指标至少两项异常方可诊断 CKD-MBD。

#因实验室不同而有差异。

†应根据该指标异常的程度决定监测频率

$25(OH)D_3$,因为 $25(OH)D_3$ 半衰期长(约为 3 周),而 $1,25(OH)_2D_3$ 半衰期较短(约 4~6 小时)[1]。流行病学研究发现,无论是 CKD 患者还是正常人群,血循环中 $25(OH)D_3$ 和 $1,25(OH)_2D_3$ 水平都能独立预测全因死亡和心血管死亡[24-28]。评价维生素 D 代谢状况主要围绕循环 $25(OH)D_3$ 是否足以维持正常生理作用,而国际上对 $25(OH)D_3$ 具体水平并没有达成共识。2013 年最新的 KDIGO 指南建议将<20ng/ml 定义为维生素 D 缺乏[4]。无论 CKD 患者还是正常人群,在血 $25(OH)D_3$ 下降到 30~40ng/ml 之前,血浆 $25(OH)D_3$ 水平与 PTH 水平呈反比,当 $25(OH)D_3$ 下降到 30~40ng/ml 时,PTH 达到最低水平[57-60]。KDIGO 指南建议 CKD 3~5 期患者定期监测血 $25(OH)D_3$ 水平以评估维生素 D 的基线情况和治疗效果(表 53.1)[1],当 $25(OH)D_3$ 水平较低时应给予干预治疗[5]。然而,肾脏病学界对于是否应该定期监测 CKD 患者血 $25(OH)D_3$ 水平仍存有争议,因为缺乏证据表明补充维生素 D 可以改善临床预后,且 $25(OH)D_3$ 的测定方法缺乏标准

化,临床上最常用的是 DiaSorin 测定法[1]。

甲状旁腺激素

由于 PTH 随着疾病的进展而变化,故需定期监测其水平,KDIGO 指南推荐从 CKD 3 期开始监测血清 iPTH 浓度,CKD 4 期每 6 ~ 12 个月、CKD 5 期每 3 ~ 6 个月复查 iPTH 水平(表 53.1)。关于 CKD 3 ~ 5 期 iPTH 的最佳水平目前暂无定论,这是因为随 CKD 进展,PTH 水平变化较大。此外,检测类型、样品类型、检测方法和变异都增加了检测的难度。现在临床最常用的检测方法为第二代测定法(iPTH),但 iPTH 水平随时间变化仍有较大的变化。因此,KDIGO 指南没有明确提出 PTH 的控制范围,而是建议根据各个实验室的情况制定特定的控制范围。临床上对于 PTH 的干预应根据 PTH 的变化作出相应调整,而非一成不变。

成纤维细胞生长因子-23

FGF-23 是近年新发现的一种循环因子,主要用于科学研究,暂时还没有应用于临床,因此尚未成为 CKD-MBD 的临床诊断指标,KDIGO 指南或 KDOQI 指南都没有对其进行讨论。目前有两种 ELISA 方法用于检测 FGF-23 水平,一种用于检测完整 FGF-23(intact FGF-23,血清为主),另一种用于检测 C-末端 FGF-23(cFGF-23,血浆为主)。以往研究显示两者具有良好的相关性,但是近期有研究提出了质疑[61,62]。应用 C-末端检测法发现,健康成年人血中 FGF-23 水平约 17.8 ~ 197.0RU/ml(中位数 76.5RU/ml)(表 53.1)[63],CKD 非透析依赖患者较正常人高出 2 ~ 5 倍(63.6 ~ 5592RU/ml,中位数 188RU/ml),透析患者可以高出 1000 倍(150 ~ 115 000RU/ml,中位数 4175RU/ml)[13,61,63]。由于 FGF-23 是机体最主要的调磷激素,观察 FGF-23 变化的同时,我们还应关注肾脏排磷分数。

骨

骨活检是 CKD-MBD 骨病诊断的"金标准",它可以提供骨转化、矿化和骨量的相关信息。KDIGO 指南提出 CKD 3 ~ 5 期患者出现不明原因的骨折、持续性骨痛、不明原因的高钙血症或低磷血症时可以考虑行骨活检,该检测也适用于已诊断为 CKD-MBD、准备应用双膦酸盐治疗的患者[1]。骨矿物质密度检测(bone mineral density,BMD)通常采用双能 X 线吸收检测法(dual energy X-ray absorptiometry,DXA)扫描,这种方法不适用于 eGFR<45ml/(min · 1.73m²)的 CKD 患者。骨密度检测可以预测正常人群骨折危险度,但对 CKD-MBD 患者检测结果不一定准确或有意义[4,5]。

血管钙化

虽然 CKD-MBD 会出现异位钙化的表现,但是 KDIGO 指南不建议对所有患者进行血管钙化的筛查,因为没有证据表明干预血管钙化能改善患者预后[1]。KDOQI 指南也不推荐筛查无症状 CKD 患者的钙化情况[5]。肾脏病学界的共识是筛查血管钙化会增加医疗成本效益比,且目前没有合适的干预治疗能逆转血管钙化,但是患者一旦发生血管钙化,应意识到其存在高心血管疾病风险。

治　　疗

迄今为止,所有文献关注的重点都是 CKD 患者矿物质代谢紊乱与不良预后的关系,包括死亡率、心血管疾病和骨折,造成人们普遍认为临床上只要对这些参数进行干预就可能改善预后,但是支持这个观点的大规模 RCT 非常有限[1]。大多数研究使用的都是观察性数据或替代终点,而非针对疗效的硬终点,评价治疗效果集中在纠正生化指标和激素异常以及减少它们导致不良事件的可能性。本部分将侧重于介绍如何纠正 CKD 患者血生化异常和激素异常。

血钙

几乎没有观察性研究或干预性研究表明纠正血钙水平可改善 CKD 患者预后,但是有证据表明,正常人群补钙可能会增加心血管疾病发病的风险[64]。KDIGO 指南建议 CKD 3 ~ 5 期患者血钙水平应维持在正常范围(表 53.2)[1]。KDOQI 指南建议 CKD3、4 期患者血钙应维持在正常范围,5 期患者应尽可能将血钙水平维持在正常值范围的低限(8.4 ~ 9.6mg/dl)[5]。然而,支持此结论的大部分是观察性研究,没有证据表明维持在正常范围的血钙会对患者预后造成不良影响。指南推荐限制使用含钙的磷结合剂、限制骨化三醇及其类似物的应用以维持血钙在正常范围[1]。有关 CKD-MBD 患者控制高钙血症和其他矿

表 53.2 CKD-MBD 生化异常的治疗

指标	KDIGO/KDOQI 治疗建议	治疗方式
钙	3~4 期:控制血钙在正常范围 5 期:控制血钙在正常下限(8.4~9.6mg/dl)	高钙血症时限制钙磷结合剂和(或)1,25(OH)$_2$D$_3$ 或活性维生素 D 类似物治疗
磷	GFR<45ml/(min·1.73m^2)时,控制血磷在正常范围 选择磷结合剂时必须考虑 CKD-MBD 的其他指标、疗效和副作用 3~4 期控制血磷在正常范围,5 期更低	限制饮食磷摄入 磷结合剂 • 氢氧化铝(不推荐) • 碳酸钙和醋酸钙 • 氢氧化镁和碳酸镁 • 盐酸司维拉姆和碳酸司维拉姆 • 碳酸镧
维生素 D	只需纠正 25(OH)D$_3$ 缺乏至正常人群范围(1000~2000IU/d 胆骨化醇[D$_3$]) 推荐每月补充钙化醇(D$_2$)50 000IU/周至 25(OH)D$_3$>30ng/ml	补充天然维生素 D • 钙化醇(D$_2$) • 胆骨化醇(D$_3$)
PTH	3~5 期:最佳范围未知 推荐 CKD 4~5 期降低 PTH 干预阈值	首先评估高磷血症、高钙血症和维生素 D 缺乏 初步治疗选择 • 限制饮食磷摄入 • 磷结合剂 • 补钙 • 补充营养性维生素 D(仅当 25(OH)D$_3$ 缺乏时) 如果 PTH 继续升高且维持在正常高限,同时伴有 25(OH)D$_3$ 缺乏,使用骨化三醇或活性维生素 D 类似物 西那卡塞-KDIGO 不推荐非透析 CKD 人群使用 严重甲状旁腺功能亢进且保守治疗无效时,行甲状旁腺切除术
FGF-23	最佳范围未知。KDIGO 与 KDOQI 未给出明确推荐范围	KDIGO 未给出明确推荐 此时,唯一可选的治疗方案为限制饮食磷摄入 司维拉姆和碳酸镧可能降低 FGF-23

1,25(OH)$_2$D$_3$=1,25 二羟维生素 D,eGFR=估计肾小球滤过率,25(OH)D$_3$=25 羟维生素 D,PTH=甲状旁腺激素,FGF-23=成纤维生长因子-23,CKD-MBD 患者生化异常的治疗流程见图 53.4

物质代谢紊乱的处理见图 53.4。

指南建议仅当低钙血症的患者出现如麻木、刺痛时才纠正低血钙,但血钙低于 7.5mg/dl 时也应及时干预,治疗首选口服钙剂或活性维生素 D 类似物。患者出现低钙血症相应症状,同时 PTH 上升时方可使用活性维生素 D 类似物。低钙血症合并高磷血症时,首选含钙的磷结合剂。

血磷

对于是否应该纠正 CKD 3、4 期患者的血磷目前尚有争议[65]。根据指南推荐,维持性血透患者血磷水平应控制在 5.5mg/dl 以下。CKD 3、4 期患者纠正血磷的处理流程见图 53.4。

观察性研究表明对于 CKD 患者,无论是否需要长期血透,使用任何一种磷结合剂都可以降低死亡率[66,67]。目前大部分 RCT 研究的对象为维持性透析患者,仅有一项临床试验在 CKD 3~5 期患者中实施[68]。这项研究显示磷结合剂司维拉姆可以延缓 CKD 患者血管钙化,与从透析患者中得出的结论一致[19,69],但也有研究没有得出阳性结果[70,71]。一项针对透析患者的 RCT 研究[72]和一个开放性研究[73]的次要分析结果显示,使用司维拉姆对患者死亡率的影响与使用钙磷结合剂的患者相比无显著差异。然而,另一项在透析患者中的研究发现,与司维拉姆相比,使用含钙的磷结合剂患者死亡率明显上升,但是 KDIGO 委员会[1]对其随机化的效果提出质疑[19]。目前仍然缺乏维持性透析人群应用磷结合剂与心血管终点事件的 RCT 研究,尚不清楚使用含钙磷结合剂与司维拉姆或碳酸镧相比对患者骨病理的影响有无差别,针对长期透析患者的研究显示出不同的结果[71,74,75]。

近期一项临床荟萃分析显示,所有磷结合剂与安慰剂相比都有显著降磷效果[78]。RCT 研究证实在 CKD3~5 期患者中,司维拉姆与钙磷结合剂相比,降

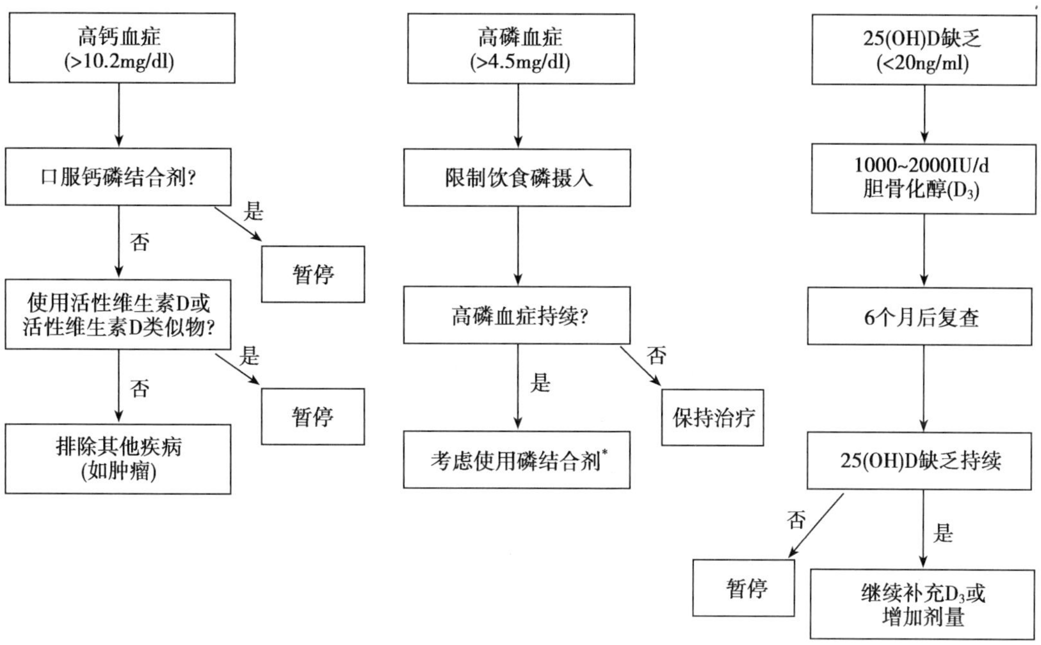

图 53.4　CKD-MBD 生化和激素异常的处理流程。治疗高钙血症首先要明确患者是否在服用钙磷结合剂，如果患者在使用钙磷结合剂，则停用。其次应了解患者是否在服用活性维生素 D 或活性维生素 D 类似物。如果患者两者都没有使用，则需要考虑是否有其他原因导致高磷血症，比如恶性肿瘤。治疗高磷血症，首先应控制饮食。如果饮食控制无法降磷，则应考虑使用磷结合剂。然而 FDA 没有批准 CKD 非透析患者使用磷结合剂治疗高磷血症（由 * 表示），饮食中磷的限制应该首先尝试。如果高磷血症仍然存在，可考虑使用磷结合剂。与 KDIGO 指南一致，我们建议 25(OH)D_3 缺乏时，应每天补充 1000 ~ 2000IU 胆骨化醇(D_3)，6 个月后复查血清 25(OH)D_3 水平以决定是否停止干预或是增加剂量

磷效果基本一致[68]，对血钙的影响没有明显区别[68]，但是在维持性透析患者中，司维拉姆组血钙有所降低[19,69,71,72]。RCT 研究也发现维持性透析患者应用碳酸镧治疗对于高磷血症和骨病有效[76,77]。

最新的 KDIGO 指南建议 eGFR < 45ml/(min · 1.73m^2)的患者血磷应维持在正常范围[4]，KDOQI 指南推荐 CKD5 期患者血磷应降得更低（表 53.2）[5]，但仍缺乏前瞻性 RCT 证明控制血磷能改善患者临床预后。尽管如此，限磷饮食结合口服磷结合剂治疗仍是 CKD3 ~ 5 期患者控制高磷血症的最佳方案[1,5]。

限制饮食磷的摄入在治疗 CKD-MBD 中起重要作用，因为饮食中所含的磷 60% ~ 70% 可被肠道吸收[79]。然而，实际操作中控制饮食磷摄入也有一定的困难，如患者的依从性、食物磷含量的估算以及多种添加剂等（表 53.3）[79]。目前还没有足够的数据支持将控制饮食磷作为 CKD-MBD 首选或唯一治疗方法[1]。

磷结合剂作为 CKD-MBD 的治疗药物具有显著的优势及劣势。含铝磷结合剂已经不再推荐使用[79]，因为铝中毒可以产生严重的血液、神经和骨骼的不良反应。碳酸钙和醋酸钙都是含钙磷结合剂，价格低廉且降磷效果肯定，但有可能引起钙负荷过量，增加血管钙化和低转运性骨病的风险（使用醋酸钙的钙负荷比碳酸钙更小）[79]。因此，KDIGO 指南并不推荐骨转运低下、血管钙化和高钙血症的患者使用含钙的磷结合剂[1]。含镁的磷结合剂包括氢氧化镁和碳酸镁，比单纯的含钙磷结合剂的钙负荷更小。然而，关于含镁磷结合剂的胃肠道副作用还缺乏足够的研究，使用剂量过高时可能引起高镁血症[79]。

盐酸司维拉姆是一种不含钙、非金属离子、不被肠道吸收的磷结合剂。碳酸司维拉姆具有与盐酸司维拉姆类似的降磷作用，且可能在改善体内酸碱平衡方面具有潜在作用[1,80]。这两类药物都能够避免钙负荷过多，减少金属离子吸收，还具有降低低密度脂蛋白胆固醇的作用[79]。司维拉姆还可能具有减少血管钙化、降低死亡率和 FGF-23 水平的功能[68,72]。目前司维拉姆使用并不普遍，费用过高是主要的原因。此外，盐酸司维拉姆还可能降低体内碳酸氢盐水平[79]。

2004 年被批准使用的碳酸镧是一种不含钙的天然金属离子磷结合剂[82]，其临床使用的主要优势包括：有效降磷、避免钙负荷过多、服用药片较司维拉姆更少且可以嚼服等。镧在肝脏进行代谢，因此不受肾功能影响[79]。此外，碳酸镧对改善骨重塑和降低 FGF-23 水

表 53.3 CKD-MBD 相关生化异常现有治疗方式的优点和缺点

治疗方式	优点	缺点
限制饮食磷摄入	重要的血磷调节方式，人体可吸收 60% ~70%的饮食磷	添加剂、食品成分表等导致计量困难 没有足够证据支持可单独治疗高磷血症
氢氧化铝	磷结合效率高	不建议：铝中毒可能增加血液、神经和骨骼系统严重不良反应的风险
碳酸钙	价格便宜、有效、易得	高钙血症相关潜在风险（比如血管钙化、无动力性骨病） KDIGO 不建议已确诊为低转运性骨病、血管钙化和高磷血症的患者使用
醋酸钙	钙暴露可能少、磷结合能力高于碳酸钙	增加高钙血症风险 价格高于碳酸钙 KDIGO 不推荐已确诊为低转运性骨病、血管钙化和高钙血症的患者使用
氢氧化镁和碳酸镁	对血钙的影响可能比含钙磷结合剂少	胃肠道不良反应 降磷效率低，增加剂量可能导致高镁血症 研究不足
盐酸司维拉姆	有效 不增加钙负荷 不含金属 不吸收 除降磷之外，可能有其他益处（如降低 LDL、延缓血管钙化及降低 FGF-23）	价格高 胃肠道不良反应 服用药丸数量大 可能降低血清碳酸氢盐浓度（酸中毒）
碳酸司维拉姆	理论上与盐酸司维拉姆有同样的优点，酸碱平衡更好	价格高 胃肠道不良反应 服用药丸数量大
碳酸镧	有效 不增加钙负荷 可咀嚼 肝脏代谢清除故不依赖肾脏 除降磷作用外，可能有其他益处（比如改善骨重塑、降低 FGF-23 水平）	胃肠道不良反应 长期临床效果未知
营养性维生素 D（D_2 和 D_3）	有效升高 25(OH)D_3 和 1,25(OH)$_2D_3$ 水平 在肾外区域转化为 1,25(OH)$_2D_3$ 可能有额外益处 抑制 PTH 价格便宜 高磷血症和高钙血症发生率低	CKD 人群的 RCT 研究较少 CKD 人群相关研究较少 对于是否应将所有 CKD 患者 25(OH)D_3 水平纠正至充足水平仍无定论
活性维生素 D（骨化三醇，1,25(OH)$_2D_3$）	有效升高 1,25(OH)$_2D_3$ 水平 降低甲状旁腺 PTH 分泌	可能促进高钙血症（无动力性骨病、血管钙化的风险）和（或）升高血磷
维生素 D 受体激动剂（活性维生素 D 类似物，如帕立骨化醇、度骨化醇）	有效升高 1,25(OH)$_2D_3$ 水平 抑制甲状旁腺 PTH 分泌 活性维生素 D 类似物选择性抑制 PTH，对血钙磷作用更小	可能促进高钙血症（无动力性骨病、血管钙化的风险）和（或）升高血磷
西那卡塞	有效降低 PTH 可能降低血磷	EVOLVE 试验提示不降低死亡率 胃肠道不良反应 低钙血症风险 FDA 并未推荐 CKD 非透析患者使用
甲状旁腺切除	降低 PTH、血钙和血磷	缺乏获益和相关的 RCT 研究

FGF-23＝成纤维生长因子-23，1,25(OH)$_2D_3$＝1,25 二羟维生素 D，25(OH)D_3＝25 羟维生素 D，PTH＝甲状旁腺激素，RCT＝随机对照试验

平都具有一定的作用[76,83]。但是,碳酸镧的价格同样很高,胃肠道副作用较常见,长期应用的临床效果仍有待进一步的研究[1,79,84]。

维生素 D

KDIGO 指南推荐血中 25(OH)D_3 水平较低的 CKD 患者应补充 1000～2000 单位/天(IU/d)的天然维生素 D_3(cholecalciferol,胆骨化醇),这一推荐值与健康人群相同[4]。当体内 25(OH)D_3 低于 30ng/ml 时,KDIGO 指南推荐使用维生素 D_2(ergocalciferol,麦角骨化醇 50 000IU/周或/月)治疗[85]。补充这两种天然维生素 D 制剂均可以升高体内 25(OH)D_3 水平,但是否可以改善临床症状、患者增加的服药片数和经济负担仍缺乏相关研究。由于通常不监测 CKD 患者血中 1,25(OH)$_2D_3$水平,故 1,25(OH)$_2D_3$ 水平较低时不推荐常规治疗。图 53.4 是针对 CKD 患者血循环中 25(OH)D_3水平较低时的治疗路线图,相关方法均有研究数据支持。

对维持性透析患者的观察性研究显示,使用活性维生素 D 治疗可以提高患者生存率[11,24],但这一研究结果可能受到其他因素影响,所以与其他研究报道的结果并不一致[86,87]。在非透析人群和健康人中有关维生素 D 治疗的相关研究仍十分有限。观察性研究还指出,活性维生素 D 治疗可能减少患者进入终末期肾脏病的风险[88]。在一项临床荟萃分析中,非 CKD 患者补充天然维生素 D 制剂可降低死亡率[89]。一项小规模的血透患者研究也发现,使用麦角骨化醇与左心室质量指数的下降存在相关性[90]。

现阶段仍缺乏有关活性或天然维生素 D 治疗与死亡率或心血管事件相关性的 RCT,无论是 CKD 患者还是健康人群都缺乏研究数据[1]。美国国立卫生研究院资助的维生素 D 和 Omega-3 研究(VITAL)正在进行中,这一研究的结果将会对普通人群中应用维生素 D 治疗对硬终点事件的发生是否有改善作用提供更多的依据。PRIMO 研究(Paricalcitol Capsule Benefits in Renal Failure-Induced Cardiac Morbidity,帕立骨化醇治疗肾衰竭引起的心脏病)结果显示,在 3～4 期的 CKD 患者中,2ug/d 的帕立骨化醇治疗 48 周之后,患者左心室质量指数并没有明显变化[91]。与该研究结果不同的是,在此前的动物研究中,维生素 D 治疗可以有效地降低大鼠左心室肥厚水平[92]。关于维生素 D 治疗对血管钙化的影响也没有统一的研究结论。在 CKD 大鼠模型中使用甲旁亢治疗剂量时,1,25(OH)$_2D_3$ 能抑制血管钙化,但是高于治疗剂量时,1,25(OH)$_2D_3$ 有可能促进血管钙化,因此 1,25(OH)$_2D_3$ 的使用应考虑其甲旁亢治疗作用与血管钙化之间的平衡[93]。而维生素 D 治疗是否能够减少 CKD 患者骨折的发生、改善骨代谢都没有确切的结论。RCT 研究表明,维生素 D 治疗可能改善 CKD 患者纤维性骨炎和骨质矿化,但同时也降低骨转运,这可能会增加低转运性骨病的风险[94,95]。

在 CKD3～5 期患者中的 RCT 显示,应用骨化三醇和维生素 D 类似物可以降低血清 iPTH 水平[96-98],但是否升高血钙[97-99]或血磷[99]水平并不确定[96]。此外,维生素 D 类似物还可能减少蛋白尿[100-102],降低感染急性期 C-反应蛋白的水平[100]。补充营养性维生素 D 也可降低血清 iPTH 水平,但高钙和高磷血症的发生率较低[103]。

KDIGO 指南推荐纠正 CKD 患者血 25(OH)D_3 至高于 30ng/ml,这一推荐值与健康人群相同(表 53.2)[1,4]。当出现高钙血症时,应当限制骨化三醇或其他维生素 D 制剂的使用。KDIGO 指南指出这一方法的有效性仍缺乏研究,但出于 CKD 用药安全性的考虑,仍然做出如此推荐。KDOQI 指南推荐使用维生素 D_2(麦角骨化醇)来纠正 CKD 患者 25(OH)D_3 的不足[5]。总之,关于 CKD 患者理想的治疗药物、剂量及 25(OH)D_3 靶目标值仍缺乏统一的认识,需要进一步的研究。

营养性维生素 D 包括麦角骨化醇(维生素 D_2)和胆骨化醇(维生素 D_3)(表 53.3),二者通过肝脏进一步转化为 25(OH)D_3。观察性研究[104,105]和 RCT 均证实[106,107],补充营养性维生素 D 可以有效提高 CKD 患者体内 25(OH)D_3 和 1,25(OH)$_2D_3$ 水平。关于麦角骨化醇和胆骨化醇,二者谁能够更好的增加和维持 25(OH)D_3 体内水平仍存在争议[108,109]。CKD 患者应用营养性维生素 D 的大型研究仍然比较缺乏,但是,近来人们更倾向于研究营养性维生素 D 能否作为活性维生素 D 药物的补充或替代品。关于补充营养性维生素 D 是否能够有效足量的升高 CKD 患者体内 25(OH)D_3 水平仍存在争议[104,105]。尽管研究证据不如活性维生素 D 充分[110],营养性维生素 D 制剂也能够降低 PTH 水平[106,107],且具有较好的价格优势。

活性维生素 D(骨化三醇,1,25(OH)$_2D_3$)及其类似物用于 CKD 患者临床治疗已有一段时间。在使用这些药物之前,应将血磷水平控制在正常范围内。骨化三醇可以有效地升高体内 1,25(OH)$_2D_3$ 水平,抑制甲状旁腺细胞合成 PTH。骨化三醇还具有升高血钙的作用，可以进一步降低 PTH 水平[111]。观察性研究指出骨化三醇的使用与继发性甲旁亢患者死亡率或透析使用率存在相关性[88]。然而，骨化三醇的使用有可能导致无动力性骨病、高钙血症和(或)高磷血症，加重血管钙化[79,111]。帕立骨化醇(Paricalcitol，19-nor-1α，$25(OH)_2D_2$)和度骨化醇($1\alpha,25(OH)D_2$)是活性维生素 D 类似物，可有效地激活维生素 D 受体。维生素 D 类似物也可有效地升高血清 $1,25(OH)_2D_3$ 水平，且新型类似物能更好地选择性抑制 PTH，对血钙和血磷的影响更小[96,112]。观察性研究也指出维生素 D 类似物的应用可能改善透析患者的生存率[11,24]，减缓终末期肾脏病的进展[88]。但是，近来 PRIMO 研究在帕里骨化醇治疗与左心室肥厚的相关性研究中得到阴性结果，促使人们质疑维生素 D 类似物治疗 CKD 患者心血管疾病的有效性[91]。

甲状旁腺激素

EVOLVE 研究(Evaluation of Cinacalcet Hydrochloride Therapy to Lower Cardiovascular Events，评估盐酸西那卡塞对减少心血管事件的治疗作用研究)引起了人们对 CKD 患者降低 PTH 治疗是否能改善心血管预后的关注[113]。早在 EVOLVE 研究之前，一些观察性研究的结果支持西那卡塞治疗可以降低 PTH，并且与维持性血透患者全因死亡率和心血管死亡率的降低具有相关性[9]。然而，针对多种降低 PTH 的药物(包括钙剂、磷结合剂、营养性维生素 D、$1,25(OH)_2D_3$ 类似物及拟钙剂)所进行的 RCT，主要的观察终点都局限于生化指标的改善和次要终点事件。一个针对 CKD 3～5 期患者的单中心研究发现含钙的磷结合剂并不能降低 iPTH 水平，反而增加患者冠脉钙化积分[68]。活性维生素 D 及其类似物可以有效地降低 iPTH 水平，并改善患者骨转运[98]，但同时可能升高血钙或血磷水平[96-98]。现阶段仍缺乏前瞻性的 RCT，有效地评估磷结合剂对降低 iPTH 的治疗作用[68]，仅有一项使用碳酸镧的研究提示，治疗 8 周后可降低 iPTH 水平[114]。在 CKD3～5 期患者中，拟钙剂可以有效地降低 iPTH 水平，同时引起无症状性的血磷和血钙下降[115-118]。ADVANCE 研究采用随机分组方法，评估西那卡塞加小剂量维生素 D 对血透患者血管钙化的影响，结果显示这一治疗方案对该研究的主要终点事件-盖斯顿冠脉钙化积分(Agatston coronary calcification score)无明显影响[119]。

EVOLVE 研究将 3883 名维持性血液透析合并继发性甲旁亢的患者随机、双盲分组，并采取安慰剂对照，研究结果显示西那卡塞治疗组可以有效地降低 iPTH 水平，但对死亡率和心血管事件的发生并没有显著的改变[113]。

鉴于 CKD3～5 期患者中理想的 iPTH 水平尚无定论，KDIGO 指南并未推荐靶目标范围(表 53.2)[1]。KDOQI 指南推荐在 CKD4～5 期患者中适当降低 iPTH 阈值，以便更好地控制和评估继发性甲旁亢[5]。由于 iPTH 对骨病的影响缺乏足够的证据支持，KDOQI 的这一推荐备受争议。比较一致的观点是，开始治疗前的 iPTH 变化趋势具有更重要的参考价值。KDIGO 指南推荐以下方案为继发性甲旁亢的一线治疗方案：降低饮食磷摄入、使用磷结合剂、补充钙剂、并且对存在 $25(OH)D_3$ 缺乏的患者补充营养性维生素 D[1,4]。如果这些治疗不能有效降低 iPTH 水平，iPTH 持续上升超过正常上限，且 $25(OH)D_3$ 缺乏持续，可以考虑使用 $1,25(OH)_2D_3$ 或其类似物进行治疗。

在非透析患者中，拟钙剂并不是常规推荐的治疗药物，KDIGO 工作组认为，相关领域需要更充分的研究，非透析 CKD 患者不是美国食品和药物管理局批准的拟钙剂使用范围。

在慢性肾功能不全继发性甲旁亢患者中，拟钙剂治疗与甲旁亢手术切除治疗相比，优势和劣势并存(表 53.3)。拟钙剂可以模拟细胞外钙信号，增加细胞内钙含量，降低 PTH 分泌[1]。西那卡塞可以诱导钙敏感受体发生构象变化，增加钙敏感受体对细胞外钙的敏感程度，是现阶段唯一可供临床使用的第 2 代拟钙剂[79]。在透析[115,116]或非透析[117,118]的 CKD 患者中，西那卡塞均可有效的降低 iPTH 水平，但同时也存在胃肠道副作用[113]。在 EVOLVE 研究中，西那卡塞会增加低钙血症的发生，但对心血管事件的发生或死亡率的降低并没有明显作用[113]。

关于甲状旁腺切除术治疗继发或原发性甲旁亢的临床获益与风险以及药物与手术治疗继发性甲旁亢的对比，都缺乏 RCT 研究。然而，人们普遍认为一个良好的甲状旁腺切除术可以有效降低 iPTH 水平，改善 CKD 患者血钙、磷水平。当患者对药物治疗无效或出现严重的药物治疗导致的高钙、高磷血症等不良反应时，可以考虑甲状旁腺切除术治疗。

成纤维细胞生长因子-23

FGF-23 的发现至今为时较短，因此对于其是否具有治疗 CKD-MBD 的作用也并不明确。一些饮食调节的研究和观察性研究显示,调整饮食磷的摄入可以改变 FGF-23 水平[56,120,121]。若干小规模研究指出,CKD 3～4 期患者使用司维拉姆或碳酸镧(结合饮食限磷)可以降低血磷,同时降低 FGF-23 水平[81,83,122]。然而,与 CKD 引起的 FGF-23 升高水平相比,治疗引起的 FGF-23 水平降低微乎其微。所以,无论是饮食限磷或使用磷结合剂,都不能有效的纠正 FGF-23 水平。

一些研究将 FGF-23 受体拮抗剂应用于动物模型中,检验成纤维细胞生长因子(FGF)受体的阻断效果[123];还有一些Ⅰ/Ⅱ期肿瘤相关的临床研究使用 FGF 受体(1～4)酪氨酸激酶抑制剂;这些都可能是未来 CKD-MBD 药物开发的潜在方向。然而 FGF-23 下降后是否会带来负面的或未知的影响,仍需要进一步研究。

骨

KDIGO 指南推荐 CKD 1～2 期伴有骨质疏松或骨折风险的患者,以及 CKD 3 期伴有骨质疏松或骨折风险、且 iPTH 在正常范围内的患者,对骨骼病变的治疗方案可等同于一般健康人群。对 CKD 3 期、骨密度下降和(或)脆性骨折风险增加的患者,治疗目标为最大程度纠正生化指标异常,必要时可行骨活检。针对 CKD 4～5 期、骨密度下降和(或)脆性骨折风险增加的患者,推荐先进行骨活检,再使用抗骨质吸收剂,可有效改善患者骨吸收和无动力性骨病。同时 KDIGO 指南也推荐首先纠正继发性甲旁亢[1]。

双膦酸盐可以有效减少非 CKD 患者骨质疏松引起的骨折,一项 RCT 研究的事后分析显示,双膦酸盐对 CKD 3 期患者可能同样有效。理论上说,双膦酸盐治疗对 CKD 4～5 期伴有骨密度降低、骨转运增加的患者可能同样有效,但 KDIGO 指南并不推荐 eGFR<30ml/(min·1.73m^2)的患者使用双膦酸盐治疗,除非临床需求十分合理[4]。特立帕肽(Teriparatide)是一种促进新骨合成的药物,其实质是一种重组人 1～34 甲状旁腺素,因此继发性甲旁亢是使用该药的禁忌证[1]。同样,基于一项 RCT 研究的事后分析显示,特立帕肽在 CKD 3～5 期、生化指标正常的女性患者中是可以使用的[124]。

雷洛昔芬(Raloxifene)是一种选择性雌激素受体调节剂,用于治疗绝经期后妇女的骨质疏松。雷洛昔芬可以减少绝经期后妇女脊椎骨骨折风险。与其他雌激素药物一样,雷洛昔芬也可能增加致死性中风的风险。一项临床研究包含了部分生化指标正常的轻到中度 CKD 患者,该研究的事后分析显示,雷洛昔芬在该人群中的治疗安全性和有效性与普通人群相似,但这一研究的缺陷在于这部分人群可能不能代表典型的 CKD 人群[125]。

血管钙化

现阶段仍缺乏基于循证医学的血管钙化有效治疗方案。总体上说,KDIGO 指南推荐在已有钙化的 CKD 患者中,减少血管钙化的进展[1]。指南推荐已有血管钙化的患者,使用非含钙的磷结合剂进行降磷治疗。拟钙剂、活性维生素 D 及其类似物或甲状旁腺切除术,对血管钙化的进展是否具有治疗作用,仍然缺乏干预性研究的证据。

结　论

CKD-MBD 作为 CKD 一个常见并发症,影响了矿物质代谢、骨骼矿化、细胞外钙化等多个复杂的病理生理学过程。CKD-MBD 的治疗,尤其是在疾病发生的早期,针对生化指标、各类激素、钙、磷、维生素 D、iPTH、FGF-23 以及骨代谢和血管钙化的治疗,多数缺乏循证医学依据。今后,我们需要设计更多严谨的 RCT 研究,为 CKD-MBD 的诊断和治疗提供更明确的指导。

(李屾森,董欣雨 译,陈靖 校)

参考文献

1. Kidney Disease: Improving Global Outcomes (KDIGO) CKD-MBD Work Group. KDIGO clinical practice guideline for the diagnosis, evaluation, prevention, and treatment of Chronic Kidney Disease-Mineral and Bone Disorder (CKD-MBD). *Kidney Int Suppl* 2009(113):S1–130.
2. Demer L, Tintut Y. The bone-vascular axis in chronic kidney disease. *Curr Opin Nephrol Hypertens* 2010;**19**(4):349–53.
3. Moe S, Drueke T, Cunningham J, Goodman W, Martin K, Olgaard K, et al. Definition, evaluation, and classification of renal osteodystrophy: a position statement from Kidney Disease: Improving Global Outcomes (KDIGO). *Kidney Int* 2006;**69**(11):1945–53.
4. Kidney Disease: Improving Global Outcomes (KDIGO) CKD Work Group KDIGO 2012 Clinical Practice Guideline for the Evaluation and Management of Chronic Kidney Disease. *Kidney Int Suppl* 2013;**3**:19–62.
5. National Kidney Foundation. K/DOQI clinical practice guidelines for bone metabolism and disease in chronic kidney disease. *Am J Kidney Dis* 2003;**42**(4 Suppl. 3):S1–201.
6. Levin A, Bakris GL, Molitch M, Smulders M, Tian J, Williams LA, et al. Prevalence of abnormal serum vitamin D, PTH, calcium, and phosphorus in patients with chronic kidney disease: results of the study to evaluate early kidney disease. *Kidney Int* 2007;**71**(1):31–8.

7. Gal-Moscovici A, Sprague SM. Use of vitamin D in chronic kidney disease patients. *Kidney Int* 2010;**78**(2):146–51.
8. Hruska KA, Levi M, Slatopolsky E. Disorders of phosphorus, calcium and magnesium metabolism. In: Schrier RW, editor. *Diseases of the kidney and urinary tract* 8th ed. Philadelphia: Lippincott Williams and Wilkins; 2007.
9. Block GA, Zaun D, Smits G, Persky M, Brillhart S, Nieman K, et al. Cinacalcet hydrochloride treatment significantly improves all-cause and cardiovascular survival in a large cohort of hemodialysis patients. *Kidney Int* 2010;**78**(6):578–89.
10. Kimata N, Albert JM, Akiba T, Yamazaki S, Kawaguchi T, Fukuhara S, et al. Association of mineral metabolism factors with all-cause and cardiovascular mortality in hemodialysis patients: the Japan Dialysis Outcomes and Practice Patterns study. *Hemodialysis Int* 2007;**11**(3):340–8.
11. Kalantar-Zadeh K, Kuwae N, Regidor DL, Kovesdy CP, Kilpatrick RD, Shinaberger CS, et al. Survival predictability of time-varying indicators of bone disease in maintenance hemodialysis patients. *Kidney Int* 2006;**70**(4):771–80.
12. Bolland MJ, Avenell A, Baron JA, Grey A, MacLennan GS, Gamble GD, et al. Effect of calcium supplements on risk of myocardial infarction and cardiovascular events: meta-analysis. *BMJ* 2010;**341**:c3691.
13. Isakova T, Wahl P, Vargas GS, Gutierrez OM, Scialla J, Xie H, et al. Fibroblast growth factor 23 is elevated before parathyroid hormone and phosphate in chronic kidney disease. *Kidney Int* 2011;**79**(12):1370–8.
14. Kendrick J, Chonchol M. The role of phosphorus in the development and progression of vascular calcification. *Am J Kidney Dis* 2011;**58**(5):826–34.
15. Tonelli M, Sacks F, Pfeffer M, Gao Z, Curhan G. Relation between serum phosphate level and cardiovascular event rate in people with coronary disease. *Circulation* 2005;**112**(17):2627–33.
16. Chonchol M, Dale R, Schrier RW, Estacio R. Serum phosphorus and cardiovascular mortality in type 2 diabetes. *Am J Med* 2009;**122**(4):380–6.
17. Eddington H, Hoefield R, Sinha S, Chrysochou C, Lane B, Foley RN, et al. Serum phosphate and mortality in patients with chronic kidney disease. *Clin J Am Soc Nephrol* 2010;**5**(12):2251–7.
18. Kestenbaum B, Sampson JN, Rudser KD, Patterson DJ, Seliger SL, Young B, et al. Serum phosphate levels and mortality risk among people with chronic kidney disease. *J Am Soc Nephrol* 2005;**16**(2):520–8.
19. Block GA, Spiegel DM, Ehrlich J, Mehta R, Lindbergh J, Dreisbach A, et al. Effects of sevelamer and calcium on coronary artery calcification in patients new to hemodialysis. *Kidney Int* 2005;**68**(4):1815–24.
20. Adeney KL, Siscovick DS, Ix JH, Seliger SL, Shlipak MG, Jenny NS, et al. Association of serum phosphate with vascular and valvular calcification in moderate CKD. *J Am Soc Nephrol* 2009;**20**(2):381–7.
21. Chonchol M, Kendrick J, Targher G. Extra-skeletal effects of vitamin D deficiency in chronic kidney disease. *Ann Med* 2011;**43**(4):273–82.
22. Levin A, Le Barbier M, Er L, Andress D, Sigrist MK, Djurdjev O. Incident isolated $1,25(OH)_{(2)}D_{(3)}$ deficiency is more common than 25(OH)D deficiency in CKD. *J Nephrol* 2012;**25**(2):204–10.
23. Shimada T, Hasegawa H, Yamazaki Y, Muto T, Hino R, Takeuchi Y, et al. FGF-23 is a potent regulator of vitamin D metabolism and phosphate homeostasis. *J Bone Min Res* 2004;**19**(3):429–35.
24. Wolf M, Shah A, Gutierrez O, Ankers E, Monroy M, Tamez H, et al. Vitamin D levels and early mortality among incident hemodialysis patients. *Kidney Int* 2007;**72**(8):1004–13.
25. Navaneethan SD, Schold JD, Arrigain S, Jolly SE, Jain A, Schreiber Jr MJ, et al. Low 25-hydroxyvitamin D levels and mortality in non-dialysis-dependent CKD. *Am J Kidney Dis* 2011;**58**(4):536–43.
26. Ginde AA, Scragg R, Schwartz RS, Camargo Jr CA. Prospective study of serum 25-hydroxyvitamin D level, cardiovascular disease mortality, and all-cause mortality in older U.S. adults. *J Am Geriatr Soc* 2009;**57**(9):1595–603.
27. Melamed ML, Michos ED, Post W, Astor B. 25-hydroxyvitamin D levels and the risk of mortality in the general population. *Arch Intern Med* 2008;**168**(15):1629–37.
28. Dobnig H, Pilz S, Scharnagl H, Renner W, Seelhorst U, Wellnitz B, et al. Independent association of low serum 25-hydroxyvitamin D and 1,25-dihydroxyvitamin D levels with all-cause and cardiovascular mortality. *Arch Intern Med* 2008;**168**(12):1340–9.
29. Kendrick J, Targher G, Smits G, Chonchol M. 25-Hydroxyvitamin D deficiency is independently associated with cardiovascular disease in the Third National Health and Nutrition Examination Survey. *Atherosclerosis* 2009;**205**(1):255–60.
30. Kendall JM, Thomas SE, Spurlock G, Mir MA. An active sodium transport inhibitor released from spontaneously hypertensive and normotensive rat fetal hypothalamic cells in culture. *Am J Hypertens* 1988;**1**(3 Pt 3):83S–7S.
31. Dawson-Hughes B. Serum 25-hydroxyvitamin D and functional outcomes in the elderly. *Am J Clin Nutr* 2008;**88**(2):537S–540S.
32. Heine GH, Seiler S, Fliser D. FGF-23: the rise of a novel cardiovascular risk marker in CKD. *Nephrol Dial Transplant* 2012;**27**(8):3072–81.
33. Block GA, Klassen PS, Lazarus JM, Ofsthun N, Lowrie EG, Chertow GM. Mineral metabolism, mortality, and morbidity in maintenance hemodialysis. *J Am Soc Nephrol* 2004;**15**(8):2208–18.
34. Floege J, Kim J, Ireland E, Chazot C, Drueke T, de Francisco A, et al. Serum iPTH, calcium and phosphate, and the risk of mortality in a European haemodialysis population. *Nephrol Dial Transplant* 2011;**26**(6):1948–55.
35. Avram MM, Mittman N, Myint MM, Fein P. Importance of low serum intact parathyroid hormone as a predictor of mortality in hemodialysis and peritoneal dialysis patients: 14 years of prospective observation. *Am J Kidney Dis* 2001;**38**(6):1351–7.
36. Melamed ML, Eustace JA, Plantinga L, Jaar BG, Fink NE, Coresh J, et al. Changes in serum calcium, phosphate, and PTH and the risk of death in incident dialysis patients: a longitudinal study. *Kidney Int* 2006;**70**(2):351–7.
37. Drechsler C, Krane V, Grootendorst DC, Ritz E, Winkler K, Marz W, et al. The association between parathyroid hormone and mortality in dialysis patients is modified by wasting. *Nephrol Dial Transplant* 2009;**24**(10):3151–7.
38. Yamashita T, Yoshioka M, Itoh N. Identification of a novel fibroblast growth factor, FGF-23, preferentially expressed in the ventrolateral thalamic nucleus of the brain. *Biochem Biophys Res Commun* 2000;**277**(2):494–8.
39. Ohkido I, Yokoyama K, Kagami S, Hosoya T. The hypothesis that bone turnover influences FGF23 secretion. *Kidney Int* 2010;**77**(8):743–4.
40. Faul C. Fibroblast growth factor 23 and the heart. *Curr Opin Nephrol Hypertens* 2012;**21**(4):369–75.
41. Faul C, Amaral AP, Oskouei B, Hu MC, Sloan A, Isakova T, et al. FGF23 induces left ventricular hypertrophy. *J Clin Invest* 2011;**121**(11):4393–408.
42. Gutierrez O, Isakova T, Rhee E, Shah A, Holmes J, Collerone G, et al. Fibroblast growth factor-23 mitigates hyperphosphatemia but accentuates calcitriol deficiency in chronic kidney disease. *J Am Soc Nephrol* 2005;**16**(7):2205–15.
43. Kendrick J, Cheung AK, Kaufman JS, Greene T, Roberts WL, Smits G, et al. FGF-23 associates with death, cardiovascular events, and initiation of chronic dialysis. *J Am Soc Nephrol* 2011;**22**(10):1913–22.
44. Isakova T, Xie H, Yang W, Xie D, Anderson AH, Scialla J, et al. Fibroblast growth factor 23 and risks of mortality and end-stage renal disease in patients with chronic kidney disease. *JAMA* 2011;**305**(23):2432–9.
45. Seiler S, Reichart B, Roth D, Seibert E, Fliser D, Heine GH. FGF-23 and future cardiovascular events in patients with chronic kidney disease before initiation of dialysis treatment. *Nephrol Dial Transplant* 2010;**25**(12):3983–9.
46. Fliser D, Kollerits B, Neyer U, Ankerst DP, Lhotta K, Lingenhel A, et al. Fibroblast growth factor 23 (FGF23) predicts progression of chronic kidney disease: the Mild to Moderate Kidney Disease (MMKD) Study. *J Am Soc Nephrol* 2007;**18**(9):2600–8.

47. Gutierrez OM, Januzzi JL, Isakova T, Laliberte K, Smith K, Collerone G, et al. Fibroblast growth factor 23 and left ventricular hypertrophy in chronic kidney disease. *Circulation* 2009;**119**(19):2545–52.
48. Kirkpantur A, Balci M, Gurbuz OA, Afsar B, Canbakan B, Akdemir R, et al. Serum fibroblast growth factor-23 (FGF-23) levels are independently associated with left ventricular mass and myocardial performance index in maintenance haemodialysis patients. *Nephrol Dial Transplant* 2011;**26**(4):1346–54.
49. Mirza MA, Larsson A, Melhus H, Lind L, Larsson TE. Serum intact FGF23 associate with left ventricular mass, hypertrophy and geometry in an elderly population. *Atherosclerosis* 2009;**207**(2):546–51.
50. Piraino B, Chen T, Cooperstein L, Segre G, Puschett J. Fractures and vertebral bone mineral density in patients with renal osteodystrophy. *Clin Nephrol* 1988;**30**(2):57–62.
51. Gerakis A, Hadjidakis D, Kokkinakis E, Apostolou T, Raptis S, Billis A. Correlation of bone mineral density with the histological findings of renal osteodystrophy in patients on hemodialysis. *J Nephrol* 2000;**13**(6):437–43.
52. Giachelli CM. The emerging role of phosphate in vascular calcification. *Kidney Int* 2009;**75**(9):890–7.
53. Covic A, Kanbay M, Voroneanu L, Turgut F, Serban DN, Serban IL, et al. Vascular calcification in chronic kidney disease. *Clin Sci* 2010;**119**(3):111–21.
54. Guerin AP, Blacher J, Pannier B, Marchais SJ, Safar ME, London GM. Impact of aortic stiffness attenuation on survival of patients in end-stage renal failure. *Circulation* 2001;**103**(7):987–92.
55. London GM. Alterations of arterial function in end-stage renal disease. *Nephron* 2000;**84**(2):111–8.
56. Moe SM, Zidehsarai MP, Chambers MA, Jackman LA, Radcliffe JS, Trevino LL, et al. Vegetarian compared with meat dietary protein source and phosphorus homeostasis in chronic kidney disease. *Clin J Am Soc Nephrol* 2011;**6**(2):257–64.
57. Gonzalez EA, Sachdeva A, Oliver DA, Martin KJ. Vitamin D insufficiency and deficiency in chronic kidney disease. A single center observational study. *Am J Nephrol* 2004;**24**(5):503–10.
58. Chapuy MC, Preziosi P, Maamer M, Arnaud S, Galan P, Hercberg S, et al. Prevalence of vitamin D insufficiency in an adult normal population. *Osteoporos Int* 1997;**7**(5):439–43.
59. Thomas MK, Lloyd-Jones DM, Thadhani RI, Shaw AC, Deraska DJ, Kitch BT, et al. Hypovitaminosis D in medical inpatients. *N Engl J Med* 1998;**338**(12):777–83.
60. Dawson-Hughes B, Harris SS, Dallal GE. Plasma calcidiol, season, and serum parathyroid hormone concentrations in healthy elderly men and women. *Am J Clin Nutr* 1997;**65**(1):67–71.
61. Shimada T, Urakawa I, Isakova T, Yamazaki Y, Epstein M, Wesseling-Perry K, et al. Circulating fibroblast growth factor 23 in patients with end-stage renal disease treated by peritoneal dialysis is intact and biologically active. *J Clin Endocrinol Metab* 2010;**95**(2):578–85.
62. Smith ER, Cai MM, McMahon LP, Holt SG. Biological variability of plasma intact and C-terminal FGF23 measurements. *J Clin Endocrinol Metab* 2012;**97**(9):3357–65.
63. Imanishi Y, Inaba M, Nakatsuka K, Nagasue K, Okuno S, Yoshihara A, et al. FGF-23 in patients with end-stage renal disease on hemodialysis. *Kidney Int* 2004;**65**(5):1943–6.
64. Bolland MJ, Grey A, Avenell A, Gamble GD, Reid IR. Calcium supplements with or without vitamin D and risk of cardiovascular events: reanalysis of the Women's Health Initiative limited access dataset and meta-analysis. *BMJ* 2011;**342**:d2040.
65. Block GA, Wheeler DC, Persky MS, Kestenbaum B, Ketteler M, Spiegel DM, et al. Effects of phosphate binders in moderate CKD. *J Am Soc Nephrol* 2012;**23**(8):1407–15.
66. Isakova T, Gutierrez OM, Chang Y, Shah A, Tamez H, Smith K, et al. Phosphorus binders and survival on hemodialysis. *J Am Soc Nephrol* 2009;**20**(2):388–96.
67. Kovesdy CP, Kuchmak O, Lu JL, Kalantar-Zadeh K. Outcomes associated with phosphorus binders in men with non-dialysis-dependent CKD. *Am J Kidney Dis* 2010;**56**(5):842–51.
68. Russo D, Miranda I, Ruocco C, Battaglia Y, Buonanno E, Manzi S, et al. The progression of coronary artery calcification in predialysis patients on calcium carbonate or sevelamer. *Kidney Int* 2007;**72**(10):1255–61.
69. Chertow GM, Burke SK, Raggi P. Sevelamer attenuates the progression of coronary and aortic calcification in hemodialysis patients. *Kidney Int* 2002;**62**(1):245–52.
70. Qunibi W, Moustafa M, Muenz LR, He DY, Kessler PD, Diaz-Buxo JA, et al. A 1-year randomized trial of calcium acetate versus sevelamer on progression of coronary artery calcification in hemodialysis patients with comparable lipid control: the Calcium Acetate Renagel Evaluation-2 (CARE-2) study. *Am J Kidney Dis* 2008;**51**(6):952–65.
71. Barreto DV, Barreto Fde C, de Carvalho AB, Cuppari L, Draibe SA, Dalboni MA, et al. Phosphate binder impact on bone remodeling and coronary calcification – results from the BRiC study. *Nephron Clin Pract* 2008;**110**(4):c273–83.
72. Suki WN, Zabaneh R, Cangiano JL, Reed J, Fischer D, Garrett L, et al. Effects of sevelamer and calcium-based phosphate binders on mortality in hemodialysis patients. *Kidney Int* 2007;**72**(9):1130–7.
73. St Peter WL, Liu J, Weinhandl E, Fan Q. A comparison of sevelamer and calcium-based phosphate binders on mortality, hospitalization, and morbidity in hemodialysis: a secondary analysis of the Dialysis Clinical Outcomes Revisited (DCOR) randomized trial using claims data. *Am J Kidney Dis* 2008;**51**(3):445–54.
74. D'Haese PC, Spasovski GB, Sikole A, Hutchison A, Freemont TJ, Sulkova S, et al. A multicenter study on the effects of lanthanum carbonate (Fosrenol) and calcium carbonate on renal bone disease in dialysis patients. *Kidney Int Suppl* 2003;**85**:S73–8.
75. Ferreira A, Frazao JM, Monier-Faugere MC, Gil C, Galvao J, Oliveira C, et al. Effects of sevelamer hydrochloride and calcium carbonate on renal osteodystrophy in hemodialysis patients. *J Am Soc Nephrol* 2008;**19**(2):405–12.
76. Freemont AJ, Hoyland JA, Denton J. The effects of lanthanum carbonate and calcium carbonate on bone abnormalities in patients with end-stage renal disease. *Clin Nephrol* 2005;**64**(6):428–37.
77. Finn WF. Lanthanum carbonate versus standard therapy for the treatment of hyperphosphatemia: safety and efficacy in chronic maintenance hemodialysis patients. *Clin Nephrol* 2006;**65**(3):191–202.
78. Navaneethan SD, Palmer SC, Vecchio M, Craig JC, Elder GJ, Strippoli GF. Phosphate binders for preventing and treating bone disease in chronic kidney disease patients. *Cochrane Database Syst Rev* 2011;(2):CD006023
79. Barreto FC, de Oliveira RA, Oliveira RB, Jorgetti V. Pharmacotherapy of chronic kidney disease and mineral bone disorder. *Expert Opin Pharmacother* 2011;**12**(17):2627–40.
80. Pai AB, Shepler BM. Comparison of sevelamer hydrochloride and sevelamer carbonate: risk of metabolic acidosis and clinical implications. *Pharmacotherapy* 2009;**29**(5):554–61.
81. Oliveira RB, Cancela AL, Graciolli FG, Dos Reis LM, Draibe SA, Cuppari L, et al. Early control of PTH and FGF23 in normophosphatemic CKD patients: a new target in CKD-MBD therapy? *Clin J Am Soc Nephrol* 2010;**5**(2):286–91.
82. Koizumi M, Komaba H, Nakanishi S, Fujimori A, Fukagawa M. Cinacalcet treatment and serum FGF23 levels in haemodialysis patients with secondary hyperparathyroidism. *Nephrol Dial Transplant* 2012;**27**(2):784–90.
83. Gonzalez-Parra E, Gonzalez-Casaus ML, Galan A, Martinez-Calero A, Navas V, Rodriguez M, et al. Lanthanum carbonate reduces FGF23 in chronic kidney disease Stage 3 patients. *Nephrol Dial Transplant* 2011;**26**(8):2567–71.
84. Drueke TB. Lanthanum carbonate as a first-line phosphate binder: the "cons". *Semin Dial* 2007;**20**(4):329–32.
85. Uhlig K, Berns JS, Kestenbaum B, Kumar R, Leonard MB, Martin KJ, et al. KDOQI US commentary on the 2009 KDIGO Clinical Practice Guideline for the Diagnosis, Evaluation, and Treatment of CKD-Mineral and Bone Disorder (CKD-MBD). *Am J Kidney Dis* 2010;**55**(5):773–99.
86. Tentori F, Albert JM, Young EW, Blayney MJ, Robinson BM, Pisoni RL, et al. The survival advantage for haemodialysis patients taking

vitamin D is questioned: findings from the Dialysis Outcomes and Practice Patterns Study. *Nephrol Dial Transplant* 2009;**24**(3):963–72.

87. St Peter WL, Li S, Liu J, Gilbertson DT, Arneson TJ, Collins AJ. Effects of monthly dose and regular dosing of intravenous active vitamin D use on mortality among patients undergoing hemodialysis. *Pharmacotherapy* 2009;**29**(2):154–64.
88. Shoben AB, Rudser KD, de Boer IH, Young B, Kestenbaum B. Association of oral calcitriol with improved survival in nondialyzed CKD. *J Am Soc Nephrol* 2008;**19**(8):1613–9.
89. Autier P, Gandini S. Vitamin D supplementation and total mortality: a meta-analysis of randomized controlled trials. *Arch Intern Med* 2007;**167**(16):1730–7.
90. Matias PJ, Jorge C, Ferreira C, Borges M, Aires I, Amaral T, et al. Cholecalciferol supplementation in hemodialysis patients: effects on mineral metabolism, inflammation, and cardiac dimension parameters. *Clin J Am Soc Nephrol* 2010;**5**(5):905–11.
91. Thadhani R, Appelbaum E, Pritchett Y, Chang Y, Wenger J, Tamez H, et al. Vitamin D therapy and cardiac structure and function in patients with chronic kidney disease: the PRIMO randomized controlled trial. *JAMA* 2012;**307**(7):674–84.
92. Kong J, Kim GH, Wei M, Sun T, Li G, Liu SQ, et al. Therapeutic effects of vitamin D analogs on cardiac hypertrophy in spontaneously hypertensive rats. *Am J Pathol* 2010;**177**(2):622–31.
93. Mathew S, Lund RJ, Chaudhary LR, Geurs T, Hruska KA. Vitamin D receptor activators can protect against vascular calcification. *J Am Soc Nephrol* 2008;**19**(8):1509–19.
94. Baker LR, Muir JW, Sharman VL, Abrams SM, Greenwood RN, Cattell WR, et al. Controlled trial of calcitriol in hemodialysis patients. *Clin Nephrol* 1986;**26**(4):185–91.
95. Salusky IB, Kuizon BD, Belin TR, Ramirez JA, Gales B, Segre GV, et al. Intermittent calcitriol therapy in secondary hyperparathyroidism: a comparison between oral and intraperitoneal administration. *Kidney Int* 1998;**54**(3):907–14.
96. Coburn JW, Maung HM, Elangovan L, Germain MJ, Lindberg JS, Sprague SM, et al. Doxercalciferol safely suppresses PTH levels in patients with secondary hyperparathyroidism associated with chronic kidney disease stages 3 and 4. *Am J Kidney Dis* 2004;**43**(5):877–90.
97. Coyne D, Acharya M, Qiu P, Abboud H, Batlle D, Rosansky S, et al. Paricalcitol capsule for the treatment of secondary hyperparathyroidism in stages 3 and 4 CKD. *Am J Kidney Dis* 2006;**47**(2):263–76.
98. Nordal KP, Dahl E. Low dose calcitriol versus placebo in patients with predialysis chronic renal failure. *J Clin Endocrinol Metab* 1988;**67**(5):929–36.
99. Coyle EF, Coggan AR, Hopper MK, Walters TJ. Determinants of endurance in well-trained cyclists. *J Appl Physiol* 1988;**64**(6):2622–30.
100. Alborzi P, Patel NA, Peterson C, Bills JE, Bekele DM, Bunaye Z, et al. Paricalcitol reduces albuminuria and inflammation in chronic kidney disease: a randomized double-blind pilot trial. *Hypertension* 2008;**52**(2):249–55.
101. Fishbane S, Chittineni H, Packman M, Dutka P, Ali N, Durie N. Oral paricalcitol in the treatment of patients with CKD and proteinuria: a randomized trial. *Am J Kidney Dis* 2009;**54**(4):647–52.
102. de Zeeuw D, Agarwal R, Amdahl M, Audhya P, Coyne D, Garimella T, et al. Selective vitamin D receptor activation with paricalcitol for reduction of albuminuria in patients with type 2 diabetes (VITAL study): a randomised controlled trial. *Lancet* 2010;**376**(9752):1543–51.
103. Kandula P, Dobre M, Schold JD, Schreiber Jr MJ, Mehrotra R, Navaneethan SD. Vitamin D supplementation in chronic kidney disease: a systematic review and meta-analysis of observational studies and randomized controlled trials. *Clin J Am Soc Nephrol* 2011;**6**(1):50–62.
104. Al-Aly Z, Qazi RA, Gonzalez EA, Zeringue A, Martin KJ. Changes in serum 25-hydroxyvitamin D and plasma intact PTH levels following treatment with ergocalciferol in patients with CKD. *Am J Kidney Dis* 2007;**50**(1):59–68.
105. Zisman AL, Hristova M, Ho LT, Sprague SM. Impact of ergocalciferol treatment of vitamin D deficiency on serum parathyroid hormone concentrations in chronic kidney disease. *Am J Nephrol* 2007;**27**(1):36–43.
106. Dogan E, Erkoc R, Sayarlioglu H, Soyoral Y, Dulger H. Effect of depot oral cholecalciferol treatment on secondary hyperparathyroidism in stage 3 and stage 4 chronic kidney diseases patients. *Ren Fail* 2008;**30**(4):407–10.
107. Moe SM, Saifullah A, LaClair RE, Usman SA, Yu Z. A randomized trial of cholecalciferol versus doxercalciferol for lowering parathyroid hormone in chronic kidney disease. *Clin J Am Soc Nephrol* 2010;**5**(2):299–306.
108. Holick MF, Biancuzzo RM, Chen TC, Klein EK, Young A, Bibuld D, et al. Vitamin D2 is as effective as vitamin D3 in maintaining circulating concentrations of 25-hydroxyvitamin D. *J Clin Endocrinol Metab* 2008;**93**(3):677–81.
109. Nigwekar SU, Bhan I, Thadhani R. Ergocalciferol and cholecalciferol in CKD. *Am J Kidney Dis* 2012;**60**(1):139–56.
110. Melamed ML, Thadhani RI. Vitamin D therapy in chronic kidney disease and end stage renal disease. *Clin J Am Soc Nephrol* 2012;**7**(2):358–65.
111. Palmer SC, McGregor DO, Craig JC, Elder G, Macaskill P, Strippoli GF. Vitamin D compounds for people with chronic kidney disease not requiring dialysis. *Cochrane Database Syst Rev* 2009;(4):CD008175.
112. Martin KJ, Gonzalez EA, Gellens M, Hamm LL, Abboud H, Lindberg J. 19-Nor-1-alpha-25-dihydroxyvitamin D2 (Paricalcitol) safely and effectively reduces the levels of intact parathyroid hormone in patients on hemodialysis. *J Am Soc Nephrol* 1998;**9**(8):1427–32.
113. Chertow GM, Block GA, Correa-Rotter R, Drueke TB, Floege J, Goodman WG, et al. Effect of cinacalcet on cardiovascular disease in patients undergoing dialysis. *N Engl J Med* 2012;**367**(26):2482–94.
114. Sprague SM, Abboud H, Qiu P, Dauphin M, Zhang P, Finn W. Lanthanum carbonate reduces phosphorus burden in patients with CKD stages 3 and 4: a randomized trial. *Clin J Am Soc Nephrol* 2009;**4**(1):178–85.
115. Lindberg JS, Moe SM, Goodman WG, Coburn JW, Sprague SM, Liu W, et al. The calcimimetic AMG 073 reduces parathyroid hormone and calcium x phosphorus in secondary hyperparathyroidism. *Kidney Int* 2003;**63**(1):248–54.
116. Messa P, Macario F, Yaqoob M, Bouman K, Braun J, von Albertini B, et al. The OPTIMA study: assessing a new cinacalcet (Sensipar/Mimpara) treatment algorithm for secondary hyperparathyroidism. *Clin J Am Soc Nephrol* 2008;**3**(1):36–45.
117. Chonchol M, Locatelli F, Abboud HE, Charytan C, de Francisco AL, Jolly S, et al. A randomized, double-blind, placebo-controlled study to assess the efficacy and safety of cinacalcet HCl in participants with CKD not receiving dialysis. *Am J Kidney Dis* 2009;**53**(2):197–207.
118. Charytan C, Coburn JW, Chonchol M, Herman J, Lien YH, Liu W, et al. Cinacalcet hydrochloride is an effective treatment for secondary hyperparathyroidism in patients with CKD not receiving dialysis. *Am J Kidney Dis* 2005;**46**(1):58–67.
119. Raggi P, Chertow GM, Torres PU, Csiky B, Naso A, Nossuli K, et al. The ADVANCE study: a randomized study to evaluate the effects of cinacalcet plus low-dose vitamin D on vascular calcification in patients on hemodialysis. *Nephrol Dial Transplant* 2011;**26**(4):1327–39.
120. Burnett SM, Gunawardene SC, Bringhurst FR, Juppner H, Lee H, Finkelstein JS. Regulation of C-terminal and intact FGF-23 by dietary phosphate in men and women. *J Bone Miner Res* 2006;**21**(8):1187–96.
121. Gutierrez OM, Wolf M, Taylor EN. Fibroblast growth factor 23, cardiovascular disease risk factors, and phosphorus intake in the Health Professionals Follow-up Study. *Clin J Am Soc Nephrol* 2011;**6**(12):2871–8.
122. Yilmaz MI, Sonmez A, Saglam M, Yaman H, Kilic S, Eyileten T, et al. Comparison of calcium acetate and sevelamer on vascular function and fibroblast growth factor 23 in CKD patients: a randomized clinical trial. *Am J Kidney Dis* 2012;**59**(2):177–85.
123. Gavine PR, Mooney L, Kilgour E, Thomas AP, Al-Kadhimi K,

Beck S, et al. AZD4547: an orally bioavailable, potent, and selective inhibitor of the fibroblast growth factor receptor tyrosine kinase family. *Cancer Res* 2012;**72**(8):2045–56.

124. Miller PD, Roux C, Boonen S, Barton IP, Dunlap LE, Burgio DE. Safety and efficacy of risedronate in patients with age-related reduced renal function as estimated by the Cockcroft and Gault method: a pooled analysis of nine clinical trials. *J Bone Miner Res* 2005;**20**(12):2105–15.
125. Ishani A, Blackwell T, Jamal SA, Cummings SR, Ensrud KE. The effect of raloxifene treatment in postmenopausal women with CKD. *J Am Soc Nephrol* 2008;**19**(7):1430–8.

54

白蛋白尿:糖尿病肾病和非糖尿病肾病的治疗目标

Hiddo J. Lambers Heerspink[a], Ton J. Rabelink[b] and Dick de Zeeuw[a]

[a]Department of Clinical Pharmacology, University of Groningen, University Medical Center Groningen, Groningen, The Netherlands,

[b]Department of Nephrology, Leiden University Medical Center, Leiden, The Netherlands

简　介

慢性肾脏病(CKD)在美国以及世界范围内患病率不断增加,其花费巨大但疗效不好[1]。在过去的十年间,主要关注于早发现个体易患 CKD 的独立危险因素。在不同人群中白蛋白尿的出现是肾功能损失进展的一个危险标志。白蛋白尿作为一个诊断以及预后的标志的重要性已经被指南和政策制定专家所认识。在一种新的 CKD 分类方法中,白蛋白尿和 eGFR 联合用来评估 CKD 的严重程度[2]。

尿中蛋白质或者白蛋白的检测可以追溯到 18 世纪,当 Domenico Cotugno 和 Richard Bright 注意到在煮沸蒸发患有原发性肾脏疾病的儿童的尿液后发现了一团白色疏松状如鸡蛋清样的凝结物[3-5]。德国的内科医师 Hermann Senator 确定了白蛋白尿的重要性。在一篇开创性的文章中,他描述了在健康人的尿液中也存在白蛋白并从病理生理学以及治疗上提出了自己的观点[6]。基于这些早期的发现,肾病学家逐渐开始对于在原发性肾脏疾病患者尿液中检测所有蛋白感兴趣。在 1960 年到 1980 年间,检测尿蛋白的标准方法只能检测尿中的大量存在的蛋白质,特别是每天分泌大于 1g 的蛋白质。这些尿中升高的蛋白可以预测 CKD 患者肾脏功能损伤的快速进展[7]。在 20 世纪 80 年代,一种新的检测方法可以检测到尿液中存在的微量蛋白。这些新技术的引进引起了糖尿病学专家的注意,其将新技术用在了检测糖尿病患者尿中白蛋白中。20 世纪 80 年代的临床研究发现,尿中白蛋白的微量增加(微量白蛋白尿)可以预测显著的肾脏病理改变及死亡风险[8-10]。在接下来的几十年中蛋白尿的检测不再局限于 CKD 以及糖尿病中,而是扩展到了高血压患者以及正常人群后。甚至发现在 5% ~10% 的健康人群中存在微量白蛋白尿并能够预测肾脏疾病的进展[11]。

比明确肾脏疾病危险因素更重要的是我们能否改变危险因素,换句话说,是否能够减少蛋白尿以及药物治疗引起的蛋白尿减少是否可以预测长期风险的降低。许多药物都可以降低蛋白尿,我们熟知的比如干预肾素-血管紧张素-醛固酮系统(RAAS)的药物,包括血管紧张素转化酶抑制剂Ⅰ(ACEIs)以及血管紧张素受体阻断剂(ARBs)。这些药物常用于治疗慢性肾脏病患者的高血压。有趣的是尽管干预 RAAS 具有保护肾脏的功能,但是效应大部分是独立于降血压作用的[12,13]。因此,为了获得一个有效的肾脏保护作用以及使用剂量,不仅仅是利用其对血压的作用,还需要其他的一些参数如白蛋白尿去评估。许多药物,不仅仅是 RAAS 系统抑制剂,可以影响到白蛋白尿以及能够改变尿白蛋白的排泄,这可以作为完善肾脏保护作用的靶点。白蛋白尿作为心血管事件风险的标志物以及治疗目标已在其他文章中回顾[14,15]。

白蛋白尿作为肾脏保护治疗目标的标准

在认为白蛋白尿作为 CKD 患者肾脏保护治疗独立的目标之前,必须建立一个确定的标准。首先,需要描述白蛋白尿导致肾脏病发病率以及患者死亡率增高的机制是什么。其次，独立于其他危险因素标志物以及肾脏疾病病因学之外，不同水平的蛋白尿可以提示不同水平的发病率以及死亡率。最后，不依赖于其他危险因素标志物改变、基础疾病、药物治疗改变蛋白尿的变化，仅仅通过各种措施来改变尿白蛋白排泄水平可以预测发病率和死亡率的变化。

白蛋白尿水平预测肾脏病预后

总之，白蛋白尿水平可以长期预测肾脏功能的损害，尿液中白蛋白越多，肾脏功能恶化越快。这是在不同人群以及各种肾脏疾病中的一致发现。蛋白尿与终末期肾脏疾病的关系显示在表 54.1。尿中白蛋白的水平还在正常范围时，终末期肾脏疾病的患病风险已经在增加[17,18]。在微量蛋白尿或者大量蛋白尿水平，越高的蛋白尿浓度，ESRD 的进展的速度越快[17,18]。有趣的是，在不同的人群以及不同的疾病状态下（一般人群、高血压、糖尿病）蛋白尿与终末期肾脏疾病的相关性呈平行关系，如图 54.1 描述的回归曲线具有相似的斜率。

表 54-1　FDA 批准的降低蛋白尿药物

药物	适应证	注释
ACEI	高血压	所有 ACEI 具有降低白蛋白尿作用。针对非糖尿病患者及 1 型糖尿病患者的前瞻性研究证实其有肾脏保护作用
ARB	高血压	所有 ARBs 具有降低白蛋白尿作用，氯沙坦和厄贝沙坦有证据表明对于 2 型糖尿病肾病具有治疗作用
阿利吉仑	高血压	阿利吉仑具有降低白蛋白尿作用，但在一项糖尿病合并心肾风险的研究中并没有显示对肾脏有好处
MRA	充血性心衰，高血压，水肿	安体舒通和依普利酮欧可以降低白蛋白尿但会增加高血钾的风险。未有严格的关于肾脏结局的实验数据
林格列汀	高糖血症	林格列汀属于二肽基肽酶-4 抑制剂，关于肾脏发病情况的实验正在进行
卡格列净	高糖血症	卡格列净是一种 SGLT2 抑制剂，关于肾脏发病情况的实验正在进行
非甾体类抗炎药	疼痛和炎症疾病	非甾体类抗炎药可以降低白蛋白尿，但在 CKD 患者中不经常使用
己酮可可碱	治疗间歇性跛行	无实验数据

ACEI，血管紧张素转化酶抑制剂Ⅰ；ARB＝血管紧张素受体阻断剂；MRA，盐皮质激素受体拮抗剂；NSAID，非甾体类抗炎剂

白蛋白尿并不总是能够预测肾脏损害，就如同高血压并不总是导致心血管或肾脏事件。在血压正常的

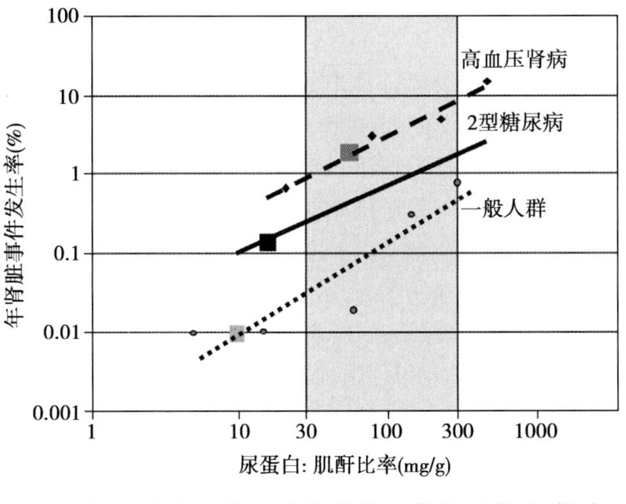

图 54.1　尿蛋白排泄可以预测长期肾功能的损失（ESRD）。尿蛋白的水平和最终事件（ESRD）之间的关系（斜率）在不同研究中相似。但是风险的程度不一样。*Adapted with permission from American Journal Nephrology.*[16]

患者中，快速进展的肾功能损害并不总是存在蛋白尿。因此蛋白尿不是唯一的危险因素，其他危险因素的存在也可以导致肾脏的损伤[19-24]。如图 54.1，不同的背景条件下（不同人群、不同疾病中）白蛋白尿水平与肾脏疾病结局的相关性相似（相似的斜率），但这种相关性的水平在不同疾病中是不同的，这是因为还有其他一些因素可以导致肾脏功能的下降。遗传易感性、环境暴露因素以及其他的一些存在的危险因素如异常的血压、血红蛋白、糖化血红蛋白的升高、吸烟、血 K+水平等[19-24]可以放大这种蛋白尿的损伤效应，从而在特定的人群及个人中带来额外的风险。

此外，与其他危险因素一样，暴露时间与浓度也是决定性的[25]。换句话说，短时间内大量尿白蛋白排泄与长时间内少量白蛋白尿相比，造成的影响是不同的。这在大量关于肾小球疾病的研究中已得到证实。虽然在许多研究中诊断时的尿白蛋白水平作为主要的风险评估手段，但是平均时间尿蛋白排泄率是 ESRD 发生的一个很强的危险因素。在一项中国的大项观察性研

究中,平均尿蛋白排泄率大于 1g/d 的 IgA 肾病患者发生 ESRD 的风险是平均尿蛋白排泄率 0.5g/d 患者的 46 倍[26]。相反,将入组时蛋白排泄水平纳入研究中发现,蛋白排泄水平大于 1g/d 患者发生 ESRD 的风险是蛋白排泄水平为 0.5g/d 的 4.5 倍。在一些其他研究中,尿白蛋白排泄时间对于肾脏功能损失的决定性因素也得到了证实。Reich 等分析了 542 例 IgA 肾病患者后发现平均时间蛋白尿是肾脏功能下降的决定性因素[27]。在这项研究中,尿蛋白水平小于 1g/d 的患者不论他们蛋白尿的起始水平,与基线时蛋白尿小于 1g/d 的患者有着相似的 eGFR 进展速度。在其他人群研究中也有相似的发现。在局灶节段性肾小球肾炎患者,每天蛋白尿水平大于 3.5g/d 的患者,如果蛋白尿水平下降 50%,其肾功能下降的速度也比蛋白尿没有减少的患者慢两倍[28]。

这些观察结果同样适用于非肾小球疾病。在一项 1 型糖尿病使用卡托普利的研究中分析了蛋白尿大于 3.5g/d 的 1 型糖尿病人的结局。在这项研究中,当蛋白尿水平减少并维持在小于 1g/d,患者肾功能并没有下降(血肌酐在 1.5 到 1.6mg/dl 变化)[29]。相反,蛋白尿并没有持续减少的患者血肌酐从平均 1.5mg/dl 显著升高到 3.2mg/dl。因此在特定的情况下,比如微小病变型肾病,大量白蛋白尿可以影响肾小球滤过率。如果这种变化是在短时间内发生,可能不会引起明显损伤,但如果不能在短时间内得到缓解(自发的或者通过治疗),就可能发展为局灶节段性肾小球肾炎或者膜性肾病。

白蛋白尿通常与其他的肾脏、心血管危险因素如糖尿病和高血压等同时发生。有人提出白蛋白尿本身并不会导致肾脏损伤,只是其他因素如糖尿病、高血压等的结局,从而对肾脏造成损伤。少数研究对这个结论提出异议。首先白蛋白尿先于糖尿病和高血压的发生,并且可以预测糖尿病和高血压的发生发展,使得白蛋白尿不可能仅仅是糖尿病和高血压的结果[30,31]。另外,Lorenzo 等比较了患有和不患有糖尿病患者 eGFR 的下降水平发现,相同的蛋白尿水平,eGFR 的下降是相似的[32]。这提示在糖尿病患者中快速下降的肾功能水平是由于高水平的白蛋白尿造成的,而不是取决于糖尿病的状态。一项大型的荟萃分析支持这个观点。这项分析 CKD 患者预后的研究中发现在高血压和非高血压的患者以及糖尿病和非糖尿病的患者中白蛋白尿与 ESRD 的相关性是相似的[33,34]。这些数据表明不管是否有高血压和糖尿病,白蛋白尿与 ESRD 的相关性是相似的。因此白蛋白尿不是高血压或者糖尿病的结果,而是肾功能进行性下降的一个独立危险因素。

白蛋白尿的变化预测肾脏病结局

不仅仅是尿白蛋白排泄水平,蛋白尿排泄随时间变化也可以预测肾脏危险因素的变化[35,36]。在一项 2 型糖尿病与一般人群的研究中发现白蛋白尿的水平在不停变化之中。2 型糖尿病患者 2 年内白蛋白尿下降超过 50%,其 eGFR 的变化是轻微的[-1.8ml/(min·year)][37]。与之相反,若白蛋白尿持续高水平,长期肾功能下降是显著的[-3.1ml/(min·year)]。这些数据表明白蛋白尿需要定期检测来监测个体肾功能损害的风险。

考虑到白蛋白尿水平在不断变化中,而且白蛋白尿增加出现在肾功能下降之前,因此需要分析哪些因素可以预测白蛋白尿的增减。在 1 型糖尿病中,基线尿白蛋白水平、血压、糖化血红蛋白以及男性可以预测白蛋白尿的进展[38],在 2 型糖尿病患者中,基线尿白蛋白水平、血压与白蛋白尿进展相关[39]。在正常人群中预测白蛋白尿进展与糖尿患者中预测白蛋白尿进展有许多因素是重叠的。在 PREVEND 研究(普通人群的研究)中,高基线水平的蛋白尿、年龄、体重指数、男性预测了白蛋白尿的进展[40]。在这些研究中基线水平的蛋白尿水平是白蛋白尿进展变化的强有力的独立预测因素[38,39]。这些研究说明长期监测白蛋白尿,即使不伴有其他肾脏或心血管危险因素,对于监测个体患有肾脏疾病的风险是十分重要的。

短期治疗引起蛋白尿变化反映了治疗对于肾脏病预后的影响

根据第三个验证标准,白蛋白尿作治疗的一个目标应该与 ESRD 的药物疗效相关。为了验证白蛋白尿变化是否满足这个标准,研究分析了药物引起的白蛋白尿变化是否与肾脏疾病结局相关。最初的小规模研究发现第一周使用 ACEI 治疗过程中白蛋白尿减少程度与随后几年随访中肾功能下降水平成反比。第一周中,蛋白尿减少越多,后期肾功能下降越慢。如图 54.1 所示,结合分析多个临床试验证实了这些最初的研究结果。在药物治疗中(特别是干预 RAAS 系统),白蛋白尿减少越多,药物对于肾脏功能结局的疗效越好。白蛋白尿变化的这一联系在治疗的第一个月就能观察到,随后的肾脏危险因素的变化不依赖于肾脏疾病潜在的病因[41,42]。如图 54.2 所示,这一联系在非糖尿病群体、高血压肾病群体以及 2 型糖尿病肾患者群中是相似的。此外,这种联系是独立于白蛋白尿的基线水平,同时持续存在于微量白蛋白尿和大量白蛋白尿水平的患者中[43,44]。

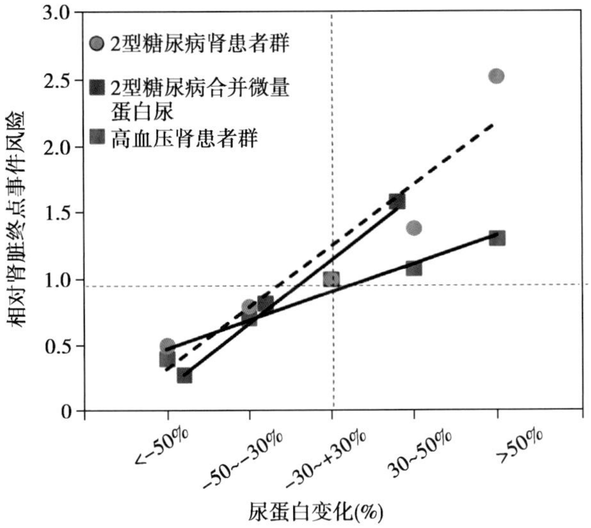

图 54.2　使用 RASS 系统阻断后短期蛋白尿的变化与长期肾脏风险保护的变化相关。在 IMRA-2 实验中,终点事件是糖尿病肾病。在 AASK 和 RENAAL 实验中重点事件是 ESRD。*Adapted with permission from American Journal Nephrology.* [16]

由于抑制血管紧张素Ⅱ具有保护肾脏的功能,同时可以降低蛋白尿,那么尿白蛋白与肾脏保护作用是否具有直接联系?这种药物引起的蛋白尿的减少与肾脏结局的变化是否只是在干预 RAAS 时发生?为了回答这些问题,评估了利用不同策略(药物和饮食控制)来降低白蛋白尿和检测肾脏功能。低蛋白饮食,如减少白蛋白尿和根据肾脏保护的不同程度减少白蛋白尿[45]。除了非药物干预,还有许多其他除了 RAAS 系统抑制剂之外的药物可以降低白蛋白尿。表 54.1 所示的是被美国食品药品监督局(FDA)批准的具有降低白蛋白尿作用的药物。尽管非甾体类消炎药不经常应用于临床,但一项研究中表明非甾体类消炎药吲哚美辛可以降低蛋白尿以及减缓 ESRD 的进展[50]。最后,一些他汀类药物具有较小的降低肾功能,也具有降低白蛋白尿的功效[51]。

尽管这些数据表明了降低白蛋白尿与长期肾脏保护作用之间的联系,但也需承认这些研究不是非随机开放实验就是随机双盲的验后分析,可能会造成偏倚。这种偏倚可能是由于主体不同造成的,即不同的白蛋白尿反映是由于具有不同危险因素的特定人群之间的差异造成的。为了克服这种偏倚,需要分析大量的随机对照试验,分析所有对蛋白尿干预与肾脏终点事件的关联性。

这种水平测试的方法用于 RAAS 抑制剂中,如图 54.3 所示,RAAS 阻滞剂的抗蛋白尿效果越强(治疗一个月后进行评估),这种长期的肾脏保护作用(达到 4 年)越强[52]。这些数据更加支持白蛋白尿是肾脏保护治疗的一个独立的指标。但是这些研究决定于 RAAS 阻断剂的疗效。还需要大量的研究来将这一结论外推到其他人群以及其他的药物治疗中。

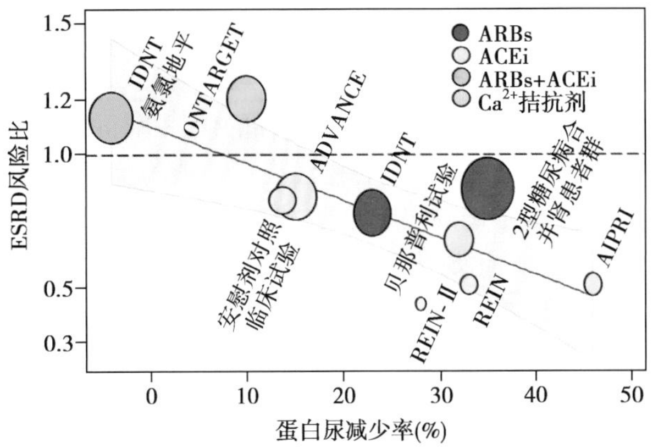

图 54.3　临床试验的荟萃分析显示药物对蛋白尿的影响与药物对肾脏疾病的影响之间的关系。IDNT,厄贝沙坦糖尿病肾病试验;AIPRL,苯那普利对非糖尿病肾病作用试验;REIN,雷米普利对非糖尿病肾病的保护作用试验。*Adapted with permission from Advances in Chronic Kidney Diseases.* [52]

此外,大部分的研究迄今为止不是设计成靶向治疗白蛋白尿来获得额外的肾脏保护作用。为了证明是否通过作用于白蛋白尿来获得肾脏保护作用,还需要随机化干预蛋白尿的变化或者直接治疗白蛋白尿。后来在非糖尿病患者的 ROAD 实验中做到了这点。的确,当需要比较最大的白蛋白尿变化反应与最大的血压变化反应,治疗白蛋白尿可以获得更好的肾脏转归[53]。随机化白蛋白尿的反应在 SONAR 中已经做到了(临床试验批准号:NCT01858532),研究结果预期于 2017 年发表。

药物治疗导致白蛋白尿的变化因人而异。在一些个体中经过治疗后白蛋白尿(残余白蛋白尿)仍然存在。残余蛋白尿与其他危险因素呈线性相关。在危险因素没有变化的前提下,这种蛋白尿本身及其上升下降的程度是没有阈值的[54]。认识到这些随机化实验并不是直接治疗白蛋白尿而是用固定剂量的 RAAS 治疗血压是很重要的。因此从这些实验中很难确定将白蛋白尿控制在什么阈值。因此需要从新的角度将白蛋白尿作为一个独立的控制目标来获取这个阈值。如今,唯一一个靶向治疗目标来源于STENO实验[55]和Bergamo缓解门诊[56]。这部分数据表明通过进一步降低白蛋白尿可以获取更好的肾脏保护作用[55,56]，但仍没有获得具体的阈值。

尽管现有证据表明白蛋白尿进展与更差的肾脏预后相关，但临床上还没有接受将白蛋白尿作为终末期事件的有效替代指标。这是由于尚无充分前瞻性干预实验证据表明可以通过药物对白蛋白尿的影响来预测药物对于肾脏功能的影响。尽管有大型实验在糖尿病肾病患者中使用RAAS干预剂，但是在肾脏疾病进展的临床试验中仍然缺乏关于使用其他药物和在其他相关肾病中将蛋白尿作为终点事件的代替指标的足够证据[57]。考虑到如果选取的替代指标不能为临床试验药物疗效提供准确的实验数据，将会对公共健康造成巨大风险[57]。因此预期需要更多高质量的数据，至少现在有一项试验将白蛋白尿作为目标（SONAR；NCT01858532），正在等待结果。

尿蛋白是一个独立的目标吗？

目前可获得的用于治疗尿蛋白的药物均是因其他适应证被注册。例如，ACEI类和ARB类用来控制高血压，吲哚美辛用于不同形式的关节炎。这些药物抗白蛋白尿的效应，也就是其所谓的副作用或非目标效应。一些非目标效应为同一类中的所有药物共有。例如，所有ARB类降低尿白蛋白。其他非目标效应可能是这类药物中某一分子所特有的。例如，氯沙坦可降低尿酸水平，而其他ARB类无效[58]。一般情况，RASS抑制剂的常见疗效（多数ACEI类和ARB类中都可被观察到）包括升高血清K^+[20]，降低血红蛋白[21]，减少尿白蛋白/蛋白排泄[54]。有趣的是，一些非目标效应可能对肾功能有积极的效果（减少尿蛋白），然而可能增加其他效应（高钾血症）的风险。

有人认为讨论目标效应或非目标效应与临床实践不相关。只需要开药和调整剂量来获得最佳的目标效应，足以获得最大的肾脏保护作用。然而，只有个体对相同的药物有相似的反应，这种观点才是正确的。（在RASS抑制的情况下，所有患者将有相似的血压反应和白蛋白尿反应。）事实似乎并非如此，正如在RASS抑制剂中被观察到的一样[12,13]。对目标参数（如血压）给出一剂ACEI或ARB，患者表现出不同反应，对非目标参数也表现出变异性。甚至更有意思的是，相同患者的不同参数之间的反应也可不同。已证明大量白蛋白尿和微量白蛋白尿在高血压性2型糖尿病患者中，RASS干预后血压的反应抗白蛋白尿反应不一致[12,13]。这表明了个体降低血压而不能降低尿白蛋白，或相反升高尿白蛋白。更为重要的是，血压的反应和尿白蛋白的反应，均和肾脏功能有联系。ARB治疗开始时，患者没有高血压反应，而是短时间尿蛋白降低，依旧表现出长期的肾脏保护作用[12]。因此，对于肾脏保护来说，白蛋白尿似乎是单个独立的目标。

ONTARGET（单用替米沙坦或与雷米普利联合应用改善总体终点指标试验）和ALTITUDE（阿利吉仑应用于2型糖尿病患者心肾综合征终末期实验）实验说明两种制剂联合使用达到了长期阻断RASS系统效应，尽管可以降低白蛋白尿和血压，但不能达到期望的肾脏保护作用[49,59]。难道这些数据提示白蛋白尿（和血压）是无效的目标？如上所述，RASS阻滞影响多种与心血管和肾脏危险相关的参数。有意思的是，从长远来看，这些不同的效果（如果维持下去）可能导致肾功能保护或肾功能损害。例如，ARB治疗血K^+诱导性升高，使得药物本身同肾功能损害和心血管事件相关[20,60]。然而，由于药物的治疗作用（血压/尿蛋白减低）比副作用重要，单独ARB治疗依旧提供长期的肾脏和心脏的保护，如在血K^+方面[20]。在双重阻滞RASS的情况下，治疗的负面效应比正面效应重要。因此，我们不能忽视尿蛋白作为治疗目标，基于双重阻滞RASS的实验，例如ONTARGET和ALTITUDE实验，这些实验教会我们，不要孤立地评估药物对单个目标的疗效，同时要考虑其他非目标效应。

初始白蛋白尿对RASS干预的应答应随着时间的延长而持续，不伴有血K^+水平的升高，来达到最大的肾脏保护作用。之前的研究表明，在RASS阻滞期间可能发生一个“醛固酮水平突破”，定义为在慢性ACEI/ARB治疗时升高的血浆醛固酮水平。因为醛固酮导致水钠潴留，标志着促进纤维化和促进炎症反应的效应，醛固酮水平的突破可能减弱RASS阻滞的临床效果，增加肾脏风险。事实上，在之前研究的1型糖尿病患者报告中，和没有醛固酮冲击的患者相比，接受氯沙坦和经验性的醛固酮冲击的患者随后尿蛋白水平显著升高，接受治疗的患者肾功能减退的速度加倍[61]。因此，人们不应该仅仅关注RASS阻滞应答的初始白蛋白尿水平减低（或其他抗白蛋白尿干预措施），而是长期持续监测白蛋白尿水平，如果必要的话，应实施干预，以维持最大的抗白蛋白尿应答。

优化蛋白尿降低方案

如果认为白蛋白尿是一个单独的治疗目标，并且白蛋白尿和肾脏预后之间的危险关系呈线性相关,且没有最低阈值,如此一来,危险因素没有降低,治疗应该关注每一个个体的最低白蛋白尿水平。RASS 抑制剂是目前降低白蛋白尿最主要的治疗方法。然而,白蛋白尿对 ACEI 和 ARB 治疗的应答反应高度异质,从无应答(或甚至是尿蛋白的增加)到多达 90% 的减低[62]。为进一步降低尿蛋白,除了 RASS 阻滞剂还有什么其他方法可选择? 考虑有几种可能。首先,可以通过增加 ACEI 或 ARB 剂量来优化应答,或者 ACEI 或 ARB 的联合使用,但是我们应当小心观察使用过程中的高钾血症[63]。对 CKD 患者来说,高钾血症是频繁发生的一个不良事件,并且可以增加肾脏风险、减弱 RASS 阻滞剂的保护效应[20]。因此,高剂量的 ACEI 类和 ARB 类或其他联合用药导致越来越多的高钾血症事件发生,这将会抵消额外的白蛋白尿或血压下降的保护效应[64]。调节细胞外液容量,可以通过限制钠盐摄入,也可以同时使用利尿剂,这又是另一种促进 RASS 阻滞效应来降白蛋白尿的方法[65-67]。长期随访研究结果分析表明限制钠盐摄入同样提高了 RASS 在心肾疾病的长期疗效,强调潜在的健康获益来自于限制钠盐摄入的普遍执行[68,69]。

一些针对白蛋白尿的药物正在研制中,与 RASS 阻滞剂联合使用时作为一种减少肾脏风险的方法。这些药物主要针对直接减少肾脏/血管对自身的白蛋白"泄漏"和(或)减少白蛋白漏出后的炎症反应。舒洛地特(sulodexide)是硫酸乙酰肝素和硫酸皮肤素的混合物。2 型糖尿病合并微量蛋白尿或大量蛋白尿的小型研究提示舒洛地特治疗可降低白蛋白尿[70]。其作用机制被认为是对肾脏/血管屏障的修复,进而阻止白蛋白漏出[71]。不幸的是,大量随访研究不能证实此药物有抗白蛋白尿的疗效[72,73]。可能原因是这些实验中舒洛地特的制备在药理学上处于无活性状态或不吸收状态不能被排除。

内皮素受体拮抗剂(endothelin receptor antagonists,ERA)作为降低白蛋白尿和肾脏炎症反应的强效药物[74-76]。它们的作用机制尚未完全明确。尽管降白蛋白尿作用较强,在糖尿病肾病住院患者中使用 ERA 拮抗剂实验中,ERA 拮抗剂因过高的充血性心力衰竭发生率和死亡率而被早期终止。大量的充血性心力衰竭事件发生可能是由于大剂量使用拮抗剂,导致严重的水钠潴留。近期研究的 ERA 类,如,西他生坦和阿曲生坦,似乎是更精准的内皮素受体,从而使他们不会轻易地引起水钠潴留、水肿和心衰[75,77]。一项 211 例糖尿病肾病的研究表明,当 RASS 阻滞增加到 35% 时,使用低剂量 0.75mg/d 时,ERA 类的阿曲生坦有降低白蛋白尿作用[78]。一项长期临床研究(Study Of Diabetic Nephropathy With Atrasentan,SONAR),对 2 型糖尿病和肾病综合征患者使用阿曲生坦,剂量为 0.75mg/d,在实验进行中根据白蛋白尿水平决定是否使用阿曲生坦,延缓终末期肾脏进展。

在各种相对短期的研究中,新型抗炎药可降低白蛋白尿[79,80]。尿白蛋白下降的机制同样未完全明确,但是与肾脏血流动力学效应有关。有意思的是,这类药物实际上可以通过降低白蛋白尿同时通过其特有的抗炎作用发挥他们潜在的肾脏保护作用。单核细胞趋化蛋白-1(MCP-1),一种趋化因子,在启动和维持肾组织慢性炎症起到关键作用[81]。MCP-1 的抑制作用对 2 型糖尿病和大量白蛋白尿患者有降低尿蛋白作用[80]。MCP-1 是 C-C 趋化因子受体 2(CCR2)的配体。CCR2 特异性地表达在单核细胞和巨噬细胞中。使用 CCR2 拮抗剂是另一个可能降低白蛋白尿的策略[82]。

抗炎剂己酮可可碱(pentoxifylline),一种在临床上使用已久的药,起始于 1971 年治疗患者外周动脉供血不足,通过抑制肿瘤坏死因子-α 产生,可能发挥抗炎特性。己酮可可碱可使 2 型糖尿病患者白蛋白尿水平下降约 30%[79]。正在进行的己酮可可碱的 2 年随访研究表明,己酮可可碱在肾功能减退上具有远期疗效[83]。

最后,新型口服降糖药似乎也有降低白蛋白尿的效果。二肽基肽酶 4 抑制剂(dipeptidyl peptidase 4 inhibitors)似乎可以减少白蛋白尿[84]。一项关于利格列汀(linagliptin)随机对照研究(RCTs)的荟萃分析建议这种药物有长期肾脏保护作用(Table 54.1)[85]。钠-葡萄糖共同转运体 2 抑制剂(sodium-glucose co-transporter-2 inhibitors)降低糖化血红蛋白,据称只单独具有降低血糖的效果,但也有降低白蛋白尿的作用[86]。长期肾脏实验正在研究这类药物特有的疗效,同时对肾脏功能的影响。长期这些实验的硬性结果将进一步观察这类新药的安全性和有效性,更重要的是,白蛋白尿是否可以作为肾脏保护治疗的单独目标。

这些所谓的新药降低白蛋白尿的机制是不同的。首先,白蛋白尿的降低可以是血流动力学影响的结果。其次,改善肾小球的屏障结构可能会导致尿白蛋白的降低。药物也可以在上皮细胞介导炎症反应水平上干预白蛋白,从而改善肾功能。

ACEI 类和 ARB 类,与 ERA 类一样,有相似的血流动力学效应,导致出球小动脉血管舒张,从而降低肾小球内压[76,87]。由于肾小球内的压力下降,通过肾小球漏出的白蛋白可能减少。

内皮细胞的激活和随后的损失，以及血管内皮表层的修饰（多糖蛋白质复合物）是在高血压和糖尿病患者中观察到白蛋白尿的起始事件。因此药物改善内皮功能有特定的减少白蛋白尿的功能。所以，ACEI类和ARB类与改善内皮功能有关。内皮素受体阻滞剂，专门针对血管内皮细胞，也与白蛋白尿的大幅下降有关[74,78]。此外，足细胞也具有血管紧张素Ⅱ受体，牵涉到足细胞的细胞骨架结构。因此，血管紧张素Ⅱ受体阻滞剂可能有助于稳定足细胞表型，预防继发性或原发性（在自身免疫性疾病的情况下）足细胞损失。

如果糖化的或非糖化的白蛋白在肾小管中被滤过和重吸收，这将加速炎症反应导致肾损害。药物抑制肾小管对白蛋白的重吸收，例如使用甲基巴多索隆下调megalin的表达来抑制炎症反应，同时可能保护肾脏。在这种情况下，最终通过尿液排出的白蛋白的量不一定减少。此外，药物阻断继发于肾小管白蛋白重吸收的炎症反应或纤维化，如己酮可可碱、内皮素受体拮抗剂、MCP-1拮抗剂或CCR2拮抗剂，可以改善肾脏解剖结构和肾脏组织存活率。抑制炎症通路下游的白蛋白重吸收并不一定意味着最后经尿道排出的白蛋白量减少。

结　　语

越来越多的证据表明，白蛋白尿可以被认为是一个单独的治疗目标。现有的实验数据证明白蛋白不是一个惰性分子，但可能是引起肾脏疾病的发生的原因并且参与肾脏疾病的发病机制。许多大型临床研究表明，白蛋白尿水平与最终的肾功预后相关。临床试验分析一致表明，尿白蛋白的减少降低了肾脏风险，除了肾功能损害不会进展的更低尿白蛋白水平尚未明确。然而，这些假设性的因果分析不能被当作确定的证据来证明白蛋白尿是治疗有效的独立目标。为了达到这个目的，有关不同阈值的目标白蛋白尿的前瞻性研究是必需的。这些前瞻性实验是有限的，但是以各种白蛋白尿为目标的新药临床研究正在进行中，将为白蛋白尿治疗是一个单独的目标提供最终证据。

（孙世仁 译）

参考文献

1. Collins AJ, Foley RN, Herzog C, Chavers B, Gilbertson D, Herzog C, et al. US Renal Data System 2012 Annual Data Report. *Am J Kidney Dis* 2013;**61**(1 Suppl 1) A7, e1-476.
2. Levey AS, de Jong PE, Coresh J, El Nahas M, Astor BC, Matsushita K, et al. The definition, classification, and prognosis of chronic kidney disease: a KDIGO Controversies Conference report. *Kidney Int* 2011;**80**(1):17–28.
3. Cotugno D. Sic etiam urina inventa particeps coaguli. *De Ischiade Nervosa* 1970:28–9.
4. Bright R. *Reports of medical cases selected with a view to illustrating the symptoms and cure of diseases by a reference to morbid anatomy.* Longman Greene, London, UK; 1827.
5. Gansevoort RT, Ritz E. Hermann Senator and albuminuria - forgotten pioneering work in the 19th century. *Nephrol Dial Transplant* 2009;**24**(3):1057–62.
6. Senator H. *Die Albuminuria in Gesunden und Kranken Zustande.* Verlag August Hirschwald, 1882.
7. Williams PS, Fass G, Bone JM. Renal pathology and proteinuria determine progression in untreated mild/moderate chronic renal failure. *Q J Med* 1988;**67**(252):343–54.
8. Viberti GC, Hill RD, Jarrett RJ, Argyropoulos A, Mahmud U, Keen H. Microalbuminuria as a predictor of clinical nephropathy in insulin-dependent diabetes mellitus. *Lancet* 1982;**1**(8287): 1430–2.
9. Svendsen PA, Oxenboll B, Christiansen JS. Microalbuminuria in diabetic patients - a longitudinal study. *Acta Endocrinol Suppl (Copenh)* 1981;**242**:53–4.
10. Mogensen CE, Christensen CK. Predicting diabetic nephropathy in insulin-dependent patients. *N Engl J Med* 1984;**311**(2):89–93.
11. Hillege HL, Janssen WM, Bak AA, Diercks GF, Grobbee DE, Crijns HJ, et al. Microalbuminuria is common, also in a nondiabetic, nonhypertensive population, and an independent indicator of cardiovascular risk factors and cardiovascular morbidity. *J Intern Med* 2001;**249**(6):519–26.
12. Eijkelkamp WB, Zhang Z, Remuzzi G, Parving HH, Cooper ME, Keane WF, et al. Albuminuria is a target for renoprotective therapy independent from blood pressure in patients with type 2 diabetic nephropathy: post hoc analysis from the Reduction of Endpoints in NIDDM with the Angiotensin II Antagonist Losartan (RENAAL) trial. *J Am Soc Nephrol* 2007;**18**(5):1540–6.
13. Hellemons M, Persson F, Bakker SJ, Rossing P, Parving HH, De Zeeuw D, et al. Initial Angiotensin Receptor Blockade induced decrease in albuminuria predicts long term renal outcome in type 2 diabetic patients with microalbuminuria; a post-hoc analysis of the IRMA-2 trial; 2011.
14. de Zeeuw D. Albuminuria: a target for treatment of type 2 diabetic nephropathy. *Semin Nephrol* 2007;**27**(2):172–81.
15. Stehouwer CD, Smulders YM. Microalbuminuria and risk for cardiovascular disease: Analysis of potential mechanisms. *J Am Soc Nephrol* 2006;**17**(8):2106–11.
16. Lambers Heerspink HJ, de Zeeuw D. Debate: PRO position. Should microalbuminuria ever be considered as a renal endpoint in any clinical trial? *Am J Nephrol* 2010;**31**(5):458–61.
17. van der Velde M, Halbesma N, de Charro FT, Bakker SJ, de Zeeuw D, de Jong PE, et al. Screening for albuminuria identifies individuals at increased renal risk. *J Am Soc Nephrol* 2009; **20**(4):852–62.
18. Ninomiya T, Perkovic V, de Galan BE, Zoungas S, Pillai A, Jardine M, et al. Albuminuria and kidney function independently predict cardiovascular and renal outcomes in diabetes. *J Am Soc Nephrol* 2009;**20**(8):1813–21.
19. Hsu CY, Iribarren C, McCulloch CE, Darbinian J, Go AS. Risk factors for end-stage renal disease: 25-year follow-up. *Arch Intern Med* 2009;**169**(4):342–50.
20. Miao Y, Dobre D, Heerspink HJ, Brenner BM, Cooper ME, Parving HH, et al. Increased serum potassium affects renal outcomes: a post hoc analysis of the Reduction of Endpoints in NIDDM with the Angiotensin II Antagonist Losartan (RENAAL) trial. *Diabetologia* 2011;**54**(1):44–50.
21. Mohanram A, Zhang Z, Shahinfar S, Lyle PA, Toto RD. The effect of losartan on hemoglobin concentration and renal outcome in diabetic nephropathy of type 2 diabetes. *Kidney Int* 2008;**73**(5):630–6.
22. Ravid M, Brosh D, Ravid-Safran D, Levy Z, Rachmani R. Main risk factors for nephropathy in type 2 diabetes mellitus are

plasma cholesterol levels, mean blood pressure, and hyperglycemia. *Arch Intern Med* 1998;**158**(9):998–1004.

23. Keane WF, Brenner BM, de Zeeuw D, Grunfeld JP, McGill J, Mitch WE, et al. The risk of developing end-stage renal disease in patients with type 2 diabetes and nephropathy: the RENAAL study. *Kidney Int* 2003;**63**(4):1499–507.
24. Ruggenenti P, Perna A, Mosconi L, Matalone M, Pisoni R, Gaspari F, et al. Proteinuria predicts end-stage renal failure in non-diabetic chronic nephropathies. The "Gruppo Italiano di Studi Epidemiologici in Nefrologia" (GISEN). *Kidney Int Suppl* 1997;**63**:S54–7.
25. Cattran DC, Pei Y, Greenwood CM, Ponticelli C, Passerini P, Honkanen E. Validation of a predictive model of idiopathic membranous nephropathy: its clinical and research implications. *Kidney Int* 1997;**51**(3):901–7.
26. Le W, Liang S, Hu Y, Deng K, Bao H, Zeng C, et al. Long-term renal survival and related risk factors in patients with IgA nephropathy: results from a cohort of 1155 cases in a Chinese adult population. *Nephrol Dial Transplant* 2012;**27**(4):1479–85.
27. Reich HN, Troyanov S, Scholey JW, Cattran DC. Remission of proteinuria improves prognosis in IgA nephropathy. *J Am Soc Nephrol* 2007;**18**(12):3177–83.
28. Troyanov S, Wall CA, Miller JA, Scholey JW, Cattran DC. Focal and segmental glomerulosclerosis: definition and relevance of a partial remission. *J Am Soc Nephrol* 2005;**16**(4):1061–8.
29. Hebert LA, Bain RP, Verme D, Cattran D, Whittier FC, Tolchin N, et al. Remission of nephrotic range proteinuria in type I diabetes. Collaborative Study Group. *Kidney Int* 1994;**46**(6):1688–93.
30. Brantsma AH, Bakker SJ, Hillege HL, de Zeeuw D, de Jong PE, Gansevoort RT. Urinary albumin excretion and its relation with C-reactive protein and the metabolic syndrome in the prediction of type 2 diabetes. *Diabetes Care* 2005;**28**(10):2525–30.
31. Brantsma AH, Bakker SJ, de Zeeuw D, de Jong PE, Gansevoort RT. Urinary albumin excretion as a predictor of the development of hypertension in the general population. *J Am Soc Nephrol* 2006;**17**(2):331–5.
32. Lorenzo V, Saracho R, Zamora J, Rufino M, Torres A. Similar renal decline in diabetic and non-diabetic patients with comparable levels of albuminuria. *Nephrol Dial Transplant* 2011;**25**(3):835–41.
33. Mahmoodi BK, Matsushita K, Woodward M, Blankestijn PJ, Cirillo M, Ohkubo T, et al. Associations of kidney disease measures with mortality and end-stage renal disease in individuals with and without hypertension: a meta-analysis. *Lancet* 2013;**380**(9854):1649–61.
34. Fox CS, Matsushita K, Woodward M, Bilo HJ, Chalmers J, Heerspink HJ, et al. Associations of kidney disease measures with mortality and end-stage renal disease in individuals with and without diabetes: a meta-analysis. *Lancet* 2013;**380**(9854):1662–73.
35. Brantsma AH, Atthobari J, Bakker SJ, de Zeeuw D, de Jong PE, Gansevoort RT. What predicts progression and regression of urinary albumin excretion in the nondiabetic population? *J Am Soc Nephrol* 2007;**18**(2):637–45.
36. Adler AI, Stevens RJ, Manley SE, Bilous RW, Cull CA, Holman RR. Development and progression of nephropathy in type 2 diabetes: the United Kingdom Prospective Diabetes Study (UKPDS 64). *Kidney Int* 2003;**63**(1):225–32.
37. Araki S, Haneda M, Koya D, Hidaka H, Sugimoto T, Isono M, et al. Reduction in microalbuminuria as an integrated indicator for renal and cardiovascular risk reduction in patients with type 2 diabetes. *Diabetes* 2007;**56**(6):1727–30.
38. Hovind P, Tarnow L, Rossing P, Jensen BR, Graae M, Torp I, et al. Predictors for the development of microalbuminuria and macroalbuminuria in patients with type 1 diabetes: inception cohort study. *BMJ* 2004;**328**(7448):1105.
39. Yamada T, Komatsu M, Komiya I, Miyahara Y, Shima Y, Matsuzaki M, et al. Development, progression, and regression of microalbuminuria in Japanese patients with type 2 diabetes under tight glycemic and blood pressure control: the Kashiwa study. *Diabetes Care* 2005;**28**(11):2733–8.
40. Scheven L, Halbesma N, de Jong PE, de Zeeuw D, Bakker SJ, Gansevoort RT. Predictors of progression in albuminuria in the general population: results from the PREVEND Cohort. *PLoS One* 2013;**8**(5):e61119.
41. Rossing P, Hommel E, Smidt UM, Parving HH. Reduction in albuminuria predicts a beneficial effect on diminishing the progression of human diabetic nephropathy during antihypertensive treatment. *Diabetologia* 1994;**37**(5):511–6.
42. Apperloo AJ, de Zeeuw D, de Jong PE. Short-term antiproteinuric response to antihypertensive treatment predicts long-term GFR decline in patients with non-diabetic renal disease. *Kidney Int Suppl* 1994;**45**:S174–8.
43. Wright Jr. JT, Bakris G, Greene T, Agodoa LY, Appel LJ, Charleston J, et al. Effect of blood pressure lowering and antihypertensive drug class on progression of hypertensive kidney disease: results from the AASK trial. *JAMA* 2002;**288**(19):2421–31.
44. Brenner BM, Cooper ME, de Zeeuw D, Keane WF, Mitch WE, Parving HH, et al. Effects of losartan on renal and cardiovascular outcomes in patients with type 2 diabetes and nephropathy. *N Engl J Med* 2001;**345**(12):861–9.
45. Levey AS, Greene T, Beck GJ, Caggiula AW, Kusek JW, Hunsicker LG, et al. Dietary protein restriction and the progression of chronic renal disease: what have all of the results of the MDRD study shown? Modification of Diet in Renal Disease Study group. *J Am Soc Nephrol* 1999;**10**(11):2426–39.
46. The GISEN Group (Gruppo Italiano di Studi Epidemiologici in Nefrologia). Randomised placebo-controlled trial of effect of ramipril on decline in glomerular filtration rate and risk of terminal renal failure in proteinuric, non-diabetic nephropathy. *Lancet* 1997;**349**(9069):1857–63.
47. Lewis EJ, Hunsicker LG, Bain RP, Rohde RD. The effect of angiotensin-converting-enzyme inhibition on diabetic nephropathy. The Collaborative Study Group. *N Engl J Med* 1993;**329**(20):1456–62.
48. Lewis EJ, Hunsicker LG, Clarke WR, Berl T, Pohl MA, Lewis JB, et al. Renoprotective effect of the angiotensin-receptor antagonist irbesartan in patients with nephropathy due to type 2 diabetes. *N Engl J Med* 2001;**345**(12):851–60.
49. Parving HH, Brenner BM, McMurray JJ, de Zeeuw D, Haffner SM, Solomon SD, et al. Cardiorenal end points in a trial of aliskiren for type 2 diabetes. *N Engl J Med* 2012;**367**(23):2204–13.
50. Vriesendorp R, Donker AJ, de Zeeuw D, de Jong PE, van der Hem GK, Brentjens JR. Effects of nonsteroidal anti-inflammatory drugs on proteinuria. *Am J Med* 1986;**81**(2B):84–94.
51. de Zeeuw D, Anzalone D, Cain V, Cressman M, Molitoris B, Monyak J, et al. Different renal protective effects of atorvastatin and rosuvastatin in patients with proteinuric diabetic and non-diabetic renal disease; result from the PLANET Trials; 2010.
52. Heerspink HJ. Therapeutic approaches in lowering albuminuria: travels along the renin-angiotensin-aldosterone-system pathway. *Adv Chronic Kidney Dis* 2011;**18**(4):290–9.
53. Hou FF, Xie D, Zhang X, Chen PY, Zhang WR, Liang M, et al. Renoprotection of Optimal Antiproteinuric Doses (ROAD) Study: a randomized controlled study of benazepril and losartan in chronic renal insufficiency. *J Am Soc Nephrol* 2007;**18**(6):1889–98.
54. de Zeeuw D, Remuzzi G, Parving HH, Keane WF, Zhang Z, Shahinfar S, et al. Proteinuria, a target for renoprotection in patients with type 2 diabetic nephropathy: lessons from RENAAL. *Kidney Int* 2004;**65**(6):2309–20.
55. Gaede P, Vedel P, Larsen N, Jensen GV, Parving HH, Pedersen O. Multifactorial intervention and cardiovascular disease in patients with type 2 diabetes. *N Engl J Med* 2003;**348**(5):383–93.
56. Ruggenenti P, Perticucci E, Cravedi P, Gambara V, Costantini M, Sharma SK, et al. Role of remission clinics in the longitudinal treatment of CKD. *J Am Soc Nephrol* 2008;**19**(6):1213–24.
57. Thompson A. Proteinuria as a surrogate end point - more data are needed. *Nat Rev Nephrol* 2012;**8**(5):306–9.
58. Miao Y, Ottenbros SA, Laverman GD, Brenner BM, Cooper ME, Parving HH, et al. Effect of a reduction in uric acid on renal outcomes during losartan treatment: a post hoc analysis of the reduction of endpoints in non-insulin-dependent diabetes mellitus with the Angiotensin II Antagonist Losartan Trial.

Hypertension 2011;**58**(1):2–7.
59. Mann JF, Schmieder RE, McQueen M, Dyal L, Schumacher H, Pogue J, et al. Renal outcomes with telmisartan, ramipril, or both, in people at high vascular risk (the ONTARGET study): a multicentre, randomised, double-blind, controlled trial. *Lancet* 2008;**372**(9638):547–53.
60. Roscioni S, Miao Y, De Zeeuw D, Lambers Heerspink HJ. Response to: Miao Y, Dobre D, Lambers Heerspink HJ, et al. Increased serum potassium affects renal outcomes: a post hoc analysis of the Reduction of Endpoints in NIDDM with the Angiotensin II Antagonist Losartan (RENAAL) trial. *Diabetologia* 2011;**54**(11):2965–7.
61. Schjoedt KJ, Andersen S, Rossing P, Tarnow L, Parving HH. Aldosterone escape during blockade of the renin-angiotensin-aldosterone system in diabetic nephropathy is associated with enhanced decline in glomerular filtration rate. *Diabetologia* 2004;**47**(11):1936–9.
62. Laverman GD, de Zeeuw D, Navis G. Between-patient differences in the renal response to renin-angiotensin system intervention: clue to optimising renoprotective therapy? *J Renin Angiotensin Aldosterone Syst* 2002;**3**(4):205–13.
63. Burgess E, Muirhead N, Rene de Cotret P, Chiu A, Pichette V, Tobe S. Supramaximal dose of candesartan in proteinuric renal disease. *J Am Soc Nephrol* 2009;**20**(4):893–900.
64. Lambers Heerspink HJ, de Zeeuw D. Dual RAAS blockade has dual effects on outcome. *Nat Rev Endocrinol* 2013;**9**(5):261–3.
65. Slagman MC, Waanders F, Hemmelder MH, Woittiez AJ, Janssen WM, Lambers Heerspink HJ, et al. Moderate dietary sodium restriction added to angiotensin converting enzyme inhibition compared with dual blockade in lowering proteinuria and blood pressure: randomised controlled trial. *BMJ* 2011;**343**:d4366.
66. Ekinci EI, Thomas G, Thomas D, Johnson C, Macisaac RJ, Houlihan CA, et al. Effects of salt supplementation on the albuminuric response to telmisartan with or without hydrochlorothiazide therapy in hypertensive patients with type 2 diabetes are modulated by habitual dietary salt intake. *Diabetes Care* 2009;**32**(8):1398–403.
67. Vogt L, Waanders F, Boomsma F, de Zeeuw D, Navis G. Effects of dietary sodium and hydrochlorothiazide on the antiproteinuric efficacy of losartan. *J Am Soc Nephrol* 2008;**19**(5):999–1007.
68. Heerspink HJ, Holtkamp FA, Parving HH, Navis GJ, Lewis JB, Ritz E, et al. Moderation of dietary sodium potentiates the renal and cardiovascular protective effects of angiotensin receptor blockers. *Kidney Int* 2012;**82**(3):330–7.
69. Vegter S, Perna A, Postma MJ, Navis G, Remuzzi G, Ruggenenti P. Sodium intake, ACE inhibition, and progression to ESRD. *J Am Soc Nephrol* 2011;**23**(1):165–73.
70. Gambaro G, Kinalska I, Oksa A, Pont'uch P, Hertlova M, Olsovsky J, et al. Oral sulodexide reduces albuminuria in microalbuminuric and macroalbuminuric type 1 and type 2 diabetic patients: the Di.N.A.S. randomized trial. *J Am Soc Nephrol* 2002;**13**(6):1615–25.
71. Abaterusso C, Gambaro G. The role of glycosaminoglycans and sulodexide in the treatment of diabetic nephropathy. *Treat Endocrinol* 2006;**5**(4):211–22.
72. Lewis EJ, Lewis JB, Greene T, Hunsicker LG, Berl T, Pohl MA, et al. Sulodexide for kidney protection in type 2 diabetes patients with microalbuminuria: a randomized controlled trial. *Am J Kidney Dis* 2011;**58**(5):729–36.
73. Packham DK, Wolfe R, Reutens AT, Berl T, Heerspink HL, Rohde R, et al. Sulodexide fails to demonstrate renoprotection in overt type 2 diabetic nephropathy. *J Am Soc Nephrol* 2012;**23**(1):123–30.
74. Wenzel RR, Littke T, Kuranoff S, Jurgens C, Bruck H, Ritz E, et al. Avosentan reduces albumin excretion in diabetics with macroalbuminuria. *J Am Soc Nephrol* 2009;**20**(3):655–64.
75. Kohan DE, Pritchett Y, Molitch M, Wen S, Garimella T, Audhya P, et al. Addition of atrasentan to renin-angiotensin system blockade reduces albuminuria in diabetic nephropathy. *J Am Soc Nephrol* 2011;**22**(4):763–72.
76. Dhaun N, MacIntyre IM, Kerr D, Melville V, Johnston NR, Haughie S, et al. Selective endothelin-A receptor antagonism reduces proteinuria, blood pressure, and arterial stiffness in chronic proteinuric kidney disease. *Hypertension* 2011;**57**(4):772–9.
77. Dhaun N, Melville V, Blackwell S, Talwar DK, Johnston NR, Goddard J, et al. Endothelin-A receptor antagonism modifies cardiovascular risk factors in CKD. *J Am Soc Nephrol* 2013;**24**(1):31–6.
78. De Zeeuw D, Coll B, Andress D, Brennan J, Tang H, Houser M, et al. The endothelin antagonist atrasentan lowers residual albuminuria in type 2 diabetic patients with nephropathy. *J Am Soc Nephrol* 2014 Apr 10. [Epub ahead of print].
79. McCormick BB, Sydor A, Akbari A, Fergusson D, Doucette S, Knoll G. The effect of pentoxifylline on proteinuria in diabetic kidney disease: a meta-analysis. *Am J Kidney Dis* 2008;**52**(3):454–63.
80. Ruggenenti P. Effects of MCP-1 Inhibition by bindarit therapy in type 2 diabetes subjects with micro- or macro-albuminuria. *J Am Soc Nephrol* 2010(Suppl 1):44A.
81. Tesch GH. MCP-1/CCL2: a new diagnostic marker and therapeutic target for progressive renal injury in diabetic nephropathy. *Am J Physiol Renal Physiol* 2008;**294**(4):F697–701.
82. Sullivan T, Miao Z, Berahovich RD, Powers JP, Baumgart T, Ertl L, et al. The CCR2 chemokine receptor antagonist CCX-140 improves renal function in diabetic mice expressing human CCR2. *J Am Soc Nephrol* 2013(Suppl 1):746A.
83. Navarro-Gonzalez JF, Muros M, Mora-Fernandez C, Herrera H, Meneses B, Garcia J. Pentoxifylline for renoprotection in diabetic nephropathy: the PREDIAN study. Rationale and basal results. *J Diabetes Complications* 2011;**25**(5):314–9.
84. Groop PH, Cooper ME, Perkovic V, Emser A, Woerle HJ, von Eynatten M. Linagliptin lowers albuminuria on top of recommended standard treatment in patients with type 2 diabetes and renal dysfunction. *Diabetes Care* 2013;**36**(11):3460–8.
85. von Eynatten M, Emser A, Cooper M, Perkovic V, Rosenstock J, Wanner C, et al. Renal safety and outcomes with linagliptin: Meta-analysis of individual data for 5466 patients with type 2 diabetes. *J Am Soc Nephrol* 2012(Suppl 1):218A.
86. Nauck MA, Del Prato S, Meier JJ, Duran-Garcia S, Rohwedder K, Elze M, et al. Dapagliflozin versus glipizide as add-on therapy in patients with type 2 diabetes who have inadequate glycemic control with metformin: a randomized, 52-week, double-blind, active-controlled noninferiority trial. *Diabetes Care* 2011;**34**(9):2015–22.
87. Gansevoort RT, de Zeeuw D, Shahinfar S, Redfield A, de Jong PE. Effects of the angiotensin II antagonist losartan in hypertensive patients with renal disease. *J Hypertens Suppl* 1994;**12**(2):S37–42.

第 55 章

55

药物代谢与慢性肾脏病

Albert W. Dreisbach[a] and Michael F. Flessner[b]

[a]Division of Nephrology, University of Mississippi Medical Center, Jackson, MS, USA

[b]National Institute of Diabetes, Digestive and Kidney Disease, National Institutes of Health, Bethesda, MD, USA

简　　介

慢性肾脏病(chronic kidney disease, CKD)能改变患者肾脏、肝脏、肠道或其他器官对药物的吸收、分布、代谢和清除。因此,与非肾脏病患者相比,CKD 患者常见更多的药物不良反应。图 55.1 概述了急慢性肾脏病患者药代动力学和药效学要素。CKD 影响药物的吸收、体内分布及清除等药代动力学要素。

在 CKD 治疗中,缺乏适当的给药调整策略在许多情况可导致并发症。对于那些主要由肾脏清除的药物,给药调整尤为必要。随着肾小球滤过率(GFR)的下降,给药间隔必须延长。而对于那些主要由非肾脏清除(如肝脏清除或肠道清除)的药物,我们对其由药物转运和药物代谢改变而导致的给药调整则所知甚少。

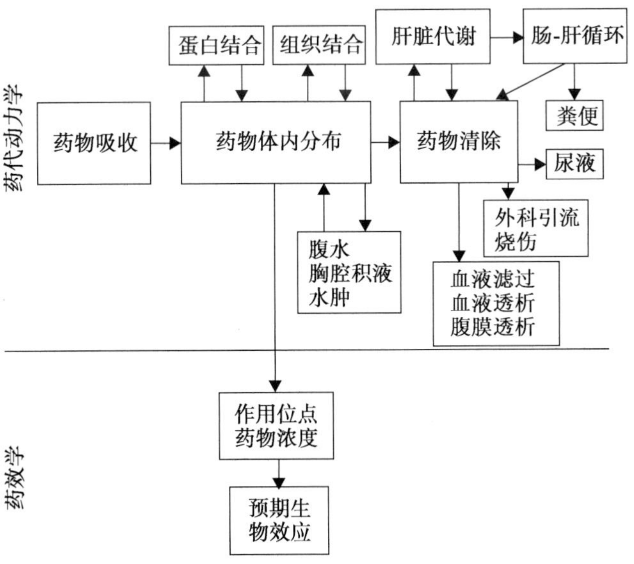

图 55.1　药代动力学和药效学要素

药 物 吸 收

药物吸收取决于给药途径[1]。静脉给药的药物吸收被设定为 100%,口服给药则可能会降低药物吸收或生物利用度(F_{abs})。生物利用度指口服药物到达体循环血液中的药量占给药量的比值(可由公式 55.1 计算)。

$$F_{abs}=\frac{D_{oral}AUC_{oral}}{D_{IV}AUC_{IV}} \tag{55.1}$$

式中 D_{oral} = 口服剂量,D_{IV} = 静脉给药剂量,AUC = 浓度-时间曲线下面积。

治疗 CKD 和水肿的常用药呋塞米(速尿,furosemide)是说明生物利用度的一个很好的例子。CKD 和液体超负荷患者常入院接受速尿静脉治疗,从而产生快速利尿作用。如果我们假设口服速尿的生物利用度是 0.5,实际上是在 0.4 ~ 0.6 之间,充血性心力衰竭患者则更低。因而在静脉给药稳定后,患者应出院继续口服速尿,其口服剂量应和住院的静脉给药剂量相当或两倍于其住院有效剂量。

CKD 患者使用的药物绝大多数是口服药物。其生物利用度取决于肠道及肝脏的吸收和代谢。CKD 能下调药物的转运和代谢,常提高药物的生物利用度(表 55.1)[2]。药物经口服后,可扩散至肠细胞或经转运蛋白(如有机阴离子转运多肽,OATP)吸收(图 55.2)。药物一旦进入肠细胞,可被细胞色素 P450 酶

(CYPs)代谢,经主动药物转运蛋白[如 P-糖蛋白(Pgp)或多药耐受相关蛋白 2(MRP2)]分泌回肠腔,或经被动或主动(由 MRP3)运输至门静脉。然后药物被运输到肝脏,于此药物可被扩散或主动运输(经 OATP)至肝细胞,并经 CYPs 或Ⅱ期代谢酶代谢。这一过程常被称为"首过效应",此后药物经主动运输进入体循环或胆汁循环系统[3-7]。

表 55.1　CKD 对人口服药物生物利用度的影响

药品	(相比于正常对照生物利用度的变化,%)
普萘洛尔(心得安,propranolol)	+300%
红霉素(erythromycin)	+100%
右旋丙氧芬(propoxyphene)	+100%
双氢可待因(dihydrocodeine)	+70%
氧烯洛尔(心得平,oxprenolol)	+100%

承蒙 Informa Healthcare 出版社惠允复制于文献 2

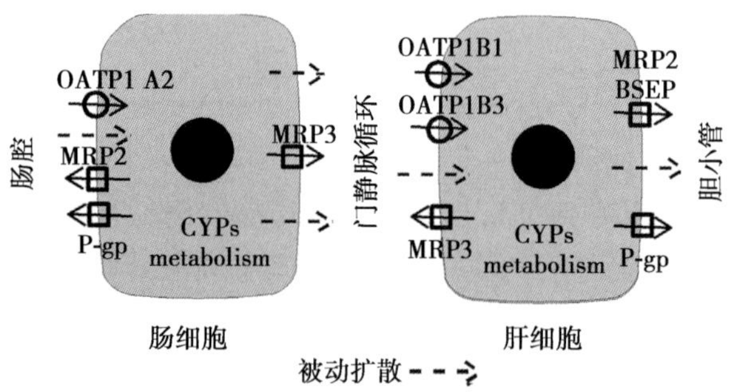

图 55.2　口服药物吸收的细胞转运机制。MRP,多药耐受蛋白;OAT,有机阴离子转运蛋白;OCT,有机阳离子转运蛋白;BSEP,胆盐输出泵;Pgp,P-糖蛋白;CYP,细胞色素 P450;虚线箭头,被动扩散

在人和动物模型上的研究已经证实 CKD 能影响上述药物吸收的各个环节。在 5/6 肾切除的 CKD 动物模型研究中,肠 CYPs 显著降低(大概 30% ~ 40%)[8],但其他一些研究者得到了不同的结果。几个课题组的体内研究发现肾脏衰竭能引起 Pgp 活性降低,并伴随 Pgp、MRP2 和 MRP3 蛋白表达水平的下降,但其 mRNA 表达水平或吸收转运蛋白 OATP2 和 OATP3 没有变化[9,10]。Dreisbach[10]和 Naud[11]等人在他们的综述里详细总结了 CKD 影响转运蛋白和代谢酶的研究结果。临床研究表明胃肠蠕动的改变能降低药物的吸收并延长到达最高血药浓度的时间,但并不影响药物的生物利用度[12,13]。

使用抗酸剂(结合磷酸盐或缓解酸度症状)能增加胃 pH,影响如速尿等药物的溶解度和生物利用度[12,13]。尿毒症患者唾液尿酸含量升高,可被胃中的尿素酶转化成氨,从而降低胃的酸度并降低酸性 pH 依赖性药物的口服吸收和生物利用度[14]。而对于那些作为 CYPs 底物的药物,如双氢可待因,红霉素,免疫抑制剂,HIV 蛋白酶抑制剂,在 CKD 患者中其生物利用度将会增高[11]。

总之,CKD 患者通过改变药物的首过效应和转运,从而增加口服药物的生物利用度。

药物分布

分布容积(Volume of Distribution)

如图 55.1 所示,药物分布是药物进入体循环后下一个关键过程[11]。分布容积(V_d)是一个理论容量,指将相应的静脉给药剂量均匀分布到初始血药浓度所需的虚拟体积,可由公式 55.2 计算。

$$V_d = \frac{D_{IV}}{C_p(0)} \quad (55.2)$$

式中:$C_p(0)$= 药物的初始浓度,可由药时曲线外推至 0 时刻可得(图 55.3a 和 b)。如图 55.3 所示,V_d 可用来计算负荷剂量,并反应组织与血浆蛋白结合间的平衡(图 55.1)及组织渗透性。CKD 患者由于尿毒症物质的竞争作用,药物的组织结合下降,如 CKD4 期和 5 期患者服用地高辛,其 V_d 下降 50%[15],因而其负荷剂量也应减少 50%。

根据药物本身的性质,药物的分布容积受其脂溶性、药物与组织和蛋白结合以及患者因素,譬如患者的肥胖程度、是否水肿,腹水或其他积液等因素影响(见图 55.1)。药物治疗病态肥胖患者(体重>130% 理想体重)时,对于水溶性的药物,患者 30% ~45% 的多余体重应计入理想体重,因为他们的脂肪组织含多余的水空间。

如果药物是脂溶性的,其跨膜转运很快,而且经多次给药后转运进入脂肪组织的药物浓度也相当高。这类药物与转运蛋白或组织内底物结合度高,非常典型。例如氟西汀(fluoxetin)的结合率大概为 95%,其分布容积为 12 ~42L/kg 体重,半衰期为 24 ~72 小时,且有一个半衰期长达 7 ~9 天的活性代谢物[15]。因其变量如此之大,故对病态肥胖患者用药以获得有效药物浓度非常具有挑战性。相反,庆大霉素(gentamicin)等抗生素几乎不能和蛋白或组织结合,它们水溶性很好,非常容易分布在细胞间。对于明显水肿和腹水的体积膨胀性患者,庆大霉素的分布体积是正常患者的 2 ~3

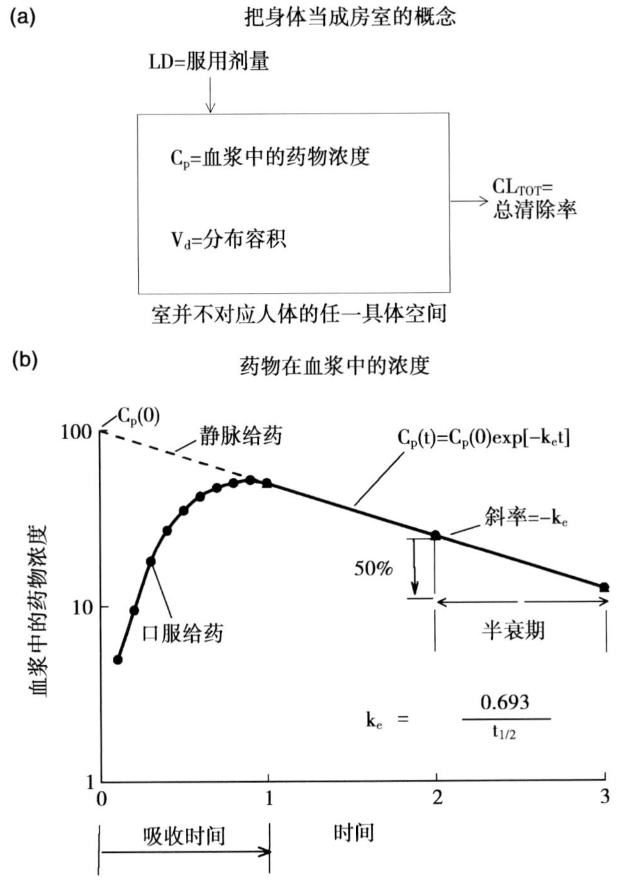

图 55.3　a. 房室的概念；b. 药物清除-单室动力学。$C_p(t)$，“t”时刻的血药浓度，任意单位；k_e，药物清除常数；$t_{1/2}$，半衰期，指血药浓度下降 50% 所需时间。静脉给药被设定立即分布到分布容积，而口服给药需要一段时间吸收药物，当药物被吸收后，则以静脉给药同样的清除方式被清除

倍。以非体积膨胀性的患者的典型剂量，施于有过度细胞外液的患者时，将不能达到有效浓度，此时患者必须提高初始剂量才能达到预期的峰值。

血浆蛋白结合

与累积的尿毒症毒素的竞争和严重的蛋白尿会导致终末期肾病（ESRD）患者血浆蛋白结合率的改变[17]（表 55.2）。酸性（阴离子）和中性药物主要与血浆白蛋白结合。肾病范畴的蛋白质减少可降低血浆蛋白浓度（大概 50%）从而导致药物蛋白结合减少，因而大量药物以游离状态存在从而被清除或被细胞吸收。在肾功能严重衰竭的患者中，尿毒症毒素能降低药物与蛋白的亲和力。尿毒症毒素与某些药物［如华法林（warfarin）、吗啡（morphine）和安定（diazepam）］在结合位点竞争并取代药物。其他的效果包括利用肝素（heparin）去降低药物和靶标的结合。游离态药物比例的升高取决于其与蛋白的结合降低或体循环蛋白浓度的降低。这个相应地会导致高结合药物的分布容积明显地增大。普萘洛尔和甲氧苄胺嘧啶（trimethoprim）等阳离子或酸性药物主要和 α-1 酸性糖蛋白结合，该蛋白是一个急性期反应物，在 CKD 患者中因慢性炎症而增加[18]。因此该类药物能增加血浆蛋白结合因而游离状态的药物浓度降低。

表 55.2　ESRD 患者药物的血浆蛋白结合

药物	与血浆蛋白的结合结果
头孢西丁（cefoxitin）	降低
磺胺类药物（sulfonamides）	降低
丙戊酸（valproic acid）	降低
萘普生（naproxen）	降低
苯妥英（phenytoin）	降低

数据来源于文献[16]

一般说来，合理考虑并监测药物与蛋白结合的改变，可显著降低由蛋白结合改变产生的临床影响[13,18]。CKD 影响药物与蛋白结合的一个很好的例子是苯妥英。肾功能正常的患者，苯妥英与蛋白的结合率在 90% 以上。而对于晚期 CKD 患者，苯妥英与蛋白的结合率在降低到 70% ～80%。因此，以游离态存在的药物从 10% 提高到 20% ～30%，有 2 ～3 倍的增加。由于内在的肝清除率没有变化，因此虽然药物总浓度降低但其游离状态的药物浓度保持不变。对肾功能正常的患者，因其非结合率为 10%，总苯妥英浓度 15μg/ml（药效浓度范围 10 ～20μg/ml）对应的游离苯妥英浓度为 1.5μg/ml（药效浓度范围 1 ～ 2μg/ml）。而对于 ESRD 患者，蛋白结合降低导致其非结合率上升到 20%，因此虽然总苯妥英浓度降低到 7.5μg/ml，但对应的游离苯妥英浓度仍然为 1.5μg/ml（药效浓度范围 1 ～2μg/ml）。在这种情况下，基于药物总浓度，我们不应该增加给药剂量。肾病范畴的蛋白尿患者体循环白蛋白浓度低，因缺乏总血浆蛋白结合位点而游离状态药物的比例升高。因此对晚期 CKD 患者，游离状态的苯妥英浓度被推荐用来指导用药。

药 物 清 除

回顾药代动力学的基本原理有助于定量地理解 CKD 对药物处置的影响。系统清除率（CL_{sys}）等于肾脏清除率（CL_r）和非肾清除率（CL_{nr} = 所有非肾清除率的总和，包括透析或因外科引流和烧伤的损失）的总和（图 55.1）（公式 55.3）。

$$CL_{sys}=CL_r+CL_{nr} \quad (55.3)$$

药物的清除率是指单位时间内经特定的路径被清除的药物量与血药浓度的比值。药物“x”的肾脏清除率被可由公式55.4求得。

$$CL_{r,x}=\left(\frac{UV}{P}\right)_x \quad (55.4)$$

式中U指尿中药物x的浓度，V指尿流率，而P指血浆中x游离状态的药物浓度。

稳态时血药浓度与药物系统清除率和给药频率相关（剂量D除以给药间隔Δt）（公式55.5）。

$$C_{ss}CL_{sys}=\frac{D}{\Delta t} \quad (55.5)$$

水溶性药物主要被肾脏清除。如果给药频率不变，血肌酐升高1倍并保持恒定的CKD患者，其GFR和药物清除率将降低50%，稳态时血药浓度将升高1倍。此时降低1半给药剂量或延长1倍给药间隔都可以维持平均稳态血药浓度。

计算肌酐清除率的标准公式，如CKD-EPI[20]，MDRD[21]，和Cockcroft-Gault[22]公式等都是基于肾功能稳定，所以血肌酐（或其他的GFR标志分子）必须是一个稳定的常数。而如果血肌酐上升或降低，则由这些公式计算的结果将不会准确。另一个不适当应用此类公式的例子是由急性肾损伤（AKI）无尿导致的体积膨胀，该状态下血肌酐因稀释保持稳定但GFR却显著下降。

肝清除率

肝清除率（CL_{HTOT}）可由公式55.6计算。

$$CL_{HTOT}=Q\cdot\left[\frac{f_u CL_{\text{int}}}{Q+f_u CL_{\text{int}}}\right] \quad (55.6)$$

肝清除率取决于肝血流速率（Q），游离态或非结合率（f_u），和内在肝清除率（CL_{int}）[1]。如果内在肝清除率恒定，则蛋白结合的改变并不改变稳态时游离态药物浓度[1]。然而，CKD能通过下调CYPs和药物转运蛋白，从而降低肝代谢药物的内在肝清除率，导致总肝清除率下降。

当功能性肾单位减少时，CKD患者的GFR及药物肾脏代谢包括CYPs和药物转运蛋白均有损伤。一般而言，运输功能随GFR下降受损，但因完整肾单位的代偿（过度分泌）机制，导致在体内很难评估药物的转运功能。

药物转运和代谢机制

肾脏清除药物涉及肾小球滤过和主动分泌，主要发生在近曲小管细胞[11]。位于近曲小管细胞基底膜的OCT和OAT参与肾小管周毛细血管吸收药物。例如肌酐和甲氧苄胺嘧啶均由OAT运输。药物然后在近曲小管细胞经CYPs和葡萄糖醛酸化和乙酰化等Ⅱ相反应被代谢（图55.4）。肾脏继肝脏之后，是CYP活性第二大的器官。阴离子结合药物如葡萄糖醛酸和硫酸盐经MRP2运输跨刷状边缘膜分泌，而双亲药物分子[如地高辛（digoxin）、伊曲康唑（itraconazole）、他克莫斯（tacrolimus）和环孢菌素（cyclosporine）]靠Pgp运输。

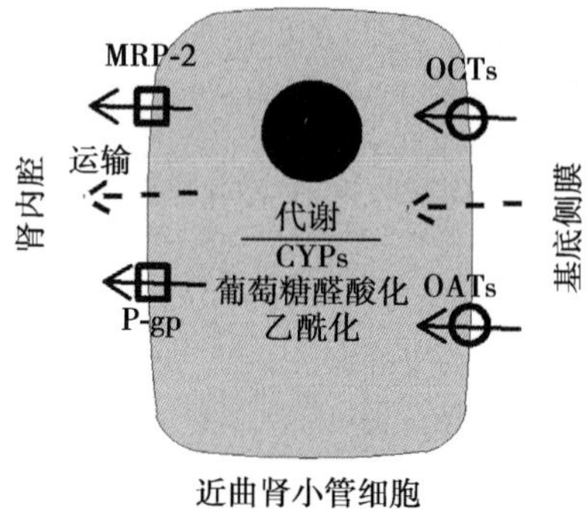

图55.4 近曲肾小管的药物转运机制。MRP，多药耐受蛋白；OAT，有机阴离子转运蛋白；OCT，有机阳离子转运蛋白；Pgp，P糖蛋白；虚线箭头，指被动运输

这4类药物转运蛋白也存在于肝脏，通过OAT和OCT从门静脉吸收药物并将药物运至胆小管（图55.2）。CYP代谢和Ⅱ相反应发生在肝和肠细胞，它们也有这些药物转运蛋白。但是，Pgp和MRP2存在于细胞膜的刷状边缘向外运输，运转药物致肠腔，而OAT和OCT转运药物导致药物被肝细胞吸收。

药物代谢的体外和动物研究

体外和动物模型研究表明CKD能改变药物的Ⅰ相（CYP代谢）和Ⅱ相（结合反应）代谢[10,11]。5/6肾切除的大鼠模型研究表明CKD能下调大鼠肝和肠的某些CYP同工酶的mRNA和蛋白表达[23,24]。大鼠肝细胞和尿毒症血清共孵化能下调药物的乙酰化和葡萄糖醛酸化等Ⅱ相反应[25]。绝大多数药物转运蛋白，包括OCT、OATP、Pgp和MRP2，在CKD患者中减少[24,26]。当正常大鼠的肝细胞和终末期肾病患者的第一次血透前的血清共培养 24 小时后，CYP 的蛋白及 mRNA 表达以及 CYP 的活性将下降45% ~59%[27]。同样的患者，在其长期透析1 或6 个月后，其血清对 CYP 的表达及活性的抑制作用不变。然而，在肾移植后，血清对 CYP 的表达及活性的抑制作用消失。ESRD 患者血清甲状旁腺激素（PTH）与其血清和大鼠肝细胞共培养下调药物 CYP 代谢的程度相关[27]。在相同研究者的另一个独立研究中，大鼠肝细胞和外源性的 PTH 共培养也能降低 CYP 调节的药物代谢。PTH 抗体或者通过吸附除去 PTH 能逆转上述效应[28]。甲状旁腺切除术能预防 CYP 下调，而核因子-κB（NF-κB）的抑制剂穿心莲内酯（andrographolide）可以限制尿毒症血清对 CYP 的下调影响[28]。其他研究也表明在 5/6 肾切除大鼠模型中经 N-乙酰基转移酶（NAT-2）调控的乙酰化受到抑制[29]。

CKD 导致药物肝清除率降低也许是由于循环系统中存在尿毒症因子。普萘洛尔存在很高的首过效应。当其被注入经尿毒症大鼠血清灌注的正常大鼠离体肝脏时，尿毒症血清能抑制药物的首过效应[30]。诚如所想，当普萘洛尔注入经尿毒症血浆灌注的尿毒症大鼠离体肝脏时，尿毒症血清同样能抑制其首过效应[30]。令人吃惊的是，当普萘洛尔注入经肾功能正常大鼠血清灌注的尿毒症大鼠离体肝脏时，即使受试肝脏曾暴露于尿毒症环境，普萘洛尔的首过效应却不变。同样的结果也在药物注入经正常大鼠血清灌注的正常大鼠肝脏时再现，表明存在着尿毒症快速作用因子能抑制药物的肝脏代谢，而与肝脏代谢酶的下调无关。

体外和体内的实验表明尿毒症毒素硫酸吲哚酚（indoylsulphate，IS）和 3-羧基-4-甲基-5-丙基-2-呋喃丙酸（3-carboxy-4-methyl-5-propyl-2-furan-propanoic acid，CMPF）能抑制 CYP 调控的药物代谢并影响肾脏药物转运[31-35]。有人假设当 GFR 下降，肾小管功能相应损坏，一些转运蛋白会变得超活跃去代偿 GFR 的减少。然而动物实验发现在部分肾切除的大鼠模型中 MPR2 表达增加 2 倍而 Pgp 保持不变[33]。在 5/6 肾切除大鼠模型中，OCT 的蛋白表达水平降低，与西米替丁（cimetidine）的代谢速率降低相关[33]。尿毒症毒素 IS 和 CMPF 是 OAT 和 MRP2 的竞争性底物，它们对药物转运的影响可被尿毒症毒素的口服吸附剂 AST-120 部分逆转[35]。

内源性代谢

CKD 也会改变内源性的荷尔蒙、脂肪酸和维生素的代谢。在肾部分切除的大鼠模型中 25-羟基化的 VD_3减少。其可能是因为 CKD 导致肝 CYP2C，-3A 和 -27A1等 CYP 同工酶下调，而其中含有 25-羟基化酶。这也可以解释 CKD 患者 25-OH VD_3的减少[12,36]。这种抑制作用可被甲状腺切除术逆转，揭示了 PTH 能改变 25-OH VD_3 的生成从而调控 25-OH VD_3 水平（图 55.5）。

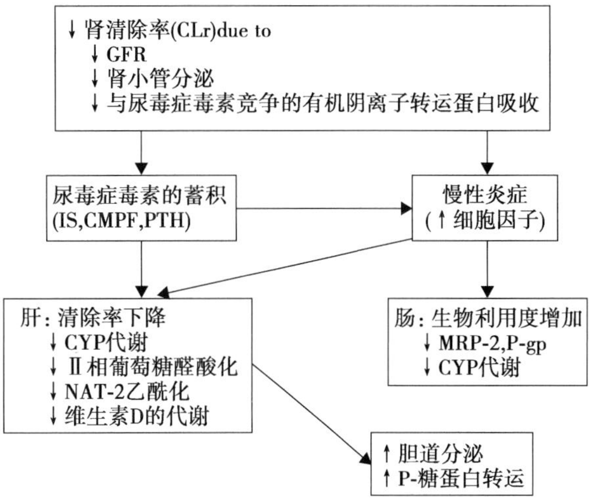

图 55.5　CKD 对药物转运和清除的影响。CPMF，3-羧基-4-甲基-5-丙基-2-呋喃丙酸。CYP，细胞色素 P450；GFR，肾小球滤过率；IS，硫酸吲哚酚；MRP-2，多药耐受蛋白-2；NAT-2，N-乙酰化转移酶-2；OATP，有机阴离子转运多肽；Pgp，P-糖蛋白；PTH，甲状旁腺激素。此图由文献 9 改编

临床研究

无数的临床研究表明 CKD 患者的药物非肾清除率降低（表 55.3）。选择性针对肝和肠 CYP 的特定探针药物已经用于临床研究，结果表明能下调特定的代谢通路（表 55.4）。华法林（warfarin）存在对映异构体。S-华法林只能被 CYP2C9 代谢而 R-华法林有多种代谢途径。因此血浆中华法林 S 和 R 构型的比值已被用来作为表征 CYP2C9 活性标志。在 ESRD 患者中该比值增加，说明经由 CYP2C9 调控的代谢下降[39]。

在平均 GFR 为 30ml/min 的患者中，经由 CYP2B6 调控的安非拉酮（bupropion）代谢平均降低 63%[42]。

红霉素呼吸测试最初被用作肝 CYP3A4 的测量方法，已经证明了透析前 ESRD 患者 CYP3A4 活性降低。而2 小时的透析可部分逆转已降低的 CYP3A4 活性[40]。红霉素也是 OATP 的底物，OATP 不但调控红霉素的吸收，而且调控其经 CYP3A4 调控的胞内代谢（图 55.2）。因为吸收转运蛋白 OATP 调空肝细胞内红霉素的浓度，因此无论是糖蛋白抑制吸收或者增加流出都可减少胞内供 CYP4A3 代谢的红霉素总量（见图 55.2）。

表 55.3 CKD 对患者药物非肾清除率的影响

药物	非肾清除率改变(%)	酶	降低的代谢通路
卡托普利(captopril)	-50	TPMT	硫酸化
吗啡(morphine)	-40	UGT2B7	葡萄糖醛酸化
普鲁卡因胺(procainamide)	-60	NAT-2	乙酰化
亚胺培南(imipenem)	-58		脱氢肽酶
尼莫地平(nimodipine)	-87	CYP3A4	脱烷基化
维拉帕米(verapamil)	-54	CYP3A4	去甲基化
甲氧氯普胺(metoclopramide)	-66	CYP2D6	脱烷基化,硫酸化
华法林(warfarin)	-50	CYP2C9	羟基化

TMPT,巯基嘌呤甲基转移酶;UGT,尿苷二磷酸葡萄糖醛酸基转移酶
引用于文献 2

表 55.4 CKD 和肝 CYP 代谢及转运的临床研究

肝	探针药物	活性	对肝清除率的影响
转运蛋白			
OATP2	非索非那定(fexofenadine)[36]	肝吸收下降 63%	↓
SLCO	ESRD		
酶			
CYP1A2	利多卡因(lidocaine)[37](70% 1A2,30% 3A4)	非透析 ESRD 无变化	无变化
		非透析 GFR<30,下降 50%	↓
CYP2C9	血浆 S/R-华法林[38]比值 ESRD	下降 50%	↓
CYP3A4	红霉素呼吸测试	下降 28% 血透升高 27%	↓
	咪唑安定(midazolam)[36] ESRD	不变	不变
NAT-2	异烟肼(isoniazid)[40]	慢代谢者下降 63%	↓
	ESRD	快代谢者下降 27%	

数据改编于文献 9

与以上相反的是,ESRD 对咪唑安定(Midazolam)的清除率没有影响[40]。咪唑安定是 CYP3A4 的特定底物,但由于它是脂溶性的,因而不需要转运蛋白运输到肝细胞。然而,在同一个研究中,非索非拉定(Fexofenadine)清除率下降 63%,预示 OATP 介导的吸收减少。这些发现昭示着透析良好的 ESRD 患者下调 OATP 而非 CYP3A4。

总之,吸收转运蛋白对肝脏代谢有速率限制,表明了药物转运蛋白和药物代谢相互作用的复杂性以及 CKD 对药物处置的多效性。

CKD 对多种Ⅱ相反应有抑制作用。CKD 患者的 NAT-2 多态性代谢减少,在快乙酰化者中减少 27% 而在慢乙酰化者中减少 63%[41]。这一效应能被肾移植逆转[41],昭示尿毒症环境对乙酰化有抑制作用。临床试验还表明 CKD 患者吗啡的葡萄糖醛酸化降低[43]。

有研究证据表明:就晚期 CKD 患者而言,未透析者比已透析者对药物处置的影响更强烈。普萘洛尔在未透析的 CKD5 期患者的生物利用度是 62%,透析后降至 32%,而肾功能正常的对照人群普萘洛尔的生物利用度是 19%[44]。晚期 CKD 患者静脉灌注利多卡因(lidocaine)的药代动力学行为改变,其总清除率下降 50%,而在常规透析患者中不改变[38]。同样的结果在尼卡地平(nicardipine)上再现[45]。因此,可透析的尿毒症因子,譬如炎症因子,尿毒症毒素和甲状旁腺激素可能会影响其中一些效应(图 55.5)。吉米沙星(gemifloxacin)和恩替卡韦(entecavir)等被肾小管主动分泌清除的药物,在晚期 CKD 患者中其肾脏清除率将大幅度下降[46]。

结 论

CKD 既改变肾脏清除药物的吸收、分布和清除,也改变非肾清除药物的吸收、分布和清除。其机制包括通过转录、翻译和翻译后修饰慢性炎症的调控因子,如细胞因子、甲状旁腺激素和尿毒症毒素等,从而抑制肝脏和肠道的药物转运。CKD 患者的处方需要考虑

药物的肾脏和非肾脏清除的改变，从而预防药物的不良反应。大量的临床研究表明 CKD4 期和 5 期患者对药物代谢的某些显著影响，未见于透析的 ESRD 患者，因此可以推论某些影响药物代谢的因子可以被透析清除。FDA 已经规定，主要由非肾清除的药物的临床动力学研究必须包括肾功能损伤的人群，以提供安全合理的用药指南。

（刘俊彦 译，庄守纲 校）

参考文献

1. Atkinson AJ, Huang SM, Lertora JJ, Markey SP. *Principles of clinical pharmacology*, 3rd ed. San Diego, CA: Elsevier; 2012.
2. Dreisbach AW, Lertora JJL. The effect of chronic renal failure on drug metabolism and transport. *Expert Opin Drug Metab Toxicol* 2008;**4**(8):1065–74.
3. Barthe L, Woodley J, Houin G. Gastrointestinal absorption of drugs: methods and studies. *Fundam Clin Pharmacol* 1999;**13**: 154–68.
4. Benet LZ, Cummins CL. The drug efflux-metabolism alliance: biochemical aspects. *Adv Drug Deliv Rev* 2001;**50**(suppl 1):S3–S11.
5. Hall SD, Thummel KE, Watkins PB, Lown KS, Benet LZ, Paine MF, et al. Molecular and physical mechanisms of first-pass extraction. *Drug Metab Dispos* 1999;**27**:161–6.
6. Krishna DR, Klotz U. Extrahepatic metabolism of drugs in humans. *Clin Pharmacokinet* 1994;**26**:144–60.
7. Wacher VJ, Salphati L, Benet LZ. Active secretion and enterocytic drug metabolism barriers to drug absorption. *Adv Drug Deliv Rev* 2001;**46**:89–102.
8. Leblond FA, Petrucci M, Dube P, Bernier G, Bonnardeaux A, Pichette V. Downregulation of intestinal cytochrome p450 in chronic renal failure. *J Am Soc Nephrol* 2002;**13**:1579–85.
9. Naud J, Michaud J, Boisvert C. Down-regulation of intestinal drug transporters in chronic renal failure in rats. *J Pharmacol Exp Ther* 2007;**320**:978–85.
10. Dreisbach AW. The influence of chronic renal failure on drug metabolism and transport. *Clin Pharmacol Ther* 2009;**86**:553–6.
11. Naud J, Nolin TD, Leblond FA, Pichette V. Current understanding of drug disposition in kidney disease. *J Clin Pharmacol* 2012;**52**:10S–22S.
12. Gabardi S, Abramson S. Drug dosing in chronic kidney disease. *Med Clin North Am* 2005;**89**:649–87.
13. Nolin TD, Frye RF, Matzke GR. Hepatic drug metabolism and transport in patients with kidney disease. *Am J Kidney Dis* 2003;**42**:906–25.
14. Dhillon S, Kostrzewski A. *Clinical Pharmokinetics*. London UK: Pharmaceutical Press; 2006.
15. Aranoff GR, Bennett WM, Berns JS, Brier ME, Kasbekar N, Mueller BA, et al. *Drug prescribing in renal failure*, 5th ed. Philadelphia: Versa Press; 2007. p. 42.
16. Wurtz R, Itokazu G, Rodvold K. Antimicrobial dosing in obese patients. *Clin Infect Dis* 1997;**25**:112–8.
17. Keller F, Maiga M, Neumayer H-H, Lode H, Distler A. Pharmacokinetic effects of altered plasma protein binding of drugs in renal disease. *Eur J Drug Metab Pharmacokinetics* 1984;**9**: 275–82.
18. Haughey DB, Kraft CJ, Matzke GR, Keane WF, Halstenson CE. Protein binding of disopyramide and elevated alpha-1-acid glycoprotein concentrations in serum obtained from dialysis patients and renal transplant recipients. *Am J Nephrol* 1985;**5**:35–9.
19. Reidenberg MM, Odar-Cederlog I, Von Bahr C, Borga O, Sjoqvist F. Protein binding diphenylhydantoin and desmethylimipramine in plasma from patients with poor renal function. *N Engl J Med* 1971;**185**:264–7.
20. Levey AS, Stevens LA, Schmid CH, Zhang YL, Castro III AF, Feldman HI, et al. A new equation to estimate glomerular filtration rate. *Annals* 2009;**150**:604–12. 16b.
21. Levey AS, Bosch JP, Lewis JB, Greene T, Rogers N, Roth D. A more accurate method to estimate glomerular filtration rate from serum creatinine: a new prediction equation. MDRD Group. *Annals* 1999;**130**:461–70.
22. Cockgroft DW, Gault MH. Prediction of creatinine clearance from serum creatinine. *Nephron* 1976;**16**:31–41.
23. Leblond FA, Girous L, Veilleneuve JP, Pichette V. Decreased in vivo metabolism of drugs in chronic renal failure. *Drug Metab Dispos* 2000;**28**:1317–20.
24. Leblond FA, Guevin C, Demers C, Pellerin I, Gascon-Barre M, Pichette V. Downregulation of hepatic cytochrome P450 in chronic renal failure. *J Am Soc Nephrol* 2001;**12**:3041–8.
25. Naud J, Michaud J, Biovsvert C, Desbiens K, Leblond FA, Mitchell A, et al. Down-regulation of intestinal drug transporters in chronic renal failure in rats. *J Pharmacol Exp Ther* 2007;**320**:978–85.
26. Veu C, Leroy C, Banide H, Auchère D, Tardivel S, Farinotti R, et al. Effect of chronic renal failure on expression and function of rat intestinal p-glycoprotein in drug excretion. *Nephrol Dial Transplant* 2001;**16**:1607–14.
27. Michaud J, Dube P, Naud J, Leblond FA, Desbiens K, Bonnardeaux A, et al. Effects of serum from patients with chronic renal failure on rat hepatic cytochrome P450. *Br J Pharmacol* 2005;**144**:1067–77.
28. Michaud J, Naud J, Chouinard J, Désy F, Leblond FA, Desbiens K, et al. Role of parathyroid hormone in the down regulation of liver cytochrome P450 in chronic renal failure. *J Am Soc Nephrol* 2006;**17**:3041–8.
29. Simard E, Naud J, Michaud J, Leblond FA, Bonnardeaux A, Guillemette C, et al. Downregulation of hepatic acetylation of drugs in chronic renal failure. *J Am Soc Nephrol* 2008;**19**:1352–9.
30. Terao N, Shen DD. Reduced extraction of l-propranolol by perfused rat liver in the presence of uremic blood. *J Pharmacol Exp Ther* 1985;**232**:277–84.
31. Sun H, Huang Y, Frassetto L, Benet LZ. Effects of uremic toxins on hepatic uptake and metabolism of erythromycin. *Drug Metab Dispos* 2004;**32**:1239–46.
32. Laouari D, Yang R, Veu C, Blanke I, Friedlander G. Two apical mutidrug transporters P-gp and MRP2 are differently altered in chronic renal failure. *Am J Physiol Renal Physiol* 2001;**280**:F636–45.
33. Ji L, Masuda S, Siato H, Inui K. Down-regulation of rat organic cation transporter by 5/6 nephrectomy. *Kidney Int* 2002;**62**:514–24.
34. Deguchi T, Kusuhara H, Takate A, Endou H, Otagiri M, Sugiyama Y. Characterization of uremic toxin transports in the kidney. *Kidney Int* 2004;**65**:162–74.
35. Aoyama I, Enomoto A, Niwa T. Effects of oral adsorbent on gene expression profile in the uremic rat kidney: cDNA array analysis. *Am J Kidney Dis* 2003;**303**:880–7.
36. Michaud J, Naud J, Ouimet D, Demers C, Petit JL, Leblond FA, et al. Reduced hepatic synthesis of calcidiol in uremia. *J Am Soc Nephrol* 2010;**21**:1488–97.
37. Nolin TD, Frye RF, Sadr H, Le P, Himmelfarb J. The pharmacokinetics of fexofenadine but not midazolam are altered in end-stage renal disease. *Clin Pharmacol Ther* 2008;**83**:S58.
38. De Martin S, Orlando R, Bertoli M, Pegoraro P, Palanti P. Differential effect of chronic renal failure on the pharmacokinetics of lidocaine in patients receiving and not receiving hemodialysis. *Clin Pharmacol Ther* 2006;**80**:597–606.
39. Dreisbach AW, Japa S, Grebekal AB, Mowry SE, Lertora JJ, Kamath BL, et al. Cytochrome P450 in end-stage renal disease. *Clin Pharm Ther* 2003;**73**:475–7.
40. Nolin TD, Appiah K, Kendrick SA, Le P, McMonagle E, Himmelfarb J. Hemodialysis acutely improves hepatic CYP3A4 metabolic activity. *J Am Soc Nephrol* 2007;**17**:2363–7.
41. Kim YG, Shin JG, Shin SG, Jang IJ, Kim S, Lee JS, et al. Decreased acetylation of isoniazid in chronic renal failure. *Clin Pharmacol Ther* 1993;**54**:612–20.

42. Turpeinen M, Koivuviita N, Tolonen A, Reponen P, Lundgren S, Miettunen J, et al. Effects of renal impairment on pharmacokinetics of bupropion and its metabolites. *Br J Clin Pharmacol* 2007;**64**:165–73.
43. Osborne R, Joel S, Grebenik K, Trew D, Slevin M. The pharmacokinetics of morphine and morphine glucuronides in kidney failure. *Clin Pharmacol Ther* 1993;**54**:158–67.
44. Bianchetti G, Graziani G, Brancaccio D, Morganti A, Leonetti G, Manfrin M, et al. Pharmacokinetics and effects of propranolol in terminal uremic patients and in patients undergoing regular dialysis treatment. *Clin Pharmacokinet* 1976;**1**:373–84.
45. Ahmed JH, Grant AC, Rodger RS, Murray GR, Eliott HL. Inhibitory effect of uremia on hepatic clearance and metabolism of nicardipine. *Br J Clin Pharmacol* 1991;**32**:57–62.
46. Zhang Y, Zhang L, Abraham S, Apparaju S, Wu TC, Strong JM, et al. Assessment of impact of renal impairment on systemic exposure of new molecular entities: evaluation of recent new drug applications. *Clin Pharmacol Ther* 2009;**85**:305–11.

第 56 章

56

利尿药在慢性肾脏病患者中的应用

Arthur Greenberg

Division of Nephrology, Department of Medicine, Duke University Medical Center, Durham, NC, USA

简　介

利尿药的促尿钠排泄作用妨碍到肾小管对钠的重吸收,并导致钠和其他溶质的流失。这种作用在总体钠量和细胞外液增多的钠累积情况下是有利的。CKD 就是这样一种情况,并且利尿药是治疗 CKD 的一个重要工具,应用于容量负荷过重,水肿和高血压疾病的治疗。

利尿药到作用位点的递送以及它的药物效力动力学,药物代谢动力学,相对效能,临床疗效及应用明显地受到肾脏功能变化的影响。为了预测药物在 CKD 中活性的改变并且有效地使用利尿药,详细地认识利尿药作用机制是非常必要的[1,2]。大多数的研究集中在高效袢利尿药上,这类药物的应用是肾病患者主要的治疗方法。

利尿药作用位点及机制

利尿药从肾小管的管腔一侧开始作用,通过结合溶质转运体或是抑制碳酸酐酶,这种酶可以间接地促进钠离子重吸收。除此之外,醛固酮受体拮抗药从集合管细胞基底侧到达核内醛固酮受体发挥作用。由于药物与蛋白高度结合,肾小球对利尿药的滤过作用是可以忽略的。乙酰唑胺、袢利尿药类和噻嗪类都是弱有机阴离子,这类药物在近曲小管部位以有机酸分泌途径进入管腔。弱酸类,阿米洛利和氨苯蝶啶以有机碱分泌途径进入管腔。一旦药物到达近曲小管管腔,利尿药就随着肾小球滤液到达下游的特异性作用位点。在与相应受体结合后,利尿药就会阻断该作用位点钠离子以及一些阴离子、阳离子的转运(表 56.1)。

表 56.1　利尿药作用位点

药物分类	药物名称	作用部位	最大钠排泄分数	转运位点	其他
碳酸酐酶抑制药	乙酰唑胺	近曲小管	5% ~8%	碳酸酐酶,管腔和近曲小管细胞	
袢利尿药	呋塞米 布美他尼 托塞米	髓袢 升支粗段	15% ~20%	NKCC2	
噻嗪类	氢氯噻嗪 氯噻酮 氯噻嗪 其他	远曲小管	10% ~15%	NCCT	
ENaC 阻断药	阿米洛利 氨苯蝶啶	集合管	3% ~5%	ENaC	
醛固酮拮抗药	螺内酯 依普利酮	集合管	3% ~5%	ENaC	阻断醛固酮以激活基底侧 Na/K ATPase 的作用

FE Na,滤过钠排泄分数;NKCC2,Na-K-2Cl 同向转运体;NCCT,Na-Cl 同向转运体;ENaC,上皮钠离子通道;Na/K ATPase,Na/K-ATP 酶

依据作用位点钠重吸收分数，钠离子递送能力及作用位点远端钠重吸收潜力的不同，利尿药在效力方面有很大差别。例如，作用于近曲小管的利尿药对增加全肾钠排泄量的能力有限。尽管乙酰唑胺可以导致近曲小管中增加8%的钠排出量，但是肾单位远端尤其在髓袢和远曲小管部位可以轻易地重吸收增加的钠量，因此乙酰唑胺并不能引起钠排泄量的净增加。相反，袢利尿药阻断 Na-K-2Cl（NKCC2）转运体，导致重吸收量为滤过钠负荷的20%，在通常情况下，远端不能完全重吸收滤过的钠量。

药物代谢动力学

大量文献总结了利尿药在健康和疾病情况下的药物代谢动力学特点[3,4]。表56.2和表56.3呈现了袢利尿药在正常肾功能以及GFR降低的个体中的药物代谢动力学特点[5-8]。呋塞米口服给药的生物利用度大约为50%，而布美他尼和托拉塞米的生物利用度为80%。然而，报道的数据有一定范围的波动[3]。当呋塞米的给药方式由静脉注射变为口服时，为了得到相同的效果，合理的应对措施是将给药剂量加倍。对于布美他尼和托拉塞米来说，就不需要改变初始剂量，并且预期可变性较低。正如生物利用度的结果，利尿药肾脏和非肾脏的清除率，蛋白结合率，分布容积和整体药物代谢动力学结果也存在差异[3,9,4,10-15]。任何基于药物代谢动力学特点提出的用药剂量采用前都需要慎重考虑，并且临床医师应该紧密观察用药反应并且根据需要滴定药物剂量。

表56.2 袢利尿药在正常肾功能受试者体内的药物代谢动力学特点

	呋塞米	布美他尼	托拉塞米
生物利用度，%	11～90(53)	58～89(80)	79～91(80)
到达血药浓度峰值时间，h	1～5(1.6)	0.5～2(1.3)	1
清除率[ml/(min·kg)]	1.5～4.4(2.2)	1.8～3.8(2.6)	0.33～1.1(0.6)
尿中原形药排泄分数，%	49～94(60)	36～69(65)	22～34(27)
血浆半衰期，h	0.3～3.4(1.0)	0.4～1.5(1.2)	0.8～6.0(3.3)

括号中数字为中位数。*Summarized from published sources by Brater.*[5]

表56.3 袢利尿药在肾功能受损患者体内的药物代谢动力学特点

	呋塞米	布美他尼	托塞米
清除率[ml/(min·kg)]	0.8	1.6	0.9～1.05
尿中原形药排泄分数(%)	9	5.2	2.6～2.8
血浆半衰期(h)	2.6	1.6	3.8～5.2

From Voelker[7] *and as summarized from published sources by Brater.*[6]

肾功能减退改变了三种常用袢利尿药的药效。对于每一种药物，肾脏的排泄量和之后药物递送到位点的能力随着肾脏功能衰退而下降。引起药物递送能力下降的可能因素包括GFR降低、肾血流量下降、表观分布容积增加导致的蛋白结合能力下降，与小管其他有机酸类分泌的竞争[4,16,17]。利尿药的代谢变化也会导致递送能力下降。肾脏排泄并不是利尿药排泄的唯一途径。布美他尼和托拉塞米通过肝脏进行非肾脏途径排泄，不会受到肾功能变化的影响。与之相比，呋塞米通过醛糖酸化反应进行非肾脏排泄途径，此反应在肾脏中完成，并且当肾脏功能降低时醛糖酸化反应减弱。由于非肾消除的存在，布美他尼和托拉塞米的排泄有效地避开了肾脏的影响。如表56.2所示，在正常肾功能的情况下，呋塞米与布美他尼经肾脏排泄的药物分数大致等量（约60%）。在肾脏功能受损的情况下，这三种药物的肾脏排泄分数与正常情况下相比降低。但是呋塞米下降幅度较小。呋塞米的肾脏排泄分数（9%）大概是布美他尼（5%）的2倍。因此在肾功能损伤的患者中布美他尼和托拉塞米的药效低于呋塞米。

当肾脏功能受损时，可能由于被累积的阴离子取代，利尿药结合蛋白的能力下降[14]。像肾病综合征中的低白蛋白血症，利尿药与蛋白结合能力减弱并且分布容积增加进一步降低了药物递送能力[13,17,18]。在动物实验中，白蛋白与呋塞米混合给药的方式逆转了部分抵抗作用[19]。呋塞米可能与管腔蛋白尿中的白蛋白结合，活体肾小管灌流中发现用竞争性的抑制剂华法林抑制呋塞米与管腔白蛋白的结合后，利尿药的效果增强[20]。关于呋塞米和白蛋白共同给药的方式在肾病综合征患者的应用研究中并没有呈现出药物代谢动力学优势[21,22]。然而，给药非最大剂量呋塞米和白蛋白产生了有利的血流动力学效果，增加了钠的排泄。抑制管腔内呋塞米与白蛋白的结合不能引起明显尿钠排泄增加的现象[23]。

药物效力动力学

由于利尿药的尿排泄量是评估其作用位点药量的一种直接方法，评价利尿药促尿钠排泄效果的标准方法就是将钠排泄量和药物尿排泄量联系起来。由于袢利尿药在髓袢升支粗段结合电中性的 NKCC2（Na-K-2Cl 同向转运体），这种转运体同时转移钠离子，钾离子和两个氯离子通过管腔细胞膜，我们推测钠排泄量与利尿药排泄量的关系将呈 S 型曲线（图 56.1）。药物低排泄率时，少量受体与药物结合并受到抑制，所以钠排泄量几乎没有增加。在高药物排泄率时，所有受体处于饱和状态并且利尿药排泄量的进一步增加起到后续影响很小。在这之间，钠排泄量与利尿药排泄量或药物递送量的关系变化曲线斜率很大。

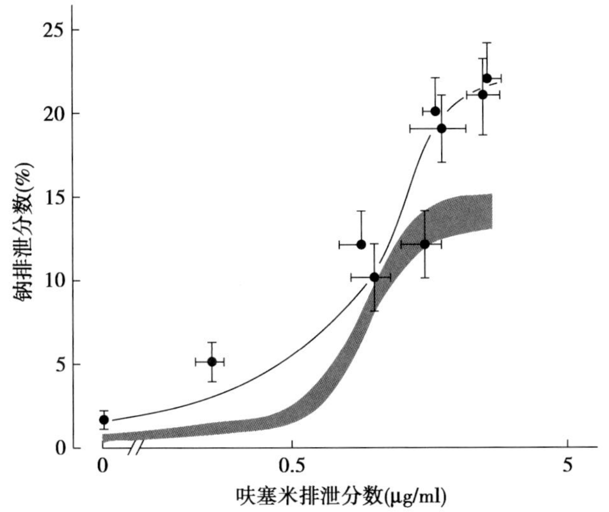

图 56.1　呋塞米给药 2 小时后钠排泄分数与药物进入尿液中的递送分数的关系。图中所示括弧曲线为肾功能受损患者数据，阴影曲线为正常个体的数据。*Reproduced with permission from Reference*[24]

当用钠排泄分数表示时，呋塞米在肾功能损伤患者体内产生的反应较正常肾功能个体体内的反应大[24]。在呋塞米排泄的任一阶段，GFR 下降患者体内的钠排泄分数处于较高的状态（图 56.1）。这可能是 GFR 下降产生的适应机制。在 GFR 下降的状态下，为了排泄与每日摄入量相等的钠量，钠排泄分数必须更高。图 56.1 的曲线同时为袢利尿药使用的最大限量这一概念提供了依据。给药剂量超过 S 型曲线平台期的用量时不会产生额外的效果。对于正常肾功能患者，达到最大钠排泄量需要使用的袢利尿药的剂量为呋塞米 40mg，布美他尼 1mg 和托拉塞米 15 ~ 20mg。与正常状态下 60% 的肾排泄率相比，随着肾脏功能损伤增加，只有 9% 呋塞米通过肾脏排泄。因此药物最大量将会高至 5 ~ 6 倍[24]，即约 200mg。研究结果如图 56.1 所示，到达饱和的实际剂量为 160mg。GFR 下降的情况下，为了达到临床目的，临床医师常使用一个较高药物剂量，最大剂量的合理性限制范围为呋塞米 160 ~ 240mg，布美他尼 6 ~ 10mg，托拉塞米 100 ~ 200mg[2,6,7,25]。高剂量带来的毒理风险更高，但对治疗却并无改善。临床医师需注意肾脏功能受损时呋塞米、布美他尼、托拉塞米（20∶1∶20）和肾功能正常时（40∶1∶10 ~ 20）药物等效比值之间的差别[6,7,26]。相对于呋塞米，在肾功能受损患者中，布美他尼和托拉塞米到达某种程度的效力是减弱的。

利尿药的刹车、耐受和抵抗

利尿药在第一次用药之后会出现利尿和促尿钠排泄效果降低的现象，随着用药时间的增加效果逐渐减退。一些作者用“刹车”描述这种利尿药首次使用后效果降低的现象[1,27]。产生这一现象的主要的原因是一些效应器的代偿性激活导致血管内容量的急速下降，这些效应器包括 RAAS 和交感神经系统，这两者可以降低 GFR 或是改变机体对近曲小管水钠重吸收的反应。Wilcox 等的研究数据表明神经体液系统能力的增加并不是产生利尿药刹车现象的唯一原因，因为用卡托普利和 α 肾上腺素受体阻断剂哌唑嗪处理并不能停止这种现象的发生[28]。利尿药效用降低的另一种原因是耐受性，许多作者用耐受性来描述在长期使用药物的患者身上发生的利尿药效果降低现象[1]。耐受性还被用来描述首次剂量效果和刹车现象产生的后续影响[2,9]。由于这两种现象同时发生在相同的药物剂量环境下，精确的区分两者是不必要的。对于临床医生和患者而言，整体顺序是相似的。首次给予患者合适剂量药物后，利尿药明显增加了尿量，同时伴随着钠调节失衡，体重减轻并且水肿减轻的现象。经过一段时间后，患者机体达到一个稳定的状态，对相同的给药方案产生的药物反应减轻。个别剂量会产生轻微的利尿和促尿钠排泄作用。日常钠平衡恢复并且体重没有进一步减轻（图 56.2）。

利尿药耐受产生的一个重要原因是肾小管连续重吸收的位点位于药物作用位点的远端。袢利尿药属于高效类利尿药，因为它阻断了重吸收大部分钠量的部位。通常给药后，远曲小管和集合管的转运位点只是重吸收一部分滤液。远曲小管通过结构性的变化增加钠的重吸收能力。Ellison 团队和其他作者的研究表明使用呋塞米之后，远曲小管细胞肥大，这一现象与结构

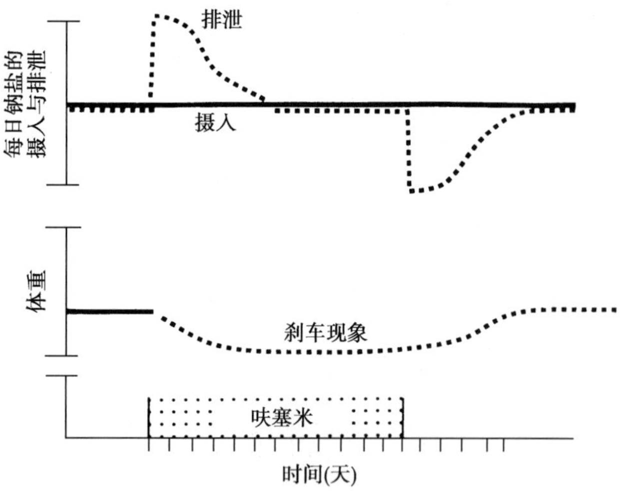

图 56.2　利尿药耐受或刹车现象。上边的图板显示了净钠量平衡，下边的图板显示了给药呋塞米后体重的变化。*Reproduced with permission from Reference*[30] *where it was redrawn with permission from Seely JF and Levy M. Control of Extracellular Fluid Volume. In: Brenner BM and Rector FC: The Kidney. Philadelphia, WB Saunders, 1981.*

性蛋白含量增加有关。这些结构性蛋白包括 NaCl 同向转运体（NCCT）和 Na/K ATP 酶，它们在这部分的作用主要是转运与保留钠离子。经过一段时间这种适应性增加[29,31-33]。

在正常情况下会出现产生相同效应所需的剂量大于产生最大尿钠排泄的剂量，这种现象称为利尿药抵抗。利尿药抵抗既可在药物代谢动力学基础上减少活性药物递送到作用位点的量，也可以在药物效力动力学基础上降低机体对药物的反应性。肾功能损伤患者发生利尿药抵抗在药物代谢动力学方面的潜在原因一直在探讨中（见药物代谢动力学）。

肾功能受损时发生的利尿药抵抗在药物效力动力学方面的主要原因是非常肯定的。尽管肾功能下降后钠的排泄分数增加（图 56.1），但是钠的绝对排泄量对于同样降低的滤过钠负荷和 GFR 来说，比例是下降的。

利尿药在饮食钠量受限时更有效果。在正常和非正常肾功能患者中出现的明显利尿药抵抗现象是由于机体在利尿药短时间作用结束后对钠的重吸收作用引起的。呋塞米在正常肾功能患者体内的作用时间大约为 6 小时。一旦利尿效果消失，机体就进入一种代偿性的保钠状态，即利尿药刹车现象发生。如果摄取的钠量足够，在药物间隔期间保存的钠量就会降低净负性平衡现象，导致明显的利尿药抵抗（图 56.3a）。图中清楚地显示呋塞米给药后产生的作用。在作用期间，它有效的增加了钠排泄量，然而由于失去钠负性平衡，临床上的效果表现为利尿药抵抗。当利尿药效果消失时，强制服用低钠量饮食（图 56.3b）限制了保钠效果的有效性。从某种程度上说，托拉塞米的长时间作用产生的这种药物效应学抵抗现象并不明显。

最后，由于利尿药刹车和耐受现象的出现导致滤液重吸收增加，因而需要更高的药物剂量。严格意义上讲，这并不是利尿药抵抗。产生不良的利尿药反应涉及多种机制的联合，在处理这些机制的同时要确保药物在临床上充分的利尿作用（表 56.4）。

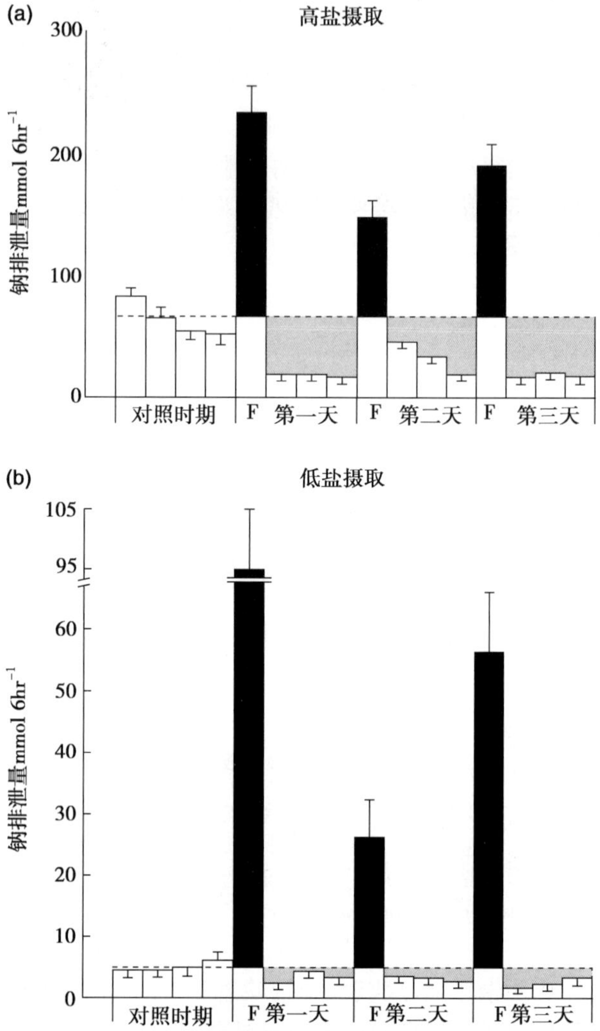

图 56.3　明显的药物抵抗。正常肾功能受试者在每日单次给药呋塞米（F）后，饮食中钠量摄取对整体钠平衡的影响。条形图的高度表示钠的排泄量。白色部分表示排泄量低于摄取量，黑色部分表示排泄量高于摄取量。阴影部分显示出摄取量大于排泄量的时间段以及在这一时间段保钠量的多少。注意每个图板中纵坐标比例的不同。在图板 a 的研究，受试者摄取充足的钠量后，利尿药作用消失后的保钠量（灰色区域）和钠排泄量（黑色条形图）相似。这样最后的尿钠排泄作用甚微。在图板 b 的研究中饮食中的钠量受限制。在利尿药作用消失后，钠排泄量很少。然而，由于摄取受限的钠量，很少的钠量可用于保留，所以产生了明显的尿钠排泄作用。*Reproduced with permission from Reference*[27]

表 56.4　肾功能受损患者产生利尿药抵抗的机制和可能的解决方案

观察到的限制	可能机制	解决方案
全部和局部的钠排泄量已增加	弱效利尿药有限的作用	用袢利尿药代替噻嗪类
近曲小管利尿药排泄减少	排泄时与其他有机酸竞争	避免使用含有有机酸的药物，如西咪替丁，甲氨蝶呤，磺胺类药物，甲氧苄氨嘧啶
肾消除下降	肾外清除未减退将药物从作用位点转移	注意布美他尼和托拉塞米效用相对降低；增加剂量
肾单位作用位点下游部分钠的重吸收增加	DCT 细胞中 NCCT 转运体数量增加，DCT 肿大	协同使用噻嗪类或美托拉宗；除了降低 GFR 任何一个都起效
利尿药作用时间短	在给药剂量间隔末期利尿药递送量低于阈值	密切关注利尿药反应重新调整剂量；考虑连续静脉滴注

NCCT，Na Cl 同向转运体；DCT，远曲小管；GFR，肾小球滤过率。
Modified from Reference[17].

处理由于刹车、耐受、抵抗产生的不良药物反应的对策

A. 选择合适的药物剂量

在肾功能受损患者体内，利尿药达到最大效应需要的剂量较高。在呋塞米给药标准剂量 40mg 时，在 eGFR 值为 20ml/(min · 1.73m^2)或患有低蛋白血症的患者的体内将会出现药物作用受限制的现象。用 80mg 或 160mg 作为起始用量。或者用适中的剂量作为起始量，如果没有产生效果再将剂量迅速调高。在门诊过程中，建议患者通过观察体重变化增加或降低剂量来达到期望的效果。

呋塞米的生物利用度只有 50%，而其他袢利尿药的生物利用度为 80%。当给药方式由静脉注射变为口服时，呋塞米剂量加倍会获得可与静脉注射相比的活性。利尿药以原形药的方式进入尿液是药物递送到作用位点的一种方式。与正常肾功能相比，在肾损伤状态下药物排泄到尿中的部分，呋塞米比布美他尼和托拉塞米保留程度高。因此治疗 CKD 患者需要布美他尼和托拉塞米的相对剂量要高。

B. 确保充足的利尿药作用时间

如图 56.3 所示，药物作用消失后机体对钠的重吸收使在尿钠排泄期间损失的钠恢复平衡。托拉塞米比其他袢利尿药的作用时间长，但在肾功能受损患者中的优势并不明显。尽管如此，一项严密的试验表明每日单次给药托拉塞米和分剂量给药等效剂量的呋塞米，在 CKD 患者体内产生了相同的血压下降效果[29,31-33]。在建立有效的滴定剂量后，按照每日 2 次或每日 3 次的计划重复给药确保连续抑制钠的重吸收。

C. 限制钠的摄取量

CKD 与其他利尿药治疗的疾病没有差别。限制钠的摄取量降低尿钠排泄的量，而且降低饮食中的钠量有利于获得钠负性平衡(见图 56.3)。

D. 阻断连续的肾单位部位对钠的重吸收

正如前边关于利尿药刹车、耐受和抵抗现象的论述，长期应用袢利尿药产生耐受的主要原因是远曲小管 NCCT 同向转运体重吸收作用增加[29,31-33]。在肾功能正常患者中，共同使用噻嗪类利尿药或美托拉宗对于袢利尿药起协同作用，或是增加钠排泄量[35-37]。临床观察中，加入美托拉宗有助于利尿作用的现象十分常见[38]。由于美托拉宗作用持久，最大效应可能持续几天时间。应该提醒患者注意用药后的过度反应，并建议他们留意体重减轻情况，若超出期望值要咨询医师。处方中美托拉宗和袢利尿药共同使用时要间断用药，隔日或一周 2 ~3 次。氢氯噻嗪，每日静脉注射给药 250mg 或 500mg 为协同作用的合适剂量。在 CKD 患者中，噻嗪类单独用药时效力下降。然而一些研究证明了其有增强袢利尿药作用的功效[39-41](图 56.4)。

E. 连续静脉注射给药

与大剂量给药相比，连续输注袢利尿药有很大优势，血药浓度将会维持一段时间的治疗水平。某种程度上大剂量给药没有作用效果，给药后血药浓度高于 S 形量效曲线平台期浓度，在临近给药间隔时血药浓度会低于起效阈值。已经证实，与大剂量给药相比连续输注呋塞米损失的钠量更多[42]。在 CKD 患者中分别大剂量和连续静脉注射呋塞米，其中 25% 的患者注

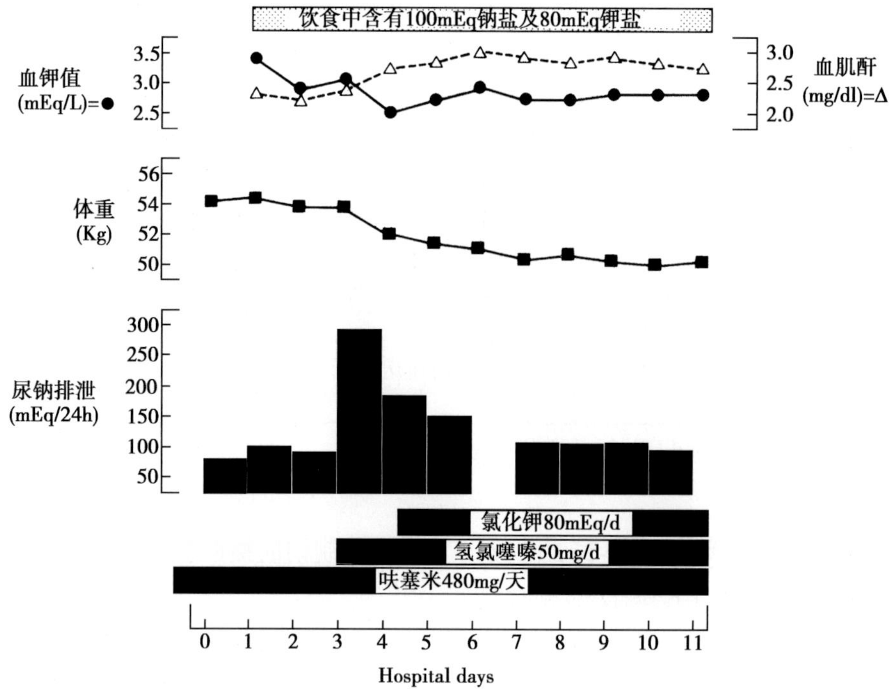

图 56.4 呋塞米与氢氯噻嗪联用治疗 CKD 患者的利尿效果。注意从第 3 天开始联用氢氯噻嗪和呋塞米后出现尿钠排泄量增加和体重下降的现象

射负荷剂量，75% 的患者连续注射给药 4 小时，总药量一致。连续给药组表现出了明显增加的钠排泄量和利尿效果。然而，若监测输出尿量、调整后药物的剂量与给药次数，多次大剂量给药也是一种有效的方式。相比大剂量给药，连续注射需要较少的关注，不需要大剂量给药时的主动干预步骤。在急性失代偿性心力衰竭患者中，连续注射与定期大剂量给药没有效应上的区别[44]。

袢利尿药通用剂量产生耳毒性的风险低。需要注意的是 CKD 患者易出现药物积累的现象并且导致可逆的耳毒性。这种现象在大剂量给药后，血药浓度高于峰值时更易产生。从这方面讲，连续静脉注射的给药方式更安全[45,46]。

非袢利尿药在 CKD 中的应用

碳酸酐酶抑制剂

乙酰唑胺主要用于代谢性碱中毒 CKD 患者的鼻胃管吸出治疗，或作为袢利尿药的辅助治疗。无论是作为袢利尿药的辅助药物还是用于治疗代谢性碱中毒，首选药物均为乙酰唑胺。

然而若无代谢性碱中毒，CKD 患者使用碳酸酐酶抑制剂时需要格外谨慎。由于氨基产物减少、酸产物和碳酸氢盐损失增加，引起的肾代偿能力减少，因此肾功能损伤患者发生代谢性酸中毒的风险增加。一些研究表明在老年患者中用传统剂量的乙酰唑胺治疗青光眼会增加高氯血代谢性酸中毒的发生率[47-49]。在 27 名年龄相似的老年青光眼患者（平均年龄 69.1±7.4 岁）中，4 人（14.8%）发生了轻微酸中毒（7.29≤pH≤7.31），10 人发生了中度酸中毒（7.20≤pH≤7.29），并且 1 人发生了严重酸中毒（pH 7.15）。对照组没有发现酸中毒现象[49]。另一项研究表明 tCO_2 水平与乙酰唑胺的水平呈负相关，与根据肌酐清除率调整的药物剂量密切相关[47]。

噻嗪类

普遍认为单独使用噻嗪类药物对肾功能受损患者无效[1,39,50]。当使用噻嗪类利尿药治疗高血压时，一旦 CKD 患者 eGFR 低于 30ml/（min · 1.73m^2）或血清肌酐达到 1.7～1.9mg/dl，大部分临床医生会停止用药。这种方法始终被认为是标准的处理方法[4]。

然而，最近一篇综述阐述了在 CKD 中即使 GFR 下降，噻嗪类药物治疗高血压也是有效的[51]。早期的 2 篇报道研究了这个问题。第一篇报道包括 17 个个体，肌酐清除率变化范围为 5～133ml/min。其中，一半的患者肌酐清除率降至或低于 53ml/min。贝美噻嗪 25mg，在均衡的清除率范围内导致钠排泄量的增加。此研究团队的第二项研究指出噻嗪类单独给药也会产生钠排泄分数增加的效果[52]。与基线相比，低剂量的氢氯噻嗪（25mg）和呋塞米（40mg）联合使用产生显著的绝对钠排泄量增加的效果。然而与安慰药组相比，联合用药组并没有明显的变化[52,53]。在这组 CKD 患者中肌酐清除率变化范围为 4 ~ 75ml/min，钠排泄的绝对增加量作为一个整体被研究，这样难以评估药物在 GFR 低范围内的效力。最近的 2 篇文章通过比较血压、钠排泄分数和 CKD3 ~ 5 期患者的体重，研究了利尿药在 CKD 中的作用。用双盲、安慰药做对照和随机交叉设计的方法，患者既接受安慰药，25mg HCTZ，40mg 呋塞米也同时接受这两种药物。这 2 项研究中联合用药组都出现钠排泄分数增加，体重下降的现象。在其中一篇研究中，HCTZ 组钠排泄分数增加。单独使用低剂量呋塞米组没有引起钠排泄分数的增加，但是在其中一篇报道中这组的体重下降。单独 HCTZ 组没有引起体重下降。尽管体重降低结果不一致，两篇文章中三个利尿药组的动脉压均值都明显下降[41,54]。至少，另外一篇报道阐述了在晚期 CKD 患者中，氯噻酮没有利尿作用却起到了降低血压的作用[55]。

总之，这些实验显示噻嗪类对于 CKD 患者有降低血压的作用，并且这一作用可能是由于其他效应产生的，而不是尿钠排泄作用导致。提出的一些潜在的机制包括儿茶酚胺类和血管紧张素Ⅱ产生的升压反应降低，平滑肌钙脱敏现象，NO 释放和钾通道的激活[51]。最后，用 ALLHAT 试验对 eGFR 低于 60ml/（min · 1.73m^2）的患者组进行事后分析，氯噻酮比氨氯地平或赖诺普利在预防中风和充血性心力衰竭方面更有效，在预防冠心病、心血管疾病或 ESRD 方面较差，这为氯噻酮更好地在 CKD 中发挥作用提供了依据[56]。氯噻酮组收缩压出现轻微降低现象[57]。值得注意的是 ALLHAT 不能用于肾功能降低患者和血清清除率超过 2.0mg/dl 的患者。

一项关于慢性肾功能不全的分析提出与袢利尿药疗法相比在 CKD 中应用噻嗪类治疗会降低患继发性甲状旁腺功能亢进的风险。在实验患者总体中，eGFR 变化范围为 20 ~ 70ml/（min · 1.73m^2）。在接受利尿药治疗的患者小组中，每日钙排泄量为 39.6mg/24h（37.2 ~ 42.2，95% CI），单独使用袢利尿药组为 55mg/24h（50.8 ~ 59.5，$P \leq 0.05$vs 无利尿组），单独使用噻嗪类药物组为 25.5mg/24h（23.3 ~ 27.8，$P \leq 0.05$vs 无利尿组），联合用药组为 30.3mg/24h（26.6 ~ 34.5，$P \leq 0.05$）[58]。与无利尿药组相比，袢利尿药组的 PTH 水平较高，但是噻嗪类药物组与对照组的 PTH 水平无差别。袢利尿药组继发性甲状旁腺功能亢进（PTH≥65pg/ml）调整后的比值比高于无利尿药组。在噻嗪类药物组和联合使用组发生继发性甲状旁腺功能亢进的几率没有增加。在联合使用组只有 CKD 2 或 3 期的患者出现发生率降低的现象。在 CKD 4 期患者中，噻嗪类药物并没有起到保护作用。然而，不断有评论指出，无论添加噻嗪类药物引发生物化学区别来提高临床效果包括降低心血管疾病的发病率、死亡率或降低骨折几率，还是替代噻嗪类药物都是很难实现的[59]。

醛固酮受体拮抗药

醛固酮受体拮抗药存在多重效应，在心血管方面的有利作用要超过在钠平衡上的作用，尤其是辅助治疗顽固性高血压过程中，这类药物常被应用[60-62]。醛固酮拮抗药应用在血管紧张素转化酶抑制剂或血管紧张素受体阻断剂治疗的患者中会进一步降低蛋白尿[63]。然而，这一类药物增加 S[K]，引发安全性和适用性的担忧。关于预防、检测、评估与治疗高血压全国联合委员会第 7 次报告对基础 S[K]超出 5mmol/L 的患者使用醛固酮的方案提出警告[64]。大规模实验指出了只有螺内酯对 S[K]产生适度的效果。在随机螺内酯评价研究中，S[K]水平升至均值 0.3mmol/L，在接受螺内酯治疗的患者中只有 2% 的人发生了严重的高钾血症[65]。然而，这项实验将晚期 CKD 患者（S[Cr]在 2.5mg/dl）排除在外。自随机螺内酯评价研究之后，又一项基于人群的研究表明，人群中高钾血症的发病率和致死率高于 2%，这一结论引起人们进一步担忧[66]。临床医生在肾功能损伤患者中应谨慎地使用保钾药物。

两篇已经发表的小规模回顾性的研究直接考查了醛固酮受体拮抗药在 CKD 患者中的效果。第一篇比较了螺内酯在 CKD（3 期或以上，34 人）和正常患者中的作用。在 CKD 和正常患者中都观察到收缩压（10.0±19.8 与 14.9±16.9mmHg，$P = 0.24$）和舒张压（3.4±8.6 与 6.2±9.4mmHg，$P = 0.16$）降低的情况[67]。在 CKD 患者中 S[K]升至 0.5±0.6mmol/L，而正常肾功能患者为 0.3±0.5mmol/L（$P = 0.12$）。在 CKD 组中 5.7% 的患者 S[K]水平升至 5.5mmo/L（$P = 0.07$），而正常组没有患者出现这种情况。这项小规模研究在受试者方面出现了Ⅱ型错误。用多变量分析，eGFR 是否低于 45ml/min 的是高钾血症发生的危险因素，而螺内酯剂量并不是。S[K]的变化与 eGFR 呈负相关性。一项相似的研究调查了用螺内酯(32 人)及依普利酮(4 人)作为辅助药物治疗患有顽固性高血压的 CKD 3 期患者的血压水平[68]。给药患者收缩压从 162±22 下降到 138±14mmHg($P\leq0.0001$)并且舒张压从 87±17 下降到 74±12mmHg($P\leq0.0001$)。S[K]从 4.0±0.5 上升至 4.4±0.5mmol/L($P\leq0.0001$)。在中位数为 312 天的随访时间内，8 人(22%)发生了高血钾症，S[K]超出 5.0mmol/L。总计，270 人中 19 人(7%)血中 S[K]值高于 5.0mmol/L，有 7 人(2.6%)测量值超过 5.5mmol/L。

与螺内酯相比，依普利酮半衰期短，在发生高血钾症时依普利酮的效应消退快，因此在治疗 CKD 时常被建议用作螺内酯的替代物[69]。与螺内酯相比，依普利酮产生的副作用更轻微。然而，依普利酮比螺内酯昂贵许多。为了使 CKD 患者能够应用醛固酮抑制剂，传统的用药策略主要包括限制钾摄取、补充碳酸氢盐(用来提供不可吸收的阴离子，它的排泄可能提高钾的排泄)以及联合使用促钾排泄的袢利尿药等。

利尿药治疗 CKD 患者的高血压

细胞外容量超负荷是导致高血压的重要因素，通过利尿剂改变细胞外容量超负荷是重要的治疗策略[70]。当给药剂量合适时，袢利尿药有效地降低 CKD 患者细胞外容量和血压[15,34]。尽管用药原则在 CKD 患者中得到公认，但是利尿药并没有得到充分应用。一项研究评估了 26 所意大利 CKD 门诊中的高血压患者发现只有 27% 3 期患者，42% 4 期患者，51% 5 期患者应用呋塞米。使用袢利尿药的患者超过半数存在使用不当的情况。CKD 患者降压时，50mg 洛沙坦和 12.5mg 氢氯噻嗪的联合用药方式优于 50mg 洛沙坦联用 20～40mg 硝苯地平的用药方式，这一结果诠释了谨慎选择合适的利尿药和合适的剂量的必要性[72]。

利尿药的并发症

利尿药产生的并发症已经受到了广泛关注[46,69]。应用噻嗪类药物和袢利尿药产生的代谢紊乱包括低钠血症、低钾血症、低镁血症、高尿酸血症、高血糖症和代谢碱毒症。低钾血症和代谢碱毒症并不像肾功能受损一样严重。另外，ACEI 或 ARB 与醛固酮受体拮抗药联用可以减轻低钾血症或导致显性高血钾症。螺内酯可能引起代谢性酸中毒[73]。补钾或应用保钾药可以控制低血钾症。在正常或 CKD 患者中，低钠血症是常见的、预先被告知的一种不良反应[74,75]。由于噻嗪类在远曲小管稀释位点阻断钠的转运，应用此类药物多出现低钠血症。如果发生低钠血症的 CKD 患者需要连续的利尿药治疗，应停止噻嗪类的使用并用袢利尿类药物代替[76]。在利尿药使用中，高尿酸血症为一种相对的禁忌证。痛风并且不合理的应用 NSAID，会使得 CKD 患者不能使用利尿药。然而，高尿酸血症可以用别嘌呤醇或非布索坦治疗。低镁血症是个别问题，发生在接受利尿药和他克莫司治疗的 CKD 肾移植患者。临床医生对这种并发症需要谨慎对待，并及时补充镁。

(段倚琦 译，易凡 校)

参考文献

1. Brater DC. Diuretic therapy. *N Engl J Med* 1998;**339**(6):387–95.
2. Sica DA. Diuretic use in renal disease. *Nat Rev Nephrol* 2012;**8**(2):100–9.
3. Brater DC. Diuretics. In: Williams RL, Brater DC, Mordenti J, editors. *Rational therapeutics: a clinical pharmacologic guide for the health professional*. New York: Marcel Dekker, Inc.; 1990. p. 269–314.
4. Sica DA, Gehr TW. Diuretic use in stage 5 chronic kidney disease and end-stage renal disease. *Curr Opin Nephrol Hypertens* 2003;**12**(5):483–90.
5. Brater DC. Clinical pharmacology of loop diuretics. *Drugs* 1991;**41**(Suppl 3):14–22.
6. Brater DC. Diuretic resistance: mechanisms and therapeutic strategies. *Cardiology* 1994;**84**(Suppl 2):57–67.
7. Voelker JR, Cartwright-Brown D, Anderson S, Leinfelder J, Sica DA, Kokko JP, et al. Comparison of loop diuretics in patients with chronic renal insufficiency. *Kidney Int* 1987;**32**(4):572–8.
8. Beermann B, Groschinsky-Grind M. Clinical pharmacokinetics of diuretics. *Clin Pharmacokinet* 1980;**5**(3):221–45.
9. Benet LZ. Pharmacokinetics/pharmacodynamics of furosemide in man: a review. *J Pharmacokinet Biopharm* 1979;**7**(1):1–27.
10. Tilstone WJ, Fine A. Furosemide kinetics in renal failure. *Clin Pharmacol Ther* 1978;**23**(6):644–50.
11. Beermann B, Dalen E, Lindstrom B. Elimination of furosemide in healthy subjects and in those with renal failure. *Clin Pharmacol Ther* 1977;**22**(1):70–8.
12. Cutler RE, Forrey AW, Christopher TG, Kimpel BM. Pharmacokinetics of furosemide in normal subjects and functionally anephric patients. *Clin Pharmacol Ther* 1974;**15**(6):588–96.
13. Andreasen F, Hansen HE, Mikkelsen E. Pharmacokinetics of furosemide in anephric patients and in normal subjects. *Eur J Clin Pharmacol* 1978;**13**(1):41–8.
14. Goto S, Yoshitomi H, Miyamoto A, Inoue K, Nakano M. Binding of several loop diuretics to serum albumin and human serum from patients with renal failure and liver disease. *J Pharmacobiodyn* 1980;**3**(12):667–76.
15. Vasavada N, Agarwal R. Role of excess volume in the pathophysiology of hypertension in chronic kidney disease. *Kidney Int* 2003;**64**(5):1772–9.
16. Brater DC. Resistance to loop diuretics. Why it happens and what to do about it. *Drugs* 1985;**30**(5):427–43.
17. Wilcox CS. New insights into diuretic use in patients with

chronic renal disease. *J Am Soc Nephrol* 2002;**13**(3):798–805.
18. Rane A, Villeneuve JP, Stone WJ, Nies AS, Wilkinson GR, Branch RA. Plasma binding and disposition of furosemide in the nephrotic syndrome and in uremia. *Clin Pharmacol Ther* 1978;**24**(2):199–207.
19. Pichette V, Geadah D, du Souich P. Role of plasma protein binding on renal metabolism and dynamics of furosemide in the rabbit. *Drug Metab Dispos* 1999;**27**(1):81–5.
20. Kirchner KA, Voelker JR, Brater DC. Binding inhibitors restore furosemide potency in tubule fluid containing albumin. *Kidney Int* 1991;**40**(3):418–24.
21. Fliser D, Zurbruggen I, Mutschler E, Bischoff I, Nussberger J, Franek E, et al. Coadministration of albumin and furosemide in patients with the nephrotic syndrome. *Kidney Int* 1999; **55**(2):629–34.
22. Akcicek F, Yalniz T, Basci A, Ok E, Mees EJ. Diuretic effect of frusemide in patients with nephrotic syndrome: is it potentiated by intravenous albumin? *BMJ* 1995;**310**(6973):162–3.
23. Agarwal R, Gorski JC, Sundblad K, Brater DC. Urinary protein binding does not affect response to furosemide in patients with nephrotic syndrome. *J Am Soc Nephrol* 2000;**11**(6):1100–5.
24. Brater DC, Anderson SA, Brown-Cartwright D. Response to furosemide in chronic renal insufficiency: rationale for limited doses. *Clin Pharmacol Ther* 1986;**40**(2):134–9.
25. Rudy DW, Gehr TW, Matzke GR, Kramer WG, Sica DA, Brater DC. The pharmacodynamics of intravenous and oral torsemide in patients with chronic renal insufficiency. *Clin Pharmacol Ther* 1994;**56**(1):39–47.
26. Allison ME, Lindsay MK, Kennedy AC. Oral bumetanide in chronic renal failure. *Postgrad Med J* 1975;**51**(Suppl 6):47–50.
27. Wilcox CS, Mitch WE, Kelly RA, Skorecki K, Meyer TW, Friedman PA, et al. Response of the kidney to furosemide. I. Effects of salt intake and renal compensation. *J Lab Clin Med* 1983;**102**(3):450–8.
28. Wilcox CS, Guzman NJ, Mitch WE, Kelly RA, Maroni BJ, Souney PF, et al. Na+, K+, and BP homeostasis in man during furosemide: effects of prazosin and captopril. *Kidney Int* 1987;**31**(1):135–41.
29. Ellison DH. Diuretic drugs and the treatment of edema: from clinic to bench and back again. *Am J Kidney Dis* 1994;**23**(5):623–43.
30. Quamme GA. Loop Diuretics. In: Dirks JH, Sutton RAL, editors. *Diuretics. Physiology pharmacology & clinical use*. Philadelphia: W. B. Saunders Company; 1986. p. 86–116.
31. Ellison DH, Velazquez H, Wright FS. Adaptation of the distal convoluted tubule of the rat. Structural and functional effects of dietary salt intake and chronic diuretic infusion. *J Clin Invest* 1989;**83**(1):113–26.
32. Chen ZF, Vaughn DA, Beaumont K, Fanestil DD. Effects of diuretic treatment and of dietary sodium on renal binding of 3H-metolazone. *J Am Soc Nephrol* 1990;**1**(1):91–8.
33. Kaissling B, Stanton BA. Adaptation of distal tubule and collecting duct to increased sodium delivery. I. Ultrastructure. *Am J Physiol* 1988;**255**(6 Pt 2):F1256–68.
34. Vasavada N, Saha C, Agarwal R. A double-blind randomized crossover trial of two loop diuretics in chronic kidney disease. *Kidney Int* 2003;**64**(2):632–40.
35. Brater DC, Pressley RH, Anderson SA. Mechanisms of the synergistic combination of metolazone and bumetanide. *J Pharmacol Exp Ther* 1985;**233**(1):70–4.
36. Marone C, Muggli F, Lahn W, Frey FJ. Pharmacokinetic and pharmacodynamic interaction between furosemide and metolazone in man. *Eur J Clin Invest* 1985;**15**(5):253–7.
37. Greenberg A, Wallia R, Puschett JB. Combined effect of bumetanide and metolazone in normal volunteers. *J Clin Pharmacol* 1985;**25**(5):369–73.
38. Gunstone RF, Wing AJ, Shani HG, Njemo D, Sabuka EM. Clinical experience with metolazone in fifty-two African patients: synergy with frusemide. *Postgrad Med J* 1971;**47**(554):789–93.
39. Wollam GL, Tarazi RC, Bravo EL, Dustan HP. Diuretic potency of combined hydrochlorothiazide and furosemide therapy in patients with azotemia. *Am J Med* 1982;**72**(6):929–38.
40. Fliser D, Schroter M, Neubeck M, Ritz E. Coadministration of thiazides increases the efficacy of loop diuretics even in patients with advanced renal failure. *Kidney Int* 1994;**46**(2):482–8.
41. Dussol B, Moussi-Frances J, Morange S, Somma-Delpero C, Mundler O, Berland Y. A pilot study comparing furosemide and hydrochlorothiazide in patients with hypertension and stage 4 or 5 chronic kidney disease. *J Clin Hypertens* 2012;**14**(1):32–7.
42. Rudy DW, Voelker JR, Greene PK, Esparza FA, Brater DC. Loop diuretics for chronic renal insufficiency: a continuous infusion is more efficacious than bolus therapy. *Ann Intern Med* 1991;**115**(5):360–6.
43. Sanjay S, Annigeri RA, Seshadri R, Rao BS, Prakash KC, Mani MK. The comparison of the diuretic and natriuretic efficacy of continuous and bolus intravenous furosemide in patients with chronic kidney disease. *Nephrology* 2008;**13**(3):247–50.
44. Felker GM, Lee KL, Bull DA, Redfield MM, Stevenson LW, Goldsmith SR, et al. Diuretic strategies in patients with acute decompensated heart failure. *N Engl J Med* 2011;**364**(9):797–805.
45. Gerlag PG, van Meijel JJ. High-dose furosemide in the treatment of refractory congestive heart failure. *Arch Intern Med* 1988;**148**(2):286–91.
46. Greenberg A. Diuretic complications. *Am J Med Sci* 2000; **319**(1):10–24.
47. Chapron DJ, Gomolin IH, Sweeney KR. Acetazolamide blood concentrations are excessive in the elderly: propensity for acidosis and relationship to renal function. *J Clin Pharmacol* 1989;**29**(4):348–53.
48. Maisey DN, Brown RD. Acetazolamide and symptomatic metabolic acidosis in mild renal failure. *Br Med J (Clin Res Ed)* 1981;**283**(6305):1527–8.
49. Heller I, Halevy J, Cohen S, Theodor E. Significant metabolic acidosis induced by acetazolamide. Not a rare complication. *Arch Intern Med* 1985;**145**(10):1815–7.
50. Reubi FC, Cottier PT. Effects of reduced glomerular filtration rate on responsiveness to chlorothiazide and mercurial diuretics. *Circulation* 1961;**23**:200–10.
51. Karadsheh F, Weir MR. Thiazide and thiazide-like diuretics: an opportunity to reduce blood pressure in patients with advanced kidney disease. *Curr Hypertens Rep* 2012;**14**(5):416–20.
52. Knauf H, Cawello W, Schmidt G, Mutschler E. The saluretic effect of the thiazide diuretic bemetizide in relation to the glomerular filtration rate. *Eur J Clin Pharmacol* 1994;**46**(1):9–13.
53. Knauf H, Mutschler E. Diuretic effectiveness of hydrochlorothiazide and furosemide alone and in combination in chronic renal failure. *J Cardiovasc Pharmacol* 1995;**26**(3):394–400.
54. Dussol B, Moussi-Frances J, Morange S, Somma-Delpero C, Mundler O, Berland Y. A randomized trial of furosemide vs hydrochlorothiazide in patients with chronic renal failure and hypertension. *Nephrol Dial Transplant* 2005;**20**(2):349–53.
55. Jones B, Nanra RS. Double-blind trial of antihypertensive effect of chlorothiazide in severe renal failure. *Lancet* 1979; **2**(8155):1258–60.
56. Rahman M, Pressel S, Davis BR, Nwachuku C, Wright Jr JT, Whelton PK, et al. Cardiovascular outcomes in high-risk hypertensive patients stratified by baseline glomerular filtration rate. *Ann Intern Med* 2006;**144**(3):172–80.
57. Rahman M, Pressel S, Davis BR, Nwachuku C, Wright Jr JT, Whelton PK, et al. Renal outcomes in high-risk hypertensive patients treated with an angiotensin-converting enzyme inhibitor or a calcium channel blocker vs a diuretic: a report from the Antihypertensive and Lipid-Lowering Treatment to Prevent Heart Attack Trial (ALLHAT). *Arch Intern Med* 2005;**165**(8):936–46.
58. Isakova T, Anderson CA, Leonard MB, Xie D, Gutiérrez OM, Rosen LK, et al. Diuretics, calciuria and secondary hyperparathyroidism in the Chronic Renal Insufficiency Cohort. *Nephrol Dial Transplant* 2011;**26**(4):1258–65.
59. Kovesdy CP, Kalantar-Zadeh K. Diuretics and secondary hyperparathyroidism in chronic kidney disease. *Nephrol Dial Transplant* 2011;**26**(4):1122–5.
60. Brilla CG, Matsubara LS, Weber KT. Anti-aldosterone treatment and the prevention of myocardial fibrosis in primary and secondary hyperaldosteronism. *J Mol Cell Cardiol* 1993;**25**(5):563–75.
61. Nishizaka MK, Zaman MA, Calhoun DA. Efficacy of low-dose

spironolactone in subjects with resistant hypertension. *Am J Hypertens* 2003;**16**(11 Pt 1):925–30.

62. Farquharson CA, Struthers AD. Spironolactone increases nitric oxide bioactivity, improves endothelial vasodilator dysfunction, and suppresses vascular angiotensin I/angiotensin II conversion in patients with chronic heart failure. *Circulation* 2000; **101**(6):594–7.
63. Bomback AS, Kshirsagar AV, Amamoo MA, Klemmer PJ. Change in proteinuria after adding aldosterone blockers to ACE inhibitors or angiotensin receptor blockers in CKD: a systematic review. *Am J Kidney Dis* 2008;**51**(2):199–211.
64. Chobanian AV, Bakris GL, Black HR, Cushman WC, Green LA, Izzo Jr JL, et al. The Seventh Report of the Joint National Committee on Prevention, Detection, Evaluation, and Treatment of High Blood Pressure: the JNC 7 report. *JAMA* 2003;**289**(19):2560–72.
65. Pitt B, Zannad F, Remme WJ, Cody R, Castaigne A, Perez A, et al. The effect of spironolactone on morbidity and mortality in patients with severe heart failure. Randomized Aldactone Evaluation Study Investigators. *N Engl J Med* 1999;**341**(10):709–17.
66. Juurlink DN, Mamdani MM, Lee DS, Kopp A, Austin PC, Laupacis A, et al. Rates of hyperkalemia after publication of the Randomized Aldactone Evaluation Study. *N Engl J Med* 2004;**351**(6):543–51.
67. Heshka J, Ruzicka M, Hiremath S, McCormick BB. Spironolactone for difficult to control hypertension in chronic kidney disease: an analysis of safety and efficacy. *J Am Soc Hypertens* 2010;**4**(6):295–301.
68. Pisoni R, Acelajado MC, Cartmill FR, Dudenbostel T, Dell'Italia LJ, Cofield SS, et al. Long-term effects of aldosterone blockade in resistant hypertension associated with chronic kidney disease. *J Hum Hypertens* 2012;**26**(8):502–6.
69. Sica DA. Hypertension, renal disease, and drug considerations. *J Clin Hypertens* 2004;**6**(10 Suppl 2):24–30.
70. Zamboli P, De Nicola L, Minutolo R, Bertino V, Catapano F, Conte G. Management of hypertension in chronic kidney disease. *Curr Hypertens Rep* 2006;**8**(6):497–501.
71. De Nicola L, Minutolo R, Chiodini P, Zoccali C, Castellino P, Donadio C, et al. Global approach to cardiovascular risk in chronic kidney disease: reality and opportunities for intervention. *Kidney Int* 2006;**69**(3):538–45.
72. Ishimitsu T, Ohno E, Nakano N, Furukata S, Akashiba A, Minami J, et al. Combination of angiotensin II receptor antagonist with calcium channel blocker or diuretic as antihypertensive therapy for patients with chronic kidney disease. *Clin Exp Hypertens (New York)* 2011;**33**(6):366–72.
73. Gabow PA, Moore S, Schrier RW. Spironolactone-induced hyperchloremic acidosis in cirrhosis. *Ann Intern Med* 1979;**90**(3):338–40.
74. Kovesdy CP, Lott EH, Lu JL, Malakauskas SM, Ma JZ, Molnar MZ, et al. Hyponatremia, hypernatremia, and mortality in patients with chronic kidney disease with and without congestive heart failure. *Circulation* 2012;**125**(5):677–84.
75. Hoorn EJ, Zietse R. Hyponatremia and mortality: moving beyond associations. *Am J Kidney Dis* 2013;**62**(1):139–149.
76. Hix JK, Silver S, Sterns RH. Diuretic-associated hyponatremia. *Semin Nephrol* 2011;**31**(6):553–66.

第57章

57

非甾体类抗炎药与慢性肾脏病

David M. Clive

University of Massachusetts Medical School, Department of Medicine, Division of Renal Medicine, Worcester, MA, USA

简　　介

早在60多年前人们就已发现非甾体类抗炎药(NSAID)和肾脏之间具有潜在的不良作用。最早期的报道是一类型被称为"保泰松无尿症"的爆发性急性肾脏损伤(AKI)。尽管保泰松在临床上已经彻底被禁止使用,但近年来NSAID的其他产品却层出不穷。许多NSAID已经上市(表57.1),其中包括最近上市的昔布类药物和选择性环氧合酶-2特异性拮抗剂。NSAID可能是应用最广泛的一类药物,在美国每年超过7000万张处方使用了该药[1]。阿司匹林是最早被应用也是最为著名的NSAID,其在19世纪末期被应用于临床。最近几十年,多种更新且有效的NSAID被研制成功,并于20世纪80年代作为非处方药物进入市场。在这些药物中,被广泛宣传并购买使用的布洛芬和萘普生均能够产生肾脏的不良反应。

表57.1　非甾体类抗炎药分类

分类	例药
吲哚乙酸衍生物	吲哚美辛,舒林酸,酮咯酸
丙酸衍生物	布洛芬,萘普生
昔布类	塞来昔布,伐地考昔
水杨酸	阿司匹林,双水杨酯
灭酸衍生物	甲氯灭
昔康类	美洛昔康,吡罗昔康
吡唑烷	保泰松

NSAID在美国市场销量的上升与CKD患病率的急剧增加呈平行关系。毫无疑问,目前CKD流行病学的趋势是多因素影响的结果,但NSAID的应用是否参与其中是亟待回答的一个关键问题。

另外一个重要议题是CKD患者的致病因素中,哪一项受到NSAID的影响?这些影响的病理生理学机制是什么?NSAID对于CKD的影响如何能避免?为了解决这些问题,进一步理解NSAID药理作用及前列腺素的生理学功能是十分必要的。

NSAID的药理作用

所有NSAID的主要药理学作用是抑制了花生四烯酸的代谢。这种存在于所有的细胞中的具有20个碳元素的脂肪酸是类花生酸的前体,而类花生酸则是一类能够合成前列腺素及白三烯的具有活性的化合物(图57.1)。这些物质属于自分泌物,这就意味着NSAID主要影响着他们的合成路径。各种细胞所产生的类花生酸终端产物是不同的。血小板与内皮细胞中类花生酸终端产物的差异是对这一现象的典型注解。血小板微粒体能够产生大量的血栓素A_2,一种能够诱导血小板聚集及血管收缩的前列腺素。而内皮细胞中,最主要的类花生酸产物是前列腺素I_2(PGI_2前列环素),它能够抑制血小板聚集,同时能够扩张血管。这种相反的效果使得血管及血小板之间存在着一种保护性的平衡关系。在肾脏细胞中同样存在着这种类花生酸产物功能不同的现象。

花生四烯酸代谢的第一步是在环氧合酶(COX)的催化下进行的,同时也是NSAID作用的位点。哺乳动物细胞表达COX-1及COX-2这两种不同类型的COX。COX-1主要存在于胃黏膜,其中前列腺素

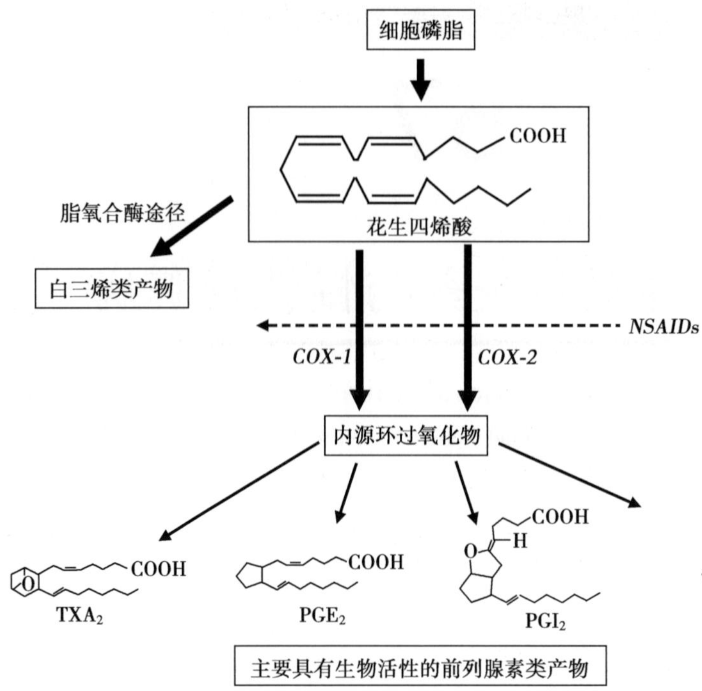

图 57.1 花生酸的生物合成途径。花生酸的前体分子是来源于细胞磷脂的花生四烯酸。花生四烯酸可通过脂氧合酶及环氧合酶两种酶途径被代谢。脂氧合酶途径能够生成炎性介导因子白三烯。环氧合酶(COX)系统则产生前列腺素。环氧合酶能够催化花生四烯酸到内源性环状过氧化物的转化,这些环状过氧化物作为前列腺素的前体短暂存在,并不具有生物活性,只是作为具有生物活性的前列腺素母体分子而存在。环氧合酶有两种亚型,分别为 COX-1 和 COX-2,各亚型重要性在不同组织中差别明显。NSAIDs 作用就是抑制环氧合酶的活性,图中 PGI_2 即为前列环素。PG,前列腺素;TX,血栓

能够对消化道酸引起的胃黏膜损害起保护作用。基于这一原因,最新开发的 COX-2 特异性抑制剂能够减少患者胃出血及胃溃疡的风险。COX-2 是肾脏最主要的环氧合酶同工酶,因此不论是 COX-2 抑制剂还是传统的非特异性 NSAID 所带来的肾脏毒副作用并不出乎意料。

前列腺素与肾脏关系概述

COX-1 及 COX-2 均存在于肾脏组织,COX-1 特异性地表达于远端的肾单位,它主要的产物是前列腺素 E2(PGE_2)。COX-2 更广泛地分布于整个肾脏器官,与

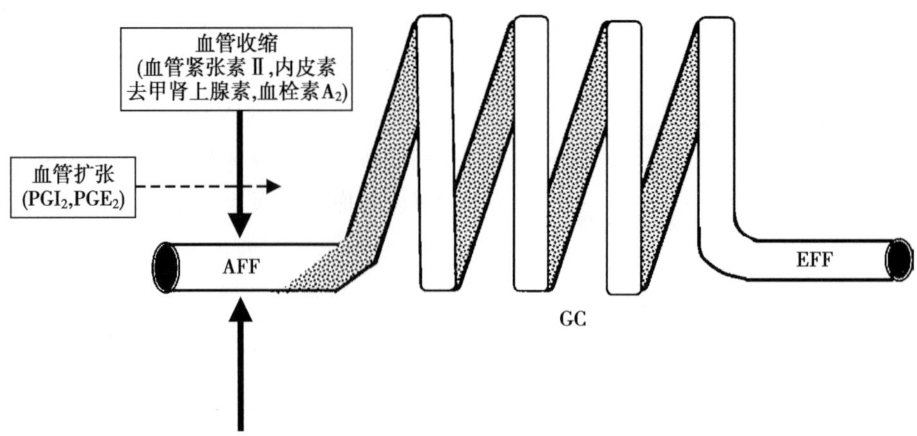

图 57.2 前列腺素在肾功能中的重要作用。血管舒张性前列腺素如 PGI_2 和 PGE_2 能够改变入球小动脉正常的血液循环并能够抵消局部产生的血管紧张素的作用。当血管收缩因素处于高活性时期,入球血液的调控则更为重要,此时应用 NSAIDs 会使得血管收缩难以控制并减少了肾小球血流灌注。AFF,入球小动脉;EFF,出球小动脉;GC,肾小球毛细血管

COX-1 一样,COX-2 也在肾脏表达,但在一些生理应激情况下,COX-2 的表达能够被进一步诱导表达。肾皮质及肾髓质中诱导表达的 COX-2 是受到独立控制的。低钠血症及肾灌注的减少等生理性压力导致的 COX-2 表达升高与 RAAS 活性增加有密切联系。二者之间存在一种双向激活关系。Ang Ⅱ 能够激活 COX-2 的生成,反之,COX-2 的生成进一步刺激肾素的释放。图 57.2 概括了肾脏前列腺素的几种功能。

作为自分泌物,在肾脏器官合成的前列腺素作用于肾脏本身。经尿排出的前列腺素和前列腺素代谢物代表了大多数肾脏所生成的前列腺素。

肾上腺素作为补偿机制的重要性在病理状态下超过了正常的生理状态。这一论断基于两个重要的实验观察。第一,肾脏处于正常状态下,NSAID 对于前列腺素合成的抑制很少产生肾脏的不良反应。第二,在多种 NSAID 能够影响肾脏功能的情况下(表 57.3),尿液中前列腺素代谢物高于正常值,表明肾脏环氧合酶具有较高活性。

前列腺素能够负向调控 RAAS 等激素在肾脏中产生的作用,在抗利尿激素及前列腺素之间存在着一种类似于“制衡”的关系。

多项研究报道了患者使用抑制前列腺素合成的药物造成不同程度的肾脏损伤(表 57.4),根据表 57.2 中的信息这些损伤多数能够被预测到。

表 57.2　前列腺素在肾脏生理中的主要作用及前列腺素合成抑制后的临床后果

作用	机制	合成抑制后的临床后果
维持肾血流量	拮抗血管收缩激素的作用	急性肾损伤(血管运动性肾病)
水平衡	拮抗利尿激素对髓质集合小管的作用	低钠血症
钾稳态	通过刺激肾素分泌促进钾排泄	1) 高钾血症 2) 低肾素低醛固酮血症(Ⅳ型肾小管性酸中毒)
钠稳态	在多个肾单元调节钠的重吸收	1) 水肿 2) 充血性心脏衰竭恶化 3) 肝硬化腹水和水肿加重 4) 高血压加重

表 57.3　NSAIDs 肾脏副作用的诱发因素

肾血流量的减少
血容量不足
充血性心衰
肝硬化
CKD
高血压
药物(氨苯蝶啶,钙调磷酸酶抑制剂,ACE 抑制剂,ARB 类药物,利尿剂)
年龄

表 57.4　NSAIDs 引起的肾脏综合征

AKI
血管运动性肾病
结晶性肾病
急性肾小管坏死
急性间质性肾炎,蛋白尿
流体、电解质及酸碱失衡
钠潴留
高钾血症
低钠血症
Ⅳ型肾小管酸中毒
高血压加剧
CKD

NSAID 作为慢性肾脏疾病的一大诱因

机制

NSAID 肾病被认为是一种局部缺血性肾病而非中毒性肾病。非那西丁是能够造成经典的镇痛剂肾病的一类药物,与之不同,NSAID 及其代谢产物并不具有内在的肾脏毒性。在动物实验中,通过 NSAID 抑制前列腺素的合成能够导致肾脏局部血流动力学的改变并伴随显著的肾髓质灌注压的减少[3]。长期的肾髓质缺血能够引起肾脏的萎缩、肾单元纤维化及肾乳头坏死[4-11]。

NSAID 作为 CKD 诱发因素的重要性

NSAID 导致不可逆的肾损伤的证据并不如支持其在 AKI 中作用的证据更有力。在过去的 30 年中,许多报道阐述这一现象,但并没有完全明确 NSAID 与肾脏损伤之间是否具有直接的因果关系。

临床医师们试图明确这一关系。Segasothy 等评估了94名慢性关节炎且相对大剂量使用NSAID的人员的肾脏功能及肾脏形态学变化，其中共有82个患者完成了这一评估。形态学结果显示12%的患者具有肾乳头坏死，24%患者血清肌酐水平高于正常。这些患者普遍具有多种不同类型的关节炎，进一步验证了作者的结论，即NSAID大量使用而并非疾病的进程是导致CKD发生发展的重要因素[12]。

Sandler等研究人员对554名诊断患有CKD的北卡罗林纳州居民进行了电话访问，评估了他们早期的NSAID使用情况，并与516名正常对照进行了对比。尽管所影响的研究对象限制在65岁以上的男子中，但仍可以得出结论，即大量NSAID使用使肾脏疾病患病率增加了2倍[13]。另外一项研究显示，716名ESRD患者及316名对照被询问了关于他们使用3种类型镇痛剂（对乙酰氨基酚、阿司匹林及非阿司匹林NSAID）的细节，同时ESRD患者又根据病因被分为了3组，即糖尿病肾病、高血压及其他类型。统计结果显示，NSAID的使用与ESRD之间存在着强烈的累积剂量依赖的相关性。对乙酰氨基酚的使用则与ESRD存在着非常微弱的关系。非常有意思的是，阿司匹林的使用与患病风险并没有相关性[14]。

在"国家护士健康研究"中，研究人员11年间随访了1697名女性的肾脏功能及阿司匹林、对乙酰氨基酚和其他非阿司匹林NSAID的使用情况，并进一步对比了与未使用NSAID患者的区别。各镇痛剂之中，摄入量与肾功能异常快速的下降存在显著性相互影响的是对乙酰氨基酚的摄入[15]。另外"医生健康研究"这一项目中也可以得到相似的结论。这些研究结果表明患者大量使用非阿司匹林NSAID及对乙酰氨基酚均会导致肾脏功能衰退的风险适度增加[16]，同时有研究表明NSAID常规的应用与肾脏疾病患病风险并无显著相关性[17]。

多项研究进一步明确了NSAID的使用与CKD流行之间的关系[18-22]。在病例对照分析及横向研究过程中，研究人员对这些数据的解释异常谨慎。许多数据评估、收集了多年的患者药物使用情况。收集到的数据的差异妨碍了任何对患病风险进行有意义的估算。在一些研究中，NSAID的使用与CKD的相互关系局限于小范围的研究对象。即使在显示NSAID的使用与CKD具有相关性的研究中，由于NSAID常应用于CKD骨骼肌并发症的治疗上，例如代谢性骨病及结晶性关节炎，导致NSAID使用与CKD的因果关系仍未被证实，NSAID使用量是否因CKD而增加也仍无定论[23]。

另外一项研究通过后期检测长期、高强度使用NSAID来治疗关节炎的259名患者肾乳头坏死几率进一步明确NSAID的使用在CKD的发生发展中的作用[24]。11年的研究过程中，通过常规诊断及病理检验确诊了69例新增肾乳头坏死病例。尽管这一数据非常具有前瞻性，但其仍有几处缺陷。第一，统计对象的数量不足且研究对象均为马来群岛人。第二，除了非阿司匹林NSAID外，部分研究对象还使用了诸如阿司匹林、非那西丁、扑热息痛及草药等止痛剂。第三，29名单独服用非阿司匹林NSAID患者中，部分患者服用过保泰松。第四，缺乏长期患有关节炎且并没有接受NSAID治疗的患者作为对照。尽管研究有诸多不足，但由于人们在病理诊断镇痛性肾病时并关注肾乳头坏死这一现象，所以该研究所记录的现象仍非常必要[25]。

NSAID诱导的慢性肾病与镇痛剂肾病之间的关系

传统的镇痛剂肾病是指长期单独服用非那西丁及其类似的复合物或者合并服用其他药物导致的肾脏萎缩及肾衰竭。由于NSAID具有镇痛的特点，NSAID诱导的CKD经常被分到镇痛剂肾病这一类型中。尽管传统的镇痛剂肾病及慢性NSAID导致的肾脏间质疾病均有一些共同的特点，例如间质肾炎及肾乳头坏死等，但是这两种肾脏疾病的病因并不相同。非那西丁对肾脏的损伤是由于肾毒性代谢产物在肾髓质的积累及活性氧（ROS）产生的增加引起的（对乙酰氨基酚也有相似作用，但造成的损伤较轻）。NSAID对于肾脏组织几乎无毒性作用，它对于肾脏的损伤主要是通过引起肾脏局部缺血造成的。虽然具有以上的区别，但由于患者几乎都同时服用者两种镇痛剂，因此两种病因在流行病学研究中却是紧密联系在一起的。两种病因对应的机制也有可能在慢性肾病的进展过程中起到相互协同作用。尽管对乙酰氨基酚诱导的镇痛剂肾病是造成肾脏及泌尿系统肿瘤的重要因素，然而之前并未报道NSAID与肾脏及泌尿系统肿瘤之间存在关联[27,28]。

结论

日益增多的证据显示虽然NSAID的应用与慢性肾病之间并不存在严格的对应关系，但是也足够证实如下结论：与经典镇痛剂肾病相一致，NSAID能够引肾脏的损伤，并且在形态学上都能够观察到间质纤维化及肾乳头坏死；这种形式的损伤似乎限制在高NSAID累积暴露量的患者中；当患者联合采用其他类型的镇痛剂如对乙酰氨基酚或者咖啡因时，NSAID的毒性似乎更为严重。

另外有两项独立的研究指出，男性比女性更容易罹患NSAID相关的肾脏疾病，其中的机制需要进一步研究。临床医师当遇到长期使用NSAID治疗的患者时，在处理NSAID与CKD之间更应该保持谨慎的态度。

NSAID的使用过程中，临床医师应该对患者的血压、血生化及尿液分析进行常规检查，如果这些指标出现变化时，就应及时考虑更换NSAID使用方案。

CKD患者使用NSAID治疗后的不良反应

前期的报道已经对NSAID导致的肾脏各种指标的异常做了详尽的总结(表57.4)[27-35]。在正常的个体中，NSAID很少能够引起血压、肾功能及水和电解质平衡的显著变化。NSAID引起的肾病综合征几乎都在病理情况下出现。在这些病理条件中(表57.3)，CKD是最先被报道的。

NSAID导致的急性肾损伤及慢性肾损伤急性加重

充血性心衰、肝硬化及低钠等症状下RAAS系统处于激活状态，为了维持肾小球血流稳定，前列腺素会起到舒张血管的作用，进而使入球小动脉血流受阻。患者当出现上述症状时尿液中前列腺素代谢产物的含量也会增加，进一步证明了此类患者为了维持肾脏正常功能产生了对前列腺素的依赖。另外，在上述情况下，NSAID的使用能够导致急性肾损伤。对于这种急性肾脏损伤有多种称谓，其中包括“血管运动性肾病”、“自动调节失败”、“功能性急性肾衰”及“失代偿性氮性血质”。当停止使用这些药物时，血流动力学的改变非常容易恢复。但如果NSAID对肾脏损伤足够严重，同样能够引起明显的急性肾小管坏死[29]。

最近的报道表明患者在使用利尿药及ACEI或者ARB的情况下，其治疗方案中加入NSAID会使得患者增加罹患急性肾损伤的风险[36-38]。这一现象从病理生理学角度看会非常直观，因为这种联合用药的方式会损害出球及入球小动脉对血管张力的自动调节功能。

慢性肾脏疾病发病过程中，主要的血流动力学的改变仍不可预测。典型的CKD患者均具有慢性容量负荷增加及RAAS系统被抑制等特点，但其仍然容易在NSAID诱导下进展为血管运动性肾病。1978年，Kimberly和Plotz报道了几例全身性红斑狼疮患者接受阿司匹林治疗后罹患可逆性AKI的病例[39]。他们随后报道了其他NSAID也同样具有这一现象[40]。对于这些现象最好的解释是虽然表面上患者具有良好的肾脏基本功能，但只当肾小球处于高滤过状态时才能保证GFR正常，并且这一过程依赖于前列腺素。有证据支持这一假设，大鼠微穿刺实验结果显示，异常的入球动脉抵抗能够促进剩余肾小球的高灌注[41,42]。同时有研究表明，吲哚美辛或COX-2选择性抑制剂能够减弱单侧肾脏切除导致的肾脏功能的变化[43]。另外有研究报道，镰状细胞肾病患者服用吲哚美辛及舒林酸[44]、血糖控制良好的I型糖尿病肾病患者服用塞来昔布[45]及慢性梗阻性肾病患病儿童服用阿司匹林均会缓解肾脏的高滤过状态[46]。

由于随机对照实验的缺失，及患病风险是受到多重因素的影响，使得初期服用NSAID导致CKD患者肾脏代偿失调的具体风险因素仍不清楚。在一次对萨斯喀彻温省的人口调查中发现，NSAID的应用使得AKI的患病率增加到4倍。年龄是否超过65岁是一种独立的危险因素，能够使得风险比增加到3.5倍[47]，然而在此项研究中，并没有将肾脏功能的基准值作为一个独立的因素进行检测。

Patrono等记录了肾小球疾病患者肾功能对环氧合酶抑制剂的敏感性，前列腺素的主要代谢产物6-酮-前列腺素F1α，研究组发现狼疮性肾炎患者不仅分泌大量的6-酮-前列腺素F1α，同时分泌血栓烷A_2(类前列腺素类血管紧张素)的主要产物血栓烷B_2。研究组人员得出的结论是狼疮性肾炎患者肾脏功能受到NSAID的影响要小于其他肾小球疾病。该研究组指出，系统性红斑狼疮患者产生的过量血栓烷A_2能够导致入球动脉的收缩，进而限制了肾小球的滤过功能。当这些患者服用NSAID后，前列环素生成减少导致的GFR的递减作用会被伴随的血栓素产生减少而消除。Patrono指出环氧合酶抑制剂对于肾脏微环境的临床后果取决于前列腺素功能的变化，即前列腺素是发挥血管舒张并抑制血小板功能还是血管收缩并促进血栓形成[48]。研究发现系统性红斑狼疮患者使用血栓素特异性抑制剂能够增加GFR值，这一观察进一步支持了上述假说[49]。

总结以上研究可以看出，NSAID对CKD患者肾脏功能的毒副作用受到下列因素的影响：(a)潜在的肾脏疾病的病因；(b)环氧合酶抑制剂如何影响花生酸合成。文中提到的其他因素也能够影响这一相互作用(表57.5)。

表57.5 影响CKD患者NSAIDs所导致肾脏不良反应的因素

自身因素
潜在的肾脏疾病的病因及严重程度
环氧合酶的抑制是如何影响花生酸的代谢
年龄
药物因素
药理活性：NSAIDs对肾脏功能不同的影响
药物药代动力学(药物活性持续时间)
药物暴露的时间点及持续时间

药物因素

药物作用

不同类型的NSAID药理作用具有显著差异，舒林酸与吲哚美辛在化学结构上具有相似性，虽然舒林酸并非起初认为的那样完全没有毒性，但是舒林酸的肾毒性要远小于吲哚美辛[50,51]。各项报道中，水杨酸类的NSAID肾毒性最小，但这类药物的抗炎作用要弱于其他类型的NSAID。

COX的选择性

对于COX-2特异性抑制剂研究兴趣来源于COX-1产生的PGE_2具有更好的胃肠道耐受性这一事实。多项研究表明COX-2选择性抑制剂具有针对肾脏的不良反应，可能是由于肾脏广泛表达环氧化酶2[52-56]。这一特异性抑制剂潜在的肾毒性应该不少于传统的环氧化酶。NSAID对冠脉循环的影响能够诠释不同NSAID的副作用不同这一观点。阿司匹林是单一的COX-1拮抗剂，其能够不可逆的结合到血小板膜上并且能够阻断主要的类花生酸产物血栓素A_2的形成。这种特异性使得阿司匹林能够成为NSAID中唯一具备抗炎及抗血栓形成的双重特性的药物，并且使其成为临床上预防冠状动脉事件的主要药物[55]。一项荟萃分析阐述了NSAID对动脉粥样硬化事件风险的影响(主要是心肌梗死及脑卒中)，研究指出罗非昔布，双氯芬酸和布洛芬能够显著增加动脉粥样硬化的风险，但萘普生或塞来昔布却无此影响。罗非昔布与冠心病事件之间的关联十分严重以至于其被迫退出了市场[58-60]。

药物动力学

一项德国的研究对比了NSAID使用人员肾脏功能差别，流行学调查结果显示，使用药物半衰期大于等于4h药物的患者患肾脏功能障碍的概率最大。这项研究是通过访谈式调查的一项横断面研究，并主要侧重于流行病学分析而非个例研究，因此此项研究不能阐明病因间的因果关系，也不能够区分慢性肾病与急性肾损伤的差异[61]。在老年群体中进行的一项随机的，具有前瞻性的药物挑战研究结果显示：长期服用舒林酸及塞来昔布对GFR的影响要比服用布洛芬产生的影响更持久[62]。其他研究人员也报道了相似的研究成果。

药物作用的持续时间

NSAID引起的急性的肾脏反应可能与慢性肾脏反应不同。在刚刚引用的关于不同NSAID在老年群体中引起的急性与慢性肾脏反应的研究可以发现，绝大多数研究对象给药一小时内GFR降低，然而持续给予相同的药物长达一个月后GFR并无显著改变[62]。

自身因素

患者年龄

由于CKD及年龄相关肾功能下降在老年人群体中较为普遍，因此对于NSAID引起的肾功能的反应在老年群体中研究广泛。不同研究之间的结果也不尽相同。老年患者长期使用NSAID应该更加谨慎[62,63]。在另外一项药物-挑战研究中，研究人员应用交叉设计对比塞来昔布与萘普生对健康老年人的影响，药物试验为期10天且应用最小剂量，两种药物均对GFR及钠排泄无影响[64]。尽管NSAID在健康人群中引起急性肾脏损伤的可能性较小，但是由于包括未知CKD等并存疾病的存在，当开具NSAID的处方时应该密切监测肾脏功能的变化[61-65]，尤其是85岁以上老年人[66]。

NSAID引起的非血流动力学改变介导的AKI

NSAID引起的急性间质性肾炎相对罕见。它与典型的药物诱导性急性间质肾炎的区别在于其缺少过敏性特征，例如嗜酸性细胞增多症，嗜酸细胞尿或者皮疹等，并且经常伴随肾病性蛋白尿，这是NSAID相关肾病综合征的最典型特征，目前认为前述的CKD并不是危险因子。

可溶性药物易于形成小管间的结晶，进而能够引起微小阻断性 AKI。NSAID 极少出现这一情况，但是之前舒林酸曾被报道发生过此类现象。对于急性间质性肾炎，CKD 并没有增加患者患病的风险。

NSAID 对于已患 CKD 患者病程的影响

多篇文献曾表达这一观点即：长期服用 NSAID 能够加剧肾脏疾病并加快慢性肾实质疾病的进程。Gooch 等评估了 66 岁及以上患者且患有 CKD 的大样本群体中 NSAID 对肾脏功能的影响。根据患者自我描述的情况，与不使用 NSAID 患者相比，最高等级累积使用 NSAID 的患者在两年的研究期间经历 eGFR 平均值降低 15ml/(min · 1.73m^2) 及以上的风险增加了 26%[67]。台湾健康保健中心一项对于超过 19 000 个对象进行的横断面研究发现阿司匹林、非阿司匹林 NSAID 及对乙酰氨基酚均会累积剂量依赖性地增加 ESRD 的患病风险。再一次由于研究本身的局限性，NSAID 使用与 ESRD 的患病风险之间的因果关系并不能严格的成立[68]。

NSAID 的使用对于加剧 CKD 的发展具有何种程度的威胁及 CKD 是否有更特殊的病因目前仍不清楚。从发病机制角度可以肯定，NSAID 能够将缺血损伤叠加到早期肾脏疾病中并加剧 CKD 的进展。灌注减少被认为能够缓解肾小球高滤过损伤，NSAID 对于血流动力学的影响是多年前将其应用到临床上治疗严重且难以治愈的肾病，进而缓解蛋白尿的理论基础。尽管有零散的报道表明这一治疗取得了成功，但由于其他更可靠替代品的出现，临床中基本上放弃了这一方法的应用。所以长期应用 NSAID 对于 CKD 进程的影响目前仍知之甚少。NSAID 曾作为联合用药被应用于抗血栓形成的治疗中，但这一过程仍对于理解长期应用 NSAID 对 CKD 产生的影响帮助甚小。目前为止，并没有实质性的证据显示 NSAID 对于 CKD 患者能够起到肾脏保护作用。实际上，基于现有的数据，临床医师常常假定 NSAID 能够加速肾脏损伤的进程，因此对于 CKD 患者应尽量减少 NSAID 的使用。最近的一篇对 NSAID 与 CKD 相关的 meta 分析也得出了相似的结论[69]。

高钾血症

高血钾患者服用 NSAID 的整体风险仍不清楚，并显然受到附属宿主易感因素的影响，这些易感因素与 NSAID 导致肾脏损伤的易感因素相同。在一项大型的退伍军人病例对照实验中，NSAID 作为单独且独立因素产生高血钾的风险是可以忽略的[70]。1985 年一项以色列的研究分析了 50 名因各种适应证接受吲哚美辛治疗的老年住院患者肾脏功能及血清电解质的变化，其中少部分（近 30%）患者患有肾功能不全。所有患者的血钾浓度稳定升高，直至停用药物。其中，13 个患者中血钾浓度超过 3.6mmol/L，23 个患者中钾浓度峰值超过 5.0mmol/L。不出意外，年龄及给药存在前氮质血症与 S[K] 上升的幅度呈正相关。作者并没有报道这些患者可能使用的其他药物，尽管接受 NSAID 治疗的 AKI 患者患有高钾血症的风险最高，但是高钾血症依然有可能在 GFR 没有大幅下降的情况下发生。NSAID 相关的高钾血症被认为主要是由于阻断前列腺素的合成进而抑制 RAAS 信号通路导致的[71]。

服用 NSAID 的高钾血症患者可能表现出Ⅳ型肾小管性酸中毒症状。在一项高钾血症患者的病例中，患者患有风湿性疾病且必须服用 NSAID，但是Ⅳ型肾小管性酸中毒症状通过在治疗方案中加入氟氢可的松后得到控制[72]。先天性前列腺素过少症也同样会出现类似的高血钾酸中毒[73]。在正常个体的急性高钾血症中，吲哚美辛既不妨碍钾的清除，也不影响醛固酮反应[74]，因此我们必须假定前列腺素合成的减少对于低肾素低醛固酮素的肾上腺素皮质功能是有害的。

研究提出其他多项 NSAID 引起的高钾血症的发病机制。有证据指出，远端肾单元的钾分泌通道可能独立于前列腺素[75]。同时又有研究推测（尽管未被证实），前列腺素能够促进钾的跨细胞特性。

患有基础肾脏功能不全或者其他能够减少钾耐受性的患者在使用 NSAID 进行治疗时应该保持谨慎。当治疗方案中含有与高血钾相关的药物，包括 ACE 抑制剂、ARB 类药物、阿利吉仑、安体舒通、甲氧苄啶和保钾利尿剂等，治疗方案中加入 NSAID 时应当持极其谨慎的态度。

低钠血症

由于前列腺素能够拮抗抗利尿激素（ADH）在集合管上皮的作用，进而提供一个针对 ADH 诱导的水重吸收的反调节平衡体系，因此可以推断 NSAID 的应用会导致患者出现低钠血症。患者在已存在肾脏水排泄受限制的情况下，尤其是患有诸如充血性心脏衰竭等有效循环量显著减少的疾病，其罹患低钠血症的风险最高[76]。即便全身血流动力学正常，但是 CKD 患者也更易罹患 NSAID 诱导的低钠血症。临床医师开处方应用 NSAID 治疗 CKD 患者时需更加谨慎，尤其是患有低钠血症史的患者。血生化需要及时检测（平均每两周一次直至确定血生化值趋于稳定），进一步确定是否需要控制水的摄入。尽管 NSAID 与噻嗪类利尿剂在促进低钠血症中的协同作用尚未被证实，但是避免这两类药物的联合应用是一种谨慎可取的方式。

钠潴留

尿钠排泄抑制是 NSAID 最常见的肾脏副作用。在一项大型的临床试验中，应用非特异性 NSAID 及 COX-2 特异性 NSAID 治疗骨关节炎、水肿（通常比较温和）的发生率约在 2% 到 6% 之间[77]。最易感的患者均具有钠潴留条件，例如肝硬化、充血性心脏衰竭及那些依赖前列腺素才能够改善肾血流动力学的病变。在这种背景下，环氧合酶的抑制能够减轻肾小球灌注及滤过，最终导致滤过负荷减少并增加了钠的重吸收。

除了血流动力学的改变，钠潴留也反映了前列腺素对钠清除的影响，即前列腺素能够阻断正常肾脏肾小管钠的转运。NSAID 的这种更直接的抗利钠作用时常能够对正常的个体产生重要的影响。在一项研究中，对象为 36 名正常受试者服用吲哚美辛或 COX-2 选择性 NSAID，在服用药物后的前 72h 内能够观察到每种药品的抗利钠作用。目前仍不清楚为个体何能够逃避尿钠排泄，也不清楚为何正常个体在 NSAID 的治疗下会罹患水肿。

NSAID 能够减轻循环利尿药及噻嗪类利尿剂的利尿钠作用[79-84]。钠潴留与其他 NSAID 的肾脏副作用相似，都是可逆性的。停药以后尿钠排泄会增多，直至重新恢复治疗前钠平衡状态。

高血压的加重

临床医师均熟悉高血压与 CKD 之间的密切关系。通常认为高血压是 CKD 发生发展的一个首要因素。CKD 患者由于 GFR 的下降反过来也会不可避免的引发高血压。不论高血压是否成为 CKD 患者首要或者次要的临床表现，它都能够加快肾脏疾病的进程。除了能够弱化利尿药的作用，NSAID 还能够减少抗高血压药物的作用，其中包括钙通道阻滞剂[85]、血管扩张剂[77]、β 受体阻断剂[86,87]等。ACEI 治疗是一个例外，在一项随机对照试验中，178 名已经接受 ACEI 治疗的高血压患者被给予塞来昔布，结果显示 NSAID 对于血压并无影响[88]。肾脏中的花生酸能够促进血管扩张及钠排泄，因此理论上 NSAID 能够减轻抗高血压药物的作用。在六次对比罗非昔布及塞来昔布血管作用的实验中，药物引起水肿与增加收缩压的趋势相同，并且罗非昔布能够产生比塞来昔布更强的作用[89]。第一，他们强调这一观点：即抗尿钠排泄在 NSAID 所引起的高血压恶化中发挥一定作用。第二，COX-2 能够特异性增强 NSAID 产生的肾脏的损伤作用。第三，他们强调：尽管他们的分子结构非常相近，罗非昔布与塞来昔布在发病率上具有显著差异。最后一点被另外一项相似的研究所支持，该研究比较了几种 NSAID 在治疗糖尿病高血压患者骨关节炎时对患者血压的影响，发现罗非昔布比萘普生及塞来昔布更容易导致高血压的恶化[90]。

由于 CKD 的普遍性并且其不易被知晓，同时炎症疾病的自我治疗也相当普遍，临床医师应该提醒患者意外不良反应发生的可能性[22]。NSAID 对于临床高血压患者的作用在于其能够激化原有的高血压并能够弱化抗高血压药物的作用。包括“美国护士健康研究”在内的多项证据表明，大量使用 NSAID 的健康人员高血压发病的风险是显著增加的[91-93]。在任何情况下，高血压及 CKD 患者的 NSAID 的治疗过程中应该密切关注血压及其他肾脏功能的参数，并且抗高血压的治疗方案也应在必需的时候做出适当的调整。

NSAID 对于 CKD 患者的肾外副作用

NSAID 能够增加动脉粥样硬化患者罹患心血管事件的风险。考虑到 CKD 患者各阶段动脉粥样硬化发病率极高，此类患者服用 NSAID 时心血管疾病的发病率则更高。告知患者此类疾病患病风险是十分必要的，当冠状血管及脑血管有任何缺血症状时患者应及时就医。严格控制血压的另外一个原因是 CKD 患者服用 NSAID 时动脉粥样硬化患病风险极大增加。NSAID 所有副作用中，最令医生及患者熟知且流行病学上最令人关注的是药物的胃肠道不良反应，其中包括：消化不良、胃炎、消化性溃疡和上消化道出血。胃炎和消化性溃疡病早期被认为在 CKD 患者中的发病率高出普通人群的发病率。尽管目前研究普遍对这一观点提出质疑，但是近期的证据显示患有消化性溃疡的 CKD 患者更易出现诸如反复出血之类的并发症[94]。这一研究及临床观察提示服用 NSAID 能够增加胃肠道发病率。尽管从胃肠道疾病的角度来说，COX-2 抑制剂比传统的 NSAID 更为安全，但是 COX-2 抑制剂的肾脏副作用更大，并且可能导致罹患心血管并发症的风险增加。因此并不能为 CKD 患者指定一个特定的 NSAID。不同患者的任何用药应该极其谨慎，同时应严格监测患者的胃肠道副作用。CKD 患者在接受 NSAID 治疗后应该同时接受质子泵抑制剂来预防胃肠道不良反应。

结　　语

NSAID 的使用与现代社会 CKD 发病率之间的相关性是意外不良反应对患者健康损害的一个代表性事件。幸运的是，NSAID 导致的大多数肾脏副作用均可逆，且高风险患者易于被发现。NSAID 并不能因为风险因素的存在而完全被弃用，只要在临床医师的密切观察下，NSAID 仍然能够使用。图 57.3 中指出了 NSAID 的一种推荐使用方法。当 NSAID 的治疗方案应用于存在肾脏危险因素的患者时，及时更换更为耐受的药物，例如非乙酰化水杨酸等，是非常必要的。尽管此类药物肾脏副作用较小，但是此类药物与 NSAID 相比抗炎效果较差。在急性炎症状态下，例如急性痛风性关节炎或者系统性狼疮疾病中，此类药物治疗并没有优势。如果此类药物已经使用过但并没有取得理想的疗效，在患者被密切观察的情况下，应考虑使用更有效的 NSAID。NSAID 在治疗一系列炎症状态时具有很好的疗效，同时在缓解疼痛方面具有明确的作用。如果患者并不能够耐受此类药物，是否有替代品呢？这一问题的答案显然取决于治疗的适应证。皮质类固醇为治疗其他炎症疾病提供了另外一种选择。如果选择激素治疗，应当考虑全身激素治疗的风险。如果是局部炎症疾病，例如单关节炎或滑囊炎，病灶的直接注射能够减少全身药物暴露量。临床医师逐步增加秋水仙碱的剂量来治疗 CKD 患者的痛风及假性痛风，能够极大程度减少胃肠道的不良反应。如果秋水仙碱治疗持续时间超过一周，则应检查患者白细胞数量。在处理轻度及重度疼痛时，对乙酰氨基酚是 NSAID 很好的替代品，尽管对乙酰氨基酚具有轻度的肾脏毒性，但是在达到非常高的累积浓度之前，其并不是一种显著的危险因子。在处理中度及重度情况的疼痛时，麻醉性镇痛药能够被用作 NSAID 的替代药物，但前提是医师及患者非常清楚这些药物已知的一些风险因素。

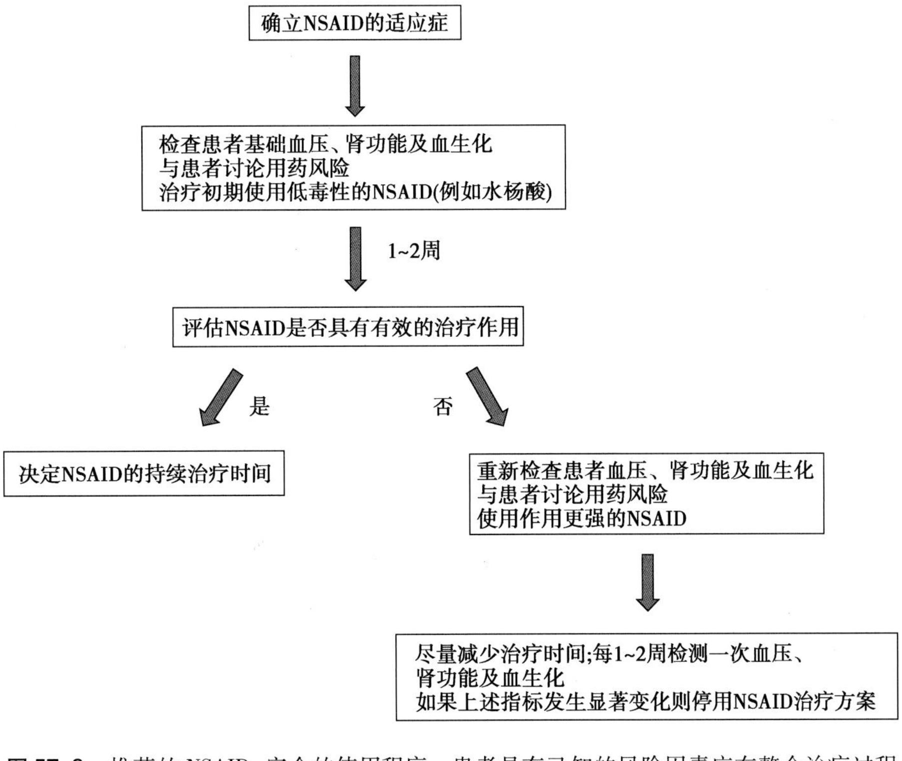

图 57.3　推荐的 NSAIDs 安全的使用程序。患者具有已知的风险因素应在整个治疗过程中监测肾功能的变化。低毒性的 NSAIDs，特别是非乙酰化的水杨酸不易引起肾毒副反应，但其治疗作用较弱。当高危患者使用强效 NSAIDs 时，必须加强警惕。在文中我们讨论了 NSAIDs 处理炎症及疼痛时的替代药物

（王晓杰 译，易凡 校）

参考文献

1. Consumer Reports staff. The Nonsteroidal Anti-Inflammatory Drugs: Treating Osteoarthritis and Pain. Comparing Drug Effectiveness, Safety, and Price. *Consumer Reports Online* 2011:1–22.
2. Green T, Gonzalez AA, Mitchell MD, Navar GL. The complex interplay between cyclooxygenase-2 and angiotensin II in regulating kidney function. *Curr Opin Nephrol Hypert* 2012;**21**:7–14.
3. Kirschenbaum MA, White N, Stein JH, Ferris TF. Redistribution of renal cortical blood flow during inhibition of prostaglandin synthesis. *Am J Physiol* 1974;**227**:801–5.
4. Wiseman EH, Reinert H. Anti-inflammatory drugs and renal papillary necrosis. *Agents Actions* 1975;**5**:322–5.
5. Shah GM, Muhalwas KK, Winer RL. Renal papillary necrosis due to ibuprofen. *Arth Rheum* 1981;**24**:1208–10.
6. Lourie SH, Denman SJ, Schroeder ET. Association of renal papillary necrosis and ankylosing spondylitis. *Arth Rheum* 1977;**20**:917–21.
7. Morales A, Steyn J. Papillary necrosis following phenylbutazone ingestion. *Arch Surg* 1971;**103**:420–1.
8. Husserl FE, Lange RK, Kantrow Jr. CM. Renal papillary necrosis and pyelonephritis accompanying fenoprofen therapy. *JAMA* 1979;**242**:1896–8.
9. Gokal R, Matthews DR. Renal papillary necrosis after aspirin and alclofenac. *Br Med J* 1977;**2**:1517–8.
10. Krishnaswamy S, Nanra RS. "Phenacetin nephropathy" without phenacetin. *Austr NZ Med J* 1976;**6**:88. [Abstract].
11. Atta MG, Whelton A. Acute renal papillary necrosis induced by ibuprofen. *Am J Therap* 1997;**4**:55.
12. Segasothy M, Chin GL, Sia KK, Zulfiqar A, Samad SA. Chronic nephrotoxicity of anti-inflammatory drugs used in the treatment of arthritis. *Br J Rheumatol* 1995;**34**:162–5.
13. Sandler DP, Burr FR, Weinberg CR. Nonsteroidal anti-inflammatory drugs and the risk for chronic renal disease. *Ann Intern Med* 1991;**115**:165–72.
14. Perneger TV, Whelton PK, Klag MJ. Risk of kidney failure associated with the use of acetaminophen, aspirin, and nonsteroidal anti-inflammatory drugs. *N Eng J Med* 1994;**331**:1675–9.
15. Curhan GC, Knight EL, Rosner B, Hankinson SE, Stampfer MJ. Lifetime nonnarcotic analgesic use and decline in renal function in women. *Arch Intern Med* 2004;**164**:1519–24.
16. Rexrode KM, Buring JE, Glynn RJ, Stampfer MJ, Youngman LD, Gaziano JM. Analgesic use and renal function in men. *JAMA* 2001;**286**:315–21.
17. Kurth T, Glynn RJ, Walker AM, Rexrode KM, Buring JE, Stampfer MJ, et al. Analgesic use and change in kidney function in apparently healthy men. *Am J Kidney Dis* 2003;**42**:234–44.
18. Ibáñez L, Morlans M, Vidal X, Martínez MJ, Laporte JR. Case-control study of regular analgesic and nonsteroidal anti-inflammatory use and end-stage renal disease. *Kidney Int* 2005;**67**:2393–8.
19. van der Woude FJ, Heinemann LA, Graf H, Lewis M, Moehner S, Assmann A, et al. Analgesics use and ESRD in younger age: a case-control study. *BMC Nephrol* 2007;**8**:15.
20. Klag MJ, Whelton PK, Pernerger TV. Analgesics and chronic renal disease. *Am J Therap* 2002;**9**:169–70.
21. Pommer W, Bronder E, Greiser E, Helmert U, Jesdinsky HJ, Klimpel A, et al. Regular analgesic intake and the risk of end-stage renal failure. *Am J Nephrol* 1989;**9**:403–12.
22. Kristensen SL, Fosbøl EL, Kamper AL, Køber L, Hommel K, Lamberts M, et al. Use of nonsteroidal anti-inflammatory drugs prior to chronic renal replacement therapy initiation: a nationwide study. *Pharmacoepidemiol Drug Saf* 2012;**21**:428–34.
23. Plantinga L, Grubbs V, Sarkar U, Hsu C-Y, Hedgeman E, Robinson B, et al. (CDC CKD Surveillance Team). Nonsteroidal anti-inflammatory drug use among persons with chronic kidney disease in the United States. *Ann Fam Med* 2011;**9**:423–30.
24. Segasothy M, Samad SA, Zulfigar A, Bennett WM. Chronic renal disease and papillary necrosis associated with the long-term use of nonsteroidal anti-inflammatory drugs as the sole or predominant analgesic. *Am J Kidney Dis* 1994;**24**:17–24.
25. Henrich WL, Clark RL, Kelly JP, Buckalew VM, Fenves A, Finn WF, et al. Non-contrast-enhanced computed tomography and analgesic-related kidney disease: report of the National Analgesic Nephropathy Study. *J Am Soc Neph* 2006;**17**:1472–80.
26. Duggin GC. Combination analgesic-induced kidney disease: the Australian experience. *Am J Kidney Dis* 1996;**28**(suppl 1):S39–47.
27. Eknoyan G. Current status of chronic analgesic and nonsteroidal anti-inflammatory drug nephropathy. *Curr Opin Nephrol Hypertens* 1994;**3**:182–8.
28. Bennett WM, Porter GA. Analgesic nephropathy and the use of nonsteroidal anti-inflammatory drugs in renal patients: new insight. *J Nephrol* 1998;**11**:70–5.
29. Clive DM, Stoff JS. Renal syndromes associated with nonsteroidal antiinflammatory drugs. *N Eng J Med* 1984;**310**:563–72.
30. Schlondorff D. Renal complications of nonsteroidal anti-inflammatory drugs. *Kidney Int* 1993;**44**:643.
31. Brater DC. Renal toxicity of NSAIDs. *Sem Arth Rheum* 2002; **32**:33–42.
32. Brater DC. Anti-inflammatory agents and renal function. *Sem Arth Rheum* 2002;**32**:33–42.
33. Whelton A. Renal and related cardiovascular effects of conventional and COX-2-specific NSAIDs and NSAID analgesics. *Am J Therap* 2000;**7**:63–74.
34. Gambaro G, Perazella MA. Adverse renal effects of antiinflammatory agents: evaluation of selective and nonselective cyclooxygenase inhibitors. *J Int Med* 2003;**253**:643–52.
35. Henrich WL. Nephrotoxicity of nonsteroidal anti-inflammatory agents. *Am J Kid Dis* 1983;**2**:478–84.
36. Lapi F, Azoulay L, Yin H, Nessim SJ, Suissa S. Concurrent use of diuretics, angiotensin converting enzyme inhibitors, and angiotensin receptor blockers with non-steroidal anti-inflammatory drugs and risk of acute kidney injury: nested case-control study. *BMJ* 2013;**346**:e8525.
37. Nygard P, Jansman FG, Kruik-Kolloffel WJ, Barnaart AF, Brouwers JR. Effects of short-term addition of NSAID to diuretics and/or RAAS-inhibitors on blood pressure and renal function. *Int Jour Clin Pharm* 2012;**34**:468–74.
38. Thomas MC. Diuretics, ACE inhibitors, and NSAIDs – the triple whammy. *Med J Austr* 2000;**172**:184–5.
39. Kimberly RP, Gill Jr. JR, Bowden RE, Keiser HR, Plotz PH. Elevated urinary prostaglandins and the effects of aspirin on renal function in lupus erythematosus. *Ann Int Med* 1978;**89**:336–41.
40. Kimberly RP, Bowden RE, Keiser HR, Plotz PH. Reduction of renal function by newer nonsteroidal anti-inflammatory drugs. *Am J Med* 1978;**64**:804–7.
41. Deen WM, Maddox DA, Robertson CR, Brenner BM. Dynamics of glomerular ultrafiltration in the rat. VII. Response to reduced renal mass. *Am J Physiol* 1974;**227**:556–62.
42. Hostetter TH, Olson JL, Rennke HG, Venkatachalam MA, Brenner BM. Hyperfiltration in remnant nephrons: a potentially adverse response to renal ablation. *Am J Physiol* 1981;**241**:F85–93.
43. Sanchez PL, Salgado LM, Ferreri NR, Escalante B. Effect of cyclooxygenase-2 inhibition on renal function after renal ablation. *Hypertension* 1999;**34**:848–53.
44. Allon M, Lawson L, Eckman JR, Delaney V, Bourke E. Effects of nonsteroidal antiinflammatory drugs on renal function in sickle cell anemia. *Kidney Int* 1988;**34**:500–6.
45. Cherney DZI, Miller JA, Scholey JW, Bradley TJ, Storach C, Curtis JR, et al. The effect of cyclooxygenase-2 inhibition on renal hemodynamic function in humans with type 1 diabetes. *Diabetes* 2008;**57**:688–95.
46. Montini G, Sacchetto E, Murer L, Dall'amico R, Masiero M, Passerini-Glazel G, et al. Renal glomerular response to the inhibition of prostaglandin E2 synthesis and protein loading after the relief of unilateral ureteropelvic junction obstruction. *J Urol* 2000;**163**:556–60.
47. Perez-Gutthann S, Garcia Rodriguez LA, Raiford DS, Duque Oliart A, Ris Romeu J. Nonsteroidal anti-inflammatory drugs and the risk of hospitalization for acute renal failure. *Arch Int Med* 1996;**156**:2433–9.
48. Patrono C, Pierucci A. Renal effects of nonsteroidal anti-

inflammatory drugs in chronic glomerular disease. *Am J Med* 1986;**81**(suppl 2B):71–83.
49. Pierucci A, Simonetti BM, Pecci G, Mavrikakis G, Feriozzi S, Patrignani P, et al. Improvement of renal function with selective thromboxane antagonism in lupus nephritis. *N Eng J Med* 1989; **320**:421–5.
50. Nesher G, Zimran A, Hershko C. Reduced incidence of hyperkalemia and azotemia in patients receiving sulindac compared with indomethacin. *Nephron* 1988;**48**:291–5.
51. Wilson SL, Poulter NR. Effects of non-steroidal anti-inflammatory drugs on blood pressure: reply. *J Hypertens* 2007;**25**:248–9.
52. Harris RC. An update on cyclooxygenase-2 expression and metabolites in the kidney. *Curr Opin Nephr Hypertens* 2008; **17**:64–9.
53. Whelton A. Renal and related cardiovascular effects of conventional and COX-2-specific NSAIDs and non-NSAID analgesics. *Am J Therap* 2000;**7**:63–74.
54. Noroian G, Clive DM. Cox-2 antagonists and the kidney: a case for caution. *Drug Saf* 2002;**25**:165–72.
55. Perazella MA. Drug-induced renal failure: update on new medications and unique mechanisms of nephrotoxicity. *Am J Med Sci* 2003;**325**:349–62.
56. Patrono C, Patrignani P, Garcia Rodriguez LA. Cyclooxygenase-selective inhibition of prostanoid formation: transducing biochemical selectivity into clinical read-outs. *J Clin Invest* 2001; **108**:7–13.
57. Spalding WM, Reeves MJ, Whelton A. Thromboembolic cardiovascular risk among arthritis patients using cyclooxygenase-2 selective inhibitor or nonselective cyclooxygenase inhibitor nonsteroidal antiinflammatory drugs. *Am J Therap* 2007;**14**:3–12.
58. Antman EM, Bennett JS, Daugherty A, Furberg C, Roberts H, Taubert KA. Use of nonsteroidal antiinflammatory drugs. An update for clinicians: a scientific statement from the American Heart Association. *Circulation* 2007;**115**:1622–33.
59. Kearney PM, Balgent C, Godwin J, Halls H, Emberson JR, Patrono C. Do selective cyclo-oxygenase-2 inhibitors and traditional non-steroidal anti-inflammatory drugs increase the risk of atherothrombosis? Meta-analysis of randomized trials. *BMJ* 2006;**332**:1302–8.
60. Roth-Cline MD. Clinical trials in the wake of vioxx: requiring statistically extreme evidence of benefit to ensure the safety of new drugs. *Circulation* 2006;**113**:2253–9.
61. Sturmer T, Erb A, Keller F, Gunther KP, Brenner H. Determinants of impaired renal function with use of nonsteroidal anti-inflammatory drugs: the importance of half-life and other medications. *Am J Med* 2001;**111**:521–7.
62. Murray MD, Black PK, Kuzmik DD, Haag KM, Manatunca AK, Mullin MA, et al. Acute and chronic effects of nonsteroidal antiinflammatory drugs on glomerular filtration rate in elderly patients. *Am J Med Sci* 1995;**310**:188–97.
63. Henry D, Page J, Whyte I, Nanra R, Hall C. Consumption of non-steroidal anti-inflammatory drugs and the development of functional renal impairment in elderly subjects. Results of a case-control study. *Br J Clin Pharmacol* 1997;**44**:85–90.
64. Whelton A, Schulman G, Wallemark C, Drower EJ, Isakson PC, Verburg KM, et al. Effects of celecoxib and naproxen on renal function in the elderly. *Arch Int Med* 2000;**160**:1465–70.
65. Gurwitz J, Clive DM, Rossetti R, Stoff JS. Effects of nonsteroidal antiinflammatory drugs on renal function in the elderly. *J Neph* 1991;**3**:163–7.
66. Gurwitz JH, Avorn J, Ross-Degnan D, Lipsitz LA. Nonsteroidal anti-inflammatory-associated azotemia in the very old. *JAMA* 1990;**264**:471–5.
67. Gooch K, Culleton BF, Manns BJ, Zhang J, Alfonso H, Tonelli M, et al. NSAID use and progression of chronic kidney disease. *Am J Med* 2007;**120**:280e1–7.
68. Kuo HW, Tsai SS, Tiao MM, Liu YC, Lee IM, Yang CY. Analgesic use and the risk for progression of chronic kidney disease. *Pharmacoepidemiol Drug Saf* 2010;**19**:745–51.
69. Nderitu P, Doos L, Jones PW, Davies SJ, Kadam UT. Nonsteroidal anti-inflammatory drugs and chronic kidney disease progression: a systematic review. *Fam Prac* 2013;**30**:2.
70. Lafrance JP, Miller DR. Dispensed selective and nonselective nonsteroidal anti-inflammatory drugs and the risk of moderate to severe hyperkalemia: a nested case-control study. *Am J Kid Dis* 2012;**60**:82–9.
71. Zimran A, Kramer M, Plaskin M, Hershko C. Incidence of hyperkalemia induced by indomethacin in a hospital population. *Br Med J* 1985;**291**:107–8.
72. Mactier RA, Khanna R. Hyperkalemia induced by indomethacin and naproxen and reversed by fludrocortisone. *South Med J* 1988;**81**:799–801.
73. Sanjad SA, Keenan BS, Hill LL. Renal hypoprostaglandinism, hypertension, and type IV renal tubular acidosis reversed by furosemide. *Ann Int Med* 1983;**99**:624–7.
74. Clive D, Gurwitz J, Rossetti R. Potassium homeostasis with indomethacin therapy in normal subjects. *Am J Kid Dis* 1992:16–21.
75. Perazella MA, Mahnensmith RL. Hyperkalemia in the elderly: drugs exacerbate impaired potassium homeostasis. *J Gen Int Med* 1997;**12**:646–56.
76. Dzau VJ, Packer M, Lilly LS, Swartz SL, Hollenberg NK, Williams GH. Prostaglandins in severe congestive heart failure. Relation to activation of the renin-angiotensin system and hyponatremia. *N Engl J Med* 1984;**310**:347–52.
77. Frishman WH. Effects of nonsteroidal anti-inflammatory drug therapy on blood pressure and peripheral edema. *Am J Cardiol* 2002;**89**(suppl):18D–25D.
78. Catella-Lawson F, McAdam B, Morrison BW, Kapoor S, Kujubu D, Antes L, et al. Effects of specific inhibition of cyclooxygenase-2 on sodium balance, hemodynamics, and vasoactive eicosanoids. *J Pharmacol Exp Ther* 1999;**289**:735–41.
79. Thakur V, Cook ME, Wallin JD. Antihypertensive effect of the combination of fosinopril and HCTZ is resistant to interference by nonsteroidal anti-inflammatory drugs. *Am J Hypertens* 1999;**12**:925–8.
80. Hitoglou-Makedou A, Lawson M, Turner P, Ferber HP. Comparison of chlortenoxicam and indomethacin on frusemide-induced diuresis. *Postgrad Med J* 1989;**65**:821–3.
81. Nies AS. Renal effects of nonsteroidal anti-inflammatory drugs. *Agents Actions* 1988;**24**(suppl):95–106.
82. Herchuelz A, Derenne F, Deger F, Juvent M, Van Ganse E, Staroukine M, et al. Interaction between nonsteroidal anti-inflammatory drugs and loop diuretics: modulation by sodium balance. *J Pharm Exp Ther* 1989;**248**:1175–81.
83. Dixey JJ, Noormohamed FH, Lant AF, Brewerton DA. The effects of naproxen and sulindac on renal function and their interaction with hydrochlorothiazide and piretanide in man. *Br J Clin Pharm* 1987;**23**:55–63.
84. Koopmans PP, Thien T, Thomas CM, Van den Berg RJ, Gribnau FW. The effects of sulindac and indomethacin on the anti-hypertensive and diuretic action of hydrochlorothiazide in patients with mild to moderate essential hypertension. *Br J Clin Pharm* 1986;**21**:417–23.
85. Salvetti A, Magagna A, Abdel-Haq B, Lenzi M, Giovanetti R. Nifedipine interactions in hypertensive patients. *Cardiovasc Drugs Ther* 1990;**4**(suppl 5):963–8.
86. Stokes GS, Brooks PM, Johnston HJ, Monaghan JC, Okoro EO, Kelly D. The effects of sulindac and diclofenac in essential hyupertension controlled by treatment with a beta blocker and/or diuretic. *Clin Exp Hypertens (Part A)* 1991;**13**:1169–78.
87. Wong DG, Spence JD, Lamki L, Freeman D, McDonald JW. Effect of non-steroidal anti-inflammatory drugs on control of hypertension by beta-blockers and diuretics. *Lancet* 1986;**1**:997–1001.
88. White WB, Kent J, Taylor A, Verburg KM, Lefkowith JB, Whelton A. Effects of celecoxib on ambulatory blood pressure in hypertensive patients on ACE inhibitors. *Hypertension* 2002;**39**:929–34.
89. Whelton A, Fort JG, Puma JA, Normandin D, Bellow AE, Verburg KM, et al. Cyclooxygenase-2-specific inhibitors and cardiorenal function: a randomized, controlled trial of celecoxib and rofecoxib in older hypertensive osteoarthritis patients. *Am J Therap* 2001;**8**:85–95.
90. Sowers JR, White WB, Pitt B, Whelton A, Simon LS, Winer N,

et al. The effects of cyclooxygenase-2 inhibitors and nonsteroidal anti-inflammatory therapy on 24-hour blood pressure in patients with hypertension, osteoarthritis, and Type 2 diabetes mellitus. *Arch Int Med* 2005;**165**:161–8.

91. Johnson AG, Nguyen TV, Day RO. Do nonsteroidal anti-inflammatory drugs affect blood pressure? A meta-analysis. *Ann Int Med* 1994;**121**:289–300.
92. Wilson SL, Poulter NR. The effect of non-steroidal anti-inflammatory drugs and other commonly used non-narcotic analgesics on blood pressure level in adults. *J Hypertens* 2006;**24**:1457–69.
93. Dedier J, Stampfer MJ, Hankinson SE, Willett WC, Speizer FE, Curhan GC. Nonnarcotic analgesic use and the risk of hypertension in US women. *Hypertension* 2002;**40**:604–8.
94. Fallone CA, Mayrand S. Gastroesophageal reflux and hyperacidity in chronic renal failure. *Perit Dial Int* 2001;**21**:S295–9.

第58章

58

血脂异常与慢性肾脏病:临床试验和诊断指南

Christoph Wanner
Renal Division, University Hospital Würzburg, Würzburg, Germany

CKD患者的典型的血脂谱

CKD患者的高脂血症及血脂紊乱主要是以高甘油三酯和低水平高密度脂蛋白为主,然而总脂蛋白或者低密度脂蛋白(LDL-C)的水平则表现为正常或减低[1,2]。伴有蛋白尿的CKD患者和腹膜透析的患者比非蛋白尿的患者或者血液透析患者的LDL-C要高。由于CKD人合并脂代谢异常的复杂性,目前脂质的常规实验室检测结果不一定能反映出其临床本质,越来越多的新的研究进一步揭示了脂质代谢紊乱于肾脏疾病的密切关系。一个明显的例子就是脂蛋白除了水平上的变化,大小和组成的改变也参与了肾脏疾病及其并发症的发生和发展,最好的例子就是在CKD状态下,LDL-C转化为小而密的LDL,这样在循环中更容易被氧化并迁移到内皮下,造成血管和肾脏损害。

慢性肾病和终末期肾病的血脂紊乱的病理生理

在CKD或者ESRD患者中,极低密度脂蛋白(VLDL)和中间密度脂蛋白(IDL)的浓度是增加的,主要原因是由于其分解代谢降低,特别是餐后的分解代谢。在动脉粥样硬化致病中起重要作用的VLDL和乳糜微粒(CM)的水解作用降低,一部分是由于血管内皮的脂蛋白脂酶减少;还有一部分是由于脂蛋白脂酶抑制剂载脂蛋白CIII增加。小而密的LDL的增加主要是由于甘油三酯(TG)浓度增加,通过胆固醇酯转移蛋白(CEPT)和肝脏脂肪酶[3]的激活导致VLDL与LDL之间交换TG,造成LDL中富含TG而产生了小而密的LDL。

卵磷脂胆固醇酰基转移酶和脂蛋白脂酶活性的功能缺失影响了高密度脂蛋白(HDL)的成熟。而HDL成熟直接影响到血循环中HDL水平。

另外在CKD患者中脂蛋白a的水平是增加的[4-8]。脂蛋白a是一个类似于低密度脂蛋白颗粒的物质,它的另一个名称,即载脂蛋白a。脂蛋白a在动脉粥样硬化过程中是一个独立的危险因素。

蛋白尿对血脂异常发生的影响

肾病综合征的患者最突出的异常是脂质代谢紊乱。大约半数患者的总胆固醇浓度在300mg/dl以上[9,10],80%的患者的LDL-C浓度在130mg/dl以上[11]。许多患者的TG水平升高并且HDL-C的亚组分异常(HDL_3升高而HDL_2下降)。肾病综合征的高脂血症主要是由于增加肝脏合成以及脂蛋白的分解减少造成的。甘油三酯、VLDL、IDL的增加主要是由于降低了清除率的原因[9],尤其是LPL酶活性的降低。LPL对于脂肪分解是必需的。LDL-C和Lp(a)的合成在肾病综合征患者是增加的[12,13]。由于卵磷脂胆固醇酰基转移酶的活性降低[14],HDL含量降低,由于HDL颗粒是LPL酶激动剂apoCⅡ的载体,HDL的下降又会进一步导致VLDL水平的增加。

透析对脂质紊乱的影响

随着CKD进展到需要透析的第Ⅴ期,血脂异常变得越来越明显。血浆中的甘油三酯、VLDL和IDL都增高,并且伴随着HDL的减少。血液透析和腹膜透析对尿毒症患者的血脂异常有着不同的影响[15,16]。腹膜透析的患者胆固醇、甘油三酯、LDL-C 和 Lp(a)的水平比血液透析患者高。可能是因为相当一部分蛋白(7～14g/d)在腹膜透析过程中丢失并且从透析中吸收了(150～200g/d)的葡萄糖，这将导致了腹膜透析患者的甘油三酯、载脂蛋白 B100 增加，最终导致 VLDL 增加。

为什么慢性肾病患者 3～5 期要给予他汀治疗?

近来 KDIGO(Kidney Disease Improving Global Outcomes)发放了 CKD 脂质控制的临床指南[17]。大量的观察性研究(包含 RCT 的慢性肾病患者的事后分析)以及 SHARP 研究[18](心脏和肾脏保护研究)表明许多 CKD 患者都应当给予他汀治疗。SHARP 研究包含了 9270CKD 患者，给予每天辛伐他汀 20mg 加依替米贝 10mg 或者给予安慰剂的治疗，并随访了 5 年。33%的被观察者(3023 人)随机接受了透析治疗，其中 23%(2094 人)患有糖尿病。他汀加依替米贝的治疗减低 17%的动脉粥样硬化事件危险的发生，显著减低了非出血中风和冠状动脉血管重建术的发生。

在 6247 个随机的 CKD 未给予透析治疗的患者[平均肾小球滤过率为 27ml/(min·1.73m^2)]，降脂治疗并没有降低肾脏病终末期进展的风险。严重并发症的风险在治疗组与安慰剂组也是相似的。这些结果也被一些针对 CKD 患者进行分层荟萃分析的结果所证实。一般来说，这些分析表明不管是否患有 CKD，他汀都可以减少心血管疾病风险的发生，但是由于 CKD 患者心血管疾病风险较高，所以他汀的心血管保护作用也更加明显[19]。在这些分析中，大部分患有 CKD 的受试者肾小球滤过率在 45～59.9ml/(min·1.73m^2)，很少肾小球滤过率低于 30ml/(min·1.73m^2)。由于 50 岁以上的平均肾小球率过滤<60ml/(min·1.73m^2)的非透析的患者的绝对危险因素已经持续大于 10/(1000 患者·年)，LDL-C 水平在该人群不作为评估心血管风险的指标。

为何不常进行血清脂质随访检测

先前的指南强调通过增大他汀的量或者采取联合治疗来达到 LDL-C 水平[20]。由于缺少数据支持，考虑到 LDL-C 测量的可变性以及大剂量药物的毒性作用，KDIGO 不建议对患有 CKD 的患者使用强化和联合用药。考虑到 CKD 患者 LDL-C 水平与心血管风险相关的不确定性[21]，而高风险的心血管事件是 CKD 患者的用他汀药物的首要指征，很多患者不需要连续的检测血 LDL-C，这样就限制了把 LDL-C 水平的监测作为风险评估指标的临床应用[22,23]。

同样，和正常肾小球滤过率的个体相比，由于 CKD 患者的 LDL-C 和不良临床结果的关系不是那么突出，对于接受他汀治疗的患者，检查 LDL-C 的意义不是很明确。

虽然没有直接的证据表明在治疗的过程中持续监测脂质水平将改善临床效果或者对鼓励他们坚持他汀药物治疗有利，然而对某些患者检测 LDL-C 或许可以帮助他们了解后续治疗过程中脂质水平的变化。LDL——CKDIGO[17]的指南没有分级，这意味着它是基于常识来指导或者还需要更充足的科学证据来细化指南。

对于那些已经使用他汀药物，疾病进展到需要血透的患者，目前没有证据能直接表明是否应该停止使用他汀。这些人的情况可能和进入透析后再使用他汀的患者有很大的不同。在 SHARP 临床实验中，2141(34%)开始没有肾衰竭，但在实验期间开始透析治疗，患者在透析开始之前已经开始使用他汀，而且是有效的[18]，因此对于已经服用他汀药物的早期血透患者，虽然和没有肾衰竭患者相比可能临床疗效会降低，但还是应该继续给药。对于那些心血管保护获益不确定，但有潜在药物毒性危险的患者，可以考虑停药。

KDIGO 不建议给予透析患者他汀治疗

三个大规模的临床试验[18,24,25]表明在透析患者中给予他汀治疗或者他汀联合其他药物治疗没有疗效-因此没有足够的数据支持在透析患者中使用他汀治疗是有益的。即使有证据证明他汀对于透析患者可以预防心血管疾病，但可以肯定的是在 CKD 患者早期使用他汀可以更大的降低心血管发病风险[19]。因此，KDIGO 不推荐在血液透析患者使用他汀(KDIGO 指南 2A)。KDIGO 指南强调:透析患者如果接受他汀，可能有潜在的较小的心血管保护作用，或许可以接收他汀治疗，特别是对于那些 LDL-C 水平较高的患者，他汀治疗的效果也许会更好一些[26]。因此是否使用他汀治疗，可以结合近期内是否有心血管事件发生(心肌梗死或者中风)，或者有更长的预期寿命，以及经济情况来综合考虑。

4D 研究

4D(die Deutsche Diabetes Dialyse Studie)研究，一项多中心双盲随机临床研究，纳入了 1255 名患有 2 型糖尿病的血液透析患者，每天给予 20mg 阿托伐他汀或者安慰剂治疗[24]。4 周治疗后阿托伐他汀降低了 42% 的 LDL-C 水平，但是在安慰剂治疗患者中 LDL-C 只是减少了 1.3%。在整个治疗过程中至少有 1 摩尔每升(39mg/dl)的 LDL-C 水平是上下浮动的。在四年的后续观察中 469 个患者(37%)达到第一终点目标值(包括心脏死亡，非致命的心肌梗死，和致命的以及非致命的中风)。226 个患者服用了阿托伐他汀，243 个患者服用安慰剂(RR 0.92，95% CI 0.77～1.10；$P<0.37$)。阿托伐他汀对于血透患者并不能有效地降低心血管事件的死亡，但对于致死的中风好具有一定的保护作用。治疗组中第二终点的全部心脏事件也是降低的，但脑血管事件和全因死亡率没有改善。

奥罗拉(Aurora)研究

在此 Aurora 国际化双盲随机试验中，2776 个血液透析患者接受瑞舒伐他汀 10mg 每天或者安慰剂治疗，连续观察 3.8 年[25]。尽管在干预组患者 LDL-C 降低了 43%，但并没有降低心血管疾病，非致命心肌梗死或者非致命性中风的所导致的死亡率(RR 0.96，95% CI 0.84～1.11；$P<0.59$)。瑞舒伐他汀也没有降低血透患者降低个体的总死亡率(RR 0.96，95% CI 0.86～1.07；$P<0.51$)。

心脏和肾脏保护研究(SHARP)

SHARP(Study of Heart and Renal Protection)双盲随机临床试验接纳了 9270 个超过 40 岁患有 CKD 的患者，每天给予辛伐他汀 20mg 加依替米贝 10mg 或者给予安慰剂治疗，随访 4.9 年[18]。33% 的患者(3023 个)随机给予透析治疗，剩下的 6247 个 CKD 患者的平均肾小球滤过率达到 27ml/(min·1.73m^2)。在治疗组 LDL-C 水平平均下降 0.83mmol/L(32mg/dl)。与安慰剂组相比，他汀加依替米贝可以降低 17% 的心血管动脉硬化相关风险(冠脉死亡，心肌梗死和非出血的中风或者任何血管再生)(HR 0.83，95% CI 0.74～0.94)。SHARP 研究显示给予辛伐他汀联合依替米贝治疗 CKD 患者动脉粥样硬化事件的发生率(而不是死亡率)明显降低。联合治疗没有明显降低 3000 透析患者的动脉粥样硬化事件的发病风险。

在 CKD 患者人群中的一项综合随机试验的荟萃分析表明他汀对心血管事件的保护作用在透析和非透析患者中存在很大的异质性(HR 透析 0.96；95% CI 0.88～1.03；HR 非透析 0.76；95% CI 0.72～0.79；$P<0.001$)[19]。SHARP、4D 和 Aurora 研究都表明他汀对血透患者心血管保护作用是不确定的，另一项荟萃分析也确认了这一结果[27,28]。

即使他汀确实具有潜在预防透析患者心血管事件的发生的作用，但显然降低风险的程度要比慢性肾病早期要小得多[19]，如果他汀这一预期的有效作用将来在透析患者被证实，那么他汀益处可能会与轻度 CKD 患者的益处相当[27]。SHARP 研究表明慢性肾病透析患者 LDL-C 平均减少 0.6mmol/L(23mg/dl)，而非透析患者 LDL-C 水平大约减少 0.96mmol/L(37mg/dl)。透析患者较小的 RR 降低或许是因为透析患者他汀治疗的合规性相对较低的缘故。

针对一般人群的他汀研究结果

这些临床研究对于年轻的和 CKD 早期患者有非常重要的意义。早期伴有蛋白尿的 CKD 患者[肾小球滤过率≥60ml/(min·1.73m^2)或者有正常的肾小球滤过率]已经包括在许多大型一般人群的他汀临床实验中，但是这类人群没有被关注和分析。有研究表明：在有蛋白尿和无蛋白尿人中他汀单一治疗效果差不多[29,30]。考虑到 CKD 患者和肾小球滤过率 G1～G2 期患者的高心血管病的发病风险，大量的数据支持他汀在一般人群中有好的心血管保护作用，虽然缺少在 CKD 患者或者肾小球滤过率 G1～G2 期的患者中的临床实验，但对这类患者应该强调用他汀治疗。

结　　论

CKD 患者的脂质紊乱很常见，主要是以高甘油三酯，低高密度脂蛋白浓度，然而总的和低密度脂蛋白胆固醇(低密度脂蛋白浓度)水平正常或者稍低。大多数的 CKD 患者心血管发病率的风险较高。低水平和高水平的总胆固醇或者低密度脂蛋白浓度的 CKD 患者的不良结果的风险最高。最近大量临床试验和指南确定了 CKD 和脂质紊乱的患者的治疗方案。高水平的胆固醇不应该作为他汀治疗慢性肾病患者唯一标准，是否使用他汀药物应该根据肾脏病患者治疗前的心血管事件的风险而不是单一的 LDL-C 水平。医生和患者应该共同协商，找到 CKD 患者最佳的脂质紊乱的治疗措施。

（高焕庆 译，阮雄中 校）

参考文献

1. Prinsen BH, de Sain-van der Velden MG, de Koning EJ, Koomans HA, Berger R, Rabelink TJ. Hypertriglyceridemia in patients with chronic renal failure: possible mechanisms. *Kidney Int Suppl* 2003:S121–4.
2. Ritz E, Wanner C. Lipid abnormalities and cardiovascular risk in renal disease. *J Am Soc Nephrol* 2008;**19**:1065–70.
3. Kaysen GA. New insights into lipid metabolism in chronic kidney disease: what are the practical implications? *Blood Purif* 2009;**27**:86–91.
4. Cressman MD, Heyka RJ, Paganini EP, O'Neil J, Skibinski CI, Hoff HF. Lipoprotein(a) is an independent risk factor for cardiovascular disease in hemodialysis patients. *Circulation* 1992;**86**:475–82.
5. Frischmann ME, Kronenberg F, Trenkwalder E, Schaefer JR, Schweer H, Dieplinger B, et al. In vivo turnover study demonstrates diminished clearance of lipoprotein(a) in hemodialysis patients. *Kidney Int* 2007;**71**:1036–43.
6. Kronenberg F, Konig P, Neyer U, Auinger M, Pribasnig A, Lang U, et al. Multicenter study of lipoprotein(a) and apolipoprotein(a) phenotypes in patients with end-stage renal disease treated by hemodialysis or continuous ambulatory peritoneal dialysis. *J Am Soc Nephrol* 1995;**6**:110–20.
7. Levine DM, Gordon BR. Lipoprotein(a) levels in patients receiving renal replacement therapy: methodologic issues and clinical implications. *Am J Kidney Dis* 1995;**26**:162–9.
8. Longenecker JC, Klag MJ, Marcovina SM, Liu YM, Jaar BG, Powe NR, et al. High lipoprotein(a) levels and small apolipoprotein(a) size prospectively predict cardiovascular events in dialysis patients. *J Am Soc Nephrol* 2005;**16**:1794–802.
9. Kronenberg F, Lingenhel A, Lhotta K, Rantner B, Kronenberg MF, König P, et al. Lipoprotein(a)- and low-density lipoprotein-derived cholesterol in nephrotic syndrome: impact on lipid-lowering therapy? *Kidney Int* 2004;**66**:348–54.
10. Radhakrishnan J, Appel AS, Valeri A, Appel GB. The nephrotic syndrome, lipids, and risk factors for cardiovascular disease. *Am J Kidney Dis* 1993;**22**:135–42.
11. Weiner DE, Sarnak MJ. Managing dyslipidemia in chronic kidney disease. *J Gen Intern Med* 2004;**19**:1045–52.
12. de Sain-van der Velden MG, Reijngoud DJ, Kaysen GA, Gadellaa MM, Voorbij H, Stellaard F, et al. Evidence for increased synthesis of lipoprotein(a) in the nephrotic syndrome. *J Am Soc Nephrol* 1998;**9**:1474–81.
13. de Sain-van der Velden MG, Kaysen GA, Barrett HA, Stellaard F, Gadellaa MM, Voorbij HA, et al. Increased VLDL in nephrotic patients results from a decreased catabolism while increased LDL results from increased synthesis. *Kidney Int* 1998;**53**:994–1001.
14. Kaysen GA, de Sain-van der Velden MG. New insights into lipid metabolism in the nephrotic syndrome. *Kidney Int Suppl* 1999;**71**:S18–21.
15. Attman PO, Samuelsson OG, Moberly J, et al. Apolipoprotein B-containing lipoproteins in renal failure: the relation to mode of dialysis. *Kidney Int* 1999;**55**:1536–42.
16. Deighan CJ, Caslake MJ, McConnell M, Boulton-Jones JM, Packard CJ. Atherogenic lipoprotein phenotype in end-stage renal failure: origin and extent of small dense low-density lipoprotein formation. *Am J Kidney Dis* 2000;**35**:852–62.
17. Kidney Disease: Improving Global Outcomes (KDIGO) Lipid Work Group KDIGO clinical practice guideline for lipid management in chronic kidney disease. *Kidney Inter, Suppl* 2013;**3**:259–305.
18. Baigent C, Landray MJ, Reith C, Emberson J, Wheeler DC, Tomson C, et al. The effects of lowering LDL cholesterol with simvastatin plus ezetimibe in patients with chronic kidney disease (Study of Heart and Renal Protection): a randomised placebo-controlled trial. *Lancet* 2011;**377**:2181–92.
19. Palmer SC, Craig JC, Navaneethan SD, Tonelli M, Pellegrini F, Strippoli GF. Benefits and harms of statin therapy for persons with chronic kidney disease: a systematic review and meta-analysis. *Ann Intern Med* 2012;**157**:263–75.
20. National Kidney Foundation. K/DOQI Clinical Practice Guidelines for management of dyslipidemias in patients with kidney disease. *Am J Kidney Dis* 2003;**41**(4suppl 3) I–IV, S1–S91.
21. Lowrie EG, Lew NL. Death risk in hemodialysis patients: the predictive value of commonly measured variables and an evaluation of death rate differences between facilities. *Am J Kidney Dis* 1990;**15**:458–82.
22. Krane V, Winkler K, Drechsler C, Lilienthal J, März W, Wanner C, et al. Association of LDL cholesterol and inflammation with cardiovascular events and mortality in hemodialysis patients with type 2 diabetes mellitus. *Am J Kidney Dis* 2009;**54**:902–11.
23. Iseki K, Yamazato M, Tozawa M, et al. Hypocholesterolemia is a significant predictor of death in a cohort of chronic hemodialysis patients. *Kidney Int* 2002;**61**:1887–93.
24. Wanner C, Krane V, Marz W, Olschewski M, Mann JF, Ruf G, et al. Atorvastatin in patients with type 2 diabetes mellitus undergoing hemodialysis. *New Engl J Med* 2005;**353**:238–48.
25. Fellstrom BC, Jardine AG, Schmieder RE, Holdaas H, Bannister K, Beutler J, et al. Rosuvastatin and cardiovascular events in patients undergoing hemodialysis. *New Engl J Med* 2009;**360**:1395–407.
26. März W, Genser B, Drechsler C, Krane V, Grammer TB, Ritz E, et al. Atorvastatin and low-density lipoprotein cholesterol in type 2 diabetes mellitus patients on hemodialysis. *Clin J Am Soc Nephrol* 2011;**6**:1316–25.
27. Upadhyay A, Earley A, Lamont JL, Haynes S, Wanner C, Balk EM, et al. Lipid-lowering therapy in persons with chronic kidney disease: a systematic review and meta-analysis. *Ann Intern Med* 2012;**157**:251–62.
28. Hou W, Lv J, Perkovic V, Yang L, Zhao N, Jardine MJ, et al. Effect of statin therapy on cardiovascular and renal outcomes in patients with chronic kidney disease: a systematic review and meta-analysis. *Eur Heart J* 2013;**34**:1807–17.
29. Colhoun HM, Betteridge DJ, Durrington PN, Hitman GA, Neil HA, Livingstone SJ, et al. Effects of atorvastatin on kidney outcomes and cardiovascular disease in patients with diabetes: an analysis from the Collaborative Atorvastatin Diabetes Study (CARDS). *Am J Kidney Dis* 2009;**54**:810–9.
30. Tonelli M, Jose P, Curhan G, Sacks F, Braunwald E, Pfeffer M. Proteinuria impaired kidney function, and adverse outcomes in people with coronary disease: analysis of a previously conducted randomised trial. *BMJ* 2006;**332**:1426.

第 59 章

59

肾结石与慢性肾脏病

Anirban Bose and David A. Bushinsky

Division of Nephrology, Department of Medicine, University of Rochester School of Medicine and Dentistry, Rochester, NY, USA

简 介

以往肾结石主要在工业化国家人群中呈现高发病率,而当前全世界发病率均显著升高[1]。2000 年全球大概有 200 万肾结石患者,年发病率为 1/1000[2],年花费为 20~55 亿美元[1-3]。目前在美国肾结石的发病率逐年增加,与肥胖、Ⅱ型糖尿病和胰岛素抵抗发病率增加相平[4]。肾结石对男性的影响大于女性,发病率在 30~40 岁最高,60~70 岁下降[5,6]。除此以外,年龄、性别、种族、地理位置也会影响肾结石的发病率。与非裔美国人、西班牙人和亚裔美国人相比,高加索人更易患病,且生活在温暖气候地区的居民更易受到疾病的影响[7]。在中东,70% 的肾结石是由尿酸组成,而在美国 70% 的肾结石是钙沉积而来[7,8]。2008 年,三聚氰胺的假奶粉导致大量中国婴儿患有肾结石,某些患者最终因为梗阻性肾病引起肾脏功能衰竭[9]。

结 石 类 型

在美国,钙结石约占所有结石的 75%,尿酸和磷酸铵镁结石约占 10% ~20%,胱氨酸结石 1% ~2%(图 59.1)。在过去的 5~10 年间,草酸钙肾结石发病率比胱氨酸、尿酸和磷酸铵镁结石高,约为 50%[10]。

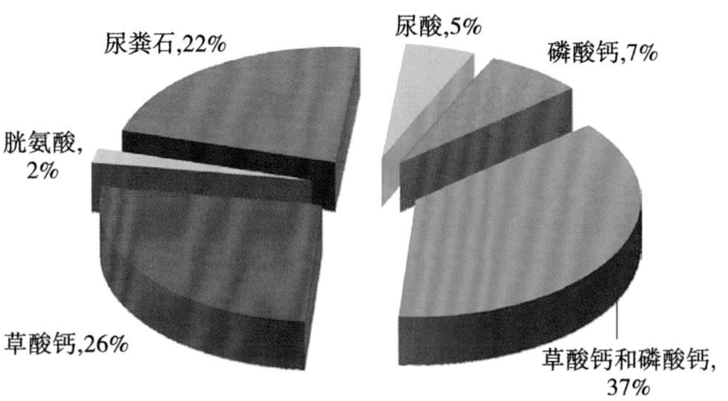

图 59.1 肾结石的分布

肾结石形成的发病机制

结石形成的最终共同途径是不同类型结石的离子成分在尿液中过饱和。饱和是形成固相的驱动力,并考虑结石周围的环境、浓度和自由离子活动等影响溶解度的因素。因此,饱和不只是离子摩尔浓度一个简单的变量。以草酸钙为例,即使尿中自由离子的浓度增加,其他物质如柠檬酸、钾和镁等抑制剂也可防止结晶。与这些溶质相互作用降低自由离子活性,使结石成分的浓度增加,则导致结晶在水中形成。因此,结石形成可能是因为增加排泄不易溶解物质或是减少排泄了抑制物。其他因素如尿 pH 影响过饱和度而影响离子溶解度。

当尿液达到过饱和,自由离子更倾向聚集到一起形成更稳定的固相,这个过程称为成核现象。可以是相似的离子(均核),或在不同的晶体或脱落的上皮细胞(异质形核)。如果几个小晶体结合起来,尺寸变大(聚集),这种晶体复合物便可引起梗阻。

草酸钙结晶始发于钙磷酸盐的沉积,即 Randall 斑块,沉积部位位于肾乳头区(图 59.2)。这种黏附和持续的增长只发生在尿液中草酸钙过饱和的情况下。尿液持续过饱和,则结石增大。如果它脱离了 Randall 斑块,且足够大,就可能导致输尿管阻塞,引起临床上

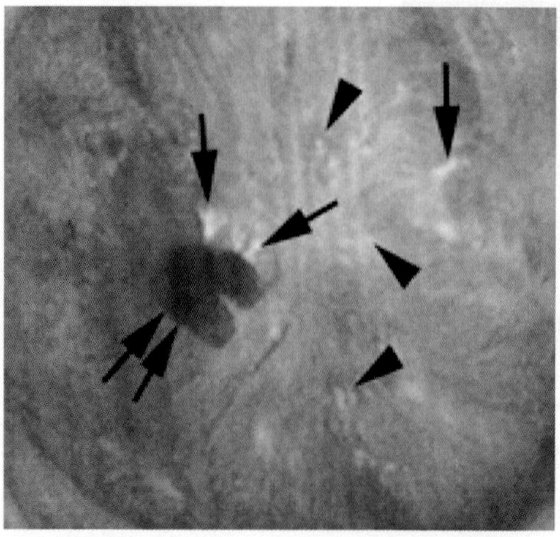

图 59.2 结石(双箭头)附着在白色斑块区域(单箭头)和混合的白色区域(单箭头)和黄色斑块(箭头)。*From Reference*[11]*,reproduced with permission.*

典型的结石病[12]。

结石形成的危险因素

各种临床情况和饮食习惯都能增加肾结石的风险。高钠和高动物蛋白饮食会增加尿钙排泄并增高结石形成的风险[13-16]。高草酸或嘌呤饮食分别通过增加尿液过饱和的草酸钙和尿酸增加结石形成的风险[13,17]。液体摄入少也是形成结石的关键风险因素,因为尿量过少则尿液中各种过饱和的离子均增加[18-22]。肾结石病史[23,24]、肾结石家族史[25]、近期胃旁路手术、减肥手术或者短肠综合征都增加结石形成的风险[26,27]。产脲酶菌,如变形杆菌或克雷伯氏菌的反复尿路感染形成的鸟粪石。药物如茚地那韦、无环鸟苷、磺胺嘧啶、头孢曲松钠和氨苯蝶啶可以结晶形成尿结石[28-30]。高血压、糖尿病、肥胖、代谢综合征和痛风患者患肾结石的风险较高[31,32]。

临床表现

临床表现取决于结石的大小,类型和位置。一般有结石都存在疼痛或血尿,但症状有所不同,可以是无症状的、影像学检查偶然发现的小石子,也可以是大结石引起梗阻和肾脏功能衰竭。大的鹿角状结石可能是无症状的梗阻,因此肾结石应与不明原因的慢性肾脏病进行鉴别诊断[33]。

疼痛

结石通过输尿管导致突发的绞痛,痛苦不堪,经常伴血尿、恶心、呕吐。疼痛通常从侧面向腹部和腹股沟区迁移,石头移动到输尿管膀胱连接处。在没有干预的情况下,小于 2mm 的结石通过率为 97%,4 ~ 6mm 为 50%,大于 6mm 的结石不到 1%。而这些大的结石需要泌尿系统的干预[34,35]。肾结石也可以产生定位不准确的钝痛,或是因其他原因导致的胁痛而偶然被影像学检查发现。

血尿

90% ~ 95% 的血尿患者存在单侧肾区疼痛。血尿可为镜下血尿,也可是肉眼血尿。大结石引起肉眼血尿,伴绞痛发作[36,37]。血尿患者除了考虑肾结石,还需考虑肿瘤、感染、肾小球和肾小管间质疾病以及儿童高钙尿症等[38]。

罕见症状

单侧肾脏梗阻或双侧肾脏同时受结石梗阻,可表现为尿路感染和急性肾损伤。鹿角形结石通常不产生症状,如结石已导致梗阻,则有四分之一的患者会出现 GFR 减少[39]。

鉴 别 诊 断

肾盂肾炎

单纯结石的患者很少发烧,故发烧患者应该考虑肾盂肾炎合并结石。脲酶产生菌导致的鸟粪石常合并感染。黄色肉芽肿肾盂肾炎是一种慢性肾盂肾炎常伴有肾结石,对肾实质破坏严重,在放射学上可以类似某些肾脏肿瘤的影像学改变[40]。

异位妊娠、卵巢囊肿破裂或扭转、痛经

这些疾病产生的侧腹疼痛与结石相似。虽然血尿具有特异性,但尿液被阴道出血所污染也常常导致误诊[41]。

急性阑尾炎、憩室炎、肠梗阻、肠系膜缺血、胆绞痛

同肾结石一样,这些疾病均存在疼痛,伴随的恶心和呕吐。然而血尿具有特异性,同时腹部体征往往也

比肾绞痛更为突出[42]。

腰痛血尿综合征

好发于青年或中年妇女，知之甚少，可导致镜下和肉眼血尿，所以必须和所有引起腰痛和血尿的疾病进行鉴别诊断[43]。腰痛血尿综合征可通过影像学确诊，并排除其他疾病如小结石，肿瘤，尿路感染与肾小球疾病[44]。

血凝块-绞痛、碎片-绞痛

肿瘤或肾活检后出血，可产生血栓阻塞输尿管并引起疼痛[45]。糖尿病、滥用镇痛剂或感染导致的继发性肾乳头坏死也有类似的症状[46,47]。

诊　断

当怀疑肾结石，或为了鉴别其他伴或不伴血尿的腹痛原因，通常进行泌尿系放射性检测（图 59.3）和晶体检测（图 59.4）。常用检测手段包括肾输尿管膀胱 X 线片（KUB）、超声、断层扫描（CT）、静脉肾盂造影（IVP）或磁共振成像（MRI）。

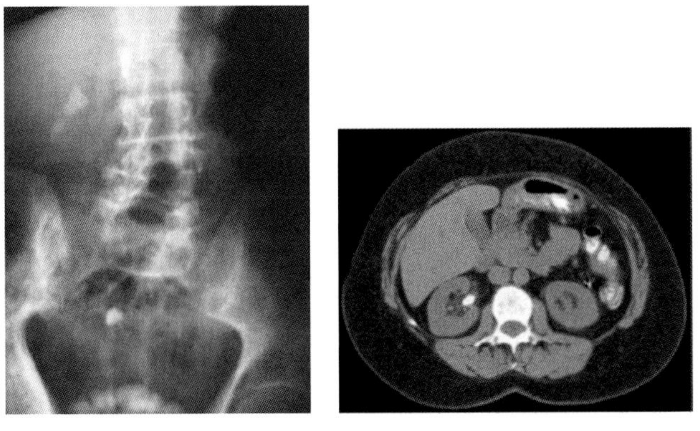

图 59.3　肾结石 X 线、CT 腹部平扫。*From www.gehealthcare.com/usen/ct/products/urologyimagegallery.html.*

腹部 X 线片/肾输尿管膀胱 X 线片（KUB）

90% 的尿路结石（钙，粪石和胱氨酸）是不透射线的，但 KUB 的灵敏度仅为 45% ~59%，特异性为 71% ~77%。除了尿酸结石是射线透过性的，会影响诊断[49]。如此低诊断率主要还因为结石可能被粪便、肠内气体，或重叠的椎骨遮住。

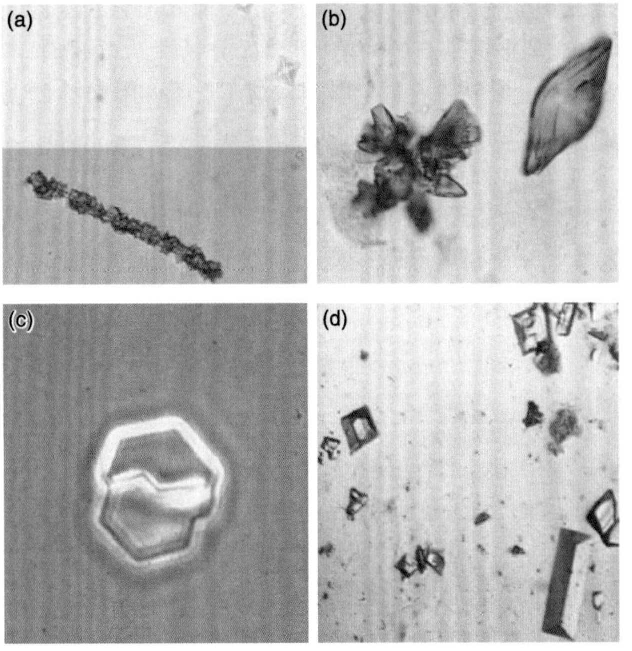

图 59.4　结石患者尿液中的晶体。a. 草酸钙；b. 尿酸盐；c. 胱氨酸；d. 鸟粪石。*From Reference*[48]. *Courtesy of Dr. Patrick Fleet, University of Washington, Seattle, Washington, USA.*

静脉内肾盂造影（IVP）

检测肾结石，IVP 比 KUB 具有更高的敏感度 64% ~87% 和特异性 92% ~94%[50]。IVP 可以识别易导致结石形成和急性绞痛的尿路结构异常，甚至在急性绞痛时，可以通过制造高渗透效应，帮助结石沿输尿管移动。然而，IVP 会漏诊未形成“充盈缺损”的非梗阻性结石，并且造影增强剂对肾功能有潜在的损伤，同时也有射线暴露的风险；有时，由于造影剂浓度不够，梗阻可能性大的患者甚至需要在 12 ~24 小时重复造影[50]。

超声

超声检查简单易做，对检测梗阻非常敏感。尽管超声可以检测到临床有意义的肾结石，但对于急性症状的尿路结石的敏感性只有 19%。对于需要减少射线暴露的患者，比如年轻妇女（尤其是孕妇），超声是最佳影像学检查手段。

无造影剂螺旋 CT

无造影剂螺旋 CT 检测大部分结石的敏感度为

95% ~98%,特异性为 98%[52],是一种优于 IVP 的诊断方式[53]。根据结石的密度,可以区分钙性结石、胱氨酸和尿酸盐结石[54]。无造影剂螺旋 CT 还可用来检测其他腹痛的原因,成为最常用的影像检查[55]。然而,CT 检查费用较 IVP 昂贵,还增加了患者的射线暴露。通常,患者做完无造影剂螺旋 CT 后会加做对比增强试验[28,29],增强试验会承受双倍射线和造影剂的风险,应尽可能避免[56]。

MRI

MRI 很少作为诊断方法,除非极需避免射线。

尽管大部分结石可以通过一种或多种方法联合诊断,但是 HIV 蛋白酶抑制剂引起的结石不能透过 X 线,且常不能形成梗阻征象,导致 IVP、超声和非增强 CT 不能发现而引起误诊[28,29]。对于此类患者,需要对比增强 CT 来确诊[56]。

肾结石和慢性肾脏病

近年来,肾结石引起慢性肾脏病(CKD)成倍增加,且成为除糖尿病和高血压外的独立危险因素[57-59]。法国研究[60]显示每年由肾结石而引起的终末期肾脏病(ESRD)发生率约为 3.1/100 万。加拿大的一项研究证明尽管只有 0.8% 的 ESRD 患者患有肾结石,任何结石发作史都会增加 ESRD 的风险(风险比 2.16)[61],且女性高于男性。发展为 ESRD 的结石患者约 40% 只有一个功能肾[62],而失去一个肾最常见的原因是鹿角形结石,高位结石,感染和输尿管梗阻[63]。

结石症引发肾损伤的机制主要是输尿管梗阻造成肾实质损伤[57]。动物实验数据显示,单侧输尿管梗阻会造成强烈肾血管收缩、肾血流量减少和肾小球滤过率降低[64]。其他损伤事件包括间质容量增加,基质沉积,单核细胞浸润和成纤维细胞分化,导致 TGF-β 和 TNF-α 增加,最终进展为小管间质炎症和纤维化[65,66]。不同类型结石发生率不同。透钙磷石结石症患者皮质纤维化风险较高[68]。钙磷结石患者中 Randall 斑的形成与小管堵塞,集合管细胞死亡和炎症有关[69]。鹿角形结石患者肾活检显示广泛炎症和巨噬细胞浸润[69]。其他形成结石疾病,如原发性高草酸盐症、胱氨酸尿症和 Dent 病全部与肾实质晶体的形成有关,可能随后触发后续炎症和 CKD[70]。

随着 GFR 下降,钙排泄减少[71]。GFR 较低的结石症患者结石复发率可能更低。因此,结石对 CKD 的发展可能起着意想不到的作用[72]。

处理方法

急性肾绞痛的处理

对于急性肾绞痛的处理,首先是止痛,并根据结石的大小、位置来预测其可能的发展,同时评估有无需泌尿外科紧急处理的急症。

非甾体抗炎药(NSAIDs)或阿片类药物均可用于止痛,有研究表明两种药物的止痛效果是一样的[73],并且联合用药要优于单独使用[74]。NSAID 可以避免阿片类药物引起的头晕和呕吐,但是会加重结石引起的急性肾功能损伤。值得注意的是,NSAID 必须在碎石术前 3 天停药,以避免过度出血[75]。

输尿管结石的位置越远,其自发排出的可能性越大。但是在肾脏,结石的位置越低,碎石术后其清除率越低。结石直径大于 1cm 就需要经皮切开取石[76]。大于 6mm 只有低于 1% 的几率能自发排出,需要泌尿外科的干预[77,78]。80% 的患者在 4 周内能自己排出直径小于 5mm 的结石,但是患者需要复查 KUBs 以记录结石的位置,并且观察是否有败血症以及肾功能损伤加重的迹象[79]。服用 α 受体阻断剂如坦洛新或钙离子通道阻断剂如硝苯地平均可使结石更容易排出,并减少手术干预[80]。

如果急性肾绞痛患者并发有败血症、无尿、急性肾功衰、顽固性呕吐、难治性肾绞痛或结石大于 5mm,则需请泌尿外科会诊以解除阻塞[81,82]。

从代谢来预测结石的形成

病史和体格检查应集中在肾结石有关问题上,其中包括仔细询问患者的饮食,液体摄入量,药物,胃肠道手术和家族史等。其中患者饮食中钙、草酸盐、钠、脂肪酸(动物蛋白)、橘子、嘌呤丰富的食物及外源性维生素 C 或 D 等,均是结石形成的危险因素。鼓励患者多排尿有助于结石的排出。一旦患有肾结石,分析其成分对于诊断和预后均有很大帮助[83]。然而大多数患者都需要通过代谢评估来预测结石的形成,因此建议在急性肾绞痛后 4 ~6 周内进行评估[84]。

在肾结石的初次发作后,在没有给予特殊处理预防其复发的情况下,复发率可从最初五年的 5% 涨到五年后的 50%[22,85]。

除了给予一些能成功预防结石复发简单的措施,

如大量饮水,减少饮食中钠的摄入,与年龄和性别相符的钙摄入,以及减少饮食中的蛋白含量,有以下情况的患者还应该做进一步全面检查:多发结石,有结石家族史,结石活动(结石变大或者增多),儿童患者,流行病学调查不易患结石,结石成分不含钙的女性患者。首次诊断结石患者是否需要进一步的代谢评估仍然存在争议,有研究提示首次诊断结石患者与结石复发患者具有相同的代谢风险和结石严重程度[86]。

基本检查包括血钠、钾、氯化物、碳酸氢盐、肌酐、钙、磷酸盐、尿酸水平、尿液分析及其培养(表 59.1)。如果血钙升高而血磷降低则需检测甲状旁腺激素水平。低钾血症和代谢性酸中毒则预示肾小管酸中毒。尿液分析则能检测出尿素结晶、胱氨酸、草酸钙、磷酸钙或磷酸铵镁水平。

表 59.1　肾结石基本评估

- 结石病史
  - 结石数量
  - 结石形成频率
  - 首次发病年龄
  - 既往结石大小
  - 结石类型
  - 肾脏受累
  - 是否需要外科治疗
  - 对手术反应
  - 泌尿系感染史
- 病史
- 治疗措施
- 家族史
- 职业,生活方式
- 液体摄入,饮食
- 体格检查
- 实验室检查
  - 尿液分析
  - 尿液培养
  - 结石分析
  - 血液生化
- 钠离子,钾离子,氯离子,碳酸氢盐,肌酐,钙离子,磷酸盐,尿酸,全段甲状旁腺素
- 影像学检查
- 泌尿系 X 线片
- 螺旋 CT
- 静脉尿路造影
- 超声

全面检查包括以上全部项目和 24 小时尿量以及跟尿液饱和度有关的草酸钙,磷酸钙和固态尿酸。与尿液饱和度有关的尿液成分[87]包括:尿量,pH,钙离子,草酸盐,柠檬酸盐,尿酸,肌酐,钠离子,钾离子,镁离子,硫酸盐,磷酸盐,氯离子,尿素氮(表 59.2)。需要收集特殊饮食时的 24 小时尿液,并准确计算尿量。

表 59.2　尿液全面检查和饱和度分析

复发结石患者 24 小时尿液控制目标

- 尿量>2.5L
- 钙离子浓度<4mg/kg 体重或者<300mg(男性)<250mg(女性)
- 草酸盐<40mg
- 尿酸<800mg(男性)<750mg(女性)
- 柠檬酸盐>320mg
- 钙离子<3000mg
- 磷酸盐<1100mg

尿液饱和度

- 草酸钙饱和度<5
- 磷酸钙饱和度 0.5~2
- 尿酸饱和度 0~1

结石复发的预防

治疗的目标是降低尿液过饱和为不饱和,有效的预测复发率[2,5]。

液体摄入

每日摄入足够液体使尿量达到 2~2.5L 可以降低结石发生率,是治疗结石的重要方法[22,88]。由于夜间尿液浓度升高,结石发生风险最高,应鼓励患者大量饮水夜间排尿,并且再次入睡前补充液体[2]。

饮食中盐摄入

尿液中钙排泄与钠排泄平行[14],所以对于钙结石患者,每日限盐 2g 有助于降低尿饱和度[89]。

日常饮食蛋白质摄入

摄入动物蛋白是尿酸形成和钙沉积的危险因素[90]。来自动物蛋白的酸性物质造成骨骼钙流失,增加钙滤过负担[91]。其另一个促结石生成的原因是,由于动物蛋白中的酸性氨基酸富含硫酸盐,会降低尿枸橼酸排泄和钙溶解度[91,92]。减少饮食中的蛋白质含量为 1~0.8g/(kg·d)可降低结石风险形成[24]。

饮食钙摄入

食物中的钙在肠道与草酸盐结合,减少了草酸盐的吸收和尿草酸盐浓度[93]。因此与正常饮食患者相

比,低钙饮食患者结石发生率明显升高[24,94]。然而在服用钙补充剂的女性患者并未降低结石发生率,可能因为钙补充剂多在两餐间服用,药片迅速溶解吸收,导致尿液过饱和[93,95]。尽管低钙低草酸盐饮食可以减轻尿液过饱和[13],但是考虑到骨质脱钙的风险,应该避免使用这种方法。目前大多数患者采用与年龄相适合的饮食钙摄入量[95,96],对于男性,19～70岁钙摄入为1000mg/d,71岁以上为1200mg/d;对于女性,19～50岁为1000mg/d,51岁以上为1200mg/d[97]。

不同类型结石的治疗

钙结石与高钙尿

大多数钙基肾结石是由草酸钙构成,但是亦可合并有磷酸钙或尿酸。除了尿液低流速,摄入高钙或低钙,高钠以及高动物蛋白的食物能够增加患病风险外,特定的代谢危险因素也促进钙结石的发展,包括高钙尿症,高草酸尿症,高尿酸尿症和肾小管性酸中毒。大部分导致高钙血症的原因(如甲状旁腺功能亢进症,维生素D中毒)都可引起高钙尿症,因为过高的钙浓度超过了肾脏过滤负载,从而钙离子不能完全重吸收[98,99]。特发性高钙尿症被定义为每日尿钙排泄超过为4mg/kg体重或女性超过250mg和男性超过275～300mg,且无明确的致病原因。虽然我们在定义高钙尿症时设定了任意尿钙水平,但很显然,结石形成与尿钙排泄量是正相关的:尿钙越高,尿液中饱和度越大,从而结石形成的风险也越高。过量肠钙吸收、骨矿化的减少和(或)肾小管钙的重吸收减少等多重因素相结合而引起特发性高钙尿症。特发性高钙尿症被认为是在主要的钙运送位点出现钙迁移失调而引起,其中包括肠道,肾和骨。至少在多发尿钙结石的大鼠基因品系中,这似乎是由于维生素D受体数量过多[98-101]。至少有一项在高钙尿结石患者中的研究显示循环血中单核细胞的维生素D受体数量增加[102]。

噻嗪类利尿药如氢氯噻嗪,氯噻酮和吲达帕胺能显著降低尿钙排泄,降低结石的发生率[103,104]。噻嗪类利尿药也可改善骨矿化和降低骨折的风险[105]。应在开始服用噻嗪类药物7～10天内检查血钾。如果患者出现低血钾,合理补充柠檬酸钾。或者添加一种保钾利尿剂如阿米洛利,以进一步降低高钙尿症[106]。

高草酸尿症

高草酸尿症是由于过量的饮食摄入(食物来源的草尿酸),胃肠道疾病或外科手术,导致过量的草酸盐吸收(肠吸收来源的草尿酸),或酶缺乏导致生成过量的草酸盐(原发性高草酸尿症)。富含草酸的食物(表59.3)一般不会引起尿中草酸升高超过60～80mg/d[107]。虽然大多数食物中的草酸是植物来源的,但是高蛋白饮食可刺激内源性草酸的合成。对于那些低钙饮食的患者,膳食草酸盐对其影响较大,因为草酸盐不能与钙离子在肠道中结合形成沉淀而是被肠道吸收。在肠内草酸与钙形成复合物,提倡草酸盐结石患者除了限制摄入高草酸盐食物还要正常钙饮食。肠源性草酸尿多见于一些胃肠道功能紊乱患者,如乳糜泻,克罗恩病、慢性胰腺炎、短肠综合征和减肥手术后,缩短肠道长度可过度吸收草酸。肠源性高草酸尿患者草酸排泄量往往超过60mg/d(通常超过100mg/d),形成肾结石的风险增加[108]。

表59.3 草酸丰富的食物

蔬菜	荞麦
青豆	麦麸
甜菜	黑麦或小麦薄脆饼干
大葱	酒水
韭菜	黑啤、烈性啤酒
绿叶蔬菜(菠菜、瑞士甜菜、大黄、甘蓝、羽衣甘蓝,莴苣菜、蒲公英)	可可
	红茶
	速溶咖啡
秋葵	豆类和坚果
辣椒	杏仁
芜菁甘蓝	花生
水果	开心果
接骨木莓	山核桃
无花果	榛子
草莓	其他
蓝莓	巧克力
树莓	陈皮
谷物和淀粉	柠檬皮

高草酸尿症由于过量的饮食摄入(食物来源的草尿酸),胃肠道疾病或外科手术,导致过量的草酸盐吸收(肠吸收来源的草尿酸),或酶缺乏导致生成过量的草酸盐(原发性高草酸尿症)。富含草酸的食物(见表59.3)一般不会引起尿中草酸升高超过60～80mg/d。虽然大多数食物中的草酸是植物来源的,但是高蛋白饮食可刺激内源性草酸的合成。对于那些低钙饮食的患者,膳食草酸盐对其影响较大,因为草酸盐不能与钙离子在肠道中结合形成沉淀而是被肠道吸收。在肠内

草酸与钙形成复合物,提倡草酸盐结石患者除了限制摄入高草酸盐食物还要正常钙饮食。肠源性草酸尿多见于一些胃肠道功能紊乱患者,如乳糜泻,克罗恩病、慢性胰腺炎、短肠综合征和减肥手术后,缩短肠道长度可过度吸收草酸。肠源性高草酸尿患者草酸排泄量往往超过 60mg/d(通常超过 100mg/d),形成肾结石的风险增加。

肠源性草酸尿是持久的,需要积极和终身治疗高草酸尿,酸中毒,低钾血症和低枸橼酸尿,不仅要防止肾结石的形成还要防止慢性肾脏病的发生和发展[109,110]。

原发性高草酸尿症(PHO)将导致过多的草酸生成,沉积在不同组织中,患者早年便引起心肌病,骨髓抑制和肾衰竭。PHO 由肝脏中合成草酸的多基因突变而引起。1 型 PHO(80% 的病例)是由于肝内编码丙氨酸乙醛酸转氨酶(AGT)的基因缺陷,该酶参与乙醛酸转化为甘氨酸[111]。2 型 PHO(10% 的病例)是由于肝内乙醛酸还原酶/羟基丙酮酸还原酶(GRHPR)的基因缺陷,该酶参与乙醛酸转化成乙醇酸的过程。3 型 PHO(其余病例)是由于缺乏 *HOGA1* 基因,该基因编码线粒体 4-羟基-2-酮戊二酸醛缩酶。在所有类型中,尿中草酸的增加量往往超过 300mg/d[112]。患者可以出现在童年出现肾钙化。系统性的草酸沉积导致肾衰竭,心脏损伤,关节僵硬,坏疽及骨髓抑制[111,112]。

高草酸尿的治疗包括饮食限制草酸盐摄入,随餐使用碳酸钙以结合肠道中的草酸盐。为了防止钙与脂肪酸的螯合,也应该是低脂饮食。考来烯胺可有效的结合草酸盐,但其口感不佳限制了它的使用。肠源性草酸尿的患者,应治疗潜在吸收不良综合征以降低尿中草酸含量。慢性腹泻常与结肠条件相关,导致碳酸氢盐的损失,低血钾,低枸橼酸尿和低镁血症,不仅尿量减少甚至可增加肾结石的风险。在这种情况下,治疗应还包括增加液体摄入量,补充柠檬酸钾和镁。原发性高草酸尿的治疗包括高剂量的吡哆醇和正磷酸盐,以减少草酸含量,抑制尿中草酸钙形成[113]。吡哆醇和正磷酸盐的联合治疗能将 Ⅰ 型和 Ⅱ 型 PH 患者 20 年肾脏生存率从 20% 提高至 74%[113]。通过肝移植来治疗酶缺乏是一种病因性治疗[114],但如果已经出现肾钙化,建议肾肝联合移植[115]。

低枸橼酸尿症

枸橼酸是在尿中钙结晶最重要的抑制剂[116]。一些可酸化近端小管细胞的疾病(如肾小管酸中毒,慢性腹泻,低血钾)引起低枸橼酸尿症。引起低枸橼酸尿的其他原因包括高蛋白质饮食、运动、感染、雄激素治疗、饥饿及乙酰唑胺治疗。虽然将低枸橼酸尿症定义为柠檬酸盐排泄小于 320mg/(d·L),但患肾结石的风险与尿枸橼酸浓度相关[117]。治疗包括在蛋白质摄入过多的情况下调整饮食,服用柠檬酸钾[118]或柠檬酸钾镁[199]。这两种柠檬酸试剂均可有效地预防含钙结石的形成,甚至在没有低枸橼酸尿的患者中亦有效[119]。慢性肾脏病患者在治疗过程中应监测血钾浓度。

远端肾小管酸中毒

远端肾小管酸中毒的患者由于远端肾小管分泌氢离子功能受损,导致长期尿液的 pH 升高,代谢性酸中毒,低钾血症和低枸橼酸尿症。而碱性尿和低枸橼酸则导致尿症磷酸钙沉淀,出现肾钙化。治疗包括大剂量的钠盐和枸橼酸钾纠正酸血症和低钾血症。

高尿酸尿

在 10% ~15% 的病例中高尿酸尿是钙结石的一个危险因素[120]。该病的病因,危险因素及治疗在尿酸结石中讨论。

产甲酸草酸杆菌

产甲酸草酸杆菌(*oxalobacter formingenes*)是利用草酸为能量的肠内细菌。肠道内存在该细胞的患者尿中草酸浓度较低[121,122]。尚无研究显示补充益生菌,能提高产甲酸草酸杆菌定植量,从而减少尿中草酸排泄量[123]。研究表明,工业化国家结石的发生率有所增加,可能因为滥用抗生素减少了肠道内产甲酸草酸杆菌的定植[124]。

尿酸结石与高尿酸尿

高尿酸尿指尿酸及尿酸钠的排泄增加。高尿酸尿症是连续可变的,除了过量的尿酸或尿酸盐产物,尿液 pH 和尿量是影响枸橼酸等在尿中溶解度的关键因素。伴有肾结石的高尿酸尿症,最常见的病因的是从动物蛋白饮食中摄入过多的嘌呤[125,126]。其他原因包括痛风,服用促尿酸排泄的药物,如阿伐他汀,氨氯地平及氯沙坦,偶见于产生过量尿酸的疾病,如骨髓增生性疾病，肿瘤溶解综合征，次黄嘌呤-鸟嘌呤磷酸核糖转移酶（HGPRT）缺乏症或磷酸核糖焦磷酸（PRPP）过量。

尿液 pH 是尿酸性肾病的主要决定因素。尿液 pH 从 5.3 增至 6.5，尿酸的溶解度增加六倍[127]。在已有的研究中[128-131]，每个有大量尿酸结石的患者其尿液 pH 均小于 6。即使排泄尿酸的总量不高于正常，尿液低 pH 也可促进尿酸形成，其溶解度明显低于尿酸阴离子根[127]。相同的机制，当产氨作用减弱导致尿液 pH 降低，这被认为是二型糖尿病，代谢综合征及慢性腹泻患者形成尿酸结石的病因[31,132]。

尿酸结石是射线透过性的，其诊断需要采用超声或 IVP 检测。尿酸结石的治疗包括碱化尿液，低动物蛋白饮食，避免高嘌呤食物（表 59.4），增加尿量，减少尿酸生产。通过增加尿量加大水的消耗从而减少尿酸结石复发[22]。使用足量的碱来保证尿液 pH 升高>6.5。[133]但是尿液 pH>7.0 并没有好处，因为在碱性尿中磷酸钙结石形成的潜在风险增加，所以为了将尿液 pH 控制在 6.3 和 7 之间[134]，应指导患者每天检查一次尿液 pH，同时检测他们碱的消耗量。柠檬酸钾或碳酸氢钾碱化尿液能溶解尿酸结石[135]。对于高钾血症患者，可以用乙酰唑胺代替柠檬酸钾治疗，来增加尿液碳酸氢盐分泌、pH，从而减少尿酸结石形成的风险[136]。如果上述治疗后，患者仍继续有尿酸结石或排泄尿酸超过 1000mg/d，建议使用别嘌呤醇减少尿酸结石形成。别嘌呤醇能降低高尿酸患者钙结石的发病率[138]。但是对于携带 HLA-B＊5801 基因的汉族人种，必须谨慎使用别嘌呤醇，因为其存在致药物性皮炎的高风险[139,140]。

表 59.4　高嘌呤类食物

器官肉类：胰脏、肝脏、肾、大脑、心脏
贝类
肉类：牛肉、猪肉、羊肉、家禽
鱼：凤尾鱼、沙丁鱼、鲱鱼、鲭鱼、鳕鱼、比目鱼、金枪鱼、鲤鱼
肉类提取物：清汤、肉汤、清炖肉汤、汤汁、肉汁
蔬菜：芦笋、花椰菜、豌豆、菠菜、蘑菇、青豆、扁豆

磷酸钙结石和肾钙质沉着症

大多数钙石是由磷酸钙组成。此类典型患者通常表现为是高尿钙，他们的尿量和尿 pH 高于草酸钙结石患者[141]。磷酸钙结石确切发病机制仍不清楚，但不完全性肾小管酸中毒被认为是启动事件（尽管没有血清生化学证据证明存在酸血症，但是患者酸超负荷将丧失酸化尿液的能力）。在这种情况下，尿液 pH 将高于 6.1，过饱和的磷酸氢钙增加。在临床中 1 型 RTA（肾小管酸中毒）是个生动的例子。1 型 RTA 可以表现为肾钙质沉着症：磷酸钙在肾实质中广泛沉积。药物也可以产生有助于钙磷酸盐结石形成的相似的尿化学环境，如乙酰唑胺或托吡酯。

高磷酸盐尿是导致磷酸钙结石的形成或肾钙质沉着症是另一个危险因素。在下列患者中，高磷酸盐尿有助于结石形成：甲状旁腺功能亢进、维生素 D 中毒、肿瘤溶解综合征、口服磷酸钠肠道准备后发生的急性磷酸盐肾病、遗传性磷酸盐消耗性疾病。治疗措施包括上面概述的一般措施和噻嗪类治疗性降低尿钙。如果存在酸血症，补充碱是有益的。然而必须注意一点：确保尿液 pH 增加不能超过 7.0，因为过度饱和磷酸钙可能加重病情。

鸟粪石

鸟粪石也称为三磷酸结石，由磷酸胺镁（鸟粪石）和水合碳酸钙（磷灰石）组成，认为与分解尿素的生物进入尿液有关。产尿素酶细菌（表 59.5）在碱性尿中分解尿素产氨从而形成鸟粪石。在这种情况下，磷酸盐与铵、镁和钙化合，导致鸟粪石的形成。天然形成的鸟粪石可以快速增长，充满肾脏集合系统，形成鹿角结石。因女性发生尿路感染的风险高，故更容易形成此类的结石。其他易感因素包括留置导尿管的患者、神经性膀胱功能障碍、脊髓损伤和泌尿生殖道的解剖结构异常[142]。感染产尿素酶细菌、碱性尿液、巨大结石是诊断鸟粪石类肾结石病的重要提示。菌落计数可以很低，但是菌落形态和敏感度是诊断和治疗所必需的。如果细菌培养阴性，特别需要检测解尿脲原体，这种脲原体生长需要一种营养成分复杂的特定的培养基。

表 59.5　与鸟粪石形成相关的感染源（产尿素酶细菌）

变形杆菌
嗜血杆菌属
耶尔森鼠疫杆菌属
表皮葡萄球菌
假单胞菌属
克雷伯杆菌属
沙雷菌属
枸橼酸杆菌属
脲原体属

如果不及时治疗，鸟粪石可引起败血症或 ESRD，因此需要侵入性治疗和手术治疗[62]。早期泌尿系统干预移除结石是必要的。结石小于 2cm 可能对体外冲

击波碎石术(ESWL)反应良好[143]。对于更大的结石,首选手术治疗,采取经皮切开取石术,伴随使用或不用ESWL。结石碎片应做细菌培养,特异性抗生素应使用直到尿培养连续3个月无细菌生长。监测性尿培养应该持续1年[144]。辅助医学疗法包括脲酶抑制剂和化学溶解术。脲酶抑制剂如乙酰氧肟酸能有效地抑制脲酶、延迟鸟粪石生长和防止新结石形成[145,146],但出现副作用和肾衰竭的患者酌情使用。化学溶解术——通过肾造口管或输尿管将溶解结石的液体注入肾脏,因为存在非常严重的副作用,目前已很少使用这种疗法[147,148]。化学溶解术可能只用于外科手术无法彻底清除的残留病变。

胱氨酸结石

大约1%~2%的肾结石是由胱氨酸组成。遗传性氨基酸跨膜转运障碍,导致近端肾小管重吸收滤液中胱氨酸下降,导致过量的尿液来排泄相对不溶性氨基酸[149,150]。正常情况下,每日尿量足以排出尿中溶解的典型的胱氨酸(约50mg/d)。伴有胱氨酸尿的患者每天生产250~1000mg的胱氨酸,这极难维持胱氨酸的溶解状态,导致晶体和结石形成[151]。当尿液pH大于6.5时,胱氨酸溶解度明显上升。因为含硫,这些结石不透X线,能在CT扫描中检测到。在怀疑胱氨酸

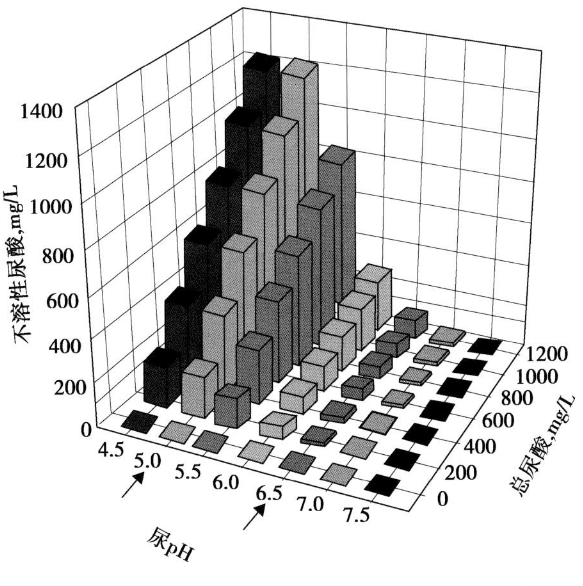

图59.5 不溶性尿酸、总尿酸和尿pH之间的关系。不溶性尿酸溶解度的极限是由虚线描绘(约100mg/L)。两个假定的尿液pH(两个箭头所示)。在低尿液pH(如5.0),即使是总尿酸适量也将超过它溶解度。在高尿液pH(例如6.5),即使对大量高尿酸尿也有良好的耐受性。来源:*Reproduced from Reference*[158] *with permission.*

结石的患者尿液中,发现鹿角结石和可视化的特殊的六角形(图59.5)将支持这一诊断。针对性治疗为增加尿量到4L/d,降低尿钠[152]和膳食中蛋白质摄入量[153],碳酸氢钾或乙酰唑胺尿碱化[136]。d-青霉胺[6,154]或硫普罗宁[155-157]可与胱氨酸形成可溶性二聚体,以此治疗可以有效地减少胱氨酸结晶。然而,这两种药物都可能产生相似的副作用,如味觉丧失、发热、蛋白尿、血清病样反应,甚至肾病综合征。因此,这些药物应用于,使用保守的措施如增加液体,改变饮食结构和尿碱化后,结石仍在继续形成的患者。

结 论

肾结石在全世界的发病率很高。对于那些诸如有家族结石史,肠手术史或实验室检查异常提示其他诊断等危险因素的患者,建议在最初发现结石之后,进行代谢评估找出结石的潜在病因。在美国,大部分结石都是以钙为基础的。肾结石可以导致慢性肾脏病,但是由于随着慢性肾脏病的进展,复发性结石的发生率会降低,作为危险因素,慢性肾脏病可能被低估了。建议的饮食调整包括增加液体摄入,减少盐和动物蛋白的摄取,鼓励补充与年龄和性别搭配适宜的钙含量,从日常膳食中摄取比营养补充品要好。限制食用草酸含量高的食物对于降低结石的复发率同样重要。确认尿过度饱和并对排泄的结石进行分析可以指导治疗。降低尿过饱和度的措施对减少复发性结石非常有效。在大多数有尿酸结石的患者中都发现尿pH减低,这些患者都能通过增加尿pH而受益。一旦发现代谢异常,可进行靶向疗法。用于阻止结石复发的药物耐受性很好,疗效很高。噻嗪类利尿药是治疗患有含钙肾结石患者的基石。柠檬酸钾同样对减少复发性结石高度有效。

(葛书望 译,徐钢 校)

参考文献

1. Brener ZZ, Winchester JF, Salman H, Bergman M. Nephrolithiasis: evaluation and management. *Southern Med J* 2011;**104**(2):133–9.
2. Monk RD, Bushinsky DA. *Nephrolithiasis and nephrocalcinosis.* London: Mosby; 2007.
3. Saigal CS, Joyce G, Timilsina AR. Direct and indirect costs of nephrolithiasis in an employed population: opportunity for disease management? *Kidney Int* 2005;**68**(4):1808–14.
4. Taylor EN, Stampfer MJ, Curhan GC. Obesity, weight gain, and the risk of kidney stones. *JAMA* 2005;**293**(4):455–62.
5. Bushinsky DA. Nephrolithiasis. *J Am Soc Nephrol* 1998;**9**(5):917–24.

6. Coe FL, Parks JH, Asplin JR. The pathogenesis and treatment of kidney stones. *N Engl J Med* 1992;**327**(16):1141–52.
7. Soucie JM, Thun MJ, Coates RJ. Demographic and geographic variability of kidney stones in the United States. *Kidney Int* 1994;**46**:893–9.
8. Stamatelou KK, Francis ME, Jones CA. Time trends in reported prevalence of kidney stones in the United States. *Kidney Int* 2003;**63**:1817–23.
9. Ding J. Childhood urinary stones induced by melamine-tainted formula: how much we know, how much we don't know. *Kidney Int* 2009;**75**(8):780–2.
10. Coe FL. Recurrence of renal stones. *Lancet* 1980;**1**(8169):651.
11. Evan AP, Lingeman JE, Worcester EM, Bledsore SB, Sommer AJ, Krambeck AE, et al. Renal histopathology and crystal deposits in patients with small bowel resection and calcium oxalate stone disease. *Kidney Int* 2010;**78**(3):310–7.
12. de Bruijn WC, Boeve ER, van Run PR, van Miert PP, de Water R, Romijn JC, et al. Etiology of calcium oxalate nephrolithiasis in rats. II. The role of the papilla in stone formation. *Scanning Microsc* 1995;**9**(1):115–24. Discussion 24–5.
13. Pak CY, Odvina CV, Pearle MS, Sakhaee K, Peterson RD, Poindexter JR, et al. Effect of dietary modification on urinary stone risk factors. *Kidney Int* 2005;**68**(5):2264–73.
14. Moe OW, Preisig PA. Hypothesizing on the evolutionary origins of salt-induced hypercalciuria. *Curr Opin Nephrol Hypertens* 2005;**14**(4):368–72.
15. Breslau NA, McGuire JL, Zerwekh JE, Pak CY. The role of dietary sodium on renal excretion and intestinal absorption of calcium and on vitamin D metabolism. *J Clin Endocrinol Metab* 1982;**55**(2):369–73.
16. Rotily M, Leonetti F, Iovanna C, Berthezene P, Dupuy P, Vazi A, et al. Effects of low animal protein or high-fiber diets on urine composition in calcium nephrolithiasis. *Kidney Int* 2000;**57**(3):1115–23.
17. Liebman SE, Taylor JG, Bushinsky DA. Uric acid nephrolithiasis. *Curr Rheumatol Rep* 2007;**9**(3):251–7.
18. Pearle MS. Prevention of nephrolithiasis. *Curr Opin Nephrol Hypertens* 2001;**10**(2):203–9.
19. Mehandru S, Goldfarb DS. Nephrolithiasis complicating treatment of diabetes insipidus. *Urol Res* 2005;**33**(3):244–6.
20. Goldfarb S. The role of diet in the pathogenesis and therapy of nephrolithiasis. *Endocrinol Metab Clin North Am* 1990;**19**(4):805–20.
21. Fink HA, Wilt TJ, Eidman KE, Garimella PS, MacDonald R, Rutks IR, et al. Medical management to prevent recurrent nephrolithiasis in adults: a systematic review for an American College of Physicians Clinical Guideline. *Ann Intern Med* 2013;**158**(7):535–43.
22. Borghi L, Meschi T, Amato F, Briganti A, Novarini A, Giannini A. Urinary volume, water and recurrences in idiopathic calcium nephrolithiasis: a 5-year randomized prospective study. *J Urol* 1996;**155**(3):839–43.
23. Hiatt RA, Ettinger B, Caan B, Quesenberry Jr CP, Duncan D, Citron JT. Randomized controlled trial of a low animal protein, high fiber diet in the prevention of recurrent calcium oxalate kidney stones. *Am J Epidemiol* 1996;**144**(1):25.
24. Borghi L, Schianchi T, Meschi T, Guerra A, Allegri F, Maggiore U, et al. Comparison of two diets for the prevention of recurrent stones in idiopathic hypercalciuria. *N Engl J Med* 2002;**346**(2):77–84.
25. Curhan GC, Willett WC, Rimm EB, Stampfer MJ. Family history and risk of kidney stones. *J Am Soc Nephrol* 1997;**8**(10):1568–73.
26. Asplin JR, Coe FL. Hyperoxaluria in kidney stone formers treated with modern bariatric surgery. *J Urol* 2007;**177**(2):565–9.
27. Duffey BG, Pedro R, Makhlouf A, Kriedberg C, Stessman M, Hinck B, Ikramuddin S, et al. Roux-en-Y gastric bypass is associated with early increased risk factors for development of calcium oxalate nephrolithiasis. *J Am Coll Surg* 2008;**206**:3.
28. Kopp JB, Miller KD, Mican JA, Feuerstein IM, Vaughan E, Baker C, et al. Crystalluria and urinary tract abnormalities associated with indinavir. *Ann Intern Med* 1997;**127**(2):119–25.
29. Clayman RV. Crystalluria and urinary tract abnormalities associated with indinavir. *J Urol* 1998;**160**(2):633.
30. Avci Z, Koktener A, Uras N, Catal F, Karadag A, Tekin O, et al. Nephrolithiasis associated with ceftriaxone therapy: a prospective study in 51 children. *Arch Dis Child* 2004;**89**(11):1069–72.
31. Daudon M, Traxer O, Conort P, Lacour B, Jungers P. Type 2 diabetes increases the risk for uric acid stones. *J Am Soc Nephrol* 2006;**17**(7):2026–33.
32. Abate N, Chandalia M, Cabo-Chan Jr. AV, Moe OW, Sakhaee K. The metabolic syndrome and uric acid nephrolithiasis: novel features of renal manifestation of insulin resistance. *Kidney Int* 2004;**65**(2):386–92.
33. Sigel A, Schrott KM, Breun H, Heger D. Classification of staghorn calculus disease of the kidney based on 105 personal cases and a review of the literature. *Der Urologe Ausg A* 1986;**25**(2):101–8.
34. Ueno A, Kawamura T, Ogawa A, Takayasu H. Relation of spontaneous passage of ureteral calculi to size. *Urology* 1977;**10**(6):544–6.
35. Segura JW, Patterson DE, LeRoy AJ, Williams Jr. HJ, Barrett DM, Benson Jr. RC, et al. Percutaneous removal of kidney stones: review of 1,000 cases. *J Urol* 1985;**134**(6):1077–81.
36. Elton TJ, Roth CS, Berquist TH, Silverstein MD. A clinical prediction rule for the diagnosis of ureteral calculi in emergency departments. *J Gen Intern Med* 1993;**8**(2):57–62.
37. Kobayashi T, Nishizawa K, Mitsumori K, Ogura K. Impact of date of onset on the absence of hematuria in patients with acute renal colic. *J Urol* 2003;**170**(4 Pt 1):1093–6.
38. Stapleton FB, Roy III S, Noe HN, Jerkins G. Hypercalciuria in children with hematuria. *N Engl J Med* 1984;**310**(21):1345–8.
39. Teichman JM, Long RD, Hulbert JC. Long-term renal fate and prognosis after staghorn calculus management. *J Urol* 1995;**153**(5):1403–7.
40. Chuang CK, Lai MK, Chang PL, Huang MH, Chu SH, Wu CJ, et al. Xanthogranulomatous pyelonephritis: experience in 36 cases. *J Urol* 1992;**147**(2):333–6.
41. Ammerman S, Shafer MA, Snyder D. Ectopic pregnancy in adolescents: a clinical review for pediatricians. *J Pediatr* 1990;**117**(5):677–86.
42. Yamamoto WKH, Maekawa M, Fukui T. The relationship between abdominal pain regions and specific diseases: an epidemiologic approach to clinical practice. *J Epidemiol* 1997;**7**:1.
43. Weisberg LS, Bloom PB, Simmons RL, Viner ED. Loin pain hematuria syndrome. *Am J Nephrol* 1993;**13**(4):229–37.
44. Dube GK, Hamilton SE, Ratner LE, Nasr SH, Radhakrishnan J. Loin pain hematuria syndrome. *Kidney Int* 2006;**70**(12):2152–5.
45. Sarma DP, Deiparine EM, Weilbaecher TG. Partially calcified renal cell carcinoma mimicking renal calculus. *J La State Med Soc* 1990;**142**(1):24–6.
46. Stevens RJ, Werthammer S, Pearson JS. Renal papillary necrosis complicating diabetes mellitus; a review of the literature with case report. *W V Med J* 1948;**44**(1):12–15.
47. Jung DC, Kim SH, Jung SI, Hwang SI. Renal papillary necrosis: review and comparison of findings at multi-detector row CT and intravenous urography. *Radiographics* 2006;**26**(6):1827–36. 47.
48. Monk RD, Bushinsky DA. Nephrolithiasis and nephrocalcinosis. In: Frehally J, Floege J, Johnson RJ, editors. *Comprehensive clinical nephrology*. London: Mosby; 2007, p. 641–55.
49. Levine JA, Neitlich J, Verga M, Dalrymple N, Smith RC. Ureteral calculi in patients with flank pain: correlation of plain radiography with unenhanced helical CT. *Radiology* 1997;**204**(1):27–31.
50. Niall O, Russell J, MacGregor R, Duncan H, Mullins J. A comparison of noncontrast computerized tomography with excretory urography in the assessment of acute flank pain. *J Urol* 1999;**161**(2):534–7.
51. Yilmaz S, Sindel T, Arslan G, Ozkaynak C, Karaali K, Kabaalioglu A, et al. Renal colic: comparison of spiral CT, US and IVU in the detection of ureteral calculi. *Eur Radiol* 1998;**8**(2):212–7.
52. Dalrymple NC, Verga M, Anderson KR, Bove P, Covey AM,

Rosenfield AT, et al. The value of unenhanced helical computerized tomography in the management of acute flank pain. *J Urol* 1998;**159**(3):735–40.
53. Worster A, Preyra I, Weaver B, Haines T. The accuracy of noncontrast helical computed tomography versus intravenous pyelography in the diagnosis of suspected acute urolithiasis: a meta-analysis. *Ann Emerg Med* 2002;**40**(3):280–6.
54. Mostafavi MR, Ernst RD, Saltzman B. Accurate determination of chemical composition of urinary calculi by spiral computerized tomography. *J Urol* 1998;**159**(3):673–5.
55. Ha M, MacDonald RD. Impact of CT scan in patients with first episode of suspected nephrolithiasis. *J Emerg Med* 2004;**27**(3):225–31.
56. Schwartz BF, Schenkman N, Armenakas NA, Stoller ML. Imaging characteristics of indinavir calculi. *J Urol* 1999;**161**(4):1085–7.
57. Keddis MT, Rule AD. Nephrolithiasis and loss of kidney function. *Curr Opin Nephrol Hypertens* 2013;**22**(4):390–6.
58. Vupputuri S, Soucie JM, McClellan W, Sandler DP. History of kidney stones as a possible risk factor for chronic kidney disease. *Ann Epidemiol* 2004;**14**(3):222–8.
59. El-Zoghby ZM, Lieske JC, Foley RN, Bergstralh EJ, Li X, Melton III LJ, et al. Urolithiasis and the risk of ESRD. *Clin J Am Soc Nephrol* 2012;**7**(9):1409–15.
60. Jungers P, Joly D, Barbey F, Choukroun G, Daudon M. Nephrolithiasis-induced ESRD: frequency, causes and prevention. *Nephrol Ther* 2005;**1**(5):301–10.
61. Alexander RT, Hemmelgarn BR, Wiebe N, Bello A, Morgan C, Samuel S, et al. Kidney stones and kidney function loss: a cohort study. *BMJ* 2012;**345**.
62. Jungers P, Joly D, Barbey F, Choukroun G, Daudon M. ESRD caused by nephrolithiasis: Prevalence, mechanisms, and prevention. *Am J Kidney Dis* 2004;**44**(5):799–805.
63. Worcester E, Parks JH, Josephson MA, Thisted RA, Coe FL. Causes and consequences of kidney loss in patients with nephrolithiasis. *Kidney Int* 2003;**64**(6):2204–13.
64. Gaudio KM, Siegel N, Hayslett JP, Kashgarian M. Renal perfusion and intratubular pressures during ureteral occlusion in rat. *Am J Physiol* 1980;**238**:205–9. (F).
65. Klahr S. Urinary tract obstruction. *Semin Nephrol* 2001;**21**:133–45.
66. Bander SJ, Buerkert JE, Martin D, Klahr S. Long-term effects of 24-hr unilateral ureteral obstruction on renal-function in the rat. *Kidney Int* 1985;**28**(4):614–20.
67. Evan AP, Lingeman JE, Coe FL, Shao YZ, Parks JH, Bledsoe SB, et al. Crystal-associated nephropathy in patients with brushite nephrolithiasis. *Kidney Int* 2005;**67**(2):576–91.
68. Evan A, Lingeman J, Coe FL, Worcester E. Randall's plaque: Pathogenesis and role in calcium oxalate nephrolithiasis. *Kidney Int* 2006;**69**(8):1313–8.
69. Boonla C, Krieglstein K, Bovornpadungkitti S, Strutz F, Spittau B, Predanon C, et al. Fibrosis and evidence for epithelial-mesenchymal transition in the kidneys of patients with staghorn calculi. *BJU Int* 2011;**108**(8):1336–45.
70. Evan AP, Coe FL, Lingeman JE, Shao Y, Matlaga BR, Kim SC, et al. Renal crystal deposits and histopathology in patients with cystine stones. *Kidney Int* 2006;**69**(12):2227–35.
71. Craver L, Marco MP, Martinez I, Rue M, Borras M, Martin ML, et al. Mineral metabolism parameters throughout chronic kidney disease stages 1-5-achievement of K/DOQI target ranges. *Nephrol Dial Transpl* 2007;**22**(4):1171–6.
72. Marangella M, Bruno M, Cosseddu D, Manganaro M, Tricerri A, Vitale C, et al. Prevalence of chronic renal-insufficiency in the course of idiopathic recurrent calcium stone disease - risk- factors and patterns of progression. *Nephron* 1990;**54**(4):302–6.
73. Holdgate A, Pollock T. Systematic review of the relative efficacy of non-steroidal anti-inflammatory drugs and opioids in the treatment of acute renal colic. *BMJ* 2004;**328**(7453):1401.
74. Safdar B, Degutis LC, Landry K, Vedere SR, Moscovitz HC, D'Onofrio G. Intravenous morphine plus ketorolac is superior to either drug alone for treatment of acute renal colic. *Ann Emerg Med* 2006;**48**(2):173–81.
75. Knorr PA, Woodside JR. Large perirenal hematoma after extracorporeal shock-wave lithotripsy. *Urology* 1990;**35**(2):151–3.
76. Lingeman JE, Siegel YI, Steele B, Nyhuis AW, Woods JR. Management of lower pole nephrolithiasis: a critical analysis. *J Urol* 1994;**151**(3):663–7.
77. Miller OF, Kane CJ. Time to stone passage for observed ureteral calculi: A guide for patient education. *J Urol* 1999;**162**(3):688–90.
78. Coll DM, Varanelli MJ, Smith RC. Relationship of spontaneous passage of ureteral calculi to stone size and location as revealed by unenhanced helical CT. *Am J Roentgenol* 2002;**178**(1):101–3.
79. Hubner WA, Irby P, Stoller ML. Natural-history and current concepts for the treatment of small ureteral calculi. *Eur Urol* 1993;**24**(2):172–6.
80. Hollingsworth JM, Rogers MAM, Kaufman SR, Bradford TJ, Saint S, Wei JT, et al. Medical therapy to facilitate urinary stone passage: a meta-analysis. *Lancet* 2006;**368**(9542):1171–9.
81. Parmar MS. Kidney stones. *BMJ* 2004;**328**(7453):1420–4.
82. Portis AJ, Sundaram CP. Diagnosis and initial management of kidney stones. *Am Fam Physician* 2001;**63**(7):1329–38.
83. Tiselius HG, Larsson L. Calcium phosphate: an important crystal phase in patients with recurrent calcium stone formation? *Urol Res* 1993;**21**(3):175–80.
84. Hess B, HaslerStrub U, Ackermann D, Jaeger P. Metabolic evaluation of patients with recurrent idiopathic calcium nephrolithiasis. *Nephrol Dial Transpl* 1997;**12**(7):1362–8.
85. Uribarri J, Oh MS, Carroll HJ. The first kidney stone. *Ann Intern Med* 1989;**111**(12):1006–9.
86. Sutherland JW, Parks JH, Coe FL. Recurrence after a single renal stone in a community practice. *Miner Electrolyte Metab* 1985;**11**(4):267–9.
87. Parks JH, Coward M, Coe FL. Correspondence between stone composition and urine supersaturation in nephrolithiasis. *Kidney Int* 1997;**51**(3):894–900.
88. Pak CYC, Sakhaee K, Crowther C, Brinkley L. Evidence justifying a high fluid intake in treatment of nephrolithiasis. *Ann Intern Med* 1980;**93**(1):36–9.
89. Sakhaee K, Harvey JA, Padalino PK, Whitson P, Pak CY. The potential role of salt abuse on the risk for kidney stone formation. *J Urol* 1993;**150**(2 Pt 1):310–2.
90. Reddy ST, Wang CY, Sakhaee K, Brinkley L, Pak CY. Effect of low-carbohydrate high-protein diets on acid-base balance, stone-forming propensity, and calcium metabolism. *Am J Kidney Dis* 2002;**40**(2):265–74.
91. Lemann Jr. J, Bushinsky DA, Hamm LL. Bone buffering of acid and base in humans. *Am J Physiol Renal Physiol* 2003;**285**(5):F811–32.
92. Hamm LL. Renal handling of citrate. *Kidney Int* 1990;**38**(4):728–35.
93. Stauffer JQ. Hyperoxaluria and intestinal disease. The role of steatorrhea and dietary calcium in regulating intestinal oxalate absorption. *Am J Dig Dis* 1977;**22**(10):921–8.
94. Lemann J, Pleus JA, Worcester EM, Hornick L, Schrab D, Hoffmann RG. Urinary oxalate excretion increases with body size and decreases with increasing dietary calcium intake among healthy adults (vol 49, pg 200, 1995). *Kidney Int* 1996;**50**(1):341.
95. Curhan GC, Willett WC, Speizer FE, Spiegelman D, Stampfer MJ. Comparison of dietary calcium with supplemental calcium and other nutrients as factors affecting the risk for kidney stones in women. *Ann Intern Med* 1997;**126**(7):497.
96. Curhan GC, Willett WC, Rimm EB, Stampfer MJ. A prospective study of dietary calcium and other nutrients and the risk of symptomatic kidney stones. *N Engl J Med* 1993;**328**(12):833–8.
97. In: Ross AC, Taylor CL, Yaktine AL, Del Valle HB, editors.*Dietary reference intakes for calcium and vitamin D*. Washington (DC); 2011.
98. Bushinsky DA, Frick KK, Nehrke K. Genetic hypercalciuric stone-forming rats. *Curr Opin Nephrol Hypertens* 2006;**15**(4):403–18.

99. Asplin JR, Bauer KA, Kinder J, Muller G, Coe BJ, Parks JH, et al. Bone mineral density and urine calcium excretion among subjects with and without nephrolithiasis. *Kidney Int* 2003;**63**(2):662–9.
100. Li XQ, Tembe V, Horwitz GM, Bushinsky DA, Favus MJ. Increased intestinal vitamin D receptor in genetic hypercalciuric rats. A cause of intestinal calcium hyperabsorption. *J Clin Invest* 1993;**91**(2):661–7.
101. Yao J, Kathpalia P, Bushinsky DA, Favus MJ. Hyperresponsiveness of vitamin D receptor gene expression to 1,25-dihydroxyvitamin D3. A new characteristic of genetic hypercalciuric stone-forming rats. *J Clin Invest* 1998;**101**(10):2223–32.
102. Favus MJ, Karnauskas AJ, Parks JH, Coe FL. Peripheral blood monocyte vitamin D receptor levels are elevated in patients with idiopathic hypercalciuria. *J Clin Endocrinol Metab* 2004;**89**(10):4937–43.
103. Borghi L, Meschi T, Guerra A, Novarini A. Randomized prospective study of a nonthiazide diuretic, indapamide, in preventing calcium stone recurrences. *J Cardiovasc Pharm* 1993;**22**:S78–86.
104. Laerum E, Larsen S. Thiazide Prophylaxis of Urolithiasis – a double-blind study in general practice. *Urol Res* 1984;**12**(1):42.
105. Herings RM, Stricker BH, de Boer A, Bakker A, Sturmans F, Stergachis A. Current use of thiazide diuretics and prevention of femur fractures. *J Clin Epidemiol* 1996;**49**(1):115–9.
106. Alon U, Costanzo LS, Chan JC. Additive hypocalciuric effects of amiloride and hydrochlorothiazide in patients treated with calcitriol. *Miner Electrolyte Metab* 1984;**10**(6):379–86.
107. Liebman M, Costa G. Effects of calcium and magnesium on urinary oxalate excretion after oxalate loads. *J Urol* 2000;**163**(5):1565–9.
108. Obialo CI, Clayman RV, Matts JP, Fitch LL, Buchwald H, Gillis M, et al. Pathogenesis of nephrolithiasis post-partial ileal bypass surgery: case-control study. The POSCH Group. *Kidney Int* 1991;**39**(6):1249–54.
109. Nelson WK, Houghton SG, Milliner DS, Lieske JC, Sarr MG. Enteric hyperoxaluria, nephrolithiasis, and oxalate nephropathy: potentially serious and unappreciated complications of Roux-en-Y gastric bypass. *Surg Obes Relat Dis* 2005;**1**(5): 481–5.
110. Hassan I, Juncos LA, Milliner DS, Sarmiento JM, Sarr MG. Chronic renal failure secondary to oxalate nephropathy: a preventable complication after jejunoileal bypass. *Mayo Clin Proc* 2001;**76**(7):758–60.
111. Cochat P, Rumsby G. Primary hyperoxaluria. *N Engl J Med* 2013;**369**(7):649–58.
112. Falk N, Castillo B, Gupta A, McKelvy B, Bhattacharjee M, Papasozomenos S. Primary hyperoxaluria type 1 with systemic calcium oxalate deposition: case report and literature review. *Ann Clin Lab Sci* 2013;**43**(3):328–31.
113. Milliner DS, Eickholt JT, Bergstralh EJ, Wilson DM, Smith LH. Results of long-term treatment with orthophosphate and pyridoxine in patients with primary hyperoxaluria. *N Engl J Med* 1994;**331**(23):1553–8.
114. Bastani B, Mistry BM, Nahass GT, Joh J, Dundoo G, Solomon H. Oxalate kinetics and reversal of the complications after orthotopic liver transplantation in a patient with primary hyperoxalosis type 1 awaiting renal transplantation. *Am J Nephrol* 1999;**19**(1):64–9.
115. Cochat P, Basmaison O. Current approaches to the management of primary hyperoxaluria. *Arch Dis Child* 2000;**82**(6):470–3.
116. Bushinsky DA, Coe FL, Moe OW. Nephrolithiasis. In: Maarten W, Taal M, Glenn M, Chertow M, Philip A, Marsden M, editors. *Brenner and rector's the kidney*. Boston: Saunders; 2011. p. 1456.
117. Curhan GC, Taylor EN. 24-H Uric Acid excretion and the risk of kidney stones. *J Urol* 2009;**181**(4):1721.
118. Barcelo P, Wuhl O, Servitge E, Rousaud A, Pak CYC. Randomized double-blind study of potassium citrate in idiopathic hypocitraturic calcium nephrolithiasis. *J Urol* 1993;**150**(6):1761–4.
119. Ettinger B, Pak CYC, Citron JT, Thomas C, Adams Huet B, Vangessel A. Potassium-magnesium citrate is an effective prophylaxis against recurrent calcium oxalate nephrolithiasis. *J Urol* 1997;**158**(6):2069–73.
120. Herring LC. Observations on the analysis of ten thousand urinary calculi. *J Urol* 1962;**88**:545–62.
121. Kwak C, Park HK, Jeong BC, Kim HK, Kim EC, Kim HH. Correlation between urinary oxalate levels and the reduced colonization of the enteric bacterium oxalobacter formigenes in patients with calcium oxalate urolithiasis. *J Urol* 2003;**169**(4):328.
122. Kwak C, Kim HK, Kim EC, Choi MS, Kim HH. Urinary oxalate levels and the enteric bacterium Oxalobacter formigenes in patients with calcium oxalate urolithiasis. *Eur Urol* 2003;**44**(4):475–81.
123. Lieske JC, Tremaine W, De Simone C, O'Connor HM, Li X, Bergstralh EJ, Goldfarb DS. Diet, but not oral probiotics, effectively reduces urinary oxalate excretion and calcium oxalate supersaturation. *Kidney Int* 2010;**78**(11):1178–85.
124. Kharlamb V, Schelker J, Francois F, Jiang JQ, Holmes RP, Goldfarb DS. Oral antibiotic treatment of Helicobacter pylori leads to persistently reduced intestinal colonization rates with Oxalobacter formigenes. *J Endourol* 2011;**25**(11):1781–5.
125. Coe FL. Hyperuricosuric calcium oxalate nephrolithiasis. *Adv Exp Med Biol* 1980;**128**:439–50.
126. Coe FL, Parks JH. Hyperuricosuria and calcium nephrolithiasis. *Urol Clin North Am* 1981;**8**(2):227–44.
127. Coe FL. Uric acid and calcium oxalate nephrolithiasis. *Kidney Int* 1983;**24**(3):392–403.
128. Pak CY, Sakhaee K, Peterson RD, Poindexter JR, Frawley WH. Biochemical profile of idiopathic uric acid nephrolithiasis. *Kidney Int* 2001;**60**(2):757–61.
129. Sakhaee K, Adams-Huet B, Moe OW, Pak CY. Pathophysiologic basis for normouricosuric uric acid nephrolithiasis. *Kidney Int* 2002;**62**(3):971–9.
130. Negri AL, Spivacow R, Del Valle E, Pinduli I, Marino A, Fradinger E, et al. Clinical and biochemical profile of patients with "pure" uric acid nephrolithiasis compared with "pure" calcium oxalate stone formers. *Urol Res* 2007;**35**(5):247–51.
131. Pak CYC, Poindexter JR, Peterson RD, Koska J, Sakhaee K. Biochemical distinction between hyperuricosuric calcium urolithiasis and gouty diathesis. *Urology* 2002;**60**(5):789–94.
132. Cameron MA, Maalouf NM, Adams-Huet B, Moe OW, Sakhaee K. Urine composition in type 2 diabetes: predisposition to uric acid nephrolithiasis. *J Am Soc Nephrol* 2006;**17**(5):1422–8.
133. Pak CYC, Sakhaee K, Fuller C. Successful management of uric-acid nephrolithiasis with potassium citrate. *Kidney Int* 1986;**30**(3):422–8.
134. Rodman JS. Prophylaxis of uric-acid stones with alternate day doses of alkaline potassium salts. *J Urol* 1991;**145**(1):97–9.
135. Trinchieri A, Esposito N, Castelnuovo C. Dissolution of radiolucent renal stones by oral alkalinization with potassium citrate/potassium bicarbonate. *Arch Ital Urol Androl* 2009;**81**(3):188–91.
136. Sterrett SP, Penniston KL, Wolf Jr. JS, Nakada SY. Acetazolamide is an effective adjunct for urinary alkalization in patients with uric acid and cystine stone formation recalcitrant to potassium citrate. *Urology* 2008;**72**(2):278–81.
137. Kenny JE, Goldfarb DS. Update on the pathophysiology and management of uric acid renal stones. *Curr Rheumatol Rep* 2010;**12**(2):125–9.
138. Ettinger B, Tang A, Citron JT, Livermore B, Williams T. Randomized trial of allopurinol in the prevention of calcium oxalate calculi. *N Engl J Med* 1986;**315**(22):1386–9.
139. Tassaneeyakul W, Jantararoungtong T, Chen P, Lin PY, Tiamkao S, Khunarkornsiri U, et al. Strong association between HLA-B*5801 and allopurinol-induced Stevens-Johnson syndrome and toxic epidermal necrolysis in a Thai population. *Pharmacogenet Genomics* 2009;**19**(9):704–9.
140. Somkrua R, Eickman EE, Saokaew S, Lohitnavy M, Chaiyakunapruk N. Association of HLA-B*5801 allele and allopurinol-induced Stevens Johnson syndrome and toxic epidermal necrolysis: a systematic review and meta-analysis. *BMC Med Genet* 2011;**12**:118.

141. Parks JH, Worcester EM, Coe FL, Evan AP, Lingeman JE. Clinical implications of abundant calcium phosphate in routinely analyzed kidney stones. *Kidney Int* 2004;**66**(2):777–85.
142. Kristensen C, Parks JH, Lindheimer M, Coe FL. Reduced glomerular filtration rate and hypercalciuria in primary struvite nephrolithiasis. *Kidney Int* 1987;**32**(5):749–53.
143. Preminger GM, Assimos DG, Lingeman JE, Nakada SY, Pearle MS, Wolf JS, et al. Chapter 1: AUA guideline on management of staghorn calculi: Diagnosis and treatment recommendations. *J Urol* 2005;**173**(6):1991–2000.
144. Wong HY, Riehl CR, Griffith DP. Medical management and prevention of struvite stones. In: Coe FL, Favis MJ, Pak CYC, editors. *Kidney stones: medical and surgical management*. Philadelphia: Lippincott-Raven; 1996. p. 941–50.
145. Griffith DP, Gleeson MJ, Lee H, Longuet R, Deman E, Earle N. Randomized, double-blind trial of Lithostat (acetohydroxamic acid) in the palliative treatment of infection-induced urinary calculi. *Eur Urol* 1991;**20**(3):243–7.
146. Williams JJ, Rodman JS, Peterson CM. A randomized double-blind study of acetohydroxamic acid in struvite nephrolithiasis. *N Engl J Med* 1984;**311**(12):760–4.
147. Bernardo NO, Smith AD. Chemolysis of urinary calculi. *Urol Clin North Am* 2000;**27**(2):355–65.
148. Dormia E, Dormia G, Malagola G, Minervini S. Experience with instrumental chemolysis for urolithiasis. *J Urol* 2003;**170** (4 Pt 1):1105–10.
149. Mattoo A, Goldfarb DS. Cystinuria. *Semin Nephrol* 2008;**28**(2):181–91.
150. Stapleton FB. Childhood stones. *Endocrinol Metab Clin North Am* 2002;**31**(4):1001–15. ix.
151. Goodyer P. The molecular basis of cystinuria. *Nephron Exp Nephrol* 2004;**98**(2):e45–9.
152. Jaeger P, Portmann L, Saunders A, Rosenberg LE, Thier SO. Anticystinuric effects of glutamine and of dietary-sodium restriction. *N Engl J Med* 1986;**315**(18):1120–3.
153. Goldfarb DS, Coe FL, Asplin JR. Urinary cystine excretion and capacity in patients with cystinuria. *Kidney Int* 2006;**69**(6):1041–7.
154. Singer A, Das S. Cystinuria: a review of the pathophysiology and management. *J Urol* 1989;**142**(3):669–73.
155. Pak CY, Fuller C, Sakhaee K, Zerwekh JE, Adams BV. Management of cystine nephrolithiasis with alpha-mercaptopropionylglycine. *J Urol* 1986;**136**(5):1003–8.
156. Lindell A, Denneberg T, Hellgren E, Jeppsson JO, Tiselius HG. Clinical course and cystine stone formation during tiopronin treatment. *Urol Res* 1995;**23**(2):111–7.
157. Krieger NS, Stathopoulos VM, Bushinsky DA. Increased sensitivity to 1,25(OH)2D3 in bone from genetic hypercalciuric rats. *Am J Physiol* 1996;**271**(1 Pt 1):C130–5.
158. Maalouf NM, Cameron MA, Moe OW, Sakhaee K. Novel insights into the pathogenesis of uric acid nephrolithiasis. *Curr Opin Nephrol Hypertens* 2004;**13**:181–9.

第60章

60

慢性肾脏病患者精神疾病的治疗

John H. Fanton[a], Michael J. Germain[a] and Lewis M. Cohen[b]

[a]Tufts University School of Medicine, Child Behavioral Health, Springfield, MA, USA,

[b]Tufts University School of Medicine, Baystate Renal Palliative Care Initiative, Baystate Medical Center, Springfield, MA, USA

概　　述

慢性肾脏病(CKD)患者精神疾病的治疗实践包括利用社区资源调整社会心理问题以及肾病医生在药理学方面的考虑,由此来保证患者获得最好的照顾。但是在肾脏病患者患有精神疾病的治疗方面还没有设计出良好的研究,有限的几个调查都集中在终末期肾病(ESRD),没有涉及肾脏病的整个过程。肾病学家在设计和实施大样本、随机对照研究中会遇到很多困难,这些困难在CKD伴有神经精神疾病的群体里被进一步扩大[1,2]。因此患有精神分裂症、双相障碍、活性物质滥用或者痴呆的肾脏病患者被常规性地排除在研究之外就不足以为奇了。制药公司也少有兴趣在CKD患者群体进行抗精神疾病药物的代谢和动力学研究,并且研究都被限制在疾病的初始阶段而不是观察长期的维持效果。相关的研究主要聚焦于抑郁障碍,而且大多数的研究受到标准不一或诊断不确切的影响[3]。本章的观察、结论及建议在很大程度上是基于理论和作者本人的临床经验,显然有其内在的局限性和不足。

诊　　断

精神疾病的治疗和综合性管理必须基于对社会心理问题以及潜在的精神症状的评估。大多数肾脏科医生相信肾脏病患者中精神障碍的人口比例高于普通人群以及其他专科的患者。但我们怀疑这样的结论是出于一个简单的愿望,那就是对肾病患者的临床管理困难的忧虑,特别是透析患者。

重症抑郁的情况更可以说明在有伴发疾病和严重疾病的背景下达到准确诊断的困难[4-6]。最近的一项荟萃分析探讨了从抑郁性障碍中区分出抑郁症状的必要性[7],同时注意不要混淆重症抑郁障碍和心境恶劣或CKD患者因为社会心理问题而引发的应激性反应[8-10]。我们提出了一个简单方法,用于在患有躯体疾病时抑郁症的诊断[11]。即应用美国的DSM诊断标准对患者的抑郁症状进行必要的描述,记录存在的相关因素,比如肾衰竭之前抑郁的发作情况、抑郁的家族史以及既往的自杀企图等。

在CKD患者中很多人有神经精神问题,包括滥用药物、进食障碍、认知障碍以及双相情感障碍(因为锂盐的毒性),对这部分有精神症状的CKD患者的管理,需要肾脏科医生及其他领域的行为健康专家合作进行。

药物滥用

静脉滥用药物可因B型和C型病毒性肝炎、人类免疫缺陷性病毒感染而导致肾脏病。海洛因和可卡因滥用与急性肾损伤和进行性肾脏病相关,酒精滥用在一般人群中广泛存在[12],需要高度怀疑酒精滥用共患肾脏病,这类人群通常有不加节制地饮酒、营养不良、维生素缺乏、意外摔伤、治疗依从性差以及戒断性抽搐发作等。活性物质滥用者通常因为个人生活混乱而无法对其共患的CKD进行有效的管理。对这类人群的治疗需要充分利用社区中药物滥用相关的康复资源,否则治疗难以进展。

进食障碍

厌食症通过许多方式影响肾脏病，慢性低血钾和血容量不足可以导致 CKD。进食障碍患者有较高比例的急性肾损伤、低血镁和肾结石。对此类人群的 CKD 治疗通常需要和当地精神卫生机构合作。

认知障碍

认知障碍与 CKD 的严重程度相关，这是一个研究较多的领域[14]。在 ESRD 患者中，谵妄和痴呆症状的高发与以下临床状况相关；年龄、心血管风险因素、脑血管疾病[15,16]。对 CKD 中痴呆的评估与正常肾功能者相同，尽管两者有显著的区别（表 60.1）。

表 60.1　CKD 和认知损害

认知损害可以由尿毒症、低血钙、低血糖和高血钙引起
尿毒症性脑病的神经系统症状包括烦躁、易激惹以及抽搐、昏迷和死亡。试验性的替代性治疗是唯一确定尿毒症影响认知水平的方法
药物及其代谢产物因为 CKD 而累积，能够影响认知并产生其他症状。这部分是可以预测的，而另外部分只能通过临床干预来确定
因为 CKD 大多发生在老年群体，这些人群容易因为虚弱而跌倒，硬膜下血肿和其他结构性中枢神经系统损坏应予以考虑

来源：参考文献[70]

结构性或代谢/电解质紊乱引起痴呆可以通过适当的治疗来鉴别和逆转，谵妄是药物治疗常见的副作用，对患者特别是在刚开始阶段接受治疗的患者接受间断性和低剂量的药物治疗是合理的。对有认知损害患者的管理主要包括改善行为紊乱、变更环境来支持其功能，并进行安全问题的咨询。通过刺激红细胞生成素来提高血红蛋白水平达到正常标准同样可以改善认知功能、生活质量和 CKD 患者的注意力[17]。

双相情感障碍

尽管抗惊厥类的丙戊酸盐的使用在不断增加，但是双相情感障碍的一线治疗仍然是锂盐，锂盐是肾毒性最大的抗精神病药物[18]。使用锂盐几年或十几年后，一些患者发展成进行性 CKD，包括肾小管间质性疾病以及最终需要肾脏替代治疗的肾脏损害[19]。

治　　疗

非药物性干预

肾脏病学家早已认识到跨学科团队治疗和利用社区资源的价值，尤其是在满足 CKD 患者的不同社会心理需求方面。然而对于肾脏患者的护理和透析中社工的重要作用还没有被重视。这些工作人员与当地的心理健康机构、心理治疗师、心理咨询师的合作能够更好地发挥功能，提供非药物性干预治疗的模式[3]。同样，把终末期患者、严重预后不良的患者纳入社区的临终关怀和姑息照顾也具有极其重要的价值。老年人服务对年长者患者同样重要[2]。一些肾病治疗计划包括管理者追踪患者以及合作照顾[20]，而其他治疗计划对不愿开始肾脏替代疗法的患者开展了综合性的保守管理方式[21-23]。

跨学科的 CKD 管理人员要注意不同的文化问题，如灵性、宗教和社会支持。以患者为中心的治疗，如叙事医学、心身医学、或者整体个人照顾及应激管理训练（如正念冥想），可通过肾脏科的工作人员或地方行为健康项目提供给 CKD 患者。个体或团体认知行为治疗是被确认有效的 CKD 心理治疗方式[24,25]。有数据表明其他替代疗法包括运动训练、音乐疗法的也使患者获益[26-28]。最后，需要强调的 CKD 患者中的婚姻和家庭不和谐是常见的，因而工作人员需要注意并提供必要的支持[29,30]。

还有其他一些情形需要精神卫生专业人士参与，包括有精神病症状的患者、发作中的双相障碍、自杀意念、活性物质滥用以及对治疗耐药的精神疾病[31]。如果患者能够积极与肾脏科团队配合，那么所有这些情况都需要精神科专业人员的介入。

药物管理

肾脏科医生有必要熟悉药代动力学，以此做出相应的治疗决策。令人沮丧的是，这类数据缺乏，并缺乏 CKD 患者接受精神药物治疗的大型随机安慰剂对照研究[32,33]。这类研究大多数是基于少量受试者的调查，和极少数在 CKD 患者所做的精神病药物的药代动力学的体内研究。然而，尽管没有实证数据，临床经验表明大多数精神药物可以安全地在 CKD 群体使用。CKD 药物的使用需要一定程度的反复试验，临床医生最好是遵循“小起步，慢慢走（start low and go slow）”的原则[34]。

要特别注意药物的相互作用,弱势群体在服用抗抑郁药、抗精神病药和抗痉挛药物后,自杀意念和死亡的风险可能会增加,其中一些药物具有“黑匣子(black box)”式的警告说明[35,36]。也有必要向患者和家庭解释,治疗效应通常在在经过数周的规范服药之后才会出现。此外,使用某些抗焦虑药,大约 20 分钟后就可以产生可观察到生理效果,但其效果会在使用其他抗精神疾病的药物后明显减退。与之不同的是选择性无羟色胺再摄取抑制剂(SSRIs),由于神经递质的缓慢作用,效应可以持续数周。

在选择精神药物时,肾脏病医生需要了解肾小球滤过率(GFR)的受损程度以及对药物的吸收(即生物利用度)、容积分布、代谢物、母体药物的排泄和对CKD 患者体内代谢的影响。

由于许多 CKD 患者伴有糖尿病,因此要重视 SSRI 类抗抑郁药物可能会升高血糖的作用,特别是大剂量使用时。不过,文献结论不一,有些研究把药物和改进管理相联系起来,其他研究认为抗抑郁药的使用可能是 2 型糖尿病的独立的危险因素[37],同样的结论也出现在抗精神病药物的使用方面[38]。肾脏病学家需要保持高度的警觉,注意在使用这些常用药物时血糖控制和体重的变化。

多数精神药物都是脂溶性并通过肝脏进行代谢。极少数(如锂)由肾脏排泄。虽然参考书[39]一直建议对肾病患者使用低剂量的精神药物,但这些建议并没有获得很多数据的支持。在 CKD 患者的治疗取得效果之前,一般性的成人剂量可能是必要的。精神药物在儿童 CKD 人群[40]中使用的经验及相关信息更少,有必要进行药物的临床试验,以探讨患者的耐受性、反应性以及影响临床症状变化的诸多情况。

药物主要在肝脏代谢,随年龄增加而引起的肝脏改变可以提高血清药物水平和延长半衰期。更为复杂的是,像吗啡这样的药物主要是在肝脏代谢,但其活性代谢物通过肾脏排泄,这些活性代谢物可累积至中毒水平[41]。

ESRD 用药相关问题常见,在 HD 患者标本中查到的几率为 98%[42]。在此研究中,患者平均有 6±2.3 共患疾病,每名患者使用了 11±4.2 种不同的药物,在 133 名患者中发现 475 个与用药物相关的问题。虽然在 CKD 早期的患者没有可供使用的数据,但类似(尽管不那么频繁)的问题在该人群中很可能同样存在。

药代动力学

药代动力学(表 60.2),是指药物的生理处理过程,包括吸收(即生物利用度)、分布和代谢量,以及母体药物及其代谢产物的排除[43]。CKD 患者的任一参数都可能发生改变,这也是药物相关的问题难以预测的原因。

表 60.2 CKD 患者的药代动力学

吸收减少的原因
尿毒症导致的胃碱性化
同时使用药物(如抗酸药)而形成螯合
胃泌素代谢的变化
恶心和呕吐
胃排空延迟
由于肠道水肿和维生素 D 不足改变药物分布
生物利用度
降低,由于吸收减少
增加,由于肠道消化能力下降,其原因是:
肠道 CYP450 活性的降低
PGP 和 MDR2 药物排出下降
分布
分布的容积可以是:
在水肿患者中增加
因患者肌肉萎缩、恶病质和脱水而减少
蛋白质结合率下降,可能是由于:
低蛋白血症
白蛋白结构的改变
通过保留内源性结合抑制剂竞争性抑制血浆蛋白
排除方法:
代谢
肾脏代谢活动降低
肝脏代谢活动改变(增加,减少或不变)
排泄
大多数精神药物通过胆汁排泄,不通过透析

生物利用度是一定剂量的药物进入机体循环的程度。口服药物首先从胃肠道吸收,随后进入肝脏并在那里进行代谢和胆汁排泄。某些物质的生物利用度会受到胃肠道的吸收水平的影响而下降,胃碱性化(部分原因是由体内尿素氮循环而产生过量的尿素造成)导致胃 pH 改变可能会影响精神药物的吸收。影响CKD 患者药物吸收的其他因素包括恶心、呕吐以及胃排空时间(通常是由于糖尿病或尿毒症胃轻瘫)的增加。

分布容积可影响药物在血液中稀释和浓缩。影响CKD 患者分布的两个首要因素是分布体积和与蛋白结合,与年轻患者相比较,老年 CKD 患者经常有恶病质,他们的体液量更少、体重更轻、分布也更少。所以,定量药物在血液中的浓缩比非恶病质的 CKD 患者更大。

蛋白结合也是 CKD 患者需要考虑的问题。白蛋白是主要负责结合酸性药物的血浆蛋白。对于碱性药物,主要的结合蛋白是 α-1 酸性糖蛋白[44,45]。蛋白尿和低白蛋白血症在 CKD 患者中常见,并有内源性结合抑制剂如有机酸或尿毒症性毒素的积累。结合抑制剂与药物竞争载体蛋白结合位点,白蛋白也会在粘合质中产生构象变化。CKD 患者往往会有蛋白结合减少以及酸性药物在血浆中的游离的生物活性增加。所有在其他因素保持不变的情况下,蛋白质与药物的结合性越强,CKD 患者所需要的药物剂量会越低。这是由于存在于血浆中的游离、未结合酸性药物增加时,会增加毒性风险。

另一个要考虑的因素是 α-1 酸性糖蛋白的循环浓度可能在肾移植患者或血液透析治疗的患者中增加。其效果可能会降低药物的未结合的循环系数,以及降低药物的生物活性。

鉴于代谢的中间产物不易进行分离和界定,药物的代谢或降解过程可能是在药物动力学中最不为人熟知的领域。GFR 下降,通过肾小管刷状缘进行的代谢速度预计会下降。此外,在 CKD 中通过肝脏进行的代谢会有很多变异。在 ESRD 中 CYP2C9 和 CYP3A4 的功能都会下降[45]。虽然文献结论不一,但似乎在 CKD 中的化学还原和水解速度一般会减慢,而葡糖醛酸、微粒氧化和硫酸共轭会继续保持正常速度。

药物在胃肠道和肾进行代谢和排泄。ESRD 患者中,肾脏代谢与 GFR 相关并因之而不同,其范围可以从 0 到多达 10 ~ 15 毫升/分钟。肾小球过滤、肾小管主动分泌、肾小管的被动重吸收是肾处理药物的三个不同机制。血液透析会造成药物间歇性消除,而不是发生在正常肾脏的持续过程。PD 通常连续发生作用但不能完全排除药物。药物有时会代谢成药理活性化合物,然后正常地从尿中排出的;大多数精神药物经肝、胆汁消除代谢,并在粪便中排出。

老年人处方药物

CKD 患者中至少一半是老年人,临床医生必要意识到精神药物对老年人的影响。针对老年 CKD 患者需要考虑的精神药理学因素包括共病情况、大量的其他处方药的影响、药代动力学方面的变化以及死亡风险的增加[46]。

许多具有里程碑意义的药效试验有意地排除了 65 岁以上的患者——更不用说那些有肾功能受损的患者。在老年人群体中,要注意追求治疗收益和潜在增加的不良事件之间的微妙平衡。例如,一些针对老年患者血压降低的研究表明,收缩压的下降会使患中风和主要心脏疾病的风险降低。不过目标收缩压在这些患者中必须进行调整,因为当血压过低时会有体位性低压和昏厥的风险[47]。众所周知,抗胆碱药物会造成老年人精神状态的改变,会被误认为是进行性痴呆。类似事件在老年 CKD 患者中发生的数量往往增高 3 倍至 10 倍[48,49]。

成年人处方药物

大多数精神药物都是脂溶性的,并有大的分布容积。这些药物很容易通过血-脑屏障,并且不通过透析。需要注意有活性代谢产物的药物——那些与血浆蛋白高度结合以及药代动力学或药效改变了的药物。

与其他人一样,Hedayati 等[5] 认为,根据现有资料,SSRIs 类药物是用于治疗 CKD 和终末期肾病患者抑郁的一个谨慎的选择。一旦药物试验启动,那么应密切监测治疗的反应、调整剂量和副作用的情况。增加剂量的应至少有 1 至 2 周的时间间隔。

一项正在进行的重要研究是 CKD 患者应用舍曲林治疗抑郁的试验(CAST 研究[50],这是一双盲、安慰剂对照试验,考察舍曲林与安慰剂在重性抑郁发作中的效应。此研究探讨了药物是否能改善抑郁的严重程度、整体功能以及处在 CKD 透析 3 ~ 5 阶段患者的生活质量,其次探讨了用药的安全性和耐受性。

锂和碱金属是双相情感障碍药理治疗的黄标准,但通常会伴有多尿、多饮以及肾性尿崩症现象[51]。锂是唯一已知的长期使用与肾毒性、肾功能不全甚至 ESRD 有关的精神药物[45]。美国精神病学会双相型障碍治疗指南建议,精神科医生在前 6 个月的治疗中,每 2 ~ 3 个月定期检查肾功能,之后对于病情平稳的患者每 6 个月 ~ 1 年进行评估[52]。评估通常包括血尿素氮、肌酐和尿液分析。虽然停用药物会使肾功能得到改善,有些患者最终还是需要维持性透析或移植。瑞典尿毒症有效治疗注册处报道,锂治疗群体中 RRT 的患病率有 5.3%,锂诱导 ESR 人群中 RRT 的患病率的 8.1%[53]。应尝试让 CKD 患者转向其他替代药物,像经典的抗癫痫药物双丙戊酸钠和卡马西平。对于一些人来说,这些药物不是最佳的情绪稳定剂,有时会产生无法忍受的副作用。例如,卡马西平试验所导致的药源性发热、奥氮平降低心理的敏感性、丙戊酸钠恶化了先前存在的震颤、奥卡西平与拉莫三嗪提供的治疗效果有限等。结论是继续进行锂治疗是必要的[54]。

肾脏专科医师对锂诱导的多尿、多饮、糖尿病尿崩患者很有帮助，他们会建议患者在睡前服用每日一次剂量的药物、使锂转换为其他替代品的药物，以及谨慎使用的利尿剂。噻嗪类利尿剂的使用需要伴有 CKD 患者锂剂量的降低与锂水平的频繁监测。阿米洛利可能不会影响锂水平，CKD 患者服用此药和锂也不需要补充钾。CKD 患者应多注意处方中含有非甾体类消炎药的锂应用者，因为这会改变前列腺素水平和影响排尿规律[55,56]。当肾科医师询问肾小球滤过率下降的证据时，需要和患者、家属、精神科医生进行讨论，以权衡是否 ESRD 风险超过了持续使用锂的益处。如果 eGFR 小于 60ml/(min·1.73m^2)时，肾病医生应该每年探访患者。当患者 eGFR 在 40～60ml/(min·1.73m^2)时，肾病医生应该每 6 个月探访患者。对于 eGFR 在 20～40ml/(min·1.73m^2)的患者，应当每 3 个月进行探访。患者的 eGFR 小于 20ml/(min·1.73m^2)时，应每月进行探访[22]。探访中应该评价肾功能、液体/电解质状态和锂水平。如果进行锂治疗的 CKD 患者有高钠血症，临床医生应该在许可的情况下采用阿米洛利试验和推荐高液体摄入量。肾病治疗应根据锂水平，如果锂浓度增加或是超治疗剂量，则应减少剂量。锂的毒性可在有意或无意的过量使用中产生，应对此保持警惕。但也有些药物，如 ACE 抑制剂、噻嗪类利尿剂和 NSAIDs 会导致锂浓度的增加[57]。限制钠的摄入也可以导致锂的再吸收增加，并导致中毒，反之可能产生或加重肾功能不全。

有少数双相情感障碍患者会有不可逆转的肾功能损害，并会继续要求用锂来维持一定的生活质量。

血清水平和临床反应用来确定患者锂的使用，如果患者出现腹泻、呕吐或其他可能导致急性脱水的状况，这些可能与锂中毒或增加锂的浓度有关，此时应谨慎地摄入锂。

苯二氮䓬类药物是当前用于焦虑症状，特别是急性焦虑管理中最常用的。需要注意到大多数的 CKD 是老年人，苯二氮䓬类药物在这类群体中的风险-获益比很差，可以增加老年人跌倒、骨折、伤残和认知功能减退的风险[58-61]。因此，SSRI 或安非他酮或者非药物治疗的应用，例如心理治疗或辅导，在焦虑的老年 CKD 患者中是可取的。然而，用苯二氮䓬治疗老年 CKD 患者最终可能是必要和有益的。

最近的一项关于老年人广泛性焦虑障碍的研究提出了一套综合性的策略，与精神病学通用的理念相一致，即大多数患者的症状最有可能通过同时关注药物和心理层面而改善[62,63]。通常认为广泛性焦虑在人的晚年生活中最为常见，其特征是难以控制的忧虑、并伴随身体和心理症状，如坐立不安、睡眠障碍和肌肉紧张[64]。广泛性焦虑症是一种抗抑郁药物试验中反应很差的慢性疾病。在这项不涉及 CKD 患者的研究中，抗抑郁药物联合认知行为治疗(CBT)使得短期的焦虑下降，继续使用药物防止病情复发，但对于某些个体而言，CBT 可以造成持续性的缓解，而不需要长期的药物治疗。

患慢性肾脏病儿童的处方药物

儿科医生缺乏实质性的证据资料，用以指导在肾功能严重受损的情况下情绪、行为障碍的儿童的治疗决定。一般来说，儿科药物剂量是由体表面积而非体重确定的，相比于儿童的抗生素使用规范，可以获得的有关儿童精神药物使用的信息非常少，小儿 CKD 在很多方面(流行病学、对成长造成的影响、移植的需要)不同于成人。在成人群体中，糖尿病和高血压是更常见的共病及致病因素。

回顾不多的既往的文献综述，两篇没有在其列表里列出抗惊厥药外的任何精神药物[65,66]，另外两篇综述显示，在先使用精神药物来治疗儿童内化和外化行为症状时，用药增加过快[67,68]。

表 60.3 列出主要的精神药物——典型抗精神病药和镇静剂除外——在儿科精神病学中使用。在这些药物中，有些的使用性更高(例如氟西汀比帕罗西汀更优先的选择，因为它的半衰期较长且研究数据支持其使用)。通常建议儿科应用药物的初始剂量比一般成人小 50%～75%，在随后的照顾中根据耐受性、反应和临床状况的变化来调整剂量。这在兴奋类制剂如苯丙胺和哌醋甲酯的使用中尤为可取，其通过肾脏被消除的比例比大多数其他药物要高，见表 60.3。

因为缺乏针对儿童群体可用的资料，甚至兴奋性药物的说明书，都没有明确说明任何特定的剂量调整方法。不过显然哌甲酯或其无效肝代谢——利他林酸的清除，并不是像苯丙胺产物一样对碱化尿液敏感[69]。在临床治疗中低剂量使用以及缓慢增加苯丙胺盐和右旋苯异丙胺的剂量是明智的做法。与肾脏病相关的尿液酸化将苯丙胺及其代谢物的清除率降低至 1% 水平。酸化增大了清除率因此可以降低药物浓度。肾脏科医生与初级保健团队合作治疗共病精神障碍的儿童时需要协调配合，评估适应证和合理使用精神科药物时可以咨询精神科医生，也需要充分告知家庭现有资料的不足之处。

表 60.3　精神药物和肾衰竭

药物	活性代谢产物	常规成人参考剂量	半衰期	ESRD 成人剂量	ESRD 半衰期	透析去除	注释
抗忧郁药							
SSRIs 类药物							
艾司西酞普兰(Lexapro®)	(S+)脱甲基-西酞普兰(SDMC) (S+)Didesmethyl 西酞普兰	10~20mg/d	22~32 小时	10~20mg/d	59 小时(代谢物)	H:没有	ESRD 可能对其清除的影响微乎其微,类似于正常,功能类似于西酞普兰
西酞普兰(Celexa®)	去甲西酞普兰 Didesmethyl 西酞普兰	20~40mg/d	33~37 小	10~40mg/d	43~49 小时	H:没有	ESRD 对西酞普兰动力学影响微乎其微,但西酞普兰影响镁和钾,可以使可能心律失常
氟西汀(百忧解,Sarafem®)	去甲氟西汀(NF)	20mg/d	1~4 天	20mg/d	7~15 天(代谢物)	H:没有	在CKD 或 ESRD 中氟西汀和 NF 水平无显著差异
氟伏沙明(Luvox®)	无活性代谢	50~300mg/d	15~22 小时	50~300mg/d	与正常类似	H:没有	在肾功能不全中无显著差异。生产厂家建议较低的初始剂量
帕罗西汀(Paxil®)	无活性代谢	20~60mg/d	17.3~25.1 小时	10~30g/d 10.9~54.8 小时	(水平下降 22%)	H:未知	在终末期肾病中帕罗西汀 AUC 增加(可能与代谢物即 CYP2D6 抑制剂有关)。建议减少剂量。10mg/d 对 ESRD 有效
舍曲林(Zoloft®)	去甲基舍曲林	50~200mg/d	24 小时	50~200mg/d	42~96 小时	H:最小	在 ESRD 动力学变化最小
三环							
阿米替林(Elavil®)	去甲替林 羟基阿米替林 羟基-去甲替林	25mg Q8 小时	32~40 小时	10~25mg q8~12 小时(或 QHS 只有失眠或神经性疼痛)	有可能延长。高价共轭肾代谢产物失败	H:没有 CAPD:无	使用 75~175μg/L 的 TDM 可以指导治疗抑郁
氯米帕明(Anafranil®)	去甲基 clopramine 甲酯(DMC)	25~250mg/d	19~37 小时 DMC 54~77 小时	无数据	无数据		在 CKD 中数据很少
地昔帕明(Norpramin®)	2-羟基-地昔帕明(2-OHD)	100~200mg/d	12~54 小时 2-OHD:22 小时	75~125mg/d	活性代谢产物可能延长	H:没有	在小的试验中对抑郁症有效。使用 100~160μg/L 的 TDM 可以指导治疗抑郁。非结合胺和 OH 的代谢物无法通过透析清除
多虑平(Sinequan®)	去甲基多虑平:DMD	25mg Q8 小时	8~25 小时	25mg Q8 小时	10~30 小时 DMD:30~80 小时	H:没有 CAPD:无	在 CKD 中数据很少
丙咪嗪(Tofranil®)	地昔帕明	25mg,每 8 小时一次	6~20 小时	25mg,每 8 小时一次	见地昔帕明	见地昔帕明	见地昔帕明

续表

药物	活性代谢产物	常规成人参考剂量	半衰期	ESRD 成人剂量	ESRD 半衰期	透析去除	注释
去甲替林(Aventil®, Pamelor®)	10-羟基去甲替林 E-10 羟基-去甲替林 Z10 羟基去甲替林	25mg,每 6 ~ 8 小时一次	18 ~ 93 小时	25mg,每 6 ~ 8 小时一次	15 ~ 66 小时活性代谢产物有可能延长	H:没有 CAPD:无	使用 50 ~ 150μg/L 水平的 TDM 可以指导治疗抑郁
其他							
安非他酮片(Wellbutrin®, Zyban®)	羟基安非他酮(HB) Threobupropion(TB)	100mg,每 8 小时一次	10 ~ 21 小时	有限的数据:? 减少 1/3 剂量		H:最小	高水平的安非他酮或其代谢产物发作风险 安非他酮的 TDM(10 ~ 50μg/L)、HB(<1200μg/L)和 TB<400μg/L)的使用可以指导治疗以避免中毒
度洛西汀(Cymbalta®)(Celexa®)	4-羟基 D glucouronide(4OHD) 5-羟基 D 硫酸(5OHD) 6-羟基 D 硫酸(6OHD)(见注释)	20 ~ 60mg/d	12 小时	不推荐	AUC: 度洛西汀:↑100% 4OHD:↑700% ~ 900% 5OHD:↑700% ~ 900% 6OHD:↑700% ~ 900%		代谢物的药理活性可能是最小的
马普替林(Ludiomil®)	去甲基马普替林	75 ~ 150mg/d	48 ~ 51 小时	37.5 ~ 100mg/d	最小数据	最小数据	在 CKD 中可能有更多的心血管风险
Mirtazepine(Remeron®)	去甲基 mirtazepine(DMM)	15 ~ 45mg/d	20 ~ 40 小时 DMM:25 小时	7.5 ~ 22.5mg/d	在 ESRD 中清除物减少 50%	最小数据	对 TDM 没有明确的作用
司来吉兰补丁(EMSAM®)	N-甲司来吉兰或 R(-)-甲基苯丙胺	6 ~ 12mg/d	18 ~ 25 小时	6 ~ 12mg/d	不变		没有用透皮补丁进行的肾脏代谢
文拉法辛(Effexor®)	O-去甲基-文拉法辛(ODV)	37.5 ~ 225XRmg/d	4 小时 ODV 4 小时	37.5 ~ 112.5 XRmg/d	6 ~ 11 小时 ODV 9 小时	H:没有	对 TDM 没有明确的作用
抗狂躁剂							
锂(Eskalith®, Lithobid®, Lithonate®)	无	900 ~ 1200MD/D	14 ~ 28 小时	200 ~ 600mg/d	40 小时	H:相当多 CAPD:变量报告	透析后单剂量 滴定水平剂量/响应
抗精神病药物							
非典型*							
阿立哌唑(Abilify®)	脱氢(DHA)	10 ~ 15mg/d	75 ~ 146 小时 DHA:94 小时	10 ~ 15mg/d	未知	H:未知	数据很少

续表

药物	活性代谢产物	常规成人参考剂量	半衰期	ESRD 成人剂量	ESRD 半衰期	透析去除	注释
氯氮平(Clozaril®)	N-脱甲基-氯氮平:(NDC)	12.5~450mg/d 缓慢地滴定	8~12 小时 NDC:13.2 小时	滴定反应和利用 TDM	很大的变化	H:可能最小	滴定用个人监测和 TDM。避免水平>400μg/L
伊潘立酮(Fanapt®)	P88 和 P95	12~24mg/d	18~33 小时	12~24mg/d		H:没有	CYP3A4 或 CYP2D6 抑制剂增长水平。2D6 的糟糕代谢应该剂量减半
鲁拉西(Latuda®)	ID-14283 和 ID-14326	40~160mg/d	18 小时	20~80mg/d		H:没有	与食物一起服用,类似于齐拉西酮,以增加吸收。主要在肝脏代谢
帕潘立酮(Invega®)		3~12mg/d	23 小时	3~6mg/d	51 小时	H:没有	这是利培酮主要的活性代谢产物。会增加肾损害使清除率降低
奥氮平(Zyprexa®)	N-脱甲基-奥氮平 奥氮平-10-Nglucuronide(活性可以忽略不计)	5~20mg/d	32~38 小时	5~20mg/d	32~38 小时	H:无 CAPD:无	在肾衰或肾功能不全时剂量没必要调整
喹硫平(Seroquel®)	7-羟基喹硫平 N-脱烷基化喹硫平	50 ~ 800mg/d 的分次剂量	6 小时	50~800mg/d 的分次剂量			在肾衰或功能不全时,剂量没必要调整
利培酮(Risperdal®)	9-羟基利培酮(9ROH)	1~3mg 每日两次	3~30 小时 9ROH 19 小时	0.5~1.5mg 两次	9ROH:25 小时	H:无 CAPD:无	在弱和强性的代谢剂之间清除有很大的差异。CKD 时利培酮和 9ROH 清除率总和降低 60%
齐拉西酮(Geodon®)	非活性代谢物	20~80mg 每日两次	7 小时	10~80mg 每日两次			调整剂量对 10~60ml 是没有必要的。一些医生建议避免 ESRD,这是由于心律失常可能具有较高电解质变化,可能导致 QT 间隔期延长和危及生命的危险
典型							
氯丙嗪(Thorazine®)	氯丙嗪-N-氧化物 非-1-氯丙嗪 非-2-CPZ 非-2-氯丙嗪磺胺 3-OH-氯丙嗪	50~400mg/d	11~42 小时	数据很少	未知	H:无	数据很少,仅限于病例报告
氟哌啶醇(Haldol®)	Hydroxyhaloperidol 加上其他代谢产物(活性不清晰)	1~2mg q6~8 小时	14~26 小时	1~2mg q6~8 小时	相似	H:无	<1% 在尿中排出
抗焦虑药和安眠药							
阿普唑仑	α-羟基-阿普唑仑 4 羟基-阿普唑仑	0.25~3mg 每日三次	9~19 小时	0.25~3mg 每日三次	9~19 小时	H:最少	ESRD 时,药物的游离部分增加,在透析依赖患者动力学差异最小,潜在增加精神运动和记忆损害

续表

药物	活性代谢产物	常规成人参考剂量	半衰期	ESRD 成人剂量	ESRD 半衰期	透析去除	注释
丁螺环酮(Buspar®)	1-嘧啶基-哌嗪(1-pp)	5mg 每日三次	0.5～2.5 小时 1,PP 6.3 小时	2.5～5mg 每日三次	1～5 小时 1-pp 9 小时	H:无	ESRD 时,药物个体间和个体内动力学变异较多。剂量减少25%～50% CKD 患者可受益
劳拉西泮(Ativan®)	无活性代谢产物	1～2mg 每日三次或两次	9～16 小时	0.5～2mg 每日三次	32～70 小时	H:报道不一 滤过:无	
咪达唑仑(Versed®)	α-羟基咪达唑仑缀合物(AHM-C)	1.25mg 静脉注射,滴定响应	1.2～12.3 小时 AHM-C 1 小时	1.25mg 静脉注射,滴定至响应	1.2～12.3 小时 AHMC 50.4～76.8 小时	H:AHM-C 的累积 滤过:无	由于改变蛋白质结合？增加效果
奥沙西泮(Serax®)	无活性代谢	30～120mg/d 分量剂量	6～25 小时	30～120mg/d 分量剂量	25～90 小时	H:无	
替马西泮(Restoril®)	无活性代谢	7.5～30mg HS PRN	4～10 小时	15～30mg HS PRN		H:无 CAPD:无	
右佐匹克隆(Lunesta®)	ñ 脱甲基-佐匹克隆(NDZ)	2～3mg HS PRN	5～6 小时	2mg HS PRN			
雷美尔通(Rozerem®)	M-II	8mg HS PRN	1～2.5 小时 M-II 2～5 小时	8mg HS PRN			无剂量调整要求
扎来普隆(Sonata®)	无活性代谢物	5～20mg HS PRN	1 小时	?5～10mg HS PRN			轻度至中度肾功能不全,剂量无需调整。无 ESRD 研究
唑吡坦(Ambien®)	无活性代谢物	10mg HS PRN	2～3 小时	可能减少 50%	4～6 小时		
抗惊厥药							
卡马西平(Tegretol®)	卡马西平 -10-11 环氧化物 9-羟甲基-10-carbamoy-lacridan	100mg 每日两次到 400 每日一次	12～17 小时(慢性给药)	100mg bid 400mg QID	接近正常肾功能	H:适度	
加巴喷丁(Neurontin®)		300～600mg 每日三次	5～7 小时	隔日 300mg 或200～300mg 在每 4 小时血液透析后	132 小时	H:是的 CAPD:部分	在血液透析中典型的剂量或中断已显著积累。可能对尿毒症瘙痒和不安腿综合征有帮助？增加肌阵挛、低血糖
拉莫三嗪(Lamictil®)	非活性	在丙戊酸钠或不是丙戊酸钠时变化	13～30 小时	报告相互矛盾	43～58 小时	H:适度	制造商建议减少剂量;当有或没有丙戊酸钠时改变给药方案
奥卡西平(Trileptal®)	10 单羟基代谢产物(MHD)	300～2400mg/d	母体:2 小时 MHD:9 小时	100～600mg/d	MHD:≥19 小时		≥95% 随肝脏代谢从尿中排出。监测 Na^+ 水平,特别是当伴随药物影响 Na^+ 的代谢

续表

药物	活性代谢产物	常规成人参考剂量	半衰期	ESRD 成人剂量	ESRD 半衰期	透析去除	注释
苯巴比妥(Luminal®)	无活性代谢	60 ~ 250mg/d	1.5 ~ 4.9d	未知	未知	H:是的 CAPD:报告相矛盾	部分肾清除
苯妥英钠(Dilantin®)	(可疑活性)共轭和非共轭 5-4 羟基苯基-5 苯基海因(4-OH-DPH)	200 ~ 400mg/d	24 小时(在低中度平)	200 ~ 300mg/d	24 小时(在低中等水平)如果 4-OH-DPH 高 1 ~ 2mg/L(? 显著)	H:没有 CAPD:无 CVVH:适度 磷苯妥英的使用的超滤率	增加继发尿毒症自由的水平。监测自由苯妥英钠水平
普瑞巴林(Lyrica®)	N-甲基-普瑞巴林(可能没有临床显著)	50 ~ 100mg 每日三次	5 ~ 6.5 小时	25 ~ 75mg/d	增加和联系肌酐清除率		透析后补充每天肾剂量的 100% ~ 150% 的剂量
Topirimate(Topomax®)	无活性	200 ~ 400mg/d	21 小时	100 ~ 200mg/d	接近 40+小时	H:充分 CAPD:稳健,考虑补充剂量	尿液中超过 70% 的消除不变,在终末期肾病的人群中用很好的描述改变清除,是否依赖透析或将决定是使用高剂量(CAPD)还是更低的剂量(未透析)
丙戊酸(丙戊酸钠或双丙戊酸钠)(Depakene, Depakote®)	未知	15 ~ 60mg/(kg · d)	6 ~ 17 小时	15 ~ 60mg/(kg · d)			可能由终末期肾病增加胰腺炎的风险。增加终末期肾病自由的水平。监测自由的水平比监测总浓度更实在

ESRD,终末期肾病;SSRIs 类药物,选择性血清素再摄取抑制剂;H,血液透析;AUC,曲线下面积;CAPD,持续性门诊腹膜透析;CVVH,持续性静脉对静脉血液滤过,TDM,治疗药物监测;CrCl,肌酐清除率

* 所有非典型抗精神病药有血脂异常、体重增加、胰岛素抵抗、糖尿病和代谢综合征的风险,并且被痴呆相关的精神病所禁忌。

Reproduced with permission from Psychiatric Time. 2011 UBM Medica.

结 语

跨专业团队合作治疗往往要求评估和管理与CKD相关的复杂的精神科共病的和社会心理情况。这就需要肾内科医师、精神科医生和社区资源的共同参与。给CKD患者开具的精神药物处方，需要理解药代动力学，包括吸收、分布容积、代谢以及母体药物和代谢产物的排除。

大多数精神药物不是经过肾脏进行代谢或排除，人们必须依赖于临床试验的信息。在缺乏系统性的数据的情况下，谨慎永远是必要的。不过这些药物大多数耐受性良好，并在常规剂量下发挥它们通常具有的疗效，理论上来讲，肾功能不全者与任何异常的药物相互作用没有关系。

某些药物如抗癫痫药/情绪稳定剂，需要仔细检测血药浓度，特别是接受肾移植和免疫抑制剂治疗的患者。锂盐是长期使用与肾毒性相关联的唯一精神类药物。

必须注意老人和儿童CKD患者的药物治疗。肾脏病医生和精神病医生需要合作来处理这些患者，他们应该还共同敦促相关的主要领导者、制药业和研究机构，尽量了解所面临的这些挑战，并进行协调和多中心的试验研究。

（马希权 译，庄守纲 校）

参考文献

1. Palmer SC, Sciancalepore M, Strippoli GF. Trial quality in nephrology: How are we measuring up? *Am J Kidney Dis* 2011;**58**:335–7.
2. Mendelssohn DC, Manns BJ. A proposal for improving evidence generation in nephrology. *Am J Kidney Dis* 2011;**58**:13–18.
3. Novak M, Mucsi I, Mendelssohn DC. Screening for depression: only one piece of the puzzle. *Nephrol Dial Transplant* 2013;**28**:1336–40.
4. Finkelstein FO, Wuerth D, Troidle LK, et al. Depression and end stage renal disease: a therapeutic challenge. *Kidney Int* 2008;**74**:843–5.
5. Hedayati SS, Finkelstein FO. Epidemiology, diagnosis, and management of depression in patients with CKD. *Am J Kidney Dis* 2009;**54**:741–52.
6. Kimmel PL, Cukor D, Cohen SD, et al. Depression in end-stage renal disease patients: a critical review. *Adv Chronic Kidney Dis* 2007;**14**:328–34.
7. Palmer S, Vecchio M, Craig JC, Tonelli M, Johnson DW, Nicolucci A, et al. Prevalence of depression in chronic kidney disease: systematic review and meta-analysis of observational studies. *Kidney Int* 2013;**84**(1):179–91.
8. Unruh ML, Cohen LM. Sleep and pain management are key components of patient care in ESRD. *Nephrol Dialysis Transp* 2012;**27**:2618–20.
9. Zalai D, Szeifert L, Novak M. Psychological distress and depression in patients with chronic kidney disease. *Semin Dial* 2012;**25**:428–38.
10. Canadian Association of Psychosocial Oncology. *Standards of psychosocial health services for persons with cancer and their families.* Washington DC: National Academies Press; 2008.
11. Cohen LM. Suicide, hastening death, and psychiatry. *Arch Intern Med* 1998;**158**:1973–6.
12. U.S. National Library of Medicine. Medlineplus Drug Monographs. <www.nlm.nih.gov/medlineplus/druginformation.html> [Accessed 02.08.13].
13. Bouquegneau A, Dubois BE, Krzesinski JM, Delanaye P. Anorexia nervosa and the kidney. *Am J Kidney Dis* 2012;**60**(2):299–307.
14. Kurella MT, Chertow GM, Luan J, Yaffe K. Cognitive impairment in chronic kidney disease. *J Am Geriat Soc* 2004;**52**:1863–9.
15. Murray A, Tupper D, et al. Cognitive impairment in hemodialysis patients is common. *Neurology* 2006;**67**:216–23.
16. Tamura MK, Yaffe K. Dementia and cognitive impairment in ESRD: diagnostic and therapeutic strategies. *Kidney Int* 2010;**79**(1):14–22.
17. Pereira AA, Weiner DE, Scott T, Sarnak MJ. Cognitive function in dialysis patients. *Am J Kidney Dis* 2005;**45**:448.
18. Tredget J, Kirov A, Kirov G. Effects of chronic lithium treatment on renal function. *J Affect Disord* 2010;**126**(3):436–40.
19. McKnight RF, Adida M, Budge K, Stockton S, Goodwin GM, Geddes JR. Lithium toxicity profile: a systematic review and meta-analysis. *Lancet* 2012;**379**(9817):721–8.
20. Hanko J, Jastrzebski J, Nieva C, White L, Li G, Zalunardo N. Dedication of a nurse to educating suboptimal haemodialysis starts improved transition to independent modalities of renal replacement therapy. *Nephrol Dial Transplant* 2011;**26**:2302–8.
21. Murtagh FE, Cohen LM, Germain MJ. The "no dialysis" option. *Adv Chronic Kidney Dis* 2011;**18**(6):443–9.
22. KDIGO 2012. Clinical practice guideline for the evaluation and management of chronic kidney disease. Chapter 5: referral to specialists and models of care. *Kidney Int Suppl* 2013;**3**:112–9.
23. Clark WF, Rosansky SJ. Has the yearly increase in the renal replacement therapy population ended? *J Am Soc Nephrol* 2013;**24**(9):1367–70.
24. Kusztal M, Trafidlo E, Weyde W, et al. Cognitive-behavioral group therapy is an effective treatment for major depression in hemodialysis (HD) patients. *Kidney Int* 2010;**77**:646–7.
25. Cukor D, Ver Halen N, Asher DR, Coplan JD, Weedon J, Wyka KE, et al. Psychosocial intervention improves depression, quality of life, and fluid adherence in hemodialysis. *JASN* 2014;**25**(1):196–206.
26. Mitro GI, Grigoriou SS, Konstantopoulou E, Theofilou P, Giannaki CD, Stefanidis J, et al. Exercise training and depression in ESRD: a review. *Semin Dial* 2013:1–10.
27. Ouzouni S, Kouidi E, Sioulis A, et al. Effects of intradialytic exercise training on health-related quality of life indices in haemodialysis patients. *Clin Rehabil.* 2009;**23**:53–63.
28. Maratos AS, Gold C, et al. Music therapy for depression. *Cochrane Database Syst Rev.* 2006(1):CD004517.
29. Daneker B, Kimmel PL, Ranich T, et al. Depression and marital dissatisfaction with end-stage renal disease and their spouses. *Am J Kidney Dis.* 2001;**38**:839–46.
30. Cohen SD, Sharma T, Acuaviva K, et al. Social support and chronic kidney disease: an update. *Adv Chronic Kidney Dis.* 2007;**14**:335–44.
31. Hedayati SS, Yalamanchili V, Finkelstein FO. A practical approach to the treatment of depression in patients with chronic kidney disease and end-stage renal disease. *Kidney Int* 2012;**81**:247–55.
32. Cohen LM, Tessier EG, Germain MJ, Levy NB. Update on psychotropic medication use in renal disease. *Psychosomatics* 2004;**45**:34–48.
33. Levy NB, Mirot AM. The dialysis and kidney transplant patient. In: Leigh H, Streltzer J, editors. *Handbook of consultation-liaison psychiatry*. New York: Springer; 2007. p. 205–20.
34. Lassiter J, Bennett WM, Olyaei AJ. Dosing in elderly patients with chronic kidney disease. *Clin Geriatr Med* 2013;**29**:657–705.
35. Gibbons RD, Brown CH, Hur K, Davis J, Mann JJ. Suicidal thoughts and behavior with antidepressant treatment: reanalysis of the randomized placebo-controlled studies of fluoxetine and venlafaxine. *Arch Gen Psychiatry* 2012;**69**(6):580–7.
36. Cheng CM, Guglielmo BJ, Maselli J, Auerbach AD. Coverage of FDA medication boxed warnings in commonly used drug information resources. *Arch Intern Med* 2010;**170**(9):831–3.
37. Barnard K, Peveler RC, Holt RI. Antidepressant medication as a

risk factor for type 2 diabetes and impaired glucose regulation. *Diabetes Care* 2013;**36**(10):3337–45.

38. Spoelstra JA, Stolk RP, Cohen D, et al. Antipsychotic drugs may worsen diabetic control in type 2 diabetes mellitus. *J Clin Psychiatry* 2005;**65**:674–8.
39. Physicians' Desk Reference. 67th ed. Montvale, NJ: PDR Network; 2013.
40. Vinks AA, Saldana SN, Walson PD. Developmental principles of pharmacokinetics in pediatric psychopharmacology. In: Martin A, Scahill L, Kratochvil C, editors. *Pediatric psychopharmacology*, 2nd Ed. Oxford Press; 2010.
41. Angst MS, Buhrer M, Lotsch J. Insidious intoxication after morphine treatment in renal failure: delayed onset of morphine-6-glucuronide action. *Anesthesiology* 2000;**92**:1473–6.
42. Manley HJ, McClaran ML, Overbay DK, et al. Factors associated with medication-related problems in ambulatory hemodialysis patients. *Am J Kid Dis* 2003;**41**:386–93.
43. McIntyre RS, Baghdady NT, Banik S, Swartz S. The use of psychotropic drugs in patients with impaired renal function. *Prim Psych* 2008;**15**:73–88.
44. Cukor D, Rosenthal-Asher D, Cohen LM, Levenson JL, Kimmel PL. Renal disease. In: Levenson JL, editor. *American Psychiatric Publishing textbook of psychosomatic medicine: psychiatric care of the medically ill*, 2nd ed. Washington: American Psychiatric Publishing; 2011. p. 491–502.
45. Turpeinen M, Koivuviita N, Tolonen A, et al. Effect of renal impairment on the pharmacokinetics of bupropion and its metabolites. *Br J Clin Pharmacol.* 2007;**64**:165–73.
46. Lassiter J, Bennett WM, Olyaei AJ. Drug dosing in elderly patients with chronic kidney disease. *Clin Geriatr Med* 2013;**29**(3):657–705.
47. Sitar DS. Aging issues in drug disposition and efficacy. *Proc West Pharmacol Soc* 2007;**50**:16–20.
48. Aronow WS. Treatment of hypertension in the elderly. *Compr Ther* 2008;**34**(3–4):171–6.
49. Muhlberg W, Platt D. Age-dependent changes of the kidneys: pharmacological implications. *Gerontology* 1999;**45**(5):243–53.
50. <http://www.clinicaltrials.gov>, clinical trials identifier number NCT00946998.
51. Raedler TJ. Will lithium damage my kidneys? *J Psychiatry Neurosci* 2012;**37**(3):E5–E6.
52. Jefferson JW. A clinician's guide to monitoring kidney function in lithium-treated patients. *J Clin Psychiatry* 2010;**71**(9):1153–7.
53. Bendz H, Schon S, Attman P, Aurell M. Renal failure occurs in chronic lithium treatment but is uncommon. *Kidney Int* 2010;**77**:219–24.
54. Knebel RJ, Rosenlicht N, Colllins L. Lithium carbonate maintenance therapy in a hemodialysis patient with end-stage renal disease. *Am J Psychiatry* 2010;**167**(11):1409–10.
55. Miller MC. Lithium-induced kidney problems. Serious problems are unusual, but monitoring is key. *Harv Ment Health Lett* 2009;**26**(4):6–7.
56. Severus E, Bauer M. Managing the risk of lithium-induced nephropathy in the long-term treatment of patients with recurrent affective disorders. *BMC Med* 2013;**11**:34.
57. Raedler TJ, Wiedemann K. Lithium-induced nephropathies. *Psychopharmacol Bull* 2007;**40**(2):134–49.
58. American Geriatrics Society 2012 Beers Criteria Update Expert Panel. American Geriatrics Society updated Beers Criteria for potentially inappropriate medication use in older adults. *J Am Geriatr Soc* 2012;**60**:616–31.
59. Sylvestre MP, Abrahamowicz M, Capek R, Tamblyn R. Assessing the cumulative effects of exposure to selected benzodiazepines on the risk of fall-related injuries in the elderly. *Int Psychogeriatr* 2011;**8**:1–10.
60. Gray SL, LaCroix AZ, Hanlon JT, Penninx BW, Blough DK, Leveille SG, et al. Benzodiazepine use and physical disability in community-dwelling older adults. *J Am Geriatr Soc* 2006;**54**:224–30.
61. Wright RM, Roumani YF, Boudreau R, Newman AB, Ruby CM, Studenski SA, et al. Health, Aging and Body Composition study: effect of central nervous system medication use on decline in cognition in community-dwelling older adults. *J Am Geriatr Soc* 2009;**57**:243–50.
62. Wetherell JL, Petkus AJ, White KS, Nguyen H, Kornblith S, Andreescu C, et al. Antidepressant medication augmented with cognitive-behavioral therapy for generalized anxiety disorder in older adults. *Am J Psychiatry* 2013;**170**:782–9.
63. Barlow DH, Comer JS. What are the optimal treatment courses for geriatric anxiety, and how do we find out? *Am J Psychiatry* 2013;**170**:707–11.
64. Bryant C, Jackson H, Ames D. The prevalence of anxiety in older adults: methodological issues and a review of the literature. *J Affect Disord* 2008;**109**:233–50.
65. Veltri MA, Neu AM, Fivush BA, et al. Drug dosing during intermittent hemodialysis and continuous renal replacement therapy: Special considerations in pediatric patients. *Pediatr Drugs* 2004;**6**:45–65.
66. Daschner M. Drug dosage in children with reduced renal function. *Pediatr Nephrol* 2005;**20**:1675–86.
67. Trompeter RS. A review of drug prescribing in children with end-stage renal failure. *Pediatr Nephrol* 1987;**1**:183–94.
68. Moudgil A, Srivastava RN. Drug prescribing in children with renal failure. *Indian Pediatr* 1989;**26**(7):693–705.
69. Patrick KS, Caldwell RW, Ferris RM, Breese GR. Pharmacology of the enantiomers of threo-methylphenidate. *J Pharmacol Exp Ther* 1987;**241**:152–8.
70. Fraser CL, Arieff AI. Nervous system complications in uremia. *Ann Intern Med* 1988;**109**(2):143–53.

第 61 章

61

慢性肾脏病患者肾移植术前评估

Connie J. Wang and Bertram L. Kasiske

Department of Medicine, Division of Nephrology, Hennepin County Medical Center, Minneapolis, MN, USA

简　　介

肾移植术是终末期肾脏病患者的治疗手段之一。较之于持续透析，功能良好的移植肾对恰当选择的患者不但能提高生存率和生活质量，而且能降低治疗费用[1-3]。因此，肾移植术应当成为无手术绝对禁忌证的所有合适患者的考虑措施（禁忌证见表61.1）。

表 61.1　肾移植绝对禁忌证

活动性感染
预期寿命小于 2 年
严重的不可逆性系统性疾病
严重受限或不可复原的肢体障碍
控制不佳的精神性疾病
无法控制的精神性疾病伴有持续的药物滥用和无法戒断表现
未治疗的恶性肿瘤
肝硬化（除外拟行肝肾联合移植的患者）

然而，无论是移植术本身还是术后长期免疫抑制药物，都成为手术的诸多风险因素。明确患者从移植术中获得的最大收益，对于良好临床预后的最大化和紧缺的供体资源都具有重要的作用。

移植中心的初诊肾脏病专家对于术前的评估一般需要 3～12 月的时间，而接受评估的患者需要满足慢性肾衰竭的 3 项标准中的至少 1 项：需要长期透析治疗，预期透析时间需要 6～12 月，或估算肾小球滤过率（estimated glomerular filtration rate, eGFR）< 20ml/(min · 1.73m^2)。上述标准被众多移植中心接受和应用[4,5]，但是如何精确化评估时间比较困难。尽管评估时间通常需要 3～12 月，但某些中心已经发展出一套集中式评估模型或可仅需 1 天完成评估[6]。

理想地说，肾移植术应该尽早的进行（无透析肾移植），但又需要给受体的肾脏足够长的时间来发挥最大的功能。与透析后肾移植相比，无透析肾移植可以通过避免透析相关心血管疾病、感染及其他的并发症来改善患者及移植物的生存状况。无透析肾移植比例已经由 2001 年的 11.8% 上升至 2011 年的 14.4%[7]。但是，在移植前必须确保终末期肾病的不可逆性，以避免不必要的移植术。因此，确定评估时间及进行移植术是一项需要仔细平衡的事情，这种平衡涉及无透析肾移植的价值与过早接受手术和免疫抑制剂的风险（图 61.1）。

目前还没有最佳的术前评估随机对照研究报道，而目前的评估方案多为部分移植中心专用，仅有部分标准可供普遍采用。不适于接受移植术的患者应尽早确定。患者本人、家庭成员以及看护人员均需要进行移植手术价值与风险的教育。移植术前的潜在障碍需要及早发现，并制定相应的措施消除障碍以期使得患者的健康达到最佳状态。最后，只要可能，采用扩大的供体标准来源的移植肾，公民身后捐献亦或活体供肾都应积极探索使用。

评估过程通常需要按部就班进行。常规实验室和影像学评估需要配合多学科团队的协同工作，这其中包括移植外科医生、肾脏病学专家、护理人员、社会工作者、营养师以及财务人员。最终，多学科专业团队对移植的选择做出判断[8,9]。

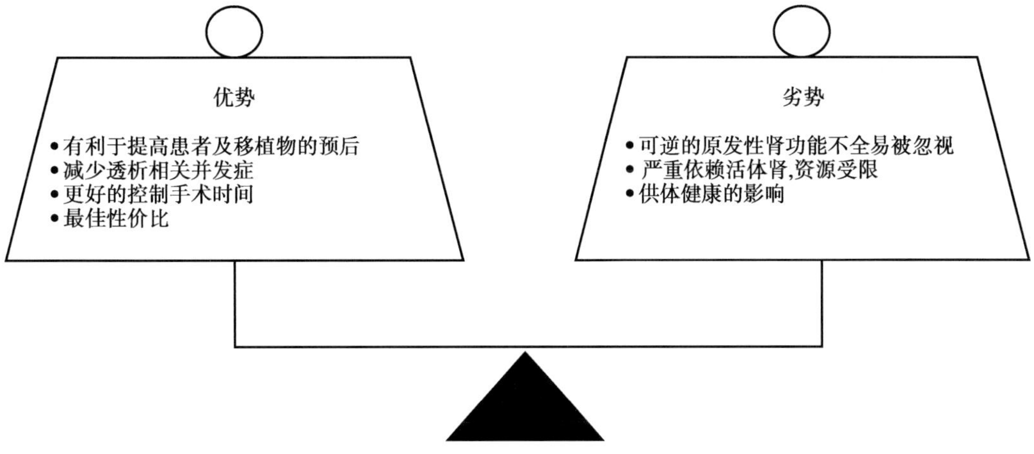

图 61.1　优先肾移植的选择平衡

心血管疾病

心血管疾病是肾移植术后死亡的首要病因，占总死亡率的 30%[10-12]，以移植术后短时间内发生率最高。因此，心血管疾病的评估是移植术前评估的最重要的内容之一。其目的就在于降低死亡率，纠正危险因素以及提供恰当的干预措施。不幸的是，目前的术前筛查手段与该目标的实现存在相当的差距。

心脏病

目前有许多临床指标用来筛查和管理肾移植术前的心血管疾病。近期发表的美国心脏协会/美国心脏病学院基金会（AHA/ACCF）指南提供了评估的框架，但是由于部分领域缺乏决定性的证据，准确的评估手段仍然难以实现。

心脏评估的目的在于确定患者是否需要推迟或取消移植手术，同时为心血管疾病高危患者提供最佳的预后方案。评估首先包括完整的病史采集，系统的体格检查，以及床边 12 导联心电图以及胸部正侧位平片。此外，对于透析患者，指南推荐透析后行超声心动图检查[12]。一项研究表明，在部分终末期肾脏病患者中，如果存在可逆性低左心室射血分数，通过扩张性治疗可降低患者的术后死亡率[12,13]。

AHA/ACCF 指南建议对于无症状的冠心病高危人群采取无创性心脏检查（负荷超声心动图或运动/药物诱导心肌灌注成像）。无症状的冠心病高危人群包括如下风险因素：年龄大于 60 岁，常规 1 年的透析病史，吸烟，患有糖尿病、高血压、血脂异常，心血管疾病或左心室肥大[12]。为了更好地判断冠心病严重程度，存在冠心病高危风险的患者建议行冠脉造影检查。

接受肾移植的冠心病患者行冠状动脉血管重建术与普通冠心病患者无异[12,14]。血管重建术适用于有缺血症状的患者，不稳定型心绞痛，非 ST 段抬高的心肌梗死，以及接受重建术后生存状况明显改善的无症状的冠心病高危人群。最后一项指标包含了冠脉造影的解剖学证据和心肌缺血负荷的标准[14]，通常被称为“复杂性冠心病”。实际上，对于非“复杂性冠心病”的无症状高危患者亦可采取血管重建措施，但缺乏足够的证据支持。事实上，普通人群的随机对照研究表明无症状的高危患者进行筛查和血管重建无益于改善患者的预后[15-20]。

脑血管疾病

透析患者的脑卒中风险是普通人群的至少 5 倍[21]。有脑卒中或者短暂性脑缺血发作病史的患者接受大血管手术，包括肾移植手术后的脑血管意外再发风险明显升高[22]。尽管没有证据支持，但普遍的临床共识认为术前至少 6 个月内未有脑血管事件的发生[4,5]。对于存在脑卒中或者短暂性脑缺血发作病史的患者应采取理想的医疗和行为治疗措施来控制好术前危险因素，诸如糖尿病、高血压、肥胖、吸烟、血脂异常和心房纤颤等[23]。

对于肾移植患者，术前行亚临床颈动脉疾病的筛查和治疗，其作用尚不明了。对于亚临床颈动脉疾病是否行动脉重建应综合合并的疾病情况、预期寿命以及患者医院进行评估。AHA 和美国脑卒中学会（ASA）在最新的初级脑卒中预防指南中指出：预防性颈动脉内膜切除术对于严格筛选的亚临床颈动脉狭窄患者（动脉造影显示至少狭窄 60%，血管彩超确证狭窄 70%）有临床效果[24]。

外周动脉疾病

外周动脉疾病(PAD)在透析患者中比较常见,可增加患者的死亡率。PAD 的评估首先包括血管功能病史和体格检查,以评估下肢末梢动脉的开放情况。对主动脉和髂动脉的进一步检查包括彩超、多普勒血流、CT 或 MRI 可用于筛选高危患者[4,5]。尽管稳定型 PAD 并不是肾移植的禁忌证,但由于可能的术后移植物或末梢血管灌注不佳,存在无法纠正的巨大腹部动脉瘤,严重闭塞性髂总血管疾病,活动性坏疽或者近期有动脉粥样硬化性栓塞时间的患者不适于接受肾移植手术。

恶性肿瘤

肾移植术后的免疫抑制治疗能增加恶性肿瘤的发病率。接受肾移植术的患者发生恶性肿瘤的风险是普通人群的至少 3 倍[26],而术后发生恶性肿瘤占肾移植患者死亡原因的 9% ~12%[4]。肾移植患者肿瘤项目检查目的在于能恰当的筛查无法发现的癌症,并且能评估先前接受过肿瘤治疗的移植患者的生存状态。

尽管移植前肿瘤筛查似乎是明智的选择,但目前尚无经济有效的筛查手段[27-30]。良好的筛查的取决于肿瘤的发生率、是否存在特异性风险因素和筛查手段的有效性。肿瘤的筛查分为仅需要全面的病史采集和体格检查者,以及按照美国癌症学会指南推荐项目筛查者(表 61.2)。肺癌是一个例外,部分中心对有吸烟史的患者进行肺癌的筛查(包括胸部 X 线片和 CT)。部分肿瘤存在高危因素,结合病史采集、体格检查以及美国癌症学会的推荐筛查手段已经充分。然而,肾脏恶性肿瘤、膀胱癌以及肝癌仍旧需要专业手段以筛查特异性的风险因素[4,5]。最后,多发性骨髓瘤的筛查因不同中心筛查个体不同而存在多样化。

表 61.2 部分恶性肿瘤推荐无肿瘤等待时间

恶性肿瘤	较之健康人群,透析人群中的发生率	筛查手段	复发率	死亡率	建议等待时间(年)	
肾细胞癌	3.3 ~9.9	高危人群影像学检查:镇痛剂肾病, Balkan 肾病,中药性肾病以及囊性肾病引起的肾衰竭	1%	80%	偶发	0
			27%		小于 5cm	2
					大于 5cm	5
Wilm'瘤	未知	无	13%	80%		2
膀胱癌	1.4 ~1.8	存在梗阻性尿路疾病,感染性尿路疾病或暴露于已知的膀胱癌高位因素的个体行尿脱落细胞及膀胱镜检查	29%	38%	原位	0
					浸润性	2
宫颈癌	1.6 ~4.0	ACS 指南	6%	66%	原位	0
					局限性	2 ~5
					浸润性	未有确切推荐
子宫内膜癌	相当	无	4%	高		2
睾丸癌	未知	无	5%			2
甲状腺癌	1.9 ~5.9	无	7%	低		2
肉瘤	未知	无	29%	高		2
乳腺癌	相当	ACS 指南	23%	76%	原位	2
					Ⅰ,Ⅱ期	5
					Ⅲ,Ⅳ期	不推荐移植
结直肠癌	相当	ACS 指南	21%	63%	DukesA 或 B1	2
					DukesB2 以上	5

续表

恶性肿瘤	较之健康人群,透析人群中的发生率	筛查手段	复发率	死亡率	建议等待时间(年)	
前列腺癌	相当	ACS 指南	18%	29%	局限性	0
					Ⅰ,Ⅱ期	5
					Ⅲ期	5
肝癌	1.2~1.5	对于患有慢性乙型或者丙型肝炎患者行影像学及血清 AFP 检查	未知	非常高	除行肝肾联合移植,不推荐肾移植	
淋巴瘤	相当	无	10%	75%		2
恶性黑色素瘤	未知	无	21%	100%	原位	2
					非原位	5
非黑色素瘤皮肤癌	未知	无	48%	低	基底层	0
					非基底层	2
多发性骨髓瘤	3.2~5.2	血清及尿液免疫电泳检测	67%	100%	除行干细胞移植,不推荐肾移植	
肺癌	相当	存在吸烟病史的个体推荐性影像学检查	未知	未知	未知	未知

除极少数肿瘤外(表 61.2),复发或者活动性浸润性恶性肿瘤是肾移植的禁忌证。但是,先前接受肿瘤治疗的患者可接受移植手术。对于器官移植术后肿瘤复发率的认识源于最大的移植相关恶性肿瘤数据库之一,辛辛那提移植肿瘤注册数据库(CTTR)。尽管存在潜在的结果误差,但 CTTR 仍旧是目前移植术前评估恶性肿瘤发生率的最佳依据。数据库的结果提示肿瘤复发风险与肿瘤成功处理到移植术后免疫抑制时间间隔成明显的负相关关系[32,33]。例如,间隔少于 2 年的移植患者肿瘤复发率为 54%,间隔为 2~5 年的为 33%,而间隔超过 5 年的则为 13%。

表 61.2 展示了推荐的无肿瘤等待时间[4]。由于肝癌及多发性骨髓瘤的高死亡率,目前不推荐同时进行肾移植与肝脏或干细胞移植。另外,基底细胞皮肤肿瘤不必要求等待。子宫、甲状腺和睾丸肿瘤,以及非基底细胞皮肤肿瘤、肉瘤、淋巴瘤和 Wilm 瘤的患者需要 2 年的观察等待时间。其他肿瘤的等待时间根据肿瘤的分期不同而异。膀胱原位癌不需要等待,其他肿瘤分期则需要等待 2 年。偶发性肾癌患者术后无需等待,而肿瘤直径小于 5cm 的肾癌患者需要等待 2 年,而直径等于或超过 5cm 的则需要等待 5 年。宫颈原位癌无需等待,Ⅰ或Ⅱ期的则需要等待 2 年,而Ⅲ期及其以上的则需要等待 5 年。原位黑色素瘤需要等待 2 年,其他肿瘤分期则需要 5 年。最后,乳腺原位癌患者需要等待 2 年,Ⅰ或Ⅱ期患者则需要等待 5 年。不幸的是,Ⅲ或Ⅳ期患者不适于行移植手术。

决定患者是否入组以及移植前需要等待多长时间是一项复杂,并且需要个体化处理的决策。个体化的处理措施,需要考虑到多方面因素,诸如透析和肿瘤复发死亡率对比、肿瘤负荷和预后以及患者意愿等。

感　染

肾移植患者处于感染的高危状态。术前的感染评估有 3 个目的。第一,术前明确和治疗活动性感染。第二,确定潜在的或者既往感染的情况以及制定预防和治疗性措施,以达到降低感染再激活,进展或移植术后感染的风险。第三,确保计划免疫疫苗尽早接种。对于肾移植患者,可能遇到的感染包括透析通道感染、上尿路或下尿路感染,以及皮肤、软组织和骨感染(尤其是有糖尿病的患者)。

潜在感染应该仔细地分析和治疗。陈旧性潜在的感染为结核杆菌,在美国 9% 的终末期肾病患者中显示结合菌素实验(PPD)阳性,而 16% 的患者存在结核暴露的病史[34]。一只手的免疫抑制治疗可导致尚属患者的感染播散,部分抗结核药物与免疫抑制药物相互作用的副作用。为了减少感染再激活的风险,有高危因素的患者术前应该进行详细的筛查,包括详细询问既往有无感染区暴露或居住史,胸片检查和 PPD 实验。由于 32% 终末期肾病患者出现假阴性,抗原序列监测将有助于 PPD 实验阴性患者的进一步确认[35]。临床症状和体征,胸片都可以提示疾病是否处于活动期,而抗酸杆菌培养阳性将确认疾病处于活动期。活动期患者在移植术前应接受恰当的治疗。非免疫诱导造成的 PPD 阳性，和(或)胸片提示陈旧性肺结核可能提示潜在的疾病感染。有既往治疗病史的患者无需进一步处理，而没有解释正规治疗的患者则需要接受至少 6 个月的隔离性预防处理措施以防止再激活，尽管预防性处理措施在降低移植术后结核再激活的发生率方面仍存在争议[35]。

既往病毒感染病史，如巨细胞病毒、EB 病毒、单纯疱疹病毒(HSV)以及水痘带状疱疹病毒(VZV)，尽管只有极少数患者体现相关临床表现，但仍需要进行血清学检查[4,35]。但是，上述病毒的血清学状态并不能决定是否行移植手术，而在于帮助确定感染的风险因素，监测密度以及预防性术后处理措施的实施与否。例如，CMV 或 EBV-IgG 阴性的患者接受相关病毒 IgG 阳性的器官移植将存在并发感染的高危状态。血清学阴性的 VZV 患者术前需进行疫苗接种，以预防严重的术后水痘感染[36]。

人类免疫缺陷病毒(HIV)感染的患者面临独特的挑战。随着高活性抗病毒治疗(HAART)的实施，机会感染导致的发病率和死亡率大大下降，以至于终末期器官的功能状态成为了影响患者生存期的主要限制因素[37]。多年来，HIV 感染移植被认为是器官移植的一个绝对禁忌证。但是，近年来研究证实是否存在 HIV 感染与移植后患者的短期预后和移植物结局五明显差异[38-40]。目前，移植术仅限于高度选择过的患者，包括检测不到病毒拷贝、持续检测到 CD4 阳性淋巴细胞计数或大于 300 个细胞/ml，无机会性感染以及对抗病毒药物持续敏感[35]。由于蛋白酶抑制剂与磷酸化酶抑制剂之间复杂的药物相互作用，术后需密切监测磷酸化梅抑制剂浓度以避免毒性反应。

同样的，慢性病毒性肝炎并不是移植的绝对禁忌证。对于乙型和丙型病毒性肝炎，是否存在活动性病毒拷贝以及疾病严重性的组织学证据共同指导治疗决策制定[35]。我们必须认识到免疫抑制剂暴露后病毒再激活的风险可能明显增高。透析患者中乙型肝炎的发生率为 1.6%[41]，因此接受移植的患者术前必须进行相关感染的筛查。无肝炎感染风险的患者需进行肝炎疫苗的接种。慢性肾脏病患者中出现乙型肝炎病毒抗原血症(HBsAg 阳性状态)，尽管不是移植的禁忌证，但仍需要进一步的监测以明确是否为活动性病毒拷贝状态(HBeAg 阳性状态或 HBV-DNA 存在状态)。除并行肝移植手术外，活检证实肝硬化(无论血清学结果如何)不适于行肾移植术[42]。存在活动性病毒拷贝的慢性肾脏病患者移植术后易导致进展性肝脏疾病，进而造成较高的死亡率，因此推荐术前行拉米夫定治疗用于抑制病毒复制[42,43]。对于存在病毒血症的患者行肾移植术是否有助于提供生存价值尚未可知。

丙型肝炎病毒感染的患者存在移植后特异性 HCV 相关性并发症，如肾小球肾炎和移植后糖尿病。HCV 抗体阳性的慢性肾脏病患者，HCV-RNA 的检测应常规进行。对于 HCV-RNA 存在的患者应行肝脏穿刺活检以评估肝脏疾病的严重程度，尽管实验室检查与组织学表现之间关联系不强[44]。HBV 感染导致的晚期肝脏疾病患者一经活检明确，均不适于行单纯肾移植术。存在 HCV-RNA 阳性的慢性肾脏病患者应行抗病毒治疗，包括采用 α 干扰素，以预防肝脏疾病进展和 HCV 相关性肾小球肾炎，尽管应用这些药物可造成排斥反应的发生[45]。

儿童病毒感染如流感、肺炎球菌、乙型肝炎的计划免疫措施目前被推荐如慢性肾脏病患者相关疾病的治疗建议中[36]。无脾患者应行计划免疫措施以对抗流感嗜血杆菌和脑膜炎双球菌。无论如何，考虑到慢性肾脏病患者疫苗反应性的减弱，疫苗均应在移植术前尽早接种。移植前接种疫苗的推荐目录见表 61.3。最后，许多临床状态，如脾脏切除病史，免疫抑制剂或化疗药物暴露史，骨髓移植术史，以及获得性或先天性免疫缺陷疾病等，并不是移植的禁忌证，但可增加严重感染的风险。由于针对上述疾病的特异性治疗治疗尚无提出，因此存在上述临床状态的患者移植术前需要被详细告知移植相关的风险和随后的密切随访措施。

表 61.3 肾移植前推荐预防接种计划

疫苗	计量及频次
流感	每年 1 次
百白破	每 10 年 Td，联合 1 次 Tadp
水痘	2 次
人乳头状瘤病毒	26 年三次
带状疱疹	1 次
麻疹，流行性腮腺炎，风疹	1 或 2 次
肺炎球菌	1 或 2 次
脑膜炎链球菌，嗜血杆菌流感	用于脾切除患者
乙型肝炎	3 次

复发性肾脏病

引起终末期肾病的大多数原发病在同种异体移植肾中都可以复发(表 61.4)。只有少数疾病是例外，比如遗传病中的多囊肾及奥尔波特综合征，和后天因素导致的慢性间质性肾炎及慢性肾盂肾炎[4]。仅有 3% 的完全性移植肾失功可以归因于复发性疾病，所以在引起终末期肾病的病因中，只有极少数原发病被看作是肾移植手术的绝对禁忌证。然而，在向肾移植患者和活体供者进行知情同意告知中，以及在医疗工作者决定移植手术的恰当时间、供者类型、和制定合理的后续检测程序的过程中，导致终末期肾病的病因和复发的相关风险因素均可以提供有价值的指导。导致终末期肾病的疾病可大致分为两类：肾局限性疾病和系统性疾病，都是肾移植术后的潜在危险因素（表 61.4）。

表 61.4　疾病复发与移植物失功率

疾病类型		复发率	复发后移植物失功率
肾局限性疾病			
FSGS	首次移植	20% ~40%	40% ~50%
	复发病史	80%	
	基因变异	0	
IgA		20% ~40%	6% ~33%
MPGN	Ⅰ	20% ~30%	40%
	Ⅱ	80% ~100%	10% ~20%
MGN		10% ~20%	50%
系统性疾病			
SLE		小于 10%	罕见
ANCA 血管炎		17%	罕见
抗 GBM 疾病		10%	
Alport 综合征		0%	
胱氨酸症		0%	
Fabry 病		100%	罕见
SCD		未知	原发病死亡率决定
淀粉样变性		30% ~40%	原发病死亡率决定
硬皮病		20%	高
原发性草酸盐沉着病		100%	未知
HUS	STEC-HUS	0%	50%
	atypical HUS	28%	90%
	H/I 因子突变	80%	

肾局限性疾病的复发

据报道，5% ~20% 的肾移植患者会出现复发性肾小球肾炎（GN），占移植肾失功总数的 8.4%[4,46]。除了原发性局灶性节段性肾小球硬化（FSGS），大多数复发性肾小球肾炎在肾移植后较晚才会出现并且进展缓慢。肾小球肾炎一般不是肾移植的禁忌证。例如，尽管Ⅱ型膜增生性肾小球肾炎的复发率为 80% ~ 100%，但是却极少引起移植肾衰竭。相反的，局灶性节段性肾小球肾炎在 50% 的肾移植术后很快复发并且引起终末移植肾衰竭[47]。在既往有 FSGS 导致移植肾失功病史的肾移植患者中，FSGS 的复发率高达 80%。因此，虽然原发性 FSGS 并不妨碍肾移植手术的进行，但是在决定做二次移植，尤其是肾源来自活体供者时，要非常的小心。

系统性疾病的复发

很多系统性疾病很少或者极少在移植肾中复发[4]。像系统性红斑狼疮（SLE），抗中性粒细胞质抗体（ANCA）相关性血管炎，抗肾小球基底膜综合征，奥尔波特综合征和胱氨酸病等。因这些疾病复发导致的移植肾失功并不常见。法布里病非常特殊，因为该病的自然病程进展极为缓慢，尽管组织学复发不可避免，但是却极少出现明显的临床症状。因此，只要达到一定的手术指征，肾移植仍然是这些疾病的首选治疗方式。在患有 SLE、ANCA 相关性血管炎、抗肾小球基底膜性疾病等的肾移植患者当中，疾病活动期是不允许出现的。另外，在抗肾小球基底膜性疾病中，循环抗体（和 ANCA 水平类似，提示疾病活动度）要是阴性。在患有奥尔波特综合征的肾移植患者中，因为在基底膜上接触胶原蛋白新的亚型，会形成抗基底膜的相关抗体，但是临床极少发生明显的肾炎，并且患者及移植肾的存活率与不合并奥尔波特综合征的患者相比没有差异。

其他系统性疾病的复发率差异很大。移植肾的适应度和长期预后很大程度上依赖于肾外环境的严重程度，而不是这些疾病在肾脏的复发率。比如镰状细胞贫血、淀粉样变性和硬皮病等。患有镰状细胞贫血的患者肾移植术后存活率低于其他疾病，但是比血透治疗的存活率高，所以肾移植仍是首选治疗方式。在患有原发性淀粉样变性的患者中，虽然其复发率较高，为 30% ~40%，却不影响肾移植手术的疗效，除非已经严重累及全身（尤其是心脏）或者出现多发性骨髓瘤。硬皮病的术后复发率只有 20%，但是却经常诱发移植肾衰竭。尽管如此，在不伴有严重肾外疾病的前提下，肾移植仍然是首选治疗方式。

原发性草酸沉积症

原发性草酸沉积症是因编码丙氨酸-乙醛酸氨基转移酶(肝酶的一种)的基因缺陷所致的,可引起尿液草酸盐分泌增加、复发性肾结石进而导致终末期肾病[48]。随着肾损害的加重,会发生草酸盐分泌障碍和肾外草酸盐沉积。因为只有肝移植可以真正治疗该病,尽管给予像维生素 B_6 或者正磷酸盐等细致的治疗方案,单独行肾移植的患者几乎必然会出现移植肾的草酸沉积症复发。理论上讲,肝肾联合移植手术可以预防术后疾病复发。可惜,支持该治疗手段的证据缺少,联合移植的患者并不比单独肾移植的患者的存活率高[49,50]。因此,是做单独肾移植还是肝肾联合移植,要根据草酸盐沉积累及器官和严重程度来决定[4,5]。在肾功能存留可和肾外累及少的患者当中,先行肝移植可能是最好的选择。在肾损害严重合并中度系统性草酸沉积的患者中,可以考虑单独肾移植。在同时存在严重肾损害和肾外疾病的患者中,肝肾联合移植可能是最好的选择。

溶血性尿毒综合征/血栓性血小板减少性紫癜

溶血性尿毒综合征/血栓性血小板减少性紫癜(HUS/TTP)是一种血栓性微血管病,可以导致终末期肾病[51]。总复发率为 28%,伴有高频率的移植肾衰竭[4,5]。复发的风险随该病特异性病因的不同而不同。比如,感染产志贺毒素大肠埃希菌的 HUS 患者不太可能复发。与之相反的,伴有不典型 HUS 患者(一种可知与非可知基因突变导致的旁路补体激活失调)的复发率为 60%,移植肾衰竭率为 90%[52]。在非典型 HUS 合并 H 因子缺陷的患者中,复发率最高,大约为 80%。除了两个例外,HUS/TTP 并不是肾移植的禁忌证。两个例外分别是:第一,在因已知基因突变导致的非典型 HUS 患者中,不提倡活体亲属供体;第二,在因 H 因子缺陷导致的非典型 HUS 的患者中,肾移植的作用仍是存在争议的。鉴于近年来在使用 Eculizumab(一种可以阻断补体激活的人类单克隆抗体)治疗非典型 HUS 上面的成功,一些相关研究正在进行,好进一步明确 Eculizumab 是否可以减少移植后复发率[51,53]。

泌尿生殖器疾病

泌尿生殖道的评估决定了患者是否有条件在肾移植术后行尿引流,或者是否有肾切除的指征。膀胱解剖和功能的正常对于肾移植成功来说是必需的。然而,因为严重的膀胱畸形很罕见,筛查只有在怀疑膀胱功能异常的患者中进行才是划算的。有人建议合并长期糖尿病的患者,发生膀胱功能紊乱的可能性更大,可能需要额外的检查。检查方式包括排泄性膀胱尿道造影、膀胱镜或者逆行肾盂造影。对于大多数膀胱功能紊乱的患者,自我间歇导尿是长期治疗的最佳选择;但是对于其他患者,或许需要手术治疗,比如膀胱扩大术或者尿流改道术[54]。

对于有明显临床症状(如胁痛、需要输血的肉眼血尿,甚至早饱)的患者,因为有严重贫血、营养不良或者影响移植肾手术部位的解剖屏障等问题,肾移植手术死亡的风险很大,常常需行自体肾切除术。最常见的适应证是多囊肾伴反复复杂性囊肿感染、出血、严重疼痛或者增大的肾妨碍移植肾的放置部位。在有对内科治疗不敏感的严重蛋白尿、高血压或者慢性肾脏感染的患者中,肾切除也应该考虑[4,5]。在膀胱输尿管反流和肾细胞癌的患者中,双侧肾切除是否合适还缺乏证据。这类在肾移植前需要肾切除的患者是否切肾需要根据个人情况来决定。

胃肠道疾病

肾移植和后续的免疫抑制治疗可以导致与消化性溃疡(PUD)、肠憩室和胆石症等相关的胃肠道并发症。然而,对于这类患者,筛查和预防性治疗措施的价值还存在疑问。

对无症状的患者进行 PUD 或者其病原体幽门螺杆菌的筛查很可能是没有必要的,因为预防性抑酸药物的使用已经显著降低了 PUD 相关的并发症[55]。事实确实是这样,对使用这种治疗方式的患者进行移植术后常规筛查,结果显示只有溃疡的发病率只有 3.2%,而且大多数都是无症状性[56]。

在慢性肾脏病患者中,胆囊炎应该行胆囊切除术。对无症状胆囊炎患者进行筛查和对并发胆囊结石的患者行胆囊切除术是不必要的[57,58]。对于像有胆囊炎既往病史的高危患者进行筛查是合理的,如果复发风险很高,也可以考虑行胆囊切除术[4]。

准备肾移植前肠憩室的治疗存在一个独特的挑战,因为肠憩室的在终末期肾病的患者当中患病率很高(高达 40%),而且是肾移植患者术后肠穿孔的最常见原因[60]。然而,对无症状患者的筛查并没有必要性和有效性。例如,一项研究中,对所有高于 50 岁的肾移植患者术前进行筛查,发现只有 20 人患有肠憩室。所有存在术前肠憩室又没有接受预防性结肠切除的肾移植患者,没有人发生术后并发症或者需要接受结肠切除术[61]。

肺部疾病

术前进行呼吸系统评估的目的是为了减少短期和远期的术后并发症。因为缺乏明确的数据,大多数主流腹部手术的术前呼吸系统评估指南在肾移植患者中应用也是合理得来。所有患者术前都应该有呼吸系统既往病史、体格检查和胸片结果。如果患者存在呼吸系统危险因素,如吸烟、肥胖、运动耐受低下、高龄、慢性阻塞性肺疾病和哮喘等,就需要行进一步肺功能测试[62]。应强烈建议患者戒烟以降低远期心血管和肺部并发症[4,5,62]。

社会心理学评估

应用社会心理学评估是为了判断准备肾移植的患者进行正常的知情同意的能力及其依从能力。这类评估主要由认知障碍评估、精神疾病评估和药物滥用评估等构成。

有报道指出,长期透析患者认知功能障碍的患病率高达 30% ~60%,是同龄人的至少两倍之多[63,64]。然而,认知功能障碍并不是移植手术的禁忌证。实际上,移植手术可以改善认知功能障碍的某些方面[65,66]。评估包括对可引起认知功能障碍的可逆性因素进行筛查,比如抑郁症、甲状腺功能低下、硫胺素缺乏症、透析不充分、甚至用药过多[4,67]。当不大确定损害的分布范围和严重程度的时候,去做正规的神经心理学检查是很少得到什么好处的。不管病因是什么,伴有认知功能障碍的患者仍可以考虑行肾移植手术,只要患者有能力理解手术及长期免疫抑制治疗的风险和收益,而且依从能力良好。当患者相关能力缺乏时,如果其法律监护人或照料者可以完全明白治疗程序及其可能的预后,仍可以进行肾移植手术[4,5]。

只要症状控制可,精神疾病也不是移植的禁忌证[4,5]。并需要精神科专科医生评估症状控制水平。移植术后,某些药物有诱发的精神症状恶化风险,尤其是类固醇。一些物质可以通过细胞色素 P450 系统与神经钙调蛋白抑制剂的代谢相互作用,比如 5-羟色胺再摄取抑制剂和丙戊酸盐,因此需要保持警惕[5,68]。

活性物质滥用是移植后患者依从性差的主要相关危险因素之一,是移植肾失功的一个主要原因[69]。所有既往有物质、酒精滥用的患者都需要提供一个长期的脱瘾证明。传统是 6 个月,但是这个时间表缺乏可靠的临床证据[4,5]。同样的,肾移植患者需要至少 6 个月对各种形式的治疗方式(包括血透)显示出好的依从性,然后再考虑肾移植。

免疫学评估

对肾移植患者进行免疫学评估可以将移植排斥反应降到最低,尤其是预存抗体介导的排斥反应,同时最大增加供体和受体的匹配度[4]。ABO 血型鉴定和人类白细胞抗原(HLA)的抗体检测提示前者,HLA 组织类型提示后者。

传统认为,ABO 血型不合是肾移植的禁忌证,因为预存的同种血细胞凝集素作为一种抗 ABO 抗体能激活补体系统和凝血级联反应,最终导致移植肾坏死[70]。然而在某些情况下,A2 血型的供体可以提供肾给非 A 血型的受者,因为一般来说抗 A2 抗体都是低表达的[71]。随着移植器官的日趋相对短缺,对于 ABO 血型不匹配肾移植的兴趣也在升温,同时,降低同种血细胞凝集素滴度的手段也展现出让人振奋的结果,比如血浆净化、抗原特异性抗体吸附、免疫球蛋白疗法和尝试使用利妥昔单抗等[71,72]。

抗 HLA 抗体是肾移植成功的一个主要障碍,因为确认供者没有受者敏感的 HLA 抗原是很困难的,也因为预存的供体特异性抗体(DSA)和有害移植肾的结局相关,原因可能增加了抗体介导的排斥反应(AMR)的发生率[73,74]。患者通过暴露于人体组织获得 DSA,比如输血、怀孕、器官移植、偶尔是感染。抗体筛查作为移植术的病情检查正在完善,在没有配型成功前每季度做一次,在配型成功后马上再做一次。检测抗 HLA 抗体强度和特异性的方式已经从传统的补体依赖性细胞毒性反应试验演化到更加敏感的固相试验,包括酶联免疫吸附试验和荧光微球技术[75]。这项新技术实现了更加精确的 HLA 抗体检测和描述,并且通过称为"虚拟交叉配型"的程序进行器官分配,如果出现针对供体的抗 HLA 抗体,受者就不能接受移植器官[76]。然而,增强的 HLA 检测的临床重要性仍处在研究当中,在关于预存 DSA 在预测 AMR 和移植物存活当中的作用上存在这矛盾的数据,尤其是 DSA 滴度很低的时候[75]。在敏感患者当中促进肾移植手术成功的手段正在探索当中。这些手段包括了降低 HLA 抗体滴度、使用各种脱敏疗法(包括血浆净化、免疫球蛋白或者利妥昔单抗疗法)、通过捐献肾匹配程序从一个大的供者库中找到一个合适的活体供者[77]。

肥 胖

随着肥胖的患病率在普通人群中的持续增长,在美国移植患者中的肥胖的发病率也相应增加了,从1995年的19.1%到2011年的34.5%[78,79]。对于肾移植患者来说,移植前肥胖(一般定义为体重指数BMI大于30kg/m^2)和短期、中期及长期预后相关。肾移植患者中,肥胖能危害伤口愈合并且与更高风险的感染(尤其在高强度免疫抑制的情况下)[80,81],移植肾功能形成缓慢[82,83]和长期移植肾存活率[82,84],及长期内增加所有因素导致的和心血管性死亡有关[85,87]。

很多中心推迟肾移植知道患者达到了BMI的目标水平。然而,这种做法存在争议。首先,影响因素而不是BMI较能解释肥胖和预后表面上的联系。BMI在慢性肾脏病患者中不是一个理想的评价指标,因为他不能反映肌肉和脂肪组织组成的差异[88]。其他标志,比如腰围,似乎和更差的移植肾及患者预后有更加强的独立联系[89]。其次,移植术前进行人为减肥的风险和获益还没有临床对照试验研究。第三,可能是最重要的,在肥胖患者中,尽管移植肾和患者存活率比BMI正常的患者差,但是与透析治疗对照组的患者比死亡率还是降低的[6.6 vs 3.3 死亡数/(100患者·年)][90]。

总的来说,这些考量意味着在BMI是否应该独立作为排除肾移植资格、甚至什么才是"理想的"或"可接受的"目标上是不清楚的。

虽然如此,考虑到优次的结果、器官短缺和在财政资源有限的情况下更高的移植后费用,推荐患者行肾移植手术前减肥至BMI<30kg/m^2,尤其是当患者有肥胖相关并发症或危险因素[4,5]。

理想的情况是通过生活方式的调整达到减肥的目的[91]。然而,由于各种原因,在血透患者中要实现持续减肥可能很困难。应该考虑药物治疗,但是它的长期安全性及耐受性是一个很大的问题[92,93]。目前,只有奥利司他被美国FDA批准用于减肥。减肥外科手术作为病态肥胖又减肥失败患者的典型后备治疗方式,对于筛选出来的患者是有希望的。有报道称3年内减肥60%可持续获益5年[94,95]。然而,这些获益必须和手术已知并发症相平衡,比如各种免疫抑制药物吸收障碍[94,96],以及在自体肾及移植肾中草酸盐肾病的高风险[97,98]。该手术在肾移植肥胖患者当中的作用还有待研究。

结 语

肾移植患者的评估和术前准备是复杂的一系列过程。因为在这个领域的证据在不停地演变,不同中心的实践之间存在很大的不同。临床判断仍在最终决策中扮演重要的角色。

(孙其鹏 译,孙启全 校)

参考文献

1. Laupacis A, Keown P, Pus N, Krueger H, Ferguson B, Wong C, et al. A study of the quality of life and cost-utility of renal transplantation. *Kidney Int* 1996;**50**(1):235–42.
2. Russell JD, Beecroft ML, Ludwin D, Churchill DN. The quality of life in renal transplantation – a prospective study. *Transplantation* 1992;**54**(4):656–60.
3. Wolfe RA, Ashby VB, Milford EL, Ojo AO, Ettenger RE, Agodoa LY, et al. Comparison of mortality in all patients on dialysis, patients on dialysis awaiting transplantation, and recipients of a first cadaveric transplant. *N Engl J Med* 1999;**341**(23):1725–30.
4. Kasiske BL, Cangro CB, Hariharan S, Hricik DE, Kerman RH, Roth D, et al. The evaluation of renal transplant candidates: Clinical practice guidelines - Introduction. *Am J Transplant* 2001;**1**:7–95.
5. Knoll G, Cockfield S, Blydt-Hansen T, Baran D, Kiberd B, Landsberg D, et al. Canadian Society of Transplantation: consensus guidelines on eligibility for kidney transplantation. *Can Med Assoc J* 2005;**173**(10):S1–25.
6. Formica Jr. RN, Barrantes F, Asch WS, Bia MJ, Coca S, Kalyesubula R, et al. A one-day centralized work-up for kidney transplant recipient candidates: a quality improvement report. *Am J Kidney Dis* 2012;**60**(2):288–94.
7. Matas AJ, Smith JM, Skeans MA, Lamb KE, Gustafson SK, Samana CJ, et al. OPTN/SRTR 2011 Annual Data Report: kidney. *Am J Transplant* 2013;**13**(Suppl 1):11–46.
8. Bunnapradist S, Danovitch GM. Evaluation of adult kidney transplant candidates. *Am J Kidney Dis* 2007;**50**(5):890–8.
9. Gallon LG, Leventhal JR, Kaufman DB. Pretransplant evaluation of renal transplant candidates. *Semin Nephrol* 2002;**22**(6):515–25.
10. Lentine KL, Brennan DC, Schnitzler MA. Incidence and predictors of myocardial infarction after kidney transplantation. *J Am Soc Nephrol* 2005;**16**(2):496–506.
11. Kasiske BL, Maclean JR, Snyder JJ. Acute myocardial infarction and kidney transplantation. *J Am Soc Nephrol* 2006;**17**(3):900–7.
12. Lentine KL, Costa SP, Weir MR, Robb JF, Fleisher LA, Kasiske BL, et al. Cardiac disease evaluation and management among kidney and liver transplantation candidates: a scientific statement from the American Heart Association and the American College of Cardiology Foundation: endorsed by the American Society of Transplant Surgeons, American Society of Transplantation, and National Kidney Foundation. *Circulation* 2012;**126**(5):617–63.
13. K/DOQI clinical practice guidelines for cardiovascular disease in dialysis patients. *Am J Kidney Dis*. 2005;**45**(4 Suppl 3):S1–153.
14. Hillis LD, Smith PK, Anderson JL, Bittl JA, Bridges CR, Byrne JG, et al. 2011 ACCF/AHA Guideline for Coronary Artery Bypass Graft Surgery. A report of the American College of Cardiology Foundation/American Heart Association Task Force on Practice Guidelines. Developed in collaboration with the American Association for Thoracic Surgery, Society of Cardiovascular Anesthesiologists, and Society of Thoracic Surgeons. *J Am Coll Cardiol* 2011;**58**(24):e123–210.
15. Boden WE, O'Rourke RA, Teo KK, Hartigan PM, Maron DJ,

Kostuk WJ, et al. Optimal medical therapy with or without PCI for stable coronary disease. *N Engl J Med* 2007;**356**(15):1503–16.
16. Young LH, Wackers FJ, Chyun DA, Davey JA, Barrett EJ, Taillefer R, et al. Cardiac outcomes after screening for asymptomatic coronary artery disease in patients with type 2 diabetes: the DIAD study: a randomized controlled trial. *J Am Med Assoc* 2009;**301**(15):1547–55.
17. McFalls EO, Ward HB, Moritz TE, Goldman S, Krupski WC, Littooy F, et al. Coronary-artery revascularization before elective major vascular surgery. *N Engl J Med* 2004;**351**(27):2795–804.
18. Poldermans D, Bax JJ, Schouten O, Neskovic AN, Paelinck B, Rocci G, et al. Should major vascular surgery be delayed because of preoperative cardiac testing in intermediate-risk patients receiving beta-blocker therapy with tight heart rate control? *J Am Coll Cardiol* 2006;**48**(5):964–9.
19. Poldermans D, Schouten O, Vidakovic R, Bax JJ, Thomson IR, Hoeks SE, et al. A clinical randomized trial to evaluate the safety of a noninvasive approach in high-risk patients undergoing major vascular surgery: the DECREASE-V Pilot Study. *J Am Coll Cardiol* 2007;**49**(17):1763–9.
20. Schouten O, van Kuijk JP, Flu WJ, Winkel TA, Welten GM, Boersma E, et al. Long-term outcome of prophylactic coronary revascularization in cardiac high-risk patients undergoing major vascular surgery (from the randomized DECREASE-V Pilot Study). *Am J Cardiol* 2009;**103**(7):897–901.
21. Seliger SL, Gillen DL, Longstreth Jr. WT, Kestenbaum B, Stehman-Breen CO. Elevated risk of stroke among patients with end-stage renal disease. *Kidney Int* 2003;**64**(2):603–9.
22. Lefevre F, Woolger JM. Surgery in the patient with neurologic disease. *Med Clin North Am* 2003;**87**(1):257–71.
23. Furie KL, Kasner SE, Adams RJ, Albers GW, Bush RL, Fagan SC, et al. Guidelines for the prevention of stroke in patients with stroke or transient ischemic attack: a guideline for healthcare professionals from the American Heart Association/American Stroke Association. *Stroke* 2011;**42**(1):227–76.
24. Goldstein LB, Bushnell CD, Adams RJ, Appel LJ, Braun LT, Chaturvedi S, et al. Guidelines for the primary prevention of stroke: a guideline for healthcare professionals from the American Heart Association/American Stroke Association. *Stroke* 2011;**42**(2):517–84.
25. Sung RS, Althoen M, Howell TA, Merion RM. Peripheral vascular occlusive disease in renal transplant recipients: risk factors and impact on kidney allograft survival. *Transplantation* 2000;**70**(7):1049–54.
26. Kasiske BL, Snyder JJ, Gilbertson DT, Wang C. Cancer after kidney transplantation in the United States. *Am J Transplant* 2004;**4**(6):905–13.
27. Wong G, Li MW, Howard K, Hua DK, Chapman JR, Bourke M, et al. Health benefits and costs of screening for colorectal cancer in people on dialysis or who have received a kidney transplant. *Nephrol Dial Transplant* 2013;**28**(4):917–26.
28. Kiberd B. Colorectal cancer screening in kidney disease patients: working backwards. *Nephrol Dial Transplant* 2013;**28**(4):774–7.
29. Wong G, Howard K, Chapman JR, Craig JC. Cost-effectiveness of breast cancer screening in women on dialysis. *Am J Kidney Dis* 2008;**52**(5):916–29.
30. Wong G, Howard K, Webster AC, Chapman JR, Craig JC. Screening for renal cancer in recipients of kidney transplants. *Nephrol Dial Transplant* 2011;**26**(5):1729–39.
31. Cancer. Org. Chronological History of ACS Recommendations for the Early Detection of Cancer in People Without Cancer Symptoms 2012. Available from: http://www.cancer.org/healthy/findcancerearly/cancerscreeningguidelines/chronological-history-of-acs-recommendations
32. Penn I. Evaluation of transplant candidates with pre-existing malignancies. *Ann Transplant* 1997;**2**(4):14–17.
33. Penn I. The effect of immunosuppression on pre-existing cancers. *Transplantation* 1993;**55**(4):742–7.
34. Woeltje KF, Mathew A, Rothstein M, Seiler S, Fraser VJ. Tuberculosis infection and anergy in hemodialysis patients. *Am J Kidney Dis* 1998;**31**(5):848–52.
35. Screening of donor and recipient prior to solid organ transplantation. *Am J Transplant* 2004;(4 Suppl 10):10–20.
36. Recommended adult immunization schedule – United States, 2011. *Am J Transplant* 2011;**11**(5):1098–102.
37. Solid organ transplantation in the HIV-infected patient. *Am J Transplant* 2004;(4 Suppl 10):83–8.
38. Poli F, Scalamogna M, Pizzi C, Mozzi F, Sirchia G. HIV infection in cadaveric renal allograft recipients in the North Italy Transplant Program. *Transplantation* 1989;**47**(4):724–5.
39. Schwarz A, Hoffmann F, L'Age-Stehr J, Tegzess AM, Offermann G. Human immunodeficiency virus transmission by organ donation. Outcome in cornea and kidney recipients. *Transplantation* 1987;**44**(1):21–4.
40. Halpern SD, Ubel PA, Caplan AL. Solid-organ transplantation in HIV-infected patients. *N Engl J Med* 2002;**347**(4):284–7.
41. Ambuhl PM, Binswanger U, Renner EL. Epidemiology of chronic hepatitis B and C among dialysis patients in Switzerland. *Schweiz Med Wochenschr* 2000;**130**(10):341–8.
42. Kletzmayr J, Watschinger B. Chronic hepatitis B virus infection in renal transplant recipients. *Semin Nephrol* 2002;**22**(4):375–89.
43. Seehofer D, Rayes N, Naumann U, Neuhaus R, Muller AR, Tullius SG, et al. Preoperative antiviral treatment and postoperative prophylaxis in HBV-DNA positive patients undergoing liver transplantation. *Transplantation* 2001;**72**(8):1381–5.
44. Gane E, Pilmore H. Management of chronic viral hepatitis before and after renal transplantation. *Transplantation* 2002;**74**(4):427–37.
45. Fabrizi F, Martin P, Ponticelli C. Hepatitis C virus infection and renal transplantation. *Am J Kidney Dis* 2001;**38**(5):919–34.
46. Pham PT, Pham PA, Pham PC, Parikh S, Danovitch G. Evaluation of adult kidney transplant candidates. *Semin Dial* 2010;**23**(6):595–605.
47. National Institute of Diabetes and Digestive and Kidney Diseases. *USRDS 2012 annual data report: atlas of chronic kidney disease and end-stage renal disease in the United States.* Bethesda MN, 2010.
48. Cochat P, Rumsby G. Primary hyperoxaluria. *N Engl J Med* 2013;**369**(7):649–58.
49. Cibrik DM, Kaplan B, Arndorfer JA, Meier-Kriesche HU. Renal allograft survival in patients with oxalosis. *Transplantation* 2002;**74**(5):707–10.
50. Saborio P, Scheinman JI. Transplantation for primary hyperoxaluria in the United States. *Kidney Int* 1999;**56**(3):1094–100.
51. Nester CM, Thomas CP. Atypical hemolytic uremic syndrome: what is it, how is it diagnosed, and how is it treated? *Hematology Am Soc Hematol Educ Program* 2012:617–25. **2012**.
52. Bresin E, Daina E, Noris M, Castelletti F, Stefanov R, Hill P, et al. Outcome of renal transplantation in patients with non-Shiga toxin-associated hemolytic uremic syndrome: prognostic significance of genetic background. *Clin J Am Soc Nephrol* 2006;**1**(1):88–99.
53. Barbour T, Johnson S, Cohney S, Hughes P. Thrombotic microangiopathy and associated renal disorders. *Nephrol Dial Transplant* 2012;**27**(7):2673–85.
54. Gill IS, Hayes JM, Hodge EE, Novick AC. Clean intermittent catheterization and urinary diversion in the management of renal transplant recipients with lower urinary tract dysfunction. *J Urol* 1992;**148**(5):1397–400.
55. Benoit G, Moukarzel M, Verdelli G, Hiesse C, Buffet C, Bensadoun H, et al. Gastrointestinal complications in renal transplantation. *Transplant Int* 1993;**6**(1):45–9.
56. Troppmann C, Papalois BE, Chiou A, Benedetti E, Dunn DL, Matas AJ, et al. Incidence, complications, treatment, and outcome of ulcers of the upper gastrointestinal tract after renal transplantation during the cyclosporine era. *J Am Coll Surg* 1995;**180**(4):433–43.
57. Greenstein SM, Katz S, Sun S, Glicklich D, Schechner R, Kutcher R, et al. Prevalence of asymptomatic cholelithiasis and risk of acute cholecystitis after kidney transplantation. *Transplantation* 1997;**63**(7):1030–2.
58. Melvin WS, Meier DJ, Elkhammas EA, Bumgardner GL, Davies EA, Henry ML, et al. Prophylactic cholecystectomy is

not indicated following renal transplantation. *Am J Surg* 1998; **175**(4):317–9.

59. Toda S, Ito Y, Mizuno M, Suzuki Y, Ito I, Hiramatsu H, et al. Asymptomatic diverticulosis identified by computed tomography is not a risk factor for enteric peritonitis. *Nephrol Dial Transplant* 2012;**27**(6):2511–6.
60. Bartolomeo RS, Calabrese PR, Taubin HL. Spontaneous perforation of the colon. A potential complication of chronic renal failure. *Am J Dig Dis* 1977;**22**(7):656–7.
61. McCune TR, Nylander WA, Van Buren DH, Richie RE, MacDonell Jr. RC, Johnson HK, et al. Colonic screening prior to renal transplantation and its impact on post-transplant colonic complications. *Clin Transplant* 1992;**6**(2):91–6.
62. Smetana GW. Preoperative pulmonary evaluation. *N Engl J Med* 1999;**340**(12):937–44.
63. Sehgal AR, Grey SF, DeOreo PB, Whitehouse PJ. Prevalence, recognition, and implications of mental impairment among hemodialysis patients. *Am J Kidney Dis* 1997;**30**(1):41–9.
64. Kurella M, Chertow GM, Luan J, Yaffe K. Cognitive impairment in chronic kidney disease. *J Am Geriatr Soc* 2004;**52**(11):1863–9.
65. Griva K, Thompson D, Jayasena D, Davenport A, Harrison M, Newman SP. Cognitive functioning pre- to post-kidney transplantation – a prospective study. *Nephrol Dial Transplant* 2006;**21**(11):3275–82.
66. Mendley SR, Zelko FA. Improvement in specific aspects of neurocognitive performance in children after renal transplantation. *Kidney Int* 1999;**56**(1):318–23.
67. Madero M, Gul A, Sarnak MJ. Cognitive function in chronic kidney disease. *Semin Dial* 2008;**21**(1):29–37.
68. Surman OS, Cosimi AB, DiMartini A. Psychiatric care of patients undergoing organ transplantation. *Transplantation* 2009;**87**(12):1753–61.
69. Levenson JL, Olbrisch ME. Psychosocial evaluation of organ transplant candidates. A comparative survey of process, criteria, and outcomes in heart, liver, and kidney transplantation. *Psychosomatics* 1993;**34**(4):314–23.
70. Takahashi K. Accommodation in ABO-incompatible kidney transplantation: why do kidney grafts survive? *Transplant Proc* 2004;**36**(2 Suppl):193S–196SS.
71. Rydberg L. ABO-incompatibility in solid organ transplantation. *Transfus Med* 2001;**11**(4):325–42.
72. Subramanian V, Ramachandran S, Klein C, Wellen JR, Shenoy S, Chapman WC, et al. ABO-incompatible organ transplantation. *Int J Immunogenet* 2012;**39**(4):282–90.
73. Gloor JM, Winters JL, Cornell LD, Fix LA, DeGoey SR, Knauer RM, et al. Baseline donor-specific antibody levels and outcomes in positive crossmatch kidney transplantation. *Am J Transplant* 2010;**10**(3):582–9.
74. Gloor J, Cosio F, Lager DJ, Stegall MD. The spectrum of antibody-mediated renal allograft injury: implications for treatment. *Am J Transplant* 2008;**8**(7):1367–73.
75. Roelen DL, Doxiadis II, Claas FH. Detection and clinical relevance of donor specific HLA antibodies: a matter of debate. *Transplant Int* 2012;**25**(6):604–10.
76. Vaidya S. Clinical importance of anti-human leukocyte antigen-specific antibody concentration in performing calculated panel reactive antibody and virtual crossmatches. *Transplantation* 2008; **85**(7):1046–50.
77. Bohmig GA, Wahrmann M, Bartel G. Transplantation of the broadly sensitized patient: what are the options? *Curr Opin Organ Transplant* 2011;**16**(6):588–93.
78. Kramer HJ, Saranathan A, Luke A, Durazo-Arvizu RA, Guichan C, Hou S, et al. Increasing body mass index and obesity in the incident ESRD population. *J Am Soc Nephrol* 2006;**17**(5):1453–9.
79. Lentine KL, Delos Santos R, Axelrod D, Schnitzler MA, Brennan DC, Tuttle-Newhall JE. Obesity and kidney transplant candidates: how big is too big for transplantation? *Am J Nephrol* 2012;**36**(6):575–86.
80. Johnson DW, Isbel NM, Brown AM, Kay TD, Franzen K, Hawley CM, et al. The effect of obesity on renal transplant outcomes. *Transplantation* 2002;**74**(5):675–81.
81. Singh D, Lawen J, Alkhudair W. Does pretransplant obesity affect the outcome in kidney transplant recipients? *Transplant Proc* 2005;**37**(2):717–20.
82. Meier-Kriesche HU, Arndorfer JA, Kaplan B. The impact of body mass index on renal transplant outcomes: a significant independent risk factor for graft failure and patient death. *Transplantation* 2002;**73**(1):70–4.
83. Weissenbacher A, Jara M, Ulmer H, Biebl M, Bosmuller C, Schneeberger S, et al. Recipient and donor body mass index as important risk factors for delayed kidney graft function. *Transplantation* 2012;**93**(5):524–9.
84. Cacciola RA, Pujar K, Ilham MA, Puliatti C, Asderakis A, Chavez R. Effect of degree of obesity on renal transplant outcome. *Transplant Proc* 2008;**40**(10):3408–12.
85. Ojo AO, Hanson JA, Wolfe RA, Leichtman AB, Agodoa LY, Port FK. Long-term survival in renal transplant recipients with graft function. *Kidney Int* 2000;**57**(1):307–13.
86. Gill IS, Hodge EE, Novick AC, Steinmuller DR, Garred D. Impact of obesity on renal transplantation. *Transplant Proc* 1993;**25**(1 Pt 2): 1047–8.
87. Modlin CS, Flechner SM, Goormastic M, Goldfarb DA, Papajcik D, Mastroianni B, et al. Should obese patients lose weight before receiving a kidney transplant? *Transplantation* 1997;**64**(4):599–604.
88. Streja E, Molnar MZ, Kovesdy CP, Bunnapradist S, Jing J, Nissenson AR, et al. Associations of pretransplant weight and muscle mass with mortality in renal transplant recipients. *Clin J Am Soc Nephrol* 2011;**6**(6):1463–73.
89. Kovesdy CP, Czira ME, Rudas A, Ujszaszi A, Rosivall L, Novak M, et al. Body mass index, waist circumference and mortality in kidney transplant recipients. *Am J Transplant* 2010;**10**(12):2644–51.
90. Glanton CW, Kao TC, Cruess D, Agodoa LY, Abbott KC. Impact of renal transplantation on survival in end-stage renal disease patients with elevated body mass index. *Kidney Int* 2003; **63**(2):647–53.
91. Foreyt JP, Goodrick GK. Evidence for success of behavior modification in weight loss and control. *Ann Intern Med* 1993;**119**(7 Pt 2): 698–701.
92. Celebi-Onder S, Schmidt RJ, Holley JL. Treating the obese dialysis patient: challenges and paradoxes. *Semin Dial* 2012;**25**(3):311–9.
93. Courtney AE, O'Rourke DM, Maxwell AP. Rapidly progressive renal failure associated with successful pharmacotherapy for obesity. *Nephrol Dial Transplant* 2007;**22**(2):621–3.
94. Alexander JW, Goodman HR, Gersin K, Cardi M, Austin J, Goel S, et al. Gastric bypass in morbidly obese patients with chronic renal failure and kidney transplant. *Transplantation* 2004;**78**(3):469–74.
95. Alexander JW, Goodman H. Gastric bypass in chronic renal failure and renal transplant. *Nutr Clin Pract* 2007;**22**(1):16–21.
96. Rogers CC, Alloway RR, Alexander JW, Cardi M, Trofe J, Vinks AA. Pharmacokinetics of mycophenolic acid, tacrolimus and sirolimus after gastric bypass surgery in end-stage renal disease and transplant patients: a pilot study. *Clin Transplant* 2008; **22**(3):281–91.
97. Nasr SH, D'Agati VD, Said SM, Stokes MB, Largoza MV, Radhakrishnan J, et al. Oxalate nephropathy complicating Roux-en-Y Gastric Bypass: an underrecognized cause of irreversible renal failure. *Clin J Am Soc Nephrol* 2008;**3**(6):1676–83.
98. Marterre WF, Hariharan S, First MR, Alexander JW. Gastric bypass in morbidly obese kidney transplant recipients. *Clin Transplant* 1996;**10**(5):414–9.

第62章

62

血 透 规 划

Robert T. Isom and Glenn M. Chertow
Stanford University School of Medicine, Division of Nephrology, Stanford, CA, USA

各种进展性 CKD 患者的肾小球滤过率(GFR)都会在未来逐步下降,并且最终会出现晚期尿毒症临床表现,因此需要考虑相关治疗和管理方面的问题。肾脏替代疗法(RRT)一般包括血液透析(HD)、腹膜透析(PD)和肾移植。肾脏替代疗法的选择应当强调个体化,一般是需要综合考虑内科和外科的合并症、预期寿命、社会心理因素和患者偏好等因素。在可能的情况下,肾移植仍然是几乎所有的终末期肾病患者首选的治疗方式。总的来说,相对于 HD 或 PD 的患者,移植接受者寿命更长并且生活质量更好[1]。然而,当不能选择移植时,或者在开始透析前无法得到移植,患者和他或她的肾脏科医师必须决定准备 HD、PD,或在特定的情况下选择安宁疗法。由于患者有多种合并症,且各种透析方式都只能有限的延长生命或功能康复,这时多采用安宁性肾脏病治疗,其含义是指不采取 RRT 治疗,而是采取更合适的基于症状且以舒适为目的的措施。

透析规划需要使患者相信,他或她将通过使用一种侵入性机械形式来支持代替受损器官系统,从而获得有意义的生活质量和寿命延长。相反,如果不借助于透析,会逐渐出现尿毒症症状和最终死亡。在这个过程中的第一步包括教育患者知晓肾脏在维护健康中所起的作用,以及不同程度的肾功能受损对患者健康和生存预期的影响。肾脏科医师不能想当然地认为患者能够理解肾脏在维护健康中的作用,或者随着肾功能下降可能出现的症状和体征。肾脏科医师必须根据患者的教育文化背景以及对复杂医学概念整合的能力来进行信息传递和沟通。例如,虽然 eGFR 这个参数越来越多地出现在实验室报告中,且许多患者由于咨询内科医师,被告知他有“低 GFR”而寻找肾脏专科医师就诊,仍然不是所有患者都可以掌握 eGFR 的概念。这就使肾脏科医师陷入了尴尬的境地,因为“肾小球”对外行来说相当陌生。为了患者能够完全理解而解释“低 GFR”这个概念,将会使肾脏科医师不得不讨论肾脏微观解剖学,包括肾小球结构与功能的细节方面,否则患者怎么可能理解“GFR”意味着什么? 可以理解的是,如果对这一概念没有一个粗略的探讨,患者可能离开咨询室后仍然还在疑惑,“我的低 GFR 究竟意味着什么?”或“肾小球是什么?”。如果肾脏科医师沟通技巧十分熟练,有些患者能够整合并理解这种生理学讨论。可能更加有帮助的是让患者忽略“GFR”这个概念,转而关注更加具体的东西,比如像“肾脏过滤废物的能力”。最终患者能理解肾脏病这方面知识,并了解进展性 CKD 与实际的发病和症状相关,如果不对其最严重形式进行处理将会致命。

了解患者的受教育程度、文化背景、理解和整合医学术语的能力后,肾脏科医师必须解释 RRT 的不同形式,强调这些只是 ESRD 的治疗措施而不能治愈。例如,一个 ESRD 患者在他或她第一次透析治疗时经常会问“多久他们的肾脏会变好?”或者可能会问“我可以做什么使我的肌酐下降?”

许多患者都不愿意遵守为其推荐的透析规划。他们可能反复延迟或拒绝透析,认为被限制在一个必要的生命支持机器系统的想法会是痛苦的、不自然的、过于耗时且无法接受的。虽然患者 CKD 可能已经进展,但他们通常没有尿毒症的典型症状和体征(可以维持一个合理的生活质量),因而一个外行很难客观面对透析带来的苦难。因此,在计划 HD 的第一步应该包括教育患者和他或她的社会支持系统认识到肾脏在维护健康中的作用,以及肾功能逐步下降对患者的健康、生活质量、和预期寿命的影响。如果患者的 CKD 会逐渐发展到 ESRD，他或她必须通过教育知道透析会带来潜在的健康效益。患者也应该理解透析后会遇到许多问题，如饮食限制、时间消耗以及随后对生活和职业的影响。他们还应知道透析的生理局限性且不能治愈 ESRD。医师必须仔细地把“肾脏替代疗法”的概念解释给患者，因为 HD 和 PD 严格地说并不能替代肾功能。虽然透析可降低血清高钾、酸中毒、摄入蛋白质和肌肉代谢产生含氮废物，但它不能替代各种再吸收、排泄、内分泌、代谢、抗炎等肾脏其他功能。因此，即使患者完全遵守透析方案，他们仍无法体验只有移植才能提供的那种生理和生活方式的康复。换句话说，透析只能维持生命，但通常不能恢复健康。

当患者和家属最终同意接受透析，必须在 HD 和 PD 之间作出选择。虽然一般来说，患者接受 HD 和 PD 的长期生存率是相似的，但从技术和心理社会角度来说，大多数患者的首选方式应该是 PD[2-3]。这种观点是基于 PD 与改善生活质量、保持患者独立性、年度成本低于 HD，并能较长期保存残余肾功能。长期保存残余肾功能很重要，因为这有利于液体和血压控制、磷酸盐和中分子毒素清除、营养状况改善、左心室肥厚和心血管风险降低、炎症指标降低并能延长生存期[4-6]。

当肾脏科医师和患者决定进入 HD，在患者肾功能下降的过程中必须注意许多因素，这样才能在开始 HD 时以及在接下来的几个月和几年的维持治疗中优化预后。患者“软着陆”和“硬着陆”之间存在明显区别，后者可能涉及失代偿尿毒症症状的患者急诊入院、严重的代谢紊乱、肺水肿、尿毒症性心包炎，以及由于没有预先存在的血管通路而需要置入临时导管。在这种情况下的预后普遍较差，住院可能是漫长且昂贵的，紧急留置导管感染率很高，需要紧急透析后的长期康复，存在全身失代偿性尿毒症的症状和体征，这些情况显然不理想。“硬着陆”的原因可能包括缺乏初级医疗和（或）患者出现症状前不知道患病，从初级医疗转介到肾脏病专科较晚，患者无法理解疾病的自然进展以致不能遵守肾脏科医师的建议，或者肾脏科医师和治疗团队无法对 ESRD 前期患者进行一个结构化的、基于指南的管理。

通常情况下，患者为 HD 做准备时会遇到许多情况。

从教育的角度来看，患者及其家庭都应该对进展性肾衰竭的症状和后果有一个合理的认识。他们应该对 RRT 的各种方式有一个很好的了解。最终根据个人情况，包括内外科的合并症、年龄、预期寿命、生活方式、职业和社会支持系统，及个人选择来采取合适的肾脏替代方式。患者应该对 HD 的作用有一个合理的预期，它并不能取代衰竭的肾脏。患者也应该对他们的安排和准备要求以及新的饮食限制有一个清楚的了解。由于老龄或其他显著的合并症，对于部分患者来说，应用安宁、保守和以症状和舒适为基础的方法可能也是合理的。

延缓患者 CKD 进展的恰当措施也要应用到位，包括针对患者慢性肾脏病的潜在病因治疗，限制蛋白质的饮食，以及即使在晚期 CKD 也持续使用（或重新应用）RAAS 抑制剂。

应当对患者的营养和功能状态进行优化。

一般应根据指南治疗 CKD 的贫血，避免在透析前或开始时输注血液制品，尤其是当患者可能要接受肾移植。

由于中到重度 CKD 和 ESRD 患者的心血管疾病的发病率和死亡率风险明显增加，应对心血管病的可调控危险因素进行优化，包括存在明显的、可逆的缺血性心脏病时进行冠状动脉血运重建。

理想的情况下，那些医学上认为适合移植的患者应该由本地移植中心评估并纳入供体移植等候序列。这些工作应该在透析开始前安排，也就是从 eGFR 降到 20ml/(min·1.73m^2)或不够资格纳入器官共享联合网络（UNOS）的移植等候序列时就完成。当透析开始后再等待移植[当 eGFR 比 20ml/(min·1.73m^2)低很多]，基本上会使患者失去了宝贵的时间（特别对那些缓慢渐进的肾病类型来说有时以年为单位），延长肾脏等待名单和最终移植的等待时间，也会使患者出现潜在的透析相关的不良事件，使他们不适合移植。我们建议当 eGFR 在 20~25ml/(min·1.73m^2)之间就转诊到移植机构，这样可以完成医疗和心理评估，患者得到初步批准，并最终在连续监测中发现 eGFR 持续低于 20ml/(min·1.73m^2)时可以立即纳入移植序列。

最重要的是，患者在 HD 开始时应该有一个有功能的永久性血管通路。这就需要早期转诊到血管外科医师，通常是至少在预计 HD 开始前 4~6 个月。这样可以使新建的自身动静脉瘘（AVF）有足够的时间成熟（通常为 1~3 个月）。早期血管手术也考虑到新 AVF 故障率相对较高，有时需要重复介入治疗和（或）手术整修来促进内瘘成熟。如果适当的介入治疗仍然不能使第一次创建的内瘘发展成熟，外科医师将需要在其他位置再建一个动静脉内瘘，或者使用人造血管（AVG）代替。瘘管在感染风险和耐久性方面明显好于人造血管移植，而两者都优于导管，因为导管具有以下高风险并发症：感染、静脉狭窄以及亚临床和临床明显的静脉血栓栓塞性疾病如上腔静脉综合征。

按照列出的步骤，肾脏科医师需要为患者提供一个精确的HD开始时间。这就需要一个适当的时间表进行实验室监测，重点关注患者的肌酐和eGFR，还需注意血钾、酸碱平衡和血磷。从临床的角度上看，患者应该定期到肾内科医师或肾脏专科护士或医师助理随访，以便肾脏方面的检查能够评估潜在的尿毒症症状进展，这些变化可能促使提早开始透析。

如果遵从上述方法，患者应该能够作为门诊患者准备开始HD。如果符合条件，患者应当已经登记在移植候选名单上。血红蛋白浓度无需输血也能达到KDOQI目标值。患者应已经有功能性永久性的血管通路，尤其是动静脉内瘘。患者应无需紧急住院并立即透析，这些晚期肾衰竭的严重失代偿期症状或体征包括顽固性高钾血症、脑病、严重高血压、充血性心力衰竭、心包炎或需要输血的严重贫血。

当医师认为，透析效益已经开始大于HD相关的成本和风险时，告知患者注意事项并恰当遵守，这样可以增加HD的安全性和利于成功开始。从患者的角度来看，虽然维持透析会对自己和家人的生活造成负担，但是没有透析会出现症状的恶化和（或）死亡，这样他们也可以接受。

对患者来说，患者教育、心血管疾病的危险因素管理、贫血管理、血管通路的位置和HD开始的时机都是至关重要的。有些问题虽然涉及上述方面，且和透析准备的管理和计划有关（如延缓疾病的进展，肾移植计划的细节），但是都在本章的讨论范围之外。

患者教育

大多数急诊HD患者没有接受过正式的帮助患者开始透析的ESRD前期教育，这十分常见且令人苦恼。大多数患者诉说自己不知道除了透析中心为基础HD之外的其他模式选择，包括家庭HD、腹膜透析或移植。关于CKD及其治疗方式的信息鸿沟似乎对非裔美国人更明显[7,8]。美国的大多数急诊HD患者采用中心静脉（隧道）导管，而不是一个永久性的动静脉血管通路（自体静脉或人造血管）。

然而许多研究观察到患者和家属接受正式的ESRD前期教育后，会有更多患者选择家庭治疗，更多比例的急诊HD患者可以用一个成熟的有功能的血管通路开始透析，且开始透析的时间延后，透析开始时的白蛋白水平（ALB）提高，减少紧急透析、住院治疗，1年内住院率降低，患者第一年透析期间的总体成本明显节约[9-13]。

一些研究也表明，在透析开始前教育患者的多学科管理方法能够提高患者生存，这些教育包括透析模式的选择、饮食干预、血压控制，并强调及时准备血管通路[14,15]。Devins等2005年比较了从20世纪80年代中期开始随机分配到实验组和常规处理组患者的20年随访结果，前者在透析前接受心理教育的干预措施，旨在提高患者CKD及其治疗的知识。这些研究人员发现，那些接受透析前CKD教育患者的存活中位数比那些分配到常规护理组患者长2年。开始透析后，实验组生存期延长了8个月[16]。实施透析前教育计划的障碍尚不清楚，但可能包括医师和制度惯性、方案实施可能非常昂贵。然而，由于有证据支持这样的计划实施对患者预后和ESRD相关费用有益，医疗保险和医疗补助服务中心（Centers for Medicare and Medicaid Services，CMS）已实施财政激励措施来鼓励这样的计划开展。随着正在进行的、累积的证据支持改善患者预后并节约成本，希望全面的透析前患者教育计划越来越普遍，并成为标准的医疗方式。

关于ESRD治疗方案的全面教育不应忽视可能的保守非透析措施，例如不进行RRT。然而，当为了延长生命而在维持性透析和不进行RRT（某些患者可能暂时会加速死亡）之间选择时，大多数患者即使考虑到与透析过程相关的艰难仍然选择透析。例如老年晚期CKD患者或合并多种显著合并症（如活动性、转移性癌症）的患者，他们功能状态受损且预期寿命相对有限，用于控制症状的保守非透析措施可能更合适。Tamura等2009发表了一项具有里程碑意义的研究，对一个较大国家队列（3702例）的养老院透析居民的功能储备和死亡率进行了调查。透析开始后的一年死亡率是惊人的58%。开始透析实际上是一个功能下降的独立预测指标，而与患者开始透析前三个月的“功能轨迹”（能够日常生活的能力）无关。开始透析一年后，8例患者中只有1例患者可以相对于透析前保持或提高功能状态[17]。

合并多种并发症的老年患者开始透析后，有更高的可能性死于急诊病房，通常是在重症监护室。为进展性CKD患者选择保守的非透析措施，是因为认识到一些患者宁愿缩短生命预期，采用操作简便、耗时少，而又能获得同等疗效或可改善生活质量的治疗措施。

严重晚期CKD患者选择保守的非透析管理措施，就意味着患者和提供者之间能够互相理解，从另一角度来说不予透析可能与预期寿命较短有关。当然，这取决于个别患者的情况。此外，奉行保守的非透析管理措施需要患者和一个专门的肾脏安宁治疗团队之间协调一致的努力，专注于随着肾功能下降必然出现的症状。Murtagh 等在 2007 年报道了英国 66 例老年 CKD5 期患者的保守措施。他们平均年龄为 82 岁，平均 eGFR 为 11ml/(min · 1.73m^2)。患者最常见的症状是疲劳，皮肤瘙痒，呼吸困难，水肿，全身疼痛，肌肉痉挛，不安腿综合征，食欲减退，注意力不集中和睡眠障碍[18]。如果只有肾病学家单独行动，他不能合理地成功地解决这些患者随着疾病进展出现的许多日常问题。

学生和受训者普遍形成的概念是未经治疗的尿毒症死亡是一个"缓慢安静"的方式。作为从业者，我们很少遇到这样的情况，即患者无痛安静地进入昏迷状态，然后死亡。通常未经治疗的尿毒症患者最后死于因电解质不平衡导致的心源性猝死（如高钾血症），或更痛苦的肺水肿，尤其是未在 CKD 诊所密切随访或未坚持透析治疗的患者。安宁治疗团队对 CKD5 期患者采取一个精心设计的方法可以解决绝大多数的症状。

最重要的是，通过明智地使用利尿剂、血管扩张剂和麻醉性镇痛药（可以耐受的小剂量吗啡和芬太尼），应该可以缓解特别麻烦的症状和容量超负荷导致的肺水肿，这可能促使患者（和苦恼的家庭成员）逆转疾病进展，放弃需要紧急治疗包括急诊透析的决定[19]。

心血管危险因素管理

心血管（CV）事件占 HD 患者过早死亡病因 50% 以上，包括冠状动脉疾病、充血性心脏衰竭和心源性猝死。心血管疾病（CVD）的负担也同样适用于透析前人群。治疗晚期 CKD 患者的肾脏科医师需要提升对这一人群中额外心血管疾病风险的意识。在可能的情况下，肾脏科医师必须解决那些可改变的危险因素，这样随着患者肾功能下降并需要透析时，他与心血管风险相关的死亡率和发病率可以降低。

过去的几年中已经看到非透析的 CKD 也会增加 CV 风险包括心血管死亡，即使在其早期阶段（蛋白尿，或 eGFR 轻度降低）也有此风险。此外，即使没有其他传统危险因素如糖尿病、高血压、血脂异常和吸烟，该相关性仍然很强。

Foley 等 2005 年的报告以美国医保人群 5% 为样本（n=1 091 201），评价 CKD 和糖尿病与心血管风险之间的关系，后者定义为冠状动脉粥样硬化性心脏病、充血性心力衰竭以及全因死亡率。患者分为 4 组：没有糖尿病或 CKD（79%），有糖尿病但无 CKD（16%），有 CKD 无糖尿病（2.2%），既有糖尿病又有 CKD（1.4%）。在两年的随访期中有 CKD 而无糖尿病患者每 100 人年发展为动脉粥样硬化性心脏病、心脏衰竭和全因死亡率均明显增高（35% vs 25%，30% vs 18%，17% vs 8%）。对那些糖尿病和 CKD 都有的患者，事件发生率更高（49%，52% 和 19%）[20]。这些研究结果在最近的一次大型加拿大研究中得到证实（n=1 268 029），这项研究也是评价有或无糖尿病和 CKD 时对心血管疾病风险的相互作用，特别是心肌梗死的风险。对照组群体是那些已有心肌梗死的糖尿病和 CKD 风险。在不同类别的患者中心肌梗死的最大风险是那些已有心梗而无论有无糖尿病或 CKD。这项研究里 CKD 也被证明是比糖尿病更强的心肌梗死预测指标。有 CKD 进展（GFR<45ml/min）或大量蛋白尿（>300mg/g 肌酐）的患者与糖尿病组相比 MI 的风险翻倍［12.4/（1000 人 · 年）vs 6.6/（1000 人 · 年）］[21]。因此，单独 CKD 是比糖尿病更强的心血管事件和全因死亡率预测指标。这两种情况的存在是与更高的风险相关，特别是动脉粥样硬化性疾病和心脏衰竭。这种心血管相关死亡风险已在多个研究中显示可以随着 GFR 降低（甚至在 CKD 早期阶段）而明显增加[22-24]。

这种增加的心血管风险的原因尚不完全清楚。据估计在 CKD 人群心血管相关的发病率和死亡率中传统危险因素仅占 50%[25]。我们对导致心血管事件风险增加的 CKD 特异性生理紊乱仍然只是部分理解。许多因素如交感神经过度兴奋、顽固性高血压、左心室肥厚、蛋白尿和伴随的高凝倾向、氧化应激、炎症、营养不良和骨代谢紊乱（高磷血症，维生素 D 缺乏，血循环中成纤维细胞生长因子 23 的水平增加），都会导致血管钙化和左心室肥厚，并会促进这种风险[26-33]。

因此进展性 CKD 患者接受 HD 的准备应当包括肾脏内科医师的早期精心治疗和改善可控危险因素（正常的、基本正常或仅轻度肾功能受损患者几乎全部有），以便降低心血管风险。

管理目标应针对减少 CKD 进展中的心血管事件，以便患者接受 HD 时拥有尽可能稳定的心血管健康状况。在某种程度上多种心血管危险因素也影响 CKD 的进展（如高血压，糖尿病，吸烟），控制这些因素也会延缓 CKD 的进展。此外，随着患者病情进展到准备 RRT 时，肾脏科医师应该对患者的心血管状况有深入了解，包括左/右心功能、心肌缺血负荷、是否存在左心室肥厚、心衰病史、典型的瓣膜性心脏病等。因为这些可能影响透析方式的选择，帮助临床医师设计透析方案以便控制高血压和减少心脏衰竭、心律失常和猝死的风险。虽然在过去的几个世纪中我们已经了解CKD患者心血管风险增加的可能机制，然而这些不同的生理紊乱的致病机制和它们之间的相互作用仍然是研究热点，许多问题仍然没有答案。我们必须仔细地解释现有和新的数据，以提供一个以证据为基础的旨在降低心血管风险的治疗方案。

设计良好的临床试验能够提供哪些可以指导肾脏科医师处理进展性CKD患者并减轻心血管风险的数据？一些特异性针对中度至重度CKD患者的心血管临床试验主要关注肾功能缓慢丧失。很少有人把重点放在改善心血管风险上。事实上，我们的实践中的大部分证据要么来自于一般人群临床试验的外推，要么来自于更大临床试验的亚组分析。

在高胆固醇血症治疗的SHARP研究中，9270例患者(6247例非透析CKD患者和3023例ESRD)随机分为安慰剂组和辛伐他汀/依折麦布组。胆固醇降低可以使主要动脉粥样硬化事件(非致死性心肌梗死，非出血性中风，动脉血运重建术或冠状动脉死亡)发生率降低17%(95% CI为6%～26%)。CKD4期亚组分析仍有统计学意义(降低22%，95% CI为2%～38%)[34]。

心力衰竭试验的几个亚组分析表明肾上腺素β受体阻滞剂和RAAS抑制剂对有或无CKD的患者都有益处，即使一些患者有晚期CKD仍有益处[35-38]。

阿司匹林与其他抗血小板药物对晚期CKD患者的益处和风险仍是未知的。在高血压最佳治疗(HOT)试验的一个亚组因果分析中，患者用阿司匹林治疗后心血管事件减少了66%(95% CI 33%～83%)，死亡率降低了49%(95% CI 6%～73%)，主要出血事件略有增加。

最近，降压治疗试验协作组进行了一项荟萃分析综合了1995和2012年之间完成的随机临床试验，比较了2种或多种活性降压药物、活性药物与安慰剂或不同的降压目标，旨在确定降低血压(和特定具体药物的使用)对心血管结局的重要性。荟萃分析的主要终点是主要的心血管事件，定义为初发中风、冠心病、心脏衰竭和心血管死亡。纳入来自25个临床试验超过150 000多名患者，其中20%合并CKD[定义为eGFR低于60ml/(min·1.73m^2)]。结果显示，血压下降后心血管风险有显著性降低，而降压药种类之间无明显差异。不幸的是，只有不到0.5%的患者[基线eGFR低于30ml/(min·1.73m^2)]纳入了荟萃分析[39]。

尽管证据相对少，基于上述的数据和我们的临床经验，我们通常建议准备透析或肾移植的晚期CKD患者使用低剂量阿司匹林、他汀类药物和抗高血压药物，从而降低心血管风险。我们通常倾向于RAAS抑制剂与利尿剂和(或)β-肾上腺素受体阻滞剂联合使用，这样可以减轻病情发展，并减少常见的容量超负荷和心脏衰竭。对于难治性高血压或其他相关的健康状况(如良性前列腺增生伴尿潴留)的患者，我们一般将钙通道阻滞剂、α-肾上腺素受体阻滞剂和其他药物作为第三或第四或第五线药物治疗。尽管最近的医学研究所报告引起的混乱和模糊，我们还是强烈推荐注意限制食盐摄入量[40]。

贫血管理

贫血管理是计划开始HD的患者所需准备中的一部分，因此我们接下来讨论一下关于使用红细胞生成激素刺激剂(ESAs)和其他纠正CKD相关贫血的药物。

过去三十年间，有关促红素(EPO)的发现以及其生理调节和作用机制(不仅是作用于红细胞前体，而是对整个身体的靶器官)的故事一直在不断延续，并令人激动[41,42]。随着EPO基因的克隆[43,44]，重组人EPO引入到ESRD[45,46]相关贫血的治疗，极大地减少了透析患者对于输注红细胞的需求，从而革新了临床肾脏病领域的治疗。频繁输血已知的副作用包括感染性疾病的传播(乙肝，丙肝和HIV)、系统性铁负荷过多导致肝脏和心脏功能不全和抗-HLA同种致敏。

ESA的临床应用最终还扩展到非透析CKD患者，可以使其避免出现有临床症状的贫血，并且能在不需要输血的情况下开始透析。尽管在不同的临床试验中观察到的特殊心血管不良事件并不一致，但由于观察到较高血红蛋白水平与心血管死亡率增加相关这样一个预期之外的结果，导致在过去的十年里关于理想的血红细胞比容和血红蛋白水平目标值一直存在争议。ESA使用相关的心血管死亡机制目前仍是一个研究的热点问题[47-49]。

我们认为对于中晚期接近需要行HD的CKD患者来说比较理想的医疗管理结果，应该是在他们接近开始透析的CKD期间里不需要使用血液制品。更确切地说，这个建议是对于那些符合将来行肾移植标准的患者。常见的是那些只能有限或不充分接受综合CKD管理的患者，最终会在CKD终末期出现严重的尿毒症症状,如常常在住院和开始透析时合并有严重的有症状贫血以及需要紧急输血等。

在肾移植开始后不久的1960年至1970年间,人们就认识到,患者在透析阶段之前给予输血会导致出现针对HLA抗原的免疫致敏状态,这样会延长患者等待移植的时间。从1989年重组促红素(促红素α,或EPO)正式批准使用开始,随着ESA的广泛应用,这些副作用大幅度减少。Grimm等在1990年报道了一组5名需要透析的儿科患者,使用EPO以后,输血带来的“慢性抗原性刺激”在后来慢慢消退了,并发现其抗HLA抗体滴度明显下降,群体反应性抗体(PRA)中度下降(从80%到56%),而年龄、前期输血需求和敏感性状态均匹配的对照组在抗HLA滴度和PRA的百分比方面都没有下降[50]。后来,Vella等在1998年报道了一组关于之前接受透析,然后使用四年EPO后的回顾性队列分析。作者发现和在前EPO时代接受透析的患者相比,有了EPO以后均次透析接受输血治疗的比例从0.095下降至0.06,相对来说下降了36%。他们还发现,致敏的患者从63%下降至28%,等待移植时间的中位数从42个月缩短至15个月(目前的等待时间更久一些)[51]。

后来更多现代的检测抗HLA抗体的方法证实了这些早先的发现,并且进一步突出了输血后导致的透析患者抗HLA抗体形成的范围、程度和具体特点。Yabu等最近分析了我们中心的患者数据,并将这些本地数据和美国肾脏数据系统(USRDS)连接起来,将首次肾移植患者中接受输血和未输血的两组患者进行对比,并且至少有两次采用Luminex单抗磁珠检测HLA抗体的结果(在输血队列中,包括输血前和输血后)。其中输血患者为20%,相对于未输血患者的4%,至少有10个抗HLA抗体的区间增长,达到>3000中位荧光强度(MFI)的临界值。50名输血患者中的6人(12%)证实有30个超过3000MFI值的抗HLA抗体的增加[52]。

这些发现强调了使用血液制品对于中晚期CKD患者HLA致敏状态方面的重要不良影响。这些问题在开始透析前的数周数月的这段时间内会变得非常重要。由于输血导致致敏状态,从而延长移植的等待时间,增加了患者透析相关疾病事件[主要是心血管和(或)感染]的风险,因此导致患者不适合做移植的情况也并非少见。最近一项综述回顾了环孢素后时代发表的研究,确定了输血促进抗HLA致敏状态、致敏状态后至移植的时间以及排异风险的增加,以及输血后导致致敏状态患者的所有移植物存活风险降低中起到有害作用[53]。

近期发现,将血红蛋白或血细胞比容目标值定在较高水平的情况下,参加临床研究中的患者的心血管发病率会增加,随着2011年修订的医疗保险和医疗补助中心(CMS)赔偿方案的一些改变,目前大部分患者将血红蛋白保持在一个更低一些的水平。从此以后,至少在维持性血透的患者中,由于维持更低血红蛋白或血细胞比容目标值而不幸导致需要输血的频率变得更高。DOPPS研究提示,需要输血患者的比例从2010年9月的每月2.21%增长到2011年9月的每月4.87%,几乎翻倍。实践过程中这些没有预期到的作用会导致更多患者接受输血,使其处于致敏状态的风险,然后可能延长接受移植的时间,目前这个现象正引起越来越多的关注[54]。

为了把这些观察和考虑应用到透析前人群,我们推荐谨慎依从KDOQI指南中关于贫血管理的推荐。治疗贫血的目标是避免发展至有症状的贫血,防止过度纠正贫血(已经显示和更高的心血管风险以及可能加速GFR下降有关)以及为即将行HD的患者做好准备工作,避免输血的需要,后者会导致HLA致敏状态并对等待移植的时间产生不良影响。

血管通路的管理

相信经验丰富的肾脏科医师在处理ESRD患者时都会认同这一观点,就是和血管通路相关的问题是ESRD患者的“软肋”(表62.1)。慢性透析患者的血管通路选择包括自身动静脉内瘘(AVF)、合成人工血管(ACG)和中心静脉导管(CVC)。为中晚期CKD患者开始维持性血透的准备工作,需要细心的以患者为中心的角度来决定在合适的时机构建血管通路,使其在需要开始透析的时候能有成熟的血管通路使用。

如果可能尽量选用动静脉内瘘作为血管通路,因为与AVGs以及CVCs相比,AVFs的长期通畅率更好,需要介入治疗保持通畅的更少,感染的几率更小,住院率较少,总治疗费用低,而且重要的是患者的死亡率下降。从技术层面来说AVGs并不需要时间来“成熟”(如动脉化),尽管它可能需要几个星期来等待局部炎症消退,这样人造血管可以进行安全穿刺而只有轻微不适。尽管人造血管第一次穿刺的理想时机仍不明确,一些医师推荐先给予数周的治疗,好让内皮细胞蔓延过去,然后再开始穿刺。相对于AVFs,由于新生内膜增生的原因,AVGs更容易发生血栓和流出道狭窄,导致有时需要重复行介入治疗来重新建立和保持血管

表62.1　血管通路导管的并发症

所有的导管：
患者不适，影响美观，对固定胶带过敏反应
和非采用中心静脉导管开始透析患者相比显著增高死亡率
颈内和（或）锁骨下静脉导管（带隧道的和不带隧道）：
颈内静脉血栓
锁骨下静脉血栓→和放置上肢永久血管通路相互冲突
上腔静脉综合征
末梢导管顶部血栓同时合并肺栓塞风险
脓毒血症脉管炎
导管相关菌血症合并或不合并转移性感染
心内膜炎
脊柱旁脓肿
脊椎骨髓炎
化脓性关节炎
出口处感染+/-隧道感染（脓肿）
气胸
股静脉临时导管：
腹膜后出血
不慎穿刺到股动脉，导致假性动脉瘤形成
下肢深静脉血栓形成

通路的通畅。

CVCs能在患者开始透析的时候放置并立即开始使用，但是存在许多短期和长期的并发症（表62.1）。其中，感染仍然是CVCs最重要的缺点。CVC相关感染的形式可以是相对的直接出口处感染、皮下隧道感染（其本质其实和脓肿相同，而且通常需要拔除导管，有时还需要外科手段引流感染处的积聚液体）和导管相关的菌血症。透析CVC相关的菌血症和实际的发病率和死亡率相关。在存在透析导管相关的菌血症情况下，可能会发展至脓毒血症和感染性休克。转移性感染包括心内膜炎、脊柱旁脓肿和脊椎骨髓炎等，而且感染性关节是导管相关菌血症的常见并发症。除了感染性并发症，长期使用中心静脉导管还和血管并发症的发生相关，包括锁骨下和颈内静脉血栓，导致需要给予系统性抗凝治疗。在使用CVCs的患者还可能出现上腔静脉综合征。这些血管并发症接下来会使得将来置入非导管形式的血管通路的难度增加。

这些观察结果导致了一些基于指南的推荐，鼓励在合适的时机成功创建AVF。然而在美国，紧急透析患者最常见的血管通路方式依旧是CVC。Foley等在2009年对医疗保险和医疗补助医学事件报道中心（表格CMS-2728）在2005年6月至2007年10月期间开始血透的220 157名患者的血管通路类型进行了分析，发现只有13%患者是在开始透析时使用功能良好的AVF，4%患者使用AVG，16%患者同时有CVC和成熟的动静脉内瘘，3.3%患者同时有CVC和成熟的人工血管，而大部分患者（63.2%）只有CVC。和开始透析时拥有成熟动静脉内瘘的患者相比，用AVG患者的校正死亡风险是1.39，同时有中心导管和成熟AVF的是1.49，同时有中心导管和成熟AVG的是1.74，而只有中心静脉导管的是2.18[55]。Bray等在2012年报道了一个前瞻性队列研究，观察了苏格兰从2009年到2011年所有开始透析的患者（n=2666）。发现单独使用CVC透析的患者全因死亡率增高，其中包括心血管死亡和感染导致的死亡。和单独使用AVF或AVG的患者相比，单独使用CVC透析患者的死亡风险要高出6.9倍[56]。近期一篇综述回顾了67个队列研究，共有586 337名患者，同样证实和AVG或AVF相比，单独使用CVC透析的患者全因死亡率、致命性感染和心血管事件的风险均明显增高[57]。

一项关于不同血管通路类型和死亡率风险的观察性研究的评论，把焦点集中在选择偏倚的问题上。尤其是开始透析时患者本身的健康状态是否在最终血管通路的类型上产生影响目前仍不清楚。而回过来看，健康状态对死亡率的风险应该会产生影响。Grubbs等选择了USRD在2005—2007年期间的117 277名紧急血透患者，根据开始透析时的血管通路类型研究不同患者健康状况（定义为在开始透析前两年的功能状态和住院天数）和后期死亡率之间的关系。与其他研究结果相同，他们发现与开始透析使用AVF的患者相比，其他患者的死亡风险明显增加，使用AVG的HR是1.20，同时有导管和成熟AVF的HR是1.34，同时有导管和成熟AVG的HR是1.46，单独使用导管的HR是1.95。他们还发现，之前提到的患者透析前两年的健康状况和开始透析时的血管通路类型选择强烈相关，之前更加“病重”的患者更可能在透析开始使用CVC，而更加“健康”的患者更可能使用成熟的AVF。由此看来，影响死亡率的不仅是透析开始时血管通路的类型，更可能是由当时的健康状况决定的，而相应地似乎健康状况和最终血管通路种类的选择相关[58]。

除了透析开始前患者的健康状况，还有开始透析时年龄和血管通路类型与后来的死亡率强烈相关。然而上述的研究突出了所有开始透析患者中使用CVC患者的死亡率，不考虑年龄根据血管通路类型分组的时候（风险从大到小依次是，单独用导管>导管和成熟的AVG>导管和成熟的AVF>单独AVG>单独AVF），DeSilva等分析了67岁以上的115 425名患者的数据。对于67岁至79岁的患者，第一个血管通路是AVG的患者和 AVF 的患者相比，死亡率的危险比只是很低限度的恶化(HR 1.10)，然而在 80 岁或更老龄的患者中，这个区别就消失了[59]。这些结果提示在老年患者中，AVF 的净获益被削弱了，这可能与 AVF 能够成熟至达到临床使用的比例较低相关。在那些老年患者中，就算 AVF 能成功成熟，在 AVF 成熟的期间随着 CVC 使用时间的延长，使得使用 CVC 的患者暴露在诸多感染和中心导管相关不良事件的风险之下，这样选择血管通路的策略从过去的"动静脉内瘘优先"变成了"最终导管"(至少对于老年的 CKD 患者)。

要在老年患者建立一个功能良好的自身动静脉内瘘，技术难度则显得更加突出。有几项研究显示随着患者年龄增大，自体动静脉内瘘的原发性失功率增加，结果就是这些患者中较多比例的人会在透析时需要使用 AVG，或者导管合并 AVG，或单独使用导管[60,61]。近来出现一个观点就是 CKD4 期患者在进行 ESRD 计划时如果严格遵照 KDOQI 指南，会导致老年患者 AVF 的失败率增高，而等待后续 AVG 的置入会是一个比较合理的选择。此外，有许多晚期的 CKD 患者在需要开始透析前已经死亡，这取决于患者的年龄、当时的健康状况、CKD 进展的轨迹。因此我们越发认识到，在一些特定的患者人群中，许多关于建立血管通路的严密计划的和基于指南的推荐是无效的，现在需要重新评估。要尽量避免发生的一个情况就是，患者在死亡时带着一个有功能(但从未使用过)的 AVF 或 AVG[62,63]。这就要求我们在计划建立血管通路的时候，需仔细考虑患者的年龄、预期寿命和当下的功能状况。尽管在年轻患者和那些功能状况比较良好的患者，"内瘘优先"是一个合理的开始方案，但是目前越来越多是强调"最终导管"的理念。尤其对老年患者首先给予放置 AVG 可能会是一个比较容易接受的选择。建议读者可以参考一下近期的一些非常优秀的综述，其总结了其中一些进退两难的问题，尤其是摆在处理老龄 CKD 患者的肾脏科医师面前关于血管通路建立的问题[64,65]。

我们推荐一个以患者为中心的方案，注意关注患者的年龄和功能状态，尤其是对于现在越来越多的老龄晚期 CKD 患者来说，患者死亡的预期可能性会比开始透析的需要更加重要一些，还有首次建立 AVF 固有的高失败率、AVF 和 AVG 之间看似相同的死亡率结果，这些在做决定的过程中都需要考虑到。在年轻患者和比较健壮的患者，由于绝大部分证据提示 CVC 的使用是导致全因死亡率、感染和心血管死亡率增加的一个原因，并且由于在非老年患者，AVF 比 AVG 获益明确更多，我们推荐按照标准指南，强调在早期行血管外科手术，在预期需要透析开始前至少 6 个月行 AVF 成形术，留出时间使 AVF 成熟。这样也考虑到了首次 AVF 失败的几率相对较高，导致需要介入手术和(或)修补手术，为透析开始的时候能有一个功能良好 AVF 所需要的成熟过程留出了充分的时间。标准的建议认为要避免抽血或在腕部放置静脉注射装置，如果可能应该遵循这条建议，同时也要避免放置外周置入中心静脉导管(PICC)，因为这些会带来静脉炎和血栓的风险，从而使得在感染的手臂上不利于建立或置入永久性的血管通路。

透析开始的时机

一旦患者和肾脏科医师在最终开始维持性血透上达成一致，患者一般会问，"我应该什么时候开始血透?"。医师可能会回答患者:"不用太早，但也不要太晚"，其实这不是开玩笑，而当然是一个准确的回答。一个更加精确和表述清楚的回答应该是，"在当透析对你的健康和生存带来的获益开始超过这个治疗相关的风险和困难的时候(开始透析)。"治疗的目标应该是尽可能地保存患者的自主性，免于维持性透析的需求和它对生活方式的多重限制，只要这些不会让患者暴露于由于缺乏透析导致的短期或长期患病状态下(或死亡)。对于绝大部分进展性 CKD 患者来说，一旦他们开始透析，就"不能回头"了(很长一段时间安全脱离透析的能力)。然而，我们的责任是要基于科学给患者提供最好的推荐；基于艺术，在某种程度上对于这个问题没有"一个能够适用于所有人"的答案；基于怜悯，请记住我们治疗计划的制定会对患者和他/她家人的生活方式会产生广泛的影响。我们怎么能够对这个问题给出一个更加合理的回答? 另外，我们可以信任什么样的循证医学推荐呢?

当然最终透析开始的时机还是要根据患者个体具体制定。患者的一个常见问题是:"我肌酐到了什么水平需要开始透析?"患者问到的 SCr，或由其推算出的 eGFR，只是决定患者开始透析时机时需要考虑到的诸多因素中的一项。举个例子，并不是所有的患者都会不出预料地在同一个 GFR 水平出现透析治疗能够改善的尿毒症症状。偶尔，一些患者还有相对残存的 GFR(如>10ml/min)并缺乏传统意义的尿毒症症状，同时可能存在容量管理的问题。由于并发严重的结构性心脏病通常是左室肥厚合并心脏舒张功能不全、收缩性心脏衰竭或肺动脉高压合并严重的右心充血性症状(包括全身水肿),尽管给予这些患者最积极的医疗,他们还是会因为肺水肿反复住院。这些患者可能从更早开始血透得到获益,从某些程度上连续超滤可能会把这些患者带到接近他(她)的理想容量状态,从而打破由于心脏衰竭恶化导致反复住院的恶性循环。

管理中晚期CKD患者的一个重要目标是避免患者发展到显著失代偿而需要紧急住院的时候开始透析。"紧急着陆"时开始透析相关的费用必然比非住院患者选择性开始要贵得多,而且在住院情况下,包括院内感染和患者的死亡率都会显著增高。另一方面,在患者能够得到真正获益之前就开始血透,直观来说这样做没有道理,只会增加医疗的费用,并且剥夺患者本来在严密医疗监控下可能适当保留的有那么一部分不依赖透析的自由。

在过去20年间,一个常见的现象就是趋向于让患者在GFR大于10ml/(min·1.73m^2)的时候就尽早开始透析(不论是血透还是腹透)。这项医疗行为可能是基于这样的一个推测,就是尽早开始治疗能够促进患者康复,并且通过一个超前性方案来防治并发症,在其完全发作之前避免出现各种尿毒症毒素的表现。然而并没有确凿的证据来支持这项医疗行为。其中关键的问题包括:开始透析的时机是不是明显影响患者的疾病状态和症候学?就全球社会医疗费用而言,关于透析开始时机的操作指南有什么弦外之音?

一项里程碑式的透析开始早晚对比研究(IDEAL研究)在某些细节方面探讨了这些问题[66]。IDEAL是一项随机多中心研究,关注了较早开始透析[eGFR 10~14ml/(min·1.73m^2)]和较晚开始透析[5~7ml/(min·1.73m^2)]对患者全因死亡率的影响。首要终点是任何原因引起的死亡。HD和PD的患者都纳入研究。早期和晚期开始透析的中位数时间分别是1.8个月vs 7.4个月。随访时间的中位数是3.5年。作者观察到在较早开始和较晚开始的两组患者在死亡率上没有显著差别(分别是37.6%和36.6%)。而且,在心血管事件、感染疾病并发症,或其他透析相关的并发症的发生率方面,两组也没有观察到区别。然而这个研究的可能局限是相当部分(75.9%)分配到较晚开始透析组的患者由于在间期出现尿毒症症状实际需要在高于预先设定的7ml/min就提前开始透析。无论组间死亡率是否出现差异,这些患者实际上是不是等达到较晚透析的节点eGFR 5~7ml/min才开始透析并不清楚。换句话说,有人可以批评IDEAL研究是拿非常早期开始和相对早期开始两组患者进行对比,而不是和晚期开始对比,这样两组之间肾功能的差别不是很大,导致该研究的力度不足。虽然如此,基于IDEAL研究结果,目前没有基于临床研究的证据来支持一个超早期开始的透析策略。值得注意的是,在IDEAL研究观察对象中,有很大比例的患者在入组的时候存在左室肥厚。亚组分析发现,在12个月的时候左室肥厚(改善或进展)的情况并没有明显变化[67]。对IDEAL研究中最终选择HD的那些患者进行分析发现,在死亡率、心血管事件、感染或血管通路相关并发症等方面,并未发现明显区别。然而在随机分配到"晚"开始的那组患者中,水和电解质并发症更加常见[68]。

是否可以将这些发现应用于预期可能进行HD的患者中普遍更加健康的那部分人群——那些没有糖尿病以及除了CKD以外只有高血压这一个明显并发症的患者?最近一项对于81 176名在透析中心开始HD的患者进行观察的大型队列研究,针对这个问题进行了探讨[69]。参考组包括那些分配到在eGFR<5ml/min开始血透的患者,并通过不断升高的透析开始时eGFR值的不同水平对其进行比较,其中最高的eGFR≥15ml/(min·1.73m^2)。这些并发症较少的患者非校正的一年死亡率在参照组是6.8%,而在eGFR≥15的患者则是20.1%。校正死亡风险在较高eGFR即开始透析的患者中逐渐增加。这些发现否定了IDEAL的研究,不仅提示至少在选择的这些非糖尿病患者中更早开始透析可能是有害的,或者最可能的是提示这方面仍存在混淆的部分。换句话说,患者的病情更加严重并没有经过检测和(或)通过提早透析进行校正。由于混淆可以解释Rosansky等报道的那些发现,所以应该考虑到提早透析可能实际上是有害的可能性。除了建立或放置血管通路相关的风险,开始血透可能加速残余肾功能的丢失或导致其他不利影响。

综上所述,这些观察结果提示,在大部分的患者中,血透的开始可以延迟到eGFR下降至大概5~10ml/(min·1.73m^2),但是最终的决定还是应该根据具体患者来制定。如果开始出现尿毒症的明确症状,那么在接近10ml/(min·1.73m^2)开始透析是非常合理的。一些特殊的人群,比如合并心衰,可能也会因为容量控制而从提早透析得到获益。对于大部分患者,在eGFR大于10ml/(min·1.73m^2)开始透析,似乎没有得到生存获益,并且与费用增加相关,而且在非糖尿病亚组可能实际上和更高的一年死亡率相关。

结　论

决定什么时候开始肾脏替代治疗在肾脏科医师、

患者、家庭成员和其他健康工作人员之间的协作中非常重要。在CKD和ESRD转化的过程中，需要肾脏科医师对个体患者疾病的发展轨迹有一个非常明确的理解。医师的一项职能是作为患者的老师，作为他或她家庭中的重要成员，专业指导并融入其社交网络。近来的临床试验科学进展让肾脏科医师对患者就开始血透的时机和与成功建立血管通路（其会改善最好的健康结局）相关的因素进行建议。肾脏科医师，在处理晚期CKD患者的许多复杂的医疗问题的时候，能够在决定开始以血透作为肾脏替代治疗的方案中扮演一个关键的角色。患者教育、心血管风险因素的管理、贫血的管理、血管通路建立和开始血透的时机对于患者的治疗都是非常关键的。当这些问题能很好地说清楚了，血透才会可能有一个更加安全和成功的开始。

（卢建新、李昕 译，丁峰 校）

参考文献

1. U.S. Renal Data System, USRDS 2013 Annual Data Report: Atlas of Chronic Kidney Disease and End-Stage Renal Disease in the United States. 2013, Bethesda, MD: National Institutes of Health, National Institute of Diabetes and Digestive and Kidney Diseases.
2. Ghaffari A, Kalantar-Zadeh K, Lee J, Maddux F, Moran J, Nissenson A. PD First: peritoneal dialysis as the default transition to dialysis therapy. *Semin Dial* 2013;**26**(6):706–13.
3. Chiu YW, Jiwakanon S, Lukowsky L, Duong U, Kalantar-Zadeh K, Mehrotra R. An update on the comparisons of mortality outcomes of hemodialysis and peritoneal dialysis patients. *Semin Nephrol* 2011;**31**(2):152–8.
4. Vilar E, Farrington K. Emerging importance of residual renal function in end-stage renal failure. *Semin Dial* 2011;**24**(5):487–94.
5. Brener ZZ, Kotanko P, Thijssen S, Winchester JF, Bergman M. Clinical benefit of preserving residual renal function in dialysis patients: an update for clinicians. *Am J Med Sci* 2010;**339**(5):453–6.
6. Perl J, Bargman JM. The importance of residual kidney function for patients on dialysis: a critical review. *Am J Kidney Dis* 2009;**53**(6):1068–81.
7. Mehrotra R, Marsh D, Vonesh E, Peters V, Nissenson A. Patient education and access of ESRD patients to renal replacement therapies beyond in-center hemodialysis. *Kidney Int* 2005;**68**(1):378–90.
8. Finkelstein FO, Story K, Firanek C, Barre P, Takano T, Soroka S, et al. Perceived knowledge among patients cared for by nephrologists about chronic kidney disease and end-stage renal disease therapies. *Kidney Int* 2008;**74**(9):1178–84.
9. Golper TA, Mehrotra R, Schreiber MS. Is Dorothy correct? The role of patient education in promoting home dialysis. *Semin Dial* 2013;**26**(2):138–42.
10. Davis JS, Zuber K. Implementing patient education in the CKD clinic. *Adv Chronic Kidney Dis* 2013;**20**(4):320–5.
11. Ribitsch W, Haditsch B, Otto R, Schilcher G, Quehenberger F, Roob JM, et al. Effects of a pre-dialysis patient education program on the relative frequencies of dialysis modalities. *Perit Dial Int* 2013;**33**(4):367–71.
12. Levin A, Lewis M, Mortiboy P, Faber S, Hare I, Porter EC, et al. Multidisciplinary predialysis programs: quantification and limitations of their impact on patient outcomes in two Canadian settings. *Am J Kidney Dis* 1997;**29**(4):533–40.
13. Goldstein M, Yassa T, Dacouris N, McFarlane P. Multidisciplinary predialysis care and morbidity and mortality of patients on dialysis. *Am J Kidney Dis* 2004;**44**(4):706–14.
14. Jungers P, Massy ZA, Nguyen-Khoa T, Choukroun G, Robino C, Fakhouri F, et al. Longer duration of predialysis nephrological care is associated with improved long-term survival of dialysis patients. *Nephrol Dial Transplant* 2001;**16**(12):2357–64.
15. Curtis BM, Ravani P, Malberti F, Kennett F, Taylor PA, Djurdjev O, et al. The short- and long-term impact of multi-disciplinary clinics in addition to standard nephrology care on patient outcomes. *Nephrol Dial Transplant* 2005;**20**(1):147–54.
16. Devins GM, Mendelssohn DC, Barre PE, Taub K, Binik YM. Predialysis psychoeducational intervention extends survival in CKD: a 20-year follow-up. *Am J Kidney Dis* 2005;**46**(6): 1088–98.
17. Kurella Tamura M, Covinsky KE, Chertow GM, Yaffe K, Landefeld CS, McCulloch CE. Functional status of elderly adults before and after initiation of dialysis. *N Engl J Med* 2009;**361**(16):1539–47.
18. Murtagh FE, Addington-Hall JM, Edmonds PM, Donohoe P, Carey I, Jenkins K, et al. Symptoms in advanced renal disease: a cross-sectional survey of symptom prevalence in stage 5 chronic kidney disease managed without dialysis. *J Palliat Med* 2007;**10**(6):1266–76.
19. Davison SN. The ethics of end-of-life care for patients with ESRD. *Clin J Am Soc Nephrol* 2012;**7**(12):2049–57.
20. Foley RN, Murray AM, Li S, Herzog CA, McBean AM, Eggers PW, et al. Chronic kidney disease and the risk for cardiovascular disease, renal replacement, and death in the United States Medicare population, 1998 to 1999. *J Am Soc Nephrol* 2005;**16**(2):489–95.
21. Tonelli M, Muntner P, Lloyd A, Manns BJ, Klarenbach S, Pannu N, et al. Risk of coronary events in people with chronic kidney disease compared with those with diabetes: a population-level cohort study. *Lancet* 2012;**380**(9844):807–14.
22. Tonelli M, Wiebe N, Culleton B, House A, Rabbat C, Fok M, et al. Chronic kidney disease and mortality risk: a systematic review. *J Am Soc Nephrol* 2006;**17**(7):2034–47.
23. Di Angelantonio E, Chowdhury R, Sarwar N, Aspelund T, Danesh J, Gudnason V. Chronic kidney disease and risk of major cardiovascular disease and non-vascular mortality: prospective population based cohort study. *BMJ* 2010;**341**:c4986.
24. Briasoulis A, Bakris GL. Chronic kidney disease as a coronary artery disease risk equivalent. *Curr Cardiol Rep* 2013;**15**(3):340.
25. Kaisar M, Isbel N, Johnson DW. Cardiovascular disease in patients with chronic kidney disease. A clinical review. *Minerva Urol Nefrol* 2007;**59**(3):281–97.
26. Palmer SC, Hayen A, Macaskill P, Pellegrini F, Craig JC, Elder GJ, et al. Serum levels of phosphorus, parathyroid hormone, and calcium and risks of death and cardiovascular disease in individuals with chronic kidney disease: a systematic review and meta-analysis. *JAMA* 2011;**305**(11):1119–27.
27. Faul C, Amaral AP, Oskouei B, Hu MC, Sloan A, Isakova T, et al. FGF23 induces left ventricular hypertrophy. *J Clin Invest* 2011;**121**(11):4393–408.
28. Kahn MR, Robbins MJ, Kim MC, Fuster V. Management of cardiovascular disease in patients with kidney disease. *Nat Rev Cardiol* 2013;**10**(5):261–73.
29. Garimella PS, Sarnak MJ. Cardiovascular disease in CKD in 2012: moving forward, slowly but surely. *Nat Rev Nephrol* 2013;**9**(2):69–70.
30. Gansevoort RT, Correa-Rotter R, Hemmelgarn BR, Jafar TH, Heerspink HJ, Mann JF, et al. Chronic kidney disease and cardiovascular risk: epidemiology, mechanisms, and prevention. *Lancet* 2013;**382**(9889):339–52.
31. Menon MC, Ix JH. Dietary phosphorus, serum phosphorus, and cardiovascular disease. *Ann N Y Acad Sci* 2013;**1301**(1):21–6.
32. Quarles LD. Reducing cardiovascular mortality in chronic kidney disease: something borrowed, something new. *J Clin Invest* 2013;**123**(2):542–3.

33. Zoccali C, Yilmaz MI, Mallamaci F. FGF23: a mature renal and cardiovascular risk factor? *Blood Purif* 2013;**36**(1):52–7.
34. Baigent C, Landray MJ, Reith C, Emberson J, Wheeler DC, Tomson C, et al. The effects of lowering LDL cholesterol with simvastatin plus ezetimibe in patients with chronic kidney disease (Study of Heart and Renal Protection): a randomised placebo-controlled trial. *Lancet* 2011;**377**(9784):2181–92.
35. Badve SV, Roberts MA, Hawley CM, Cass A, Garg AX, Krum H, et al. Effects of beta-adrenergic antagonists in patients with chronic kidney disease: a systematic review and meta-analysis. *J Am Coll Cardiol* 2011;**58**(11):1152–61.
36. Desai AS, Swedberg K, McMurray JJ, Granger CB, Yusuf S, Young JB, et al. Incidence and predictors of hyperkalemia in patients with heart failure: an analysis of the CHARM Program. *J Am Coll Cardiol* 2007;**50**(20):1959–66.
37. Anand IS, Bishu K, Rector TS, Ishani A, Kuskowski MA, Cohn JN. Proteinuria, chronic kidney disease, and the effect of an angiotensin receptor blocker in addition to an angiotensin-converting enzyme inhibitor in patients with moderate to severe heart failure. *Circulation* 2009;**120**(16):1577–84.
38. Tokmakova MP, Skali H, Kenchaiah S, Braunwald E, Rouleau JL, Packer M, et al. Chronic kidney disease, cardiovascular risk, and response to angiotensin-converting enzyme inhibition after myocardial infarction: the Survival And Ventricular Enlargement (SAVE) study. *Circulation* 2004;**110**(24):3667–73.
39. Blood Pressure Lowering Treatment Trialists C Ninomiya T, Perkovic V, Turnbull F, Neal B, Barzi F, et al. Blood pressure lowering and major cardiovascular events in people with and without chronic kidney disease: meta-analysis of randomised controlled trials. *BMJ* 2013;**347**:f5680.
40. Brian LS, Ann LY, Maria. O, editors. *Sodium intake in populations: assessment of evidence*. The National Academies Press; 2013.
41. Jelkmann W. Erythropoietin after a century of research: younger than ever. *Eur J Haematol* 2007;**78**(3):183–205.
42. Bunn HF. Erythropoietin. *Cold Spring Harb Perspect Med* 2013;**3**(3):a011619.
43. Jacobs K, Shoemaker C, Rudersdorf R, Neill SD, Kaufman RJ, Mufson A, et al. Isolation and characterization of genomic and cDNA clones of human erythropoietin. *Nature* 1985;**313**(6005):806–10.
44. Lin FK, Suggs S, Lin CH, Browne JK, Smalling R, Egrie JC, et al. Cloning and expression of the human erythropoietin gene. *Proc Natl Acad Sci U S A* 1985;**82**(22):7580–4.
45. Winearls CG, Oliver DO, Pippard MJ, Reid C, Downing MR, Cotes PM. Effect of human erythropoietin derived from recombinant DNA on the anaemia of patients maintained by chronic haemodialysis. *Lancet* 1986;**2**(8517):1175–8.
46. Eschbach JW, Egrie JC, Downing MR, Browne JK, Adamson JW. Correction of the anemia of end-stage renal disease with recombinant human erythropoietin. Results of a combined phase I and II clinical trial. *N Engl J Med* 1987;**316**(2):73–8.
47. Inrig JK, Barnhart HX, Reddan D, Patel UD, Sapp S, Califf RM, et al. Effect of hemoglobin target on progression of kidney disease: a secondary analysis of the CHOIR (Correction of Hemoglobin and Outcomes in Renal Insufficiency) trial. *Am J Kidney Dis* 2012;**60**(3):390–401.
48. Patel TV, Singh AK. Anemia in chronic kidney disease: new advances. *Heart Fail Clin* 2010;**6**(3):347–57.
49. Singh AK. What is causing the mortality in treating the anemia of chronic kidney disease: erythropoietin dose or hemoglobin level? *Curr Opin Nephrol Hypertens* 2010;**19**(5):420–4.
50. Grimm PC, Sinai-Trieman L, Sekiya NM, Robertson LS, Robinson BJ, Fine RN, et al. Effects of recombinant human erythropoietin on HLA sensitization and cell mediated immunity. *Kidney Int* 1990;**38**(1):12–18.
51. Vella JP, O'Neill D, Atkins N, Donohoe JF, Walshe JJ. Sensitization to human leukocyte antigen before and after the introduction of erythropoietin. *Nephrol Dial Transplant* 1998;**13**(8):2027–32.
52. Yabu JM, Anderson MW, Kim D, Bradbury BD, Lou CD, Petersen J, et al. Sensitization from transfusion in patients awaiting primary kidney transplant. *Nephrol Dial Transplant* 2013;**28**(11):2908–18.
53. Scornik JC, Bromberg JS, Norman DJ, Bhanderi M, Gitlin M, Petersen J. An update on the impact of pre-transplant transfusions and allosensitization on time to renal transplant and on allograft survival. *BMC Nephrol* 2013;**14**:217.
54. Macdougall IC, Obrador GT. How important is transfusion avoidance in 2013? *Nephrol Dial Transplant* 2013;**28**(5):1092–9.
55. Foley RN, Chen SC, Collins AJ. Hemodialysis access at initiation in the United States, 2005 to 2007: still "catheter first". *Hemodial Int* 2009;**13**(4):533–42.
56. Bray BD, Boyd J, Daly C, Donaldson K, Doyle A, Fox JG, et al. Vascular access type and risk of mortality in a national prospective cohort of haemodialysis patients. *QJM* 2012;**105**(11):1097–103.
57. Ravani P, Palmer SC, Oliver MJ, Quinn RR, MacRae JM, Tai DJ, et al. Associations between hemodialysis access type and clinical outcomes: a systematic review. *J Am Soc Nephrol* 2013;**24**(3):465–73.
58. Grubbs V, Wasse H, Vittinghoff E, Grimes BA, Johansen KL. Health status as a potential mediator of the association between hemodialysis vascular access and mortality. *Nephrol Dial Transplant* 2013.
59. DeSilva RN, Patibandla BK, Vin Y, Narra A, Chawla V, Brown RS, et al. Fistula first is not always the best strategy for the elderly. *J Am Soc Nephrol* 2013;**24**(8):1297–304.
60. Lazarides MK, Georgiadis GS, Antoniou GA, Staramos DN. A meta-analysis of dialysis access outcome in elderly patients. *J Vasc Surg* 2007;**45**(2):420–6.
61. Lok CE, Foley R. Vascular access morbidity and mortality: trends of the last decade. *Clin J Am Soc Nephrol* 2013;**8**(7):1213–9.
62. O'Hare AM, Bertenthal D, Walter LC, Garg AX, Covinsky K, Kaufman JS, et al. When to refer patients with chronic kidney disease for vascular access surgery: should age be a consideration? *Kidney Int* 2007;**71**(6):555–61.
63. Demoulin N, Beguin C, Labriola L, Jadoul M. Preparing renal replacement therapy in stage 4 CKD patients referred to nephrologists: a difficult balance between futility and insufficiency. A cohort study of 386 patients followed in Brussels. *Nephrol Dial Transplant* 2011;**26**(1):220–6.
64. Vachharajani TJ, Moist LM, Glickman MH, Vazquez MA, Polkinghorne KR, Lok CE, et al. Elderly patients with CKD-dilemmas in dialysis therapy and vascular access. *Nat Rev Nephrol* 2014;**10**(2):116–22.
65. Quinn RR, Ravani P. Fistula-first and catheter-last: fading certainties and growing doubts. *Nephrol Dial Transplant* 2014;**29**(4):727–30.
66. Cooper BA, Branley P, Bulfone L, Collins JF, Craig JC, Fraenkel MB, et al. A randomized, controlled trial of early versus late initiation of dialysis. *N Engl J Med* 2010;**363**(7):609–19.
67. Whalley GA, Marwick TH, Doughty RN, Cooper BA, Johnson DW, Pilmore A, et al. Effect of early initiation of dialysis on cardiac structure and function: results from the echo substudy of the IDEAL trial. *Am J Kidney Dis* 2013;**61**(2):262–70.
68. Collins J, Cooper B, Branley P, Bulfone L, Craig J, Fraenkel M, et al. Outcomes of patients with planned initiation of hemodialysis in the IDEAL trial. *Contrib Nephrol* 2011;**171**:1–9.
69. Rosansky SJ, Eggers P, Jackson K, Glassock R, Clark WF. Early start of hemodialysis may be harmful. *Arch Intern Med* 2011;**171**(5):396–403.

第63章

63

腹膜透析的准备

Michael F. Flessner

National Institute of Diabetes, Digestive and Kidney Disease, National Institutes of Health, Bethesda, MD, USA

简　　介

准备行腹膜透析治疗的患者首先应接受有关终末期肾病(ESRD)治疗方式选择的教育:家庭透析[家庭血液透析(HD)或腹膜透析(PD)]、中心血液透析、肾移植或以尿毒症和死亡而告终的保守治疗。与以患者为中心的护理一致,具备良好沟通能力的有经验的专业人员必须向慢性肾脏病(CKD)患者提供最新的信息,以便患者进行明确的选择。与患者进行这种对话的最佳地点是在CKD诊所或毗邻诊所的地方。

毗邻诊所是重要的。在我负责密西西比大学CKD诊所的最初几年期间,家庭透析中心距离大学约5英里。这个家庭透析诊所配备了优秀的透析护士,她们接受过两种家庭透析模式的培训。所有医生和护士都认为,我们的许多患者有能力进行家庭透析,并认为家庭透析疗法将使这些患者获益。通常预期尿毒症症状出现前6个月或更早时我会将患者转诊去看家庭透析诊所护士,但约80%~90%的患者不去就诊。即使患者到诊所后我们立即预约,但能坚持随访的患者似乎很少。尽管给予患者去家庭透析中心的地图,或是告知患者接诊护士的电话号码和姓名,这种状况仍未改变。几年后,家庭透析中心搬到CKD诊所附近,我们的前ESRD患者的教育改善近100%。我们诊所进展至ESRD的患者中选择家庭透析的人数从10%增长至超过50%。便利的位置和毗邻的诊所,使患者得到更好的透析准备,并且濒临ESRD的患者选择家庭透析的比例增加。Blake等讨论了发展家庭透析项目的其他方法[1]。

为进展性CKD患者介绍透析选择时需要考虑的因素包括透析项目和透析患者的特点。患者的年龄、合并症、实施家庭透析的智力和体力、家庭支持状况(例如家属或家庭提供者的参与和意愿)、预期寿命、营养考虑、残余肾功能水平、患者的体型大小、预期的透析生活质量是主要的考虑因素。患者选择PD后,接下来的步骤包括择期置入透析导管、术后随访、家庭透析操作培训及开始透析。

透析项目的特点

家庭透析项目所需元素

透析项目首先考虑的因素之一是家庭HD和PD团队的经验和帮助。在最近一项关于59位澳大利亚透析前患者的观察性研究中,选择PD的主要障碍是需要每日PD操作,担心感染以及患者/家属对透析的误解[2]。如果医生或护士不熟悉家庭操作规程,那么将患者转诊到另一项目是最佳的选择,这个项目可告知患者关于所有ESRD的选择和随后教育患者如何进行选定的肾替代治疗(RRT)以及提供随访护理。进行前ESRD患者教育的医生和护士应具有家庭透析的经验。此外,具有腹膜透析置管经验的外科医生是必要的,除非是由肾病专科医生置管。另外需要配备熟悉PD患者饮食需求的肾科营养师和影像学支持以发现导管问题。

患者如何选择

在讨论如何介绍信息前,我们应该问:关于透析选择,患者如何作出决定？Mooney 在最近的国际腹膜透析会议中提出了他的想法[3]。决策的过程通常被认为是独特的和复杂的,但通常做出决策是基于两种方式之一:启发式(“直觉”)或系统式。启发式的决定是一个快速的经验法则,大部分时间是高效工作,做出选择时只考虑 1 个或 2 个因素。系统的决定考虑许多不同的因素,然后根据患者自己的感觉和信仰来评估决定。虽然患者通常支配着任何的医疗决定,但应给与他或她足够的信息来作出系统的决定,而不是因有限的信息而作出一个“一时冲动”的选择。好的决定通常来源于与患者 40 ~ 50 分钟的会谈,使患者获得一个合理而完整的信息。可以带回家的书面文件、光盘视觉信息,或在诊所观看知识渊博的工作人员答疑是指导患者的经典方法。其他方法包括提供患者网站链接,使他们能够访问患者的评价或博客。提供信息的另一种方法是将前 ESRD 患者介绍给愿意会面的有经验的透析患者,让他们以个人方式回答问题。

透析信息访谈

Mooney[3] 提出在信息访谈中遵循以下六个原则:

1. 应用简单易懂的语言来表达事实。
2. 并发症的风险应该用绝对数字展示而不是定性描述。
3. 描述 PD、家庭 HD、中心 HD 和移植的信息应以均衡的方式呈现。应该客观地描述其中每一种方式的优点和缺点。
4. 关于 PD 的讨论,应该提供标有医学术语定义的身体内部解剖图。这些辅助图片可以通过透析公司供应商获得。通俗易懂的印刷文件有助于理解。
5. 应向患者提供客观描述各种透析模式的书面、音频、视频录制资料。与在中心 HD 和家庭透析中心护理的其他患者的访谈有助于患者做好这种选择的准备。
6. Mooney 建议访谈者应避免信息“泄露”。这是访谈者影响患者决定的一种技术。最后一点需要技巧、经验并且意识到每个患者来自不同背景和具有访谈者可能不完全知道的特性[4]。

透析患者的特征

影响患者选择的特征有年龄、合并症、体能、认知能力、辅助透析者的存在、期望的生活质量、患者的生理特征包括体型大小和残余肾功能、患者特殊的营养考虑和患者的预期寿命。额外的患者因素是治疗依从性的病史[1]。

年龄

患者的年龄常常是透析方式选择的一个主要考虑因素。通常情况下,儿童初始选择 PD,然后很快进行移植,或者必要时因技术失败或无法移植转为 HD。而接受家庭透析治疗的儿童患者通常是由他们的父母来辅助,因而关于家庭透析的决定是由其父母做出的。因此,儿童患者家庭透析的准备不仅仅是孩子的参与,更重要的是父母的参与。他们在技术上帮助孩子、为孩子提供适当的环境、维持正确的饮食、确保服药的依从。对饮食、服药和透析处方的依从在青少年患者的护理中特别具有挑战性。其他影响儿童 ESRD 患者福利的因素是父母的婚姻状况。在离婚或分居的父母,分享患儿监护权可能会导致照顾失误。

在年龄谱的另一端,老年人有独特的需求,他们的预后与年轻患者显著不同。CKD 是美国和西欧国家老年人的主要疾病之一。在一般人群中,CKD 3 ~ 5 期的患病率仅为 11%,而在年龄 65 岁以上的老年人中增加大约 25%[5]。目前在美国,开始透析的平均年龄是 65 ~ 67 岁,发病率从 2000 年的 1.9% 呈线性增长至 4.5%。年龄在 20 ~ 65 岁患者的发病率为 0.5%[5]。那些年龄 80 岁及以上患者的 CKD3 ~ 5 期发病率为 30%[6]。

合并症

老年患者往往有许多合并症,包括全身血管疾病、视力下降、听力受损、因关节炎导致的体力和敏捷性下降、卫生条件差、活动差以及认知问题[1,6]。除非与家人一起生活或有支持体系,他们通常与社会隔离、心理压抑或受虐待,并有导致家庭环境低劣的经济问题。这些都可能是减少参加 PD 项目机会的有害因素。那些独居的患者可能不能学习实施家庭透析的必要步骤。对于更复杂的家庭 HD 这种情况尤甚。虽然 PD 是一种比较简单的治疗方法,但导致连接污染的一次失误可引起腹膜炎、住院和可能的技术失败。另一方面,在任何情况下 HD 都需要适当的心功能。HD 过程中由于液体清除致使血压突然下降会导致心肌顿抑[7] 和急性损伤或加重已有的心脏损伤。与每周 3 天、每次3 ~ 4 小时、以快速清除液体为特征的 HD 相比,PD 因其每日透析时间长而在液体清除方面有明显优势。

在法国，1995—2006 期间大约 12 000 患者被认为无法实施 PD，包括 86% 的年老体弱的老人。其中 56% 患者应用辅助 PD 作为标准治疗方法[8]。不幸的是，在美国，那些独居或在养老院的患者无法自己实施 PD，他们被迫每周 3 次送到透析中心进行 HD。在美国，在养老院进行透析是罕见的，主要是由于偿付问题。目前养老院由于盈利不够而不足以培训专业护士去实施 HD 或 PD。

由于他们的虚弱，从家里或养老院到透析中心往返运送途中，这些患者往往非常苦恼，偶尔会发生意外伤害。因为运输费用高，特别是在农村地区，老年患者这方面的关怀应引起政府部门的重新审视。

PD 对于老年和有合并症的非老年患者有明显的优势，只要他们能够熟练操作连接点和提起透析袋。否则，患者需要一个受过培训的家庭成员或合格的照顾者的帮助。PD 是一种时间依赖性缓慢清除液体的过程，通常应用于血管条件差或低心输出量的患者。尽管在透析液中使用葡萄糖，糖尿病并不是 PD 治疗的禁忌证，但必须监测血糖水平和考虑来源于葡萄糖吸收的热量负荷。可通过规律的胰岛素皮下注射或加入透析液中以控制血糖[9]。往往首选腹腔内注射胰岛素，因为药物主要被吸收进入肠壁，随后进入门脉系统，到达肝脏并在循环到外周前在肝脏发挥作用[9]。

排除 PD 的因素包括腹部外科手术史和（或）腹腔内粘连、大的腹壁疝、活动的憩室炎、腹壁渗漏、或大的腹主动脉瘤[1,10]。特别是有腹部外科手术史的妇女，包括子宫切除术，可能有明显的粘连，致使 PD 置管和随后的透析过程复杂化。

生活质量

对于能够自理的老年人或非老年人而言，一个重要的生活质量考虑是具备按照他们自己的计划完成透析的能力。因此，PD 患者可以去旅游，并有一个积极的社会生活[6]。随访通常是每月的，而不是 HD 中心每周 3 次的僵硬的时间表。在一项针对 75 岁及以上的 PD 患者的回顾性研究中[11]，作者回顾了 119 名男性和 116 名女性患者的记录。90% 是高加索人群，87% 与家人居住，76% 能独立实施 PD，39% 患有糖尿病，79% 有心血管疾病。他们的总体腹膜炎发生率仅略低于小于 75 岁的患者（大约 23 个月一次），而 SF36 的生理成分评分低于较年轻患者，但精神成分评分更高；而根据 Beck 抑郁量表和患者病史问卷 9 评估的全球生活质量（QOL）和抑郁症评分在两组之间无差异。这再一次支持在能够自理的或有技术辅助的老年人群中应用 PD。

体型大小和残余肾功能

保护残余肾功能是 PD 的一个主要优点。腹膜透析开始后残余肾功能可持续数年，但 HD 治疗的患者 6～12 个月后通常无尿[12]。这种优势是极大的。PD 患者增加中分子清除率，降低炎症因子水平，较好地控制血压，贫血和磷酸盐控制得到改善，左室肥厚减轻[13-15]。其他可以延缓残余肾功能的方法包括持续使用 ACEI 类药物、避免使用非甾体抗炎药和其他药物，例如氨基糖苷类药物，和最小限度使用照影剂[16]。

较好的残余肾功能能允许体型较大（>100kg）的患者通过腹膜进行透析。与 HD 相比，溶质转运效能相对较低。对于持续非卧床腹膜透析的患者，最小的 KT/V 每周总尿素清除是 1.7（K，清除率；T，时间；V 是指尿素的分布容积或大体总的身体水分），而 HD 推荐的每周 KT/V 约为 4。[18] 由于 70kg 患者的 V 约为 42L，而 100kg 患者的 V 约为 60L，较大体型患者比较小体型患者需要多 50% 的透析液。如果患者残余肾功能开始为 10ml/min，这转换为 14L/d×7，或约 98L/周，KT/V 约为 1.6。当残余肾功能丢失，则需要通过增强透析来替代。一般来说，为了溶质清除的充分性，体重超过 100kg 的患者最后都需要从 PD 转为 HD。这是由于 PD 的溶质和水分转运是有限的。随着残余肾功能的丢失，透析处方可能需要从每天 4 次交换改为每天 5～6 次手工交换或晚上 4 次机器交换和白天 2～3 次手工交换。这种常规操作通常会变得难以忍受，即使患者没有工作。另一方面，首选 PD 治疗的患者能保护肾功能达数年，接下来可以进行肾移植。

腹膜透析的营养方面

充足的蛋白（1.2～1.5g/kg）和热量摄入（55～60kcal/kg）对于血透和腹透患者都是必要的，但在 PD 患者可能会出现一些特出的潜在问题[20]。由于每次换液都有葡萄糖的吸收，因此患者整天承受明显的热量负荷，这能抑制食欲。此外，腹腔大量液体（2～3L）产生腹压导致食欲下降，少数病例会出现恶心和呕吐。由于腹膜屏障是一个间质内的微血管，相当于一个可渗透的、被动的膜样结构，因此在透析过程中，随着小分子的交换，每日有 8～20g 的蛋白丢失。对于那些难以摄入充足蛋白质的患者，可以选择使用以氨基酸为主要渗透剂的透析液。氨基酸类似于葡萄糖一样很容易被吸收进入循环。氨基酸透析液应在患者下床活动和进食时使用。如果在患者不活动或睡眠期间使用，这些溶液可引起尿毒症。那些消瘦的和不健壮的CKD患者在护理上对于任何形式的透析方式都具有挑战性。仔细收集病史和检查患者可以使透析团队意识到患者的特殊需求。

患者的预期寿命和PD的选择

在一项日本的研究中[21]，作者描述了80岁以上的患者开始PD治疗时的临床表现。他们查阅了11名患者在他们透析中心的记录。11例患者中，8例患者有高血压性动脉粥样硬化，2例有慢性肾小球肾炎和1例原发性疾病不明。透析开始时，S[Cr]平均值为(6.1±1.4)mg/dl。11例患者中，10例患者有明显的动脉壁钙化，超声心动图发现约30%的患者有主动脉或二尖瓣钙化。虽然PD开始后平均存活率为(31.9±2.3)个月，但4/11的患者存活不到16个月。4名患者因死亡而退出PD，而另外4名患者因腹膜炎而退出。平均PD时间为(20.8±18.6)个月。一名患者因老年痴呆，并试图反复拔出腹透管，她的家人随后决定退出PD。70岁以上的患者腹膜炎发生率高于40~60岁年龄组的患者。未报告生活质量测定结果。

年龄在75~80岁以上的患者开始透析需要个性化决定，这种个性化决定由患者本人作出，或在许多情况下，由大家庭进行决策。尽管PD不像HD那样造成心理压力，但PD需要每日换液而HD仅需要每周3次的治疗。然而，家庭HD现行的方案增加透析数量至每周5~6天。因此，家庭HD基本上相当于PD的治疗天数。这两种治疗方式都需要规范治疗和依从处方。如果患者以前表现为用药或门诊预约依从性的缺乏，那么中心HD可能是最佳的替代方案。

置管时机和患者随访

一旦选择PD治疗和考虑好开始的时机，下一步就是建立透析通路。与HD自体动静脉内瘘的建立相比，PD通路的时间敏感性较低，前者使用前的成熟时间通常需要2~6个月。另一方面，PD导管通常在置管后2~3周就可以使用。开始透析的典型原因是尿毒症症状、内科医生的建议或患者的要求。PD应该多早开始？什么时候应该置管？Johnson和同事在澳大利亚人群的理想试验中研究了开始透析的时机对计划行PD治疗的患者临床预后的影响。自20世纪90年代中期开始，推荐尽早开始透析，即开始透析时GFR大于10ml/(min·1.73m^2)与开始透析GFR小于7ml/(min·1.73m^2)进行比较。他们研究了828名参与者，其中466(56%)名患者计划开始PD。一半随机为早透析[eGFR10~14ml/(min·1.73m^2)]，一半随机为晚透析[eGFR 5~7ml/(min·1.73m^2)]。主要终点是全因死亡。早透析组102人死亡，晚透析组96人死亡(p=NS)。两组在复合心血管事件、复合感染死亡或透析相关并发症中无差异。然而，开始计划并实际上行PD治疗的患者比例在早透析组为80%，晚透析组为70%(P<0.01)。这个研究证实较早进行PD除了更多患者实际上选择PD治疗外，没有其他优势。

由合格的外科医生实施置管手术是极其重要的。尽管一些外科医生和外科实习生认为这个过程是琐碎的，但两个涤纶套的定位和出口处的构建对于确保成功开始PD是极其重要的。导管的类型同样重要。采用医用硅胶(硅橡胶或生物相容性更好的材料)做的双涤纶套导管应该在所有患者中使用。建议提早咨询外科医生，看看外科医生的经验和讨论他或她的对于特殊导管的选择。一些导管是弯曲的，能放置在腹腔的右下部或左下部。然而末端卷曲的直管一样有用。Twardowski和Nichols的研究中有导管详细的介绍[10]。

在放置导管前，PD护士应标记患者出口处和导管放置的位置[23]。然后外科医生根据那些标记在脐下中线选择术口，接着在腹壁内放置第一个涤纶套，然后沿着出口处方向建立隧道。在一些中心，提早几个月放置导管，导管末端包埋在皮下，直到需要透析时[24]。包埋的时间可以保护导管避免污染，与1~2周后使用导管比较，这种包埋能极大地减少对导管外源性物质引起的急性反应，获得更好的愈合[25]。这为提早置管的患者在腹腔创造了更好的“膜”环境。然而，临床研究并未发现导管掩埋的患者较没有掩埋的患者在腹膜炎和转运特征方面有优势[24,26]。

置管后，在透析护士检查导管出口并得到护士确保无碍之前，患者应避免淋浴或游泳。需要海绵擦浴直至出口处很好愈合或约2~3周。要求患者每周回透析中心随访，用0.5~1L的透析液冲洗导管。一些中心将透析液送检做细胞计数和培养，这能够敏感地发现潜在的或活动性感染。此外，拆除敷料后护士应检查出口处情况。任何渗出液都应该送培养，并且护士需告知内科医生关于可能的治疗方案。随后替换覆盖在导管出口处的无菌敷料。通常在非糖尿病患者，导管在置管后2周可以使用。然而，置管后患者出现任何出口处感染或导管周围渗漏的症状都应给予口服抗生素治疗，并且观察1或2周。

在确认导管放置位置合适以及出口处很好愈合后，患者应在PD中心开始接受培训。通常包括1～2周的每日4小时透析液留腹，学习无菌连接、灌入液体和放出液体的步骤。护士需要仔细观察和培训患者的所有操作步骤。在培训过程中也要求内科医生检查患者，确保患者能够顺利过渡到常规透析。

结　语

PD作为一种透析模式可供患者选择。有能力的专业团队，包括肾病专科医生、护士、外科医生、营养师和社会工作者为患者提供相应信息。可影响患者选择和预后的重要特征包括年龄、体能、认知能力和之前的治疗依从性。影响患者选择PD作为肾脏替代治疗方法的其他重要考虑的因素包括体型大小、营养状态和生活质量。

（阳晓 译，于学清 校）

参考文献

1. Blake PG, Quinn RR, Oliver MJ. Peritoneal dialysis and the process of modality selection. *Perit Dial Int* 2013;**33**(3):233–41.
2. Griva K, Li ZH, Lai AY, Choong MC, Foo MW. Perspectives of patients, families, and health care professionals on decision-making about dialysis modality – the good, the bad, and the misunderstandings! *Perit Dial Int* 2013;**33**(3):280–9.
3. Mooney A. Decision making around dialysis options. *Contrib Nephrol* 2009;**163**:257–60.
4. Finkelstein FO, Story K, Firanek C, Barre P, Takano T, Soroka S, et al. Perceived knowledge among patients cared for by nephrologists about chronic kidney disease and end-stage renal disease therapies. *Kidney Int* 2008;**74**(9):1178–84.
5. US Public Health Service NIoD, Digestive, and Kidney Diseases. United States Renal Data System Report. Bethesda, MD: US Government; 2011.
6. Brown EA. Peritoneal dialysis in the elderly. *Contrib Nephrol* 2009;**163**:264–9.
7. McIntyre CW. Haemodialysis-induced myocardial stunning in chronic kidney disease – a new aspect of cardiovascular disease. *Blood Purif* 2010;**29**(2):105–10.
8. Verger C, Ryckelynck JP, Duman M, Veniez G, Lobbedez T, Boulanger E, et al. French peritoneal dialysis registry (RDPLF): outline and main results. *Kidney Int Suppl* 2006;**103**:S12–20.
9. Flessner MF, Dedrick RL. Intraperitoneal chemotherapy. In: Gokal R, Khanna R, Krediet RT, Nolph K, editors. *Textbook of peritoneal dialysis* 2nd ed. London: Kluwer Academic Publishers; 2000. p. 809–28.
10. Twardowski Z, Nichols WK. Peritoneal dialysis access and exit-site care including surgical aspects. In: Gokal R, Khanna R, Krediet RT, Nolph K, editors. *Textbook of peritoneal dialysis* 2nd ed. London: Kluwer Academic Publishers; 2000. p. 307–62.
11. Taveras AE, Bekui AM, Gorban-Brennan N, Raducu R, Finkelstein FO. Peritoneal dialysis in patients 75 years of age and older – a 22-year experience. *Adv Perit Dial* 2012;**28**:84–8.
12. Moist LM, Port FK, Orzol SM, Young EW, Ostbye T, Wolfe RA, et al. Predictors of loss of residual renal function among new dialysis patients. *J Am Soc Nephrol* 2000;**11**(3):556–64.
13. Marron B, Remon C, Perez-Fontan M, Quiros P, Ortiz A. Benefits of preserving residual renal function in peritoneal dialysis. *Kidney Int Suppl* 2008;**108**:S42–51.
14. Haag-Weber M. The impact of residual renal function on survival. *Nephrol Dial Transplant* 2008;**23**(7):2123–6.
15. Penne EL, van der Weerd NC, Grooteman MP, Mazairac AH, van den Dorpel MA, Nube MJ, et al. Role of residual renal function in phosphate control and anemia management in chronic hemodialysis patients. *Clin J Am Soc Nephrol* 2011;**6**(2):281–9.
16. Thomas J, Teitelbaum I. Preservation of residual renal function in dialysis patients. *Adv Perit Dial* 2011;**27**:112–7.
17. Lo WK, Bargman JM, Burkart J, Krediet RT, Pollock C, Kawanishi H, et al. Guideline on targets for solute and fluid removal in adult patients on chronic peritoneal dialysis. *Perit Dial Int* 2006;**26**(5):520–2.
18. Daugirdas JT. Chronic hemodialysis prescription: A urea kinetic approach. In: Daugirdas JT, Ing TS, editors. *Handbook of dialysis* 2nd ed. Boston: Little, Brown, and Company; 1994. p. 92–120.
19. Blumenkrantz MJ. Nutrition. In: Daugirdas JT, Ing TS, editors. *Handbook of dialysis*. Boston: Little, Brown, and Company; 1994. p. 374–400.
20. Pollock CA, Cooper BA, Ibels LS, Kantzow ED. Nutritional aspects of peritoneal dialysis. In: Gokal R, Khanna R, Krediet RT, Nolph K, editors. *Textbook of peritoneal dialysis* 2nd ed. London: Kluwer Academic Publishers; 2000. p. 515–44.
21. Sueyoshi K, Inoue T, Kojima E, Sato T, Tsuda M, Kikuta T, et al. Clinical presentation in patients more than 80 years of age at the start of peritoneal dialysis. *Adv Perit Dial* 2011;**27**:71–6.
22. Johnson DW, Wong MG, Cooper BA, Branley P, Bulfone L, Collins JF, et al. Effect of timing of dialysis commencement on clinical outcomes of patients with planned initiation of peritoneal dialysis in the IDEAL trial. *Perit Dial Int* 2012;**32**(6):595–604.
23. Figueiredo A, Goh BL, Jenkins S, Johnson DW, Mactier R, Ramalakshmi S, et al. Clinical practice guidelines for peritoneal access. *Perit Dial Int* 2010;**30**(4):424–9.
24. Danielsson A, Blohme L, Tranaeus A, Hylander B. A prospective randomized study of the effect of a subcutaneously "buried" peritoneal dialysis catheter technique versus standard technique on the incidence of peritonitis and exit-site infection. *Perit Dial Int* 2002;**22**(2):211–9.
25. Fijen JW, Struijk DG, Krediet RT, Boeschoten EW, de Vries JP, Arisz L. Dialysate leucocytosis in CAPD patients without clinical infection. *Neth J Med* 1988;**33**(5-6):270–80.
26. Elhassan E, McNair B, Quinn M, Teitelbaum I. Prolonged duration of peritoneal dialysis catheter embedment does not lower the catheter success rate. *Perit Dial Int* 2011;**31**(5):558–64.

第64章

64

慢性肾脏病的新疗法

Prabir Roy-Chaudhury
Division of Nephrology, University of Cincinnati and Cincinnati VA Medical Center, Cincinnati, OH, USA

概　　述

慢性肾脏病(CKD)现已成为全球性的公共健康问题。据估计,在美国大约有2600万CKD患者。根据最新美国肾脏数据系统(USRDS)的数据,CKD人群占美国医疗保险总人数的11.9%,但其花费占了总医疗费用的27.5%(比例为2.3∶1),可能与其心血管并发症的高发生率有关[1]。然而,由于预计在未来20年及20年以后,糖尿病和高血压的发病率将大幅增加,从发病率/死亡率和费用上来讲,CKD影响最大的很可能是在发展中国家(尤其是在大型新兴经济体系的巴西、中国和印度)[2,3]。预计到2030年,全球将有3.66亿糖尿病患者,其中2.98亿(81%)将在发展中世界(同时其可用资源是有限的)[3]。由于大多数发展中国家和发达国家实际上可能根本没有足够的医疗资源,因此肾脏病组织机构乃至整体医疗保健服务系统开发新型且有效益的治疗对CKD预防和治疗至关重要,从而防止未来ESRD增加。

展示一些新的疗法是很重要的,特别是那些尽管认为有很大希望但实际没有发挥作用的方法,因为我们可以从失望中学习并取得提高。

CKD进展的预防

从现有的药物数据中可以看出,尽管它们调节有多个不同的途径,未来可能可以预防间质纤维化和肾小管萎缩的最终共同途径。现在这里只描述已在临床研究中应用的药物[4]。

己酮可可碱

己酮可可碱是一种具有抗炎和免疫调节作用的非选择性磷酸二酯酶抑制剂。在原发性肾小球疾病、糖尿病肾病和CKD患者的临床研究中,提示该药可能通过MCP-1途径减少蛋白尿,但它没有改变GFR的下降速度[5-7]。

他汀类药物

除了降低胆固醇,他汀类药物还具有重要的抗增殖、抗巨噬细胞和稳定内皮细胞作用,这些都对预防CKD的进展有益。虽然有使用它们的强生物学原理,临床研究中并没有显示其能改善GFR的下降速度,尽管有一些研究表明蛋白尿有所减少[8-11]。

哺乳动物雷帕霉素靶蛋白(mTOR)抑制剂

基于体外实验数据提示,mTOR在常染色体显性遗传性多囊肾(ADPKD)的发病机制中起到重要作用。有两个临床试验研究本药在ADPKD患者早期和晚期中的作用[12],但是这些研究结果没有证明mTOR抑制剂对ADPKD的作用。Serra等人[13]认为西罗莫司没有减小ADPKD患者的肾脏大小,而Walz等[14]证明依维莫司可使晚期ADPKD患者的肾脏减小,但没有改善GFR的作用。依维莫司组患者GFR的下降与对照组相比无差异($P=0.15$)。mTOR抑制剂的作用是否存在目前尚不清楚,也许其只对ADPKD患者的一个亚群有作用。

V2 受体拮抗剂

阻断血管加压素 V2 受体的药物已成为 ADPKD 动物模型的有效治疗药物。基于这些数据，最近一项对 ADPKD 的大型随机托伐普坦 3 期研究证明，患者经托伐普坦治疗后肾脏体积减小，GFR 显著改善[15]。不幸的是托伐普坦组副作用的发生率也增加，主要是增加排水和特异性肝损伤。基于这些研究结果，FDA 顾问委员会投票反对 ADPKD 患者使用托伐普坦治疗[16]。

抗尿酸药

除了诱发痛风性关节炎急性发作，高尿酸有显著的促炎症和促纤维化作用，这可能加快 CKD 进展。目前的数据表明，高尿酸水平与慢性肾病进展之间有一定联系。然而，是否低尿酸水平可以延缓 CKD 进展，只有少数的干预研究针对这一问题试图进行解决。虽然研究表明可能降尿酸治疗对 CKD 患者有作用，但是在这种方法可以被作为常规推荐之前仍需要有更多的数据[17]。

脯氨酰羟化酶抑制剂作为口服红细胞生成刺激药物和潜在的肾纤维化抑制剂

在 20 世纪 80 年代末促红细胞生成素（EPO）引入到临床实践彻底改变了 CKD 和 ESRD 患者的治疗[18]。最近，对于使用促红细胞生成素维持血红蛋白在正常水平的传统观念也没有被证明是准确的。一些肾脏病学和肿瘤学研究证实以高血红蛋白水平为目标的患者其心血管事件的发生率增高[19-22]。而其确切的原因尚不清楚，大量研究的注意力都集中在外源性 EPO 潜在的增殖效应这一可能的原因上。脯氨酰羟化酶（PHD）的抑制剂已被开发为口服促红细胞生成刺激药物。研究表明这一类药物与生物氧化、缺氧、炎症和肾纤维化之间有着有趣的联系[23-25]。

PHD 抑制剂的作用机理

促红细胞生成素基因的转录是在转录因子缺氧诱导因子 2α（HIF-2α）的控制下完成。HIFα 分子的稳定性和转录活性由两个依赖脯氨酰残基羟基化的氧分子调节，这些羟化反应是由一系列 PHD 酶介导的，这些酶的抑制作用（需要 α-酮戊二酸为底物）理论上应该会增加 HIF 和 EPO 水平[26-30]。因此 α-酮戊二酸模拟物可以作为竞争性抑制剂，这可能会研发一种新的 PHD 抑制剂。

PHD 抑制剂治疗贫血的临床经验

目前许多口服的 PHD 抑制剂处在临床开发的不同阶段。最初发布的数据证明药物 FG-2216（FibroGen 公司）不仅增加有自身肾脏的 HD 患者的 EPO 水平，也增加无肾脏的 HD 患者 EPO 水平[23]。与无肾脏的 HD 患者相比，有自身肾脏的 HD 患者 EPO 增加较多，其 EPO 增加水平与正常的健康对照者相似。研究结果揭示了一些 EPO 基因调控和及肾衰竭患者 EPO 来源的重要潜在机制。仍有肾脏的患者不仅是与无肾脏患者相比 EPO 水平大量增加，与健康志愿者相比 EPO 水平也大量增加。由于无功能肾脏仍有能力显著增加 EPO 水平，说明尿毒症患者有可能存在 EPO 基因表达失调。支持这一假说的主要证据来自于一些实验数据，尿毒症患者血液循环中的硫酸吲哚酚水平增加可能对 HIF 转录有独立影响[31]。此外，PHD 抑制剂使无肾脏患者 EPO 水平增加表明成人的 EPO 分泌细胞也存在于除了肾脏的其他器官中[32]。

对 EPO 基因转录和下游信号通路激活的生理机制的调节可能是改善心血管疾病的关键因素，而此类心血管疾病的发病机制主要与外源性 EPO 导致高血红蛋白水平有关。

生物氧化、炎症和纤维化之间关系

肾性贫血治疗策略对生物氧化途径的影响可能对肾纤维化的机制有意想不到的辅助作用。CKD 的实验模型中存在组织缺氧[33,34]，低氧可激活下游的炎症、氧化应激和纤维化的途径[35]。组织缺氧的程度可以通过 PHD 抑制剂的使用而改善。可惜的是，所有目前可用的抑制剂均为非特异性的。除了对组织缺氧可能有有益的影响，抑制剂也有可能促进红细胞增多以及血管生成，血管生成途径的改变可能会促进纤维化[25]。然而更多的 PHD-1 抑制剂可通过减少氧化应激保护缺氧组织，而没有影响血管生成及红细胞生成，这可能对纤维化机制是有利的[36]。

CKD 中的血管钙化

在 CKD 患者早期心血管疾病(CVD)包括心脏性猝死、冠心病、急性心肌梗死及充血性心力衰竭可能是目前肾脏病群体中所面临的最严峻的问题。对于 CVD 风险的大小需要正确的分级,比如说一名 20～40 岁的血透患者其发生 CVD 的风险和 80 岁未罹患肾脏病的风险是相同的[37-40]。在 CKD 患者中,采取传统的干预措施比如生活方式的改变以及药物对血压、血脂、贫血、代谢、维生素 D 和磷的调节之后,在心血管死亡率上并没有取得与非 CKD 患者相同的获益。这种矛盾促使了人们对新旁路干预的探究,如炎症[41]、氧化应激[42]、内皮功能[43,44]、尿毒症毒素的潴留[45]和血管钙化[46,47]等。针对 CKD 患者血管疾病的治疗中目前最炙手可热当属血管钙化[46-48]。

在普通人群中血管钙化主要发生在新生内膜和动脉粥样硬化斑块,这将导致血管的狭窄和功能紊乱,尤其是血栓的形成。然而在 CKD 患者中血管钙化同时表现为动脉粥样硬化加速形成和侵袭性血管钙化,最终加剧动脉的硬化、促进左心室肥大及导致心源性猝死[46,49]。

血管钙化的机制

血管钙化的主要机制和调节介质已经基本阐述清楚[46]。它们包括抗钙化过程[胎球蛋白 A(Fetuin A)的减少和血清 OPG/RANKL 比率的上调]、诱导骨软骨成长不全破骨细胞(包括糖尿病/炎症途径和特异性 microRNAs 如 miR-125b、细胞坏死和凋亡、CKD 相关的钙磷失衡、钙蛋白微粒和各种基质降解/改造的影响因素)。通过调节上述通路的新治疗方法可用于抑制血管钙化。

RANK/RANKL/OPG 途径

RANK 是一种表达于成骨细胞的 Ⅰ 型膜蛋白。当 RANK 结合了它的配体 RANKL,成骨细胞就被激活了。骨钙释放继而导致血管钙化增加。相反地,由成骨细胞产生的骨保护素(OPG)通过作为 RANKL 的诱饵受体抑制破骨细胞分化和存活[50]。由于 OPG-/-组的小鼠可出现自发性动脉钙化模型,OPG 似乎具有防止血管钙化作用[51]。相比之下,RANKL 通过增加骨形成蛋白-4 来增加血管平滑肌细胞的钙化[52]。有趣的是通过 RANK/RANKL/OPG 通路机制来抑制血管钙化已成为目前的热门话题,因为已经有与 RANKL 结合的单克隆抗体 Denosumab(狄诺塞麦;用于治疗患者骨质疏松),从而阻碍 RANK-RANKL 相互作用和随后的破骨细胞激活。在糖皮质激素诱导的钙化小鼠模型中,已有研究证实狄诺塞麦能减轻血管钙化[53]。然而一个重要警告是在某些 CKD 患者治疗中,狄诺塞麦可能导致严重的长期的低钙血症[54,55]。

维生素 D 受体激动剂

维生素 D 受体激动剂能通过增加骨桥蛋白和 klotho 蛋白的水平发挥作用。在高磷饮食的尿毒症小鼠模型中,维生素 D 受体激动剂能减少动脉钙化[56]。尽管血透患者中低维生素 D 水平与其死亡率增加有关,但在临床试验中仍没有充分的证据证明上述治疗能减少 CKD 患者的血管钙化[57]。

维生素 K

CKD 患者通常缺乏维生素 K,它是许多代谢通路中的一个重要的共同因素[46]。维生素 K 的补充可以减少血管钙化的一个明确的机制是甲基萘醌-4 的利用度提高,这可以抑制动脉钙化[58]。

拟钙剂

西那卡塞是一种拟钙剂,通过异构激活甲状旁腺中的钙传感受体而发挥作用[59]。西那卡塞除了能降低甲状旁腺激素的水平外,近期研究发现它还能减少血管钙化[60]。一项更大的多中心研究(EVOLVE 研究)评估比较了一项复合终点事件,包括死亡时间及第一次非致命心血管事件,结果在治疗的血透组有 7% 的下降,但没有统计学差异。针对停药物 6 个月后的一项平行研究表明,在治疗后初发的终点事件相对减少 15%,死亡率相对减少 17%(绝对减少 2%～3%)[59]。

血管钙化相关的新兴研究在一直不断地发展。尽管关于血管钙化机制的探索在迅速的深入,但在 CKD 患者的治疗中仍缺乏真正有效的临床治疗手段。

肾去神经疗法治疗高血压病

尽管事实上有大量的可用的有效治疗高血压的药物,但从整个人群甚至在个体治疗上仍然是不理想的。如果降压目标设置在 140/90mmHg,在美国成功率只有29%[61]。这种低成功率的潜在原因包括抗高血压药物的副作用。虽然这些药物的副作用非常小,但是由于高血压是一种无症状疾病,所以从患者的角度来看风险-收益率往往和医师是非常不同的。另一个重要问题是随访和坚持服药的依从性差[62]。

高血压的另一种治疗方法是肾去神经疗法。肾去神经疗法可以改善前面描述的传统高血压治疗方法存在的问题[63,64]。

肾脏去神经治疗的生物学原理

分布于肾脏的交感神经对肾脏起着多重的支配作用,包括肾素生成的增加,肾小管对盐和水的重吸收增加以及对肾脏的血管收缩增强[65]。由于肾脏病患者的交感神经活性增加,完全阻断肾脏的交感神经分布是对肾脏病患者有显著的效果[66]。

介入技术

在使这个概念成为真正的治疗措施之前,一项重要的技术性步骤是选择性肾脏交感神经去神经的介入技术发展。这可能主要是因为交感神经在肾脏的分布走行是沿着肾动脉的。所以,在肾动脉内放置一种特殊的导管要能够对整个肾脏交感神经分布进行一种低强度的射频消融。现在有很多这种可用的导管供临床使用。图64.1和图64.2描述了Symplicity(Medtronic公司)导管在肾动脉内的放置。当施行射频消融(radio frequency ablation,RFA)时,将射频消融(RFA)导管放置在肾动脉的远端,然后以一种螺旋状的方式逐渐退出进行RFA。

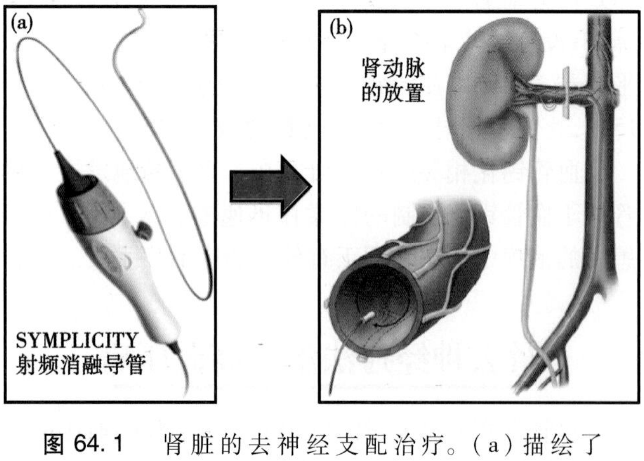

图64.1 肾脏的去神经支配治疗。(a)描绘了Medtronic Symplicity导管。(b)描绘了它在肾动脉内的放置过程。RFA,射频消融

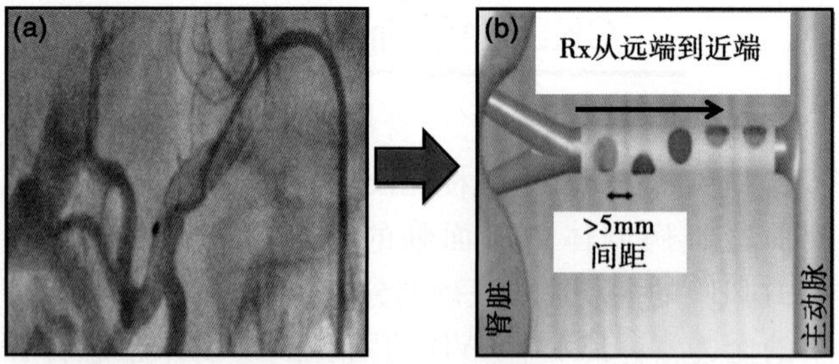

图64.2 肾脏的去神经支配治疗。(a)描绘了Symplicity导管在合适的位置上的一张肾脏的血管造影片。(b)射频消融的螺旋式递送记录(Rx)在导管撤退期间(从近端到远端)

当前肾脏去神经疗法的早期人体研究

一项标志性的研究已证明,在双侧肾脏去神经支配后30天后肾脏内交感神经的信息输出显著减少[67]。这是继一项50名患者双侧肾脏去神经支配的非随机化研究之后而进行的。这项研究证明术后1个月和1年,血压分别降低14/10mmHg(收缩压/舒张压)和27/17mmHg(收缩压/舒张压)[62]。

随机临床试验

这些最初的非随机化研究是遵照SymplicityHTN-2临床试验进行的(图64.3),后者是一项超过100名有顽固高血压(联用3种降压药物的患者,血压仍超过160/90mmHg)的受试者参加的随机研究[68,69]。结果证明肾脏去神经支配组的收缩压显著下降,术后1个月血压下降20mmHg,6个月血压下降32mmHg(图64.3)。对照组的住院患者血压没有变化。然而,这个研究中有许多缺点,包括缺少一个假手术过程,而且仅使用诊室血压,与24小时动态血压相比,这些都更加依赖于交感神经活性。

这些缺点也被遗留到Symplicity HTN-3研究中,这是在有高血压抵抗的受试者中进行的一项前瞻性的、单盲、随机的、有假手术对照的肾脏去神经支配试验[70]。主要安全终点是包括死亡、ESRD、栓塞事件导致的终末器官损害、肾血管并发症以及新发生的肾动脉狭窄等。主要有效终点是与对照组相比,诊室收缩压的变化大于5mmHg,次要有效终点是非卧床的收缩压下降2mmHg。与Symplicity HTN-1和Symplicity HTN-2研究结果显著不同,Symplicity HTN-3研究无论是主要还是次要有效终点都没有证明统计学意义上的显著改善。关于安全性终点,对照组和治疗组之间没有差异。

为什么来自Symplicity HTN-3研究的结果与初期

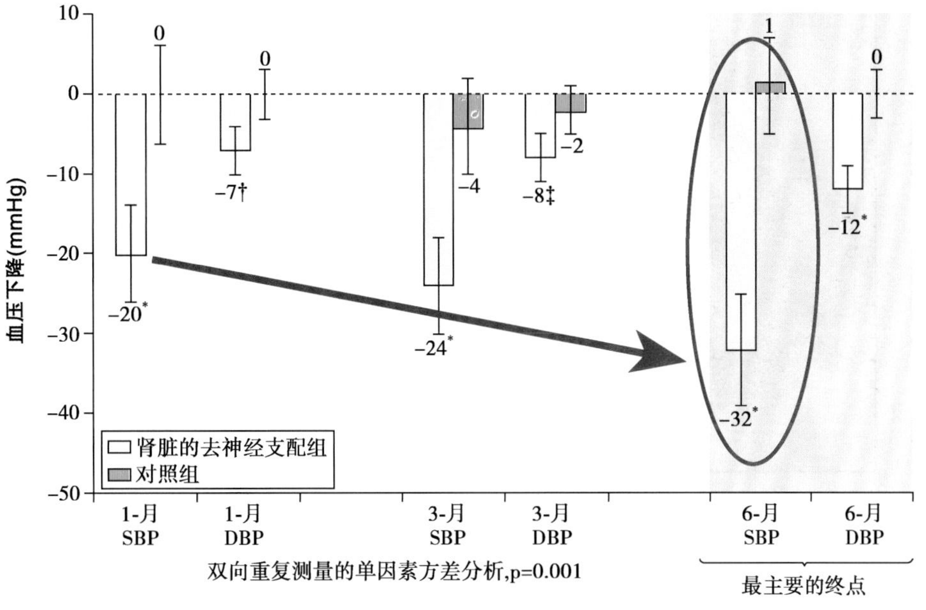

图 64.3　肾脏的去神经支配,证明了源于随机的 Symplicity Ⅱ 研究的结果。SBP,收缩压;DBP,舒张压。* $P<0.0001$,† $P=0.002$,‡ $P=0.005$。引自参考文献 68

的 Symplicity 研究如此不同以及这项研究结果对于将来的肾脏去神经疗法意味着什么呢?

最重要的是,Symplicity HTN-3 研究再一次强调了有一个正确的对照组的重要性。相对于 Symplicity HTN-2,Symplicity HTN-3 研究的对照组经受了一个假手术过程,因此它们被认为是可能已经接受过治疗。并且参与这个试验(Hawthorne 效应)已经能够对血压产生极其有益的影响。

然而,至于 Symplicity HTN-3 研究结果实际上是否将成为肾脏去神经疗法希望破灭的不祥预兆尚不清楚。这个研究中数据分析提示在非-非洲裔的美国人中似乎有统计学上的显著益处[70]。而且相对于当前在欧洲可获得的更大的经验(超过 1500 个病例已经进入欧洲登记名册),关于 Symplicity HTN-3 研究者[71]缺乏经验的一些忧虑已经提高了。

综上所述,当 Symplicity HTN-3 研究结果不支持肾脏去神经支配治疗的横向应用时,关于事实上是否有确定的、诸如可能仍然从中获益的非-非洲裔美国人亚组,就会有一场正在进行中的思辨。至于其应用在 CKD 患者是否能够获益也并不清楚。虽然 Symplicity HTN-3 研究把 eGFR 小于 45ml/min 作为排除标准,一些数据仍表明肾脏的去神经疗法没有导致 GFR 下降[72],而且事实上可能对微量蛋白尿产生有益的作用[73]。有趣的是,在单侧输尿管结扎致小鼠肾脏纤维化模型中的一项新近研究中证明了行交感神经切除术的实验动物肾脏纤维化显著减少[74]。将来的研究可能指向这些适合群体的识别。然而最重要的是 Symplicity HTN-3 研究再一次强调了使用适当的实验对照组的绝对必要性。

透析血管通路的新模式

透析血管通路目前被认为是血液透析患者的“生命线”和“软肋”[75-79]。也许当前关于血管通路最令人不安的统计是大约 80% 的新入患者用隧道式透析导管(TDC)[80]开始 HD。与用动静脉内瘘(AVF)或合成人工血管(AVG)[81]开始透析的患者相比较,用 TDC 开始 HD 的患者在治疗的前 90 天死亡率增加多达 5 倍。CKD 阶段血管通路的战斗将会成功或者失败。要在 CKD 阶段实现血管通路成功可能需要一个组合方法,包括治疗干预过程(沟通、支持以及血管通路协调作用的广泛接受)和新颖创新疗法的发展。

动静脉内瘘成熟失败的生物学

我们研究组和他人所做的工作表明,早期 AVF 成熟失败很可能是由于侵蚀性内膜过度增生合并外向重构缺乏[76-79,82]。在一个多病因水平上,则很可能是血流动力学剪切应力和尿毒症患者静脉对这些应力的反应之间的相互作用决定最终 AVF 成功或失败。我们研究组和他人已经证明了从动静脉内瘘手术部位收集来的静脉段组织内的内膜存在过度增生,这表明尿毒症、

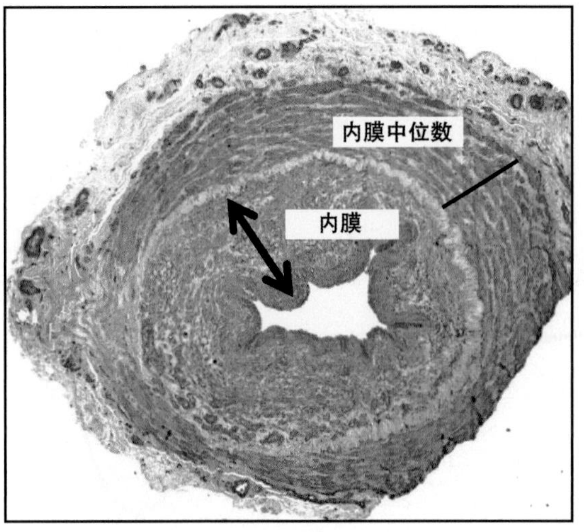

%狭窄	46.6 ± 9.3
内膜/中膜面积比率	0.24 ± 0.07
平均内膜中膜厚度	0.34 ± 0.12
最大的内膜中膜厚度	1.16 ± 0.30

图 64.4 尿毒症和血管生物学，描述了甚至是在透析通路建立之前就存在的内膜过度增生，可能是由于尿毒症、氧化应激和内皮的功能障碍。IM：血管内膜中膜。引自参考文献 83

氧化应激、内皮功能紊乱能够导致甚至是在 AVF 建立之前就已经存在内膜过度增生[83,84]（图 64.4）。

动静脉内瘘成熟的新疗法

本节所述的治疗目的主要是在 CKD 阶段增进 AVF 成熟，这样患者能够准备使用成熟 AVF 开始透析。

PRT 201 弹性蛋白酶

这种治疗原理是应用一种弹性蛋白酶重组体能够破坏动脉和静脉内的弹性蛋白纤维，从而可以快速促进 AVF 扩张和成熟。自从 AVF 快速成熟可使得 TDC 迅速拔除以来，这个概念特别重要，因为它不仅是“瘘优先”，而且包含了“最终导管或拔出导管”的概念。初始Ⅱ期研究表明真正的机制可能更复杂。最好结果是在低剂量组中[85]，提示将弹性蛋白纤维分裂成具有潜在生物活性的蛋白质片段可能是其作用机制。

西罗莫司的 COL-R 外包裹层

西罗莫司素是一种抗增殖剂，在冠脉再狭窄的情况下能够阻止血管内皮细胞增生。在 COL-R 外壳中包含了一层可生物降解的西罗莫司洗脱包裹层（抗增殖剂），放置在动静脉内瘘的吻合口周围，或者放置在聚四氟乙烯（PTFE）移植物与移植静脉的吻合口周围。Ⅱ期研究证明尽管缺乏对照组，在用 COL-R 外包裹层治疗的患者中，早期的独立动静脉移植物通畅性在第 1 年和第 2 年分别是 75% 和 38%[86]。在 AVF 类似的试验研究也证明一个良好的 AVF 成熟率。基于这些数据的大型Ⅱb 期研究计划于 2014 年在美国开展。

Vascugel 内皮细胞外包裹层

这中嵌有内皮细胞的凝胶泡沫外层“Vascugel”的生物学原理在于，内皮细胞是“好”介质的生物反应器。因此，递送“好”的内皮细胞至 AVF 局部附近应有一个可以抑制新生内膜增生并促进外向重塑的局部环境。最初的实验研究证明了在 AVF 和移植物狭窄的猪模型中，这些内皮细胞加载的凝胶泡沫外包裹层具有有益作用[87,88]。最近的人体研究（图 64.5）描述了当

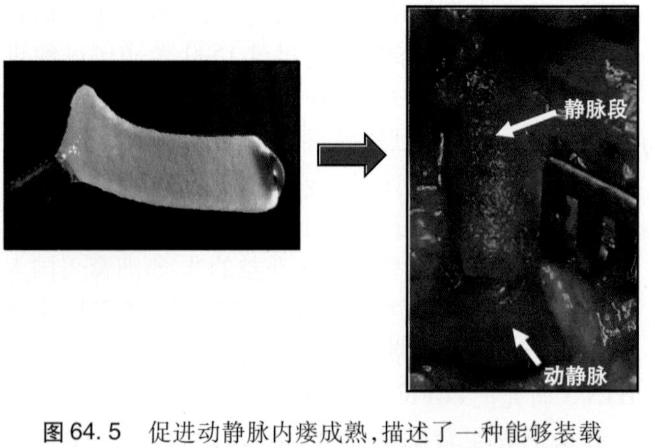

图 64.5 促进动静脉内瘘成熟，描述了一种能够装载内皮细胞以试图促进 AVF 成熟的凝胶泡沫外包裹层（Vascugel）。左图展示了 1cm×4cm×0.3cm 的外包裹层用于临床试验。右图展示了在动静脉移植的试验对象中环绕在静脉吻合处和静脉流出处的外包裹层的放置。引自参考文献 89

Vascugel 外层用于有聚四氟乙烯(PTFE)移植物的糖尿病患者时可以改善通畅性的技术可行性[89,90]。由于对 HLA 抗原致敏作用的一些风险，移植名单上的患者或有可能在未来获得移植的患者不应该用这个方法治疗。Shire 再生医学最近使用这些外包裹层分别在 AVF 和移植物方面开始了两项大型研究。由于企业原因，这两项研究在 2014 年夏天不幸地被停止了。因此不清楚这种疗法是否将会在实际上看到光明的一天，再次提示医药和企业有着密切的联系。

联合生物、技术和临床治疗模式

在未来的几年里，许多新颖的治疗理念能够完全改变我们治疗 CKD 患者的方式。要推动任何一个领域向前发展的正确方式是通过综合生物、技术进步和临床治疗设置/过程(图 64.6)，同时考虑到创新的费用和益处。许多新疗法能够从新发明中发展而来(见图 64.6)，使它们能发展成坚实有效的疗法，这可能对 CKD 患者的生活质量和生存质量产生积极的影响。

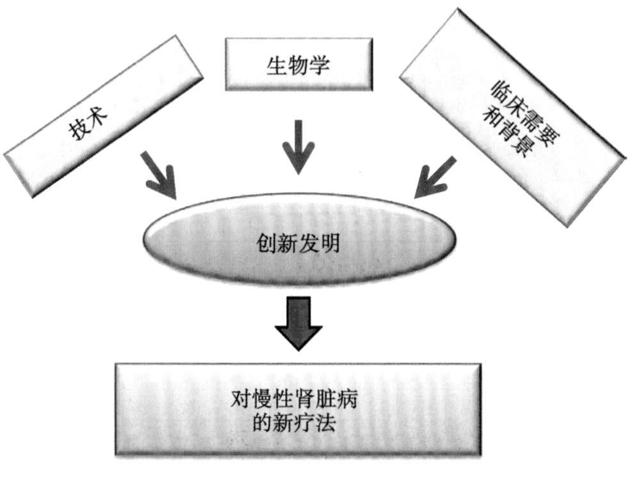

图 64.6 结合生物、技术和临床治疗，强调需要通过现存或改良的治疗来整合生物学和技术上的进步

致谢

Roy-Chaudhury 博士受到美国国立卫生研究院(NIH) U-01-DK82218, NIH R-01DK088777 (MPI), NIH R21-DK089280, NIH R-21EB016150, NIH R-21EB016737, NIH R-41DK100156, NIH R-41DK101206 基金资助；他是 VA 医疗中心的资深审稿人，由辛辛那提大学 NIH/NCCR UL1RR026314 CTSA 授予源于 WL Gore 和巴德周围血管的辛辛那提大学促进者奖学金和行业奖学金。

声 明

Roy-Chaudhury 博士是 WL Gore、Medtronic、生物联合、血管治疗学、Abbott 血管、Proteon 治疗学和巴德外周血管的顾问医师/咨询部成员。

(陈桂香，解莹馨 译，丁峰 校)

参考文献

1. USRDS. USRDS 2012 Annual Data Report: Atlas of End-Stage Renal Disease in the United States. National Institutes of Health, National Institute of Diabetes and Digestive and Kidney Diseases, Bethesda, MD 2012.
2. Jha V, Wang AY, Wang H. The impact of CKD identification in large countries: the burden of illness. *Nephrol Dial Transplant* 2012;**27**(Suppl. 3):32–8.
3. Hossain P, Kawar B, El Nahas M. Obesity and diabetes in the developing world – a growing challenge. *N Engl J Med* 2007;**356**:213–5.
4. Vilayur E, Harris DC. Emerging therapies for chronic kidney disease: what is their role? *Nat Rev Nephrol* 2009;**5**:375–83.
5. Navarro JF, Mora C, Muros M, Garcia J. Additive antiproteinuric effect of pentoxifylline in patients with type 2 diabetes under angiotensin II receptor blockade: a short-term, randomized, controlled trial. *J Am Soc Nephrol* 2005;**16**:2119–26.
6. Chen YM, Lin SL, Chiang WC, Wu KD, Tsai TJ. Pentoxifylline ameliorates proteinuria through suppression of renal monocyte chemoattractant protein-1 in patients with proteinuric primary glomerular diseases. *Kidney Int* 2006;**69**:1410–5.
7. Lin SL, Chen YM, Chiang WC, Wu KD, Tsai TJ. Effect of pentoxifylline in addition to losartan on proteinuria and GFR in CKD: a 12-month randomized trial. *Am J Kidney Dis* 2008;**52**:464–74.
8. Athyros VG, Mikhailidis DP, Papageorgiou AA, Symeonidis AN, Pehlivanidis AN, Bouloukos VI, et al. The effect of statins versus untreated dyslipidaemia on renal function in patients with coronary heart disease. A subgroup analysis of the Greek atorvastatin and coronary heart disease evaluation (GREACE) study. *J Clin Pathol* 2004;**57**:728–34.
9. Campese VM, Nadim MK, Epstein M. Are 3-hydroxy-3-methylglutaryl-CoA reductase inhibitors renoprotective? *J Am Soc Nephrol* 2005;**16**(Suppl. 1):S11–7.
10. Douglas K, O'Malley PG, Jackson JL. Meta-analysis: the effect of statins on albuminuria. *Ann Intern Med* 2006;**145**:117–24.
11. Strippoli GF, Navaneethan SD, Johnson DW, et al. Effects of statins in patients with chronic kidney disease: meta-analysis and meta-regression of randomised controlled trials. *BMJ* 2008;**336**:645–51.
12. Watnick T, Germino GG. mTOR inhibitors in polycystic kidney disease. *N Engl J Med* 2010;**363**:879–81.
13. Serra AL, Poster D, Kistler AD, et al. Sirolimus and kidney growth in autosomal dominant polycystic kidney disease. *N Engl J Med* 2010;**363**:820–9.
14. Walz G, Budde K, Mannaa M, Nurnberger J, Wanner C, Sommerer C, et al. Everolimus in patients with autosomal dominant polycystic kidney disease. *N Engl J Med* 2010;**363**:830–40.
15. Torres VE, Chapman AB, Devuyst O, Gansevoort RT, Grantham JJ, Higashihara E, et al. Tolvaptan in patients with autosomal dominant polycystic kidney disease. *N Engl J Med* 2012;**367**:2407–18.
16. Tolvaptan in ADPKD. 2013. Available from: <http://www.pkdcure.org/news/fda-advisory-committee-completes-review-of-tolvaptan>.
17. Jalal DI, Chonchol M, Chen W, Targher G. Uric acid as a target of therapy in CKD. *Am J Kidney Dis* 2013;**61**:134–46.
18. Eschbach JW, Kelly MR, Haley NR, Abels RI, Adamson JW. Treatment of the anemia of progressive renal failure with recom-

binant human erythropoietin. *N Engl J Med* 1989;**321**:158–63.
19. Drueke TB, Locatelli F, Clyne N, et al. Normalization of hemoglobin level in patients with chronic kidney disease and anemia. *N Engl J Med* 2006;**355**:2071–84.
20. Pfeffer MA, Burdmann EA, Chen CY, Cooper ME, de Zeeuw D, Eckardt KU, et al. A trial of darbepoetin alfa in type 2 diabetes and chronic kidney disease. *N Engl J Med* 2009;**361**:2019–32.
21. Singh AK, Szczech L, Tang KL, Barnhart H, Sapp S, Wolfson M, et al. Correction of anemia with epoetin alfa in chronic kidney disease. *N Engl J Med* 2006;**355**:2085–98.
22. Besarab A, Bolton WK, Browne JK, Egrie JC, Nissenson AR, Okamoto DM, et al. The effects of normal as compared with low hematocrit values in patients with cardiac disease who are receiving hemodialysis and epoetin. *N Engl J Med* 1998;**339**:584–90.
23. Bernhardt WM, Wiesener MS, Scigalla P, Chou J, Schmieder RE, Gunzler V, et al. Inhibition of prolyl hydroxylases increases erythropoietin production in ESRD. *J Am Soc Nephrol* 2010;**21**:2151–6.
24. Beuck S, Schanzer W, Thevis M. Hypoxia-inducible factor stabilizers and other small-molecule erythropoiesis-stimulating agents in current and preventive doping analysis. *Drug Testing and Analysis* 2012;**4**:830–45.
25. Miyata T, Suzuki N, van Ypersele de Strihou C. Diabetic nephropathy: are there new and potentially promising therapies targeting oxygen biology? *Kidney Int* 2013;**84**:693–702.
26. Franke K, Gassmann M, Wielockx B. Erythrocytosis: the HIF pathway in control. *Blood* 2013;**122**:1122–8.
27. Zhao S, Wu J. Hypoxia inducible factor stabilization as a novel strategy to treat anemia. *Curr Med Chem* 2013;**20**:2697–711.
28. Denny WA. Giving anemia a boost with inhibitors of prolyl hydroxylase. *J Med Chem* 2012;**55**:2943–4.
29. Muchnik E, Kaplan J. HIF prolyl hydroxylase inhibitors for anemia. *Expert Opin Investig Drugs* 2011;**20**:645–56.
30. Smith TG, Talbot NP. Prolyl hydroxylases and therapeutics. *Antioxid Redox Signal* 2010;**12**:431–3.
31. Chiang CK, Tanaka T, Inagi R, Fujita T, Nangaku M. Indoxyl sulfate, a representative uremic toxin, suppresses erythropoietin production in a HIF-dependent manner. *Lab Invest* 2011;**91**:1564–71.
32. Minamishima YA, Kaelin Jr. WG. Reactivation of hepatic EPO synthesis in mice after PHD loss. *Science* 2010;**329**:407.
33. Tanaka T, Miyata T, Inagi R, Fujita T, Nangaku M. Hypoxia in renal disease with proteinuria and/or glomerular hypertension. *Am J Pathol* 2004;**165**:1979–92.
34. Manotham K, Tanaka T, Matsumoto M, et al. Evidence of tubular hypoxia in the early phase in the remnant kidney model. *J Am Soc Nephrol* 2004;**15**:1277–88.
35. Prabhakar S, Starnes J, Shi S, Lonis B, Tran R. Diabetic nephropathy is associated with oxidative stress and decreased renal nitric oxide production. *J Am Soc Nephrol* 2007;**18**:2945–52.
36. Aragones J, Schneider M, Van Geyte K, Fraisl P, Dresselaers T, Mazzone M, et al. Deficiency or inhibition of oxygen sensor Phd1 induces hypoxia tolerance by reprogramming basal metabolism. *Nat Genet* 2008;**40**:170–80.
37. Stenvinkel P. Chronic kidney disease: a public health priority and harbinger of premature cardiovascular disease. *J Intern Med* 2010;**268**:456–67.
38. Foley RN, Parfrey PS, Sarnak MJ. Clinical epidemiology of cardiovascular disease in chronic renal disease. *Am J Kidney Dis* 1998;**32**:S112–9.
39. Go AS, Chertow GM, Fan D, McCulloch CE, Hsu CY. Chronic kidney disease and the risks of death, cardiovascular events, and hospitalization. *N Engl J Med* 2004;**351**:1296–305.
40. Foley RN, Murray AM, Li S, et al. Chronic kidney disease and the risk for cardiovascular disease, renal replacement, and death in the United States Medicare population, 1998 to 1999. *J Am Soc Nephrol* 2005;**16**:489–95.
41. Mallamaci F, Tripepi G, Cutrupi S, Malatino LS, Zoccali C. Prognostic value of combined use of biomarkers of inflammation, endothelial dysfunction, and myocardiopathy in patients with ESRD. *Kidney Int* 2005;**67**:2330–7.
42. Himmelfarb J. Uremic toxicity, oxidative stress, and hemodialysis as renal replacement therapy. *Semin Dial* 2009;**22**:636–43.
43. Brunet P, Gondouin B, Duval-Sabatier A, Dou L, Cerini C, Dignat-George F, et al. Does uremia cause vascular dysfunction? *Kidney Blood Press Res* 2011;**34**:284–90.
44. Jourde-Chiche N, Dou L, Cerini C, Dignat-George F, Brunet P. Vascular incompetence in dialysis patients – protein-bound uremic toxins and endothelial dysfunction. *Semin Dial* 2011;**24**:327–37.
45. Calaf R, Cerini C, Genovesio C, Verhaeghe P, Jourde-Chiche N, Bergé-Lefranc D, et al. Determination of uremic solutes in biological fluids of chronic kidney disease patients by HPLC assay. *J Chromatogr B Analyt Technol Biomed Life Sci* 2011;**879**:2281–6.
46. Wu M, Rementer C, Giachelli CM. Vascular calcification: an update on mechanisms and challenges in treatment. *Calcif Tissue Int* 2013;**93**:365–73.
47. Leonard O, Spaak J, Goldsmith D. Regression of vascular calcification in chronic kidney disease – feasible or fantasy? A review of the clinical evidence. *Br J Clin Pharmacol* 2013;**76**:560–72.
48. Rezg R, Barreto FC, Barreto DV, Liabeuf S, Drueke TB, Massy ZA. Inhibitors of vascular calcification as potential therapeutic targets. *J Nephrol* 2011;**24**:416–27.
49. Giachelli CM. Mechanisms of vascular calcification in uremia. *Semin Nephrol* 2004;**24**:401–2.
50. Liu C, Walter TS, Huang P, Zhang S, Zhu X, Wu Y, et al. Structural and functional insights of RANKL-RANK interaction and signaling. *J Immunol* 2010;**184**:6910–9.
51. Bucay N, Sarosi I, Dunstan CR, Morony S, Tarpley J, Capparelli C, et al. osteoprotegerin-deficient mice develop early onset osteoporosis and arterial calcification. *Genes Dev* 1998;**12**:1260–8.
52. Panizo S, Cardus A, Encinas M, Parisi E, Valcheva P, López-Ongil S, et al. RANKL increases vascular smooth muscle cell calcification through a RANK-BMP4-dependent pathway. *Circ Res* 2009;**104**:1041–8.
53. Helas S, Goettsch C, Schoppet M, Zeitz U, Hempel U, Morawietz H, et al. Inhibition of receptor activator of NF-kappaB ligand by denosumab attenuates vascular calcium deposition in mice. *Am J Pathol* 2009;**175**:473–8.
54. Ungprasert P, Cheungpasitporn W, Srivali N, Kittanamongkolchai W, Bischof EF. Life-threatening hypocalcemia associated with denosumab in a patient with moderate renal insufficiency. *Am J Emerg Med* 2013;**31**(756):e1–e2.
55. McCormick BB, Davis J, Burns KD. Severe hypocalcemia following denosumab injection in a hemodialysis patient. *Am J Kidney Dis* 2012;**60**:626–8.
56. Lau WL, Leaf EM, Hu MC, Takeno MM, Kuro-o M, Moe OW, et al. Vitamin D receptor agonists increase klotho and osteopontin while decreasing aortic calcification in mice with chronic kidney disease fed a high phosphate diet. *Kidney Int* 2012;**82**:1261–70.
57. Wolf M, Thadhani R. Vitamin D in patients with renal failure: a summary of observational mortality studies and steps moving forward. *J Steroid Biochem Mol Biol* 2007;**103**:487–90.
58. Spronk HM, Soute BA, Schurgers LJ, Thijssen HH, De Mey JG, Vermeer C. Tissue-specific utilization of menaquinone-4 results in the prevention of arterial calcification in warfarin-treated rats. *J Vasc Res* 2003;**40**:531–7.
59. EVOLVE Trial Investigators, Chertow GM, Block GA, Correa-Rotter R, Drüeke TB, Floege J, et al. Effect of cinacalcet on cardiovascular disease in patients undergoing dialysis. *N Engl J Med* 2012;**367**:2482–94.
60. Raggi P, Chertow GM, Torres PU, Csiky B, Naso A, Nossuli K, et al. The ADVANCE study: a randomized study to evaluate the effects of cinacalcet plus low-dose vitamin D on vascular calcification in patients on hemodialysis. *Nephrol Dial Transplant* 2011;**26**:1327–39.
61. Wolf-Maier K, Cooper RS, Kramer H, Banegas JR, Giampaoli S, Joffres MR, et al. Hypertension treatment and control in five European countries, Canada, and the United States. *Hypertension* 2004;**43**:10–17.

62. Krum H, Schlaich M, Whitbourn R, Sobotka PA, Sadowski J, Bartus K, et al. Catheter-based renal sympathetic denervation for resistant hypertension: a multicentre safety and proof-of-principle cohort study. *Lancet* 2009;**373**:1275–81.
63. Esler M. The 2009 Carl Ludwig Lecture: Pathophysiology of the human sympathetic nervous system in cardiovascular diseases: the transition from mechanisms to medical management. *J Appl Physiol* 2010;**108**:227–37.
64. Esler M. The sympathetic nervous system through the ages: from Thomas Willis to resistant hypertension. *Exp Physiol* 2011;**96**:611–22.
65. DiBona GF, Esler M. Translational medicine: the antihypertensive effect of renal denervation. *Am J Physiol Regul Integr Comp Physiol* 2010;**298**:R245–53.
66. Converse Jr. RL, Jacobsen TN, Toto RD, Jost CM, Cosentino F, Fouad-Tarazi F, et al. Sympathetic overactivity in patients with chronic renal failure. *N Engl J Med* 1992;**327**:1912–8.
67. Schlaich MP, Sobotka PA, Krum H, Lambert E, Esler MD. Renal sympathetic-nerve ablation for uncontrolled hypertension. *N Engl J Med* 2009;**361**:932–4.
68. Symplicity HTN-2 Investigators Esler MD, Krum H, Sobotka PA, Schlaich MP, Schmieder RE, et al. Renal sympathetic denervation in patients with treatment-resistent hypertension (The Symplicity HTN-2 Trial): a randomized controlled trial. *Lancet* 2010;**376**(9756):1903–9.
69. Bhatt DL, Kandzari DE, O'Neill WW, D'Agostino R, Flack JM, Katzen BT, et al. A controlled trial of renal denervation for resistant hypertension. *N Engl J Med* 2014;**370**:1393–401.
70. Schmieder RE. Hypertension: how should data from SYMPLICITY HTN-3 be interpreted? *Nat Rev Cardiol* 2014;**11**:375–6.
71. Luscher TF, Mahfoud F. Renal nerve ablation after SYMPLICITY HTN-3: confused at the higher level? *Eur Heart J* 2014;**35**:1706–11.
72. Hering D, Mahfoud F, Walton AS, Krum H, Lambert GW, Lambert EA, et al. Renal denervation in moderate to severe CKD. *J Am Soc Nephrol* 2012;**23**:1250–7.
73. Ott C, Mahfoud F, Schmid A, Ditting T, Veelken R, Ewen S, et al. Improvement of albuminuria after renal denervation. *Int J Cardiol* 2014;**173**:311–5.
74. Kim J, Padanilam BJ. Renal nerves drive interstitial fibrogenesis in obstructive nephropathy. *J Am Soc Nephrol* 2013;**24**:229–42.
75. Riella MC, Roy-Chaudhury P. Vascular access in haemodialysis: strengthening the Achilles' heel. *Nat Rev Nephrol* 2013;**9**:348–57.
76. Roy-Chaudhury P, Sukhatme VP, Cheung AK. Hemodialysis vascular access dysfunction: a cellular and molecular viewpoint. *J Am Soc Nephrol* 2006;**17**:1112–27.
77. Roy-Chaudhury P, Lee TC. Vascular stenosis: biology and interventions. *Curr Opin Nephrol Hypertens* 2007;**16**:516–22.
78. Roy-Chaudhury P, Spergel LM, Besarab A, Asif A, Ravani P. Biology of arteriovenous fistula failure. *J Nephrol* 2007;**20**:150–63.
79. Lee T, Roy-Chaudhury P. Advances and new frontiers in the pathophysiology of venous neointimal hyperplasia and dialysis access stenosis. *Adv Chronic Kidney Dis* 2009;**16**:329–38.
80. USRDS. *USRDS 2010 Annual data report: atlas of end-stage renal disease in the United States.* National Institutes of Health, National Institute of Diabetes and Digestive and Kidney Diseases, Bethesda, MD 2011.
81. Perl J, Wald R, McFarlane P, Bargman JM, Vonesh E, Na Y, et al. Hemodialysis vascular access modifies the association between dialysis modality and survival. *J Am Soc Nephrol* 2011;**22**:1113–21.
82. Roy-Chaudhury P, Arend L, Zhang J, Krishnamoorthy M, Wang Y, Banerjee R, et al. Neointimal hyperplasia in early arteriovenous fistula failure. *Am J Kidney Dis* 2007;**50**:782–90.
83. Lee T, Chauhan V, Krishnamoorthy M, Wang Y, Arend L, Mistry MJ, et al. Severe venous neointimal hyperplasia prior to dialysis access surgery. *Nephrol Dial Transplant* 2011;**26**:2264–70.
84. Wasse H, Huang R, Naqvi N, Smith E, Wang D, Husain A. Inflammation, oxidation and venous neointimal hyperplasia precede vascular injury from AVF creation in CKD patients. *J Vasc Access* 2012;**13**(2):168–74.
85. Peden EK, Leeser DB, Dixon BS, El-Khatib MT, Roy-Chaudhury P, Lawson JH, et al. A multi-center, dose-escalation study of human type I pancreatic elastase (PRT-201) administered after arteriovenous fistula creation. *J Vasc Access* 2013;**14**:143–51.
86. Paulson WD, Kipshidze N, Kipiani K, Beridze N, DeVita MV, Shenoy S, et al. Safety and efficacy of locally eluted sirolimus for prolonging AV graft patency (PTFE Graft Plus Coll-R) first in man experience. *Am Soc Nephrol Phila* 2008.
87. Nugent HM, Groothuis A, Seifert P, Guerraro JL, Nedelman M, Mohanakumar T, et al. Perivascular endothelial implants inhibit intimal hyperplasia in a model of arteriovenous fistulae: a safety and efficacy study in the pig. *J Vasc Res* 2002;**39**:524–33.
88. Nugent HM, Sjin RT, White D, Milton LG, Manson RJ, Lawson JH, et al. Adventitial endothelial implants reduce matrix metalloproteinase-2 expression and increase luminal diameter in porcine arteriovenous grafts. *J Vasc Surg* 2007;**46**:548–56.
89. Conte MS, Nugent HM, Gaccione P, Guleria I, Roy-Chaudhury P, Lawson JH. Multicenter phase I/II trial of the safety of allogeneic endothelial cell implants after the creation of arteriovenous access for hemodialysis use: the V-HEALTH study. *J Vasc Surg* 2009;**50**:1359–1368.e1.
90. Conte MS, Nugent HM, Gaccione P, Roy-Chaudhury P, Lawson JH. Influence of diabetes and perivascular allogeneic endothelial cell implants on arteriovenous fistula remodeling. *J Vasc Surg* 2011;**54**:1383–9.

第九篇

特 殊 问 题

第 65 章

65

慢性肾脏病的胎儿起源

Susan P. Bagby
Division of Nephrology & Hypertension, Department of Medicine, Moore Institute for Nutrition and Wellness, Oregon Health & Science University, Portland, Oregon, USA

简　介

胎儿期和出生早期遭受的不良暴露可增加今后罹患慢性疾病的风险[1]，这一认识革新了慢性肾脏病（chronic kidney disease, CKD）[2]及其主要危险因素，包括高血压（hypertension, HTN）[3,4]、2 型糖尿病（Type 2 diabetes mellitus, DM2）[5]、向心性肥胖（central obesity, OB）[6,7]和动脉粥样硬化性心血管病（atherosclerotic cardiovascular disease, ACVD）[8,9]等发病机制的概念。在发育过程中的不良暴露持久地改变了（"程序化"）器官结构和基因表达的表观遗传修饰，导致在不改变 DNA 结构或序列的情况下出生后的表型发生变化。证据表明这些越来越普遍的慢性疾病，包括 CKD，均存在胎儿期生长发育异常这一共同的病因。生命早期的有害暴露，包括怀孕期间母胎营养不良（Maternal/Fetal Undernutrition, MFUN），母胎能量过剩（Maternal/Fetal Energy Excess, MFEE）和持续的心理社会压力（Maternal/Fetal Psychosocial Stress, MFPS）等均可永久性地改变后代的器官结构，加剧对生后环境的心血管和压力反应，限制对生后应激的成功适应力，因此增加了日后慢性疾病的易感性（图 65. 1）。肾脏直接受到子宫内"发育编程"的改变，因此生后有两条途径导致肾脏受到继发性损伤。第一，发育程序中青春期前的加速生长造成肾脏与体表面积的不匹配，导致肾血流动力学压力增大。第二，生命早期设定发生的心血管和代谢疾病，如 HTN、肥胖、DM2 和 ACVD 对肾脏的累积损伤亦会影响肾脏。这可理解为由出生时肾单位数量构成的肾功能在决定肾脏对不良代谢和血流动力学压力损伤的易感性方面发挥了核心作用。

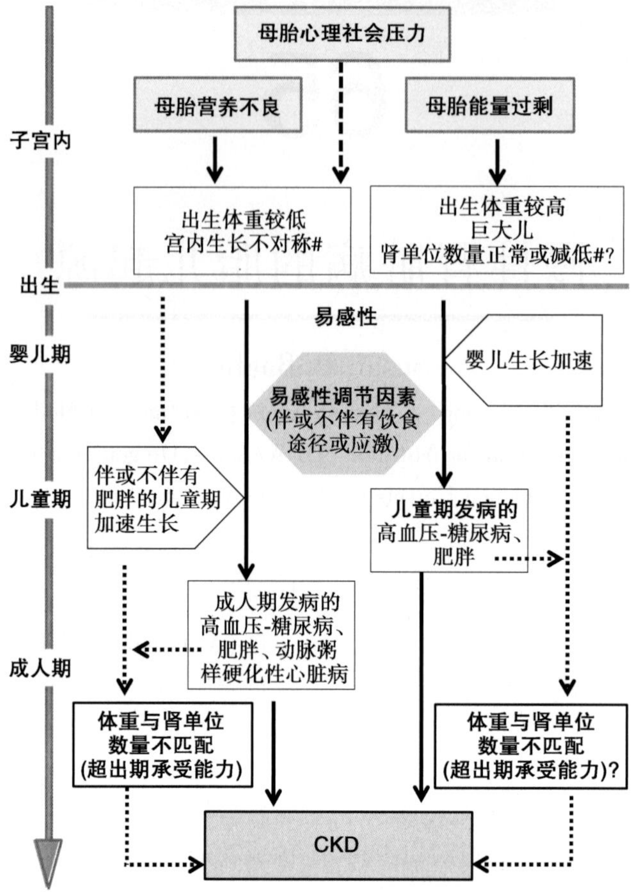

图 65.1 CKD 的发展程序。可以将生命阶段发育编程的通路如图描述为一条纵轴,分为子宫内和出生时两个阶段。在胚胎发育期,最常见的程序性压力是母胎营养不良,母胎能量过剩和母胎心理社会压力。在营养不良期间母体的压力也同时发挥作用,分泌过量的胎儿皮质醇可导致生长迟缓。尽管在营养不良和压力情况下多表现为低出生体重,但正常出生体重范围内的婴儿亦可能存在胎儿期生长迟缓。因此对于本身而言,出生体重不是反映胎儿生长的敏感指标。出生时生长不对称的迹象(消瘦,但心脏大脑优势生长)更能特异性地提示宫内生长迟缓。同样的,虽然在母胎能量过剩(母亲肥胖,高脂肪饮食,妊娠期体重增长过快,妊娠期糖尿病)时平均出生体重增高,但在这一情况下高发生率的产科并发症(早产、糖尿病/高血糖控制不良)可能导致胎儿生长迟缓。因此,肾单位数量减低在上述三种宫内发育模式中均有可能发生。出生后,受影响的后代表现出永久性地表型改变。这三种程序式不良刺激的共同特点是能量稳态的改变,表现为食欲、能量利用率和胰岛素抵抗(转移葡萄糖至脂肪和大脑)增加。然而,这三种宫内发育模式生后的临床表现和慢性病的发生时机是不同的。在营养不良模式中,给予充足的营养会导致超过 3~12 年的加速生长,并在成年后发生 HTN、OB、DM2 和(或)ACVD。相反的,母体能量过剩模式加速了婴儿期的生长,通常导致儿童期出现慢性心脏代谢性疾病。目前认为出生后至少有两条途径损伤肾脏健康。第一,伴或不伴向心性肥胖的青春期前的加速生长导致体重超出了妊娠晚期建立起的肾单位数量。生长加速的程度(和排泄负担的增加程度)可能足以产生严重的肾血流动力学压力,表现为肾小球内高血压。第二,继而发生的直接存在肾毒性的疾病,如 HTN、OB、DM2 和(或)ACVD,不但会加剧因青春期前加速生长而造成的肾小球内高血压,还掺杂了各个疾病特异性的损伤过程,进一步增加肾单位缺失的风险,最终导致 CKD

健康与疾病的发育起源——概述

“发育编程”理论是指正常发育的器官拥有能力以适应环境变化而发生可承受的改变而不改变 DNA 序列。从 David J. P. Barker 及其团队在 20 世纪 80 年代末期的先驱性研究工作开始[10],在多个国家开展的具有深远影响的流行病学研究均反映了宫内发育迟缓(按足月出生体重来估算)和成年时期罹患 HTN、OB、胰岛素抵抗[11]、DM2 和 ASCVD 的风险增加有关。详细地说,出生体重越低,罹患上述疾病的风险越高,这一关系在整个出生体重范围内具有显著意义[12]。始于 20 世纪 90 年代的全球肥胖流行病学研究推动了后期的研究,表明在人类和动物模型中高能饮食(高脂肪/高糖)、肥胖和(或)糖尿病的母体对胎儿有程序化作用[7]。这些胎儿不良暴露与之前提到的营养不良一样,都与罹患相同的心脏代谢性疾病风险增加有关,这反映了同样的营养敏感性生理系统存在紊乱,尽管高能饮食和饥饿等因素对胎儿发育影响的时间进程和机制并不相同(见图 65.1)。第三种普遍存在但机制不清的程序化环境暴露是母体心理社会压力[13]，可导致胎儿生长迟缓，目前认为这是由母胎皮质醇水平升高引起的抑制反应[14]。

影响器官发育的程序化力量可能来源于怀孕前后。母体在孕前的营养情况可能已经指示了她将来能孕育一个怎样的宝宝（表现在她的营养状况，去脂体重和氨基酸代谢能力）[15,16]。在妊娠前的窗口期受到损害可能会程序化影响卵子由输卵管下移和（或）改变囊胚在着床前的生理行为[17]。最后，在婴儿期或儿童早期这一仍然处于发育的塑形阶段中，不良暴露也可能程序化地造成不良后果。出生后的疾病情况随着疾病的本质，时机（起病和持续时机）以及损伤的严重程度不同而变化。宫内各器官发生最活跃的时期也是程序化力量导致器官功能障碍风险最大的时期，这产生了具有器官特异性的易感性窗口期。第二次世界战争中"荷兰的饥饿冬天"为这一理论提供了有力的人类研究证据，当时的供给封锁造成了荷兰长达 5 个月的严重饥荒。这场饥荒对后代造成的影响因不良暴露发生在不同的发育阶段而不同。其中一个例子就是只有当饥饿暴露发生在肾脏发生尤其迅速的妊娠中期时，饥荒幸存者老年期尿微量白蛋白增高的风险才相较于非暴露的对照组明显增高[18]。

发育编程造成的对日后慢性疾病的易损性在出生时即有所表现，并来源于异常的胎儿发育模式和胎儿持续性适应性应答（但潜在的生理学代价巨大）。目前认为宫内存在两条作用通路：永久性器官结构的改变和基因表达的持续性表观遗传学改变[19]，这两者均影响了生理和激素调节系统的功能。程序既定的产前改变之后与生后环境（例如饮食量/质量，生后生长速度和环境/社会经济压力等）相互作用，进一步调节慢性疾病风险（图 65.1）。程序化易损性的持续特征是缺乏对生后环境中的应激（如营养不足或过剩，生长加速，社会经济状态低下和社会歧视等）的顺应性[20]。这类应激在发育编程后造成更大的负面影响。和基因突变不一样，发育编程的改变并不直接导致疾病发生，而是增加对疾病的易感性。显著的疾病表现依赖于内源性因素（如基因因素）和持续一生累积的外源性应激的相互作用。然而发育编程的另一个严重表现是程序化印记有跨代传递的表现[21]。尽管尚不完全明确，但可能的机制包括表观遗传学改变（包括父系和母系双方），受精卵的非遗传方面，以及胎儿与母体生殖道环境变化的相互作用。最直接的例子是母系肥胖对后代的跨代遗传。

这三种世界上普遍存在的程序性暴露直接与罹患 CKD 的风险相关，包括母胎营养不良（MFUN，包括热量摄取不足、等热量蛋白质缺乏和胎盘功能不足）、母胎能量过剩（MFEE 或"高热量营养不良"，包括母体高脂肪/高糖饮食，肥胖和妊娠期糖尿病）及母胎心理社会压力（MFPS）。目前人群中关于 MFUN 的肾脏结局数据尚较缺乏。关于 MFEE 和 MFPS 的肾脏结局的人类试验极其有限，一方面，这是因为目前广泛出现的母体肥胖/DM2，另一方面，定义和量化人类所受压力较为困难。因此有必要在下面的讨论中整合人类和动物研究，并收集提及 CKD 发展过程中肾脏对肾单位损失和肾损伤应答的相关文献。围绕早产的肾脏和肾外因素虽然也很重要[22]但不在此次讨论的范围之内。

母婴营养不良和 CKD 的风险

简史和典型结局

Barker 和他的同事对发育编程的最初认识是基于健康状况具有显著的地理性差异。相较于营养充足的地区，出生于 20 世纪初英格兰和威尔士营养匮乏地区的人老年期死于冠状动脉疾病比例增高，并发现这与他们胎儿期经历的工业革命导致的社会经济减退（由新生儿死亡率反映）有关[23]。尽管目前广泛认为冠状动脉疾病增加与社会化富足增加有关，但上述发现首次表明子宫内发育欠佳的人可能更易受到慢性退行性疾病的影响。在成年人生活方式和基因背景被广泛认为是促进慢性退行性疾病的唯一因素的时代中，这些早期的观察结果看上去是非常矛盾的。Barker 及其同事经过不懈努力，对英国和芬兰队列研究的健康数据进行了后续分析，将出生信息与成年后的疾病结局纵向联系在了一起，肯定了出生体重越低（一个评价胎儿生长不良的指标），成年后罹患慢性疾病的风险越大，尤其是 HTN[24]、DM2[25]、肥胖[26]和动脉粥样硬化性疾病［中风[9]和冠心病[27]（图 65.2）］。文献中有上百个动物实验，尤其是那些采用孕期能量限制或等能量的蛋白质摄入限制的实验，已经证实了这些基本的观察结果并扩大了我们对 MFUN 相关的器官特异性应答和表观遗传学机制的理解。最近的一些研究亦提示了发育编程理论广泛存在于多种人类疾病中，包括哮喘/过敏性疾病[28]、智力/行为性疾病（如注意力缺陷多动症和抑郁症）[29]、认知障碍（如执行力）[30]、骨质疏松症[31]和一些特定的癌症[32]。

目前尚缺乏关于人类 MFUN 后的程序化肾脏结局的直接流行病学证据。Lackland 等[33]第一次报道了

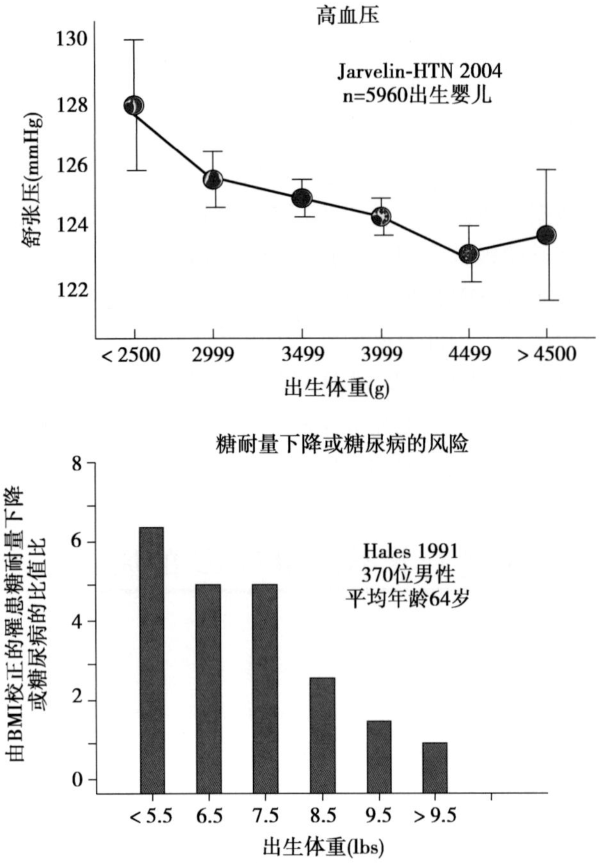

图 65.2 低出生体重增加了罹患 CKD 的慢性前驱性疾病的风险。由最初的流行病学调查衍生出的发育编程领域表明,作为评估胎儿生长的粗略指标,出生体重与慢性疾病的风险呈负相关。这一关系在图中表现为收缩压增加(A)和葡萄糖不耐受或糖尿病(B)。在向心性肥胖,冠状动脉性疾病,中风和外周血管性疾病中这一关系同样显著。不同出生体重水平的收缩压(A)变化幅度不大,但其转化为临床高血压的程度却实际增高了,高血压程度与出生体重同样存在上述的关系。这一研究结果早期存在争议,原因是这一关系在青年人中并不显著,仅在 MFUN 后的年轻人中可以观察到。一个英格兰的老年人群中糖尿病的葡萄糖不耐受(B)研究提示了同样的一种反向关系,出生体重越低,疾病风险越大。最近的一项关于历史中现代人群的 MFEE 研究表明青年阶段 HTN 和 DM2 的风险增加大多数是由于向心性肥胖导致的。1bl≈0.45kg。(改编自参考文献12)

基于出生体重的现代人群 ESRD 患病率研究,表明出生体重较低的年轻人 ESRD 发病率将增加(图 65.3)。糖尿病所致的 ESRD 发病率在过低和过高的出生体重人群中均有增加,这反映了巨大儿的母亲高发肥胖/DM2 的现状。

MFUN 中的器官结构改变:功能单位的减少

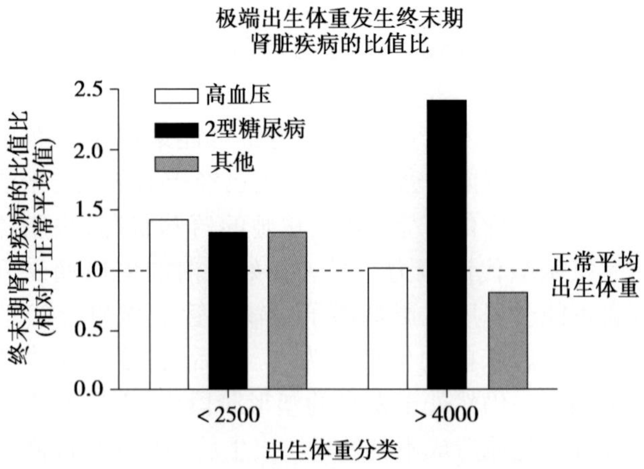

图 65.3 母婴营养不良和能量过剩均会增加 ESRD 的风险。人类肾脏结局最直接的证据是基于美国南部 1991-1996 年罹患 ESRD 年轻人群(平均年龄 34 岁)的一项研究。所有病因(DM2、HTN 和其他)引起的 ESRD 的比值比在出生体重的低限组均有所增加(左侧柱状图组)。然而,在高出生体重组,因 DM2 而发生 ESRD 的比值比增幅更大。这项研究的对象是出生在母体肥胖增加的时代,并生长在以高脂/低营养饮食为主的欠发达的地区。与 20 世纪初的老年研究对象不同,这些现代的年轻的研究对象中最高的出生体重似乎不仅反映了健康的巨大儿,也同样反映了由肥胖和(或)糖尿病母亲产下的不健康的巨大儿。青年期的糖尿病发病情况可以解释这一发现。(改编自参考文献 33)

MFUN 后的永久性器官改变包括功能单位数量的减少。这表现在肝脏(肝叶减少)[34],胰腺(分泌胰岛素的 β 细胞数量减少)[35]、心脏(心肌细胞减少)[36]、脉管系统(小动脉密度减低)[37]和肾脏(肾单位数量减少,在参考文献 4 中有所综述)。每一种减少都会导致生后功能性损失(表 65.1)。

胎儿血流选择性重分布阻碍器官生长

导致 MFUN 中结构变化的重要因素是胎儿血流重分布,这是由于宫内营养不足和(或)缺氧诱发的胎儿血流动力学改变(图 65.4)。来自胎盘的血液通过静脉导管由背侧分流,因此一大部分血液分流至胎儿心脏和大脑,然而膈肌以下的器官(如肾脏、肝、胰腺和肠管)包括骨骼肌,接受相对较少的血流和营养。这造成了明显不对称的器官生长,因此叫做非对称性宫内生长迟缓(intrauterine growth restriction,IUGR)[38]。相较于体重,线性生长相对富余(受影响较小),因此产生了消瘦。大脑(由头围评估)和心脏生长相较于肝脏(由腹围评估)受限制较小,因此称作“大脑/心脏保护效应”。这些转变是为了保护关系到胎儿存活的重要脏器,而牺牲那些功能可暂时搁置的器官(如肾脏、胰腺和肝脏)。胎儿肾脏,由远离其他所有脏器的

表 65.1　母婴营养不良时器官结构变化：功能单位数量减少的影响

器官	功能单位	功能变化	慢性疾病风险
肾脏	肾单位↓	排泄功能↓	HTN,CKD,ASCD
胰腺	胰岛 β 细胞↓	胰岛素分泌储存↓	DM2
骨骼肌	肌细胞↓	胰岛素敏感性↓ 基础代谢率↓ 自主运动↓	肥胖,DM2,HTN
心脏	心肌细胞↓	收缩力↓	心力衰竭
肝脏	肝叶↓	蛋白质转运,脂质/糖稳态,药物/毒物代谢↓	DM2,血脂异常
微血管	微血管密度↓	血管扩张能力↓ 血管阻力↑	HTN,缺血风险

胎儿营养不足的非对称性生长限制

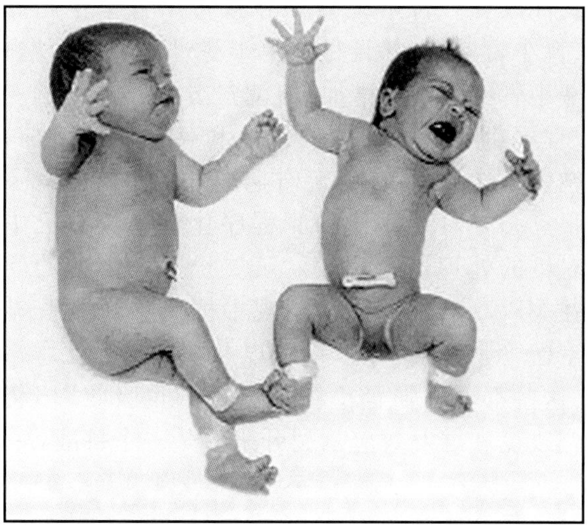

•消瘦：体重身高比下降
•血流重分布：肾脏、肝脏、胰腺血流下降,腹围下降,心脏/大脑优势供能
•上臂围下降：肌肉减少
•可发生在正常出生体重的婴儿中

图 65.4　营养不足时的胎儿血流重分布导致肾脏发育减弱是胎儿发育不良的标志。胎儿对营养或供氧减少固有的反应是进行血流重分布，让营养优先输送给大脑和心脏，而腹腔内的脏器（肝脏，脾脏，肾脏和肠管）和骨骼肌（对胎儿宫内存活影响较小）获取的供给则相对减少。这种身体和脏器生长不平衡导致了胎儿非匀称性生长受限，并成为了胎儿生长不良的标志（与基因变异造成的胎儿过小不同）。具体的特点包括体重：身高比下降（消瘦），头围（脑体积）增大，腹围（肝脏大小）提示大脑/心脏优势供能，以及上臂围降低（反映肌肉减少）。流行病学研究表明疾病风险和出生体重有着相反的关系，这一关系适用于整个出生体重范围内，并不只与低出生体重相关。目前考虑在较高出生体重范围婴儿存在疾病风险可能反映了原本出生体重应当为 3.63kg 的婴儿由于宫内营养缺乏而只有 2.72kg。一项重要的研究问题是非对称性生长是否能作为胎儿生长不良的更敏感的指标，从而更敏锐地检测到生长程序化导致胎儿未来罹患疾病的风险

主动脉供血，因此，即使在正常环境中，也是最后得到营养和氧气的器官。

MFUN 可能造成肾单位永久性减少

每个器官在生命初期都有其独特的生长发育轨迹。对于肾脏，目前知道有两个特殊时期对营养剥夺具有显著的敏感性。首先，至少在鼠类，仅在怀孕前期或受精卵着床前期[17]出现营养限制可减少囊胚细胞分化为未来的胚胎（与胚外组织相比）。这可能限制后肾间充质支持之后的肾单位形成，导致后代肾单位减少和高血压。支持这一发现的还有 Welham 等[39]，他们发现早期妊娠中母体蛋白质限制可增加后肾凋亡和胎儿肾脏血管发育减弱。另一更为熟知的阶段是在人类孕期 5～35 周的后肾发育阶段。在非肾发生分枝的最初阶段后，新的肾单位在三层连续同心的结构中形成：后肾间充质围绕输尿管芽分枝顶端形成各个肾单位结构。因此，最外层“生肾”层含有最不成熟的肾单位，而更深层的肾单位则表现出不断增加的成熟度[40]。重要的是，34～36 周以后新的肾单位无法形成。此外，最近在一个大的年龄跨度内对人类正常肾脏进行的尸检表明肾单位数量总体与出生体重相关[41]。此外还补充了针对正常狒狒的研究，表明宫内晚期妊娠阶段肾单位数量和肾脏重量准确地与胎龄相符的体重呈线性相关[42]。

这些观察结果支持了这样一个观点，在正常妊娠 6～9 个月内肾脏生长是通过与体重增长速度相符的肾单位数量增加实现的。然而生后是通过增加现存的肾单位大小来进行正常的肾脏生长，同样也是由体重增长速度调节的。这些研究提供了有用的临床证据，表明无论目前的体重或肾脏大小如何，出生体重可粗略地估计出生时肾单位数量。这些评价也许不适用于早产，因为多种复杂的出生前后因素可能影响肾单位

数量及其与体重的关系。

在 MFUN 中,胎儿获取营养和(或)氧气减少而导致的胎儿生长速度减慢限制了肾脏分枝周期的数量,因此在固定的肾发生时间窗内减少了形成的组织层数。结果导致在 34 ~ 36 周肾单位形成数量减少。形成的肾单位解剖及功能学上看上去是正常的。尽管对营养限制的动物模型有大量报道,但关于人类肾脏发育过程中肾单位数量的数据仍较为缺乏。精确的立体测量需要一整个肾脏,因此仅限于尸检研究。几个小型实验已表明在传统意义上的宫内发育受限(小于出生体重第 10 个百分位)病例的肾单位数量有所减少[43]。然而尽管这些数据支持存在肾单位数量减少的可能,但存在宫内发育受限的新生儿肾单位减少的发病率及程度仍不清楚。杂食动物(人类,猪)相较于食草动物(老鼠,羊)摄入更充足的蛋白质,也许对人类母体蛋白质不足导致的肾发生不良易感性有所下降。目前从正常和异常情况下对人类肾发生进行更完全的了解是非常重要的。

目前报道的肾单位减少的病因大多根据动物实验得出,其结果在表 65.2 中进行了总结。这包括总体的损害(母体营养不均衡,胎盘功能不良),具体的微量营养元素(维生素或矿物质)缺乏或过剩,药物或毒物等。目前尚不清楚具体的微量营养元素能在何种程度上影响正常肾发生,这些微量元素在 MFUN 的实验中已被发现是正常肾发生所需要的。在发育的鼠类肾脏中 MFUN 时的肾单位减少最近也被发现与钠钾 ATP 酶活性下降有关[44]。在体内和体外实验中肾发生障碍可被 G 毒毛旋花苷(一种钠钾 ATP 酶激动剂)通过钙和 NF-κB 通路缓解[45,46],这说明钠钾 ATP 酶在正常肾发生过程中起到独特的组织保护作用。最后,动物模型表明胎儿高血糖可能导致肾单位减少[47,48]。

表 65.2 目前报道的肾单位下降的原因

总体的不良环境
母胎营养不足[能量和(或)蛋白缺乏]
胎盘功能不足
妊娠期糖尿病未控制
母胎高血糖
母体心理社会压力
妊娠期具体的不良因素
维生素 A/维 A 酸缺乏
缺铁
过量酒精摄入
吸烟
高血糖
皮质醇过量
妊娠期药物及毒物暴露
血管紧张素转化酶抑制剂
血管紧张素受体阻断剂
庆大霉素

肾小管功能的程序性改变

鼠类模型的研究表明初生时观察到的小管转运改变支持了 MFUN 后代可出现钠重吸收变化的观点,但是结果差异性很大,钠排泄增加[49,50]和减少[51]的情况都有出现。目前困难在于如何解读这些结果,因为肾单位不足本身可诱发肾脏对钠的处理继发性改变。肾单位减少导致每个肾单位超滤增加,肾小管增生,并且尽管由于滤过的钠负荷增加,近端小管钠重吸收增加,但滤过分数是降低的。此外,程序化影响下的后代食欲和食物摄入增加,因此钠摄入增加,将在稳定时期增加钠的排泄。下一步很有必要对程序化和非程序化肾单位缺乏中肾脏对钠的处理进行比较。第二个令人困惑的问题是在 MFUN 后代中同时出现中枢交感神经系统[52]、肾素血管紧张素系统[53]活跃以及胰岛素活性水平增高,这些都可增强肾小管钠离子的重吸收[54]。将程序化改变和继发效应割裂开来将是一个挑战。

MFUN 程序化的肾外表现:与程序化肾脏改变相互作用,增加疾病风险

除了直接在宫内对发育期的肾脏产生影响外,MFUN 程序化还改变了主要的稳态系统在生后的反应性,并继发性作用于生后的肾脏。这些程序化肾外表现明显先于慢性疾病发生并对体重(排泄负荷)及肾功能有重要影响,在人类和动物中表现惊人的一致(表 65.3)。这些特点可总体描述为稳态和(或)介导生理反应与外界环境的调节系统反应性增强。受影响的系统包括能量稳态的特点(食欲增加和能量利用过剩[55])和糖/胰岛素调节(早期胰岛素抵抗,肝糖调节减弱)。另一个持续观察到的现象是心血管系统通过中枢交感神经活性对外界刺激的应答增强[56],下丘脑垂体肾上腺(hypothalamic-pituitary-adrenal,HPA)轴对压力的过度反应[57],以及免疫系统亢进[28](表 65.3)。同样在 MFUN 程序化后增加疾病易感风险的是系统炎症及氧化应激反应增加[58]。上述每一种程序化特点都会增加肾功能减退及罹患 CKD 的风险。

表 65.3　母胎营养不良的生后典型程序化表现

出生时
低出生体重
非匀称性宫内生长受限
肾单位数量减少
儿童期
胰岛素抵抗
中枢交感神经系统对压力高敏性
HPA/皮质醇对压力高敏性
食欲增加
能量利用率增高
儿童期生长加速(伴或不伴肥胖)
青春期提前
成人阶段
盐敏感性高血压(青少年期前后发病)
向心性肥胖
2 型糖尿病
脂质代谢紊乱:甘油三酯增加,高密度脂蛋白降低
代谢综合征
ASCVD:冠脉疾病,中风,外周血管疾病

节俭表型促进超重

最初有 Hales 和 Barker[59] 提出的节俭表型包括胰岛素抵抗(胎儿为保持循环中足够的糖分以支持心脑发育)、后代食欲增加和能量利用效率增加(每摄入卡路里体内储存的组织克数)。尽管这些永久的改变被认为是增加宫内存活率,并可更好地适应产后营养缺乏的环境,但在营养富足的环境中高效利用能量的后代在代谢上并不具有处理能量负荷过剩的能力。这是 MFUN 和 MFEE 程序化疾病易感性中的核心因素。

生后生长的程序化加速

即使生后营养环境一般,MFUN 后的节俭表型仍可产生的一个主要后果是儿童期的加速生长[24]。这表现为伴或不伴有肥胖的体重和身高的增长。人类研究中生长加速的精确时间点并不相同,看上去与某些特殊疾病结局有关。例如,在芬兰对出生婴儿进行的流行病学队列研究中,成年后发展为 HTN 的人群(没有 OB 或 DM2)仅在 4 ~7 岁时较正常生长加速,之后即维持正常体型。相反的,存在向心性 OB 和 DM2(并伴有 HTN)的人群经历了一个持续的生长加速过程,直到青少年期,并最终超出其相应年龄的平均体型(但不肥胖)[60]。重要的是,甚至在那些儿童期加速生长并不伴有肥胖的历史上的老年人群的队列研究中,生后加速生长仍显著加大了由宫内生长受限本身带来的慢性疾病风险。这在关于成人高血压风险的 Helsinki 队列研究中可以看到(图 65.5)。在此项队列研究中,出生体重和目前成年体重是两个独立因素但仍共同作用,增加了 HTN 的风险[61]。看上去 MFUN 程序化影响的后代在流行高热量/脂肪饮食的西方社会中在青少年时即会发展为肥胖,从而进一步加重了加速生长所带来的慢性疾病的风险。这种儿童期的生长加速可定义为出生时和成熟期体型所占的百分位数出现交叉。这可能被证实为评估发展为 CKD 的临床风险的核心概念。

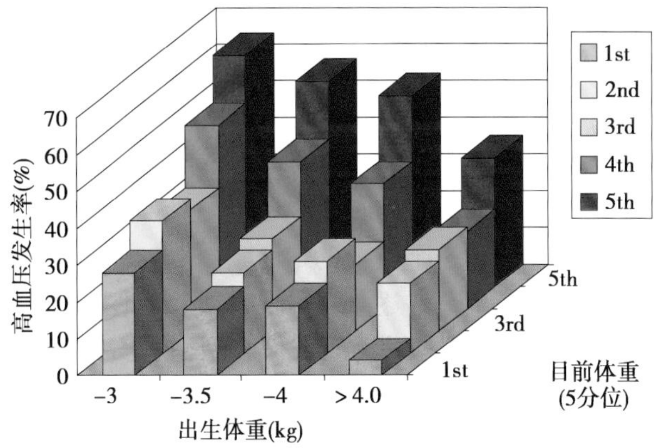

图 65.5　基于 MFUN 的胎儿程序化发育与生后事件(体重增加)相互作用,影响慢性疾病风险。该图表反映基于出生体重(x 轴)和平均年龄 62 岁的成年体重五分位数(y 轴)相互作用下罹患高血压(z 轴)风险显著不同。类似结果可见于代谢综合征的各组疾病结局中。这个模式提示了出生体重和目前体重的独立影响,以及两者之间有力的相互作用,例如出生体重小而生后体重增加最多的人群罹患高血压风险最高。尚不清楚基于肾脏体型不匹配的相互作用程度是否成为高血压的机制之一。然而有理由去预测肾脏血流动力学压力会表现为同样的模式。未来的研究将告诉我们 CKD 风险和这幅图是否相似以及程度如何

发育肾单位数量减少对生后的影响:器官体型比例失调的问题?

许多动物实验表明母体蛋白质摄入受限或整体能量受限可减少肾单位数量,且这些因素与后代高血压和之后的肾损伤有关(在参考文献 4 中进行综述)。尽管就此得出起始肾单位数量减少可导致后期高血压和肾损伤这一结论较为草率,但后续的研究似乎在支持这个看似浅近的观点。

Hoppe 等[62]发现限制大鼠母体蛋白质摄入,而肾单

位减少的后代在断奶后保持正常饮食，那么后代可出现高血压和肾损伤，但如后代持续限制蛋白质摄入（尽管肾单位同样减少），则不会出现 HTN 或肾损伤。后者成年期体型较小，GFR 较低，肾组织病理及血压保持正常。

人体研究数据间接地支持了类似的结论。因此，在印度的农村，终生营养缺乏通常导致婴儿体重较轻，成年人身材瘦小，而慢性疾病也较少。近年来农村的村民搬迁至摄入能量充足的城市生活，然而，高血压、肥胖、糖尿病和 ASCVD 的发病率也在逐年增高[63,64]。这种“农村向城市”的转变同样也适用于由发展中国家迁移至发达国家的过程。在这些迁徙人群中尚没有肾脏结局的直接信息。

肾单位数量是否重要？这个难题可通过两个生物学现象在理论上得到解决：Brenner 和他的同事[65]提出的基于“肾单位剂量”的肾功能原则，以及 Barker 和 Hales[59]描述的发育编程学上的“节俭表型”。第一个理论表明在任何体重（排泄负荷的指标）下，功能肾单位数量必须超过一个重要的最小值，低于这个值肾脏将面临排泄超负荷并逐渐衰竭。第二个理论描述了后代能量稳态的持续变化（即节俭表型）由 MFUN 程序化表达，促进加速生长，导致体重超出“设计好的”肾单位数量发育所承受的范围。简言之，肾单位数量是否致病依赖于体型所需的排泄负荷大小。

图 65.6 描述了 MFUN 情况下，生后永久肾单位数量减少与为了保持能量稳态的终生节俭表型之间的预期相互作用。我们并不了解所有在营养程序化后促进生后生长加速所需的所有因素，但在动物模型[55]和低出生体重并在营养缺乏的时代长大的人群中[24]，仅供给充足的一般性食物即可导致不伴有肥胖的生长加速。这种神经性食欲增加提高了食物摄入量。能量利用效率增强保证了体型增大，进而需要持续充足的食物摄入以保持增大的体型。Helsinki 流行病学队列研究提示儿童期快速生长对日后疾病风险（如高血压）的不良作用是明显独立于出生体重的，但在那些出生体重较轻的人群中这一不良作用显著加剧了[24]。在罹患糖尿病和冠状动脉疾病的人群中可得出同样结论。显然，儿童期加速生长所带来的生物学代价目前尚未完全清楚。然而[66]，宫内或婴儿期建立起器官最大的承受能力，生长期生物学负担（体型）不成比例无条件地增加（图 65.6），形成了不仅是肾单位数量还有其他次“生长完成”的器官出现器官体型不匹配（见表 65.1）。存在心衰风险时的心肌细胞[67]和胰岛素分泌障碍时的胰岛 β 细胞[68]相关研究支持这一结论。

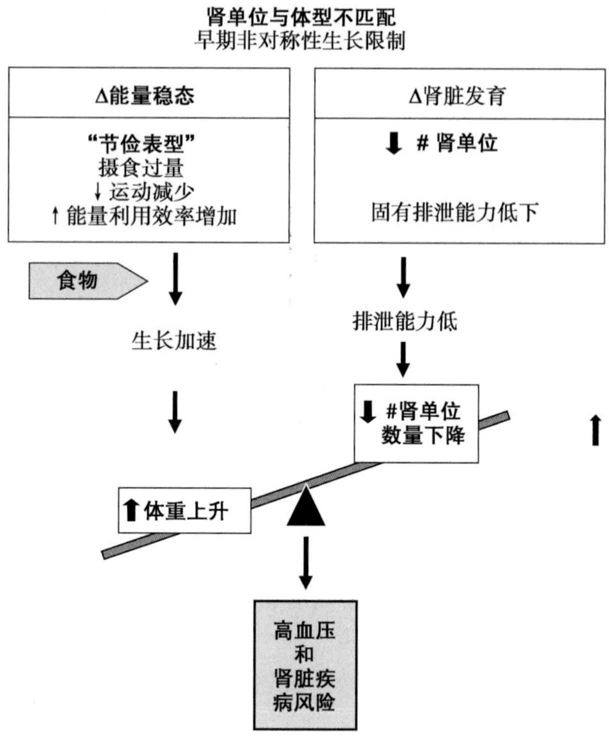

图 65.6 肾外程序化发育特点与程序化肾单位缺乏相互作用，增加了慢性肾脏病的风险。该图描绘了 MFUN 程序化的节俭表型特点与肾单位数量减少可能的相互作用，出现了肾脏体型不匹配所致的肾脏血流动力学应激状态。值得注意的是，按照定义，生后生长加速反映了出生时和成熟期体重所占百分位数出现交叉。这不一定会同时出现肥胖。但是任何产生的肥胖都会加重这种不匹配的程度。因为排泄能力（基于肾单位数量的最大体型/排泄负担）在出生前即设定了，任何生后生长过速都会导致不匹配。我们目前尚不清楚的是肾脏对这种不匹配的耐受程度，例如适应性排泄能力增大到何种程度会损伤肾单位

与 IUGR 实验模型有关的宫内肾单位减少比例最大波动在 25% ~30%（在参考文献 4 中综述）。人类[66]和动物[69,70]实验发现，生命早期单侧肾切除（失去 50% 肾单位），有中等风险在成年后发展为高血压，蛋白尿和肾功能障碍。然而成人肾脏捐献者保持 50% 肾单位数量，则罹患高血压或蛋白尿的长期风险很低[71]。这也许反映了在未成熟的脏器中肾内肾素-血管紧张素系统（参考文献 4 进行综述）的反应性增高，这是面对排泄负荷过重（如高蛋白摄入或相对体重超标）时增加单个肾单位 GFR 的重要机制之一。这是为了与未成熟的肾脏功能匹配，使之更加充分地代偿部分肾单位缺失，而对于成人肾脏捐献者，单个肾脏仅代偿了缺失肾脏约 50% 的功能（正常人 75% 的 GFR）。

那么，并非没有理由推测，出生时按照个人代谢/排泄最大承受能力来设定的固定的肾单位数量决定了该体型摄入食物的范围，超出这个范围之前为排泄增

加而有效地适应机制会损伤肾单位完整性。随后加速的生长(体型所占百分位数在出生和成熟期出现交叉)导致肾单位数量与体型不匹配,这足以产生病理性肾小球内压力增高,肾小球扩大和单个肾单位超滤增加。

肾单位的进行性损失在临床上无法检测(当 GFR 仍然正常时)直到剩余肾单位已不足以维持正常的 GFR 值。因此,这种在临床上相对"沉默"的表现是这一过程的早期阶段值得重视的一点。由于儿童血流动力学应激下的肾单位较成年人可更有效地进行代偿,儿童在这段沉默的进展过程中风险尤其巨大。GFR 反应不出不断增加的肾脏血流动力学压力,直到相当一部分肾单位出现不可逆的损失。这就引出了一个重要的临床问题,我们能否通过计算体型指数的"交叉百分位数"以作为负荷过重的早期指标,并能评估肾脏血流动力学压力及肾衰风险?近期的工作进一步提示了如果可无创精确地测量滤过分数,将有可能成为评估肾脏血流动力学压力的指标[72,73]。

母婴能量过剩和 CKD 风险

在人类进化史中,母亲营养缺乏已存在了数个世纪,然而从 20 世纪 90 年代以来,母亲营养过剩却成为了普遍的问题。近期据估计,美国育龄妇女超重率和肥胖率分别为 64% 和 35%[7]。在所有的经济领域,产妇的肥胖率正在上升,其中在欠发达社区上升速度最快[7,74]。考虑到普遍的 MFEE 流行的时间较短,我们对青年期后的肾外影响知之甚少,且对整个人群的肾脏结局几乎一无所知。然而,目前已知 MFEE 发生心血管疾病如 HTN、OB 和 DM2 的风险会上升,加之这些疾病常于儿童期起病这一严肃的事实[75,76],使我们较自信地推断最终可能出现肾脏损害。研究者们正在用动物实验研究证实这种猜想、揭示其特定的模式以及潜在的 MFEE 相关机制[77]。MFEE 中 CKD 发生风险的三种潜在途径互相关联:①亚糖尿病状态的高血糖、无法控制的糖尿病、早产和(或)IUGR 使 MFEE 孕期情况变得复杂,导致肾脏发育受损;②肾血流动力学压力(伴或不伴肾单位减少)增加是婴儿迅速生长和早期肥胖的结果,并导致了童年即出现的体型与肾脏功能不匹配;③由伴随程序化发生的 HTN、OB、DM2 和 ASCVD 对肾脏产生的疾病特异性损伤。以上因素均会增加 CKD 的发生率。

Lackland 等[33]对于出生体重与 ESRD 流行的关系的报道使我们对 21 世纪饮食营养过剩的现状有了初步的认识(图 65.3)。在现代青年人口中,糖尿病引起的 ESRD 的风险是上升的,这种现象不仅存在出生体重较低者(反映胎儿生长慢)中,在出生体重高者中甚至尤为明显,因此呈现出"J"型或"U"型分布。与母亲肥胖几乎不存在的历史时期的队列研究相比,如今高出生体重队列研究中既有健康的大体重儿,也包括肥胖和(或)糖尿病母亲生下的不健康大体重儿。

MFEE 的简介和预后

对发育中的胎儿来说,MFEE 比 MFUN 的程序化影响更大。首先,胎儿出生后,常在童年时期发生心脏代谢性疾病,并在随后很长的时间内对健康产生不良影响。其次,程序化影响下的女性后代的青春期前和青春期开始的肥胖会持续到她们的生育年龄,因此她们会程序化影响后代。因此,21 世纪全球人口面临的一个严峻的公共卫生问题就是肥胖通过准妈妈们进行隔代遗传。

表 65.4 呈现了 MFEE 早期的典型特点。与这种发育编程过程相关的临床状态有:母亲高脂和(或)高糖饮食,孕期体重增加过多,孕妇肥胖及妊娠期糖尿病[7]。这些临床状态的共同特点是慢性炎症和氧化应激增加[7,78]。孕妇体内高含量的脂肪酸和糖会输送给胎儿,刺激胎儿胰岛素的分泌,生长过速并改变身体组成。出生时,MFEE 后代的出生体重会高于平均水平[75],甚至成为巨大儿(出生体重≥4kg)——表现为过度肥胖和身体比例改变。然而,由于产科并发症的增加(比如早产、不可控的孕妇糖尿病或高血压),许多 MFEE 后代反而会遭受 IUGR 以及所有其日后可能带来的慢性疾病的风险。出生后,MFEE 后代会出现胰岛素抵抗(甚至出生前已出现)[79],生长速度快,早期过度肥胖和早发性青春期。一直以来,人类和动物实验都表明 MFEE 后代患肥胖、HTN 及儿童期起病的 DM2 的风险是增高的[7,75,76]。在灵长类动物的研究中,母亲长期的高脂饮食及肥胖,会使后代呈现更多的人类的特性,并伴随着偏好高糖/咸/高脂食物。调节食欲和大脑奖赏中心的下丘脑神经回路变为促进饮食行为去抑制化[29]。近期人体研究表明,肥胖(不包括正常及超重)母亲的孩子 ADHD 的患病率增高,并更可能出现执行功能障碍[30]。考虑到母亲的肥胖有隔代遗传的风险,且在少数民族母亲肥胖发生率更高[74],我们对于持久健康、少数民族及弱势群体的经济差距这些概念认知的改变是意义深远的。肾脏将不能排除在外。

表 65.4 母婴能量过剩的典型产后程序化表现

出生时
高出生体重,伴或不伴巨大儿(≥4kg) 由于并发症导致的低出生体重儿的风险 肾单位数量正常或减低
婴儿期
胰岛素抵抗 食欲增加 婴儿生长速度快 早期脂肪过剩
儿童期
行为改变:焦虑,攻击性 向心性肥胖 高血压 2 型糖尿病 血脂异常:高甘油三酯,低 HDL 代谢综合征 早发性青春期
成年期
持续的慢性疾病暴露及影响 向下一代遗传的母亲肥胖

MFEE 期间的器官发育:组织炎症和氧化应激

灵长类动物的母体肥胖/高脂饮食模型研究显示:胚胎发育的前 3 个月,肝脏即呈现出大量的脂肪沉积、炎症反应和氧化应激[80]。胎儿大脑也有炎症反应。人和动物的 MFEE 模型研究尚未能明确阐明肾脏发育的结局。Poston 等用啮齿类动物的母体高脂饮食-肥胖模型研究发现,后代的肾单位数目和肾小球大小没有变化[81]。目前为止还没有证据说明孕妇肥胖会加速肾脏发育以适应胎儿(或未来的后代)体型。另一方面,MFEE 妊娠存在导致后代生长受限及肾脏发育受损的高风险,例如不可控制的糖尿病、早产[82]及胎盘功能不全。母体高血糖(以及因此胎儿高血糖)的潜在不良作用是导致 MFEE 后代肾脏及肾外不良结局的主要危险因素。最近研究发现,没有达到妊娠期糖尿病诊断标准的高血糖孕妇同样存在着剂量相关的不良产科结局的风险,而这被认为通常发生在明显糖尿病的孕妇中[83]。这些高血糖孕妇后代的肾脏结局仍未可知,但是最近的动物实验表明,在体外培养的肾脏组织和体内实验中高血糖会损害肾脏发育[48,84]。因此,之前未意识到的肥胖和(或)妊娠期糖尿病中胎儿肾单位数目减少极有可能是早产儿或胎儿高血糖的潜在后果(表 65.2)。其中,早产儿肾脏发育不良发生的风险更高[22]。

MFEE 肾脏生后结局:另一条导致肾脏与体型不匹配的途径?

近年来,精确的临床病例研究强烈提示,在没有潜在肾脏发育异常的情况下,仅体重超标就会导致肾脏血流动力学压力增加及进展性的局灶性节段性肾小球硬化(focal segmental glomerular sclerosis,FSGS)。D'Agati及其同事首先描述了肥胖相关的肾小球疾病[85],随后他们又发现低出生体重儿患 FSGS 的风险更高[86]。Schwimmer 等在极端的健美运动员中发现了相似的肾小球疾病[87],虽然这些人体研究不能完全排除其他原因,但研究结果支持存在这样的可能性:甚至在肾单位数目正常时,发育性肥胖都会引起排泄容量超负荷从而导致肾脏损伤和进展性 CKD。近来的证据表明,向心性肥胖患者的"肾脏:体型"比例不协调会伴随滤过分数增加,这是超滤和肾血流动力学压力增加的必要条件[72]。甚至 BMI 指数在正常至超重范围内的人,检测到的滤过分数也有所变化[88]。我们需要精确、廉价和无创的新的方法来检测肾脏血流动力学压力,以便全面了解肥胖所致的肾脏疾病的发生率以及预防 CKD 的干预措施的影响。

母-胎社会心理应激和 CKD 风险

持续的和(或)严重的母体应激,无论是身体上的还是心理上的,都会程序性地影响胎儿,使胎儿总体出现类似营养不良的表现,产出低出生体重儿,这被认为主要是皮质醇过量导致的[14]。在妊娠晚期,皮质醇是一个关键的影响因素,它减缓胎儿生长,促进分化过程,为胎儿娩出,适应宫外生活做准备。在正常情况下,直到出生前,孕妇体内高于胎儿十倍的皮质醇都会被胎儿的胎盘酶所分解。但这种保护作用是相对的,过高的母体皮质醇水平会导致胎儿体内的皮质醇不适当地增高,这不仅会延缓胎儿的生长,还会导致胎儿器官过早分化甚至引起早产。

与 MEUN 及 MFEE 相对更加准确的分类不同,并且不像皮质醇的单一因素暴露的病例,MFPS 尚不是一个定义完善的病理生理学分类。孕妇明确的应激反应(如孕期家庭暴力)对母亲和胎儿有着确切的消极影响,这也可能是包括营养不良在内的广泛的社会不良因素所产生的不良后果的潜在机制。然而,由于当今的母亲广泛存在社会心理压力,人们开始重视社会心理压力的重要性以及预防和(或)减轻其长期影响的迫切性。母体应激途径似乎也作用于基于营养不良的程序化过程[14]。大量证据支持这一观点,即 MFUN 本身是一种生物学应激,通常伴随着母/胎皮质醇增高[89]。同样的,肥胖[90]和社会心理应激[91]都存在炎症指标的升高,因此,人类母体应激同时具有营养不良和营养过剩的程序化特点。有一点我们尚不清楚,或者说不知道在多大的程度上,MFUN 和(或)MFEE 表现出的特点可能是由胎儿皮质醇过量引起的。如果皮质醇过量作用于 MFEE,那么我们可以推测皮质醇的生长抑制作用是可以被反作用力抵消的。我们仍不清楚,在妊娠过程中,尤其是妊娠早期,皮质醇特异性抑制肾脏发育的作用能否被纠正。

外源性皮质醇可损伤肾脏发育

在动物实验中,在妊娠早期短期注射皮质醇会降低肾单位的数目而不减小肾脏的总体体积[92,93]。在啮齿类动物的妊娠过程中,持续的外源性皮质醇暴露会导致胎儿生长受限及肾单位减少。然而,由于皮质醇会抑制母亲的食欲,后代体积较小可能是母亲食物摄入不足导致[94],因此皮质醇在抑制肾脏发育中的具体作用仍不清楚。目前尚没有在人类妊娠中皮质醇过量与肾单位减少之间关系的报道。由于皮质醇可以促进肝脏的糖异生从而导致高血糖,这一过程也可能在生长-限制通路中发挥作用。

MFPS 的肾外结果:产后应激反应增强

动物和人体的实验极有说服力地表明,产前暴露在过高的皮质醇水平下会改变后代 HPA 轴的调定点,使其对负反馈抑制的敏感性降低,加剧 HPA/皮质醇轴对压力性刺激的应答[14,95,96]。有趣的是,MFUN、MFEE 和社会心理压力环境这三者均可以导致后代 HPA 轴对环境刺激的高反应性。此外,皮质醇过量还会对大脑发育产生较大的影响,结果影响后代行为特点[14,,97],包括情绪调节能力下降、抑郁、焦虑及认知功能障碍。

肾脏是同时程序化影响的心脏代谢性疾病的二级下游靶点

目前已知或预期这三种发育编程类型每一种都与后代 HTN、OB、DM2 及 ACVD 易感性增加有关。胰岛素抵抗是不良营养状况和压力下后代受持续程序化影响的前驱症状。接着随着时间的推移,胰岛素抵抗会通过多个机制加重全身性代谢障碍。胰岛素抵抗可以通过抑制胰岛素介导的一氧化氮释放、高胰岛素血症介导的肾脏水钠潴留及通过激活中枢交感神经系统来使机体血压升高。此外,胰岛素抵抗还会通过促进未利用的葡萄糖转化为脂肪而加重向心性肥胖。2 型糖尿病促进肝糖原异生,减弱外周血糖利用。最后,当胰岛素水平升高时,胰岛素抵抗能通过促进炎症反应和泡沫细胞形成从而促进 ASCVD[98]。这些慢性疾病之间的密切的联系强调了,以往我们所认为的那些独立的病理生理过程,从他们同样的代谢起源看来,实际上是“一个整体”。然而,这些因素一旦显现,每一个都会对肾脏产生特定的不良影响,继而独立于宫内直接程序化影响肾脏,继发性地增加程序化影响下的后代罹患 CKD 的风险。HTN 和 DM2 是 CKD 的两种最常见的“原因”。腹部肥胖,即使不能被完全看作是 CKD 的直接病因,也会加速各种病因引起的肾脏疾病的进展[99],且肾脏血管动脉粥样硬化性疾病通过慢性缺血导致远端肾损伤[100]。尚不清楚的是发育编程在何种程度上影响慢性病种在当前母-胎营养不良和社会经济压力巨大的 21 世纪中的高发病率。人类发育的 HTN 的特征[101]非常类似于经典的“基本”HTN[102],在高血压前期青年[101,103]和 MFUN 中有着极度活跃的应激反应,在成年早期即出现临床高血压[12]。在北欧队列中 20 世纪 30 年代出生的人群,发育编程导致的冠状动脉疾病估计占后代冠状动脉疾病的 50% 以上。我们有理由预测这在当今对慢性疾病的影响会更大。

对肾脏病学家的临床意义、挑战及机遇

对肾脏病学团体来说最紧迫的问题如下,概括在表 65.5:

1. 增强肾病学家关于发育编程的意识。
2. 研发更敏感的方法和临床指南对存在风险的个体在 GFR 降低之前早期诊断。
3. 预防和(或)减少所有年龄段存在风险的患者的肾血流动力学压力变化。
4. 在年轻女孩和妇女中优化妊娠前和妊娠期营养,保护心血管健康以保护未来的怀孕和后代的健康是十分紧迫的。

表65.5 处理发育程序化结果的临床挑战

Ⅰ. 增强肾脏病学家对发育性肾脏问题的认识
Ⅱ. 早期发现无临床表现的肾血流动力学压力变化
A. 将出生早期资料常规纳入医学文案的记录中
母体社会经济情况,BMI,产育史
出生指数:体重,身高,胎龄,生长不匀称的标志
婴儿和童年时体重、身高生长曲线
出生体重及当前体重的百分位数改变
B. 尽管GFR正常,但仍需识别和验证新的反映肾脏压力的敏感标记:
滤过分数(准确估计肾血流量的新方法)
从出生到成熟生长加速的程度:百分位数差距
估算肾单位数量的无创方法
Ⅲ. 监控存在风险的个体
血压、尿微量白蛋白、估算GFR
婴儿和儿童的增长曲线
Ⅳ. 识别和验证方法以减少疾病的风险
A. 安全建议:避免肥胖,谨慎的健康饮食,有规律的锻炼
B. 需要研究的重要问题
婴儿和(或)儿童期程序化生长加速能否被安全地减缓?如果可以,能否减少疾病风险?
伴有肾单位损失但GFR正常的超负荷肾脏能否传递与早期CKD伴随的各种风险?如心血管风险、钙、磷、维生素D功能障碍
ACEI能否减轻血流动力学压力和肾单位损失进展?如果可以,用药的适应证是什么,需要权衡那些方面?

对处于风险中的个体早期诊断

用于识别有风险的个体的信息在表65.5中已有所展示。简单的方法包括将产科病史和童年成长模式常规加入到肾脏病史中。在MFUN背景下利用评估生长不匀称的指标而非单一出生体重能增加检测宫内生长不良的灵敏度。一个理论上有发展前景的用来估计任何年龄肾血流动力学压力的工具是通过计算肾单位数目和体型相对匹配来实现的,如出生体重与现在体重之间的"百分位数差距"。(当前儿科是使用标准差分数而不是百分位数进行出生体重分类的,后者同样可以使用。)出生体重提供了正常人类肾单位数量的原始指数[41,104]。如果出生时相对体型(例如20百分位数)是显著地低于目前年龄相对体型(例如70百分位数),那么说明身体生长加速并产生了不协调。目前亟须定义正常肾脏能够安全耐受体型肾脏不协调的程度。百分位数差距计算独立于实际肾单位数量有其重要意义。第二种可能有价值的手段是滤过分数的测定(GFR/肾血流量),最近表明滤过分数不仅在人类向心性肥胖组[72],也在正常体重范围内的人群中显著增加[73]。如果这在将来的研究中被证实,那么发展精确又无创的测量滤过分数的方法就是有可能的。对氨基马尿酸盐(paraaminohippurate,PAH)清除率是一种相对粗略的估计,它依赖假设有等量的PAH排出,而这是一种在人类中很少被测量且在生理状态下多变的成分[105]。

减轻处于风险中的个体肾脏血流动力学压力

目前知识的状态仍不足以提供精确的指南来治疗这些处于风险中的患者。许多问题需要引起注意。加速的儿童时期生长能否被安全地减慢且不会产生发育迟缓?如果可以,它会限制最终体型和(或)减少疾病的风险吗?在GFR依然正常的静息期,肾单位数量:体型不匹配是否会产生类似慢性肾病早期阶段的酸碱平衡紊乱和钙/磷酸盐/骨骼疾病?食欲增加(蛋白质/酸负荷)会对肾脏有何影响?同样的,早期GFR正常情况下的不匹配状态是否也会增加CVD的风险,而这种风险目前已知与极轻微的CKD有关?[106]

结 论

在胎儿期及生后早期就已形成对广泛存在的慢性疾病的易感性,这一认识革新了CKD的发病机制及其主要的危险因素(损伤肾脏的四大病因:高血压,向心性肥胖、2型糖尿病和动脉粥样硬化心血管疾病)。发育编程是正常的生物进程,在子宫内接受的环境暴露持久地改变了后代的表型而不伴有基因序列的改变。在社会经济状况恶劣的情况下,母胎营养不良,能量过剩,和心理社会压力等不良暴露非常普遍。在子宫内,不良暴露直接作用于肾脏并永久地改变其结构、减少最终的肾单位数量。出生后,肾脏将面临能量稳态中其他同时发生的程序化改变的挑战,即幼年加速的生长和超重(伴有或不伴有肥胖),最终可能产生超出肾脏能力的体重和排泄负荷,因为肾脏无害地适应血流动力学压力("不匹配")的能力是有限的。

慢性疾病损害肾脏的四大病因中的一个或多个的程序化发展可能使肾脏面临更大的挑战。每一种病理状态都能恶化已经存在的肾脏:体型不匹配的血流动力学压力,叠加疾病特有的进程,增加CKD的风险。发育编程具有隔代遗传的能力,这加剧了其对公共卫生的深远影响,这一点在母胎能量过剩中尤为明显,母胎能量过剩,其后代在童年期有发展为肥胖的风险。

这样的病理生理刺激持续存在于受发育编程影响的女性的整个生育期，导致肥胖及其并发症不断传递给接下来的每一代人。预计在未来几十年 CKD 的加剧将使理论和临床的肾脏病学家面临更多挑战，这要求他们找到早期检测无临床症状的肾脏血流动力学压力改变的新方法，对存在风险的个体尽早实行前瞻性监测，并找到可能减缓肾单位损失及降低 CKD 危险因素的有效方法。

直到最近，我们才开始认识到胎儿环境可能会对成人患者造成深远的影响，包括对慢性疾病发展的易感性。母胎营养不良相关的代谢结果，尤其是肾单位减少者，以及后期食物和卡路里过剩的环境，都可能导致对 CKD 进展及其进展中相关因素的易感性增加。如果我们想全面认识目前世界范围内 CKD 的流行情况，肾脏病学家们就应在采集病史的时候评估患者在围产期和幼儿期的环境。

（车若琛　译，张爱华　校）

参考文献

1. Barker DJ, Bagby SP. Developmental antecedents of cardiovascular disease: a historical perspective. *J Am Soc Nephrol* 2005;**16**(9):2537–44.
2. Boubred F, Saint-Faust M, Buffat C, Ligi I, Grandvuillemin I, Simeoni U. Developmental origins of chronic renal disease: an integrative hypothesis. *Int J Nephrol* 2013 2013:346067.
3. Barker DJ, Bagby SP, Hanson MA. Mechanisms of disease: in utero programming in the pathogenesis of hypertension. *Nat Clin Pract Nephrol* 2006;**2**(12):700–7.
4. Bagby SP. Maternal nutrition, low nephron number, and hypertension in later life: pathways of nutritional programming. *J Nutr* 2007;**137**(4):1066–72.
5. Bhargava SK, Sachdev HS, Fall CH, Osmond C, Lakshmy R, Barker DJ, et al. Relation of serial changes in childhood body-mass index to impaired glucose tolerance in young adulthood. *N Engl J Med* 2004;**350**(9):865–75.
6. Ross MG, Desai M. Developmental programming of obesity, adipogenesis, and appetite. *Clin Obstet Gynecol* 2013;**26**(3):529–36.
7. O'Reilly JR, Reynolds RM. The risk of maternal obesity to the long-term health of the offspring. *Clin Endocrinol (Oxf)* 2013;**78**(1):9–16.
8. Barker DJP. Maternal and fetal origins of coronary heart disease. *J R Coll Physicians Lond* 1994;**28**(6):544–51.
9. Osmond C, Kajantie E, Forsen TJ, Eriksson JG, Barker DJ. Infant growth and stroke in adult life: the Helsinki birth cohort study. *Stroke* 2007;**38**(2):264–70.
10. Barker DJP, Osmond C, Winter PD, Margetts B, Simmonds SJ. Weight in infancy and death from ischaemic heart disease. *Lancet* 1989;**2**:577–80.
11. Phillips DI, Barker DJ, Hales CN, Hirst S, Osmond C. Thinness at birth and insulin resistance in adult life. *Diabetologia* 1994;**37**(2):150–4.
12. Jarvelin MR, Sovio U, King V, Lauren L, Xu B, McCarthy MI, et al. Early life factors and blood pressure at age 31 years in the 1966 northern Finland birth cohort. *Hypertension* 2004;**44**(6):838–46.
13. Duthie L, Reynolds RM. Changes in the maternal hypothalamic-pituitary-adrenal axis in pregnancy and postpartum: influences on maternal and fetal outcomes. *Neuroendocrinology* 2013;**98**(2):106–15.
14. Reynolds RM. Glucocorticoid excess and the developmental origins of disease: two decades of testing the hypothesis - 2012 Curt Richter Award Winner. *Psychoneuroendocrinology* 2013;**38**(1):1–11.
15. Duggleby SL, Jackson AA. Higher weight at birth is related to decreased maternal amino acid oxidation during pregnancy. *Am J Clin Nutr* 2002;**76**(4):852–7.
16. Duggleby SL, Jackson AA. Relationship of maternal protein turnover and lean body mass during pregnancy and birth length. *Clin Sci (Lond)* 2001;**101**(1):65–72.
17. Kwong WY, Wild AE, Roberts P, Willis AC, Fleming TP. Maternal undernutrition during the preimplantation period of rat development causes blastocyst abnormalities and programming of postnatal hypertension. *Development* 2000;**127**(19):4195–202.
18. Painter RC, Roseboom TJ, van Montfrans GA, Bossuyt PM, Krediet RT, Osmond C, et al. Microalbuminuria in adults after prenatal exposure to the Dutch famine. *J Am Soc Nephrol* 2005;**16**(1):189–94.
19. Wang J, Wu Z, Li D, Li N, Dindot SV, Satterfield MC, et al. Nutrition, epigenetics, and metabolic syndrome. *Antioxid Redox Signal* 2012;**17**(2):282–301.
20. Barker DJ, Forsen T, Uutela A, Osmond C, Eriksson JG. Size at birth and resilience to effects of poor living conditions in adult life: longitudinal study. *BMJ* 2001;**323**(7324):1273–6.
21. Aiken CE, Ozanne SE. Transgenerational developmental programming. *Hum Reprod Update* 2014;**20**(1):63–75.
22. Abitbol CL, Rodriguez MM. The long-term renal and cardiovascular consequences of prematurity. *Nat Rev Nephrol* 2012;**8**(5):265–74.
23. Barker DJ, Osmond C, Law CM. The intrauterine and early postnatal origins of cardiovascular disease and chronic bronchitis. *J Epidemiol Community Health* 1989;**43**(3):237–40.
24. Barker DJ, Forsen T, Eriksson JG, Osmond C. Growth and living conditions in childhood and hypertension in adult life: a longitudinal study. *J Hypertens* 2002;**20**(10):1951–6.
25. Eriksson JG, Osmond C, Kajantie E, Forsen TJ, Barker DJ. Patterns of growth among children who later develop type 2 diabetes or its risk factors. *Diabetologia* 2006;**49**(12):2853–8.
26. Eriksson J, Forsen T, Tuomilehto J, Osmond C, Barker D. Size at birth, childhood growth and obesity in adult life. *Int J Obes Relat Metab Disord* 2001;**25**(5):735–40.
27. Forsen TJ, Eriksson JG, Osmond C, Barker DJ. The infant growth of boys who later develop coronary heart disease. *Ann Med* 2004;**36**(5):389–92.
28. Henderson AJ, Warner JO. Fetal origins of asthma. *Semin Fetal Neonatal Med* 2012;**17**(2):82–91.
29. Grissom N, Bowman N, Reyes TM. Epigenetic programming of reward function in offspring: a role for maternal diet. *Mamm Genome* 2014;**25**(1–2):41–8.
30. Buss C, Entringer S, Davis EP, Hobel CJ, Swanson JM, Wadhwa PD, et al. Impaired executive function mediates the association between maternal pre-pregnancy body mass index and child ADHD symptoms. *PLoS One* 2012;**7**(6):e37758.
31. Poole J, Sayer AA, Cox V, Cooper C, Kuh D, Hardy R, et al. Birth weight, osteoarthritis of the hand, and cardiovascular disease in men. *Ann Rheum Dis* 2003;**62**(10):1029.
32. Barker DJ, Osmond C, Thornburg KL, Kajantie E, Eriksson JG. A possible link between the pubertal growth of girls and ovarian cancer in their daughters. *Am J Hum Biol* 2008;**20**(6):659–62.
33. Lackland DT, Bendall HE, Osmond C, Egan BM, Barker DJ. Low birth weights contribute to high rates of early-onset chronic renal failure in the Southeastern United States. *Arch Intern Med* 2000;**160**(10):1472–6.
34. Burns SP, Desai M, Cohen RD, Hales CN, Iles RA, Germain JP, et al. Gluconeogenesis, glucose handling, and structural changes in livers of the adult offspring of rats partially deprived of protein during pregnancy and lactation. *J Clin Invest* 1997;**100**(7):1768–74.
35. Petrik J, Reusens B, Arany E, Remacle C, Coelho C, Hoet JJ, et al. A low protein diet alters the balance of islet cell replication and apoptosis in the fetal and neonatal rat and is associated with a

reduced pancreatic expression of insulin-like growth factor-II. *Endocrinol* 1999;**140**(10):4861–73.

36. Corstius HB, Zimanyi MA, Maka N, Herath T, Thomas W, van der Laarse A, et al. Effect of intrauterine growth restriction on the number of cardiomyocytes in rat hearts. *Pediatr Res* 2005;**57**(6):796–800.
37. Chapman N, Mohamudally A, Cerutti A, Stanton A, Sayer AA, Cooper C, et al. Retinal vascular network architecture in low-birth-weight men. *J Hypertens* 1997;**15**(12 Pt 1):1449–53.
38. Wollmann HA. Intrauterine growth restriction: definition and etiology. *Horm Res* 1998;**49**(Suppl 2):1–6.
39. Welham SJ, Wade A, Woolf AS. Protein restriction in pregnancy is associated with increased apoptosis of mesenchymal cells at the start of rat metanephrogenesis. *Kidney Int* 2002;**61**(4):1231–42.
40. Pohl M, Stuart RO, Sakurai H, Nigam SK. Branching morphogene sis during kidney development. *Annu Rev Physiol* 2000;**62**:595–620.
41. Hughson M, Farris III AB, Douglas-Denton R, Hoy WE, Bertram JF. Glomerular number and size in autopsy kidneys: the relationship to birth weight. *Kidney Int* 2003;**63**(6):2113–22.
42. Gubhaju L, Black MJ. The baboon as a good model for studies of human kidney development. *Pediatr Res* 2005;**58**(3):505–9.
43. Hinchliffe SA, Lynch MR, Sargent PH, Howard CV, van Velzen D. The effect of intrauterine growth retardation on the development of renal nephrons. *Br J Obstet Gynaecol* 1992;**99**(4):296–301.
44. Aperia A. 2011 Homer Smith Award: To serve and protect: classic and novel roles for Na+, K+-adenosine triphosphatase. *J Am Soc Nephrol* 2012;**23**(8):1283–90.
45. Li J, Khodus GR, Kruusmagi M, Kamali-Zare P, Liu XL, Eklof AC, et al. Ouabain protects against adverse developmental programming of the kidney. *Nat Commun* 2010;**1**:42.
46. Khodus GR, Kruusmagi M, Li J, Liu XL, Aperia A. Calcium signaling triggered by ouabain protects the embryonic kidney from adverse developmental programming. *Pediatr Nephrol* 2011;**26**(9):1479–82.
47. Kanwar YS, Nayak B, Lin S, Akagi S, Xie P, Wada J, et al. Hyperglycemia: its imminent effects on mammalian nephrogenesis. *Pediatr Nephrol* 2005;**20**(7):858–66.
48. Hokke SN, Armitage JA, Puelles VG, Short KM, Jones L, Smyth IM, et al. Altered ureteric branching morphogenesis and nephron endowment in offspring of diabetic and insulin-treated pregnancy. *PLoS One* 2013;**8**(3):e58243.
49. Dagan A, Habib S, Gattineni J, Dwarakanath V, Baum M. Prenatal programming of rat thick ascending limb chloride transport by low-protein diet and dexamethasone. *Am J Physiol Regul Integr Comp Physiol* 2009;**297**(1):R93–9.
50. Manning J, Beutler K, Knepper MA, Vehaskari VM. Upregulation of renal BSC1 and TSC in prenatally programmed hypertension. *Am J Physiol Renal Physiol* 2002;**283**(1):F202–6.
51. Alwasel SH, Ashton N. Prenatal programming of renal sodium handling in the rat. *Clin Sci (Lond)* 2009;**117**(2):75–84.
52. Ojeda NB, Johnson WR, Dwyer TM, Alexander BT. Early renal denervation prevents development of hypertension in growth-restricted offspring. *Clin Exp Pharmacol Physiol* 2007;**34**(11):1212–6.
53. Vehaskari VM, Stewart T, Lafont D, Soyez C, Seth D, Manning J. Kidney angiotensin and angiotensin receptor expression in prenatally programmed hypertension. *Am J Physiol Renal Physiol* 2004;**287**(2):F262–7.
54. Li L, Garikepati RM, Tsukerman S, Kohan D, Wade JB, Tiwari S, et al. Reduced ENaC activity and blood pressure in mice with genetic knockout of the insulin receptor in the renal collecting duct. *Am J Physiol Renal Physiol* 2013;**304**(3):F279–88.
55. Dupriest EA, Kupfer P, Lin B, Sekiguchi K, Purnell JQ, Saunders KE, et al. Accelerated growth without prepubertal obesity in nutritionally programmed microswine offspring. *J Dev Orig Health Dis* 2012;**3**:2.
56. Alexander BT, Hendon AE, Ferril G, Dwyer TM. Renal denervation abolishes hypertension in low-birth-weight offspring from pregnant rats with reduced uterine perfusion. *Hypertension* 2005;**45**(4):754–8.
57. Reynolds RM, Godfrey KM, Barker M, Osmond C, Phillips DI. Stress responsiveness in adult life: influence of mother's diet in late pregnancy. *J Clin Endocrinol Metab* 2007;**92**(6):2208–10.
58. Thompson JA, Webb RC. Potential role of Toll-like receptors in programming of vascular dysfunction. *Clin Sci (Lond)* 2013;**125**(1):19–25.
59. Hales CN, Barker DJ. The thrifty phenotype hypothesis. *Br Med Bull* 2001;**60**:5–20.
60. Eriksson J, Forsen T, Tuomilehto J, Osmond C, Barker D. Fetal and childhood growth and hypertension in adult life. *Hypertension* 2000;**36**(5):790–4.
61. Eriksson JG, Forsen TJ, Kajantie E, Osmond C, Barker DJ. Childhood growth and hypertension in later life. *Hypertension* 2007;**49**(6):1415–21.
62. Hoppe CC, Evans RG, Moritz KM, Cullen-McEwen LA, Fitzgerald SM, Dowling J, et al. Combined prenatal and postnatal protein restriction influences adult kidney structure, function, and arterial pressure. *Am J Physiol Regul Integr Comp Physiol* 2007;**292**(1):R462–9.
63. Popkin BM. The nutrition transition and its implications for the fetal origins hypothesis. In: Barker DJ, Lenfant C, editors. *Fetal origins of cardiovascular and lung disease*. New York, NY: Marcel Dekker, Inc; 2001. p. 323–38.
64. Gale J. India's epidemic cuts down millions who escape poverty. *Bloomberg Markets*, 8 November 2010
65. Brenner BM, Chertow GM. Congenital oligonephropathy and the etiology of adult hypertension and progressive renal injury. *Am J Kidney Dis* 1994;**23**(2):171–5.
66. Mei-Zahav M, Korzets Z, Cohen I, Kessler O, Rathaus V, Wolach B, et al. Ambulatory blood pressure monitoring in children with a solitary kidney - a comparison between unilateral renal agenesis and uninephrectomy. *Blood Press Monit* 2001;**6**(5):263–7.
67. Barker DJ, Gelow J, Thornburg K, Osmond C, Kajantie E, Eriksson JG. The early origins of chronic heart failure: impaired placental growth and initiation of insulin resistance in childhood. *Eur J Heart Fail* 2010;**12**(8):819–25.
68. Cherif H, Reusens B, Ahn MT, Hoet JJ, Remacle C. Effects of taurine on the insulin secretion of rat fetal islets from dams fed a low-protein diet. *J Endocrinol* 1998;**159**(2):341–8.
69. Woods LL. Neonatal uninephrectomy causes hypertension in adult rats. *Am J Physiol* 1999;**276**(4 Pt 2):R974–8.
70. Moritz KM, Wintour EM, Dodic M. Fetal uninephrectomy leads to postnatal hypertension and compromised renal function. *Hypertension* 2002;**39**(6):1071–6.
71. Gossmann J, Wilhelm A, Kachel HG, Jordan J, Sann U, Geiger H, et al. Long-term consequences of live kidney donation follow-up in 93% of living kidney donors in a single transplant center. *Am J Transplant* 2005;**5**(10):2417–24.
72. Kwakernaak AJ, Zelle DM, Bakker SJ, Navis G. Central body fat distribution associates with unfavorable renal hemodynamics independent of body mass index. *J Am Soc Nephrol* 2013;**24**(6):987–94.
73. Bosma RJ, Krikken JA, Homan van der Heide JJ, de Jong PE, Navis GJ. Obesity and renal hemodynamics. *Contrib Nephrol* 2006;**151**:184–202.
74. Sellstrom E, Arnoldsson G, Alricsson M, Hjern A. Obesity prevalence in a cohort of women in early pregnancy from a neighbourhood perspective. *BMC Pregnancy Childbirth* 2009;**9**:37.
75. Boney CM, Verma A, Tucker R, Vohr BR. Metabolic syndrome in childhood: association with birth weight, maternal obesity, and gestational diabetes mellitus. *Pediatrics* 2005;**115**(3):e290–6.
76. Catalano PM, Farrell K, Thomas A, Huston-Presley L, Mencin P, de Mouzon SH, et al. Perinatal risk factors for childhood obesity and metabolic dysregulation. *Am J Clin Nutr* 2009;**90**(5):1303–13.
77. Li M, Sloboda DM, Vickers MH. Maternal obesity and developmental programming of metabolic disorders in offspring: evidence from animal models. *Exp Diabetes Res* 2011 2011:592408.
78. Weisberg SP, McCann D, Desai M, Rosenbaum M, Leibel RL, Ferrante Jr. AW. Obesity is associated with macrophage accumulation in adipose tissue. *J Clin Invest* 2003;**112**(12):1796–808.

79. Catalano PM, Presley L, Mnium J, Hauquel-de Mouzon S. Fetuses of obese mothers develop insulin resistance in utero. *Diabetes Metab Rev* 2009;**32**(6):1076–80.
80. McCurdy CE, Bishop JM, Williams SM, Grayson BE, Friedman JE, Grove KL. Maternal high-fat diet triggers lipotoxicity in the fetal livers of non-human primates. *J Clin Invest* 2009;**119**(2):323–35.
81. Armitage JA, Lakasing L, Taylor PD, Balachandran AA, Jensen RI, Dekou V, et al. Developmental programming of aortic and renal structure in offspring of rats fed fat-rich diets in pregnancy. *J Physiol* 2005;**565**(Pt 1):171–84.
82. Cnattingius S, Villamor E, Johansson S, Edstedt Bonamy AK, Persson M, Wikstrom AK, et al. Maternal obesity and risk of preterm delivery. *JAMA* 2013;**309**(22):2362–70.
83. Metzger BE, Lowe LP, Dyer AR, Trimble ER, Chaovarindr U, Coustan DR, et al. Hyperglycemia and adverse pregnancy outcomes. *N Engl J Med* 2008;**358**(19):1991–2002.
84. Amri K, Freund N, Vilar J, Merlet-Benichou C, Lelievre-Pegorier M. Adverse effects of hyperglycemia on kidney development in rats: in vivo and in vitro studies. *Diabetes* 1999;**48**(11):2240–5.
85. Kambham N, Markowitz GS, Valeri AM, Lin J, D'Agati VD. Obesity-related glomerulopathy: an emerging epidemic. *Kidney Int* 2001;**59**(4):1498–509.
86. Hodgin J, Rasalpour M, Markowitz GS, D'Agati V. Very low birthweight is a risk factor for secondary focal segmental glomerulosclerosis. *Clin J Am Soc Nephrol* 2009;**4**(1):71–6.
87. Schwimmer JA, Markowitz GS, Valeri AM, Imbriano LJ, Alvis R, D'Agati VD. Secondary focal segmental glomerulosclerosis in non-obese patients with increased muscle mass. *Clin Nephrol* 2003;**60**(4):233–41.
88. Bosma RJ, van der Heide JJ, Oosterop EJ, de Jong PE, Navis G. Body mass index is associated with altered renal hemodynamics in non-obese healthy subjects. *Kidney Int* 2004;**65**(1):259–65.
89. Reynolds RM. Corticosteroid-mediated programming and the pathogenesis of obesity and diabetes. *J Steroid Biochem Mol Biol* 2010;**122**(1-3):3–9.
90. Xu H, Barnes GT, Yang Q, Tan G, Yang D, Chou CJ, et al. Chronic inflammation in fat plays a crucial role in the development of obesity-related insulin resistance. *J Clin Invest* 2003;**112**(12):1821–30.
91. Wilson CB, McLaughlin LD, Nair A, Ebenezer PJ, Dange R, Francis J. Inflammation and oxidative stress are elevated in brain, blood, and adrenal glands during the progression of post-traumatic stress disorder in a predator exposure animal model. *PloS One* 2013;**8**(10):e76146.
92. Wintour EM, Moritz DM, Johnson K, Ricardo S, Samuel CS, Dodic M. Reduced nephron number in adult sheep, hypertensive as a result of prenatal glucocorticoid treatment. *J Physiol* 2003;**549**:929–35.
93. Ortiz LA, Quan A, Weinberg A, Baum M. Effect of prenatal dexamethasone on rat renal development. *Kidney Int* 2001;**59**(5):1663–9.
94. Woods LL, Weeks DA. Prenatal programming of adult blood pressure: role of maternal corticosteroids. *Am J Physiol Regul Integr Comp Physiol* 2005;**289**(4):R955–62.
95. de Weerth C, Buitelaar JK, Beijers R. Infant cortisol and behavioral habituation to weekly maternal separations: Links with maternal prenatal cortisol and psychosocial stress. *Psychoneuroendocrinology* 2013;**38**(12):2863–74.
96. Entringer S, Epel ES, Lin J, Buss C, Shahbaba B, Blackburn EH, et al. Maternal psychosocial stress during pregnancy is associated with newborn leukocyte telomere length. *Am J Obstet Gynecol* 2013;**208**(2):134–7.
97. Buss C, Entringer S, Swanson JM, Wadhwa PD. The role of stress in brain development: The gestational environment's long-term effects on the brain. *Cerebrum* 2012;**2012**:4.
98. Park YM, Kashyap SR, Major J, Silverstein RL. Insulin promotes macrophage foam cell formation: potential implications in diabetes-related atherosclerosis. *Lab Invest* 2012;**92**(8):1171–80.
99. Ritz E, Koleganova N, Piecha G. Is there an obesity-metabolic syndrome related glomerulopathy? *Curr Opin Nephrol Hypertens* 2011;**20**(1):44–9.
100. Lerman LO, Textor SC, Grande JP. Mechanisms of injury in renal artery stenosis: ischemia and beyond? *Prog Cardiovasc Dis* 2009;**52**(3):196–203.
101. Jones A, Beda A, Ward AM, Osmond C, Phillips DI, Moore VM, et al. Size at birth and autonomic function during psychological stress. *Hypertension* 2007;**49**(3):548–55.
102. Nichols SD, Boyne MS, Thame M, Osmond C, Wilks RJ, Bennett FI, et al. Cold-induced elevation of forearm vascular resistance is inversely related to birth weight. *J Hum Hypertens* 2005;**19**(4):309–14.
103. Matthews KA, Katholi CR, McCreath H, Whooley MA, Williams DR, Zhu S, et al. Blood pressure reactivity to psychological stress predicts hypertension in the CARDIA study. *Circulation* 2004;**110**(1):74–8.
104. Manalich R, Reyes L, Herrera M, Melendi C, Fundora I. Relationship between weight at birth and the number and size of renal glomeruli in humans: A histomorphometric study. *Kidney Int* 2000;**58**:770–3.
105. Valtin H, Schafer AJ. Tubular function. In: Valtin H, editor. *Renal function* 3rd ed. Little, Brown & Co; 1995. p. 83–93.
106. Hui X, Matsushita K, Sang Y, Ballew SH, Fulop T, Coresh J. CKD and cardiovascular disease in the Atherosclerosis Risk in Communities (ARIC) study: interactions with age, sex, and race. *Am J Kidney Dis* 2013;**62**(4):691–702.

第 66 章

66

妊娠与慢性肾脏病

Sharon I. Maynard[a] and Ravi E. Thadhani[b]

[a]University of South Florida Morsani College of Medicine, Lehigh Valley Health Network, Allentown, PA, USA,
[b]Harvard Medical School, Massachusetts General Hospital, Boston, MA, USA

妊娠期的生理改变

妊娠期肾脏生理发生重大变化。妊娠期间肾脏血流量增加引起肾小球滤过率(glomerular filtration rate, GFR)上升约40% ~65%[1]。妊娠时血容量增加30% ~50%,可引起血液稀释[2],最终引起妊娠期血肌酐(S[Cr])较非妊娠期降低 0.4mg/dl,正常值约为 0.4 ~0.7mg/dl[3]。妊娠期同时存在其他血生化指标变化(见表 66.1)。正常妊娠时双肾长径增加 1.0 ~1.5cm,肾脏体积增大,最大可增加 30%[4]。由于肾脏 GFR 上升和肾小球滤过屏障渗透性增强,妊娠期尿蛋白排泄率增加。

表 66.1 妊娠时常见实验室指标的正常范围

指标	正常范围(2.5% ~97.5%)[4]		
	孕 7 ~17 周	孕 17 ~28 周	孕 28 ~38 周
钠(mEq/L)	133.2 ~140.5	133.2 ~140.5	128.0 ~139.8
钾(mEq/L)	3.24 ~4.86	3.27 ~4.61	3.36 ~5.00
氯(mEq/L)	100 ~107	98 ~108	98 ~108
尿素氮(mg/dl)	5.80 ~11.79	4.57 ~12.16	4.60 ~10.50
肌酐(mg/dl)	0.41 ~0.70	0.37 ~0.68	0.37 ~0.66
钙(mg/dl)	8.72 ~10.12	8.72 ~10.12	8.21 ~9.60
镁(mg/dl)	1.70 ~2.34	1.61 ~2.12	1.53 ~2.21
磷(mg/dl)	2.63 ~5.11	2.55 ~4.52	2.54 ~4.50
尿酸(mg/dl)	2.04 ~5.28	2.45 ~5.15	2.67 ~5.70
白蛋白(g/dl)	3.22 ~4.32	2.75 ~3.58	2.42 ~3.37
血红蛋白(g/dl) *	>10.6	>10.7	>11.4

* 根据 MMWR 指南表中给出的正常血红蛋白水平为贫血分界值

表 66.2 CKD 患者妊娠不良结局的风险

	子痫前期	早产(<37 周)	极早产(<34 周)	剖宫产	小于胎龄儿(SGA)[a]	围产期死亡率
肾功能正常	3% ~5%	5% ~10%	1.5%	20% ~25%	10.5%	0.1%
CKD 1 ~2 期[10,11,12]	14% ~22%	13% ~40%	13% ~15%	40% ~57.4%	13% ~25%	1%
CKD 3 ~5 期[13,14]	40% ~60%	59% ~90%	50% ~55%	59% ~80%	37% ~65%	4% ~7%

续表

	子痫前期	早产（<37 周）	极早产（<34 周）	剖宫产	小于胎龄儿（SGA）[a]	围产期死亡率
特殊肾脏疾病						
糖尿病微量白蛋白尿[15,16]	40% ~42%	62%	13%	n/a[c]	4%	n/a
糖尿病肾病（尿蛋白>300mg/d）[17,18]	41% ~65%	22% ~60%	n/a	74%	25% ~50%	5%
狼疮性肾炎[19,20]	23%	31% ~48%	n/a	58% ~68%	24% ~28%	6% ~11.3%
IgA 肾病[21]	n/a	15% ~22%	n/a	46%	25%[b]	n/a

[a]小于胎龄儿（SGA），定义为出生体重低于同胎龄平均体重的第 10 百分位数

[b]低体重（<2500g）

[c]n/a，无统计数据

妊娠期肾脏内分泌和激素水平同样受到妊娠影响。妊娠期促红细胞生成素（EPO）分泌增加可引起红细胞数量增加，而血容量增加更为显著，使得循环血红蛋白浓度下降，尤以孕中期时下降最为明显[6]。妊娠时由于松弛素及机体对血管紧张素Ⅱ及其他缩血管物质的抵抗作用，出现血管舒张，血压下降[5,7]。妊娠期间血浆肾素活性增强、血管紧张素Ⅱ及醛固酮浓度生理性升高，引起血容量增加以及水肿容易形成[8]。

慢性肾脏病时肾脏及妊娠的结局

孕前咨询

育龄期女性（20 ~39 岁）约有 4% 患有慢性肾脏病（chronic kidney disease，CKD）[9]。虽然 CKD 常在妊娠期被诊断，但大多数 CKD 在妊娠前已知晓，因此需要给此类育龄期女性提供咨询，以评估妊娠相关风险以及分娩健康胎儿的可能性，以协助此类 CKD 患者作出合理的决定。对于意外妊娠和妊娠后诊断为 CKD 的女性，早期咨询可为妊娠管理和预后提供重要信息，同时与妇产科、儿科医学专家联合咨询将会更为理想。对于患有 CKD 的孕产妇或者计划妊娠的 CKD 患者需考虑以下两点：第一，肾脏病对妊娠的影响，即是否能成功分娩一个健康胎儿；第二，妊娠对肾脏基础病及产妇生命的影响。

肾脏疾病对妊娠、胎儿、新生儿的影响

CKD 增加子痫前期、早产、剖宫产、小于胎龄儿、围产期死亡的风险。CKD 分期越高[13]，上述事件发生的可能性越大，尤其是伴有高血压、24 小时尿蛋白超过 1g 的 CKD 患者[10,14]。绝大多数患 CKD 的孕妇能成功分娩，但是超过一半的新生儿为早产儿，新生儿死亡率较高[10]。除近期风险外，早产儿成年后患高血压及 CKD 的风险同样增加[22]。尽管晚期早产儿（孕 34 ~37 周）在合理护理下可存活，但是在新生儿期死亡率增加 6 倍，婴儿期（分娩后 1 年内）死亡率增加 4 倍[23]。

妊娠对肾脏病的影响

对于合并轻度 CKD 的孕产妇，如不伴有高血压或血压控制良好，没有蛋白尿或有轻度蛋白尿，发生妊娠相关性肾功能损害的风险较低[24]。内科医师应能预测妊娠期尿蛋白“生理性”增高的发生，这种情形易与子痫前期混淆或重叠。

CKD 患者妊娠期 GFR 生理性升高的幅度较正常妊娠低，伴有严重肾功能不全的孕产妇甚至不出现生理性 GFR 升高，此时残余肾单位超滤增强可能加剧肾脏受损[25]。S[Cr]大于 2. 0mg/dl 的女性妊娠后 30% 肾功能进展迅速，产后 1 年内进展至终末期肾脏病（end stage renal disease，ESRD）[13]。S[Cr]在 1. 4 ~2. 0mg/ml 之间的女性妊娠后肾功能快速进展至 ESRD 的风险明显降低（2%），但是仍有 30% ~40% 的病例肾功能受损，但肾功能恶化是否由妊娠所致仍不明确，目前关于妊娠本身是否引起肾功能快速下降的说法仍不确定。Imbasciati 等调查了 49 名 CKD3 ~5 期的孕妇，发现 eGFR 下降速度在妊娠前、中、后无差异[14]。然而，在一组妊娠前 eGFR 低于 40ml/（min · 1. 73m^2）及 24 小时尿蛋白排泄大于 1g 的孕产妇中，观察到 eGFR 下降与妊娠相关[14]。

CKD 患者生育策略

尿毒症环境可引起绝大多数 CKD5 期女性患者不孕，正在进行肾脏替代治疗（renal replacement treatment，RRT）的女性自然怀孕也很少见。目前认为这可能与尿毒症患者存在下丘脑性无排卵、促性腺激素释放周期消失有关[26]。正在进行 RRT 的女性若怀孕，多见于仍有明显残余肾功能的患者。尿毒症患者妊娠过程中胎儿死亡十分常见，若要保证妊娠过程顺利，需要多个科室共同协调管理，加强透析以及胎儿监护[27]。

虽然仍缺乏证据，但认为 CKD 早期患者仍保留有生育功能。CKD 晚期妇女通常不建议妊娠，后者可导致肾功能进一步恶化[14]。通常认为肾移植有利于生育功能的保留和获得良好的妊娠结局[28]。虽然这种策略可能推迟了妊娠时间，但辅助生殖技术的进步已克服年龄的限制，甚至能帮助高龄妇女成功受孕。

妊娠期肾功能及蛋白尿的评估

妊娠期 GFR 评估

评估 GFR 对于 CKD 的诊断和治疗都十分重要，评估方法包括 MDRD（Modification of Diet in Renal Disease）方程、肌酐清除率计算公式。对于肾功能正常的孕妇，MDRD 估算的 eGFR 比依据菊粉清除率估算的 GFR 低 40ml/（min・1.73m^2）。[29]对于发生子痫前期的孕妇，MDRD 评估的 eGFR 比 24 小时肌酐清除率低 12～20ml/（min・1.73m^2）。[30]目前针对合并 CKD 孕产妇的研究较少，Masuyama 对 90 名合并 CKD 的孕产妇进行研究，结果显示 eGFR 与肌酐清除率呈明显相关性（r=0.83），但未做精密度与准确度的分析[31]。

近来认为 CKD-EPI（The Chronic Kidney Disease Epidemiology Collaboration）公式在评价肾功能尤其是较高水平 GFR 时更为准确，但目前几乎无数据证明该公式适用于孕妇[32]。在一项研究中使用 CKD-EPI 公式评价了 24 名肾功能正常孕妇的 GFR，显示在孕晚期 CKD-EPI 公式估测的 GFR 较菊粉清除率低 40ml/（min・1.73m^2），该结果与 MDRD 公式结果类似[33]。

由于缺乏有效的验证数据，指南针对 MDRD 和 CKD-EPI 公式的应用特别指出将孕妇排除在外，目前认为基于 24 小时尿的肌酐清除率是评价孕期肾功能较为合适的方法。

妊娠期蛋白尿的定量

常规产前保健包括尿蛋白检测，目的是监测尿路感染以及子痫前期。尽管试纸法有使用广泛和廉价的优点，但其在检测妊娠期尿蛋白时存在较高的假阳性率及假阴性率[34]，尿液浓度的变异性显著影响试纸法的结果，因此若尿液试纸检测结果为阳性，需进行定量检测，方法包括：收集 24 小时尿液计算 24 小时尿蛋白、计算随机尿蛋白或白蛋白与肌酐的比值。

24 小时尿液收集

尽管目前将 24 小时尿蛋白作为尿蛋白定量的金标准，但在妊娠期 24 小时尿通常收集不准确[35]。推荐用妊娠前体重按每公斤体重约 15～20mg 计算 24 小时尿肌酐，与实际尿肌酐比较，以评估尿液是否被充分收集。除此之外，对于非住院患者来讲尿液收集工作更困难，因此仍需探索新的替代方法评价妊娠期尿蛋白。

尿蛋白/肌酐比值

尿蛋白/肌酐比值（urine protein：creatinineratio，PC 比值），一直被认为是非孕人群尿蛋白定量较好的方法，与收集尿液定量尿蛋白相比更准确、更方便、结果有可重复性。PC 比值与 24 小时尿蛋白定量相关程度在孕妇甚至慢性肾脏病患者中均较高。许多研究开始使用 PC 比值在合并高血压的孕妇中评估子痫前期的风险。在一篇荟萃分析中，纳入 15 个研究，共 2790 名孕产妇，结果显示 PC 比值低于 0.13 时认为可排除高血压性妊娠的蛋白尿（>300/day），灵敏度为 89%～90%。[36]

目前尚无数据验证 PC 比值在合并 CKD 的孕产妇蛋白尿检测中的准确性，但鉴于 PC 比值在非孕人群中使用有较强的证据支持，因此，我们也推荐将 PC 比值用来评价孕产妇的尿蛋白排泄。

尿白蛋白/肌酐比值

尿白蛋白/肌酐比值（urinary albumin：creatinine ratio，ACR）最开始被用来检测糖尿病患者尿白蛋白，目前作为 PC 比值的替代方法常规用于尿蛋白定量。ACR 的优点是可通过自动化分析仪快速检测，能够迅速获得结果，可用于产前门诊。对于高危妊娠以及高血压妊娠患者来讲，ACR 高于 2.5～8.0mg/mmol 高度提示尿蛋白阳性[37,38]。尽管仍需要更多的数据支持，ACR 作为一种快速、准确方法在产前保健中可能取代试纸法来筛选蛋白尿。

妊娠期蛋白尿的治疗

因正常妊娠时存在尿蛋白生理性升高的特点，所以针对于孕产妇，仅当尿蛋白排泄大于 300mg/d 时被认为病理状态[39]，需注意的是更高水平的蛋白尿在多胎妊娠时仍有可能为生理性的[40]。

诊疗过程中很多情形需要肾脏病专家来评估妊娠期的异常蛋白尿。许多病例中首先要排除子痫前期，孕 20 周后新发的高血压和蛋白尿可较易诊断为子痫前期（见表 66.3）。事实上，许多子痫前期需由产科医师作出诊断和治疗，除出现急性肾损伤（acute kidney disease，AKI）一般不会咨询肾科医师的意见。在部分病例中，患者常在妊娠前或孕 20 周前就出现蛋白尿和（或）肾功能异常，CKD 容易诊断。因此对于可疑或者已确诊的 CKD 产妇，必须始终考虑是否合并子痫前期。

表 66.3　诊断子痫前期的临床线索[41]

症状
持续头痛
恶心、呕吐
视力模糊
上腹部或者右上腹持续疼痛
水肿（尤其是手或者脸部）
少尿
体征
收缩压≥160mmHg
舒张压≥110mmHg
高尿酸血症（>5.5mg/dl）
血小板减少（血小板计数<100000 个/mm^3）
乳酸脱氢酶上升
肝脏转氨酶上升
S[Cr]>1.2mg/dl（若先前正常）

如果可排除子痫前期，诊治流程与非孕个体一致。对于有轻度蛋白尿和肾功能正常或稳定的孕产妇，可采取保守治疗，在分娩后可谨慎地行肾活检术及给与肾素-血管紧张素Ⅱ受体拮抗剂（RAAS）治疗。若孕产妇表现为肾病综合征或者肾功能进行性恶化，尤其当这些情况发生在妊娠早期，需考虑肾活检术。总的来讲，多种肾小球疾病在妊娠期可以得到安全及有效的治疗。

妊娠期 CKD 并发症的管理

高血压

对于患 CKD 的育龄期女性，妊娠出现高血压可能会给对孕妇和胎儿带来不良后果[10]，因此建议妊娠前将血压控制稳定[17]。妊娠后血压通常会下降，有时需要减少药物剂量甚至停用降压药。若出现血压升高，通常需要增加降压药剂量或者种类。

因缺乏随机对照研究证据，目前对于合并高血压的伴或不伴 CKD 的孕产妇，尚未确定血压控制的目标值。对于轻中度高血压患者，降压治疗是否有益仍不明确。[42]美国妇产科医师学会 2013 年妊娠期高血压的治疗指南指出，对于有慢性高血压并血压低于 160/105mmHg 不合并靶器官损伤的孕产妇不推荐使用降压药[43]。KDOQI 指南对于合并 CKD 或者糖尿病的孕产妇，推荐血压高于 140/90mmHg 时使用药物降压。尽管血压目标值还有待商榷，但对于合并 CKD 的孕产妇应鼓励将血压目标值控制在 130/80mmHg 以下。

表 66.4 列出了妊娠期治疗高血压的一线及二线用药，以及妊娠期慎用和禁用的药物。尽管甲基多巴仍是妊娠合并高血压治疗的常用药物，但其药效较差，常伴有疲劳、镇静的副作用。因此，目前将拉贝洛尔、硝苯地平作为治疗妊娠期高血压的一线用药。妊娠期出现严重高血压（收缩压>160mmHg 或者舒张压>110mmHg）多见于子痫前期，需要立即治疗，这时口服短效硝苯地平、静脉泵入尼群地平和拉贝洛尔均为安全、速效的降压方式[44]。因尼卡地平具有抑制宫缩的作用，分娩过程禁用。

表 66.4　妊娠期高血压的治疗

	优点	缺点
一线用药		
硝苯地平（po）	控释剂/每日一次给药 可能安全	水肿、头痛
拉贝洛尔（po 或 iv）	可能安全，理论上可阻断胎盘血管上的 α 受体	加重反应性气道疾病
甲基多巴（po）	安全	疲劳、镇静、效能低、短效

续表

	优点	缺点
二线用药		
维拉帕米,地尔硫䓬	可能安全	数据有限
美托洛尔(po 或 iv)	缓释剂/每日一次给药	数据有限
肼屈嗪(po 或 iv)	临床使用较多	心动过速、孕妇低血压
尼卡地平(iv)	临床上作为抑制宫缩的药物	需要静脉泵入控制速度
慎用药物		
噻嗪类利尿剂 袢利尿剂	无明确副作用	理论上认为其对妊娠容量生理性增加有影响
安体舒通/螺内酯	治疗原发性醛固酮增高症	理论上可致男性胎儿性器官发育不良
阿替洛尔	无	胎儿生长受限
硝普钠	若其他药物无效或禁用,可快速降压	胎儿发生氰化物中毒
禁用药物		
ACEIs	妊娠早期使用风险较低	妊娠中、晚期使用对胎儿影响大
ARBs	同上	同上

po,口服;iv,静脉滴入

血管紧张素转化酶抑制剂(ACEIs)及血管紧张素受体拮抗剂(ARBs)在妊娠中晚期均应禁用,若使用上述药物可能引起胎儿肾脏发育不全、围产期肾衰竭、肺发育不良、头颅发育不良以及胎儿宫内生长迟缓以及羊水过少[45,46]。妊娠早期使用上述药物致畸的报道较少见。在一项大规模人群研究中,Cooper 等发现胎儿出现中枢神经系统及心血管系统先天畸形的比例在妊娠早期服用 ACEIs 的妇女中多见[47]。然而,这个研究一直被认为存在潜在的混杂因素和确定偏倚。在接下来的研究中又没能确定妊娠早期使用 ACEIs 致畸的证据[48-50]。因此对于有使用 ACEIs 或 ARB 类药物指征的育龄期妇女(比如合并糖尿病肾病),在备孕期间可继续服用此类药物,一旦明确受孕后应马上终止此类药物治疗。然而,此类治疗风险与获益须与患者沟通,并给予个体化治疗。对于妊娠早期无意服用过 ACEIs 类药物的孕妇,可在孕中期例行的胎儿超声检查时详细筛查。

阿替洛尔可减少胎盘血流灌注以及引起胎儿生长受限[51]。因此应避免妊娠期使用 β 受体拮抗剂。尽管噻嗪类利尿剂不作为起始用药,但是一些学者支持继续使用妊娠前稳定的剂量[52]。螺内酯因可潜在地导致男婴的性器官发育不良,在妊娠期应避免使用[53]。有病例报道使用依普利酮成功治疗妊娠期原发性醛固酮增高症及 Gitelman 综合征,但其抗雄激素作用较弱。

水肿

在正常妊娠的晚期出现水肿非常常见。合并 CKD 或者蛋白尿的孕产妇随着孕期进展水肿进一步加重,严重影响生活质量。孕 20 周后出现水肿加重,尤其是伴随高血压及进行性恶化的血压、不断增加的蛋白尿及其他子痫前期的症状(表 66.2),应考虑是否合并子痫前期。子痫前期应禁用利尿剂,因为此时已存在血容量减少。

水肿起初以保守治疗为主,措施包括低盐饮食、穿弹力袜、抬高双下肢等。除非水肿十分严重一般应避免使用利尿剂,理论上认为利尿剂影响了正常妊娠时出现的生理性血容量上升。尽管安全性数据不充分,但是目前认为袢利尿剂及噻嗪类利尿剂不会引起胎儿损伤[55],可谨慎地用于治疗妊娠期严重水肿。在使用利尿剂的过程中应监测羊水指数,若出现羊水过少应停药。

贫血

正常妊娠时血红蛋白浓度可出现生理性下降(表 66.1)。妊娠期铁缺乏常见,可通过口服铁剂治疗。CKD 引起的贫血一般在 GFR 低于 30ml/(min · 1.73m^2)才会出现[56],但是通常 GFR 下降到这个水平时生育能力多已丧失,因此妊娠期主要由 CKD 引起的严重贫血不常见。目前认为 EPO 在妊娠期使用安全[57],妊娠后较妊娠前的剂量需要增加,以维持血红蛋白水平达到靶目标(11g/dl)[58]。

继发性甲状旁腺功能亢进

妊娠期足量的维生素 D 水平对于胎儿骨骼矿化

及生长十分重要[59]。正常妊娠时，母体 1,25-二羟基维生素 D 增加明显。对于合并 CKD 的孕产妇，应监测 25-二羟基维生素 D 水平，如偏低需进行补充 25-二羟基维生素 D，如在足量 25-羟基维生素 D 储备情况下甲状旁腺激素(PTH)仍较高，需合理口服活性维生素 D(骨化三醇)。尚没有足够的数据支持在妊娠期使用维生素 D 类似物(如帕立骨化醇)的安全性。动物实验表明司维拉姆可引起胎儿出现不规则骨化，因此妊娠期避免使用该药。含钙磷酸盐结合剂可能相对安全，但其可能降低一些维生素的吸收。合并继发性甲状旁腺机能亢进的孕产妇接受治疗时需要监测钙、磷以及 PTH 水平。

静脉血栓栓塞

肾病综合征增加深静脉血栓形成的风险，且妊娠时机体处于高凝状态，因此合并肾病综合征的孕产妇出现血栓性疾病的风险更高。对于合并肾病范围蛋白尿的孕产妇尤其是表现为严重低白蛋白血症、膜性肾病以及抗心磷脂抗体阳性者，可考虑预防性使用抗凝药，同时建议卧床休息。华法林可通过胎盘引起胎儿死亡[60]。肝素(包括低分子肝素)不能通过胎盘，因此妊娠时可安全使用。

合并先兆子痫

子痫前期是妊娠期特有的疾病，表现为高血压、蛋白尿、血栓性微血管病，发病率约 3% ~5%[61]。肾脏病的基础疾病增加子痫前期的风险，发病率达 14% ~33%[11]。S[Cr]大于 2.5mg/dl 的 CKD 患者，子痫前期风险高达 40%[13]。子痫前期可增加孕产妇死亡率，尤其在产前保健不充分时[62]。先兆子痫并发症包括抽搐、脑出血、肝衰竭、急性肾衰竭、肺水肿以及产妇死亡，而良好的产前保健以及选择合适的分娩时机有助于保存产妇生命，但通常会导致医源性早产率上升。

妊娠合并子痫前期通常与慢性肾脏病恶化难以鉴别。子痫前期的诊断标准为妊娠 20 周后新发的高血压，该标准主要依赖于灵敏的临床判断、对血压的密切评估、对尿蛋白排泄趋势的观察，但上述方法常常不实用。对于既往无慢性高血压的孕产妇，孕 20 周后出现高血压应怀疑子痫前期，孕 20 周后新出现的蛋白尿同样也应怀疑子痫前期[43]。对于妊娠前已有蛋白尿及高血压的孕产妇，诊断合并子痫前期依赖于临床观察，发现血压及蛋白尿程度进行性加重，因此对于持续存在蛋白尿的孕产妇在妊娠过程中须密切监测尿蛋白排泄变化，若蛋白尿短期内急剧上升多提示子痫前期，但也需排除正常妊娠时尿蛋白增加的情况，这时子痫前期相关的其他临床症状(见表 66.3)对诊断有辅助作用，若出现这些症状，多提示重度子痫前期，需立即终止妊娠。子宫动脉多普勒流速有助于鉴别有蛋白尿及高血压的孕产妇是否合并 CKD 或者子痫前期[63]。孕产妇血管原标记物如胎盘生长因子、可溶性 fms-样酪氨酸激酶-1 等的水平有助于鉴别子痫前期和孕期 CKD,[64] 但血管原标记物的指标是否能应用于临床常规检查还需进一步研究。

一旦诊断子痫前期，须联系产科医师急会诊。轻度子痫前期但远离预产期时，应密切监护产妇及胎儿情况，这时卧床休息以及降压治疗常能避免病情进展[65]。进展至重度子痫常需要数天或者数周，此时需住院治疗，对胎儿进行密切监护，静脉使用降压药及硫酸镁。若需提前终止妊娠，终止妊娠前应给与地塞米松促进胎肺成熟。终止妊娠仍是最有效的治疗措施，对于中度子痫前期或临近预产期的孕妇应立即终止妊娠[66]。

特殊肾脏疾病

糖尿病肾病

风险评估

患 1 型糖尿病的孕妇出现微量白蛋白尿会给孕妇和胎儿带来不良后果，如子痫前期和早产[17]。24 小时尿蛋白排泄达 300mg 以上的孕妇，早产以及分娩小于胎龄儿的风险显著升高，分别为 34% ~60%、25% ~50%[67,68]。表 66.2 列出了合并糖尿病微量白蛋白尿以及糖尿病肾病的孕产妇出现妊娠不良后果的风险。虽然大部分研究来自于 1 型糖尿病，但 1 型和 2 型糖尿病肾病患者妊娠的风险仍相似[69]。建议 2 型糖尿病女性妊娠的处理方法借鉴 1 型糖尿病的治疗指南。

有关妊娠对糖尿病肾脏疾病(diabetic kidney disease, DKD)进展影响的研究提示妊娠本身不会引起孕妇从微量白蛋白尿进展至糖尿病肾病(24 小时尿蛋白排泄大于 300mg)，若妊娠前 S[Cr]小于 1.4mg/dl，妊娠不会引起肾功能恶化[70,71]。仅有少数数据提示若妊娠前 S[Cr]大于 1.4mg/dl，孕产妇有 32% ~45% 的可能性出现妊娠相关性肾功能损害[72]，考虑这种情况可能与妊娠后停用 ACEIs/ARB 类药物有关。因此，合并严重糖尿病肾病的女性尽量延迟受孕，建议肾移植后再计划妊娠。

降低风险的措施

孕早期使用 ACEI 和 ARB 类药物可引起严重的胎儿畸形[46]。通常情况下，孕妇确诊妊娠时已怀孕数周，因此对患糖尿病的育龄期妇女宣教关于 ACEIs/ARB 的致畸作用十分重要。虽然妊娠前使用 ACEIs/ARB 类药物是安全的，一旦怀疑受孕（出现停经以及妊娠试验阳性），应立即停用这类药物，可在生产后继续使用[17]。

患糖尿病的孕妇应将糖化血红蛋白（HbA1C）严格控制在 6% 以下。孕前和孕中较高水平的 HbA1C 与妊娠不良后果如子痫前期、巨大胎儿以及胎儿畸形有关[73-75]。

一项非随机对照研究报道患糖尿病肾病的孕产妇在孕早期对血压进行严格控制（目标血压 $<$ 135/85mmHg）可明显降低早产的风险[76,77]。因此，相比无并发症的原发性高血压患者，患糖尿病肾病的孕妇应更加严格控制血压，遗憾的是目前仍缺乏随机对照试验，妊娠期合适的降压目标值仍存在争议。由于此类女性均有子痫前期的风险，推荐从孕 12 周开始使用低剂量阿司匹林[78]。

妊娠期糖尿病的治疗

患 CKD 的孕妇首选胰岛素控制血糖[17]。与非 CKD 患者类似，应将 HbA1C 严格控制在 6% 以下。他汀类药物因对胎儿有潜在的影响，妊娠后应停用。

狼疮性肾炎

系统性红斑狼疮（SLE）是好发于育龄期女性的自身免疫性疾病。患 SLE 的孕妇出现早产、胎儿宫内生长迟缓、自发流产及子痫前期的几率较大[79]，若合并肾脏疾病，则上述不良后果发生率更高[80,81]。近期随着 SLE 诊治和围生期管理技术的提高，已明显降低流产和早产的风险[82]，但发展中国家的治疗结局仍较差[83]。许多 SLE 患者尤其是肾功能正常的孕妇，经过周密计划、加强监测和处理多可成功妊娠并分娩健康胎儿[84]。

风险评估

目前对于妊娠本身是否增加狼疮复发的风险还有争议[85]。有证据显示在肾脏疾病活动期（24 小时尿蛋白排泄大于 500mg 或者尿沉渣检查异常）时妊娠，妊娠中出现狼疮性肾炎复发风险极高[86,87]。妊娠前已存在的狼疮性肾炎、受孕时存在的活动性肾脏疾病、肾功能不全、高血压以及抗磷脂抗体综合征均预示不良妊娠结局[19,85,86,88,89]。增生性狼疮性肾炎（WHO Ⅲ或Ⅳ型）较系膜性狼疮性肾炎（Ⅱ型）或膜性狼疮性肾炎（Ⅴ型）存在更高的并发子痫前期及分娩低体重儿的风险[90]。

降低风险的措施

根据欧洲抗风湿病联盟、欧洲肾脏病协会-欧洲透析及移植协会共同制定的指南，若无活动性狼疮或者存在微量蛋白尿（或以下）超过 6 个月的女性，可安全地计划妊娠[91]。接受霉酚酸酯或霉酚酸治疗或维持治疗的狼疮性肾炎患者应在孕前 3 个月将药物切换为硫唑嘌呤[91]。推荐孕前至少 4 个月避免使用生物制剂如利妥昔单抗[91]。使用类固醇激素、硫唑嘌呤、羟氯喹治疗妊娠期的 SLE 是有效的，尤其可用来控制肾外症状[85]。若孕产妇妊娠前已使用这些药物，妊娠后应继续使用，避免撤药后引起狼疮复发。使 SLE 患者妊娠风险最小化的方法就是延迟妊娠，直到肾脏疾病依赖一种安全药物能维持缓解。若肾脏疾病无法缓解，则应在肾移植后再考虑妊娠。类固醇类激素在妊娠时使用较为安全，但是预防性使用类固醇激素治疗不能降低妊娠期狼疮活动的风险[92]。推荐使用低剂量阿司匹林，可降低子痫前期的发生风险[91]。合并抗磷脂综合征和 SLE 的女性易出现血栓，推荐妊娠时使用低分子肝素抗凝治疗[91]。

监测和治疗

有狼疮性肾炎病史的孕妇在妊娠前、中、后期均需要仔细、密切的监护，这需要一个包括产科医师、风湿科医师、肾科医师组成的多学科团队[87]。产前保健包括密切监测尿红细胞、尿蛋白定量、定期监测肾功能和血清补体。应严密监测血压，尤其在妊娠 20 周后，以早期发现子痫前期。

狼疮性肾炎复发与子痫前期发作有许多共同临床特点，包括高血压、蛋白尿、血小板减少以及肾损害，但两种疾病的治疗完全不同，因此诊断明确十分重要[94]。多种临床线索有助于正确的临床诊断，但很大程度依赖于特殊症状出现的时间。若在妊娠 20 周前出现的严重蛋白尿及高血压，子痫前期可能性较小，应考虑狼疮性肾炎；若在妊娠 37 周后出现严重蛋白尿及高血压，应考虑立即终止妊娠。如果临床症状和血清学检查均提示狼疮性肾炎应及时行肾活检术。提示狼疮性肾炎的临床指标包括低补体血症、抗 ds-DNA 效价升高、中性粒细胞减少、血尿、尿沉渣异常以及肾外表现[55,87]。对于非孕人群,肾活检对于确诊狼疮性肾炎十分必要,而且应在肾活检术前使用免疫抑制剂。目前关于妊娠期肾活检术安全性的数据有限,临床经验提示妊娠 30 周前行肾活检术相对安全,随孕周增加,肾活检术会遇到技术性困难,此时妊娠子宫增大使得孕妇无法维持常规的穿刺体位,可采用侧卧位及坐位。

妊娠期狼疮性肾炎的治疗

妊娠合并狼疮性肾炎治疗富有挑战性,传统诱导方案中使用的霉酚酸酯可能引起胎儿先天畸形[96],而环磷酰胺可引起死胎[97]。妊娠早期合并严重增生性狼疮性肾炎,即使已知环磷酰胺及霉酚酸酯存在副作用,但仍要考虑使用,不治疗及不合理的治疗都可能使孕妇和胎儿陷入危险,此时应提供关于药物治疗副作用甚至终止妊娠的咨询。钙调神经磷酸酶抑制剂无胎儿畸形作用,且有数据认为其疗效尚可,因此可用来治疗妊娠期狼疮性肾炎[91]。他克莫司正是这类药物,但是有增加妊娠期糖尿病的风险,推荐在孕 28 周或之前进行糖耐量试验进行筛选。目前缺乏妊娠期使用利妥昔单抗的安全性数据,暂不推荐使用[91]。硫唑嘌呤虽被美国食品及药品管理局列为安全级别"D"类(基于人体研究证据评估对胎儿的风险)药物,但目前认为其在妊娠期使用较为安全,可用于辅助或者维持治疗。

IgA 肾病

风险评估

IgA 肾病或其他形式慢性肾炎对妊娠的风险与慢性肾脏病一致(见表 66.2)。肾活检证实的 IgA 肾病或者慢性肾炎患者妊娠时若肾功能正常,发生妊娠相关性肾功能进展风险较低,而妊娠时已存在持续蛋白尿,产后可能出现肾功能快速进展[21]。

妊娠期 IgA 肾病的治疗

目前没有妊娠期 IgA 肾病的临床证据指导治疗,因此妊娠期 IgA 肾病治疗原则同非妊娠 IgA 肾病。妊娠期禁用 RAAS 抑制剂,一旦明确妊娠应立即停用。妊娠期使用泼尼松、硫唑嘌呤、他克莫司以及环孢素均较为安全。

妊娠时常规尿液分析检查使得部分 IgA 肾病在妊娠时被发现,若此时肾功能正常,可将肾活检推迟到分娩后进行。

膜性肾病

目前没有关于妊娠合并膜性肾病(menbranous nephropathy,MN)的病例报道及大规模的临床研究,较早的研究报道认为妊娠合并膜性肾病胎儿死亡率较其他肾炎低,仅一例报道描述了妊娠中期单用泼尼松治疗复发性 MN 的安全性及有效性[99]。目前治疗膜性肾病一线标准用药(苯丁酸氮芥、环磷酰胺)在妊娠期是禁用的。少数报道利妥昔单抗对胎儿有潜在不良影响,妊娠期避免使用。

多囊肾病

多数常染色体多囊肾病(autosomal dominant polycystickidney disease,ADPKD)患者分娩后肾功能仍可维持正常,妊娠结局一般较好。Chapman 等对比了 485 名 ADPKD 女性患者及 205 名未患病的家族成员,该研究并未详细描述 ADPKD 研究对象的临床特征,仅提示绝大多数(423/428)ADPKD 患者妊娠前 S[Cr] ≤1.2mg/dl,结果显示 ADPKD 患者更易出现子痫前期(11% vs 4% 对照组)、新发或不断加重的高血压(23% vs 7% 对照组),但是两组孕妇和胎儿不良后果差异不大,并认为妊娠前出现的高血压是引起孕产妇并发症最重要的风险之一[100]。

若存在明显临床风险,应考虑在 ADPKD 患者分娩前 MRA 下观察颅内动脉瘤,只要观察到动脉瘤,应考虑剖宫产术,避免顺产引起动脉瘤破裂[101]。

遗传咨询是多囊肾病患者妊娠检查尤其是妊娠前检查的重要部分,ADPKD 后代患病的概率为 50%。产前基因诊断可用于 ADPKD 和常染色体隐性遗传的多囊肾病患者,尤其是发现家族中出现特异性基因突变的先证者[107]。近来植入前遗传学诊断逐渐成为利用体外受精和其他辅助生殖技术生育的新选择。

Alport 综合征

妊娠合并 Alport 综合征(Alportsyndrome,AS)的报道很少,对妊娠相关风险了解更少。同 ADPKD 一样遗传咨询是妊娠管理的重要组成部分。当孕产妇为伴 X 型 AS 基因的携带者,则其男婴有 50% 可能患病,而女婴中有 50% 可能成为携带者。若孕妇的配偶为伴 X 型 AS,其男婴不会患病,而女婴 100% 成为携带者。

药物及哺乳

美国儿科学会及世界卫生组织推荐将母乳喂养作为婴儿出生后6月内最佳的营养方式,因此应该鼓励女性进行母乳喂养,但是对于接受CKD药物治疗的女性,推荐其使用对哺乳安全的药物。LactMed数据库,在国家医学图书馆TOXNET系统中可免费查询,它是一种有用的临床资源,可提供最新及来源丰富的信息[108]。

降压药

目前几乎无良好设计的针对哺乳期女性降压药使用安全性的研究。一般认为妊娠时使用安全的药物在哺乳期使用也较安全,甲基多巴和硝苯地平是较安全的药物。β阻滞剂如拉贝洛尔、普萘洛尔蛋白结合能力高,优于阿替洛尔、美托洛尔,后两种药物在乳汁中浓度较高。利尿剂可能减少乳汁分泌量,哺乳期应避免使用[109]。螺内酯是较安全的药物[110]。卡托普利和依那普利很少进入乳汁,在哺乳期使用较安全[102]。对于伴蛋白尿或者肾脏疾病的患者,分娩后可立即重新使用ACEIs,但并无数据证实ARBs在哺乳期使用安全。

免疫抑制剂

因缺乏数据,目前暂不推荐使用免疫抑制剂治疗的女性进行哺乳。正在进行钙调神经磷酸酶抑制剂治疗的哺乳期女性通过乳汁将部分钙调磷酸酶抑制剂转移至婴儿体内的报道结果不太一致,一些研究报道称并未在婴儿血清中检测到该药[103,104],但是有一项研究报道在婴儿血清中检测到了钙调磷酸酶抑制剂,血药浓度在治疗范围内[105]。目前无研究报道环孢素对胎儿有不良影响。少量数据提示他克莫司在乳汁中水平极低,国家移植妊娠登记处的研究人员认为接受他克莫司治疗的女性可以哺乳[106]。对正在接受他克莫司或者环孢素治疗的女性在进行哺乳时,有必要监测婴儿血清中的药物浓度以发现潜在的毒性作用。理论上讲,哺乳期使用霉酚酸是安全的,因为他的活性成分甲基丙二酸(MMA)进入乳汁后变成了无生物效能的分子,但是缺乏证实其安全性的人体试验。

结　　语

妊娠给CKD患者疾病评估和治疗带来了挑战,妊娠期评价肾功能及蛋白尿的同时应考虑妊娠本身出现的生理变化。妊娠合并CKD与以下不良后果关系密切,如引起基础肾脏病进展、子痫前期、早产。然而,对于CKD早期、血压控制良好的孕妇,妊娠过程通常较顺利,很少出现妊娠相关性肾功能恶化。妊娠合并CKD尤其是出现高血压时,疾病的治疗富有挑战性,需要了解治疗药物对孕妇和胎儿的影响,也要注意使用药物的安全。

(梁伟 译,丁国华 校)

参考文献

1. Dunlop W. Serial changes in renal haemodynamics during normal human pregnancy. *Br J Obstet Gynaecol* 1981;**88**(1):1–9.
2. Lund CJ, Donovan JC. Blood volume during pregnancy. Significance of plasma and red cell volumes. *Am J Obstet Gynecol* 1967;**98**(3):394–403.
3. Larsson A, Palm M, Hansson LO, Axelsson O. Reference values for clinical chemistry tests during normal pregnancy. *BJOG England* 2008:874–81.
4. Bailey RR, Rolleston GL. Kidney length and ureteric dilatation in the puerperium. *J Obstet Gynaecol Br Commonw* 1971;**78**(1):55–61.
5. Gant NF, Chand S, Whalley PJ, MacDonald PC. The nature of pressor responsiveness to angiotensin II in human pregnancy. *Obstet Gynecol* 1974;**43**(6):854.
6. Recommendations to prevent and control iron deficiency in the United States. Centers for Disease Control and Prevention. *MMWR Recomm Rep* 1998;**47**(RR-3):1–29.
7. Conrad KP, Jeyabalan A, Danielson LA, Kerchner LJ, Novak J. Role of relaxin in maternal renal vasodilation of pregnancy. *Ann N Y Acad Sci* 2005;**1041**:147–54.
8. Elsheikh A, Creatsas G, Mastorakos G, Milingos S, Loutradis D, Michalas S. The renin-aldosterone system during normal and hypertensive pregnancy. *Arch Gynecol Obstet* 2001;**264**(4):182–5.
9. Coresh J, Selvin E, Stevens LA, Manzi J, Kusek JW, Eggers F, et al. Prevalence of chronic kidney disease in the United States. *JAMA* 2007;**298**(17):2038–47.
10. Piccoli GB, Attini R, Vasario E, Conijn A, Biolcati M, D'Amico F, et al. Pregnancy and chronic kidney disease: a challenge in all CKD stages. *Clin J Am Soc Nephrol* 2010;**5**(5):844–55.
11. Nevis IF, Reitsma A, Dominic A, McDonald S, Thabane L, Akl E, et al. Pregnancy outcomes in women with chronic kidney disease: a systematic review. *Clin J Am Soc Nephrol* 2011;**6**(11):2587–98.
12. Fink JC, Schwartz SM, Benedetti TJ, Stehman-Breen CO. Increased risk of adverse maternal and infant outcomes among women with renal disease. *Paediatr Perinat Epidemiol* 1998;**12**(3):277–87.
13. Jones DC, Hayslett JP. Outcome of pregnancy in women with moderate or severe renal insufficiency. *N Engl J Med* 1996;**335**(4):226–32.
14. Imbasciati E, Gregorini G, Cabiddu G, Gammaro L, Ambroso G, Del Giudice A, et al. Pregnancy in CKD stages 3 to 5: fetal and maternal outcomes. *Am J Kidney Dis* 2007;**49**(6):753–62.
15. Ekbom P, Damm P, Feldt-Rasmussen B, Feldt-Rasmussen U, Mølvig J, Mathiesen ER. Pregnancy outcome in type 1 diabetic women with microalbuminuria. *Diabetes Care* 2001;**24**(10):1739–44.
16. Jensen DM, Damm P, Ovesen P, Molsted-Pedersen L, Beck-Nielsen H, Westergaard JG, et al. Microalbuminuria, preeclampsia, and preterm delivery in pregnant women with type 1 diabetes: results from a nationwide Danish study. *Diabetes Care* 2010;**33**(1):90–4.
17. National Kidney Foundation KDOQI Clinical Practice Guidelines for Diabetes and CKD: 2012 Update. *Am J Kidney Dis* 2012;**60**(5):850–86.

18. Reece EA, Leguizamon G, Homko C. Pregnancy performance and outcomes associated with diabetic nephropathy. *Am J Perinatol* 1998;**15**(7):413–21.
19. Imbasciati E, Tincani A, Gregorini G, Doria A, Moroni G, Cabbidu G, et al. Pregnancy in women with pre-existing lupus nephritis: predictors of fetal and maternal outcome. *Nephrol Dial Transplant* 2009;**24**(2):519–25.
20. Saavedra MA, Cruz-Reyes C, Vera-Lastra O, Romero GT, Cruz-Cruz P, Arias-Flores R, et al. Impact of previous lupus nephritis on maternal and fetal outcomes during pregnancy. *Clin Rheumatol* 2012;**31**(5):813–9.
21. Oh HJ, Han SH, Yoo DE, Km SJ, Park JT, Kim JK, et al. Reduced pre-pregnancy proteinuria is associated with improving postnatal maternal renal outcomes in IgA nephropathy women. *Clin Nephrol* 2011;**76**(6):447–54.
22. Abitbol CL, Rodriguez MM. The long-term renal and cardiovascular consequences of prematurity. *Nat Rev Nephrol* 2012;**8**(5):265–74.
23. Teune MJ, Bakhuizen S, Gyamfi Bannerman C, Opmeer BC, van Kaam AH, van Wassenaer AG, et al. A systematic review of severe morbidity in infants born late preterm. *Am J Obstet Gynecol* 2011;**205**(4):374.e1–374.e9.
24. Jungers P, Houillier P, Forget D, Labrunie M, Skhiri H, Giatras I, et al. Influence of pregnancy on the course of primary chronic glomerulonephritis. *Lancet* 1995;**346**(8983):1122–4.
25. Cunningham FG, Cox SM, Harstad TW, Mason RA, Pritchard JA. Chronic renal disease and pregnancy outcome. *Am J Obstet Gynecol* 1990;**163**(2):453–9.
26. Lim VS, Henriquez C, Sievertsen G, Frohman LA. Ovarian function in chronic renal failure: evidence suggesting hypothalamic anovulation. *Ann Intern Med* 1980;**93**(1):21–7.
27. Holley JL, Reddy SS. Pregnancy in dialysis patients: a review of outcomes, complications, and management. *Semin Dial* 2003;**16**(5):384–8.
28. Gill JS, Zalunardo N, Rose C, Tonelli M. The pregnancy rate and live birth rate in kidney transplant recipients. *Am J Transplant* 2009;**9**(7):1541–9.
29. Smith MC, Moran P, Ward MK, Davison JM. Assessment of glomerular filtration rate during pregnancy using the MDRD formula. *BJOG* 2008;**115**(1):109–12.
30. Alper AB, Yi Y, Webber LS, Pridjian G, Mumuney AA, Saade G, et al. Estimation of glomerular filtration rate in preeclamptic patients. *Am J Perinatol* 2007;**24**(10):569–74.
31. Masuyama H, Nobumoto E, Okimoto N, Inoue S, Segawa T, Hiramatsu Y. Superimposed preeclampsia in women with chronic kidney disease. *Gynecol Obstet Invest* 2012;**74**(4):274–81.
32. Levey AS, Stevens LA, Schmid CH, Zhang YL, Castro III AF, Feldman HI, et al. A new equation to estimate glomerular filtration rate. *Ann Intern Med* 2009;**150**(9):604–12.
33. Smith MC, Moran P, Davison JM. EPI-CKD is a poor predictor of GFR in pregnancy. *Arch Dis Child-Fetal and Neonatal Edition* 2011;**96**(Suppl 1) Fa99-Fa.
34. Waugh JJ, Clark TJ, Divakaran TG, Khan KS, Kilby MD. Accuracy of urinalysis dipstick techniques in predicting significant proteinuria in pregnancy. *Obstet Gynecol* 2004;**103**(4):769–77.
35. Cote AM, Firoz T, Mattman A, Lam EM, von Dadelszen P, Magee LA. The 24-hour urine collection: gold standard or historical practice? *Am J Obstet Gynecol* 2008;**199**(6):625.e1–625.e6.
36. Morris RK, Riley RD, Doug M, Deeks JJ, Kilby MD. Diagnostic accuracy of spot urinary protein and albumin to creatinine ratios for detection of significant proteinuria or adverse pregnancy outcome in patients with suspected pre-eclampsia: systematic review and meta-analysis. *BMJ* 2012;**345**:e4342.
37. Kyle PM, Fielder JN, Pullar B, Horwood LJ, Moore MP. Comparison of methods to identify significant proteinuria in pregnancy in the outpatient setting. *BJOG* 2008;**115**(4):523–7.
38. Gangaram R, Naicker M, Moodley J. Comparison of pregnancy outcomes in women with hypertensive disorders of pregnancy using 24-hour urinary protein and urinary microalbumin to creatinine ratio. *Int J Gynaecol Obstet* 2009;**107**(1):19–22.
39. Higby K, Suiter CR, Phelps JY, Siler-Khodr T, Langer O. Normal values of urinary albumin and total protein excretion during pregnancy. *Am J Obstet Gynecol* 1994;**171**(4):984–9.
40. Smith NA, Lyons JG, McElrath TF. Protein:creatinine ratio in uncomplicated twin pregnancy. *Am J Obstet Gynecol* 2010;**203**(4):381.e1–381.e4.
41. American College of Obstetrics and Gynecology ACOG Practice Bulletin No. 125: Chronic hypertension in pregnancy. *Obstet Gynecol* 2012;**119**(2 Pt 1):396–407.
42. Abalos E, Duley L, Steyn DW, Henderson-Smart DJ. Antihypertensive drug therapy for mild to moderate hypertension during pregnancy. *Cochrane Database Syst Rev* 2007(1) CD002252.
43. Report of the American College of Obstetricians and Gynecologists' Task Force on Hypertension in Pregnancy. *Obstet Gynecol* 2013;**122**(5):1122–31.
44. Raheem IA, Saaid R, Omar SZ, Tan PC. Oral nifedipine versus intravenous labetalol for acute blood pressure control in hypertensive emergencies of pregnancy: a randomised trial. *BJOG* 2012;**119**(1):78–85.
45. Briggs GG, Freeman RK. *Drugs in Pregnancy and Lactation: a reference guide to fetal and neonatal risk*, 9th ed. Philadelphia: Wolters Kluwer/Lippincott Williams & Wilkins; 2011.
46. Bullo M, Tschumi S, Bucher BS, Bianchetti MG, Simonetti GD. Pregnancy outcome following exposure to angiotensin-converting enzyme inhibitors or angiotensin receptor antagonists: a systematic review. *Hypertension* 2012;**60**(2):444–50.
47. Cooper WO, Hernandez-Diaz S, Arbogast PG, Dudley JA, Dyer S, Gideon PS, et al. Major congenital malformations after first-trimester exposure to ACE inhibitors. *N Engl J Med* 2006;**354**(23):2443–51.
48. Li DK, Yang C, Andrade S, Tavares V, Ferber JR. Maternal exposure to angiotensin converting enzyme inhibitors in the first trimester and risk of malformation in offspring: a retrospective cohort study. *BMJ* 2011;**343**:d5931.
49. Lennestel R, Olausson PO, Kallen B. Maternal use of antihypertensive drugs in early pregnancy and delivery outcome, notably the presence of heart defects in infants. *Eur J Clin Pharmacol* 2009;**65**:615–25.
50. Caton AR, Bell EM, Druschell CM, Werler MM, Lin AE, Browne ML, et al. Antihypertensive medication use during pregnancy and the risk of cardiovascular malformations. *Hypertension* 2009;**54**:63–70.
51. Lydakis C, Lip GY, Beevers M, Beevers DG. Atenolol and fetal growth in pregnancies complicated by hypertension. *Am J Hypertens* 1999;**12**(6):541–7.
52. Nielsen LR, Müller C, Damm P, Mathiesen ER. Reduced prevalence of early preterm delivery in women with Type 1 diabetes and microalbuminuria – possible effect of early antihypertensive treatment during pregnancy. *Diabet Med* 2006;**23**(4):426–31.
53. Groves TD, Corenblum B. Spironolactone therapy during human pregnancy. *Am J Obstet Gynecol* 1995;**172**(5):1655–6.
54. Cabassi A, Rocco R, Berretta R, Regolisti G, Bacchi-Modena A. Eplerenone use in primary aldosteronism during pregnancy. *Hypertension* 2012;**59**(2):e18–9.
55. Collins R, Yusuf S, Peto R. Overview of randomised trials of diuretics in pregnancy. *Br Med J (Clin Res Ed)* 1985;**290**(6461):17–23.
56. Astor BC, Muntner P, Levin A, Eustace JA, Coresh J. Association of kidney function with anemia: the Third National Health and Nutrition Examination Survey (1988-1994). *Arch Intern Med* 2002;**162**(12):1401–8.
57. Cyganek A, Pietrzak B, Kociszewska-Najman B, Sanko-Resmer J, Paczek L, Wielgos M. Anemia treatment with erythropoietin in pregnant renal recipients. *Transplant Proc* 2011;**43**(8):2970–2.
58. Hladunewich M, Hercz AE, Keunen J, Chan C, Pierratos A. Pregnancy in end stage renal disease. *Semin Dial* 2011;**24**(6):634–9.
59. Marshall I, Mehta R, Petrova A. Vitamin D in the maternal-fetal-neonatal interface: clinical implications and requirements for supplementation. *J Matern Fetal Neonatal Med* 2013;**26**(7):633–8.
60. Basude S, Hein C, Curtis SL, Clark A, Trinder J. Low-molecular-weight heparin or warfarin for anticoagulation in pregnant women with mechanical heart valves: what are the risks? A

retrospective observational study. *BJOG* 2012;**119**(8):1008–13. Discussion 12–3.
61. World Health Organization: World Health Report: Make every mother and child count. Geneva; 2005.
62. MacKay AP, Berg CJ, King JC, Duran C, Chang J. Pregnancy-related mortality among women with multifetal pregnancies. *Obstet Gynecol* 2006;**107**(3):563–8.
63. Piccoli GB, Gaglioti P, Attini R, Parisi S, Bossotti C, Olearo E, et al. Pre-eclampsia or chronic kidney disease? The flow hypothesis. *Nephrol Dial Transplant* 2013;**28**(5):1199–206.
64. Rolfo A, Attini R, Nuzzo AM, Piazzese A, Parisi S, Ferraresi M, et al. Chronic kidney disease may be differentially diagnosed from preeclampsia by serum biomarkers. *Kidney Int* 2013;**83**(1):177–81.
65. Sibai BM, Mercer BM, Schiff E, Friedman SA. Aggressive versus expectant management of severe preeclampsia at 28 to 32 weeks' gestation: a randomized controlled trial. *Am J Obstet Gynecol* 1994;**171**(3):818–22.
66. Koopmans CM, Bijlenga D, Groen H, Vijgen SM, Aarnoudse JG, Bekedam DJ , et al. Induction of labour versus expectant monitoring for gestational hypertension or mild pre-eclampsia after 36 weeks' gestation (HYPITAT): a multicentre, open-label randomised controlled trial. *Lancet* 2009;**374**(9694):979–88.
67. Vääräsmäki MS, Hartikainen A, Anttila M, Pramila S, Koivisto M. Factors predicting peri- and neonatal outcome in diabetic pregnancy. *Early Hum Dev* 2000;**59**(1):61–70.
68. Biesenbach G, Grafinger P, Zazgornik J, Stoger H. Perinatal complications and three-year follow up of infants of diabetic mothers with diabetic nephropathy stage IV. *Ren Fail* 2000;**22**(5):573–80.
69. Dunne F. Type 2 diabetes and pregnancy. *Semin Fetal Neonatal Med* 2005;**10**(4):333–9.
70. Rossing K, Jacobsen P, Hommel E, Mathiesen E, Svennignsen A, Rossing P, et al. Pregnancy and progression of diabetic nephropathy. *Diabetologia* 2002;**45**(1):36–41.
71. Miodovnik M, Rosenn BM, Khoury JC, Grigsby JL, Siddiqi TA. Does pregnancy increase the risk for development and progression of diabetic nephropathy? *Am J Obstet Gynecol* 1996;**174**(4):1180–9. Discussion 9–91.
72. Mathiesen ER, Ringholm L, Feldt-Rasmussen B, Clausen P, Damm P. Obstetric nephrology: pregnancy in women with diabetic nephropathy--the role of antihypertensive treatment. *Clin J Am Soc Nephrol* 2012;**7**(12):2081–8.
73. Nielsen GL, Sørensen HT, Nielsen PH, Sabroe S, Olsen J. Glycosylated hemoglobin as predictor of adverse fetal outcome in type 1 diabetic pregnancies. *Acta Diabetol* 1997;**34**(3):217–22.
74. Hiilesmaa V, Suhonen L, Teramo K. Glycaemic control is associated with pre-eclampsia but not with pregnancy-induced hypertension in women with type I diabetes mellitus. *Diabetologia* 2000;**43**(12):1534–9.
75. Holmes VA, Young IS, Patterson CC, Pearson DW, Walker JD, Maresh MJ, et al. Optimal glycemic control, pre-eclampsia, and gestational hypertension in women with type 1 diabetes in the diabetes and pre-eclampsia intervention trial. *Diabetes Care* 2011;**34**(8):1683–8.
76. Carr DB, Koontz GL, Gardella C, Holing EV, Brateng DA, Brown ZA, et al. Diabetic nephropathy in pregnancy: suboptimal hypertensive control associated with preterm delivery. *Am J Hypertens* 2006;**19**(5):513–9.
77. Nielsen LR, Damm P, Mathiesen ER. Improved pregnancy outcome in type 1 diabetic women with microalbuminuria or diabetic nephropathy: effect of intensified antihypertensive therapy? *Diabetes Care* 2009;**32**(1):38–44.
78. Duley L, Henderson-Smart D, Knight M, King J. Antiplatelet drugs for prevention of pre-eclampsia and its consequences: systematic review. *BMJ* 2001;**322**(7282):329–33.
79. Wagner SJ, Craici I, Reed D, Norby S, Bailey K, Wiste HJ, et al. Maternal and foetal outcomes in pregnant patients with active lupus nephritis. *Lupus* 2009;**18**(4):342–7.
80. Rahman P, Gladman DD, Urowitz MB. Clinical predictors of fetal outcome in systemic lupus erythematosus. *J Rheumatol* 1998;**25**(8):1526–30.
81. Khamashta MA, Hughes GR. Pregnancy in systemic lupus erythematosus. *Curr Opin Rheumatol* 1996;**8**(5):424–9.
82. Clark CA, Spitzer KA, Laskin CA. Decrease in pregnancy loss rates in patients with systemic lupus erythematosus over a 40-year period. *J Rheumatol* 2005;**32**(9):1709–12.
83. Chandran V, Aggarwal A, Misra R. Active disease during pregnancy is associated with poor foetal outcome in Indian patients with systemic lupus erythematosus. *Rheumatol Int* 2005;**26**(2):152–6.
84. Erkan D, Sammaritano L. New insights into pregnancy-related complications in systemic lupus erythematosus. *Curr Rheumatol Rep* 2003;**5**(5):357–63.
85. Bramham K, Soh MC, Nelson-Piercy C. Pregnancy and renal outcomes in lupus nephritis: an update and guide to management. *Lupus* 2012;**21**(12):1271–83.
86. Moroni G, Ponticelli C. Pregnancy after lupus nephritis. *Lupus* 2005;**14**(1):89–94.
87. Stanhope TJ, White WM, Moder KG, Smyth A, Garovic VD. Obstetric nephrology: lupus and lupus nephritis in pregnancy. *Clin J Am Soc Nephrol* 2012;**7**(12):2089–99.
88. Soubassi L, Haidopoulos D, Sindos M, Pilalis A, Chaniotis D, Diakomanolis E, et al. Pregnancy outcome in women with pre-existing lupus nephritis. *J Obstet Gynaecol* 2004;**24**(6):630–4.
89. Dhar JP, Essenmacher LM, Ager JW, Sokol RJ. Pregnancy outcomes before and after a diagnosis of systemic lupus erythematosus. *Am J Obstet Gynecol* 2005;**193**(4):1444–55.
90. Carmona F, Font J, Moga I, Lazaro I, Cervera R, Pac V, et al. Class III-IV proliferative lupus nephritis and pregnancy: a study of 42 cases. *Am J Reprod Immunol* 2005;**53**(4):182–8.
91. Bertsias GK, Tektonidou M, Amoura Z, et al. Joint European League Against Rheumatism and European Renal Association-European Dialysis and Transplant Association (EULAR/ERA-EDTA) recommendations for the management of adult and paediatric lupus nephritis. *Ann Rheum Dis* 2012;**71**(11):1771–82.
92. Khamashta MA, Ruiz-Irastorza G, Hughes GR. Systemic lupus erythematosus flares during pregnancy. *Rheum Dis Clin North Am* 1997;**23**(1):15–30.
93. Ruiz-Irastorza G, Khamashta MA. Management of thrombosis in antiphospholipid syndrome and systemic lupus erythematosus in pregnancy. *Ann N Y Acad Sci* 2005;**1051**:606–12.
94. Williams Jr. WW, Ecker JL, Thadhani RI, Rahemtullah A. Case records of the Massachusetts General Hospital. Case 38-2005. A 29-year-old pregnant woman with the nephrotic syndrome and hypertension. *N Engl J Med* 2005;**353**(24):2590–600.
95. Day C, Hewins P, Hildebrand S, Sheik L, Taylor G, Kilby M, et al. The role of renal biopsy in women with kidney disease identified in pregnancy. *Nephrol Dial Transplant* 2008;**23**(1):201–6.
96. Hoeltzenbein M, Elefant E, Vial T, Finkel-Pekarsky V, Stephens S, Clementi M, et al. Teratogenicity of mycophenolate confirmed in a prospective study of the European Network of Teratology Information Services. *Am J Med Genet A* 2012;**158A**(3):588–96.
97. Østensen M, Förger F. How safe are anti-rheumatic drugs during pregnancy? *Curr Opin Pharmacol* 2013;**13**(3):470–5.
98. Abe S. The influence of pregnancy on the long-term renal prognosis of IgA nephropathy. *Clin Nephrol* 1994;**41**(2):61–4.
99. Katzir Z, Rotmensch S, Boaz M, Biro A, Michlin A, Smetana S. Pregnancy in membranous glomerulonephritis – course, treatment and outcome. *Clin Nephrol* 2004;**61**(1):59–62.
100. Chapman AB, Johnson AM, Gabow PA. Pregnancy outcome and its relationship to progression of renal failure in autosomal dominant polycystic kidney disease. *J Am Soc Nephrol* 1994;**5**(5):1178–85.
101. Rubin SM, Jackson GM, Cohen AW. Management of the pregnant patient with a cerebral venous angioma: a report of two cases. *Obstet Gynecol* 1991;**78**(5 Pt 2):929–31.
102. Beardmore KS, Morris JM, Gallery ED. Excretion of antihypertensive medication into human breast milk: a systematic review. *Hypertens Pregnancy* 2002;**21**(1):85–95.
103. Danesi R, Del Tacca M. Teratogenesis and immunosuppressive treatment. *Transplan Proc* 2004;**36**(3):705–7.
104. Munoz-Flores-Thiagarajan KD, Easterling T, Davis C, Bond EF.

Breast-feeding by a cyclosporine-treated mother. *Obstet Gynecol* 2001;**97**(5):816–8.

105. Moretti ME, Sgro M, Johnson DW, Suave RS, Woolgar MJ, Taddio A, et al. Cyclosporine excretion into breast milk. *Transplantation* 2003;**75**(12):2144–6.

106. Armenti VT, Moritz MJ, Davison JM. Breastfeeding and tacrolimus: is it a reasonable approach? *Expert Rev Clin Immunol* 2013;**9**(7):623–6.

107. Vore N, Perrone R, Bianchi DW. Reproductive issues for adults with autosomal dominant polycystic kidney disease. *Am J Kid Dis* 2008;**51**(2):307–18.

108. National Library of Medicine. Drugs and Lactation Database (LactMed). 2013. Available at: <http://toxnet.nlm.nih.gov/new-toxnet/lactmed.htm>.

109. Podymow T, August P, Umans JG. Antihypertensive therapy in pregnancy. *Semin Nephol* 2004;**24**(6):616–25.

110. Phelps DL, Karim A. Spironolactone: relationship between concentrations of dethloacelytated metabolite in human serum and milk. *J Pharm Sci* 1977;**66**(8):1203.

第67章

67

儿童慢性肾脏病

Susan L. Furth[a], Marva Moxey-Mims[b] and Rebecca Ruebner[a]
[a]The Children's Hospital of Philadelphia, Philadelphia, PA, USA,
[b]National Institute of Diabetes and Digestive and Kidney Diseases, National Institutes of Health, Bethesda, MD, USA

儿童 CKD

儿童进展性慢性肾脏病(chronic kidney disease, CKD)是一种致死性的疾病。尽管在过去的20年里,美国接受透析治疗的儿童死亡率已经降低[1],但在美国,小于14岁终末期肾脏病(end-stage renal disease, ESRD)儿童的预期寿命和年龄匹配的普通人群72.4岁的预期寿命相比仍然很短,透析治疗只能维持21.7年,而肾移植是57.8年[2]。因此,对于CKD的诊断和治疗必须强调早期检测和治疗从而延缓CKD向ESRD转变的进程,减少并发症。

尽管成人CKD的定义被普遍应用于儿童,但是儿童肾脏病还是有一些特殊区别的,其中很重要的一点就是儿童的年龄。如患病超过三个月作为定义慢性的时间范围不适用于新生儿以及小于三个月的婴儿。此外,新生儿和婴儿正常肾小球滤过率(GFR, glomerular filtration rate)随时间而增加。按照成人标准[如 $GFR<60ml/(min \cdot 1.73m^2)$],甚至婴儿和小年龄儿童的正常GFR都会被定义为慢性肾脏病。另一方面,通过年龄矫正的正常S[Cr]或eGFR儿童可能存在肾脏结构的异常,而CKD的诊断可能是基于此的。到2岁时,儿童正常GFR(考虑到体型)与成人相当。目前有许多公式可用于估计儿童肾小球滤过率,其中最为大家所熟知的基于肌酐的估计公式是Schwartz公式,该等式随时间演变至目前床边计算推荐公式[3]:

$$eGFR[ml/(min \cdot 1.73m^2)] = 0.413 \times (身高/S[Cr]),$$

身高单位为cm, S[Cr]单位为mg/dl

成人根据GFR进行CKD分期方法可能适用于两岁以上的儿童,但两岁以下的儿童并没有可比较的GFR分级。根据最新的KDIGO指南,两岁以下儿童肾功能分为三种——GFR正常、中度降低或重度降低,该指南是根据GFR正常范围及标准差制定。那些GRF值相对于正常平均值降低一个标准差但不超过2个标准差的属于中度降低范围,而GFR值降低大于2个标准差的属于重度降低范围[5]。

由于尿白蛋白和CKD的预后有很强的相关性,在最近推荐的成人CKD的定义中仍然包括尿白蛋白类别。但是在儿童中还没有充分的证据表明可以使用尿白蛋白而非蛋白尿作为评价标准。在儿童中前瞻性队列研究显示存在较高水平蛋白尿的儿童肾功能下降也较快[6,7]。美国慢性肾脏病的儿童研究(American Chronic Kidney Disease in Children Study, CKiD)和欧洲4C研究均在他们的队列研究中进行了尿白蛋白的测定,因此这个生物标志物应用于儿科CKD分级的可行性将被阐明。与GFR相比,正常尿蛋白排泄随着年龄和身高变化,但性别、体重及坦纳期(青春期的生理发育)对之也会造成影响[8]。不成熟的近端肾小管导致肾功能正常的婴幼儿尿蛋白排泄增加[9],因此当考量尿白蛋白或蛋白尿水平与儿童肾功能的下降的关系时,上述情况需要被纳入分析。

儿童 CKD 的历史

儿童CKD早在19世纪就已有文献报道。1897年在《柳叶刀》上,L. Guthrie博士做了关于"儿童慢性间质性肾炎"的报道[10]。与其他早期描述CKD的报道相似,该报道描述了这些 CKD 儿童智力发育基本正常，且其儿童期发病的后遗症主要有：苍白（贫血引起）、生长迟滞（被称为“幼稚症”）、“蛋白尿相关性”佝偻病、食欲下降、青春期延迟、高血压相关症状，包括头痛、呕吐以及左室肥大。在疾病的后期，“浮肿”或水肿被提及，同样可能出现痉挛、抽搐以及尿毒症或中风引起的死亡。在最早的报道中，一些精明的临床医生提出儿童及成人 CKD 存在一些不同点。儿童中经常发生伴有低比重尿的多尿，而“在成人颗粒性肾炎中这种症状（多尿）很少会成为主诉”，因为通常提及的是尿量排出减少。这表明儿童和成人 CKD 主要病因是不一样的[11]。不管是当时还是现在，泌尿系统结构性疾病是儿童 CKD 的最常见原因，而非获得性肾小球疾病[12-18]。

CKD 的流行病学

世界上很多地区均缺乏关于儿童 CKD 发病率和患病率的报道，而那些不同地域的报道常常由于确定标准和报告方法学的不同而很难直接进行比较[12]。在欧洲，ItalKid 项目为儿童 CKD 的流行病学提供了综合的数据。ItalKid 项目是一个自 1990 年开始，以人群为基础的前瞻性研究，包括意大利所有 20 岁以下儿童（人口基数：1680 万儿童）的 CKD 发病率和患病率［C_{Cr}<75ml/（min · 1.73m^2）］。ItalKid 项目报告了终末期前 CKD［C_{Cr}<75ml/（min · 1.73m^2）］在小于 20 岁的儿童中平均发病率为每年 12.1/100 万，而患病率为 74.7/100 万[12]。从 1986 年到 1994 年，在瑞典对更为严重的终末期前 CKD［C_{Cr}<30ml/（min · 1.73m^2）］的儿童（从 6 个月到 16 岁）进行调查，发现其平均年发病率和患病率分别是 7.7/100 万和 21/100 万[15]。同样，在法国洛林的调查显示[14]小于 16 岁儿童的发病率为 10.5/100 万，发病率为 66/100 万。在拉丁美洲 1996 年的 Chilean 调查显示，CCr < 30ml/（min · 1.73m^2）的小于 18 岁的儿童中包括 ESRD 发病率和患病率分别是 5.7/100 万和 42.5/100 万。在土耳其[13]，估算 GFR<75ml/（min · 1.73m^2）的 19 岁以下的儿童发病率为 11.9/100 万。

在美国，尚缺乏基于人群的流行病学数据，对其儿童 CKD 原因分布的估计主要依据 CKiD 研究以及北美儿科肾脏试验和合作研究（NAPRTCS，North American Pediatric Renal Trials and Collaborative Studies）组织的登记。CKiD 研究是一个由 NIH 资助的观察性队列研究，他们在美国和加拿大的 50 多个中心招募 1～16 岁的轻到中度 CKD 患儿［GFR 估计值在 30 到 90ml/（min · 1.73m^2）］。NAPRTCS 是一个志愿注册表，数据由参与中心录入[16]。在 1994 年，其范围扩大到包括 Schwartz 估算肌酐清除率 ≤ 75ml/（min · 1.73m^2）的 CKD 患者[18]。

儿童 CKD 的诊断

表 67.1 呈现了来自不同地域的众多文献报道的儿童 CKD 的人口统计和潜在病因。总的来说，导致儿童肾脏疾病的三类主要病因为：先天性肾脏和泌尿系统畸形（congenital anomalies of the kidney and urinary tract，CAKUT）、肾小球肾炎、肾脏囊性病变和遗传性疾病。男童 CKD 的发病率和患病率均高于女童[17]，导致这种性别分布差异的原因是，男童 CAKUT 包括先天性尿路梗阻、肾脏发育不全和梅干腹综合征的发病率高于女童[12]。CAKUT 可能的原因是肾脏畸形或其他遗

表 67.1　不同地域儿童 CKD 的人口学数据及潜在病因[#▲]

参考文献	18	12	16	19	13	20	21	22	23	24
地域	北美	意大利	北美	西班牙	土耳其	南非	越南	英格兰	比利时	塞尔维亚
肾功能	GFR<75	GFR<75	GFR 30～90	CKD 2～5	GFR≤75	CKD 2～5	住院患者	CKD 3～5	CKD 3～5	CKD 2～4
年龄（岁）	≤20	≤19	1～16	≤18	≤18	≤15	≤17	≤17	≤19	≤18
病例数	7037	1197	868	603	290	126	152	288	143	239
病因学										
CAKUT	3560（51%）	757（63%）	522（60%）	356（59%）	163（56%）	27（21%）	17（11%）	182（63%）	89（62%）	152（64%）
肾小球肾炎*	1310（19%）	111（9%）	216（25%）	19（3%）	46（16%）	30（24%）	101（66%）	47（16%）	19（13%）	19（8%）
囊性/遗传性	685（10%）	199（17%）	85（10%）	86（14%）	49（17%）	46（37%）	4（3%）	33（12%）	27（19%）	32（13%）
血管性	158（2%）	49（4%）	26（3%）	67（11%）	–	–	–	19（7%）	6（4%）	–
其他	1142（16%）	41（3%）	19（2%）	75（13%）	10（4%）	23（18%）	–	–	5（3%）	32（13%）
病因不明	182（3%）	40（3%）	–	–	22（8%）	–	30（20%）	7（2%）	–	4（2%）

CKD，慢性肾脏病；GFR，肾小球滤过率；CAKUT，肾脏和泌尿道畸形

▲注意：由于不同研究的分类方法不同，病因的数量取近似值

*原发性和继发于系统性疾病

#由 Harambat 2012 年报道修订

传综合征的一部分。在CKD能早期诊断的发达国家，先天性因素是被报道最多的病因；而在CKD往往只能在中晚期被诊断的发展中国家，感染性和获得性因素占主导地位。

由于CAKUT是导致儿童CKD的主要病因，许多先天性异常可以通过B超进行产前诊断[25]。当胎儿肾功能不全时往往会出现尿液产生减少而羊水减少的现象。若胎儿的肾脏出现异常（囊肿、肾积水、高回声区、发育不全、肾缺如）[26]，出生后必须再次检查确认，因为产前检测到的肾积水有时会自行消退[27]。规范的收集胎儿肾长度的数据可用于诊断肾发育不全[28]。

出生后，可用放射性检查（^{99m}Tc-DMSA）来诊断肾发育不良，因为^{99m}Tc-DMSA只会在有功能的肾组织中富集，这种检查方法可用于诊断可疑的囊性肾发育不良（multicystic dysplastic kidney，MCDK）以及评估膀胱输尿管反流（vesicoureteral reflux，VUR）患者肾脏损害情况。后尿道瓣膜（posterior urethral valves，PUV）和VUR可导致肾积水，这两者可用排泄性膀胱输尿管造影来诊断。尽管单侧肾脏畸形（比如肾不发育、MCDK和肾发育不全）在儿童时期导致肾衰竭的风险较低，但在成年期出现高血压、蛋白尿和肾功能损害的风险可能会增加[29]。CAKUT是由基因缺陷引起的，有多种分子机制参与其中，这些分子机制有着共同的信号通路并影响肾脏发育，但我们对非综合征型CAKUT的潜在遗传原因知之甚少[30]。Sanna-Cherchi等的研究使我们对CAKUT的遗传学病因有了更深的了解，他们发现了患者中存在双丝苏氨酸和酪氨酸蛋白激酶基因的突变位点，表明这个信号通路，即成纤维细胞生长因子细胞通路的下游，可能在人类泌尿道发育中起着重要作用。他们的研究已表明，这一通路中单个位点的突变就可以产生多种的表型[31]。这个领域的研究很活跃，但是由于CAKUT有不同的表现及不同的外显率，到目前为止仍没有用于大部分CAKUT的常规基因检测方法。

儿童CKD中的肾小球疾病分为原发性和继发性，由于地域、民族及种族的不同，不同人群的发病率也有差异。美国CKiD研究表明，局灶性节段性肾小球硬化（focal segmental glomerulosclerosis，FSGS）是报道引起CKD最常见的原因。FSGS在黑种人中的发病率是白种人的三倍（18% vs 6%），且在黑人青少年CKD患者中尤其多见，导致这种差异的原因可能是黑种人的遗传危险因素使基因易感性增加，特别是APOL1基因编码区的突变[32]。美国CKiD研究还表明，发病率次于FSGS的肾小球疾病还有溶血尿毒症综合征导致的肾小球肾炎（glomerulonephritis，GN）、系统性红斑狼疮和IgA肾病。慢性肾小球肾炎、特发性新月体性肾小球肾炎、膜性增生性肾小球肾炎、膜性肾病及寡免疫复合物肾小球肾炎等，在青少年中不常见，但时有发生，且有多个报道这些疾病是导致青少年CKD的病因。

囊性病变和遗传性疾病在儿童CKD中占有很大的比例。引起儿童CKD的囊性病变主要是常染色体显性或隐性遗传的多囊肾及肾痨/髓质囊肿病；引起儿童CKD的原发性遗传性疾病主要是Alport综合征、先天性肾病综合征、胱氨酸血症和高草酸血症。

与成人一样，超声成像是诊断儿童常染色体显性多囊肾（autosomal dominant polycystic kidney disease，ADPKD）的主要方法。在儿童中，非对称性囊肿分布和单侧孤立肾囊肿不常见[33]。多囊肾儿童患者如果没有ADPKD的家族史，则其父母也应接受超声检查，若父母的超声检查结果无异常且父母年龄小于30岁，则爷爷奶奶的超声检查结果可能有所发现。超过50%的常染色体隐性多囊肾（autosomal recessive polycystic kidney disease，ARPKD）是在产前诊断的[34]。ARPKD的临床诊断标准明确：超声检查显示肾脏增大伴回声增强，同时伴随以下一项或多项表现（父母都没有肾脏囊肿；患者兄弟姐妹有多囊肾病史；父母近亲结婚；存在肝纤维化的临床、实验室检查或病理特点）[35,36]。

基因检测

ADPKD是由于*PKD1*或*PKD2*基因的突变引起的，其中*PKD1*的突变占85%[37]。虽然目前的手段可以检测到该基因的突变，但对于有ADPKD家族史且影像学表现为典型双侧肾囊肿的患者，没必要进行基因检测。另外，即使在有ADPKD病史的家族，突变检测到的阳性率也只有85%，而且检测结果不会对临床治疗产生影响。但是，一个例外是在评估ADPKD肾移植候选人的活体捐献者时，基因检测结果可以排除存在基因突变的家庭成员[35]。ARPKD是由于与多囊肾和肝脏疾病有关的*PKHD1*基因的突变引起的[38,39]，我们目前可以直接检测该基因是否存在突变，或者对ARPKD患儿的家庭成员进行基因连锁分析。但是，在对ARPKD患者进行基因测序分析时，发现仅有60%～75%的患者存在该基因突变。

肾痨（nephronophthisis，NPHP）患者体内存在可通过常染色体隐性遗传的基因异构体，这些基因异构体与编码参与原纤毛、基体及中心体功能蛋白的多个基因上的可识别突变有关。患有NPHP的儿童可表现为尿沉渣正常，尿液浓缩功能下降，以及通常在 20 岁之前可进展为 ESRD 的慢性间质性肾炎。NPHP 患者的肾脏是正常大小或轻度减小的，囊肿集中在皮髓交界区，病理改变以肾小管间质纤维化为主。在其他条件下，NPHP 还可能与视网膜色素变性（Senior 综合征）、肝纤维化、小脑蚓体发育不全（Joubert 综合征）等有关。

先天性肾病综合征（congenital nephrotic syndrome，CNS）是一种隐性遗传性疾病，在生后 3 个月内发病，它的临床特点为出生时有大量蛋白尿、大胎盘、明显水肿，组织学特点为近端肾小管典型的径向扩张。CNS 的治疗方法通常包括双侧肾脏切除以阻止蛋白丢失，并辅以后续的持续透析治疗。NPHS1 被认为是与 CNS 有关的主要的基因[40]，但是，其他基因的突变，比如 NPHS2、PLCE1 和 WT1 等，也在 CNS 患者中被检出。NPHS2 基因突变是导致婴儿型肾病综合征（在生后 4～12 个月内发生的 NS）的主要原因，有相当比例的儿童期起病的激素抵抗型 NS 也与之相关，这会导致早期 CKD 发生并进展为 ESRD[41,42]。

在有关儿童 CKD 病因的所有报告中，“其他的”诊断组成了一个实质性的类别，尤其是当儿童的各种严重系统性疾病的生存率得以提高后，CKD 已逐渐被认为是一种儿童其他系统性疾病的并发症。

肿瘤与造血干细胞移植

CKD 可成为儿童恶性肿瘤的常见并发症，有高达 30% 的儿童恶性肿瘤患者可表现出 GFR 降低、肾小管功能损害和（或）蛋白尿。当儿童恶性肿瘤患者的生存率增高时，这种疾病的长期负担也会加重[43,44]。儿童恶性肿瘤患者发生 CKD 的原因可能是肾毒性化疗药物的使用、放射性损伤、手术干预（比如肾母细胞瘤手术）以及其他肾毒性药物的使用，比如抗菌剂。造血干细胞移植（hematopoietic stem cell transplantation，HSCT）导致长期肾功能不全的风险较高，据报道，由 HSCT 导致的 CKD 的累积发病率在成人中高达 66%，在儿童中高达 62%[45-47]。进行过 HSCT 的儿童可能出现反复发作的急性肾损伤（acute kidney injury，AKI）、肾病综合征、血栓性微血管病，并最终发展成 CKD 甚至进展为 ESRD[46]。HSCT 后出现 CKD 的患者与高血压和蛋白尿的高患病率有关[48,49]。与正常人群相比，HSCT 后的幸存者的 ESRD 的发病率显著增高[50]。

非肾实体器官移植

CKD 是实体器官移植后的常见并发症[51]，这是多因素相互作用的结果，包括移植前的因素（潜在的 CKD、糖尿病、高血压以及肾毒性药物的使用），围移植期的因素（低血容量、肝肾综合征及心输出量降低）和移植后的因素（糖尿病、高血压以及长期使用钙调蛋白抑制剂）[52]。有报道认为，接受过肝移植的儿童 CKD 的发生率为 21%～33%[53-56]；还有报道认为，由于 CKD 的判断标准不一致或随访时间不同，其他研究中的 CKD 发生率甚至更高。一项为期 20 年的纳入了约 9000 名肝移植儿童病例的全国队列研究显示：其中 2% 病例进展为 ESRD［发病率为 2.2 例/1000（人·年）］，且发生 ESRD 的儿童死亡率几乎为其他儿童的两倍[57]。据报道，心脏或肺移植后儿童 CKD 的发生率高达 67%，而针对肠道移植和多脏器移植后长期肾功能不全的发生风险的描述较少[58-65]。然而，近年来这类移植患者稳步增加，这类人群的肾脏疾病负担可能也将不断增加[66-68]。

镰状细胞病

在罹患镰状细胞病的成人中，由于镰状细胞肾病而导致的 CKD 是常见并发症，约有 12% 的人进展为 ESRD[69]，但是，有证据表明有 21% 罹患镰状细胞病的儿童存在白蛋白尿，也就是说肾小球高滤过和损伤在童年时就有所表现[70]。儿童镰状细胞病的肾脏表现还包括肉眼或镜下血尿、肾梗死和乳头状坏死、膜性增生性肾小球肾炎、肾小管损伤所致的肾浓缩功能下降以及肾小管酸中毒。镰状细胞病的儿童肾脏受累还可能出现镜下血尿、运动性横纹肌溶解症和肾乳头坏死[71]。肾髓质细胞癌很罕见，但青春期或成年早期出现血尿、腰痛或腹部包块时需考虑该病的可能，尤其是患有镰状细胞病的非洲裔美国男性。

儿童 CKD 的进展及治疗策略

儿童 CKD 之所以会进展，可能是因为某些潜在疾病的活动，以及肾脏反复损伤，如感染、AKI、肾毒性药物的使用伴或不伴肾小管高滤过。Brenner 的肾损伤假说认为，先天性或获得性疾病导致有功能的肾单位减少，从而机体通过增加肾小球毛细血管血流量及肾小球内压力来提高剩余肾单位的滤过率[74]，这种理论上的适应性肾小球滤过率起初能够使 GFR 维持正常，但随着时间的推移，会导致肾小球进行性硬化，蛋白尿，最终甚至出现肾间质炎症和纤维化。

儿童 CKD 的自然病程特点是随着时间推移肾功

能稳步下降,但儿童 CKD 的进展速度受到基础疾病过程的高度影响。与肾脏和泌尿系统先天性异常所致的 CKD 相比,肾小球疾病所致的 CKD 的肾功能下降速度明显增快。CKiD 研究表明,肾小球疾病所致的儿童 CKD 的 GFR 下降中位速率为每年 4.3ml/(min · 1.73m^2)体表面积,而非肾小球疾病所致的 CKD 的 GFR 下降速率为 1.5ml/(min · 1.73m^2)体表面积[75]。儿童 CKD 的进展速度还受生长速度的影响,婴儿期和青春期肾功能的下降更加快[76]。

与成人一样,高血压和蛋白尿是导致儿童 CKD 进展的决定性因素。高血压通过增高肾小球内压力及肾小球高滤过介导肾脏损伤。儿童 CKD 的大型队列研究阐明了高血压与 CKD 进展的关系[77,78]。蛋白尿是疾病进展的标志,但可能通过促炎症反应和促硬化作用进一步促进肾脏损伤,导致肾小球和肾小管间质损伤。蛋白尿是预测儿童 CKD 肾脏疾病进展的标志,甚至同样适用于非肾小球病因导致 CKD 的儿童。肾素-血管紧张素-醛固酮系统(RAAS)是儿童 CKD 进展的重要中介体。血管紧张素Ⅱ增高肾小球内压力,激活炎症通路,通过产生细胞因子包括转化生长因子 β 促进肾小球和肾小管间质纤维化[79]。

许多其他的调节因子也参与了儿童 CKD 的进展,NAPRTCS 注册系统中的一项纳入超过 4000 名 CKD 儿童的回顾性队列研究表明,通过年龄、高血压及基础诊断校正后,贫血、低钙血症、高磷血症和低白蛋白血症是 CKD 进展的独立危险因素[78]。介导儿童 CKD 进展的因素还有血脂异常、慢性炎症、高尿酸血症、营养不良和氧化应激[80]。CKD 中的氧化应激表现为活性氧升高,一氧化氮合酶和精氨酸等抗氧化因子降低,一氧化氮抑制剂升高,导致内皮细胞功能障碍和促纤维化状态[81]。这种氧化应激会因贫血和慢性炎症而加重。

尽管导致疾病进展的某些特定因素是不可控的,但针对潜在可调因素的治疗可能有效减缓儿童肾功能的下降。成人的研究发现,有效控制血压可以延缓肾脏损伤的进展,与之相似的是,严格的血压控制和 ACEI 类药物使用对儿童慢性肾衰竭进展的作用研究(Effect of Strict Blood Pressure Control and ACE Inhibition on Progression of Chronic Renal Failure in Pediatric Patients,ESCAPE)表明,加强儿童血压控制是有益的。在这项纳入 385 名儿童 CKD 病例的随机对照研究中,所有的受试者都接受 ACEI 治疗,再随机将受试者分成常规血压控制组(血压控制目标为基础值的 50% ~ 90%)和加强血压控制组(血压控制目标为基础值的 50% 以下),除了 ACEI 药物外,为了达到相应的血压控制目标,受试者会使用非 RAAS 系统的高血压药物。实验结果表明,五年后,加强血压控制组儿童的 CKD 进展速度和需要 RRT 治疗的比例明显低于常规控制组(加强控制组 29.9%,常规控制组 41.7%)[82]。

RAAS 通路的拮抗剂 ACEI 类和 ARB 类药物在儿童 CKD 中除了可以降低血压外,还有其他的益处。RAAS 抑制剂主要通过降低肾小球内压力而起到减少蛋白尿的作用。成人领域的许多研究表明,阻断 RAAS 可以减少蛋白尿并延缓肾脏疾病的进展,同样的,在 ESCAPE 试验中,在使用 ACEI 治疗后的两个月内蛋白尿下降 50% 的受试者,其肾脏疾病进展的风险明显降低了[82]。RAAS 抑制剂还可能通过降低参与肾小球和肾小管间质炎症及纤维化的循环细胞因子水平而发挥抗纤维化的作用。儿童对 ACEI 类和 ARB 类药物耐受性很好,但这类药物可能引起 CKD 晚期的儿童 GFR 下降和(或)出现高钾血症。

其他可以减缓儿童 CKD 进展的干预措施包括纠正贫血、血脂异常及钙磷代谢异常。对成人来说,促红细胞生成素治疗被认为可能通过降低氧化应激和肾小管间质损伤而减缓肾脏疾病进展。治疗血脂紊乱对于降低心血管疾病的发病率很重要,同时也可能减缓肾脏疾病进展[83]。他汀类药物除了降血脂作用外,它们还具有独立的肾保护作用,这可能是通过抗炎和抗氧化应激实现的。目前对于他汀类药物降低尿蛋白和延缓 CKD 进展的作用,目前成人报道中尚存在争议,有些研究表明其可以延缓肾功能的下降[84-87],而 SHARP 研究却没有得出这样的结论[88]。目前没有在儿童病例中研究他汀类药物对 CKD 的作用,而且他汀类药物尚不适用于小年龄儿童。最后,有些研究认为,限制成人糖尿病患者的蛋白质摄入可有效延缓 CKD 进展,但是,对于儿童来说,限制蛋白质摄入不仅不能够延缓 CKD 进展,还可能影响儿童的营养状况和生长发育[89,90]。CKD 儿童每日应当摄入与其年龄相应的推荐蛋白质摄入量。

与 CKD 伴发的疾病治疗

心血管疾病

为减少儿科心血管疾病的风险而制定的美国心脏病协会指南将罹患 CKD 的儿童放在了最具风险的级别。事实上,心血管死亡是罹患 CKD 儿童最主要的死因。其中心搏骤停和心律失常最常见[2,92]。在儿童慢性肾脏病(CKiD)队列研究中四大传统的心血管风险因素患病率最高：高血压、血脂异常、糖代谢紊乱和肥胖[93]。左心室肥大(left ventricular hypertrophy,LVH)是CKD儿童最常见的心脏疾病类型[94-96]。在轻度至中度CKD阶段开始出现的血管改变例如颈动脉内膜增厚(carotid intimal media thickness,cIMT)和动脉硬化(增加了脉搏波速度)可随着肾功能恶化而逐步进展[97]。

目前仍不清楚降脂疗法对患有CKD且血脂增高的儿童是否有益。在一个小型的试点实验中，8例服用他汀类药物的CKD儿童，总胆固醇和低密度脂蛋白明显减低，但在肱动脉血流介导的血管内皮舒张功能(flow-mediated dilatation,FMD)上并无明显变化[98]。但是FMD在靠近基线的正常范围内。然而，将根据年龄和肾功能调整的用量考虑进去，考虑对具有高脂血症的CKD患儿使用他汀类药物是合理的。目前尚没有关于并对患有动脉硬化性疾病的CKD儿童使用抗血小板药物的报道。

生长与营养

CKD患儿生长障碍并不简单是审美的问题。生长障碍与心理成熟障碍及健康相关的生活质量下降[99]，以及患病率、死亡率增加[100,101]息息相关。CKD患儿生长障碍的病因是多因素的，CKD的病因和治疗、营养不良、水电解质紊乱、代谢性酸中毒、贫血、肾性骨营养不良和炎症都对其有影响[102-105]。CKiD近期的研究数据表明出生体重和胎龄也显著影响CKD患儿的生长[106]。生长减慢问题在婴儿时期尤为突出，儿童生后的生长发育约有1/3发生在出生的前2年。长期以来一直提倡在这个关键时期通过增强肠内营养来促进生长。这些证据首先由一些小型研究结果在19世纪80年代发表出来并且大型的近期研究，包括KDOQI指南均推荐早期加强这些儿童的营养管理[107-110]。大量关于CKD婴儿的研究表明一旦通过鼻饲管或胃造瘘管使他们获得足够的卡路里，婴儿生长速度明显增加[111]。因此，适当的营养，注意水钠平衡，同时改善代谢性酸中毒和甲状旁腺功能亢进，通常适于CKD婴儿的生长，同时额外补充生长激素可视为二线治疗方法[109]。有少量小型研究报告表明通常在生长对优化的营养方案反应不足时，使用生长激素对婴儿有益[112,113]。在患CKD的儿童中，食欲刺激剂的使用及影响报道不多，尽管这些药物在其他的患慢性病的患儿中被证明有效，例如：HIV感染，癌症和囊性纤维化，同时也被应用于成人透析的患者。一个小型回顾性研究报告在CKD患儿中使用食欲刺激剂醋酸甲地孕酮可增加体重[114]，但赛庚啶对CKD患儿的作用尚缺乏报道。在过去的20年里，婴儿期过后，在CKD儿童中使用重组人生长激素(recombinant human growth hormone,rhGH)已成为一个比较常见(但不普遍)的现象，因为目前已知生长激素抵抗是另一个导致生长障碍的因素[115]。尽管存在rhGH能加速慢性肾脏病患儿肾功能的恶化这样潜在的担忧，但研究数据并不支持这样的观点。青春期是另一个问题时期，会出现青春期到来延迟，并与生长高峰减低有关。然而，罹患CKD的青少年如何看待与父母相比自身的身材矮小尚存在分歧。

神经认知功能

除了CKD对身体发育的影响，另一值得关注的是，CKD和“尿毒症”对大脑发育、神经认知和行为的影响。这点尤其体现在早期起病的CKD[120,121]和严重疾病或终末期肾病的病例中。Slickers等认为，CKD不断恶化、病程迁延以及CKD发病年龄提前已被证实是智力和记忆力受损的危险因素。另外，他指出了这些指标和疾病的严重程度呈线性相关，IQ评分会随着疾病恶化而持续下降[122]。大多数研究已证明，与他们未患病的兄弟姐妹或整体人群相比，罹患ESRD的儿童IQ评分更低，而在肾移植后则有所改善[123]。同样，也被报告提示轻度儿童CKD和ESRD患儿存在记忆力受损。更多最近的CKiD研究报告分析指出患有轻至中度CKD的儿童在IQ、学习成绩和注意力/执行力方面均在与之年龄相符的期望值范围之内[124]。但是大部分轻至中度CKD儿童都存在神经认知功能障碍的风险，这表现为测试表现低于同龄正常平均值1个标准差。一些测试中CKD儿童存在风险的人数是普通人群的两倍多。

荷兰的一项研究发现儿童期起病的ESRD成年人由于知识基础、记忆力和注意力有限而导致进入成年期后仍存在持续的困难，成年期达到的受教育水平也较低[125]。与同龄个体相比，儿童期起病的ESRD成年患者更容易被迫失业，失业率大约是正常人群的两倍[126]。有趣的是，那些儿童期起病的ESRD患者失业率要低于成年期起病的ESRD患者。

这些数据显示了长期监测CKD患儿神经发育情况的必要性。可提高终身康复潜能和生活质量的早期有针对性的干预措施应该被应用于早期学校表现不足的患儿。儿童向成人CKD正式转变的护理，是提高儿童期起病的CKD儿童护理和整体健康相关生活质量的决定性干预措施。

肾脏替代治疗的时机与适应证

小儿开始RRT适应证包括液体超负荷、治疗无效的电解质或代谢紊乱，液体控制限制了营养，生长障碍和(或)难治性高血压[127-130]。鉴于儿童肾移植患者的生存质量比透析患者更好，提前肾移植是ESRD患儿肾替代治疗的首选。肾移植也避免了与透析有关的医疗和社会心理并发症。然而，鉴于存在阻碍移植的医学问题(如缺乏活体捐献者，移植准备时间不足等)，提前肾移植并不总是可取的。在这些情况下，选择腹膜透析还是血液透析是由医疗和社会心理因素共同决定的。

腹膜透析是大多数患儿的首选方式，特别是对于血液透析技术难度很大的婴幼儿而言。与血液透析相比，腹膜透析不仅降低了死亡率，而且让孩子能处于家庭环境下治疗并按时上学。然而，腹膜透析疗法可能不适用于具有腹部病症，腹膜功能衰竭，或家庭支持不足等情况。在美国，血液透析依然是ESRD患儿更常用的透析方式。

结 论

与成年人相比，儿童CKD有独特的病因和合并症。CKD儿童需要儿科肾脏病专家密切监测，尤其应注重心血管健康、生长、营养和神经认知方面。尽管CKD儿童生存率有所提高，但仍面临较高的早期死亡风险。

(车若琛 译，张爱华 校)

参考文献

1. Mitsnefes MM, Laskin BL, Dahhou M, Zhang X, Foster BJ. Mortality risk among children initially treated with dialysis for end-stage kidney disease, 1990-2010. *JAMA* 2013;**309**(18):1921–9.
2. U.S. Renal Data System *USRDS 2012 annual data report: atlas of chronic kidney disease and end-stage renal disease in the United States.* Bethesda, MD: National Institutes of Health, National Institute of Diabetes and Digestive and Kidney Diseases; 2012.
3. Schwartz GJ, Munoz A, Schneider MF, Mak RH, Kaskel F, Warady GA, et al. New equations to estimate GFR in children with CKD. *J Am Soc Nephrol* 2009;**20**(3):629–37.
4. Hogg RJ, Furth S, Lemley KV, Portman R, Schwartz GJ, Coresh J, et al. National Kidney Foundation's Kidney Disease Outcomes Quality Initiative clinical practice guidelines for chronic kidney disease in children and adolescents: evaluation, classification, and stratification. *Pediatrics* 2003;**111**:1416–21.
5. Kidney Disease: Improving Global Outcomes (KDIGO) CKD Work Group KDIGO 2012 clinical practice guideline for the evaluation and management of chronic kidney disease. Chapter 1: definition and classification of CKD. *Kidney Int* 2013(Suppl. 3):19–62.
6. Ardissino G, Testa S, Dacco V, Vigano S, Taioli E, Claris-Appiani A, et al. Proteinuria as a predictor of disease progression in children with hypodysplastic nephropathy. Data from the Ital Kid Project. *Pediatr Nephrol* 2004;**19**(2):172–7.
7. Wong CS, Pierce CB, Cole SR, Warady BA, Mak RH, Benador NM, et al. Association of proteinuria with race, cause of chronic kidney disease, and glomerular filtration rate in the Chronic Kidney Disease in Children study. *Clin J Am Soc Nephrol* 2009;**4**:812–9.
8. Trachtenberg F, Barregard L. The effect of age, sex, and race on urinary markers of kidney damage in children. *Am J Kidney Dis* 2007;**50**:938–45.
9. Brem AS. Neonatal hematuria and proteinuria. *Clin Perinatol* 1982;**8**:321–32.
10. Guthrie LG. Chronic interstitial nephritis in childhood. *Lancet* 1897;**149**(3837):728–32.
11. Fletcher HM. Case of infantilism with polyuria and chronic renal disease. *Proc R Soc Med (5th ed)* 1911;**4**:95.
12. Ardissino G, Dacco V, Testa S, Bonaudo R, Claris-Appiani A, Taioli E, et al. Epidemiology of chronic renal failure in children: data from the ItalKid project. *Pediatrics* 2003;**111**(4 Pt 1):e382–7.
13. Bek K, Akman S, Bilge I, Topaloglu R, Caliskan S, Peru H, et al. Chronic kidney disease in children in Turkey. *Pediatr Nephrol* 2009;**24**(4):797–806.
14. Deleau J, Andre JL, Briancon S, Musse JP. Chronic renal failure in children: an epidemiological survey in Lorraine (France) 1975–1990. *Pediatr Nephrol* 1994;**8**(4):472–6.
15. Esbjorner E, Berg U, Hansson S. Epidemiology of chronic renal failure in children: a report from Sweden 1986–1994. Swedish Pediatric Nephrology Association. *Pediatr Nephrol* 1997;**11**(4):438–42.
16. Furth SL, Cole SR, Moxey-Mims M, Kaskel F, Mak R, Swartz G, et al. Design and methods of the Chronic Kidney Disease in Children (CKiD) prospective cohort study. *Clin J Am Soc Nephrol* 2006;**1**(5):1006–15.
17. Harambat J, van Stralen KJ, Kim JJ, Tizard EJ. Epidemiology of chronic kidney disease in children. *Pediatr Nephrol* 2012;**27**(3):363–73.
18. North American Pediatric Renal Transplant Cooperative Study (NAPRTCS) *2008 Annual report*. Rockville, MD: The EMMES Corporation; 2008.
19. Areses Trapote R, Sanahuja Ibanez MJ, Navarro M. Investigadores Centros Participantes en el REPIR II. Epidemiology of chronic kidney disease in Spanish pediatric population. REPIR II Project. *Nefrologia* 2010;**30**:508–17.
20. Bhimma R, Adhikari M, Asharam K, Connolly C. The spectrum of chronic kidney disease (stages 2–5) in KwaZulu-Natal, South Africa. *Pediatr Nephrol* 2008;**23**(10):1841–6.
21. Huong NTQ, Long TD, Bouissou F, Liem NT, Truong DM, Nga Do K, et al. Chronic kidney disease in children: the National Paediatric Hospital experience in Hanoi, Vietnam. *Nephrology* 2009;**14**(8):722–7.
22. Kim JJ, Booth CJ, Waller S, Rasmussen P, Reid CJ, Sinha MD. The demographic characteristics of children with chronic kidney disease stages 3–5 in South East England over a 5-year period. *Arch Dis Child* 2013;**98**(3):189–94.
23. Hiep TTM, Ismaili K, Collart F, Van Damme-Lombaerts R, Godefroid N, Ghuysen MS, et al. Clinical characteristics and outcomes of children with stage 3–5 chronic kidney disease. *Pediatr Nephrol* 2010;**25**(5):935–40.
24. Peco-Antić A, Bogdanović R, Paripović D, Paripovic A, Kocev N, Golubovic E, et al. Epidemiology of chronic kidney disease in children in Serbia. *Nephrol Dial Transplant* 2012;**27**(5):1978–84.
25. Wiesel A, Queisser-Luft A, Clementi M, Bianca S, Stoll C. Prenatal detection of congenital renal malformations by fetal ultrasonographic examination: an analysis of 709,030 births in 12 European countries. *Eur J Med Genet* 2005;**48**:131–44.
26. Cromie WJ, Lee K, Houde K, Holmes L. Implications of prenatal ultrasound screening in the incidence of major genitourinary malformations. *J Urol* 2001;**165**:1677–80.
27. Small MJ, Copel JA. Practical guidelines for diagnosing and treating fetal hydronephrosis. *Contemporary Ob Gyn* 2004;**49**:59–77.
28. Hill LM, Nowak A, Hartle R, Tush B. Fetal compensatory renal hypertrophy with a unilateral functioning kidney. *Ultrasound Obstet Gynecol* 2000;**15**:191–3.
29. Sanna-Cherchi S, Ravani P, Corbani V, Parodi S, Haupt R, Piaggio G, et al. Renal outcome in patients with congenital anomalies of the kidney and urinary tract. *Kidney Int* 2009;**76**:528–33.

30. Toka HR, Toka O, Hariri A, Nguyen HT. Congenital anomalies of kidney and urinary tract. *Semin Nephrol* 2010;**30**:374–86.
31. Sanna-Cherchi S, Sampogna R, Papeta N, Burgess KE, Nees SN, Perry BJ, et al. Mutations in DSTYK and dominant urinary tract malformations. *N Engl J Med* 2013;**369**(7):621–9.
32. Pollak MR, Genovese G, Friedman DJ. APOL1 and kidney disease. *Curr Opin Nephrol Hypertens* 2012;**21**(2):179–82.
33. Fick-Brosnahan G, Johnson AM, Strain JD, Gabow PA. Renal asymmetry in children with autosomal dominant polycystic kidney disease. *Am J Kidney Dis* 1999;**34**:639–45.
34. Guay-Woodford LM. Desmond RA. Autosomal recessive polycystic kidney disease: the clinical experience in North America. *Pediatrics* 2003;**111**(5 Pt 1):1072–80.
35. Dell KM. The spectrum of polycystic kidney disease in children. *Adv Chronic Kidney Dis* 2011;**18**(5):339–47.
36. Sweeney Jr. WE, Avner ED. Diagnosis and management of childhood polycystic kidney disease. *Pediatr Nephrol* 2011;**26**:675–92.
37. Pei Y. Practical genetics for autosomal dominant polycystic kidney disease. *Nephron Clin Pract* 2011;**118**:c19–30.
38. Onuchic LF, Furu L, Nagasawa Y, Hou X, Eggermann T, Ren Z, et al. PKHD1, the polycystic kidney and hepatic disease 1 gene, encodes a novel large protein containing multiple immunoglobulin-like plexin-transcription-factor domains and parallel beta-helix 1 repeats. *Am J Hum Genet* 2002;**70**:1305–17.
39. Ward CJ, Hogan MC, Rossetti S, Walker D, Sneddon T, Wang X, et al. The gene mutated in autosomal recessive polycystic kidney disease encodes a large, receptor-like protein. *Nat Genet* 2002;**30**:259–69.
40. Kestila M, Lenkkeri U, Mannikko M, Lamerdin J, McCready P, Putaala H, et al. Positionally cloned gene for a novel glomerular protein–nephrin-is mutated in congenital nephrotic syndrome. *Mol Cell* 1998;**1**:575–82.
41. Benoit G, Machuca E, Antignac C. Hereditary nephrotic syndrome: a systematic approach for genetic testing and a review of assoei ated podocyte gene mutations. *Pediatr Nephrol* 2010;**25**:1621–32.
42. Boute N, Gribouval O, Roselli S, Benessy F, Lee H, Fuchschuber A, et al. NPHS2, encoding the glomerular protein podocin, is mutated in autosomal recessive steroid-resistant nephrotic syndrome. *Nat Genet* 2000;**24**:349–54.
43. Geenen MM, Cardous-Ubbink MC, Kremer LC, van den Box C, van der Pal HJ, Heinen RC, et al. Medical assessment of adverse health outcomes in long-term survivors of childhood cancer. *JAMA* 2007;**297**(24):2705–15.
44. Knijnenburg SL, Jaspers MW, van der Pal HJ, Schouten-van Meeteren AY, Bouts AH, Lieverst JA, et al. Renal dysfunction and elevated blood pressure in long-term childhood cancer survivors. *Clin J Am Soc Nephrol* 2012;**7**(9):1416–27.
45. Ellis MJ, Parikh CR, Inrig JK, Kanbay M, Patel UD. Chronic kidney disease after hematopoietic cell transplantation: a systematic review. *Am J Transplant* 2008;**8**(11):2378–90.
46. Hingorani S. Chronic kidney disease in long-term survivors of hematopoietic cell transplantation: epidemiology, pathogenesis, and treatment. *J Am Soc Nephrol* 2006;**17**(7):1995–2005.
47. Weiss AS, Sandmaier BM, Storer B, Storb R, McSweeney PA, Parikh CR. Chronic kidney disease following non-myeloablative hematopoietic cell transplantation. *Am J Transplant* 2006;**6**(1):89–94.
48. Glezerman IG, Jhaveri KD, Watson TH, Edwards AM, Papadpoulos EB, Young JW, et al. Chronic kidney disease, thrombotic microangiopathy, and hypertension following T cell-depleted hematopoietic stem cell transplantation. *Biol Blood Marrow Transplant* 2010;**16**(7):976–84.
49. Hingorani S. Chronic kidney disease after liver, cardiac, lung, heart-lung, and hematopoietic stem cell transplant. *Pediatr Nephrol* 2008;**23**(6):879–88.
50. Cohen EP, Drobyski WR, Moulder JE. Significant increase in end-stage renal disease after hematopoietic stem cell transplantation. *Bone Marrow Transplant* 2007;**39**(9):571–2.
51. Ojo AO, Held PJ, Port FK, Wolfe RA, Leichtman AB, Young EW, et al. Chronic renal failure after transplantation of a nonrenal organ. *N Engl J Med* 2003;**349**(10):931–40.
52. Bloom RD, Reese PP. Chronic kidney disease after nonrenal solid-organ transplantation. *J Am Soc Nephrol* 2007;**18**(12):3031–41.
53. Bartosh SM, Alonso EM, Whitington PF. Renal outcomes in pediatric liver transplantation. *Clin Transplant* 1997;**11**(5 Pt 1): 354–60.
54. Campbell KM, Yazigi N, Ryckman FC, Alonso M, Tiao G, Balistreri WF, et al. High prevalence of renal dysfunction in long-term survivors after pediatric liver transplantation. *J Pediatr* 2006;**148**(4):475–80.
55. Harambat J, Ranchin B, Dubourg L, Liutkus A, Hadj-Haissa A, Rivet C, et al. Renal function in pediatric liver transplantation: a long-term follow-up study. *Transplantation* 2008;**86**(8):1028–34.
56. Kivela JM, Raisanen-Sokolowski A, Pakarinen MP, Makisalo H, Jalanko H, Holmberg C, et al. Long-term renal function in children after liver transplantation. *Transplantation* 2011;**91**(1):115–20.
57. Ruebner RL, Reese PP, Denburg MR, Rand EB, Abt PL, Furth SL. Risk factors for end-stage kidney disease after pediatric liver transplantation. *Am J Transplant* 2012;**12**(12):3398–405.
58. Benden C, Kansra S, Ridout DA, Shaw NL, Aurora P, Elliott MJ, et al. Chronic kidney disease in children following lung and heart-lung transplantation. *Pediatr Transplant* 2009;**13**(1):104–10.
59. Bharat W, Manlhiot C, McCrindle BW, Pollock-BarZiv S, Dipchand AI. The profile of renal function over time in a cohort of pediatric heart transplant recipients. *Pediatr Transplant* 2009;**13**(1):111–8.
60. Hmiel SP, Beck AM, de la Morena MT, Sweet S. Progressive chronic kidney disease after pediatric lung transplantation. *Am J Transplant* 2005;**5**(7):1739–47.
61. Phan V, West LJ, Stephens D, Hebert D. Renal complications following heart transplantation in children: a single-center study. *Am J Transplant* 2003;**3**(2):214–8.
62. Ross M, Kouretas P, Gamberg P, Miller J, Burge M, Reitz B, et al. Ten- and 20-year survivors of pediatric orthotopic heart transplantation. *J Heart Lung Transplant* 2006;**25**(3):261–70.
63. Sachdeva R, Blaszak RT, Ainley KA, Parker JG, Morrow WR, Frazier EA. Determinants of renal function in pediatric heart transplant recipients: long-term follow-up study. *J Heart Lung Transplant* 2007;**26**(2):108–13.
64. Sigfusson G, Fricker FJ, Bernstein D, Addonizio LJ, Baum D, Hsu DT, et al. Long-term survivors of pediatric heart transplantation: a multicenter report of sixty-eight children who have survived longer than five years. *J Pediatr* 1997;**130**(6):862–71.
65. Smith RR, Wray J, Khaghani A, Yacoub M. Ten year survival after paediatric heart transplantation: a single centre experience. *Eur J Cardiothorac Surg* 2005;**27**(5):790–4.
66. Cai J. Intestine and multivisceral transplantation in the United States: a report of 20-year national registry data (1990–2009). *Clin Transpl* 2009:83–101.
67. Mangus RS, Tector AJ, Kubal CA, Fridell JA, Vianna RM. Multivisceral transplantation: Expanding indications and improving outcomes. *J Gastrointest Surg* 2013;**17**(1):179–87.
68. OPTN Data Report on Removal Reasons by Year for Liver Transplant Candidates as of March 1 <http://optn.transplant.hrsa.gov/>. Accessed March 5 2014.
69. Powars DR, Chan LS, Hiti A, Ramicone E, Johnson C. Outcome of sickle cell anemia: a 4-decade observational study of 1056 patients. *Medicine (Baltimore)* 2005;**84**(6):363–76.
70. McPherson Yee M, Jabbar SF, Osunkwo I, Clement L, Lane PA, Eckman JR, et al. Chronic kidney disease and albuminuria in children with sickle cell disease. *Clin J Am Soc Nephrol* 2011;**6**(11):2628–33.
71. Tsaras G, Owusu-Ansah A, Boateng FO, Amoateng-Adjepong Y. Complications associated with sickle cell trait: a brief narrative review. *Am J Med* 2009;**122**(6):507–12.
72. Hakimi AA, Koi PT, Milhoua PM, Blitman NM, Li M, Hugec V, et al. Renal medullary carcinoma: the Bronx experience. *Urology* 2007;**70**(5):878–82.
73. Swartz MA, Karth J, Schneider DT, Rodriguez R, Beckwith JB, Perlman EJ. Renal medullary carcinoma: clinical, pathologic, immunohistochemical, and genetic analysis with pathogenetic implications. *Urology* 2002;**60**(6):1083–9.
74. Brenner BM, Lawler EV, Mackenzie HS. The hyperfiltration theory: a paradigm shift in nephrology. *Kidney Int* 1996;**49**(6): 1774–7.

75. Furth SL, Abraham AG, Jerry-Fluker J, Schwartz GJ, Benfield M, Kaskel F, et al. Metabolic abnormalities, cardiovascular disease risk factors, and GFR decline in children with chronic kidney disease. *Clin J Am Soc Nephrol* 2011;**6**(9):2132–40.
76. Ardissino G, Testa S, Dacco V, Paglialonga F, Vigano S, Felice-Civitillo C, et al. Puberty is associated with increased deterioration of renal function in patients with CKD: data from the ItalKid Project. *Arch Dis Child* 2012;**97**(10):885–8.
77. Mitsnefes M, Ho PL, McEnery PT. Hypertension and progression of chronic renal insufficiency in children: a report of the North American Pediatric Renal Transplant Cooperative Study (NAPRTCS). *J Am Soc Nephrol* 2003;**14**(10):2618–22.
78. Staples AO, Greenbaum LA, Smith M, Gibson DS, Filler G, Warady BA, et al. Association between clinical risk factors and progression of chronic kidney disease in children. *Clin J Am Soc Nephrol* 2010;**5**(12):2172–9.
79. Brewster UC, Perazella MA. The renin-angiotensin-aldosterone system and the kidney: effects on kidney disease. *Am J Med* 2004;**116**(4):263–72.
80. Wuhl E, Schaefer F. Therapeutic strategies to slow chronic kidney disease progression. *Pediatr Nephrol* 2008;**23**(5):705–16.
81. Karamouzis I, Sarafidis PA, Karamouzis M, Illiadis S, Haidich AB, Sioulis A, et al. Increase in oxidative stress but not in antioxidant capacity with advancing stages of chronic kidney disease. *Am J Nephrol* 2008;**28**(3):397–404.
82. Wuhl E, Trivelli A, Picca S, Litwin M, Peco-Antic A, Zurowska A, et al. Strict blood-pressure control and progression of renal failure in children. *N Engl J Med* 2009;**361**(17):1639–50.
83. Gouva C, Nikolopoulos P, Ioannidis JP, Siamopoulos KC. Treating anemia early in renal failure patients slows the decline of renal function: a randomized controlled trial. *Kidney Int* 2004;**66**(2):753–60.
84. Shepherd J, Kastelein JJ, Bittner V, Deedwainia P, Breazna A, Dobson S, et al. Effect of intensive lipid lowering with atorvastatin on renal function in patients with coronary heart disease: the Treating to New Targets (TNT) study. *Clin J Am Soc Nephrol* 2007;**2**(6):1131–9.
85. Tonelli M, Isles C, Craven T, Tonkin A, Pfeffer MA, Shepherd J, et al. Effect of pravastatin on rate of kidney function loss in people with or at risk for coronary disease. *Circulation* 2005;**112**(2):171–8.
86. Tonelli M, Moye L, Sacks FM, Cole T, Curhan GC. Effect of pravastatin on loss of renal function in people with moderate chronic renal insufficiency and cardiovascular disease. *J Am Soc Nephrol* 2003;**14**(6):1605–13.
87. Tonelli M, Moye L, Sacks FM, Kiberd B, Curhan G. Pravastatin for secondary prevention of cardiovascular events in persons with mild chronic renal insufficiency. *Ann Intern Med* 2003;**138**(2):98–104.
88. Baigent C, Landray MJ, Reith C, Reith C, Emberson J, Wheeler DC, et al. The effects of lowering LDL cholesterol with simvastatin plus ezetimibe in patients with chronic kidney disease (Study of Heart and Renal Protection): a randomised placebo-controlled trial. Lancet 2011;377(9784):2181–92.
89. tot Echten JEKH, Nauta J, Hop WC, de Jong MC, Reitsma-Bierens WC, Ploos van Amstel SL, et al. Protein restriction in chronic renal failure. Arch Dis Child 1993;68(3):371–5.
90. Wingen AM, Fabian-Bach C, Schaefer F, Mehls O. Randomised multicentre study of a low-protein diet on the progression of chronic renal failure in children. European Study Group of Nutritional Treatment of Chronic Renal Failure in Childhood. Lancet 1997;349(9059):1117–23.
91. Kavey RE, Allada V, Daniels SR, Hayman LL, McCrindle BW, Newburger JW, et al. Cardiovascular risk reduction in highrisk pediatric patients: a scientific statement from the American Heart Association expert panel on population and prevention science; the councils on cardiovascular disease in the young, epidemiology and prevention, nutrition, physical activity and metabolism, high blood pressure research, cardiovascular nursing, and the kidney in heart disease; and the interdisciplinary working group on quality of care and outcomes research: endorsed by the American Academy of Pediatrics. *Circulation* 2006;**114**:2710–38.
92. Parekh RS, Carroll CE, Wolfe RA, Port FK. Cardiovascular mortality in children and young adults with end-stage kidney disease. *J Pediatr* 2002;**141**:191–7.
93. Wilson AC, Schneider MF, Cox C, Greenbaum LA, Saland J, White CT, et al. Prevalence and correlates of multiple cardiovascular risk factors in children with chronic kidney disease. *Clin J Am Soc Nephrol* 2011;**6**:2759–65.
94. Matteucci MC, Wühl E, Picca S, Mastrostefano A, Rinelli G, Ramano C, et al. Left ventricular geometry in children with mild to moderate chronic renal insufficiency. *J Am Soc Nephrol* 2006;**17**:218–26.
95. Mitsnefes M, Flynn J, Cohn S, Samuels J, Blydt-hansen T, Saland J, et al. Masked hypertension associates with left ventricular hypertrophy in children with CKD. *J Am Soc Nephrol* 2010;**21**:137–44.
96. Mitsnefes MM, Kimball TR, Witt SA, Glascock BJ, Khoury PR, Daniels SR. Left ventricular mass and systolic performance in pediatric patients with chronic renal failure. *Circulation* 2003;**107**:864–8.
97. Litwin M, Wühl E, Jourdan C, Trelewicz J, Niemirska A, Fahr K, et al. Altered morphologic properties of large arteries in children with chronic renal failure and after transplantation. *J Am Soc Nephrol* 2005;**16**:1494–500.
98. Mackie FE, Rosenberg AR, Harmer JA, Kainer G, Celermajer DS. HMG CoA reductase inhibition and endothelial function in children with chronic kidney disease (CKD) – a pilot study. *Acta Paediatrica* 2010;**99**:457–9.
99 Al-Uzri A, Matheson M, Gipson DS, Mendley SR, Hooper SR, Yadin O, et al. The impact of short stature on health-related quality of life in children with chronic kidney disease. *J Pediatr* 2013;**163**(3):736–41.
100. Furth SL, Hwang W, Yang C, Neu AM, Fivush BA, Powe NR. Growth failure, risk of hospitalization and death for children with end-stage renal disease. *Pediatr Nephrol* 2002;**17**:450–5.
101. Wong CS, Gipson DS, Gillen DL, Emerson S, Koepsell T, Sherrard DJ, et al. Anthropometric measures and risk of death in children with end-stage renal disease. *Am J Kidney Dis* 2000;**26**:811–9.
102. Rees L, Jones H. Nutritional management and growth in children with chronic kidney disease. *Pediatr Nephrol* 2013;**28**:527–36.
103. Rees L, Mak RH. Nutrition and growth in children with chronic kidney disease. *Nat Rev Nephrol* 2011;**7**:615–23.
104. Silverstein DM. Inflammation in chronic kidney disease: role in the progression of renal and cardiovascular disease. *Pediatr Nephrol* 2009;**24**(8):1445–52.
105. Sylvestre LC, Fonseca KP, Stinghen AE, Pereira AM, Meneses RP, Pecoits-Filho R. The malnutrition and inflammation axis in pediatric patients with chronic kidney disease. *Pediatr Nephrol* 2007;**22**(6):864–73.
106. Greenbaum LA, Muñoz A, Schneider MF, Kaskel FJ, Askenazi DJ, Jenkins R, et al. The association between abnormal birth history and growth in children with CKD. *J Am Soc Nephrol* 2011;**6**:14–21.
107. Rees L, Rigden SPA, Ward GM. Chronic renal failure and growth. *Arch Dis Child* 1989;**64**:573–7.
108. Strife CF, Quinlan M, Mears K, Davey ML, Clardy C. Improved growth of three uremic children by nocturnal nasogastric feedings. *Am J Dis Child* 1986;**140**:438–43.
109. Foster BJ, McCauley L, Mak R. Nutrition in infants and very young children with chronic kidney disease. *Pediatr Nephrol* 2012;**27**:1427–39.
110. National Kidney Foundation Disease Outcomes Quality Initiative KDOQI clinical practice guideline for nutrition in children with CKD: 2008 update. Executive summary. *Am J Kidney Dis* 2009;**53**:S11–S104.
111. Rees L, Brandt ML. Tube feeding in children with chronic kidney disease: technical and practical issues. *Pediatr Nephrol* 2010;**25**(4):699–704.
112. Mencarelli F, Kiepe D, Leozappa G, Stringini G, Cappa M, Emma F. Growth hormone treatment started in the first year of life in infants with chronic renal failure. *Pediatr Nephrol* 2009;**24**(5):1039–46.
113. Santos F, Moreno ML, Neto A, Ariceta G, Vara J, Alonso A, et al. Improvement in growth after 1 year of growth hormone therapy in well-nourished infants with growth retardation secondary to chronic renal failure: results of a multicenter, con-

trolled, randomized, open clinical trial. *Clin J Am Soc Nephrol* 2010;**5**(7):1190–7.

114. Hobbs DJ, Bunchman TE, Weismantel DP, Cole MR, Ferguson KB, Gast TR, et al. Megestrol acetate improves weight gain in pediatric patients with chronic kidney disease. *J Ren Nutr* 2010;**20**(6):408–13.
115. Fine RN, Kohaut EC, Brown D, Perlman AJ. Growth after recombinant human growth hormone treatment in children with chronic renal failure: report of a multicenter randomized double-blind placebo-controlled study. Genentech Cooperative Study Group. *J Pediatr* 1994;**124**(3):374–82.
116. Hodson EM, Willis NS, Craig JC. Growth hormone for children with chronic kidney disease. *Cochrane Database Syst Rev* 2012(2) Art. No.: CD003264.
117. André JL, Bourquard R, Guillemin F, Krier MJ, Briançon S. Final height in children with chronic renal failure who have not received growth hormone. *Pediatr Nephrol* 2003;**18**(7):685–91.
118. Schaefer F, Seidel C, Binding A, Gasser T, Largo RH, Prader A, et al. Pubertal growth in chronic renal failure. *Pediatr Res* 1990;**28**:5–10.
119. Zivicnjak M, Franke D, Filler G, Haffner D, Froede K, Nissel R, et al. Growth impairment shows an age-dependent pattern in boys with chronic kidney disease. *Pediatr Nephrol* 2007;**22**:420–9.
120. Polinksy MS, Kaiser BA, Stover JB. Neurologic development of children with severe chronic renal failure from infancy. *Pediatr Nephrol* 1987;**1**:157–65.
121. Rotundo A, Nevins T, Lipton M, Lockman LA, Mauer SM, Michael AF. Progressive encephalopathy in children with chronic renal insufficiency in infancy. *Kidney Int* 1982;**21**:486–91.
122. Slickers J, Duquette P, Hooper SR, Gipson DS. Clinical predictors of neurocognitive deficits in children with chronic kidney disease. *Pediatr Nephrol* 2007;**22**:565–72.
123. Madden SJ, Ledermann SE, Guerrero-Blanco M, Bruce M, Trompeter RS. Cognitive and psychosocial outcome of infants dialyzed in infancy. *Child Care Health Dev* 2003;**29**:55–61.
124. Hooper SR, Gerson AC, Butler RW, Gipson DS, Mendley SR, Lande MB, et al. Neurocognitive functioning of children and adolescents with mild-to-moderate chronic kidney disease. *Clin J Am Soc Nephrol* 2011;**6**:1824–30.
125. Groothoff JW. Long-term outcomes of children with endstage renal disease. *Pediatr Nephrol* 2005;**20**:849–53.
126. Groothoff JW, Grootenhuis MA, Offringa M, Stronks K, Hutten GJ, Heymans HS. Social consequences in adult life of end-stage renal disease in childhood. *J Pediatr* 2005;**146**(4):512–7.
127. Foster BJ, Dahhou M, Zhang X, Platt RW, Hanley JA. Change in mortality risk over time in young kidney transplant recipients. *Am J Transplant* 2011;**11**(11):2432–42.
128. Gillen DL, Stehman-Breen CO, Smith JM, McDonald RA, Warady BA, Brandt JR, et al. Survival advantage of pediatric recipients of a first kidney transplant among children awaiting kidney transplantation. *Am J Transplant* 2008;**8**(12):2600–6.
129. McDonald SP, Craig JC. Long-term survival of children with end-stage renal disease. *N Engl J Med* 2004;**350**(26):2654–62.
130. Vats AN, Donaldson L, Fine RN, Chavers BM. Pretransplant dialysis status and outcome of renal transplantation in North American children: a NAPRTCS Study. North American Pediatric Renal Transplant Cooperative Study. *Transplantation* 2000;**69**(7):1414–9.

第68章

68

反流性肾病

Tej K. Mattoo[a] and Marva Moxey-Mims[b]

[a]Children's Hospital of Michigan, Wayne State University School of Medicine, Detroit, MI, USA,
[b]National Institute of Diabetes and Digestive and Kidney Diseases, National Institutes of Health, Bethesda, MD, USA

简 介

膀胱输尿管反流(vesicoureteral reflux)是儿童最常见的先天性泌尿系统疾患。尽管越来越多的患者在产前发现肾脏异常而确诊膀胱输尿管反流,但大多数仍然是在发生尿路感染后而确诊。诊断膀胱输尿管反流的"金标准"是排尿期膀胱尿路造影。根据国际反流协会分级方案,根据膀胱输尿管反流严重程度分为Ⅰ~Ⅴ级(图68.1)。

反流性肾病(reflux nephropathy)以前称为慢性肾盂肾炎,它是由膀胱输尿管反流导致肾瘢痕形成。反流性肾病分为先天性(也称为原发性)和获得性两大类。先天性反流性肾病由于肾脏发育异常导致局部肾脏畸形,获得性反流性肾病由于肾盂肾炎导致肾损伤所致。先天性反流性肾病包括胎儿肾积水,这些胎儿在产后检查中发现膀胱输尿管反流,肾瘢痕与尿路感染无关。因为肾瘢痕在尿路感染发生前已存在而未被检出,所以基于尿路感染的先后来区分先天性和获得性反流性肾病过于武断。获得性反流性肾病女性多见,而先天性反流性肾病大多发生在男性。区别获得性和先天性反流性肾病的鉴别要点见表68.1[1]。肾瘢痕也可发生在没有膀胱输尿管反流的急性肾盂肾炎患者。当前诊断肾瘢痕的"金标准"是放射性核素肾静态显像(巯基丁二酸显像^{99m}TC-DMSA)。影像学不能区分先天性和获得性反流性肾病。

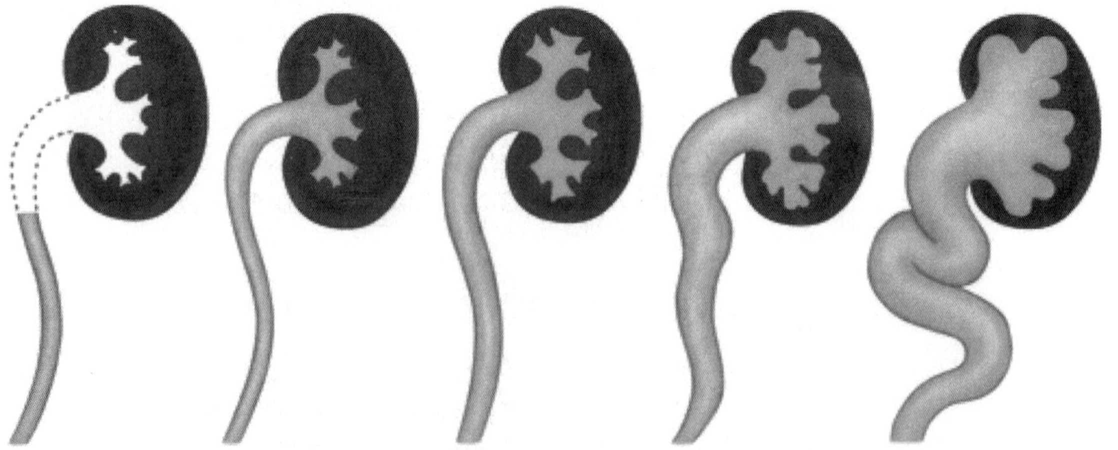

图68.1 国际反流性研究分级标准。Ⅰ级,尿液反流至下端非扩张输尿管;Ⅱ级,尿液返流到输尿管和肾盂但无扩张;Ⅲ级,尿液反流至输尿管肾盂伴轻/中度扩张;Ⅳ级,输尿管、肾盂和肾盏中度扩张及扭曲,大部分肾盏变钝;Ⅴ级,输尿管、肾盂和肾盏高度扩张和扭曲,大部分肾盏无乳头压迹

表 68.1　儿童先天性与获得性反流性肾病特点

	获得性	先天性
发生时间	产后	产前
诊断前尿路感染	频繁	少见
年龄分布	整个儿童期	多见于幼童
性别分布	女性多见	男性多见
膀胱输尿管反流分级	轻度	重度
肾脏发育问题	无	有

发病率和患病率

原发性膀胱输尿管反流是最常见的先天性尿路异常，占到儿童尿路感染的 30% 到 40%。儿童尿路感染的诊治流程包括尿路成像以确定膀胱输尿管结构及其分级[2,3]。反流程度分为Ⅰ～Ⅴ级，从轻到重，通过排尿期膀胱尿路造影来确定（见图 68.1）。此外也有遗传原因导致的继发性膀胱输尿管反流。有些是染色体改变，还有一些是由于发育期基因突变，如 *PAX2*、*EYE1* 和 *wt-1* 基因[4,5]，这些基因改变与感染和瘢痕发生有关。继发性膀胱输尿管反流常发生在有后位尿道瓣膜的儿童。成人继发性膀胱输尿管反流的原因包括男性前列腺肥大所致膀胱出口梗阻、神经源性膀胱，以及脊柱裂-脊髓脊膜膨出、脊髓损伤或多发性硬化症。原发性膀胱输尿管反流主要发生在白种人。一项针对 607 例膀胱输尿管反流患儿的随机研究发现其中 81% 患儿为白种人[6]。

急性肾盂肾炎后发生肾瘢痕的风险是 5% ～ 10%[7,8]。膀胱输尿管反流合并尿路感染的患儿，肾瘢痕的发生率升高 30% ～56%[9,11]。一项包含 23 个回顾性系统性研究发现，纳入的 2106 例儿童肾盂肾炎感染后发生肾瘢痕存在地域差异，例如澳大利亚（26.5%）、亚洲（49%）、欧洲（39.4%）、中东（34.3%）和美国（48.5%）[9]。健康人群中肾瘢痕发病率尚不清楚。一项包含健康儿童和新诊断高血压的青少年研究揭示 DMSA 肾显像发现 159 例患者中 33 例（21%）存在肾瘢痕[12]。在一项合并高血压的成人研究中，采用放射性核素对排尿中膀胱尿道造影，发现 19.1%（30/157）的患者发生膀胱输尿管反流，其中 7 例（7/30）为双侧输尿管反流[13]，被认定为重度，上述研究未评估肾脏瘢痕。无尿路感染的肾瘢痕（先天性反流性肾病）患儿占到确诊膀胱输尿管反流患儿的 30% ～60%，这些患儿多在肾积水随访中被确诊[14-16]。

发病机制

尿路感染后发生肾瘢痕的确切机制尚不清楚。瘢痕形成被认为是多种因素共同作用的结果，包括局灶性缺血、释放毒素引起的炎症反应、免疫机制、大分子捕获和系膜功能障碍、血管改变、高血压和血流动力学改变等因素[17,18]。抗氧化剂介导肾小管损伤是由于在组织灌注中释放超氧化物。由于肾内反流导致的瘢痕主要发生在肾极。形态学分析表明广泛的肾乳头融合与肾内反流有关，并只发生在肾上极和下极[20]。肾瘢痕可能发生在一次肾盂肾炎之后，特别是在年幼的儿童，也称为“大爆炸效应”，这个过程也可能持续好几年。在一项研究中发现从确诊膀胱尿管反流到出现肾瘢痕的中位数时间是 6.1 年[22]。

反流性肾病的危险因素

与没有膀胱输尿反流的儿童相比，膀胱输尿管反流患儿有更高的风险发生急性肾盂肾炎（相对危险度：1.5；95% 可信区间：1.1 ～1.9）和形成肾瘢痕（相对危险度：2.6；95% 可信区间：1.7 ～3.9）。合并Ⅲ级或更高分级的膀胱输尿管反流患儿与低分级的膀胱输尿管反流患儿相比，更容易发生肾瘢痕（相对危险度：2.1；95% 可信区间：1.4 ～3.2）[23]。与Ⅰ～Ⅱ级膀胱输尿反流（14%）或不合并膀胱输尿管反流（6%）的人群相比，Ⅲ～Ⅳ级膀胱输尿反流患者（40%）发生超过 25% 肾实质瘢痕的风险增高[24]。膀胱输尿管反流患者即使不合并尿路感染也可能存在皮质异常，这种异常在高分级的膀胱输尿管反流患者中更常见。一项荟萃分析显示Ⅰ～Ⅲ级膀胱输尿反流患者出现肾脏异常（每 100 个肾单位）的发生率为 6.2%，分级为Ⅳ～Ⅴ患者的发生率为 47.9%。膀胱输尿管反流患者肾脏异常的概率为 2% ～63%（平均 21.8%），其中 26% ～42%（平均 32.3%）的肾单位受到影响[25]。

膀胱输尿管反流相关的肾瘢痕在尿路感染后更常见。急性肾盂肾炎合并膀胱输尿管反流的患者肾瘢痕发生风险是不合并膀胱输尿管反流患者的 2.8 倍，肾单位损伤的风险是 3.7 倍[26]。膀胱肠功能障碍（bladder bowel dysfunction，BBD）患者肾瘢痕风险增加。BBD 增加膀胱输尿管反流患儿发生发热性尿路感染的风险（44%），即使用抗生素预防性治疗，风险仍存在，而不合并 BBD 患者风险比为 13%。合并 BBD 降低了 24 个月内膀胱输尿管反流的诊断率（合并 BBD 的诊断率为 31%，不合并 BBD 的诊断率为 61%）。合并BBD患儿术后尿路感染发生率显著增加(22%),不合并BBD为5%[26]。

发热性尿路感染延迟治疗可增加肾损伤的风险[27,28]。针对158例发热性尿路感染患儿的多因素分析发现治疗延迟超过48小时显著增加肾脏急性病变的风险[29]。然而意大利肾感染研究试验报告指出急性肾盂肾炎发热后抗生素延迟治疗1~5天,与瘢痕形成风险无关。推迟抗生素治疗的数日内,瘢痕形成的风险恒定在30.7±7%。临床与实验室炎症指标以及膀胱输尿管反流发生率在各组相似[30]。另一项研究发现,在尿路感染的早期给予适当的治疗,尤其是在发病后第一个24小时内,可减少急性感染期肾脏受累的可能性,但并不能阻止瘢痕形成。对于这些研究结果不一致的原因尚不清楚。

低龄被认为是尿路感染后肾瘢痕形成的另一危险因素[3,26]。然而瘢痕也可发生在成人肾脏,例如成人移植肾[31]。动物研究发现,膀胱输尿管反流合并尿路感染的成年猪肾瘢痕发展速度与幼猪一致[32]。最近的一些研究提示年龄不是肾瘢痕的危险因素,对于年长的儿童肾瘢痕风险与幼童一致[28,33,34]或者甚至稍高[35,36]。这些结果的不一致可能与入选标准的差异有关,也可能与其他合并症未明确甄别有关。

关于膀胱输尿管反流和尿路感染令人信服的预测是膀胱输尿管反流增加了复发性尿路感染和肾瘢痕的风险,以及随后相关并发症的发病率,包括蛋白尿,高血压,子痫和终末期肾病[27,37,38]。然而,长期随访观察表明肾瘢痕可能发生在没有膀胱输尿管反流的儿童,同时并不是所有膀胱输尿管反流(甚至是高分级反流)患儿都发生肾瘢痕,这些现象值得重新审视上述假设的合理性[39,40]。Rushton等人发现合并膀胱输尿管反流的肾脏新发瘢痕少于不合并膀胱输尿管反流者。一项随机对照试验的荟萃分析比较了抗菌药物和抗反流手术,表明肾瘢痕形成在回流和非回流单元是相同的[39,42]。此外,来自澳大利亚和新西兰的终末期肾病登记数据表明从20世纪60年代到20世纪90年代反流相关的终末期肾病发病率没有减少[43]。总之这些研究结果对输尿管膀胱反流患者采用抗菌药物预防瘢痕及其相关并发症的观点提出了挑战。

并 发 症

肾瘢痕并发症是众所周知的,但定义不明确,由于其起病隐匿,进展缓慢,并且在儿童和成人中缺乏严格设计的前瞻性研究。高血压和蛋白尿是其最常见的并发症。其他并发症还包括局灶节段性肾小球硬化,尿浓缩缺陷,高钾血症和酸中毒[44,45]。

高血压

合并肾瘢痕的患儿高血压发生率为17%~30%[9],成人为34%~38%[46,47]。成人由于混合因素如原发性高血压、肾结石所致瘢痕以及其他肾脏病理损伤等,其发病率难以统计。根据生存分析,单侧肾损害患者50%将在30岁发生持续性高血压,双侧肾损害患者50%将在20岁发生高血压[48]。在一项对合并肾瘢痕的患儿长达15年随访研究中,发现13%患儿在20~31岁出现高血压[49]。在一项对反流性肾病患者5年的前瞻性研究中,发现血压与血浆肾素活性、血浆肌酐浓度和瘢痕程度无相关性[50]。

一些研究报道膀胱输尿管反流患者经过多年随访,血压未升高。在一项对146名患者的研究中,诊断膀胱输尿管反流的平均年龄为5岁,随访10年未发现高血压,该队列还包括34.3%肾瘢痕患者[51]。在另一项研究中,对53例因尿路感染所致肾瘢痕患者进行动态血压监测,随访16~26年后,与47名相匹配的无肾瘢痕受试者相比,两者动态血压没有差异。平均收缩压或舒张压在2个标准差以上,瘢痕组和非瘢痕组的高血压发生率分别为5/53(9%)和3/47(6%)[52]。

蛋白尿

成人反流性肾病蛋白尿的发生率为21%,在患儿中蛋白尿少见[46]。蛋白尿由于免疫损伤导致肾小球和或肾小管间质损伤,大分子滞留与系膜功能障碍,高血压和肾小球高滤过所致[17]。微量白蛋白尿提示非常早期的肾小球损害,可逐步发展为显性蛋白尿,进展性肾损害和肾衰竭。据报道51%合并肾瘢痕患儿(平均年龄9.8±4.2岁)发生微量白蛋白尿[53]。反流性肾病患者尿低分子量蛋白排泄量增加如β2微球蛋白、视黄醇结蛋白、α1-微球蛋白和N-乙酰-β-d-氨基葡萄糖苷酶[54-57]。微量白蛋白可以和低分子蛋白尿同时发生或随后发生。随着肾瘢痕的进展,尿白蛋白排泄增加[54,57,58]。

反流性肾病患者可发生局灶节段性肾小球硬化,但其机制尚不清楚[43]。局灶节段性肾小球硬化的进展与肾小球高滤过、抗原-抗体复合物的沉积、系膜清除大分子障碍和循环免疫复合物所致肾小球损伤相关。局灶节段性肾小球硬化持续进展,可发生在肾脏非瘢痕部位或者单侧反流性肾病的健侧肾脏[44]。

慢性肾脏病

肾瘢痕与5%至10%儿童和成人的终末期肾病有关[59,60]。2008北美儿科肾脏临床试验和协作研究(NAPRTCS)报告,反流性肾病是慢性肾脏病第4大最常见病因,占患儿的8.4%,占肾移植患者5.2%,占透析患者3.5%[61]。在一项慢性肾脏病的队列中,纳入儿童586名,年龄从1~16岁,其评估的肾小球滤过率为30~90ml/(min·1.73m^2),其中反流性肾病87例(14.8%),占慢性肾脏病非肾小球病因的19%[62]。

成人反流性肾病

肾瘢痕并发症在成人更常见,可表现为反复尿路感染、蛋白尿、高血压、血清肌酐升高和肾小球滤过率下降。成年男性反流性肾病患者常表现为高血压,蛋白尿和肾衰竭(表68.2)。女性大多表现为尿路感染和妊娠相关并发症[1]。与女性相比男性预后更差。这种差异以前被归因于男性因蛋白尿和肾衰竭隐匿,诊断延迟,而女性由于复发性尿路感染和妊娠并发症促使疾病早期诊断[63]。然而,基于儿童患者的观察来看,这种成人临床结果的性别差异可能与男性易患先天性反流性肾病而女性易患获得性反流性肾病有关[1]。

表68.2 成人反流性肾病

	男性	女性
尿路感染	少见	频繁
血清肌酐	高	正常
终末期肾病	多见	少加
膀胱输尿管反流分级	高/双侧	低/单侧
蛋白尿	常见/严重	少见/不严重
高血压	常见	少见

在一项纳入293例反流性肾病患者的研究中(发病平均年龄31±13.4岁),女性与男性的比为5∶1,男女性最常见的症状为尿路感染(65%)、高血压(20%)和蛋白尿(6%)。然而,与男性患者相比,尿路感染作为主要症状在女性更常见(72% vs 31%)。相反,蛋白尿在男性更常见(20% vs 4%)。高血压在男性比女性更常见(29% vs 18%)。65%的女性和75%男性有膀胱输尿管反流。对其中147例患者平均随访6.9±3.6年,在随访7.0±3.1年后21例(14%)发展为终末期肾病[60]。

反流性肾病女性患者在怀孕期间潜在的并发症包括尿路感染、高血压、蛋白尿、水肿、肾功能恶化、血尿、早产、子痫前期和流产[64-66]。受孕时的肾功能与妊娠结局相关[65]。对有膀胱输尿管反流病史的女性,针对妊娠结局进行文献综述发现膀胱输尿管反流患者尿路感染的风险从6%上升到22%,如合并肾瘢痕其风险增加到42%。与无肾瘢痕的患者相比,膀胱输尿管反流合并肾瘢痕患者高血压和子痫前期的发生率显著升高[66]。

反流性肾病的预防

预防性抗感染

在过去几年中,有六项前瞻性随机试验评估了抗菌药物在预防儿童复发性尿路感染和肾瘢痕中的作用,其中包括了膀胱输尿管反流随机干预的研究[67-71]。这项研究是随机分组,以安慰剂作为对照,评价抗菌治疗在预防尿路感染和肾瘢痕中的作用,研究对象为607例6岁以下儿童,尿路感染后确诊为膀胱输尿管反流,分级为Ⅰ~Ⅳ级[6,72]。

在这些研究中,患者被随机分到抗菌药物预防组或单纯安慰剂/监测组。其中一项研究使用内镜治疗作为第三种干预[73]。在6项研究中,其中3项纳入尿路感染同时合并膀胱输尿管反流的患儿[68,71],其余3项研究纳入尿路感染伴或不伴膀胱输尿管反流,一共纳入2042患儿(74%为女性)[1]。

共有1430例患儿接受DMSA肾脏扫描来评估肾瘢痕(表68.3)。这6项研究显示接受抗菌药物预防或内镜干预患儿的肾瘢痕发生率与未接受干预患者相比没有差异。这些研究的荟萃分析(包括一项来自瑞典采用注射葡聚糖高聚体透明质酸酶的研究)显示,抗生素预防和内镜干预组29%的病例发生肾瘢痕,无干预或安慰剂组患者肾瘢痕发生率为25%(RR 1.10;95% CI:0.98~1.22;P=NS),随访期间少有新发瘢痕报道。

外科干预

"国际反流研究"[74-76]、"Birmingham研究"[77]及最近的"瑞典反流试验"[73,78]结果提示对于预防尿路感染或肾瘢痕形成,膀胱输尿管反流矫正手术不优于预防性抗菌药物治疗。然而,外科干预的优势在于手术患者不需要后续的排尿期膀胱尿路造影,而抗菌药预防者仍需要做该项检查。外科治疗一般推荐给分级高的膀胱输尿管反流患者、预防性抗生素治疗仍发生发热性

表 68.3 肾瘢痕形成,在最近的一项随机研究 UTI 患者有无 VUR

作者和研究年份	DMSA 扫描脏患者数	DMSA 检查肾瘢痕		相对风险(95%可信区间)
		预防/内镜检查*	无预防	
Garin et al.,2005	218	7/100(7%)	6/118(5%)	1.37(0.47~3.96)
Pennesi et al.,2008	100	22/50(44%)	18/50(36%)	1.22(0.75~1.98)
Montini et al.,2009	295	50/187(27%)	33/108(30.5%)	0.87(0.60~1.26)
Craig et al.,2009	154	35/71(49%)	38/83(46%)	1.07(0.77~1.50)
*Swedish Reflux Trial,2010	201	82/133(62%)*	45/68(66%)	0.93(0.75~1.15)
RIVUR Study	462	27/227(12%)	24/235(10%)	1.08(0.78~1.40)
COMBINED	1430	223/768(29%)	164/662(25%)	1.10(0.99~1.22)

UTI,尿路感染;VUR,膀胱输尿管反流

*包括 40/68 患者实施预防和 42/65 患者接受胃镜检查

尿路感染者,对抗菌药过敏、依从性差、瘢痕恶化以及父母偏好手术者[79]。目前,输尿管下或输尿管内注入葡聚糖高聚体透明质酸酶(dextranomer hyaluronidase,Deflux)的内镜治疗已成为一线外科治疗方案,其成功率(通过排尿膀胱造影检测回流率)为83%,与开放性手术植入透明质酸的成功率(98.1%)相当[26]。

其他治疗

BBD 给予适当的治疗是必要的,可以预防尿路感染复发,有助于解决膀胱输尿管反流,可预防进一步的肾损伤。BBD 管理包括治疗便秘、训练频繁和完整的排尿、生物反馈和(或)使用抗胆碱能药物或 α 受体阻滞剂以及针对极端病例采用的连续间歇置管术。虽然缺乏管理反流性肾病相关的高血压、微量白蛋白尿/蛋白尿以及其他并发症的循证指南,但是仍推荐使用血管紧张素转化酶抑制剂或血管紧张素Ⅱ受体拮抗剂。单侧反流性肾病所致肾功能异常,可考虑切除患肾,但要切记肾切除可能无法治愈高血压。

一项研究评价了糖皮质激素在预防急性肾盂肾炎所致肾瘢痕中的作用,该研究在口服抗生素同时口服泼尼松3天,6个月后肾瘢痕减少50%[80]。最近2项研究表明应用抗氧化剂如维生素 A 也可明显减少肾瘢痕的风险[81,82]。仍需要更大规模的前瞻性研究验证这些观察。

结 语

针对膀胱输尿管反流的患儿,长期的观点是预防性抗生素治疗可预防尿路感染,尿路感染次数的减少有助于减少肾瘢痕的形成,从而保护肾功能。因此,目前治疗膀胱输尿管反流的重点仍是预防尿路感染,根治性手术主要用于保守治疗无效的患儿。最近完成的 RIVUR 研究发现,预防性抗感染治疗比安慰剂可降低尿路感染风险 50%,但不降低肾脏瘢痕形成的风险。与糖尿病肾病相似,尿路感染后反流性肾病的危险因素尚不清楚。可能存在特定的遗传或宿主因素使个体对反复感染和(或)瘢痕形成更易感。针对此类问题的基因研究将提高我们的认识,利于膀胱输尿管反流的筛查和治疗,最大限度地保护肾功能。

(梁伟 译,丁国华 校)

参考文献

1. Mattoo TK. Vesicoureteral reflux and reflux nephropathy. *Adv Chronic Kidney Dis* 2011;**18**(5):348–54.
2. Elder JS, Peters CA, Arant Jr BS, Ewalt DH, Hawtrey CE, Hurwitz RS, et al. Pediatric vesicoureteral reflux guidelines panel summary report on the management of primary vesicoureteral reflux in children. *J Urol* 1997;**157**(5):1846–51.
3. American Academy of Pediatrics, Committee on Quality Improvement, Subcommittee on Urinary Tract Infection Practice parameter: the diagnosis, treatment, and evaluation of the initial urinary tract infection in febrile infants and young children. *Pediatrics* 1999;**103**(4):843–52.
4. Berger S, Goppl M, Zachariou Z. Syndromology of anorectal malformations revisited: from patterns of associated malformations to the recognition of syndromes. *World J Pediatr* 2005;**1**(1):8–14.
5. Hahn H, Ku SE, Kim KS, Park YS, Yoon CH, Cheong HI. Implication of genetic variations in congenital obstructive nephropathy. *Pediatr Nephrol* 2005;**20**(11):1541–4.
6. Carpenter MA, Hoberman A, Mattoo TK, Mathews R, Keren R, Chesney RW, et al. The RIVUR Trial: Profile and baseline clinical associations of children with vesicoureteral reflux. *Pediatrics* 2013;**132**(1):e34–45.
7. Winberg J, Andersen HJ, Bergstrom T, Jacobsson B, Larson H, Lincoln K. Epidemiology of symptomatic urinary tract infection in childhood. *Acta Paediatr Scand Suppl* 1974(252):1–20.
8. Pylkkanen J, Vilska J, Koskimies O. The value of level diagnosis of childhood urinary tract infection in predicting renal injury. *Acta Paediatr Scand* 1981;**70**(6):879–83.
9. Faust WC, Diaz M, Pohl HG. Incidence of post-pyelonephritic renal scarring: a meta-analysis of the dimercapto-succinic acid lit-

erature. *J Urol* 2009;**181**(1):290–7. Discussion 297–298.
10. Rushton HG. The evaluation of acute pyelonephritis and renal scarring with technetium 99m-dimercaptosuccinic acid renal scintigraphy: evolving concepts and future directions. *Pediatr Nephrol* 1997;**11**(1):108–20.
11. Doganis D, Siafas K, Mavrikou M, Issaris G, Martirosova A, Perperidis G, et al. Does early treatment of urinary tract infection prevent renal damage? *Pediatrics* 2007;**120**(4):e922–8.
12. Ahmed M, Eggleston D, Kapur G, Jain A, Valentini RP, Mattoo TK. Dimercaptosuccinic acid (DMSA) renal scan in the evaluation of hypertension in children. *Pediatr Nephrol* 2008;**23**(3):435–8.
13. Barai S, Bandopadhayaya GP, Bhowmik D, Patel CD, Malhotra A, Agarwal P, et al. Prevalence of vesicoureteral reflux in patients with incidentally diagnosed adult hypertension. *Urology* 2004;**63**(6):1045–8. Discussion 1048–1049.
14. Yeung CK, Godley ML, Dhillon HK, Gordon I, Duffy PG, Ransley PG. The characteristics of primary vesico-ureteric reflux in male and female infants with pre-natal hydronephrosis. *Br J Urol* 1997;**80**(2):319–27.
15. Ismaili K, Hall M, Piepsz A, Wissing KM, Collier F, Schulman C, et al. Primary vesicoureteral reflux detected in neonates with a history of fetal renal pelvis dilatation: a prospective clinical and imaging study. *J Pediatr* 2006;**148**(2):222–7.
16. Sweeney B, Cascio S, Velayudham M, Puri P. Reflux nephropathy in infancy: a comparison of infants presenting with and without urinary tract infection. *J Urol* 2001;**166**(2):648–50.
17. Cotran RS. Nephrology Forum. Glomerulosclerosis in reflux nephropathy. *Kidney Int* 1982;**21**(3):528–34.
18. Smith EA. Pyelonephritis, renal scarring, and reflux nephropathy: a pediatric urologist's perspective. *Pediatr Radiol* 2008;**38**(Suppl. 1):S76–82.
19. Roberts JA. Studies of vesicoureteral reflux: a review of work in a primate model. *South Med J* 1978;**71**(1):28–30.
20. Ransley PG, Risdon RA. Renal papillary morphology in infants and young children. *Urol Res* 1975;**3**(3):111–3.
21. Ransley PG, Risdon RA. Reflux nephropathy: effects of antimicrobial therapy on the evolution of the early pyelonephritic scar. *Kidney Int* 1981;**20**(6):733–42.
22. Shindo S, Bernstein J, Arant Jr. BS. Evolution of renal segmental atrophy (Ask-Upmark kidney) in children with vesicoureteric reflux: radiographic and morphologic studies. *J Pediatr* 1983;**102**(6):847–54.
23. Shaikh N, Ewing AL, Bhatnagar S, Hoberman A. Risk of renal scarring in children with a first urinary tract infection: a systematic review. *Pediatrics* 2010;**126**(6):1084–91.
24. Gonzalez E, Papazyan J-P, Girardin E. Impact of vesicoureteral reflux on the size of renal lesions after an episode of acute pyelonephritis. *J Urol* 2005;**173**(2):571–4. Discussion 574–575.
25. Skoog SJ, Peters CA, Arant Jr BS, Copp HL, Elder JS, Hudson RG, et al. Pediatric vesicoureteral reflux guidelines panel summary report: clinical practice guidelines for screening siblings of children with vesicoureteral reflux and neonates/infants with prenatal hydronephrosis. *J Urol* 2010;**184**(3):1145–51.
26. Peters CA, Skoog SJ, Arant Jr BS, Copp HL, Elder JS, Hudson RG, et al. Summary of the AUA Guideline on Management of Primary Vesicoureteral Reflux in Children. *J Urol* 2010;**184**(3):1134–44.
27. Smellie JM, Poulton A, Prescod NP. Retrospective study of children with renal scarring associated with reflux and urinary infection. *BMJ* 1994;**308**(6938):1193–6.
28. Ataei N, Madani A, Habibi R, Khorasani M. Evaluation of acute pyelonephritis with DMSA scans in children presenting after the age of 5 years. *Pediatr Nephrol* 2005;**20**(10):1439–44.
29. Fernandez-Menendez JM, Malaga S, Matesanz JL, Solis G, Alonso S, Perez-Mendez C. Risk factors in the development of early technetium-99m dimercaptosuccinic acid renal scintigraphy lesions during first urinary tract infection in children. *Acta Paediatrica* 2003;**92**(1):21–6.
30. Hewitt IK, Zucchetta P, Rigon L, Maschio F, Molinari PP, Tomasi L, et al. Early treatment of acute pyelonephritis in children fails to reduce renal scarring: data from the italian renal infection study trials. *Pediatrics* 2008;**122**(3):486–90.
31. Howie AJ, Buist LJ, Coulthard MG. Reflux nephropathy in transplants. *Pediatr Nephrol* 2002;**17**(7):485–90.
32. Coulthard MG, Flecknell P, Orr H, Manas D, O'Donnell M. Renal scarring caused by vesicoureteric reflux and urinary infection: a study in pigs. *Pediatr Nephrol* 2002;**17**(7):481–4.
33. Lin KY, Chiu NT, Chen MJ, Lai CH, Huang JJ, Wang YT, et al. Acute pyelonephritis and sequelae of renal scar in pediatric first febrile urinary tract infection. *Pediatr Nephrol* 2003;**18**(4):362–5.
34. Benador D, Benador N, Slosman D, Mermillod B, Girardin E. Are younger children at highest risk of renal sequelae after pyelonephritis? *Lancet* 1997;**349**(9044):17–19.
35. Coulthard MG, Verber I, Jani JC, Lawson GR, Stuart CA, Sharma V, et al. Can prompt treatment of childhood UTI prevent kidney scarring? *Pediatr Nephrol* 2009;**24**(10):2059–63.
36. Pecile P, Miorin E, Romanello C, Vidal E, Contardo M, Valent F, et al. Age-related renal parenchymal lesions in children with first febrile urinary tract infections. *Pediatrics* 2009;**124**(1):23–9.
37. Smellie J, Edwards D, Hunter D, Normand I, Prescod N. Vesicoureteric reflux and renal scarring. *Kidney Int (Suppl)* 1975;**4**: S65–72.
38. Smellie JM, Prescod NP, Shaw PJ, Risdon RA, Bryant TN. Childhood reflux and urinary infection: a follow-up of 10–41 years in 226 adults. *Pediatr Nephrol* 1998;**12**(9):727–36.
39. Wheeler D, Vimalachandra D, Hodson EM, Roy LP, Smith G, Craig JC. Antibiotics and surgery for vesicoureteric reflux: a meta-analysis of randomised controlled trials. *Arch Dis Child* 2003;**88**(8):688–94.
40. Beetz R. May we go on with antibacterial prophylaxis for urinary tract infections? *Pediatr Nephrol* 2006;**21**(1):5–13.
41. Rushton HG, Majd M, Jantausch B, Wiedermann BL, Belman AB. Renal scarring following reflux and nonreflux pyelonephritis in children: evaluation with 99mtechnetium-dimercaptosuccinic acid scintigraphy. *J Urol* 1992;**147**(5):1327–32.
42. Wheeler DM, Vimalachandra D, Hodson EM, Roy LP, Smith GH, Craig JC. Interventions for primary vesicoureteric reflux. *Cochrane Database Syst Rev* 2004(3):CD001532.
43. Craig JC, Irwig LM, Knight JF, Roy LP. Does treatment of vesicoureteric reflux in childhood prevent end-stage renal disease attributable to reflux nephropathy? *Pediatrics* 2000;**105**(6): 1236–41.
44. Kincaid-Smith P. Glomerular lesions in atrophic pyelonephritis and reflux nephropathy. *Kidney Int Suppl* 1975;**4**:S81–3.
45. Bailey RR, Swainson CP, Lynn KL, Burry AF. Glomerular lesions in the "normal" kidney in patients with unilateral reflux nephropathy. *Contrib Nephrol* 1984;**39**:126–31.
46. Zhang Y, Bailey RR. A long term follow up of adults with reflux nephropathy. *N Z Med J* 1995;**108**(998):142–4.
47. Kohler J, Tencer J, Thysell H, Forsberg L. Vesicoureteral reflux diagnosed in adulthood. Incidence of urinary tract infections, hypertension, proteinuria, back pain and renal calculi. *Nephrol Dial Transplant* 1997;**12**(12):2580–7.
48. Simoes e Silva AC, Silva JM, Diniz JS, Pinheiro SV, Lima EM, Vasconcelos MA, et al. Risk of hypertension in primary vesicoureteral reflux. *Pediatr Nephrol* 2007;**22**(3):459–62.
49. Goonasekera CD, Shah V, Wade AM, Barratt TM, Dillon MJ. 15-year follow-up of renin and blood pressure in reflux nephropathy. *Lancet* 1996;**347**(9002):640–3.
50. Savage JM, Koh CT, Shah V, Barratt TM, Dillon MJ. Five year prospective study of plasma renin activity and blood pressure in patients with longstanding reflux nephropathy. *Arch Dis Child* 1987;**62**(7):678–82.
51. Wolfish NM, Delbrouck NF, Shanon A, Matzinger MA, Stenstrom R, McLaine PN. Prevalence of hypertension in children with primary vesicoureteral reflux. *J Pediatr* 1993;**123**(4):559–63.
52. Wennerstrom M, Hansson S, Hedner T, Himmelmann A, Jodal U. Ambulatory blood pressure 16–26 years after the first urinary tract infection in childhood. *J Hypertens* 2000;**18**(4):485–91.
53. Karlen J, Linne T, Wikstad I, Aperia A. Incidence of microalbuminuria in children with pyelonephritic scarring. *Pediatr Nephrol* 1996;**10**(6):705–8.
54. Tomlinson PA, Smellie JM, Prescod N, Dalton RN, Chantler C. Differential excretion of urinary proteins in children with vesico-

ureteric reflux and reflux nephropathy. *Pediatr Nephrol* 1994;**8**(1):21–5.
55. Miyakita H, Puri P. Urinary levels of N-acetyl-beta-D-glucosaminidase: a simple marker for predicting tubular damage in higher grades of vesicoureteric reflux.*Eur Urol* 1994;**25**(2):135–7.
56. Salvaggio E, Menonna NM, Ricci R, Ferrara P, Nardini F. [Beta 2 microglobulin in the diagnosis of reflux nephropathy in childhood]. *Pediatr Med Chir* 1988;**10**(1):83–8.
57. Goonasekera CD, Shah V, Dillon MJ. Tubular proteinuria in reflux nephropathy: post ureteric re-implantation. *Pediatr Nephrol* 1996;**10**(5):559–63.
58. Bell FG, Wilkin TJ, Atwell JD. Microproteinuria in children with vesicoureteric reflux. *Br J Urol* 1986;**58**(6):605–9.
59. Becker GJ, Kincaid-Smith P. Reflux nephropathy: the glomerular lesion and progression of renal failure. *Pediatr Nephrol* 1993;**7**(4):365–9.
60. el-Khatib MT, Becker GJ, Kincaid-Smith PS. Reflux nephropathy and primary vesicoureteric reflux in adults. *Q J Med* 1990;**77**(284):1241–53.
61. NAPRTCS. North American Pediatric Renal Transplant Cooperative Study (NAPRTCS); *2008 Annual Report*; 2008.
62. Furth SL, Abraham AG, Jerry-Fluker J, Schwartz GJ, Benfield M, Kaskel F, et al. Metabolic Abnormalities, CVD Risk Factors and GFR Decline in Children with CKD. *Clin J Am Soc Nephrol* 2011;**6**(9):2132–40.
63. Williams DG. Reflux nephropathy. *Q J Med* 1990;**77**(284):1205–7.
64. el-Khatib M, Packham DK, Becker GJ, Kincaid-Smith P. Pregnancy-related complications in women with reflux nephropathy. *Clin Nephrol* 1994;**41**(1):50–5.
65. Jungers P, Houillier P, Chauveau D, Choukroun G, Moynot A, Skhiri H, et al. Pregnancy in women with reflux nephropathy. *Kidney Int* 1996;**50**(2):593–9.
66. Hollowell JG. Outcome of pregnancy in women with a history of vesico-ureteric reflux. *BJU Int* 2008;**102**(7):780–4.
67. Garin EH, Olavarria F, Garcia Nieto V, Valenciano B, Campos A, Young L. Clinical significance of primary vesicoureteral reflux and urinary antibiotic prophylaxis after acute pyelonephritis: a multicenter, randomized, controlled study. *Pediatrics* 2006;**117**(3):626–32.
68. Pennesi MTL, Peratoner L, Bordugo A, Cattaneo A, Ronfani L, Minisini S, The North East Italy Prophylaxis in VUR Study Group. Is antibiotic prophylaxis in children with vesicoureteral reflux effective in preventing pyelonephritis and renal scars? A randomized, controlled trial. *Pediatrics* 2008;**121**(6):e1489–94.
69. Montini G, Rigon L, Zucchetta P, et al. Prophylaxis after first febrile urinary tract infection in children? A multicenter, randomized, controlled, noninferiority trial. *Pediatrics* 2008;**122**(5):1064–71.
70. Craig JC, Simpson JM, Williams GJ, Lowe A, Reynolds GJ, McTaggart SJ, et al. Antibiotic prophylaxis and recurrent urinary tract infection in children. *N Engl J Med* 2009;**361**(18):1748–59.
71. Brandström P, Esbjörner E, Herthelius M, Holmdahl G, Läckgren G, Nevéus T, et al. The Swedish reflux trial in children: I. Study design and study population characteristics. *J Urol* 2010;**184**(1):274–9.
72. The RIVUR Trial Investigators. Antimicrobial prophylaxis for children with vesicoureteral reflux.
73. Brandstrom P, Neveus T, Sixt R, Stokland E, Jodal U, Hansson S. The Swedish reflux trial in children: IV. Renal damage. *J Urol* 2010;**184**(1):292–7.
74. Piepsz A, Tamminen-Möbius T, Reiners C, Heikkilä J, Kivisaari A, Nilsson NJ, et al. Five-year study of medical or surgical treatment in children with severe vesico-ureteral reflux dimercaptosuccinic acid findings. International Reflux Study Group in Europe. *Eur J Pediatr* 1998;**157**(9):753–8.
75. Olbing H, Hirche H, Koskimies O, Lax H, Seppänen U, Smellie JM, et al. Renal growth in children with severe vesicoureteral reflux: 10-year prospective study of medical and surgical treatment: the International Reflux Study in Children (European branch). *Radiology* 2000;**216**(3):731–7.
76. Smellie JM, Tamminen-Möbius T, Olbing H, Claesson I, Wikstad I, Jodal U, et al. Five-year study of medical or surgical treatment in children with severe reflux: radiological renal findings. The International Reflux Study in Children. *Pediatr Nephrol* 1992;**6**(3):223–30.
77. Prospective trial of operative versus non-operative treatment of severe vesicoureteric reflux in children: five years' observation. *Birmingham Reflux Study Group. Br Med J (Clin Res Ed)* 1987;295(6592):237–41.
78. Brandstrom P, Esbjorner E, Herthelius M, Swerkersson S, Jodal U, Hansson S. The Swedish reflux trial in children: III. Urinary tract infection pattern. *J Urol* 2010;**184**(1):286–91.
79. Diamond DA, Mattoo TK. Endoscopic treatment of primary vesicoureteral reflux. *N Engl J Med* 2012;**366**(13):1218–26.
80. Huang YY, Chen MJ, Chiu NT, Chou HH, Lin KY, Chiou YY. Adjunctive oral methylprednisolone in pediatric acute pyelonephritis alleviates renal scarring. *Pediatrics* 2011;**128**(3):e496–504.
81. Dalirani R, Yousefi Zoshk M, Sharifian M, Mohkam M, Karimi A, Fahimzad A, et al. Role of vitamin A in preventing renal scarring after acute pyelonephritis. *Iran J Kidney Dis* 2011;**5**(5):320–3.
82. Ayazi P, Moshiri SA, Mahyar A, Moradi M. The effect of vitamin A on renal damage following acute pyelonephritis in children. *Eur J Pediatr* 2011;**170**(3):347–50.

第69章

69

弱势人群中种族与慢性肾脏病:国际观点

Ricardo Correa-Rotter[a], Guillermo García-García[b], Jonathan Chávez Iñiguez[b] and Juan Carlos Ramirez-Sandoval[a]

[a]Department of Nephrology and Mineral Metabolism, National Medical Science and Nutrition Institute Salvador Zubirán, Mexico City, Mexico,

[b]Division of Nephrology, Hospital Civil de Guadalajara, University of Guadalajara Health Science Center, Guadalajara, Jalisco, Mexico

背　景

20世纪全世界人口发生了巨大的变化,发展中国家尤为明显。人们预期寿命增加,生育率和出生率普遍降低,造成发展中国家人口老龄化[1,2]。多种因素造成预期寿命增加,包括营养缺乏性疾病减少、城市扩大化、教育主动权的传播、经济状况改善、医疗科技进步(特别是传染和围产期疾病)以及公共卫生环境的改善[3]。一项流行病学研究显示,与人口改变密切相关的是慢性非传染性疾病(cNCD)的发病率和患病率增加,这导致老年人疾病负担的改变[4,5]。在新兴国家中,流行病学和人口统计学改变并不一致。人口老龄化正迅速在印度、中国、大部分东南亚国家和拉丁美洲等国家蔓延,而世界上的其他地区,比如像沙哈拉沙漠以南的非洲仍饱受毁灭性传染病的折磨。然而,即使是在结核病,艾滋病,病毒性肝炎和其他感染疾病流行的地区,日益增长的城市化进程也正在与慢性非传染性疾病的增长作抗争,这种情况在几十年前是不存在的[2-4]。

因此,CKD被越来越多的人认为是一种全球公共卫生问题,CKD与心血管死亡有关,并导致其发病风险增加8~10倍。同样,它也会造成糖尿病患者和高血压患者发病风险翻倍[6]。欧洲、澳大利亚、亚洲和拉丁美洲的报道均确认慢性肾脏病具有很高的患病率[7-11]。

在发达国家,CKD的分级已界定清楚,但越来越多的证据表明在发展中国家慢性肾脏病的负担日益加重,甚至超过发达国家。弱势群体,包括拥有资源少、有色人种、少数民族并且有土著背景的人或者仅仅有土著背景的人,CKD的发病率、患病率和发生并发症的几率会更高。即使在发达国家,有色人种和少数民族也表现出不成比例的慢性肾脏病负担,以上事实表明可能存在其他危险因素影响CKD的发病[12]。

在发展中国家,CKD和ESRD发病率不同,治疗方式也存在很大差异。在特定的地区,甚至国家内也存在国民生产总值、教育标准、医疗健康和营养状况的差异。因此,用流行病学和危险因素来概括这些地区的发病率是不恰当的。当然,一些普遍状况仍是值得注意的。

在世界上的大部分地区,CKD发病率和患病率的增高与社会经济地位低下和种族密切相关。这些因素间的相互作用是复杂的,通常不可能把每一个危险因素分成一个单体[13]。

肾单元数量少与出生时低体重相关的假说可以部分解释在社会经济地位更低的人群中进展性肾损伤的差别。出生时低体重与高血压,糖尿病,异常血脂症,肥胖有关,同样也与微蛋白尿和肾小球滤过率降低有关[14]。

引起CKD的基因背景也许和种族有关,一些基因变异物,如*APOL1*、*ELMO1*, *UMOD*、*ACTN4*,都是CKD危险因素[15]。

家庭收入低与饮食不充足相关,而饮食摄入与CKD的关系依赖于研究者对入组人群的选择[16]。例如,在弱势群体中可以发现蛋白摄入受到限制,低蛋白摄入与CKD患病风险降低有关[17]。但弱势人群也受到其他增加 CKD 风险的饮食因素的影响，比如高热量[18]和高盐摄入[19]。

儿童时期的贫穷和营养缺乏是成年后多种疾病的强烈预测指标，比如心血管疾病（CVD）和2型糖尿病[20]。

热带国家肾小球患病率是发达国家的2.5倍[20]，这可能与地方环境，社会，经济，感染性疾病等原因相关，但地区间的差异性也很大。

毫无疑问，基因、生物、文化、环境和社会经济因素之间的复杂影响是除美国之外很多弱势群体 CKD 患病率和健康存在差异的原因。这些因素均会影响特定人群慢性和终末期肾病透析前的状态以及后续护理。最后，种族和 CKD 风险之间的联系是影响全球 CKD 的发病率、患病率及其发病进程的有力因素。

透析前慢性肾脏病

糖尿病和高血压是发达国家和大多数发展中国家 CKD 的主要病因。而在低收入国家，感染性疾病仍然是 CKD 和 ESRD 的重要病因，这可能与糟糕的医疗环境，供给不足，饮用水缺乏以及高密度的疾病传染载体有关。目前，慢性肾小球肾炎和间质性肾炎是很多发展中国家 CKD 的主要原因，特别是在沙哈拉沙漠以南的非洲，拉丁美洲和东南亚国家，这些国家细菌、病毒、寄生虫感染的患病率很高。很多寄生虫感染可以通过阻塞输尿管导致 CKD，如在非洲大部分地区发生的血吸虫病，也可以通过间质性肾炎导致 CKD，如黑热病（内脏利什曼病），同样也可以通过肾小球肾炎导致肾脏疾病，比如发生在西非的疟疾、丝虫病，发生在非洲、拉丁美洲的血吸虫病[23]。

美洲：加拿大

在加拿大，CKD 由肾小球滤过率确定的，不同种族间其患病率不同。一项调查原住民（印第安人）与非原住民中非透析依赖 CKD 患病率的研究发现，与原住民相比，年龄性别调整后患有不同程度 CKD 的非原住民患病率更高。然而，在严重的 CKD［eGFR<30ml/(min·1.73m^2)］中，原住民的患病率几乎比非原住民高两倍[24]。Zacharaias 等认为原住民蛋白尿的患病率和危险因素都很高而且男性患病率更高[25]。Conley 等进行了基于生活在亚伯达的白种人、中国人和南亚人的一项社区队列研究，以确定蛋白尿的患病率是否在这三种不同种族中产生差异。虽然中国人和南亚人严重蛋白尿的患病率比白种人高［除了 eGFR>60 或<30ml/(min·1.73m^2)的人］，但这些种族的人死亡风险降低，并且发生 CKD 的风险相似[25]。

Samuel 等认为土著人儿童和年轻人（原住民、因纽特人和墨提斯人）终末期肾病的发病率比白种人儿童和年轻人要高。他们同样认为，与白种人相比，在土著人中先天性疾病并不常见，而肾小球肾炎更常见。在年龄22～40岁的土著人中肾小球肾炎发病率高，而非糖尿病。在40岁及以上的土著人中则得到相反的结果，即患糖尿病风险更高，患肾小球肾炎风险更低[27]。

美洲：拉丁美洲

在拉丁美洲，学者使用几种人口靶向方法来研究 CKD 的患病率。在墨西哥，一项肾功能早期评估项目（KEEP）表明，在3539例高危险个体中有22%～33%患有 CKD，这与美国报道的类似[28]。Gutierrez Padilla 等[29]采用移动单位筛查，他们从3734名受检者中发现其中16%出现 eGFR 低于60ml/(min·1.73m^2)。2006年至2007年墨西哥哈利斯科举行的世界肾脏病日筛查发现，近6%的人存在 eGFR 低于60ml/(min·1.73m^2)，另外41%的人尿液试纸尿蛋白阳性[30]。

在一项玻利维亚研究中，perico 等发现在14 082例健康人群中30%发现尿异常[31]。在秘鲁的一项横断面研究中，包括来自23个多中心的2968名高危个体，微量白蛋白蛋白尿的患病率为53.4%[32]。同样，巴西的几项研究报道显示[33]，在个体筛查中蛋白尿的患病率分别存为7%和17%。

环境和社会经济因素在肾小球疾病的发展中扮演着重要的作用。在巴西，污染且未经巴氏消毒的牛奶导致爆发性感染后的急性肾小球肾炎，在某种情况下进一步发展为进行性肾病[34]。

中美洲肾病，是一种不明原因的流行性 CKD，以原发性肾小管间质性病变为特征，以毁灭性的频率出现在中美洲太平洋沿岸各国[35]。学者提出一些可能存在的致病因素，包括长期脱水相关性肾小管间质损伤（在极其炎热的容易长期脱水环境下工作的蔗糖工人）和应用非甾体类抗炎药的患者也很常见[36]。

亚洲

新加坡评估了亚洲人群间、种族间和种族内 CKD 危险因素和患病率的差异[37]。在新加坡前瞻性研究项目中，4499名参与者存在 eGFR 低于60ml/(min·1.73m^2)或者出现微量（大量）蛋白尿，他们分别为华裔、马来裔、印度裔，年龄在 24 到 95 岁之间。对年龄和性别进行标准化后，CKD 在整个人群中的患病率为 12.8%，华裔为 11.4%，马来裔为 18.6%，印度裔为 17.6%。增加 CKD 患病率的主要危险因素为糖尿病、高血压、超重/肥胖，血脂异常症在马来裔和印度裔也更高。CKD 的相关差异表明需要早期发现并筛选出高危个体，控制 CKD 可变危险因素。

中国一项 47 294 例的横断面研究表明，CKD 总的患病率为 11%[11]。与此相似，在另一项横断面筛查的研究中，分别来自尼泊尔、蒙古、中国的 11 394 名参与者，其中 7.3% ~14% 的参与者存在 eGFR 下降[<60ml/(min · 1.73m^2)]。试纸测出蛋白尿(>1+)(2.4% ~10%)、高血压(26% ~36%)、糖尿病(3% ~8%)、肥胖(BMI>30kg/m^2)都很常见[10]。

印度的三种基本人群筛查项目报道，CKD 的患病率较低在 0.79% 到 1.4% 之间。但是，在肾脏病的筛查和早期评估项目(SEEK)关于印度的报道为在 5623 名参与者中 CKD 的患病率占 17.4%[38,39]。这项研究使用一种基于阵营的方法。CKD 的定义是存在蛋白尿或出现尿异常超过 3 个月伴或不伴 eGFR，这可能是出现高发病率的原因[40]。

非洲

为了证实 CKD 的危险因素和患病率，一项调查在尼日利亚南部的城区周围和乡村的人群中展开。其中包含 1941 名参与者，CKD 的患病率为 11.4%，26.1% 患有高血压，5.9% 患有糖尿病，10.4% 患有代谢综合征，14.9% 过度肥胖，19% 有蛋白尿或血红蛋白尿[41]。在刚果[42]，个体筛查显示尿试纸阳性蛋白尿为 7%。

澳大利亚、新西兰、南太平洋群岛

澳大利亚土著居民早期 CKD 的人数难以确定，但是高血压、糖尿病等危险因素广泛存在于上述人群中。相较于新西兰和澳大利亚的非本土人口，本土人口糖尿病更常见为上述的 2 ~5 倍且较早出现[43]。

在大洋洲蛋白尿常见于本土人口。瑙鲁 41% 的成人出现尿蛋白≥30mg/ml[44]。在新几内亚的一个民族的成人中 26% 出现蛋白尿≥20mg/ml[45]。在澳大利亚南部，两个相距遥远的土著部落，微量白蛋白尿和明显蛋白尿的发生率分别为 28% 到 31%、13% 到 21%[46,47]。另外，澳大利亚土著居民在肾活检率和结果上也存在巨大的差异，他们节段性硬化和感染后急性肾小球肾炎的发生率更高。许多肾活检中普遍发现肾小球肥大。偏远的澳大利亚部落研究中显示，CKD 与低出生体重有关。肾小球肥大可能表示在肾单位数目减低的情况下肾小球代偿性增生，它与低出生体重有关，伴随产后效应的叠加[48,49]。澳大利亚成人增加的 CKD 风险的在儿童期不存在[50]。

一项有趣的研究显示，澳大利亚伍拉宾达的土著部落蛋白尿≥100mg/ml 的人群中 62.9% 未患糖尿病[51]。这就意味着，武断地认为糖尿病导致大多数本土肾脏病是不全正确的。

终末期肾病

ESRD 的发病率和患病率在不同的国家和地区存在差异图 69.1 和图 69.2)。(超过 80% 的肾脏替代治

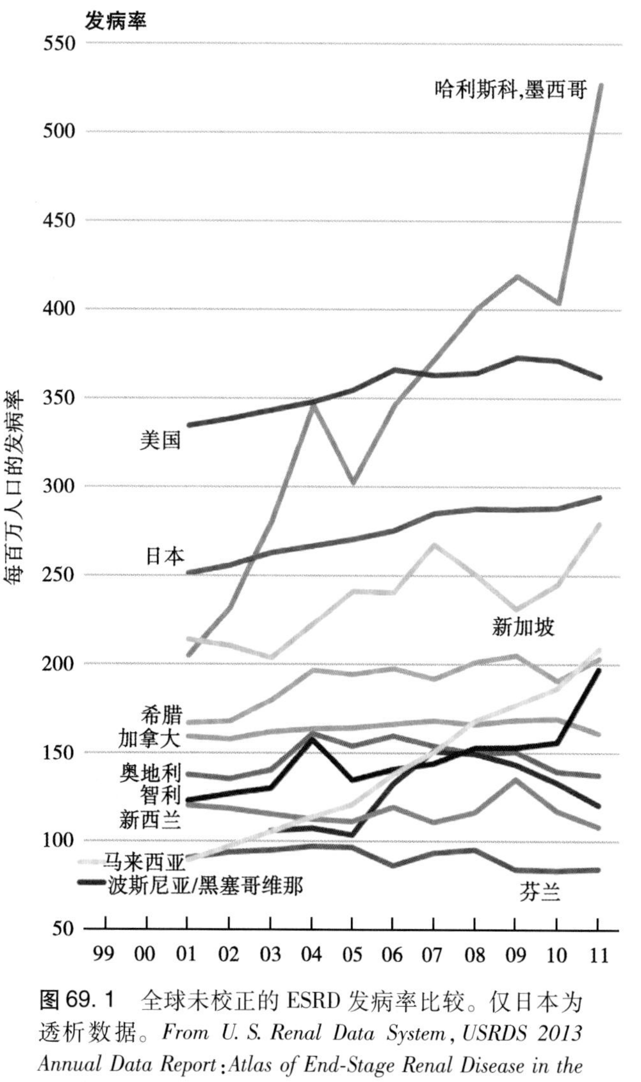

图 69.1　全球未校正的 ESRD 发病率比较。仅日本为透析数据。*From U. S. Renal Data System, USRDS 2013 Annual Data Report: Atlas of End-Stage Renal Disease in the United States, National Institutes of Health, National Institute of Diabetes and Digestive and Kidney Diseases, Bethesda, MD, 2013.*

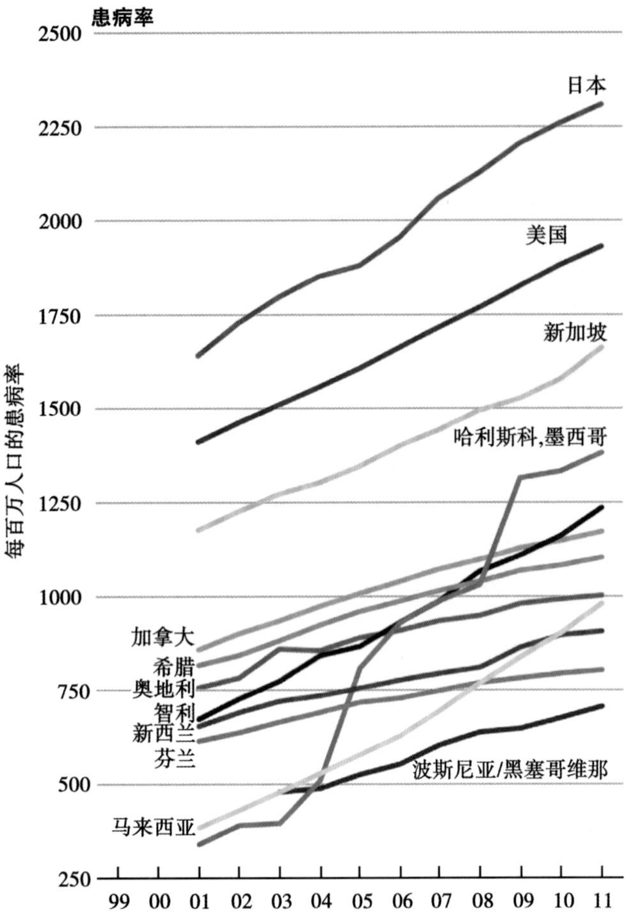

图69.2 全球未校正的ESRD患病率病率比较。仅日本为透析数据。*USRDS 2013 Annual Data Report. From U. S. Renal Data System, USRDS 2013 Annual Data Report: Atlas of End-Stage Renal Disease in the United States, National Institutes of Health, National Institute of Diabetes and Digestive and Kidney Diseases, Bethesda, MD, 2013.*

疗(RRT)是由富裕国家提供。较低的数字是来自新兴国家的报道,主要是由于患者不能接受RRT方案,虽然经济在增长,但未受治疗患者的数量显著上升。放眼全球人口变化表明,在发展中国家ESRD患者的增加不均衡,那里老年人口的数目正在增加。如果高血压持续增加、糖尿病患病率持续存在,这种效应在未来将进一步强化,除非对抗死亡的因素例如中风和心血管疾病减少,或者改进治疗的方法[22]。

大多数发展中国家缺乏肾脏登记意味着将缺乏用于统计ESRD患病率的可靠数据。获取基于数据的信息主要是通过对重要的肾病学家及透析公司的问卷调查,少数国内外杂志的出版物[23,52]。

美洲:加拿大

与加拿大非第一民族居民相比,第一民族居民中ESRD的患病率是他的2.5~4倍,而糖尿病终末期肾病的患病率则高达7倍[53]。加拿大土著居民(包括第一民族、因纽特人、梅蒂斯人)的生活区域距离第三卫生保健中心较远。对于这些住在偏远地区而没有血液透析设备的患者,腹膜透析更适合他们[54]。Tonelli等评估了土著居民最多的3个省腹膜透析的使用情况[55]。在调整了年龄、共病率后,与白种人相比,土著患者在早期治疗时更倾向于选择腹膜透析,并且出现故障的风险较高。患者较少采用腹膜透析的原因与患者住在偏远地区亦或是城市无关。

美洲:拉丁美洲

在拉丁美洲的所有城市,ESRD的患病率和发生率都有增多,但该比例在各城市间有较大的差异。在整个拉丁美洲,1991年终末期肾病患病率为119人/100万人,而到2008年则增至568人/100万人。在同一时期,本病的发生率从1992年27.8人/100万人增至2008年207.6人/100万人。调查发现以下三各地区ESRD患病率最高:波多黎各(1170人/100万人),乌拉圭(1079人/100万人),智利(1036人/100万人),而发病率最低的地区包括:尼加拉瓜(35人/100万人),巴拉圭(92人/100万人)[56]。各地区ESRD的发病率的显著差异,很大程度反映了其使用肾脏替代治疗的情况不同。

拉丁美洲糖尿病的流行病学特征已发生改变[57]。在拉丁美洲,糖尿病是引起ESRD的主要病因,在ESRD的所有病因中糖尿病所占比例最大的几个地区包括波多黎各(65%)、墨西哥(51%)、委内瑞拉(42%)及哥伦比亚(42%),而另外几个城市糖尿病所占比例则较少如巴西(25.7%)、乌拉圭(22.1%)、哥斯达黎加(20%)及巴拉圭(15%)[56,58,59]。

肾小球肾炎,特别是继发于细菌和寄生虫感染,仍然是拉丁美洲部分贫困发生ESRD的主要原因。Herrera等的研究表明委内瑞拉的瓦尤印第安人终末期肾病发病率高达220人/100万人,发病率高达其他地区的1.7倍[60]。作者认为如此高的患病率应归因于链球菌感染引起肾小球肾炎的高发生率和较少的肾小球数目。

亚洲

中东地区的ESRD的流行病学特征已经发生了改变,而糖尿病和高血压是主要原因,这两者占ESRD病因的 52%。其他病因包括肾小球肾炎、遗传性肾病及梗阻性肾病[61]。

在南亚,慢性肾小球肾炎则是 CKD 的主要病因,如柬埔寨、印度尼西亚、新加坡及越南。在泰国肾结石是 CKD 的最主要病因[62]。在印度 CKD 注册表中显示糖尿病是本国 CKD 的主要病因,其次是不明原因慢性肾小球肾炎。在巴基斯坦患有 CKD 的儿童中梗阻性尿路病则为最常见的原因[63]。

非洲

在北非,人口统计学和流行病学的改变导致糖尿病和高血压的发病率上升,但是肾小球肾炎 74~200 人/100 万人。各地区接受透析治疗的患者数目有明显差异,在毛里塔尼亚透析人数仅 150 人,而在埃及则有 35 000 人。肾脏替代治疗的普及率从 47 人/100 万人到 680 人/100 万人不等,其中突尼斯和埃及普及率最高。在阿尔及利亚和苏丹,因慢性肾小球肾炎而引起 ESRD 的患者分别占 41% 和 27%。在部分地区糖尿病和高血压是 ESRD 的主要病因,如埃及(13.5% 和 36.6%)、摩洛哥(17.8% 和 10.1%)及突尼斯(14% 和 20%)。而间质性肾炎在埃及和突尼斯成为 ESRD 的主要病因,分别占有 17% 和 13% 的比例[64]。总之,目前在非洲已有 940 万人患有糖尿病,预测将在 2025 年患病率升高 140%,达 1270 万人。可以预见糖尿病肾病患病率也会从目前的 6% 升至 16%[52]。

在撒哈拉以南非洲,高血压是 ESRD 的主要病因。在塞内加尔有 25% 的患者是因高血压而进入 ESRD,在尼日利亚占有 29.8%,南非占 45.6%,而在加纳甚至高达 48.7%,特别是黑人患者。然而在北非,肾小球疾病才是 ESRD 的主要病因。在引入乙型肝炎病毒疫苗后,膜性肾病导致的 ESRD 的病例数有所下降,而 HIV 相关性肾病的发病率有所增加。在该地区未接受抗反转录病毒治疗的 HIV 感染患者中 CKD 的发病率从 6% 升至 45%。

澳大利亚,新西兰及太平洋岛屿

在过去 25 年中,澳大利亚土著人开始肾脏替代治疗的患者数量显著增加,多数患者病因是糖尿病肾病[65]。Stewart 等利用澳大利亚和新西兰透析和移植登记(ANZDATA)的数据,将 1992—2001 年毛利,太平洋岛国和其他所有新西兰患者以及土著和非土著澳大利亚患者分为 4 个年龄组,分析得到不同年龄和性别的肾脏替代治疗标准发生率。ESRD 的发生率在 0~14 岁并没有统计学差异。土著澳大利亚人中终末期肾病之所以较多,主要是因 2 型糖尿病和肾小球肾炎引起,也包括 1 型糖尿病,高血压性肾病及镇痛药性肾病;毛利人和太平洋岛民患病原因则仅限于 2 型糖尿病,高血压肾病和肾小球肾炎[66]。

在大洋洲土著居民中 ESRD 的患者平均年龄小于非土著居民中的白种患者。接受肾脏替代治疗的非土著患者平均年龄为 60 岁,而土著患者平均年龄为 48 岁,毛利人约 44 岁,马里亚纳群岛的患者约 56 岁。

肾脏医疗护理

在获得医疗保健和健康结果的种族差异是有据可查的。Gao 等[68]调查统计,在加拿大亚伯达 CKD 患者[eGFR<60ml/(min·1.73m^2)=中有 106 511 个的非土著居民和 1182 个土著人。作者比较了不同医疗情况下的健康结果,包括预防性的住院治疗,适当的门诊治疗(院外敏感护理)以及专家诊治。在院外敏感护理范围内,土著患者的住院人数几乎时非土著患者的两倍。土著民中 ESRD[eGFR<30ml/(min·1.73m^2)=患者有 43% 的不太可能到肾病专业医生处就医。这提示在 CKD 患者中医疗分配的不均衡,提高了土著人群获得预防和初级治疗的比例,降低 CKD 进展的速度[69]。

在澳大利亚和新西兰,土著患者接受血液透析和腹膜透析的比例明显低于非土著患者。2007 年的年底在澳大利亚,33% 的非土著人接受了以家庭为基础透析疗法,而相比之下,仅有 18% 的土著人接受这种治疗。在新西兰,非土著患者接受家庭透析的比例为 62%,但在毛利人/太平洋岛民中该比例仅为 42%[70]。

同样,澳大利亚土著人接受肾移植的比例为 12% 低于非土著人 45%。毛利和太平洋人的肾移植率只有欧洲的 25%。有以下两个原因:①因为正如前文罗列的,土著人享受的"以家庭为基础的透析治疗"比例大约只有非土著的 50%;②毛利和太平洋人肾移植率也大约只有非土著的一半。该比例降低的原因可能是多方面的,主要涉及肥胖人群增多和糖尿病的共病率上升,当然社会经济地位和医疗服务水平也起到一定作用[71]。

Caskey 总结了在英国不同种族接受肾移植的差异。与白人相比,南亚裔和黑人也同样有可能写在移植等待名单上,但很明显不太可能出现在接受一次肾移植的名单上。那些生活在最贫困地区的南亚和黑人不太可能进行活体肾移植手术[72]。

使用来自美国,澳大利亚,新西兰和加拿大的数据进行跨国研究发现,加拿大土著居民的肾移植率低。数据来源于每个国家的 ESRD 注册表。在随访结束时,88 173 例患者接受了肾移植,130 261 例没有接受移植的患者最终去世。与白种患者相比,在澳大利亚接受移植的土著居民降低了 77%,加拿大降低了 66%,新西兰降低了 77%[69]。虽然在加拿大为了肾移植而转诊的比例,在土著和非土著的患者中没有差别,但是前者的名字出现在移植等待名单的几率较非土著患者小 54%,更多的土著患者停留在器官移植相关检查环节,而未出现在确定移植的等待名单中。说明转诊后的下游环节成为肾移植的最主要屏障[73]。

在加拿大有几个潜在的障碍可以阻止土著民透析患者成功接受肾移植手术。这些可能包括患者的态度和移植的倾向性,医生的偏倚农村或偏远地区,不同的人类白细胞抗原(HLA),候补名单中土著人所占比例较低。重要的是要注意,其他全球社会决定因素,贫困和教育等,也可以影响移植过程的多个层面。当然其他一些全球社会因素也很重要,如贫穷和教育,也可能会影响移植过程的多个环节。

肾脏医疗的差异在发展中国家更为显著。在墨西哥,卫生保健系统的碎片化导致进入肾脏替代治疗的机会不平等。在墨西哥,有保险和无保险之间有明显的不同。在哈利斯科州墨西哥州有医疗保险的患者(分别为 327 人/100 万人和 939 人/100 万人)其接受诊治的比例和患病率显著高于比没有医疗保险的患者(分别为 99 人/100 万人和 166 人/100 万人)[74]。移植率也明显不同,有医疗保险的移植率约 72 人/100 万人,而没有医疗保险的仅 7.5 人/100 万人。此外,未投保的患者在第一次肾病专科就诊时,其病情更严重,透析后的死亡率也明显高于有医疗保险的患者[75]。

发展中国家的肾脏替代治疗主要依赖于医疗保健支出和国家经济实力。在拉丁美洲,肾脏替代治疗普及率和肾移植率与国民总收入和卫生支出显著相关。

在印度和巴基斯坦,总的卫生支出仅占国民收入总值的 1.5%,不到 10% 的终末期肾病患者可以享受肾脏替代治疗[76]。不到 20% 的长期透析患者能接受腹膜透析。延迟转诊,经济原因的选择偏倚被认为是腹膜透析的障碍[63]。类似的情况在非洲[52,64]、中东[61]、东南亚[62]已经被报道。印度和巴基斯坦的移植领域受到金融支持不足,缺乏组织针对已故供体移植项目进行管理的限制。因此,在这些国家中,绝大多数的移植来自活体捐献。

尽管是一项艰巨的任务,但为发展中国家提供肾脏医疗护理并不是不可能的。一系列的举措也已经被提出。这其中就包括肾脏疾病预防项目的实施和减缓慢性肾病恶化措施的运用。此外,能为那些需要肾替代治疗和肾脏移植的患者提供最广泛的服务将是我们渴望看到的理想状况。当前免疫药物适用范围的扩大使得移植更能被患者承受。对于一些无法提供血液透析的地区,腹膜透析被认为是透析方式中更好的选择,因为其可能更能被患者负担得起[77]。

种族与 CKD 风险的相关性

一些特定种族获得更坏的肾脏病结局的这一现象,有时可能无法用医疗水平和其他非医疗因素的不同来解释。美国有研究表明,非裔美国人种从 CKD 进展到 ESRD 的过程比白种人快[78]。虽然医疗体系的不同可能与此相关,但种族因素也可能在其中扮演着一个重要角色。Vanden Beukel 等学者在另外一个全面覆盖的医疗系统中,就某一特定种族 CKD 的进展速度是否更快进行了研究[79]。自 1999 至 2011 年间,荷兰进行了一项关于 CKD 患者的多中心随访研究,研究以透析前患者作为起点,透析前的患者数据显示:在第一个为期 15 个月的随访周期内,黑种人和白种人需进行肾脏替代治疗的风险没有差异,但是其后随访,黑种人需行肾脏替代治疗的风险增加了 1 倍。比起白种人,黑种人肾功能下降速度也更快,为每月 0.18ml/(min · 1.73m^2)。

在加拿大,原住民和非原住民享受的血液透析质量是相差无几的。在一项关于加拿大血液透析患者的大规模人群研究中,在不同组别的小分子溶质清除、肾性贫血处理、长期通路的使用方面并未发现明显差异。但比起非原住居民中的血液透析患者,原住居民中的患者明显更难达到透析前收缩压控制和矿物质代谢的目标水平[80]。与此类似,Udayaraj 等学者研究了英国 14 117 名发生透析事件的患者,分析了社会经济地位、种族(白种人、黑种人、南亚人种)与其(生化检查)达标的关系。黑种人达到合理水平的血红蛋白、甲状旁腺激素的比例低,但能更好地达到血清钙、磷酸钙产物的合理目标[81]。与此同时,南亚人中除了血清钙和甲状旁腺激素,其他指标均优于黑种人。作者认为这些差异更有可能是受种族相关的生物因素影响,而非医疗条件的不均衡所致。

对于不同种族的人,他们移民到一个新的国家并作为少数民族,尤其在他们适应新的生活方式后,其慢性肾脏疾病的风险因素可能就已经增加了。荷兰的一项基于人群的病例对照研究表明,与荷兰本土人群相比,苏里南印度-亚洲裔移民由于 2 型糖尿病所致的终末期肾病的风险是前者的 22 倍。由于印度-亚洲裔移民的 2 型糖尿病发病年龄低于 14 岁,在校正了年龄因素后,其罹患终末期肾病的风险增加到了 38 倍。这么高的患病风险,可以通过在海牙的印度-亚洲裔人群中糖尿病发病率是本地人群的 8 倍,以及其更高的糖尿病肾病的发病率来解释[82]。

结　语

诸如较低的社会地位、种族遗传、种族这些因素,在以一种复杂交错的方式影响着慢性肾脏疾病的进展,尤其在一些不发达地区。在这些地区,由于遗传易感环境,产前和围产期保健和经验的原因,包括出生体重低下、饮食不足、传染病或毒素接触,导致高血压、糖尿病或肥胖可能更加流行,而这一些正是慢性肾脏疾病的患病因素。在一些贫困或肾脏替代治疗绝大程度上必须依靠医疗保健支出和地方经济来维持的地区,终末期肾病发病率有上升的趋势。

为了使所有人都能享受必要的肾保健,我们建议通过肾脏病科、政府、患者、慈善组织和行业之间的协同努力,采取预防肾脏疾病、早期转诊、及时采取透析、均衡肾移植机会的等措施来提高慢性肾脏病患者的生活质量。

(葛书望 译,徐钢 校)

参考文献

1. Omran AR. The epidemiologic transition: a key of the epidemiology of population change. *Milibank Memorial Fund Q* 1971;**49**:509–38.
2. Reddy KS, Yusuf S. Emerging epidemic of cardiovascular disease in developing countries. *Circulation* 1998;**97**:596–601.
3. World Bank. World Development Report: Investing in Health. New York, NY: Oxford University Press. 1993.
4. Murray CJL, Lopez AD. *Global comparative assessments in the health sector*. Geneva, Switzerland: World Health Organization; 1994.
5. Pearson TA, Jamison DT, Tergo-Gauderies J. Cardiovascular dis ease. In: Jamison DT, Mosley WH, editors.*Disease control priorities in developing countries*. New York, NY: Oxford University Press; 1993.
6. Couser WG, Remuzzi G, Mendis S, Tonelli M. The contribution of chronic kidney disease to the global burden of major noncommunicable diseases. *Kidney Int* 2011;**80**(12):1258–70.
7. De Zeeuw D, Hillege HL, de Jong PE. The kidney, a cardiovascular risk marker and a new target for therapy. *Kidney Int Suppl* 2005;**68**:S25–9.
8. Chadban SJ, Briganti EM, Kerr PG, Dunstan DW, Welborn TA, Zimmet PZ, et al. Prevalence of kidney damage in Australian adults: the AusDiab kidney study. *J Am Soc Nephrol* 2003;**14**(Suppl 2):S131–8.
9. Zhang L, Wang F, Wang L, Wang W, Liu B, Liu J, et al. Prevalence of chronic kidney disease in China: a cross-sectional survey. *Lancet* 2012;**379**(9818):815–22.
10. Sharma SK, Zou H, Togtokh A, Ene-Iordache B, Carminati S, Remuzzi A, et al. Burden of CKD, proteinuria, and cardiovascular risk among Chinese, Mongolian, and Nepalese participants in the International Society of Nephrology Screening Programs. *Am J Kidney Dis* 2010;**56**(5):915–27.
11. Amato D, Alvarez-Aquilar C, Castañeda-Limones R, Rodriguez E, Avila-Diaz M, Arreola F, et al. Prevalence of chronic kidney disease in an urban Mexican population. *Kidney Int Suppl* 2005;**97**:S11–7.
12. Pugsley D, Norris KC, Garcia-Garcia G, Agodoa L. Global approaches for understanding the disproportionate burden of chronic kidney disease. *Ethn Dis* 2009;**19**(Suppl 1):S1–S2.
13. Patzer RE, McClellan WM. Influence of race, ethnicity and socioeconomic status on kidney disease. *Nat Rev Nephrol* 2012;**8**(9):533–41.
14. Nistala R, Hayden MR, Demarco VG, Henriksen EJ, Lackland DT, Sowers JR. Prenatal programming and epigenetics in the genesis of the cardiorenal syndrome. *Cardiorenal Med* 2011;**1**(4):243–54.
15. Böger CA, Heid IM. Chronic kidney disease: novel insights from genome-wide association studies. *Kidney Blood Press Res* 2011;**34**(4):225–34.
16. Raffensperger S, Kuczmarski MF, Hotchkiss L, Cotugna N, Evans MK, Zonderman AB. Effect of race and predictors of socioeconomic status on diet quality in the HANDLS Study sample. *J Natl Med Assoc* 2010;**102**(10):923–30.
17. Fouque D, Laville M. Low protein diets for chronic kidney disease in non diabetic adults. *Cochrane Database Syst Rev* 2009;**8**(3):CD001892.
18. Boone-Heinonen J, Gordon-Larsen P, Kiefe CI, Shikany JM, Lewis CE, Popkin BM. Fast food restaurants and food stores: longitudinal associations with diet in young to middle-aged adults: the CARDIA study. *Arch Intern Med* 2011;**171**(13):1162–70.
19. Jones-Burton C, Mishra SI, Fink JC, Brown J, Gossa W, Bakris GL, et al. An in-depth review of the evidence linking dietary salt intake and progression of chronic kidney disease. *Am J Nephrol* 2006;**26**(3):268–75.
20. Raphael D. Poverty in childhood and adverse health outcomes in adulthood. *Maturitas* 2011;**69**(1):22–6.
21. Barsoum R.. In: Schriei RW, editor. *Diseases of the kidney and urinary tract*. Philadelphia: Lippincott Williams & Wilkins; 2007. p. 2013–55.
22. Jha V, Garcia-Garcia G, Iseki K, Li Z, Naicker S, Plattner B, et al. Chronic kidney disease: global dimension and perspectives. *Lancet* 2013;**382**(9888):260–72.
23. Barsoum RS. Chronic kidney disease in the developing world. *N Engl J Med* 2006;**354**(10):997–9.
24. Gao S, Manns BJ, Culleton BF, Tonelli M, Quan H, Crowshoe L, et al. Prevalence of chronic kidney disease and survival among Aboriginal people. *J Am Soc Nephrol* 2007;**18**:2953–9.
25. Zacharias JM, Young TK, Riediger ND, Roulette J, Bruce SG. Prevalence, risk factors and awareness of albuminuria on a Canadian First Nation: a community-based screening study. *BMC Public Health* 2012;**12**:290.
26. Conley J, Tonelli M, Quan H, Manns BJ, Palacios-Derflingher L, Bresee LC, et al. Association between GFR, proteinuria, and adverse outcomes among white, Chinese, and South Asian individuals in Canada. *Am J Kidney Dis* 2012;**59**:390–9.
27. Samuel SM, Foster BJ, Hemmelgarn BR, Nettel-Aguirre A, Crowshoe L, Alexander RT, Pediatric Renal Outcomes Canada Group. Incidence and causes of end-stage renal disease among Aboriginal children and young adults. *CMAJ* 2012;**184**(14):E758–64.
28. Obrador GT, García-García G, Villa AR, Rubilar X, Olvera N, Ferreira E, et al. Prevalence of chronic kidney disease in the Kidney Early Evaluation Program (KEEP) México and comparison with KEEP US. *Kidney Int Suppl* 2010;**116**:S2–S8.
29. Gutierrez-Padilla JA, Mendoza-Garcia M, Plascencia-Perez S, Renoirte-Lopez K, Garcia-Garcia G, Lloyd A, et al. Screening for CKD and cardiovascular disease risk factors using mobile clinics

in Jalisco, Mexico. *Am J Kidney Dis* 2010;**55**(3):474–84.
30. Garcia-Garcia G, Marquez-Magaña I, Renoirte-Lopez K, Perez-Cortes G, Salazar Gutierrez ML, Klarenbach S, et al. Screening for kidney disease on World Kidney Day in Jalisco, Mexico. *J Nephrol* 2010;**23**(2):224–30.
31. Perico N, Plata R, Anabaya A, Codreanu I, Schieppati A, Ruggenenti P, et al. Strategies for national health care systems in emerging countries: the case of screening and prevention of renal disease progression in Bolivia. *Kidney Int Suppl* 2005;**97**:S87–94.
32. National Campaign of World Kidney Day 2010 Peruvian Society of Nephrology. Microalbuminuria in adult outpatients not receiving nephrological care and with risk factors for chronic kidney disease in Peruvian nephrology departments. *Nefrologia* 2012;**32**(2):180–6.
33. Mastroianni-Kirsztajn G, Bastos MG, Burdmann EA. Strategies of the Brazilian chronic kidney disease prevention campaign (2003-2009). *Nephron Clin Pract* 2011;**117**:c259–65.
34. Pinto SW, Sesso R, Vasconcelos E, Watanabe YJ, Pansute AM. Follow-up of patients with epidemic poststreptococcal glomerulonephritis. *Am J Kidney Dis* 2001;**38**(2):249–55.
35. Correa-Rotter R, Wesseling C, Johnson R. CKD of unknown origin in Central America: The case for a Mesoamerican nephropathy. *Am J Kidney Dis* 2014;**63**(3):506–20.
36. Johnson RJ, Sánchez-Lozada LG. Chronic kidney disease: Mesoamerican nephropathy--new clues to the cause. *Nat Rev Nephrol* 2013;**9**(10):560–1.
37. Sabanayagam C, Lim SC, Wong TY, Lee J, Shankar A, Tai ES. Ethnic disparities in prevalence and impact of risk factors of chronic kidney disease. *Nephrol Dial Transplant* 2010;**25**:2564–70.
38. Mani MK. Experience with a program for prevention of chronic renal failure in India. *Kidney Int* 2005;**67**(Suppl 94):75–8.
39. Agarwal SK, Dash SC, Irshad M, Raju S, Singh R, Pandey RM. Prevalence of chronic renal failure in adults in Delhi, India. *Nephrol Dial Transplant* 2005;**20**(8):1638–42.
40. Rajapurkar M, Dabhi M. Burden of Disease – prevalence and incidence of renal disease in India. *Clin Nephrol* 2010;**74**(Suppl 1): S9–S12.
41. Ulasi II, Ijoma CK, Onodugo OD, Arodiwe EB, Ifebunandu NA, Okoye JU. Towards prevention of chronic kidney disease in Nigeria: a community-based study in Southeast Nigeria. *Kidney Int Suppl* 2013;**3**:195–201.
42. Sumaili EK, Nseka NM, Lepira FB, Krzesinski JM, Makulo JR, Bukabau JB, et al. Screening for proteinuria and chronic kidney disease risk factors in Kinshasa: a World Kidney Day 2007 study. *Nephron Clin Pract* 2008;**110**(4):c220–8.
43. Stewart JH, McCredie MR, McDonald SP. The incidence of treated end-stage renal disease in New Zealand Maori and Pacific Island People and in indigenous Australians. *Nephrol Dial Transplant* 2004;**19**(3):678–85.
44. Collins VR, Dowse GK, Finch CF, Zimmet PZ, Linnane AW. Prevalence and risk factors for micro-macroalbuminuria in diabetic subjects and entire population of Nauru. *Diabetes* 1989;**38**:1602–10.
45. Hodge AM, Dowse GK, Zimmet PZ. Microalbuminuria, cardiovascular risk factors, and insulin resistance in two populations with a high risk of type 2 diabetes mellitus. *Diabet Med* 1996;**13**:441–9.
46. Hoy W, McDonald SP. Albuminuria: Marker or target in indigenous populations. *Kidney Int* 2004;**66**(Suppl 92):S25–31.
47. McDonald SP, Maguire GP, Hoy WE. Renal function and cardiovascular risk markers in a remote Australian Aboriginal community. *Nephrol Dial Transplant* 2003;**18**:1555–61.
48. Hoy WE, Samuel T, Mott SA, Kincaid-Smith PS, Fogo AB, Dowling JP, et al. Renal biopsy findings among Indigenous Australians: a nationwide review. *Kidney Int* 2012;**82**:1321–31.
49. Hoy WE, Hughson MD, Zimanyi M, Samuel T, Douglas-Denton R, Holden L, et al. Distribution of volumes of individual glomeruli in kidneys at autopsy: association with age, nephron number, birth weight and body mass index. *Clin Nephrol* 2010;**74**(Suppl 1): S105–12.
50. Haysom L, Williams R, Hodson E, Lopez-Vargas P, Roy LP, Lyle D, et al. Risk of CKD in Australian indigenous and nonindigenous children: a population-based cohort study. *Am J Kidney Dis* 2009;**53**:229–37.
51. Hazel TJ, Hill PS. Renal disease in the Aboriginal community of Woorabinda. *Aust J Rural Health* 2006;**14**(1):20–3.
52. Naicker S. End-stage renal disease in sub-Saharan Africa. *Kidney Int Suppl* 2013;**3**:161–3.
53. Dyck RF. Mechanisms of renal disease in indigenous populations: influences at work in Canadian indigenous peoples. *Nephrology* 2001;**6**:3–7.
54. Tonelli M, Hemmelgarn B, Kim AK, Bertazzon S, Klarenbach S, Manns B, et al. Association between residence location and likelihood of kidney transplantation in Aboriginal patients treated with dialysis in Canada. *Kidney Int* 2006;**70**:826–8.
55. Tonelli M, Hemmelgarn B, Manns B, Davison S, Bohm C, Gourishankar S, et al. Use and outcomes of peritoneal dialysis among Aboriginal people in Canada. *J Am Soc Nephrol* 2005;**16**:482–8.
56. Cusumano AM, Garcia-Garcia G, Gonzalez-Bedat MC, Marinovich S. Latin American Dialysis and Transplant Registry: 2008 prevalence and incidence of end-stage renal disease and correlation with socioeconomic indexes. *Kidney Int Suppl* 2013;**3**:153–6.
57. Correa-Rotter R. Renal replacement therapy in the developing world: are we on the right track, or should there be a new paradigm? *J Am Soc Nephrol* 2007;**18**(6):1635–6.
58. Cerdas M. Chronic kidney disease in Costa Rica. *Kidney Int* 2005;**68**(Suppl 97):S31–3.
59. Santa Cruz F, Cabrera W, Barreto B, Mayor MM, Baez D. Kidney disease in Paraguay. *Kidney Int* 2005;**68**(Suppl 97):S120–5.
60. Herrera J, Rodríguez-Iturbe B. End-stage renal disease and acute glomerulonephritis in Goajiro Indians. *Kidney Int Suppl* 2003;**83**:S22–6.
61. Shaheen FAM, Souqiyyeh MZ. Kidney health in the Middle East. *Clin Nephrol* 2010;**74**(Suppl 1):S85–8.
62. Sitprija V. Nephrology in South East Asia: Fact and concept. *Kidney Int* 2003;**63**(Suppl 83):S128–30.
63. Jha V. Current status of end-stage renal disease care in India and Pakistan. *Kidney Int Suppl* 2013;**3**:157–60.
64. Gharbi MB. Renal replacement therapies for end-stage renal disease in North Africa. *Clin Nephrol* 2010;**74**(Suppl. 1):S17–9.
65. McDonald S. Incidence and treatment of ESRD among indigenous peoples of Australasia. *Clin Nephrol* 2010;**74**(Suppl 1):S28–31.
66. McDonald SP, Russ GR. Current incidence treatment patterns, and outcome of end-stage renal disease among indigenous groups in Australia and New Zealand. *Nephrology* 2003;**8**:42–8.
67. Weil EJ, Nelson RG. Kidney disease among the indigenous peoples of Oceania. *Ethn Dis* 2006;**16**(suppl 2):S24–30.
68. Gao S, Manns BJ, Culleton BF, Tonelli M, Quan H, Crowshoe L, et al. Access to health care among status Aboriginal people with chronic kidney disease. *CMAJ* 2008;**179**:1007–12.
69. Yeates K, Tonelli M. Chronic kidney disease among Aboriginal people living in Canada. *Clin Nephrol* 2010;**74**(Suppl1):S57–60.
70. McDonald SP, Russ GR. Burden of end-stage renal disease among indigenous peoples in Australia and New Zealand. *Kidney Int* 2003;**63**(Suppl 83):S123–7.
71. Collins JF. Kidney disease in Maori and Pacific people in New Zealand. *Clin Nephrol* 2010;**74**(Suppl. 1):S61–5.
72. Caskey FJ. Renal replacement therapy: can we separate the effects of social deprivation and ethnicity? *Kidney Int Suppl* 2013;**3**:246–9.
73. Tonelli M, Chou S, Gourishankar S, Jhangri GS, Bradley J, Hemmelgarn B. Wait-listing for kidney transplantation among Aboriginal hemodialysis patients. *Am J Kidney Dis* 2005;**46**:1117–23.
74. Garcia-Garcia G, Monteon-Ramos JF, Garcia-Bejarano H, Gomez-Navarro B, Hernandez-Reyes I, Lomeli AM, et al. Renal replacement therapy among disadvantaged populations in Mexico: a report from the Jalisco Dialysis and Transplant Registry (REDTJAL). *Kidney Int* 2005;**68**(Suppl 97):S58–61.
75. Garcia-Garcia G, Briseño-Renteria G, Luquin-Arellano VH, Gao Z, Gill J, Tonelli M. Survival among patients with kidney failure in Jalisco, Mexico. *J Am Soc Nephrol* 2007;**18**:1922–7.
76. Sakhuja V, Sud K. End-stage renal disease in India and Pakistan: Burden of disease and management issues. *Kidney Int.* 2003;**63**(Suppl 83):S115–8.
77. Aviles-Gomez R, Luquin-Arellano VH, Garcia-Garcia G, Ibarra-

Hernandez M, Briseño-Renteria G. Is renal replacement therapy for all posible in developing countries? *Ethn Dis* 2006;**16**(suppl 2): S2–70.
78. Norris K, Nissenson AR. Race, gender, and socioeconomic disparities in CKD in the United States. *J Am Soc Nephrol* 2008;**19**:1261–70.
79. Van den Beukel TO, de Goeij MC, Dekker FW, Siegert CE, Halbesma N, PREPARE Study Group. Differences in progression to ESRD between black and white patients receiving predialysis care in a universal health care system. *Clin J Am Soc Nephrol* 2013;**8**(9):1540–7.
80. Chou SH, Tonelli M, Bradley JS, Gourishankar S, Hemmelgarn BR. Alberta Kidney Disease Network. Quality of care among Aboriginal hemodialysis patients. *Clin J Am Soc Nephrol* 2006;**1**(1):58–63.
81. Udayaraj UP, Ben-Shlomo Y, Roderick P, Steenkamp R, Ansell D, Tomson CRV, et al. Ethnicity, socioeconomic status, and attainment of clinical practice guideline standards in dialysis patients in the united kingdom. *Clin J Am Soc Nephrol* 2009;**4**:979–87.
82. Chandie Shaw PK, Vandenbroucke JP, Tjandra YI, Rosendaal FR, Rosman JB, Geerlings W, et al. Increased end-stage diabetic nephropathy in Indo-Asian immigrants living in the Netherlands. *Diabetologia* 2002;**45**:337–41.

第70章

70

老年慢性肾脏病：患病人群、治疗对象和治疗方法

Samir S. Patel[a] and Jean L. Holley[b]

[a]Division of Renal Disease and Hypertension, George Washington University Medical Center, Washington DC, USA

[b]University of Illinois, College of Medicine at Urbana-Chmpaign, Urbana, IL, USA

简 介

老年人慢性肾脏病（CKD）的发病率升高有多种原因：人口的增加和老龄化从根本上促进了发病率升高，医生对CKD诊断标准认识水平的提高，年龄增加，以及糖尿病、高血压和吸烟等危险因素增多。由于高龄老年人往往有直立性低血压、血压不稳定以及视力、听力、认知能力和平衡能力的下降，使得CKD的治疗复杂化。另外，社会支持的减少、资金来源的限制和用药的复杂性增加了老年人CKD治疗的挑战性。肾脏病研究机构越来越意识到，老年CKD患者的治疗和肾脏替代治疗（RRT）决定对他们产生的影响应予以特殊考虑。

流行病学和全球公共卫生启示

自20世纪初始，全球人口显著增长，2013年中期全球人口数量约为72亿，到2025年预计上升到81亿[1]。和世界其他国家相比，美国、加拿大、北欧及日本等发达国家，老年人口的比例明显增高[2]。这不仅仅是由于人们寿命的延长，婴儿死亡率和出生率的降低也导致了全球老年人口比例的增高。人口统计学家通常将60岁以上的人称为老年人，但在发达国家指65岁以上的人，因为这与退休金及个人福利相关。尽管功能和遗传学上的年龄增长与公共卫生的发展并不相关，但是老年人患致残性疾病引发的个人和社会的负担已经在全球范围敲响了警钟[2]。

据报道CKD发病率的增加与世界人口数量的增多相平行，达到了令人吃惊的程度，尤其在老年人群中。在年龄64岁以上的不同人群中，预计的CKD发病率从23.4%到35.8%不等[3]。预计的CKD患者数是不准确的，一部分原因是因为计算肾小球滤过率（GFR）的公式不同、把白蛋白尿作为诊断依据和不同的实验室标准[4]。最近，美国的一项基于非集体户人口的调查证实近年CKD的发病率升高，但这项调查得出的结果低于用先前的方法预计的结果。采用同时基于肌酐和胱抑素C计算eGFR的方法[5]，大约7%的美国人被认为GFR低于60ml/(min·1.73m²)。

老年人CKD的发病率显著增加，70岁以上人群可能超过45%[6]，这些人中大多数被分在CKD 3a期组[eGFR 45~60ml/(min·1.73m²)]。事实上，大多数老年CKD患者在达到ESRD前通常死于CVD[7,8]。CKD相关的心血管疾病发病率和死亡率给疾病本身增加了巨大的负担。由于高血压和冠状动脉、脑血管、外周血管疾病，CKD导致的相关疾病的负担是巨大的。CKD与CVD风险密切相关，肾脏疾病也使糖尿病患者的死亡风险增加[9]。

老年人ESRD的发病率也最高，是全球重大的公共卫生问题[10]，在美国，75岁以上人群发病率最高[11]。有证据显示，大量的努力用于控制成本，这表明发展中国家RRT的费用非常高，同样，对发达国家的经济也是巨大的负担。2010年美国用于ESRD的医疗费用大概是330亿美元，相当于全部医疗预算的7%，用于ESRD的总费用超过450亿美元[11]。尽管肾移植的费用更低，但由于显著的并发症和较差的功能状态，老年人较少选择肾移植。由于报道的不准确以及难

以将花费直接归因于 CKD,早期 CKD 的花费难以估计。然而,美国一项医保患者的调查显示,用于 CKD 2～4 期的费用增多,2010 年一位 CKD4 期患者每年的花费大约为 12 700 美元,是 CKD 3 期的近 4 倍[12]。防止 CKD 的进展和提高对 CKD 的认识可能有助于降低未来的财政负担,这需要更多不懈的努力[13]。

肾脏的衰老

肾脏从成熟到死亡的生物老化过程,或肾脏衰老,似乎涉及肾脏的每个部分结构的变化(肾血管、肾小球、肾小管和肾间质),以及肾血流量、GFR、滤过分数、调节电解质和水的能力的变化。许多理论认为衰老是一个受遗传和环境因素影响的自然过程。影响细胞衰老的遗传机制是与端粒缩短、细胞凋亡相关的复制的终止。此外,参与了 DNA 表达或抑制的基因调控机制如表观遗传学的改变(如 DNA 甲基化和乙酰化)和 microRNA 的作用,可能会随着衰老而改变。然而,临床上观察到的体内细胞的衰老和整个器官衰老之间的相关性仍有待阐明[14]。由于全球人口的老龄化,对导致老年人肾功能下降的因素和预防方法的认识显得越来越重要。

肾功能丧失是否不可避免的问题仍存在争议,绝大多数(而非全部)的个体表现为肾小球滤过率随着时间而降低。在 Baltimore Longitudinal 的一项具有里程碑意义的研究中发现,40 岁开始肾小球滤过率逐渐的呈线性下降。这在随后 254 名受试者的研究中得到证实,他们的肌酐清除率平均以 0.75 毫升/分钟/年的速度下降。值得注意的是,约 1/3 的受试者肾功能没有绝对的降低,一部分人肌酐清除率随着年龄而增加[16]。肾功能降低是不可避免的吗?“自然”肾功能下降是值得商榷的,目前普遍存在的“自然”肾功能下降一般不足以导致终末期肾病。肾功能大幅度降低和终末期肾病的患者可能存在一些其他的危险因素。是正常的衰老还是环境因素加速了肾组织损伤?争论的症结在于,与肾功能的异常进行性下降相比,是什么构成了正常的衰老。

许多临床因素包括高血压、吸烟、血脂异常、性别(男性)、肥胖、代谢综合征、高滤过、动脉粥样硬化等都与肾功能逐步降低有关。遗传因素即基因调控(如表观遗传学和 microRNA 的作用)能影响机体和单个细胞的衰老。事实上,不同品系的大鼠随着年龄增加,肾功能下降的程度不同。遗传和环境因素在不同个体肾脏衰老过程中的作用并不相同,这解释了人类研究中观察到的变异现象。氧化应激(自由基生成增加和抗氧化能力降低的结果)和炎症都随着年龄的增加而增加,这可能与年龄相关的肾功能下降有关。循环中的炎症性细胞因子增加可见于 CKD 和衰老,甚至发生在 GFR 明显降低之前[17]。氧化应激被认为是与年龄相关的慢性炎症导致的细胞衰老和 DNA 损伤的关键因素。慢性炎症使炎症因子刺激成纤维细胞增殖。促炎性细胞因子 TNF-α 和白细胞介素-I 可诱导细胞凋亡,尤其是在高水平的氧化应激状态下。炎症可导致细胞衰老,并使衰老的细胞释放大量炎症因子,从而形成恶性循环。糖基化终产物(AGE)是衰老过程一个重要的组成部分,它可以产生氧自由基(ROS)。另一方面,ROS 促进糖基化,造成另一个恶性循环。AGE 可诱导促炎症基因,并激活体外多种细胞中的 NFκB 和 κMAPK。因此,炎症因子、AGE 和氧化应激可能是影响肾脏修复和再生的媒介。

微穿刺的研究发现了血流动力学的变化,包括入球小动脉阻力和 Kf(超滤系数)的降低以及相应的滤过面积的减小[18]。健康肾脏捐献者的研究似乎也证实了动物研究的结论。RAAS 的变化,特别是循环中肾素和醛固酮水平的减少,都被认为与衰老相关。入球小动脉阻力的降低和出球小动脉对血管收缩剂的灵敏度升高可能导致肾性高血压,从而使肾功能下降。氧化应激可能导致一氧化氮(NO)水平随着年龄发生生理性和病理性的下降,从而降低 L-精氨酸和增加非对称二甲基精氨酸(ADMA)。NO 的减少使老年人肾血管舒张能力降低或对血管收缩剂的敏感性升高。在肾脏衰老过程中,内皮素调节功能受损[19],导致缩血管作用增强。血管舒张和收缩的平衡失调可能与老年人易患 AKI 有关[20]。AKI 易感性以及 AKI 后患 CKD 的风险增加可能与再生能力的降低有关,人们对此的认识日益提高。

40 岁后肾血流量缓慢减少的同时出现了肾重量下降(每单位肾重量),相对于髓质,皮质出现了血流量减少和组织减小[22]。老年肾脏出现了滤过分数增加。随着年龄增长,肾脏重量通常会从约 400 克降至 300 克,但这可能只发生在非常老的年龄段[23]。老龄化可导致肾小球数量减少、肾小球球性硬化增多和有功能的肾小球体积增大,这也许能够部分地维持肾脏的大小[23]。

衰老引起的肾组织学改变不具有特征性[24]。肾小球球性硬化的比例增加(肾小球硬化)、动脉粥样硬化(血管内膜纤维增生)、内膜肥厚、动脉透明样变以及间质纤维化周边区域的肾小管萎缩,这些通常被特指为衰老相关的肾动脉硬化症的表现，可能是环境因素造成的损害[23]。由于健康肾脏捐献者也可有肾血管的变化和肾小球硬化，因此传统的组织病理学检查方法难以确诊[25]。

肾小球球性硬化增多常被认为是肾脏衰老的表现。40 岁以上人多达 10% 的肾小球有球性硬化。从动物模型中发现了肾小球基底膜的变化。肾小球基底膜(GBM)的糖胺聚糖硫酸减少使肾小球渗透性增加。在衰老的肾脏中，并不都存在 GBM 增厚和系膜基质增生。肾小管间质纤维化的加重和肾小管萎缩大概是最不具有代表性的表现。肾小球的病变不仅与肾小管周围毛细血管网密度下降有关，还与血管内皮生长因子(VEGF)表达减少有关，这可能是氧化应激的结果。动物研究表明，VEGF 减少和线粒体功能障碍均导致衰老肾脏的血管再生能力下降[26,27]。

诊　断

和其他年龄组一样，通过测定血清标志物如 S[Cr]来测定 GFR，结合尿蛋白的检测，可以对老年人肾脏疾病进行筛查，这也是 National Kidney Foundation 推荐的方法[28]。若存在蛋白尿、解剖或病理上的肾损伤超过 3 个月，即被认为是 CKD[28]。一旦确定为 CKD，根据 KDIGO 指南的建议，应评估相关的全身性疾病及确定肾病变的解剖位置(如血管、肾小球、肾小管、间质)。使用 S[Cr]、年龄、性别和种族计算 GFR 的公式目前已被广泛用于临床实践和流行病学研究。诊断和流行病学研究需要准确地评估 GFR，但在老年人群中存在一些问题。最初，MDRD 公式低估了接近正常 GFR 的患者和老年人的 GFR。虽然这一偏差可以通过使用 CKD-EPI 公式和标准化实验室检测 S[Cr]的方法校正，但还存在一些变异。对于65 岁以上和 GFR 大于 60ml/(min · 1.73m^2)的人而言[29]，CKD-EPI 公式优于 MDRD 公式[29]。特定族群如亚洲血统的患者可能需要使用改良的 eGFR 公式[31]。

尽管随着年龄的增长，肾功能的总体趋势是下降的，但由于肌肉质量下降、肌酐生成减少和(或)老年患者的饮食中蛋白质的摄入减少，S[Cr]往往不随着患者的年龄而变化。因此，对于老年人采用胱抑素 C 的公式可能更准确，因为胱抑素 C 不受肌肉质量的影响，特别是对那些 GFR 大于 60ml/(min · 1.73m^2)的人[32]。对于没有 CKD 的老年人，采用胱抑素 C 的计算公式优于采用 S[Cr]的公式，可用于预测心血管和肾脏疾病的预后。区分老年人是年龄相关的肾功能下降，还是有意义的 CKD 可能是困难的。虽然在使用动物模型的基础科学研究中，衰老相关的肾脏病变表现为蛋白尿或临床蛋白尿(即尿蛋白肌酐比值大于 300mg/g)，但对人类而言，并不能认为蛋白尿是衰老的结果[33]。这个命题的基本依据是蛋白尿是病情进展到 ESRD 的独立危险因素。eGFR 和蛋白尿的评估都可以预测老年人 ESRD[34]。事实上，比起 eGFR，蛋白尿能更可靠地预测 CKD 的进展和 ESRD 的发展。KDIGO 指南已经在疾病的分期标准中加入了蛋白尿。采用 S[CR]和胱抑素 C 计算 eGFR，并结合蛋白尿的水平，可能是诊断老年 CKD 最好的方法[35-37]。

改善老年人疾病诊断和预后的其他努力包括把 CKD3 期分为 3a 期和 3b 期，同时采用蛋白尿。基于年龄的标准是否有助于准确诊断和判断预后仍然存在争议。CKD 随着年龄的增长而增多，在很大程度上取决于 eGFR 的测定而非蛋白尿。高龄老年人 eGFR 的测定仅参考年龄是不准确的。荷兰的一项研究表明，高龄老年人的平均肾小球滤过率约 60ml/(min · 1.73m^2)。MDRD 公式和 CKD-EPI 公式都可能高估了 GFR 严重下降的老年人的肾功能，因此一些人主张在这类人群中延用 Cockcroft-Gault 公式，这一公式主要用于判断用药剂量，这表明需要有更好地反映老年人肾功能水平的指标，理想的情况是找到一种在临床上可行的 GFR 的实时标记物[38]。新出现的肾功能标志物如 β-微量蛋白，以及早期肾损伤标志物如中性粒细胞明胶酶蛋白、肾损伤分子-1、L 型脂肪酸结合蛋白、N-乙酰基-β-(D)-氨基葡萄糖苷酶和白细胞介素-18 均具有良好的发展前景[39,40]。

肾脏替代治疗与保守治疗

随着对肾脏替代疗法(RRT)老年 CKD 患者的生存和生活质量的重视，对此类患者进行保守的非透析治疗的理论应运而生[41-48]。就预后和相应的治疗计划与患者及亲属进行详细的讨论后，才能做出关于开始或终止透析的决定。患者整体的治疗目标应集中在治疗计划的讨论和 CKD 的保守治疗(前述的透析治疗)。对于许多老年患者，保守治疗可能和透析一样是可行的治疗选择。为了对可行的治疗包括透析做出选择，患者和家属必须对预后有一定了解。评估个体的预后是困难的，但仍有一些数据可用来指导患者和亲属，从而帮助他们做出与患者的价值观和治疗目标相符的透析或保守治疗的决定。显示多个单一中心的研究中老年患者透析和保守治疗的治疗效果。

在没有明显伴发疾病的情况下,RRT 的总体生存时间通常略延长[42-48]。预示着老年 CKD 5 期患者预后不良的因素包括伴发疾病(特别是缺血性心脏病、外周血管疾病和老年痴呆症)、年龄、功能状态差以及营养不良[11,49]。此外,如果一个有经验的医生对“意外的问题”的回答是“不会”(“如果这个患者在未来 6 个月内死亡你是否会惊讶?”),则这个患者的死亡率会更高[50]。虽然个体的具体预后是不可预测的,但是预后不良的因素是可识别的,基于人口数据的预测方法也有助于判断(表 70.2)。对于一些患者可进行透析的时间限制性试验,即经过 4 ~6 周的透析治疗后再讨论治疗目标,从而决定继续透析还是终止透析。

表 70.1　透析患者和保守治疗患者生存时间的比较

数量		生存时间		P 值	国家	年龄	estGFR	参考文献
透析	保守治疗	透析	保守治疗					
173	20	37.8 个月	13.9 个月*	0.01	英国	≥70	10.8	37
56	56	84% 1 年	87% 1 年	0.6	意大利	>70	5 ~ 7	41
52	77	84% 1 年	68% 1 年	0.001	英国	>75	<15	39
107	37	74% 1 年	29% 1 年	0.0001	法国	≥80	<10	38
124	30	1317 天	913 天	0.001	英国	33 ~ 84	10 ~ 17	47
60**	52**	36.8 个月	29.4 个月	0.03	英国	>75	<15	36
17**	54**	25.8 个月	20.4 个月	ns	英国	>75	<15	36

* 缺血性心脏病患者的生存时间没有显著的差异
** 伴随疾病发生率低的患者
*** 伴随疾病发生率高的患者

功能状态和虚弱状态

对于许多患者而言,功能状态与生活质量密切相关。因此,决定是否开始透析还需要了解一些关于透析治疗对老年患者生活质量和功能状态影响的信息。除了生存时间不长,老年患者开始透析后可能会经历一个明显的功能状态下降的过程[51-53]。虚弱越来越被视为老年人生存和生活质量预后不良的标志[54,55]。“虚弱状态”在老年医学的理论中是一个多方面的概念,预示着老年人残疾、住院和死亡的风险增加[56-60]。符合虚弱的标准有体重减轻、肌肉无力、疲劳或筋疲力尽、低体力活动和步态缓慢,这已经成为定义“虚弱状态”的依据[61]。

Johansen 等调查了 2275 名透析患者,发现年龄、性别和血液透析(HD)[或腹膜透析(PD)]与虚弱独立相关[54]。三分之二的受试者符合虚弱的定义[54]。在这项研究中,与非虚弱状态者相比,虚弱与死亡相关的危害比为 2.24(95% 可信区间为 1.60 ~3.15),以及合并住院或死亡的结果(调整后的 HR 1.63)[52]。随后,Bao 等发现虚弱与透析开始时较高的 eGFR 相关,也许部分解释了透析早期观察到的死亡率升高与较高的 eGFR 有关的现象[55]。更多的关注集中在评估和尝试改变透析患者的虚弱状态,这可能影响患者的生理功能、生活质量和生存时间。

因此比起保守治疗,透析的 CKD 老年患者并发症发生率更低、生存时间延长(表 70.1),但是寿命延长的优点可能被透析相关的生活质量下降的缺点所掩盖。此外,易于识别的风险因素如虚弱、功能状态和伴发疾病等情况,应纳入老年 CKD 患者透析和保守治疗比较的内容。对于这类患者,在开始 RRT 前,患者、家属、医生和护理人员可能需要积极的讨论。

表 70.2　预后不良的危险因素和预测方法

预后不良的危险因素
年龄
对意外的问题说“不”
伴随疾病,尤其是缺血性心脏病、痴呆、外周血管疾病
疲劳
身体状态差
营养不良
预测方法
查尔森并发症索引
http://touchcalc.com/calculations/sp

安宁或保守治疗和症状

在与患者和家属讨论关于 RRT 与保守治疗时,需说明保守治疗不是“不治疗”。安宁医学的原则是指症状的评估和管理、提前制定治疗计划、注重精神以及心理和生理方面的痛苦、适当时候的临终关怀和丧亲后护理。一个选择保守治疗的CKD5期患者期待症状得到改善。尽管不以疗效和透析为目标,促红细胞生成素在适当的时候可以改善乏力,利尿剂可缓解呼吸困难,而瘙痒和疼痛以及其他以患者感受为中心的问题都可以得到解决。综合性医疗机构或许是最适合这类患者和家属的,这些机构拥有社会工作者、内科医师和专科医师、营养师、神职或相关人员、肾脏科医师、初级保健医生以及姑息医学方面的投入。

关于CKD患者症状发生率的信息很少,但透析患者很可能忍受着许多的症状。74位CKD5期保守治疗(未透析)患者参与了一项前瞻性的研究,由患者填写症状评估简表,结果显示在这些患者生命的最后一个月中,超过一半的人表现为疲劳、皮肤瘙痒、嗜睡、呼吸困难、注意力不集中、疼痛、食欲缺乏、肢体水肿、口干、便秘和恶心等症状[62]。有身体和心理症状的CKD5期患者的平均数为16.1,高于晚期癌症患者临终前一个月的水平。这样的结果支持对保守治疗的CKD患者进行的全科治疗应包含安宁治疗,并且强调透析患者的早期症状观察[63-65]。肾脏病治疗的这些方面得到越来越多的重视,从而促进了CKD和ESRD患者治疗的临床实践指南的不断改进[66-68](表70.3)。

多种网络资源也可以帮助肾脏病医师对CKD与透析患者进行安宁治疗(表70.3)。传统的肾脏病医师培训计划并不专注于这些问题,但随着对老年CKD患者保守的非透析治疗认识的提高,可能促使在培训计划的课程中加入姑息治疗的内容[69]。学员也能学习到沟通的技巧,可以有助于增加肾脏疾病的这方面的治疗的舒适性[70]。

表70.3 慢性肾脏病姑息治疗和临终关怀的临床实践指南和网络资源

肾脏内科医师联盟关于开始和终止透析的恰当时机的共识[27]
UK指南[28]
Canadian指南[29]
www.kidneysupportivecare.org-Coalition for the Supportive Care of Kidney Patients
http://www.endoflifecareforadults.nhs/assests/download/End-oflifecare AKD.pdf[28]

提前制定治疗计划和疾病进展曲线

在CKD病程的早期进行交流和讨论有助于做出是否透析的决定。关于RRT的决定可以纳入整体的提前治疗计划中。无论患者预后如何,提前制定治疗计划对所有CKD患者都是合适的,并且在透析讨论开始、临床过渡阶段和生命接近尽头时都可进行[71]。提前制定治疗计划的目的是了解患者意愿以及与他的家人沟通,并最终与医生进行沟通。患者和家属不一定希望医生参与这些讨论,但他们希望医生介绍讨论的主题,并对家庭讨论起推进作用[72]。患者和家属把治疗计划看作是控制治疗、减轻家属负担、加强人际关系、提前为患者离世做准备的一种方式,由此可能会产生一份事先的书面说明,但这份事先说明不能作为这个过程的目标[73,74]。然而,一些事先的书面说明应由患者完成,包括代理人的指定和拒绝心肺复苏。如果患者希望确保他们的选择被执行,医生会在适当的时候开出生命支持治疗(POLST)的医嘱[75]。通过讨论总体的生存和治疗目标,可以帮助患者及家属为“这一刻”的决定做准备,“这一刻”[76]通常意味着需要先进的医疗护理以及对侵入性治疗、重症监护的选择。为了明确自己的目标,患者必须考虑自己的价值观、愿望、希望、恐惧和生活质量,这些因素可能会随着时间而变化,特别是在慢性疾病如CKD的病程中。

肾脏科医师应具备CKD疾病进展轨迹方面的知识,并适时地实现患者整个生命过程的治疗目标。CKD的疾病进展轨迹类似于其他实质脏器的疾病如充血性心力衰竭和慢性肺疾病,其特点是这些疾病都能导致患者功能状态急骤下降,并且不能恢复到以前的水平(图70.1)。一些急性事件(如心肌梗死、住院、截肢)会使患者的功能进行性下降。这种类型的疾病轨迹似乎能反映透析患者的临床病程,但不能代表那些选择保守治疗的CKD 5期患者(见图70.1)。针对

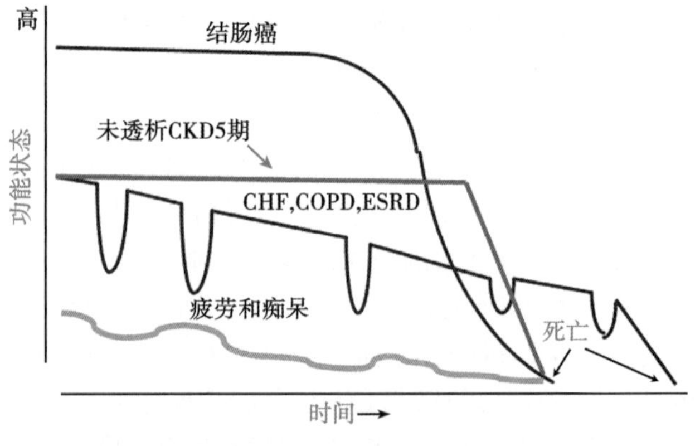

图70.1 各类疾病的进展曲线。CHF,充血性心力衰竭;COPD,慢性阻塞性肺疾病;ESRD,终末期肾脏病。来源:*Reproduced from Reference*[32] *with permission of the American Society of Nephrology.*

CKD5 期未透析而选择安宁治疗患者的一项单中心的前瞻性研究发现,直到生命的最后 1 个月,患者的疾病曲线都是相当稳定的(见图 70.1)[77]。需要进一步的研究来证明这类患者典型的疾病进展轨迹。如果得到证实,那么保守治疗患者 Murtagh 疾病轨迹将证明患者在 CKD 早期提前制定治疗计划和姑息治疗的重要性。

临终关怀与 CKD

在美国,临终关怀可纳入医疗保险范围,如果有两位医生同时证明患者很可能活不过 6 个月。终止透析的患者有资格获得临终关怀。是否接受临终关怀是由患者的诊断决定的,在某些情况下,接受临终关怀的同时也可继续透析。例如,接受临终关怀的转移性肺癌的患者可能会继续享受 ESRD 的医疗保险进行透析治疗。然而,如果以 ESRD 的诊断开始临终治疗,临终关怀机构将负责医疗保险内的每月透析费用。在这种情况下,大多数临终关怀机构没有能力承担这些费用,会拒绝患者继续透析的请求。ESRD 患者往往不能充分利用临终关怀资源,即使是终止透析的患者[78]。目前还没有关于保守治疗未透析 CKD 患者临终关怀资源利用情况方面的信息。当地资源应该尽可能地为所有终止透析和未透析患者提供临终关怀服务,从而有助于患者的症状处理以及家属的丧亲护理。

老年患者选择肾脏替代治疗方式的问题

老年患者可以选择的 RRT 方式有 HD(在透析中心或家庭)、PD 和肾移植。与年轻的患者相同,老年人在选择治疗方式时通常也会考虑其对生活方式、社会活动和生活状况的影响。老年人早透析未必有益,甚至可能是有害的[80]。

血液透析

患者和家属最初决定 RRT 时,在血液透析中心进行透析对老年 CKD 患者可能是最好的。但是患者和家属最初可能不会考虑到虚弱的老人往返透析中心的负担和透析的副作用,尤其是超滤后的低血压和乏力。更重要的是,老年患者通过血管通路进行血液透析是有风险的。虽然对大多数患者而言动静脉内瘘是血液透析首选的血管通路,但是老年人动静脉内瘘的失败率更高[81]。最近的研究强调,在选择老年人的血管通路时应着重考虑预后(生存时间和功能状态)的重要性[82]。基于伦理上的不伤害原则,血管通路手术的风险与获益也被重新定义[83]。对于一些老年患者而言,尽管中心静脉导管存在一定风险,却是一个合适的长期血管通路。

目前关于老年人在家中进行血液透析情况的信息有限。社会问题、认知能力和功能状态可能成为障碍,但对于条件允许的老年人,家庭血液透析会是不错的选择。每日短时 HD 被成功应用在老年康复病房,这可以减少超滤下降相关的并发症。

腹膜透析

老年患者腹膜透析和血液透析的生存时间相当[11,85]。老年 PD 患者腹膜炎的发病率不尽相同,且不同中心的发病率也不一致,但老年 PD 患者复发性腹膜炎可能更常见。虽然腹膜透析免去了每周三次来往血液透析中心的麻烦,但老年患者功能状态的下降也可能影响进行腹膜透析的能力[85]。由于年龄导致的视力和听力下降,老年人腹膜透析培训的时间可能会更长,但老年患者完全可以成功地学会 PD。家庭成员协助的 PD 在加拿大已成为一种可行的治疗选择,但需要更多的医疗资源[86]。与年轻患者一样,影响 PD 的主要因素是患者进行治疗的决心和坚持完成 PD 的耐心。在 PD 培训中,进行 PD 培训的护士是最重要的因素,优秀的护士能够评估一个老年患者是否具有成功完成 PD 的能力。

肾脏移植

肾移植能改善生活方式、提高生活质量和生存时间,因此是大多数 ESRD 患者更好的选择。单纯的年龄因素并不是肾移植的禁忌证,但伴发疾病的存在和总体的健康状态可能影响老年 CKD 患者对肾移植的接受能力。如年轻患者一样,与等待移植患者相比,老年患者肾移植后死亡率降低。最近的一项研究表明,与继续透析的老年患者相比,肾移植者死亡率下降了 41%[87]。尽管选择偏差不容忽视,但这些数据均显示老年患者能从肾移植中获益。由于缺少合适的死亡肾捐献者,使得选择捐献者的范围扩大。这可能有利于老年移植候选人,因为老年人的预期生存时间短于年轻受移植者(这意味着移植肾功能需要维持的时间短)。然而,老年人肾移植的效果不尽相同,接受活体肾移植者效果最好[88],其次是接受标准的死亡肾移植者,接受扩大范围的肾移植者效果最差。与等待移植的老年透析患者相比,即使是接受扩大范围选择的肾移植者总体的死亡率也下降了25%[88,89]。与选择透析或保守治疗的决定相似,老年患者能否接受肾移植需要对总体的健康状况、伴发疾病的情况和患者自身愿望进行评估。即使被列在等待死亡肾移植的名单上,只有8%的老年患者(年龄65~74.9岁之间)能在五年内接受肾移植[90]。移植前死亡及器官分配政策均影响了老年人的肾移植率。

CKD患者的临终关怀

在美国,终止透析导致20%以上的透析患者死亡[66]。由于年龄增加容易出现社会孤独、功能下降和并发症增多[66,91],每位终止透析的患者均应接受临终关怀,以便最大程度的得到恰当的症状评估、治疗和家人丧亲后的护理。终止透析后的中位生存时间取决于残余肾功能水平。无残余肾功能患者终止透析后的平均生存时间为8天,而有残余肾功能者生存时间可能延长[92]。CKD患者是终止透析还是选择保守治疗,疲劳、呼吸困难和疼痛等症状往往伴随着临终ESRD患者[62,93],从而需要治疗,住院治疗和(或)安宁治疗可能会有所帮助。

总结和结论

全球范围老年人CKD的发病率增加是个人和社会潜在的巨大负担。用于判断肾功能水平和诊断疾病的GFR计算公式的准确性在不断提高,使用尿蛋白定量的水平来诊断疾病及判断预后的方法也有所改善。越来越多的肾脏衰老原因的科学发现和延缓肾功能下降的措施的发展,将成为未来肾脏病治疗的关键。老年肾衰竭患者的治疗需慎重的考虑和计划。预测疾病的发展过程、评估功能状态以及设定治疗目标是肾脏病医生必须考虑的事情,同时肾脏病医生还需要了解RRT的风险和获益,熟练掌握关于透析时机的共识,必要时要掌握老年CKD晚期患者透析、保守或安宁治疗的方法。

(郑丰 译)

参考文献

1. United Nations, Department of Economic and Social Affairs, Population Division (2013). World Population Prospects: The 2012 Revision, Highlights and Advance Tables. Working Paper No. ESA/P/WP.228.
2. United Nations Population Fund and HelpAge International. *Ageing in the twenty-first century: a celebration and a challenge. Publication*. New York and London: UNFPA and HelpAge International; 2012.
3. Zhang QL, Rothenbacher D. Prevalence of chronic kidney disease in population-based studies: systematic review. *BMC Public Health* 2008;**8**:117.
4. Delanaye P, Cavalier E, Moranne O, Lutteri L, Krzesinski JM, Bruyere O. Creatinine- or cystatin C-based equations to estimate glomerular filtration in the general population: Impact on the epidemiology of chronic kidney disease. *BMC Nephrol* 2013;**14**:57, 2369-14-57.
5. Grams ME, Juraschek SP, Selvin E, Foster MC, Inker LA, Eckfeldt JH, et al. Trends in the prevalence of reduced GFR in the united states: a comparison of creatinine- and cystatin C-based estimates. *Am J Kidney Dis* 2013;**62**(2):253–60.
6. Coresh J, Selvin E, Stevens LA, Manzi J, Kusek JW, Eggers P, et al. Prevalence of chronic kidney disease in the united states. *JAMA* 2007;**298**(17):2038–47.
7. O'Hare AM, Choi AI, Bertenthal D, Bacchetti P, Garg AX, Kaufman JS, et al. Age affects outcomes in chronic kidney disease. *J Am Soc Nephrol* 2007;**18**(10):2758–65.
8. Keith DS, Nichols GA, Gullion CM, Brown JB, Smith DH. Longitudinal follow-up and outcomes among a population with chronic kidney disease in a large managed care organization. *Arch Intern Med* 2004;**164**(6):659–63.
9. Afkarian M, Sachs MC, Kestenbaum B, Hirsch IB, Tuttle KR, Himmelfarb J, et al. Kidney disease and increased mortality risk in type 2 diabetes. *J Am Soc Nephrol* 2013;**24**(2):302–8.
10. Barsoum RS. Chronic kidney disease in the developing world. *N Engl J Med* 2006;**354**(10):997–9.
11. United States Renal Data System, 2012 Annual Data Report: Atlas of chronic kidney disease and end-stage renal disease in the United States, National Institutes of Health, National Institute of Diabetes and Digestive and Kidney Diseases, Bethesda, MD.
12. Honeycutt AA, Segel JE, Zhuo X, Hoerger TJ, Imai K, Williams D. Medical costs of CKD in the Medicare population. *J Am Soc Nephrol* 2013;**24**(9):1478–83.
13. Plantinga LC, Boulware LE, Coresh J, Stevens LA, Miller 3rd ER, Saran R, et al. Patient awareness of chronic kidney disease: trends and predictors. *Arch Intern Med* 2008;**168**(20):2268–75.
14. Melk A, Halloran PF. Cell senescence and its implications for nephrology. *J Am Soc Nephrol* 2001;**12**(2):385–93.
15. Davies DF, Shock NW. Age changes in glomerular filtration rate, effective renal plasma flow, and tubular excretory capacity in adult males. *J Clin Invest* 1950;**29**(5):496–507.
16. Lindeman RD, Tobin J, Shock NW. Longitudinal studies on the rate of decline in renal function with age. *J Am Geriatr Soc* 1985;**33**(4):278–85.
17. Shlipak MG, Fried LF, Crump C, Bleyer AJ, Manolio TA, Tracy RP, et al. Elevations of inflammatory and procoagulant biomarkers in elderly persons with renal insufficiency. *Circulation* 2003;**107**(1):87–92.
18. Hoang K, Tan JC, Derby G, Blouch KL, Masek M, Ma I, et al. Determinants of glomerular hypofiltration in aging humans. *Kidney Int* 2003;**64**(4):1417–24.
19. Castellani S, Ungar A, Cantini C, La Cava G, Di Serio C, Altobelli A, et al. Excessive vasoconstriction after stress by the aging kidney: Inadequate prostaglandin modulation of increased endothelin activity. *J Lab Clin Med* 1998;**132**(3):186–94.
20. Anderson S, Eldadah B, Halter JB, Hazzard WR, Himmelfarb J, Horne FM, et al. Acute kidney injury in older adults. *J Am Soc Nephrol* 2011;**22**(1):28–38.
21. Chawla LS, Kimmel PL. Acute kidney injury and chronic kidney disease: an integrated clinical syndrome. *Kidney Int* 2012;**82**(5):516–24.
22. Hollenberg NK, Adams DF, Solomon HS, Rashid A, Abrams HL, Merrill JP. Senescence and the renal vasculature in normal man. *Circ Res* 1974;**34**(3):309–16.
23. Glassock RJ, Rule AD. The implications of anatomical and functional changes of the aging kidney: With an emphasis on the

glomeruli. *Kidney Int* 2012;**82**(3):270–7.
24. Zhou XJ, Rakheja D, Yu X, Saxena R, Vaziri ND, Silva FG. The aging kidney. *Kidney Int* 2008;**74**(6):710–20.
25. Rule AD, Amer H, Cornell LD, Taler SJ, Cosio FG, Kremers WK, et al. The association between age and nephrosclerosis on renal biopsy among healthy adults. *Ann Intern Med* 2010;**152**(9):561–7.
26. Satoh M, Fujimoto S, Horike H, Ozeki M, Nagasu H, Tomita N, et al. Mitochondrial damage-induced impairment of angiogenesis in the aging rat kidney. *Lab Invest* 2011;**91**(2):190–202.
27. Kang DH, Anderson S, Kim YG, Mazzalli M, Suga S, Jefferson JA, et al. Impaired angiogenesis in the aging kidney: Vascular endothelial growth factor and thrombospondin-1 in renal disease. *Am J Kidney Dis* 2001;**37**(3):601–11.
28. K/DOQI guidelines for CKD care [Internet: National Kidney Foundation; 2002; cited October 18, 2013]. Available from: <http://www.kidney.org/professionals/kdoqi/guidelines_commentaries.cfm>.
29. Kwong YT, Stevens LA, Selvin E, Zhang YL, Greene T, Van Lente F, et al. Imprecision of urinary iothalamate clearance as a gold-standard measure of GFR decreases the diagnostic accuracy of kidney function estimating equations. *Am J Kidney Dis* 2010;**56**(1):39–49.
30. Levey AS, Stevens LA, Schmid CH, Zhang YL, Castro 3rd AF, Feldman HI, et al. A new equation to estimate glomerular filtration rate. *Ann Intern Med* 2009;**150**(9):604–12.
31. Ma YC, Zuo L, Chen JH, Luo Q, Yu XQ, Li Y, et al. Modified glomerular filtration rate estimating equation for Chinese patients with chronic kidney disease. *J Am Soc Nephrol* 2006;**17**(10):2937–44.
32. Shlipak MG, Katz R, Sarnak MJ, Fried LF, Newman AB, Stehman-Breen C, et al. Cystatin C and prognosis for cardiovascular and kidney outcomes in elderly persons without chronic kidney disease. *Ann Intern Med* 2006;**145**(4):237–46.
33. Verma V, Kant R, Sunnoqrot N, Gambert SR. Proteinuria in the elderly: Evaluation and management. *Int Urol Nephrol* 2012;**44**(6):1745–51.
34. Hallan SI, Ritz E, Lydersen S, Romundstad S, Kvenild K, Orth SR. Combining GFR and albuminuria to classify CKD improves prediction of ESRD. *J Am Soc Nephrol* 2009;**20**(5):1069–77.
35. Zhang M, Cao X, Cai G, Wu D, Wei R, Yuan X, et al. Clinical evaluation of serum cystatin C and creatinine in patients with chronic kidney disease: A meta-analysis. *J Int Med Res* 2013;**41**(4):944–55.
36. Stevens LA, Coresh J, Schmid CH, Feldman HI, Froissart M, Kusek J, et al. Estimating GFR using serum cystatin C alone and in combination with serum creatinine: A pooled analysis of 3,418 individuals with CKD. *Am J Kidney Dis* 2008;**51**(3):395–406.
37. Shlipak MG, Matsushita K, Arnlov J, Inker LA, Katz R, Polkinghorne KR, et al. Cystatin C versus creatinine in determining risk based on kidney function. *N Engl J Med* 2013;**369**(10):932–43.
38. Dowling TC, Wang ES, Ferrucci L, Sorkin JD. Glomerular filtration rate equations overestimate creatinine clearance in older individuals enrolled in the Baltimore longitudinal study on aging: Impact on renal drug dosing. *Pharmacotherapy* 2013;**33**(9):912–21.
39. Ferguson MA, Waikar SS. Established and emerging markers of kidney function. *Clin Chem* 2012;**58**(4):680–9.
40. Fassett RG, Venuthurupalli SK, Gobe GC, Coombes JS, Cooper MA, Hoy WE. Biomarkers in chronic kidney disease: a review. *Kidney Int* 2011;**80**(8):806–21.
41. Morton RL, Turner RM, Howard K, Snelling P, Webster AC. Patients who plan for conservative care rather than dialysis: A national observational study in Australia. *Am J Kidney Dis* 2012;**59**(3):419–27.
42. Chandna SM, Da Silva-Gane M, Marshall C, Warwicker P, Greenwood RN, Farrington K. Survival of elderly patients with stage 5 CKD: Comparison of conservative management and renal replacement therapy. *Nephrol Dial Transplant* 2011;**26**(5):1608–14.
43. Carson RC, Juszczak M, Davenport A, Burns A. Is maximum conservative management an equivalent treatment option to dialysis for elderly patients with significant comorbid disease? *Clin J Am Soc Nephrol* 2009;**4**(10):1611–9.
44. Joly D, Anglicheau D, Alberti C, Nguyen AT, Touam M, Grunfeld JP, et al. Octogenarians reaching end-stage renal disease: cohort study of decision-making and clinical outcomes. *J Am Soc Nephrol* 2003;**14**(4):1012–21.
45. Murtagh FE, Marsh JE, Donohoe P, Ekbal NJ, Sheerin NS, Harris FE. Dialysis or not? A comparative survival study of patients over 75 years with chronic kidney disease stage 5. *Nephrol Dial Transplant* 2007;**22**(7):1955–62.
46. Wong CF, McCarthy M, Howse ML, Williams PS. Factors affecting survival in advanced chronic kidney disease patients who choose not to receive dialysis. *Ren Fail* 2007;**29**(6):653–9.
47. Brunori G, Viola BF, Parrinello G, De Biase V, Como G, Franco V, et al. Efficacy and safety of a very-low-protein diet when postponing dialysis in the elderly: A prospective randomized multicenter controlled study. *Am J Kidney Dis* 2007;**49**(5):569–80.
48. Smith C, Da Silva-Gane M, Chandna S, Warwicker P, Greenwood R, Farrington K. Choosing not to dialyse: Evaluation of planned non-dialytic management in a cohort of patients with end-stage renal failure. *Nephron Clin Pract* 2003;**95**(2):c40–6.
49. Cohen LM, Ruthazer R, Moss AH, Germain MJ. Predicting six-month mortality for patients who are on maintenance hemodialysis. *Clin J Am Soc Nephrol* 2010;**5**(1):72–9.
50. Moss AH, Ganjoo J, Sharma S, Gansor J, Senft S, Weaner B, et al. Utility of the "surprise" question to identify dialysis patients with high mortality. *Clin J Am Soc Nephrol* 2008;**3**(5):1379–84.
51. Jassal SV, Chiu E, Hladunewich M. Loss of independence in patients starting dialysis at 80 years of age or older. *N Engl J Med* 2009;**361**(16):1612–3.
52. Kurella Tamura M, Covinsky KE, Chertow GM, Yaffe K, Landefeld CS, McCulloch CE. Functional status of elderly adults before and after initiation of dialysis. *N Engl J Med* 2009;**361**(16):1539–47.
53. Da Silva-Gane M, Wellsted D, Greenshields H, Norton S, Chandna SM, Farrington K. Quality of life and survival in patients with advanced kidney failure managed conservatively or by dialysis. *Clin J Am Soc Nephrol* 2012;**7**(12):2002–9.
54. Johansen KL, Chertow GM, Jin C, Kutner NG. Significance of frailty among dialysis patients. *J Am Soc Nephrol* 2007;**18**(11):2960–7.
55. Bao Y, Dalrymple L, Chertow GM, Kaysen GA, Johansen KL. Frailty, dialysis initiation, and mortality in end-stage renal disease. *Arch Intern Med* 2012;**172**(14):1071–7.
56. Fried LP, Ferrucci L, Darer J, Williamson JD, Anderson G. Untangling the concepts of disability, frailty, and comorbidity: Implications for improved targeting and care. *J Gerontol A Biol Sci Med Sci* 2004;**59**(3):255–63.
57. Hamerman D. Toward an understanding of frailty. *Ann Intern Med* 1999;**130**(11):945–50.
58. Bortz 2nd WM. A conceptual framework of frailty: a review. *J Gerontol A Biol Sci Med Sci* 2002;**57**(5):M283–8.
59. Ferrucci L, Guralnik JM, Studenski S, Fried LP, Cutler Jr GB, Walston JD, et al. Designing randomized, controlled trials aimed at preventing or delaying functional decline and disability in frail, older persons: a consensus report. *J Am Geriatr Soc* 2004;**52**(4):625–34.
60. Walston J, Hadley EC, Ferrucci L, Guralnik JM, Newman AB, Studenski SA, et al. Research agenda for frailty in older adults: Toward a better understanding of physiology and etiology: Summary from the American Geriatrics Society/National Institute on Aging Research Conference on frailty in older adults. *J Am Geriatr Soc.* 2006;**54**(6):991–1001.
61. Fried LP, Tangen CM, Walston J, Newman AB, Hirsch C, Gottdiener J, et al. Frailty in older adults: Evidence for a phenotype. *J Gerontol A Biol Sci Med Sci* 2001;**56**(3):M146–56.
62. Murtagh FE, Addington-Hall J, Edmonds P, Donohoe P, Carey I, Jenkins K, et al. Symptoms in the month before death for stage 5 chronic kidney disease patients managed without dialysis. *J Pain Symptom Manage* 2010;**40**(3):342–52.
63. Davison SN, Jhangri GS, Johnson JA. Cross-sectional validity of a modified Edmonton symptom assessment system in dialysis patients: A simple assessment of symptom burden. *Kidney Int* 2006;**69**(9):1621–5.

64. Weisbord SD, Fried LF, Arnold RM, Fine MJ, Levenson DJ, Peterson RA, et al. Prevalence, severity, and importance of physical and emotional symptoms in chronic hemodialysis patients. *J Am Soc Nephrol* 2005;**16**(8):2487–94.
65. Davison SN, Jhangri GS. Impact of pain and symptom burden on the health-related quality of life of hemodialysis patients. *J Pain Symptom Manage* 2010;**39**(3):477–85.
66. Renal Physicians Association. Shared decision-making in the appropriate initiation of and withdrawal from dialysis. Clinical practice guideline, 2nd ed. Rockville, MD; 2010.
67. Douglas C, Murtagh FE, Chambers EJ, Howse M, Ellershaw J. Symptom management for the adult patient dying with advanced chronic kidney disease: A review of the literature and development of evidence-based guidelines by a United Kingdom expert consensus group. *Palliat Med* 2009;**23**(2):103–10.
68. Levin A, Hemmelgarn B, Culleton B, Tobe S, McFarlane P, Ruzicka M, et al. Guidelines for the management of chronic kidney disease. *CMAJ* 2008;**179**(11):1154–62.
69. Holley JL, Carmody SS, Moss AH, Sullivan AM, Cohen LM, Block SD, et al. The need for end-of-life care training in nephrology: National survey results of nephrology fellows. *Am J Kidney Dis* 2003;**42**(4):813–20.
70. Schell JO, Green JA, Tulsky JA, Arnold RM. Communication skills training for dialysis decision-making and end-of-life care in nephrology. *Clin J Am Soc Nephrol* 2013;**8**(4):675–80.
71. Holley JL. Advance care planning in CKD/ESRD: An evolving process. *Clin J Am Soc Nephrol* 2012;**7**(6):1033–8.
72. Hines SC, Glover JJ, Holley JL, Babrow AS, Badzek LA, Moss AH. Dialysis patients' preferences for family-based advance care planning. *Ann Intern Med* 1999;**130**(10):825–8.
73. Singer PA, Martin DK, Kelner M. Quality end-of-life care: patients' perspectives. *JAMA* 1999;**281**(2):163–8.
74. Steinhauser KE, Christakis NA, Clipp EC, McNeilly M, McIntyre L, Tulsky JA. Factors considered important at the end of life by patients, family, physicians, and other care providers. *JAMA* 2000;**284**(19):2476–82.
75. Physician orders for life-sustaining treatment (POLST) paradigm. Available at: <www.polst.org>. [Internet: 2012; cited April 26, 2013].
76. Sudore RL, Fried TR. Redefining the "planning" in advance care planning: Preparing for end-of-life decision making. *Ann Intern Med* 2010;**153**(4):256–61.
77. Murtagh FE, Sheerin NS, Addington-Hall J, Higginson IJ. Trajectories of illness in stage 5 chronic kidney disease: a longitudinal study of patient symptoms and concerns in the last year of life. *Clin J Am Soc Nephrol* 2011;**6**(7):1580–90.
78. Murray AM, Arko C, Chen SC, Gilbertson DT, Moss AH. Use of hospice in the United States dialysis population. *Clin J Am Soc Nephrol* 2006;**1**(6):1248–55.
79. Cooper BA, Branley P, Bulfone L, Collins JF, Craig JC, Fraenkel MB, et al. A randomized, controlled trial of early versus late initiation of dialysis. *N Engl J Med* 2010;**363**(7):609–19.
80. Rosansky SJ, Eggers P, Jackson K, Glassock R, Clark WF. Early start of hemodialysis may be harmful. *Arch Intern Med* 2011;**171**(5):396–403.
81. Lazarides MK, Georgiadis GS, Antoniou GA, Staramos DN. A meta-analysis of dialysis access outcome in elderly patients. *J Vasc Surg* 2007;**45**(2):420–6.
82. Vachharajani TJ, Moossavi S, Jordan JR, Vachharajani V, Freedman BI, Burkart JM. Re-evaluating the fistula first initiative in octogenarians on hemodialysis. *Clin J Am Soc Nephrol* 2011;**6**(7):1663–7.
83. Schmidt RJ, Goldman RS, Germain M. Pursuing permanent hemodialysis vascular access in patients with a poor prognosis: Juxtaposing potential benefit and harm. *Am J Kidney Dis* 2012;**60**(6):1023–31.
84. Li M, Porter E, Lam R, Jassal SV. Quality improvement through the introduction of interdisciplinary geriatric hemodialysis rehabilitation care. *Am J Kidney Dis* 2007;**50**(1):90–7.
85. Berger JR, Hedayati SS. Renal replacement therapy in the elderly population. *Clin J Am Soc Nephrol* 2012;**7**(6):1039–46.
86. Dimkovic N, Oreopoulos DG. Assisted peritoneal dialysis as a method of choice for elderly with end-stage renal disease. *Int Urol Nephrol* 2008;**40**(4):1143–50.
87. Rao PS, Merion RM, Ashby VB, Port FK, Wolfe RA, Kayler LK. Renal transplantation in elderly patients older than 70 years of age: Results from the Scientific Registry of Transplant Recipients. *Transplantation* 2007;**83**(8):1069–74.
88. Chuang FP, Novick AC, Sun GH, Kleeman M, Flechner S, Krishnamurthi V, et al. Graft outcomes of living donor renal transplantations in elderly recipients. *Transplant Proc* 2008;**40**(7):2299–302.
89. Gill J, Bunnapradist S, Danovitch GM, Gjertson D, Gill JS, Cecka M. Outcomes of kidney transplantation from older living donors to older recipients. *Am J Kidney Dis* 2008;**52**(3):541–52.
90. Stevens KK, Woo YM, Clancy M, McClure JD, Fox JG, Geddes CC. Deceased donor transplantation in the elderly – are we creating false hope? *Nephrol Dial Transplant* 2011;**26**(7):2382–6.
91. Leggat Jr JE, Bloembergen WE, Levine G, Hulbert-Shearon TE, Port FK. An analysis of risk factors for withdrawal from dialysis before death. *J Am Soc Nephrol* 1997;**8**(11):1755–63.
92. Chater S, Davison SN, Germain MJ, Cohen LM. Withdrawal from dialysis: A palliative care perspective. *Clin Nephrol* 2006;**66**(5):364–72.
93. Cohen LM, Germain MJ, Woods AL, Mirot A, Burleson JA. The family perspective of ESRD deaths. *Am J Kidney Dis* 2005;**45**(1):154–61.

第 71 章

71

疼痛与慢性肾脏病

Scott D. Coken[a] and Sara Davison[b]

[a]Division of Renal Diseases and Hypertension, Department of Medicine, George Washington University, Washington, DC, USA,

[b]Department of Medicine and Dentistry, University of Alberta, Edmonton, Canada

简 介

在慢性肾脏病(chronic kidney disease, CKD)患者中,疼痛是一种经常被忽略,但却普遍存在的症状[1]。在晚期 CKD 患者中,疼痛症状与生活质量(quality of life, QOL)的下降、抑郁状态的加重以及疾病负担感的加重有关联[2-7]。在 CKD 患者或终末期肾病(end-stage renal disease, ESRD)患者中,更差的临床预后,包括高死亡率、高住院率和低医嘱依从性都与下降的 QOL 和加重的抑郁状态等社会心理学参数相关[5-9]。在具有多重疾病状态的患者中,感知到的疼痛程度是导致不良临床预后的潜在的可控危险因素。本章节旨在回顾关于全世界不断增加的 CKD 患者疼痛流行病学的文献,讨论用于筛查和诊断疼痛的方法,并回顾那些用于改善 CKD 患者疼痛感的管理方法。

流 行 病 学

有充分的资料证明,慢性疼痛普遍存在于接受透析治疗的 ESRD 患者中[9-13]。据估计,大约 30% ~50% 的 ESRD 患者存在慢性疼痛[9-13]。在非透析患者中,此类数据比较少。Cohen 等[5]研究了 92 名非透析患者,发现 69% 的患者存在疼痛症状。在 CKD 不同分期的患者中,疼痛强度评分无明显差异。CKD 患者与作为对照组的 61 名非 CKD 普通内科患者相比,其疼痛症状也无明显差异。与此相反,另一项研究显示,在 130 名 CKD 患者中,有 72.9% 的患者存在急慢性疼痛[1]。但在作为对照组的 100 名非 CKD、非卧床内科患者中,仅 9% 的患者存在疼痛症状。大多数 CKD 患者存在肌肉骨骼痛。CKD 3 ~5 期患者的疼痛强度及持续时间要高于 CKD 早期患者。这两种不同的研究结果很可能反映了 CKD 患者的异质性和研究设计的差异性。

导致 CKD 患者疼痛的原因复杂多样[6]。许多疼痛的原因并不是 CKD 特有的,而是其他多种疾病造成的,如骨关节炎、炎性关节炎、周围神经病变、周围血管病变以及外伤。疼痛可以来自肾脏的基础病,如多囊肾(polycystic kidney disease, PKD)。PKD 具有其独特的疼痛综合征,其疼痛常与囊肿扩大或囊肿破裂有关。疼痛也可以源自肾功能不全的并发症,如继发性或三发性甲状旁腺功能亢进,尤其是在晚期 CKD 患者中。患者往往同时合并多种疼痛原因。

疼痛的筛查与诊断

有许多经过验证的工具可用来筛查 CKD 患者的疼痛症状。1975 年发明的麦吉尔氏疼痛调查表[9,14],一直是用来评估疼痛的首要工具之一。这个调查表要求参与者描述疼痛的性质与强度。数值范围设定在 0 ~78 之间,得分越高表示疼痛程度越重。

简明疼痛量表[15]已经用来评估包括 CKD 在内的慢性内科疾病患者的疼痛部位、类型和强度。这个调查表也用来评估疼痛对某些参数的影响,如一般活动、情绪、行走能力、工作、与他人的关系、睡眠状况和生活乐趣。标准的调查表是通过 32 个问题来描绘疼痛,而简明调查表被压缩成 9 个问题。

改良的埃德蒙顿症状评估量表(Edmonton Symptom Assessment System,ESAS)[16,17]可用来筛查疼痛和其他社会心理学参数。ESAS包括应用直观类比标度来评估疼痛、活动、恶心、抑郁、焦虑、困倦、食欲、幸福感、呼吸急促、瘙痒、睡眠,其中李克特量表的0~10对应着"无"至"最差",得分越高表示症状越重。与此类似经证实有效的,用来评估CKD患者的全球性症状评估工具包括姑息性(或患者)预后症状量表模块的肾脏版本(renal version of the Palliative (or Patient) Outcome Scale-symptom module,POSs renal)[18]和透析症状指数(Dialysis Symptom Index,DSI)[19]。以上3种评估工具中完整的患者症状评分均可以从相关网站下载使用。

如果患者的疼痛筛查结果为阳性,那么应通过调查疼痛病史来进一步评估他或她的症状,其中包括疼痛的部位、疼痛类型、缓解或加重因素、对生理及心理功能的影响以及相关症状。所有的这些变量都会影响治疗的方案。对鉴别急性疼痛、慢性疼痛及发作性疼痛是非常重要的,因为它们的治疗方案是不同的(表71.1)。

表71.1 疼痛的类型和类别

疼痛的类型	
急性疼痛	出现在组织损伤时伤害性感受器激活后,例如手术后。急性疼痛可发生在长时间的反复损伤(复发性疼痛),也可以呈间歇性发作
慢性疼痛	由组织损伤引起,但是由于周围和中枢神经系统的变化,在去除损伤或疼痛刺激后,疼痛仍持续存在。慢性疼痛不是根据持续的时间来定义,而是由缺乏持续性疼痛感受器损伤来定。慢性疼痛的典型特点表现在持续时间长,并且常与最初损伤的程度不成比例
发作性、偶发性、阵发性、突发性疼痛	尽管定期服用止痛药,但是疼痛仍突然出现
疼痛的类别	
伤害性疼痛	疼痛由组织损伤引起。疼痛性质有锐痛或钝痛。伤害性疼痛典型特点是对传统止痛药很敏感
神经性疼痛	疼痛由神经损伤引起。疼痛的性质有烧灼感、痛苦感、寒冷感或电击感。神经性疼痛涉及刺痛、焦躁不安、麻木及瘙痒,也涉及自发性疼痛、痛觉过敏及触摸痛。其典型特点是对阿片类药物不敏感,一般需应用如抗痉挛药和抗抑郁药等辅助镇痛药

患者出现慢性疼痛是受社会心理学因素和最初引起疼痛的潜在病理改变所影响。若要充分进行疼痛管理,那么这些社会心理学因素就尤其需要处理。更深入的社会心理评估可以确保发现任何潜在的加重因素[6]。在一项纳入了92名CKD患者的研究中,发现疼痛的强度与多种社会心理学变量相关,包括抑郁情绪、社会支持的感知以及生活满足感[5]。在这个队列中,非透析患者疼痛发生的频率也与社会心理因素相关,包括感知到的社会支持、对生活的满足感和抑郁情绪[5]。这些结果强调了将社会心理评估整合至患者疼痛综合征管理的重要性。

为了达到治疗的目的,将疼痛分类为伤害性疼痛、神经性疼痛或二者的混合性疼痛也是很有帮助的。患者及其重要的家属应该接受关于疼痛本质、潜在原因和建议性管理方案的相关教育。疼痛完全缓解有时是不可能,因此,医生、患者和患者家属有现实的期望值是很重要的。

CKD患者的疼痛管理

CKD患者的疼痛管理应该关注药物治疗和非药物治疗两个方面[6,20]。疼痛的非药物治疗包括局部治疗,如用加热垫或冰来减少局部炎症反应[6,20-23]。物理疗法是疼痛管理的主要部分。其他非药物治疗方法有经皮电刺激疗法(transcutaneous electrical stimulation,TENS)和超声技术[20]。关节炎和肌肉骨骼的疼痛似乎对TENS最敏感。调整包括饮食、锻炼在内的生活方式,以及身心干预方法,如交替性药物治疗,这些也都可以作为疼痛管理的方法。在一些特定情况下,外科的选择和建议对疼痛专科医师而言是很合适的,这主要取决于患者疼痛症状的病因。例如,炎性关节炎的患者需要风湿病医师进行评估。外伤患者需要骨科评估。而多囊肾患者需要行腹腔镜囊肿去顶减压术(囊肿去顶及塌陷)和袋形缝合术[26]。

世界卫生组织(World Health Organization,WHO)针对疼痛管理提出了阶梯式方法,该方法曾用于癌症患者,是即实用而又有效的,目前该方法也用于治疗非恶性疼痛(图71.1)。初步数据提示该方法对CKD患者同样有效[27,28]。对于重度疼痛,可以省略第2步,直接从第1步跳至第3步。当用到处方止痛药时,需要遵循五项原则(表71.2)。

由于肾衰竭会影响药代动力学及药效动力学,因此,止痛药的选择在CKD4期或5期患者中是具有挑战性的。在这种肾损伤状态下,药物代谢是明显改变

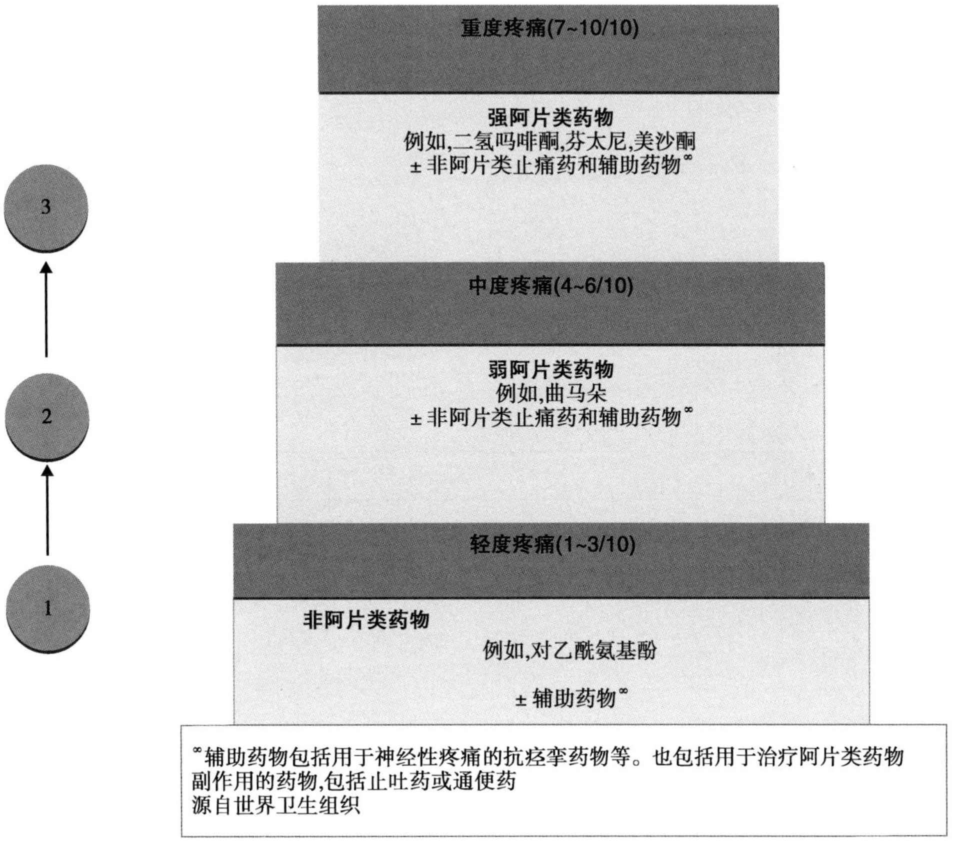

图 71.1　世界卫生组织 3 级止痛法

表 71.2　疼痛管理的原则

口服	尽量使用口服药或经皮给药
规律	当疼痛持续存在时,应该规律服用止痛药物。需要时可以加用强效药物
分步	起始的止痛药需根据疼痛的严重程度,按照 WHO 止痛分级中符合标准的最低水平给药。在提升药物级别之前,应该将药物用至最大限制剂量。在 3 级止痛法中,每一级均可以加用辅助药物。第 1 级的止痛药可以与第 2 或 3 级的药物联合应用
个体化	强阿片类药物并没有标准剂量。"正确的剂量"是指可以缓解疼痛,同时又不会引起不可接受的副作用。患者对药物副作用的敏感性各不相同,必须密切监测
注重细节	疼痛随着时间而发生改变,因此,不断地进行重新评估是很有必要的

的,由经肾排泄药物及其代谢产物累积而产生毒副作用的风险是很高的。考虑到潜在的毒副作用,应该使用短效药物来达到疼痛平稳缓解的目的,而不是使用长效药物。用于 CKD 患者疼痛管理的止痛药物种类繁多(表 71.3)。对于晚期 CKD 患者,调整药物剂量往往是很有必要的。

WHO 疼痛 1 级

对大部分 CKD 患者来说,对乙酰氨基酚是 1 级疼痛的一线药物,而且不需要根据肾功能调整用药剂量。尽管对乙酰氨基酚被广泛用于 CKD 患者,但它还是有潜在的肾毒性。Fored 等[29]发现,那些单独应用对乙酰氨基酚或与阿司匹林联合应用的患者,他们发生 CKD 的风险是增加的。对于联合应用对乙酰氨基酚及阿司匹林治疗的患者,他们进展为 CKD 的概率比单独应用对乙酰氨基酚者高 2.2 倍。Perneger 等[30]也发现,随着患者服用对乙酰氨基酚累积量的增加,发生 ESRD 的风险也随之增加。其他一些研究并没有证实这些发现。目前尚无证据证实,CKD 患者服用治疗剂量的对乙酰氨基酚时,有肾功能进一步恶化的风险[31]。然而,合并慢性酒精中毒和营养不良的患者,发生肝中毒的风险可能会增加[32-34]。为了避免药物的毒性作用,建议对乙酰氨基酚的使用量不超过 3g/d。对于高危患者,如营养不良或酗酒患者,需将对乙酰氨基酚摄入量限制在 2.6g/d。

表 71.3 CKD 患者慢性疼痛管理的止痛药选择

疼痛类别	推荐使用	谨慎使用,根据肾功能调整剂量	避免使用
WHO 疼痛 1 级(轻度疼痛)			
对乙酰氨基酚	X		
非甾体抗炎药			X
WHO 疼痛 2 级(中度疼痛)			
曲马朵		X	
可待因			X
二氢可待因酮			X
WHO 疼痛 3 级(重度疼痛)			
硫酸吗啡			X
二氢吗啡酮		X	
美沙酮		X	
芬太尼		X	
氧可酮		X	
辅助药物			
加巴喷丁		X	
度洛西汀		X	
普瑞巴林		X	
三环类抗抑郁药		X	

非甾体抗炎药(NSAIDs)的肾毒性与其抑制前列腺素合成有关,前列腺素合成受抑制可导致肾脏入球小动脉收缩,从而发生血流动力学介导的急性肾损伤[36]。NSAIDs 所导致的肾功能不全也可以起因于急慢性间质性肾炎,其中很少部分是表现为微小病变性肾病。由 NSAIDs 导致的其他肾脏并发症包括高钾血症、水肿、高血压及肾乳头坏死[6,20,36-38]。甚至对于那些没有残存肾功能、依赖透析的患者,服用 NSAIDs 可以增加其胃肠道出血的风险,有研究显示其心肌梗死的风险也会增加[39]。鉴于以上原因,CKD 患者应该避免长期应用 NSAIDs,包括那些导致急性肾损伤风险较小的 NSAIDs,如舒林酸和水杨酰水杨酸[18,38-40]。为保护心肌,低剂量阿司匹林在 CKD 患者中可以安全使用[41]。

WHO 疼痛 2 级

曲马朵属于 2 级疼痛的止痛药,对乙酰氨基酚治疗效果不佳的 CKD 患者需谨慎使用曲马朵。曲马朵是一种弱 μ-阿片受体激动剂,并且可以抑制 5-羟色胺和去甲肾上腺素的重吸收。其母体药物及活性代谢产物—氧-去甲曲马朵(M1)均经肾脏排泄。随着 CKD 患者体内 M1 水平的升高,其发生癫痫和呼吸抑制的风险也升高[42-44]。因此,CKD 患者应用曲马朵时,需要减少药物剂量[42-44]。推荐的减量方案是:当 eGFR < 30ml/(min · 1.73m^2)时,每日最大剂量为 200mg;当 eGFR < 15ml/(min · 1.73m^2)时,每日最大剂量为 100mg。

辅助治疗

辅助药物是指那些主要具有非疼痛适应证,但在一些情况下(如神经性疼痛)具有止痛作用的药物。大量证据表明,抗痉挛药和三环类抗抑郁药(TCAs)治疗神经性疼痛是有效的。对于肾功能正常的患者,TCAs 是治疗神经性疼痛的一线用药。然而,对于 CKD 患者,由于发生副交感神经抑制和心脏不良事件的风险增加,TCAs 仅作为治疗 CKD 患者神经性疼痛的二线用药。

抗痉挛药是治疗晚期 CKD 患者慢性神经性疼痛的一线用药。目前尚无证据表明它对急性疼痛有效。加巴喷丁是神经递质 γ-氨基丁酸(GABA)的类似物,现在越来越多地应用于治疗慢性神经性疼痛和纤维肌痛[45]。在晚期 CKD 患者中,肾脏对该药物的清除率明显下降[46,47]。因此,CKD 患者发生副作用的风险是增加的,例如神经毒性和继发于横纹肌溶解的 AKI[46,47]。CKD 患者必须谨慎应用此药,并适当地减少用药剂量。虽然部分患者可以用至 600mg/d,但是当 eGFR 小于 30ml/(min·1.73m^2)时,建议每日最大剂量为 300mg。

普瑞巴林是另一种抗痉挛药,可以用来治疗难治性神经性疼痛。有一些案例报道过 CKD 患者应用普瑞巴林时出现神经毒性[48,49]。普瑞巴林也可以引起外周水肿。GFR 下降的患者应用此药时需要减少剂量。对于 CKD3 期的患者,最大推荐剂量是 75mg/d。对于 CKD4 期患者,最大推荐剂量是 50mg/d。对于 eGFR 小于 15ml/(min·1.73m^2)的患者,普瑞巴林用量应减少至 25mg/d。卡马西平与加巴喷丁、普瑞巴林一样有效。尽管卡马西平有更多的副作用,但 CKD 患者使用时不需要调整剂量。

度洛西汀是一种选择性去甲肾上腺素和 5-羟色胺重吸收抑制剂,目前已经越来越多地应用于治疗多种疾病中出现的神经性疼痛,包括糖尿病、神经病的化学治疗、纤维肌痛及慢性肌肉骨骼疼痛[50-52]。5-羟色胺和去甲肾上腺素在调节慢性疼痛信号中发挥重要作用。与加巴喷丁和普瑞巴林相似,度洛西汀及其代谢产物都是经肾脏排泄[53]。度洛西汀用于晚期 CKD 患者的经验十分有限。对于 eGFR 小于 30ml/(min·1.73m^2)的患者,不推荐使用度洛西汀。对于 CKD 早期的患者,应用度洛西汀时需要减量,起始剂量可以是 30mg/d,在上调剂量时,必须根据患者症状谨慎地调整。

利多卡因贴剂是神经性疼痛管理的另一种选择,它的全身吸收量较少。局部止疼对治疗疱疹后神经痛特别有效[54,55]。严重肾功能损伤的患者应用利多卡因贴剂时需谨慎。

WHO 疼痛 3 级

强阿片类药物可以用来治疗那些对其他治疗方法不敏感的重度疼痛。在应用阿片类药物时,必须与患者及其主要陪护人进行密切磋商。在 CKD 人群中,阿片类药物引发不良事件的风险是增加的,包括低血压、中枢神经系统及呼吸系统受抑制、癫痫和肌阵挛[56-58]。与其他药物一样,CKD 患者使用阿片类药物时需要适当减量。

吗啡是经肝脏代谢,它的代谢产物是经肾脏清除[59]。因此,CKD 患者发生吗啡中毒的风险更大。晚期 CKD 患者应该避免使用吗啡[59]。对 CKD 患者来说,美沙酮、二氢吗啡酮、芬太尼和丁丙诺啡与其他阿片类药物(见表 71.3)相比,具有更有利的药代动力学特征[60-62]。与吗啡相比,氢化吗啡的半衰期更短、分布容量更小、分子量也更低[59]。氢化吗啡引起恶心、瘙痒及镇静作用都弱于吗啡[59]。由于美沙酮的代谢产物经胃肠道和肾脏双通道排泄,因此,美沙酮更适合 CKD 患者使用[60]。目前普遍认为,CKD 患者使用美沙酮时,其经胃肠道的排泄量会增加[60]。据报道,芬太尼的代谢产物是无活性且低毒性的。这个药物可以通过皮肤贴剂的方式局部给药[62]。芬太尼引起便秘、血流动力学不稳定及组胺释放的作用都弱于吗啡[59]。芬太尼主要经肝脏代谢,只有 5% ~10% 经肾脏清除。

由于强阿片类药物出现成瘾性、呼吸及中枢神经系统受抑制的风险特别大,因此,强阿片类药物应该作为治疗 CKD 患者疼痛的最后手段。在使用阿片类药物之前,需要对患者进行完整的病史调查和体格检查,以明确患者疼痛的根本原因,以及患者接受阿片类药物治疗是否有高风险发生不良事件。同时应该有详细的文件记录患者的既往史,以明确患者既往是否存在觅药行为,该行为可以表明患者出现成瘾性的风险更高。一旦给予患者阿片类药物治疗,必须进行严密地随访和监测,以筛查是否有成瘾性以及是否存在药物用量不当或过量用药的现象。

总　　结

疼痛普遍存在于 CKD 患者中,且与许多社会心理学变量相关联,包括生活质量下降和抑郁情绪加重。目前有许多筛查工具可以用来明确患者疼痛的严重程度及疼痛产生的相关影响。CKD 患者的疼痛管理应该遵循特殊的指南,并且对于 eGFR 下降的患者,用药需要适当地减量。许多常用的止痛药及其代谢产物均经肾脏排泄,因此,CKD 患者服用这些药物时发生不良事件的风险会更高。在治疗 CKD 患者慢性疼痛时,应该首先考虑非药物治疗方案,而不是药物治疗。为制定 CKD 患者疼痛治疗的优化管理方案,还需要进行更多的研究。随着认知度和综合治疗方案的增加，CKD 患者疼痛的流行可能会得到更有效地的管理。

（徐岩 译）

参考文献

1. Pham PC, Dewar K, Hashmi S, Toscano E, Pham PM, Pham PA, et al. Pain prevalence in patients with chronic kidney disease. *Clin Nephrol* 2010;**73**:294–9.
2. Skevington SM. Investigating the relationship between pain and discomfort and quality of life, using the WHO-QOL. *Pain* 1998;**76**:395–406.
3. Perlman RL, Finkelstein FO, Liu L, Roys E, Kiser M, Eisele G, et al. Quality of life in chronic kidney disease (CKD): a cross-sectional analysis in the Renal Research Institute-CKD study. *Am J Kidney Dis* 2005;**45**:658–66.
4. Unruh M, Weisbord SD, Kimmel PL. Health-related quality of life in nephrology research and clinical practice. *Semin Dial* 2005;**18**:82–90.
5. Cohen SD, Patel SS, Khetpal P, Peterson RA, Kimmel PL. Pain, sleep disturbance, and quality of life in patients with chronic kidney disease. *Clin J Am Soc Nephrol* 2007;**2**:919–25.
6. Davison SN. Chronic kidney disease: psychosocial impact of chronic pain. *Geriatrics* 2007;**62**:17–23.
7. Davison SN, Jhangri GS. The impact of pain and symptom burden on the health-related quality of life of hemodialysis patients. *J Pain Symptom Manage* 2010;**39**(3):477–85.
8. Mapes DL, Lopes AA, Satayathum S, McCullough KP, Goodkin DA, Locatelli F, et al. Health-related quality of life as a predictor of mortality and hospitalization. The Dialysis Outcomes and Practice Patterns Study (DOPPS). *Kidney Int* 2003;**64**:339–49.
9. Patel SS, Kimmel PL. Quality of life in patients with chronic kidney disease: Focus on end-stage renal disease treated with hemodialysis. *Semin Nephrol* 2005;**26**:68–79.
10. Davison SN. Chronic pain in end-stage renal disease. *Adv Chronic Kidney Dis* 2005;**12**:326–34.
11. Harris TJ, Nazir R, Khetpal P, Peterson RA, Chava P, Patel SS, et al. Pain, sleep disturbance, and survival in hemodialysis patients. *Nephrol Dial Transplant* 2012;**27**:758–65.
12. Binik YM, Baker AG, Kalogeropoulos D, Devins GM, Guttmann RD, Hollomby DJ, et al. Pain, control over treatment, and compliance in dialysis and transplant patients. *Kidney Int* 1982;**21**:840–8.
13. Davison SN. Pain in hemodialysis patients: Prevalence, cause, severity, and management. *Am J Kidney Dis* 2003;**42**:1239–47.
14. Melzack R. The McGill Pain Questionnaire: major properties and scoring methods. *Pain* 1975;**1**:277–99.
15. Cleeland C. Research in cancer pain. What we know and what we need to know. *Cancer* 1991;**67**(3 Suppl):823–7.
16. Davison SN, Jhangri GS, Johnson JA. Cross sectional validity of a modified Edmonton Symptom Assessment System (ESAS) in dialysis patients: A simple assessment of symptom burden. *Kidney Int* 2006;**69**:1621–5.
17. Davison SN, Jhangri G, Johnson J. Longitudinal validation of a modified Edmonton Symptom Assessment System (ESAS) in hemodialysis patients. *Nephrol Dial Transplant* 2006;**21**:3189–95.
18. Murphy EL, Murtagh FE, Carey I, Sheerin NS. Understanding symptoms in patients with advanced chronic kidney disease managed without dialysis: use of a short patient-completed assessment tool. *Nephron Clin Pract* 2009;**111**(1):c74–80.
19. Weisbord SD, Fried LF, Arnold RM, Rotondi AJ, Fine MJ, Levenson DJ, et al. Development of a symptom assessment instrument for chronic hemodialysis patients: the Dialysis Symptom Index. *J Pain Symptom Manage* 2004;**27**(3):226–40.
20. Pham PC, Dewar K, Hashmi S, Toscano E, Pham PM, Pham PA, et al. Pain prevalence in patients with chronic kidney disease. *Clin Nephrol* 2010;**73**(4):294–9.
21. Ciolek JJ. Cryotherapy. Review of physiological effects and clinical application. *Cleve Clin Q* 1985;**52**:193–201.
22. Collins NC. Is ice right? Does cryotherapy improve outcome for acute soft tissue injury? *Emerg Med J* 2008;**25**:65–8.
23. Adams ML, Arminio GJ. Non-pharmacologic pain management intervention. *Clin Podiatr Med Surg* 2008;**25**:409–29.
24. Johnson M, Martinson M. Efficacy of electrical nerve stimulation for chronic musculoskeletal pain: a meta-analysis of randomized controlled trials. *Pain* 2006;**130**:157–65.
25. National Center for Complementary and Alternative Medicine. Homepage. Available at: <http://nccam.nih.gov>.
26. Bajwa ZH, Gupta S, Warfield CA, Steinman TI. Pain management in polycystic kidney disease. *Kidney Int* 2001;**60**:1631–44.
27. Barakzoy AS, Moss AH. Efficacy of the World Health Organization analgesic ladder to treat pain in end-stage renal disease. *J Am Soc Nephrol* 2006;**17**:3198–203.
28. Launay-Vacher V, Karie S, Fau JB, Izzedine H, Deray G. Treatment of pain in patients with renal insufficiency: the World Health Organization three-step ladder adapted. *J Pain* 2006;**6**:137–48.
29. Fored CM, Ejerblad E, Lindblad P, Ryzek JP, Dickman PW, Signorello LB, et al. Acetaminophen, aspirin, and chronic renal failure. *N Engl J Med* 2001;**345**:1801–8.
30. Perneger TV, Whelton PK, Klag MJ. Risk of kidney failure associated with the use of acetaminophen, aspirin, and nonsteroidal anti-inflammatory drugs. *N Engl J Med* 1994;**331**:1675–9.
31. Evans M, Fored CM, Bellocco R, Fitzmaurice G, Fryzek JP, McLaughlin JK, et al. Acetaminophen, aspirin and progression of advanced chronic kidney disease. *Nephrol Dial Transplant* 2009;**24**:1908–18.
32. Mazer M, Perrone J. Acetaminophen-induced nephrotoxicity: pathophysiology, clinical manifestations, and management. *J Med Toxicol* 2008;**4**:2–6.
33. Khandkar MA, Parmar DV, Das M, Katyare SS. Is activation of lysosomal enzymes responsible for paracetamol-induced hepatotoxicity and nephrotoxicity? *J Pharm Pharmacol* 1996;**48**:437–40.
34. Eguia L, Materson BJ. Acetaminophen-related acute renal failure without fulminant liver failure. *Pharmacotherapy* 1997;**17**:363–70.
35. Chandok N, Watt KD. Pain management in the cirrhotic patient: the clinical challenge. *Mayo Clin Proc* 2010;**85**:451–8.
36. Whelton A, Hamilton CW. Nonsteroidal anti-inflammatory drugs: effects on kidney function. *J Clin Pharmacol* 1991;**31**:588–98.
37. Clive DM, Stoff JS. Renal syndromes associated with nonsteroidal anti-inflammatory drugs. *N Engl J Med* 1984;**310**:563–72.
38. Patrono C, Dunn MJ. The clinical significance of inhibition of renal prostaglandin synthesis. *Kidney Int* 1987;**32**:1–12.
39. Chen YF, Jobanputra P, Barton P, Bryan S, Fry-Smith A, Harris G, et al. Cyclooxygenase-2 selective non-steroidal anti-inflammatory drugs (etodolac, meloxicam, celecoxib, rofecoxib, etoricoxib, valdecoxib, and lumiracoxib) for osteoarthritis and rheumatoid arthritis: a systematic review and economic evaluation. *Health Technol Assess* 2008;**12**:1–278.
40. Laffi G, Daskalopoulos G, Kronborg I, Hsueh W, Gentilini P, Zipser RD. Effects of sulindac and ibuprofen in patients with cirrhosis and ascites: an explanation for the renal-sparing effect of sulindac. *Gastroenterology* 1986;**90**:182–7.
41. McCullough PA, Sandberg KR, Borzak S, Hudson MP, Garg M, Manley HJ. Benefits of aspirin and beta-blockade after myocardial infarction in patients with chronic kidney disease. *Am Heart J* 2002;**144**:226–32.
42. Lee CR, McTavish D, Sorkin EM. Tramadol: a preliminary review of its pharmacodynamic and pharmacokinetic properties, and therapeutic potential in acute and chronic pain states. *Drugs* 1993;**46**:313–40.
43. Raffa RB, Friderichs E, Reimann W, Shank RP, Codd EE, Vaught JL. Opioid and nonopioid components independently contribute to the mechanism of action of tramadol, an "atypical" opioid analgesic. *J Pharmacol Exp Ther* 1992;**260**:275–85.
44. Gardner JS, Blough D, Drinkard CR, Shatin D, Anderson G, Graham D, et al. Tramadol and seizures: a surveillance study in a managed care population. *Pharmacother* 2000;**20**:1423–31.
45. Moore RA, Wiffen PJ, Derry S, McQuay HJ. Gabapentin for chronic neuropathic pain and fibromyalgia in adults. *Cochrane Database System Rev* 2011;**3** CD007938.
46. Torregrosa-de Juan E, Olague-Diaz P, Royo-Maicas P, Fernández-

Nájera E, García-Maset R. Acute renal failure due to gabapentin: a case report and literature. *Nefrologia* 2012;**32**:130–1.
47. Bassilios N, Launay-Vacher V, Khoury N, Rondeau E, Deray G, Sraer JD. Gabapentin neurotoxicity in a chronic hemodialysis patient. *Nephrol Dial Transplant* 2001;**16**:2112–3.
48. Randinitis EJ, Posvar EL, Alvey CW, Sedman AJ, Cook JA, Bockbrader HN. Pharmacokinetics of pregabalin in subjects with various degrees of renal function. *J Clin Pharmacol* 2003;**43**:277–83.
49. Healy DG, Ingle GT, Brown P. Pregabalin-and gabapentin-associated myoclonus in patient with chronic renal failure. *Mov Disord* 2009;**24**:2028–9.
50. Boyle J, Eriksson ME, Gribble L, Gouni R, Johnsen S, Coppini DV, et al. Randomized, placebo-controlled comparison of amitriptyline, duloxetine, and pregabalin in patients with chronic diabetic peripheral neuropathic pain: impact on pain, polysomonographic sleep, daytime functioning, and quality of life. *Diabetes Care* 2012;**35**:2451–8.
51. Pergolizzi Jr JV, Raffa RB, Taylor Jr R, Rodriguez G, Nalamachu S, Langley P. A review of duloxetine 60 mg once-daily dosing for the management of diabetic peripheral neuropathic pain, fibromyalgia, and chronic musculoskeletal pain due to chronic osteoarthritis pain and low back pain. *Pain Pract* 2013;**13**:239–52.
52. Takenaka M, Iida H, Matsumoto S, Yamaguchi S, Yoshimura N, Miyamoto M. Successful treatment by adding duloxetine to pregabalin for peripheral neuropathy induced by paclitaxel. *Am J Hosp Palliat Care* 2013;**30**:734–6.
53. Lobo ED, Heathman M, Kuan HY, Reddy S, O'Brien L, Gonzales C, et al. Effects of varying degrees of renal impairment on the pharmacokinetics of duloxetine: analysis of a single-dose phase I study and pooled steady-state data from phase II/III trials. *Clin Pharmacokinet* 2010;**49**:311–21.
54. Argoff CE. New analgesics for neuropathic pain: the lidocaine patch. *Clin J Pain* 2000;**16**:S62–6.
55. Galer BS, Rowbotham MC, Perander J, Friedman E. Topical lidocaine patch relieves postherpetic neuralgia more effectively than a vehicle topical patch: results of an enriched enrollment study. *Pain* 1999;**80**:533–8.
56. Murtagh FEM, Chai MO, Donohoe P, Edmonds PM, Higginson IJ. The use of opioid analgesia in end-stage renal disease patients managed without dialysis: recommendations for practice. *J Pain Palliative Care Pharmacother* 2007;**21**:5–16.
57. Kurella M, Bennett WM, Chertow GM. Analgesia in patients with ESRD: a review of available evidence. *Am J Kidney Dis* 2003;**42**:217–28.
58. Saboory E, Derchansky M, Ismaili M, Jahromi SS, Brull R, Carlen PL. Mechanisms of morphine enhancement of spontaneous seizure activity. *Anesth Analog* 2007;**105**:1729–35.
59. Nayak-Rao S. Achieving effective pain relief in patients with chronic kidney disease: a review of analgesics in renal failure. *J Nephrol* 2011;**24**:35–40.
60. Kreek MJ, Schecter AJ, Gutjahr CL, Hecht M. Methadone use in patients with chronic renal disease. *Drug Alcohol Depend* 1980;**5**:197–205.
61. Davies G, Kingswood C, Street M. Pharmacokinetics of opioids in renal dysfunction. *Clin Pharmacol Kinet* 1996;**31**:410–22.
62. Labroo RB, Paine MF, Thummel KE, Kharasch ED. Fentanyl metabolism by human hepatic and intestinal cytochrome P450 3A4: implications for interindividual variability in disposition, efficacy, and drug interactions. *Drug Metab Dispos* 1997;**25**:1072–80.

第72章

72

急性肾损伤和慢性肾脏病

Lakhmir S. Chawla[a,b] and Paul L. Kimmel[b]

[a]Department of Anesthesiology and Critical Care Medicine, George Washington University Medical Center, Washington DC, USA,

[b]Division of Renal Diseases and Hypertension, Department of Medicine, George Washington University Medical Center, Washington DC, USA

简　介

医学院校课程经常把疾病的病理生理过程按器官系统来划分,并且在此框架下进一步分为各种综合征[1,2]。半个多世纪以来,肾脏病学者在医学院授课时都把急性肾衰竭(acute renal failure,ARF)和慢性肾脏病分为两个单独的单元来讲述。在过去十年中,为了便于临床试验的实施,学者们基于血清肌酐的改变是长期或急性,提出了CKD[3]和急性肾损伤(acute renal injury,AKI)[4,5]的概念,以期对疾病状态进行分类和分期。

既往传统观点认为如果肾功能在住院期间恢复,AKI特别是急性肾小管坏死(acute tubular necrosis,ATN)的预后良好。而早在1952年Lowe注意到40名少尿或无尿而被确诊为ATN的14名患者,经随访228天到2.88年,结果发现他们的肌酐清除率波动在65.3~99ml/min之间[6]。最值得注意的是在一张评估ATN发生后1到3年肾功能的图表中显示肌酐清除率仍低于正常。但患者发病前的肾功能没有记录。Lowe总结到:"一旦在急性肾小管坏死的急性期出现肾功能恢复的迹象,就可以得出一个良好预后的判断…肾功能水平的恢复可以达到正常预期寿命的要求,尽管肾功能储备已经受损。"Finkenstaedt和Merrill分析了16名急性肾衰竭患者的长期预后,这些患者在急性发病之前都没有合并CVD或肾脏基础疾病[7]。而结果同样提示"大部分患者的肌酐清除率低于正常下限。"在ARF发病后1~76个月,菊粉清除率波动在35~120ml/(min·1.73m²)之间,其中3名患者长期菊粉清除率≤63ml/(min·1.73m²)。这几篇半个世纪前发表在《柳叶刀》和《新英格兰杂志》上关于ATN长期预后的文章的内涵都被忘记或误解了[1]。

然而,近年来设计缜密的大型观察性临床试验证据显示,虽然没有肾脏基础疾病病史,也有相当一部分比例的AKI患者进展到晚期CKD[1,2,8],且AKI是CKD患者肾功能进行性下降的危险因素[1,8-10]。尽管多年前人们就已经知道ARF的前提和临床联系,但在CKD和AKI分类的时代,CKD仍作为是一个AKI的显著的危险因子[1,2,11,12]。

自2007年以后,AKI的概念已经被肾脏病研究和临床机构团体广泛接受[3,5]。一些临床观察研究发现了与血清肌酐轻度上升有关的不良预后事件。AKI的概念和定义与CKD的相似(表72.1)[1,3,13-15]。

表72.1　CKD和AKI肾功能进行性下降的相关因素

系统和肾性高血压
高滤过
肾小管肥大和萎缩
肾小管间质纤维化
进行性肾小管硬化
动脉硬化
生理紊乱,与CKD相关的体液或生物化学反应
PTH,FGF-23,炎症,高磷血症,尿毒症毒素
内皮细胞损伤和血管退缩
间质炎症浸润
特殊免疫细胞包括巨噬细胞和T细胞亚型
钠和蛋白摄入

PTH,甲状旁腺素;FGF-23,纤维细胞生长因子-23

AKI长期预后的公共卫生影响不可忽视的。AKI的患病率和病死率均很高,并且过去十年中AKI的发病率增长接近一倍[16,17]。AKI是一个常见、可怕、致死率高、花费大的疾病[1,2]。AKI进程与并发的CVD、CKD和ESRD的发展有关[1,2,8,17-19]。然而,长期的趋势显示在美国AKI的发病率虽然增加,但病死率却在下降。存活的患者的肾功能也许随着时间的增加而发生变化[19-21]。

AKI的发病率估计约2100/100万人[22,23]。按此计算,在发达国家每年将有超过200万例的AKI患者,估计其中有150万例存活[23,24]。在这些患者中,有超过15%~20%的没有既往CKD病史,但会在24月以内进展到晚期CKD,也就是说这可以导致每年增加30万晚期CKD患者[23,24]。在大部分CKD患者中,AKI会加快他们进入ESRD的过程[19]。鉴于在老年人口中AKI的发病率逐年增长,与AKI相关的CKD和ESRD预期发病率也将会随之增长[14,17,23,25]。

观察性研究显示尽管没有同时发生的或已经存在的CKD基础,甚至在住院期间无需肾脏替代治疗,大部分AKI患者也会进展到晚期CKD[1,2,8,9,23,26,27]。

AKI导致新发CKD,加快了已存在的CKD进展,增加进入ESRD的风险和病死率[1,2,19,27,28]。因此,AKI和CKD可以被看成是一种交错复杂的综合征中的一部分(图72.1)。这个综合征包括所有GFR下降的患者。AKI和CKD是这个综合征的组成部分,两者在时间病程上和临床表现上不同。AKI表现快速的GFR下降,而CKD时GFR则是缓慢进行性下降的。AKI患者,尽管GFR在急性发作后就开始恢复,仍有很大的风险进展为CKD。CKD患者也有在原有基础上发生AKI的风险[1,2,12]。此综合征中AKI或CKD单独发生,或合并出现都非常常见,且长期预后不良。然而,CKD是AKI的对应面。对于GFR下降的患者,AKI和CKD就像是双面神(罗马神话中的双面门神)展示的两幅面孔:开始和结束。

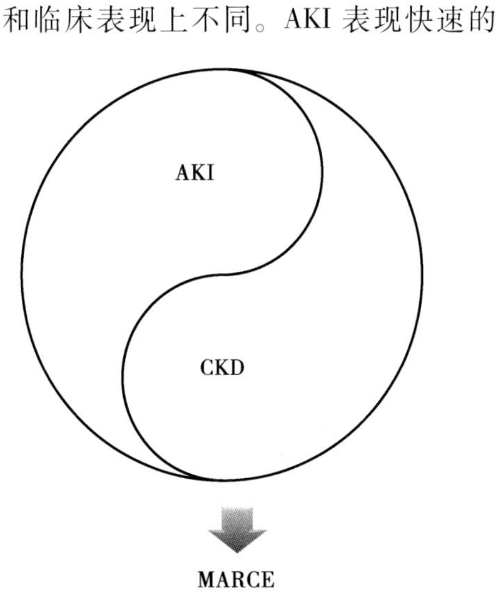

图72.1　AKI和CKD是相互联系的综合征。AKI患者有发展为长期GFR下降的风险,即使在发病早期肾功能就开始恢复。CKD患者是发生AKI的高危人群。AKI和CKD患者均有发展主要肾脏和心血管不良事件(MARCE)的风险。MARCE,均有发展主要肾脏和心血管不良事件;CKD,慢性肾脏病

AKI导致CKD

在一项早期非常重要的研究中,Vikse及同事们报道了女性ESRD每年的发病率为3.7/100 000人,但是患有先兆子痫的女性发生ESRD的相对风险是普通妇女的3.2~15倍[29]。Ishani等在一项为期2年的回顾性观察研究中发现住院时确诊为急性肾衰竭的患者发展为ESRD的风险比住院时肾功能正常者高13倍。而在CKD基础上同时并发AKI的患者进入ESRD风险比肾功能正常者高出40倍,比没有合并AKI的CKD患者也高出近5倍[19]。AKI的病死率是57.7%,是对照组的2倍。而在CKD基础上同时并发AKI的病死率比AKI患者高出18%,比没有合并AKI的CKD患者高出70%,是既没有AKI也没有CKD者的2.4倍。Newsome等报道,在急性心肌梗死伴有轻微的血清肌酐水平升高的患者中,病死率和进入ESRD风险与Ishani等报道相似[30]。Lo等发现,在校正了糖尿病和基础eGFR水平等潜在的干扰后,AKI需要血液透析治疗的患者后续发展为4~5期CKD风险升高30倍,并且死亡风险翻倍[27]。Bucaloiu等[9]用倾向得分匹配法分析宾夕法尼亚Geisinger健康系统资料发现,无既往CKD基础的AKI患者病死率接近50%,同时发展为CKD的风险升高2倍。这项研究的一个特点是包括了医疗记录里的诸如尿蛋白排泄率等信息,发现接近75%AKI患者根据AKI协作网标准分期为1期,且AKI发病小于24小时。Hsu等在Kaiser Permanent资料库的一个队列中发现AKI对CKD患者有很高的不良影响。与未合并AKI的CKD患者相比,AKI使CKD发展为ESRD或死亡的风险增高30%[26]。Wald等在一项加拿大的管理数据库资料中研究发现住院中需要进行透析,但在出院至少一月后摆脱透析的AKI患者,发生ESRD的风险是对照组的3倍[28]。有CVD基础的患者,或其中考虑有冠状动脉疾病可能,接受了冠状动脉造影并有AKI实验室证据的患者发生肾功能下降的风险尤为增高[12]。

我们团队研究了美国退伍军人健康管理系统中诊断为 ATN 和 ARF 患者的长期预后[23]，发现无基础 CKD 疾病的 ATN 患者进展为 4 期及以上 ESRD 的风险与研究开始就诊断为 CKD 患者相似。CKD 和 ATN 患者病死率相似，都比对照组高。对照组包括在住院期间诊断为 MI、肺炎或合并心血管危险因素的严重 CVD 基础疾病急性加重患者。与对照组相比，ATN 患者发展为 CKD 的风险增高接近 6 倍，而 ARF 患者发展为 CKD 的风险增高 4 倍。约有 20% 的没有 CKD 基础的 ATN 患者在随访 6 年之后进入 CKD4 期。超过 13% 的没有 CKD 基础的 ARF 患者在本研究观察期内进入 CKD4 期。ATN 或 ARF 患者进展到 CKD4 期的风险分别是对照组(住院的 MI 或肺炎患者)的 5.6 倍和 3 倍多。

AKI 发病后可加速发展为 CKD 和进展至 ESRD 风险，但是仍受 AKI 发病的次数和严重程度的负影响[8,31,32]。我们在无肾脏病基础患者的多种模型和验证均发现，年龄、糖尿病、ARF 时血清肌酐上升水平、透析、低 eGFR、RIFLE 积分和低蛋白血症是进展为 CKD 的危险因素，也考虑到了其他条件(表 72.2)[32]。这些结果也与一项系统回顾研究结论一致，表明 AKI 患者发展为 CKD 的风险增高 9 倍，进展为 ESRD 的风险增高 3 倍，死亡风险翻倍[8]。这项研究也证实 AKI 发展为 CKD 和 ESRD 的危险性与 AKI 严重程度相关[8]。表 72.2 列出了 AKI 发病后与长期预后相关的因素。

表 72.2 AKI 长期预后相关的临床因素

初始肌酐水平
损伤的病程和程度
年龄
糖尿病
种族
缺乏医生的随访
基因易感性

一些大型的队列研究发现 AKI 的幸存患者发生 CKD 和心血管事件的风险均增高[12,33,34]。James 等报道 CVD 患者如果并发 AKI 后 CVD 结局更加糟糕[12]。我们的美国退伍军人健康管理医院分析研究显示，在平均随访了 1.4 年(四分间距为 0.5 至 3.4 年)后，ARF 或 AKI 患者的主要肾脏和心血管事件的累积发生率比诊断为 MI 的对照组增高 37%[33]。超过 60% 的 AKI 患者在随访中发生主要心血管或肾脏事件(图 72.1)。AKI 合并 MI 患者的死亡率、肾脏和心血管事件的发生率更高。Coca，Singanamala 和 Parikh 等的一项 meta 分析显示 AKI 后并发 CVD 的总体危险性增高接近 20%，且与 AKI 的严重程度相关[8]。

AKI 是促进 CKD 进展的并发症

在 CKD 慢性基础上并发 AKI 的患者对于临床医师和研究学者都是一个特别的挑战。临床工作中，急性和慢性肾脏病之间存在联系的观念已经被广泛接受，但是在这方面只有非常有限的数据证据[35]。患者方面的数据提示 CKD 的变化曲线可能包括了 AKI 发作，但呈现一个复杂的模式，使得分析数据比较困难，并且难以形成确定的结论[2,36,37]。

O'Hare 等描述了在进展至 ESRD 前 2 年时间里的 CKD 患者的 4 条独立的 eGFR 曲线。这些曲线包括了相对稳定阶段，肾功能逐渐降低和 GFR 严重进行性下降几部分。进行性进展至 ESRD 的患者住院率增加，且有 AKI 的发作[37]。

CKD 是发生 AKI 的最重要的危险因素，CKD 患者有发生 AKI 的独特易感性[1,2,12,15]。CKD 患者发生短暂的肾功能下降风险增高的机制包括肾脏自我调节功能的丧失、血管舒张异常、肾脏储备不足、肾小管重吸收水和钠功能下降、频繁住院可能导致的医源性因素或肾毒性物质暴露、利尿治疗、降压药物的易感性、过度医疗、应用 RAAS 阻断剂、肾毒性药物和退行性生理改变。充血性心脏病或心肾综合征患者本身就有发生肾功能损伤的风险，尽管既往没有 CKD 的临床实验室证据[1,2,12,15,25,38]。然而，一些资料显示尿毒症状态也许与保护性因素相关，例如，针对调节肾脏病进展相关因子的抗炎反应[42]。

需要注意的是，相关血清肌酐的轻度变化与结局之间的数据明显有别于传统概念上的疾病状态，比如 ATN、急性间质性肾炎(AIN)、急性肾小球肾炎或肾血管疾病[14]。如果这些结果被前瞻性试验证实，说明有心脏血流动力学改变的患者，比如充血性心力衰竭或心肾综合征中的一种，也许代表了一部分高危人群，但肾功能不全不是一个预后差的必要决定因素。此外，从 RCT 研究的结论推断得来的常用的治疗策略，例如，利尿、控制血压、控制盐摄入、RAAS 药物，也许无意中对 AKI 和 CKD 患者产生了不良影响。结果波动很大，特别有关肾周血流动力学。虽然人们一直重视"慢性肾脏病急性发作"的临床典型范例，但最近观察性资料(通常来源于管理系统)才被有效地用于研究这部分患者，且几乎没有用于研究这部分患者的前瞻性资料。肾脏病学界对于治疗同时具有 AKI 和

CKD 患者的手段还限于铁事方法。此外，我们尚不知道时间顺序（例如 AKI 先于 CKD 发生，或 CKD 并发 AKI）是否与同时具有 AKI 和 CKD 患者的转归相关。

尽管大量关于 AKI 发病和 CKD 进展之间的观察性研究数据提示了两者之间的因果关系，但却不能从这些数据中直接推断得出。观察性研究，特别是使用管理性系统数据库的研究，容易导致混淆性和选择性偏倚[1,2,10,12,43]。研究结果关于血清肌酐轻微升高与不良转归之间的关系可能受与接收多种实验室检查相关的临床环境的影响，例如医疗单位，以及在一些没有定期系统的检测血清肌酐的患者中这种联系容易被忽视，例如，患者在接收造影剂注射后出现 AKI，但是没有进行实验室检查。

用来评估肾脏疾病的管理系统数据通常没有必要的间隔尺度来评估特殊实验室结果。低估临床问题范围可能会放大，特别当有或没有特殊应激状态时，轻度的异常，如不能最大限度的浓缩尿液和酸化尿液，会被判定为 CKD 或肾小管功能异常。尽管理论上来说，仅一项为了检测是否某一个干预措施可以减少 AKI 后 CKD 的发病率或延缓肾功能进行性下降的 RCT 研究得到了肯定性有因果关系的结论，从现存的数据中可以得出推论[2,43,44]。

通常儿童没有与 AKI 或 CKD 发生的主要相关性基础疾病，如糖尿病或高血压。一些研究表明在 AKI 发病后出现 CKD 表现（如高血压、GFR 下降和尿检异常）的儿童通常不出现在成年人中表现为特征性的合并症[45-47]。在成人患者中，当考虑合并症表现变化时，AKI 是发展为 CKD、肾功能进行性下降和进展至 ESRD 的独立危险因素[8,32,48]。AKI 的严重程度和发作次数与不良转归相关[31]。

进行性肾损伤相关机制

AKI 发病后的长期病程大概是由 GFR 下降程度、损伤可逆性及有效和适应不良性修复机制的暂时平衡等因素决定的（图 72.2，表 72.3）[1,15]。尽管人类肾功能下降的机制尚未完全明确，且主要是从动物实验和模型系统研究得出，而不是从每一个个体水平临床数据得出，动物实验研究可以推断出很多可能的机制。

Neugarten 和 Baldwin 等最先提出，慢性疾病过程应该与原发的肾小球疾病中初始的病理或损伤过程无关[49]。该课题组研究结果显示肾功能不全证据，除肾功能改变之外，还包括肾性高血压、蛋白尿和血尿，是链球菌感染后急性肾小球肾炎患者慢性化的特点[50]。他们随后将此结论延伸至其他肾小球疾病和非特异性的肾功能下降。现在这些指标用于 CKD 儿童的分析。

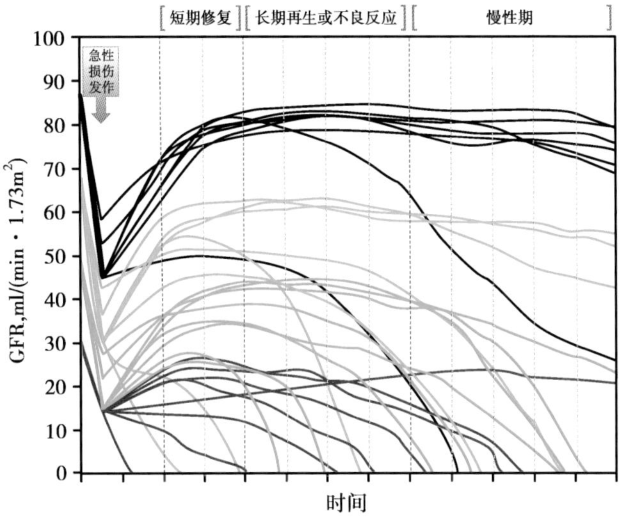

图 72.2　AKI 之后的肾功能改变。以前的研究学者描述了 AKI 不同时期的可能病程：肾功能完全、快速下降，不可逆转地进入 ESRD；缓慢长期肾功能进行性下降；缓慢长期保持肾功能不变。近年非裔美国人肾脏病和高血压研究结果显示 CKD 患者肾功能时间变化个体轨迹不是简单的呈线性斜坡关系，受斜率、AKI 的快速斜坡下降的干扰，而是更加复杂的高阶曲线，使模化困难。损伤的严重程度，更重要的是 AKI 发病初始的肾功能基础值决定了长期转归。Y 轴代表 GFR 范围，X 轴代表时间（月和年）。不同颜色代表不同的患者个体，他们在 AKI 发病时的 GFR 相同。AKI 的时间框用箭头标出，每条线代表不同的患者在 AKI 发病后 GFR 随时间的变化。点状线代表修复和长期再生过程，预后理论上包括整个 GFR（右侧边，Y 轴）变化过程。AKI 后反应和并发症过程可以历经多个阶段，在不同患者的时间、修复、再生和慢性不良时期中不尽相同。个体因素（如年龄、基因易感性、与纤维化过程相比较的修复和再生过程的主要特点）和规定的治疗可能会不同程度地改变不同时期下降的斜率。GFR 下降过程中 AKI 反复发作的患者会导致分析困难

表 72.3　部分假定的 AKI 与肾功能进行性下降相关的特殊因素

正常细胞周期阻滞
p21
肾脏上皮细胞和间质细胞的表观遗传学改变
缺氧诱导因子
血红素加氧酶
血管生成因子
反复的损伤
分化不良和持续性促炎症和促纤维化信号调节
进行性毛细血管减少
特殊免疫细胞，包括巨噬细胞和 T 细胞亚群

很多 AKI 发病机制与 CKD 发病机制相似(表 72.1 和表 72.3)[1,2,15],包括系统性和肾性高血压、高滤过、肾小管肥大和萎缩、肾小管间质纤维化、进行性肾小球硬化、动脉粥样硬化,以及 CKD 相关的生理、体液和生化紊乱(如 PTH、FGF-23、炎症和高磷血症)(表 72.1)。此外,内皮细胞损伤(作为小管间质损伤的一部分)和血管退缩导致了缺血缺氧的恶性循环,反过来影响肾细胞功能(表 72.3)[52]。多年前我们就已经知道肾间质情况与许多肾小球和肾小管疾病预后相关[53]。

AKI 时细胞因子调节趋化巨噬细胞、T 细胞和中性粒细胞聚集在肾间质,形成肾间质炎性浸润(表 72.1)[54,55]。这些细胞反应有助于损伤的修复和再生,但也有可能导致不良反应,如加重纤维化或干扰细胞反应。最近,正常细胞周期阻滞和肾脏上皮细胞和间质细胞的表观遗传学改变广受关注。饮食摄入过多盐分和蛋白可使上述病理生理过程恶化(表 72.3)[2,56,57]。

无论是在 AKI、CKD 或两者兼有的患者中,损伤和修复因子之间的平衡都决定了肾脏转归结局(表 72.3)[2]。也许是反复的损伤最终起了作用[15,58]。多种中介物可以作为 AKI 的保护因子,但是它们加速了现有的纤维化、炎症和 CKD 的进展,并取决于时间上的调节和表达[1,2,15]。其他与 AKI 长期预后相关的因素包括分化不良和持续性促炎症和促纤维化信号调节的进行性毛细血管减少和内皮间质转分化,G2M 细胞周期阻滞和表观遗传学改变[1,2,15]。缺氧诱导因子 1-α (HIF-1-α)在 AKI 中是一种保护性因子,而却可以促进 AKI 发展为 CKD。血红素加氧酶对抗急性损伤,也可抑制炎症反应[15]。但在特殊细胞亚群中的红素加氧酶和 TGF-β 之间长时间的复杂的相互作用,可导致好的或不好结果[15,58,59]。缺少 AKI 患者的肾组织标本和匹配的对照阻碍了我们进一步深入研究 AKI 预后转归的相关机制[2,60]。

美国糖尿病、消化系统病和肾病研究所(NIDDK)资助的 AKI 评定、系列评估和后并发症研究(ASSESS AKI),前瞻性评估了 AKI 急性发病后,伴或不伴有 CKD 的住院患者的长期转归,目的是明确 AKI 的自然病程和描述并发症的发生发展危险因素,包括 CVD。这项研究同时前瞻性评估生物标记物和长期预后的关联。

临 床 思 考

很少一部分 AKI 患者在出院后接受全科医生、心血管医生或肾脏病医生的随访[1,62,63]。Siew 等发现在退伍军人健康管理系统中 AKI 患者在出院后转诊至肾脏病专科医生的转诊率很低,并与肾脏病的严重程度无关。

为评估预后和转归,我们建议患者出院后应该定期随访肾功能和尿白蛋白/肌酐比值。有严重肾功能下降的患者应由肾脏病专科医生随访[2]。

怎样处理 AKI 存活患者仍不是很清楚,无论其是否伴有 CKD[1,2]。对于没有 CKD 基础疾病的 AKI 存活患者,应避免应用肾毒性药物,如非甾体类抗炎药(NSAIDs)和造影剂[2]。然而,因为没有相应的研究,我们不知道现有的治疗究竟是延缓还是加速 AKI 存活患者肾脏疾病的进展,无论其是否伴有 CKD[1,2]。CKD 预后不良相关的危险因素治疗似乎看起来有效,如降压、优化糖尿病治疗,但这些方法在 AKI 后的 CKD 患者中的效果却不清楚[2]。应该在这些患者中评估预防性 RAAS 阻滞剂治疗和限制钠盐摄入和其他饮食干预的效果[2,4]。肾脏病专科医生应该随访临床常见的在慢性 CKD 基础上并发 AKI 的患者,以找到最佳治疗方案[1,2,23,35]。

未 来 方 向

尽管近年研究开始关注 AKI 定义、血清肌酐变化,仍有很多领域需要重点研究。目前关于 ATN 长期预后的前瞻性观察研究数据还很少。明确一些特殊类型的急性肾损伤的长期预后很重要,如 ATN、急性间质性肾炎、和肾前性氮质血症、肾血管疾病。在这些疾病时 AKI 对预后非常重要。特别是我们对于发生在 ICU 中的 AKI 资料还知之甚少[64]。尽管败血症被认为是引起 AKI 的一个重要的常见病因,但对于败血症引起的 AKI 患者仍所知有限[2,15,60,64,65]。此外,老年患者特别容易发生 AKI[1,25,64]。

最后,直到最近我们才开始研究儿科和新生儿中的 AKI 的远期后遗症[46,60,66]。关于儿童 AKI 患者的研究对于美国及全世界范围内的 CKD 疾病谱来说都特别重要。如果 AKI 与非常小的肾功能变化相关,并且至少慢性疾病的发生部分与围生期状态、发育状态、早期营养情况和缺少诊断治疗相关,那么儿童在围生期或幼龄阶段发生严重疾病而导致 CKD 的潜在可能是巨大的,而且 CKD 可能直到成年才被发现,也许是在入伍体检、职业相关保险评估,或其他急性疾病、创伤就医时才偶然发现。如果 AKI 原则上与 CKD 进展相关,那么我们非常必要了解儿童 AKI 存活患者病程,且需要在青少年时期进行随访。

生物标记物能够预测 AKI 易感性、疾病病程和 CKD 进展[67-69]。因此,验证能够预测伴或不伴 CKD 的

AKI 患者长期转归的合适生物标记物非常重要，既能够判断预后，也能预测干预治疗反应。

肾脏病专科医生急需要警醒设计的临床对照试验证据来指导 AKI 和在 CKD 基础上并发的 AKI 的治疗[2,65,70,71]。然而，初始评估建议治疗性试验研究需大型并且花费高，而预防性试验研究必须包括数量庞大的参加者[70]。NIDDK 最近举办了研讨会，讨论 AKI 患者临床试验的设计[70,71]。设计应该包括预防试验、特殊人群的试验(如败血症，或 ICU 住院患者)，以及评估开发新疗法伴随的挑战。

NIDDK 通过电子媒介(美国肾脏研究对话，KRND)寻找该研究领域的建议[60]。回应围绕着开发临床试验工具，包括改良蛋白质组学和代谢物组学用于诊断和预测，改善 AKI 患者的临床表型(包括综合临床、环境和药物相互作用)，确定与疾病易感性、预后、评估、特异性相关的基因，在观察性研究和临床试验中寻找合适生物标记物，关注与引起纤维化相关的修复和再生之间相互作用，建立更好地和与临床相关性更强的动物模型，加强评估人肾组织标本，建立公共/私人合作(包括学术界、协调机构和企业)，开展纵向研究[60]。关注 AKI 分期、患者人群的设定和特征对于目的在于改善多种病因导致的伴或不伴 AKI 患者预后的研究非常重要。

结　语

AKI 和 CKD 是相互联系的综合征。为了给患者提供资料，肾脏病专科医生、儿科医生、内科医生、重症医学专家和公共卫生专家以及政策制定者必须既重视综合征的每个单独组成，也重视他们的联合本质。确定和执行 AKI、CKD 和在 CKD 基础上并发的 AKI 的最佳治疗实践对于延缓 CKD 进展，减少 ESRD 发生率，延缓和减少 CVD 发生都具有非常重要意义。我们需要进一步研究 AKI 和 CKD 在不同人群，特别是临床单位中的相互作用。为了改善这个交错复杂的肾功能下降综合征患者治疗和预后，就像罗马的双面神 Janus，我们必须在研究中同时评估 AKI 和 CKD，同样在过去和现在的研究也需要。

(李雪竹　译，庄守纲　校)

参考文献

1. Chawla LS, Kimmel PL. Acute kidney injury and chronic kidney disease: an integrated clinical syndrome. *Kidney Int* 2012;**82**:516–24.
2. Chawla LS, Eggers P, Star RA, Kimmel PL. Acute kidney injury and chronic kidney disease as interconnected syndromes. *N Eng J Med* 2014;**371**(1):58–66.
3. Levey AS, Coresh J. Chronic kidney disease. *Lancet* 2012;**379**:165–80.
4. Bellomo R, Kellum JA, Ronco C. Acute kidney injury. *Lancet* 2012;**380**:756–66.
5. Mehta RL, Kellum JA, Shah SV, Molitoris BA, Ronco C, Warnock DG, et al. Acute Kidney Injury Network: report of an initiative to improve outcomes in acute kidney injury. *Crit Care* 2007;**11**R31.
6. Lowe KG. The late prognosis in acute tubular necrosis; an interim follow-up report on 14 patients. *Lancet* 1952:1086–8.
7. Finkenstaedt JT, Merrill JP. Renal function after recovery from acute renal failure. *N Engl J Med* 1956;**254**:1023–6.
8. Coca SG, Singanamala S, Parikh CR. Chronic kidney disease after acute kidney injury: a systematic review and meta-analysis. *Kidney Int* 2012;**81**:442–8.
9. Bucaloiu ID, Kirchner HL, Norfolk ER, Hartle II JE, Perkins RM. Increased risk of death and de novo chronic kidney disease following reversible acute kidney injury. *Kidney Int* 2012;**81**:477–85.
10. Leung KC, Tonelli M, James MT. Chronic kidney disease following acute kidney injury - risk and outcomes. *Nat Rev Nephrol* 2013;**9**:77–85.
11. Thakar CV, Arrigain S, Worley S, Yared JP, Paganini EP. A clinical score to predict acute renal failure after cardiac surgery. *J Am Soc Nephrol* 2005;**16**:162–8.
12. James MT, Ghali WA, Knudtson ML, et al. Associations between acute kidney injury and cardiovascular and renal outcomes after coronary angiography. *Circulation* 2011;**123**:409–16.
13. KDIGO Clinical Practice Guideline for Acute Kidney Injury. *Kidney Int* 2012;**2**:1–141.
14. Chertow GM, Burdick E, Honour M, Bonventre JV, Bates DW. Acute kidney injury, mortality, length of stay, and costs in hospitalized patients. *J Am Soc Nephrol* 2005;**16**:3365–70.
15. Venkatachalam MA, Griffin KA, Lan R, Geng H, Saikumar P, Bidani AK. Acute kidney injury: a springboard for progression in chronic kidney disease. *Am J Physiol Renal Physiol* 2010;**298**(5):F1078–94.
16. Hsu RK, McCulloch CE, Dudley RA, Lo LJ, Hsu CY. Temporal changes in incidence of dialysis-requiring AKI. *J Am Soc Nephrol* 2013;**24**:37–42.
17. Xue JL, Daniels F, Star RA, et al. Incidence and mortality of acute renal failure in Medicare beneficiaries, 1992 to 2001. *J Am Soc Nephrol* 2006;**17**:1135–42.
18. Chawla LS, Amdur RL, Shaw AD, Faselis C, Palant CE, Kimmel PL. The association between acute kidney injury and long-term renal and cardiovascular outcomes in a cohort of United States veterans. *Clin J Am Soc Nephrol* 2014;**9**(3):448–56.
19. Ishani A, Xue JL, Himmelfarb J, et al. Acute kidney injury increases risk of ESRD among elderly. *J Am Soc Nephrol* 2009;**20**:223–8.
20. Waikar SS, Curhan GC, Wald R, McCarthy EP, Chertow GM. Declining mortality in patients with acute renal failure, 1988 to 2002. *J Am Soc Nephrol* 2006;**17**:1143–50.
21. Sanoff S, Okusa MD. Impact of acute kidney injury on chronic kidney disease and its progression. *Contrib Nephrol* 2011;**171**:213–7.
22. Ali T, Khan I, Simpson W, et al. Incidence and outcomes in acute kidney injury: a comprehensive population-based study. *J Am Soc Nephrol* 2007;**18**:1292–8.
23. Amdur RL, Chawla LS, Amodeo S, Kimmel PL, Palant CE. Outcomes following diagnosis of acute renal failure in U.S. veterans: focus on acute tubular necrosis. *Kidney Int* 2009;**76**:1089–97.
24. Goldstein SL, Jaber BL, Faubel S, Chawla LS. AKI transition of care: a potential opportunity to detect and prevent CKD. *Clin J Am Soc Nephrol* 2013;**8**:476–83.
25. Anderson S, Eldadah B, Halter JB, et al. Acute kidney injury in older adults. *J Am Soc Nephrol* 2011;**22**:28–38.
26. Hsu CY, Chertow GM, McCulloch CE, Fan D, Ordonez JD, Go AS. Nonrecovery of kidney function and death after acute on chronic renal failure. *Clin J Am Soc Nephrol* 2009;**4**:891–8.
27. Lo LJ, Go AS, Chertow GM, et al. Dialysis-requiring acute renal failure increases the risk of progressive chronic kidney disease.

Kidney Int 2009;**76**:893–9.
28. Wald R, Quinn RR, Luo J, et al. Chronic dialysis and death among survivors of acute kidney injury requiring dialysis. *JAMA* 2009;**302**:1179–85.
29. Vikse BE, Irgens LM, Leivestad T, Skjaerven R, Iversen BM. Preeclampsia and the risk of end-stage renal disease. *N Engl J Med* 2008;**359**:800–9.
30. Newsome BB, Warnock DG, McClellan WM, et al. Long-term risk of mortality and end-stage renal disease among the elderly after small increases in serum creatinine level during hospitalization for acute myocardial infarction. *Arch Intern Med* 2008;**168**:609–16.
31. Thakar CV, Christianson A, Himmelfarb J, Leonard AC. Acute kidney injury episodes and chronic kidney disease risk in diabetes mellitus. *Clin J Am Soc Nephrol* 2011;**6**:2567–72.
32. Chawla LS, Amdur RL, Amodeo S, Kimmel PL, Palant CE. The severity of acute kidney injury predicts progression to chronic kidney disease. *Kidney Int* 2011;**79**:1361–9.
33. Chawla LS, Amdur RL, Shaw AD, Faselis C, Palant CE, Kimmel PL. Association between AKI and long-term renal and cardiovascular outcomes in United States veterans. *Clin J Am Soc Nephrol* 2014;**9**(3):448–56.
34. Choi AI, Li Y, Parikh C, Volberding PA, Shlipak MG. Long-term clinical consequences of acute kidney injury in the HIV-infected. *Kidney Int* 2010;**78**:478–85.
35. Palevsky PM. Chronic-on-acute kidney injury. *Kidney Int* 2012;**81**:430–1.
36. Li L, Astor BC, Lewis J, et al. Longitudinal progression trajectory of GFR among patients with CKD. *Am J Kidney Dis* 2012;**59**:504–12.
37. O'Hare AM, Batten A, Burrows NR, et al. Trajectories of kidney function decline in the 2 years before initiation of long-term dialysis. *Am J Kidney Dis* 2012;**59**:513–22.
38. Palmer BF. Renal dysfunction complicating the treatment of hypertension. *N Engl J Med* 2002;**347**:1256–61.
39. Ronco C, Haapio M, House AA, Anavekar N, Bellomo R. Cardiorenal syndrome. *J Am Coll Cardiol* 2008;**52**:1527–39.
40. Raj DS, D'Mello S, Somiah S, Sheeba SD, Mani K. Left ventricular morphology in chronic renal failure by echocardiography. *Ren Fail* 1997;**19**:799–806.
41. Gnanaraj JF, Von Haehling S, Anker SD, Raj DS, Radhakrishnan J. The relevance of congestion in the cardio-renal syndrome. *Kidney Int* 2013;**83**:384–91.
42. Zager RA. "Biologic memory" in response to acute kidney injury: cytoresistance, toll-like receptor hyper-responsiveness and the onset of progressive renal disease. *Nephrol Dial Transplant* 2013;**28**:1985–93.
43. Rifkin DE, Coca SG, Kalantar-Zadeh K, Does AKI. Truly lead to CKD? *J Am Soc Nephrol* 2012;**23**:979–84.
44. Hsu CY. Yes, AKI truly leads to CKD. *J Am Soc Nephrol* 2012;**23**:967–9.
45. Garg AX, Suri RS, Barrowman N, et al. Long-term renal prognosis of diarrhea-associated hemolytic uremic syndrome: a systematic review, meta-analysis, and meta-regression. *JAMA* 2003;**290**:1360–70.
46. Askenazi DJ, Feig DI, Graham NM, Hui-Stickle S, Goldstein SL. 3-5 year longitudinal follow-up of pediatric patients after acute renal failure. *Kidney Int* 2006;**69**:184–9.
47. Mammen C, Al Abbas A, Skippen P, et al. Long-term risk of CKD in children surviving episodes of acute kidney injury in the intensive care unit: a prospective cohort study. *Am J Kidney Dis* 2012;**59**:523–30.
48. Ishani A, Nelson D, Clothier B, et al. The magnitude of acute serum creatinine increase after cardiac surgery and the risk of chronic kidney disease, progression of kidney disease, and death. *Arch Intern Med* 2011;**171**:226–33.
49. Baldwin DS, Neugarten J, Feiner HD, Gluck M, Spinowitz B. The existence of a protracted course in crescentic glomerulonephritis. *Kidney Int* 1987;**31**:790–4.
50. Baldwin DS. Poststreptococcal glomerulonephritis. A progressive disease? *Am J Med* 1977;**62**:1–11.
51. Baldwin DS. Chronic glomerulonephritis: nonimmunologic mechanisms of progressive glomerular damage. *Kidney Int* 1982;**21**:109–20.
52. Basile DP. The endothelial cell in ischemic acute kidney injury: implications for acute and chronic function. *Kidney Int* 2007;**72**:151–6.
53. Bohle A, Strutz F, Muller GA. On the pathogenesis of chronic renal failure in primary glomerulopathies: a view from the interstitium. *Exp Nephrol* 1994;**2**:205–10.
54. Duffield JS. Macrophages and immunologic inflammation of the kidney. *Semin Nephrol* 2010;**30**:234–54.
55. Kinsey GR, Sharma R, Okusa MD. Regulatory T cells in AKI. *J Am Soc Nephrol* 2013;**24**:1720–6.
56. Spurgeon-Pechman KR, Donohoe DL, Mattson DL, Lund H, James L, Basile DP. Recovery from acute renal failure predisposes hypertension and secondary renal disease in response to elevated sodium. *Am J Physiol Renal Physiol* 2007;**293**:F269–78.
57. Kaushal GP, Shah SV. Challenges and advances in the treatment of AKI. *J Am Soc Nephrol* 2014.
58. Nath KA, Croatt AJ, Haggard JJ, Grande JP. Renal response to repetitive exposure to heme proteins: chronic injury induced by an acute insult. *Kidney Int* 2000;**57**:2423–33.
59. Zager RA, Johnson AC. Progressive histone alterations and proinflammatory gene activation: consequences of heme protein/iron-mediated proximal tubule injury. *Am J Physiol Renal Physiol* 2010;**298**:F827–37.
60. Bonventre JV, Basile D, Liu KD, et al. AKI: a path forward. *Clin J Am Soc Nephrol* 2013;**8**:1606–8.
61. Go AS, Parikh CR, Ikizler TA, et al. The assessment, serial evaluation, and subsequent sequelae of acute kidney injury (ASSESS-AKI) study: design and methods. *BMC Nephrol* 2010;**11**:22.
62. USRDS Annual Report 2007. Department of Health and Human Services, NIDDK, United States Renal Data System (USRDS) (NIH publication no 07-3176) 2007;**1**:240–1.
63. Siew ED, Peterson JF, Eden SK, et al. Outpatient nephrology referral rates after acute kidney injury. *J Am Soc Nephrol* 2012;**23**:305–12.
64. Cohen SD, Kimmel PL. Long-term sequelae of acute kidney injury in the ICU. *Curr Opin Crit Care* 2012;**18**:623–8.
65. Star R. Design issues for clinical trials in acute renal failure. *Blood Purif* 2001;**19**:233–7.
66. Abitbol CL, Rodriguez MM. The long-term renal and cardiovascular consequences of prematurity. *Nat Rev Nephrol* 2012;**8**:265–74.
67. Liu KD, Glidden DV, Eisner MD, et al. Predictive and pathogenetic value of plasma biomarkers for acute kidney injury in patients with acute lung injury. *Crit Care Med* 2007;**35**:2755–61.
68. Chawla LS, Seneff MG, Nelson DR, et al. Elevated plasma concentrations of IL-6 and elevated APACHE II score predict acute kidney injury in patients with severe sepsis. *Clin J Am Soc Nephrol* 2007;**2**:22–30.
69. Liu KD, Yang W, Anderson AH, et al. Urine neutrophil gelatinase-associated lipocalin levels do not improve risk prediction of progressive chronic kidney disease. *Kidney Int* 2013;**83**:909–14.
70. Molitoris BA, Okusa MD, Palevsky PM, et al. Design of clinical trials in AKI: a report from an NIDDK workshop. Trials of patients with sepsis and in selected hospital settings. *Clin J Am Soc Nephrol* 2012;**7**:856–60.
71. Palevsky PM, Molitoris BA, Okusa MD, et al. Design of clinical trials in acute kidney injury: report from an NIDDK workshop on trial methodology. *Clin J Am Soc Nephrol* 2012;**7**:844–50.

第73章

73

慢性肾脏病的围术期管理

Laurence W. Busse[a], Katrina Hawkins[b] and Lakhmir S. Chawla[b]

[a]Section of Critical Care Medicine, Department of Medicine, Inova Fairfax Medical Center, Falls Church, VA, USA,

[b]Department of Anesthesia and Critical Care Medicine, Department of Medicine, Division of Renal Disease and Hypertension, George Washington University Medical Center, Washington DC, USA

简　　介

对外科医师和重症监护医师而言，慢性肾脏病(CKD)的围术期管理是复杂和具有挑战性的。CKD患者手术风险高，部分原因是因为在管理血管通路、电解质、容量负荷及围术期常用药物剂量的调整方面的困难。更为重要的是，同时伴有的心血管疾病使得CKD患者围术期死亡风险增加。术前合理筛选患者、评估风险以及采取减低风险的策略对最大程度改善患者生存率是至关重要的。术中需要特别注意管理血压、电解质、液体及血制品。术后给予止痛、恢复应用家庭治疗药物并进行监测能减少住院日及不良后果。

流行病学及风险评估

CKD最好被归纳为同肾小球滤过率(GFR)下降有关的长期肾脏结构或功能异常(≥个3月)[1]。在美国，CKD患者是常见的，成人1～4期CKD患者比例达到11%。GFR<60ml/(min·1.73m²)的3～5期CKD患者比例为4.6%[1]。CKD同患者死亡率升高有关，GFRs为60、45和15ml/(min·1.73m²)的患者的死亡风险比分别为1.03，1.38和3.11[2]。

而且，CKD患者发生急性肾损伤(acute kidney injury，AKI)风险增高。Novis等总结了10000例手术患者，发现血清肌酐(Scr)升高、尿素氮(BUN)升高及术前肾功能不全是术后发生肾功能不全的三个最常见危险因素[3]。AKI同不良后果风险增加有关。在连续超过9000例的住院患者中，把AKI定义为Scr升高≥0.5mg/dl，其同死亡风险增加6.5倍，住院时间延长3.5天，住院费用增加7500美元有关[4]。在围术期，AKI同不良后果相关。例如，心脏手术患者中，术后AKI发生率为1%～30%，死亡率为15%～30%[5,6]。一项对80例股骨颈骨折手术患者的回顾性病例对照研究提示术前Scr升高(相应GFR下降)同死亡率相关[7]。一项对400例接受腔内动脉瘤手术患者的回顾性分析提示估算GFR(estimated GFR，eGFR)对死亡率更具预测价值[8]。

在美国，手术操作是司空见惯的。根据美国国立卫生研究院(National Institutes of Health，NIH)数据，美国每年有1500万人接受手术治疗[9]。根据荷兰的一项包含370万例次手术的大型研究，外科围术期总死亡率估计为1.85%。CKD在围术期十分常见[10]。例如，美国每年约60万人接受冠脉搭桥术，其中10%～20%患者基础Scr>1.5mg/dl[11]。这些患者的手术死亡率明显升高。对越南一项4000例实施冠脉搭桥手术的患者进行回顾性分析提示，Scr水平在1.5～3.0mg/dl与死亡率增高1倍以上有关(7% vs 3%，$p<0.001$)。Cooper等利用胸外科医师协会国家成人心脏数据库分析肾功能不全同3.5年内接受冠脉搭桥患者结果的关系，得出结论术前GFR提示肾功能不全会导致手术死亡率增加6倍，并发症增加3倍(包括败血症、中风、住院时间延长、应用呼吸机时间延长)[12]。其他大量研究表明，其他非心脏外科手术的CKD患者围术期发病率和死亡率均增加，包括血管整形外科

手术[7,8,13,14]。

在 Lee 的关于非心脏外科手术患者心脏风险评估指数的指标中,6 个能独立预测不良后果的指标中,其中之一便是术前 Scr>2.0mg/dl[15]。美国心脏病医师学院/美国心脏学会(ACC/AHA)认为 CKD 是围术期等同于缺血性心脏病和中风的危险因素[16]。手术风险随活动性心脏病的出现、患者储备功能的局限、手术类型、潜在的伴发病、包括 CKD 在内而积聚增加。图 73.1 显示了 2007 年 ACC/AHA 关于非心脏手术围术期手术风险分层的指南。

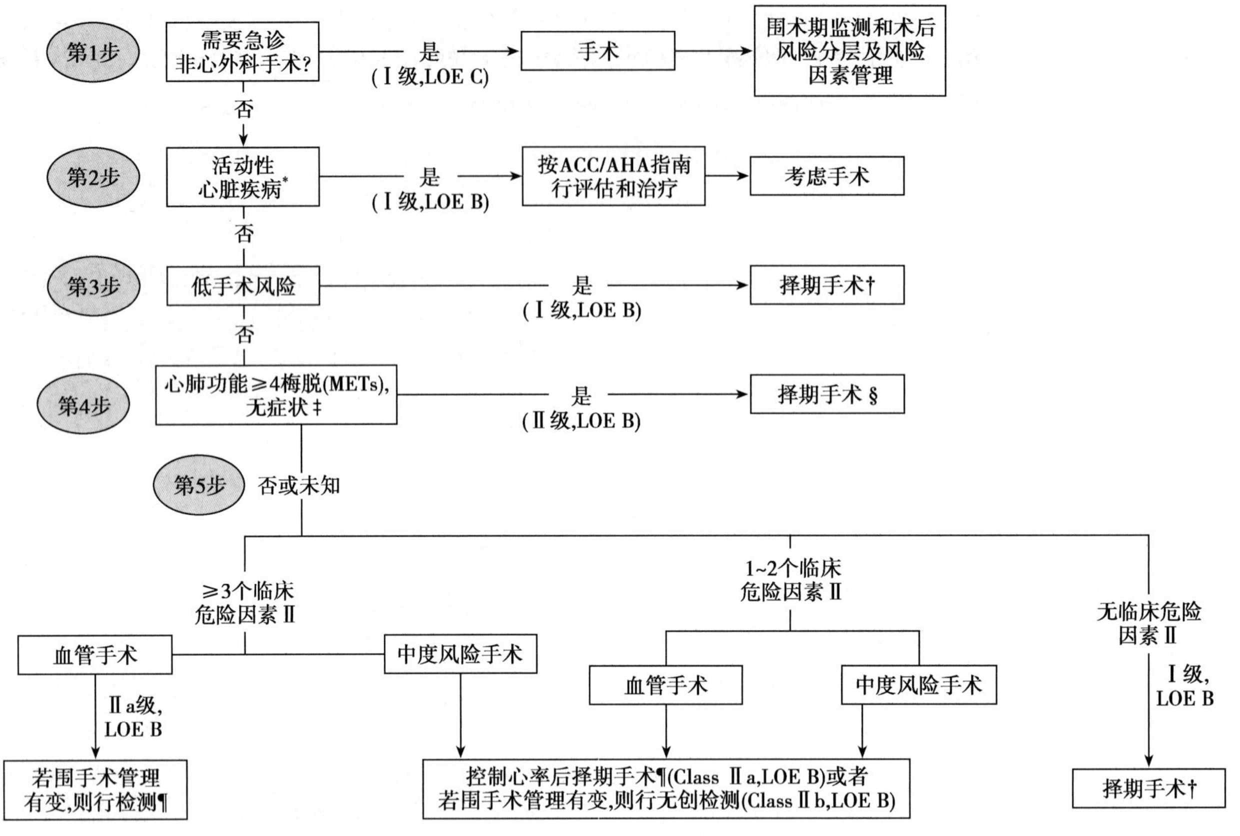

图 73.1 确定非心脏手术风险的步骤。活动性心脏疾病包括:不稳定冠脉综合征、心衰失代偿、严重心率失常及严重的瓣膜问题。临床风险包括:缺血性心脏病、代偿性或既往有心衰、糖尿病、肾功能不全或脑血管疾病。LOE,证据水平。*Source:Reproduced with permission from Fleisher et al. (2007)*[16].

术前评估

术前评估对了解患者术前肾功能损害以及发生不良后果的可能性是必要的。图 73.2 描述了在手术情况下,肾病发生时,患者生理及激素对肾脏的效果可能失调。

KDOQI 指南建议进行一套评估检查作为全面评估 CKD 患者的一部分[1],包括确定肾病的类型及严重性,并发病评估,疾病阶段的并发症评估,肾失功和心血管疾病(cardiovascular disease,CVD)风险评估(表 73.1)。

这些因素对围术期也至关重要,了解肾功能可帮助外科医生和重症监护医师管理必要的任务,如最小化代谢和药物性后遗症、维持电解质稳定、管理酸碱

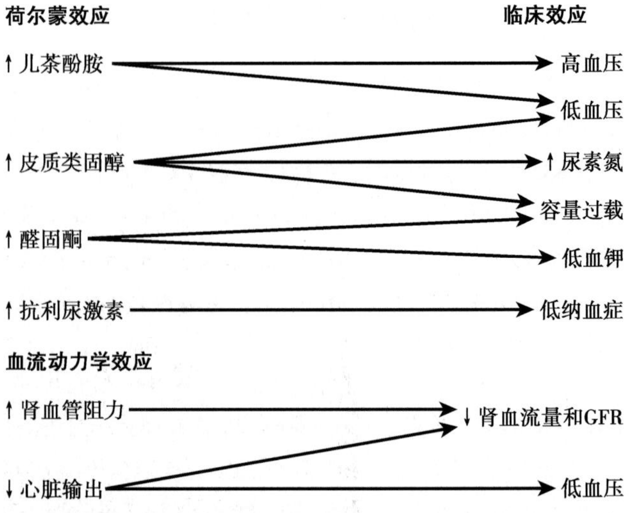

图 73.2 手术引起的生理和激素反应对肾脏的影响

平衡，以及最小化和管理体液转移。例如，对 CKD 患者，其电解质调节能力受损，外科医生可能会避免应用多余的血制品或者引起肌肉损伤（二者均会导致血清钾升高）[17]。CKD 患者常有一些并发病，如高血压和糖尿病，这些同心功能不全、冠心病及外周血管疾病相关[18]。出现这些情况会导致心血管疾病风险增加，并可能影响外科医生在手术的必要性、时机及手术时长上面的选择。

表 73.1　肾病类型的诊断

并发病情况
肾病严重程度
同肾功能水平相关的并发症
肾失功风险
心血管疾病风险

贫血、尿毒症、蛋白质营养不良、钙/磷代谢失调以及骨病也是 CKD 患者的潜在并发症，这些导致手术时难以处理失血、内分泌功能和伤口愈合。由于相对免疫功能低，CKD 患者感染常见。CKD 患者可能发生神经病，会影响术后疼痛的管理。而且，由于氮质血症同死亡率增加有关，外科医生和重症监护医师有必要了解 CKD 的分期和 GFR 的下降程度，同时避免可能损害肾动能的干预（如肾毒性药物和放射造影剂）。

围术期用药

CKD 患者药物代谢异常同药物分布容积和蛋白结合的改变、生物利用度改变以及药物及其代谢产物的半衰期延长有关[19]。另外，CKD 患者更容易产生药物不良反应，包括神经系统、精神心理、体表、胃肠道及心血管事件[20]。因此，应特别注意 CKD 患者常规术前（家庭）用药情况。在围术期，调整药物剂量或停用某些药物可能避免不必要的肾损害。美国医师学会和美国内科协会均发布了肾功能减退情况下的用药指南。用于 CKD 人群的共同推荐药物包括 ACEI 类、ARB 类、β 受体阻断剂、CCB 类、利尿药、抗心律失常及止痛药。

先前有使用 ACEIs 和 ARBs 类药物同手术室中发生低血压有关，特别是在麻醉诱导时[21,22]。对 267 例接受慢性 ACEIs 和 ARBs 类降压药治疗的患者的回顾性分析提示，手术之前 10 小时内服药的患者在麻醉诱导后 30 分钟内更容易发生中度的低血压（收缩压 ≤ 85mmHg）[22]。其他类似的研究有过不一致的结论。目前，关于术前 ACEI/ARB 类药物用药管理尚缺乏共识。但是，停用 ACEI/ARB 类降压药，改用短效的或可滴定的降压药物控制血压是明智的，对 CKD 患者术前应当考虑这一点。围术期 β 受体阻断剂是安全的，大量研究提示术前避免停用 β 受体阻断剂对围术期心肌缺血有保护作用[23]。ACC/AHA 指南认为对已经在应用 β 受体阻断剂治疗心绞痛、有症状的心律失常及高血压的患者，术前应当继续使用 β 受体阻断剂[24]。关于围术期应用其他血管活性药物的数据，如 CCB 类、胺碘酮、α-2 受体阻断剂，尚欠缺。

CKD 患者常用利尿药。除了改变容量状态，利尿剂能导致或加重电解质水平异常[25]。例如，针对一项超过 2400 例心外科手术患者的前瞻性、观测性病例对照研究提示，低钾血症预示着严重的围术期或术中心率失常、术后房颤/房扑或需要心肺复苏[26]。

围术期容量状态可能难于管理，因为其由自由水和总钠水平、GFR 和肾脏排泄能力、血清和尿渗透压及抗利尿激素水平共同决定[27]。根据早期的观察研究，共识一定程度上认为术前应停用利尿剂[23,28]。

考虑到其他药物预期出现的副作用和这些副作用在围术期，特别是肾功能损害的情形下可能发生，应该谨慎使用这些药物。例如，临床医生应当知道应用促红素、环孢素和糖皮质激素可能并发高血压，或者应用某些抗生素或哌替啶同癫痫发作阈值降低有关[18,29]。应当避免在 CKD 手术患者中应用有肾毒性的药物，如氨基糖苷类和非甾体类抗炎药（non-steroidal anti-inflammatory drugs，NSAIDs），因为这些药物会导致 AKI[30]。用于治疗其他并发病的必要药物，如在冠脉手术或外周血管疾病置入支架后服用的阿司匹林或抑制血小板的氯吡格雷，应该进行个体化评估，可能的情况下可继续使用。心外科方面的文献建议阿司匹林可继续服用，但是心外科术前 5～7 天应该停用氯吡格雷[31,32]。

围术期实验室检查和评估

CKD 患者应当进行常规术前实验室评估检查，因为 CKD 患者贫血、电解质不稳定、凝血和血清钙、磷及镁水平异常的风险升高。这些异常同不良结果相关。尽早注意到这些异常可能降低围术期风险。

eGFR

基础代谢水平和患者的人口学数据可用来计算 eGFR。eGFR 可用被广为认可的 MDRD（Modification of Diet in Kidney Disease，MDRD）公式计算。CG

(Cockrof-Gault,CG)公式用来估算肌酐清除率。肾功能水平能帮助医生调整用药,对CKD患者进行分析及了解有无AKI发生。AKI同不良后果相关,其后果取决于导致AKI的原因,应当在围术期得到处理。

已经有一些尝试用药物来解决和纠正降低的eGFR。多巴胺和多巴胺类似物非诺多泮已经被尝试用来预防CKD患者在手术时肾功能减退。已证实低剂量多巴胺能增加尿量,但没有任何肾功能保护作用,并且同有害的副作用有关[33-35]。对重症和围术期,不推荐应用多巴胺预防和治疗AKI。菲诺多泮,一种纯Ⅰ型多巴胺激动剂,已经被研究应用于预防高风险手术和重症情况下AKI。最近一项共6项研究440例患者的meta分析提示,菲诺多泮能稳定显著减低AKI发生率(优势率0.41),但对肾脏替代治疗(RRT)的需求情况、生存率及住院时间没有影响[36]。其他的研究得到的结果也不一致[37]。目前,并不推荐在围术期应用菲诺多泮预防AKI的发生[38]。

血糖

围术期,特别是已并发糖尿病的CKD患者,应当常规评估血糖水平。围术期常见高血糖(血糖值>200mg/dl),在糖尿病患者手术中发生率为21%~41%,同这类患者围术期患病率和死亡率相关[39-40]。血糖升高的CKD患者围术期数据尚缺乏。但一项回顾性分析提示,接受经皮冠脉介入治疗的糖尿病患者,CKD同不良后果相关[41]。而且已证实,患糖尿病的CKD患者的血糖控制不佳同死亡率相关[42-43]。可以增加肠外胰岛素控制血糖增高。根据多数证据,目前的指南推荐进行适度的血糖控制[44,45]。

矿物质代谢

尽管尚缺乏评估围术期钙磷异常的数据,CKD患者钙磷异常同任何死因的死亡率增加均相关[46]。其机制被认为同血管钙化、微循环异常、心肌收缩力下降、营养不足及呼吸功能不全有关。CKD患者术前矿物质代谢异常可通过磷结合剂、补充维生素D及钙转换制剂,如双磷酸盐类和骨化三醇解决。已证实骨化三醇和其他维生素D类似物可降低CKD患者死亡率。尚缺乏专门在围术期应用这些药物的数据[47,48]。因为分析中把CKD患者剔除了,这类患者应用双磷酸盐存在争议[49]。

血色素

随着肾病的进展,促红素(EPO)缺乏可导致贫血,出现需氧运动能力和生活质量的下降及潜在心功能障碍[50]。轻到中度贫血同手术患者肾损伤、中风及死亡相关[51]。在9080例心脏手术患者,其中1818例术前有肾病的患者中,冠脉搭桥术中血液稀释的程度同肾功能变差和需要RRT相关[52]。另外,在只有171例肾衰竭的5000例心脏手术患者中,贫血情况下(血细胞比容HCT<22%),心梗、休克、出血、多器官功能衰竭及死亡均增加[53]。但是尚缺乏CKD患者围术期贫血的相关数据。输血、EPO刺激药物替代治疗,可能适用于贫血的CKD患者的围术期,但是这一做法缺乏证据支持[18]。EPO刺激药物已被应用于围术期减少输血的需求,但是这些药物同心血管、脑血管及血栓形成的不良事件相关[54]。仍需要更多研究来回答围术期应用EPO刺激药物的时间、剂量、疗程及安全性[55]。目前的指南推荐将CKD患者输血至血色素11~12mg/dl以上,不过这一推荐并不特定针对手术人群[56]。

BUN

CKD患者被认为发生尿毒症性血小板功能障碍导致的出血风险增高,这种情形即便是在凝血功能评估正常的情况也可能发生[57]。但一些研究提示CKD患者的血液是促血栓形成的,伴发的贫血是导致围术期出血的原因。输注红细胞到HCT为26%能缩短出血时间[26]。纠正贫血,通过透析或用精氨酸加压素(DDAVP)逆转血小板功能,冷沉淀和静脉注射共轭雌激素能控制围术期出血风险[59]。透析可去除与凝血障碍相关的尿毒素,包括尿素、肌酐、苯酚、酚酸及胍基琥珀酸[60-62]。静脉DDAVP用量为0.3ug/kg。DDAVP引起血管内皮释放血管性血友病(von Willebrand)因子,反过来增强血小板凝聚[62]。DDAVP在30min内有效,持续4小时。雌激素在用后6小时才起效并维持2~3周。其中机制被认为是同干扰NO合成途径有关。重要的是伴有CVD的CKD患者可能需要阿司匹林介导的血小板功能不全,用DDAVP、输注血小板或雌激素治疗逆转血小板功能后可能增加围术期急性冠脉综合征的风险。尚缺乏评估逆转血小板功能的成本效益分析研究。用血栓弹性描述法(TEG)的血小板映射研究可能帮助临床医生对血小板功能异常程度进行量化。

血钾

术前血钾(K^+)多高算安全尚没有专门的推荐。已证实高血钾同住院死亡率相关[64-65]。尽管同无CKD的患者相比,有CKD及其严重性与较低的死亡风险相关,但在 CKD 患者中,高血钾同样与死亡率增高相关[66]。在终末期肾病(ESRD)患者中,高血钾被认为与高达 5%的总死亡相关[67]。但仍缺乏手术死亡率直接与高血钾有关的研究[68-70]。Singh Mangat 等的最近研究评估血钾水平作为围术期的一个次要终点,结果发现血钾水平同死亡率没有关系。高血钾被认为容易导致室性心率失常,并且血钾突然升高,如在应用某些麻醉药或去极化药物时偶然会遇到,这类情况一般应尽量避免。共识认为大多数麻醉师在血钾>5.5mEq/L 时应避免使用去极化麻醉药物。但也有一些研究报道在血钾高于该水平时应用去极化药物没有不良事件[71-72]。

围术期低血钾也需要进行评估,并且同围术期严重心率失常和需要心肺复苏(CPR)相关[26]。而且,CKD 患者中,低血钾同肾功能变差相关[25]。围术期高血钾和低血钾的评估结果应通过心电图或心率监测提示心功能不稳定得到进一步证实。

心电图(ECG)

考虑到 CKD 患者心脏风险增加,应当把 ECG 检查作为术前评估的一部分。左室肥大(LVH)提示存在已久或难以控制的高血压。在 ESRD 患者中,ECG 上出现 LVH 同心血管病死亡率相关[73]。心肌电异常,如低血钾时 T 波高尖或者 PR 或 QT 间期延长,能提示电解质不稳定,尽管这些 ECG 表现并不可靠[74,75]。根据 ACC/AHA 指南,ST 段改变或出现 Q 波提示当前或既往曾心梗及冠状动脉疾病,可促进其他术前评估,如心脏彩超或心肌应激试验[16]。

术中容量和血压管理

术中维持容量稳定和足够肾灌注压对预防术后 AKI 至关重要。基线水平下,只有肾血流总量 1～1.5L/min 的 10%被肾小球滤过,这已足够输送足量氧气到肾髓质[30]。但由于肾脏的自我调节及管-球反馈机制,肾血流量下降导致对 GFR 不成比例的巨大影响[30]。因此,由于低容量或血管扩张导致收缩压下降,能引起肾脏低氧和缺血,并且致使肾脏容易遭受进一步损害[76]。另一方面,CKD 患者液体过载可能同肾病进展相关,并同肠黏膜渗透性改变和炎症反应适应不良相关。CKD 患者排钠功能受损,对水、钠摄入改变的反应性尿液浓缩和稀释功能也受损[77]。按照这种情形,CKD 患者容易发生容量超载,并且由于自由水失调,一旦接受钠负荷,容易发生钠水平紊乱[29]。手术情况下常用盐溶液,这可导致 CKD 患者发生代酸[78]。一般而言,围术期补液同对心、肺、肾及胃肠功能的不利影响相关[79]。因此,临床医生应避免患者围术期发生低血容量或容量过载。做到这一点并不容易,因为反应容量状态的传统的表现在 CKD 患者中可能被误解。已反复证实术中尿量不能很好预测术后肾功能[80,81]。但很多麻醉药和止痛药,以及 β 受体阻断剂,可能掩盖一些低血容量的特征,如心动过速[32]。

应用一些不同的动态手段可确定容量反应性,如患者血流动力学情况是否随着一次容量的调整而改善,包括肺动脉置管、脉冲曲线分析,经食道多普勒,或者下腔静脉直径测定[82]。这些手段很大程度上替代了对容量状态的静态测定,如中心静脉压和肺动脉闭塞压(楔压),很多研究已证实这些静态指标同容量反应性的相关并不好[83,84]。重症监护时容量管理变得复杂,并且 CKD 会放大这一复杂性[82,85,86]。确定容量反应性的方法根据不同患者、医生及单位均不尽相同。

通常,对于低血压或尿量减少的患者,液体的管理包括利用液体冲击法给予液体维持量[87]。然而,大量研究提示液体正平衡同不良后果相关,新的观点认为围术期相对低容量(如限制性液体平衡)是一种更优化的策略[88-92]。

当需要输液,出现低血容量和肾脏灌注不足时,给予输注晶体和血制品。晶体的选择有待商榷,因为最近出现的数据提示高氯溶液同 AKI 发生率升高及需要 RRT 治疗有关联[93]。相比生理盐水,输注平衡溶液,如乳酸林格液、Plasma-Lyte148 液,可能与更好的肾脏血流动力学相关[94]。肾移植患者中,乳酸林格液容易同生理盐水相比,同更少发生高钾血症和代谢性酸中毒相关[78]。在一项开腹手术的观察性研究中,发现生理盐水同 Plasma-Lyte148 液相比,与更高的死亡率和围术期并发症相关[95]。

当医生想减少血管外溶液时,如在肺水肿加重或者腹腔间隔综合征时,可能更适合应用胶体溶液。胶体的选择同样存在争议。已证实淀粉溶液同不良后果(包括出血、肾衰竭及死亡)相关[96,97]。相反,SAFE 研究提示生理盐水同 4%白蛋白溶液相比,在死亡、器官衰竭、住院时间、及 RRT 治疗天数方面没有差异[98]。

已有研究观察特定溶液,如甘露醇和高渗盐溶液在 CKD 患者中的应用。有时,甘露醇应用于冠脉搭桥患者以增加肾脏血流,似乎有效[99]。鉴于低血细胞比容对围术期的影响,笔者认为,对贫血的 CKD 患者进行输血也许是合适的复苏策略。重要的是,尚缺乏比较围手术复苏期应用晶体和血制品对临床结果影响的研究。而且,CKD 患者最好的补液策略至今未阐明，这方面尚需更多的研究。

术中常发生高血压，心外科手术人群中高达80%，非心外科手术人群中达25%。术中高血压会增加并发症，如心肌缺血、中风、神经认知功能障碍及外科出血[100]。术中应激因素，如气管内插管和手术均会增加交感神经兴奋，随后引起血流动力学改变。静脉应用的β受体阻断剂艾司洛尔和拉贝洛尔，短效、容易监测、手术患者耐受良好，可以减轻这些刺激情况下发生的血流动力学反应[101]。在β受体阻断剂存在禁忌（如哮喘、心动过缓）时，尼卡地平，一种二氢吡啶类钙通道阻断剂，也是不错的选择。然而，比较CKD人群中术中抗高血压策略的研究非常少见。术中最理想的血压应通过观察术前血压和准备进行的手术类型而定[102]。值得一提的是，对慢性高血压患者而言，平均动脉压65～75mmHg可能导致肾脏灌注不足[32,57]。

麻醉、镇痛及神经肌肉阻断剂

诱导剂

CKD患者由于药物代谢和清除异常，发生药物不良反应风险增高。麻醉诱导需要个体化以避免这些并发症。丙泊酚被广泛应用于麻醉的诱导和维持，并且已证实其在ESRD和CKD患者中是安全的[103,104]。同样，氯胺酮和依托咪酯对CKD患者也是安全的，但医生必须清楚在高血压和心动过速时应用氯胺酮的副作用[105]。苯二氮䓬类药物为蛋白广泛结合，这类药在CKD患者中药效增强（尿毒症改变了蛋白结合活性）。而且，很多苯二氮䓬类药物通过肾脏排泄，重复给药能导致药物蓄积，引起呼吸和心脏抑制[105]。例如，咪达唑仑被分解代谢为一种通过肾脏排泄的活性代谢产物，在GFR减退的患者中清除缓慢[106]。

挥发性麻醉药物

吸入麻醉，如氟烷、地氟烷、七氟烷、异氟烷、一氧化二氮，通过肺清除，通常被认为应用于CKD患者中是安全的。最初担心的应用七氟烷会导致氯化物水平升高已经消失，因为研究并没有提示在临床情况下出现不良后果的证据[107]。Conzen等发现在CKD患者中，七氟烷和异氟烷均不会导致肾功能恶化[108]。Litz等在有肾病的人群中比较了地氟烷和异氟烷，同样发现肾功能指标，如肌酐清除率、血清肌酐S[Cr]和尿素氮BUN水平，不会恶化[109]。但最好避免应用恩氟烷，因为已知其会引起健康自愿者人群的肾脏浓缩功能缺陷，并且病案报道中其同CKD患者发生肾衰竭相关[110,111]。

神经肌肉阻断剂

应用去极化神经肌肉阻断剂琥珀酰胆碱同高血钾相关，此药在CKD患者中应当谨慎使用。对术前血钾正常的CKD患者，琥珀酰胆碱应用于麻醉诱导被认为是安全的[112]。CKD患者血钾升高大约0.5mEq/L 10～15分钟不会导致心律失常[113]。应当避免应用更大或延长剂量的琥珀酰胆碱，因为其活性代谢产物琥珀酰单胆碱是通过肾脏排泄的[105]。非去极化药物同高血钾无关，但在肾衰时由于药代动力学改变和清除减少，仍然必须谨慎使用。维库溴铵和罗库溴铵主要通过胆道排泄，但部分通过肾脏清除，由于肾脏清除率下降可能出现药效延长[114-116]。但这些药物在肾衰情况下相当安全并且可以预见[115]。阿曲库铵及其衍生物顺式阿曲库铵均通过自发的非酶促（Hoffmann）降解和酯水解代谢，这种代谢方式完全不依赖于肾脏。这些肌松药被认为对肾衰患者是安全的，值得警惕的是劳丹碱（N-甲基四氢罂粟碱），阿曲库胺的一种代谢产物，一定程度上也算一种顺式阿曲库铵，在动物实验中能引起癫痫[117]。

镇痛药

阿片类药物广泛应用于麻醉诱导及止痛，这类药物应用于CKD患者需要谨慎。吗啡在肝脏内分解为几种代谢产物，包括吗啡-6-葡萄糖苷，其镇痛效果是吗啡的40倍。吗啡-6-葡萄糖苷通过肾脏清除，在肾衰竭患者中，其半衰期可能长达27个小时[118]。因此，CKD患者的吗啡用量应当减量。芬太尼普遍通过肝脏代谢，并且没有活性代谢产物。少量芬太尼通过尿液排泄。CKD患者中，其清除率下降[119-120]。CKD患者中，吸引人的是瑞芬太尼，其通过酯水解作用降解，不依赖肾功能[105]。

其他不应用于麻醉诱导但应用于围术期疼痛控制的止痛药包括其他阿片类衍生物、非甾体抗压药物（NSAIDs）以及对乙酰氨基酚。氢化吗啡酮是一种阿片类药物，广泛通过肝脏代谢为几种经肾排泄的代谢产物，包括氢化吗啡酮-3-葡萄糖苷，该产物同认知障碍及肌阵挛相关[121]。哌替啶代谢为活性产物去甲哌替啶，已证实该产物同CKD患者致癫痫发作相关，因此应当避免在肾衰患者中应用[122]。NSAIDs会影响肾功能，并通过抑制前列腺素介导的肾脏血流灌注促进

AKI。因此,NSAIDs 可能对 CKD 患者不安全,特别是术后[17,18,29,30,32,57]。已证实 NSAIDs 同不良心血管事件相关,并且加剧高血压、高血钾和 AKI 进程[29,123]。对乙酰氨基酚被认为应用于 CKD 患者是安全的,在疼痛管理中可以作为辅助用药也可以单独用药[124]。

围术期管理

指导 CKD 患者围术期管理的研究很少。更确切地说,重症监护医师在应用合理的临床判定和常识。在全面评估生命体征和气道反射之前不应当拔除气管插管,因为可能降低麻醉和麻痹药物清除。应当细心判断容量状态,因为在肾脏血流灌注下降的情况下,利尿困难,拔管早可能与肺水肿有关。由于 CKD 患者很多常用镇痛药物药代动力学改变,CKD 患者术后止痛也难以管理。CKD 患者血压、液体状体及矿物质代谢均失调,可能的话,门诊用药应当再用回去。对术后可能需要 RRT 的患者,请肾脏专科医师介入是明智的[30]。对 CKD 患者术后,肾毒性药物应当避免,造影剂应当最小化。对术后肾功能改变的 CKD 患者,如果需要免疫抑制治疗,药物剂量应当调整并监测血清药物水平。这些抗排斥药物可能引起副作用,包括高血压、高血脂、高血钾、糖尿病、神经毒性及导致肾功能不断恶化[29]。术后护理的其他方面,如营养、早期活动以及出院回家也应当作为术后护理计划的一个重要方面[125-127]。

结　语

对医生而言,CKD 患者的围术期管理仍然是一个挑战。应当密切关注由于潜在肾功能减退及药物清除和代谢的改变导致的液体和电解质的波动。另外,由于各种并发病,如糖尿病、系统性高血压以及心血管疾病与不良后果相关,在任何围手术风险评估中必须关注这些并发疾病。避免 AKI,纠正电解质、矿物质和容量异常以及改善围术期贫血能减轻术后不良病程。CKD 患者最大手术成功需要多学科协同处理,包括肾脏专科医师、首诊医师、外科医师、麻醉师及重症监护医师共同参与。

(赵大强 译,孙启全 校)

参考文献

1. National Kidney Foundation K/DOQI clinical practice guidelines for chronic kidney disease: evaluation, classification, and stratification. *Am J Kidney Dis* 2002;**39**(2 Suppl. 1):S1–266.
2. van der Velde M, Matsushita K, Coresh J, Astor BC, Woodward M, Levey A, et al. Lower estimated glomerular filtration rate and higher albuminuria are associated with all-cause and cardiovascular mortality. A collaborative meta-analysis of high-risk population cohorts. *Kidney Int* 2011;**79**(12):1341–52.
3. Novis BK, Roizen MF, Aronson S, Thisted RA. Association of preoperative risk factors with postoperative acute renal failure. *Anesth Analg* 1994;**78**(1):143–9.
4. Chertow GM, Burdick E, Honour M, Bonventre JV, Bates DW. Acute kidney injury, mortality, length of stay, and costs in hospitalized patients. *J Am Soc Nephrol* 2005;**16**(11):3365–70.
5. Morabito S, Guzzo I, Solazzo A, Muzi L, Pistolesi V, Pierucci A. Acute renal failure following cardiac surgery. *G Ital Nefrol* 2006;**23**(Suppl. 36):S52–60.
6. Rosner MH, Okusa MD. Acute kidney injury associated with cardiac surgery. *Clin J Am Soc Nephrol* 2006;**1**(1):19–32.
7. Singh Mangat K, Mehra A, Yunas I. Is estimated perioperative glomerular filtration rate associated with postoperative mortality in fractured neck of femur patients? *Injury* 2008;**39**(10):1141–6.
8. Azizzadeh A, Sanchez LA, Miller 3rd CC, Marine L, Rubin BG, Safi HJ, et al. Glomerular filtration rate is a predictor of mortality after endovascular abdominal aortic aneurysm repair. *J Vasc Surg* 2006;**43**(1):14–18.
9. MedlinePlus. Surgery. <http://www.nlm.nih.gov/medlineplus/surgery.html> [accessed 11.13.13].
10. Noordzij PG, Poldermans D, Schouten O, Bax JJ, Schreiner FA, Boersma E. Postoperative mortality in the Netherlands: a population-based analysis of surgery-specific risk in adults. *Anesthesiology* 2010;**112**(5):1105–15.
11. Anderson RJ, O'Brien M, MaWhinney S, VillaNueva CB, Moritz TE, Sethi GK, et al. Renal failure predisposes patients to adverse outcome after coronary artery bypass surgery. VA cooperative study #5. *Kidney Int* 1999;**55**(3):1057–62.
12. Cooper WA, O'Brien SM, Thourani VH, Guyton RA, Bridges CR, Szczech LA, et al. Impact of renal dysfunction on outcomes of coronary artery bypass surgery: Results from the Society of Thoracic Surgeons National Adult Cardiac Database. *Circulation* 2006;**113**(8):1063–70.
13. Kertai MD, Boersma E, Bax JJ, van den Meiracker AH, van Urk H, Roelandt JR, et al. Comparison between serum creatinine and creatinine clearance for the prediction of postoperative mortality in patients undergoing major vascular surgery. *Clin Nephrol* 2003;**59**(1):17–23.
14. Ensrud KE, Lui LY, Taylor BC, Ishani A, Shlipak MG, Stone KL, et al. Renal function and risk of hip and vertebral fractures in older women. *Arch Intern Med* 2007;**167**(2):133–9.
15. Lee TH, Marcantonio ER, Mangione CM, Thomas EJ, Polanczyk CA, Cook EF, et al. Derivation and prospective validation of a simple index for prediction of cardiac risk of major noncardiac surgery. *Circulation* 1999;**100**(10):1043–9.
16. Fleisher LA, Beckman JA, Brown KA, Calkins H, Chaikof EL, Fleischmann KE, et al. ACC/AHA 2007 Guidelines on perioperative cardiovascular evaluation and care for noncardiac surgery: A report of the American College of Cardiology/American Heart Association task force on practice guidelines (writing committee to revise the 2002 guidelines on perioperative cardiovascular evaluation for noncardiac surgery) developed in collaboration with the American Society of Echocardiography, American Society of Nuclear Cardiology, Heart Rhythm Society, Society of Cardiovascular Anesthesiologists, Society for Cardiovascular Angiography and Interventions, Society for Vascular Medicine and Biology, and Society for Vascular Surgery. *J Am Coll Cardiol* 2007;**50**(17):e159–241.
17. Joseph AJ, Cohn SL. Perioperative care of the patient with renal failure. *Med Clin North Am* 2003;**87**(1):193–210.
18. Carrasco LR, Chou JC. Perioperative management of patients with renal disease. *Oral Maxillofac Surg Clin North Am* 2006;**18**(2):203–12.
19. Bennett WM, Aronoff GR, Morrison G, Golper TA, Pulliam J, Wolfson M, et al. Drug prescribing in renal failure: Dosing guidelines for adults. *Am J Kidney Dis* 1983;**3**(3):155–93.

20. Smith JW, Seidl LG, Cluff LE. Studies on the epidemiology of adverse drug reactions. V. Clinical factors influencing susceptibility. *Ann Intern Med* 1966;**65**(4):629–40.
21. Bertrand M, Godet G, Meersschaert K, Brun L, Salcedo E, Coriat P. Should the angiotensin II antagonists be discontinued before surgery? *Anesth Analg* 2001;**92**(1):26–30.
22. Comfere T, Sprung J, Kumar MM, Draper M, Wilson DP, Williams BA, et al. Angiotensin system inhibitors in a general surgical population. *Anesth Analg* 2005;**100**(3):636–44.
23. Wolf A, McGoldrick KE. Cardiovascular pharmacotherapeutic considerations in patients undergoing anesthesia. *Cardiol Rev* 2011;**19**(1):12–16.
24. Fleisher LA, Beckman JA, Brown KA, Calkins H, Chaikof EL, Fleischmann KE, et al. ACC/AHA 2006 guideline update on perioperative cardiovascular evaluation for noncardiac surgery: Focused update on perioperative beta-blocker therapy – A report of the American College of Cardiology/American Heart Association task force on practice guidelines (writing committee to update the 2002 guidelines on perioperative cardiovascular evaluation for noncardiac surgery). *Anesth Analg* 2007;**104**(1):15–26.
25. Wang HH, Hung CC, Hwang DY, Kuo MC, Chiu YW, Chang JM, et al. Hypokalemia, its contributing factors and renal outcomes in patients with chronic kidney disease. *PLoS One* 2013;**8**(7):e67140.
26. Wahr JA, Parks R, Boisvert D, Comunale M, Fabian J, Ramsay J, et al. Preoperative serum potassium levels and perioperative outcomes in cardiac surgery patients. multicenter study of perioperative ischemia research group. *JAMA* 1999;**281**(23):2203–10.
27. Yee J, Parasuraman R, Narins RG. Selective review of key perioperative renal-electrolyte disturbances in chronic renal failure patients. *Chest* 1999;**115**(Suppl. 5):149S–57S.
28. Tasker PR, MacGregor GA, De Wardener HE. Prophylactic use of intravenous saline in patients with chronic renal failure undergoing major surgery. *Lancet* 1974;**2**(7886):911–2.
29. Craig RG, Hunter JM. Recent developments in the perioperative management of adult patients with chronic kidney disease. *Br J Anaesth* 2008;**101**(3):296–310.
30. Carmichael P, Carmichael AR. Acute renal failure in the surgical setting. *ANZ J Surg* 2003;**73**(3):144–53.
31. Dunning J, Versteegh M, Fabbri A, Pavie A, Kolh P, Lockowandt U, et al. Guideline on antiplatelet and anticoagulation management in cardiac surgery. *Eur J Cardiothorac Surg* 2008;**34**(1):73–92.
32. Jones DR, Lee HT. Surgery in the patient with renal dysfunction. *Med Clin North Am* 2009;**93**(5):1083–93.
33. Friedrich JO, Adhikari N, Herridge MS, Beyene J. Meta-analysis: low-dose dopamine increases urine output but does not prevent renal dysfunction or death. *Ann Intern Med* 2005;**142**(7):510–24.
34. Schenarts PJ, Sagraves SG, Bard MR, Toschlog EA, Goettler CE, Newell MA, et al. Low-dose dopamine: a physiologically based review. *Curr Surg* 2006;**63**(3):219–25.
35. Holmes CL, Walley KR. Bad medicine: Low-dose dopamine in the ICU. *Chest* 2003;**123**(4):1266–75.
36. Zangrillo A, Biondi-Zoccai GG, Frati E, Covello RD, Cabrini L, Guarracino F, et al. Fenoldopam and acute renal failure in cardiac surgery: A meta-analysis of randomized placebo-controlled trials. *J Cardiothorac Vasc Anesth* 2012;**26**(3):407–13.
37. Kellum JA, Lameire N, for the KDIGO AKI Guideline Work Group. Diagnosis, evaluation, and management of acute kidney injury: a KDIGO summary (part 1). *Crit Care* 2013;**17**(1):204.
38. Kidney Disease: Improving Global Outcomes (KDIGO) Acute Kidney Injury Work Group. KDIGO clinical practice guideline for acute kidney injury. *Kidney Inter Suppl* 2012;**2**:1–138.
39. Furnary AP, Gao G, Grunkemeier GL, Wu Y, Zerr KJ, Bookin SO, et al. Continuous insulin infusion reduces mortality in patients with diabetes undergoing coronary artery bypass grafting. *J Thorac Cardiovasc Surg* 2003;**125**(5):1007–21.
40. Turina M, Miller FN, Tucker CF, Polk HC. Short-term hyperglycemia in surgical patients and a study of related cellular mechanisms. *Ann Surg* 2006;**243**(6):845–51.
41. Nikolsky E, Mehran R, Turcot D, Aymong ED, Mintz GS, Lasic Z, et al. Impact of chronic kidney disease on prognosis of patients with diabetes mellitus treated with percutaneous coronary intervention. *Am J Cardiol* 2004;**94**(3):300–5.
42. Snit M, Dwornicki M, Zukowska-Szczechowska E, Grzeszczak W. Impact of glycemic control on survival of diabetic patients on chronic regular hemodialysis: a 7-year observational study. *Diabetes Care* 2007;**30**(1):189.
43. Morioka T, Emoto M, Tabata T, Shoji T, Tahara H, Kishimoto H, et al. Glycemic control is a predictor of survival for diabetic patients on hemodialysis. *Diabetes Care* 2001;**24**(5):909–13.
44. NICE-SUGAR Study Investigators, Finfer S, Chittock DR, Su SY, Blair D, Foster D, et al. Intensive versus conventional glucose control in critically ill patients. *N Engl J Med* 2009;**360**(13):1283–97.
45. Ling Y, Li X, Gao X. Intensive versus conventional glucose control in critically ill patients: a meta-analysis of randomized controlled trials. *Eur J Intern Med* 2012;**23**(6):564–74.
46. Covic A, Kothawala P, Bernal M, Robbins S, Chalian A, Goldsmith D. Systematic review of the evidence underlying the association between mineral metabolism disturbances and risk of all-cause mortality, cardiovascular mortality and cardiovascular events in chronic kidney disease. *Nephrol Dial Transplant* 2009;**24**(5):1506–23.
47. Shoben AB, Rudser KD, de Boer IH, Young B, Kestenbaum B. Association of oral calcitriol with improved survival in nondialyzed CKD. *J Am Soc Nephrol* 2008;**19**(8):1613–9.
48. Duranton F, Rodriguez-Ortiz ME, Duny Y, Rodriguez M, Daures JP, Argiles A. Vitamin D treatment and mortality in chronic kidney disease: a systematic review and meta-analysis. *Am J Nephrol* 2013;**37**(3):239–48.
49. Toussaint ND, Elder GJ, Kerr PG. Bisphosphonates in chronic kidney disease; balancing potential benefits and adverse effects on bone and soft tissue. *Clin J Am Soc Nephrol* 2009;**4**(1):221–33.
50. Trainor D, Borthwick E, Ferguson A. Perioperative management of the hemodialysis patient. *Semin Dial* 2011;**24**(3):314–26.
51. Hare GM, Freedman J, David Mazer C. Review article: risks of anemia and related management strategies: can perioperative blood management improve patient safety? *Can J Anaesth* 2013;**60**(2):168–75.
52. Karkouti K, Beattie WS, Wijeysundera DN, Rao V, Chan C, Dattilo KM, et al. Hemodilution during cardiopulmonary bypass is an independent risk factor for acute renal failure in adult cardiac surgery. *J Thorac Cardiovasc Surg* 2005;**129**(2):391–400.
53. Habib RH, Zacharias A, Schwann TA, Riordan CJ, Durham SJ, Shah A. Adverse effects of low hematocrit during cardiopulmonary bypass in the adult: should current practice be changed? *J Thorac Cardiovasc Surg* 2003;**125**(6):1438–50.
54. Lin DM, Lin ES, Tran MH. Efficacy and safety of erythropoietin and intravenous iron in perioperative blood management: a systematic review. *Transfus Med Rev* 2013;**27**(4):221–34.
55. Tran DH, Wong GT, Chee YE, Irwin MG. Effectiveness and safety of erythropoiesis-stimulating agent use in the perioperative period. *Expert Opin Biol Ther* 2014;**14**(1):51–61.
56. NKF-K/DOQI clinical practice guidelines for anemia of chronic kidney disease: Update 2000.*Am J Kidney Dis.* 2001;37(1 Suppl. 1): S182–238.
57. Dougherty M. Perioperative management of the patient with chronic kidney disease. *Surgery* 2010;**28**:433–6.
58. Fernandez F, Goudable C, Sie P, Ton-That H, Durand D, Suc JM, et al. Low haematocrit and prolonged bleeding time in uraemic patients: effect of red cell transfusions. *Br J Haematol* 1985;**59**(1):139–48.
59. Livio M, Mannucci PM, Vigano G, Mingardi G, Lombardi R, Mecca G, et al. Conjugated estrogens for the management of bleeding associated with renal failure. *N Engl J Med* 1986;**315**(12):731–5.
60. Couch P, Stumpf JL. Management of uremic bleeding. *Clin Pharm* 1990;**9**(9):673–81.
61. Rabiner SF, Drake RF. Platelet function as an indicator of adequate dialysis. *Kidney Int Suppl* 1975(2):144–6.
62. Galbusera M, Remuzzi G, Boccardo P. Treatment of bleeding in dialysis patients. *Semin Dial* 2009;**22**(3):279–86.

63. Zeigler ZR, Megaludis A, Fraley DS. Desmopressin (d-DAVP) effects on platelet rheology and von Willebrand factor activities in uremia. *Am J Hematol* 1992;**39**(2):90–5.
64. Moore ML, Bailey RR. Hyperkalaemia in patients in hospital. *N Z Med J* 1989;**102**(878):557–8.
65. Paice B, Gray JM, McBride D, Donnelly T, Lawson DH. Hyperkalaemia in patients in hospital. *Br Med J (Clin Res Ed)* 1983;**286**(6372):1189–92.
66. Einhorn L. The frequency of hyperkalemia and its significance in chronic kidney disease. *Arch Intern Med* 2009;**169**(12):132.
67. Han SW. Hyperkalemia in chronic kidney disease. *Electrolytes Blood Press* 2005;**3**(2):71–8.
68. Acker CG, Johnson JP, Palevsky PM, Greenberg A. Hyperkalemia in hospitalized patients: causes, adequacy of treatment, and results of an attempt to improve physician compliance with published therapy guidelines. *Arch Intern Med* 1998;**158**(8):917–24.
69. Lissoos I, Goldberg B, Van Blerk PJ, Meijers AM. Surgical procedures on patients in end-stage renal failure. *Br J Urol* 1973;**45**(4):359–65.
70. Pinson CW, Schuman ES, Gross GF, Schuman TA, Hayes JF. Surgery in long-term dialysis patients. Experience with more than 300 cases. *Am J Surg* 1986;**151**(5):567–71.
71. Olson RP, Schow AJ, McCann R, Lubarsky DA, Gan TJ. Absence of adverse outcomes in hyperkalemic patients undergoing vascular access surgery. *Can J Anaesth* 2003;**50**(6):553–7.
72. Schow AJ, Lubarsky DA, Olson RP, Gan TJ. Can succinylcholine be used safely in hyperkalemic patients? *Anesth Analg* 2002;**95**(1):119–22.
73. Covic AC, Buimistriuc LD, Green D, Stefan A, Badarau S, Kalra PA. The prognostic value of electrocardiographic estimation of left ventricular hypertrophy in dialysis patients. *Ann Noninvasive Electrocardiol* 2013;**18**(2):188–98.
74. Aslam S. Electrocardiography is unreliable in detecting potentially lethal hyperkalaemia in haemodialysis patients. *Nephrol Dial Transplant* 2002;**17**(9):1639–42.
75. Green D. The clinical significance of hyperkalaemia-associated repolarization abnormalities in end-stage renal disease. *Nephrol Dial Transplant* 2013;**28**(1):99–105.
76. Pecoits-Filho R, Goncalves S, Barberato SH, Bignelli A, Lindholm B, Riella MC, et al. Impact of residual renal function on volume status in chronic renal failure. *Blood Purif* 2004;**22**(3):285–92.
77. Bourgoignie JJ, Kaplan M, Gavellas G, Jaffe D. Sodium homeostasis in dogs with chronic renal insufficiency. *Kidney Int* 1982;**21**(6):820–6.
78. O'Malley C. A randomized, double-blind comparison of lactated Ringer's solution and 0.9% NaCl during renal transplantation. *Anesth Analg* 2005;**100**(5):18–24.
79. Holte K, Sharrock NE, Kehlet H. Pathophysiology and clinical implications of perioperative fluid excess. *Br J Anaesth* 2002;**89**(4):622–32.
80. Alpert RA, Roizen MF, Hamilton WK, Stoney RJ, Ehrenfeld WK, Poler SM, et al. Intraoperative urinary output does not predict postoperative renal function in patients undergoing abdominal aortic revascularization. *Surgery* 1984;**95**(6):707–11.
81. Knos GB, Berry AJ, Isaacson IJ, Weitz FI. Intraoperative urinary output and postoperative blood urea nitrogen and creatinine levels in patients undergoing aortic reconstructive surgery. *J Clin Anesth* 1989;**1**(3):181–5.
82. Busse L, Davison DL, Junker C, Chawla LS. Hemodynamic monitoring in the critical care environment. *Adv Chronic Kidney Dis* 2013;**20**(1):21–9.
83. Kumar A, Anel R, Bunnell E, Habet K, Zanotti S, Marshall S, et al. Pulmonary artery occlusion pressure and central venous pressure fail to predict ventricular filling volume, cardiac performance, or the response to volume infusion in normal subjects. *Crit Care Med* 2004;**32**(3):691–9.
84. Osman D, Ridel C, Ray P, Monnet X, Anguel N, Richard C, et al. Cardiac filling pressures are not appropriate to predict hemodynamic response to volume challenge. *Crit Care Med* 2007;**35**(1):64–8.
85. Michard F, Teboul JL. Predicting fluid responsiveness in ICU patients: a critical analysis of the evidence. *Chest* 2002;**121**(6):2000–8.
86. Marik PE, Cavallazzi R, Vasu T, Hirani A. Dynamic changes in arterial waveform derived variables and fluid responsiveness in mechanically ventilated patients: a systematic review of the literature. *Crit Care Med* 2009;**37**(9):2642–7.
87. Glassford NJ, Myles P, Bellomo R. The Australian approach to peri-operative fluid balance. *Curr Opin Anaesthesiol* 2012;**25**(1):102–10.
88. de Aguilar-Nascimento JE, Diniz BN, do Carmo AV, Silveira EA, Silva RM. Clinical benefits after the implementation of a protocol of restricted perioperative intravenous crystalloid fluids in major abdominal operations. *World J Surg* 2009;**33**(5):925–30.
89. Warrillow SJ, Weinberg L, Parker F, Calzavacca P, Licari E, Aly A, et al. Perioperative fluid prescription, complications and outcomes in major elective open gastrointestinal surgery. *Anaesth Intensive Care* 2010;**38**(2):259–65.
90. Toraman F, Evrenkaya S, Yuce M, Urek O, Aksoy N, Karabulut H, et al. Highly positive intraoperative fluid balance during cardiac surgery is associated with adverse outcome. *Perfusion* 2004;**19**(2):85–91.
91. McArdle GT, McAuley DF, McKinley A, Blair P, Hoper M, Harkin DW. Preliminary results of a prospective randomized trial of restrictive versus standard fluid regime in elective open abdominal aortic aneurysm repair. *Ann Surg* 2009;**250**(1):28–34.
92. Varadhan KK, Lobo DN. A meta-analysis of randomised controlled trials of intravenous fluid therapy in major elective open abdominal surgery: Getting the balance right. *Proc Nutr Soc* 2010;**69**(4):488–98.
93. Yunos NM, Bellomo R, Hegarty C, Story D, Ho L, Bailey M. Association between a chloride-liberal vs chloride-restrictive intravenous fluid administration strategy and kidney injury in critically ill adults. *JAMA* 2012;**308**(15):1566–72.
94. Chowdhury A. A randomized, controlled, double-blind crossover study on the effects of 2-L infusions of 0.9% saline and Plasma-lyte® 148 on renal blood flow velocity and renal cortical tissue perfusion in healthy volunteers. *Ann Surg* 2012;**256**(1):18–24.
95. Shaw AD. Major complications, mortality, and resource utilization after open abdominal surgery: 0.9% saline compared to Plasma-lyte. *Ann Surg* 2012;**255**(5):821–9.
96. Brunkhorst FM, Engel C, Bloos F, Meier-Hellmann A, Ragaller M, Weiler N, et al. Intensive insulin therapy and pentastarch resuscitation in severe sepsis. *N Engl J Med* 2008;**358**(2):125–39.
97. Perner A, Haase N, Guttormsen AB, Tenhunen J, Klemenzson G, Åneman A, et al. Hydroxyethyl starch 130/0.42 versus Ringer's acetate in severe sepsis. *N Engl J Med* 2012;**367**(2):124–34.
98. Finfer S, Bellomo R, Boyce N, French J, Myburgh J, Norton R, et al. A comparison of albumin and saline for fluid resuscitation in the intensive care unit. *N Engl J Med* 2004;**350**(22):2247–56.
99. Maitra G, Ahmed A, Rudra A, Wankhede R, Sengupta S, Das T. Renal dysfunction after off-pump coronary artery bypass surgery - risk factors and preventive strategies. *Indian J Anaesth* 2009;**53**(4):401–7.
100. Aronson S, Dyke CM, Stierer KA, Levy JH, Cheung AT, Lumb PD, et al. The ECLIPSE trials: Comparative studies of clevidipine to nitroglycerin, sodium nitroprusside, and nicardipine for acute hypertension treatment in cardiac surgery patients. *Anesth Analg* 2008;**107**(4):1110–21.
101. Cucchiara RF, Benefiel DJ, Matteo RS, DeWood M, Albin MS. Evaluation of esmolol in controlling increases in heart rate and blood pressure during endotracheal intubation in patients undergoing carotid endarterectomy. *Anesthesiology* 1986;**65**(5):528–31.
102. Weiss SJ, Longnecker DE. Perioperative hypertension: an overview. *Coron Artery Dis* 1993;**4**(5):401–6.
103. de Gasperi A, Mazza E, Noe L, Corti A, Cristalli A, Prosperi M, et al. Pharmacokinetic profile of the induction dose of propofol in chronic renal failure patients undergoing renal transplanta-

tion. *Minerva Anestesiol* 1996;**62**(1–2):25–31.
104. Ickx B, Cockshott ID, Barvais L, Byttebier G, De Pauw L, Vandesteene A, et al. Propofol infusion for induction and maintenance of anaesthesia in patients with end-stage renal disease. *Br J Anaesth* 1998;**81**(6):854–60.
105. Stafford-Smith M, Shaw A, Sandler A, Kuhn C. The renal system and anesthesia for urologic surgery. In: Barash PG, Culen BF, Stoelting RK, Cahalan MK, Stock MC, Ortega R, editors. *Clinical anesthesia*. 7th Ed. Philadelphia, PA: Lippincott Williams & Wilkins; 2013.
106. Vinik HR, Reves JG, Greenblatt DJ, Abernethy DR, Smith LR. The pharmacokinetics of midazolam in chronic renal failure patients. *Anesthesiology* 1983;**59**(5):390–4.
107. Nishiyama T, Aibiki M, Hanaoka K. Inorganic fluoride kinetics and renal tubular function after sevoflurane anesthesia in chronic renal failure patients receiving hemodialysis. *Anesth Analg* 1996;**83**(3):574–7.
108. Conzen PF, Kharasch ED, Czerner SF, Artru AA, Reichle FM, Michalowski P, et al. Low-flow sevoflurane compared with low-flow isoflurane anesthesia in patients with stable renal insufficiency. *Anesthesiology* 2002;**97**(3):578–84.
109. Litz RJ, Hubler M, Lorenz W, Meier VK, Albrecht DM. Renal responses to desflurane and isoflurane in patients with renal insufficiency. *Anesthesiology* 2002;**97**(5):1133–6.
110. Conzen PF, Nuscheler M, Melotte A, Verhaegen M, Leupolt T, Van Aken H, et al. Renal function and serum fluoride concentrations in patients with stable renal insufficiency after anesthesia with sevoflurane or enflurane. *Anesth Analg* 1995;**81**(3):569–75.
111. Mazze RI, Calverley RK, Smith NT. Inorganic fluoride nephrotoxicity: prolonged enflurane and halothane anesthesia in volunteers. *Anesthesiology* 1977;**46**(4):265–71.
112. Miller RD, Way WL, Hamilton WK, Layzer RB. Succinylcholine-induced hyperkalemia in patients with renal failure? *Anesthesiology* 1972;**36**(2):138–41.
113. Thapa S, Brull SJ. Succinylcholine-induced hyperkalemia in patients with renal failure: An old question revisited. *Anesth Analg* 2000;**91**(1):237–41.
114. Cooper RA, Maddineni VR, Mirakhur RK, Wierda JM, Brady M, Fitzpatrick KT. Time course of neuromuscular effects and pharmacokinetics of rocuronium bromide (org 9426) during isoflurane anaesthesia in patients with and without renal failure. *Br J Anaesth* 1993;**71**(2):222–6.
115. Della Rocca G, Pompei L, Coccia C, Costa MG, Cecchini V, Vilardi V, et al. Atracurium, cisatracurium, vecuronium and rocuronium in patients with renal failure. *Minerva Anestesiol* 2003;**69**(7-8):605–12.
116. Szenohradszky J, Fisher DM, Segredo V, Caldwell JE, Bragg P, Sharma ML, et al. Pharmacokinetics of rocuronium bromide (ORG 9426) in patients with normal renal function or patients undergoing cadaver renal transplantation. *Anesthesiology* 1992;**77**(5):899–904.
117. Fahey MR, Rupp SM, Canfell C, Fisher DM, Miller RD, Sharma M, et al. Effect of renal failure on laudanosine excretion in man.*Br J Anaesth* 1985;**57**(11):1049–51.
118. Murphy EJ. Acute pain management pharmacology for the patient with concurrent renal or hepatic disease. *Anaesth Intensive Care* 2005;**33**(3):311–22.
119. Launay-Vacher V, Karie S, Fau JB, Izzedine H, Deray G. Treatment of pain in patients with renal insufficiency: The World Health Organization three-step ladder adapted. *J Pain* 2005;**6**(3):137–48.
120. Koehntop DE, Rodman JH. Fentanyl pharmacokinetics in patients undergoing renal transplantation. *Pharmacotherapy* 1997;**17**(4):746–52.
121. Babul N, Darke AC, Hagen N. Hydromorphone metabolite accumulation in renal failure. *J Pain Symptom Manage* 1995;**10**(3):184–6.
122. Szeto HH. Accumulation of normeperidine, an active metabolite of meperidine, in patients with renal failure of cancer. *Ann Intern Med* 1977;**86**(6):738–41.
123. Mukherjee D, Nissen SE, Topol EJ. Risk of cardiovascular events associated with selective COX-2 inhibitors. *JAMA* 2001;**286**(8):954–9.
124. Berg KJ, Djoseland O, Gjellan A, Hundal O, Knudsen ER, Rugstad HE, et al. Acute effects of paracetamol on prostaglandin synthesis and renal function in normal man and in patients with renal failure. *Clin Nephrol* 1990;**34**(6):255–62.
125. Abunnaja S, Cuviello A, Sanchez JA. Enteral and parenteral nutrition in the perioperative period: State of the art. *Nutrients* 2013;**5**(2):608–23.
126. Mistiaen P, Francke AL, Poot E. Interventions aimed at reducing problems in adult patients discharged from hospital to home: a systematic meta-review. *BMC Health Serv Res* 2007;**7**:47.
127. Pashikanti L, Von Ah D. Impact of early mobilization protocol on the medical-surgical inpatient population: An integrated review of literature. *Clin Nurse Spec* 2012;**26**(2):87–94.

第74章

74

慢性肾脏病的伦理学问题

Alvin H. Moss

Center for Health Ethics and Law, Robert C. Byrd Health Sciences Center, West Virginia University, Morgantown, WV, USA

对于肾科医师们来说，那些无法进入肾移植候选名单的3~5期慢性肾脏病患者是相当重要的一个群体。伦理行业中有一句话："良好的伦理始于良好的现实情况"。慢性肾脏病人明显有别于同龄的普通人群，这种差异构成了对患者治疗过程中的伦理性考虑以及根据疾病性质来制定治疗方案的基础。特定的治疗方案可通过形式公正(formal justice)的医学伦理原则来评判，即相同情况者平等对待，不同情况者待之以不同[1]。3个大型研究显示，相对于终末期肾脏疾病(ESRD)，CKD人患者中死亡是一个更普遍的结局[2-4]；相比于同龄未患病人群，各期的CKD患者的死亡率和心血管疾病共患率都有增高，并且与病期延长正相关[5]；认知障碍同样高发于CKD患者，流行病学数据表明各期的CKD患者都有较高发生认知障碍和痴呆的风险。因此"谁来决定"以及"决定什么"这样的伦理问题在启动或放弃透析治疗过程中非常重要。

CKD患者的治疗中存在一些重要的伦理问题。CKD是一个生命限制性疾病(life-limiting illness)，在开始透析前应该早启动知情同意和高级护理计划的讨论。共同参与决定(shared decision-making)过程强调个体化的以患者为本的治疗模式，更关注于患者的诉求而不是以疾病为导向。通过家人、伴侣的共同参与并根据执行高级医疗指示以及维持生命治疗的医嘱的过程来达成决定是可取的方案。需要意识到我们的文化中美国老人有关衰老的"生物医学本性"以及通过透析来"延长生命"的观念在做决定过程中的影响。在治疗CKD过程中的利益冲突，包括肾脏疾病生存质量((KDOQI)临床实践指南以及行业基金在发展临床实践指南过程引发的伦理考虑，比如是否所有的患者需要依从指南的规定。相关的利益冲突在未来发展特定的肾病临床实践指南中必须予以考虑，CKD患者的精细管理包括非透析患者的药物治疗以及停止透析的缓解性治疗过程中，伦理是所有肾病医护工作者都需要重点考虑的问题。

案例说明

下面的案例，为了能够让患者可能接受最好的治疗，要求考虑上文所提及的伦理问题。

一位90岁患者，因高血压肾硬化导致CKD4期，肾小球滤过率为20ml/min。因肌酐大于3.0mg/dl而被首诊医师建议做透析前计划。根据病情记录，他的肌酐水平在过去几年里上升非常缓慢，血色素为10.5g/dl，无缺铁表现，除有高血压和贫血，无其他并发症，并且肾功能完好。他一直驾驶机动车，并照顾87岁的患有进行性阿尔茨海默症妻子。他们未生育，住所周围也没有亲人。当被问及如果疾病进展至终末期肾衰竭他是否想要进行透析时，他回答"是"。因为想要继续有能力照顾其妻子。他成为全国肾脏基金会的一员已经有几年了，经常阅读关于肾病生存质量指南的通讯文章。他提出了是否应该在透析前进行静脉造瘘术以及是否需要注射红细胞生成素来提高血红蛋白水平从而改善生命质量的问题。

CKD治疗中的知情同意

知情同意是指与患者协商并达成可接受的医疗行为。其建立在患者自主性伦理原则和自我决定原则基础之上[1]。知情同意书的签订要求患者具备自主决定的能力、或者当患者无自主决定能力时由患者预先指定的委派人来签署。如果患者并没有事前完成委托一个代理者的程序(根据各州的不同规定,称为医疗护理委托者、医疗权力代理人,或医疗护理代理人),大多数州规定要指派健康代理人参与到医生的知情同意过程中,以根据患者的意愿和其最大利益来为该患者做出决定。

知情同意所包含的必要信息须清楚说明,主要包括:

1. 患者或代理者具有自主决定能力。
2. 自愿原则。
3. 阐明接受、改变及放弃治疗的风险和获益。
4. 医生做出建议应基于患者整体状况和价值评估。
5. 确保患者理解了医嘱内容及原因。
6. 患者在知情后自主做出决定(包括签署一个知情同意文件)。

对即将行透析治疗的患者,知情同意文件首先要告知大多数的患者透析的不良预后。在共同参与的透析临床实践指南中的开启和退出治疗的知情同意过程中,每一个患者都应被给予个体化的预后评估[7]。据美国肾脏数据系统报道,控制年龄后,在所有病因中透析患者死亡率高于普通人群6~8倍。其中65岁及以上患者的死亡率是一般人群糖尿病、癌症、充血性心力衰竭、休克或急性心肌梗死人群的2倍,透析患者在开始透析3年后存活率只有51%[8]。

在上文案例中,知情同意过程应该包括患者的总体情况以及其非肾性病因致死的可能性[4]。医师需要解释来自KDOQI指南实施后的最新数据,提示在老年4期进行性CKD患者中进行动静脉瘘管置换并不必要、对不同程度的贫血进行的促红细胞生成素治疗收益无多[9]。医生需要获得文字形式的同意来控制患者的高血压、检测其CKD和贫血以及其他问题的治疗,以便形成合理的治疗计划。

研究显示一部分CKD患者会有特别不良的预后,对这部分人的知情同意书中需增加更多细节内容。这部分患者具有以下2项以上的特征:①年龄较大(研究显示75岁及以上的老年患者通常有不良预后);②有更高的并发疾病分值(改良查尔森合并症指数8分及以上);③肾功能损害(卡氏评分低于40);④严重的慢性营养不良(溴甲酚绿法测血浆白蛋白<2.5g/dl)[7]。

75岁以上的CKD4或5期高龄患者们在启动透析之前的知情同意环节之前需要进行特殊考虑:其风险/获益比的情况如何。由于一些老年患者有严重的共患疾病、肾功能不全和营养不良,肾病医师们不应当采取一种"忽视年龄"(age neutral)的方式来管理CKD的患者。从另一方面来说,年龄这一单一因素不应构成透析治疗的禁忌证,因为合并症是透析患者唯一最重要的禁忌证。年龄及合并症这2条因素一起可以预测透析患者的生存情况。

因此,对CKD4或5期的老年合并严重并发症的患者,在其进行动静脉造瘘或腹透置管前需要特别告知,透析未必能够增加生存几率。他们应被告知发展至ESRD更有可能活的长久一些,而透析更有可能会带来死亡。他们应被告知透析治疗的生活会带来巨大的负担从而降低生活质量,并且大多数的患者在透析的一开始就可以体验到生命质量的恶化[10]。他们还应当被告知透析以后可能不会感知到肾功能的改善,并且他们可能会在开始透析的第一年就体验到显著的肾功能下降[11]。此外血管手术或腹透置管及其并发症都会带来负担。

另外,患者们应当被告知透析一旦进行将花费大量的治疗时间和治疗支出,以及自由身体活动时间的减少。透析会因为侵入性检查、手术和住院治疗导致带来"非必要医学性的死亡(unnecessary medicalization of death)"。

预立医疗计划过程中的共同决策

人们认识到共同决策模式在制定医疗决策过程的优势,首先因为其充分向患者展示了治疗的利弊而满足了伦理要求,同时还确保患者的个人意愿和价值取向在选择上的主要作用。这个过程由专业人员和患者共同协商,在寻求共同目标和反复权衡利弊的基础上,就一项特定的行为过程达成双方都可接受的一致性。共同决策已经被誉为以患者为中心的护理的最高准则[12]。

在共同参与决策中,健康提供者是指诊断、预后、改善治疗方案的专业人员,而患者是其自身病史、价值、兴趣偏好和追求目标的专家。医生和患者协同工作,达成符合患者自身特有状况和取向性的个性化决定(图74.1)[13]。

预立医疗计划代表了一种可行的共同决策方式。它是一种以人为中心而不是以疾病为中心的模式,因为它旨在明确和尊重每一位患者的治疗愿望(表74.1)。其目的是帮助患者明了自身的健康状况,明

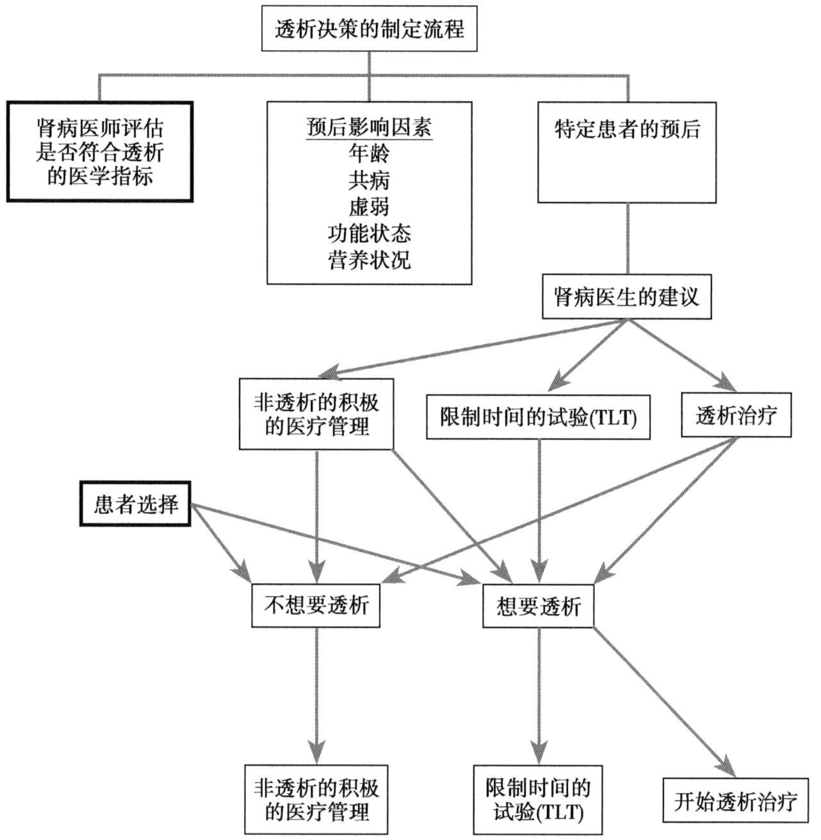

图 74.1　决定是否启动透析共享决策过程

表 74.1　实施 CKD 患者预立医疗自主计划的建议步骤

建议将预立医疗自主计划安排在 CKD3 期或更晚期的患者的整个治疗启动之时
对于未开始执行预立医疗自主计划的 CKD 患者，如对“意外”提问的回答为“不”，则以此作为计划执行的扳机[13]
评估患者的决策能力，以确定患者能完成一份预先声明。对于缺乏决策能力的患者，根据国家法律为其指定一个健康护理代理人
建立预先声明之后，根据实际情况促进在患者与家属间建立以患者为中心的预立医疗自主计划
与每一位住院的和(或)医疗状况有明显变化的患者回顾预立医疗自主计划
通过询问以下问题来讨论预立医疗自主计划：
当你自己无法为自己做出决定时，你希望谁来替你做出决定？
如果你不得不在无论忍受多大折磨也要尽可能活得越长越好和尽管生存时间短一点但可以少受罪之间做出选择，你会选择哪一个？
以你的情况来看，你怎样从自身的角度来理解透析的好处和弊端？
对于开始透析，你目前的想法是什么？
如果你现在开始透析治疗，那么什么情况下你会选择中止它，无论是什么？
如果你心跳或呼吸停止，你会想要自然死亡吗？
如有可能，那么在什么情况下你会不想要通过比如心肺复苏，留置胃管或机械通气等医疗手段维持生命？
你选择在何处死去并且在弥留之际希望谁陪伴在身边？
文件提供者对患者意愿的讨论和了解都在医疗记录的表格中有所体现，在随后的访问中都可以看到
在适用时，那些对意外提问的回答为“不”的重症患者即完成了 POLST 或类似表格从而将患者的意愿转换成了医疗指令(见 www.polst.org)
要在多个医疗记录中视情况放置一份预先声明、DNR 指令卡和(或)POLST 表格的副本，包括电子医疗记录、全国通用的电子预先声明和医嘱记录，常去的诊所、医院、护理院和住所地址
鼓励患者、家属及(或)法定代理人无论是在旅行还是入院进行整晚的医疗护理时都携带患者最新的预先声明、放弃复苏指令卡，以及(或)POLST 表格的复印件

确护理的目标并准备为可能的情况改变时做出决定。由于老年CKD患者中普遍存在着复杂的共病、功能损害、生存期限缩短的预期，所以这个群体从单纯的以疾病治疗为目的方案上获益会更少[13]。

单纯疾病取向的治疗方法会导致有并发症的CKD5期老年患者自动转诊去寻求透析效果评估以及进行透析通路安置[13]。这种不当方案会导致这些患者的预后不良。他们中5年的生存率大约是15%，他们的死亡常常是因为激进的治疗方案，比如住院、密集ICU处理，以及转诊去临终关怀机构[14]。

CKD患者预立医疗计划的目标是将患者的治疗意愿与所接受的治疗方案进行协调，并且有必要在对生命晚期的治疗开始之前就实施这一过程。

有评论者已经提出预立医疗计划是对肾脏疾病患者进行教育的必要环节[15]。也存在另外一种声音，对于有着严重并发疾病的高龄CKD患者，相对于血透（HD）以及一项时限为90天的血透研究相比，非透析性的积极医疗干预或"计划性的保守方案"也是默认的选择。在时限为90天的研究中，患者有非常高的血管通路、感染及其他院内获得性疾病的并发症和死亡风险[16]。

通过预先声明和医嘱文件来制订预立医疗自主计划

预立医疗自主计划会根据患者的临床状况、家庭成员的参与度及家庭成员间的交流互动情况而不同。Gillick提出了预立医疗自主计划的四个组成要素：

1. 患者及家属对患者目前的整体医疗状况的充分了解。

2. 基于对患者病情和可行目标的充分理解的基础上建立的护理目标。

3. 明确患者无决策能力时的代理决策人，并在预先声明中予以明确说明。

4. 针对重症患者，完成生命维持治疗（POLST）范式的医嘱，以将患者的愿望转化为医疗指令，利于在整个医疗保健系统得到尊重[17]。

POLST已被多个国家和地区所采纳（www.POLST.org）以补充普遍的书面预先声明的不足[18]。与生前预嘱（指令声明）或文件指定合法代理人（代理声明）不同，POLST表格由医师（在一些州授权护士和助理医师签署）依据患者的选择签署医嘱来指导治疗[19]。POLST表格特别适合于那些即使第二年就死亡、肾病学家也不会感到意外的患者们。"意外"提问已经在初级护理和透析人群中得到验证，但尚未在CKD患者中进行研究。POLST表格已经在一定程度上展现出了对于患者临终治疗选择上的尊重的有效性，因为他们保证了患者在整个治疗设置中的医疗指令的连续性。如有可能，这些文件特别适用于很多CKD患者并帮助患者确保获得他们想要的治疗（表74.2）[20,21]。

表74.2 CKD患者预立医疗自主计划的预期结果[8]

加强患者和家属对患者的疾病和临终议题的理解，包括预后和其他护理计划后可能的结果
界定特殊患者在临终护理中的关键优先事项并制定出考虑了这些议题并明确患者整体护理目标的护理计划
通过描绘未来的临床护理模式来增强患者的自主性以符合患者的意愿和价值取向
广泛提升改进健康护理的决策过程，包括：①患者和家属对预立医疗自主计划过程的满意度；②健康护理提供者对预立医疗自主计划和预先声明的理解度；③护理人员参与预立医疗自主计划的舒适度
帮助患者找到生命的希望和意义并获得心灵的安宁
探索缓解患者和家属共同承担的情绪和经济负担的方法。加强与所爱的人之间的关系
完成预先声明的书写，特别是那些指定法定代理人的患者，按需完成放弃复苏文件、和POLST文件
在临终时尊重预先声明、放弃复苏指令和POLST指令

老龄患者的"生物医疗化"和高龄CKD 5期患者的透析决策结果

老年患者更可能患有CKD[22]。在患CKD的约两千三百万美国公民患者中，几乎有一半都超过了70岁[23]。指南往往没有特别区分出关于老年患者与年轻患者的治疗建议和对共病负担的考虑。老年患者倾向于有更多的并发疾病、增加死亡风险和增加治疗相关的副作用的风险。这些因素都可能会改变指南中预计的单病治疗的利弊，如CKD[23]。简单地说，多数针对CKD和ESRD患者所制定出的指南低估了对于老年患者的风险而高估了对其的好处。

在这部分内容里，知情同意过程、共同决策和预立医疗自主计划对于个性化决策定制尤为重要而不是对老年 CKD 患者采取“无年龄差”的治疗方式[4]。不幸的是，美国的文化正在背道而驰，医疗干预措施如透析被普遍视为必要的和恰当的用于解决 ESRD 问题的方式[24]。美国的老年患者正在通过临床实践和医疗改革来扭转生物医疗化的问题核心[25]。

对于过去老年人的有效临床治疗导致了老龄化的生物医疗化的有趣转变。有人说，对老年人来说无论是药物治疗还是手术治疗已经没有技术和生物性的限制了。生物医疗化导致了一个老年人的身体看起来只是一个需要恢复和改善的病体。医学人类学家们对于可以接受积极的、创伤性治疗干预的“常态”年龄范围的逐渐拓宽已经做了记录和描述。技术势在必行——“如果可以做，就一定要做”——已经成为患者、家属和医生的道德要求。一项诊断性的测试可以对是否“需要”干预治疗进行确认。根据其临床指征进行干预治疗已经成为惯例。有人认为理性的选择被治疗的需求、干预治疗的惯例化和对不实施干预治疗的未来风险的担忧所混淆。对有多种严重共病的 CKD5 期的老年患者采用激进的透析治疗已成为常规。评论家们已指出了在我们的社会结构中存在一种新的伦理领域，即很难或不可能对延长生命的干预治疗说“不”。这一新“领域”一方面模糊了医学在疾病治愈、生命质量提高和生命延长之间的重点，另一方面也无法区分究竟是减轻疾病负担还是减轻疾病痛苦。有一种新的“常态伦理观”，即长寿的期望与常规的医学治疗是结合在一起的。现在已不再接受有可以避免死亡的医疗方式存在的情况下而让一个 91 岁的生命消失的做法了，不管其在接下来的生命中可能承受怎样的痛苦[24]。

对技术应用中，类似透析的另一个延长生命的技术——除颤器（ICDs）植入的观察者们注意到在美国有两种文化趋势——从新技术逐渐走向标准技术，然后由标准技术逐渐走向伦理规范——明显可见于在老年和重症患者中运用像透析和 ICDs 这样的激进的干预方式的增长趋势中。讽刺地是这些对疾病的干预措施延长了虚弱、折磨和死亡过程，而这些正是患者们诉求希望避免的[26]。

CKD 治疗中的利益冲突

美国肾脏基金会肾病预后质量倡议（KDOQI）临床实践指南在 2002 年公布和 2006 年更新了肾病的概念[27]，即从需要肾病学家关注的一种罕见的危及生命的状况转变为由普内科重点关注的常见状况。该指南对临床实践、研究和公共健康有着重大的影响，但也产生了大量的争议[28,29]。

在指南中存在四个主要的争议性建议。首先，CKD 诊断扩展到约 10% 的美国人口。其次，提早在 eGFR 为 30ml/(min·1.73m²)时进行动静脉造瘘的准备的建议导致了许多高龄 CKD 患者过早地接受了造瘘手术。第三，建议红细胞生成素的上限值为 13g/dl，然而随后被证明并不是有益的，甚至可能是有害的。最后，建议患者在 eGFR 值降到 10.5ml/(min·1.73m²)的时候开始透析[9]，随后的研究证明这一数值并无实质性意义[30]。

当没有充足的证据来支持某一个建议时，美国肾脏病基金会 KDOQI 工作组则采用共识意见。安进公司（Amgen,Inc.）是该基金项目的发起者和主要赞助商。百特医疗用品公司（Baxter Healthcare Corporation）、费森尤斯（美国）公司（Fresenius USA,Inc.）、基因泰克公司（Genentech, Inc）和华生制药有限公司（Watson Pharmaceuticals,Inc）都提供了额外的支持。每个工作组成员都被透露了一些信息，但不可能从透露的信息中区分 KDOQI 指南工作组成员与以上这些公司的关系程度。

对于 KDOQI 发展值得关注的是缺乏确凿证据的建议需要凭借主观判断。这些判断自然地为错误和偏见留下空间[31]。KDOQI 指南发展的过程之所以被诟病在于它未充分考虑建议中的利益冲突和偏见的影响[32,33]。在有关临床治疗中医生经济利益冲突的报道中，美国医学院协会引用了心理学研究的结论来说明了经济利益如何影响医疗决策[34]。他们指出，当医生为了获得一个特定的结论，会无意中衡量证据偏向于一方来迎合这一结论。这种证据的衡量可能会发生在个人的意识水平之下，这样，一个有偏见的人会真诚地宣称自己是客观的。这些研究解释了善意的医生是如何会屈从于利益冲突，以及为何这些冲突的影响会如此隐秘而难以对抗[31]。

在一项临床实践指南写作者和制药产业关系的研究中发现，大部分的作者都被发现有经济利益的冲突，且其中 38% 是医药公司的员工或顾问[35]。作者的结论是，临床实践指南的作者和医药公司之间存在高度密切的联系并且这种联系的存在会影响到很多医生的临床实践。他们建议了一个先于临床实践指南制定的用于探讨利益冲突的正规流程。

关于临床实践指南可信度的担忧激起了医学会在美国国会上要求建立8项客观、科学有效和一致连续性的标准来进行指南的建立[36]。随后的一个对114项指南的研究显示并未坚持医学会的标准，然而医学会自己内部人员也批评这些标准太刻板而不切实际。临床实践指南发展的最低限度仍未可知，但对清晰透明的制定过程的需要似乎显而易见[35]。

国家肾病基金会KDOQI指南在指南制定标准出现之前就已被创立。不可能再去评估KDOQI建议被经济利益冲突所影响到达何种程度。肾脏疾病的后续工作：提高全球预后的努力，可以利用在21世纪初关于指南发展的科学和伦理方面的审查结果来指导。

谨慎管理CKD患者的伦理需要

由于和同龄未患CKD人群相比，CKD各期的患者随CKD的进展其全因死亡率、心血管疾病死亡率、认知障碍和痴呆均有升高的比例，所以医生们有义务尽可能地鉴别和治疗CKD、心血管疾病死亡率和认知功能障碍的相关风险因素。这项任务比表面上看起来要困难，因为至少一项研究证明CKD除了年龄、性别、教育及其他心血管危险因素以外，与痴呆的发病率显著相关[38]。控制高血压到推荐的低于130/80mmHg的水平[39]、治疗高脂血和糖尿病以使其控制在目标范围内而降低动脉粥样硬化风险，这些都是一个好的开端，但可能还不足以阻止CKD的进展。肾病医师和其他治疗CKD患者的相关人员将需要同时研究、确定减缓CKD进程的最佳方式。

对于选择放弃透析的CKD5期的患者，肾病医师们将要根据需求来针对顽固性疼痛及并发症综合征的管理提供综合的安宁/保守治疗和咨询专家姑息治疗；更加复杂的抑郁、焦虑、哀伤和对生存绝望的管理；以及帮助解决对于治疗目标或方法的冲突[40]。对CKD患者的安宁治疗和临终照顾包括使用修订版的埃德蒙顿症状评估量表（Edmonton Symptom Assessment Scale）来系统筛选是否符合患者的特征（表74.3）[41]。

表74.3 CKD患者的安宁治疗和临终照顾建议

1. 确定将受益于安宁护理干预的患者
   a. 那些承受巨大痛苦和多并发症的患者。用简单有效的工具来筛查，如在ESRD验证过的埃德蒙顿症状评估量表（ESAS）[41]
   b. 对于第二年有高危死亡可能的患者考虑使用“意外”提问，“如果该患者明年死亡的话我会觉得意外吗？[16]”
2. 筛选和管理情绪、心理和精神压力，在适当的情况下，与专职的卫生专业人员联合工作
   a. ESAS同样适用于筛选焦虑和抑郁
   b. 一个简单的问题比如“你有任何精神需求或担忧可以让你的健康护理顾问提供相应帮助吗？”作为筛选精神困扰也是合适之选
3. 评估患者对预后信息的需求
4. 加强透析前教育
   a. 在适当的情况下，向没有透析治疗选择的患者进行积极的医学管理教育
   b. 描述可行的姑息治疗和临终关怀服务
5. 提供表74.1中所述的预立医疗自主计划的常规护理
   a. 确保患者和家属意识到这些讨论的相关性（比如知晓患者的整体健康状况和预后）
   b. 当患者被建议进行肾脏替代治疗时可以考虑开启事前没有准备的预立医疗自主计划
   c. 对患者的护理目标、不希望或不再想要透析治疗的患者的健康状态，及选择何种死亡地点进行讨论
   d. 在预先声明中指定一个代理决策人
   e. 确保家庭成员和其他重要人员（患者认可的）都出席了这些讨论，尤其是代理决策人
6. 增加专业的姑息治疗护理，包括临终关怀
7. 建立与临终关怀提供者的联系，并重点向他们分享非透析的积极医疗措施和从透析到临终关怀的转换护理，通过降低透析治疗的频率逐步将患者过渡到临终关怀阶段，并让患者能控制他们准备什么时候停止姑息性透析
8. 必要时为患者提供丧亲的支持

（朱玉、马希权 译，庄守纲 校）

参考文献

1. Beauchamp TL, Childress JF. *Principles of biomedical ethics*. 5th ed. New York: Oxford University Press; 2001. pp. 227.
2. Go AS, Chertow GM, Fan D, McCulloch CE, Hsu C. Chronic kidney disease and the risks of death, cardiovascular events, and hospitalization. *New Engl J Med* 2004;**351**:1296–305.
3. Keith DS, Nichols GA, Gullion CM, Brown JB, Smith DH. Longitudinal follow-up and outcomes among a population with chronic kidney disease in a large managed care organization. *Arch Intern Med* 2004;**164**:659–63.
4. O'Hare AM, Choi AI, Bertenthal D, Bacchetti P, Garg AX, Kaufman JS, et al. Age affects outcomes in chronic kidney disease. *J Am Soc Nephrol* 2007;**18**(10):2758–65.
5. Dennis VW. Coronary heart disease in patients with chronic kidney disease. *J Am Soc Nephrol* 2005;**16**:S103–6.
6. Bugnicourt J-M, Godefroy O, Chillon J-M, Choukron G, Massy ZA. Cognitive disorders and dementia in CKD: the neglected kidney-brain axis. *J Am Soc Nephrol* 2013;**24**:353–63.
7. Renal Physicians Association. *Shared decision-making in the appropriate initiation of and withdrawal from dialysis*. 2nd ed. Rockville, MD: Renal Physicians Association; 2010.
8. U.S. Renal Data System. *USRDS 2012 Annual data report: atlas of Chronic Kidney Disease and End-Stage Renal Disease in the United States*. Bethesda, MD: National Institutes of Health, National Institute of Diabetes and Digestive and Kidney Diseases; 2012.
9. Singh AK, Szczech L, Tang KL, Barnhart H, Sapp S, Wolfson M, et al. Correction of anemia with epoetin alfa in chronic kidney disease. *N Engl J Med* 2006;**355**:2085–98.
10. Da Silva-Gane M, Wellsted D, Greenshields H, Norton S, Chandna SM, Farrington K. Quality of life and survival in patients with advanced kidney failure managed conservatively or by dialysis. *Clin J Am Soc Nephrol* 2012;**7**:2002–9.
11. Kurella Tamura M, Covinsky KE, Chertow GM, Yaffe K, Landefeld CS, et al. Functional status of elderly adults before and after initiation of dialysis. *N Engl J Med*. 2009;**361**(16):1539–47.
12. Barry MJ, Edgman-Levitan S. Shared decision making – pinnacle of patient-centered care. *N Engl J Med* 2012;**366**:780–1.
13. Bowling CB, O'Hare AM. Managing older adults with CKD: Individualized versus disease-based approaches. *Am J Kidney Dis* 2012;**59**(2):293–302.
14. Wong SP, Kreuter W, O'Hare AM. Treatment intensity at the end of life in older adults receiving long-term dialysis. *Arch Intern Med*. 2012;**172**(8):661–3 [discussion 3–4].
15. Patel UD, Schulman KA. Can we begin with the end in mind? End-of-life care preferences before long-term dialysis. *Arch Intern Med* 2012;**172**:663–4.
16. Carson R. Deny dialysis or "D-NI" dialysis? The case for "Do Not Initiate; Do Not Ignore" Orders. *Clin J Am Soc Nephrol* 2012; **7**:1924–6.
17. Gillick MR. Reversing the code status of advance directives? *N Engl J Med* 2010;**362**:1239–40.
18. RAND Health, Wenger NS, Shugarman LR, Wilkinson A. Advance directives and advance care planning: Report to Congress. US Department of Health and Human Services; 2007.
19. Moss AH, Ganjoo J, Sharma S, Gansor J, Senft S, Weaner B, et al. Utility of the "surprise" question to identify dialysis patients with high mortality. *Clin J Am Soc Nephrol* 2008;**3**:1379–84.
20. Citko J, Moss AH, Carley M, Tolle SW. The National POLST Paradigm Initiative. 2nd ed. Fast Facts and Concepts. 178. September 2010. Available at: <http://www.eperc.mcw.edu/> [accessed 21.09.13].
21. Hickman SE, Nelson CA, Moss AH, Tolle SW, Perrin NA, Hammes BJ. The consistency between treatments provided to nursing facility residents and orders on the physician orders for life-sustaining treatment (POLST) form. *J Am Geriatr Soc* 2011; **59**(11):2091–9.
22. Coresh J, Selvin E, Stevens LA, Manzi J, Kusek JW, Eggers P, et al. Prevalence of chronic kidney disease in the United States. *JAMA* 2007;**298**:2038–47.
23. Uhlig K, Boyd C. Guidelines for the older adult with CKD. *Am J Kidney Dis* 2011;**58**:162–5.
24. Kaufman SR, Shim JK, Russ AJ. Revisiting the biomedicalization of aging: clinical trends and ethical challenges. *Gerontologist* 2004;**44**:731–8.
25. Clarke AE, Shim JK, Mamo L, Fosket JR, Fishman JR. Biomedicalization: technoscientific transformations of health, illness and U.S. biomedicine. *Am Sociol Rev* 2003;**68**:161–94.
26. Kaufman SR, Mueller PS, Ottenberg AL, Koenig BA. Ironic technology: old age and the implantable cardioverter defibrillator in US health care. *Soc Sci Med* 2011;**72**:6–14.
27. National Kidney Foundation. Kidney Disease Outcomes Quality Initiative. Available at: <http://www.kidney.org/professionals/kdoqi/index.cfm> [accessed on 28.05.13].
28. Bauer C, Melamed ML, Hostetter TH. Staging of chronic kidney disease: time for a course correction. *J Am Soc Nephrol* 2008;**19**:844.
29. Glassock RJ, Winearls C. An epidemic of chronic kidney disease: fact or fiction? *Nephrol Dial Transplant* 2008;**23**:1117–21.
30. Cooper BA, Branley P, Bulfone L, Collins JF, Craig JC, Fraenkel MB, et al. IDEAL Study. A randomized, controlled trial of early versus late initiation of dialysis. *N Engl J Med* 2010;**363**:609–19.
31. Detsky AS. Sources of bias for authors of clinical practice guidelines. *CMAJ* 2006;**175**:1033.
32. Coyne D. Influence of industry on renal guideline development. *Clin J Am Soc Nephrol* 2007;**2**:3–7.
33. Coyne D. Conflicts of interest and viewpoint bias in KDOQI and KDIGO workgroups. *Nephrol Dial Transplant* 2008;**23**:4071.
34. AAMC Report of the Task Force on Financial Conflicts of Interest in Clinical Care. *In the interest of patients: recommendations for physician financial relationships and clinical decision making*. Washington, DC: AAMC; 2010. Available at: <www.aamc.org/publications>.
35. Choudhry NK, Stelfox HT, Detsky AS. Relationships between authors of clinical practice guidelines and the pharmaceutical industry. *JAMA* 2002;**287**:612–7.
36. Graham R, Mancher M, Wolman DM, Greenfield S, Steinberg E, editors. *Clinical practice guidelines we can trust*. Washington, DC: National Academies Press; 2011.
37. Ransohoff DF, Pignone M, Sox HC. How to decide whether a clinical practice guideline is trustworthy. *JAMA* 2013;**309**:139–40.
38. Sasaki Y, Marioni R, Kasai M, Ishii H, Yamaguchi S, Meguro K. Chronic Kidney Disease: a risk factor for dementia onset: a population-based study. The Osaki-Tajiri project. *J Am Geriatr Soc* 2011;**59**:1175–81.
39. Peterson JC, Adler S, Burkart JM, Greene T, Hebert LA, Hunsicker LG, et al. Blood pressure control, proteinuria, and the progression of renal disease. The modification of diet in renal disease study. *Ann Intern Med*. 1995;**123**(10):754–62.
40. Quill TE, Abernethy AP. Generalist plus specialist palliative care – Creating a more sustainable model. *N Engl J Med* 2013;**368**:1173–6.
41. Davison SN, Jhangri G, Johnson JA. Cross-sectional validity of a modified Edmonton symptom assessment system in dialysis patients: a simple assessment of a symptom burden. *Kidney Int*. 2006;**69**(9):1621–5.

第 75 章

75

慢性肾脏病患者影像检查:临床方法、应用和并发症

David C. Wymer

University of Florida, Malcom Randall VAMC, Gainesville, FL, USA

简　介

与大多数实验室检测和肾活检相比,影像检查在 CKD 患者中除了记录肾脏大小和一些并发症如肾结石以外,一直以来作用有限。然而,随着成像技术的提高,其在评估 CKD 肾功能和结构中发挥着越来越重要的作用。CKD 的诊断、疾病状态、进展及并发症的发展同样也受实验室研究和放射成像的临床监测。超声和核医学一直以来发挥着至关重要的作用,而新型磁共振成像(magnetic resonance imaging, MRI)技术有希望提供安全先进的功能性肾脏分析。随着先进的新型 MRI 技术的到来,我们将面临肾脏病患者评估和随访的重大变化。

CKD 患者大致分为两类:一是慢性但可控的单侧或双侧肾脏疾病过程,如动脉硬化性血管疾病、感染和结石;另一类是系统性和进展性的双侧肾脏疾病过程,如糖尿病、高血压和胶原血管疾病。

评估肾脏的指标包括,评价肾脏疾病治疗的原因(如肾盂积水),描述肾脏的大小,识别肾脏的位置(通过活检),监测疾病的进展,辨别或明确具体的病变实体(如多囊肾或肾血管性疾病)。

影像模式的应用

模式选择

在一些临床情况下 CKD 患者需要进行放射性评估。这一类检查很容易引起患者的投诉。影像应用指南可以通过美国大学放射学院网获得。这些指南是定期更新的(http://www. acr. org/Quality-Safety/Appropriateness-Criteria)。网站上包括多种情形下的症状、体征、建议采取的最佳方法,以及相对禁忌证和注意事项。

超声

超声检查通常是评估肾脏的首选影像学方法,尤其是在肾功能下降的患者中,因其具有便宜、快捷、安全、方便的特点[1]。超声为慢性感染和结石性肾脏病的进展提供参考,如脓肿、结石及肾盂积水。

肾衰竭的早期阶段,超声检查通常是正常的。根据潜在的疾病状态,之后的影像学检查会呈现不同的变化。梗阻所致的肾衰竭很容易通过肾盂积水辨别。超声可以测量肾脏大小及皮质厚度,以上两者在 CKD 患者中非常重要。因 X 线本身具有放大约 25% 的特点,平片(KUB)和静脉尿路造影会高估了肾脏大小。由于超声检查受操作医师的影响,通常认为计算机断层扫描(computed tomography, CT)和 MRI 较超声更准确的测量肾脏大小。然而,超声足以实用、快捷、准确的监测和追踪肾脏大小。虽然肾脏大小受年龄、性别及身体指数的影响,成人肾脏长径的平均值约 11 ~ 12cm。肾脏宽度可变性较大,临床意义不大。肾皮质是指肾边缘到肾盏的距离,在肾脏中间厚约 1. 5cm,在两极厚约 3cm。若皮质变薄说明肾脏萎缩。

正常肾脏的超声表现为:边缘光滑,皮质回声均匀,较邻近肝脏回声弱。由于肾窦脂肪组织和纤维组织的存在,肾门回声增强(图 75. 1)。

在大多数慢性肾脏病中,超声表现为非特异性缩小和具有回声的肾脏(图 75. 2)。然而,慢性多囊肾超声显示肾脏增大,肾脏几乎被囊肿完全取代(图 75. 3)。大多数 CKD 患者为中老年人,据估计约 50%

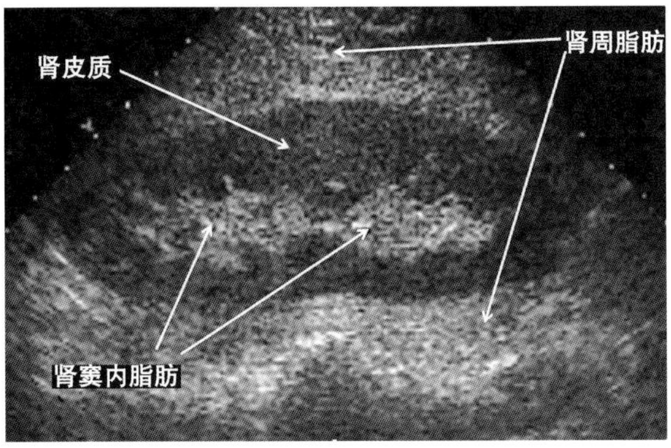

图 75.1　正常肾超声

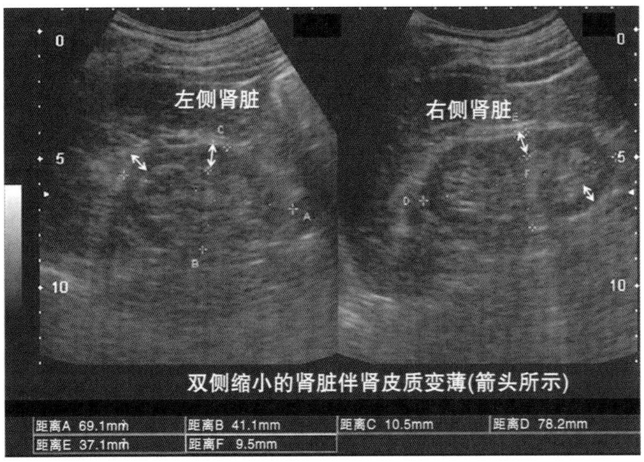

图 75.2　双侧缩小的肾脏伴肾皮质变薄

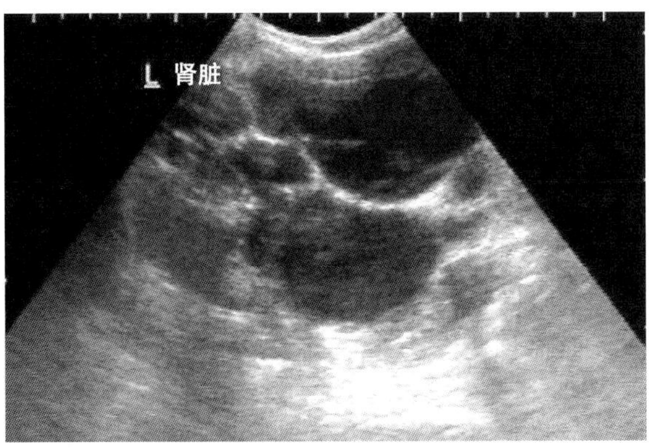

图 75.3　多发单纯性肾囊肿取代肾实质

的成年人具有偶发肾脏病变,最常见为肾囊肿。肾囊肿很常见,正常人中亦可见到。这些很容易通过超声证明和评估。良性肾囊肿是有清楚界限的,并且具有薄层的内部分隔(图 75.4)。

微气泡超声造影正在被研究[2]。虽然在美国还未被临床试验认可,但它已经被应用在一些其他领域。微气泡超声造影在评价肾血流量方面的作用突出(如评价肾动脉狭窄),尤其是对血管分布复杂的囊肿和

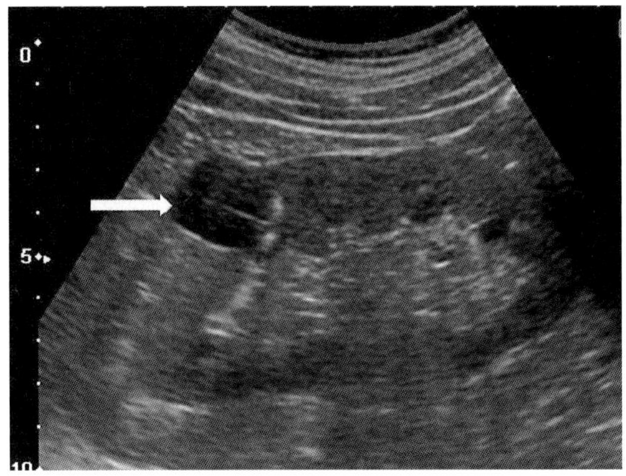

图 75.4　单个薄层内部分隔的皮质肾囊肿

肿物,对疑似恶性的情况进行识别时避免了 CT 和 MRI 的风险[3]。

核医学

核显像技术可以评估肾功能及部分解剖结构。由于放射性核素的注入量极少且性质温和,这种扫描甚至可以安全地应用于肾功能明显减退的情况下。其原理是基于不同部位肾脏结构具有不同生理功能,放射性示踪剂在肾脏不同部位累积,例如:^{99m}Tc-DTPA 用于评估 GFR,^{99m}Tc-MAG3、^{99m}Tc-DMSA、^{67}Ga-citrate 分别用于评估肾小管分泌、正常皮质的完整性及肾实质炎症。

核显像的优势之一是对于肾功能减退者依然可以应用,而增强 CT 和 MRI 被视为相对禁忌证。^{99m}Tc-MAG3 较^{99m}Tc-DTPA 具有相对保护肾小管功能和增加重吸收率的特点,因此前者可以应用于肾功能减退的患者。^{67}Gallium-citrate 已用于间质性肾炎及慢性肾脏感染的诊断[4,5]。

正常功能的肾脏通过^{99m}Tc-MAG3 被扫描,并可以在三个阶段的扫描中被观察到。静脉大剂量注射核素后,快速连续成像可以用以评估血流量,辨别单侧或双侧受累。后续持续静态成像提供有关肾皮质功能的相关信息,包括单个肾脏及功能差异的双肾。在随后的延迟成像中,通过集合系统排泄至膀胱的显像可以评估是否存在尿路梗阻。肾探测曲线能够反映出异常血流,肾脏功能及泌尿系梗阻。在图 75.5 中可以看到异常肾活动扫描曲线。

计算机断层扫描

CT 在 CKD 后期的应用受到一定的限制。通常,

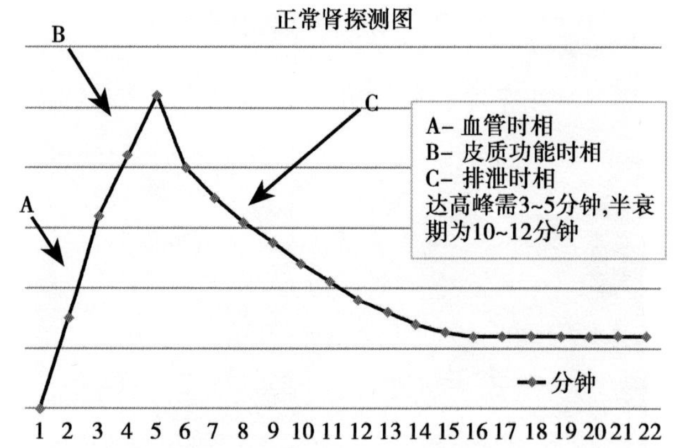

图 75.5　正常肾探测图显示不同时相肾脏核素清除

如果 eGFR 小于 30ml/(min·1.73m²)对比剂是禁忌的。当 eGFR 在 30~60ml/(min·1.73m²)时,对比剂可以慎重使用。如果对比剂受限制,患者应在使用对比剂前、中、后静脉注射生理盐水或碳酸氢盐溶液,以减少发生对比剂肾病的风险。另一个 CT 扫描的弊端是与辐射剂量有关,这一点日益被广泛重视。减少剂量暴露协议正在更新中,更新的数据重建软件也大大减少了整体辐射的暴露,只要有可能,不包含电离辐射的超声和 MRI 被认为是首选的影像学检查。

在慢性感染性肾脏病的早期阶段,比如黄色肉芽肿性肾盂肾炎患者,CT 平扫有助于明确疾病的程度和进行术前准备。CT 平扫也用于肾结石和肾钙质沉着症的评估、诊断和随访观察,以及 CT 引导下肾穿刺活检术和经皮肾盂造口术。

新型 CT 设备具有双能扫描性能,是指使用两个截然不同的 CT 射线同时扫描。利用不同性质肾结石吸收的能量不同,能够无创性的明确结石的矿物质成分,并且制定合理的治疗,而无需手术取石及成分检测。

磁共振成像

尽管 MRI 并非慢性肾脏病的常规首选检查方法,但 MRI 技术正在飞速的发展,在肾脏影像检查方面,甚至对于 CKD 患者也具有吸引力[6,7]。多层面直接成像的性能造就了优质的形态学分析。氢原子磁自旋是成像的原理,其在水性组织中含量丰富。不同序列体现不同的结构,比如囊肿、脂肪及其他软组织。

磁共振血管成像(Magnetic resonance angiography,MRA)使血流可视化,甚至能够量化血流的速度和流量[8,9,10]。有无对比剂 MRA 均可以很好地成像,但在使用对比剂的情况下可以提供更优质的图像。一些新型无对比剂序列提供了优质的血管清晰度,还避免了对比剂毒性的风险。通过改变对比剂注射地时间和序列类型,除动脉外,腹部静脉结构均可以被监测到。MRA 可用于评估肾动脉狭窄,MRA 较导管造影具有相对小的侵袭性,随着技术设备的更新,使用对比剂的 MRA 相比于数字减影血管造影在检测肾动脉狭窄方面其敏感性达 97%,特异性达 93%[8,9]。历来不含钆的 MRA 在检测肾动脉狭窄时其敏感性(53% 比 100%)和特异性(65% 比 97%)均较低[9,10],但随着新型非对比剂序列技术的发展,这种差异也逐渐在缩小。这使得不含钆的 MRA 成为评估高血压、肾功能不全及对比剂过敏者肾血管的首选检查之一。在及时的透析保障的前提下,增强 CT 血管造影可用于严重肾功能减退患者的术前检查。无论怎样,MRI 通常是肾移植前评估动脉(数量和位置)、静脉(数量和位置)、输尿管(可重建系统)的首选检查。

多重复杂序列已经得到发展并在持续的研究中。过去的肾脏功能性分析常常需要静脉注射钆,这对于严重肾衰竭的患者是禁忌的,现在新型序列和对比剂将没有这些弊端。

被称作扩散加权成像(diffusion weighted imaging,DWI)的序列,它可以显示氢原子(主要成分是水)通过组织扩散的相对速度。不同组织具有不同的扩散性,故呈现出不同的影像学表现。颅脑的扩散成像历来被广泛深入的研究,扩散成像对于细胞水肿和细胞萎缩,以及急慢性缺氧导致的组织损伤都非常敏感。导致 CKD 的许多原因与缺氧有关,例如糖尿病,通过 DWI 和 MRI 评估和随访肾脏病的进展来实现这种相关性的研究[11]。几项研究已经显示慢性肾脏病及尿路梗阻患者的肾皮质和髓质 DWI 信号异常[12]。

在肾脏同种异体移植中也观察到这种异常信号,研究者们建议把它应用在不需要对比剂的移植随访观察中[13]。

如何将这项技术应用于临床疾病的良恶性及肾实质性疾病的评估还在研究中。

另一个 MRI 的开发工具是血氧等级成像(blood oxygenlevel-dependent,BOLD)[14]。BOLD 造影成像序列非侵袭性的显示肾脏内部氧含量水平。氧气交换与肾脏贮备能力及肾小管负荷能力相关,在正常和病变状态下,BOLD 成像提供潜在肾实质功能的进一步分析。BOLD 成像的临床功能有待进一步的试验验证。

磁共振弹性成像(Magnetic resonance elastography,MRE)是通过剪切波传播成像的一种技术[15]。组织运动被机械地诱导,组织的位移与成像组织的弹性成比例。磁共振参数图像可以显示相关的器官“硬度”。超声弹性成像是类似的,同样也用于研究 CKD 患者的评估。CKD 最常见的转归之一是间质纤维化,我们可以通过 MRE 对其进行半定量分析。MRE 和超声弹性成像目前没有被常规应用,仍处于实验室研究阶段。

最后一个研发工具被用于评估肾内炎症。目前临床实践中,肾脏炎症程度仅通过肾活检来获知。

肾小球及肾间质炎症细胞浸润在肾小球硬化症及肾小管间质性肾炎中十分常见。肾实质的弥漫性巨噬细胞浸润在很多慢性肾脏病中已经充分证实,而且肾移植排斥反应也具有良好的相关性。一些正在开发的 MRI 成像技术,是利用炎症时巨噬细胞吸收微粒体,例如超微氧化铁颗粒(ultrasmall particles of iron oxide,USPIO)[16],在炎症反应时成像的。在顺磁性时,任何组织中蓄积的微粒体会引起相当大的 MRI 信号强度的下降。USPIO 静脉注射的 MR 延迟成像避免了肾内炎症的扩散,但通过肾脏的信号强度显著下降,这种表现在肾皮质更加明显。到目前为止,大多数研究已经在动物模型中进行,一些人体试验也在进行中。

影像技术与疾病诊断

正常衰老的肾脏除了轻微的肾脏体积的缩小,没有明显的病理改变,。因此正常成像上看到的任何变化均反映了一定的疾病状态。挑战在于如何诊断疾病或者至少排除一些需要鉴别的因素。有一些典型的肾脏表现,例如 HIV 相关肾病呈强回声肾脏(图 75.6)[17,18],多囊肾呈多发囊性肾脏(图 75.3)和肾动脉高压的肾血管狭窄[9]。

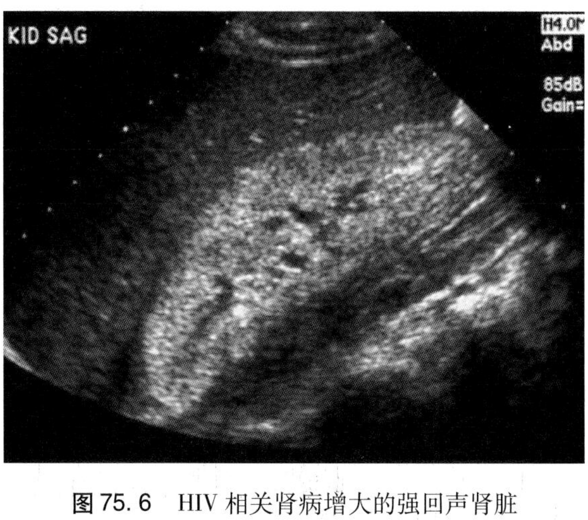

图 75.6　HIV 相关肾病增大的强回声肾脏

然而大多数肾脏疾病具有相似的结果,如肾实质影像学表现为肾脏缩小,超声波回声增强,肾间质病变导致肾内动脉血流受限,以及对比剂或放射性核素的正常清除功能减退。

肾血管造影在 CKD 患者中的作用有限,但在评估和治疗肾血管性疾病中发挥着重要作用,尤其是在肾动脉狭窄导致的高血压以及肾血流量减少所致的肾衰竭中。除了发现肾血管狭窄的外,持续的血管造影失败被认为是肾内血管的变形和扭曲减少了整体的血流量,并且导致肾皮质变薄。某些导致 CKD 的系统性疾病具有特征性的微动脉瘤,例如韦格纳肉芽肿病、结节性多动脉炎和系统性红斑狼疮。

影像学检查还有助于监测疾病的进展,在某些情况下有助于确诊或鉴别诊断。在某些疾病中,肾脏以外器官的影像学表现有助于疾病诊断,例如在心肾综合征,胸部 X 线片、超声心动图、胸部 CT 及心脏 MRI 可以显示充血性心力衰竭、扩张性非缺血性心脏病或扩张性缺血性心脏病的变化,以及结节性心肌病或淀粉样变等引起心力衰竭的特殊原因。在肝肾综合征,肝脏通常表现为小的、密集的、不规则的纤维性硬化的外观,伴有门脉系统血流异常和门静脉高压。镰状细胞贫血患者,晚期会出现脾梗死和骨梗死以及其他典型的骨变化如“鱼嘴样改变”。许多骨胶原血管病会牵连其他器官,尤其是肺实质浸润和肺纤维化。

慢性肾脏病并发症的影像

肾脏钙化是通过影像学检查发现的 CKD 最常见的并发症。钙化发生在集合系统为肾结石,发生在肾实质为肾钙质沉着症。大多数肾结石为草酸钙、磷酸钙、尿酸盐、磷酸铵镁或胱氨酸结石。大多数结石含钙,而且是不透光的。超声对结石的检测相对不敏感,但当检测时可以看到石头呈强回声波,由于超声波的阻塞,在其远端伴有典型的声影(图 75.7)。利用双能 CT 扫描,结石可以被合理的分类。超声波没有放射性危害,而且可以用于肾结石的初始评估,尤其是找寻肾盂积水的病因。然而超声对小结石及输尿管结石的敏感性相对较低。CT 平扫是评估肾结石位置和大小,以及梗阻性肾病的首选影像学方法。以上因素会影响治疗方案的选择。

肾钙质沉着症与肾结石不同,具有更分散的肾内钙沉积。其病变过程通常是多系统受累的,常伴随着甲状旁腺功能亢进、肾小管酸中毒、髓质海绵肾,及乙酰唑胺等药物的副作用。肾皮质钙质沉着症通常是因营养不良,或继发于梗死或感染所致的肾实质破坏。常见病因包括慢性肾小球肾炎、皮质坏死和移植

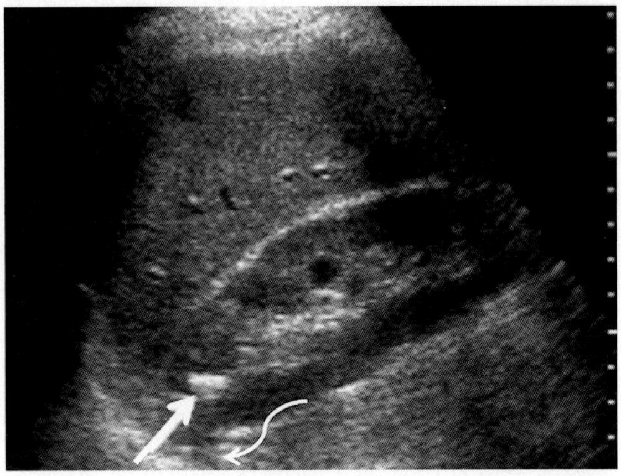

图 75.7 肾上极大结石后伴声影

排异。

骨质异常在 CKD 患者中很常见。这些骨异常呈现出多种多样的影像学表现。纤维囊性骨炎是 CKD 继发性甲状旁腺功能亢进的一种表现形式,导致囊性棕色肿瘤的形成。甲状旁腺功能亢进的其他典型表现包括脊椎骨硬化(X 线表现为所谓的夹心椎)、骨膜下骨吸收(特别是在指趾骨和锁骨)和颅骨变化(溶骨和磨玻璃样表现)。钙磷代谢异常导致骨外钙质沉积,如血管、肺、关节周围。骨软化是矿物质代谢异常的结果。骨软化导致骨质疏松或假性骨折,这些经常出现在四肢长骨中。

骨密度异常的骨质缺乏和骨质疏松在 CKD 患者中十分常见。双能 X 线骨密度吸收测定骨去矿化作用效果显著,但不能鉴别 CKD 骨矿物质代谢异常与其他疾病导致的骨质疏松。应用骨活检可以进一步鉴别和诊断。

与 CKD 相关的多部位神经系异常,影像学在评估和诊断 CKD 诱发的神经系统病变的帮助十分有限。在某些状况颅脑 MRI 可以显示尿毒症脑病白质的变化。这种变化随着规律的常规透析逆转。

随着动脉粥样硬化性疾病血管的进展,脉管炎症及钙代谢异常导致全身血管包括冠状动脉及心脏瓣膜等心血管异常。筛查心脏疾病以及危险分层可以用 CT 冠状动脉评分、心脏 CTA、负荷超声心动图及心肌灌注成像。这些研究已经被证实是心脏病发病率和死亡率的独立预测因素。

对比剂在 CKD 的应用

CT 及血管造影时血管内应用的碘对比剂,以及 MRI 中应用的钆对比剂均应该谨慎应用。很多专家建议必要时合理地使用透析可以降低不良事件的风险,但目前这一论点尚存争议。然而,肾脏系统性硬化症(nephrogenic systemicsclerosis,NSF)并发晚期肾功能不全应用钆对比剂可能是致命性的。第一例 NSF 临床病例确诊于 1997 年。耶鲁大学开展的一个国际性 NSF 注册包含了全世界范围 215 名 NSF 患者。

NSF 的病理描述在 2000 年被报道[19]。NSF 与钆对比剂之间的联系在一个 13 人的案例中被首次报道,13 例患者均使用钆对比剂后发展成为 NSF[20]。NSF 的背景和历史在最近的综述文献中被详尽地报道[21]。

据报道 NSF 的发生率因钆对比剂的不同而存在差异,主要是与钆螯合剂结合的程度相关。一些新型对比剂紧紧结合在一起,故认为在慢性肾衰竭的晚期可以安全使用[22]。

欧洲泌尿生殖系放射学协会(European Society of Urogenital Radiology,ESUR)的对比剂安全委员会(Contrast Media Safety Committee,CMSC)于 2012 年更新了指南共识[23]。总之,这些指南建议基于钆对比剂分子结构的不同,应该按照 NSF 的风险性将其分开。

保守的方案,其禁忌证包括:CKD4 期和 5 期患者[GFR<30ml/(min · 1.73m^2)]、急性肾功能不全、妊娠妇女及新生儿。相对禁忌证为 CKD3 期[GFR30 ~ 60ml/m(min · 1.73m^2)]和小于 1 岁的儿童。并且要求两次对比剂注射至少间隔 7 天。哺乳期妇女应停止母乳喂养 24 小时。每次检查剂量不应超过 0.1mmol/kg。

该委员会指出一些新型钆对比剂分子结构上紧密地结合,如钆布醇、钆特酸和钆特醇。在 CKD4 期和 5 期的患者中要慎重使用,因为目前还没有确凿的与 NSF 相关的案例报道。

指南中使用碘对比剂来识别存在对比剂肾病(contrast induced nephropathy,CIN)风险的患者,动脉注射对比剂前 eGFR 小于 60ml/(min · 1.73m^2),静脉注射对比剂之前 eGFR 小于 45ml/(min · 1.73m^2)。以下情况应该引起更多关注,患者存在糖尿病、脱水、充血性心力衰竭、年龄大于 70 岁,或同时应用了肾毒性药物。

对于存在风险的患者,推荐使用可替代影像检查方法。如果使用对比剂,建议使用最小剂量、低渗或等渗的对比剂。扩容有一定的保护作用。一项普遍共识认为应分别在使用对比剂前、后至少 6 小时内静脉应用 1.0 ~ 1.5ml/(kg · h)生理盐水。值得注意的是迄今为止对于 CIN 预防性应用肾血管扩张药、细胞保护药或其他药理干预均没有保护性对抗作用。早期小型研究显示使用碳酸氢盐溶液有助于减少 CIN 的发生。然而,目前大型的试验显示碳酸氢钠溶液并没有优于生理盐水[24]。

因为二甲双胍具有诱导乳酸酸中毒的可能,针对肾功能减退并服用二甲双胍的患者在应用对比剂也有特别指南。二甲双胍经肾脏清除,肾功能受损将延长二甲双胍的半衰期,增加酸中毒危及生命的风险。正因如此,药物说明中禁用于 eGFR < 30ml/(min · 1.73m^2)的患者。指南建议患者接受静脉造影,而且在 eGFR>45ml/(min · 1.73m^2)时可以继续常规服用二甲双胍[23]。

然而,患者接受动脉造影且 eGFR 在 30 ~ 45ml/(min · 1.73m^2)之间应分别于术前及术后停用二甲双胍 48h,并且在确定无肾功能恶化才可继续服用。

结 语

影像技术在检测 CKD 患者的肾功能及结构方面发挥着日益重要的作用。肾衰竭的诊断、疾病状态、疾病进展及并发症受到临床与实验室研究和影像技术的监控。尽管超声和核医学历来发挥着至关重要的作用但 MRI 新技术有望提供安全先进的肾功能分析。随着新型 MRI 序列的发展,我们将面临 CKD 患者影像学评估和随访的重大变革。

评估肾脏的指征包括:评价治疗失败的原因(如肾盂积水),描述肾脏的大小,识别肾脏的位置,监测疾病的进展,以及鉴别和确诊特定的肾脏疾病。

(徐岩 译)

参考文献

1. Buturović-Ponikvar J, Višnar-Perovič A. Ultrasonography in chronic renal failure. *Eur J Radiol* 2003;**46**(2):115–22. Available from: <http://www.ejradiology.com/issues?issue_key=S0720-048X(00)X0084-8 >.
2. Ascenti G, Mazziotti S, Zimbaro G, dSettineri N, Magno C, Melloni D, et al. Complex cystic renal masses: characterization with contrast-enhanced US. *Radiology* 2007;**243**(1):158–65.
3. Tamai H, Takiguchi Y, Oka M, Shingaki N, Enomoto S, Shiraki T, et al. Contrast-enhanced ultrasonography in the diagnosis of solid renal tumors. *J Ultrasound Med* 2005;**24**(12):1635–40.
4. Border WA, Holbrook JH, Peterson MC. Gallium citrate Ga 67 scanning in acute renal failure. *West J Med* 1995;**162**:477–8.
5. Joaquim AI, Mendes GEF, Ribeiro PFF, Baptista MAF, Burdmann EA. Ga-67 scintigraphy in the differential diagnosis between acute interstitial nephritis and acute tubular necrosis: an experimental study. *Nephrol Dial Transplant* 2010;**25**(10):3277–82.
6. Grenier N, Hauger O, Delmas Y, Combe C. MR imaging of nephropathies. *Abdom Imaging* 2006;**31**(2):213–23.
7. Cheong B, Muthupillai R, Rubin MF, Flamm SD. Normal values for renal length and volume as measured by magnetic resonance imaging. *CJASN* 2007;**2**(1):38–45.
8. Tan KT, van Beek EJ, Brown PW, van Delden OM, Tijssen J, Ramsay LE. Magnetic resonance angiography for the diagnosis of renal artery stenosis: A meta-analysis. *Clin Radiol* 2002;**7**(7):617–24.
9. Grenier N, Trillaud H. Comparison of imaging methods for renal artery stenosis. *BJU Int* 2000;**86**(suppl 1):84–94.
10. Marcos HB, Choyke PL. Magnetic resonance angiography of the kidney. *Semin Nephrol* 2000;**20**:450–5.
11. Namimoto T, Yamashita Y, Mitsuzaki K, Nakayama Y, Tang Y, Takahashi M. Measurement of the apparent diffusion coefficient in diffuse renal disease by diffusion-weighted echo-planar MR imaging. *J Magn Reson Imaging* 1999;**9**:832–7.
12. Bozgeyik Z, Kocakoc E, Sonmezgoz F, Diffusion-weighted MR. Imaging findings of kidneys in patients with early phase of obstruction. *Eur J Radiol* 2009;**70**:138–41.
13. Thoeny HC, Zumstein D, Simon-Zoula S, Eisenberger U, De Keyzer F, Hofmann L, et al. Functional evaluation of transplanted kidneys with diffusion-weighted and BOLD MR imaging: initial experience. *Radiology* 2006;**241**:812–21.
14. Prasad PV, Edelman RR, Epstein FH. Noninvasive evaluation of intrarenal oxygenation with BOLD MRI. *Circulation* 1996;**94**:3271–5.
15. Nihar SS, Scott AK, Donna JL, Gerard F, John CL, Bernard FK, et al. Evaluation of renal parenchymal disease in a rat model with magnetic resonance elastography. *Magn Reson Med* 2004;**52**:56–64.
16. Hauger O, Grenier N, Deminère C, Lasseur C, Delmas Y, Merville P, et al. USPIO-enhanced MR imaging of macrophage infiltration in native and transplanted kidneys: initial results in humans. *Eur Radiol* 2007;**17**(11):2898–907.
17. Herman ES, Klotman PE. HIV-associated nephropathy: epidemiology, pathogenesis, and treatment. *RadioGraphics* 2008;**28**:1339–54.
18. Herman ES1, Klotman PE, HIV nephropathy secondary to direct renal infection, complications (cancer) or secondary to antiviral Tx. *Semin Nephrol* 2003;**23**(2):200–8.
19. Cowper SE, Robin HS, Steinberg SM, Su LD, Gupta S, LeBoit PE. Scleromyxoedema-like cutaneous diseases in renal-dialysis patients. *Lancet* 2000;**356**:1000–1.
20. Marckmann P, Skov L, Rossen K, Dupont A, Damholt MB, Heaf JG, et al. Nephrogenic systemic fibrosis: suspected causative role of gadodiamide used for contrast-enhanced magnetic resonance imaging. *J Am Soc Nephrol* 2006;**17**(9):2359–62.
21. Thomsen HS. Nephrogenic systemic fibrosis: history and epidemiology. *Radiol Clin North Am* 2009;**47**(5):827–31.
22. Thomsen HS, Marckmann P, Logager VB. Update on nephrogenic systemic fibrosis. *Magn Reson Imaging Clin N Am* 2008;**16**:551–60.
23. Stacul F, van der Molen AJ, Reimer P, Webb JA, Thomsen HS, Morcos SK, et al. Contrast induced nephropathy: updated ESUR Contrast Media Safety Committees guidelines. *Eur Radiol* 2011;**21**:2527–41.
24. Brar SS, Shen AY, Jorgensen MB, Kotlewski A, Aharonian VJ, Desai N, et al. Sodium bicarbonate vs sodium chloride for the prevention of contrast medium-induced nephropathy in patients undergoing coronary angiography: a randomized trial. *JAMA* 2008;**300**(9):1038–46.

索　　引

R

S

T

Y

Z